FISIOTERAPIA
PEDIÁTRICA

FISIOTERAPIA PEDIÁTRICA

Jan Stephen Tecklin, PT, MS
Professor
Department of Physical Therapy
Arcadia University
Glenside, Pennsylvania

5ª edição

Manole

Título do original em inglês: *Pediatric Physical Therapy, 5th edition*
Copyright © 2015, 2008, 1999 Lippincott Williams & Wilkins, a
Wolters Kluwer business. Todos os direitos reservados. Publicado
mediante acordo com a Wolters Kluwer, USA. Wolters Kluwer não
participou da tradução desta obra.

Editora gestora: Sônia Midori Fujiyoshi
Coordenação, produção editorial e diagramação: Estúdio Asterisco
Capa: Rubens Lima
Imagens da capa: iStock
Tradução: Soraya Imon de Oliveira
Revisão científica: Mariana Callil Voos – Professora da Universidade
Ibirapuera. Orientadora de mestrado e doutorado do programa
Ciências da Reabilitação do Departamento de Fisioterapia,
Fonoaudiologia e Terapia Ocupacional da Faculdade de Medicina da
Universidade de São Paulo (Fofito – FMUSP). Tem experiência clínica
nas áreas de Fisioterapia Pediátrica e Neurológica. Doutora e mestre
pela FMUSP. Graduada em Fisioterapia pela FMUSP.

CIP-Brasil. Catalogação na Publicação
Sindicato Nacional dos Editores de Livros, RJ

T253f

Tecklin, Jan Stephen
Fisioterapia pediátrica/Jan Stephen Tecklin; [tradução Soraya Imon de
Oliveira]. – 5. ed. – Barueri [SP]: Manole, 2019.
840 p.; il.; 28 cm.

Tradução de: *Pediatric Physical Therapy*
Inclui bibliografia e índice
ISBN 978-85-204-4591-4

1. Fisioterapia para crianças. I. Oliveira, Soraya Imon de. II. Título.

| 18-52826 | CDD: 615.82083 |
| | CDU: 615.8-053.2 |

Leandra Felix da Cruz – Bibliotecária – CRB-7/6135

Todos os direitos reservados à Editora Manole.
Nenhuma parte deste livro poderá ser reproduzida, por qualquer
processo, sem a permissão expressa dos editores. É proibida a
reprodução por fotocópia.

A Editora Manole é filiada à ABDR – Associação Brasileira de
Direitos Reprográficos.

Edição brasileira – 2019

Direitos adquiridos pela:
Editora Manole Ltda.
Avenida Ceci, 672 – Tamboré – 06460-120 – Barueri – SP – Brasil
Tel.: (11) 4196-6000
www.manole.com.br | https://atendimento.manole.com.br

Impresso no Brasil | *Printed in Brazil*

Durante o processo de edição desta obra, foram tomados todos os
cuidados para assegurar a publicação de informações precisas e de
práticas geralmente aceitas. Do mesmo modo, foram empregados todos
os esforços para garantir a autorização das imagens aqui reproduzidas.
Caso algum autor sinta-se prejudicado, favor entrar em contato com
a editora.

Os autores e os editores eximem-se da responsabilidade por quaisquer
erros ou omissões ou por quaisquer consequências decorrentes da
aplicação das informações presentes nesta obra. É responsabilidade do
profissional, com base em sua experiência e conhecimento, determinar
a aplicabilidade das informações em cada situação.

*Com profundo amor, afeto, respeito e gratidão
a minha esposa, que tem me amado e apoiado
ao longo dos quase 50 anos de nossas vidas*

Eu te amo, Randee Lynn

E em memória de meu querido amigo, Stephen Schecter

Colaboradores

Heather Atkinson, PT, DPT, NCS
Clinical Specialist
Physical Therapy Department
Children's Hospital of Philadelphia
Philadelphia, Pennsylvania

Emilie J. Aubert, PT, DPT, MA
Associate Professor
Department of Physical Therapy
Marquette University
Milwaukee, Wisconsin

Jason Beaman, MPT, PCS
Staff Physical Therapist
Therapeutic and Rehabilitative Services
Nemours/duPont Hospital for Children
Wilmington, Delaware

Dolores B. Bertoti, PT, MS, PCS
Dean of Center for Academic Advancement
Associate Professor
Alvernia College
Reading, Pennsylvania

Anjana Bhat, PT, PhD
Assistant Professor in Kinesiology
Physical Therapy Program
University of Connecticut
Storrs, Connecticut

Amy Both, PT, MHS, ACCE
Assistant Professor and ACCE
Department of Physical Therapy
Health Science Campus
University of Toledo
Toledo, Ohio

Deborah Bubela, PT, PhD
Assistant Professor in Residence in Kinesiology
Physical Therapy Program
University of Connecticut
Storrs, Connecticut

Kathy Coultes, MSPT, PCS
Pediatric Clinical Specialist in Physical Therapy

Coordinator of Mercy Kids 4 Fitness Program
Mercy Fitzgerald Hospital
Darby, Pennsylvania

Michael Dilenno, PT, DPT, CSCS
Site Manager
The Children's Hospital of Philadelphia
Care Network, Primary Care
Nicholas and Athena Karabots Pediatric Care Center
Philadelphia, Pennsylvania

Jean M. Flickinger, MPT, PCS
Clinical Specialist
Physical Therapy Department
Children's Hospital of Philadelphia
Philadelphia, Pennsylvania

Rita F. Geddes, PT, MEd, DPT
Bucks County Intermediate Unit #22
Doylestown, Pennsylvania

Alan M. Glanzman, PT, DPT, PCS, ATP
Clinical Specialist
Physical Therapy Department
The Children's Hospital of Philadelphia
Philadelphia, Pennsylvania

Elliot M. Greenberg, PT, DPT, OCS, CSCS
Board Certified Specialist in Orthopaedic Physical
  Therapy
Sports Medicine & Performance Center
The Children's Hospital of Philadelphia Care Network
Pediatric & Adolescent Specialty Care, King of Prussia
  East
Philadelphia, Pennsylvania

Eric T. Greenberg, PT, DPT, SCS, CSCS
Board Certified Specialist in Sports Physical Therapy
Clinical Assistant Professor
Doctorate of Physical Therapy Program
Stony Brook University
Stony Brook, New York

Heather Hanson, PT, DPT, PCS
Physical Therapist III

The Children's Hospital of Philadelphia
Philadelphia, PA
Current position:
Physical Therapist
Step by Step Developmental Services
Rochester, New York

Faithe R. Kalisperis, MPT, DPT, C/NDT
Staff Therapist
Therapeutic and Rehabilitative Services
Nemours/duPont Hospital for Children
Wilmington, Delaware

Susan E. Klepper, PhD, PT
Assistant Professor of Clinical Rehabilitation &
    Regeneration Medicine
Columbia University, College of Physicians and
    Surgeons (CUMC)
Program in Physical Therapy
New York, New York

Rebecca Landa, CCC-SLP, PhD
Professor in Psychiatry
Johns Hopkins School of Medicine
Director, Hugo Moser Center for Autism and Related
    Disorders
Kennedy Krieger Institute
Baltimore, Maryland

Karen Yundt Lunnen, PT, EdD
Associate Professor and Head
Department of Physical Therapy
Western Carolina University
Cullowhee, North Carolina

Kirsten Hawkins Malerba, PT, DPT, PCS
Board Certified Specialist in Pediatric Physical Therapy
Department of Rehabilitation Services
Children's Healthcare of Atlanta
Atlanta, Georgia

Victoria Gocha Marchese, PT, PhD
Assistant Professor
Physical Therapy Department
Lebanon Valley College
Annville, Pennsylvania

Suzanne F. Migliore, PT, DPT, MS, PCS
Clinical Practice Coordinator
Physical Therapy Department
The Children's Hospital of Philadelphia
Philadelphia, Pennsylvania

Kathleen Miller-Skomorucha, OTR/L, C/NDT
Staff Occupational Therapist
Therapeutic and Rehabilitative Services
Nemours/duPont Hospital for Children
Wilmington, Delaware

Mary B. Schreiner, EdD
Chair of Education
Associate Professor
Alvernia University
Reading, Pennsylvania

Elena McKeogh Spearing, MA, DPT, PCS
Contract Physical Therapist
Dynamic Physical Therapy Solutions, Inc
Former Physical Therapy Manager
Children's Hospital of Philadelphia
Philadelphia, Pennsylvania

Elena Tappit-Emas, PT, MHS
Staff Therapist, School District of Philadelphia
Former Senior Therapist
Myelomeningocele Clinic
Children's Memorial Hospital, Chicago, Illinois
Private practice, Philadelphia, Pennsylvania

Jan Stephen Tecklin, PT, MS
Professor
Department of Physical Therapy
Arcadia University
Glenside, Pennsylvania

Diane Versaw-Barnes, PT, MS, PCS
Clinical Specialist-NICU
The Children's Hospital of Philadelphia
Philadelphia, Pennsylvania

Audrey Wood, PT, MS
OT/PT Clinical Specialist
Ken-Crest Services
Philadelphia, Pennsylvania

Revisores

Bob Barnhart, PT, ScDPT, PCS
Director of Physical Therapy Program
Concordia University of Wisconsin
Mequon, Wisconsin

Martha Bloyer, PT, DPT, PCS
Director of Clinical Education and Clinical Assistant
    Professor
Department of Physical Therapy
Florida International University
Miami, Florida

Lisa Dannemiller, PT, DSc, PCS
Senior Instructor
Physical Therapy Program
University of Colorado
Aurora, Colorado

Leonard Elbaum, Ed.D, PT
Associate Professor
Department of Physical Therapy
Florida International University
Miami, Florida

Claudia B. Fenderson, PT, EdD, PCS
Professor
Physical Therapy Program
Mercy College
Dobbs Ferry, New York

Thomas Hudson, PT
Assistant Professor
Physical Therapy Deparment
Gannon University
Erie, Pennsylvania

Alison Kreger, PT, DPT, PCS, CKTP
Clinical Assistant Professor of Physical Therapy
Department of Physical Therapy
Wheeling Jesuit University
Wheeling, West Virginia

Alyssa LaForme Fiss, PT, PhD, PCS
Assistant Professor
Department of Physical Therapy
Mercer University
Atlanta, Georgia

Gary Lentell, DPT
Professor
Department of Physical Therapy
California State University, Fresno
Fresno, California

Janet Mutschler, PT, DPT
Assistant Professor, Director of Clinical Education
Department of Physical Therapy
University of Maryland Eastern Shore
Princess Anne, Maryland

Mary Elizabeth Parker, PT, PhD, NCS, PCS
Clinical Assistan Professor
Department of Physical Therapy
Texas State University-San Marcos
San Marcos, Texas

Claudia Senesac, PT, PhD, PCS
Clinical Associate Professor
Department of Physical Therapy
University of Florida
Gainesville, Florida

Elise Townsend, DPT, PhD, PCS
Associate Professor
Department of Physical Therapy
MGH Institute of Health Professions
Boston, Massachusetts

Jennifer Tucker, PT, DPT, PCS
Physical Therapy Instructor
Department of Health Professions
University of Central Florida
Orlando, Florida

Prefácio

Há 27 anos, em 1987, quando a 1ª edição de *Fisioterapia Pediátrica* foi concebida, quem diria que chegaríamos à 5ª edição. O fato de esta obra ser tão bem recebida e regularmente adotada por muitos programas de fisioterapia de nível básico nos Estados Unidos e no exterior se deve, principalmente, a seus colaboradores. Duas colaboradoras, Dolores Bertoti e Elena Tappit-Emas, acompanharam a obra em cada uma das cinco edições, sempre cumprindo os prazos e escrevendo e atualizando os capítulos de maneira bastante clara. O objetivo que norteia o editor e muitos colaboradores ao longo de cada edição é o de fornecer uma descrição atualizada das principais áreas da prática da fisioterapia pediátrica a estudantes e profissionais em início de carreira. Cada edição busca preparar tais estudantes e profissionais ao início da assistência pediátrica dotando-os de um conteúdo que seja sustentado por evidência, forneça conhecimento e ideias junto às áreas diagnósticas e ofereça as ferramentas que lhes permitam dar início e continuidade a um sólido atendimento às crianças com as quais trabalhamos.

Organização

O livro está organizado em partes, com base nos grupos mais comuns de distúrbios observados em bebês e crianças. O Capítulo 1 é um capítulo à parte e apresenta questões relacionadas à sensibilidade cultural e à assistência centralizada na família, a fim de aprimorar o conhecimento sobre esses aspectos, uma vez que a família quase sempre está envolvida e nós dependemos, com muita frequência, de seu suporte e de sua aderência às intervenções. O Capítulo 2 enfoca o básico sobre o desenvolvimento motor cronológico, dando forte ênfase aos aspectos biomecânicos desse processo. Um capítulo inteiramente atualizado sobre exames e medidas de desenvolvimento, escrito por Kirsten Malerba, vem em seguida.

As doenças e lesões neurológicas e neuromusculares são o foco da próxima parte do livro. Os oito capítulos dessa seção incluem uma adição e um novo grupo de autores. Jason Beaman e seus colaboradores realizaram a árdua tarefa de desenvolver um capítulo totalmente novo sobre paralisia cerebral, com uma sólida seção sobre marcha. O novo capítulo, escrito por Anjana Bhat e colaboradores, traz informação e discussão atuais sobre os distúrbios do espectro do autismo, caracterizando-se como uma importante e real contribuição.

Os Capítulos 13 a 15 discutem os distúrbios musculoesqueléticos comuns, incluindo também duas revisões relevantes. Michael Dilenno revisou o capítulo sobre os principais distúrbios ortopédicos que ocorrem em crianças (Capítulo 13). Elliot e Eric Greenberg (sem relação de parentesco) atualizaram e ampliaram as evidências sobre lesões esportivas, apresentadas no Capítulo 14.

Os seis capítulos finais incluem grupos de distúrbios variados e importantes. Essa seção do livro inclui um novo capítulo e um novo autor. O Capítulo 18 discute um assunto bastante contemporâneo – a obesidade infantil – e foi escrito por Kathy Coultes. O Capítulo 19, sobre distúrbios cardíacos, foi escrito por Heather Hansen, autora nova no livro. Os outros capítulos dessa última parte incluem atualizações da edição anterior.

Particularidades

Nós incluímos os extensivos **Destaques do capítulo**, para ajudar estudante e instrutor a enfocar, em cada capítulo, áreas específicas da informação. As **Exposições** foram incluídas em uma tentativa de proporcionar o aprofundamento das informações, permitindo que essas informações sejam mais inclusivas sem necessariamente aumentar o tamanho do texto dos capítulos. O **Resumo do capítulo** sintetiza e recapitula os principais pontos da informação apresentada em cada capítulo. Os **Estudos de caso** ajudam os estudantes, por meio de situações reais, a aprimorar suas habilidades de tomada de decisão clínica.

A 5ª edição do *Fisioterapia Pediátrica* é muito mais do que uma atualização oportuna. Incluídos no livro, há dois capítulos inéditos: um versa sobre o autismo e outro, sobre obesidade; quatro capítulos totalmente revisados; e atualizações importantes de quase todos os outros capítulos. Além das atualizações, os novos autores desta edição têm vasta experiência em assistência clínica e atuam como professores em regime de tempo integral em universidades ou como membros associados a uma universidade, a maioria com participação em pesquisas na área clínica. Os autores representam o que há de melhor na prática pediátrica.

Jan Tecklin

Agradecimentos

Como em cada uma das edições anteriores, gostaria de agradecer a habilidade, a criatividade, o conhecimento, a determinação e a *generosidade* de cada um dos autores que contribuíram com seus capítulos para esta 5ª edição. Elena Spearing, uma amiga e ex-chefe, atualizou o Capítulo 1 – Assistência centralizada na família em fisioterapia pediátrica. Mais uma vez, com suas graça e agradabilidade usuais, Elena foi coautora do Capítulo 8 – Lesões medulares espinhais traumática e atraumática em pediatria – ao lado de Heather Atkinson. Emilie Aubert foi autora de dois capítulos, embora (até mais do que a maioria de nós) estivesse atravessando um período bastante estressante. Assim como no passado, seu trabalho sob estresse foi notável e completo. Emilie atualizou seu capítulo sob o título Desenvolvimento motor e, mais uma vez, foi a autora do Capítulo 12 – Equipamentos adaptativos e auxílios ambientais para crianças com incapacidade. Diane Versaw-Barnes e Audrey Wood reescreveram completamente o Capítulo 4 – O bebê com alto risco de atraso do desenvolvimento. Após a 4ª edição, comentei com os autores que esse capítulo extraordinariamente abrangente poderia compor, por si só, um livro. Jason Beaman, um novo autor, junto a seus colaboradores, dedicou-se e concluiu o assustador Capítulo 5 sobre paralisia cerebral. Conversávamos com frequência, e Jason estava nitidamente em dia com a tarefa, tendo expandido a seção sobre marcha desse capítulo. O Capítulo 6 –Espinha bífida – representa a quinta versão desse abrangente capítulo escrito por Elena Tappit-Emas que, ao lado de Dolores Bertoti (coautora do Capítulo 10 com Mary Schreiner), tem participado do livro desde a primeira edição, lançada em 1989, conforme observado no Prefácio. Amy Both atualizou novamente seu capítulo, o qual discute lesão traumática no sistema nervoso central em crianças – Lesão traumática no sistema nervoso central: lesão cerebral (Capítulo 7) –, do mesmo modo como fizera, com sucesso, nas 3ª e 4ª edições. Em coautoria, Alan Glanzman e Jean Flickinger atualizaram o Capítulo 9 – Distúrbios neuromusculares na infância. Já mencionei Dolores Bertoti e a quinta versão do Capítulo 10 – Deficiência intelectual –, escrito com Mary Schreiner. Um novo capítulo adicionado à 5ª edição – Transtornos do espectro do autismo –, escrito por Anjana Bhat e as colaboradoras Deborah Bubela e Rebecca Landa, fazia-se necessário e precisava ser incluído na obra; agradeço o entusiasmo das três coautoras em participar. Emilie Au-

bert também atualizou o Capítulo 12, conforme mencionado. O Capítulo 13 – Tratamento ortopédico – foi inteiramente escrito e revisado por Michael Dilenno, um dos novos autores desta 5ª edição. Mike concluiu o capítulo a tempo, embora estivesse se tornando pai pela primeira vez e assumindo um aumento significativo das responsabilidade profissionais, e admiro sua habilidade de fazer malabarismos para lidar com vários projetos difíceis. O Capítulo 14 – Lesões esportivas em crianças e adolescentes –, escrito por Elliot Greenberg e Eric Greenberg, é uma ótima atualização que acrescenta numerosas evidências para sustentar as intervenções discutidas referentes a uma grande quantidade de lesões em atletas jovens. Susan Klepper apresentou, mais um vez, o capítulo Artrite idiopática juvenil (Capítulo 15), que atualiza a 4ª edição. Victoria (Tori) Marchese oferece uma atualização de seu Capítulo 16 – Oncologia pediátrica. O Capítulo 17 – Reabilitação de crianças com queimaduras –, de Suzanne Migliore, revisa e atualiza a discussão sobre a reabilitação aguda e de longo prazo após lesões por queimaduras graves. Heather Hanson, uma nova colaboradora, revisou e atualizou avidamente o Capítulo 19 – Distúrbios cardíacos. Eu disse "avidamente" porque o capítulo da Heather foi o primeiro capítulo concluído que recebi para revisão. Atualizei o Capítulo 20 sobre distúrbios pulmonares, buscando enfocar questões contemporâneas. Karen Lunnen, amiga desde os primeiros dias da Seção sobre Fisioterapia Pediátrica, na década de 1970, e Rita Geddes revisaram o Capítulo 21 – Fisioterapia no ambiente educacional –, enfocando a relevância clínica sobre o tópico.

Tenho uma dívida enorme com cada um dos autores por incontáveis horas, momentos de aborrecimento e solicitações de capítulos que "eram para ontem". Tenho respeito incrível por cada um desses indivíduos instruídos, que considero amigos, e que são também clínicos, mentores, acadêmicos e notáveis cuidadores de crianças.

Nota pessoal

Agradeço a ajuda, ao longo dos mais de 27 anos, dos 41 colaboradores por todo os Estados Unidos, que contribuíram para uma ou mais edições do *Fisioterapia Pediátrica*. Não cheguei a conhecer pessoalmente vários deles, mas busquei orientá-los por telefone, *e-mail*, textos e por outros meios na preparação dos capítulos, da melhor forma que pude. A parte mais apreciável da edição e da compilação da 5ª edição foi o prazer de ter incluído entre os autores cinco ex-alunos do Beaver College, atual Arcadia University. Esses cinco novos autores são Diane Versaw-Barnes, Heather Baj Atkinson, Kathy Coultes, Elliot Greenberg – graduados do programa de nível básico – e Kirsten Hawkings Malerba – graduada do nosso programa pós-profissional.

Seria descuido de minha parte não agradecer o suporte recebido da equipe da Lippincott Williams & Wilkins. Em meio a esse pessoal, notável foi o sr. John Larkin, nosso editor-chefe, que nos cutucou, nos instigou, nos persuadiu, nos incentivou, sem jamais nos criticar – ele foi o grande responsável pela produção definitiva deste livro. A cada uma de todas as pessoas mencionadas, ofereço meu sincero apreço e agradecimento.

Sumário

Colaboradores   VII
Revisores   IX
Prefácio   XI
Agradecimentos   XIII

1 ▸ Assistência centralizada na família em fisioterapia pediátrica   1
Elena M. Spearing

PARTE I ▸ Desenvolvimento   17

2 ▸ Desenvolvimento motor normal   19
Emile J. Aubert

3 ▸ Avaliação e testes de desenvolvimento de bebês e crianças   75
Kirsten H. Malerba

PARTE II ▸ Distúrbios neurológicos   109

4 ▸ O bebê com alto risco de atraso do desenvolvimento   111
Diane Versaw-Barnes e Audrey Wood

5 ▸ O bebê e a criança com paralisia cerebral   205
Jason Beaman, Faithe R. Kalisperis e Kathleen Miller-Skomorucha

6 ▸ Espinha bífida   271
Elena Tappit-Emas

7 ▸ Lesão traumática no sistema nervoso central: lesão cerebral   331
Amy Both

8 ▸ Lesões medulares espinhais traumática e atraumática em pediatria   361
Heather Atkinson e Elena M. Spearing

9 ▸ Distúrbios neuromusculares na infância: intervenção fisioterapêutica   387
Alan M. Glanzman e Jean M. Flickinger

10 ▸ Deficiência intelectual: enfocando a síndrome de Down   419
Dolores B. Bertoti e Mary B. Schreiner

11 ▸ Transtornos do espectro do autismo e fisioterapia   445
Anjana Bhat, Deborah Bubela e Rebecca Landa

12 ▸ Equipamentos adaptativos e auxílios ambientais para crianças com incapacidade   469
Emilie J. Aubert

PARTE III ▸ Distúrbios musculoesqueléticos   513

13 ▸ Tratamento ortopédico   515
Michael Dilenno

14 ▸ Lesões esportivas em crianças e adolescentes   557
Elliot M. Greenberg e Eric T. Greenberg

15 ▸ Artrite idiopática juvenil   603
Susan E. Klepper

PARTE IV ▸ Outros distúrbios clínicos/cirúrgicos   653

16 ▸ Oncologia pediátrica   655
Victoria Gocha Marchese

17 ▸ Reabilitação da criança com queimaduras   679
Suzanne F. Migliore

18 ▸ Crianças com obesidade e o papel do fisioterapeuta   713
Kathy Coultes

19 ▸ Distúrbios cardíacos   729
Heather Hanson

20 ▸ Condições pulmonares e respiratórias em bebês e crianças   753
Jan Stephen Tecklin

21 ▸ Fisioterapia no ambiente educacional   795
Karen Yundt Lunnen e Rita F. Geddes

Índice   815

1

Assistência centralizada na família em fisioterapia pediátrica

Elena M. Spearing

Assistência centralizada na família
    Barreiras à assistência centralizada na família
Resposta da família à medicalização e à cultura da incapacitação
Cultura
    Diversidade *versus* sensibilidade
    Influências na identidade cultural
    Cultura e expectativas parentais
    A resposta cultural à doença

    A resposta cultural à incapacitação
    A resposta cultural à morte e ao morrer
Intervenção centralizada na família
    Desejo cultural
    Consciência cultural
    Conhecimento cultural
    Competência cultural
Benefícios da assistência centralizada na família
Resumo

Assistência centralizada na família

A noção de assistência centralizada na família foi apresentada pela primeira vez na década de 1980. Começou a ser empregada nos hospitais e unidades pediátricas. Em seguida, essa filosofia de assistência foi disseminada para unidades de tratamento de câncer, maternidades, unidades de saúde mental e diversas práticas de assistência médica para adultos, denominadas, nesses casos, assistência centralizada no paciente. A assistência centralizada na família é uma filosofia que reconhece que o papel da família é essencial para garantir a saúde e o bem-estar de seus membros. Ela também propõe que a família participe integralmente do planejamento, da prestação e da avaliação dos serviços de assistência médica. Além disso, apoia as famílias no cumprimento de seu papel, por meio da construção dos pontos fortes de cada um de seus membros.[1,2]

A assistência centralizada na família é a base da fisioterapia pediátrica. Como uma criança depende de um cuidador, é necessário focar ambos, criança e cuidador, ao interagir com a criança que recebe fisioterapia.

A definição de família, na sociedade atual, respeita a noção de que cada família tem características e variáveis exclusivas. Hoje, a unidade familiar consiste em "pessoas importantes que influenciam profundamente a vida pessoal e a saúde do indivíduo por um período de tempo prolongado".[2] As famílias de hoje apresentam-se de todas as formas e de todos os tamanhos e não são obrigatoriamen-

te famílias tradicionais, constituídas por um casal de pais biológicos unidos pelo casamento. Em 2010, o U.S. Census Bureau relatou que o número de residências com famílias constituídas por marido-mulher-filhos próprios diminuiu ao longo dos últimos 20 anos, apesar do aumento do número total de residências familiares. O número de famílias com pais solteiros, com duas rendas, adotivas e multigeracionais tem gradualmente aumentado.[3]

Além disso, existe um "ponto de fusão" entre as várias identidades culturais representadas nos Estados Unidos. O U.S. Census Bureau relatou que a população minoritária continuaria crescendo até atingir o ponto máximo em 2012, com mais pessoas falando outros idiomas (além do inglês) fora de casa. As três categorias raciais de crescimento mais rápido ainda são os povos da Ásia e do Pacífico, hispânicos e "outros".[3] Esse fator cultural impõe desafios adicionais aos profissionais de saúde que cuidam de pessoas com antecedentes culturais e étnicos diversificados.[4,5]

Historicamente, houve uma mudança na teoria do desenvolvimento que fundamenta a assistência em fisioterapia pediátrica (Quadro 1.1). Essa transformação resultou na alteração de um modelo reflexo-hierárquico, em que a criança se desenvolve com base em um conjunto de reflexos primitivos, para um modelo em que a criança se desenvolve como resultado da interação dinâmica de diferentes sistemas que afetam uns aos outros. Nesse modelo de sistemas dinâmicos, todos os componentes dos sistemas interagem para produzir um comportamento signifi-

QUADRO 1.1 ▸ A mudança na estrutura da prestação de serviços pediátricos de função e aprendizado motor

Modelo reflexo-hierárquico → *Modelo dos sistemas dinâmicos*
Serviços centralizados na criança → *Serviço centralizado na família*
Prestação baseada em centro de assistência → *Ambiente natural*

cativo e funcional.[6] A família da criança é um desses sistemas. De modo similar, a assistência pediátrica mudou seu foco da criança, como era na década de 1980, para a família.[1,7] Ainda, muitos modelos de instituições de serviço de fisioterapia têm sido substituídos pelo serviço de fisioterapia no ambiente do paciente, casa e escola. Essas iniciativas ajudam o fisioterapeuta a promover a prática da assistência centralizada na família.

Os fisioterapeutas que atuam na atenção primária são obrigados por lei a prestar assistência respeitando a individualidade das famílias. Os terapeutas são encarregados de prestar assistência centralizada na família desde a vigência da Lei de Direito Público 99-142, em 1975, Lei de Direito Público 99-457, em 1986, e Lei de Direito Público 102-119, em 1991.[1] A Lei de Direito Público 107-110, de 2001 – No Child Left Behind (NCLB) – e a Lei de Direito Público 108-446, de 2004 – The Individuals with Disabilities Improvement Act – estabelecem obrigações similares.[7,8] Essas leis deslocaram o foco para a reanálise e a intensificação do envolvimento dos pais na habilitação e educação da criança.[1,9] Os primeiros estudos mostraram que era difícil alcançar esse objetivo a partir de famílias de classe média de indivíduos brancos e com pouca atenção sendo dispensada às diferenças sociais ou étnicas. Adicionalmente, a intensificação do envolvimento dos pais parte do princípio de que eles podem participar dos processos formais e, quando necessário, recorrer à disponibilidade do devido processo legal. Os processos de assistência centralizada na família também são importantes no desenvolvimento do plano de serviço familiar individualizado (IFSP – Individualized Family Service Plan) e do programa de educação individualizado (IEP – Individualized Education Program), que requerem documentação para os serviços primários de intervenção e educação.

Os fisioterapeutas que atuam em outros contextos pediátricos, incluindo as áreas ambulatoriais e de internação, podem estar vinculados às normas de acreditação em assistência médica, que reconhecem a importância da assistência centralizada na família. A Joint Commission on Accreditation of Health Care Organizations estabelece normas de iniciativas de assistência para atender às necessidades da família.[10] A comissão também desenvolveu publicações para auxiliar os hospitais com a manutenção dessas normas.[11]

Coletivamente, a perspectiva para a assistência centralizada na família inclui suporte crescente para as necessidades emocionais e de desenvolvimento da criança. Para tanto, as estratégias incluem consultas pré-internação, preparo e orientação pré-operatória, diretrizes para visitas de pais e irmãos 24 horas por dia e serviços de assistência domiciliar. Essas iniciativas passaram a colocar a família em posição central não só em relação à criança como também ao plano de assistência da criança.[12,13] Por fim, esse tipo de assistência resulta no respeito e na valorização dos pais como especialistas definitivos na assistência prestada à criança.

A assistência centralizada na família envolve os seguintes temas:[14,15]

1. Respeito a cada criança e à sua família.
2. Honra à diversidade racial, étnica, cultural e socioeconômica, bem como a seu efeito sobre a experiência e a percepção da família em relação à assistência.
3. Reconhecimento e facilitação das escolhas para a criança e para sua família, mesmo em situações difíceis e desafiadoras.
4. Facilitação e apoio às escolhas da criança e da família sobre as abordagens da assistência.
5. Garantia da flexibilidade em políticas organizacionais, procedimentos e práticas de prestadores, de modo a permitir que os serviços sejam ajustados às necessidades, crenças e valores culturais de cada criança e família.
6. Compartilhamento contínuo de informação honesta e imparcial com as famílias, de modo a lhes ser útil e afirmativo.
7. Fornecimento e garantia de suporte formal e informal para a criança e para os pais e/ou responsáveis durante a gravidez, o nascimento, a primeira infância, a infância, a adolescência e o início da fase adulta.
8. Colaboração com as famílias no cuidado individualizado da criança, em todos os níveis da assistência médica, incluindo educação profissional, decisões políticas e desenvolvimento de programas.
9. Incentivo a cada criança e a sua família para descobrir seus próprios pontos fortes, adquirir confiança, bem como fazer escolhas e tomar decisões acerca da própria assistência médica.

Barreiras à assistência centralizada na família

O conflito entre o papel da família e o de prestadores de assistência à saúde pode impedir a implementação da assistência centralizada na família. Muitas vezes, isso é bastante evidente no contexto de assistência aguda. Antigamente, esperava-se que os pais entregassem seus filhos aos cuidados de profissionais e se mantivessem à parte do processo. Hoje, espera-se que os pais permaneçam com seus filhos e participem de seus cuidados. Esse exemplo é visto também em ambiente de assistência domiciliar, onde os pais não podem mais ignorar os cuidados básicos que não eram de sua responsabilidade no passado.

O conflito de papel contribui para o estresse de papel. O estresse de papel é definido como "uma experiência subjetiva associada à falta de clareza de papel, à sobrecarga de papel, ao conflito de papel ou a pressões de papel temporário".[12] Esse estresse pode afetar o processo de comunicação entre o prestador de assistência médica e os pais, fazendo com que um ou outro se concentre na fonte de estresse em vez de focar questões subjacentes. Os pais, uma vez que seu filho está doente, podem ficar sujeitos ao estresse de papel, e a exacerbação desse estresse está associada ao fato de a criança estar internada (Quadro 1.2).[12] A internação de uma criança pode ser extremamente estressante até mesmo para as famílias mais estruturadas. Muitos estudos mostram que um profissional, ao auxiliar os pais a compreender a doença, a proporcionar familiaridade e conforto no contexto hospitalar e a incentivar a negociação do tratamento da criança com os profissionais da saúde, pode minimizar esse estresse.[12] A construção de uma relação com as famílias e a adaptação de estilos a tipos de aprendizado individuais, estresses emocionais e cultura podem levar a uma intervenção mais efetiva.[6] Também há relatos de que essa prática melhora o desenvolvimento e leva bebês prematuros junto à unidade de terapia intensiva neonatal a um maior desenvolvimento cognitivo e socioeconômico.[6]

O propósito deste capítulo é fornecer uma base para a compreensão dos princípios da assistência centralizada na família, com o intuito de permitir ao fisioterapeuta incorporar tais princípios a seus exames, avaliações e técnicas de intervenção, independentemente do contexto de prática pediátrica. Os temas relacionados à assistência centralizada na família vão além dos contextos da prática, considerando também os fatores idade e diagnóstico. Assim como esses temas vão sendo costurados ao longo do espectro da assistência pediátrica, também o serão ao longo dos capítulos deste livro.

▶ Resposta da família à medicalização e à cultura da incapacitação

Quando os pais se deparam com o fato de que seu(sua) filho(a) tem uma doença ou incapacitação, se faz necessária uma mudança imediata em suas vidas. Algumas mudanças incluem a readequação das expectativas da família e a necessidade de ter que enfrentar dificuldades financeiras, além de lidar com profissionais e sistemas de assistência à saúde. As respostas iniciais mais comuns incluem choque, descrença, culpa, sensação de perda e negação. Após o período de negação, alguns pais podem vivenciar

---

QUADRO 1.2 ▶ Estratégias de redução do estresse

Newton define estratégias de assistência médica para limitar o estresse de uma família, empregando o acrônimo LEARN:[12]

Listen. Ouvir de modo empático, buscando compreender a percepção da família acerca da situação.
Explain. Explicar sua percepção acerca da situação.
Acknowledge and discuss. Reconhecer e discutir as similaridades e diferenças entre as duas percepções.
Recommend. Recomendar intervenções.
Negotiate. Negociar um acordo referente às intervenções.

---

um sentimento de raiva decorrente do estresse produzido pelo tratamento, além de divergência conjugal ou sentimentos individuais de fracasso ou culpa.[16]

Como resultado dessas respostas e preocupações, há numerosos estresses para as famílias com criança portadora de deficiência. As famílias que criam uma criança com deficiência apresentam diferentes respostas e meios de adaptação. Os fatores que afetam o modo de resposta de uma família incluem experiências anteriores, reações dos familiares à criança e à incapacitação e conhecimento sobre sistemas de assistência à saúde e de suporte. Os suportes também podem variar. Ocorre, por vezes, falta de conhecimento sobre as implicações do tratamento por parte daqueles que não fazem parte da família. A família também pode se sentir constrangida. Os profissionais podem usar uma abordagem cognitiva de solução de problemas para ajudar as famílias a examinar seus sentimentos e a desenvolver soluções para suas próprias necessidades.

Os efeitos de ter uma criança com doença crônica ou deficiência podem afetar não só o relacionamento dos pais como ainda produzir vários efeitos sobre os irmãos que também têm necessidades individuais, como aquelas relacionadas a gênero, ordem de nascimento e temperamento. Os irmãos também podem vivenciar sentimentos mistos em relação ao irmão deficiente.[17] Alguns podem sentir – ou serem cobrados a ter – mais responsabilidade pelo cuidado de seus irmãos, enquanto outros podem sentir ciúmes do irmão com necessidades especiais.

Uma criança com deficiência pode vivenciar diferentes efeitos em consequência de sua incapacitação. Na fase escolar, a maioria das crianças tem consciência da própria deficiência e pode necessitar de ajuda para lidar com seus sentimentos durante a transição para a escola. Essa transição pode ser facilitada ao se educar os colegas de classe antes de a criança com deficiência começar a frequentar a escola. Pais e professores podem ajudar nesse planejamento. Durante a adolescência, novos aspectos particulares podem emergir para uma criança com deficiência. Sentimentos de autocomparação e pertencimento a um grupo de colegas são importantes para todos os adolescentes e podem impor novos desafios para aqueles com incapacitações crônicas ou novas. Também é preciso considerar os interesses sexuais dos adolescentes e orientá-los sobre esses sentimentos, bem como treiná-los nas habilidades sociais. Eles também devem ser expostos a atividades recreacionais apropriadas para a idade, como dançar, ouvir música e praticar esportes. Os programas de inclusão ajudam as crianças a desenvolver habilidades de socialização e uma boa autoimagem.

As crianças com deficiência ou doença também podem ter diferentes níveis de conhecimento sobre seu próprio processo patológico ou sobre sua incapacitação.[13] Dados mais recentes na literatura médica demonstram que crianças com anemia falciforme fornecem aos pais informações sobre suas dores e ajudam na tomada de decisões. É preciso ter isso em mente quando se trata de crianças com idade a partir de 5 anos.

A transição para a fase adulta é importante e difícil para pacientes e pais. Os indivíduos que continuam dependentes no decorrer da adolescência tendem a permanecer dependentes por toda a fase adulta.[18] Adolescentes com potencial de independência, mas que têm dificuldades com a separação, podem precisar de assistência. Do mesmo modo, os familiares podem carecer de assistência para dar suporte ao ente querido durante esse momento difícil. Os profissionais devem atuar em parceria com os familiares e dar-lhes o poder de tomar decisões.

A deficiência, conforme a definição do *Americans with Disabilities Act*, é "o comprometimento físico ou mental que limita substancialmente uma ou mais atividades da vida de um indivíduo, um registro de tal comprometimento ou ser considerado portador de tal comprometimento".[19] Os avanços na tecnologia, no diagnóstico e no tratamento médicos resultaram em taxas de mortalidade diminuídas para crianças em condições com alto risco de vida, que sobrevivem bem atingindo a idade adulta.[18] O diagnóstico de doença crônica ou deficiência nitidamente causa impacto sobre a família. O modo como as famílias respondem ao diagnóstico é uma função de suas capacidades adaptativas.[16] A resiliência, segundo Ferguson, é o fator que faz com que algumas famílias se reorganizem e se tornem mais fortes, enquanto faz com que outras sofram declínio funcional, se tornem sintomáticas e, às vezes, se desintegrem.[16] Ele descreve oito aspectos referentes aos processos de resiliência das famílias:

1. Equilíbrio da doença com outras necessidades da família.
2. Desenvolvimento da competência de comunicação.
3. Atribuição de significado positivo às situações.
4. Manutenção de limites claros para a família.
5. Manutenção da flexibilidade familiar.
6. Engajamento em esforços de superação ativa.
7. Preservação da integração social.
8. Desenvolvimento de relacionamentos cooperativos com profissionais.

A capacidade de uma família de se tornar resiliente ou ampliar a sua resiliência é definida pelas relações com sociedade, tempo, lugar e cultura.[16]

Ademais, em estudos sobre deficiência, quando se olha para a reação à incapacitação, três questões são consideradas universais. Estas questões são:[20]

1. A causa culturalmente percebida de doença crônica ou de deficiência exercerá papel significativo na determinação das atitudes da família e da comunidade em relação ao indivíduo. (Esse assunto será discutido adiante, neste mesmo capítulo.)

2. As expectativas relacionadas à sobrevida do bebê ou da criança portadora de deficiência crônica afetará os cuidados imediatos recebidos por ele e a quantidade de esforço dedicada ao planejamento dos cuidados e da educação futuros.

3. O papel (ou papéis) social(is) considerado(s) apropriado(s) para crianças e adultos cronicamente doentes ou deficientes ajudará(ão) a determinar a quantidade de recursos investidos por uma família e uma comunidade com um indivíduo, o que inclui aspectos referentes a educação e treinamento, participação na vida familiar e social e planejamento de larga amplitude feito pelo (ou conduzido para o) indivíduo ao longo do ciclo de vida. Na literatura, a história sobre as reações familiares à realidade de ter uma criança com deficiência mostra uma mudança na forma de pensar. No século XIX, com o florescimento da especialização, a culpa pelas incapacitações frequentemente recaía sobre os pais. Esse conjunto de crenças levava a atribuir a culpa às pobres mães que tomavam decisões equivocadas. Os reformatórios, asilos e internatos se tornaram, todos, notáveis no século XIX. Esse movimento também levou à criação das escolas de educação especial após a virada do século. A única forma de lidar com as crianças que não eram "normais" era transferir sua criação a profissionais dentro das paredes desses estabelecimentos.[12]

No decorrer do século XX, houve uma mudança de pensamento importante que incluiu uma reversão das considerações mencionadas. Os profissionais mudaram o foco para o dano causado pelas crianças com deficiência a suas famílias. O modelo médico passou a analisar a unidade familiar em termos de *culpa, negação* e *luto*, bem como *desorganização de papéis, coesividade matrimonial* e *abstinência social*.

Ao longo das últimas décadas, deu-se o desenvolvimento de uma nova abordagem relacionada ao impacto da deficiência de uma criança sobre a família. A abordagem recente inclui modelos de estresse e de superação (adaptação), bem como modelos de desenvolvimento do curso da vida familiar. A família adaptável descreve "X" – a potencial crise familiar – como uma interação entre três fatores: (1) um evento inicial estressante, combinado com (2) um recurso familiar para lidar com a crise e (3) a definição de estressor dada pela família.[16] Essa abordagem permite que os pesquisadores enfoquem a resiliência da família e sua capacidade de enfrentar uma situação potencialmente estressante. Atualmente, existe um nível de consenso que identifica os vários meios pelos quais as famílias com crianças portadoras de deficiência lidam com situações estressantes. Existe grande similaridade quanto à forma como as famílias com crianças sem deficiência lidam com questões parecidas, mas há também respostas diversas ao modo como algumas lidam com os estressores. Em alguns casos, os estressores são vistos como benéficos. A resposta aos estressores é cíclica e cumulativa. A resposta a cada estressor afeta as respostas dos outros.[16]

O conceito de desenvolvimento familiar também assume que as famílias evoluem com o passar do tempo e tenta identificar em que ponto do processo de desenvolvimento elas estão. Similarmente, é importante considerar que as famílias recebem assistência contínua. Isso é especialmente verdadeiro à medida que as crianças vão crescendo e se aproximando da idade adulta. Essa linha de pensamento tem permitido aos pesquisadores analisar como e por quê algumas famílias são mais resilientes do que outras e, ainda, de que maneira o fato de lidar com incapacitações crônicas prolongadas afeta as famílias ao longo do tempo.

Os familiares que conseguem suporte buscam recursos internos e externos disponíveis. O modo como os familiares respondem às dificuldades depende desse suporte. Também há espaço para considerações sociais e culturais. Pesquisas recentes sobre adaptação familiar mostram os seguintes temas centrais:[16]

- Existe um corpo dominante na literatura que aponta que os padrões de ajuste e de bem-estar são similares entre os grupos de famílias de crianças com e sem deficiência. Isso mostra, porém, que existem algumas diferenças de desenvolvimento ao longo do curso da vida da família;
- Há cada vez mais pesquisas – e um crescente reconhecimento – mostrando que um número significativo de pais relata numerosos benefícios e resultados positivos para suas famílias associados à criação de uma criança portadora de deficiência, incluindo capacidade de superação (adaptabilidade), harmonia familiar (coesividade), crescimento espiritual ou valores compartilhados, compartilhamento de papéis na criação e comunicação;
- É evidente que existem estressores associados ao fato de se ter uma criança portadora de deficiência. Pesquisas continuam a refinar nosso entendimento sobre o motivo que leva algumas famílias a serem mais resilientes do que outras na adaptação ao estresse. Alguns estudos sugerem que o nível de incapacitação ou de estrutura familiar pode não ser tão crucial quanto outros fatores (renda, comportamentos autodestrutivos etc.). Existem, ainda, padrões diferentes de adaptação ao longo das linhagens étnicas e culturais.[16]

Cultura

A cultura afeta a maneira como os outros encaram a incapacitação, o modo como as pessoas com deficiência se veem e a forma como são tratadas. O contexto cultural em que uma deficiência é percebida é importante para a compreensão do significado da incapacitação para uma pessoa ou para sua família. Igualmente importante é conhecer os tipos de serviços a serem prestados a famílias e pessoas portadoras de deficiência.

A cultura pode ser definida de muitas maneiras. O'Connor define cultura como "o conhecimento adquirido que as pessoas usam para interpretar a experiência e gerar comportamento social".[21] Outras definições incluem "os valores, tradições, relações sociais e políticas em constante mudança e uma visão de mundo compartilhados por um grupo de pessoas unidas por alguns fatores que podem incluir uma história comum, localização geográfica, linguagem, classe social e/ou religião".[22] Uma análise dos vários estudos conduzidos no campo da cultura leva à emergência de diversos temas similares:[21]

1. A cultura não é inata nem biologicamente herdada, mas, na verdade, padrões de comportamento aprendidos.
2. A cultura é transmitida dos mais velhos para os mais jovens, de geração a geração.
3. A cultura serve como identidade de um grupo e é compartilhada por outros membros do grupo.
4. A cultura fornece a um indivíduo ou aos membros de um grupo um mecanismo efetivo para interação entre si e com seu ambiente.

Diversidade *versus* sensibilidade

Existem muitos termos atualmente usados para fazer referência ao impacto da cultura sobre a assistência médica. É necessário descrever os dois termos mais comuns e suas diferenças fundamentais. *Diversidade cultural* refere-se à representação de uma gama de culturas em uma organização, o que leva a uma força de trabalho mais representativa da população em geral. Na assistência médica, a diversidade no local de trabalho eleva o potencial de representação de culturas similares. Em comparação, a eficácia e *sensibilidade cultural* é um processo em que se busca tornar-se "culturalmente competente" e esforçar-se pela capacidade e disponibilidade de trabalhar de modo efetivo no contexto cultural de um cliente – indivíduo, família ou comunidade –, independentemente dos antecedentes culturais.[22]

A sensibilidade cultural se refere à compreensão de que existem diferenças culturais. Tais diferenças não são necessariamente melhores ou piores, certas ou erradas, nem mais ou menos inteligentes, são apenas diferenças.[23] É necessário examinar em detalhe a atitude, o comportamento e a comunicação, que afetam diretamente a assistência médica. É importante perceber que cada pessoa inserida em uma cultura é um indivíduo e não deve ser caracterizada nem estereotipada com base em sua associação cultural. É somente por meio de generalizações que se pode ganhar uma estrutura de referência e se tornar mais culturalmente consciente.

Influências na identidade cultural

Existem vários aspectos que influenciam quem somos e nosso modo de encarar a doença e a deficiência. Alguns deles incluem nacionalidade, raça e etnia. Do mesmo modo, a condição socioeconômica e o grau de escolaridade também são considerados nesse contexto. A maneira como nossa sociedade enxerga a doença e a deficiência também influencia a nossa percepção. Outros aspectos, como idade, religião e experiência passada, dão forma às nossas crenças.

Além disso, os prestadores de assistência à saúde que entraram em contato com a cultura dos EUA acham que seus pontos de vista médicos conflitam com os pontos de vista de seus pacientes de diferentes origens culturais. Antigamente, a assistência prestada era monocultural e adequada à cultura euro-americana. Tradicionalmente, em medicina, somos regidos por uma "cultura médica" que valoriza a "cura" e a experiência daqueles que atuam como profissionais médicos.[9]

Por outro lado, esse modelo tradicional não é apropriado nem relevante para aqueles que não têm tal identidade cultural "médica".[9] Quando essa desconexão ocorre, a consequência costuma ser disparidades de qualidade da assistência recebida por populações de minorias étnicas e raciais. Um exemplo é o *Tuskegee Syphilis Research Experiment*, conduzido entre 1932 e 1972. Esse estudo envolveu 399 pensionistas afro-americanos pobres, identificados como portadores de sífilis, que foram informados de que estavam recebendo tratamento para a doença quando, na verdade, não sabiam que faziam parte do grupo controle.[24] Esse legado continuou afetando a credibilidade e a reputação da indústria médica perante muitos afro-americanos que acreditavam ainda haver desigualdades raciais e étnicas nos sistemas de assistência médica e desconfiavam da comunidade médica.[24] Felizmente, essas desigualdades vêm diminuindo com o passar do tempo, apesar de ainda existirem. Guerrero et al. constataram que crianças negras tinham experiências similares àquelas vivenciadas por crianças brancas na assistência geral centralizada na família, em modelos ajustados de acordo com fatores socioeconômicos. Em contraste, ainda havia diferenças nas dimensões da assistência geral centralizada na família entre crianças brancas e crianças latinas, independentemente da linguagem na entrevista e até mesmo com ajuste multivariado.[25]

Cultura e expectativas parentais

Muitos estudos revelaram que a cultura e a aculturação são fortes preditoras das expectativas parentais a respeito do desenvolvimento cognitivo e social. A maioria dos estudos aponta a origem étnica como fator diferenciador. A literatura mais contemporânea determinou que a educação e a condição socioeconômica ocidentais foram mais preditivas das crenças diferenciais em comparação à origem étnica. Isso demonstra que a aculturação exerce grande influência sobre os estilos de criação e as crenças parentais acerca do desenvolvimento da criança. Ainda mais profunda é a diferença da descrição dos termos levemente retardado, comportamentalmente perturbado e incapacitado para o aprendizado entre pais e profissionais. Estudos etnográficos demonstraram que, às vezes, existem diferenças relacionadas à cultura, enfatizando que, para alguns pais, o funcionamento cognitivo e social de uma criança tem de ser mais limitado para permitir a aplicação do conceito de deficiência ou de incapacitação. Essas afirmativas são então interpretadas pelo profissional como um estado de "negação" das famílias.[23] Os temas a seguir são encontrados em uma revisão da literatura sobre os serviços culturalmente apropriados na literatura sobre educação especial:[9]

1. Existem diferenças culturais quanto às definições e interpretações de deficiência.
2. Existem diferenças culturais entre as famílias quanto aos estilos de superação e de respostas ao estresse relacionado à deficiência.
3. Existem diferenças culturais de estilos de interação parental, bem como de expectativas de participação e de defesa.
4. Existem diferenças entre os grupos culturais quanto ao acesso à informação e aos serviços.
5. Existem atitudes profissionais negativas para com papéis da família (e percepções deles) nos processos de educação especial.
6. Existe dissonância em termos de adequação cultural dos programas educacionais.

Há padrões culturais tradicionais associados a grupos culturais particulares. Um exemplo é o dos asiáticos, que atribuem a deficiência a uma retribuição ou recompensa espiritual. De modo similar, existe uma ênfase sobre a completude do espírito em um corpo incapacitado. Essa crença é vigorosamente descrita no romance *The Spirit Catches You and You Fall Down*, de Anne Fadiman. Ao longo de todo o romance, fica claro que a família Hmong atribuía a epilepsia aos fenômenos espirituais que sucediam com o indivíduo.[26]

A resposta cultural à doença

O modo como alguém encara a saúde, a doença e a morte e responde a elas é amplamente definido por seus próprios valores culturais. Antes de entrar em detalhes, faz-se necessário distinguir doença de enfermidade.

Os médicos diagnosticam e tratam doenças, que podem ser definidas como anormalidades envolvendo a estrutura e a função de órgãos e sistemas do corpo. As enfermidades, por outro lado, consistem em experiências de alterações desvalorizadas das condições do indivíduo e reações culturais à doença ou ao desconforto.[27]

O modo como uma pessoa entende a enfermidade e responde a ela é determinado pelo que Kleinman chama de "modelos explicativos". Esses modelos são definidos como "noções sobre um episódio de doença e de seu tratamento empregadas por todos os envolvidos em um processo clínico".[27] Os modelos explanatórios abordam cinco aspectos fundamentais:

1. Etiologia do problema.
2. Momento e modo da manifestação inicial.
3. Fisiopatologia da condição.
4. Curso da condição e gravidade.
5. Tipo de tratamento a ser procurado.[28]

"A enfermidade é culturalmente moldada em como percebemos, experimentamos e superamos a doença, com base em nossas explicações para a doença, explicações específicas das posições sociais que ocupamos e sistemas de significado que empregamos".[27] O papel da medicina tradicional e da cura popular se baseia em valores culturais. Estima-se que 70 a 90% dos episódios autorreconhecidos de enfermidade sejam tratados fora do sistema de assistência médica formal.[27] Conforme afirma Kleinman, "os curandeiros lidam com a experiência humana de enfermidade". Eles tentam fornecer explicações significativas para a enfermidade e respondem às questões pessoais, familiares e da comunidade relacionadas à condição.[27] A enfermidade referida como "doença popular" (i.e., enfermidade reconhecida junto a um grupo cultural) pode, às vezes, conflitar com o paradigma biomédico.[29]

É importante entender a doença popular, porque as pessoas que sofrem de uma "doença popular" podem procurar um médico e um "curandeiro". Além disso, alguns "tratamentos populares" podem ser potencialmente perigosos. Enfim, as doenças populares podem ser interpretações culturais de estados fisiopatológicos que podem requerer atenção médica. Para muitos problemas crônicos, pacientes relataram melhora mais significativa quando assistidos por curandeiros marginais do que quando assistidos por médicos. Kleinman atribui essa melhora a maior ênfase dada pelos curandeiros à "explicação", bem como a uma maior concordância entre curandeiro e paciente no modelo explicativo.[27]

Para enfermidades mais graves, a compreensão de valores e crenças se torna ainda mais crucial. Embora as manifestações biológicas das doenças sejam as mesmas entre os grupos culturais, os indivíduos diferem quanto ao modo como vivenciam, interpretam e respondem à enfermidade. Modelos explicativos e estilos de superação influenciam as percepções de enfermidade.[27] Alguns sugerem que significados são atribuídos usando temas característicos resultantes de estilos de superação, conhecimento, crenças e origens culturais individuais.[27] Enxergar a enfermidade como um desafio significa considerá-la como algo a ser internamente tratado e controlado. Os profissionais apropriados são consultados, conselhos são seguidos e a vida segue em frente. A enfermidade encarada como "vontade de Deus" costuma ser percebida como algo que está além do controle humano e pode resultar em aceitação passiva e resignação em relação àquilo que não se pode mudar. Esse conjunto de crenças pode resultar em menor interesse por procedimentos agressivos, ou levar à depressão. A enfermidade encarada como "estratégia" descreve o uso da condição para garantir atenção ou carinho dos pais, da família ou dos profissionais de saúde. A enfermidade encarada como "valor" pode ser a "forma mais elevada" de superação, em que a condição é vista como oportunidade que pode resultar na compreensão valiosa do significado da vida. Embora os significados possam ser influenciados pela cultura, não são especificados por ela.[27]

As nossas expectativas e percepções a respeito dos sintomas bem como os rótulos que atribuímos aos comportamentos relacionados à doença são influenciados pelo ambiente, pela família e pelos modelos explicativos. Além disso, as crenças culturais afetam a maneira de comunicar os problemas e de apresentar os sintomas, quando e quem é visitado para receber assistência, a duração da assistência e como a assistência é avaliada.[30] Do mesmo modo, a cultura influencia drasticamente a reação à dor e a expressão facial relacionada à dor, aprendida no decorrer da infância.[30]

A resposta cultural à incapacitação

A pesquisa dá forte sustentação ao argumento de que as definições de incapacitação são socialmente construídas.[9,23] Quando a deficiência é grave, estudos mostram que, mesmo que todos os grupos reconheçam comprometimentos graves de desenvolvimento, de comportamento ou sensoriais, suas atribuições diferem amplamente, assim como a extensão do estigma ou do valor associado a tal condição.[9,31] As respostas aos comprometimentos variam ao longo do tempo, conforme o lugar e a cultura. No decorrer do curso da história, as sociedades definiram aquilo que constituía e não constituía uma incapacitação ou debilitação. A última década assistiu a mudanças na conceitualização do significado de deficiência e na interface entre a possibilidade de uma incapacitação se tornar uma debilidade física. Ainda mais do que as limitações físicas impostas a um indivíduo com deficiência, os conceitos comportamentais e imagens afetam o tratamento de um indivíduo com deficiência. As fontes de conceitos e imagens produzidos são encontradas na literatura e nas artes, na televisão e no cinema, em textos religiosos e em livros escolares. Como todas essas fontes são artefatos de cultura, é impossível separar a cultura das atitudes em relação à incapacitação.

Para as crianças com deficiência, a causa culturalmente percebida de uma enfermidade crônica ou incapacitação afeta aspectos de uma família e atitudes da comunidade em relação a essas crianças.[20] Em algumas culturas, a deficiência é vista como uma forma de punição. Dependendo do sistema de crença, o indivíduo com deficiência, a família ou um ancestral dele foi alvejado por Deus, ou por algum deus, por ter pecado ou violado um tabu. A feitiçaria também pode estar fortemente ligada à deficiência, bem como associada à pessoa sobre a qual o feitiço foi lançado.[20]

Do mesmo modo, os distúrbios hereditários são frequentemente considerados algo que "está no sangue" ou causados por alguma maldição.[20,27] Estreitamente relacionada a isso está a crença tradicional de que uma criança deficiente pode ser resultado de um relacionamento incestuoso. Nas sociedades em que há a crença na reencarnação, a deficiência pode ser vista como resultado de uma transgressão cometida em uma vida anterior pelos pais da criança com deficiência ou pela própria criança afetada. Alguns sistemas de crença podem acentuar o desequilíbrio de elementos humorais no corpo como causa de incapacitação.[20]

Todas essas causas percebidas identificam o indivíduo com deficiência como o responsável pela própria incapacitação e sugerem as possíveis consequências sobre o lugar que a pessoa ocupa na família. Além disso, em comunidades em que a incapacitação é vista como punição, a presença de uma criança com deficiência pode ser fonte de constrangimento para a família. Vários tipos de negligência podem ser evidentes, incluindo o isolamento. Em muitas culturas, a ideia de intervenção precoce não está na mentalidade de profissionais médicos e educacionais.[20] Nesses casos, há também fortes pressões sociais impostas sobre a família. As famílias podem relutar em participar de programas terapêuticos, temendo que essas ações chamem atenção para as limitações físicas e intelectuais de seus membros.[20]

Uma compreensão das expectativas tradicionais de sobrevivência é igualmente importante. Para algumas culturas, a crença de que as crianças com deficiência grave simplesmente não sobreviverão torna mais prática a alocação da atenção médica e parental para as crianças sadias. A negligência de uma criança ou sua superproteção por ter pouco tempo de vida tem sérias implicações tanto para os serviços de assistência médica como para o desenvolvimento psicológico. Ademais, o modo como se acredita que alguém terá a saúde restabelecida pode ter implicações sobre planejamento ou organização, em longo prazo, de cuidados especiais, com os membros de certas culturas considerando que "talvez Deus fará a criança se curar totalmente sozinha".[20]

As sociedades que limitam os papéis ocupacionais e sociais de indivíduos com deficiência podem afetar o tempo, a energia e os recursos investidos na educação de crianças portadoras de deficiência. Adicionalmente, uma tendenciosidade relacionada ao gênero, comum em algumas culturas, pode afetar a quantia que uma família se dispõe a gastar para obter assistência médica. Nessas culturas, pode parecer menos justificável gastar grandes quantias de recursos da família com meninas incapacitadas do que com meninos incapacitados.

A falha em compreender totalmente as crenças e valores culturais relacionados à incapacitação pode influenciar os cuidados que uma família dispensa a uma criança com deficiência. Considere os membros de uma família com crenças culturais que os levam a se sentir responsáveis pelo fornecimento de assistência total e completa a uma criança deficiente. Essa família pode preferir manter a criança em casa, escondida até mesmo dos vizinhos. Essa família pode hesitar em buscar ajuda ou conselhos, por vários motivos, entre os quais pobreza, medo, barreiras de linguagem ou fé nas práticas médicas tradicionais. Quando não incluído em um contexto cultural, essas atitudes podem ser interpretadas como negligência – falha dos pais em sustentar e fornecer educação contínua e suporte emocional adequados.[23]

A resposta cultural à morte e ao morrer

O número de crianças com disfunções graves e complexas do neurodesenvolvimento, bem como de crianças com condições médicas complexas que estão sobrevivendo está aumentando, graças aos avanços ocorridos na assistência médica e na tecnologia.[32] Pode haver conflito entre cuidados paliativos em quadros terminais e tratamentos orientados para cura. A morte e os costumes que giram ao seu redor precisam ser abordados, por sofrer grande influência de valores culturais. Expressões de luto e mecanismos de superação variam de indivíduo para indivíduo, mas estão relacionados aos antecedentes culturais.[33] O significado de morte, os padrões familiares (incluindo os papéis da família durante os períodos de luto) e as expectativas da família em relação ao profissional de assistência à saúde precisam ser conhecidos. As atitudes profissionais relacionadas à qualidade de vida e à adequação da assistência, a incerteza do prognóstico e o papel exclusivo da criança com deficiência além da codependência entre cuidador e criança podem contribuir para as barreiras à assistência de final da vida nessa população de pacientes.

A perda de uma criança com deficiência crônica significa não só a perda de uma criança como também a perda de um estilo de vida. Mais uma vez, respeitar a experiência da família no que se refere a sua criança faz parte do planejamento e da implementação de uma assistência avançada e efetiva.[32]

❯❯ Intervenção centralizada na família

A literatura que versa sobre enfermagem explora o processo de competência cultural na prestação de serviços de assistência médica, incluindo um modelo de intervenções culturalmente competentes. Esse modelo de competência cultural inclui desejo cultural, consciência cultural, conhecimento cultural e habilidades culturais.[34]

Desejo cultural

O primeiro requisito para a competência cultura é o "desejo cultural". Trata-se da motivação para "querer" engajar no processo de se tornar culturalmente consciente, tornando-se culturalmente entendido, culturalmente habilidoso e buscando encontros culturais.[34] Em vez da obrigatoriedade do ter que fazer, o desejo cultural envolve o fazer por ser pessoalmente desejável. Inclui uma paixão genuína por estar aberto e flexível aos outros, por aceitar diferenças e construir similaridades, bem como por estar disposto a aprender com os outros como informantes culturais.

Consciência cultural

A consciência cultural é a próxima etapa na busca da competência cultural e tem sido descrita como o autoexame e a exploração profunda dos próprios antecedentes culturais da pessoa.[34] Essa consciência envolve o reconhecimento das próprias tendenciosidades, dos preconceitos e das considerações sobre as pessoas que são diferentes. Sem essa autoconsciência, existe o risco de imposição de crenças, valores e padrões de comportamento de uma cultura a outra.

Conhecimento cultural

O conhecimento cultural é o processo de busca e obtenção de uma base educacional sólida sobre diversos grupos culturais e étnicos.[34] Obter essa informação não quer dizer generalizar o aprendizado, e, sim, aprender as diferenças individuais. As generalizações sobre subgrupos culturais específicos levam ao desenvolvimento de estereótipos. Compreender que há tanta diferença intra quanto intercultural decorrente de experiências de vida, aculturação e diversidade dentro das culturas nos impedirá de impor padrões estereotipados a nossos pacientes e familiares.

Competência cultural

A competência cultural consiste na habilidade de coletar dados culturais referentes ao problema do paciente, bem como na realização de uma avaliação física de base cultural.[34] Existem muitas ferramentas disponíveis para ajudar a coletar essas informações por meio de perguntas. Também é preciso lembrar que a habilidade de fazer perguntas de uma forma que não ofenda o paciente nem sua família constitui uma capacidade a ser desenvolvida. Ouvir e não julgar são formas efetivas e sensíveis de se obter informação. Além disso, participar de múltiplos encontros culturais é a forma de refinar ou de modificar a opinião de alguém acerca de um grupo cultural e, assim, prevenir a estereotipagem. A avaliação linguística é necessária à facilitação de uma comunicação precisa. O uso de intérpretes submetidos a treinamento específico médico é importante para o processo de avaliação. Intérpretes não submetidos a treinamento, familiares e, especificamente, as crianças e seus irmãos podem representar um problema devido à falta de conhecimento médico.

É necessário prestar uma assistência que não seja apenas culturalmente competente, mas que também preveja uma baixa competência linguística. Está comprovado que as pessoas com proficiência limitada em inglês encontram obstáculos ao acesso à assistência médica.[35] Essas pessoas podem sofrer adiamentos no agendamento de horários e apresentam maior tendência a se equivocar com horários, lugares, datas e local de consultas. As pessoas com baixa competência linguística podem ter dificuldade para se comunicar com o profissional médico e com os funcionários da instituição de assistência médica. Essas questões tendem a exacerbar os problemas médicos que requerem tratamento ou acompanhamento periódico.[35]

Em 1999, o U.S. Department of Health and Human Services (HHS) Office of Minority Health desenvolveu normas de assistência junto a essas áreas. Essas normas foram revisadas em 2007 (Quadro 1.3). Ademais, o Office of Civil Rights e o HHS instituíram leis federais proibindo a discriminação por parte dos prestadores de assistência médica que recebem fundos do HHS. As leis antidiscriminação são estabelecidas pela Seção 504 do *Rehabilitation Act* de 1973, título VI do *Civil Act* de 1964, título II do *Americans with Disabilities Act* de 1990, *Community Service Assurance Provisions for the Hill-Burton Act* e *Age Discrimination Act* de 1975. As leis obrigam os prestadores que aceitam recurso federal a "garantir o acesso representativo e os benefícios dos serviços de assistência médica a indivíduos com proficiência limitada em inglês".[36] Um intérprete e materiais de tradução em línguas e em níveis que podem ser lidos por indivíduos com deficiência linguística são ferramentas obrigatórias importantes.

Adultos com deficiência linguística podem enfrentar muitos problemas para compreender os materiais impressos e verbais que lhes são fornecidos. É importante lembrar que, enquanto alguns admitem prontamente suas limitações com relação à compreensão da informação verbal e escrita, outros podem sentir vergonha e usar estratégias para esconder suas dificuldades. Nessas situações, é possível usar explicação oral e demonstrações. Imagens, fotografias e sugestões visuais também ajudam a reforçar a informação. Algumas pessoas ainda usam familiares para auxiliá-las com a leitura, e esses familiares podem ser importantes no processo de educação.

É possível, ao buscar indícios, identificar as pessoas com baixa competência linguística. Um exemplo é alguém que inventa desculpas por não conseguir ler alguma coisa

QUADRO 1.3 ▸ Normas nacionais de serviços cultural e linguisticamente apropriados (CLAS)

As normas CLAS são essencialmente dirigidas às organizações de assistência médica.[40] Entretanto, prestadores individuais também são incentivados a aplicá-las para tornar suas práticas mais cultural e linguisticamente acessíveis. Os princípios e atividades de CLAS devem ser integrados em toda a organização e conduzidos em parceria com as comunidades atendidas.

Norma 1

As organizações de assistência médica devem garantir que pacientes/consumidores recebam de todos os membros da equipe uma assistência efetiva, compreensível e respeitosa, oferecida de modo compatível com suas crenças e práticas culturais e no idioma preferencial.

Norma 2

As organizações de assistência médica devem implementar estratégias para recrutar, reter e promover, em todos os níveis da organização, uma equipe e uma liderança diversificadas, que sejam representativas das características demográficas da área atendida.

Norma 3

As organizações de assistência médica devem garantir que as equipes, em todos os níveis e ao longo de todas as disciplinas, recebam instrução e treinamento na aplicação de CLAS.

Norma 4

As organizações de assistência médica devem oferecer serviços de assistência linguística, incluindo uma equipe bilíngue e serviços de intérprete, sem custos adicionais para cada paciente/consumidor que tenha proficiência limitada em inglês, em todos os pontos de contato e de maneira oportuna durante todo o tempo de funcionamento.

Norma 5

As organizações de assistência médica devem fornecer aos pacientes/consumidores, no idioma de sua preferência, propostas verbais e avisos por escrito informando-os de seus direitos de receber serviços de assistência linguística.

Norma 6

As organizações de assistência médica devem garantir a competência da assistência linguística prestada aos pacientes/consumidores de proficiência limitada em inglês pelos intérpretes e pela equipe bilíngue. Familiares e amigos não devem ser usados para prestar serviços de interpretação (exceto quando solicitados pelo paciente/consumidor).

Norma 7

As organizações de assistência médica devem disponibilizar materiais de fácil compreensão que sejam de interesse do paciente e placas de sinalização nos idiomas dos grupos comumente encontrados e/ou dos grupos representados na área de serviço.

Norma 8

As organizações de assistência médica devem desenvolver, implementar e promover um plano estratégico escrito que destaque com clareza as metas, políticas, planos operacionais e responsabilidade administrativa/mecanismos de supervisão para aplicação de CLAS.

Norma 9

As organizações de assistência médica devem conduzir autoavaliações organizacionais iniciais e contínuas de atividades relacionadas à CLAS, bem como ser incentivadas a integrar medidas relacionadas à competência linguística e cultural a suas auditorias internas, a programas de aprimoramento do desempenho, a avaliações de satisfação do paciente e a avaliações com base em resultados.

Norma 10

As organizações de assistência médica devem garantir que os dados individuais de raça, etnia e idioma falado/escrito do paciente/consumidor sejam incluídos nos registros médicos, integrados aos sistemas de informação administrativos da organização e atualizados periodicamente.

Norma 11

As organizações de assistência médica devem manter um perfil epidemiológico, cultural e demográfico atual da comunidade, bem como uma avaliação das necessidades, para planejar e implementar corretamente serviços que atendam às características culturais e linguísticas da área de serviço.

Norma 12

As organizações de assistência médica devem desenvolver parcerias participativas e colaborativas com as comunidades e usar diversos mecanismos formais e informais para facilitar o envolvimento da comunidade e do paciente/consumidor no planejamento e implementação de atividades relacionadas à .

Norma 13

As organizações de assistência médica devem assegurar que processos de resolução de conflitos – e de reclamações – sejam cultural e linguisticamente sensíveis, bem como capazes de identificar, prevenir e solucionar conflitos ou queixas transculturais da parte dos pacientes/consumidores.

Norma 14

As organizações de assistência médica são incentivadas a disponibilizar regularmente ao público informações sobre seus progressos e inovações bem-sucedidas na implementação das normas CLAS, bem como fornecer notas sobre essas informações em suas comunidades.

---

ou por não conseguir reler a informação fornecida. Outras estratégias que fornecem informação sobre indivíduos com baixa competência linguística incluem:[37]

- Neutralidade, sem julgamento;
- Busca de envolvimento dos pais/família;
- Proposição de perguntas simples ao paciente;
- Simplificação das instruções;
- Repetição frequente da informação;
- Busca de várias formas de transmitir a mesma mensagem;
- Organização da informação, de modo a fornecer primeiro os tópicos mais importantes;

- Uso da informação audiovisual;
- Busca de envolvimento de familiares e amigos no aprendizado e no reforço da informação;
- Incentivo ao paciente a repetir a mensagem com suas próprias palavras ou a demonstrar a técnica que está sendo ensinada;
- Atribuição de autoridade a indivíduos e familiares e incentivo à independência em seus programas.

Profissionais de assistência à saúde, dentre eles os fisioterapeutas, devem promover o compartilhamento de informação e a colaboração entre pacientes, famílias e equipe de assistência. Oferecer locais como um centro de recursos para a família dará oportunidades para os familiares se autoeducarem em torno das necessidades da criança. Do mesmo modo, desenvolver programas de apoio às famílias na comunidade é uma importante atividade complementar.

Algumas instituições desenvolveram a faculdade da família.[38] Essas famílias frequentemente se encontram envolvidas em situações parecidas e podem agir no sentido de encorajar e facilitar o apoio entre os pais. Também promovem uma rede de famílias. Além disso, é preciso apoiar a família na prestação de cuidados e na tomada de decisão, bem como ajudar a dar aos familiares as ferramentas que lhes permitirão essas ações, mesmo que alguém discorde da decisão tomada. As instituições devem envolver os pacientes e seus familiares no planejamento, prestação e avaliação dos serviços de assistência médica. Devem obter um *feedback* das famílias e incorporá-lo ao planejamento dos programas. Também devem considerar tanto as necessidades da família como as necessidades da criança.

Em resumo, uma intervenção culturalmente competente é fornecida quando as perguntas certas são feitas.[22]

⟫ Benefícios da assistência centralizada na família

O profissionais de assistência à saúde que praticam a assistência centralizada na família estão conscientes de que tal prática pode melhorar a confiança dos pais com relação a seus próprios papéis e, com o passar do tempo, aumentar a competência de crianças e jovens para assumir a responsabilidade por sua própria assistência médica, em particular na antecipação da transição para a assistência da fase adulta.[38] A assistência centralizada na família pode melhorar os resultados alcançados pelo paciente e por seus familiares, aumentar a satisfação do paciente e de sua família, construir pontos fortes na criança e em seus familiares, aumentar a satisfação profissional, diminuir os custos dos cuidados com a saúde e levar ao uso mais efetivo dos recursos de assistência médica, conforme mostram os exemplos a seguir, extraídos da literatura.[18]

- A presença da família durante os procedimentos de assistência diminui a ansiedade tanto da criança como dos pais. Pesquisas indicam que, quando os pais estão preparados, não prolongam o procedimento nem aumentam a ansiedade do prestador;
- Crianças cujas mães foram envolvidas nos cuidados de pós-tonsilectomia se recuperaram mais rápido e receberam alta antes do que aquelas cujas mães não participaram do tratamento;
- Uma série de estudos sobre melhora da qualidade constatou que as crianças submetidas à cirurgia choravam menos, ficavam menos agitadas e necessitavam de menos medicação quando os pais estavam presentes e auxiliavam na avaliação e controle da dor;

- Crianças e pais que receberam assistência de especialistas em crianças apresentaram desempenho significativamente melhor do que os do grupo controle, em termos de medidas de desgaste emocional, superação durante o procedimento e ajuste durante a internação, no período pós-hospitalar e na recuperação, inclusive durante a recuperação da cirurgia;
- Uma avaliação multicêntrica da eficácia do apoio entre pais constatou que o apoio individual aumentou a confiança dos pais e suas habilidades de solucionar problemas;
- O apoio família-família pode produzir efeitos benéficos sobre o estado de saúde mental das mães de crianças com doença crônica;
- A assistência centralizada na família tem sido uma prioridade estratégica nos hospitais para crianças nos EUA. As famílias participaram no planejamento do design do novo hospital e também se envolveram no planejamento da programação, no treinamento da equipe e em outros comitês e forças-tarefas essenciais do hospital.

A satisfação da equipe também melhora com as iniciativas de assistência centralizada na família. Os seguintes aspectos foram constatados:

- A equipe relata experiências valiosas de aprendizado;
- O projeto Vermont mostrou que um programa de faculdade de família combinado a visitas domiciliares produz alterações positivas nas percepções dos estudantes de medicina com relação às crianças e adolescentes com problemas cognitivos incapacitantes;
- Quando a assistência centralizada na família é a base da cultura em um departamento de emergência pediátrica, os membros da equipe têm sentimentos mais positivos em relação ao trabalho, em comparação aos membros de equipes de departamentos de emergência que não enfatizam a assistência centralizada na família;
- A coordenação para a assistência de pré-natal de modo consistente com os princípios centralizados na família para gestantes com risco de resultados precários de parto em um centro médico de Wisconsin (EUA) teve como consequência aumento no número de consultas de pré-natal, diminuição do índice de tabagismo e de consumo de álcool durante a gravidez, idades gestacionais e taxas de nascimento mais altas, além da diminuição do número de dias de estadia na unidade de terapia intensiva neonatal. Todos esses fatores diminuem os custos da assistência médica e a necessidade de serviços adicionais;
- Após reprojetar seu centro de assistência transicional para dar suporte às famílias, criar a visitação aberta 24 horas para famílias e se comprometer a compartilhar informação, um hospital pediátrico situado em Ohio (EUA) constatou uma diminuição de 30 a 50% na duração das estadias de internação dos bebês;

- Em Connecticut (EUA), um serviço de suporte à família para crianças infectadas pelo HIV contratou funcionários de apoio cujos antecedentes e experiências de vida eram similares aos das famílias assistidas pelo programa. Essa abordagem resultou em diminuições do tempo de estadia hospitalar relacionada à infecção por HIV; do número de agendamentos perdidos; e do encaminhamento das crianças a famílias de acolhimento;
- King Conty, Washington (EUA), tem um programa de assistência controlada para crianças que se baseia em um modelo de serviço com participação da família. As famílias decidem elas mesmas como o dinheiro será gasto para seus filhos portadores de necessidades especiais na área de saúde mental, enquanto os serviços são desenvolvidos por uma equipe colaborativa criada pelas famílias. Ao longo dos 5 anos decorridos desde a concepção do programa, a proporção de crianças vivendo em casas de comunicação em vez de instituições aumentou de 24 para 91%. O número de crianças que frequentam escolas da comunidade cresceu de 48 para 95%, enquanto o custo médio da assistência por criança ou por família ao mês diminuiu de cerca de U$ 6.000,00 para U$ 4.100,00.

Os benefícios para os profissionais de assistência médica incluem:[38]

- Aliança mais forte com a família na promoção do desenvolvimento e da saúde da criança;
- Melhora da tomada de decisão clínica, com base em informações e processos colaborativos mais adequados;
- Acompanhamento melhorado, quando o plano de assistência é desenvolvido por meio de um processo colaborativo;
- Maior conhecimento dos pontos fortes da família e de sua capacidade de prestar cuidados;
- Uso mais eficiente e efetivo do tempo do profissional e dos recursos de assistência médica;
- Comunicação aprimorada entre os membros da equipe de assistência à saúde;
- Posição mais competitiva no mercado da assistência médica;
- Ambiente de aprendizado enriquecido para futuros pediatras e outros profissionais em treinamento;
- Ambiente de prática que aumenta a satisfação profissional;
- Maior satisfação da criança e de sua família com a assistência recebida;
- O envolvimento dos pacientes e de seus familiares nos esforços de mudança junto às instituições de assistência médica ajuda a introduzir melhorias nos processos de assistência, ganhos em termos de linguagem médica e estabelecimento mais efetivo de prioridades, além

do uso mais custo-eficiente da assistência médica e da obtenção de melhores resultados.[39]

Resumo

É importante que examinemos nossos próprios sistemas de crenças, a fim de prestar uma assistência centralizada na família que seja culturalmente competente. Em primeiro lugar, é necessário reconhecer o papel vital que as famílias exercem na garantia da saúde e do bem-estar de seus membros. Propõe-se que os membros da família são igualmente membros da equipe.

Em seguida, precisamos reconhecer que os suportes emocional, social e de desenvolvimento são componentes fundamentais da assistência médica. Em terceiro lugar, precisamos respeitar as escolhas do paciente e da família, bem como seus valores, crenças e bagagem cultural. É possível conhecer tais aspectos por meio de perguntas.

Por fim, podemos considerar que as famílias, mesmo as que vivem em circunstâncias difíceis, oferecem pontos fortes importantes e exclusivos para suas experiências com a assistência médica.

"A assistência centralizada na família é um modelo de prestação de serviços que inclui o modo como os serviços correspondem às necessidades identificadas pela família."[1] Embora muitas pessoas pratiquem a assistência centralizada na família, essa prática não é amplamente disseminada. Os profissionais de assistência médica devem adotar novas práticas e políticas, enquanto famílias e pacientes devem aprender novas habilidades.

Hoje, existem muitas agências do governo instituídas em torno de iniciativas centralizadas na família. A Agency for Healthcare Research and Quality (AHRQ) (www. hhs.gov) e o Institute for Patient and Family Centered Care (www.ipfcc.org) são dois dos exemplos. Essas organizações fornecem recomendações que incluem programas de treinamento para instruir profissionais, tanto antes do ingresso no mercado de trabalho como após, acerca do papel que desempenham no incentivo à assistência centralizada na família. Historicamente, essas agências surgiram como uma tentativa de educar os profissionais em torno dos princípios da assistência centralizada na família. Em 1998, o vice-presidente dos EUA, Al Gore, realizou uma conferência em Nashville (EUA) que versava sobre famílias e saúde. Essa conferência estabeleceu o cenário para iniciativas de âmbito nacional para o reconhecimento do valor da assistência centralizada na família no sistema de saúde americano. Uma Declaração dos Direitos da Família foi originalmente desenvolvida pelo então presidente Clinton. Essa Declaração dos Direitos é exibida em áreas públicas junto às práticas de assistência médica, em múltiplos idiomas e disponibilizada às famílias sempre que necessário.[14] Na conferência da reunião de família, o vice-presidente Gore também destacou um plano de ação em cinco etapas para trazer os poderes das famílias para dentro do sistema de assistência médica americano. Esse plano de ação pode ser usado como resumo deste capítulo. O plano é o SMART e seus princípios são descritos a seguir:[14]

- **Suportar** as famílias, fornecendo informação, educação, conhecimento e recursos. Alguns exemplos de suporte são os centros de recurso para famílias, os grupos de defesa da família e a faculdade da família;
- **Medir** a efetividade dos programas, o que pode ser feito por meio da avaliação de resultados, qualitativa e quantitativamente;
- **Abordar** com as perguntas certas. Determinar as necessidades individuais do paciente e de sua família, o que diminuirá a tendência de generalizações baseadas na cultura;
- **Respeitar** a existência de diferenças individuais que podem ser distintas das nossas;
- **Treinar** antecipadamente na profissão de assistência à saúde. Reconhecer que o treinamento é contínuo e para a vida toda.

Os programas de treinamento devem ser implantados para instruir os funcionários da assistência à saúde, tanto antes do ingresso no mercado de trabalho como após, com relação ao papel que exercem no favorecimento da assistência centralizada na família. Existe uma necessidade urgente de treinamento pré-serviços nas práticas multiculturais.[14] Cursos profissionais para educadores e profissionais de assistência à saúde devem fazer parte do currículo pré-profissional. Há numerosas publicações sobre grupos culturais específicos. Esse tipo de abordagem é promissor para profissionais que estão sendo treinados para trabalhar com grupos específicos. Entretanto, esse método de treinamento é arriscado, porque está associado ao desenvolvimento de estereótipos e falsas considerações. Provavelmente nenhum programa de treinamento individual é capaz de abordar todas as diferenças possíveis existentes junto aos grupos. Os métodos mais efetivos de ensino da relevância cultural incluem uma abordagem teórica bem mais ampla. Muitos programas desenvolveram seus próprios métodos. Todos têm temas comuns: autoavaliação, conhecimento de linguagem culturalmente efetiva e habilidade de aplicar o conhecimento nos níveis interpessoal e sistêmico. Harry recomenda uma abordagem que seja um hábito de prática reflexiva que leve à colaboração efetiva entre pais e profissionais, sem necessidade de grande quantidade de informação culturalmente específica.[14] A abordagem envolve o desenvolvimento de habilidades culturalmente apropriadas de observação e entrevista, incluindo a proposição de perguntas abertas. O governo federal americano continuará monitorando os sistemas de financiamento de programas e aplicará a legislação para garantir que os princípios sejam respeitados. Se esses princípios forem implantados até a ocasião da entrega do *Physical Therapy Examination, Assessment and Intervention*, isto servirá para melhorar todos os aspectos da experiência do paciente.

Estudos de caso

Estudo de caso 1 – Roselyn

Roselyn é uma menina de 8 anos com paralisia cerebral. Ela mora com a mãe, o pai, dois irmãos, uma irmã, a avó, a tia e quatro primos em uma pequena casa localizada na área urbana. Os pais de Roselyn se mudaram para os EUA quando eram adolescentes e, embora tenham aprendido a falar inglês, este não é o principal idioma falado em casa. Roselyn não consegue andar e não frequenta a escola. Sua família cuida de todas as suas necessidades. Ela raramente sai de casa, a não ser para ir à igreja, quando é carregada e não tem muitos amigos da mesma idade. Sua família mora perto e ela gosta das visitas de amigos e vizinhos que recebe com frequência. Sua família a leva regularmente ao centro médico de referência para receber toda a assistência médica de que necessita.

Os profissionais recomendaram que Roselyn fosse incluída num contexto educacional especial, em que ela poderia receber toda a educação e terapia de que precisa. A família se recusou a fazê-lo, preferindo educá-la em casa. No momento, ela não está recebendo nenhuma terapia.

Muitos profissionais que avaliaram Roselyn tentaram convencer sua família a concordar em receber ajuda externa para a menina. Eles enfatizaram a importância de ensiná-la a se tornar mais independente. Os familiares da menina insistem que ela não precisa de nada, porque eles cuidarão dela. Eles não aceitam nenhum tipo de equipamento que os ajude a cuidar dela. Roselyn não apresentou nenhum quadro de doença aguda, entretanto a equipe sente que ela tem potencial para se tornar mais independente.

Após muitos anos de não atendimento às recomendações da equipe por parte da família de Roselyn, uma nova fisioterapeuta se ofereceu para visitar a residência da família e avaliar a situação. Quando a fisioterapeuta chegou, encontrou um ambiente bastante lotado em uma casa muito pequena. Ao permanecer para a "visita", ela acompanhou um dia típico na vida de Roselyn. Ficou maravilhada ao ver o envolvimento de toda a família. Enquanto um dava banho e a vestia, outro a alimentava na companhia dos demais familiares. Quando as outras crianças foram para a escola, a mãe de Roselyn passou horas ensinando-lhe matemática e leitura, e fazendo "exercícios" para fortalecê-la. Depois do almoço, Roselyn foi carregada para fora e levada para um passeio pela vizinhança, quando então foi acompanhada pelo pai até uma loja onde faziam compras, transportada em um carrinho caseiro. Assim que as outras crianças voltaram da escola, Roselyn se sentou na varanda da casa e ficou olhando as crianças brincarem. Elas a incluíam em suas brincadeiras.

A fisioterapeuta concluiu que a família de Roselyn e seus vizinhos abraçaram os cuidados da menina como uma equipe. Eles desenvolveram estratégias para cuidar dela e a incluíam nas atividades familiares. Ao conversar com a mãe de Roselyn, ela percebeu um enorme sentido de responsabilidade pela incapacitação da menina, referindo-se à condição até mesmo como "uma punição pelos pecados que os pais dela haviam cometido". Era evidente que a família de Roselyn tinha grande orgulho em cuidar dela.

Quando a fisioterapeuta retornou da visita, compartilhou a informação recebida com a equipe. Ela tirara fotos e gravara um vídeo mostrando a casa e o equipamento usado pela família. Todos concordaram que Roselyn estava sendo cuidada, mas que talvez eles a estivessem ajudando da forma errada. Então, eles decidiram que uma assistente social da mesma etnia da família trabalharia junto a ela para modificar sua compreensão acerca da incapacitação. Em vez de se concentrar em mudar o que a família estava fazendo, a equipe trabalhou para apoiá-la. Não demorou para os familiares aceitarem ajuda da equipe. A equipe conseguia dar aos familiares de Roselyn conselhos para facilitar os cuidados dispensados à menina, bem como sugestões de como ela poderia exercer um papel mais ativo junto à família e à comunidade.

As visitas à clínica nunca mais foram frustrantes, porque a equipe passou a adotar uma nova abordagem para fazer recomendações à família.

Pontos a considerar

- A equipe estava centrada na família no início do trabalho com Roselyn e seus familiares?
- Como a visita da fisioterapeuta mudou a percepção da equipe?
- Por que a família estava tão resistente em relação às recomendações feitas pela equipe?
- Como a equipe deverá prosseguir com as recomendações, conforme Roselyn for ficando mais velha?

Estudo de caso 2 – Daniel

Daniel é um menino de 4 anos de idade que deu entrada no hospital com "uma tosse ruim". Seus pais nasceram em outro país e mal falam inglês. Não havia nenhum outro familiar com Daniel que conversasse bem em inglês, por isso os enfermeiros e médicos tentaram obter informação para completar a avaliação lançando mão de gestos, imagens e palavras simples em inglês. A partir do exame, Daniel aparentemente estava doente por algum tempo e não recebera cuidados médicos. Ele estava desnutrido e apresentava tosse produtiva e intensa, expectorando secreção sanguinolenta. O menino também tinha marcas no tórax que pareciam ter sido produzidas pelo atrito com algum objeto pequeno. Os profissionais que examinaram Daniel suspeitaram de que ele havia sido vítima de negligência e discutiram a necessidade de notificar as autoridades. Os médicos do pronto-socorro decidiram internar Daniel no hospital para seguimento. O serviço social foi acionado porque o médico tinha preocupações relacionadas à família do menino e, portanto, não permitiu que os pais acompanhassem Daniel no quarto. A família permaneceu na sala de emergência, enquanto Daniel foi levado de cadeira de rodas e a segurança foi chamada para detê-los até a chegada do serviço social.

A assistente social chegou e foi conversar com o médico. Este disse que notou que os pais estavam negligenciando as necessidades de Daniel e estava muito preocupado com o bem-estar do garoto. Acrescentou, ainda, que Daniel apresentava sinais de abuso no tórax e estava desnutrido. Era seu dever acionar os serviços de proteção à criança. Enquanto isso, Daniel era submetido a exames para determinar o que havia de errado com ele. O médico foi atender o menino e a assistente social retornou à sala de emergência para conversar com os pais.

A assistente social descobriu, com cartas simples de idiomas diferentes, qual era o idioma que eles falavam. Ela então conseguiu encontrar um intérprete, por meio de um serviço de idiomas. A assistente coletou fatos básicos sobre o menino e sua situação de saúde. Ela também conseguiu um número de telefone de um vizinho da família que era bilíngue. A assistente então comunicou aos pais que o filho seria submetido a alguns exames médicos para determinar a causa de sua doença e como tratá-lo.

O vizinho da família conseguiu ir ao hospital para ajudar na comunicação com os familiares do menino. Ele contou que o menino tinha estado doente por algumas semanas e seus familiares usaram métodos tradicionais para cuidar dele. O "coining", em que uma moeda era esfregada na parte adoecida do corpo, foi feito pela mãe para "ajudar na expectoração". A família também acreditava que uma dieta especial à base de ervas e alimentos naturais limparia o corpo dele e restauraria sua saúde. Estava bastante evidente para a assistente social que eles amavam o menino e estavam fazendo de tudo, ao modo deles, para fazê-lo ficar bem.

Ela determinou que os pais não estavam sendo negligentes e que desconheciam a medicina ocidental, bem como a importância que os americanos davam ao sistema médico. Ela conversou com o médico e transmitiu, por meio do intérprete da família, que o menino precisava de tratamento específico, com medicação. Os familiares de Daniel estavam assustados, porque não confiavam no sistema médico. Com a ajuda do intérprete, os enfermeiros passaram algum tempo ensinando algumas técnicas aos familiares, usando ilustrações. Os pais tiveram permissão para ficar com o filho. Os enfermeiros permitiram que a família arrumasse o quarto da criança de modo a permitir a "cura espiritual" e também passaram algum tempo explicando à família tudo o que estavam fazendo.

Um membro da igreja da família foi visitar o menino e conversou com os enfermeiros e com o médico sobre as tradições da família. Todos então decidiram que a família conseguiria fazer tudo no quarto do hospital. Por exemplo, em vez de rezar usando velas, os enfermeiros arranjaram uma "vela" com lâmpada acesa por bateria para simbolizar as chamas. Os familiares do menino também assistiram demonstrações de técnicas manuais de higiene brônquica em substituição às manobras que a mãe realizava com a moeda para ajudar Daniel a melhorar da tosse.

A equipe se reuniu várias vezes com a família de Daniel, durante o período de internação, sempre usando intérpretes médicos. Um sentimento de confiança mútua se desenvolveu entre a equipe e a família. Daniel começou a melhorar e recebeu alta para ir para casa com seus pais. Ele passou para acompanhamento ambulatorial e continuou a gozar de uma vida saudável e feliz.

Pontos a considerar

- Como a situação na sala de emergência poderia ter sido conduzida?
- Como o comportamento da assistente social modificou a situação?
- Em sua opinião, a família de Daniel foi negligente? Por quê?
- O médico prestou assistência centralizada na família? Por quê?
- O quê você teria feito se fosse responsável pela assistência a essa criança?

Referências

1. O'Neil ME, Palisano R. Attitudes toward family centered care and clinical decision making in early intervention among physical therapists. *Pediatr Phys Ther*. 2000;12:173–182.
2. McGrath JM. Family: essential partner in care. In Kenner C, Lott JW, eds. *Comprehensive Neonatal Care: An Interdisciplinary Approach*. 4th ed. St. Louis, MO: Saunders Elsevier; 2007:491–509.
3. *Census 2010 Profile*. Washington, DC:U.S. Department of Commerce, Economics, and Statistics Administration, U.S. Census Bureau; April 2012.
4. Reynolds D. Improving care and interactions with racial and ethnically diverse populations in healthcare organizations. *J Healthcare Manag*. 2004;49:4.
5. U.S. Department of Health and Human Services. *Health Communication in Health People 2010: Understanding and Improving Health*. 2nd ed. Washing-

ton, DC: U.S. Government Printing Office; 2010. Available at http://www.cdc.gov/nchs.
6. Sweeny J, Heriza CB, Blanchard Y, et al. Neonatal physical therapy. Part II: practice frameworks and evidence-based practice guidelines. *Pediatr Phys Ther*. 2010;22(1):2–16.
7. Iverson M, Shimmel J, Ciacera S, et al. Creating a family-centered approach in early intervention services—perceptions of parents and professionals. *Pediatr Phys Ther*. 2003;15:23–31.
8. ED.gov. U.S Department of Education. www.idea.ed.gov. Accessed November 16, 2013.
9. Harry B. Trends and issues in serving culturally diverse families of children with disabilities. *J Special Educ*. 2002;36:131–138.
10. The Joint Commission on the Accreditation of Healthcare Organizations. *Comprehensive Accreditation Manual for Hospitals*. Oak Brook, IL: Joint Commission Resources, Inc; 2006.
11. Wilson-Stronks A, Lee KK, Cordero CL, et al. *One Size Does Not Fit All: Meeting the Health Care Needs of Diverse Populations*. Oakbrook Terrace, IL: The Joint Commission; 2008. Available at: http://www.ipfcc.org/about/index.htm
12. Newton M. Family-centered care: current realities in parent participation. *Pediatr Nurs*. 2000;26:164–169.
13. Mitchell MJ, Lemanmek K, Palermo TM, et al. Parent perspectives on pain management, coping and family functioning in pediatric sickle cell disease. *Clin Pediatr (Phila)*. 2007;46(4):311–319.
14. Harvey J. Proceedings from the Family Re-Union 7 conference. Nashville, TN:Vanderbilt University; 1998. Available at: http://www.familycenteredcare.com. Accessed October 7, 2006.
15. The Institute for Family Centered Care. Patient and Family-Centered Care. Available at: http://www.familycenteredcare.com. Accessed October 7, 2006.
16. Ferguson P. A place in the family: an historical interpretation of research on parental reactions to having a child with a disability. *J Special Educ*. 2002;36:124–130.
17. Suris JC, Michaud PA, Viner R. The adolescent with a chronic condition. Part I: developmental issues. *Arch Disabled Child*. 2004;89:938–942.
18. Blum R. A consensus statement on health care transitions for young adults with special health care needs. *Pediatrics*. 2002;110:1304–1307.
19. Americans with Disabilities Act of 1990, Pub L 101-336.
20. Groce E, Irving Z. Multiculturalism, chronic illness and disability. *Pediatrics*. 1993;91(5):1048–1055.
21. McMillan A. Relevance of culture on pediatric physical therapy: a Saudi Arabian experience. *Pediatr Phys Ther*. 1995;7(3):138–139.
22. Camphina-Bacote J. Many faces: addressing diversity in health care. *Online J Issues Nurs*. 2003;8:1.
23. Anderson PP, Fenichel ES. *Serving Culturally Diverse Families of Infants and Toddlers with Disabilities*. Arlington, TX: National Center for Clinical Infant Programs; 1989.
24. Thomas SB, Quinn SC. The Tuskegee Syphilis Study, 1932–1972: implications for HIV education and AIDS risk programs in the Black community. *Am J Public Health*. 1991;81:1503.
25. Guerrero AD, Chen J, Inkelas M, et al. Racial and ethnic disparities in pediatric experiences of family-centered care. *Med Care*. 2012;48(4):388–393.
26. Taylor J. The story catches you and you fall down: tragedy, ethnography, and cultural competence. *Med Anthropol Q*. 2003;2:159–181.
27. Kleinman A. *Patients and Healers in the Context of Culture: An Exploration of the Borderline Between Anthropology, Medicine, and Psychiatry*. Berkeley, CA: University of California Press; 1980.
28. Parry K. Patient-therapist relations: culture and personal meanings. *Phys Ther*. 1994;2(10):88–345.
29. Pachtner LM. Culture and clinical care: folk illness beliefs and their implications for health care delivery. *JAMA*. 1994;271:690–694.
30. Munet-Vilaro F, Vessey JA. Children's explanation of leukemia: a Hispanic perspective. *Adv Nurs Sci*. 1990;15(2):76–79.
31. Spearing E, Devine J. A qualitative analysis of attitudes towards disability between Hispanic and Anglo-American families of children with chronic disabilities. *Pediatr Phys Ther*. 2004;16:65.
32. Graham RJ, Robinson WM. Intergrating palliative care into chronic care for children with severe neurodevelopmental disabilities. *J Dev Behav Pediatr*. 2005;26(5):361–365.
33. Lawson LV. Culturally sensitive support for grieving parents. *MCN Am J Matern Child Nurs*. 1990;15(2):76–79.
34. Gartner A, Lipisky D, Turnball A. *Supporting Families with a Child with a Disability*. Baltimore, MD: Paul H. Brooks Publishing Co; 1991.
35. Camphina-Bacote J. A model and instrument for addressing cultural competence in health care. *J Nurs Educ*.1999;38:203–207.

36. Byrd W, Clayton LA. *An American Health Dilemma: A Medical History of African Americans and the Problem of Race.* New York, NY: Routledge; 2000.
37. National Standards for Culturally Linguistically Appropriate Services in Health Care. Washington, DC: U.S. Department of Health and Human Services; April 2007.
38. Bronheim S, Goode T, Jones W. *Policy Brief: Cultural and Linguistic Competence in Family Supports.* Washington, DC: National Center for Cultural Competence; 2006. Available at: http://gucchd.georgetown.edu. Accessed October 7, 2006.
39. Best A, Greenhalgh T, Lewis S, et al. Large-system transformation in health care: a realistic review. *Milibank Q.* 2012;90(3):421–456.
40. The Office of Minority Health. U.S Department of Health and Human Services. National Standards on Culturally and Linguistically Appropriate Services (CLAS). Available at: http://minorityhealth.hhs.gov/templates/browse.aspx?lvl=2&lvlID=15. Last updated April 2007. Accessed December 2012.

Parte I
Desenvolvimento

2

Desenvolvimento motor normal

Emilie J. Aubert

Crédito das fotos: Ryan C. Aubert e Emilie J. Aubert

A variabilidade do crescimento e do desenvolvimento humano
Teorias do desenvolvimento
  Teoria maturacional
  Teoria comportamental
  Teoria dos sistemas dinâmicos
  Geradores de padrão central
  Qual teoria do desenvolvimento é correta?
Bebês prematuros
Direção do desenvolvimento
O neonato
Metas do desenvolvimento motor
As progressões do desenvolvimento

  Progressão em prono
  Progressão em supino
  Progressão em rolamento
  Progressão sentada
  Progressão vertical ereta
  Subir escada
Equilíbrio
Desenvolvimento motor fino
  Segurar
  Soltar
A criança de 2 a 7 anos
Resumo

O desenvolvimento normal de capacidades e habilidades em seres humanos começa no momento da concepção. Em concepção e gestação normais, o **embrião** (concepção até a 8ª semana de gestação) e o **feto** (a partir da 9ª semana de gestação até o nascimento) se desenvolvem seguindo uma sequência e tempo comuns a todos os seres humanos.[1] O nascimento normalmente ocorre na 40ª semana de gestação ou quando completados 10 meses lunares após a concepção, mais ou menos 2 semanas.[2,3] Os bebês considerados **de termo** ou **de termo completo** têm idade gestacional de 38 a 42 semanas.[2,3] O desenvolvimento pós-parto dos comportamentos humanos é a continuação daquele que teve início na concepção. O desenvolvimento de uma pessoa ocorre por toda sua de vida, conforme o corpo sofre mudanças. O desenvolvimento humano é um processo contínuo do ventre à sepultura.

Depois que um bebê nasce, as mudanças ocorrem a uma velocidade relativamente rápida em comparação a muitas alterações que ocorrem na fase adulta. Particularmente notável durante os primeiros 24 meses de vida são a aquisição das habilidades motoras finas e grossas e as mudanças que nelas ocorrem.

Novas habilidades motoras finas e grossas são aprendidas de forma definitiva e refinadas após os 2 anos de idade, mas muitos desses comportamentos motores novos e refinados ocorrem quando o bebê ou o adulto aprende habilidades novas necessárias para brincar, praticar esportes e/ou trabalhar. Do mesmo modo, novas habilidades motoras são adquiridas e refinadas conforme necessário quando o indivíduo tem necessidades funcionais individuais apropriadas à idade. O Dr. Milani-Comparetti se referiu a essas necessidades como *pré-requisitos para a função*.[4] Alguns desses pré-requisitos ocorrem em momentos relativamente típicos da vida, como aprender a pôr e a tirar o casaco em tempo de entrar no jardim da infância, aprender a dirigir aos 18 anos ou aprender a fazer o nó da própria gravata ao sair de casa para entrar na faculdade. As idades cronológicas em que comportamentos e habilidades motores são alcançados sofrem influência desses pré-requisitos para a função, bem como de numerosos fatores intrínsecos e extrínsecos, no pré e no pós-natal.[5]

O desenvolvimento motor gestacional e pós-gestacional costuma ocorrer de acordo com sequência, padrão e ritmo característicos. Entretanto, após o nascimento, fatores extrínsecos como a falta de oportunidade de aprender e praticar uma habilidade, a exposição a poluentes ambientais, ausência de ligação afetiva e nutrição inadequada, bem como outros fatores associados às práticas parentais e culturais de criação podem modificar a idade da aquisição da habilidade e, possivelmente, a sequência e o padrão dos comportamentos motores. Conforme a criança cresce, torna-se necessário proporcionar mais espaço para a expressão de diferenças de desenvolvimento como resultado de numerosos e variados fatores extrínsecos (ver Tab. 2.1).

Os comportamentos que se desenvolvem no ser humano incluem os comportamentos motor grosso, motor fino, cognitivo, linguístico e pessoal-social. Embora este capítulo enfatize o desenvolvimento motor cronológico, avaliação e entendimento abrangentes sobre o desenvolvimento da criança advêm do conhecimento relacionado a todos os domínios do desenvolvimento, bem como de parâmetros de crescimento como força e amplitude de movimento. Além disso, é preciso considerar o desenvolvimento e as alterações que ocorrem nos vários sistemas do corpo. Todas essas áreas interagem entre si conforme a criança amadurece, cresce e se desenvolve.

O foco deste capítulo é o desenvolvimento motor fino e grosso típico ou normal, em bebês e crianças de até 2 anos de idade. A sequência de desenvolvimento motor oferece aos fisioterapeutas uma base para o estudo e o entendimento não só do desenvolvimento típico como também do desenvolvimento anormal ou atípico da criança. Essa sequência de desenvolvimento pode ser usada como base para avaliar, acessar e tratar atrasos e deficiências motoras em crianças e adultos. A sequência, em particular, pode desempenhar papel importante na avaliação e no tratamento de indivíduos de todas as idades, uma vez que os componentes identificáveis do comportamento motor começam a evoluir em aspectos específicos da sequência. Por exemplo, um bebê capaz de assumir a postura deitado em prono com os cotovelos ou antebraços apoiados, posição típica de um bebê de 4 meses, começa a deslocar o peso enquanto mantém a postura. Esse deslocamento de peso dá início aos componentes do movimento, como alonga-

mento do tronco no lado que sustenta mais peso (i.e., para o lado em que o peso é deslocado), sustentação unilateral de carga nos membros superiores para permitir o alcance visual direcionado e rolagem acidental prematura de prono para supino. Se a postura prona sobre os cotovelos não for alcançada ou se sua aquisição estiver atrasada, a evolução de alguns dos componentes do movimento mencionados pode ser lentificada ou, até mesmo, não se desenvolver.

Cada estágio da sequência do desenvolvimento motor tem um propósito e contribui para o desenvolvimento geral da criança. Assim, vários aspectos da sequência podem ser usados na terapia, tanto para adultos como para crianças, com o intuito de facilitar a evolução de diferentes componentes do movimento. Na análise e avaliação da criança, o ritmo típico de aquisição de habilidades motoras específicas está ligado à determinação de uma **idade motora**. Conforme um bebê ou criança (de até 2 anos) se desenvolve, o ideal é que a idade motora apresentada coincida com a idade cronológica. Não convém que haja uma lacuna entre as idades cronológica e motora do bebê, avaliadas de acordo com os padrões de desenvolvimento de habilidade ou **marco referencial** estabelecidos para a idade.[6-9] Quanto maior for a lacuna entre as idades cronológica e motora, maior será a probabilidade de o bebê apresentar um possível problema de desenvolvimento.

Na **habilitação** de uma criança em desenvolvimento, as normas estabelecidas para sequência, ritmo e padrões de comportamentos motores podem ser usadas não só para analisar e avaliar a criança como também para determinar as metas do tratamento e desenvolver um plano terapêutico. Isso não significa que a sequência deve ser seguida de forma estrita na habilitação ou reabilitação de uma criança ou adulto. Ao contrário, a sequência pode ser usada como guia para transmitir nosso entendimento da necessidade de componentes individuais do movimento para desenvolver e refinar habilidades motoras funcionais em particular.

É preciso ter cuidado ao usar os termos *normal* e *típico* ao falar sobre o desenvolvimento motor de uma criança, especialmente com relação à idade de aquisição do marco referencial. O normal é definido como "em conformidade com os padrões estabelecidos para seres humanos".[10] O típico é definido como "detentor de qualidades de um grupo em particular (neste caso, bebês e crianças), de modo a ser representativo desse grupo".[10] O leitor deve ter em mente que o comportamento motor normal ou típico dos seres humanos em várias idades em geral é descrito em faixas. Essas faixas existem porque ambas as habilidades, de desenvolvimento motor e motoras individuais, são afetadas por numerosos fatores além da natureza biológica intrínseca do ser humano. Até mesmo a anatomia e a fisiologia intrínseca de uma pessoa são, de muitas formas, exclusivas dessa pessoa. Para os propósitos deste capítulo, os termos *normal* e *típico* serão usados como sinônimos.

TABELA 2.1 ▸ Exemplos de fatores extrínsecos que afetam o desenvolvimento motor	
Fator	Exemplo
Oportunidade	A habilidade de subir escada se desenvolve mais cedo em crianças obrigadas a lidar com uma em casa, em comparação àquelas que não têm contato com escadas.
Poluentes ambientais	Crianças criadas em um ambiente poluído com fumaça de cigarro podem apresentar retardo do desenvolvimento das habilidades motoras e crescimento deficiente.
Nutrição e ligação afetiva inadequadas	Bebês que não têm contato físico com os cuidadores ao serem alimentados podem apresentar atraso motor e falha de crescimento.
Práticas de criação familiar e cultural	Crianças posicionadas em supino para dormir podem apresentar desenvolvimento mais lento do controle da cabeça em prono e na posição vertical, na postura debruçada sobre os cotovelos e no rolamento de prono para supino.

Os valores normativos de aquisição de habilidade para cada idade, com base em um conjunto definido de indivíduos, estão estabelecidos em numerosos instrumentos de desenvolvimento norma-referenciados.[6-9,11-14] Como as normas são baseadas em um grupo limitado, ainda que amplo, de indivíduos e, portanto, estabelecidas com certo viés cultural, fatores extrínsecos como costumes culturais, práticas parentais e oportunidade de aprender habilidades podem diminuir ou melhorar os escores de uma criança.[15-24] Assim, este texto enfatiza uma faixa ampla de idades para aquisição, com base em várias ferramentas de acesso e avaliação norma-referenciadas. Do mesmo modo, é importante notar que as idades típicas de aquisição geralmente são baseadas na gestação de termo completo em seres humanos, que é de 40 semanas.[2,3] A Tabela 2.2 mostra as idades esperadas aproximadas de aquisição de marcos referenciais motores específicos para bebês de termo completo.

A variabilidade do crescimento e do desenvolvimento humano

Embora o nascimento, o crescimento e o desenvolvimento humano tenham longo histórico, nosso conhecimento sobre esses processos tem aumentado e vem sendo refinado com o passar do tempo. À medida que continuamos estudando todos os aspectos do desenvolvimento humano, uma de suas características nitidamente persiste: o desenvolvimento humano é caracterizado pela variabilidade. De fato, a falta de variabilidade, seja em um indivíduo ou ao se comparar um indivíduo com os padrões de um livro, é frequentemente um sinal de alerta. Quanto menos variáveis e mais estereotipados são os movimentos de uma criança, maior é a probabilidade de que seu desenvolvimento e seus movimentos sejam atípicos.[25-27]

O desenvolvimento e os comportamentos motores variam por influência de numerosos fatores intrínsecos (endógenos) e extrínsecos (exógenos), muitos dos quais não podemos influenciar nem controlar. Entretanto, uma parte desses fatores pode ser controlada e manipulada para otimizar o desenvolvimento fetal e do bebê. Sabe-se atualmente, por exemplo, que a exposição fetal ao álcool em quantidades indeterminadas pode resultar em uma criança com síndrome alcoólica fetal (SAF), transtornos do neurodesenvolvimento relacionados ao álcool (TNRA) ou defeitos congênitos relacionados ao álcool (DCRA).[28-33] Crianças expostas ao álcool ou a drogas ilícitas *in utero* comprovadamente exibem retardo no desenvolvimento mental, motor e/ou comportamental, quando comparadas às normas-padrões, em 1, 4, 12 e 18 meses e aos 2, 3 e 5 anos de idade.[34-41] Além disso, os efeitos da exposição pré-natal ao álcool sobre o desenvolvimento do feto, do bebê e da criança não são totalmente conhecidos e podem ser complicados por fatores de risco pré, peri e pós-natais.[35,40,42-45] A exposição fetal ao álcool pode ser controlada (i.e., eliminada)

TABELA 2.2 ▸ Idades de aquisição de marco referencial motor em bebês de termo completo típico		
Marco referencial	Idade típica	Faixa etária
Flexão fisiológica	Nascimento	NA
Virar a cabeça para o lado em prono	Nascimento	NA
Tentar erguer a cabeça em linha média	1 mês	1-2 meses
Marcha automática	Nascimento	NA
Postura de espadachim	2 meses	1-4 meses
Astasia	2 meses	NA
Abasia	2 meses	NA
Rolamento de supino para posição deitada de lado de modo não segmentar	3 meses	2-4 meses
Início do controle da cabeça em linha média	3 meses	2-3 meses
Prono sobre os cotovelos, cabeça a 90 graus, dobra do queixo	4 meses	3-5 meses
Mãos até a linha média	4 meses	3-5 meses
Alcance unilateral em prono sobre os cotovelos	5 meses	4-6 meses
Prono sobre os braços estendidos	5 meses	4-6 meses
Pivotear	5 meses	4-6 meses
Início da rotação axial	5 meses	4-5 meses
Rolamento de prono para supino, de modo segmentar	5 meses	4-6 meses
Inclinação da cabeça em supino	5 meses	4-6 meses
Supino, mãos nos joelhos e pés	5 meses	4-6 meses
Supino, mãos nos pés	5 meses	4-6 meses
Supino, pés na boca	5 meses	4-6 meses
Sentar com apoio	5 meses	5-6 meses
Ponte em supino	5 meses	5-7 meses
Rolamento de supino para prono, de modo segmentar	6 meses	5-7 meses
Postura sentada em anel, sem suporte e com o tronco em extensão total e guarda alta	6 meses	5-7 meses
Transferência de objetos de uma mão para outra	6 meses	5-7 meses
Sentar de modo independente com curvaturas secundárias	8 meses	7-9 meses
Início do posicionamento quadrúpede	8 meses	7-9 meses
Início da tração para ficar em pé	8 meses	7-9 meses
Engatinhar	10 meses	9-11 meses
Postura plantígrada	10 meses	10-12 meses
Engatinhar plantígrado	10 meses	10-12 meses
Tracionar para se levantar e se abaixar	10 meses	9-12 meses
Marcha com apoio	10 meses	9-11 meses

(continua)

TABELA 2.2 ▸ Idades de aquisição de marco referencial motor em bebês de termo completo típico (continuação)

Marco referencial	Idade típica	Faixa etária
Tração para ficar em pé passando por semiajoelhado	12 meses	10-13 meses
Andar de modo independente	12 meses	10-15 meses
Subir escada engatinhando*	15 meses	14-18 meses
Subir escada andando, com auxílio de alguém ou do corrimão*	18 meses	16-20 meses

* A idade para conseguir subir e descer escadas depende bastante da motivação, da oportunidade e da experiência.

durante a gravidez, eliminando, assim, efetivamente os potenciais efeitos adversos do álcool sobre o crescimento e o desenvolvimento. Por outro lado, se uma mulher inesperadamente desenvolve um processo patológico durante a gravidez, é possível que a doença produza efeitos negativos sobre o feto e após o nascimento. Contudo, em alguns casos, esse acometimento súbito do embrião ou feto em desenvolvimento é inevitável.

A variabilidade do desenvolvimento motor humano tem sido tema de muita pesquisa. Cientistas e terapeutas tentaram explicar as diferenças de desenvolvimento motor existentes entre as pessoas e também descobrir meios de otimizar os fatores geradores de comportamentos motores sadios e de minimizar aqueles que exercem impacto negativo.

Foram propostas algumas teorias sobre como os seres humanos desenvolvem comportamentos motores e outros comportamentos. A seguir, algumas dessas teorias são brevemente descritas. O leitor deve ter em mente que, como o desenvolvimento nunca ocorre exatamente igual em dois indivíduos distintos, é mais provável que nenhuma teoria isolada consiga explicar totalmente o desenvolvimento.

⯈ Teorias do desenvolvimento

As teorias do desenvolvimento são aplicadas a todos os aspectos do desenvolvimento de bebês e crianças, incluindo o desenvolvimento físico, psicossocial e cognitivo. Para o trabalho em pediatria, os fisioterapeutas precisam ter amplo conhecimento de todas as áreas do desenvolvimento do bebê e da criança. Eles precisam, ainda, entender ampla e profundamente, de forma mais definitiva, os aspectos físicos do crescimento e do desenvolvimento. Desse modo, as teorias do desenvolvimento que abordam adequadamente o desenvolvimento físico da criança são de mais fácil aplicação na fisioterapia. Essas teorias serão destacadas nessa breve discussão.

Teoria maturacional

A teoria maturacional, também conhecida como teoria hierárquica, foi desenvolvida e aprimorada por pessoas com nomes conhecidos, como Piaget, Gesell, Bayley e McGraw, a partir do início dos anos 1900. Os trabalhos desses teóricos do desenvolvimento ainda hoje contribuem signitivamente para o nosso conhecimento sobre o desenvolvimento da criança.[6,29,46-50] Seus legados são encontrados em clínicas espalhadas no mundo inteiro. Por exemplo, o trabalho inicial de Nancy Bayley, a partir da década de 1930, produziu escalas padronizadas para os desenvolvimentos mental e motor.[51-53] Seu trabalho continua sendo uma ferramenta clínica poderosa para avaliar o desenvolvimento mental e/ou motor da criança, com a terceira edição das Escalas de Bayley de Desenvolvimento Infantil (Bayley Scales of Infant Development) tendo sido publicada na língua inglesa.[6]

A teoria maturacional do desenvolvimento enfatiza uma sequência de desenvolvimento normal comum a todo o desenvolvimento motor e mental do feto, do bebê e da criança. De acordo com os teóricos maturacionais, a sequência normal de desenvolvimento evolui à medida que o sistema nervoso central (SNC) amadurece, sendo o SNC a principal força motriz do desenvolvimento.[50,53-56] A teoria hierárquica foi interpretada por alguns como sugestiva de uma sequência estrita e invariável de desenvolvimento em todas as crianças normais.[50,51] Entretanto, outros interpretaram o desenvolvimento hierárquico de uma forma menos rigorosa, incluindo-se nesse grupo muitos fisioterapeutas que atuam na prática desde a década de 1970, que conhecem a hierarquia das habilidades motoras como um mero (porém consistente) roteiro. Mesmo assim, muitos desses terapeutas acreditam na primazia do SNC como determinador da sequência e do ritmo de desenvolvimento.

Teoria comportamental

Uma teoria comportamental do desenvolvimento tem raízes nos trabalhos de Pavlov, Skinner e Bandura, com ênfase no comportamento condicionante por meio de uma abordagem do tipo estímulo-resposta.[51,54] A teoria comportamental defende a modificação do comportamento por meio de manipulação de estímulos no ambiente, com o objetivo de criar uma resposta que reforce positiva ou negativamente um determinado comportamento.[51,57,58] Os fisioterapeutas aplicam esse tipo de teoria quando controlam o ambiente para deflagrar um comportamento previsível. Por exemplo, um terapeuta pode mudar uma criança que se distrai com muita facilidade da sala de exercícios de fisioterapia para um local tranquilo, a fim de controlar ou melhorar a habilidade dessa criança de se concentrar na tarefa. Os fisioterapeutas também usam uma abordagem de estímulo-resposta quando manipulam parâmetros como intensidade, velocidade e frequência de aplicação de determinada modalidade de tratamento.[59] Com relação ao desenvolvimento motor, alguns dos comportamentos motores (respostas) de um bebê são condicionados pelo feedback positivo ou negativo a comportamentos particulares.[60,61] Por exemplo, um bebê com desenvolvimento típico avaliado por essa autora passava pouquíssimo tempo engatinhando com as mãos e joelhos, mostrando preferência pelo engatinhar plantígrado, com as mãos e solas dos pés. O empenho no engatinhar plantígrado como principal forma de locomoção parecia ser resultado de condicionamento. Durante esse estágio pré-deambulação, que acabou ocorrendo no verão, o bebê passava tempo considerável brincando ao ar livre, no quintal e na calçada de concreto da casa da família. Não demorou muito para ele *aprender* que o trio superfícies ásperas, shorts e engatinhar com mãos e joelhos poderia lhe causar grande desconforto e até lesões. O estímulo da superfície áspera, aliado aos *elementos* tempo quente e vestuário de verão, condicionou o bebê a resposta de movimento de manter os joelhos expostos longe da superfície áspera, permitindo-lhe, porém, a locomoção e a exploração do ambiente a seu redor.

Teoria dos sistemas dinâmicos

A terceira e última teoria do desenvolvimento a ser abordada aqui é a teoria dos sistemas dinâmicos. Essa teoria tem por base o trabalho original de Bernstein, de 1967, e foi recentemente modificada por numerosos trabalhos, entre os quais Thelen et al., Horak, Heriza e Shumway-Cook e Wollacott.[5,50,51,53,54,62] Diferente das teorias longitudinais e de maturação hierárquica, que consideram o SNC fator administrador predominante, organizador e regulador do desenvolvimento, a teoria dos sistemas dinâmicos encara o desenvolvimento do bebê e da criança como não linear e resultante de muitos fatores, tanto intrínsecos como extrínsecos, que exercem impacto sobre o feto e o bebê em desenvolvimento. De acordo com a teoria dos sistemas dinâmicos, nenhum sistema (como o SNC na teoria maturacional) é exclusivamente responsável pelo desenvolvimento. Em vez disso, cada feto e cada bebê desenvolve características e habilidades baseadas na confluência de muitos fatores.[5,50,51,53-55,62-64] Enquanto os comportamentos motores parecem se desenvolver segundo um esquema básico no feto, no bebê e na criança, a sequência, o ritmo e a qualidade dos marcos referenciais do desenvolvimento podem ser modificados por numerosos fatores.

Os fatores que influenciam o desenvolvimento motor no ser humano incluem herança genética, erros e mutações genéticas, nutrição materna/fetal e infantil, exposição fetal e infantil a toxinas e outras substâncias químicas, raça, etnia, presença ou ausência de cuidados de pré-natal de qualidade, práticas de educação infantil, nível socioeconômico (que pode ter um enorme peso em diversos fatores aqui mencionados), processos patológicos e traumas. Além disso, oportunidades, habilidades cognitivas, nível de estímulo e motivação afetam o aprendizado de novas habilidades motoras em crianças e adultos, assim como a tarefa motora em questão, o resultado funcional desejado e o contexto para empregar determinada habilidade motora em particular.[5,15,19-21,28,29,34,42,46,49-51,65-77]

Na perspectiva dos sistemas dinâmicos sobre crescimento e desenvolvimento, o SNC é meramente um sistema influenciador, ainda que importante. Diferente de uma perspectiva puramente hierárquica ou de maturação, a abordagem dos sistemas dinâmicos do desenvolvimento considera as influências de outros sistemas do corpo sobre as qualidades anatômicas, fisiológicas e comportamentais do feto e do bebê (o organismo). Esses outros sistemas incluem os sistemas nervoso periférico, musculoesquelético, cardiopulmonar e integumentar.

Geradores de padrão central

"Hoje, a existência de redes de células nervosas produtoras de movimentos rítmicos específicos, na ausência de esforço consciente e sem auxílio do *feedback* aferente periférico, é indiscutível em um amplo número de vertebrados. Esses circuitos neurais especializados são denominados 'osciladores neurais' ou 'geradores de padrão central' (GPC)."[78] Sabe-se que o troncoencefálico tem GPC para funções rítmicas como mastigação, respiração e deglutição.[50,78-80] A medula espinhal tem GPC para locomoção funcional.[78,81]

Na ausência de estimulação aferente, os GPC continuam sendo capazes de produzir movimentos rítmicos estereotipados como a locomoção. Isso não significa que o *feedback* sensorial seja um fator irrelevante para a locomoção normal.[78] Entretanto, a ideia de que a resposta motora pode ocorrer sem que primeiro ocorra estimulação sensorial é contrária à antiga crença que vigorava nesse campo de estudo.[59]

Qual teoria do desenvolvimento é correta?

Em seres humanos, o desenvolvimento motor e os comportamentos motores estão comprovadamente sob a influência de estruturas supraespinhais, estruturas espinhais, estímulos sensoriais periféricos, GPC, características ambientais dinâmicas e influências neuromoduladoras. Os centros supraespinhais que controlam a locomoção humana incluem córtex sensoriomotor, cerebelo e núcleos da base.[78] Os aferentes sensoriais, oriundos da região periférica, são reguladores importantes do movimento; eles ajudam a modificar os padrões centralmente gerados, de modo a permitir que os movimentos sejam constantemente adaptados ao ambiente, às tarefas e aos contextos das tarefas.[78] Neuromoduladores como a serotonina e a dopamina também são considerados influenciadores da locomoção centralmente gerada em alguns vertebrados, todavia seus papéis ainda não são bem compreendidos.[78]

Entre as numerosas teorias do desenvolvimento, incluindo as que afetam o desenvolvimento motor, provavelmente nenhuma teoria isolada jamais possa ser considerada a única teoria correta. Em vez disso, muitas teorias diferentes podem ser utilizadas para explicar e predizer o desenvolvimento motor fetal e infantil. Os princípios de diferentes teorias podem ser combinados para analisar, interpretar e até predizer o desenvolvimento motor. Muitos aspectos da abordagem de sistemas dinâmicos provavelmente são os que mais se aproximam da constituição de uma teoria dominante de desenvolvimento motor adotada pelos fisioterapeutas no século XXI, uma vez que essa abordagem em si considera o impacto de muitas variáveis sobre a criação, crescimento e desenvolvimento de um sistema biológico humano. Isso posto, a opinião da autora é a de que muitos fisioterapeutas contemporâneos, tentando tirar a ênfase do aspecto hierárquico do desenvolvimento, destacam a sequência de desenvolvimento motor básica que tem caracterizado o desenvolvimento fetal e infantil há milhares de anos. Dada a multiplicidade de ambientes em que as crianças têm crescido e se desenvolvido ao longo do tempo, as similaridades na *sequência de desenvolvimento normal* e na aquisição dos marcos referenciais motores entre bebês e crianças (de até 2 anos de idade) são simplesmente grandes demais para serem ignoradas.

Bebês prematuros

Por causa da prematuridade, um bebê **pré-termo** ou **prematuro**, definido como aquele com idade gestacional inferior a 38 semanas, pode não exibir habilidades motoras consistentes com sua idade cronológica.[3] O bebê que nasce cedo demais pode apresentar atrasos motores equivalentes ao número de semanas de prematuridade.[82,83] Para distinguir atrasos que são resultados naturais do tempo *in utero* insuficiente daqueles causados por fisiopatologia anormal, o bebê prematuro é analisado e avaliado com base em uma **idade corrigida**. A idade corrigida é determinada pela subtração da **idade gestacional** do bebê (o número de semanas e dias *in utero*) do total de 40 semanas. O resultado é então subtraído da **idade cronológica** real, calculada a partir da data de nascimento do bebê.[82,83] Um exemplo de idade ajustada calculada é mostrado no Quadro 2.1.

Direção do desenvolvimento

O estudo da sequência típica de desenvolvimento motor revela a direção do desenvolvimento que se aplica a maior parte do desenvolvimento, apesar das exceções. As exceções pertinentes serão observadas na discussão a seguir. Na Tabela 2.3, estão listadas 10 sequências de direção de desenvolvimento, com exemplos de como essas sequências se revelam no desenvolvimento normal. Alguns princípios merecem mais atenção para desenvolver o entendimento acerca da emergência típica das habilidades motoras em seres humanos.

O comportamento motor em seres humanos é primeiramente reflexo por natureza. Conforme o organismo amadurece, os comportamentos motores se tornam mais complexos e eventualmente passam a estar sujeitos ao controle

---

QUADRO 2.1 ▸ Cálculo da idade corrigida para bebês prematuros

Data de nascimento (DN):	21 de abril de 2006
Idade gestacional (IG):	31 semanas e 6 dias
Data da avaliação (Data):	28 de dezembro de 2006

Idade cronológica ou pós-natal do bebê = 8 meses e 1 semana = 33 semanas
Idade gestacional em semanas = 32 semanas
40 – 32 semanas = 8 semanas de ajuste para prematuridade
33 – 8 semanas = **25 semanas de idade gestacional corrigida (6 meses e 1 semana)***

Há discordância com relação à idade cronológica ou pós-natal, de 12 a 18 meses, em que uma criança deve estar antes de o clínico cessar o ajuste para prematuridade, com o propósito de avaliar o desenvolvimento motor. Um padrão provavelmente deverá ser estabelecido em uma clínica particular, com as variações consideradas caso a caso, conforme a necessidade

* Para fins de avaliação clínica do desenvolvimento motor do bebê deste exemplo, ele teria idade corrigida ou ajustada de 6 meses. Para fins de pesquisa, a idade ajustada deveria ser calculada com precisão de meses, semanas e dias. Uma fórmula computadorizada é, geralmente, utilizada. Ao aplicar o teste padronizado, a idade ajustada também deve ser calculada de forma precisa, empregando a fórmula dada para um determinado instrumento padronizado em particular, porque as fórmulas diferem de um teste padronizado para outro.

---

cortical ou **voluntário**. Esse é um exemplo de direção de desenvolvimento **reflexo** para desenvolvimento **cortical**. Além disso, as respostas reflexas primárias tendem a ser mais generalizadas do que localizadas. Esse **movimento generalizado ou total** anterior ao desenvolvimento do **movimento localizado** em uma determinada área do corpo é outro exemplo de direção do desenvolvimento. Um bom exemplo de resposta generalizada é a resposta observada no **reflexo flexor (de retirada)**. Trata-se de um **reflexo primário** presente no nascimento, que produz uma resposta de flexão total no membro, superior ou inferior, quando a mão ou o pé, respectivamente, é exposto a um estímulo **nocivo** ou **nociceptivo** (Fig. 2.1). A resposta ao estímulo nesse reflexo, por ser primitiva e generalizada, não permite movimentos seletivos nem isolados nas várias articulações do membro, quando deflagrada. O reflexo flexor está presente no nascimento e se torna parcialmente integrado por volta dos 2 meses de idade.[46] Entretanto, vestígios desse reflexo permanecem por toda a vida como mecanismo protetor para mãos e pés. O reflexo flexor é controlado na medula espinhal no SNC.[46] Os primeiros reflexos ou mais primitivos são reflexos medulares espinhais, enquanto as respostas de equilíbrio e posturais maduras são mediadas no mesencéfalo e no córtex cerebral. O estímulo para um reflexo medular espinhal é um estímulo **exteroceptivo**.[5] Os receptores para estímulos exteroceptivos são "os órgãos-alvo periféricos dos nervos aferentes localizados na pele ou na mucosa, que respondem à estimulação por agentes externos".[1,5,84,85] Outro exemplo de **resposta total** que se desenvolve antes da **resposta localizada** são os chutes neonatais. Quando o bebê nasce, seus movimentos

TABELA 2.3 ▸ Exemplos que refletem os princípios de direção do desenvolvimento		
Princípio	Primeiros controle/resposta	Controle/resposta com a maturação
Controle reflexo antes do controle cortical	O reflexo cervical tônico assimétrico faz os membros se moverem em resposta à posição da cabeça.	O bebê move voluntariamente os membros, de modo independente da posição da cabeça.
Resposta total antes da resposta localizada	O neonato move os membros superiores em varredura ampla e aleatória.	O bebê ganha controle das articulações individuais a fim de estabilizar o ombro para a preensão e alcance visualmente direcionados e precisos.
Controle proximal antes do controle distal	O bebê desenvolve estabilidade do ombro e do quadril.	Desenvolvimento de estabilidade do cotovelo, em seguida do punho e do joelho e, então, do tornozelo.
Controle cefálico antes do controle caudal	Os ombros desenvolvem controle e estabilidade.	O quadril desenvolve controle e estabilidade.
Controle medial antes do controle lateral	Três dedos ulnares dominam o primeiro aperto.	O polegar e o dedo indicador dominam o movimento de pinça. Desenvolvimento de dominância do dedo indicador.
Controle cervical antes do controle caudal	Ao nascer, o bebê tem controle motor sobre a boca.	O bebê desenvolve habilidade de fixar os olhos e focar.
Controle motor grosso antes do controle motor fino	O bebê estabiliza os ombros e segura uma mamadeira com ambas as mãos.	O bebê pega pastilhas pequenas e as coloca dentro de uma garrafa pequena.
Desenvolvimento do tônus muscular flexor antes do tônus muscular extensor	O neonato é dominado pela flexão fisiológica.	O tônus flexor perde a dominância, enquanto o tônus extensor se torna mais evidente no tônus do equilíbrio.
Desenvolvimento do controle extensor antigravitário antes do controle flexor antigravitário	O bebê ergue a cabeça em prono aos 4 meses de idade.	O bebê ergue a cabeça em supino aos 5 meses de idade.
Sustentação de peso sobre membros flexionados antes da sustentação de peso sobre membros estendidos	O bebê sustenta peso sobre os membros superiores flexionados no cotovelo na posição debruçada sobre os cotovelos.	O bebê sustenta o peso sobre os cotovelos estendidos na posição em prono sobre os braços estendidos e na posição quadrúpede.

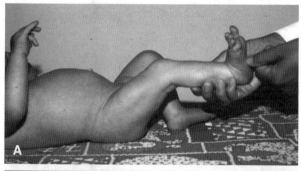
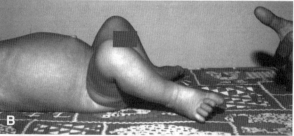

FIGURA 2.1 ▸ **Reflexo de retirada. A:** Estímulo nociceptivo na sola do pé. **B:** Resposta de retirada, flexão total de membro inferior.

seguem padrões totais bastante aleatórios. De fato, os neonatos de termo completo, em comparação aos neonatos prematuros, exibem vários padrões de chutes neonatais, com diferenças de frequência, reciprocidade e sincronia intramembro.[86-88] A sincronia intramembro é definida por Heathcock et al. como ritmo similar de movimento entre as articulações em um mesmo membro.[86] Heathcock et al. também constataram que neonatos de termo completo conseguiam exibir controle de membro inferior intencional e específico à tarefa em comparação as suas coortes de bebês prematuros.[86] Quando alguns **neonatos** chutam, os dois membros inferiores geralmente se movem juntos, sendo o bebê incapaz de **dissociar**, de modo consistente, um membro inferior do outro. Ainda, ao chutar, a pelve frequentemente se move com os membros inferiores (outro exemplo de falta de dissociação). Nesse caso, a falta de dissociação ocorre entre o quadril e a pelve. Conforme o bebê amadurece, vai se tornando consistentemente capaz de mover os membros inferiores mantendo a pelve estável, além de mover os membros direito e esquerdo de modo independente e recíproco entre si, exemplificando a dissociação. A habilidade de mover os membros de modo independente um do outro permite o **chute recíproco**, a alternância de chutes com os membros inferiores. Nesse ponto, o bebê também consegue mover um membro inferior sem mover o outro, bem como mover uma articulação de um membro independentemente das outras articulações do mesmo membro.

Um terceiro princípio de direção do desenvolvimento é o desenvolvimento **cefalocaudal**. Geralmente, esse princípio é demonstrado no desenvolvimento do controle motor em que a cabeça, a parte superior do tronco e os membros superiores desenvolvem controle motor antes da porção inferior do tronco e dos membros inferiores. Um exemplo de desenvolvimento cefalocaudal de controle motor é o desenvolvimento de estabilidade das escápulas e dos ombros para a manutenção da postura em prono sobre os cotovelos, antes do desenvolvimento de estabilidade da pelve e do quadril, necessária à posição quadrúpede (Fig. 2.2). Uma exceção ao desenvolvimento cefalocaudal é o desenvolvimento do tônus muscular no feto. Estudos com bebês prematuros demonstraram que o tônus muscular se desenvolve nos membros inferiores e na porção inferior do corpo antes do desenvolvimento de tônus nos membros superiores e na porção superior do corpo.[89]

O controle motor também se desenvolve no sentido **medial-lateral**, ou seja, o controle se desenvolve próximo da mediana ou da linha média do corpo antes de se desenvolver mais lateralmente. A estabilidade da linha média do pescoço e do tronco se desenvolve antes do desenvolvimento de estabilidade na porção mais lateral do ombro e do quadril. Durante as primeiras semanas de vida, o bebê é relativamente simétrico, com exceção da cabeça, que fica voltada para um lado ou para outro em pronação ou supinação. O período que se estende do 2º ao 4º mês de vida é caracterizado, no bebê nascido a termo, por assimetria resultante da influência de atividade reflexa, mais notadamente o **reflexo tônico cervical assimétrico (RTCA)**[90] (Fig. 2.3). A influência do RTCA diminui ao longo desses primeiros meses, reduzindo, assim, a dominância reflexa e permitindo o desenvolvimento de controle voluntário, conforme observado antes. O controle voluntário e a estabilidade em desenvolvimento surgem medialmente naquilo que é denominado **atividade de linha média**. Con-

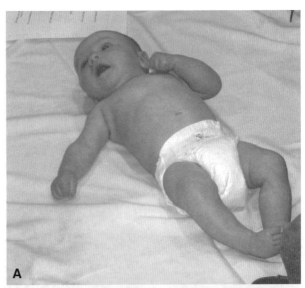

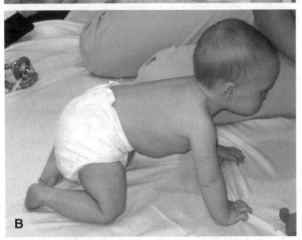

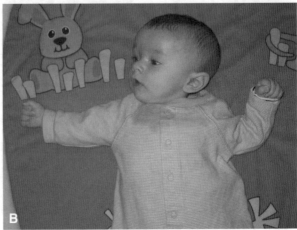

FIGURA 2.2 ▸ **Desenvolvimento cefalocaudal em prono. A:** Postura em prono sobre os cotovelos com posicionamento pré-postura dos membros inferiores; o ombro mais próximo da cabeça exibe estabilidade. **B:** Postura quadrúpede; o quadril mais caudal também exibe mais estabilidade.

FIGURA 2.3 ▸ Reflexo tônico cervical assimétrico (postura do espadachim), com a cabeça virada para a direita; note a extensão do membro superior do lado para o qual a cabeça está virada e a flexão do membro superior contralateral. **A:** Postura do espadachim observada em bebê de 2 meses. **B:** Atenuação da postura do espadachim.

forme o RTCA diminui, o bebê se torna capaz de levar a cabeça para a linha média e lá mantê-la, em vez de permanecer no padrão de extensão cervical assimétrica de RTCA, por volta dos 4 meses de idade. Além disso, o bebê começa a levar as mãos até a linha média; ele se apoia na recém-desenvolvida estabilidade do ombro para usar as mãos juntas na linha média (Fig. 2.4). Assim, por volta dos 6 meses de idade, o bebê mostra ampla simetria.

Outro exemplo desse desenvolvimento medial-lateral é o desenvolvimento da preensão. Para entendê-lo, é preciso visualizar o corpo em posição anatômica. A habilidade de segurar e manipular objetos com as mãos começa com o uso predominante dos dedos lunares, que são mais mediais, antes do uso do dedo indicador (dedo radial) mais lateral e do polegar.[91]

O controle de dois grupos musculares principais, os flexores e os extensores, também se desenvolve seguindo uma direção de desenvolvimento em particular e ocorre em uma sequência geral. Entretanto, o desenvolvimento de flexores e extensores difere dependendo do que o bebê está desenvolvendo – tônus muscular, controle antigravitário ou função de sustentação de peso. O **tônus muscular** dominante em todo o corpo se desenvolve nos músculos flexores antes de se desenvolver nos músculos extensores, condição facilmente observável em neonatos de termo completo nascidos com **flexão fisiológica**.[47,48,92] Essa flexão fisiológica consiste em um tônus flexor dominante em todas as posturas durante o repouso e com o movimento passivo ou ativo. Até mesmo na ausência de flexão fisiológica, como é possível ver em bebês prematuros, o tônus extensor é relativamente baixo.

Em cada postura, o desenvolvimento de movimentos e controle antigravitário ocorrem primeiro nos músculos extensores em uma articulação em particular antes do desenvolvimento dos músculos flexores antagonistas nessa articulação. Por exemplo, o bebê aprende a usar seus extensores cervicais no movimento antigravitário controlado de levantar a cabeça em prono antes de conseguir levantar a cabeça contra a gravidade em supino, que requer controle flexor antigravitário. Entretanto, para que haja desenvolvimento de controle total e equilibrado em uma articulação, são necessários extensores e flexores antigravitários. Considerando-se que o desenvolvimento é cefalocaudal, os extensores do tronco para a realização do trabalho antigravitário se desenvolvem antes dos flexores do tronco. Portanto, o bebê consegue se posicionar em prono com apoio sobre os cotovelos por volta dos 4 meses de idade, usando os extensores antigravitários com a cabeça na linha média, antes de conseguir levar seus pés até a boca em supino, por volta dos 5 meses de idade. A atividade "pé na boca" requer o controle de flexores antigravitários do tronco.

A sustentação do peso dos membros ocorre em flexão antes de ocorrer em extensão. Em prono sobre os cotovelos, o bebê sustenta o peso sobre os membros superiores flexionados, enquanto os membros inferiores permanecem relativamente passivos. Essa postura de desenvolvimento ocorre antes da posição quadrúpede, em que a sustentação de peso se dá sobre os membros superiores estendidos (os cotovelos) e membros inferiores flexionados (joelhos e quadril) (ver Fig. 2.2). O engatinhar plantígrado exige sustentação do peso sobre as mãos abertas e plantas dos pés (Fig. 2.5). Essa postura exemplifica a sustentação de peso sobre os membros superiores estendidos (cotovelos) e membros inferiores estendidos (joelhos). Além de exemplificar o papel da sustentação de peso, essa progressão da postura em prono sobre os cotovelos para o engatinhar plantígrado também é exemplo de desenvolvimento cefalocaudal.

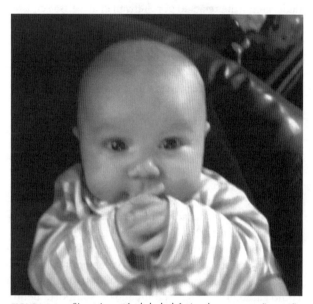

FIGURA 2.4 ▸ Simetria notável do bebê. A cabeça e as mãos estão estáveis na linha média.

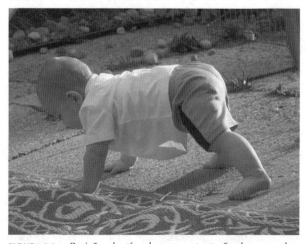

FIGURA 2.5 ▸ Posição plantígrada com sustentação de peso sobre as palmas das mãos e solas dos pés. Trata-se de uma postura de transição entre estar no chão e ficar em pé ereto, que também pode ser usada como forma locomotora denominada engatinhar plantígrado.

As habilidades motoras grossas se desenvolvem antes das habilidades motoras finas; assim, o bebê é capaz de estabilizar os ombros com os músculos mais amplos antes de ganhar o controle dos pequenos músculos dos dedos e da mão para execução das habilidades motoras finas. Isso exemplifica não só o princípio **grosso-fino** da direção de desenvolvimento como também o princípio **proximal-distal**. O proximal se refere à parte do membro, superior ou inferior, mais próxima da linha média do corpo. O distal significa a parte do membro mais distante da linha média.

Os músculos do pescoço e do tronco, bem como todas as articulações dos membros (i.e., ombros, cotovelos, punhos, quadril, joelhos e tornozelos) se desenvolvem de acordo com certos estágios do controle motor. Desenvolvem mobilidade, estabilidade, mobilidade controlada e habilidade, conforme relatado por Sullivan et al.[85] Essa sequência foi descrita pela primeira vez com uma terminologia diferente, no início da década de 1960, por Margaret Rood.[59] No membro superior, a sequência se desdobra como descrito a seguir. O ombro desenvolve primeiro a mobilidade, que consiste na habilidade de mover o membro superior no espaço pela extremidade distal (a mão) livre, o que é denominado movimento de **cadeia aberta**.[93] O primeiro movimento do bebê é aleatório e inicialmente pouco controlado, mas evolui no decorrer das primeiras semanas de vida. O sucesso com essa habilidade de mover o membro superior no ombro em um atividade de cadeia aberta abre caminho para a estabilização do ombro na atividade de **cadeia fechada** da posição em prono sobre os cotovelos e antebraços.[93] Nessa atividade, os segmentos distais do membro (i.e., antebraço, mão e dedos) não estão livres no espaço. Em vez disso, o membro realiza uma função de sustentação de peso que foi descrita por Rood como característica de estabilidade do comportamento motor. Em seguida, o bebê exibe habilidade em mover a articulação proximal (neste exemplo, o ombro) sobre o membro distal, enquanto o membro está em cadeia fechada. Esse movimento é visto como o desenvolvimento de deslocamento do peso nas diversas posturas de sustentação de peso dos membros superiores. Rood e outros descreveram essa fase como mobilidade sobreposta à estabilidade.[59,85] Eventualmente, o bebê consegue transferir todo seu peso para um ou outro membro superior, para sustentação de peso unilateral. Então, o bebê começa a estabilizar o ombro que não sustenta peso com a mão livre (atividade de cadeia aberta), conforme os dedos se movem para segurar e manipular um objeto, como visto na Figura 2.6. Essas ações representam o nível de habilidade descrito por Rood.[59,85]

Os membros inferiores seguem a mesma sequência de desenvolvimento de mobilidade, estabilidade, mobilidade controlada e controle funcional distal. Essa sequência se repete várias vezes, tanto para os membros superiores, quanto para os membros inferiores, em cada uma das posturas do desenvolvimento de prono sobre os cotovelos, prono com braços estendidos, sedestação, quadrupedia e ortostatismo. Na sedestação sem apoio e no ortostatismo, os membros superiores tem papel fundamental de estabilização do tronco superior, mesmo quando não realizam tarefa de sustentação de peso. Isso será descrito adiante nesse capítulo quando as sequências de sedestação e de ortostatismo forem explicadas.

O neonato

O período neonatal do bebê são os primeiros 28 dias após o parto.[3] Bebês de termo nascem com **flexão fisiológica** como descrito anteriormente, um exemplo importante do desenvolvimento do tônus muscular flexor antes do tônus extensor. Isso resulta na flexão generalizada moderada em todas as posições do neonato, prono, supino, sedestação sustentada, suspensão ventral ou horizontal, ortostatismo sustentado.[47,48,91,92] Esse tônus flexor gradualmente diminui no primeiro mês de vida em bebês de termo.

Bebês prematuros apresentam menor flexão fisiológica ou nenhuma flexão, de acordo com a idade gestacional.[94,95] Quanto mais prematuro, menor tende a ser a flexão fisiológica. Ao invés disso, o bebê prematuro tende a apresentar extensão de membros e tronco. Essa extensão não se deve ao predomínio do tônus extensor, mas à ausência ou redução do tônus flexor. As razões para essa diminuição de tônus flexor no bebê prematuro é desconhecida. Várias teorias foram propostas, incluindo o posicionamento intrauterino e a influência de hormônios maternos.

Além da ausência de flexão fisiológica em recém-nascidos prematuros, outras diferenças entre bebês de termo e pré-termo são notadas ao nascimento. Essas diferenças foram bem descritas por Dubowicz e outros, e algumas das mais importantes são mostradas na Tabela 2.4.[2]

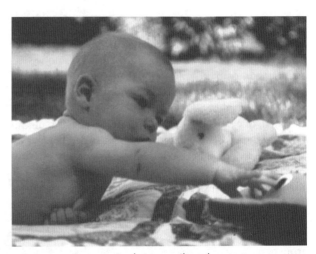

FIGURA 2.6 ▸ Sustentação de peso unilateral na postura em prono sobre os cotovelos, com mudança de peso para em lado e o outro membro superior liberado para o alcance.

TABELA 2.4 ▸ Diferenças entre neonato de termo completo e neonato prematuro		
Padrões de tônus e de movimento	Neonato prematuro (<32 semanas)	Neonato de termo completo (>36 semanas)
Postura	Extensão total.	Flexão fisiológica (flexão total).
Sinal de cachecol: os braços são passivamente movidos ao longo do tórax do bebê em supino com a cabeça na linha média.	Sem resistência ao movimento passivo.	Resistência ao movimento passivo antes de atingir a linha média.
Ângulo poplíteo: movimento passivo do joelho até o tórax; joelhos estendidos.	Ângulo de extensão entre a parte inferior da perna e a coxa de 135 a 180 graus.	Ângulo de extensão entre a parte inferior da perna e a coxa de 60 a 90 graus.
Dorsiflexão do tornozelo: o bebê em supino flexiona passivamente o pé contra o queixo.	Ângulo entre a parte inferior da perna e o pé de 60 a 90 graus.	Ângulo entre a parte inferior da perna e o pé <30 graus.
Deslizamento: o bebê em suspensão vertical mantido por baixo das axilas.	Desliza completamente pelas mãos, sem acionar os ombros.	Acionamento dos ombros; sem deslizamento.
Tração para sentar: o bebê em supino faz tração para sentar empurrando levemente ambos os membros superiores.	Posteriorização total da cabeça.	Cabeça mantida alinhada com o corpo.
Reflexo de procura: com o bebê em supino na linha média estimular o canto da boca.	Ausente.	A cabeça se volta na direção do estímulo, e a boca se abre.
Reflexo de sucção: colocar o mamilo ou um dedo limpo na boca do bebê.	Resposta de sucção fraca ou ausente.	Sucção rítmica forte.
Reflexo de preensão palmar: colocar um dedo horizontalmente na palma da mão do bebê.	Ausente.	Tração e flexão sustentada.
RTCA: o bebê em supino com a cabeça na linha média vira passivamente a cabeça para um lado.	Ausente.	Membros superiores e inferiores nas laterais da face em extensão; membros em flexão craniolateral.

Metas do desenvolvimento motor

Uma das metas do desenvolvimento motor normal é o controle do corpo contra a gravidade.[4] Esses movimentos antigravitários geralmente se desenvolvem primeiro na cabeça, seguidos do desenvolvimento no tronco (cervical-torácico-lombossacral) e, por fim, nos membros inferiores. O controle antigravitário nos membros inferiores inclui o controle nas três principais articulações do quadril, joelho e tornozelo. Enquanto o desenvolvimento geral do controle antigravitário é cefalocaudal – revelado pelo desenvolvimento de controle da cabeça, depois de controle da linha média do tronco e, por fim, de controle de membros inferiores –, o controle nas várias articulações dos membros inferiores pode ocorrer de modo simultâneo, muito proximamente no tempo, ou sendo o tornozelo a articulação principal.

Os movimentos antigravitários devem se desenvolver em extensão e flexão. Entretanto, na posição vertical ereta madura, os grupos extensores do corpo são músculos antigravitários, em comparação aos seus antagonistas flexores. Ou seja, os extensores de linha média do pescoço e do tronco, extensores do quadril e extensores do joelho são os grupos musculares primários que impedem que as pessoas cedam à força da gravidade quando estão em posição vertical.

Uma segunda meta de desenvolvimento é a habilidade de manter o centro de massa do corpo junto à base de sustentação. O centro de massa, quando na posição vertical, é gradual e progressivamente ascendente à medida que os seres humanos crescem em altura. Aprender a manter o centro de massa corporal dentro da base de sustentação é algo que ocorre conforme o bebê e a criança vão desenvolvendo as reações de endireitamento, equilíbrio e inclinação. Enquanto essas reações se desenvolvem e continuam sendo ativadas de modo automático, o indivíduo com desenvolvimento típico eventualmente consegue controlar essas respostas automáticas de modo voluntário, enquanto não houver barreiras intrínsecas nem extrínsecas a esse controle.

Uma terceira meta de desenvolvimento motor é a execução de movimentos intra e intersegmentares isolados.[4] Por exemplo, mesmo quando várias articulações do membro superior se movem de modo coordenado para produzir uma habilidade funcional de membro superior, as articulações individuais, como a articulação do cotovelo, devem aprender a se mover de modo independente enquanto as outras articulações do membro superior não estiverem se movendo. Isso é a dissociação intrassegmentar. A dissociação intersegmentar, como o movimento da cabeça sem a movimentação dos membros ou a movimentação de um membro inferior em flexão com a movimentação concomitante do membro inferior contralateral em extensão, também deve se desenvolver.

As progressões do desenvolvimento

Em vez de discutir o desenvolvimento motor como uma linha temporal de eventos que ocorre segundo uma cronologia, este texto apresentará a sequência de ocorrências que leva ao desenvolvimento dos vários componentes do movimento. Essa sequência inclui vários marcos referenciais motores, além de posturas e de movimentos nessas posturas. Como esses eventos se desenvolvem no bebê e na criança pequena normais em sequência ordenada em cada postura, essas sequências serão chamadas de **progressões**. Um dos primeiros estudiosos do desenvolvimento, Myrtle McGraw, definiu essas progressões.[47] As progressões em prono, em supino, em rolamento, sentada e em pé serão apresentadas, bem como as diversas formas de locomoção em cada progressão.

A estabilização nas diversas posturas é denominada postura estática e contrasta com a postura dinâmica, que consiste nas posturas estáticas em movimento visando locomoção, transições entre posturas e preensão.[48] Essas posturas estáticas e dinâmicas costumam ser referidas como marcos referenciais motores. As idades particularmente significativas da execução de alguns marcos referenciais serão discutidas, e a Tabela 2.2 traz mais detalhes sobre as faixas etárias em que esses marcos referenciais motores são alcançados. É importante notar que as idades de aquisição de certas habilidades caem dentro dessas faixas e não em pontos exatos do desenvolvimento da criança. Cada criança em desenvolvimento é única, tanto em termos de fatores intrínsecos, estrutura e função biológica, como em relação a fatores extrínsecos que afetam seu desenvolvimento. Essa singularidade deve ser lembrada e considerada, apesar das coincidências anatômicas, fisiológicas, de desenvolvimento sequencial e de patologias existentes.

Progressão em prono

Deitado em prono

Ao nascer, o neonato de termo completo sadio exibe uma flexão fisiológica que domina a posição em prono.[96] Em prono, a cabeça fica voltada para um lado (Fig. 2.7). Essa posição da cabeça virada para um lado resulta de duas influências primárias. A primeira influência é um instinto de sobrevivência, que permite ao bebê virar a cabeça para um lado para liberar a boca e o nariz e assim poder respirar em prono. A segunda influência é a do RTCA.[46,97] Embora o bebê normal possa sair desse padrão facilmente, o RTCA continua influenciando a posição da cabeça em todas as posturas, inclusive na postura em prono, até que essa influência desapareça por completo por volta dos 4 meses de idade. Encontrar resistência considerável para fazer o bebê sair dessa postura de espadachim denominada RTCA pode ser indicação de desenvolvimento neuromotor atípico.[98,99]

O aspecto relacionado à flexão fisiológica na flexão do quadril é particularmente marcante no deitar em prono e é acompanhado de uma inclinação anterior relativa da pelve. Os joelhos do bebê são arrastados para baixo dele e as nádegas, erguidas; a flexão exagerada do quadril e a inclinação anterior impedem a pelve de repousar horizontalmente na superfície de apoio (Fig. 2.8). O peso do bebê é deslocado para frente, sobre a porção superior do tórax e a face. Quando sua cabeça está voltada para um lado, o peso transferido para cima da cabeça é suportado pela bochecha do bebê no lado correspondente. Os membros superiores são aduzidos e permanecem na lateral do corpo, com os cotovelos em posição caudal aos ombros. As mãos geralmente ficam cerradas, devido à forte influência do reflexo de preensão manual. Entretanto, as mãos, com frequência e de forma espontânea, se abrem e podem ser abertas de maneira passiva no bebê em desenvolvimento normal. Mãos persistentemente cerradas que jamais se abrem podem indicar desenvolvimento sensório-motor anormal.[98] Mãos persistentemente cerradas com o polegar flexionado para dentro da palma da mão e preso pelos outros dedos costuma ser sinal de patologia.[100-102]

À medida que a flexão fisiológica diminui no decorrer do primeiro mês, o bebê começa a permanecer cada vez mais sob a ação da gravidade, tanto em prono como em supino. Em prono, a flexão do quadril diminui, permitin-

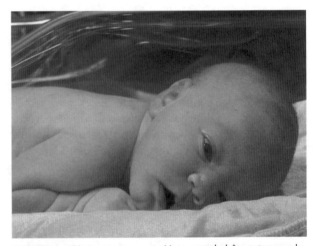

FIGURA 2.7 ▸ Neonato em prono. Note neste bebê a extrema adução do ombro do membro superior, com o cotovelo caudal ao ombro, 2 horas após o parto.

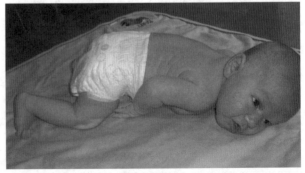

FIGURA 2.8 ▸ Flexão fisiológica em neonato de 3 semanas. Note que a adução do ombro diminuiu, enquanto o quadril e os joelhos continuam flexionados com as nádegas para cima.

do que as nádegas desçam e a pelve anterior repouse horizontalmente contra a superfície de apoio. O peso se desloca para longe da face, caudalmente na direção do tronco e membros inferiores. Entretanto, uma inclinação pélvica anterior relativa continua presente, ainda que diminuída (Fig. 2.9A-C). A natureza atenuada da inclinação pélvica anterior não é devida a uma inclinação posterior ativa nesse ponto, mas resulta simplesmente da perda da flexão fisiológica que mantinha o quadril e os joelhos flexionados embaixo do corpo do bebê.

Quando a flexão fisiológica desaparece por completo, o bebê se posiciona horizontalmente sobre superfície de apoio, em prono (Fig. 2.10). O quadril agora fica passivamente estendido e preparado para o início da inclinação pélvica posterior ativa, que é uma indicação da ativação e do desenvolvimento dos músculos abdominais (os flexores do tronco) e dos extensores do quadril. Sem as nádegas levantadas, o peso do bebê não é mais deslocado para frente, para o tórax e para a bochecha, e passa a ser sustentado por todos os segmentos do corpo em contato com a superfície. Nesse ponto, o bebê não tem controle antigravitário ativo, com exceção da extensão cervical, que está começando a emergir.

Na postura em prono que se segue, os membros inferiores ficam posicionados em abdução de quadril, extensão parcial e rotação lateral (Fig. 2.11). Os joelhos ficam semiflexionados e os pés, em dorsiflexão. Essa posição dos membros inferiores é precursora da posição dos membros inferiores na posição vertical inicial. Começando aproximadamente por volta dos 5 meses de idade, o bebê ficará em pé, sustentado pelas mãos ou segurando com as mãos em objetos como as grades do berço, com a mesma base de sustentação ampla, quadris, joelhos e pés mimetizando a posição inicial do membro inferior vista em prono.

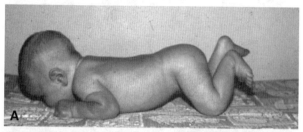
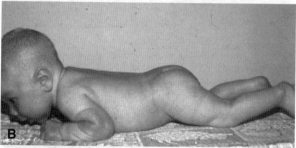
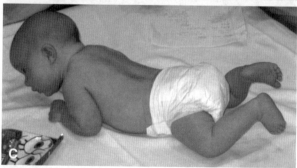

FIGURA 2.9 ▶ **Neonato em prono. A:** Note a inclinação pélvica anterior e a flexão do quadril, com as nádegas para cima. A posição impede que o bebê erga a cabeça a partir da superfície. **B:** Conforme a flexão fisiológica diminui, a pelve desce na direção do colchão com a diminuição da flexão do quadril e da inclinação pélvica anterior. A pelve fica mais apoiada na superfície, à medida que a mudança de peso evolui, facilitando o levantamento da cabeça em prono. **C:** Conforme a inclinação anterior continua diminuindo, o peso continua sendo transferido caudalmente da cabeça e da parte superior do tórax para a pelve e membros inferiores, melhorando as tentativas de erguer a cabeça e de se posicionar de bruços sobre os cotovelos. Entretanto, a pelve continua em relativa inclinação anterior, enquanto os membros superiores são aproximados das laterais com os cotovelos caudais demais para sustentar o peso.

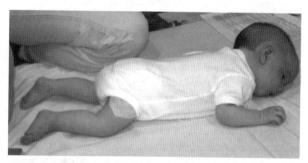

FIGURA 2.10 ▶ A flexão fisiológica desapareceu. O bebê assumiu uma postura horizontal em prono, com os flexores do quadril alongados e a pelve relativamente neutra.

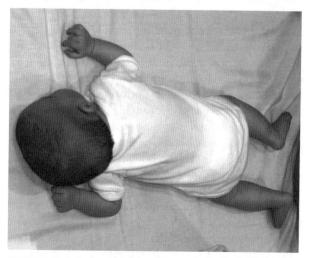

FIGURA 2.11 ▶ Após o desaparecimento da flexão fisiológica, os membros inferiores exibem uma posição pré-postura em prono, que inclui a rotação lateral do quadril com leve flexão e abdução, flexão leve do joelho e dorsiflexão do tornozelo.

Prono sobre os cotovelos

Para conseguir assumir a postura em **prono sobre os cotovelos** ou em prono sobre os antebraços, a etapa seguinte na progressão em prono, é preciso que aconteçam três eventos: (1) estabilização da pelve; (2) levantamento da cabeça com controle extensor antigravitário de progressão cefalocaudal; e (3) movimento dos membros superiores saindo da posição neonatal.

O controle da cabeça em prono é o primeiro controle antigravitário a se desenvolver. Para começar a experimentar o controle da cabeça, o bebê deve afastar a cabeça da superfície de apoio. Para erguer sua cabeça, o bebê deve contrair ativamente seus extensores cervicais. No nascimento, o bebê somente conseguia erguer brevemente a cabeça, em prono, para virá-la para o lado para respirar. As primeiras tentativas verdadeiramente ativas de erguer a cabeça em prono são, na melhor das hipóteses, tênues (ver Fig. 2.9). As proporções corporais dos bebês diferem das proporções das crianças mais velhas e dos adultos. No bebê, a cabeça corresponde a cerca de 1/4 do comprimento do corpo, o que a torna proporcionalmente grande e pesada.[103] Isso se compara às proporções corporais de um adulto, em quem a cabeça representa apenas 1/8 da altura.[103] A maturação e a prática da habilidade de erguer a cabeça fortalecem os músculos extensores cervicais, de modo que o bebê eventualmente consegue erguer sua pesada cabeça (Fig. 2.12). Essa habilidade depende do alongamento, por inibição recíproca, dos flexores cervicais e dos músculos anteriores.

Até mesmo com cada extensor cervical apresentando aumento de força, o bebê não consegue erguer a cabeça sem se estabilizar em outra parte do corpo. Quando as nádegas estão levantadas e a cabeça abaixada, o peso é deslocado na direção da cabeça. Se a cabeça for erguida, as nádegas devem descer, o peso deve ser deslocado caudalmente e a pelve deve se estabilizar para que haja o levantamento da cabeça e da parte superior do tronco a partir da linha média. Imaginando a cabeça e a porção superior do tronco do bebê como um braço de alavanca, o fulcro em torno do qual o braço da alavanca gira para realizar o movimento é a pelve. Portanto, a pelve deve ser estabilizada. Essa estabilização da pelve é atingida por meio do recrutamento dos músculos abdominais para inclinar posteriormente a pelve e mantê-la estável em inclinação posterior. Com a ajuda dos músculos abdominais para a estabilização da pelve em relativa inclinação posterior, o bebê começa a erguer ativamente a cabeça por volta dos 2 meses de idade. Aos 3 meses, a extensão cervical é adequada para erguer a cabeça, de modo que a face do bebê forma um ângulo maior ou igual a 45 graus com a superfície e o controle da cabeça é devido principalmente aos músculos extensores antigravitários (Fig. 2.12B e 2.13). À medida que o desenvolvimento dos extensores espinhais progride cefalocaudalmente, os extensores torácicos superiores come-

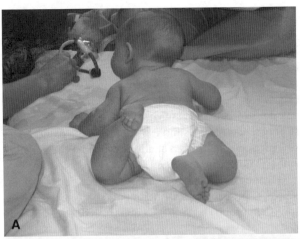

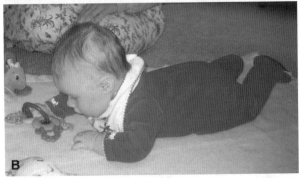

FIGURA 2.12 ▶ O bebê apresenta relativa inclinação pélvica posterior, que promove o uso dos extensores cervicais antigravitários para o levantamento da cabeça em prono. **A:** Note a posição mais abduzida e à frente dos membros superiores, bem como a posição pré-postura dos membros inferiores. **B:** Levantamento melhorado da cabeça, a face forma um ângulo de 45 graus em relação à superfície.

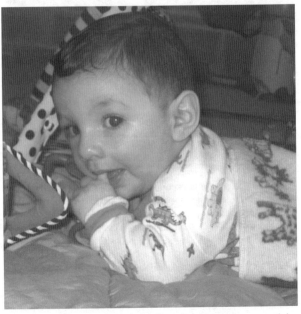

FIGURA 2.13 ▶ Aos 3 meses de idade, o bebê consegue se posicionar em prono sobre os cotovelos com a face formando um ângulo maior que 45 graus (mas não atingindo 90 graus) em relação à superfície. Note o posicionamento dos cotovelos para frente.

çam a se fortalecer e a ganhar controle antigravitário. Aos 4 meses, o bebê está apto a erguer a cabeça a um ângulo de 90 graus. Entretanto, o queixo do bebê, que já consegue erguer a cabeça a 90 graus, tende a se projetar levemente para frente, com o pescoço em hiperextensão, durante as primeiras tentativas bem-sucedidas em prono sobre os cotovelos e em prono sobre os braços estendidos (Fig. 2.14). Embora o bebê controle seus extensores antigravitários torácicos superiores e cervicais para erguer a cabeça nessa posição vertical da face, um elemento do controle da cabeça continua faltando. O controle em qualquer articulação do corpo depende do equilíbrio dos músculos que circundam a articulação. Dessa forma, o controle da cabeça somente se torna completo quando os flexores cervicais antigravitários estão ativados e fortalecidos para equilibrar os extensores cervicais antigravitários.

A habilidade do bebê de usar seus extensores cervicais na linha média para erguer a cabeça é sinal de atenuação do RTCA e de aquisição de flexores cervicais ativos. Embora a força do RTCA diminua durante os primeiros 4 meses, a influência decrescente continua promovendo uma discreta extensão assimétrica cervical. Depois que o bebê começa a desenvolver ativamente os flexores cervicais para equilibrar os extensores, a cabeça é facilmente levada até a linha média para ser erguida em prono. O fortalecimento contínuo dos flexores cervicais, aliado à ativação dos músculos serráteis anteriores na postura em prono sobre os cotovelos, contribui para aquilo que Bly denomina **dobra do queixo**, quando a cabeça é erguida a 90 graus de modo a posicionar a face na vertical (Fig. 2.2A).[104]

O bebê de 4 meses de idade que tem controle estável da cabeça em 90 graus, com o queixo retraído, exibe flexores e extensores cervicais equilibrados. Por comparação, o controle da cabeça no bebê de 3 meses de idade ao levantar a cabeça é dominado por extensores que não estão equilibrados pelos flexores antigravitários, ajudando a produzir um queixo não retraído.

O alinhamento do queixo, portanto, é resultante de três ocorrências do desenvolvimento: (1) ativação e fortalecimento dos flexores cervicais; (2) redução do RTCA; e (3) ativação e fortalecimento dos músculos serráteis anteriores. O bebê usa os músculos serráteis anteriores para protrair a cintura escapular e mover os cotovelos sobre a superfície de apoio. Sem a protração proporcionada por esses músculos, o bebê pode exibir aquilo que Bly e outros denominaram *ombros de TV*.[104] Nos ombros de TV, os membros superiores do bebê não se movem na superfície de apoio. Em vez disso, os ombros se elevam e o pescoço se hiperestende, com o occipital do bebê repousando sobre o tecido mole cervical posterior e o queixo se projetando para frente. A face, nessa posição, não está a 90 graus nem na vertical, e o bebê não tem o controle ativo da cabeça. Com os ombros elevados nas laterais da cabeça, perto das orelhas, a cabeça é passivamente sustentada. Em consequência, a persistência dos ombros de TV interfere no de-

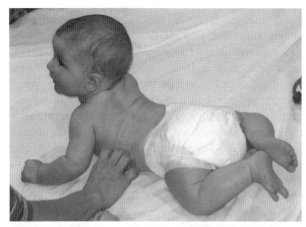

FIGURA 2.14 ▶ Bebê em prono sobre os braços estendidos com a face verticalizada (em 90 graus), porém com leve hiperextensão cervical e sem a dobra do queixo.

senvolvimento do controle antigravitário ativo da cabeça e no endireitamento lateral da cabeça. Os ombros de TV também dificultam a deglutição, a conversação e a respiração, devido à hiperextensão cervical.

Aos 4 meses de idade, se o bebê exibir hiperextensão cervical com a região occipital repousando sobre a parte superior do dorso, os flexores cervicais e/ou os músculos serráteis anteriores não estão ativados ou não têm força suficiente, o que exemplifica o modo como a sequência de desenvolvimento e os componentes do movimento podem ser usados para determinar um plano de tratamento. Se um bebê exibe ombros de TV na postura em prono sobre os cotovelos, torna-se necessário testar a força dos músculos serráteis anteriores, bem como dos músculos extensores e flexores cervicais. O enfraquecimento de qualquer um desses músculos pode contribuir, ao menos em parte, para a hiperextensão cervical. Se os extensores cervicais estiverem fracos, é provável que também estejam fracos demais para manter a cabeça em posição vertical. E uma vez erguida a cabeça, o bebê compensa a incapacidade de estabilizar ativamente o pescoço. Eventualmente, a cabeça cai para trás, em hiperextensão, em resposta à gravidade. Esse padrão é com frequência observado em crianças com retardo ou anormalidade do desenvolvimento sensório-motor, como as crianças com paralisia cerebral ou outros distúrbios cerebrais. Nesses casos, uma parte do plano de tratamento de fisioterapia deve incluir o fortalecimento dos músculos enfraquecidos e a prática do controle sobre esses músculos.

O terceiro elemento necessário para o bebê alcançar o marco referencial da postura em prono sobre os cotovelos é o posicionamento dos cotovelos para frente. Os membros superiores, no neonato de termo completo, estão aduzidos em proximidade com o corpo, ou até discretamente sob o corpo e os ombros estão estendidos, conferindo-lhes uma desvantagem mecânica ao tentar erguer a parte superior do tronco e a cabeça (ver Fig. 2.8). Durante o segundo mês, no momento em que o bebê faz a primeira tentativa de erguer a cabeça, o controle dos ombros começa a se desenvolver. O bebê gradualmente abduz e flexiona os ombros, levando os cotovelos da parte debaixo do corpo para frente, para uma posição mais abaixo ou imediatamente anterior aos ombros. Isso permite ao bebê sustentar o peso em seus cotovelos e antebraços ao erguer a cabeça. As Figuras 2.7 a 2.9, 2.12 e 2.13 mostram essa progressão. Um importante componente do movimento que começa a se desenvolver nesse processo é o alongamento **escapuloumeral**. O alongamento escapuloumeral se refere ao alongamento da região axilar conforme o úmero é flexionado e/ou abduzido em afastamento ao corpo e, portanto, em afastamento às escápulas. Sem a habilidade de alongar essa região, o bebê não consegue posicionar os cotovelos embaixo dos ombros para assumir a postura em prono sobre os cotovelos. A falha em alongar a região axilar também irá interferir no alcance no espaço, como ocorre quando uma criança mais velha tenta alcançar e segurar um objeto enquanto está sentada.

Embora os membros superiores sejam tipicamente vistos como membros com funções de mobilidade importantes, como o alcance e a preensão, e os membros inferiores sejam considerados em relação a suas funções de sustentação de peso, como no posicionamento em pé, todos os quatro membros exercem funções de sustentação de peso e de mobilidade. Antes de começar a assumir a postura em prono sobre os cotovelos, os membros superiores exibiam apenas funções de mobilidade. A postura em prono sobre os cotovelos é a primeira solicitação para os membros superiores sustentarem o peso. Essa habilidade de sustentar peso com os antebraços, cotovelos e ombros antecede a sustentação de peso que se seguirá na posição quadrúpede.

Depois de conseguir assumir uma posição estável de bruços sobre os cotovelos, o bebê, para ser funcional, tem de ser capaz de traduzir a posição em movimento e, ao mesmo tempo, manter a estabilidade na articulação proximal – o ombro. O bebê então começa a transferir seu peso de um lado para o outro, aumentando a quantidade de peso sustentada sobre cada membro superior, conforme o peso muda de lado. A mudança de peso de um lado para o outro logo se transforma no deslocamento de peso em todas as direções, incluindo para frente, para trás e na diagonal. Essa mudança de peso é uma característica de todas as posturas consideradas marcos referenciais, uma vez estabelecida a estabilidade de cada postura. Isso é essencial para o desenvolvimento das respostas de equilíbrio e inclinação para a manutenção do equilíbrio, bem como para o uso funcional do membro superior. Na postura em prono sobre os cotovelos, se o bebê não aprender a transferir seu peso, seus membros superiores não conseguirão desenvolver funções de mobilidade controladas. Basicamente, o bebê ficará estagnado. Na ausência de desenvolvimento apropriado da mudança de peso, as funções de mobilidade controladas de alcance (cadeia aberta) e a função de propulsão de cadeia fechada dos membros superiores, necessárias para engatinhar e rastejar, não se desenvolverão.

A mudança de peso se faz necessária por outros motivos além da liberação de um membro para controle da mobilidade. A mudança de peso estimula o alongamento dos músculos de um lado de uma ou mais articulações, enquanto os músculos antagonistas são encurtados. No desenvolvimento sensório-motor típico, esse alongamento durante a mudança de peso ocorre nos músculos laterais do tronco no lado do corpo que está sustentando o peso ou a maior parte do peso. Por exemplo, quando o bebê que está na posição quadrúpede transfere o peso de modo a sustentá-lo unilateralmente sobre um membro superior, a lateral do tronco no lado que sustenta o peso é alongada (relaxada e estirada), enquanto a lateral do tronco no lado do membro superior livre é encurtada (contração), com inclinação lateral ou flexão para esse lado (Fig. 2.15). As Figuras 2.16 a 2.21 mostram esse alongamento sobre o lado que sustenta o peso em diferentes posturas e diferentes idades.

A transferência de peso também introduz o bebê à estimulação vestibular, que está sob seu controle, em oposição à estimulação vestibular que está fora de seu contro-

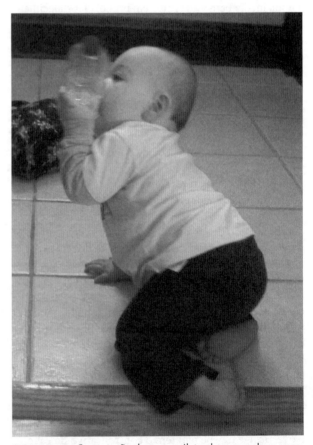

FIGURA 2.15 ▸ Sustentação de peso unilateral nos membros superiores a partir da posição quadrúpede, com alongamento do tronco do bebê no lado que sustenta a maior parte do peso (no caso, o lado direito).

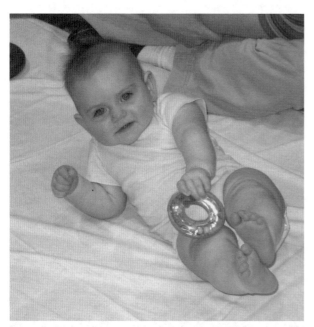

FIGURA 2.16 ▸ Transferência de peso para deitar de lado com alongamento do lado direito (lado que sustenta o peso).

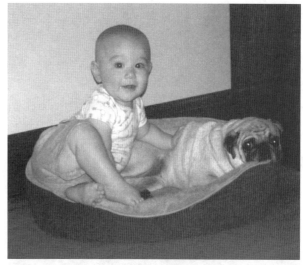

FIGURA 2.18 ▸ Posição sentada com o peso transferido para o lado esquerdo do bebê, com alongamento do lado que sustenta o peso. Note o cruzamento da linha média pelo membro inferior.

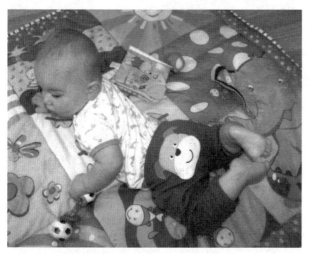

FIGURA 2.17 ▸ Posição em prono sobre os cotovelos com transferência de peso para sustentação unilateral com alongamento do lado que sustenta o peso.

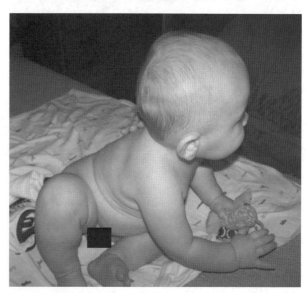

FIGURA 2.19 ▸ Posição sentada com encurtamento do lado direito e transferência do peso para o lado esquerdo. Note o alto grau de rotação axial.

le – ser movido por outra pessoa ou objeto (cadeira de balanço) ou ver outra pessoa ou objeto se mover (móbile do berço). Por fim, quando da sustentação de peso unilateral integral, a transferência de peso aumenta o peso suportado e, portanto, a compressão articular em um lado ou membro em particular em até o equivalente a duas vezes o peso e a compressão usuais. Esse peso aumentado sobre um membro ou um dos lados do tronco facilita o recrutamento das unidades motoras nos músculos que estão em ação.[59,105]

A transferência de peso em prono sobre os cotovelos produz outro efeito sutil, todavia significativo, sobre o desenvolvimento do bebê. Os bebês nascem com os antebraços em relativa pronação e não conseguem supiná-los ativamente, ainda que consigam movê-los de forma passiva em supinação. Conforme o bebê muda de posição de um lado para o outro debruçado sobre os cotovelos, a mudança do peso promove supinação do antebraço no lado para o qual o peso é deslocado, enquanto o antebraço no lado de onde o peso foi deslocado é pronado. O *feedback* proprioceptivo a partir dessas pronação e supinação recíprocas fornece a base para a supinação emergente ativa do antebraço. Sem a habilidade de supinar o antebraço, o bebê não desenvolveria a habilidade de alcançar, segurar e explorar visualmente um objeto. Com o antebraço em pronação, as duas primeiras etapas podem ser realizadas, mas

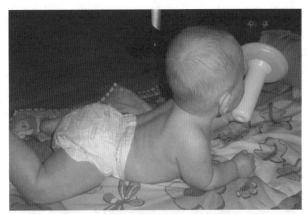

FIGURA 2.20 ▸ Posição em prono sobre os cotovelos, alongamento sobre o lado direito do bebê com alcance usando a mão esquerda.

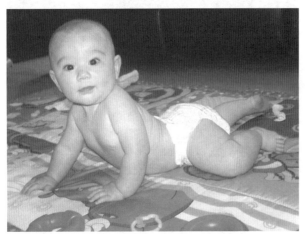

FIGURA 2.21 ▸ Posição em prono sobre os braços estendidos com os músculos que sustentam o peso da parte anterior do tronco, da pelve e dos membros inferiores alongados. Note ainda a discreta mudança de peso para o lado direito do bebê com encurtamento da musculatura do tronco na lateral esquerda.

o dorso da mão impede que o bebê veja o objeto que é segurado (Fig. 2.22). A falta de supinação do antebraço também é responsável pelos derramamentos quando as crianças fazem a primeira tentativa de se alimentar sozinhas usando uma colher. A criança segura a colher e captura o alimento com o antebraço em pronação. Ao levar a colher à boca, a criança precisa fazer supinação para manter o nível côncavo da colher. Até essa criança desenvolver completamente a supinação ativa, os derramamentos continuarão a ocorrer (Fig. 2.23). Muitas outras atividades funcionais que ocorrem ao longo da vida dependem da capacidade de supinar os antebraços, como vestir, abotoar e desabotoar uma camisa, girar a maçaneta da porta, virar a direção do carro e amarrar um laço.

Conforme vai praticando a mudança de peso em prono sobre os cotovelos, o bebê começa a se interessar por alcançar os brinquedos a partir da posição em que está. As primeiras tentativas de alcançar em prono sobre os cotovelos costumam fracassar, porque o bebê transfere seu peso

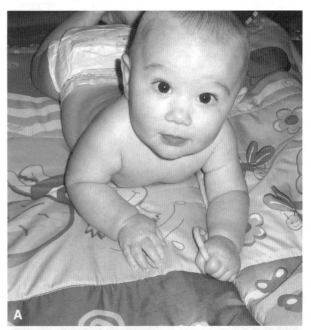

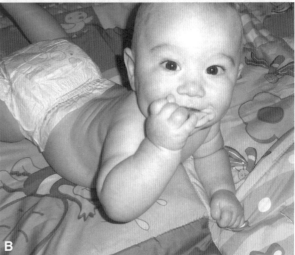

FIGURA 2.22 ▸ **A:** Com o antebraço em prono, o exame visual do brinquedo é bloqueado pelo dorso da mão que o segura. **B:** O desenvolvimento de supinação do antebraço permite que o bebê examine visualmente o objeto e o leve à boca com facilidade.

para o lado em que está olhando (Fig. 2.24). Eventualmente, o bebê aprende com os erros e a sua própria maneira que o peso é transferido para o membro que deve ser liberado para poder alcançar o brinquedo que ele vê. Com a prática de mudar o peso nessa posição e por tentativa e erro, o bebê eventualmente se torna capaz de transferir o peso para um dos cotovelos e antebraços enquanto olha na direção oposta, estabelecendo, assim, o alcance visualmente dirigido (Fig. 2.25).

Prono sobre os braços estendidos

Após manter a postura em prono sobre os cotovelos e aprender a transferir o peso em direções diferentes, o bebê

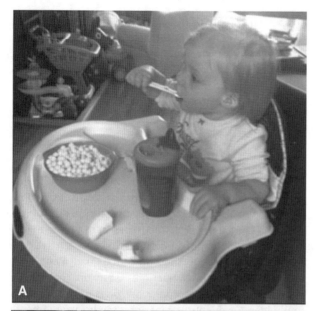

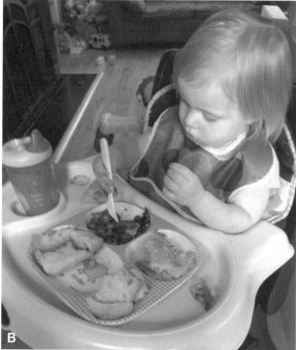

FIGURA 2.23 ▸ **A:** A falta de supinação do antebraço ao levar a colher à boca causa derramamento. **B:** Com o desenvolvimento de supinação do antebraço, o bebê consegue usar um talher com pouquíssimo derramamento.

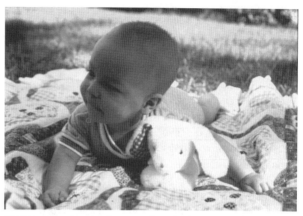

FIGURA 2.24 ▸ As primeiras tentativas de alcance visualmente direcionado em prono sobre os cotovelos ou sobre os braços estendidos frequentemente fracassam porque o bebê transfere o peso na direção em que está olhando e o braço mais próximo do objeto não é liberado.

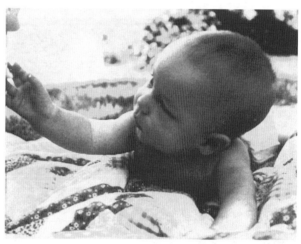

FIGURA 2.25 ▸ Eventualmente, o bebê aprende a liberar o braço ipsilateral ao objeto a ser alcançado, que está sendo observado, após transferir o peso para o membro superior contralateral ao objeto.

começa a se erguer em relação à superfície. Ele se impulsiona para cima em prono sobre os braços estendidos, com as mãos abertas apoiadas na superfície, usando o tríceps para estender seus cotovelos e empregando ativamente os músculos serráteis anteriores para protrair e estabilizar a cintura escapular (Fig. 2.26A). Os extensores do tronco, que continuam a se ativar e a se fortalecer em uma direção cefalocaudal, auxiliam na realização desse movimento antigravitário. Os músculos torácicos anteriores devem se alongar. Os cotovelos, na postura em prono sobre os braços estendidos, ilustram o princípio da sustentação de peso sobre os membros estendidos após a primeira sustentação do peso sobre os membros flexionados. Além dos cotovelos estendidos, essa postura é notada pela extensão antigravitária aumentada com utilização dos extensores torácicos na linha média, alongamento escapuloumeral aumentado, relativa inclinação posterior da pelve para a estabilização da cabeça e da parte superior do tronco, que estão erguidas, e membros inferiores comparativamente passivos.

Embora os membros inferiores sejam decididamente passivos em prono sobre os cotovelos e em prono sobre os braços estendidos, a posição assumida pelos membros inferiores nessas posturas é preditiva do desenvolvimento posterior e do uso ativo desses membros. Trata-se da mesma posição dos membros inferiores observada no bebê após a perda da flexão fisiológica (Figs. 2.2A e 2.26A).

Depois que o bebê começa a empurrar em prono sobre os braços estendidos com os cotovelos em extensão, passa a mudar o peso nessa posição, exatamente como fazia quando se debruçava sobre os cotovelos. A transferência de peso aumenta a estabilidade nos ombros, conforme mais peso vai sendo aceito sobre um ou outro ombro. A transferência de peso para o lado eventualmente produz sustentação de peso unilateral, desenvolvendo a habilidade de alcançar e de segurar, com o alongamento concomitante do tronco no lado que sustenta o peso. A mudança posterior de peso na verdade pode fazê-lo se mover para trás nessa posição, aumentando o alongamento escapuloumeral. Ao empurrar para trás, o bebê pode levantar as nádegas da superfície, continuando a empurrar o peso para trás sobre os joelhos e em posição quadrúpede, com o peso sustentado sobre as mãos abertas. Se o bebê empurrar com força o suficiente, pode transferir seu peso para trás, sobre os dedos dos pés e não sobre os joelhos flexionados, em posição de "flexão" (Fig. 2.26B). Eventualmente, o bebê consegue transferir o peso posteriormente sobre os joelhos e sustentar o peso sobre as mãos e os joelhos (quadrúpede ou quatro apoios). E o bebê definitivamente se sente bem quando consegue alcançar tal posição (Fig. 2.26C).

Posição de pivotear em prono

Por volta dos 5 meses de idade, o bebê desenvolve uma habilidade interessante que contribui para a mobilidade pélvica e escapular. A postura ou padrão de pivotear, como observado na Figura 2.27, emprega a extensão de progressão cefalocaudal para estender o pescoço, a linha média do tronco e os membros inferiores do bebê. A pelve permanece em inclinação anterior, com o quadril em hiperextensão. Os membros superiores assumem a posição de **guarda alta**, com as escápulas aduzidas pelos músculos romboides. Os membros superiores são horizontalmente abduzidos nos ombros e flexionados nos cotovelos. Essa **retração** da cintura escapular com o posicionamento dos membros superiores intensifica a extensão do tronco. Para assumir o padrão de pivotear, deve haver alongamento da musculatura anterior.

Depois que o bebê desenvolve estabilidade ao pivotear, passa a se mover brincando alternadamente entre a posição de pivotear em prono e a posição em prono sobre os cotovelos. Dessa maneira, ele pratica a mobilidade escapular e pélvica. A posição da cintura escapular se alterna entre a **protração**, em prono sobre os cotovelos, e a retração, ao pivotear. A cintura pélvica se move entre a inclinação posterior da posição em prono sobre os cotovelos e a inclinação anterior ao pivotear. Muitas vezes, em sua exuberância, o bebê, na verdade, gira o corpo em círculo enquanto dá chutes ou alterna rapidamente entre essas duas posturas.

Quadrupedia

Como em outras posturas, as primeiras tentativas realizadas para a posição apoiada sobre as mãos e os joelhos

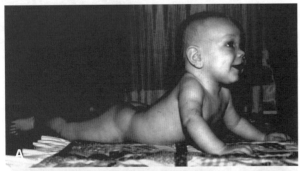
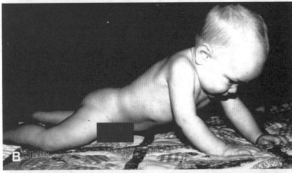
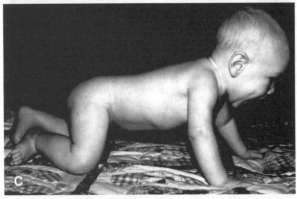

FIGURA 2.26 ▶ **Transição de prono sobre os braços estendidos para a posição quadrúpede. A:** De bruços sobre os braços estendidos. **B:** Posição de transição em flexão. **C:** Quadrúpede.

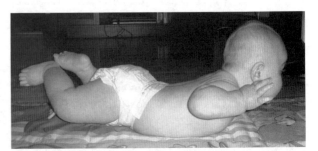

FIGURA 2.27 ▶ Pivotear com alongamento da parte anterior do tronco e da musculatura do membro inferior e retração da cintura escapular. Apenas as partes média e inferior do tronco estão em contato com a superfície de apoio.

em geral não são refinadas, muitas vezes porque os membros inferiores não estão otimamente posicionados para sustentar o peso (Fig. 2.28). Com a prática, porém, o bebê logo domina outra habilidade nova. Observe novamente a Figura 2.2B. As mãos abertas do bebê estão alinhadas sob os ombros flexionados e seus joelhos estão alinhados sob o quadril flexionado. A participação ativa dos membros inferiores na posição **quadrúpede**, também chamada posição de **quatro apoios**, requer estabilidade em torno das articulações do quadril produzida pela cocontração da musculatura do quadril. Os princípios da direção de desenvolvimento são bem ilustrados na posição quadrúpede. A sustentação de peso sobre os cotovelos flexionados dá lugar à sustentação de peso sobre os cotovelos estendidos. Próprio do desenvolvimento cefalocaudal, os membros inferiores agora participam ativamente, diferentemente do que acontecia na posição em prono sobre os cotovelos. Na postura quadrúpede, a estabilidade aumenta, do mesmo modo como nas posições em prono sobre os cotovelos e em prono sobre os braços estendidos, à medida que o bebê entra na fase de transferência de peso da postura quadrúpede. Quando o peso é transferido posteriormente, com os membros superiores fixos em cadeia fechada, o alongamento escapuloumeral é facilitado. A base de sustentação na postura quadrúpede pode ser ampla nas primeiras tentativas, particularmente por causa da abdução excessiva dos membros inferiores (Fig. 2.28B). Essa base de sustentação maior ajuda o bebê a ficar mais estável, contudo interfere na mudança de peso lateral que se faz necessária à sustentação unilateral do peso. A sustentação unilateral do peso é necessária em ambas as partes do corpo, superior e inferior, para liberar um membro superior e um membro inferior para a realização do movimento de engatinhar para frente.

Uma posição quadrúpede estável requer não só quadril e ombros estáveis como também o tronco estável. Os flexores e extensores do tronco devem estar em equilíbrio para deixar o dorso plano na posição de quatro apoios. Quando o bebê assume a postura quadrúpede pela primeira vez, geralmente exibe uma lordose lombar, pois a musculatura ainda não é desenvolvida, nem forte. Essa condição é devida aos músculos abdominais subdesenvolvidos e também à contração forte dos flexores do quadril para a estabilização. A flexão de quadril excessivamente ativa é a fixação pró-gravidade para aumentar o tônus muscular nas articulações do quadril e, dessa forma, aumentar a estabilidade. A intensificação da postura de flexão do quadril leva ao aumento da lordose lombar ou da inclinação pélvica anterior. O desenvolvimento dos abdominais começa quando o bebê adquire pela primeira vez a inclinação posterior, que foi essencial para o levantamento da cabeça em prono. Ao mesmo tempo que uma postura estável em prono sobre os cotovelos é alcançada, com sua inclinação pélvica posterior resultante da ativação dos músculos abdominais, ocorrem alterações envolvendo a posição

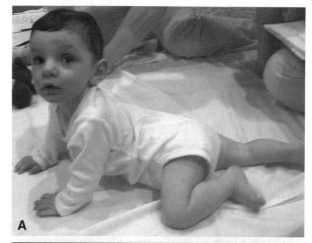

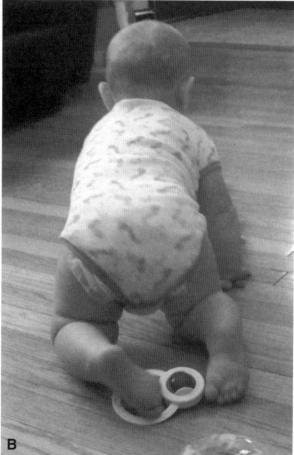

FIGURA 2.28 ▸ Posição quadrúpede imatura com abdução e rotação lateral do quadril, membros inferiores em alinhamento inadequado para sustentação de peso; movimento recíproco e contralateral dos membros. **A:** Note a lordose lombar, indicativa na posição quadrúpede de abdominais fracos ou não ativados. **B:** Posição quadrúpede melhorada, porém com base de sustentação ainda ampla, interferindo na mudança de peso lateral para o engatinhar.

em supino que servem para recrutar e fortalecer ainda mais os músculos abdominais. A musculatura abdominal continua se desenvolvendo para equilibrar os extensores do tronco. Com o equilíbrio entre flexores e extensores lombares, alcança-se a posição quadrúpede com o dorso plano (ver Fig. 2.2B).

Locomoção em prono

A locomoção é definida como o deslocamento de um lugar a outro.[1] Tipicamente, seis modos de locomoção se desenvolvem em prono. Em ordem de desenvolvimento, esses modos são os movimentos rápidos, o rastejar, o pivotear, o rolar, o engatinhar e o engatinhar plantígrado. Algumas formas de locomoção podem se desenvolver e ser usadas quase ao mesmo tempo, como rastejar e pivotear, por volta dos 5 meses de idade. Do mesmo modo, é igualmente comum que um ou mais modos de locomoção não se desenvolvam em determinada criança. Nenhum efeito negativo resulta, em longo prazo, desse tipo de falha. Entretanto, é importante que o bebê desenvolva, de outras formas, quaisquer componentes do movimento que tipicamente se desenvolvem ou melhoram nas diferentes formas de locomoção em prono.

Já nos primeiros dias de vida, o bebê consegue se mover no berço contorcendo-se e fazendo movimentos rápidos. Essa é sua primeira forma de locomoção. Inevitavelmente, um bebê colocado no meio do berço para tirar uma soneca encontrará um modo de chegar ao canto do berço. Acredita-se que a proximidade e a segurança proporcionada por um canto seja reconfortante para o bebê, especialmente após passar 40 semanas no espaço fechado do ventre. Como conseguem se contorcer e fazer movimentos rápidos, nem mesmo o mais novo dos bebês deve ser deixado em uma superfície elevada, como sofá, cama de adulto, trocador ou esteira, a não ser que haja barreiras de travesseiros e rolos suficientes para contê-lo.

Durante os primeiros dois meses, quando o bebê fica em prono ou em supino, usa movimentos rápidos e contorções como sua principal forma de locomoção. Depois de conseguir alcançar a posição em prono sobre os cotovelos e se manter estável nela, o bebê pode se locomover rastejando, movendo seu corpo para frente ao forçar os cotovelos e antebraços contra a superfície e estender os ombros. O **rastejar** é a forma de locomoção que os bebês podem usar a partir dos 3 aos 8-9 meses de idade. O rastejar é definido como mover-se "lentamente arrastando o corpo pelo chão".[10,47,48,106] As primeiras tentativas de rastejar costumam produzir um movimento para trás conforme o bebê flexiona os ombros em vez de estendê-los. Quando o bebê consegue avançar para frente, pode rastejar movendo ao mesmo tempo os dois antebraços à frente ou pode rastejar fazendo movimentos recíprocos dos membros superiores (Fig. 2.29). Esse movimento recíproco é precursor do engatinhar recíproco, engatinhar plantígrado e andar com oscilação recíproca dos braços.

O componente que define o rastejar é o contato do ventre do bebê com o chão. Isso se compara com o **engatinhar**, que implica em se mover pelo chão apoiado nas mãos e nos joelhos sem que o tronco entre em contato direto com a superfície.[10,46-49,106] Embora esse componente distinto possa parecer inconsequente, em especial quando o público leigo muitas vezes usa os termos como se fossem sinônimos, diferenciar o rastejar do engatinhar é importante nas profissões de assistência médica, para que a terminologia seja usada de modo consistente, sem deixar margem para confusões.

No rastejar, os membros inferiores são basicamente passivos e os membros superiores se movem juntos ou de forma recíproca. Rastejar usando os membros superiores de forma não recíproca não requer rotação do tronco, enquanto o rastejar recíproco requer rotação junto ao eixo do corpo. Na **rotação** do tronco, a parte superior ou a parte inferior do tronco se move enquanto o restante do tronco permanece estável. A rotação da porção superior do tronco implica que esta se move sobre sua porção inferior estável e parada. O contrário também é válido. O engatinhar recíproco contralateral requer contrarrotação, que é um movimento progressivamente mais complexo. Esse movimento contralateral requer a contrarrotação junto ao tronco. A **contrarrotação** é definida pela rotação da parte superior do tronco para um lado, enquanto a parte inferior do tronco é rotacionada na direção oposta. A contrarrotação do tronco é um movimento diferente da rotação simples do tronco.

O pivotear, conforme já descrito, é uma forma de locomoção usada por alguns bebês aliada ao rastejar ou rolar, para se mover de modo intencional em determinada direção. Por exemplo, quando quer alcançar um brinquedo que está fora de seu espaço imediato, o bebê costuma usar uma combinação desses movimentos para se dirigir de forma apropriada e realizar o seu intento.

O rolar de prono para supino e vice-versa, outra forma de locomoção, se desenvolve no bebê por volta de 5 a 6 meses de idade. Ainda sem uma forma eficiente de lo-

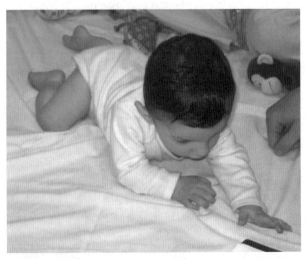

FIGURA 2.29 ▸ Engatinhando com uso recíproco dos membros superiores.

comoção, quando o bebê consegue rolar de prono para supino e vice-versa, passa a poder usar uma combinação de rolar e de rastejar para se mover em uma direção específica pelo chão. A evolução do rolar será discutida em uma seção posterior deste capítulo.

Aos 6 a 7 meses, na posição em prono com os braços estendidos, o bebê começa a empurrar seu corpo para trás, levantando as nádegas em uma tentativa de assumir a posição quadrúpede (postura apoiada sobre as mãos e os joelhos). Essa posição, também chamada postura de quatro apoios, é a posição a partir da qual sua próxima forma de locomoção – o **engatinhar** – irá se desenvolver. Ambos os membros, superior e inferior, participarão igualmente do engatinhar (Fig. 2.30).

Uma vez que o bebê consegue se estabilizar sobre as mãos e os joelhos, ocorre o processo habitual de transferência de peso em várias direções. Com a transferência de peso sob controle, o bebê consegue erguer um membro de cada vez, eventualmente erguendo um membro superior e o membro inferior do lado oposto. Esse movimento leva ao engatinhar com as mãos e joelhos por volta dos 9 aos 11 meses de idade. O engatinhar típico e aperfeiçoado é tanto recíproco como contralateral. Em outras palavras, o bebê avança ao mesmo tempo um braço e a perna do lado oposto (contralateral), fazendo a reciprocidade com o outro braço e a outra perna, que também se movem juntos. Esse movimento contralateral requer não só a rotação do tronco como também sua contrarrotação. A atividade recíproca do engatinhar ajuda a refinar a rotação axial e o uso recíproco dos membros, fortalecendo a contrarrotação para uso nos níveis mais elevados de locomoção.

O engatinhar plantígrado, por vezes denominado andar do urso, é mais uma postura transitória do que uma forma de locomoção. Entretanto, algumas crianças usam a posição plantígrada (mãos abertas e superfícies plantares dos pés em íntimo contato com o solo) para se locomover. Em muitos casos, esse tipo de engatinhar pode resultar de um fator ambiental. Por exemplo, o bebê pode escolher o engatinhar plantígrado ao engatinhar em posição quadrúpede, se seus joelhos estiverem expostos a uma superfície de concreto ou a outro tipo de superfície áspera (ver Fig. 2.31). Isso ilustra a natureza dinâmica do desenvolvimento. Muitos fatores, além da maturação, influenciam o desenvolvimento das habilidades motoras.

Como posição de transição, a posição plantígrada é usada pelo bebê como forma de conseguir ficar em pé a partir da posição em prono. Nas primeiras tentativas, o bebê pode contar com a proximidade de móveis ou de uma parede para auxiliá-lo a se levantar e a ficar em pé, passando da posição plantígrada para a postura vertical em pé.

Progressão em supino

Deitado em supino e puxado para sentar

Assim como a progressão em prono, o desenvolvimento da posição em supino segue uma sequência conhecida. O neonato de termo completo em supino exibe flexão fisiológica, expressa como uma discreta flexão cervical, com a cabeça mantida na direção da linha média, flexão do cotovelo, inclinação pélvica posterior, adução do quadril e flexão do quadril e do joelho. Os pés tipicamente ficam erguidos no ar, sem tocar a superfície de apoio. As mãos estão frouxamente cerradas, mas são vistas frequentemente se abrindo, tanto em repouso como durante os movimentos aleatórios do bebê (Fig. 2.32). Quando o bebê é **puxado para sentar**, o examinador puxa delicadamente seus membros superiores segurando seus punhos, e a cabeça é mantida no mesmo plano do corpo. Não há **posteriorização da cabeça**, mimetizando seu controle ativo. Durante o primeiro mês, com o desaparecimento gradual da flexão fisiológica, a cabeça vai se distanciando da linha média

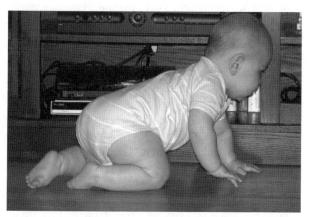

FIGURA 2.30 ▸ Engatinhando com uso recíproco dos membros superiores e inferiores. Note a diminuição da lordose lombar, indicando que os flexores e os extensores lombares estão cocontraindo (comparar com a Fig. 2.28).

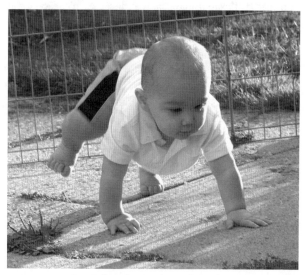

FIGURA 2.31 ▸ Engatinhar plantígrado, também chamado "andar do urso".

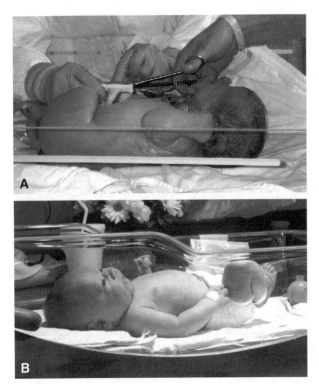

FIGURA 2.32 ▸ Flexão fisiológica em supino em neonato de termo completo. Note que os pés são mantidos acima da superfície de apoio, enquanto as mãos e dedos da mão estão inconsistentemente fechados com punhos cerrados. **A:** Flexão fisiológica vista no bebê minutos após o nascimento. **B:** Flexão fisiológica em supino vista no bebê após 24 horas do nascimento. Note as mãos do neonato inconsistentemente fechadas com punhos cerrados tanto em A como em B.

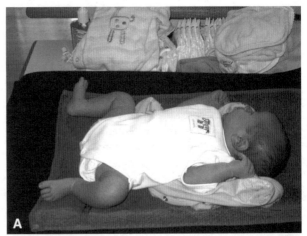

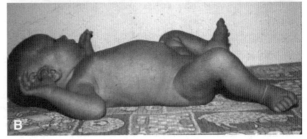

FIGURA 2.33 ▸ Conforme a flexão fisiológica diminui, **(A)** a flexão do quadril e dos joelhos diminui gradualmente, **(B)** permitindo que os pés repousem sobre a superfície de apoio.

para a lateral, os cotovelos relaxam e há dissipação da flexão do quadril e dos joelhos, levando os pés do bebê em contato com a superfície (Fig. 2.33). Conforme os pés descem e tocam a superfície, a pelve é tracionada em relativa inclinação anterior por ação da gravidade, agora sem a oposição da flexão fisiológica. A abdução e a rotação lateral do quadril começam a se desenvolver. Durante o puxado para sentar, a posteriorização da cabeça está presente. Isso significa que a cabeça do bebê, não mais sustentada pela flexão fisiológica, fica atrás do restante do corpo quando ele é puxado para ficar na posição sentada. Os flexores antigravitários ainda precisam se desenvolver. Sem o controle ativo, a cabeça do bebê cai para trás por ação da gravidade quando ele é puxado para assumir a sedestação. Com o tempo, à medida que os flexores cervicais antigravitários se tornam mais fortes e o controle ativo da cabeça se desenvolve, o bebê passa a exibir cada vez menos posteriorização da cabeça ao ser puxado para sentar. Após o período inicial de posteriorização da cabeça, que se segue à perda da flexão fisiológica, o bebê começa a manter a cabeça alinhada e no mesmo plano do corpo. O bebê então aprende a lidar com a cabeça assim que o estímulo de ser puxado para sentar ocorre. Na próxima etapa da sequência, o quadril começa a ser flexionado ativamente durante a manobra de puxar para sentar. Por fim, o estímulo de puxar para sentar usa os flexores cervicais, flexores do tronco e flexores do quadril. A Figura 2.34 mostra a sequência do puxar para sentar.

Em supino, após o primeiro mês, o bebê geralmente exibe a cabeça voltada para um lado ou para outro, sob influência do RTCA. O RTCA se manifesta nos bebês durante o despertar e no sono, diminuindo com o passar do tempo, como mostra a Figura 2.3. Esse reflexo surge no pré-natal e é manifestado pela extensão assimétrica do pescoço, acompanhado por movimentos específicos de membros. Sob influência do RTCA, quando a cabeça é virada para um lado em leve hiperextensão, os proprioceptores cervicais são estimulados. Isso causa a extensão dos **membros ipsilaterais à face**, que são os membros superiores e inferiores do lado para o qual a cabeça está voltada. Os membros contralaterais, os **membros ipsilaterais ao crânio** ou **ao occipital**, são flexionados. As manifestações de RTCA no membro superior geralmente são mais acentuadas do que suas manifestações no membro inferior. O RTCA é visto em bebês normais durante os primeiros 4 meses de vida, mais como uma atitude ou postura assumida do que como uma posição obrigatória forte. Essa postura, como já mencionado, costuma ser denominada "postura do espadachim" (ver Fig. 2.3). Embora a postura do espadachim seja evidente em quase todos os bebês durante esse período e vista repetidamente em supino e na posição sentada com suporte, o RTCA não é tão forte em bebês típicos a ponto de limitar o movimento voluntário ou passivo dos membros ou da cabeça. Se o RTCA se manifesta de forma estereotipada, é obrigatório durante os primeiros meses ou produz um forte tônus flexor ou extensor nos membros, pode ser indicação de desenvolvimento neuromotor atípico. No bebê típico, observa-se que a força do reflexo RTCA diminui com o passar do tempo, de modo que, por volta dos 4 meses, é inconsistente e, por fim, acaba desaparecendo.[96,98,99,107]

O RTCA é evidência da falta de dissociação no bebê. A **dissociação** é a habilidade do ser humano de mover os membros de maneira independente da cabeça, mover os membros independentemente uns dos outros, mover as articulações do mesmo membro de modo independente e mover o corpo de forma independente da cabeça. A falta de dissociação entre a cabeça e os membros do bebê que manifesta RTCA. Os proprioceptores do pescoço influenciam a posição dos membros, resultando na postura descrita. Conforme o bebê amadurece e a influência do RTCA diminui, os membros não assumem mais posturas específicas com base na posição da cabeça, demonstrando, assim, dissociação.

Outro reflexo que afeta as posturas em supino e em prono é o reflexo tônico labiríntico (RTL). O papel do RTL no desenvolvimento neuromotor típico é pouco conhecido, embora pareça promover uma predisposição para o tônus flexor em prono e para o tônus extensor em supino.[96,97,99,107] Os receptores para esse reflexo estão no labirinto das orelhas e são responsáveis pela percepção contínua da força da gravidade. As habilidades funcionais básicas de erguer a cabeça em prono e em supino e de realizar a extensão antigravitária total do corpo em prono (ao pivotear) bem como a flexão antigravitária em supino (padrão pés-boca) estão estáveis no bebê típico, porque o tônus em repouso e o tônus com iniciação do movimento não são excessivos. Entretanto, o bebê com desenvolvimento atípico pode ser influenciado de forma negativa pelo reflexo tônico labiríntico, exibindo uma **hipertonia** extensora ou flexora que pode impedir o desenvolvimento de contração antigravitária dos músculos antagonistas em uma ou em ambas as posturas. Se o tônus for excessivo nos extensores em supino, por exemplo, os antagonistas flexores não conseguirão se contrair, porque os músculos extensores não conseguirão relaxar. Essa perda de **inibição recíproca**, a habilidade dos músculos antagonistas de relaxar ou alongar enquanto os músculos agonistas se contraem ou encurtam, pode ser forte o bastante para causar comprometimento sensório-motor.

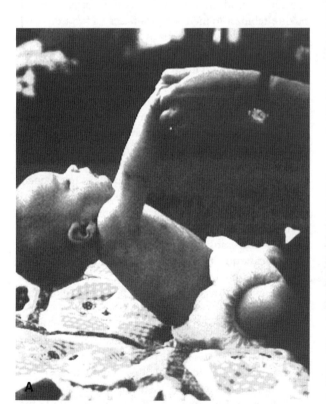
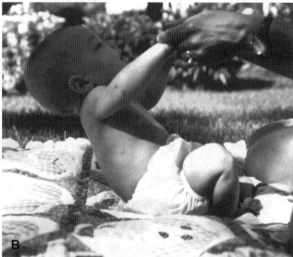
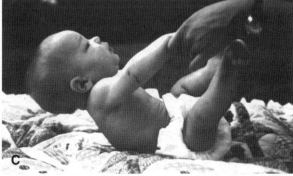

FIGURA 2.34 ▸ **Sequência de puxado para sentar. A:** Cabeça posteriorizada quando puxado para sentar, denotando falta de controle antigravitário de músculos flexores cervicais. **B:** Ausência de posteriorização da cabeça quando puxado para sentar. Conforme o bebê amadurece e há desenvolvimento do controle dos flexores cervicais antigravitários, ele segura a cabeça no mesmo plano do corpo. **C:** Os flexores cervicais, do tronco e do quadril exibem controle antigravitário ativo quando o bebê é puxado para sentar.

Conforme o RTCA diminui, o bebê começa a parecer mais simétrico em supino (Fig. 2.35). A habilidade de levar a cabeça até a linha média e aí mantê-la é um marco referencial significativo. Dois processos interagem para permitir o movimento da cabeça para a linha média. Como o RTCA é uma influência assimétrica sobre a postura da cabeça, à medida que o RTCA diminui, os extensores cervicais deixam de se contrair como resposta reflexa. Em vez disso, esses extensores relaxam e não mantêm mais a cabeça voltada para um lado. Ao mesmo tempo, esse fator passivo ocorre em supino, os flexores cervicais começam a trabalhar como músculos antigravitários ajudando a levar ativamente a cabeça até a linha média. Eventualmente, os flexores cervicais são fortes o bastante para levar a cabeça até a linha média e erguer a cabeça do bebê da superfície de apoio quando ele está na posição em supino (Fig. 2.36). Esses movimentos em supino ocorrem do 2º ao 4º mês, ao mesmo tempo que os extensores cervicais emergem como músculos antigravitários na posição em prono. O desenvolvimento completo do levantamento da cabeça em prono (4 meses) ocorre pouco antes do levantamento completo da cabeça em supino (5 meses). Quando os flexores cervicais se contraem para erguer a cabeça em flexão na posição em supino, os extensores cervicais devem se alongar. Isso é outro exemplo de inibição recíproca. Crianças com alterações neuromotoras podem não ter habilidade de alongar ou relaxar os extensores cervicais.

À medida que o desenvolvimento cefalocaudal continua em supino, o movimento controlado dos membros superiores tem início com o movimento voluntário e subsequente estabilização das articulações do ombro. Enquanto a realização da posição em prono sobre os cotovelos desenvolve a estabilidade da cintura escapular em uma função de sustentação de peso (cadeia fechada), a posição em supino permite o desenvolvimento de estabilidade do ombro para a função de não sustentação de peso (cadeia aberta).

Durante os primeiros 3 meses de vida, o bebê tem pouco controle sobre o posicionamento e a manutenção dos membros superiores no espaço. As tentativas de segurar um objeto são feitas com as mãos próximas ao corpo, porque o bebê não exibe estabilidade na cintura escapular nem força para usar as mãos no espaço quando afastadas do corpo (ver Fig. 2.4). Com a adução do ombro, os membros superiores são mantidos contra os lados do corpo do bebê, proporcionando estabilidade da única forma conhecida por ele nesse momento. Esse processo é denominado **fixação**. A fixação é um processo normal de desenvolvimento que ocorre com as primeiras tentativas de estabilizar o corpo, em relação à gravidade, em todas as posturas. Nas primeiras tentativas, essa fixação, não se constitui estabilidade antigravitária verdadeira. Em vez disso, é uma forma temporária de estabilização mediada pela fixação a favor da gravidade (**pró-gravidade**), até que os músculos apropriados em determinada postura sejam estabilizados ou fixados contra a gravidade (**antigravidade**).

Sem a eventual emergência de grupos musculares fortes o bastante para trabalhar como músculos antigravitários, o desenvolvimento será atrasado. Fundamentalmente, o trabalho do músculo antigravitário é o que mantém uma pessoa na posição vertical contra a ação gravitacional, seja sentada, ajoelhada (ajoelhada com a coluna dorsal ereta ou apoiada sobre os joelhos), em posição quadrúpede ou ereta em pé. No movimento bípede maduro normal, os músculos extensores são os principais músculos antigravitários que mantêm os seres humanos em posição vertical. São eles os músculos eretor espinhal, glúteo máximo, isquiotibiais e quadríceps. Na posição em supino, porém, os flexores atuam como músculos antigravitários. São eles os flexores cervicais, os músculos abdominais e os flexores do quadril.

Depois que o bebê desenvolve estabilidade no ombro usando a cocontração de todos os músculos que circundam a articulação do ombro, passa a conseguir alcançar e agarrar um brinquedo (Fig. 2.37A), dando início, assim, às habilidades de preensão e de manipulação. Esse processo de desenvolvimento motor fino levará cerca de 18 meses para ser aperfeiçoado e somente será concluído ao redor dos 30 meses de idade. O desenvolvimento do agarrar e da preensão será discutido em outra seção deste capítulo.

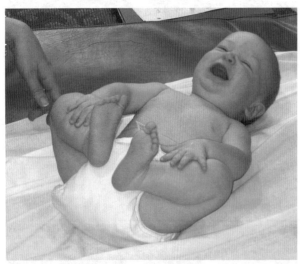

FIGURA 2.35 ▸ Simetria postural exibida aos 6 a 7 meses de idade.

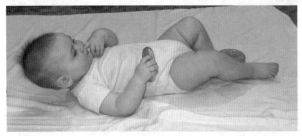

FIGURA 2.36 ▸ Levantamento da cabeça em supino, indicando o desenvolvimento satisfatório da flexão cervical antigravitária.

Mãos até os joelhos e pés, pés até a boca

Outro marco referencial do desenvolvimento ocorre quando o bebê consegue erguer os membros superiores para cima contra a ação da gravidade em supino. Assim como os músculos peitorais, os músculos abdominais também estão sendo ativados. Os músculos peitorais são parcialmente responsáveis pela elevação dos membros superiores na direção do teto em supino (Fig. 2.37B). Para que esse movimento ocorra, os músculos serráteis anteriores atuam em sinergia, enquanto os músculos romboides devem se alongar. Esses músculos, atuando em conjunto, levam à protração da cintura escapular. É nessa hora que se torna possível ver a habilidade do bebê de alcançar a face da mãe ou do pai durante a troca de fralda ou de roupa. O uso ativo dos peitorais com inibição recíproca dos romboides, aliado à recente inibição do RTCA, permite que o bebê levante os membros superiores para cima e também leve as mãos até a linha média.

Em supino, aos 5 meses de idade, conforme continua a ganhar um controle crescente sobre seus flexores antigravitários, com o alongamento recíproco dos músculos extensores antagonistas, o bebê começa a erguer ativamente seus membros inferiores a partir da superfície. Algum contato pé-pé geralmente ocorre (Fig. 2.38). Em seguida, o bebê começa a alcançar seus joelhos e, então, os pés. Primeiro, o bebê alcança com a mão o pé ou o joelho ipsilateral, como observado na Figura 2.35. Eventualmente, o bebê consegue cruzar a linha média com seus membros superiores, colocando uma mão sobre o joelho e/ou pé contralateral (Fig. 2.39). Esse contato do bebê com seu próprio corpo é importante para o processo de desenvolvimento da **imagem corporal** ou **esquema corporal**.[97]

À medida que o bebê flexiona o quadril para levar os pés até as mãos e até a cabeça, seus músculos abdominais e flexores do quadril ganham força. A contração ativa dos músculos abdominais faz a pelve inclinar posteriormente, bem como o glúteo máximo e os músculos isquiotibiais se alongarem. O quadril está em moderada flexão, abdução e rotação lateral. Os joelhos estão flexionados, enquanto os pés estão dorsiflexionados e supinados (Fig. 2.40A).

A progressão natural das mãos até os joelhos e das mãos até os pés faz com que o bebê leve os pés até a boca. Aos 5 meses de idade, o bebê está bastante interessado na estimulação oral. Não mais sob influência dos reflexos de procura e sucção, o bebê começa a usar a boca para fazer mais do que comer. Ao levar o pé na direção da boca, ele exibe

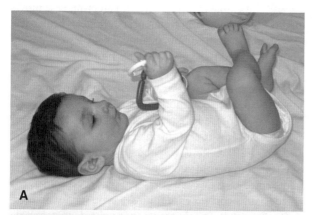

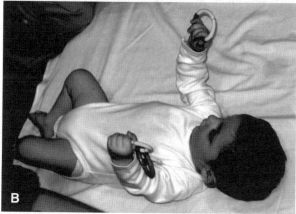

FIGURA 2.37 ▶ **Alcançando com os membros superiores. A:** Uma vez alcançada a estabilidade na cintura escapular, o bebê consegue alcançar no espaço para segurar um objeto. Note a cabeça e as mãos na linha média. **B:** Alcançando eficientemente no espaço usando o controle antigravitário dos músculos serráteis anteriores. Note a simetria em supino e o uso concomitante, porém separado, das mãos.

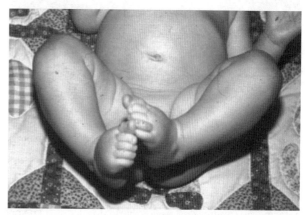

FIGURA 2.38 ▶ Supino aos 5 meses, contato pé-pé.

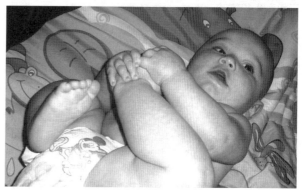

FIGURA 2.39 ▶ Supino, mão no pé contralateral.

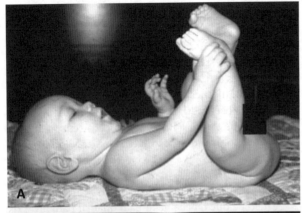
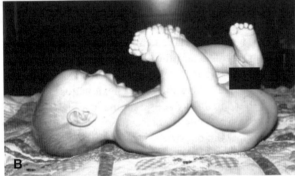
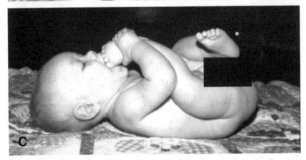

FIGURA 2.40 ▶ **Sequência pé-boca aos 5 meses de idade. A:** Note o alongamento da musculatura posterior e o alcance visualmente direcionado do pé. **B:** Movimento do pé na direção da boca, com o bebê abrindo a boca com antecipação *feedforward*. **C:** O bebê coloca o pé na boca, como forma de conhecer o próprio corpo.

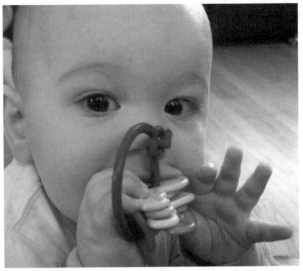

FIGURA 2.41 ▶ A atividade de contato com a boca ajuda o bebê a desenvolver a percepção de forma e de formato, bem como a imagem corporal.

antecipação (*feedfoward*) da colocação dos dedos do pé na boca (Fig. 2.40B). Colocar os pés na boca, como mostra a Figura 2.40C, desenvolve ainda mais a imagem corporal. Essa atividade também facilita o desenvolvimento cognitivo. Os bebês aprendem sobre os objetos por meio do tato, incluindo o tato que acompanha a colocação dos objetos na boca, em um processo denominado ***mouthing*** (Fig. 2.41).

A estabilidade pélvica, em uma inclinação pélvica posterior, é necessária na posição em prono para o bebê começar a erguer a cabeça. Em supino, aos 5 meses de idade, o bebê coloca os pés na boca, intensificando ainda mais a inclinação pélvica posterior ativa. Uma vez alcançada e fortalecida a inclinação pélvica posterior, o bebê começa a desenvolver mobilidade pélvica. Ou seja, ele se move para trás e para frente em supino, entre uma inclinação pélvica posterior e uma inclinação pélvica anterior. Esse movimento é observado com frequência durante as brincadeiras espontâneas em supino, quando o bebê leva os pés até a boca realizando inclinação pélvica posterior. Em seguida, ele abaixa os pés até a superfície realizando uma inclinação anterior relativa. Por vezes, ao abaixar os pés até a superfície, o bebê continua em extensão lombar ativa na postura de **ponte**, que requer mais inclinação anterior relativa. Ao fazer isso, ele trabalha os pés na superfície (Fig. 2.42A e 2.42B). O desenvolvimento da mobilidade pélvica em supino permite ao bebê se mover para trás e para frente entre essas duas posturas, em sequência com as atividades que ocorrem em prono. Mais ou menos ao mesmo tempo no desenvolvimento, por volta dos 5 meses de idade, o bebê pratica mobilidade pélvica em prono. Essa prática requer alternância entre a inclinação posterior da posição em prono sobre os antebraços e inclinação anterior ao pivotear, conforme discutido.

Progressão em rolamento

Rolamento não segmentar

O rolamento se desenvolve em uma progressão de dois estágios. Desde o nascimento até os 6 meses de idade, o bebê realiza **rolamento não segmentar**. O **rolamento segmentar** se desenvolve por volta dos 6 meses de idade. O rolamento não segmentar, também denominado **sem dissociação de cintura**, permite que o bebê role da posição em supino para a posição deitada de lado. Esse movimento tem por base um dos reflexos do bebê, a **reação de endireitamento da cabeça**. Na reação de endireitamento da cabeça, a estimulação dos proprioceptores existentes no

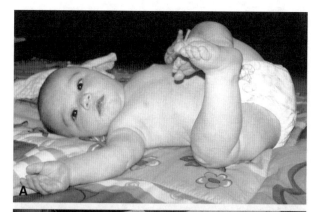

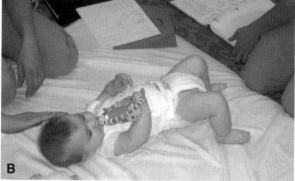

FIGURA 2.42 ▸ **Desenvolvimento da mobilidade pélvica em supino.**
A: Pés posicionados na direção da cabeça com inclinação pélvica posterior. **B:** Ponte com inclinação pélvica anterior.

pescoço quando a cabeça do bebê é ativa ou passivamente virada para um lado faz o corpo acompanhar como uma unidade única, sem rotação junto à coluna vertebral.[46,107] A reação de endireitamento da cabeça diminui gradualmente ao longo do tempo, com o desenvolvimento de outra reação, a **reação de endireitamento do corpo sobre o corpo**.[46,107]

Rolamento segmentar

A reação de endireitamento do corpo sobre o corpo é um fator predominante no movimento aos 6 meses de idade. Quando a cabeça é virada para um lado, o corpo reage ao estímulo proprioceptor do pescoço, seguindo na direção para onde a cabeça é virada e, portanto, rolando para esse lado. Agora, o movimento na coluna vertebral é segmentar. Ou seja, os diferentes segmentos, o tronco, a cintura escapular e a cintura pélvica, além dos membros superiores e inferiores de cada lado, respondem em sequência e não como uma unidade (Fig. 2.43A). A sequência de movimento dos vários segmentos do corpo não é idêntica em todas as pessoas e nem sempre é a mesma em um dado indivíduo. O bebê pode começar com a cabeça, um membro inferior, um membro superior, a cintura pélvica ou a cintura escapular, e os demais segmentos seguem o segmento que iniciou o mevimento (Fig. 2.43B, C e D). O rolamento segmentar requer rotação junto ao eixo do cor-

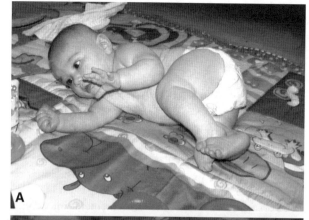

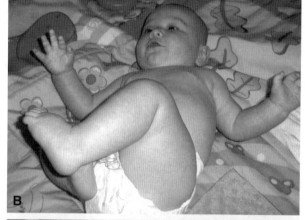

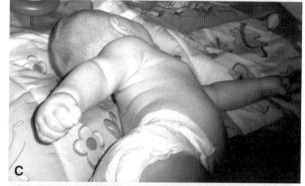

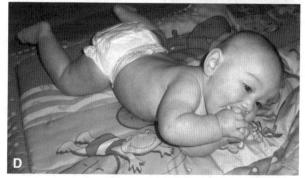

FIGURA 2.43 ▸ **A:** A rotação axial se desenvolve, em parte, como resultado da ação de endireitamento do corpo atuando na resposta corporal. **B:** Rolamento segmentar, de supino para prono, liderando com o membro inferior. **C:** De prono para supino, liderando com o membro superior. **D:** De prono para supino, liderando com a cabeça.

po, a coluna vertebral. Essa rotação é denominada **rotação axial** e é facilitada pela reação de endireitamento do corpo sobre o corpo, permitindo ao bebê rolar de prono para supino e vice-versa.

Rolamento de prono para supino e vice-versa

Antes de o bebê tentar rolar de modo voluntário, o rolamento de prono para supino e vice-versa com frequência ocorre de modo acidental. No início, o bebê pode rolar acidentalmente de prono para supino ao tracionar os joelhos por baixo de si enquanto as nádegas estão elevadas. Se o centro de massa ficar suficientemente alto, como resultado da elevação das nádegas, o bebê poderá rolar de modo acidental (Fig. 2.44). O rolamento acidental de prono para supino também pode ocorrer conforme a extensão espinhal progride caudalmente e o bebê atinge a posição em prono sobre os cotovelos e em prono sobre os braços estendidos. Nesse caso, seu centro de massa se torna mais alto com a elevação da cabeça e da parte superior do tronco. Experimentando as posturas em prono sobre os cotovelos e em prono sobre os braços estendidos, o bebê se torna pesado no topo e, desse modo, pode rolar acidentalmente para supino. Quando isso acontece, o bebê pode tentar replicar o movimento. Uma vez capaz de replicar o movimento, o bebê irá praticá-lo. Por tentativa e erro, além da reação de endireitamento do corpo atuando cada vez mais forte sobre o corpo, o bebê aprende a rolar de modo segmentar de prono para supino, em geral por volta dos 5 meses de idade (Fig. 2.45).

O rolamento de supino para prono também pode ocorrer, a princípio, como movimento involuntário. Por volta de 4 a 5 meses de idade, quando está em supino, o bebê pode erguer a pelve da superfície em que repousa realizando a flexão plantar dos pés, trabalhando seus pés na superfície. Esse tipo de manobra em ponte eleva o centro de massa, pela parte inferior do tronco, e pode fazer o bebê rolar para um lado ou para o outro ao empurrar com um pouco mais de força a superfície usando um pé, que será o pé contralateral à direção em que rolará acidentalmente. A prática de tentativa e erro, aliada a uma forte reação de endireitamento do corpo sobre o corpo, se combina a fatores como motivação e permite à criança rolar de modo voluntário de supino para prono por volta dos 6 meses de idade, usando rotação axial (Fig. 2.46). Embora a idade da aquisição das habilidades de rolamento possa variar um pouco, o rolamento voluntário geralmente se dá de prono para supino antes de acontecer de supino para prono, respectivamente aos 5 e 6 meses de idade.

Tão logo o bebê seja capaz de rolar voluntariamente, é importante que ele aprenda a rolar para ambos os lados, direito e esquerdo, estando em prono ou supino. Na maioria dos casos, isso ocorrerá de forma natural, a menos que o bebê encontre um obstáculo para rolar à esquerda ou à direita. Móveis, a lateral do berço ou outras barreiras am-

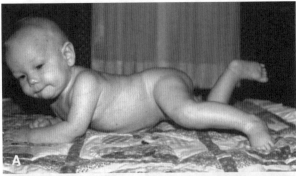

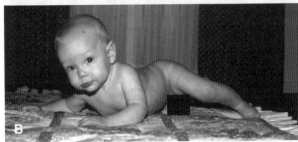

FIGURA 2.44 ▶ **Rolamento acidental de prono para supino. A:** Em prono, o bebê ergue as nádegas da superfície. **B:** Ao erguer as nádegas ainda mais acima da superfície e empurrar a superfície de apoio com o pé, o bebê pode acidentalmente rolar em prono para supino.

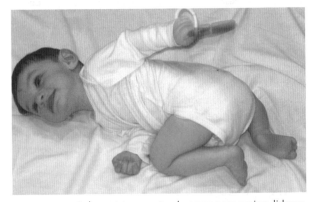

FIGURA 2.45 ▶ Rolamento segmentar de prono para supino, liderando com membro superior.

bientais podem fazer o bebê rolar sempre para o mesmo lado. Entretanto, se for esse o caso, pais e outros cuidadores atentos podem garantir que o bebê seja afastado de obstáculos ambientais e estimulado a rolar para ambos os lados, direita e esquerda, durante as brincadeiras. Um bebê incapaz de rolar para um dos lados na ausência de barreiras ambientais ou falta de oportunidade pode exibir sinais de alterações neuromotoras ou musculoesqueléticas. Nesses casos, a incapacidade de rolar para ambas as direções deve ser encarada como sinal de alerta, embora esse fato isolado não seja um diagnóstico.

O rolar ajuda a desenvolver e a assegurar vários componentes do movimento, além de ser um marco referencial motor funcional. Conforme o bebê aprende a fazer o rolamento segmentar de prono para supino, a extensão

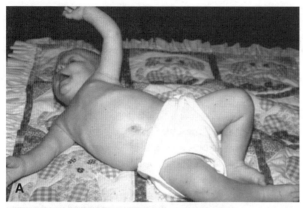
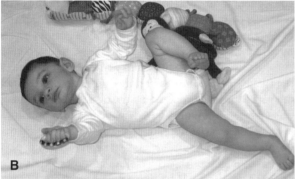

FIGURA 2.46 ▸ **Rolamento segmentar em supino para prono, usando rotação axial. A:** Rolamento liderando com membro superior. Note o alongamento escapuloumeral. **B:** Rolamento segmentar liderando com membro inferior. Note o cruzamento da linha média.

cervical assimétrica usada para iniciar o rolamento nas primeiras tentativas dá lugar à extensão da cabeça com flexão e rotação lateral. À medida que o bebê se posiciona em supino, vai completando o rolamento empregando uma leve flexão cervical.

Se o bebê iniciar o rolar de supino para prono com o membro superior, tipicamente apresentará um membro superior atravessado sobre o tórax, buscando alcançar o lado para o qual o rolamento está acontecendo. O rolar requer e estimula o alongamento escapuloumeral no ombro do membro que inicia o movimento (Fig. 2.46A). O rolamento de supino para prono usando rotação axial também exige que o membro superior ou inferior que inicia o movimento, aliado ao outro membro ipsilateral, atravesse a linha média (Fig. 2.46A e B). A habilidade de rolar demonstra dissociação dos membros direito e esquerdo, bem como dissociação dos membros e da cabeça. Se os membros superiores e inferiores dependerem dos movimentos da cabeça para ocorrer, é improvável que o bebê realize rolamento segmentar. Nesse caso, é possível que o RTCA esteja influenciando os movimentos do membro. Ou seja, virar a cabeça para um lado para rolar de supino para prono faz os membros ficarem voltados para o lado, principalmente os membros superiores, estendidos em um padrão patológico que bloqueia a habilidade de rolar para esse lado. A persistência de um RTCA primitivo ou permanente pode contribuir para a incapacidade do bebê de rolar de supino para prono. Entretanto, esse tipo de atividade reflexa pode ser usado pelo bebê para rolar de prono para supino, usando o tônus extensor assimétrico anormal do RTCA e um centro de massa elevado. Esse é também um padrão atípico e patológico, além de ser outro sinal de alerta, particularmente se o bebê não apresentar dissociação da cabeça e dos membros e/ou rotação axial.

Progressão sentada

Posição sentada com apoio

A preparação para sentar começa com as posições em prono e em supino, à medida que o bebê desenvolve os componentes iniciais, como a extensão antigravitária de progressão cefalocaudal da coluna espinhal, a mobilidade pélvica, a rotação axial, a mobilidade escapular e a sustentação de peso sobre os membros superiores. Durante o período neonatal, quando o bebê é mantido em posição sentada, sua postura é notável pela extrema flexão da coluna espinhal, causada pela falta de controle muscular dos extensores antigravitários. Nessa postura, vista na Figura 2.47A, o tronco do bebê exibe uma curva denominada **curva C completa**. A cabeça está para frente, com o queixo repousando sobre o tórax. Embora o bebê esteja sujeito à ação da gravidade nesse momento e precise de apoio para ficar sentado, a pelve de um bebê típico fica perpendicular à superfície sobre a qual ele se senta (Fig. 2.47A). Ou seja, o bebê deve sustentar o peso sobre as tuberosidades isquiáticas. Se a pelve estiver perpendicular à superfície, a porção de cima da fenda glútea será visível (Fig. 2.47B). Por outro lado, se o bebê estiver sustentando o peso sobre o sacro, a pelve não estará perpendicular e a fenda glútea ficará oculta. Essa sustentação do peso sobre o sacro, denominada **posição sentada sobre o sacro**, é um sinal de alerta e pode ser indicativa de alterações patológicas. Independentemente da idade da criança e de seu estágio de desenvolvimento, é atípico sentar exibindo a inclinação pélvica posterior extrema na posição sentada sobre o sacro, mesmo quando a coluna espinhal mostra uma curva C imatura característica de neonatos. Note a posição da pelve em todas as figuras de bebês sentados apresentadas neste capítulo.

À medida que o neonato se desenvolve, a extensão antigravitária da cabeça e do tronco na posição sentada começa a aparecer. Primeiro, a coluna espinhal desenvolve controle antigravitário, contrapondo o posicionamento da cabeça do bebê para frente e erguendo-a para que a face fique na vertical e a boca na horizontal. Com o desenvolvimento do controle da cabeça na posição sentada com apoio, que se dá ao longo dos primeiros 3 a 4 meses, o bebê também ganha maior extensão antigravitária em prono. Ao mesmo tempo, em supino, a criança desenvolve o controle da flexão antigravitária. Dessa forma, o controle da cabeça, proporcionado por um equilíbrio entre flexores e extensores cervicais, evolui para manter a cabeça ereta contra a gravidade na posição sentada. Além disso, o desenvolvimento da habilidade de retrair o queixo em prono e em supino mantém a cabeça estável na posição sentada por volta dos 4 meses de idade, mesmo que o bebê ainda dependa de apoio externo para permanecer sentado (Fig. 2.48).

Posição sentada com apoio

Por volta dos 5 meses de idade, o bebê começa a exibir suas primeiras habilidades de sentar sem o apoio externo (segurado por alguém ou com encosto). Ao ser posicionado sentado, ele tenta se apoiar com os membros superiores. Transferindo o peso para frente, as mãos do bebê conseguem fazer contato com a superfície. O **reflexo de preensão palmar** diminui e geralmente desaparece por volta dos 4 meses de idade, permitindo que as mãos abertas do bebê alcancem o chão à sua frente. Dessa forma, o bebê começa a aventura de sentar, com os membros inferiores à sua frente e os membros superiores novamente realizando um papel importante de sustentação de peso. As duas mãos e as nádegas criam uma base trípede que proporciona à criança uma base de sustentação mais ampla e mais estável do que se o bebê tentasse sentar sem nenhum suporte para escorar os membros superiores. Essa postura **sentada com apoio** é típica de um bebê com 5 meses de idade. À medida que o bebê vai se sentindo cada vez mais seguro nessa postura, começará a rodar o pescoço para olhar ao seu redor (Fig. 2.49). Na postura sentada com apoio, o bebê se fixa a favor da gravidade, contraindo fortemente os flexores do quadril para aumentar sua estabilidade. O bebê ainda não terá aprendido que seus extensores antigravitários lhe serão mais úteis para permanecer ereto.

A estabilidade madura contra a gravidade nas posturas verticais, como sentar e ficar em pé ereto, é conseguida por meio da ativação e do fortalecimento primariamen-

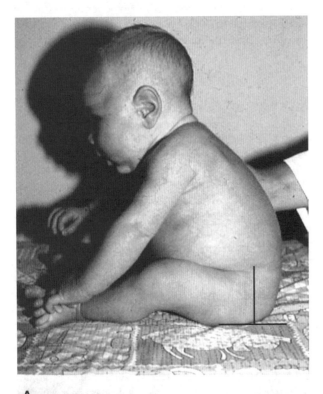

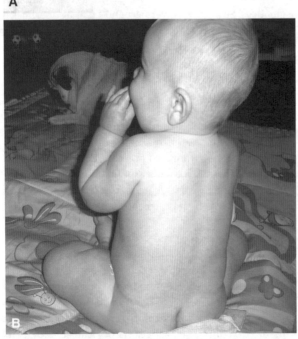

FIGURA 2.47 ▶ **A:** Postura sentada sustentada do neonato. Note a falta de extensão espinhal antigravitária e a posição perpendicular da pelve em relação à superfície de apoio. **B:** Na posição sentada com extensão total do tronco, a fenda glútea visível indica que a pelve está perpendicular à superfície.

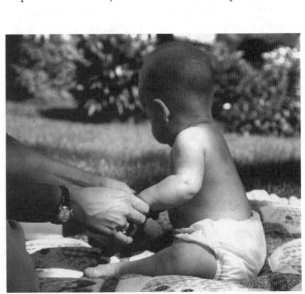

FIGURA 2.48 ▶ Posição sentada sustentada com extensão total da coluna espinhal. Note a posição da pelve, bem como a cabeça e o pescoço estáveis.

te dos músculos extensores. Essa extensão antigravitária do tronco, quadril e joelhos se desenvolve ao longo do tempo, em várias posturas. Entretanto, as primeiras tentativas de conseguir estabilidade nas posturas verticais se dão pelo uso das contrações a favor da gravidade dos flexores do tronco, do quadril e do joelho. O uso de comportamentos motores estabilizadores a favor da gravidade é denominado **fixação a favor da gravidade** em vez de **fixação contra a gravidade.**

Posição sentada em anel

Uma das principais desvantagens do apoio com os membros superiores na posição sentada é o bebê não poder usá-los para alcançar e segurar objetos. Conforme a extensão do tronco vai se fortalecendo, o bebê eventualmente consegue contar menos com o apoio dos membros superiores e da base ampla, até finalmente erguer as mãos da superfície. Essa nova postura sentada é denominada **posição sentada em anel**, por causa da posição dos membros inferiores (Fig. 2.50).

Agora o bebê se senta mais ereto, com a pelve ainda perpendicular à superfície, usando a crescente extensão do tronco para permanecer na vertical contra a ação da gravidade. Embora nesse momento, por volta dos 6 meses de idade, o bebê apresente extensão espinal adequada para resistir à atração gravitacional enquanto está sentado, é provável que se sinta menos estável nessa postura do que de fato está. Para manter a extensão do tronco, ainda mais ao se sentar sem encosto e sem outro suporte externo, o bebê mantém os membros superiores em posição de **guarda alta** (ver Fig. 2.50). A retração dos ombros nessa posição é análoga ao posicionamento dos membros superiores ao pivotear e serve como adjunto para a extensão espinhal. A contração dos romboides aumenta a atividade muscular geral na porção posterior do tronco do bebê, segurando-o melhor contra a gravidade. Essa posição de guarda alta, usando os músculos romboides para aumentar a estabilidade do tronco na linha média contra a atração gravitacional, é observada novamente no desempenho inicial do ajoelhar com a coluna ereta e no ficar em pé ereto, conforme o centro de massa do bebê se move mais alto no espaço em relação à superfície de apoio. Entretanto, na posição de guarda alta, os membros superiores se tornam praticamente inúteis em termos de alcançar, segurar e manipular objetos.

Os membros inferiores na posição sentada em anel estão com quadril e joelhos flexionados e com rotação lateral de quadril. As superfícies plantares dos pés quase se tocam ou se tocam. Os tornozelos podem ser empurrados em supinação passiva moderada pelo contato com a superfície. A posição sentada em anel proporciona uma base de sustentação relativamente ampla, uma vez que o quadril rodado lateralmente permite que membros inferiores repousem no chão. Com a base de sustentação mais ampla e a posição de guarda alta, o bebê, nesse momento, consegue sentar sem necessitar de suporte externo, mas não tem a habilidade de alcançar independentemente a postura sentada a partir das posições em prono ou em supino. Em vez disso, consegue permanecer estável sem cair, uma vez que, quanto menos tentar se mover nessa postura sentada, menos perturbará seu equilíbrio.

Outras posturas sentadas independentes

Conforme o bebê vivencia o aumento da estabilidade na posição sentada independente, começa a mover os mem-

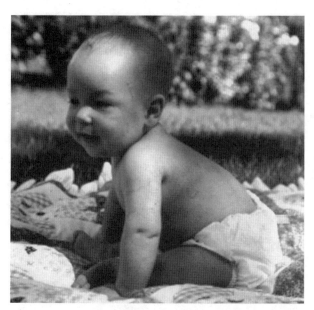

FIGURA 2.49 ▶ Posição sentada com apoio usando os membros superiores para criar uma base de sustentação ampla. Note que a pelve está perpendicular à superfície de apoio.

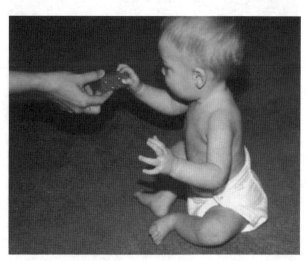

FIGURA 2.50 ▶ Posição sentada em anel independente. Note a posição de guarda alta dos membros superiores, usada pelo bebê para aumentar a estabilidade do tronco.

bros inferiores para fora da posição sentada em anel, sentado com um joelho fletido (*half-ring*) e um estendido ou com ambos os joelhos estendidos (*long sitting*) (Fig. 2.51 e 2.52). Sua habilidade de ter um membro inferior em sua frente com rotação de quadril relativamente neutra e um joelho estendido, enquanto a outra parte do quadril permanece em flexão e rotação lateral com um joelho flexionado, é sinal de desenvolvimento de dissociação entre os dois membros inferiores. O bebê entra e sai dessa posição, variando a perna que é estendida e muitas vezes parece estar na posição sentada com abdução de quadris e extensão de joelhos (*simple long sitting*). Na posição sentada madura, a base de sustentação é estreitada mediolateralmente, permitindo que as trocas de peso laterais ocorram com facilidade (*mature long sitting*).

O bebê desenvolve uma série de posturas sentadas cada vez mais avançadas, que dispensam suporte externo, entre as quais a posição sentada em anel, a posição sentada parcialmente anelar (*half-ring*), a posição sentada com joelhos estendidos e a posição sentada de lado. O bebê também desenvolve a posição sentada com os joelhos e o quadril flexionados em cerca de 90 graus (*short sitting*) em uma cadeira de tamanho infantil, escalando superfícies mais altas (como uma cadeira de criança mais alta) para sentar e subindo e sentando em uma cadeira de adulto (Fig. 2.53). Dependendo do ambiente, bem como da motivação individual e das oportunidades, uma vez que o bebê alcance a posição sentada com apoio, seguida da posição sentada em anel, essas diversas posturas sentadas mais maduras podem se desenvolver em momentos distintos para cada um, às vezes quase concomitantemente. Em cada nova postura sentada, o bebê repete uma série de comportamentos motores que o levam de uma postura estável, com a capacidade de entrar e sair da postura (**transição**), ao uso de suas mãos para preensão e manipulação de objetos. Esses comportamentos motores incluem o desempenho antigravitário, a estabilização antigravitária, a transferência de peso, a rotação axial e a transição entre as posturas. A transferência de peso em cada postura é acompanhada de alongamento no lado que sustenta o peso.

Ao ganhar mais segurança na posição sentada em anel, o bebê relaxa gradualmente os músculos romboides e abaixa os membros superiores. Não mais dependente dos membros superiores para conseguir estabilidade ao sentar, o bebê se torna capaz de protrair e contrair voluntariamente a cintura escapular para alcançar e segurar objetos (Fig. 2.54). Mais ou menos ao mesmo tempo, o bebê se sente suficientemente confiante ao se sentar, tornando-se capaz de rodar a cabeça para olhar ao seu redor e começar a realizar o alcance visualmente dirigido. A estabilidade resultante da base de sustentação ampla na posição sentada em anel, todavia, é adquirida às custas da transferência de peso lateral. Quanto maior for a base de sustentação em qualquer postura, mais difícil será a transferência de peso. Por

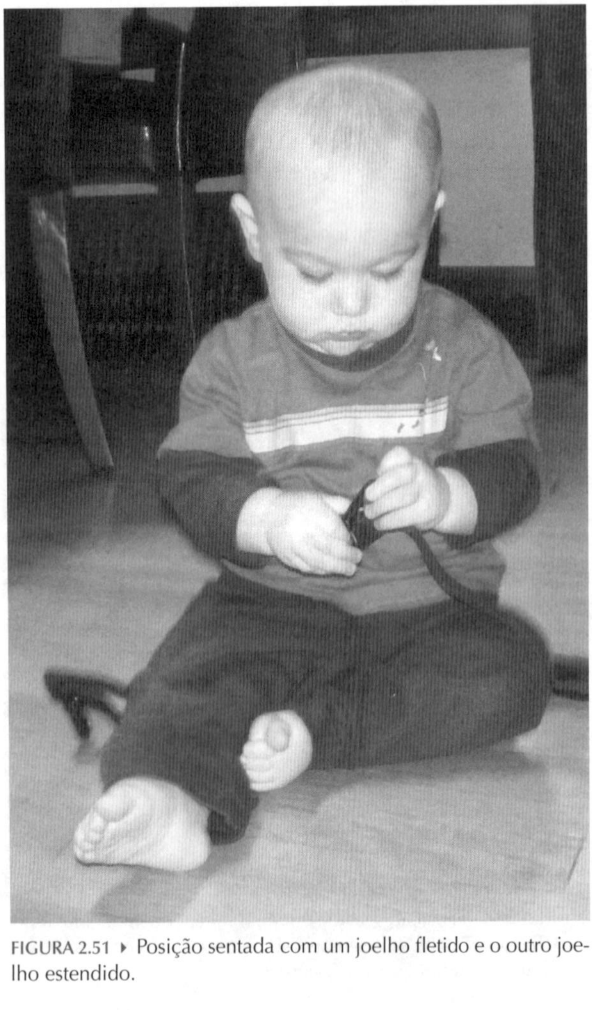

FIGURA 2.51 ▶ Posição sentada com um joelho fletido e o outro joelho estendido.

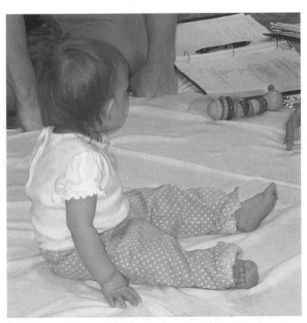

FIGURA 2.52 ▶ Posição sentada com joelhos estendidos com base de sustentação mediolateral diminuída.

consequência, o bebê deve se mover além da posição sentada em anel para as posturas sentadas com bases de apoio mais estreitas.

Aos 6 meses de idade, os antebraços do bebê estão pronados de tal modo que, ao olhar e alcançar um objeto, ele agarra esse objeto com o antebraço pronado. Incapaz de supinar voluntariamente, o bebê não consegue examinar visualmente o objeto que tem nas mãos (Fig. 2.50). É também difícil ou impossível examinar o objeto com a boca. Por volta dos 8 meses de idade, ele desenvolve a supinação voluntária, bem como a supinação e pronação recíprocas do antebraço, tornando-se capaz de olhar para o objeto que segura e colocá-lo na boca. A habilidade de alcançar, segurar e supinar com um membro superior possibilita à criança pegar um objeto que lhe é apresentado, examiná-lo, manipulá-lo transferindo-o de uma mão a outra e colocá-lo na boca. Essa atividade manual bilateral também requer o trabalho ao nível da linha média e o atravessamento da linha média do corpo com os membros superiores, a cabeça e os olhos. No momento em que o bebê típico alcança a postura sentada em anel, já não é mais influenciado pelo RTCA, de modo que consegue facilmente manter a ca-

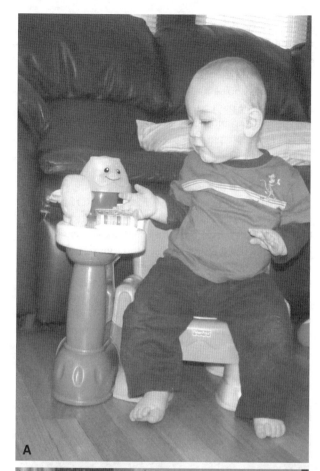
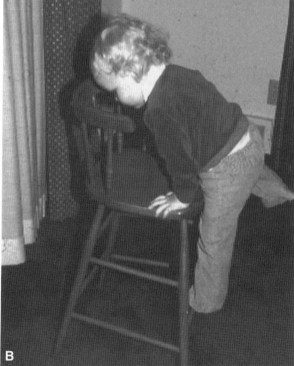

FIGURA 2.53 ▶ **Sentando em superfícies de várias alturas. A:** Cadeira infantil baixa. **B:** Subindo em uma cadeira alta.

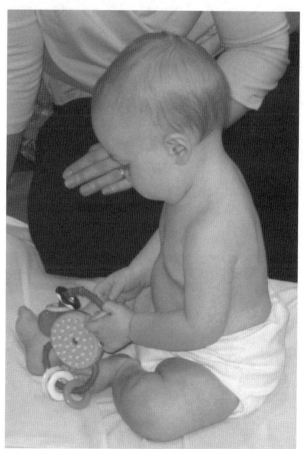

FIGURA 2.54 ▶ Posição sentada em anel sem guarda. Note o uso bilateral das mãos na linha média.

beça na linha média, usar as duas mãos na linha média e cruzar a linha média com a cabeça, os olhos e as mãos.

Na posição sentada com apoio e na posição sentada em anel, os pés e os tornozelos são notáveis pelo posicionamento passivo em supinação (ver Figs. 2.49 e 2.50). Portanto, aos 5 e 6 meses de idade, essas posições sentadas refletem os pés supinados, a flexão e a rotação lateral do quadril e a flexão do joelho vista na posição em supino, quando o bebê de 5 meses leva os pés até a boca. Igualmente notável nas posturas sentadas com apoio e em anel é a tendência do bebê à estabilização a favor da gravidade, usando os flexores do quadril e os abdominais.

Quando o bebê adquire estabilidade na posição sentada em anel e consegue mover a cabeça e os membros, começa a usar a rotação axial na posição sentada. Essa rotação axial se desenvolve e se fortalece por volta dos 5 a 7 meses de idade, em prono e em supino, permitindo o rolamento segmentar. A rotação axial também permite que o bebê faça transições entre as posturas, ampliando assim seu repertório de posições sentadas e aumentando sua independência conforme aprende a mudar da posição em supino e em prono para a posição sentada e vice-versa, usando rotação axial. A Figura 2.55 é um exemplo de transição da posição sentada para em prono. A rotação axial também serve para aumentar a acessibilidade do espaço em torno da criança, disponibilizando uma parte maior do seu ambiente para interação, conforme usa a rotação na transição para a posição quadrúpede e, talvez, para o engatinhar (Fig. 2.56).

Por volta dos 8 meses de idade, a criança consegue sentar de maneira independente. A essa altura, terá desenvolvido não só a extensão antigravitária total do tronco, como também, aos 8 meses, a postura sentada será caracterizada pela conclusão das curvas secundárias da coluna espinhal (Fig. 2.57). Essas curvas anteroposteriores, que se desenvolvem cefalocaudalmente, são a **lordose cervical** e a **lordose lombar**. Agora, a criança consegue se mover de prono ou supino para a posição sentada e voltar à prono ou supino. A criança também consegue entrar e sair das diversas posições sentadas usando rotação axial, além de poder se autotracionar para ficar em pé.

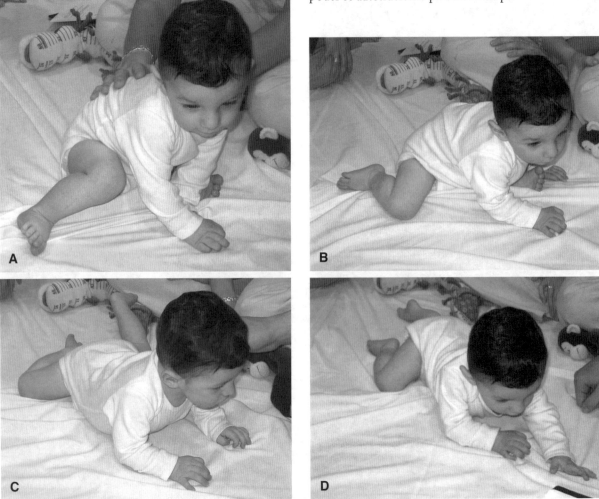

FIGURA 2.55 ▸ **A-C:** Sequência de transição da posição sentada para a posição debruçada sobre os cotovelos usando rotação axial. **D:** Engatinhar recíproco e contralateral.

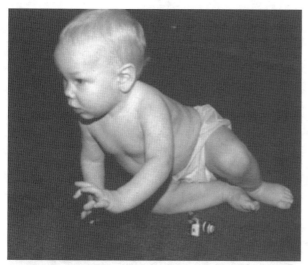

FIGURA 2.56 ▸ A rotação axial também é usada para aumentar a acessibilidade do bebê ao ambiente e para a transição entre as posições sentada e quadrúpede.

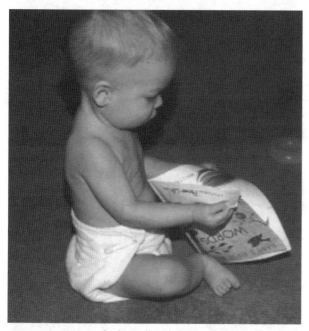

FIGURA 2.57 ▸ Sentando de modo independente com curvas secundárias, as lordoses cervical e lombar.

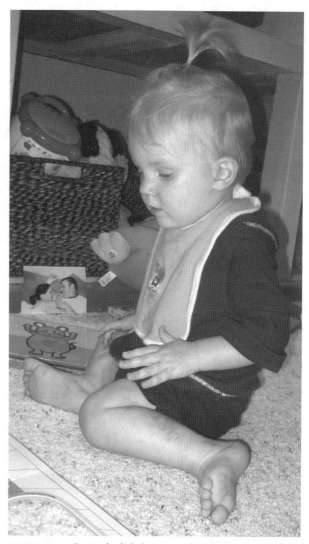

FIGURA 2.58 ▸ Sentando de lado. Note a dissociação dos membros inferiores.

A posição sentada de lado é uma postura sentada madura que requer alguns componentes e habilidades motoras, incluindo a rotação axial, a dissociação, a mudança de peso e o alongamento do tronco no lado que sustenta o peso (Fig. 2.58). Na posição sentada de lado, há dissociação dos membros inferiores, evidenciada pela rotação lateral do quadril e abdução de um membro inferior com rotação medial e adução da outra parte do quadril. Sentar em uma cadeira de criança requer da criança o uso de outro componente do movimento – as contrações excêntricas. As contrações excêntricas ou de alongamento dos músculos quadríceps, isquiotibiais e glúteo máximo permitem à criança se abaixar devagar até a cadeira. Ao se abaixar para sentar, a criança transfere seu peso posteriormente do antepé para o calcanhar. Levantar para ficar em pé a partir de uma cadeira pequena requer transferência de peso anterior e contrações concêntricas desses mesmos músculos.

Sentar em um assento de adulto, como o sofá, requer uma combinação de vários movimentos. Essa atividade é, muitas vezes, a primeira função a revelar as habilidades de escalada em desenvolvimento da criança. Quando uma criança começa a escalar um assento de adulto, geralmente emprega uma considerável flexão lateral de tronco, enquanto abduz e flexiona o quadril contralateral. Após meses de prática, a criança começa a usar mais transferências de peso para um lado, acompanhadas de alongamento de tronco no lado que sustenta o peso, contrarrotação axial e flexão do quadril do membro inferior oposto. A Figura 2.59 mostra uma série de movimentos usados por uma criança para subir em um assento de adulto.

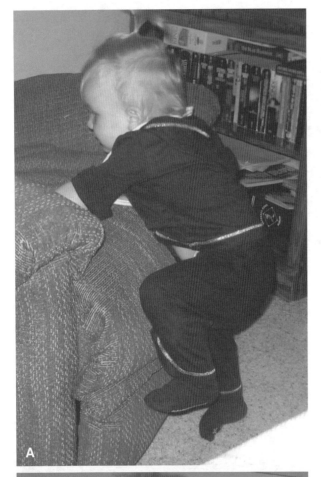
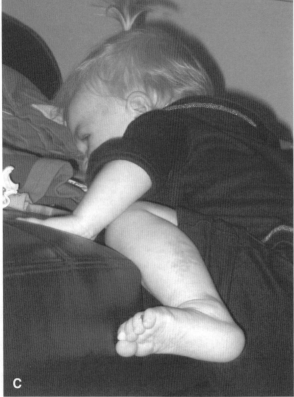
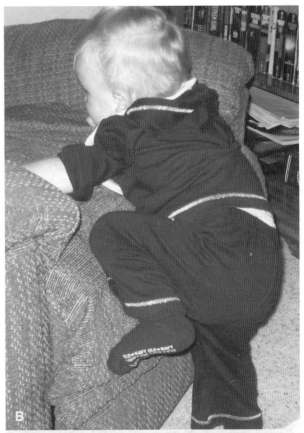
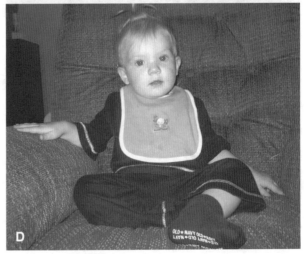

FIGURA 2.59 ▶ Subida em uma cadeira de adulto, sequência inicial **A-D**. Note a flexão lateral do tronco para a direita (em vez de transferir o peso para a direita, que causaria a flexão lateral do tronco para a esquerda) e a abdução extrema da parte esquerda do quadril.

Locomoção na posição sentada

Depois de exibir dissociação dos dois membros inferiores e estabilidade na posição sentada com um joelho estendido e outro fletido, algumas crianças desenvolvem uma forma locomotora de arrastar-se na posição sentada. O arrastar-se na posição sentada ocorre quando uma criança, estando sentada no chão, usa um pé para empurrar a superfície e ir para frente com as nádegas. Muitas crianças usam o arrastar-se na posição sentada como meio de se mover pelos ambientes antes de aprender a engatinhar com eficiência e podem acabar se tornando bastante adeptas dessa forma de locomoção.

Progressão vertical ereta

Posição em pé sustentada

Quando segurada em pé durante o período neonatal, a criança sustenta parte do peso de seu corpo sobre os membros inferiores. Suas pernas podem estar rígidas por cocontração e a base de sustentação é muito estreita, com os pés supinados. Não há controle da cabeça e a cervical está flexionada com o queixo repousando sobre o tórax (Fig. 2.60). Na posição em pé sustentada, a inclinação da criança para frente produzirá discretamente uma marcha reflexa (dar passos automaticamente) (Fig. 2.61).

Ao final dos 2 meses de idade, a maioria dos bebês perde a habilidade da marcha reflexa. Os primeiros teóricos do desenvolvimento acreditavam que a cessação da marcha reflexa era apenas uma função da maturação do SNC da criança.[107] Entretanto, os estudos inovadores de Esther Thelen conduzidos no início da década de 1980 revelaram que a marcha reflexa em bebês cujos membros inferiores receberam acréscimo de peso artificialmente estava diminuída. Os bebês que foram segurados em pé na água intensificaram a marcha em vez de perdê-la, provavelmente devido ao efeito da flutuação sobre os membros inferiores, e a marcha persistiu além da idade usual da sua dissolução. A conclusão extraída desses estudos foi a de que a marcha reflexa tipicamente cessava por volta dos 2 meses de idade não por causa da programação e maturação do SNC e, sim, porque a massa dos membros inferiores do bebê passou a dificultar demais o levantamento de membros tão pesados.[108]

Seja qual for a teoria aceita para explicar a cessação da marcha reflexa, ao final dos 2 meses, o bebê típico deixa de produzir essa marcha e, muitas vezes, para de transferir peso para os membros inferiores quando segurado em pé. Essa ausência de marcha reflexa é denominada **abasia**, termo derivado do grego para *sem passo*.[1] As habilidades de marcha subsequentes serão voluntárias. A falta de sustentação de peso pelos membros inferiores, que tipicamente ocorre durante o 3º e o 4º mês de vida, é o estágio da **astasia**, significando literalmente *sem ficar em pé*.[1] Esse

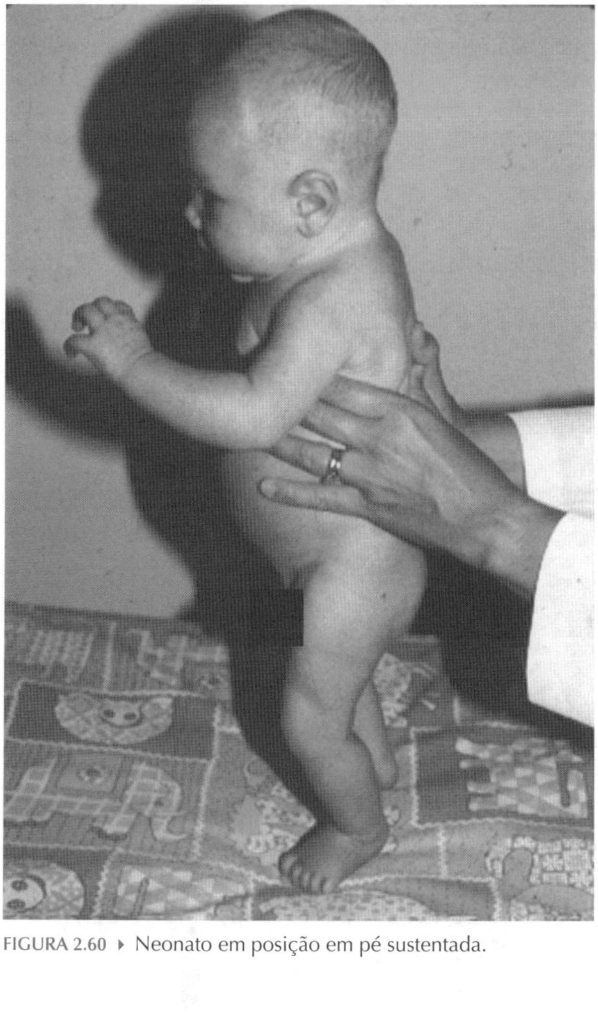

FIGURA 2.60 ▶ Neonato em posição em pé sustentada.

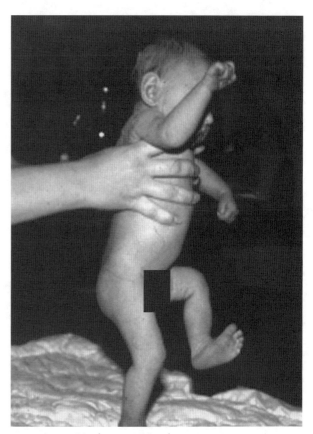

FIGURA 2.61 ▶ Marcha automática do neonato.

estágio é temporário durante o desenvolvimento normal e pode não ser visto em todas as crianças.

Durante os primeiros 4 meses, o controle da cabeça se desenvolve em todas as posturas, à medida que o controle e o equilíbrio dos flexores e extensores cervicais antigravitários evolui. Por volta dos 5 meses de idade, com a cabeça segura no espaço, o bebê começa voluntariamente a aceitar peso parcial sobre os membros inferiores na posição em pé sustentada (Fig. 2.62). Esse marco referencial é caracterizado por abdução moderada, flexão e rotação lateral do quadril, com flexão do joelho e pronação dos pés. Essa postura de 5 meses vai se tornando cada vez mais exagerada até os 7 meses de idade, quando a criança sustenta voluntariamente o peso total sobre os membros inferiores (Fig. 2.63).

Aos 7 meses, as respostas precárias de alinhamento com sustentação de peso anteroposterior e equilíbrio subdesenvolvido impedem o bebê de ficar em pé sozinho, sem suporte externo. O bebê consegue ficar em pé e andar quando segurado pelas mãos (Fig. 2.63). Essa marcha é caracterizada pelos pés extremamente pronados e pela rotação lateral e abdução moderada do quadril, que proporcionam uma base de sustentação ampla. Quanto maior for a abdução e a rotação lateral do quadril, mais pronados estarão os pés. Tipicamente, um coxim adiposo mascara o arco longitudinal de cada pé, em bebês e crianças, intensificando a aparência pronada dos pés. Quadril e joelhos são flexionados, criando um alinhamento anteroposterior ruim na posição em pé sem sustentação. No correto alinhamento de sustentação de peso para a posição em pé, uma reta imaginária pode ser traçada em um plano parassagital através da orelha, ombro, quadril, joelho e maléolo lateral (Fig. 2.64A). Na postura em pé imatura, essa reta imaginária atravessa a orelha e o ombro, mas passa anterior à articulação do quadril e, muitas vezes, discretamente posterior à articulação do joelho, devido à flexão do quadril e dos joelhos (Figs. 2.64B e C).

A criança começa a se autotracionar para ficar em pé no berço, mais ou menos nesse momento (7 a 8 meses). Primeiro, isso é feito usando a recém-desenvolvida força dos membros superiores, enquanto os membros inferiores permanecem essencialmente passivos. Uma vez em pé, a criança frequentemente segura nas grades do berço para obter suporte, ao mesmo tempo em que pula e experimenta essa recém-descoberta habilidade de ficar em pé. Em suas primeiras tentativas na posição em pé sustentada no berço, o bebê pensa ser incapaz de descer. Abaixar-se sozinho devagar até o colchão requer um acentuado controle excêntrico do quadril e dos joelhos, algo ainda não desenvolvido. Frustrado e cansado de ficar em pé, o bebê pode apenas soltar as grades do berço e se deixar cair sentado, graças à ação da gravidade, ou pode começar a chorar sinalizando aos pais que precisa de ajuda. Um dos pais então aparecerá para tirar o bebê do berço e para colocá-

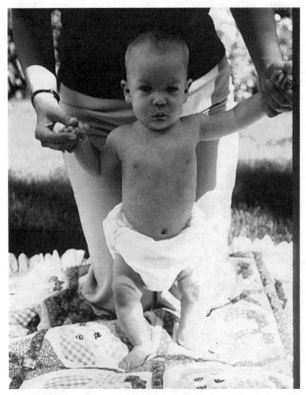

FIGURA 2.62 ▸ Posição em pé sustentada aos 5 meses de idade. Note o quadril e os joelhos flexionados.

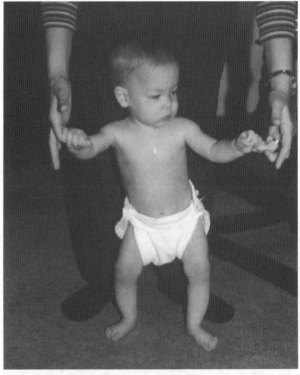

FIGURA 2.63 ▸ Posição em pé sustentada aos 7 meses de idade. Note a base de sustentação ampla, a flexão do quadril e dos joelhos e a pronação dos pés.

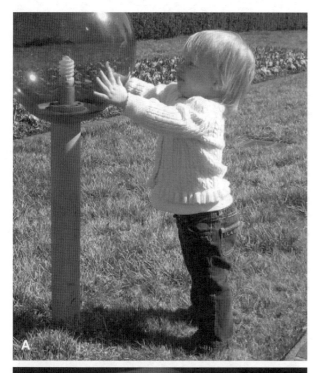
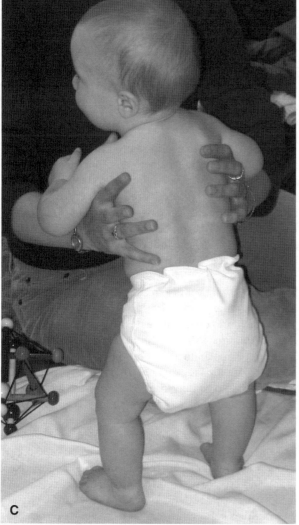
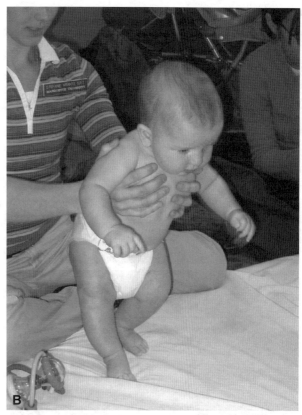

FIGURA 2.64 ▶ **Alinhamento da orelha com o calcanhar para a posição em pé. A:** Alinhamento maduro. **B:** Alinhamento de sustentação de peso inadequado e imaturo para o posicionamento em pé independente. Note que a reta de peso orelha-calcanhar cai anterior ao quadril e posterior aos joelhos. Note ainda a estreita base de sustentação com supinação dos pés. **C:** Alinhamento postural melhorado, embora ainda inadequado para a posição em pé independente.

-lo em prono ou em supino. Depois que isso acontece, ele pode perceber que suas ações chamaram a atenção, e então irá se autotracionar mais uma vez, de modo a repetir a sequência de eventos. É muito divertido para a criança repetir esses comportamentos, conforme ela descobre que suas ações produzem efeitos, muitas vezes previsíveis.

Posição sentada independente

Por volta dos 10 meses de idade, a criança se autotraciona para ficar em pé segurando nos móveis, como o sofá ou uma mesa baixa. Como observado na sequência da Figura 2.65, agora a criança consegue ficar em pé nas posições em pé sobre os joelhos (ajoelhada com a coluna dorsal ereta) e semiajoelhada e realiza a descida com controle. Na postura ajoelhada com a coluna dorsal ereta, a base de sustentação é mantida relativamente ampla, enquanto o centro de massa da criança se afasta do chão. Para alcançar a postura semiajoelhada, a criança deve mudar o peso para um lado e alongar o tronco sobre esse lado, de modo a conseguir levar o membro à frente e colocar o pé horizontal-

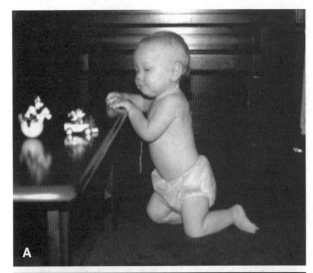

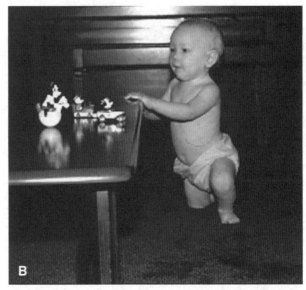

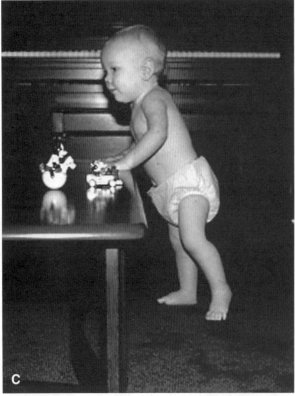

FIGURA 2.65 ▸ **Puxar-se para ficar em pé com apoio na mobília. A:** Ajoelhar com a coluna dorsal ereta. **B:** Posição semiajoelhada. Note a rotação axial e a dissociação dos membros inferiores. **C:** Posição em pé ereta em uma mesa baixa, andando com apoio.

mente no chão. Essa ação, a transição entre a postura ajoelhada com a coluna dorsal ereta e a postura em pé, requer rotação axial, assim como em todas as posturas de transição. Uma vez na postura semiajoelhada, a criança usa os músculos do membro inferior, particularmente os extensores do quadril e do joelho, para se erguer contra a gravidade. A criança então conta pouquíssimo com a força dos membros superiores, ao contrário do que fez em suas primeiras tentativas de tracionar-se para ficar em pé. Em vez disso, os membros inferiores fazem a maior parte do trabalho e os membros superiores ajudam com o equilíbrio. As mesmas posições semiajoelhada e ajoelhada com a coluna dorsal ereta são usadas para descer até o chão a partir da posição em pé. Com a prática, esses movimentos se tornam bastante controlados e rápidos. Ocasionalmente, a criança pode simplesmente soltar seu apoio e cair rápido no chão.

Andar com apoio

Ao ficar em pé apoiando-se nos móveis, a criança começa a brincar por longos períodos, indo e voltando entre o chão e os móveis, agachando e levantando para ficar em pé repetidas vezes. A criança entra e sai de várias posturas e logo começa a dar passos para os lados segurando na mobília. Essa marcha sustentada que ocorre aos 10 meses de idade é chamada **andar com apoio** (Fig. 2.65C). A criança consegue se mover para trás e para frente pelo sofá ou pela mesa e, eventualmente, começa a alcançar outros móveis para se mover pelo recinto. Enquanto isso, seu alinhamento anteroposterior está melhorando, com diminuição da flexão do quadril e do joelho.[97] É possível ver a criança tirar uma mão ou a outra do apoio, quando na posição em pé apoiando-se nos móveis, girando, por vezes, o tronco para um lado ou para o outro e, ao mesmo tempo, mantendo o equilíbrio. Muitas vezes, a criança circula ao redor da mobília e alcança o móvel seguinte, então fica brevemente em pé e pode até dar um ou dois passos sem apoiar os membros superiores. A criança às vezes fica brevemente em pé sem tocar nas superfícies de apoio. Entretanto, ao caminhar para frente sem nenhum móvel para se apoiar, a criança precisará de alguém que lhe segure a(s) mão(s), mas estará se aproximando rápido do dia em que irá caminhar para frente sem ter de se apoiar nos móveis nem segurar a mão de alguém. Durante a fase de andar com apoio, além de praticar a marcha, os movimentos da criança contribuem para o desenvolvimento e o fortalecimento da abdução/adução do quadril e eversão/inversão dos tornozelos ao dar passos para os lados (Fig. 2.66). Embora a criança caminhe, apoiando-se nos móveis ou segurando a mão de alguém, o **reflexo de preensão plantar** ainda pode ser positivo aos 10 meses de idade, mesmo que esteja consideravelmente diminuído e presente apenas de modo inconsistente. O reflexo de preensão plantar é manifestado pela flexão dos dedos do pé quando o examinador realiza pressão digital horizontal na base plantar do pé do bebê (Fig. 2.67). Uma preensão plantar positiva faz os dedos do pé se flexionarem ou se enrolarem.[46,107] Esse reflexo também pode ser observado espontaneamente, em forma de flexão dos dedos do pé quando o bebê fica na posição em pé sustentada. Geralmente, a dissolução completa desse reflexo deve ocorrer antes do desenvolvimento da marcha independente sem apoio. Gradualmente, no decorrer das semanas subsequentes, a criança passa a soltar a mão do adulto ou a soltar os móveis, ficando em pé de modo independente por breves períodos. Quando isso acontece, seus membros superiores em geral assumem a posição de guarda alta para aumentar a estabilidade do tronco.

Durante o desenvolvimento da posição em pé, da marcha com apoio e do andar, a criança desenvolve a habilidade de agachar para brincar, bem como de agachar para pegar objetos (Fig. 2.68). Muitas vezes, na posição de pé apoiada nos móveis (p. ex., sofá), é possível ver a criança agachar para pegar um brinquedo, levantar e colocar o brinquedo sobre o sofá, para então repetir esse processo várias vezes. Do mesmo modo, a criança consegue passar períodos prolongados na posição agachada enquanto está brincando. O agachamento, portanto, é tanto um movimento usado para transição entre posturas como uma postura em si. Alguns hipotetizaram que a sequência agachamento ativo-ficar em pé-agachamento facilita a cocontração e, portanto, a estabilidade dos músculos que circundam a articulação do tornozelo. A teoria é a de que o estiramento prolongado e máximo dos fusos musculares da musculatura do tornozelo ativa as terminações nervosas aferentes primárias e secundárias.[59]

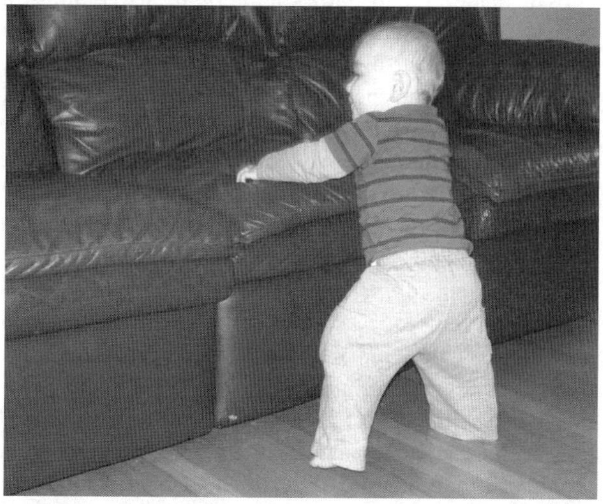

Locomoção bípede independente

A primeira marcha independente para frente geralmente ocorre entre 10 e 15 meses, com a criança típica rea-

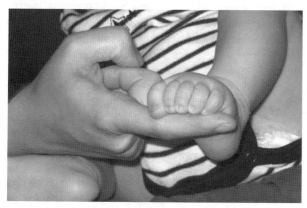

FIGURA 2.66 ▶ A marcha com apoio ajuda a desenvolver a abdução do quadril para as funções de mobilidade e estabilidade (sustentação de peso).

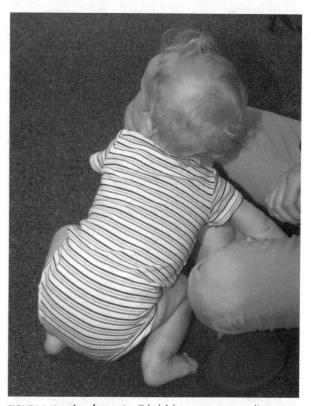

FIGURA 2.68 ▶ **Agachamento.** O bebê frequentemente realiza o agachamento ativo para ficar em pé e volta a agachar e usa a posição agachada como posição para brincar.

FIGURA 2.67 ▶ Preensão plantar, resposta positiva.

lizando a marcha independente pela primeira vez aos 12 meses (±1 mês) de idade. Primeiro, a criança mantém os membros superiores em posição de guarda alta, que é a mesma posição em que ela manteve seus braços ao sentar de modo independente pela primeira vez, tentando aumentar a estabilidade contra a gravidade por meio da adução das escápulas (Fig. 2.69). A postura é caracterizada por um alinhamento vertical melhor, todavia ainda precário, com o quadril e os joelhos flexionados. A abdução e a rotação lateral do quadril continuam fornecendo uma base ampla de sustentação. A criança inicialmente não apresenta apoio do calcanhar e os pés ainda estão consideravelmente pronados.

A marcha independente para frente evolui ao longo dos meses subsequentes, enquanto os ombros perdem grande parte da flexão da posição de guarda alta, assumindo uma posição de guarda baixa com os cotovelos ainda flexionados e as mãos logo acima da cintura; os dedos das mãos podem apontar para cima ou os ombros podem estar aduzidos, enquanto as mãos permanecem estabilizadas contra o corpo, conforme mostra a Figura 2.70. Então, os membros superiores relaxam em extensão total dos ombros, ficando estendidos junto às laterais do corpo da criança. Durante as semanas seguintes, a oscilação recíproca dos braços é alcançada (Fig. 2.71).

Com a prática, o alinhamento postural anteroposterior continua melhorando, com crescente extensão do quadril e dos joelhos, diminuída abdução do quadril com estreitamento da base de sustentação e diminuição da rotação lateral do quadril. Eventualmente, a criança caminha exibindo bom alinhamento postural, uma base de sustentação estreita, pronação/supinação neutra dos pés, apoio de calcanhar, desvios e oscilação recíproca dos braços. O coxim adiposo plantar não some completamente antes dos 2 anos de idade, quando os arcos longitudinais se tornam visíveis.

A locomoção bípede continuará melhorando e evoluirá no decorrer dos próximos 2 a 4 anos. Os parâmetros de marcha para a criança de 3 anos diferem dos parâmetros de marcha para a criança de 1 ano de idade.[109] Esses parâmetros incluem o alinhamento dos membros inferiores, bem como vários aspectos do ciclo da marcha. Conforme a marcha da criança amadurece, o alinhamento mediolateral no quadril progride da abdução para a adução do quadril, até que o afastamento entre os pés seja aproximadamente correspondente à distância entre os ombros. Nos joelhos, o alinhamento mediolateral se dá do joelho varo (ao nascer) para cerca de 12 graus de joelho valgo (aos 3 anos de idade). Então, entre 4 e 7 anos, o valgo reduz-se a apenas 7 a 10 graus. Essa alteração do alinhamento dos joelhos também afeta o alinhamento mediolateral do quadril, dos tornozelos e dos pés.[109] Outros parâmetros da marcha que mudam com o crescimento e a maturação são a cadência, o comprimento do passo e da passada e a velocidade.[109] A **cadência**, número de passos por minuto, inicialmente é muito alta na primeira marcha independente. A criança de 1 ano passa menos tempo com um único membro na mesma posição, em comparação à criança de 3 anos e ao adulto. Isso ocorre porque a criança de 1 ano tem menos força e estabilidade no quadril. Em consequência, essa criança dá mais passos por minuto, o que resulta em menos tempo em determinada posição sustentada por um membro.[109]

A **velocidade** da marcha, que é a distância percorrida em determinado tempo, inicialmente é baixa e aumenta com o desenvolvimento da criança.[109] A velocidade está relacionada ao comprimento do passo ou da passada. Um **passo** é medido a partir do toque do calcanhar de um membro inferior até o toque do calcanhar do membro inferior oposto. O **comprimento da passada**, medido a partir do toque do calcanhar de um pé até o toque do calcanhar do mesmo pé, é equivalente a cerca de duas vezes o comprimento do passo.[109] Entretanto, em um caso em que o comprimento do passo dos dois membros difere consideravelmente devido a uma alteração patológica em apenas um dos membros, o procedimento correto é medir o comprimento do passo e da passada, em vez de calcular o comprimento da passada multiplicando o comprimento do passo por 2.

Na fase de 1 a 3 anos, os comprimentos do passo e da passada aumentam, assim como a velocidade e o tempo de permanência sobre um membro inferior.[109] O tempo de

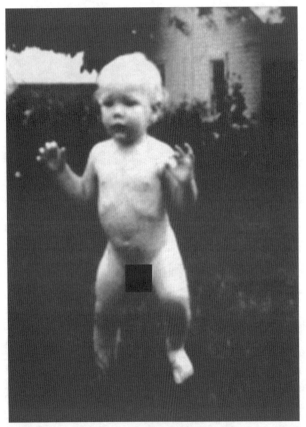

FIGURA 2.69 ▶ Primeira marcha independente com os membros superiores em guarda alta.

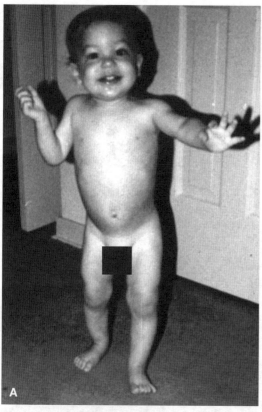
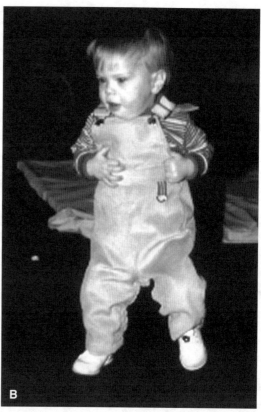

FIGURA 2.70 ▸ **Marcha independente. A:** Note que a posição de guarda alta está diminuindo, com o membro superior direito ainda em guarda alta e o membro superior esquerdo sendo abaixado com protração dos ombros. **B:** Marcha independente com guarda baixa para aumentar a estabilidade do tronco na vertical.

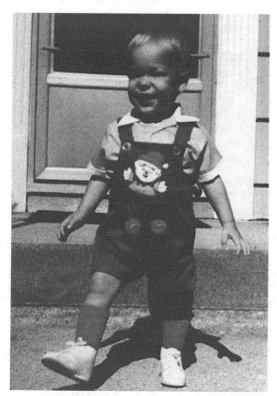

FIGURA 2.71 ▸ Marcha independente madura com toque do calcanhar e oscilação recíproca dos braços.

permanência sobre um membro inferior aumenta com o aumento da força e das habilidades de equilíbrio. O comprimento do passo e/ou da passada, portanto a velocidade da marcha, aumentam à medida que os membros inferiores da criança continuam a crescer em comprimento, mesmo após os 3 anos de idade. Por outro lado, a marcha aos 3 anos de idade é considerada com parâmetros similares à marcha de um adulto.[109] Vários parâmetros de marcha nas idades de 1 e 3 anos são mostrados na Tabela 2.5.

Embora uma criança que esteja aprendendo a andar consiga andar rápido, e os pais frequentemente insistam em dizer que ela corre, a corrida verdadeira somente se desenvolve a partir dos 3 a 4 anos de idade. Uma **corrida de verdade** é caracterizada pelo afastamento dos dois pés do chão ao mesmo tempo, diferente da marcha, em que um pé deixa o solo apenas com o contato inicial do outro pé no chão.

Subir escada

As escadas representam um desafio considerável para as crianças que estão aprendendo a andar, como seria de se imaginar. A altura típica da **elevação** de um passo no degrau de uma escada é de aproximadamente 18 a 20 cm. Para uma criança de 15 meses, lidar com uma escada posicionando-se em pé e ereta seria o equivalente a um adul-

TABELA 2.5 ▶ Parâmetros de marcha para crianças de 1 e 3 anos[a]			
Parâmetro de marcha	1 ano de idade	3 anos de idade	Direção da mudança
Base de sustentação (espaço pélvico à extensão do tornozelo)	<1	≥1	↓
Comprimento do passo	20 cm	33 cm	↑
Comprimento da passada (dobro do comprimento do passo)	40 cm	66 cm	↑
Posição com um pé	32% do ciclo de marcha	35% do ciclo de marcha	↑
Cadência (frequência de passos)	180 passos por minuto	154 passos por minuto	↓
Velocidade	60 cm/s	105 cm/s	↑

De Long TM, Toscano K. *Handbook of Pediatric Physical Therapy.* Filadélfia, PA: Lippincott Williams & Wilkins; 2001.

to tentar subir uma escada com degraus da altura do joelho (Fig. 2.72).

A habilidade de subir e descer escadas é afetada por vários fatores, mais particularmente pela oportunidade. Dessa forma, a idade para alcançar esse marco referencial exibe variação considerável, embora a sequência das realizações seja bastante similar de uma criança para outra. Uma criança que vive em uma casa sem escadas ou que não tenha permissão para subir costuma desenvolver habilidades de subir escadas mais tardiamente do que uma criança que se depara frequentemente com escadas para entrar e sair do quarto e/ou brincar.

A primeira habilidade de subir e descer escadas geralmente se dá na posição quadrúpede (Fig. 2.73). A criança aprende a subir as escadas usando as mãos e os joelhos e, logo em seguida, a descer de ré, também com as mãos e os joelhos. Em alguns casos, em suas primeiras tentativas de descer uma escada, as crianças tentam fazê-lo em posição quadrúpede, porém virado para a frente, com resultados desastrosos quando o cuidador não está por perto. Com um pouco de orientação técnica, a criança aprende rapidamente por tentativa e erro a descer as escadas de ré usando as mãos e os joelhos.

A subida de escada geralmente se desenvolve em um nível de maior habilidade, antes de a descida de escada se desenvolver no mesmo nível. Essa sequência em geral se repete na subida com locomoção bípede, depois que a criança desenvolve a habilidade de subir e descer escada usando a locomoção quadrúpede. Outro aspecto da subida de escada que se desenvolve segundo um padrão típico se torna evidente quando a criança sobe escada enquanto está em pé. Inicialmente, a subida de escada em pé é realizada pelo posicionamento dos dois pés em cada degrau, de um modo chamado **marcação de tempo**.[48] Em geral, a criança não começará a dar passos um após o ou-

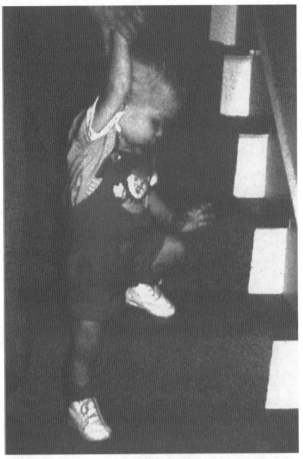

FIGURA 2.72 ▶ Descida de escada com o bebê segurado pela mão. Note a elevação do passo em relação ao comprimento do membro inferior do bebê.

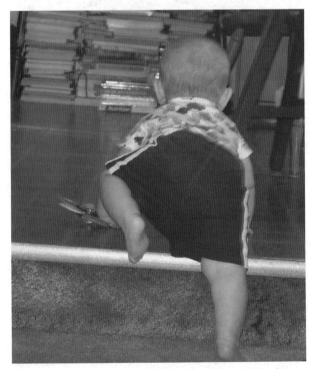

FIGURA 2.73 ▶ Subida de um degrau em posição quadrúpede.

tro (i.e., colocando só um pé em cada degrau) antes de estar perto de completar 3 anos, dependendo, claro, do número de tentativas e erros e de quanta prática em escadas lhe foram proporcionadas. Esse padrão dos pés também depende do tipo de apoio de membro superior disponível. A subida de escada progride conforme a necessidade de apoio do membro superior diminui – da necessidade de usar corrimão e/ou segurar a mão de um adulto, a precisar do corrimão e não mais do adulto, até finalmente não precisar de nenhum apoio de membro superior (Fig. 2.74). Evidentemente, a velocidade com que a criança desenvolve habilidades de subir escada com uma destreza cada vez maior varia bastante e, assim como outras habilidades, a habilidade de se locomover em escada pode ser divergente quanto ao tempo, à medida que circunstâncias únicas e/ou desafiadoras, como escadarias inusitadamente íngremes ou ausência de corrimão, estiverem presentes.

Equilíbrio

Manter o equilíbrio, ou seja, manter o centro de massa junto à base de sustentação e compensar efetivamente quando o equilíbrio é perturbado é um desafio para a criança em desenvolvimento, enquanto experimenta e aprende novas habilidades motoras. Em seguida ao alcance de um marco referencial ou postura em particular, uma criança deve desenvolver a habilidade de manter seu equilíbrio nessa postura. Em geral, conforme a criança segue bravamente rumo à próxima postura na hierarquia, continua praticando a postura recém-aprendida e, assim, desenvolvendo novas habilidades de equilíbrio a cada sucessiva postura. As habilidades de equilíbrio desenvolvem os mecanismos de reflexos posturais normais. Essas habilidades de equilíbrio são separadas em quatro subgrupos: reações de endireitamento, reações de inclinação, reações de equilíbrio e reações de proteção. Cada subgrupo tem uma característica definida de equilíbrio pela qual é responsável. Esses subgrupos operam em um *continuum*, de modo que, quando a estabilidade de um é desafiada, as reações ocorrem em uma ordem previsível (ver Quadro 2.2).

As reações de endireitamento são responsáveis por segurar a cabeça no espaço e devem se desenvolver em todos os planos.[46,107] Quando há alguma perturbação no centro de massa, em qualquer postura, as **reações de endireitamento da cabeça**, também denominadas **reações de endireitamento labiríntico**, são as primeiras a ocorrer. Quando a perturbação é leve e não chega a mover o

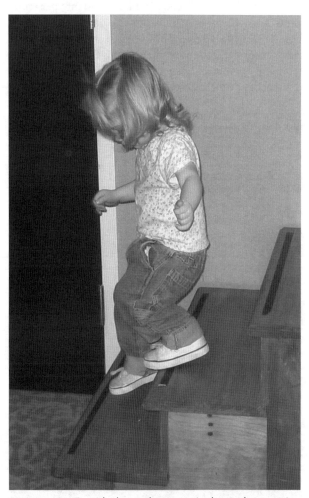

FIGURA 2.74 ▶ Descida de escada sem apoio de membro superior.

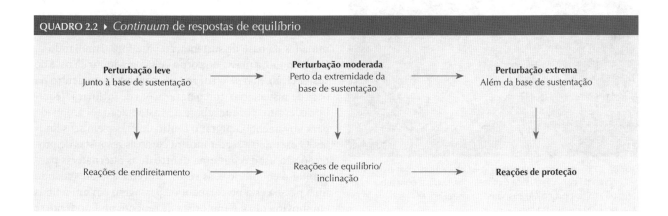

centro de massa da criança para fora da base de sustentação, as reações de endireitamento da cabeça são suficientes para levar o corpo de volta ao equilíbrio. Quando o corpo de um indivíduo é inclinado em alguma direção, a cabeça é endireitada automaticamente. Em outras palavras, seja qual for a posição do corpo, a cabeça se move para uma posição vertical em que a boca fica na horizontal e a face na vertical, tomando como referência o chão ou solo (Fig. 2.75).[46,107] Se a perturbação é grande o bastante para mover o centro de massa para bem perto da extremidade da base de sustentação da criança, então o endireitamento da cabeça ocorre de modo automático, mas é insuficiente para manter o equilíbrio. Nesse caso, há necessidade da ajuda das reações de inclinação ou de equilíbrio.

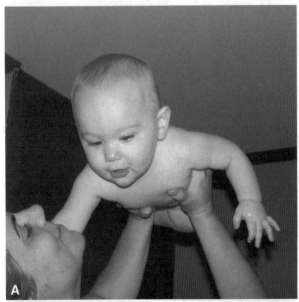

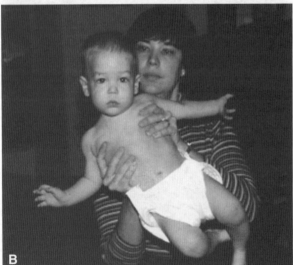

FIGURA 2.75 ▶ Reflexo labiríntico de endireitamento positivo (endireitamento da cabeça). A face é mantida na vertical com a boca horizontal em resposta à **(A)** suspensão ventral e à **(B)** inclinação lateral do lado direito do bebê.

As reações de inclinação ou de equilíbrio, responsáveis por segurar a posição do corpo no espaço quando o equilíbrio é desafiado, são respostas idênticas e, todavia, deflagradas por estímulos discretamente diferentes. **Reação de inclinação** é o termo correto para usar quando a superfície em que a criança está sentada, em pé ou em outra posição é movida, causando, assim, o deslocamento do centro de massa dessa criança. Quando isso acontece, o endireitamento da cabeça ocorre imediatamente. Se o corpo da criança percebe que o endireitamento da cabeça em si é insuficiente, as reações de inclinação são deflagradas. A resposta é mais ou menos assim. Em uma prancha de equilíbrio, bola ou outra superfície móvel, se a criança sofrer inclinação para a esquerda suficiente para desencadear as reações de inclinação, haverá encurvamento lateral para o lado direito. Vendo a coluna espinhal a partir de ponto de vantagem posterior, nota-se que a coluna vertebral se curva para a direita, em afastamento da direção da inclinação da criança (Fig. 2.76). Isso faz a massa corporal voltar para o centro da base de sustentação. Se o estímulo e a resposta forem fortes o suficiente, os membros também responderão. Nesse caso, o ombro direito e o quadril sofrerão abdução, em uma tentativa de ajudar a levar a massa corporal novamente para o centro da base de sustentação. A **reação de equilíbrio** é idêntica à reação de inclinação, porém o estímulo difere pelo fato de o indivíduo estar sobre uma superfície estacionária e não sobre uma superfície móvel e a força da perturbação ser direcionada para o corpo da criança e não para a superfície.[46,107] As reações de inclinação e de equilíbrio se desenvolvem em cada postura sucessiva pouco depois que a criança desenvolve estabilidade naquela postura e enquanto está começando a experimentar e a trabalhar na próxima postura da sequência do desenvolvimento.

O tipo de resposta de equilíbrio final é a resposta de proteção. No desenvolvimento normal, a resposta de proteção é responsável pela recuperação do equilíbrio quando o centro de massa é deslocado para fora dos limites da base de sustentação. Quando isso acontece, as respostas de endireitamento da cabeça e de inclinação/equilíbrio são deflagradas, porém são insuficientes para recobrar o controle. Automaticamente, a criança se autoprotege da queda inevitável levando a mão ou pé à superfície de apoio (Fig. 2.77). Esse movimento desloca efetivamente as extremidades da base de sustentação para fora, ampliando-a. Desse modo, a massa do corpo volta para junto da base de sustentação, não pelo corpo ter retornado para dentro da base de sustentação, como nas reações de inclinação/equilíbrio, e, sim, porque a base de sustentação foi ampliada para novamente capturar o centro de massa em seus limites. O exemplo a seguir mostra como as respostas de proteção são usadas em uma dentre duas alternativas para manter o equilíbrio e, às vezes, prevenir a lesão. Quando uma pessoa está no corredor de passagem em um ônibus em movimento e o motorista de repente pisa no freio, se as respostas de endireitamento da cabeça e de inclinação, ambas deflagradas primeiro, forem insuficientes para recuperar o equilíbrio, a pessoa provavelmente terá uma destas duas reações: dar um passo com um pé para aumentar o tamanho da base de sustentação o suficiente para reco-

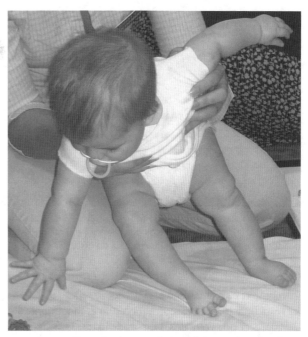

FIGURA 2.77 ▸ Extensão de proteção lateral do membro superior.

brar o equilíbrio dentro da base de sustentação ou cair para frente. Se a pessoa cair, no momento da aproximação do piso do ônibus, um ou ambos os braços reagirão para ajudar a deter a queda, criando uma base de sustentação nova e maior e, esperançosamente, protegendo a cabeça e a face contra o impacto em potencial. Essa segunda resposta é o motivo pelo qual muitas pessoas frequentemente fraturam a extremidade distal do rádio (a conhecida fratura de Colles) durante as quedas.[1]

▸ Desenvolvimento motor fino

Segurar

Uma discussão sobre o desenvolvimento motor não pode ser completa sem atentar para o desenvolvimento da preensão. No início deste capítulo, discutiu-se a importância da estabilidade proximal para o desenvolvimento da habilidade de segurar e da preensão. Assim como o desenvolvimento motor grosso, o desenvolvimento motor fino ocorre, nos casos mais típicos, em uma ordem previsível.

Ao nascer, o neonato de termo completo apresenta reflexo de preensão palmar. Esse reflexo, que começa na vida intrauterina, é um reflexo de fechamento da mão mediante estímulo de toque da superfície palmar com estiramento dos músculos intrínsecos da mão. A resposta a esse estímulo composto por duas partes é o aperto do objeto estimulador. Enquanto o estímulo estiver em contato com a mão do bebê, o punho permanecerá cerrado. O reflexo da preensão geralmente é testado pelo examinador por meio do toque de seu dedo indicador na palma da mão do bebê (Fig. 2.78).[46,107]

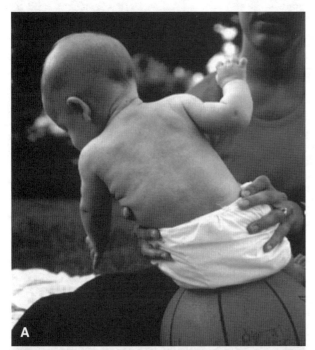

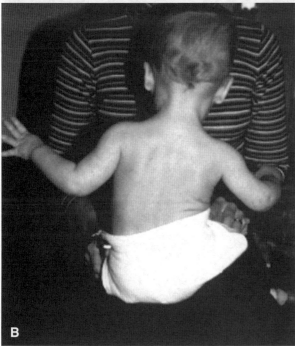

FIGURA 2.76 ▸ **Teste para reação de inclinação na posição sentada.** **A:** A resposta à inclinação para a esquerda é negativa, porque o bebê não endireita o tronco, porém a reação é apropriada para a idade. **B:** A resposta à mesma inclinação é positiva em uma criança mais velha, que flexiona lateralmente o tronco em afastamento à direção da inclinação.

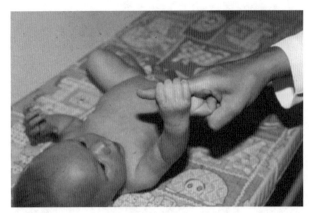

FIGURA 2.78 ▸ Reflexo de preensão palmar positivo em resposta aos estímulos táteis e proprioceptivos produzidos pelo examinador quando coloca seu dedo na palma da mão do bebê.

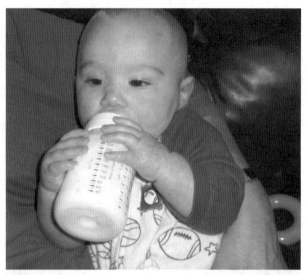

FIGURA 2.79 ▸ Preensão voluntária para segurar a mamadeira.

Durante os primeiros meses de vida, o reflexo da preensão está intacto, mas vai enfraquecendo gradualmente até desaparecer por volta dos 4 meses de idade. Isso significa que até o reflexo ser naturalmente inibido com o passar do tempo, qualquer coisa que estimule a palma da mão do bebê deflagrará um comportamento reflexo. Essa preensão reflexa antecipa o segurar voluntário dos objetos. Dessa forma, as tentativas do bebê de preensão voluntária irão fracassar até que o reflexo da preensão diminua e, então, desapareça. Ainda que isso possa significar que as primeiras tentativas de preensão voluntária do bebê sejam essencialmente frustradas, pouco se perde durante os 4 meses de comportamento reflexo ativo. Isso ocorre porque, até os 3 a 4 meses de idade, o bebê ainda não tem a articulação do ombro com a habilidade necessária para alcançar com destreza e segurar objetos conforme sua vontade.

Durante os primeiros 4 meses, enquanto o reflexo da preensão do bebê diminui, ele desenvolve gradualmente a habilidade de segurar voluntariamente um objeto, conforme mostrado na Figura 2.79. Nessa figura, o bebê começa a segurar a mamadeira. Ele também desenvolve a habilidade de estabilizar os ombros para alcançar objetos com certo grau de precisão e de manter os membros superiores estáveis enquanto segura um objeto (Fig. 2.80A e B). O desenvolvimento dessa estabilidade do ombro é seguido do desenvolvimento da habilidade do bebê de controlar o membro o suficiente para levar o objeto para si e olhá-lo mais de perto, colocá-lo na boca ou examiná-lo com as duas mãos (Fig. 2.81). A estabilidade do ombro e a habilidade de realizar o alcance controlado surgem a partir da crescente destreza do bebê em sustentar e transferir o peso na postura em prono sobre os cotovelos. Sua complementação se dá por meio de atividades em supino, como levar as mãos para a linha média (inibição do RTCA), alcançar os joelhos e eventualmente os pés com as mãos e alcançar a face do cuidador para tocá-la durante as atividades de troca de roupa e de alimentação. A realização desses comportamentos em prono e em supino requer a ativação dos

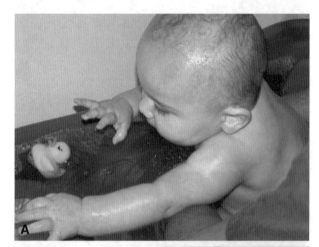

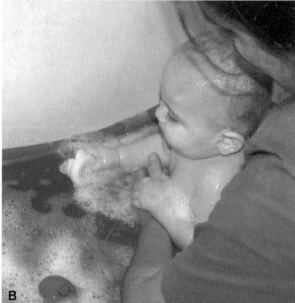

FIGURA 2.80 ▸ Estabilidade de ombro suficiente para (A) alcançar longe do corpo com o intuito de pegar um objeto; (B) note o antebraço pronado com preensão imatura.

músculos peitoral maior e serrátil anterior, com alongamento concomitante dos músculos romboides, permitindo a protração dos ombros. Antes do desenvolvimento desses componentes particulares do comportamento motor, o bebê não consegue alcançar no espaço nem estabilizar o ombro para realizar a preensão. Em consequência, aos 3 meses de idade, o bebê pegará um brinquedo (p. ex., chocalho) somente se esse estiver próximo a ele, 5 a 8 cm de distância. Isso porque o bebê é incapaz de estabilizar os ombros ao tentar alcançar algo no espaço, mas consegue estabilizá-los aduzindo e fixando os membros superiores no corpo.

Aos 4 a 5 meses de idade, o bebê alcança ativamente e com sucesso os objetos no espaço, podendo segurá-los conforme sua vontade, usando para tanto a mão toda em preensão palmar. Inicialmente, o polegar é inativo. Ao agarrar o objeto, consegue levá-lo para perto de sua face, mas não é capaz de colocá-lo na boca nem inspecioná-lo visualmente com uma mão. Isso ocorre porque o bebê ainda não desenvolveu a habilidade de supinar ativamente o antebraço (Fig. 2.82). Em consequência, o dorso de sua mão fica entre a boca e/ou os olhos e o objeto, ocultando o objeto de sua visão. Aos 4 meses de idade, estável na posição em prono sobre os cotovelos, o bebê começa a realizar transferências de peso. Conforme mencionado anteriormente neste capítulo, a transferência de peso na posição de apoio sobre os cotovelos é o início da supinação, assim como a habilidade de pronar e de supinar reciprocamente o antebraço. À medida que a supinação controlada e ativa vai se desenvolvendo e melhorando, o bebê começa a se fixar em um objeto, a alcançá-lo e a segurá-lo. Em seguida, ele supina o antebraço ao aproximar o objeto de sua face. Agora, pode colocá-lo na boca de uma vez e/ou transferi-lo de uma mão para outra. Vitória! (Fig. 2.83).

Embora a preensão voluntária inicialmente seja grosseira e palmar, o desenvolvimento da preensão refinada progride rapidamente no esquema amplo das coisas. Sentando em um cadeirão com um objeto na bandeja, o bebê primeiro pegará o objeto remexendo-o com a palma da mão, usando apenas os dedos, com predominância dos dois dedos ulnares.[48,110] Essa atividade ulnar ocorre bem antes da participação ativa do polegar (atividade radial) e é um exemplo eficiente do princípio mediolateral de direção de desenvolvimento. Na posição anatômica, os dedos ulnares são mediais e o polegar é lateral.

Conforme a preensão se desenvolve e se torna mais aprimorada, o bebê continua usando os dedos para espalmar o objeto, ainda com predominância dos dedos ulnares, porém com os dedos radiais participando também. O polegar continua inativo. Esse tipo de preensão evolui para uma crescente dominância dos dois primeiros dedos. Por volta dos 10 meses de idade, a criança começa a usar um dedo indicador (ou primeiro dedo) bastante ativo e adora cutucar usando esse dedo indicador.[17,51] É nesse momento que os bebês começam a pôr o dedo no nariz, nos olhos e nas orelhas. Começam a apontar quase tudo que vêem. Esse apontar com o dedo indicador continua dominando as atividades motoras finas durante vários meses, conforme se observa na criança de 15 meses mostrada na Figura 2.84. Essa obsessão pelo dedo indicador ocorre mais ou menos ao mesmo tempo que o polegar se torna mais ativo. Aos 10 meses de idade, a criança exibe o **movimento de pinça**, usando o coxim do polegar unido ao do dedo indicador.[48,110] Cutucar os alimentos com os dedos é muito importante para a criança nesse momento, à medida que essa prática desenvolve a habilidade de catar grãos de cereais desidratados e de colocá-los na boca com considerável precisão (Fig. 2.85). Também por volta dos 10 meses de idade, a criança começa a usar o movimento do tipo pinça de *três dedos* pra objetos maiores, usando o polegar, o dedo indicador e o dedo médio (Fig. 2.86).[48,110]

Soltar

O desenvolvimento do soltar se dá pouco depois do desenvolvimento da preensão. A soltura voluntária come-

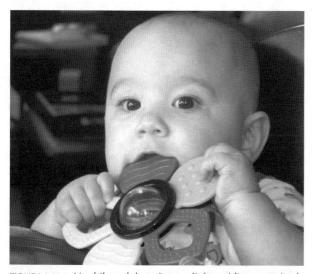

FIGURA 2.81 ▶ Uso bilateral das mãos em linha média com ação de colocar na boca. Note o início de supinação dos antebraços.

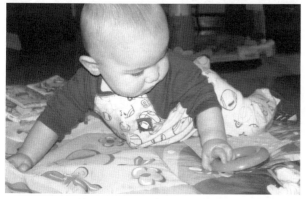

FIGURA 2.82 ▶ Alcance e preensão com pronação do antebraço.

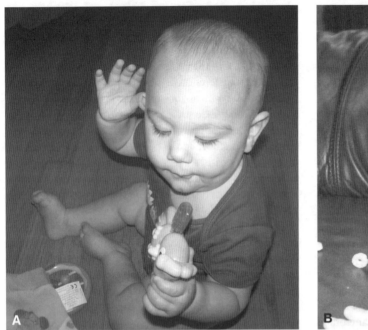
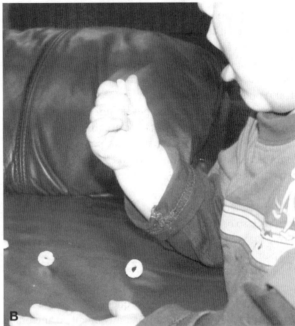

FIGURA 2.83 ▶ Supinação de antebraço já desenvolvida, permitindo **(A)** a inspeção visual do objeto e **(B)** a colocação dos objetos na boca com facilidade.

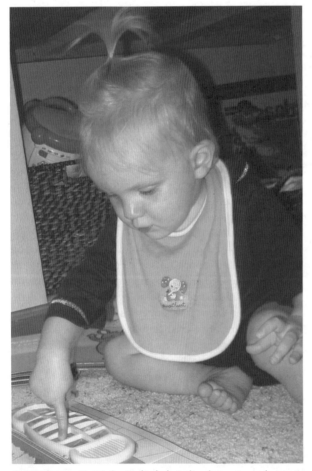

FIGURA 2.84 ▶ Dominância do dedo indicador, cutucando e estimulando.

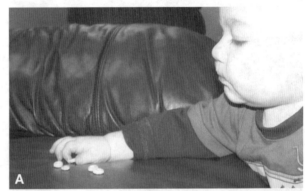
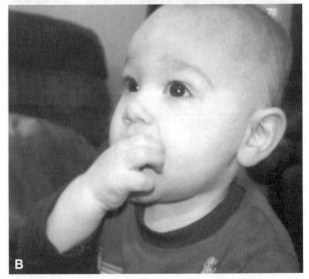

FIGURA 2.85 ▶ Pinça para **(A)** pegar cereal e **(B)** colocá-lo na boca.

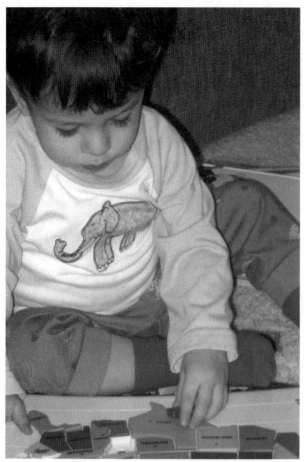

FIGURA 2.86 ▸ Pinça de três dedos, usando o polegar, o dedo indicador e o dedo médio em padrão triangular.

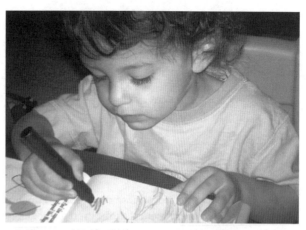

FIGURA 2.87 ▸ Uso do giz de cera enquanto segura o papel com a mão oposta.

TABELA 2.6 ▸ Desenvolvimento de habilidades motoras finas

Habilidade	Idade em que a habilidade se desenvolve
Reflexo de preensão palmar	Nascimento a 4-5 meses
Focalização	Nascimento a 2 meses
Balança o membro superior como um todo, repetidamente	2-3 meses
Alcance visualmente dirigido	3-5 meses
Junta as mãos na linha média	3-5 meses
Leva os braços para pegar um objeto	4-5 meses
Brinca com os pés; bate objetos	5 meses
Toca grosseiramente com a palma da mão, predominância dos dedos ulnares	5-7 meses
Transferência de objeto de uma mão para outra	6 meses
Preensão em tesoura lateral	8-9 meses
Pinça, oposição entre dedo indicador e polegar	10-11 meses
Dominância do dedo indicador: cutuca e explora com o dedo indicador	10-11 meses
Segura giz de cera	11 meses
Começa a soltar de modo voluntário	11 meses
Usa pressão graduada; varia a pressão dependendo do objeto; usa a ponta do dedo com oposição do polegar na pinça	12 meses
Segura com precisão com pinça e solta de forma controlada	15 meses
Rabisca no papel	15-18 meses
Segura o papel com a outra mão, enquanto rabisca	18 meses
Coloca o objeto em um recipiente e despeja conteúdos	18 meses
Constrói uma torre de três cubos	18 meses
Vira páginas de livro, talvez 2 ou 3 de uma vez	21 meses
Vira páginas de um livro, uma a uma	24 meses
Desenrosca a tampa da jarra	24 meses
Constrói uma torre com 8 cubos	30 meses

ça por volta dos 11 meses de idade. Até então, a criança libera um objeto com o simples relaxamento da flexão digital. É somente a partir dos 11 meses que a criança começa a soltar voluntariamente estendendo ativamente seus dedos.[48] A incapacidade de soltar de modo ativo e preciso um objeto durante os primeiros 10 a 12 meses de vida é a causa fundamental da tendência a derrubar a torre ao tentar empilhar os blocos. Até começar a ganhar algum controle sobre a soltura, a criança consegue colocar um bloco em cima do outro, mas acaba fazendo a torre desmoronar ao tentar retirar a mão.[48]

Por volta dos 18 meses de idade, uma criança consegue apertar um lápis pela parte central usando os coxins dos dedos, colocar pequenas pastilhas dentro de uma garrafa pequena, empilhar uma torre de três blocos e fazer marcas com giz de cera enquanto segura o papel com a outra mão (Fig. 2.87).[6,48,110] Veja na Tabela 2.6 os tempos aproximados de desenvolvimento de várias habilidades motoras finas.

▸ A criança de 2 a 7 anos de idade

Durante os primeiros 2 anos de vida, a criança típica desenvolve as habilidades motoras requeridas para a mobilidade e preensão comuns. O desenvolvimento motor grosso e fino adicional ocorre após os primeiros 2 anos, mas essas habilidades adquiridas por último são mais específicas de uma brincadeira e trabalho individuais. Essas habilidades motoras mais avançadas são desenvolvidas e aprimoradas individualmente. A Tabela 2.7 lista algumas dessas habilidades mais avançadas e as idades aproximadas de sua aquisição.

Resumo

O desenvolvimento motor normal em seres humanos geralmente segue uma sequência e um ritmo particulares. Essa sequência e ritmo são importantes para o clínico e podem ser usados como guias na avaliação e no tratamento fisioterapêuticos de crianças e adultos. O conhecimento detalhado do desenvolvimento motor normal é particularmente relevante para o estudo do desenvolvimento neuromotor anormal em crianças. Embora todos os seres humanos compartilhem uma anatomia, fisiologia e sequência de desenvolvimento comuns, é preciso ter em mente que muitos fatores intrínsecos e extrínsecos, incluindo patologia e cultura, afetam a sequência e o ritmo do desenvolvimento motor de cada indivíduo.

Referências

1. Dirckx JH. *Stedman's Concise Medical Dictionary for the Health Professions: Illustrated.* 4th ed. Baltimore, MD: Lippincott Williams & Wilkins; 2001.
2. Cowlin AF. *Women's Fitness Program Development.* Champaign, IL: Human Kinetics; 2002.
3. Bale JR, Stoll BJ, Lucas AO, eds. *Improving Birth Outcomes: Meeting the Challenge in the Developing World.* Washington, DC: The National Academies Press; 2003. Available at: http://www.iom.edu/CMS/3783/3915/16191.aspx. Accessed January 2, 2006.
4. VanSant AF. Should the normal motor developmental sequence be used as a theoretical model to progress adult patients? In: *Contemporary Management of Motor Control Problems: Proceedings of the II STEP Conference.* Fredricksburg, VA: Bookcrafters, Inc; 1991:95–97.
5. Shumway-Cook A, Woollacott MH. *Motor Control: Translating Research into Clinical Practice.* 4th ed. Baltimore, MD: Lippincott Williams & Wilkins; 2011.
6. Bayley N. *Bayley Scales of Infant and Toddler Development, Third edition (Bayley III).* San Antonio, TX: Pearson; 2005.
7. Stuberg WA, Dehne P, Miedaner J, et al. The Milani-Comparetti motor development screening test. 3rd ed. rev. Omaha, NE: University of Nebraska Medical Center; 1992.
8. Piper MC, Darrah J. *Alberta Infant Motor Scale.* Philadelphia, PA: WB Saunders; 1994.
9. Folio MR, Fewell RR. *Peabody Developmental Motor Scales, Second Edition, (PDMS-2).* San Antonio, TX: Pearson; 2000.
10. Friend JH, Guralnik DB, eds. *Webster's New World Dictionary of the American Language.* (College ed). Cleveland, OH: The World Publishing Company; 1960.
11. Provost B, Heimerl S, McClain C, et al. Concurrent validity of the Bayley Scales of Infant Development II Motor Scale and the Peabody Developmental Motor Scales-2 in children with developmental delays. *Pediatr Phys Ther.* 2004;16(3):149–156.
12. Connolly BH, McClune NO, Gatlin R. Concurrent validity of the Bayley-III and the Peabody Developmental Motor Scale-2. *Pediatr Phys Ther.* 2012;24(4):345–352.
13. Campbell SK, Kolobe THA, Wright BD, et al. Validity of the Test of Infant Motor Performance for prediction of 6-, 9- and 12-month scores on the Alberta Infant Motor Scale. *Dev Med Child Neurol.* 2002;44(4):263–271.

TABELA 2.7 ▸ Habilidades motoras avançadas e idades de aquisição aproximadas	
Habilidade motora	Idade de aquisição
Fica em pé em balanço baixo	2 anos
Anda em linha reta	3 anos
Anda em círculo	4 anos
Equilibra-se sobre um pé por 3-5 segundos	5 anos
Anda para trás	18 meses
Salta do primeiro degrau	2 anos
Salta no chão com os dois pés	28 meses
Salta 3 vezes	3 anos
Salta 8-10 vezes com o mesmo pé	5 anos
Salta por uma distância de 15 m	5 anos
Trota	4 anos
Pula	6 anos
Agarra a bola usando o corpo e as mãos	3 anos
Agarra a bola apenas com as mãos	5 anos
Tenta chutar a bola	18 meses
Chuta a bola	2-3 anos
Arremessa a bola a 90 cm	18 meses
Lança a bola	2-3 anos
Anda rápido	18 meses
Corre de verdade com fase aérea	2-3 anos

14. Spittle AJ, Doyle LW, Boyd RN. A systematic review of the clinimetric properties of neuromotor assessments for preterm infants during the first year of life. *Dev Med Child Neurol.* 2008;50(4):254–266.
15. McClain C, Provost B, Crowe TK. Motor development of two-year-old typically developing Native American children on the Bayley scales of infant development II motor scale. *Pediatr Phys Ther.* 2000;12(3):108–113.
16. Valentini NC, Saccani R. Brazilian validation of the Alberta Infant Motor Scale. *Phys Ther.* 2012;92(3):440–447.
17. Jeng S, Yau K, Chen L, et al. Alberta infant motor scale: reliability and validity when used on preterm infants in Taiwan. *Phys Ther.* 2000;80(2):168–178.
18. Sanhueza AD. Psychomotor development, environmental stimulation, and socioeconomic level of preschoolers in Temuco, Chile. *Pediatr Phys Ther.* 2006;18:141–147.
19. Mayson TA, Harris SR, Bachman CL. Gross motor development of Asian and European children on four motor assessments: a literature review. *Pediatr Phys Ther.* 2007;19:148–153.
20. Tripathi R, Joshua AM, Kotian MS, et al. Normal motor development of Indian children on Peabody Developmental Motor Scales-2 (PDMS-2). *Pediatr Phys Ther.* 2008;20:167–172.
21. Santos DCC, Gabbard C, Goncalves, VMG. Motor development during the first year: a comparative study. *J Genet Psychol.* 2001;162(2):143–153.
22. Kelly Y, Sacker A, Schoon I, et al. Ethnic differences in achievement of developmental milestones by 9 months of age: the millennium cohort study. *Dev Med Child Neurol.* 2006;48(10):825–830.
23. Keller H, Yovsi RD, Voelker S. The role of motor stimulation in parental ethnotheories: the case of Cameroonian Nso and German women. *J Cross Cult Psychol.* 2002;3:398–414.
24. Kolobe THA. Childrearing practices and developmental expectations for Mexican-American mothers and the developmental status of their infants. *Phys Ther.* 2004;84(5):439–453.
25. Dusing SC, Harbourne RT. Variability in postural control during infancy: implications for development, assessment, and intervention. *Phys Ther.* 2010; 90:1838–1849.

26. Vereijken B. The complexity of childhood development: variability in perspective. *Phys Ther*. 2010;90:1850–1859.

27. Hadders-Algra M. Variation and variability: key words in human motor development. *Phys Ther*. 2010;90(12):1823–1837.

28. Streissguth AP. *Fetal Alcohol Syndrome: A Guide for Families and Communities*. Baltimore, MD: Paul H. Brookes; 1997.

29. Edelman C, Mandle CL. *Health Promotion Throughout the Lifespan*. 5th ed. St. Louis, MO: Mosby, Inc; 2002.

30. Landgren M, Svensson L, Strömland K, et al. Prenatal alcohol exposure and neurodevelopmental disorders in children adopted from eastern Europe. *Pediatrics*. 2010;125(5): e1178–e1185. Available at: www.pediatrics.org/cgi/doi/10.1542/peds.2009-0712. Accessed September 20, 2012.

31. Committee on Substance Abuse and Committee on Children With Disabilities. Fetal alcohol syndrome and alcohol-related neurodevelopmental disorders. *Pediatrics*. 2000;106(2):358–361.

32. Stratton K, Howe C, Battaglia F, eds. *Fetal Alcohol Syndrome: Diagnosis, Epidemiology, Prevention and Treatment*. Washington, DC: National Academy Press; 1996:4–21.

33. Astley SJ. Comparison of the 4-digit diagnostic code and the Hoyme diagnostic guidelines for fetal alcohol spectrum disorders. *Pediatrics*. 2006;118(4):1532–1545.

34. Kartin D, Grant TM, Streissguth AP, et al. Three-year developmental outcomes in children with prenatal alcohol and drug exposure. *Pediatr Phys Ther*. 2002; 14:145–153.

35. U.S. Department of Health and Human Services. *Healthy people 2010*. Washington, DC: U.S. Department of Health and Human Services/Office of Public Health and Science; 1998.

36. Singer LT, Moore DG, Min MO, et al. One-year outcomes of pre-natal exposure to MDMA and other recreational drugs. *Pediatrics*. 2012;130:407–413.

37. Lester BM, Tronick EZ, La Gasse L, et al. The maternal lifestyle study: effects of substance exposure during pregnancy on neurodevelopmental outcome in 1-month-old infants. *Pediatrics*. 2002;110(6):1182–1192.

38. Fetters L, Tronick EZ. Neuromotor development of cocaine-exposed and control infants from birth through 15 months: poor and poorer performance. *Pediatrics*. 1996;98(5):938–943.

39. LaGasse LL, Derauf C, Smith LM, et al. Prenatal methamphetamine exposure and childhood behavior problems at 3 and 5 years of age. *Pediatrics*. 2012;129 (4):681–688.

40. Koseck K, Harris SR. Changes in performance over time on the Bayley scales of infant development II when administered to infants at high risk of developmental disabilities. *Pediatr PhysTher*. 2004;16(4):199–205.

41. Simmons RW, Thomas JD, Levy SS, et al. Motor response programming and movement time in children with heavy prenatal alcohol exposure. *Alcohol*. 2010;44(4):371–378.

42. LaGasse LL, Seifer R, Lester BM. Interpreting research on prenatal substance exposure in the context of multiple confounding factors. *Clin Perinatol*. 1999; 26:39–54.

43. Messinger DS, Bauer CR, Das A, et al. The maternal lifestyle study: cognitive, motor, and behavioral outcomes of cocaine-exposed and opiate-exposed infants through three years of age. *Pediatrics*. 2004;113(6):1677–1685.

44. Arendt R, Angelopoulos J, Salvator A, et al. Motor development of cocaine-exposed children at age two years. *Pediatrics*. 1999;103(1):86–92.

45. Frank DA, Jacobs RR, Beeghly M, et al. Level of prenatal cocaine exposure and scores on the Bayley scales of infant development: modifying effects of caregiver, early intervention, and birth weight. *Pediatrics*. 2002;110(6):1143–1152.

46. Illingworth RS. *The Development of the Infant and Young Child: Normal and Abnormal*. New York, NY: Churchill Livingstone; 1980.

47. McGraw MB. *The Neuromuscular Maturation of the Human Infant*. New York, NY: Hafner Publishing; 1945.

48. Gesell A, Ilg FL. *Infant and Child in the Culture of Today*. New York, NY: Harper and Brothers Publishers; 1943.

49. Cech DJ, Martin ST. *Functional Movement Development Across the Life Span*. 2nd ed. Philadelphia, PA: W.B. Saunders; 2002.

50. Keshner EA. How theoretical framework biases evaluation and treatment. In: Lister MJ, ed. *Contemporary Management of Motor Control Problems: Proceedings of the II STEP Conference*. Fredricksburg, VA: Bookcrafters, Inc; 1991: 37–47.

51. Effgen SK. *Meeting the Physical Therapy Needs of Children*. 2nd ed. Philadelphia, PA: F.A. Davis; 2013.

52. Bayley N. *The California Infant Scale of Motor Development*. Berkeley, CA: University of California; 1936.

53. Tecklin JS, ed. *Pediatric Physical Therapy*. 3rd ed. Philadelphia, PA: Lippincott Williams & Wilkins; 1998.

54. Horak FB. Assumptions underlying motor control for neurologic rehabilitation. In: Lister MJ, ed. *Contemporary Management of Motor Control Problems: Proceedings of the II STEP Conference*. Fredricksburg, VA: Bookcrafters, Inc; 1991:11–27.

55. Sugden D. Current approaches to intervention in children with developmental coordination disorder. *Dev Med Child Neurol*. 2007;49(6):467–471.

56. Salihagic-Kadic A, Medic M, Kurjak A. Neurophysiology of fetal behavior. *Ultrasound Rev Obstet Gynecol*. 2004;4(1):2–11.

57. Nader, K, Bechara A, van der Kooy D. Neurobiological constraints on behavioral models of motivation. *Annual Rev Psychol*. 1997;48:85–114.

58. Holland PC. Cognitive versus stimulus-response theories of learning. *Learn Behav*. 2008;36(3):227–241.

59. Stockmeyer SA. An interpretation of the approach of Rood to the treatment of neuromuscular dysfunction. *Am J Phys Med*. 1967;46:900–956.

60. Horne PJ, Erjavec M. Do infants show generalized imitation of gestures? *J Exp Anal Behav*. 2007;87(1):63–87.

61. Hauf P, Aschersleben G. Action-effect anticipation in infant action control. *Psychol Res*. 2008;72(2):203–210.

62. Spence JP, Clearfield M, Corbetta D, et al. Moving toward a grand theory of development: in memory of Esther Thelen. *Child Dev*. 2006;77(6):1521–1538.

63. Pin T, Eldridge B, Galea MP. A review of the effects of sleep position, play position, and equipment use on motor development in infants. *Dev Med Child Neurol*. 2007;49(11):858–867.

64. Bartlett DJ, Fanning JK, Miller L, et al. Development of the daily activities of infants scale: a measure supporting early motor development. *Dev Med Child Neurol*. 2008;50(8):613–617.

65. Rose-Jacobs R, Cabral H, Beeghly M, et al. The movement assessment of infants (MAI) as a predictor of two-year neurodevelopmental outcome for infants born at term who are at social risk. *Pediatr Phys Ther*. 2004;16:212–221.

66. Monson RM, Deitz J, Kartin D. The relationship between awake positioning and motor performance among infants who slept supine. *Pediatr Phys Ther*. 2003;15:196–203.

67. Dudek-Shriber L, Zelazny S. The effects of prone positioning on the quality and acquisition of developmental milestones in four-month-old infants. *Pediatr Phys Ther*. 2007;19:48–55.

68. Ravenscroft EF, Harris SR. Is maternal education related to infant motor development? *Pediatr Phys Ther*. 2007;19:56–61.

69. Abbott AL, Bartlett DJ, Fanning JE, et al. Infant motor development and aspects of the home environment. *Pediatr Phys Ther*. 2000;12(2):62–67.

70. Nervik D, Martin K, Rundquist P, et al. The relationship between body mass index and gross motor development in children aged 3 to 5 years. *Pediatr Phys Ther*. 2011;23(2):144–148.

71. Hanson H, Jawad AF, Ryan T, et al. Factors influencing gross motor development in young children in an urban welfare system. *Pediatr Phys Ther*. 2011; 23(4):335–346.

72. Oriel KN, Frazier K, Lebron M, et al. The impact of the back to sleep campaign on gross motor development. *Pediatr Phys Ther*. 2006;18(1):102.

73. Smith MR, Danoff JV, Parks RA. Motor skill development of children with HIV infection measured with the Peabody developmental motor scales. *Pediatr Phys Ther*. 2002;14(2):74–84.

74. Majnemer A, Barr RG. Influence of supine sleep positioning on early motor milestone acquisition. *Dev Med Child Neurol*. 2005;47(6):370–376.

75. Marshall J. Infant neurosensory development: considerations for infant child care. *Early Childhood Edu J*. 2011;39(3):175.

76. Rodrigues LP, Saraiva L, Gabbard C. Development and construct validation of an inventory for assessing the home environment for motor development. *Res Q Exerc Sport*. 2005;76(2):140–148.

77. Bartlett DJ, Palisano RJ. Physical therapists' perceptions of factors influencing the acquisition of motor abilities of children with cerebral palsy: implications for clinical reasoning. *Phys Ther*. 2002;82(3):237–248.

78. MacKay-Lyons M. Central pattern generation of locomotion: a review of the evidence. *Phys Ther*. 2002;82:69–83.

79. Marder E, Calabrese RL. Principles of rhythmic motor pattern generation. *Physiol Rev*. 1996;76:687–717.

80. Jordan M, Brownstone RM, Noga BR. Control of functional systems in the brainstem and spinal cord. *Curr Opin Neurobiol*. 1992;2:794–801.

81. Grillner S. Locomotion in vertebrates: central mechanisms and reflex integration. *Physiol Rev*. 1975;55:247–304.

82. D'Agostino J. An evidentiary review regarding the use of chronological and adjusted age in the assessment of preterm infants. *J Spec Pediatric Nurs*. 2010; 15(1):26–32.

83. Palisano RJ. Use of chronological and adjusted ages to compare motor development of healthy preterm and full-term infants. *Dev Med Child Neurol.* 1986;28(2):180–187.

84. Edwards S, ed. *Neurological Physiotherapy.* 2nd ed. New York, NY: Churchill Livingstone; 2002.

85. Sullivan PE, Markos PD, Minor MAD. *An Integrated Approach to Therapeutic Exercise: Theory & Clinical Application.* Reston, VA: Reston Publishing Company; 1982.

86. Heathcock JC, Bhat AN, Lobo MA, et al. The relative kicking frequency of infants born full-term and preterm during learning and short-term and long-term memory periods of the mobile paradigm. *Phys Ther.* 2005;85(1):8–18.

87. Piek JP, Carman R. Developmental profiles of spontaneous movements in infants. *Early Hum Dev.* 1994;39:109–126.

88. Thelen E, Ridley-Johnson R, Fisher D. Shifting patterns of bilateral coordination and lateral dominance in the leg movements of young infants. *Dev Psychobiol.* 1983;16:29–46.

89. Morgan A. Neuro-developmental approach to the high-risk neonate. (Notes from a seminar presented in Williamsburg, VA: November 3–4; 1984.) Cited in: Tecklin JS. *Pediatric Physical Therapy.* Philadelphia, PA: Lippincott Williams & Wilkins; 1999.

90. Clopton NA, Duvall T, Ellis B, et al. Investigation of trunk and extremity movement associated with passive head turning in newborns. *Phys Ther.* 2000;80 (2):152–159.

91. Suzanne SD. *Neurological Development in the Full Term and Premature Neonate.* Amsterdam, Netherlands: Elsevier; 1977. Cited in: Bly L. *Motor Skills Acquisition in the First Year: An Illustrated Guide to Normal Development.* Tucson, AZ: Therapy Skill Builders; 1994.

92. Guzzetta A, Haataja L, Cowan F, et al. Neurological examination in healthy term infants aged 3–10 weeks. *Biol Neonate.* 2005;87:187–196.

93. Oatis CA. *Kinesiology: The Mechanics and Pathomechanics of Human Movement.* Philadelphia, PA: Lippincott Williams & Wilkins; 2004:106.

94. Piek JP. *Infant Motor Development.* Champaign, IL: Human Kinetics; 2006.

95. Dubowitz LMS, Dubowitz V, Mercuri E. *The Neurological Assessment of the Preterm and Full-Term Newborn Infant.* 2nd ed. London, UK: MacKeith Press, 1999.

96. Capute AJ. Early neuromotor reflexes in infancy. *Pediatr Ann.* 1986;15(3): 217–222.

97. Bly L. *Motor Skills Acquisition in the First Year: An Illustrated Guide to Normal Development.* Tucson, AZ: Therapy Skill Builders; 1994.

98. Morgan AM, Aldag JC. Early identification of cerebral palsy using a profile of abnormal motor patterns. *Pediatrics.* 1996;98(4):692–697.

99. Kornhaber L, Ridgway E, Kathirithamby R. Occupational and physical therapy approaches to sensory and motor issues. *Pediatri Ann.* 2007;36(8):484–493.

100. Koman LA, Smith BP, Shilt JS. Cerebral palsy. *Lancet.* 2004;363:1619–1631.

101. Pooh RK, Ogura T. Normal and abnormal fetal hand positioning and movement in early pregnancy detected by three- and four-dimensional ultrasound. *Ultrasound Rev Obstet Gynecol.* 2004;4(1):46–51.

102. Jaffe M, Tal Y, Dabbah H, et al. Infants with a thumb-in-fist posture. *Pediatrics.* 2000;105:e41. Available at: http://www.pediatrics.org/cgi/content/full/105/3/e41. Accessed September 20, 2012.

103. Haywood KM, Getchell N. *Life Span Motor Development.* 3rd ed. Champaign, IL: Human Kinetics; 2001.

104. Bly L. *Normal and Abnormal Components of Movement.* Course notes presented in September 1984, Milwaukee, WI.

105. Umphred DA. *Neurological Rehabilitation.* 4th ed. St. Louis, MO: Mosby, Inc; 2001.

106. Norton ES. Developmental muscular torticollis and brachial plexus injury. In Campbell SK, Vander Linden DW, and Palisano RJ, eds. *Physical therapy for children.* 2nd ed. Philadelphia, PA: Saunders; 2000:p. 291.

107. Fiorentino M. *Reflex Testing Methods for Evaluating CNS development.* Springfield, IL: Charles C. Thomas; 1972.

108. Thelen E, Fisher DM. Newborn stepping: an explanation for a "disappearing" reflex. *Dev Psychol.* 1982;18:760–775.

109. Long TM, Toscano K. *Handbook of Pediatric Physical Therapy.* Philadelphia, PA: Lippincott Williams & Wilkins; 2001.

110. Erhardt RP. *Erhardt Developmental Prehension Assessment.* Laurel, MD: Ramsco Publishing; 1984. Cited in: Bly L. *Motor skills Acquisition in the First Year: An Illustrated Guide to Normal Development.* Tucson, AZ: Therapy Skill Builders; 1994.

3

Avaliação e testes de desenvolvimento de bebês e crianças

Kirsten H. Malerba

Propósitos dos testes de desenvolvimento
Métodos de avaliação básicos
Ferramentas de avaliação
    Diretrizes para seleção de testes
    Uso de perguntas como diretrizes
Definições
    Termos para compreensão das avaliações
        padronizadas

Visão geral dos testes
    Escalas de triagem
    Escalas de função motora
    Escalas abrangentes de desenvolvimento
    Avaliação de capacidades funcionais
    Medidas de resultado
Integração da informação
Resumo

Os fisioterapeutas pediátricos são membros importantes da equipe profissional envolvida no desenvolvimento de bebês e crianças. Eles trabalham visando a ajudar as crianças a atingir seu potencial máximo de independência funcional, por meio de exames, avaliação, promoção da saúde e do bem-estar e implementação de uma ampla variedade de intervenções e suportes.[1] Colaboram com os familiares e outros especialistas médicos, educacionais, do desenvolvimento e da reabilitação, buscando garantir uma abordagem abrangente da criança como um todo, voltada à avaliação do desenvolvimento do bebê e da criança.

O conhecimento do desenvolvimento motor é essencial na prática da fisioterapia pediátrica. O entendimento da sequência normal e ordenada da evolução do desenvolvimento e dos padrões de integração serve de base para medir os desvios significativos do amadurecimento.[2] A partir do conhecimento sobre o desenvolvimento típico, os terapeutas podem determinar se uma criança está se desenvolvendo dentro do padrão esperado para determinada idade, por meio de observações clínicas e medidas objetivas, incluindo os testes de desenvolvimento.

Propósitos dos testes de desenvolvimento

Os propósitos dos testes de desenvolvimento incluem a identificação do risco de atraso do desenvolvimento, a determinação da elegibilidade para os serviços, o planejamento de intervenção, o registro das alterações ocorridas ao longo do tempo, a verificação da eficácia do tratamento com o passar do tempo; incluem, ainda, finalidades de pesquisa.

Os testes de desenvolvimento podem ser usados como ferramentas de triagem na intervenção precoce para crianças com risco de atraso de desenvolvimento motor.[3] O Committee on Children with Disabilities of the American Academy of Pediatrics recomenda que "todos os bebês e crianças devem passar por triagem para atraso do desenvolvimento."[4] Os testes de desenvolvimento que são medidas discriminativas são usados para determinar a elegibilidade para os serviços terapêuticos na intervenção precoce ou em contextos escolares. Os testes de desenvolvimento também incluem medidas de avaliação, que são projetadas para medir alterações ocorridas ao longo do tempo ou respostas a uma intervenção.[3] Os testes de desenvolvimento podem ser usados para planejar intervenções e medir o progresso ao longo do tempo, assim como as avaliações de base curricular. Um exemplo é o Battelle Developmental Inventory 2 (BDI-2).[5] Por fim, os testes de desenvolvimento são usados como ferramenta de pesquisa clínica quando da avaliação da confiabilidade e da validade de outros testes de desenvolvimento ou para a avaliação de programa.

Métodos de avaliação básicos

O *Guide to Physical Therapist Practice*[6] oferece um modelo de manejo de paciente/cliente, projetado para maximizar os resultados alcançados pelo paciente por meio de uma abordagem sistemática e abrangente da tomada de decisão clínica. Os cinco elementos – Exame, Avaliação, Diagnóstico, Prognóstico e Intervenção – servem de guia para os terapeutas que trabalham com crianças encaminhadas para avaliação fisioterapêutica.

O exame fisioterapêutico é o primeiro elemento do manejo de paciente/cliente. Consiste na obtenção da história do paciente/cliente, na realização de uma revisão de sistemas e na seleção e aplicação de testes e medidas. O processo de entrevista para a obtenção da história do paciente inclui a identificação das preocupações e necessidades da família com relação ao desenvolvimento da criança; o entendimento da percepção da família acerca do problema; e a investigação se as preocupações com o desenvolvimento exercem impacto nas rotinas diárias da família. As expectativas, objetivos e resultados desejados da fisioterapia são fatores importantes a se identificar durante o processo de entrevista.

A revisão da história médica e do desenvolvimento da criança fornece informações valiosas e pode ser conseguida por meio de um questionário, como um formulário de história de caso, ou por entrevista com os pais/clientes. A possível falta de confiabilidade e a tendenciosidade dos pais devem ser consideradas ao avaliar a informação fornecida. Quando disponível, os registros médicos de uma criança podem fornecer informação objetiva sobre precauções, condição de saúde, história médica anterior, suspeita diagnóstica, prognóstico, medicações e outros fatores que exerçam impacto sobre a saúde da criança. Outros dados pertinentes, incluindo informação sobre a família e sua história genética, a gestação, o trabalho de parto e o nascimento, bem como os eventos peri e neonatais, devem ser obtidos.

Os terapeutas podem reunir uma infinidade de informações sobre a criança por meio de observações clínicas, muitas vezes durante o processo de entrevista. A criança está motivada a explorar e a se mover pelo ambiente ou é mais observadora e ouvinte ativa, preferindo permanecer perto dos pais? Se criança exibe mobilidade, como estão a qualidade e a simetria do movimento? Como o corpo da criança responde aos efeitos da gravidade? Como a criança se comunica com os pais e com o terapeuta?

Desenvolver uma conexão com os familiares e a criança, garantindo um ambiente confortável, bem como ser flexível e se adaptar ao temperamento, comportamento ou necessidades especiais da criança, é uma habilidade que o fisioterapeuta pediátrico precisa ter.

A seleção de testes e medidas apropriados para o exame depende do propósito da avaliação. Kirshner e Guyatt descrevem três propósitos de avaliação: (1) as medidas avaliativas são usadas para determinar as alterações ocorridas ao longo do tempo ou as alterações resultantes de intervenção; (2) as medidas preditivas são usadas para ajudar a identificar crianças que apresentarão atrasos no futuro ou para prever o resultado do atraso; e (3) as medidas discriminativas são usadas para distinguir crianças normais

de crianças com atraso, comprometimento, limitação funcional ou com desenvolvimento atípico.[7,8] Determinar o teste de desenvolvimento mais adequado para o exame fisioterapêutico é um componente essencial de uma avaliação de desenvolvimento válida.

Ferramentas de avaliação

Diretrizes para seleção de testes

A seleção de testes feita com cuidado e baseada no conhecimento é um componente importante do exame fisioterapêutico. Se os avaliadores não tiverem consciência dos pontos fortes, dos pontos fracos, das limitações e das restrições dos testes, existe alta probabilidade de uso de um teste inadequado, resultando, assim, em informações imprecisas ou mal interpretadas.[9] A maioria dos testes publicados tem algumas limitações ou restrições de uso, em particular no que se refere à idade e às populações para as quais foram desenvolvidos e que serviram de base para sua padronização. Essas restrições e limitações variadas devem ser cuidadosamente examinadas e consideradas pelo fisioterapeuta, a fim de evitar a escolha de um teste inadequado, que poderia resultar na indesejada interpretação equivocada dos resultados.

Para escolher um teste apropriado, é necessário seguir algumas diretrizes para avaliá-lo. Stangler e colaboradores propuseram seis critérios para avaliar um teste de triagem que pudessem ser aplicados a qualquer avaliação: (1) aceitabilidade, (2) simplicidade, (3) custo, (4) adequação, (5) confiabilidade e (6) validade. Dado teste pode não atender a todos os critérios, entretanto, pode ser usado com sabedoria se o terapeuta estiver ciente das limitações.[10]

A *aceitabilidade* é definida como a aceitação da realização do teste por todos aqueles que serão por ele afetados – crianças e familiares submetidos à triagem, profissionais que recebem os encaminhamentos e comunidade. A *simplicidade* é a facilidade com que um teste pode ser ensinado, aprendido e aplicado. A *adequação* dos testes de triagem tem por base a prevalência do problema-alvo da triagem e a aplicabilidade do teste a determinada população. O *custo* inclui a despesa real com equipamento, preparo e pagamento de profissionais, os gastos com resultados imprecisos, as despesas com a pessoa submetida à triagem e o custo total do teste em relação aos benefícios da detecção precoce do problema. Além disso, os testes devem apresentar *confiabilidade* e consistência entre as medições, além de *validade*, ou a extensão com que o teste mede aquilo que se propõe medir.[10]

Uso de perguntas como diretrizes

A escolha de qual avaliação de desenvolvimento é a mais apropriada para o exame depende da resposta às perguntas a seguir.

1. *Para qual propósito o teste será usado?*
   - Identificação de atraso do desenvolvimento;
   - Determinação da elegibilidade para serviços;
   - Pesquisa;
   - Medida do efeito da intervenção terapêutica.
2. *Quais são as características da criança?*
   - Idade;
   - Capacidade funcional;
   - Habilidade cognitiva e de linguagem.
3. *Quais áreas de conteúdo precisam ser avaliadas?*
   - Motora grossa;
   - Motora fina;
   - Fala;
   - Avaliação abrangente de capacidades funcionais.
4. *Em qual contexto o exame será conduzido?*
   - Ambiente natural da criança (casa, creche, escola);
   - Ambulatório de reabilitação;
   - Internação hospitalar;
   - Seguimento ou clínica especializada.
5. *Quais são as restrições externas para o examinador?*
   - Tempo;
   - Experiência e treinamento do examinador;
   - Espaço e equipamento;
   - Gastos com aquisição;
   - Imposições ou limitações do contratante.

Definições

Termos para compreensão das avaliações padronizadas

Um *escore equivalente à idade* é a idade cronológica (IC) média representada por determinado escore de teste. Por exemplo, um escore bruto igual a 165 no subteste de locomoção de Peabody Developmental Motor Scales 2 (PDMS-2) representa um equivalente de idade de 53 meses. Os escores equivalentes à idade podem ser especialmente úteis no caso de crianças com atraso de desenvolvimento para as quais possa ser impossível derivar um índice de desenvolvimento fidedigno. Os escores equivalentes à idade são de simples entendimento para os pais, mas devem ser interpretados com cautela porque podem conduzir a erro.

O *teste de critério referenciado* é um daqueles em que os escores são interpretados com base em critérios absolutos (p. ex., número de itens respondidos corretamente), em vez de critérios relativos, como o desempenho do restante do grupo normal. Esses testes geralmente são desenvolvidos pelo professor ou pesquisador e podem ser usados para pesquisas que envolvem comparação de grupos, exatamente como se faz quando se usa testes norma-referenciados. Os testes de critério referenciados são usados para medir o domínio do indivíduo sobre um conjunto de objetivos comportamentais. Eles representam uma tentativa de maximizar a validade ou a adequação do conteú-

do com base nesse conjunto de objetivos. O *quociente de desenvolvimento* é a razão entre o escore real da criança (idade de desenvolvimento) em um teste e a IC da criança. Um exemplo é a idade motora/idade cronológica resultando no quociente motor (QM).

Os *testes norma-referenciados* ou *padronizados* usam valores normativos como padrões para interpretar escores de teste individual. O propósito dos testes padronizados é estabelecer uma comparação entre uma criança em particular e a "norma" ou a "média" de um grupo de crianças. As normas descrevem um escore de teste de um indivíduo em relação a um amplo grupo de escores já coletados junto a uma população definida. Entre os exemplos de testes norma-referenciados estão: Bayley Scales of Infant and Toddler Development III (Bayley-III), PDMS-2 e Teste de proficiência motora de Bruininks-Oseretsky-2 (BOT-2).

O *escore-percentil* indica o número de crianças da mesma idade ou nível de ensino (ou outro parâmetro usado como fonte de comparação) das quais se esperaria escores inferiores aos escores alcançados pela criança testada. Por exemplo, uma criança que pontuasse no 75º percentil em um teste norma-referenciado teria se saído melhor do que 75% das crianças incluídas no grupo de norma.

Um *escore bruto* é o total de itens individuais aprovados ou corretos em um determinado teste em particular. Em muitos testes, isso exigirá o estabelecimento de um nível basal e de um nível teto de desempenho. O número de itens requerido para alcançar o nível basal ou o teto varia de um teste para outro.

A *confiabilidade* se refere à consistência ou reprodutibilidade entre as medidas em uma série. Os tipos de confiabilidade são: interobservador e teste-reteste. A confiabilidade de interobservador descreve a relação existente entre itens aprovados e itens reprovados, ou percentual de concordância, entre dois observadores independentes. De forma simplificada, a confiabilidade interobservador é um índice que indica se dois avaliadores diferentes obtêm o mesmo escore em um teste. A confiabilidade de teste-reteste é a relação do escore alcançado por um indivíduo na primeira aplicação do teste com o escore alcançado na segunda aplicação do mesmo teste. Em outras palavras, esse tipo de confiabilidade determina se os mesmos escores ou escores similares são alcançados quando o teste é repetido sob condições idênticas.

O *erro padrão de medida* (EPM) é uma medida da confiabilidade que indica a precisão de um escore de teste individual. O EPM fornece uma estimativa da margem de erro associada a um escore de teste em particular e está relacionado à probabilidade de observar um escore em determinado intervalo. O EPM pode ser usado para desenvolver intervalos de confiança para a interpretação da precisão dos escores de um teste.

Os *escores padrão* são expressos como desvios ou variações do escore médio de um grupo. Os escores padrão são expressos em unidades de desvio padrão (DP). O uso dos escores padrão requer informação sobre a média e o DP do escore padrão.

A *validade* é uma indicação da extensão com que um teste mede aquilo que se propõe a medir. A *validade do construto* consiste no exame da teoria ou das hipóteses subjacentes ao teste. A *validade de conteúdo* avalia a adequação do teste ou o quão eficientemente o conteúdo do teste amostra o assunto ou os comportamentos de interesse a partir dos quais as conclusões devem ser obtidas. As situações amostrais medidas no teste devem ser representativas do conjunto a partir do qual a amostra é obtida. Existem dois tipos de *validade relacionada a critério*. A *validade concorrente* relaciona o desempenho no teste ao desempenho obtido em outro teste conhecido e aceito que meça o mesmo conhecimento ou comportamento. A *validade preditiva* implica que o desempenho da criança no teste é preditivo de algum comportamento real.

A *sensibilidade* pode ser definida como a habilidade de um teste de identificar corretamente aqueles indivíduos que de fato têm algum distúrbio. A sensibilidade alta resulta em poucos escores falso negativos.

A *especificidade* se refere à habilidade do teste de identificar corretamente os indivíduos que não têm o distúrbio. A especificidade alta resulta em poucos escores falso positivos.

O *valor preditivo positivo* de um teste é definido como a proporção de positivos verdadeiros entre todos os indivíduos com resultados positivos. O *valor preditivo negativo* é a proporção de negativos verdadeiros entre todos aqueles com resultados de triagem negativos.

▶▶ Visão geral dos testes

As avaliações de desenvolvimento podem ser consideradas em diversas categorias amplas. Os testes de triagem são usados para identificar deficits de desempenho da criança que indiquem a necessidade de serviços adicionais. As avaliações de funções de componentes abordam áreas funcionais específicas (p. ex., habilidade motora grossa ou condição do reflexo). As escalas de desenvolvimento abrangentes avaliam todas as áreas do desenvolvimento. As avaliações funcionais avaliam as habilidades essenciais requeridas nos ambientes naturais da criança (casa e escola). As medidas de resultado e de saúde relacionadas à qualidade de vida (HR-QoL – health-related quality-of-life) são usadas para avaliar a funcionalidade do paciente em múltiplos domínios da vida.

Os restante deste capítulo revisa testes selecionados disponíveis para avaliação de fisioterapia. Alguns dos procedimentos avaliativos padronizados mais amplamente conhecidos são descritos, bem como alguns testes não padronizados que, todavia, têm se mostrado úteis na prática clínica. As categorias mencionadas são usadas para fins de organização.

Escalas de triagem

A triagem de desenvolvimento é o processo de avaliar de forma proativa populações de crianças com o objetivo de identificar aquelas com alto risco de desvios clinicamente significativos ou de atraso do desenvolvimento.[12] Os testes de triagem são projetados para uma breve avaliação destinada a identificar crianças que seriam beneficiadas por diagnóstico ou avaliação mais intensivos. Os testes de triagem podem ser questionários completados por pais, como o Ages and Stages Questionnaire (ASQ) e o Parent's Evaluation of Developmental Status (PEDS), ou podem ser ferramentas diretamente aplicadas por profissionais médicos.[13]

Harris Infant Neuromotor Test

O Harris Infant Neuromotor Test (HINT) foi desenvolvido para ser usado em contextos clínico e científico, como primeira triagem para potenciais distúrbios do desenvolvimento em bebês de alto e de baixo risco.[14,15] Os bebês que apresentam alto risco de atraso do desenvolvimento demonstrado com base na triagem por HINT são, então, encaminhados para avaliação mais extensiva do atraso motor.[14]

Medidas de teste e população-alvo

O HINT mede o comportamento motor infantil, o estado comportamental, a circunferência da cabeça e as preocupações de pais/cuidadores relacionadas ao desenvolvimento do bebê. A população-alvo do HINT são bebês com idade entre 2,5 e 12,5 meses. O teste é destinado ao uso de uma ampla gama de profissionais da saúde da comunidade, como enfermeiros, fisioterapeutas, terapeutas ocupacionais, médicos e educadores que desenvolvem trabalhos específicos para bebês.[16]

Construção e padronização do teste

O HINT foi desenvolvido com base em publicações científicas sobre a identificação precoce de problemas do desenvolvimento neurológico, pesquisas envolvendo o Movement Assessment of Infants (MAI) e experiências clínicas relevantes do autor adquiridas ao longo de 15 anos.[17] Os itens que avaliam locomoção, postura, movimento, comportamentos estereotipados, estado comportamental e medida da circunferência da cabeça foram selecionados a partir de estudos de validade preditiva previamente publicados. O questionário dos pais/cuidadores foi incluído no HINT para garantir que as preocupações dos pais fossem abordadas. Dados normativos foram coletados de 412 bebês canadenses de 5 províncias e estratificados por gênero, grau de escolaridade da mãe e etnia.[14]

Formato do teste

Tipo O teste é uma ferramenta de triagem norma-referenciada neuromotora, cognitiva e comportamental.

Conteúdo O teste abrange quatro seções: Seção 1 – informações sobre os antecedentes do bebê; Seção 2 – cinco perguntas que avaliam a percepção do cuidador sobre o movimento e as brincadeiras do bebê; Seção 3 – 21 itens que avaliam as habilidades motoras do bebê em cinco posições (supino, prono, transição supino-prono, sentada e em pé), o tônus muscular, o movimento contra a gravidade, a cooperação, os comportamentos estereotipados e a circunferência da cabeça; Seção 4 – a impressão clínica do examinador sobre o desenvolvimento do bebê.[14] A Tabela 3.1 mostra os itens do teste HINT.

Aplicação O teste pode ser aplicado em cerca de 15 a 30 minutos, dependendo do comportamento do bebê e da habilidade de quem o aplica. A manipulação do bebê é mínima, e o teste deve ser primariamente observacional.

Escores Ao longo de toda a sessão de testes, os comportamentos motores e os movimentos observados são marcados nos quadros da planilha de escores, à direita de cada item. O escore correspondente está à direita da descrição do comportamento. Os escores totais são derivados da soma de todos os escores para cada um dos 21 itens de comportamento motor.

Interpretação Escores totais de HINT mais baixos indicam que o bebê apresenta desenvolvimento mais maduro ou mais próximo do ideal. Na avaliação HINT, um escore total junto a 1 DP da média para uma faixa etária em particular é considerado dentro dos limites normais. Um escore entre 1 e 2 DP acima da média é considerado suspeito. Escores maiores que 2 DP acima da média são considerados atípicos ou anormais.[14]

Confiabilidade e validade

A confiabilidade e a validade do HINT foram relatadas em um estudo sobre dois bebês de alto risco incluídos em programas de acompanhamento em Vancouver (British Colombia, Canadá).[16] As confiabilidades interavaliador, teste-reteste e intra-avaliador do escore de HINT total foram todas ≥0,98 (significativamente acima do "referencial" de 0,80). A validade concorrente com a Bayley Scales of Infant Development II (BSID-II) foi avaliada comparando a pontuação total do HINT aos escores brutos de BSID-II Mental and Motor Scales. Relações moderadamente sólidas e significativas entre os escores de HINT e de BSID-II Mental Scales foram identificadas, sugerindo que o HINT tenha identificado comportamentos cognitivos iniciais avaliados no primeiro ano de vida. Usando a correlação produto-momento de Pearson, HINT e BSID-II Motor Scales exibiram forte correlação com r = –0,89, p < 0,01.[16]

A validade concorrente entre HINT e Alberta Infant Motor Scales (AIMS) foi relatada em um estudo longitu-

TABELA 3.1 ▸ Itens do HINT		
Método do teste	Itens de desenvolvimento cognitivo ou comportamental	Itens de desenvolvimento motor
Observação (o bebê é observado nas posições em supino, em prono, sentada e em pé)	▪ Comportamento e cooperação ▪ Presença de comportamentos estereotipados	▪ Mobilidade, supino ▪ Retração cervical, supino ▪ Controle da musculatura ocular ▪ Posição da cabeça, prono ▪ Posição de membro superior, prono ▪ Posição da cabeça, sentada ▪ Posição do tronco, sentada ▪ Habilidades de locomoção e transição ▪ Postura das mãos ▪ Postura dos pés ▪ Frequência e variedade de movimentos
Testes (o bebê recebe estimulação ou é manipulado pelo examinador para determinar escores)	▪ Circunferência da cabeça	▪ Acompanhamento visual ▪ Reflexo cervical tônico assimétrico ▪ Alcance a partir da posição em supino ▪ Amplitude de movimento passivo em supino ▪ Endireitamento da cabeça na transição de supino para prono e de prono para supino ▪ Mobilidade do tronco nas transições de supino para prono e de prono para supino ▪ Amplitude de movimento passivo em prono

Itens a serem testados em Harris Infant Neuromotor Test. Reproduzido com permissão da American Physical Therapy Association.

dinal que envolveu 121 bebês típicos e de risco.[18] Ambos, HINT e AIMS, foram aplicados ao mesmo tempo em dois momentos, aos 4 a 6,5 meses e aos 10 a 12,5 meses. A pontuação total do HINT apresentou forte correlação com a pontuação total de AIMS em bebês de risco, em ambos os períodos de tempo, durante o primeiro ano de vida, e nos bebês típicos, com 4 a 6,5 meses de idade. Os coeficientes de correlação para a amostra inteira excederam 0,80 em ambos os momentos avaliados. A validade concorrente também foi estudada entre HINT e ASQ. As correlações produto-momento de Pearson entre as pontuações dos dois testes para 52 bebês testados variaram de r = –0,82 a –0,84 (p < 0,05).[19]

Vantagens/desvantagens

O HINT foi projetado como teste de triagem que pode ser atraente para os provedores da comunidade que estão frequentemente envolvidos na triagem de bebês sadios.[18] A inclusão dos comentários do cuidador sobre seu nível de preocupação quanto ao movimento e às brincadeiras do bebê é um ponto forte, porque torna o HINT mais centralizado na família. O HINT se diferencia dos itens de triagem da AIMS ou do Test of Infant Motor Performance (TIMP) por contemplar não só a identificação de deficits motores como também a identificação precoce de atrasos cognitivos ou comportamentais.

A amostra normativa do HINT é pequena (412 bebês canadenses) em relação a outras avaliações motoras de bebês e abrange uma faixa etária estreita (2,5 a 12,5 meses), que pode limitar sua utilidade em contextos pediátricos com ampla faixa etária de pacientes.

Bayley Infant Neurodevelopmental Screener

A Bayley Infant Neurodevelopmental Screener (BINS) é uma ferramenta de triagem projetada para identificar bebês e crianças com risco de atraso de neurodesenvolvimento.[20] É usado principalmente em situações em que bebês de alto risco são submetidos ao acompanhamento, como em clínicas de acompanhamento do desenvolvimento e em programas de pesquisa.

Medidas de teste e população-alvo

A BINS avalia quatro áreas teóricas de habilidade: função neurológica básica/integridade (postura, tônus muscular, simetria de movimentos), funções expressivas (grossa, fina e verbal/motora oral), funções receptivas (visual, auditiva, verbal) e processos cognitivos (permanência de objeto, metadirecionamento, solução de problemas).[21] Esse teste de triagem é apropriado a bebês e crianças de 3 a 24 meses.

Construção e padronização do teste

A BINS foi construída a partir de um subgrupo de itens do BSID-II, bem como de itens medidores da condição neurológica. Foi padronizada com base em mais de 600 bebês, estratificado de acordo com a idade, gênero, etnia, região e nível de escolaridade dos pais.

Formato do teste

Tipo O teste é uma ferramenta de triagem padronizada norma-referenciada.

Conteúdo A BINS consiste em conjuntos de seis itens que avaliam funções neurológicas básicas, além de funções receptivas, expressivas e cognitivas. Cada conjunto contém de 11 a 13 itens, dependendo da idade da criança.

Aplicação/escores Cada item do BINS é pontuado como "ótimo" (1) ou "não ótimo" (0), e o número total de itens "ótimos" em cada conjunto é somado, fornecendo um escore de resumo. A BINS pode ser administrada em 15 a 20 minutos.

Interpretação Para cada conjunto de itens, três escores de resumo de corte estabelecidos identificam um nível de risco de atraso de desenvolvimento para o bebê, apresentando três grupos de risco: baixo risco, risco moderado ou alto risco. A estrutura em três camadas é usada para determinar quais bebês precisam ser monitorados (bebês em condição de risco moderado) e quais bebês devem ser inscritos em programas de intervenção (alto risco).

Confiabilidade e validade

Dependendo da idade da criança, a confiabilidade de teste-reteste para o BINS varia de 0,71 a 0,84. A confiabilidade interavaliador foi estabelecida e varia de 0,79 a 0,96, apresentando consistência interna moderada a forte.[20] Durante a padronização do teste, a BINS apresentou validade concorrente aceitável com BSID-II.[20]

Vantagens/desvantagens

A BINS é um dos poucos testes psicométricos de triagem para bebês e crianças com risco de atraso do desenvolvimento. É aplicada de forma rápida e simples por vários profissionais da saúde de diversas formações. A BINS tem alto grau de sensibilidade e especificidade (75 a 86%), que é um aspecto importante de qualquer teste de triagem.[22] As limitações incluem dificuldade em esclarecer a necessidade de avaliação abrangente do desenvolvimento de crianças cujos escores BIN estejam no meio do sistema de classificação de três camadas (pertencentes ao grupo de risco moderado); e uma necessidade de esclarecer os critérios para muitos itens do teste, inclusive para o tônus muscular.

Escalas de função motora

Os fisioterapeutas usam ferramentas de avaliação do desenvolvimento motor como parte do exame fisioterapêutico para medir desenvolvimento e função motores. Existem numerosas ferramentas de avaliação disponíveis que examinam as funções motoras grossa e fina. A seguir, são descritos TIMP, AIMS, Sistema de medida e de classificação da função motora grossa, Peabody Developmental Motor Scales 2 e Teste de proficiência motora de Bruininks-Oseretsky-2 (BOT-2).

Test of Infant Motor Performance

Campbell et al. desenvolveram a TIMP para que os fisioterapeutas e terapeutas ocupacionais pudessem avaliar a postura e o movimento de bebês com idade gestacional de 34 semanas até idade corrigida de 4 meses.[23,24]

Medidas do teste e população-alvo

A TIMP avalia quantitativamente o desenvolvimento motor e é usada para identificar bebês que poderiam se beneficiar da intervenção precoce. Avalia o controle e o alinhamento postural necessários para a execução das atividades funcionais apropriadas para a idade que envolvem o movimento na primeira infância, incluindo a mudança de posições e o movimento contra a gravidade; o ajuste da manipulação; o autoconforto; a orientação da cabeça e do corpo para olhar, ouvir e interagir com os cuidadores. É destinada ao uso com bebês nas unidades de terapia intensiva (UTI), clínicas de acompanhamento do desenvolvimento e programas de intervenção precoce.[25] Os itens inclusos foram projetados para refletir toda a gama de maturidade motora a partir de 34 semanas de idade gestacional até 4 meses após o nascimento.

Construção e padronização do teste

A versão 1 da TIMP foi inicialmente desenvolvida por Girolami para uso na avaliação da eficácia do tratamento de neurodesenvolvimento sobre a postura e o movimento em bebês prematuros de alto risco com idade gestacional de 34 a 35 semanas.[26] Várias revisões da versão original foram conduzidas, incluindo a revisão/eliminação de itens do teste e a redução da duração da avaliação por análise de Rasch. O resultado foi a versão de 42 itens.[27] Os padrões de idade desenvolvidos a partir de 990 bebês dos Estados Unidos, refletindo a distribuição de raça/etnia na população desse país, são disponibilizados.

Formato do teste

Tipo O teste é norma-referenciado e tem como componentes itens deflagrados e observados.

Conteúdo A versão 5.1 da TIMP contém uma escala observada de 13 itens, com escores atribuídos de modo dicotomizado, usados para examinar movimentos espontâneos de um bebê, como a cabeça na linha média e movimentos individuais de dedos da mão e do tornozelo. Uma escala de 29 itens testa as respostas de movimento do bebê a várias posições, percepções e sons.

De acordo com os autores do teste, os processos testados pelos itens incluem os seguintes:

1. A habilidade de orientar e estabilizar a cabeça no espaço e em resposta a estímulo auditivo e visual nas posições em supino, em prono, deitada de lado e vertical, e também durante as transições de uma posição para outra.
2. O alinhamento corporal quando da manipulação da cabeça.
3. O controle seletivo distal dos dedos das mãos, dos punhos, das mãos e dos tornozelos.
4. O controle antigravitário dos movimentos de braços e de pernas.

Aplicação/escores O teste pode ser aplicado em 25 a 40 minutos, dependendo das habilidades do bebê, de seu estado comportamental, da estabilidade fisiológica e do nível de cooperação. As observações de comportamentos/movimentos espontâneos são avaliadas como presentes (1) ou ausentes (0) ao longo de todo o curso do exame. Os itens deflagrados são aplicados seguindo instruções padronizadas e envolvem a manipulação direta do bebê. As respostas a esses itens são pontuadas em escalas de avaliação de 3, 4, 5 ou 6 pontos, que descrevem os comportamentos específicos que devem ser observados. Esses comportamentos, por sua vez, variam de uma resposta menos madura ou mínima a uma resposta madura ou total, conforme definido individualmente para cada item do teste. Os escores brutos totais variam de 0 a 142.

Interpretação Os escores brutos são transformados em escores padrão e interpretados em relação à média para a faixa etária correspondente. As planilhas de escore para representação gráfica dos escores dos bebês contra categorias de percentil fornecem escores de equivalência de idade. Com base em pesquisas anteriores sobre a validade preditiva da TIMP, os autores sugerem -0,5 DP abaixo da média para identificação de bebês que possam necessitar de monitoramento e/ou encaminhamento para intervenção.[25]

Confiabilidade e validade

A confiabilidade de teste-reteste em um período de 3 dias é relatada com r = 0,89 para bebês com idade gestacional de 34 semanas a 4 meses.[28] A confiabilidade intra-avaliador (ICC = 0,98 a 0,99) e a confiabilidade interavaliadores (ICC = 0,95) são excelentes.[29] A validade do construto foi avaliada pela determinação da sensibilidade do teste para avaliar alterações das habilidades motoras relacionadas à idade e a correlação com o risco de anormalidade do desenvolvimento. A correlação entre a idade e as medidas de desempenho da TIMP foi de 0,83. O risco e a idade juntos explicaram 72% da variância no desempenho na TIMP (r = 0,85; p < 0,00001).[30] A validade concorrente entre os escores brutos da TIMP e da AIMS aos 3 meses de idade é de 0,64 (p < 0,0001) e 0,60 (p < 0,0001) entre os escores brutos da TIMP e os percentis da AIMS.[31]

Vantagens/desvantagens

A TIMP tem excelentes confiabilidades de teste-reteste e entre avaliadores, além de ser específica para avaliar bebês prematuros e bebês com risco de desfecho motor pobre, com base nas condições médicas perinatais. A validade preditiva dos escores da TIMP nos percentis de 3 a 12 meses da AIMS demonstra alta sensibilidade de 0,92 e especificidade de 0,76.[32] Os escores da TIMP aos 3 meses também demonstram validade preditiva para desempenho motor pré-escolar considerando a pontuação na Peabody Developmental Motor Scales, com sensibilidade de 0,72 e especificidade de 0,91.[33] Devido às especificações desse teste, sua utilidade clínica é limitada a contextos como UTI, clínicas de acompanhamento do desenvolvimento ou serviços de intervenção precoce.

Alberta Infant Motor Scale

A AIMS é uma escala de avaliação observacional desenvolvida por Piper e Darrah para medir a maturação motora grossa em bebês, desde o nascimento até a fase de marcha independente.[34] Teve por objetivo incorporar componentes de desenvolvimento motor, que são de fato essenciais para a avaliação e o tratamento de bebês de risco. A AIMS foi projetada para (1) identificar bebês com desempenho motor atrasado ou alterado em relação a um grupo normativo; (2) fornecer informação para o clínico e aos pais sobre as atividades motoras dominadas pelo bebê, atividades em desenvolvimento e atividades que não fazem parte do repertório do bebê; (3) medir o desempenho motor ao longo do tempo ou antes e após a intervenção; (4) medir alterações no desempenho motor que sejam muito pequenas e, assim, provavelmente não detectadas por outras medidas motoras; (5) atuar como ferramenta de pesquisa apropriada para avaliar a eficácia dos programas de reabilitação para bebês com distúrbios motores.

Medidas do teste e população-alvo

O teste consiste em uma avaliação do desempenho motor grosso, projetada para identificar e avaliar o desenvolvimento motor de bebês desde o termo (40 semanas de idade gestacional) até a fase de marcha independente (0 a 18 meses de idade). A AIMS não só enfoca a aquisição dos marcos referenciais motores como também avalia características e mecanismos motores necessários para alcançar esses marcos (p. ex., sustentação de peso, postura e movimento antigravitário).[35] O desenvolvimento sequencial do controle postural em relação a quatro posições posturais (em supino, em prono, sentada e em pé) é avaliado por observação.

Construção e padronização do teste

A AIMS foi construída para atender a três propósitos clínicos: a identificação de diferentes níveis de desempenho motor, a avaliação de alteração no desempenho motor ao longo do tempo (por maturação ou intervenção) e o fornecimento de informação para o planejamento de estratégias de intervenção motora.[34] Os itens do teste foram obtidos por meio de uma revisão exaustiva de instrumentos e narrativas descritivas do desenvolvimento motor precoce. A validação de conteúdo do instrumento foi realizada por meio de reuniões com fisioterapeutas pediátricos canadenses, que também preencheram levantamentos de dados enviados pelo correio, além de consultas a um grupo internacional de especialistas. Um total de 58 itens foi incluído no teste provisório para os testes de confiabilidade e validade. O estabelecimento de normas para a AIMS envolveu a coleta de dados de 2.200 bebês de Alberta, estratificados por idade e gênero.[36]

Formato do teste

Tipo O teste é norma-referenciado, fornecendo categorias de percentil para determinar o desempenho motor do indivíduo em relação ao grupo de referência.

Conteúdo O teste inclui 58 itens organizados em quatro posições: prono, supino, sentada e em pé. A distribuição desses itens é feita do seguinte modo: 21 em prono, 9 em supino, 12 sentada e 16 em pé. Para cada item, são identificados certos descritores-chave que devem ser observados para que o bebê seja aprovado nos itens. Cada item descreve três aspectos do desempenho motor: sustentação de peso, postura e movimentos antigravitários (Fig. 3.1).

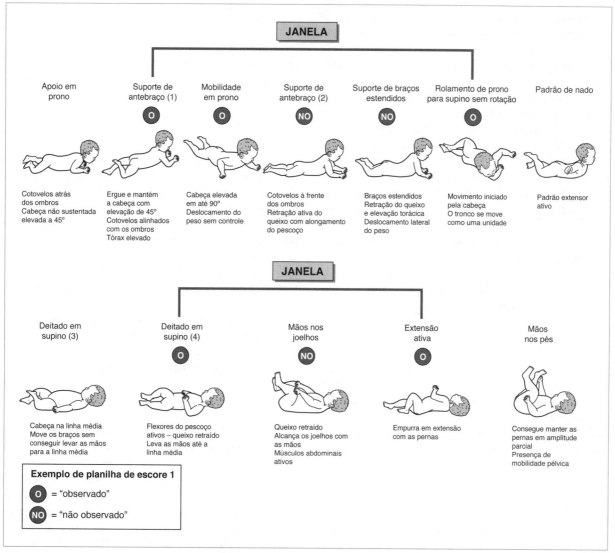

FIGURA 3.1 ▸ Exemplo de planilha de escore para AIMS. (Permissão para usar este exemplo de planilha de escore da Alberta Infant Motor Scales [figura 4.1 do manual da AIMS] concedida pela Elsevier Publishers.)

Aplicação/escores A aplicação do teste envolve avaliação observacional e requer mínima manipulação. A parte do corpo que sustenta peso, a postura e o movimento são avaliados para cada item. A pontuação é registrada como "observada"/"não observada". Para cada uma das quatro posições, o item menos maduro e o item mais maduro observados na avaliação são registrados como "observado" e servem de "janela" do possível repertório motor do bebê. Os escores em cada área (em prono, em supino, sentada e em pé) são somados para fornecer um escore total de itens obtidos.

Interpretação O escore total do bebê na AIMS é representado em um gráfico para determinar a categoria de percentil de seu desempenho motor em comparação com a amostra normativa da mesma idade. Quanto maior for a categoria de percentil, menor é a probabilidade de o bebê apresentar atraso no desenvolvimento motor. Como a AIMS não é um teste diagnóstico, as implicações das categorias de percentil mais baixas (10%) não são definitivas, sendo necessário o julgamento clínico do examinador para a tomada de decisões relacionadas ao monitoramento contínuo, encaminhamento para avaliações para diagnóstico adicional e/ou recomendações de intervenção para atraso motor.

Confiabilidade e validade

A amostra original consistia em 506 (285 meninos, 221 meninas) bebês normais, estratificados por idade desde o nascimento até os 18 meses. Um total de 120 bebês foi avaliado com a AIMS, escalas de Peabody e de Bayley para avaliação de validade concorrente, enquanto 253 bebês foram avaliados 2 ou 3 vezes com a AIMS, para determinação da confiabilidade interavaliador e de teste-reteste da AIMS.[36] Os autores encontraram uma confiabilidade interavaliador igual a 0,99 e uma confiabilidade de teste-reteste igual a 0,99. Os coeficientes de correlação refletindo a validade concorrente com as escalas de Bayley e de Peabody foram determinados, respectivamente, como r = 0,98 e r = 0,97.[36] Pin et al. estudaram a confiabilidade intra e interavaliador em bebês nascidos com 29 semanas de idade gestacional ou antes, com IC de 4 a 18 meses.[37] Todos os valores de ICC foram maiores que 0,75 e o EPM foi menor que 1,2. Embora a AIMS seja uma ferramenta de medida confiável para uso nessa população de bebês, os valores de ICC de subescores foram baixos aos 4 e 18 meses de IC, devido ao número limitado de itens de teste nesses dois extremos de idade. Os autores alertam sobre o uso da AIMS para bebês com menos de 4 meses ou após o bebê atingir a fase de marcha independente, por causa dos itens limitados do teste nesses momentos.

Vantagens e desvantagens

A AIMS proporciona a habilidade de detectar, o quanto antes, quaisquer desvios em relação à norma, permitindo, assim, intervenção precoce para tratar ou minimizar os efeitos de disfunção. O uso de categorias de percentil deve ser feito com cautela, porque uma pequena alteração dos escores brutos pode resultar em uma grande alteração na categoria de percentil.[38]

Pesquisa recente

Em uma revisão sistemática de nove ferramentas de avaliação neuromotora que podem ser aplicadas em bebês durante o primeiro ano de vida, Spittle et al. concluíram que a AIMS era um dos três testes que apresentava a maior confiabilidade geral e um dos dois testes com maior validade preditiva para bebês com idade de 8 a 12 meses.[39] A AIMS foi descrita como a ferramenta que ofereceu as melhores propriedades psicométricas e a maior utilidade clínica entre os cinco testes norma-referenciados revistos.

A habilidade da AIMS e do HINT de prever escores na BSID nas idades de 2 e 3 anos foi estudada para comparar a validade preditiva entre dois testes aplicados durante o primeiro ano de vida do bebê.[40] Bebês com desenvolvimento típico e de risco foram avaliados pela HINT e pela AIMS entre os 4 e os 6,5 meses e entre os 10 e 12,5 meses e pela BSID aos 2 e 3 anos. O primeiro HINT (4 a 6,5 meses) apresentou correlações preditivas mais altas do que a AIMS para os resultados motores da BSID-II aos 2 anos e para os resultados motores grossos da BSID-III aos 3 anos. As correlações foram idênticas para os escores de 10 a 12,5 meses da HINT e da AIMS, bem como para a subescala BSID-III motora grossa (r = 0,58 e 0,58) e fina (r = 0,35 e 0,35).

Medida da função motora grossa

A medida da função motora grossa (GMFM, na sigla em inglês) é uma medida clínica projetada para avaliar alterações na função motora grossa em crianças com paralisia cerebral (PC).[41]

Medidas do teste e população-alvo

O teste foi projetado para avaliar a função motora ou a quantidade de atividade que uma criança consegue realizar. Trata-se de um índice avaliativo da função motora grossa e das alterações ocorridas na função ao longo do tempo ou após terapias, especificamente para crianças com paralisia cerebral. A amostra de validação original incluiu crianças de 5 meses a 16 anos de idade. A GMFM é apropriada para crianças cujas habilidades motoras sejam iguais ou inferiores as de uma criança de 5 anos sem incapacitação motora. A medida do desempenho motor grosso (GMPM, na sigla em inglês), um instrumento observacional que avalia a qualidade de movimento motor grosso, pode ser usada com a GMFM para avaliar as alterações ocorridas com o tempo em aspectos qualitativos do comportamento motor.[42]

Construção e padronização do teste

A GMFM foi desenvolvida e testada seguindo princípios contemporâneos de delineamento de medida por meio de um processo de seleção de item, teste de confiabilidade e procedimentos de validação. A seleção de itens foi feita com base na revisão da literatura e no julgamento de pediatras. Foram incluídos os itens julgados clinicamente importantes e mensuráveis, com potencial de mostrar alterações na função motora das crianças. A GMFM original contém 88 itens (GMFM-88). Em uma tentativa de melhorar a interpretabilidade e a utilidade clínica da GMFM, a análise de Rasch foi aplicada à GMFM-88, resultando na GMFM-66.[43] Os autores relatam que a GMFM-66 fornece uma estrutura hierárquica e intervalo de pontuação que possibilitam o melhor entendimento do desenvolvimento motor em crianças com PC, em comparação à antiga GMFM-88.[44]

Formato do teste

Tipo A GMFM é uma medida observacional baseada em critério.

Conteúdo O teste inclui 88 itens que avaliam a função motora em cinco dimensões: (1) deitado e rolando; (2) sentado; (3) engatinhando e ajoelhado; (4) em pé; e (5) andando, correndo e pulando. Enfatizando a maximização do potencial da criança para a função independente, o teste determina se a criança consegue completar a tarefa de modo independente (com ou sem auxílio), sem nenhuma assistência ativa de outra pessoa.

Aplicação/escores Para facilitar a aplicação, os itens estão agrupados no formulário de avaliação por posição de teste e dispostos em sequência de desenvolvimento. Para fins de pontuação, os itens são agregados para representar cinco áreas distintas de função motora. Cada item da GMFM é pontuado em uma escala ordinal de quatro pontos. Valores de 0, 1, 2 e 3 são atribuídos a cada uma das quatro categorias (0 = não inicia; 1 = inicia [<10% da tarefa]; 2 = conclui parcialmente [10 a <100% da tarefa]; 3 = conclui a tarefa). Uma planilha de escores de uma página é usada para registrar os resultados. Descrições específicas de como atribuir escores a cada item são encontradas nas diretrizes de aplicação e pontuação contidas no manual do teste. Os 66 itens que formam a GMFM-66 são indicados na planilha de escores por sombreamento e com um asterisco. O tempo requerido para completar a GMFM-88 é de 45 a 60 minutos. Como a GMFM-66 tem 22 itens a menos, sua aplicação é menos demorada.

Interpretação Cada uma das cinco dimensões contribui com igual peso para o escore total. Portanto, um escore percentual é calculado para cada dimensão (escore da criança/escore máximo × 100%). Um escore total é obtido adicionando escores percentuais a cada dimensão e dividindo por 5. Uma "meta de escore total" também pode ser calculada para aumentar a responsividade da medida, estreitando o foco para incluir as dimensões selecionadas de GMFM mais relevantes para as metas da criança. A interpretação dos escores da GMFM-66 é feita por um programa de computador, o Gross Motor Ability Estimator (GMAE). O escore da GMFM-66 difere do escore da GMFM-88 por ter propriedades intervaladas (em oposição às ordinais).

Confiabilidade e validade

Os autores do teste encontraram a confiabilidade intra-avaliador para cada dimensão e o escore total para uma faixa de 0,92 a 0,99 e a confiabilidade interavaliador para a faixa de 0,87 a 0,99 (ICC).[3] A GMFM-66 também é altamente confiável (ICC = 0,97 a 0,99) e responsiva.[44,45]

A validade do construto da GMFM-88 foi demonstrada com relações lineares significativas entre a velocidade da marcha e as dimensões D (em pé) (r = 0,91) e E (caminhando, correndo e pulando) (r = 0,93).[46] Mais recentemente, a validade do construto longitudinal de três opções de escores (GMFM-88, meta de escore total de GMFM-88 e GMFM-66) foi avaliada em um estudo de seguimento de 5 anos.[47] A GMFM foi usada no monitoramento, por 5 anos, de 41 crianças com paralisia cerebral submetidas à rizotomia dorsal seletiva. As três opções de pontuação apresentaram ampla validade de construto longitudinal no estudo de 5 anos. O escore total de GMFM-88 e o escore total de meta revelaram amplas alterações na função motora grossa ocorridas mais no início do pós-operatório, em

comparação aos escores da GMFM-66. A validade e confiabilidade de duas versões abreviadas da GMFM-66 também foram descritas.[48] Ambas, GMFM-66-IS (*item set*) e GMFM-66-B&C (abordagem basal e teto), demonstram altos níveis de validade (ICC = 0,99) e confiabilidade (ICC > 0,98) e podem ser usadas na prática clínica ou para fins de pesquisa.

Durante o curso da validação da versão original da GMFM, ficou evidente que uma classificação significativa, válida e confiável da mobilidade funcional das crianças se fazia necessária para melhorar a comunicação entre familiares e profissionais, bem como para fornecer uma base sólida para a estratificação de crianças para fins de pesquisa.[49] O sistema de classificação da função motora grossa para paralisia cerebral (GMFCS), desenvolvido por Palisano e colaboradores em 1997, foi criado para classificar a função motora em crianças com PC em um dentre cinco níveis clinicamente significativos (Tab. 3.2).[50]

Do nível I (mais capaz) ao nível V (mais limitado), o GMFCS descreve a função motora junto a quatro faixas etárias, desde antes do segundo aniversário da criança até entre o 6º e 12º aniversários. A função motora é descrita em "imagens de palavras", enfocando a função sob circunstâncias comuns em vez de enfocar a capacidade, como é realizado em ferramentas formais, por exemplo na GMFM ou Pediatric Evaluation of Disability Inventory (PEDI). A GMFCS-E&R é a versão expandida e revisada da GMFCS, com uma faixa etária revisada de 6 a 12 anos, adição de uma faixa etária de 12 a 18 anos, apresentando uma estrutura conceitual expandida para coincidir com a Classificação International de Funcionalidade, Incapacidade e Saúde.[50]

Vantagens/desvantagens

Debuse et al. realizaram uma revisão sistemática de medidas de resultado de atividade para crianças com paralisia cerebral.[51] A GMFM-88, a GMFM-66 e a PEDI foram as três medidas de resultado selecionadas como as mais apropriadas para testar a função em crianças com PC. A GMFM-88 e a PEDI exibiram amplos índices de conclusão, confirmando sua relevância para avaliar a habilidade funcional de crianças com PC. O tempo de conclusão longo e a relativa unidimensionalidade (testar apenas a capacidade motora grossa em um ambiente de teste controlado) foram relatados como pontos fracos ou desvantagens do teste. Embora a GMFM-66 tivesse 22 itens a menos para testar, possibilitando um menor tempo de conclusão, apresentou efeito piso em crianças com baixa habilidade motora e efeito teto em crianças com idade superior a 5 anos.[44] É preciso ter cautela ao determinar o uso de GMFM-88 ou de GMFM-66 com base nas habilidades motoras da criança, na habilidade de completar todos os itens requeridos e/ou no conhecimento e habilidade do clínico para usar corretamente o Gross Motor Ability Estimator.

TABELA 3.2 ▸ Tópicos gerais para cada nível da GMFCS-E&R

Tópicos gerais para cada nível

NÍVEL I – Anda sem limitações
NÍVEL II – Anda com limitações
NÍVEL III – Anda usando dispositivo manual de mobilidade
NÍVEL IV – Automobilidade com limitações; pode usar dispositivo de mobilidade movido à eletricidade
NÍVEL V – Transportado em cadeira de rodas manual

Diferenças entre os Níveis I e II – Em comparação com as crianças e jovens do Nível I, as crianças e jovens do Nível II têm limitações para andar por longas distâncias e de equilíbrio; podem precisar de dispositivo manual de mobilidade quando aprendem a andar; podem usar cadeira de rodas ao percorrer longas distâncias ao ar livre e na comunidade; precisam usar corrimão ao subir e descer escadas; têm menor capacidade para correr e saltar.

Diferenças entre os Níveis II e III – As crianças e jovens do Nível II conseguem caminhar sem dispositivo manual de mobilidade após os 4 anos de idade (embora possam optar por usar um em certas ocasiões). As crianças e jovens do Nível III precisam de um dispositivo manual de mobilidade para caminhar em ambientes internos e usam cadeira de rodas para mobilidade ao ar livre e na comunidade.

Diferenças entre os Níveis III e IV – Crianças e jovens do Nível III conseguem sentar por conta própria ou necessitam, no máximo, suporte externo para sentar; são mais independentes nas transferências na posição em pé e andam com dispositivo manual de mobilidade. As crianças e jovens do Nível IV apresentam função na posição sentada (em geral sustentada), mas têm automobilidade limitada. Crianças e jovens do Nível IV tendem a ser transportados em cadeira de rodas manual ou usam dispositivos de mobilidade movidos por eletricidade.

Diferenças entre os Níveis IV e V – Crianças e jovens do Nível V têm limitações graves de controle de cabeça e tronco, necessitando de muita tecnologia e assistência física. A automobilidade é alcançada quando a criança/jovem consegue aprender a operar uma cadeira de rodas elétrica.

Permissão de CanChild Website. http://Peds-QLTM.canchild.ca/en/measures/gmfcs_expanded_revised.asp.

Peabody Developmental Motor Scales – segunda edição

A Peabody Developmental Motor Scales – segunda edição (PDMS-2) é o resultado de mais de uma década de pesquisas conduzidas pelos autores em resposta às sugestões dos revisores e *feedback* de examinadores para o aprimoramento da Peabody Developmental Motor Scales (PDMS) original.[52,53]

Medidas do teste e população-alvo

A PDMS-2 engloba seis subtestes que medem as habilidades motoras grossa e fina inter-relacionadas que se desenvolvem nas primeiras fases da vida. A PDMS-2 pode ser usada por fisioterapeutas e terapeutas ocupacionais, especialistas em intervenção precoce, professores de educação física adaptada, psicólogos, especialistas em diagnóstico e outros interessados em examinar as habilidades motoras de bebês e crianças. Foi projetada para avaliar as habilidades motoras do nascimento até os 6 anos de idade.

Construção e padronização do teste

A PDMS original foi desenvolvida para melhorar os instrumentos até então usados na avaliação motora. Os itens do teste foram obtidos a partir de escalas motoras validadas, enquanto os itens novos foram criados com base em estudos sobre o crescimento e desenvolvimento das crianças. As características da PDMS-2 incluem uma amostra normativa maior, composta por 2003 crianças estratificadas por idade e residentes em 46 estados e uma província canadense; a adição de estudos demonstrando a ausência de influência de gênero e raça; coeficientes de confiabilidade para subgrupos da amostra normativa (p. ex., indivíduos com deficiências motoras, afro-americanos, hispano-americanos, mulheres e homens), bem como para a amostra normativa inteira; estudos de validade dedicados especialmente a mostrar que o teste é válido para uma ampla gama de subgrupos e para a população geral.[53]

Formato do teste

Tipo A PDMS-2 é uma medida discriminativa e norma-referenciada.

Conteúdo A PDMS-2 está dividida em dois componentes: Escala motora grossa e Escala motora fina. A Escala motora grossa contém 151 itens separados em quatro subtestes: reflexos (nascimento a 11 meses); estacionário (todas as idades); locomoção (todas as idades) e manipulação de objetos (a partir de 12 meses).

A Escala motora fina contém 98 itens divididos em dois subtestes: preensão (todas as idades) e integração visual-motora (todas as idades). Normas são fornecidas para cada categoria de habilidade, estratificadas por idade e para o escore total.

Os resultados dos subtestes podem ser usados para gerar três índices globais de desempenho motor, chamados compósitos – nas siglas em inglês, quociente motor grosso (GMQ), quociente motor fino (FMQ) e quociente motor total (TMQ).

Aplicação Ambas as escalas podem ser aplicadas a uma criança em cerca de 45 a 60 minutos. Para reduzir o tempo de teste, são usados pontuação inicial e estabelecimento de níveis piso e teto em um dos subtestes (reflexos). Os examinadores que aplicam e interpretam a PDMS-2 devem conhecer em detalhes a estatística do teste; os procedimentos gerais que orientam a pontuação e a interpretação; as informações específicas sobre os testes de habilidade motora grossa e fina e o desenvolvimento em crianças que não progridem da forma típica.[53] Para obter uma interpretação válida do desempenho de uma criança na PDMS-2, as escalas devem ser aplicadas exatamente como especificado no *Guide to Item Administration*.

Quando o propósito do teste é testar a elegibilidade de uma criança com atraso ou sua colocação em um grupo, ou programar orientações e/ou terapias, o examinador deve aplicar um item conforme as orientações ou adaptá-lo às necessidades da criança, preservando o propósito do item.

Escores Para cada item incluído na PDMS-2 é atribuído um escore, que pode ser 0, 1 ou 2. Critérios específicos são estabelecidos para cada item, assim como critérios gerais são estabelecidos para os escores numéricos. Os escores são atribuídos da seguinte forma:

- 0 – A criança não consegue ou não poderá tentar realizar o item, ou a tentativa não mostra a emergência da habilidade.
- 1 – O desempenho da criança mostra nítida semelhança com os critérios de domínio do item, mas não atende totalmente a esses critérios. (Esse valor admite habilidades emergentes.)
- 2 – A criança executa o item conforme os critérios especificados para seu domínio.

A pontuação pode ser completada por escrito em uma planilha de resumo ou usando o PDMS-2 Online Scoring and Report System.

Interpretação A PDMS-2 resulta em cinco tipos de escores: escores brutos, normatizados por idade, percentis, escores padrão para subtestes e quocientes para compósitos. A partir dos escores brutos calculados de cada subteste, os escores equivalente à idade e padrão são obtidos a partir das tabelas de normas fornecidas no manual. Os quocientes para os compósitos motor fino, motor grosso e motor total são derivados da soma dos escores padrão de subteste e subsequente conversão em um quociente. Uma vez determinados os escores padrão e quocientes, é possível representá-los em um gráfico de perfil de desenvolvimento motor. Esse perfil fornece um meio de comparar visualmente o desempenho na Escala motora grossa e na Escala motora fina, bem como nas categorias de habilidade de cada escala. A Figura 3.2 mostra um exemplo de escores de PDMS-2.

Confiabilidade e validade

A confiabilidade geral da PDMS-2 foi estudada pelos autores do teste quanto a três tipos de variância de erro-consistência interna, confiabilidade de teste-reteste e confiabilidade interexaminadores. Os coeficientes de confiabilidade para três compósitos e seis subtestes (α de Cronbach = 0,89 a 0,97; r de teste-reteste = 0,82 a 0,93; e r interexaminadores = 0,96 a 0,99) mostram alta confiabilidade. A magnitude desses coeficientes é fortemente sugestiva de que a PDMS-2 apresenta pequeno risco de erros e de que os usuários podem confiar em seus resultados.[53]

De acordo com os autores, a validade de conteúdo da PDMS-2 tem por base pesquisa estabelecida sobre o desenvolvimento motor normal das crianças, bem como outros testes validados que avaliam o desenvolvimento motor. A validade do construto da PDMS-2 foi estabelecida por análises de fator confirmatório, que demonstrou que os compósitos motores fino e grosso são dois construtos separados junto ao movimento geral. Connolly et al. exploraram a validade concorrente de BSID-II Motor Scales e PDMS-2 em 15 bebês de 12 meses de idade que apresentavam desenvolvimento típico.[54] Relatou-se a falta de validade concorrente entre os escores padrão de PDMS-2 e de BSID-II Motor Scales. Além disso, relatou-se falta de concordância entre as faixas etárias dos dois testes, exceto para a locomoção. Os pesquisadores concluem que a aplicação de BSID-II e PDMS-2 pode fornecer achados distintos de desenvolvimento motor grosso em bebês de 12 meses e pode afetar a elegibilidade da criança para os serviços. Essa informação é valiosa, todavia, para reforçar a importância da avaliação geral da criança pelo fisioterapeuta (além dos resultados de avaliação objetiva relatados) na determinação da necessidade de intervenção.

Vantagens/desvantagens

A PDMS-2 é uma ferramenta de avaliação padronizada, confiável e válida, com amplo alcance etário para avaliar bebês e crianças pequenas. Os compósitos de subteste podem ser pontuados de forma separada, facilitando a aplicação do teste, e o sistema de escores de três pontos permite ao examinador identificar as habilidades emergentes e medir o progresso em crianças que estão adquirindo, de maneira lenta, novas habilidades. As desvantagens da PDMS-2 incluem a ausência de dados normativos sobre crianças europeias, a demora da aplicação em crianças mais novas e a ausência de uma versão reduzida.[55]

Teste de proficiência motora de Bruininks-Oseretsky – segunda edição

O teste de proficiência motora de Bruininks-Oseretsky – segunda edição (BOT-2) é a mais nova revisão do teste de

# item	Idade, em meses	Nome do item, posição e descrição	Critérios de pontuação	Escore
16	7	ROLAR (*deitado de costas*) Balance um chocalho na linha média a 30,5 cm acima da criança. Abaixe o chocalho até a superfície, à esquerda da criança, fora do alcance dela. Repita o procedimento no lado oposto.	2 Rola de supino para prono (ambos os lados) 1 Rola no sentido de supino para prono (apenas de um lado) 0 Permanece em supino	2
17	7	ROLAR (*deitado de costas*) Atraia a atenção da criança para o brinquedo, balançando-o à esquerda dela. Repita o procedimento no lado oposto.	2 Rola de supino para prono, primeiro com a cintura pélvica, seguida do tronco e, depois, cintura escapular (ambos os lados) 1 Rola de supino para prono (em um lado) 0 Permanece em supino	2
18	8	MOVER-SE PARA FRENTE (*deitado em prono*) Coloque o brinquedo a uma distância de 1,5 m à frente da criança. Diga "Pegue o brinquedo".	2 Move-se para frente usando os braços 1 Move-se para frente usando os braços, a uma distância mínima de 60 cm, porém inferior a 90 cm 0 Move-se a menos de 60 cm	1
19	9	ELEVAR OMBROS E QUADRIS (*deitado em prono*) Sente-se a uma distância de 90 cm à frente da criança. Estenda as mãos para a criança e diga "Venha aqui".	2 Ergue e sustenta peso sobre as mãos e os joelhos, durante 5 segundos, e balança para frente e para trás por 2 ciclos 1 Ergue e sustenta peso sobre as mãos e os joelhos por 1 a 5 segundos 0 Permanece com o abdome apoiado	1
20	9	ENGATINHAR (*apoio nas mãos e joelhos*) Coloque o brinquedo no chão, a uma distância de 1,8 m à frente da criança. Diga "Pegue o brinquedo". Mova o brinquedo para trás conforme a criança se aproxima.	2 Engatinha para frente sobre as mãos e os joelhos, usando um padrão dissociado por 1,5 m 1 Engatinha para frente sobre as mãos e os joelhos, usando padrão dissociado por 1,2 m ou engatinha sem dissociação por 1,5 m 0 Permanece estacionário ou se move com o abdome apoiado	0
21	9	ARRASTAR SENTADO Sente-se ao lado da criança, no chão. Diga "Olhe para mim". Demonstre uma corrida usando as mãos para impulsionar seu corpo para frente sobre as nádegas, para pegar o brinquedo. Coloque o brinquedo a uma distância de 1,5 m à frente da criança. Diga "Corra como eu fiz e pegue o brinquedo".	2 Mantém a postura sentada e usa as mãos e pernas para se arrastar para frente por uma distância de 90 cm 1 Mantém a postura sentada e se arrasta para frente por uma distância de 30-60 cm 0 Arrasta-se para frente por uma distância inferior a 30 cm	0

FIGURA 3.2 ▸ Amostra de aplicação de item da PDMS-2.

proficiência motora de Bruininks-Oseretsky (BOTMP) desenvolvido pelo dr. Robert H. Bruininks.[56] O BOT-2 fornece uma avaliação abrangente das habilidades motoras, incluindo medidas diferenciadas de proficiência motora grossa e fina.[57]

Medidas do teste e população-alvo

O BOT-2 é projetado para avaliar a função motora grossa e fina em crianças e é usado para sustentar o diagnóstico de comprometimentos motores, para a triagem de déficits motores e para auxiliar a tomada de decisões sobre colocação educacional. Pode, ainda, ser usado como meio de planejamento e avaliação de vários currículos de desenvolvimento motor. O teste é apropriado para pessoas de 4 a 21 anos.[57]

Construção e padronização do teste

A revisão do BOTMP começou em 2002, com o desenvolvimento de uma equipe constituída de autores, organizadores e pesquisadores. A revisão forneceu normas contemporâneas, melhorou a organização e o conteúdo do teste e abordou as necessidades vigentes dos usuários. O BOT-2 foi padronizado com base em uma amostra de 1520 crianças oriundas de 38 estados. Mais de 11% da amostra normativa incluiu crianças com incapacitação. A seleção da amostra foi aleatória e estratificada por gênero, raça/etnia, condição socioeconômica e estado de incapacitação junto a cada uma das 12 faixas etárias.

Formato do teste

Tipo O BOT-2 é norma-referenciado e envolve tarefas individualmente aplicadas com observação direta e avaliação da criança em um ambiente estruturado.

Conteúdo O BOT-2 avalia a proficiência em quatro compósitos da área motora: controle manual fino, coordenação manual, coordenação corporal e força e agilidade. Cada um desses quatro compósitos da área motora engloba dois dos oito subtestes de BOT-2. O 5º compósito, o compósito motor total, é idealizado a partir dos oito subtestes.

A relação dos oito subtestes com os compósitos é mostrada na Figura 3.3.

Aplicação A forma completa pode ser aplicada em 40 a 60 minutos, com 10 minutos adicionais para preparar a área de testes. A forma reduzida (usada para fins de triagem) pode ser aplicada em 15 a 20 minutos, com 5 minutos adicionais para preparar a área. A forma reduzida consiste em 14 itens de BOT-2 cuidadosamente selecionados a partir de todos os oito subtestes e fornece um escore único de proficiência motora geral. Recomendam-se duas sessões de teste breve para crianças mais novas. Os procedimentos para aplicação e pontuação do teste são descritos no manual. Os materiais necessários para a aplicação do BOT-2 são fornecidos em um *kit* de teste padronizado, com exceção do cronômetro e da fita métrica.

Escores. A pontuação pode ser realizada pelo *software* BOT-2 ASSISTTM ou por marcação manual de escores.

Os escores brutos da criança são registrados durante a administração do teste e convertidos primeiro em escores pontuais, em seguida em escores padrão, normatizados por idade e categorias de percentil (ver na Fig. 3.4 um formulário de registro de amostra para BOT-2). Também são incluídas cinco categorias descritivas na planilha de escores, para auxiliar na comunicação dos resultados do teste aos examinadores, pais e professores. O compósito motor total é derivado da soma dos escores padrão dos quatro compósitos de área motora, consistindo a medida mais confiável e preferida de proficiência motora geral.

Interpretação Tabelas de normas são fornecidas e, comparando os escores derivados com os escores de indivíduos testados no programa padronizado, os usuários podem interpretar o desempenho de uma criança em relação a um grupo de referência nacional.

Confiabilidade e validade

Os coeficientes de confiabilidade de teste-reteste para subtestes são de aproximadamente 0,70 para crianças de 4 a 7 e de 8 a 12 anos de idade, e 0,69 para adolescentes e adultos de 13 a 21 anos. A média dos coeficientes de correlação composta é de cerca de 0,80 para crianças de 4 a 12 anos de idade e 0,77 para a faixa etária de 13 a 21 anos.[57] A consistência interna é alta, com uma confiabilidade de subteste média nas três faixas etárias variando de 0,70 a 0,80.

Os coeficientes de confiabilidade interexaminador são extremamente altos, em 0,98 e 0,99 para coordenação manual, coordenação corporal e compósitos de força e agilidade. O coeficiente do compósito de controle motor fino também é alto, 0,92.

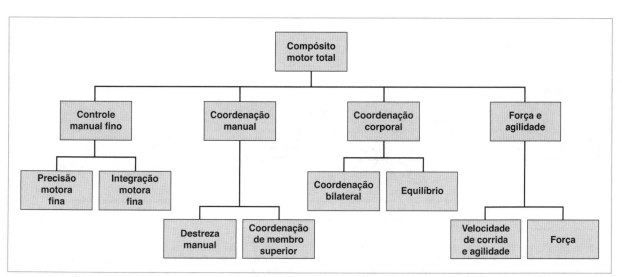

FIGURA 3.3 ▶ Relação dos oito subtestes do teste de proficiência motora de Bruininks-Oseretsky e os compósitos BOT-2. (Figura adaptada de Bruininks-Oseretsky Test of Motor Proficiency, Second Edition [BOT-2]. Copyright 2005 NCS Pearson, Inc. Reproduzida com permissão. Todos os direitos reservados. "BOT" é marca comercial, nos EUA e/ou em outro país, da Pearson Education, Inc. ou seus afiliados.)

BOT2

Bruininks-Oseretsky Test
of Motor Proficiency, *segunda edição*
Robert H. Bruininks e Brett D. Bruininks

	Ano	Mês	Dia
Data do teste	2006	10	2
Data de nascimento	1998	7	1
Idade cronológica	8	3	1

Mão com que prefere escrever: (Direita) Esquerda
Mão/braço com que prefere fazer lançamentos: (Direita) Esquerda
Perna/pé preferido: (Direita) Esquerda

Normas adotadas: ☒ Feminino ☐ Masculino ☐ Combinado

Nome do avaliado: Kaleah Nelson
Nome do examinador: Dan Kotter

Sexo: Feminino   Grau de instrução: 2
Escola/clínica: Clínica Whittier

		Pontuação total	Escore de escala (Média = 15, DP = 5) (Tabelas B.1-B.13)	Escore padrão (Média = 50, DP = 10) (Tabelas B.4-B.7)	Intervalo de confiança de (90%) ou 95% (Tabelas C.1-C.4) Faixa	Intervalo	Classificação de percentil (Tabelas B.4-B.7)	Equivalente por idade (Tabelas B.14-B.16)
1	Precisão motora fina	38	18		± 4	14 – 22		9:0-9:2 Média
2	Integração motora fina	38	18		± 4	14 – 22		10:0-10:2 Média
	Controle manual fino Soma	36		57	± 7	50 – 64	76	Média
3	Destreza manual	28	17		± 4	13 – 21		8:9-8:11 Média
7	Coordenação de membro superior	37	25		± 3	22 – 28		12:6-12:11 Bem acima da média
	Coordenação manual Soma	42		65	± 6	59 – 71	93	Acima da média
4	Coordenação bilateral	17	10		± 3	7 – 13		5:9-5:9 Abaixo da média
5	Equilíbrio	27	8		± 3	5 – 11		5:2-5:3 Abaixo da média
	Coordenação corporal Soma	18		35	± 6	29 – 41	7	Abaixo da média
6	Velocidade de corrida e agilidade	30	14		± 4	10 – 18		7:3-7:5 Média
8	Força Flexão Joelho (Total)	25	20		± 4	16 – 24		12:6-12:11 Acima da média
	Força e agilidade Soma	34		56	± 7	49 – 63	73	Média

Soma 213

Compósito motor total 54 ± 4 50 – 58 66 Média

		Pontuação total	Escore padrão (Tabelas B.8-B.13)	Intervalo de confiança de 90% ou 95% (Tabelas C.3, C.4) Faixa	Intervalo	Classificação de percentil (Tabelas B.8-B.13)	Categoria descritiva (Tabela C.3)
Formulário CURTO	Flexão Joelho Total			± 4	50 – 58	66	

Formulário completo

Durante a sessão de testes, registrar o desempenho do examinado em cada item.

Após a sessão de testes, converter o escore bruto de cada item em pontuação usando a tabela de conversão fornecida. Para itens que necessitam de duas triagens, converter o melhor dos dois escores brutos. Então, registrar os pontos de escore no espaço apropriado na coluna de pontuação.

Para cada subteste, adicionar os pontos do item e registrar o total no espaço rotulado "Pontuação total" e na linha apropriada na página de frente.

Formulário curto

Durante a sessão de testes, registrar o desempenho do avaliado em cada item do Formulário curto, listados na página 8.

Após a sessão de testes, converter o escore bruto de cada item em pontos usando a tabela de conversão fornecida. Para itens que necessitam de duas triagens, converter o melhor dos dois escores brutos. Então, registrar os pontos de escore no espaço apropriado na coluna de pontuação.

Por fim, adicionar os pontos de item para todos os 14 itens do Formulário curto e registrar o total no espaço rotulado "Pontuação total" e na linha apropriada na página de frente.

©2005 AGS Publishing. todos os direitos reservados, incluindo traduções. AGS Publishing é marca e nome comercial de American Guidance Service, Inc. É proibido reprodução ou transmissão, por qualquer meio ou processo, parcial ou total deste documento sem permissão espressa da editora. Se este documento não estiver impresso nas cores azul, vermelha e preta, o documento não é original e pode se tratar de cópia ilegal. Impresso nos Estados Unidos da América.

Para outros formulários, entre em contato com AGS Publishing, 4201 Woodland Road, Circle Pines, MN 55014-1796; ligue gratuitamente 800-328-7560 (800-263-3558 para Canadá); ou visite nosso website www.agsnet.com.

FIGURA 3.4 ▸ Formulário de registro dos oito subtestes do teste de proficiência motora de Bruininks-Oseretsky. (Figura adaptada de Bruininks-Oseretsky Test of Motor Proficiency, Second Edition [BOT-2]. Copyright 2005 NCS Pearson, Inc. Reproduzida com permissão. Todos os direitos reservados. "BOT" é marca comercial, nos EUA e/ou em outro país, da Pearson Education, Inc. ou seus afiliados.)

Evidências que sustentam o uso de BOT-2 para avaliar a proficiência motora grossa e fina de indivíduos com idade de 4 a 21 anos são fornecidas por meio do conteúdo do teste, estrutura interna, diferenças entre os grupos clínicos e relações com outros testes de habilidades motoras. No manual, são descritos estudos de validade de conteúdo e de construto comparando os escores de BOT-2 com os escores do teste de proficiência motora de Bruininks-Oseretsky, de PDMS-2 e do teste de habilidade visual-motora revisado (TVMS-R).

Vantagens e desvantagens

Uma revisão do BOT-2 feita por Dietz et al. resume os pontos fortes e as limitações do teste descritos a seguir. Os pontos fortes incluem: (1) facilidade de aplicação, que fornece ilustrações de itens do teste, permitindo uma aplicação eficiente e padronizada do teste; (2) itens de teste que refletem atividades típicas da infância (validade de face); (3) validação do construto do teste; (4) normas atuais que refletem a demografia dos Estados Unidos; e (5) confiabilidades interexaminador e de teste-reteste moderadas a fortes na forma reduzida e na forma completa do compósito motor total.[58] As limitações relatadas incluem: (1) coeficientes de confiabilidade de teste-reteste fracos para alguns subtestes e compósitos de área motora em algumas faixas etárias; (2) a possibilidade de o processo de pontuação ser demorado e tedioso e (3) a dificuldade dos itens para crianças de 4 anos de idade com desenvolvimento típico ou para crianças de 5 anos com atrasos.

Pesquisas recentes

A proficiência motora em crianças com neurofibromatose tipo 1 (NF1) foi avaliada com o uso do BOT-2.[59] O estudo incluiu 26 crianças com NF1, na faixa etária de 4 a 15 anos. Os escores dos participantes em relação às normas do teste referentes à idade e ao gênero demonstraram valores significativamente menores ($p < 0,05$) para o compósito motor total ($z = -1,62$) em 7 dos 8 subtestes. Os resultados indicam que BOT-2 é útil na identificação e caracterização de atrasos de proficiência motora em crianças com NF1.

Escalas abrangentes de desenvolvimento

As escalas abrangentes de desenvolvimento avaliam todas as áreas do desenvolvimento de bebês e crianças e são bastante convenientes para equipes multidisciplinares e de avaliação de área. As áreas do desenvolvimento avaliadas incluem a física, a cognitiva, a comunicação, a social-emocional e a linguagem adaptativa, em conformidade com as regulamentações do Part C of Individuals with Disabilities Education Act (IDEA), para elegibilidade de serviços de intervenção precoce e serviços de educação especial.[60]

Bayley Scales of Infant and Toddler Development – terceira edição

A Bayley Scales of Infant and Toddler Development – terceira edição (Bayley-III) é uma revisão da BSID-II.[61,62] O objetivo da revisão foi aprimorar a qualidade e aumentar a utilidade das escalas de Bayley, por meio de várias metas relevantes: (1) atualizar os dados normativos; (2) desenvolver 5 escalas distintas; (3) aprimorar a qualidade psicométrica do instrumento; (4) melhorar a utilidade clínica do instrumento; (5) simplificar os procedimentos de aplicação; (6) atualizar a aplicação de itens; (7) atualizar os materiais de estímulo; e (8) manter as qualidades básicas das escalas de Bayley, conforme idealizado pela autora Nancy Bayley. O propósito central de Bayley-III é identificar crianças com atraso do desenvolvimento e fornecer informação para planejamento de intervenção.

Medidas do teste e população-alvo

A Bayley-III avalia o desenvolvimento de bebês e crianças em cinco domínios: cognitivo, linguagem, motor, social-emocional e adaptativo. Os domínios cognitivo, de linguagem e motor são avaliados diretamente por meio da aplicação do item à criança, enquanto os domínios social-emocional e adaptativo são avaliados por meio de questionário destinado ao cuidador. Além disso, na conclusão dos testes, o clínico e o cuidador completam o Behavior Observation Inventory (Inventário de Observação Comportamental), para avaliar se o desempenho da criança no teste foi característico de sua habilidade. Bayley-III é aplicado individualmente a bebês e crianças na faixa etária de 1 a 42 meses.

Construção e padronização do teste

O BSID original foi derivado de várias escalas de desenvolvimento de bebês e crianças e de um amplo estudo transversal com bebês e crianças.[63] A criação de itens para Bayley-III teve por base a pesquisa e a teoria sobre o desenvolvimento que identifica comportamentos típicos do desenvolvimento normal em crianças de 1 a 42 meses. A aplicação de itens para as três escalas de Bayley (BSID, BSID-II e Bayley-III) segue uma sequência de dificuldade crescente, ou seja, os itens são tipicamente ordenados conforme seu grau de dificuldade. O BSID-II continha três escalas: de classificação mental, motora e comportamental. A criação de uma escala de linguagem à parte para Bayley-III diminuiu o número de itens na BSID-II Mental Scale, permitindo a expansão de conceitos e construtos cognitivos a serem avaliados na Bayley-III Cognitive Scale. A informação normativa contida na Bayley-III tem por base uma amostra de padronização nacional representativa da população dos EUA para bebês de 1 a 42 meses de idade. A amostra incluiu 1700 crianças divididas em 17 grupos de faixas etárias compostos por 100 participantes. A estratificação por nível de instrução dos pais, raça/etnia e região geográfica foi concluída para a normatização.

Formato do teste

Tipo O teste é norma-referenciado. A informação é obtida por observação direta e interação com a criança.

Conteúdo A Bayley-III contém as seguintes escalas: (1) cognitiva – com itens que avaliam desenvolvimento, exploração e manipulação sensório-motores, associação de objetos, formação de conceito, memória e outros aspectos da função cognitiva; (2) linguagem – os itens avaliam a co-municação receptiva e expressiva; (3) motora – os itens avaliam as habilidades motoras grossa e fina; (4) social-emocional – os itens avaliam os marcos referenciais sociais e emocionais em crianças, com base no Greenspan Social-Emotional Growth Chart: A Screening Questionnaire for Infants and Young Children e (5) comportamento adaptativo – os itens avaliam a habilidade adaptativa no dia a dia, com base no Adaptative Behavior Assessment System, segunda edição (Quadro 3.1).[64,65]

Aplicação O tempo requerido para aplicação da Bayley-III varia de acordo com a familiaridade com o teste, pontos fortes específicos e limitações da criança e comportamento na sessão de teste. Para crianças com idade até 12

QUADRO 3.1 ▸ Itens do teste Bayley-III

Comportamento adaptativo
- Comunicação
- Uso comunitário
- Pré-escolar funcional
- Vida doméstica
- Saúde e segurança
- Lazer
- Autocuidado
- Autodireção
- Social
- Motor

Cognitivo
- Desenvolvimento sensório-motor
- Exploração e manipulação
- Função de objetos
- Formação de conceito
- Memória
- Habituação
- Acuidade visual
- Preferência visual
- Permanência de objeto
- Outros aspectos adicionais do processamento cognitivo

Itens que medem habilidades apropriadas para a idade, incluindo:
- Contagem (com correspondência 1:1 e cardinalidade)
- Exploração visual e tátil
- Montagem de objeto
- Montagem completa do quebra-cabeça
- Correspondência de cores
- Comparação de grandezas
- Brincadeiras de representar e de imitar
- Discriminação de padrões

Linguagem
Comunicação expressiva
Avalia comunicações pré-verbais, como:
- Balbucio
- Gesticulação
- Referência conjunta
- Revezamento de turno
- Desenvolvimento de vocabulário, como nomeação de objetos, imagens e ações
- Desenvolvimento morfossintático, como o uso de expressões de duas palavras e o uso de plurais e de tempos verbais

Comunicação receptiva
Avalia comportamentos pré-verbais e desenvolvimento de vocabulário, como:
- A habilidade de identificar objetos e imagens referenciados
- Vocabulário relacionado ao desenvolvimento morfológico, como pronomes e preposições
- Conhecimento dos marcadores morfológicos, como plurais e marcas de tempo verbal

Motor
Motor fino
Habilidades motoras finas associadas com:
- Preensão
- Integração perceptomotora
- Planejamento motor
- Velocidade motora

Itens que medem as habilidades apropriadas da idade, incluindo:
- Acompanhamento visual
- Alcance
- Manipulação de objeto
- Preensão
- Qualidade do movimento das crianças
- Habilidades funcionais manuais
- Respostas à informação tátil (integração sensorial)

Motor grosso
Itens avaliam:
- Posicionamento estático (p. ex., controle da cabeça, sentar, ficar em pé)
- Movimento dinâmico, incluindo locomoção (engatinhar, andar, correr, saltar, subir e descer escadas)
- Qualidade do movimento (coordenação ao ficar em pé, andar, chutar)
- Equilíbrio
- Planejamento motor
- Integração perceptomotora (p. ex., imitar posturas)

Social-emocional
- Determina o domínio das primeiras capacidades de desenvolvimento social-emocional
- Monitora a função social e emocional
- Monitora o progresso nos primeiros programas de intervenção
- Detecta deficits ou problemas de capacidade de desenvolvimento social-emocional.

Lista de domínios e subdomínios de área de avaliação de Bayley Scales of Infant and Toddler Development, terceira edição (Bayley-III). Copyright ©2006 NCS Pearson, Inc. Reproduzido com permissão. Todos os direitos reservados. *"Bayley Scales of Infant and Toddler Development"* é marca comercial, nos EUA ou em outro país, da Pearson Education, Inc. ou seus afiliados.

meses, o tempo de aplicação é cerca de 50 minutos para a bateria completa. Para crianças com idade a partir de 13 meses, o tempo total de aplicação é 90 minutos. Com base em um ponto de partida específico por idade, a criança deve receber um escore 1 nos primeiros três itens consecutivos para seguir adiante (nível piso). Se a criança tiver pontuação igual a 0 no primeiro item idade-específico, o examinador segue para o item idade-específico anterior e aplica a mesma regra. O teste é descontinuado para a escala em particular quando a criança recebe escore 0 em cinco itens consecutivos (nível teto).

Escores e interpretação O formulário de registro de Bayley-III é usado para registrar os escores para cada item na escala cognitiva e nos subtestes de comunicação receptiva e expressiva, motor fino e motor grosso. Se a criança atender aos critérios de pontuação para o item em particular, o examinador faz um círculo em "1"; se a criança não atender aos critérios, o examinador circula o "0". Os escores brutos para cada subteste são somados (escore bruto total) e então são convertidos em escores escalares, escores de compósito, categoria de percentil e intervalos de confiança usando tabelas fornecidas pelo manual. As comparações de discrepância podem ser completadas para determinar se as diferenças entre os subtestes são estatisticamente significativas (valores críticos) e com qual frequência a discrepância ocorreu na amostra de padronização (frequências de base). As escalas de comportamento adaptativo e social-emocional são completadas pelo cuidador e as frequências de comportamento são somadas para obtenção do escore bruto total. O Behavior Observation Inventory é completado após a conclusão do teste.

Para facilitar a interpretação, os escores escalares e os escores de compósito podem ser representados em gráficos de perfil de escore escalar ou de perfil de escore de compósito. Os escores escalares variam de 1 a 19, com uma média igual a 10 e DP igual a 3. Os escores de compósito variam de 40 a 160, com média igual a 100 e DP igual a 15.

Confiabilidade e validade

Os coeficientes de confiabilidade geral dos subtestes de Bayley-III são 0,86 (motor fino); 0,87 (comunicação receptiva) e 0,91 (cognitivo, comunicação expressiva e motor grosso).[61] De acordo com os autores, os coeficientes de confiabilidade para a escala cognitiva são comparáveis aos do índice de desenvolvimento mental de BSID-II. Os coeficientes de confiabilidade para as escalas de compósito são 0,93 (compósito de linguagem) e 0,92 (compósito motor).

A validade de conteúdo da Bayley-III foi estabelecida pela literatura abrangente e por revisões especializadas, resultando em novos itens e subtestes para aprimoramento do conteúdo e da relevância. Bayley-III avalia um amplo espectro de tarefas para a faixa etária com relevância para os construtos medidos.[61] Estudos de correlação foram con-

duzidos entre Bayley-III e PDMS-2, com uma amostra de 81 crianças na faixa etária de 2 a 42 meses. Os autores relataram pouquíssima diferença entre as médias dos compósitos de Bayley-III e os quocientes de PDMS-2. As maiores correlações ocorreram entre o subteste motor fino e o quociente motor fino (r = 0,59), bem como entre o subteste motor grosso e o quociente motor grosso (r = 0,57). Mais recentemente, Connolly et al. relataram validade concorrente entre Bayley-III e PDMS-2 com correlações classificadas de moderada a muito alta para todos os grupos entre os escores de compósito de Bayley-III e os escores de quociente motor total de PDMS-2.[66] Também foram relatadas evidências de validade nos estudos clínicos com grupos específicos.

Vantagens

Bayley-III é produto de décadas de pesquisa sobre o desenvolvimento de bebês e crianças. As cinco escalas distintas são projetadas para atender às diretrizes federais e estaduais de avaliação precoce da infância. As qualidades psicométricas e a utilidade clínica melhoraram com a mais recente revisão, ao mesmo tempo em que as qualidades básicas das antigas escalas Bayley foram preservadas.

Desvantagens

A aplicação é demorada e sua conclusão pode ser difícil em muitos contextos da assistência médica. Preocupações com a subestimação do atraso do desenvolvimento por Bayley-III foram relatadas em um estudo de coorte envolvendo crianças de 2 anos de idade nascidas em condições de prematuridade extrema/peso extremamente baixo ao nascimento e crianças nascidas a termo.[67] Os autores alertam para a necessidade de cautela ao interpretar os escores de Bayley-III para crianças de alto risco na ausência de grupos controle apropriados.

Battelle Developmental Inventory – segunda edição

O Battelle Developmental Inventory – segunda edição (BDI-2) (publicado em 2005) propõe uma avaliação abrangente do desenvolvimento de crianças com e sem incapacitação, realiza triagem de crianças com risco de atraso do desenvolvimento e auxilia no desenvolvimento de planos de educação e de serviços individualizados para as famílias.[5] Pode ser aplicado por uma equipe de profissionais de saúde ou por um prestador individual.

Medidas do teste e população-alvo

O BDI-2 mede o desenvolvimento em cinco domínios: adaptativo, pessoal-social, comunicação, motor e cognitivo. Cada domínio contém subdomínios cujos pontos de entrada no teste são determinados por idade ou pela habilidade estimada da criança. O BDI-2 é apropriado para crianças, desde o nascimento até 7 anos e 11 meses de idade. O teste de triagem BDI-2 também é disponibilizado e consiste em um subconjunto de itens de BDI-2.

Construção e padronização do teste

O BDI original, desenvolvido em 1984, tem sido usado para determinar a elegibilidade das crianças para serviços e também como medida de alterações longitudinais em estudos baseados em determinado programa, em particular para sua avaliação nos cinco domínios do desenvolvimento listados no Part C of Individuals with Disabilities Education Act.[68] O BDI-2 é o resultado de um processo de desenvolvimento de 5 anos que inclui atualização de itens de teste, refinamento de critérios de escores, revisão da estrutura de domínio/subdomínio e nova amostragem normativa. A nova edição traz itens coloridos e aspectos manipulativos acessíveis para crianças, destinados a todas as idades, novas normas abrangentes, itens de entrevista claros e com roteiro para reavaliações de acompanhamento, processamento computadorizado ou manual de atribuição de escores, aplicação flexível e uma faixa expandida de itens para todas as idades. As habilidades dos 450 itens de teste foram escolhidas com base em sua relação com as habilidades funcionais e que sofrem influência pela intervenção educacional. Foram coletados os dados normativos de 2500 crianças na faixa etária de 0 a 7 anos e 11 meses, correspondendo estreitamente ao 2000 U.S. Census.

Formato do teste

Tipo O BDI-2 é uma avaliação de desenvolvimento abrangente, norma-referenciada e critério-referenciada.

Conteúdo Os cinco domínios com subdomínios incluem (1) adaptativo: responsabilidade pessoal e autocuidado; (2) pessoal-social: interação com adultos, autoconceito e crescimento social e interação com pares; (3) motor: motor fino, motor grosso e motor perceptivo; (4) comunicação: expressiva e receptiva; e (5) cognitivo: discriminação perceptiva/desenvolvimento conceitual, habilidades de raciocínio e acadêmicas e atenção e memória.

Administração O BDI-2 contém três procedimentos de administração: teste estruturado, observação e entrevista com os pais. São fornecidas instruções para determinar qual procedimento é o melhor para cada item. Essa flexibilidade de aplicação é útil diante da possível dificuldade de avaliar um item durante o teste ou se a criança se recusar a participar. Descrições extras dos procedimentos de acomodação do teste para crianças que apresentam variados comprometimentos e incapacitações são fornecidas no manual. O BDI-2 completo pode ser aplicado em 60 a 90 minutos, com 10 a 30 minutos para o teste de triagem.

Escores/interpretação O BDI-2 pode ser pontuado manualmente ou seus escores podem ser atribuídos por meio de um *software* de pontuação opcional, o BDI-2 Data Manager®. O desempenho da criança é pontuado com base em critérios padronizados usando um sistema de escores de três pontos simples (2 = marco referencial alcançado; 1 = marco referencial emergindo; 0 = marco referencial não alcançado). Ao nível de subdomínio, são fornecidos escores norma-referenciados (escores escalares com média = 10; DP = 3; faixa de escores = 1 a 19). Os escores de subdomínio se combinam para formar os cinco escores de domínio BDI-2 e o quociente de desenvolvimento BDI-2 geral (escores padrão com média = 100; DP = 15; faixa de escores = 40 a 160). Percentis e intervalos de confiança são fornecidos para os escores de domínio e para o quociente de desenvolvimento. Além disso, são fornecidas tabelas com pontuação por idade. O *software* BDI-2 Data Manager proporciona consistência na determinação de escores brutos totais e de escores norma-referenciados. Relatos narrativos podem ser gerados para pais e profissionais, bem como relatos de escores e relatos agregados para fins de avaliação de programa terapêutico.

Confiabilidade e validade

A confiabilidade do escore total do teste é relatada no manual como 0,99.[69] A consistência interna usando o método *split-half* (dividir ao meio) é relatada na forma de confiabilidade por faixa etária. As confiabilidades nos domínios foram de 0,90 a 0,96 e nos subdomínios, de 0,85 a 0,95. A validade concorrente e por critério foi obtida com o BDI original, BSID-II, WJIII, Denver II, PLS-4, Vineland SEEC e WPPSI-III. O BDI-2 excedeu o nível mínimo recomendado para os testes (0,75), com sensibilidade de 0,83 e especificidade de 0,85. Spies et al. avaliaram o uso do BDI-2 como ferramenta de triagem precoce para os transtornos do espectro do autismo e relataram alta sensibilidade (0,94) com escore de corte determinado igual a 96 (DP de 1,5 em relação à media do grupo de transtornos do espectro do autismo).[70]

Vantagens/desvantagens

O BDI-2 tem estrutura flexível para reunir informações e pode ser usado por múltiplos profissionais. Diretrizes específicas para profissionais que trabalham com crianças com atraso no desenvolvimento auxiliam na aplicação da avaliação, enquanto a inclusão de um teste de triagem é benéfica em contextos com limitação de tempo. O sistema de escores de três pontos (0, 1 e 2) detecta habilidades emergentes e em desenvolvimento. O tempo necessário para a aplicação da bateria completa constitui uma limitação, e os profissionais podem ter dificuldade para atribuir os escores do teste quando houver divergência entre dados de observação e de entrevista.

Avaliação de capacidades funcionais

As avaliações funcionais examinam a criança no contexto do dia a dia, ao longo de múltiplos domínios. O que uma criança de fato faz na comunidade pode ser completamente diferente de sua capacidade física de realizar a atividade. Por isso, é importante avaliar o desempenho funcional e também a capacidade funcional. As avaliações funcionais muitas vezes são firmadas em uma estrutura conceitual similar, como a International Classification of Functioning, Disability and Health (ICF) [Classificação Internacional de Funcionalidade, Incapacidade e Saúde (CIF)] da Organização Mundial da Saúde (OMS).[71,72] A abordagem consiste em avaliar a participação da criança nas rotinas diárias, as atividades realizadas e os fatores ambientais e pessoais que contribuem para a rotina diária da criança.

De acordo com Haley, o conceito de avaliação funcional e incapacitação incorpora os seguintes conceitos-chave:

1. Uma criança pode apresentar comprometimento motor grave que nem sempre é refletido pelo nível de incapacitação ou limitação funcional.
2. Os deficits funcionais podem ou não levar à restrição em atividades sociais e no desempenho de papéis importantes na infância.
3. Fatores ambientais, expectativas de familiares e elementos contextuais de requerimentos funcionais de tarefas exercem papel significativo no nível eventual de incapacitação e dificuldade da criança.[73]

Os instrumentos de avaliação funcional abrangente contêm itens sobre mobilidade, transferência, autocuidado e função social. Incluem dimensões de medida de equipamento auxiliar e adaptativo e podem incorporar os estágios do desenvolvimento de habilidades funcionais.[74] As avaliações funcionais dão aos fisioterapeutas pediátricos informação sobre como a incapacitação ou transtorno do movimento da criança influencia os requerimentos de tarefa nas rotinas do dia a dia.

Pediatric Evaluation of Disability Inventory

O Pediatric Evaluation of Disability Inventory (PEDI) é uma avaliação clínica abrangente de capacidades funcionais e do desempenho de crianças na faixa etária de 6 meses a 7,5 anos.[75] O PEDI foi feito para ser usado como instrumento de detecção de deficits ou atrasos funcionais, como instrumento de avaliação para monitorar o progresso em programas de reabilitação pediátrica e/ou como medida de resultado para avaliação de programa no contexto de reabilitação pediátrica ou educacional.

Medidas do teste e população-alvo

O PEDI mede a capacidade e o desempenho em atividades funcionais em três domínios de conteúdo: (1) autocuidado; (2) mobilidade; e (3) função social. A capacidade é medida pela identificação das habilidades funcionais para as quais a criança exibe domínio e competência (Quadro 3.2).

O desempenho funcional é medido pelo nível de assistência do cuidador e pelas modificações ambientais necessárias para a realização de atividades funcionais relevantes.

O PEDI é projetado para avaliar crianças na faixa etária de 6 meses a 7,5 anos. Embora tenha sido criado e padronizado para avaliação de crianças até 7,5 anos, pode ser usado para avaliar crianças acima dessa faixa etária cujas habilidades funcionais estejam aquém do esperado para a idade.

Construção e padronização do teste

O conteúdo e as escalas de medida foram submetidos a numerosas revisões antes da publicação da versão final.

QUADRO 3.2 ▸ Conteúdo de habilidades funcionais do PEDI

Domínio "Autocuidado"	Domínio "Mobilidade"	Domínio "Função social"
Tipos de texturas de alimento	Deslocamentos para o banheiro	Compreensão do significado das palavras
Uso de utensílios	Deslocamentos de cadeira/cadeira de rodas	Compreensão de complexidade de sentença
Uso de recipientes de líquidos	Deslocamentos de carro	Uso funcional de comunicação expressiva
Escovação dental	Deslocamentos/mobilidade no leito	Complexidade de comunicação expressiva
Escovação do cabelo	Deslocamentos para banheira	Resolução de problema
Cuidados com o nariz	Método de locomoção em ambiente interno	Brincadeira interativa social
Lavagem das mãos	Distância/velocidade em ambiente interno	Interações com pares
Lavagem do corpo e da face	Puxar/carregar objetos	Autoinformação
Roupas com abertura frontal/sobreposição	Método de locomoção ao ar livre	Orientação temporal
Fechos	Distância/velocidade ao ar livre	Tarefas domésticas
Calças	Superfícies ao ar livre	Autoproteção
Calçados/meias	Subir escadas	Função na comunidade
Atividades no banheiro	Descer escadas	
Controle intestinal		
Controle da bexiga		

Reproduzido com permissão de Haley SM, Coster WJ, Ludlow LH, et al. *Pediatric Evaluation of Disability Inventory (PEDI): Development, Standardization and Administration Manual.* Boston, MA: New England Medical Center Hospital and PEDI Research Group; 1992:13.

O conteúdo inicial se baseava na literatura disponível, em testes adaptativos e funcionais prévios e na experiência clínica dos autores e consultores. Uma versão foi submetida ao teste de campo com mais de 60 crianças com deficiência e seus familiares. A abrangência e a representatividade do conteúdo foi avaliada por especialistas. As revisões baseadas nos testes de campo e o estudo de validade de conteúdo foram então incorporados aos itens da versão final, para estabelecer o PEDI.

Os dados normativos foram reunidos no período de maio de 1990 a junho de 1991, a partir da avaliação de 412 crianças e de seus familiares, distribuídos por Massachusetts, Connecticut e Nova York. Essa amostra obtida da região nordeste tem estreita proximidade com a maioria das características demográficas da população dos EUA, conforme definido pelos dados do 1980 U.S. Census. Além disso, três grupos de crianças (totalizando 102) com deficiência constituíram as amostras clínicas para fins de validação.

Formato do teste

Tipo O PEDI pode ser usado para fins discriminativos, como a determinação da elegibilidade para serviços de intervenção (com escores padrão norma-referenciados), bem como para fins de avaliação, como a determinação das alterações subsequentes à intervenção (com escores critério-referenciados).[72]

Conteúdo As áreas de conteúdo de autocuidado, mobilidade e função social são avaliadas por meio de três conjuntos de escalas de medida: habilidades funcionais, assistência do cuidador e necessidade de adaptações. As escalas de habilidades funcionais foram projetadas para refletir unidades funcionais significativas junto à determinada atividade. As escalas de assistência do cuidador medem a incapacidade da criança em relação à quantidade de ajuda necessária para realizar atividades funcionais. A seção de adaptações fornece uma medida da frequência, tipo e extensão das modificações ambientais das quais a criança depende para manter seu desempenho funcional.

Aplicação O PEDI pode ser aplicado por clínicos e avaliadores que estejam familiarizados com a criança ou por meio de entrevista estruturada com os pais. O foco do PEDI no desempenho típico requer que o entrevistado tenha tido oportunidade de observar a criança em várias ocasiões distintas, a fim de obter um panorama preciso do desempenho típico dessa criança. A aplicação por meio do relato dos pais demora 45 a 60 minutos. Diretrizes de aplicação, critérios para pontuação de cada item e exemplos são fornecidos no manual que o acompanha. Os examinadores devem ter conhecimento sobre os critérios de item usados no instrumento e sobre os métodos empregados para determinar o nível de assistência da criança mesmo com treinamento específico.

Escores Os itens da escala de habilidades funcionais são pontuados como 1 (capaz) ou 0 (incapaz ou capacidade não demonstrada) para cada uma das áreas de conteúdo. Os itens da escala de assistência do cuidador são pontuados em uma escala de classificação de seis pontos, que vai de 0 (assistência total) a 5 (independente). A escala de adaptações é classificada por uma escala de quatro categorias, que vai de sem modificações a modificações extensas.

Os escores são registrados em um folheto que também contém uma planilha de resumo de escores usada para construir um perfil do desempenho da criança ao longo de diferentes domínios e escalas. Um resumo dos critérios de avaliação para os três conjuntos de escalas de medida é fornecido no Quadro 3.3.

Interpretação Os escores brutos são somados e transformados em dois tipos de escores de resumo: escores normativos e escores escalares. Os escores de resumo separados são calculados para as habilidades funcionais e para a assistência do cuidador em cada um dos três domínios, gerando, assim, seis escores normativos e seis escores escalares. Os escores normativos fornecem uma medida do desempenho funcional geral da criança em relação a seus pares de idade correspondente. Os escores são interpretados em relação a uma média de 50, com DP de 10. Os escores escalares, distribuídos ao longo de uma escala de 0

QUADRO 3.3 ▸ Critérios de classificação para os três tipos de escalas de medida

Parte I: Habilidades funcionais	Parte II: Assistência de cuidador	Parte III: Modificação
(197 itens de habilidades funcionais)	(20 atividades funcionais complexas)	(20 atividades funcionais complexas)
Autocuidado, Mobilidade, Função social	Autocuidado, Mobilidade, Função social	Autocuidado, Mobilidade, Função social
0 = incapaz ou com capacidade limitada para realizar o item na maioria das situações	5 = Independente	N = Não modificado
1 = capaz de realizar o item na maioria das situações ou dominou previamente o item e as habilidades funcionais evoluíram além desse nível	4 = Supervisão/Prontidão/Monitoramento	C = Criança orientada (não especializada)
	3 = Assistência mínima	R = Equipamento de reabilitação
	2 = Assistência moderada	E = Modificações extensas
	1 = Assistência máxima	
	0 = Assistência total	

Reproduzido com permissão de Haley SM, Coster WJ, Ludlow LH, et al. *Pediatric Evaluation of Disability Inventory (PEDI): Development, Standardization and Administration Manual.* Boston, MA: New England Medical Center Hospital and PEDI Research Group; 1992:16.

a 100, descrevem em que posição da escala o desempenho da criança cai em relação ao escore máximo possível no PEDI. Os escores escalares não são ajustados de acordo com a idade e, portanto, podem ser usados para descrever o estado funcional de crianças de todas as idades. Além disso, é possível calcular a frequência dos totais dos quatro níveis de adaptações. Esses totais fornecem informação descritiva sobre a frequência e o grau de adaptações usado pela criança.

Confiabilidade e validade

Os coeficientes de confiabilidade da consistência interna obtidos a partir da amostra normativa variam entre 0,95 e 0,99. A confiabilidade interexaminador na amostra normativa foi muito alta (ICC = 0,96 a 0,99) para as escalas de assistência do cuidador. O consenso com relação às adaptações também foi bastante alto, exceto quanto à função social, que se manteve adequada (ICC = 0,79).[75] Berg et al. investigaram a confiabilidade da tradução norueguesa do PEDI quando aplicado aos pais por terapeuta ocupacional, fisioterapeuta ou professora da pré-escola (voltado a crianças com desenvolvimento típico). A confiabilidade inter e intraexaminador foi excelente, com ICC de 0,95 a 0,99.[76] A discrepância entre diferentes examinadores foi maior entre pais e professores de pré-escola, com uma confiabilidade interexaminador (ICC) de 0,64 a 0,74.

A validade do conteúdo foi examinada com o auxílio de um comitê de 31 especialistas para validar e confirmar o conteúdo funcional do PEDI.[77] Os dados relacionados à validade do construto e à validade concorrente indicam que o PEDI é uma medida pediátrica funcional válida.[78] Dados preliminares também sustentam a validade discriminativa e avaliativa do PEDI.[75] A validade concorrente entre WeeFim e PEDI foi investigada em crianças com atraso no desenvolvimento ou lesões cerebrais adquiridas.[79] Os dois testes foram elaborados para medir construtos similares, com coeficientes de correlação de Spearman maiores que 0,88 para autocuidado, transporte/locomoção e comunicação/função social.

Vantagens e desvantagens

O PEDI representa um instrumento clínico padronizado para avaliação funcional pediátrica. A rigorosa metodologia adotada durante seu desenvolvimento resultou em um instrumento válido e confiável. Ao examinar a função motora e de autocuidado, bem como a participação (no domínio de função social), o PEDI reflete os domínios de atividade e participação da International Classification of Functioning, Disability, and Health.[51] Além disso, o PEDI é uma medida de resultado que avalia o efeito de uma condição sobre uma criança e sua função ao longo de diferentes domínios, identificando, assim, o modo como essa condição afeta sua vida diária. Entre as críticas dos usuários do PEDI estão a aplicação demorada, a faixa etária estreita para os valores normativos, imprecisões na tradução, diferenças culturais em atividades funcionais valorizadas e importantes e diferentes expectativas dos pais quanto à progressão do desenvolvimento da criança.[72] Como seus itens estão concentrados na extremidade mais simples do *continuum* funcional, o PEDI pode não ser ideal para crianças mais velhas ou para aquelas com incapacidade de menor gravidade.[80]

Pesquisa recente

O Pediatric Evaluation of Disability Inventory – Computer Adaptive Test (PEDI-CAT) é uma revisão integral do PEDI baseada em anos de experiência, *feedback* e pesquisa formal referentes ao PEDI original.[81,82] O PEDI-CAT usa um *software* pré-instalado para estimar habilidades de uma criança a partir de um banco de 276 atividades, medindo a função em quatro domínios: (1) atividades diárias; (2) mobilidade; (3) social/cognitivo; e (4) responsabilidade. As revisões do PEDI original incluem (1) novos itens estendendo o conteúdo funcional avaliado nos domínios de autocuidado, mobilidade e função social; (2) uma nova escala de dificuldade de quatro pontos substituindo a escala dicotômica de capaz/incapaz; (3) acréscimo de ilustrações para itens de autocuidado e de mobilidade; (4) substituição da seção "Assistência do cuidador" pela nova seção "Responsabilidade"; e (5) criação de uma plataforma CAT para administração de conteúdo em cada domínio.[72] A plataforma CAT permite que os itens sejam administrados com base em respostas prévias, evitando, assim, itens irrelevantes ou itens excessivamente fáceis ou difíceis para a criança. A aplicação de itens começa na faixa intermediária de dificuldade ou responsabilidade e a resposta a esse item determina qual item será o próximo a aparecer (mais fácil ou mais difícil). Com a administração de itens subsequentes, o escore é novamente estimado e a avaliação é finalizada, se uma regra de "parar" for satisfeita, ou continuada com novos itens até o atendimento da regra de "parar". O *software* PEDI-CAT então calcula e exibe os resultados, incluindo um mapa de item, percentis de idade e escores padrão.[81]

Cada um dos domínios do PEDI-CAT é autorregulado e pode ser administrado individualmente ou com uma combinação apropriada para a avaliação da criança. O nível de dificuldade para cada domínio é medido usando uma escala de resposta de quatro pontos: fácil, pouca dificuldade, difícil e impossível. O mais novo domínio do PEDI-CAT, "Responsabilidade", mede a extensão da responsabilidade do indivíduo ou do cuidador pela execução de tarefas de múltiplas etapas, complexas ou por habilidades da vida. O atual *website* do PEDI-CAT fornece descrições muito úteis dos vários domínios, escores e publicações recentes sobre esse teste assistido por computador (www.pedicat.com/category/home – acessado em 16/12/2013).

Ao mesmo tempo, existem duas versões do PEDI-CAT: o "Speedy-CAT", que requer a aplicação de no máximo 15 itens por domínio; e o "Content-Balanced CAT", que inclui cerca de 30 itens por domínio, equilibrando o conteúdo de item junto a cada domínio.[82] A validade e a confiabilidade concomitante do domínio de mobilidade do PEDI-CAT com a escala de mobilidade de habilidades funcionais do PEDI original foram investigadas por Dumas et al.[82] As fortes correlações encontradas entre os escores escalares (r = 0,82; p < 0,001) indicaram uma grande concordância entre PEDI-CAT e o PEDI original, sustentando a validade concorrente. Os coeficientes de correlação intraclasse variaram de 0,339 a 1,000, os resultados de concordância variaram de 60 a 100% para oito itens medidos. Ambas as ferramentas de avaliação identificaram crianças com limitações de mobilidade funcional, sendo que o PEDI-CAT identificou um percentual maior de crianças mais velhas com limitações funcionais.

Medida de independência funcional para crianças

A medida de independência funcional para crianças (WeeFIM) é a adaptação pediátrica da medida de independência funcional (FIM) para adultos do Uniform Data System for Medical Rehabilitation (UDS).[83] A WeeFIM mede a função em um contexto de desenvolvimento e é destinada a auxiliar o monitoramento de crianças com incapacitações durante seu crescimento para que se tornem adultos com o nível máximo de independência. O sistema WeeFIM II inclui o instrumento WeeFIM, o módulo 0-3 do instrumento WeeFIM e um aplicativo de *software* na Internet com gerador de relatórios agregados por trimestre.[84]

Medidas do teste e população-alvo

A última revisão da WeeFIM consiste em 18 itens junto a três domínios – autocuidado, mobilidade e cognição – e é projetada para uso com crianças na faixa etária de 6 meses a 7 anos, embora possa ser usado com crianças mais velhas portadoras de incapacitação do desenvolvimento e idades mentais abaixo de 7 anos.[82] A WeeFIM é uma medida de incapacidade e não de comprometimento, e é projetada para medir aquilo que a criança com deficiência realmente faz, em vez daquilo que deveria ou poderia ser capaz de fazer em circunstâncias diferentes. A WeeFIM contém um número mínimo de itens e deve ser útil a clínicos treinados.

Construção e padronização do teste

A WeeFIM foi construída no formato organizacional da FIM para adultos e desenvolvida de forma colaborativa por uma equipe interdisciplinar, que revisou os instrumentos motor grosso, motor fino, de linguagem receptiva

e expressiva, adaptativo, cognitivo e educacional.[85] Uma amostra normativa de 417 crianças, na faixa etária de 6 meses a 8 anos, sem atrasos do desenvolvimento, foi estudada por Msall et al. Foi encontrada uma correlação significativa entre a idade da criança em meses e a pontuação total de WeeFIM para crianças na faixa etária de 2 a 5 anos (n = 222; r = 0,80; p < 0,01).[85] Os valores normativos para WeeFIM são apresentados no manual, em intervalos trimestrais, com o primeiro agrupamento de 5 a 7 meses e o último agrupamento de crianças a partir de 83 meses. Como as classificações totais de WeeFIM tendem a se tornar estáveis após 83 meses de idade, com uma classificação total de 120, não há divisões adicionais além dessa faixa etária.[84]

Formato do teste

Tipo O teste é baseado em critérios e consiste em uma medida descritiva do cuidador e de recursos especiais que se fazem necessários em consequência das limitações funcionais.

Conteúdo O teste consiste em três domínios: autocuidado (oito itens), mobilidade (cinco itens) e cognição (cinco itens) (Quadro 3.4).

Aplicação/escores A avaliação realizada com o uso da WeeFIM deve ter por base a observação direta da criança. Quando a observação direta não for possível, as avaliações podem ser concluídas por entrevista com os pais ou cuidadores que estão familiarizados com as atividades diárias da criança. Cada um dos 18 itens usados para avaliar a função da criança é classificado com base em uma escala or-

---

QUADRO 3.4 ▸ Domínios WeeFIM

Autocuidado
1. Alimentação
2. Asseio
3. Banho
4. Vestir-se – parte superior do corpo
5. Vestir-se – parte inferior do corpo
6. Uso do banheiro
7. Controle da bexiga
8. Controle intestinal

Mobilidade
9. Deslocamento de cadeira, cadeira de rodas
10. Deslocamento para o toalete
11. Deslocamento para banheira/chuveiro
12. Engatinhar/andar/cadeira de rodas
13. Escadas

Cognição
14. Compreensão
15. Expressão
16. Interação social
17. Solução de problemas
18. Memória

> **QUADRO 3.5 ▸ Níveis de função para WeeFIM**
>
> **Sem ajuda**
> 7 = Independência total (oportuna, segura)
> 6 = Independência modificada (necessidade de dispositivo)
>
> **Com ajuda**
> **Dependência modificada**
> 5 = Supervisão
> 4 = Assistência mínima (criança = 75 a 99%)
> 3 = Assistência moderada (criança = 50 a 74%)
>
> **Dependência completa**
> 2 = Assistência máxima (criança = 25 a 49%)
> 1 = Assistência total (criança = 0 a 24%)

dinal de sete níveis, que vai de (1) dependência total a (7) independência completa (Quadro 3.5).

O manual descreve cada um desses níveis como uma visão geral das classificações e também fornece diretrizes específicas aos níveis para cada um dos 18 itens.

Interpretação A WeeFIM mede as habilidades funcionais e a "necessidade de assistência" associada a níveis variáveis de incapacidade em crianças. Os escores obtidos são usados como avaliações clínicas descritivas basais da gravidade, auxiliam na seleção das metas do tratamento e na avaliação do tratamento e ajudam a identificar as necessidades de suporte da criança e de seus familiares. É projetada para rastrear o estado funcional e os resultados ao longo do tempo, durante os anos pré-escolares e nos primeiros anos do ensino fundamental.

Confiabilidade e validade

A confiabilidade de teste-reteste e interexaminadores para WeeFIM total são, respectivamente, iguais a 0,99 e 0,95.[86,87] Dados relacionados à validade do construto e à validade discriminativa indicam que a WeeFIM é uma medida válida de incapacidade relacionada à independência funcional.[88] A validade concorrente entre WeeFIM e PEDI foi relatada por Ziviani et al., com coeficientes de correlação de Spearman maiores que 0,88 para autocuidado, transporte/locomoção e comunicação/função social, indicando que os dois testes medem construtos similares.[79]

Vantagens e desvantagens

A WeeFIM tem tempo de aplicação curto (10 a 15 minutos) e é útil para comunicar a habilidade que uma criança possui em lidar com as tarefas do dia a dia, empregando uma linguagem de uso comum entre os profissionais de saúde. O uso da WeeFIM dispensa taxa de inscrição e, se as instituições estiverem inscritas em um banco de dados de teste, a acreditação dos usuários se torna necessária. É possível que seja difícil extrair a informação requerida para orientar a tomada de decisão clínica apenas a partir da documentação da assistência prestada pelo cuidador.

Avaliação da função escolar

A avaliação da função escolar (SFA, na sigla em inglês) foi desenvolvida por Coster, Deeney, Haltiwanger e Haley em resposta à necessidade de uma medida de desempenho funcional efetiva para crianças que frequentavam a escola fundamental.[89] Uma ferramenta de avaliação confiável e válida específica para as necessidades e habilidades dos alunos, bem como para seu desempenho junto ao ambiente escolar se faz necessária para avaliação e planejamento de serviços com efetividade.

Medidas do teste e população-alvo

A SFA mede o desempenho de crianças na pré-escola até a 6ª série em tarefas funcionais que sustentam sua participação em atividades acadêmicas e sociais relacionadas à escola. A SFA permite que os alunos com incapacidade usem métodos alternativos para realizar tarefas funcionais, reconhecendo que a função é definida primariamente por aquilo que o indivíduo consegue fazer.

Construção e padronização do teste

Em 2002, Burtner et al. relataram que as ferramentas de avaliação usadas com maior frequência nos sistemas de ensino dos estados do sul dos EUA eram avaliações projetadas para medir apenas habilidades motoras grossas e finas.[90] De fato, muitas das ferramentas de avaliação usadas forneciam pouca informação sobre as habilidades escolares das crianças avaliadas. Por isso, a SFA foi desenvolvida para atender a necessidade de uma avaliação funcional efetiva do desempenho do aluno no contexto do ambiente escolar. A SFA foi padronizada com base em uma amostra de 678 alunos dividida em dois grupos: 363 alunos com necessidades especiais e 315 alunos em programas de ensino regulares em 112 instituições distribuídas por 40 estados americanos e Porto Rico.[91]

Formato do teste

Tipo A SFA é uma ferramenta de avaliação padronizada e critério-referenciada.

Conteúdo A SFA consiste em três seções: "Participação", "Suportes de tarefa" e "Desempenho na atividade".[89,92] A "Participação" é medida em seis contextos de atividade escolar: aulas de educação geral ou específica, recreação, transporte para/da escola, banheiro, transições para/da sala de aula e horários de refeição. A seção "Suportes de tarefa" mede as adaptações feitas e a assistência prestada ao indivíduo durante as funções relacionadas à escola. As quatro escalas dessa seção incluem "Suporte–assistência de tarefa física", "Suporte–adaptações de tarefa física", "Suporte–assistência de tarefa cognitiva/comportamental" e "Suporte–

adaptações de tarefa cognitiva/comportamental". A seção "Desempenho na atividade" contém duas categorias principais: "Tarefas físicas" e "Tarefas cognitivas/comportamentais", que medem o desempenho em atividades funcionais relacionadas à escola, como seguir regras escolares, usar materiais escolares e comunicar necessidades.

Aplicação/escores Na seção "Participação", um sistema de classificação de seis pontos (1 = participação extremamente limitada a 6 = participação integral) é usado para cada um dos seis contextos de atividade escolar, para indicar se a participação do estudante é similar a de um par da mesma idade/série escolar. Na seção "Suporte de tarefa", um sistema de classificação de quatro pontos (1 = assistência/adaptação extensiva a 4 = sem assistência/adaptação) é usado para examinar a extensão da assistência e das adaptações fornecidas ao aluno. Na seção "Desempenho na atividade", as atividades são classificadas em uma escala de quatro pontos (1 = não executa a 4 = desempenho consistente) com critérios específicos definindo o desempenho. Os escores brutos para cada seção são convertidos em escores de critério em um *continuum* de 1 a 100, usando tabelas de escores fornecidas no manual de SFA.[89] Os escores de critério são, então, comparados aos valores de corte de escores de critério. As diretrizes detalhadas para conclusão da avaliação são fornecidas no SFA *Rating Scale Guide* e no *Record Form* (formulário de registros) (Fig. 3.5).

Interpretação Os escores de critério são interpretados como medida do desempenho funcional do aluno em relação à participação geral, necessidade de serviços ou desempenho funcional representados em cada escala em particular. Um escore igual a 100 representa um critério de função integral apropriado em uma determinada área. Para identificar quando o desempenho de um estudante está abaixo do esperado para seus pares da mesma série, os escores de critério são comparados aos valores de corte dos escores de critério. Esses são derivados da amostra de alunos matriculados nos programas de ensino regular. Seria esperado que até 5% dessa população tivesse escores abaixo dos valores de corte.[91]

Confiabilidade e validade

As estimativas de confiabilidade de teste-reteste relatadas no manual variam de r = 0,90 a r = 0,98, e as estimativas de medida de consistência interna (α de Cronbach) variam de α = 0,95 a 0,98.[89] Estudos de validade que avaliam o conteúdo foram realizados durante o desenvolvimento da SFA. A SFA foi elaborada para conter itens que fossem relevantes e distintos entre os diversos níveis de função, além de ser uma avaliação abrangente e relevante para alunos do ensino fundamental portadores de incapacidade.[89] Hwang et al. examinaram a validade de grupo da SFA, comparando os escores de três grupos diferentes de crianças

(alunos do ensino fundamental sem incapacidade, alunos com problemas de aprendizado e alunos com paralisia cerebral).[93] Diferenças significativas foram encontradas em todas as partes da SFA, entre os três grupos de alunos, sustentando a validade da avaliação. A confiabilidade interexaminador, entre terapeutas ocupacionais e professores que aplicaram a SFA, foi avaliada em 16 classificações de alunos. As correlações intraclasse demonstraram correlações moderadas (ICC = 0,68 a 0,73) entre classificações de professores e terapeutas ocupacionais.[92]

Vantagens/desvantagens

A SFA tem por base os modelos atuais de função e a legislação de ensino vigente, com o conteúdo refletindo os requerimentos funcionais dos ambientes de ensino fundamental, usando linguagem e foco interdisciplinares. As escalas critério-referenciadas medem alterações funcionais significativas, enquanto escalas isoladas delineiam a função dos alunos em áreas de desempenho específicas. A SFA é útil para priorizar as necessidades no planejamento de programa e no desenvolvimento de IEP e documentar o progresso e os efeitos da intervenção. Completar toda a SFA requer um tempo longo, de até uma hora e meia, apesar dos relatos de conclusão das escalas individuais em 5 a 10 minutos.

Medidas de resultado

As medidas de resultado pediátricas e as medidas HRQoL são usadas na prática clínica para melhorar a comunicação paciente-prestador e a satisfação do paciente/pais, identificar morbidades ocultas e auxiliar na tomada de decisão clínica.[94] O desenvolvimento e a utilização das medidas HRQoL se intensificaram ao longo da última década, em uma tentativa de melhorar a saúde dos pacientes e de determinar o valor dos serviços de assistência à saúde.[95] A incorporação das medidas HRQoL à prática clínica serve como avaliação abrangente da funcionalidade dos pacientes em múltiplos domínios da vida, podendo auxiliar a direcionar as intervenções com base nas necessidades percebidas.

Pediatric Quality-of-Life Inventory

O questionário Pediatric Quality-of-Life Inventory® (Peds-QL) é um instrumento modular projetado para medir a qualidade de vida relacionada à saúde em crianças e adolescentes, bem como em indivíduos com doenças agudas e crônicas.[96] A Peds-QL Generic Core Scales, com 23 itens, mede as dimensões centrais da saúde, conforme delineado pela OMS, além do desempenho escolar. O Peds-QL Condition-Specific and Disease-Specific Modules para asma, artrite, câncer, cardiopatia, paralisia cerebral, alterações reumatológicas e diabetes também são disponibi-

PARTE II Suportes de tarefa

Instruções: leia a descrição de cada tarefa fornecida abaixo. Em seguida, consulte os critérios de classificação para a Parte II fornecidos no *Rating Scale Guide*, para determinar a classificação que melhor descreve as necessidades do aluno para ajuda extra ou modificações na execução das tarefas funcionais relacionadas à escola. Circule a classificação apropriada, para cada tarefa. Some as classificações em cada escala, para obter o escore bruto total. Registre o escore bruto total para cada escala no quadro correto.

Tarefas físicas	ASSISTÊNCIA	ADAPTAÇÕES
Deslocamentos: movimentar em todos os diferentes tipos de superfícies em ambientes internos e externos; movimentar em torno de obstáculos, através de espaços congestionados ou estreitos, ou em uma reta; movimentar em todas as distâncias requeridas na escola, incluindo para o/do transporte ou recreação; manter o ritmo com seus pares em todas as situações escolares, incluindo a evacuação de edifícios, quando necessário.	1 ②③ 4	① 2 3 4
Manutenção e mudança de posições: automovimentar-se para/de posições (incluindo na cadeira, na cadeira de rodas, em pé, no chão e no banheiro); manter a posição sentada estável no chão ou no banheiro; manter a posição funcional no assento por meia hora de instruções em sala de aula ou trabalhando sentado; embarcar e desembarcar de todos os veículos.	1 ② 3 4	① 2 3 4
Movimento recreativo: brincadeiras que envolvem atividade física, incluindo lançar e pegar durante os jogos com bola; jogar futebol; correr, saltar e escalar; e brincar em equipamentos baixos e altos no *playground*.	1 2 ③ 4	① 2 3 4
Manipulação com movimento: transportar materiais ou pertences consigo e para a/da sala de aula, bem como no contexto das refeições; carregar objetos frágeis ou recipientes com conteúdo derramável; pegar (levantar) e colocar (abaixar) objetos grandes e pequenos de/em alguma superfície; recuperar objetos da mesa, do espaço de armazenagem ou do chão; abrir e fechar todos os tipos de portas.	① 2 3 4	1 ② 3 4
Uso de materiais: usar efetivamente todas as ferramentas de sala de aula, incluindo lápis, borracha, marcadores, tesoura, grampeador, fita adesiva e cola; abrir, fechar e virar páginas de livros; dobrar e prender papéis; uso de material artístico; e manipular pequenas peças de jogos.	① 2 3 4	① 2 3 4
Arrumar e limpar: recuperar, reunir e eliminar materiais em sala de aula e no refeitório; abrir recipientes de comida ou de uso de sala de aula; colocar equipamento ou materiais em ordem; descartar lixo; limpar ou arrumar a superfície da mesa ou carteira.	① 2 3 4	① 2 3 4
Comer e beber: usar todos os utensílios necessários; comer e beber em uma refeição típica, incluindo beber em copo sem derramar; usar guardanapo para limpar o rosto e as mãos; concluir as tarefas da hora da refeição/lanche dentro do tempo estabelecido; beber água em bebedouros acessíveis aos alunos.	① 2 3 4	1 ② 3 4
Higiene: controlar esfíncteres; independência no banheiro, incluindo limpar, enxaguar ou manipular equipamento; lavar e secar as mãos; concluir tarefas dentro dos limites de tempo típicos; administrar cuidados com o nariz; cobrir a boca ao tossir ou espirrar.	① 2 3 4	① 2 3 4
Manejo do vestuário: colocar e tirar as roupas conforme a necessidade do uso em ambientes internos e externos, incluindo fechos (p. ex., botões pequenos e zíperes) e calçados; cuidar do vestuário para fins de toalete.	① 2 3 4	① 2 3 4
DW **Iniciais do entrevistado** Tarefas físicas	/3	//
	Escore bruto de assistência	Escore bruto de adaptações

Complete qualquer uma das três tarefas seguintes que seja aplicável ao aluno nessa escola. Registre os escores brutos na seção de tarefas opcionais do Formulário de resumo de escores. Não some esses escores aos escores brutos totais desta página.

Subir/descer escadas: subir e descer um lance inteiro de escadas (pelo menos 12 degraus); carregar objetos ao subir e descer escadas; manter velocidade regular nas escadas.	① 2 3 4	① 2 3 4
Trabalho escrito: produzir trabalho escrito (letras, palavras e números) de qualidade aceitável; organizar itens em linhas, colunas ou em uma página; copiar a partir de um livro-texto ou quadro-negro; sustentar esforço físico em tarefas escritas; manter a velocidade para acompanhar os pares.	1 2 3 4	1 2 3 4
Uso de computador e equipamento: operar interruptores; usar teclado ou *mouse* para realizar funções básicas, inserir ou remover fitas cassete ou disquetes; concluir o trabalho no computador dentro dos limites de tempo.	1 2 ③ 4	① 2 3 4

Lembrete: consulte o *Rating Scale Guide* para conhecer as definições e exemplos de classificação.

FIGURA 3.5 ▸ Formulário de estudo de caso da avaliação de função escolar (SFA). (Copyright 1998 NCS Pearson, Inc. Reproduzida com permissão. Todos os direitos reservados.)

lizados para populações clínicas designadas. Novos módulos doença-específicos ainda são publicados pela MAPI Research Trust.[97]

Medidas do teste e população-alvo

O Peds-QL Generic Core Scales é um questionário multidimensional, que mede a qualidade de vida relacionada à saúde do funcionamento físico, emocional, social e escolar. Formulários adequados ao desenvolvimento são disponibilizados para crianças e adolescentes de 2 a 4, de 5 a 7, de 8 a 12 e de 13 a 18 anos de idade. O Peds-QL contém um autorrelatório pediátrico para crianças e jovens na faixa etária de 5 a 18 anos e ainda um relatório com relatos dos pais para crianças e jovens de 2 a 18 anos.

Construção e padronização do teste

O Peds-QL 1.0 original foi projetado a partir de um banco de dados pediátrico de câncer, como um inventário genérico de qualidade de vida para ser aplicado em populações pediátricas múltiplas. Aprimoramentos adicionais do modelo de medida, incluindo construtos e itens adicionais, além de uma faixa etária mais ampla para crianças e relatórios de pais levaram a revisões adicionais. A revisão mais recente foi a Peds-QL 4.0. A triagem de campo inicial para Peds-QL Generic Core Scales foi aplicada em 1.677 famílias (963 autorrelatórios de crianças; 1.629 relatórios de pais) recrutadas a partir de contextos de assistência de saúde pediátrica.[98]

Formato do teste

Tipo O Peds-QL contém quatro escalas multidimensionais: (1) "Função física" (8 itens); (2) "Função emocional" (5 itens); (3) "Função social" (5 itens); e (4) "Função escolar" (5 itens). Ele fornece três escores de resumo: (1) "Escore de escala total" (23 itens); (2) "Escore de resumo da saúde física" (8 itens); e (3) "Escore de resumo da saúde psicossocial" (15 itens) (Fig. 3.6).

Aplicação A Peds-QL Generic Core Scale é apresentada ao paciente (autorrelatório) ou ao cuidador (com procuração dos pais) para ser completada dentro de, no máximo, 5 minutos. As instruções para a versão padrão investigam o quanto cada item foi problemático no último mês. Uma versão para curto prazo é disponibilizada para o intervalo de tempo correspondente aos últimos 7 dias.

Escores As escolhas de resposta para as perguntas em cada escala incluem (0) "Nunca é problemático"; (1) "Quase nunca é problemático"; (2) "Às vezes é problemático"; (3) "Frequentemente é problemático"; e (4) "Sempre é problemático". Os itens recebem pontuação de modo reverso e

são transformados em uma escala de pontos de 0 a 100 (0 = 100; 1 = 75; 2 = 50; 3 = 25; 4 = 0), indicando uma melhor qualidade de vida relacionada à saúde associada a escores mais altos. Para criar "Escores de escala", a média é calculada como soma dos itens sobre o número de itens respondidos. O Psychosocial Health Summary Score é a média calculada como soma dos itens sobre o número de itens respondidos nas escalas "Emocional", "Social" e "Escolar". O Physical Health Summary Score é obtido do mesmo modo que Physical Functioning Scale Score. O "Escore de escala total" é a média da soma de todos os itens sobre o número de itens respondidos em todas as escalas.

Interpretação Em geral, quanto maiores os escores, melhor é a qualidade de vida relacionada à saúde. Em estudos publicados pelo autor do Peds-QL, as crianças com boa condição de saúde marcaram cerca de 83 pontos, enquanto aquelas com condição de saúde precária marcaram em torno de 65 a pouco mais de 70.[99]

Confiabilidade e validade

A confiabilidade da consistência interna para o "Escore de escala total" ($\alpha = 0,88$ em crianças; 0,90 para relato dos pais), do Physical Health Summary ($\alpha = 0,80$ em crianças; 0,88 para relato dos pais) e do Psychosocial Health Summary Score ($\alpha = 0,83$ em crianças; 0,86 para relato dos pais) foi relatada como aceitável para comparações de grupo.[100] A validade do construto foi demonstrada por meio do uso de métodos de grupo conhecidos, entre eles Peds-QL 4.0 Generic Core Scales e Peds-QL 3.0 Cancer Module.[99] O Peds-QL 4.0 Generic Core Scales conseguiu distinguir crianças sadias daquelas com condições agudas ou crônicas relacionadas aos indicadores de morbidade e carga de doença. Confiabilidade, validade e responsividade à alteração clínica também foram relatadas para Peds-QL 4.0 Generic Scales e Peds-QL Asthma Module Asthma Symptom Scale.[101]

Vantagens/desvantagens

O Peds-QL é uma ferramenta de medida de resultado resumida e fácil de aplicar, usada no mundo inteiro em diversos campos relacionados à saúde. Avalia múltiplas dimensões da saúde a partir das perspectivas dos pais e das crianças e é aplicável a várias faixas etárias. Os instrumentos de medida Peds-QL (genéricos e doença-específicos) podem ser utilizados como medida de resultado em triagens clínicas, pesquisa e na prática clínica, como a medida de HRQoL. Entre as desvantagens das medidas de qualidade de vida genéricas, como Peds-QL, estão a incapacidade de avaliar domínios funcionais relevantes específicos de processos patológicos e a diminuída sensibilidade para medir pequenas alterações significativas resultantes de intervenção clínica.[102]

Relatórios da criança e dos pais do **PedsQL®** 4.0 Generic Core Scales para:

- Crianças pequenas (faixa etária: 5 a 7 anos)
- Crianças (faixa etária: 8 a 12 anos)
- Adolescentes (faixa etária: 13 a 18 anos)

são compostos de 23 itens abrangendo 4 dimensões.

DESCRIÇÃO DO QUESTIONÁRIO:

Dimensões	Número de itens	Grupamento de itens	Escores revertidos	Direção de dimensões
Função física	8	1–8	1–8	
Função emocional	5	1–5	1–5	Escores maiores indicam melhor HRQoL.
Função social	5	1–5	1–5	
Função escolar	5	1–5	1–5	

ESCORES DE DIMENSÕES:

Escala de item	Escala de Likert de cinco pontos, de 0 (Nunca) a 4 (Quase sempre) Escala de três pontos: 0 (Não), 2 (Às vezes) e 4 (Muito) para relato de criança pequena (faixa etária: 5 a 7 anos)
Ponderação de itens	Não
Extensão da escala de escores	Os escores são transformados em uma escala de 0 a 100.
Procedimento de pontuação	**Etapa 1: transformar escores** Os itens têm seus escores revertidos e linearmente transformados para uma escala de 0 a 100, da seguinte forma: 0 = 100, 1= 75, 2 = 50, 3 = 25, 4 = 0. **Etapa 2: calcular escores** Escore por dimensões: • Se mais de 50% dos itens na escala estiverem faltando, os escores da escala não devem ser calculados. • Escore médio = soma dos itens sobre o número de itens respondidos. Psychosocial Health Summary Score = soma dos itens sobre o número de itens respondidos nas escalas de função emocional, social e escolar. Physical Health Summary Score = escores de escala de função física **Escore total:** soma de itens sobre o número de itens respondidos em todas as escalas.
Interpretação e análise de dados faltantes	Se mais de 50% dos itens nas escalas estiverem faltando, os escores de escala não devem ser calculados. Se pelo menos 50% dos itens forem completados: utilizar a média dos itens completados em uma escala.

FIGURA 3.6 ▸ Exemplo de relatório de criança do Peds-QL versão 4.0 (faixa etária: 8-12). (http://PedsQLTM.pedsql.org/about_pedsql.html).

Pediatric Outcomes Data-collection Instrument

O Pediatric Outcomes Data-collection Instrument (PODCI), também conhecido como instrumento POSNA, foi criado pela American Academy of Orthopedic Surgeons (AAOS) e pela Pediatric Orthopedic Society of North America (POSNA), em 1997, como uma medida abrangente de resultados musculoesqueléticos associados a problemas ortopédicos pediátricos.[103] Foi criada para medir os resultados do tratamento ortopédico: habilidades motoras de membros superiores e inferiores, alívio da dor e restabelecimento da atividade.

Medidas do teste e população-alvo

O PODCI consiste em um questionário de resultados de autorrelato do adolescente; um questionário de resultados de relato de pais de adolescentes; e um questionário de resultados pediátricos, que mede o estado geral de saúde, a dor e a habilidade de participar de atividades normais do dia a dia, bem como de atividades físicas vigorosas. O questionário de resultados pediátricos se destina ao uso com crianças de 2 a 10 anos de idade por meio do relato dos pais; o questionário de relatos de pais de adolescentes é projetado para ser usado com crianças e jovens na faixa etária de 11 a 18 anos; por sua vez, o questionário de autorrelato do adolescente se destina a jovens e crianças na faixa etária de 11 a 18 anos, capazes de preencher o formulário de modo independente. Neste capítulo, será revisado o questionário de resultados pediátricos.

Construção e padronização do teste

O instrumento POSNA original foi construído pelo Pediatric Outcomes Instrument Development Group em 1994, como um questionário sobre resultados baseado em instrumentos então existentes, informações de especialistas e testes-piloto com pacientes/pais.[103] O instrumento foi revisado depois que testes-piloto adicionais determinaram conceitos importantes e domínios pertinentes à saúde funcional pediátrica para o grupo de estudo de pacientes e pais. O Child Health Questionnaire (CHQ), uma escala validada e confiável com normas nacionais, foi usado como referencial para testes de validade e comparações de sensibilidade à mudança. Em 2000, a American Academy of Orthopedic Surgeons concluiu um estudo de dados normativos para todos os instrumentos de resultado, com o intuito de fornecer escores de escala da população sadia em geral para comparação com escores de pacientes.[104] Um total de 20.631 respostas válidas foi incluído no estudo, fornecendo um intervalo de confiança geral de ±3 a um nível de confiança de 95%.

Formato do teste

Tipo O PODCI é um questionário norma-referenciado de medida de resultado de HRQoL funcional.

Conteúdo O Pediatric Outcomes Questionnaire consiste em oito escalas: (1) "Escala de função física e de membro superior"; (2) "Escala de transferência e mobilidade básica"; (3) "Escala de esporte/função física"; (4) "Escala de dor/conforto"; (5) "Escala de expectativas do tratamento"; (6) "Escala de felicidade"; (7) "Escala de satisfação com sintomas"; e (8) "Escala de função global". O questionário contém 86 perguntas.

Aplicação O Pediatric Outcomes Questionnaire é completado por um dos pais/cuidadores que conheça a condição da criança e demora cerca de 10 a 20 minutos para ser respondido. As respostas às perguntas são classificadas em várias escalas (variando de 1 a 4, 5 ou 6).

Escores Os escores padronizados ou normativos podem ser calculados para cada paciente. O escore padrão tem por base a média de itens em cada escala. Embora as escalas possam ter valores de itens diferentes, para fins de pontuação, todos os itens são novamente classificados em uma faixa de 0 a 5 (i.e., 0 = menor escore possível e 5 = maior escore possível). Para itens que abrangem uma determinada escala, é calculada uma média sobre o número total de itens respondidos, que é multiplicada por 20 para obter uma faixa de 0 a 100. O número final é então subtraído de 100 para fornecer o escore padronizado do paciente. O cálculo realizado por meio de planilhas do Excel inclui fórmulas para registro de itens, cálculo de itens faltantes e médias e DP da população geral conhecida. Usando média e DP reais da escala de 0 a 100 a partir da população geral sadia, uma fórmula é aplicada para gerar o escore normativo.

Interpretação Os escores padronizados variam de 0 a 100, com 0 representando *o mais* incapacitado e 100, *o menos* incapacitado. O escore normativo, como medida baseada na média de populações sadias, é uma medida numérica de incapacidade relativa a essa população.

Confiabilidade e validade

A confiabilidade interna varia de 0,82 a 0,95 nas escalas de adulto e de 0,75 a 0,92 nas escalas de adolescente, e a confiabilidade de teste-reteste é 0,71 a 0,97.[103] As escalas foram correlacionadas com avaliações de clínicos e com o CHQ por padrões de resultados indicativos da validade do construto. A validade do construto entre Activity Scales for Kids (ASK) e PODCI mostrou alta correlação, com r ≥ 0,78.[105] A validade concorrente é relatada entre CHQ (0,60 a 0,81), GMFM (0,56 a 0,94) e PEDI (0,50 a 0,81).[82]

Vantagens/desvantagens

Como medida de resultado, PODCI tem alta correlação com as classificações de função física global de pais e clínicos e consegue distinguir diferentes doenças ou níveis distintos de gravidade de doença. Aborda componentes essenciais de resultados em crianças com alguma incapacidade: dor, função física e impacto sobre a psique da criança. PODCI é usado extensivamente em pesquisa de resultados ortopédicos em múltiplas categorias diagnósticas. Devido a sua duração e aos algoritmos de escore complexos, seu uso pode ser inconveniente em alguns contextos clínicos.

Integração da informação

A aplicação de avaliações do desenvolvimento é apenas um componente de uma avaliação de fisioterapia, conforme descrito pelo modelo do *Guide to Physical Therapist Practice*[6] para tratamento do paciente/cliente. O *exame* inclui história, revisão de sistemas e seleção de testes e medidas. A *avaliação* é o processo dinâmico do julgamento clínico dos fisioterapeutas por meio da análise e síntese da informação obtida por meio do exame. O *diagnóstico*, ou diagnóstico fisioterapêutico, difere de um diagnóstico médico. Diagnóstico fisioterapêutico é um termo ou rótulo que abrange um conjunto de sinais relacionados a comprometimentos em um dos quatro sistemas corporais (musculoesquelético, neuromuscular, cardiopulmonar ou tegumentar). Por exemplo, uma criança pode ser diagnosticada com paralisia cerebral por um médico e, contudo, ser diagnosticada com fraqueza muscular por um fisioterapeuta. Formular um diagnóstico fisioterapêutico ajuda a determinar as estratégias de intervenção mais apropriadas. O *prognóstico* pertence ao nível ideal previsto de melhora funcional e inclui a frequência e a duração da intervenção, o plano de assistência e os critérios de alta. As metas a curto e longo prazos são as medidas objetivas com períodos de realização, enquanto os resultados esperados incluídos no prognóstico são as alterações antecipadas como resultado da implementação do plano de tratamento de fisioterapia. Os resultados descritos pelo *Guide to Physical Therapist Practice* podem incluir a redução das limitações funcionais e incapacitação, a otimização da condição de saúde, a prevenção de incapacidade e a otimização da satisfação do paciente/cliente.[6] O componente final do modelo inclui intervenção, interação direcionada e habilidosa do fisioterapeuta com o paciente/cliente. Coordenação, comunicação e documentação da assistência, bem como instrução do paciente/cliente e intervenções de procedimento (exercício terapêutico, treinamento funcional etc.) são componentes de intervenção.

O reexame, processo de usar testes e medidas para avaliar o progresso e modificar a intervenção,[6] pode ser realizado periodicamente para rever a adequação do programa de tratamento e monitorar o progresso da criança.

Os relatos de avaliações fisioterapêuticas geralmente são apresentados em forma de narrativa. Os propósitos de um relatório são esclarecer aquilo que foi ouvido e observado, fornecer os dados que serviram de base para as recomendações de tratamento e transmitir a informação com clareza e de modo compreensível aos demais. Certas informações são comuns a todos os pacientes, mas o relatório de cada criança deve fornecer uma descrição específi-

---

QUADRO 3.6 ▸ Destaque sugerido para relatório narrativo dos resultados de testes de desenvolvimento

1. Informação de identificação: nome da criança, data de nascimento, idade atual, data da avaliação
2. Motivo da avaliação e fonte encaminhadora
3. História
   a. História perinatal
   b. História médica relacionada à deficiência
   c. História do desenvolvimento segundo relato dos pais ou outros
4. Observações clínicas
   d. Desenvolvimento neurológico: desenvolvimento de reflexo, tônus muscular, equilíbrio e respostas de proteção
   e. Estado musculoesquelético: amplitude de movimento, teste muscular manual, medidas antropométricas
   f. Estado sensorial: resultados de testes sensoriais, avaliação da dor, habilidade visual e habilidade auditiva
   g. Habilidades funcionais: atividades diárias (p. ex., alimentação, higiene, vestuário), dispositivos auxiliares
5. Resultados das avaliações de desenvolvimento: incluindo a idade de desenvolvimento
6. Resumo de achados
7. Recomendações

---

ca das habilidades e incapacidades da criança avaliada.[106] O Quadro 3.6 destaca um relatório narrativo.

Resumo

Várias ferramentas de utilidade clínica comumente usadas para avaliação foram descritas, entre as quais estão os testes de triagem, provas de função motora, avaliações abrangentes do desenvolvimento, avaliações funcionais e medidas de resultado HRQoL. A informação reunida com essas avaliações, quando combinada à informação obtida com as entrevistas, a história médica e do desenvolvimento e a observação clínica, completam a avaliação abrangente de uma criança. As diretrizes apresentadas para seleção de testes específicos ajudarão o terapeuta na escolha do teste mais apropriado para a população a ser avaliada. O terapeuta deve ter em mente que uma atitude de questionamento, baseada e sustentada pelo conhecimento sobre o crescimento e desenvolvimento humano, é necessária para uma avaliação abrangente.

Referências

1. American Physical Therapy Association. *The ABC's of Pediatric Physical Therapy*. Alexandria, VA: Practice committee of the section of pediatrics, APTA; 2003.
2. Scherzer AL, Tscharnuter I. *Early Diagnosis and Therapy in Cerebral Palsy*. New York, NY: Marcel Dekker; 1982.
3. Russell DJ, Rosenbaum PL. Avery LM, et al. *Gross Motor Function Measure (GMFM-66 and GMFM-88) User's Manual*. London, UK: MacKeith Press; 2002.
4. American Academy of Pediatrics. Committee on Children with Disabilities. Developmental surveillance and screening of infants and young children. *Pediatrics*. 2001;108:192–196.
5. Newborg J. *Battelle Developmental Inventory*. 2nd ed. Itasca, IL: Riverside; 2005.
6. American Physical Therapy Association. Guide to physical therapist practice. Second edition. *Phys Ther*. 2001;81:9–746.

7. Kirshner B, Guyatt G. A methodologic framework for assessing health indices. *J Chronic Dis*. 1985;38:27–36.

8. Long T. Toscano K. *Handbook of Pediatric Physical Therapy*. 2nd ed. Philadelphia, PA: Lippincott Williams & Wilkins; 2002.

9. Lewko JH. Current practices in evaluating motor behavior of disabled children. *Am J Occup Ther*. 1976;30:413–419.

10. Stangler SR, Huber CJ, Routh DK. *Screening Growth and Development of Preschool Children: A Guide for Test Selection*. New York, NY: McGraw-Hill; 1980.

11. Tieman BL, Palisano R, Sutlive AC. Assessment of motor development and function in preschool children. *Ment Retard Dev Disabil Res Rev*. 2005;11:189–196.

12. Rydz D, Shevell MI, Majnemer A, et al. Developmental screening. *J Child Neurol*. 2005; 20(1):4–21.

13. Mackrides PS, Ryherd SJ. Screening for developmental delay. *Am Fam Physician*. 2011; 84(5):544–549.

14. Harris SR, Megens AM, Daniels LE. *Harris Infant Neuromotor Test (HINT) Test User's Manual Version 1.0 Clinical Edition (2009)*. Chicago, IL: Infant Motor Performance Scales LLC; 2010.

15. Harris SR, Daniels LE. Content validity of the Harris Infant Neuromotor Test. *Phys Ther*. 1996;76:727–737.

16. Harris SR, Daniels LE. Reliability and validity of the Harris Infant Neuromotor Test. *J Pediatr*. 2001;139:249–253.

17. Harris SR, Megens AM, Backman CL, et al. Development and standardization of the Harris Infant Neuromotor Test. *Infants Young Child*. 2003; 16(2):143–151.

18. Tse L, Mayson TA, Leo S, et al. Concurrent validity of the Harris Infant Neuromotor Test and the Alberta Infant Motor Scale. *J Pediatr Nurs*. 2008;23:28–36.

19. McCoy SW, Bowman A, Smith-Blockley J, et al. Harris Infant Neuromotor Test: comparison of US and Canadian normative data and examination of concurrent validity with the ages and stages questionnaire. *Phys Ther*. 2009;89 (2):173–180.

20. Aylward GP. *The Bayley Infant Neurodevelopmental Screener*. San Antonio, TX: The Psychological Corporation; 1995.

21. Aylward GP, Verhulst SJ. Predictive utility of the Bayley Infant Neurodevelopmental Screener (BINS) risk status classifications: clinical interpretation and application. *Dev Med Child Neurol*. 2000;42:25–31.

22. Council on Children with Disabilities, Section on Developmental Behavioral Pediatrics, Bright Futures Steering Committee, et al. Identifying infants and young children with developmental disorders in the medical home: an algorithm for developmental surveillance and screening. *Pediatrics*. 2006;118 (4):1808–1809.

23. Campbell SK, Osten ET, Kolobe THA, et al. Development of the test of infant motor performance. *Phys Med Rehab Clin North Am*. 1993; 4(3):541–550.

24. Campbell SK. *The Test of Infant Motor Performance: Test User's Manual Version 2.0*. Chicago, IL: Infant Motor Performance Scales, LLC; 2005.

25. Campbell SK, Levy P, Zawacki L, et al. Population-based age standards for interpreting results on the test of infant motor performance. *Pediatr Phys Ther*. 2006;18:119–125.

26. Girolami GL, Campbell SK. Efficacy of a neuro-developmental treatment program to improve motor control in infants born prematurely. *Pediatr Phys Ther*. 1994; 6(4):175–184.

27. Campbell SK, Wright BD, Linacre JM. Development of a functional movement scale for infants. *J Appl Meas*. 2002;3(2):190–204.

28. Campbell SK. Test-retest reliability of the Test of Infant Motor Performance. *Pediatr Phys Ther*. 1999;11:60–66.

29. Lekskulchai R, Cole J. Effect of a developmental program on motor performance in infants born preterm. *Aust J Physiother*. 2001;47:169–176.

30. Campbell SK, Kolobe TH, Osten ET, et al. Construct validity of infant motor performance. *Phys Ther*. 1995; 75(7):585–596.

31. Campbell SK, Kolobe THA. Concurrent validity of the Test of Infant Motor Performance with the Alberta Infant Motor Scale. *Pediatr Phys Ther*. 2000;12:2–9.

32. Campbell SK, Kolobe THA, Wright B, et al. Validity of the Test of Infant Motor Performance for prediction of 6-, 9-, and 12- month scores on the Alberta Infant Motor Scale. *Dev Med Child Neurol*. 2002;44:263–272.

33. Kolobe THA, Bulanda M, Susman L. Predicting motor outcomes at preschool age for infants tested at 7, 30, 60, and 90 days after term age using the Test of Infant Motor Performance. *Phys Ther*. 2004;84:1144–1156.

34. Piper MC, Darrah J. *Motor Assessment of the Developing Infant*. Philadelphia, PA: WB Saunders; 1995.

35. Lee LLS, Harris SR. Psychometric properties and standardization of four screening tests for infants and young children: a review. *Pediatr Phys Ther*. 2005;17:140–147.

36. Piper MC, Pinnell LE, Darrah J, et al. Construction and validation of the Alberta Infant Motor Scale (AIMS). *Can J Public Health*. 1992;83(suppl 2):S46–S50.

37. Pin TW, de Valle K, Eldridge B, et al. Clinimetric Properties of the Alberta Infant Motor Scale in infants born preterm. *Pediatr Phys Ther*. 2010;22:278–286.

38. Fetters L, Tronick EZ. Neuromotor development of cocaine-exposed and control infants from birth through 15 months: poor and poorer performance. *Pediatrics*. 1996; 98(5):938–943.

39. Spittle AJ, Doyle L, Boyd RN. A systematic review of the clinimetric properties of neuromotor assessments for preterm infants during the first year of life. *Dev Med Child Neurol*. 2008;50:254–266.

40. Harris SR, Backman CL, Mayson TA. Comparative predictive validity of the Harris Infant Neuromotor Test and the Alberta Infant Motor Scale. *Dev Med Child Neurol*. 2010;52:462–467.

41. Russell DJ, Rosenbaum PL, Cadman DT, et al. The Gross Motor Function Measure: a means to evaluate the effects of physical therapy. *Dev Med Child Neurol*. 1989;31:341–352.

42. Can Child—Center for Childhood Disability Research. CanChild Website. http://www.canchild.ca/en/measures/gmpmqualityfm.asp. Accessed October 9, 2012.

43. Avery LM, Russell DJ, Raina PS, et al. Rasch analysis of the Gross Motor Function Measure: validating the assumptions of the Rasch model to create an interval-level measure. *Arch Phys Med Rehabil*. 2003; 84(5):697–705.

44. Russell DJ, Avery LM, Rosenbaum PL, et al. Improved scaling of the gross motor function measure for children with cerebral palsy: evidence of reliability and validity. *Phys Ther*. 2000; 80(9):873–885.

45. Shi W, Wang SJ, Liao YG, et al. Reliability and validity of the GMFM-66 in 0- to 3- year old children with cerebral palsy. *Am J Phys Med Rehabil*. 2006; 85(2):141–147.

46. Drouin LM, Malouin F, Richards CL, et al. Correlation between the Gross Motor Function Measure scores and gait spatiotemporal measures in children with neurological impairments. *Dev Med Child Neurol*. 1996;38:1007–1019.

47. Josenby AL, Jarnlo G, Gummesson C, et al. Longitudinal construct validity of the GMFM-88 total score and goal total score and the GMFM-66 score in a 5-year follow up study. *Phys Ther*. 2009;89:342–350.

48. Brunton LK, Bartlett DJ. Validity and reliability of two abbreviated versions of the gross motor function measure. *Phys Ther*. 2011;91:577–588.

49. Rosenbaum PL, Palisano RJ, Bartlett DJ, et al. Development of the Gross Motor Function Classification System for cerebral palsy. *Dev Med Child Neurol*. 2008;50:249–253.

50. Palisano R, Rosenbaum P, Walter S, et al. Gross motor function classification system for cerebral palsy. *Dev Med Child Neurol*. 1997;39:214–223.

51. Debuse D, Brace H. Outcome measures of activity for children with cerebral palsy: a systematic review. *Pediatr Phys Ther*. 2011;23:221–231.

52. Folio MR, Fewell PR. *Peabody Developmental Motor Scales and Activity Cards Manual*. Allen, TX: DLM Teaching Resources; 1983.

53. Folio MR, Fewell RR. *Peabody Developmental Motor Scales*. 2nd ed. Austin, TX: Pro-Ed; 2000.

54. Connolly BH, Dalton L, Smith JB, et al. Concurrent validity of the Bayley Scales of Infant Development-II (BSID-II) and the Peabody Developmental Motor Scale II (PDMS-2) in 12- month old infants. *Pediatr Phys Ther*. 2006; 18:190–196.

55. Cools W, De Martelaer K, Samaey C, et al. Movement skill assessment of typically developing preschool children: a review of seven movement skill assessment tools. *J Sports Sci Med*. 2009;8:154–168.

56. Bruininks RH. *Bruininks-Oseretsky Test of Motor Proficiency: Examiners' Manual*. Circle Pines, MI: American Guidance Services; 1978.

57. Bruininks R, Bruininks B. *Bruininks-Oseretsky Test of Motor Proficiency (BOT-2)*. 2nd ed. Minneapolis, MN: NCS Pearson; 2005.

58. Deitz JC, Kartin D, Kopp K. Review of the Bruininks-Oseretsky test of motor proficiency, second edition (BOT-2). *Phys Occup Ther Pediatr*. 2007;27(4):87–102.

59. Johnson BA, MacWilliams BA, Carey JC, et al. Motor proficiency in children with Neurofibromatosis type 1. *Pediatr Phys Ther*. 2010;22:344–348.

60. Individuals with Disabilities Education Act Amendments of 1997, Pub L No 105–117, 20 USC, 1400 et seq.

61. Bayley N. *Bayley Scales of Infant and Toddler Development*. San Antonio,TX: The Psychological Corporation; 2006.

62. Bayley N. *The Bayley Scales of Infant Development-II*. San Antonio, TX: The Psychological Corporation; 1993.

63. Bayley N. *The Bayley Scales of Infant Development*. San Antonio, TX: The Psychological Corporation; 1969.

64. Greenspan S. *Greeenspan Social-Emotional Growth Chart*. San Antonio, TX: The Psychological Corporation; 2004.

65. Oakland T, Harrison P. *Adaptive Behavior Assessment System –II: Clinical Use and Interpretation*. San Diego, CA: Academic Press; 2008.

66. Connolly BH, McClune NO, Gatlin R. Concurrent validity of the Bayley-III and the Developmental Motor Scale-2. *Pediatr Phys Ther*. 2012;24:345–352.

67. Anderson PJ, DeLuca CR, Hutchinson E, et al. Underestimation of developmental delay by the new Bayley-III scale. *Arch Pediatr Adolesc Med*. 2010; 164(4):352–356.

68. Berls AT, McEwen IR. Battelle Developmental Inventory. *Phys Ther*. 1999; 79(8):776–783.

69. Newborg J, Stock JR, Wnek L, et al. *Battelle Developmental Inventory*. Allen, TX: DLM; 1988.

70. Spies M, Matson JL, Turygin N. The use of the Battelle Developmental Inventory-Second Edition (BDI-2) as an early screener for autism spectrum disorders. *Dev Neurorehabil*. 2011; 14(5):310–314.

71. World Health Organization. *International Classification of Functioning, Disability, and Health*. Geneva, Switzerland: World Health Organization; 2001.

72. Hayley SM, Coster W, Kao Y. Lessons from use of the Pediatric Evaluation of Disability Inventory: where do we go from here? *Pediatr Phys Ther*. 2010;22:69–75.

73. Haley SM. Motor assessment tools for infants and young children: a focus on disability assessment. In: Forssberg H, Hirschfeld H, eds. *Movement Disorders in Children*. Basel, Switzerland: S. Karger, AG; 1992:278–283.

74. Feldman AB, Haley SM, Coryell J. Concurrent and construct validity of the pediatric evaluation of disability inventory. *Phys Ther*. 1990;70:602–610.

75. Haley SM, Costern J, Ludlons LH, et al. *Pediatric Evaluation of Disability Inventory (PEDI): Development, Standardization and Administration Manual*. Boston, New England Medical Center Hospitals and PEDI Research Group; 1992.

76. Berg M, Jahnsen R, Froslie K, et al. Reliability of the Pediatric Evaluation of Disability Inventory (PEDI). *Phys Occup Ther Pediatr*. 2004;24:61–77.

77. Haley SM, Coster WJ, Faas RM. A content validity study of the Pediatric Evaluation of Disability Inventory. *Pediatr Phys Ther*. 1991;3:177–184.

78. Boyce WF, Gowland C, Hardy S, et al. Development of a quality-of-movement measure for children with cerebral palsy. *Phys Ther*. 1991; 71(11):820–828.

79. Ziviani J, Ottenbacher K, Shephard K, et al. Concurrent validity of the Functional Independence Measure for children (WeeFIM) and the Pediatric Evaluation of Disability Inventory (PEDI) in children with developmental disabilities and acquired brain injuries. *Phys Occup Ther Pediatr*. 2002;21:91–101.

80. McCarthy ML, Silberstein CE, Atkins EA, et al. Comparing reliability and validity of pediatric instruments for measuring health and wellbeing of children with spastic cerebral palsy. *Dev Med Child Neurol*. 2002;44:468–476.

81. Haley SM, Coster WJ, Dumas HM, et al. *PEDI-CAT: Pediatric Evaluation of Disability Inventory-Computer AdaptiveTest: Development, Standardization, and Administration Manual*. Boston, MA: CREcare, LLC; 2012. Available at http://pedicat.com.

82. Dumas HM, Fragala-Pinkman M. Concurrent validity and reliability of the pediatric evaluation of disability inventory-computer adaptive test mobility domain. *Pediatr Phys Ther*. 2012;24:171–176.

83. Data Management Service of the Uniform Data System for Medical Rehabilitation and the Center for Functional Assessment Research: *Guide for Use of the Uniform Data System for Medical Rehabilitation, Including the Functional Independence Measure for Children (WeeFIM)*. Version 1.5. Buffalo, NY: State University of New York at Buffalo; July 1991.

84. *The WeeFIM II Clinical Guide, Version 6.0*. Buffalo, NY: Uniform Data System for Medical Rehabilitation; 2006.

85. Msall ME, DiGaudio K, Duffy LC, et al. WeeFIM normative sample of an instrument for tracking functional independence in children. *Clin Pediatr (Phila)*. 1994;33:431–438.

86. Msall ME, DiGaudio K, Duffy LC. Use of assessment in children with developmental disabilities. *Phys Med Rehab Clinics North Am*. 1993;4:517–527.

87. Ottenbacher KJ, Msall ME, Lyon NR, et al. Interrater agreement and stability of the Functional Independence Measure for children (WeeFIM): use in children with developmental disabilities. *Arch Phys Med Rehab*. 1997;78:1309–1315.

88. Thomas SS, Buckon CE, Phillips DS, et al. Interobserver reliability of the gross motor performance measure: preliminary results. *Dev Med Child Neurol*. 2001; 43(2):97–102.

89. Coster W, Deeney TA, Haltiwanger JT, et al. *School Function Assessment*. Boston, MA: Boston University; 1998.

90. Burtner PA, McMain MP, Crowe TK. Survey of occupational therapy practitioners in southwestern schools: assessments used and preparation of students for school-based practice. *Phys Occup Ther Pediatr*. 2002; 22(1):25–39.

91. School Function Assessment Technical Report. http://www.pearsonassessments.com/NR/rdonlyres/./SFA_TR_Web.pdf. Accessed October 11, 2012.

92. Davies PL, Soon PL, Young M, et al. Validity and reliability of the school function assessment in elementary school students with disabilities. *Phys Occup Ther Pediatr*. 2004;24(3):23–43.

93. Hwang J, Davies PL, Taylor MP, et al. Validation of school function assessment with elementary school children. *OTJR*. 2002; 22(2):1–11.

94. Varni JW, Burwinkle, TM, Lane MM. Health-related quality of life measurement in pediatric clinical practice: an appraisal and precept for future research and application. *Health Qual Life Outcomes*. 2005;3. Available at http://www.hqlo.com/content 3/1/34.

95. Fayers PM, Machin D. *Quality of Life: Assessment, Analysis and Interpretation*. New York, NY: Wiley; 2000.

96. PedsQL™ 4.0 Measurement Model. http://pedsql.org. Accessed October 11, 2012.

97. MAPI Research Trust: PedsQL (Pediatric Quality of Life Inventory). http://www.mapi-trust.org/services/questionnairelicensing/catalog-questionnaires/84-pedsql. Accessed October 11, 2012.

98. Varni JW, Seid M, Rode CA. The PedsQL™: measurement model for the Pediatric Quality of Life Inventory. *Med Care*. 1999;37:126–139.

99. Varni JW, Burwinkle TM, Katz ER, et al. The PedssQL™ in pediatric cancer: reliability and validity of the pediatric quality of life inventory generic core scales, multidimensional fatigue scale, and cancer module. *Cancer*. 2002; 94:2090–2106.

100. Varni JW, Seid M, Kurtin PS. PedsQL™ 4.0: reliability and validity of the pediatric quality of life inventory version 4.0 generic core scales in healthy and patient populations. *Med Care*. 2001;39:800–812.

101. Seid M, Limbers CA, Drscoll KA, et al. Reliability, validity, and responsiveness of the pediatric quality of life inventory™ (PedsQL™) generic core scales and asthma symptoms scales in vulnerable children with asthma. *J Asthma*. 2010;47:170–177.

102. Lim CMS. *Pain, Quality of Life, and Coping in Pediatric Sickle Cell Disease [dissertation]*. Downtown Atlanta, Georgia: Georgia State University; 2009. Psychology Dissertations Paper 54.

103. Daltroy LH, Liang MH, Fossel AH, et al. The POSNA pediatric musculoskeletal functional health questionnaire: report of reliability, validity, and sensitivity to change. *J Pediatr Orthop*. 1998;18:561–571.

104. American Academy of Orthopedic Surgeons: Outcomes Instruments and Information. http://www.aaos.org/research/outcomes/outcomes_documentation.asp#pedsref. Accessed October 11, 2012.

105. Pencharz J, Young NL, Owen JL, et al. Comparison of three outcomes instruments in children. *J Pediatr Orthop*. 2001;21:425–432.

106. Knobloch H, Pasamanick B, eds. *Gesell and Armatruda's Developmental Diagnosis: The Evaluation and Management of Normal and Abnormal Neuropsychologic Development in Infancy and Early Childhood*. Hagerstown, MD: Harper & Row; 1974.

Parte II

Distúrbios neurológicos

4

O bebê com alto risco de atraso do desenvolvimento

Diane Versaw-Barnes
Audrey Wood

História e evolução da filosofia de cuidados na Unidade de Terapia Intensiva Neonatal
Introdução
Níveis de terapia intensiva neonatal e o papel do fisioterapeuta
Papéis e competências do fisioterapeuta na UTIN
Modelos teóricos de orientação terapêutica
Teoria dos sistemas dinâmicos
Teoria da seleção de grupos neuronais
Classificação Internacional de Funcionalidade, Incapacidade e Saúde
Teoria sinativa
Cuidados centrados no desenvolvimento
Cuidados centrados na família
Bases do desenvolvimento para orientação terapêutica
Embriogênese e desenvolvimento neonatal
Evolução do tônus, dos reflexos e do desenvolvimento musculoesquelético
Evolução das respostas sensoriais
Evolução da diferenciação de estados
Bases médicas para orientação terapêutica
Linguagem da UTIN

Aspectos ambientais da terapia intensiva: equipamento e suporte tecnológico
Problemas de saúde decorrentes da prematuridade
Avaliação e intervenção fisioterapêuticas: problemas da prematuridade
Displasia broncopulmonar
Avaliação e intervenção fisioterapêuticas: displasia broncopulmonar
Bebês que necessitam de cirurgia
Avaliação e intervenção fisioterapêuticas para bebês que necessitam de cirurgia
Bebês com problemas neurológicos
Avaliação e intervenção fisioterapêuticas para bebês com problemas neurológicos
Problemas de saúde do prematuro tardio
Problemas de saúde do bebê a termo
Avaliação e intervenção fisioterapêuticas para bebês a termo e prematuros tardios
Transição para casa
Serviços de acompanhamento neonatal
Resumo

▷ História e evolução da filosofia de cuidados na Unidade de Terapia Intensiva Neonatal

Introdução

Segundo Mary Ellen Avery, todos os neonatologistas são, por definição, pioneiros, pois cuidam de bebês que não teriam sobrevivido anteriormente.[1] O campo pioneiro da neonatologia americana evoluiu nos últimos 150 anos e sua evolução foi influenciada pela mudança nas atitudes culturais relativas aos bebês, pela explosão da tecnologia no século XX e pelas premissas errôneas da primeira geração de profissionais de saúde que trataram recém-nascidos (RN) doentes.[2,3] Diversas

práticas não comprovadas, presumidamente benéficas para o RN e aplicadas de modo sistêmico acabaram resultando, mais tarde, em desfechos desastrosos. O uso rotineiro de grandes volumes de oxigênio suplementar que resultou em cegueira ou fibroplasia retrolenticular, como era chamada nos anos 1950, exemplifica apenas um desses casos.[4] Graças ao reconhecimento desses enganos, as práticas baseadas em evidências passaram a ter precedência na neonatologia atual.[2]

A neonatologia americana nasceu em um período de ambivalência cultural com relação ao bebê recém-nascido e de predominância quase total do parto domiciliar. A mortalidade neonatal era considerada "perda reprodutiva prevista" e havia um "acordo tácito" de que os bebês recém-nascidos eram meros "candidatos a membros da família."[4] As práticas médicas aplicadas para salvar recém-nascidos doentes, ou "fracos" como os chamavam, eram consideradas inúteis e levavam ao temor de que esses seres fracos sobreviventes se reproduziriam, gerando mais seres fracos e assim ameaçando uma comunidade inteira.[6] Além disso, recém-nascidos eram considerados seres incapazes, que só choramingavam e vomitavam, que viam o mundo como uma confusão de cores e ruídos, sendo completamente inaptos para qualquer coisa.[6]

Apesar desses sentimentos negativos, muitos hospitais americanos criaram unidades dedicadas a tratar de recém-nascidos. O conceito do recém-nascido como paciente era uma novidade, já que cuidar de recém-nascidos era considerado, até então, prerrogativa das mães.[7] A questão de quem deveria se ocupar desse novo paciente identificado levou a uma disputa de território entre pediatras e obstetras.[5,7] Em 1958, Virginia Apgar, criadora do escore APGAR para avaliação neonatal, propôs que o recém-nascido tivesse seu próprio profissional de cuidados médicos, alguém que não fosse nem a parteira nem o médico da mãe, que seria dedicado a avaliar e intervir em benefício do bebê.[7] O recém-nascido se tornou um paciente de fato e de direito, o que abriu caminho para o surgimento da especialidade neonatologia.

Do início dos anos 1900 até 1950, a filosofia dominante nessas primeiras unidades de terapia neonatal era uma política dogmática de "não intervenção", para proteger os bebês de manuseio desnecessário e lhes proporcionar condições favoráveis à sobrevida, como aquecimento, limpeza e nutrição.[4] Mesmo nessa era de tratamento mínimo, práticas padronizadas, mas de valor não comprovado, como condições térmicas destinadas a reduzir flutuações na temperatura corporal dos bebês mantendo, ao mesmo tempo, uma temperatura corporal abaixo do nível típico, viriam a se mostrar inadequadas para a sobrevivência da criança.[2,4] As taxas de mortalidade desses bebês frágeis eram muito altas.[8,9]

À medida que cresciam o conhecimento e a compreensão das necessidades peculiares do recém-nascido, e com o inegável sucesso das intervenções médicas, como as transfusões de sangue e os antibióticos no final dos anos 1940 e na década de 1950, a filosofia inicial de "não intervenção" da neonatologia deu lugar a uma postura de "exuberância terapêutica." A neonatologia começou a encarar o desafio de garantir a sobrevivência de todos os bebês por meio de intervenções heroicas.[3,4,10] Os avanços tecnológicos ocorridos em meados do século XX serviram a esse propósito, garantindo intervenções na forma de berços aquecidos, ventilação mecânica, nutrição parenteral e cateterismo venoso central. A demanda por médicos com conhecimentos e habilidades específicos, que pudessem prestar o atendimento mais apropriado ao recém-nascido, levou à regionalização e à especialização dos cuidados neonatais.[3]

Em 1970, a American Academy of Pediatrics (AAP) adicionou a neonatologia às especialidades candidatas a título e, em 1975, o Comitê de Saúde Perinatal publicou diretrizes a serem seguidas pelos centros regionais de cuidados perinatais. A Escala de Avaliação Comportamental Neonatal de Brazelton,[11] publicada em 1973, com propriedade total do assunto, substituiu o conceito do RN como um ser que choraminga e vomita por um novo entendimento do RN como parceiro competente na interação social.

A medicina neonatal começou a ter sucesso e bebês de muito baixo peso ao nascimento (ou seja, nascidos com 1500 g ou menos) passaram a sobreviver, porém com maior incidência de comorbidades como paralisia cerebral, distúrbios respiratórios, cegueira, atraso cognitivo e deficiência auditiva.[8,9] Em meados dos anos 1970, surgiram programas de intervenção precoce para atender às necessidades de desenvolvimento dos sobreviventes da terapia intensiva neonatal. Considerava-se que o útero oferecia um ambiente sensorial rico, do qual o bebê prematuro (nascido com menos de 37 semanas de gestação) havia sido privado. A filosofia inicial de "manuseio mínimo" do RN doente estava mudando e sendo substituída pela crença de que a unidade de terapia intensiva neonatal (UTIN) deveria simular as variadas condições táteis, vestibulares, proprioceptivas e auditivas que esses bebês experimentavam no útero.[8,9]

Os avanços médicos e tecnológicos dos anos 1980 e 1990 trouxeram terapias e monitores respiratórios mais sofisticados, como por exemplo o óxido nítrico, a membrana de oxigenação extracorpórea (ECMO, na sigla em inglês), a oximetria de pulso e a terapia de reposição de surfactante, reforçando ainda mais a necessidade de especialização dos profissionais da UTIN e a regionalização dessas unidades. Na década de 1980, os especialistas em UTIN começaram a demonstrar desfechos até então atípicos e programas formais de acompanhamento começaram a surgir e proliferar, visando a estimulação do lactente. As emendas em prol dos benefícios de educação para todas as crianças deficientes, aprovadas em 1986 nos EUA, exigiram que os estados providenciassem serviços de intervenção precoce para bebês com atraso no desenvolvimento ou risco de atraso e suas famílias.

Pesquisas conduzidas no final dos anos 1970 demonstraram o impacto deletério do ambiente da UTIN no comportamento, crescimento e desenvolvimento da criança e levaram ao questionamento e à nova conceituação do que seria a estimulação sensorial apropriada para um bebê prematuro e/ou criticamente enfermo. Modificações da iluminação agressiva e constante, do barulho excessivo e de procedimentos invasivos passaram a ser importantes na filosofia de cuidados com os bebês de alto risco.[12,13] Além disso, o custo desse atendimento altamente especializado do RN doente continuou mostrando a necessidade de regionalização da terapia intensiva neonatal.[8,9] A teoria sinativa do desenvolvimento, criada por Heidelise Als e publicada no início dos anos 1980, expandiu o trabalho de Brazelton e forneceu o contexto para entendimento e interpretação dos comportamentos do lactente (fisiológicos, movimento e tônus muscular, ciclo sono-vigília e interações sociais) como uma janela para se vislumbrar todos os mecanismos de regulação do bebê.[14] Também, a importância da família como uma constante na vida da criança trouxe um novo conceito, que se mantém até hoje, de cuidado centrado na família. A filosofia de tratamento do bebê passou a privilegiar os cuidados individualizados, com suporte às capacidades únicas de cada criança, em parceria com a família.[7,15]

Na primeira década do século XXI, define-se a UTIN ideal como aquela que se preocupa em dar suporte ao desenvolvimento[16] e provê cuidados centrados na família, sensíveis aos aspectos culturais,[17] e baseados em evidências. A neonatologia se caracteriza por uma postura muito cautelosa quanto a novas abordagens e mudanças de protocolos estabelecidos. Existe um compromisso de garantir que novos tratamentos sejam testados e tenham sua eficácia comprovada. Revisões sistemáticas proliferaram e são úteis para avaliação e interpretação das pesquisas disponíveis sobre um tópico. O padrão atual, na neonatologia, é a participação em bases de dados institucionais para estabelecer referenciais que permitam comparar as práticas de diferentes instituições a fim de identificar a melhor conduta clínica.[2]

Níveis de terapia intensiva neonatal e o papel do fisioterapeuta

Em 2004, o comitê de saúde fetal e neonatal da AAP expressou a necessidade de definições uniformes sobre os níveis de terapia intensiva neonatal que pudessem ser aplicadas em âmbito nacional. Além de reforçar a importância de um plano regional de cuidados neonatais organizado, essas definições permitem uma ampla comparação entre unidades de terapia intensiva neonatal (facilitando confrontações entre resultados para a saúde, custos e utilização de recursos), ajudam o público a buscar o atendimento apropriado, diminuem a necessidade da criação de definições pelos agentes pagadores e promovem padrões de serviço consistentes para cada nível de terapia intensiva. Os três níveis de terapia intensiva neonatal, propostos inicialmente em 1976 como parte dos esforços da associação americana March of Dimes em prol de melhores resultados maternos e neonatais, foram refinados e expandidos com base em uma pesquisa feita pelo comitê em 2001 e que abrangeu 880 UTIN. O comitê propôs três categorias de cuidados[18] (Tab. 4.1):

- Terapia neonatal básica (Nível I);
- Terapia neonatal especializada (Nível II);
- Terapia neonatal subespecializada (Nível III).

O berçário de nível I é uma unidade onde RNs saudáveis são avaliados e recebem cuidados. Esse nível bá-

TABELA 4.1 ▸ Níveis de cuidados neonatais	
Nível I	Cuidados neonatais básicos
Nível I	Ressuscitação neonatal na sala de parto Cuidados e avaliação pós-natais do recém-nascido sadio Estabilização e cuidado do prematuro tardio (35-37 semanas de idade gestacional) fisiologicamente estável Estabilização de bebês doentes e bebês com <35 semanas de gestação antes da transferência
Nível II	Cuidados neonatais especializados
Nível II A	Capacidades do nível I Ressuscitação e estabilização de bebês doentes ou prematuro antes da transferência Cuidado de bebês com ≥32 semanas de gestação e ≥1500 g Cuidado de bebês em convalescença após terapia intensiva
Nível II B	Capacidades do nível II A Ventilação mecânica ou CPAP por <24 h
Nível III	Cuidados neonatais subespecializados
Nível III A	Capacidades do nível II B Cuidado completo de bebês <1000 g e nascidos com <28 semanas de idade gestacional VM convencional Cirurgias de pequeno porte (inserção de cateter venoso central ou correção de hérnia inguinal)
Nível III B	Capacidades do nível III A Suporte respiratório avançado Acesso rápido e imediato a diversas subespecialidades médicas pediátricas Exames de imagem urgentes e de rotina, com interpretação dos resultados Cirurgia de grande porte (correção de defeitos da parede abdominal, enterocolite necrotizante, mielomeningocele)
Nível III C	Capacidades do nível III B Oxigenação em membrana extracorpórea (ECMO) Cirurgia para correção de malformações cardíacas complexas que exigem circulação extracorpórea

sico de terapia neonatal é o pré-requisito mínimo para qualquer hospital que ofereça serviços de maternidade com internação. Berçários de nível I estão capacitados para estabilizar e prestar assistência a bebês prematuros tardios estáveis (35 a 37 semanas de IG), praticar ressuscitação neonatal em qualquer parto e estabilizar RNs doentes e prematuros para transferência até uma unidade de cuidados especializados.[18] Esse é o nível de berçário dos pequenos hospitais locais que possuem ala de maternidade.

O berçário de nível II (especializado) está capacitado a prestar o atendimento básico do berçário de nível I e também a cuidar de bebês moderadamente doentes, que tenham problemas clínicos de resolução supostamente rápida, além de bebês que estejam convalescendo de uma doença grave tratada em um berçário de nível III. O berçário de nível II é considerado um passo intermediário ou uma etapa abaixo do berçário de nível III e presta atendimento continuado, aplicando medicação ou alimentação intravenosas, alimentação por sonda e oxigênio suplementar. A equipe desses berçários de nível intermediário, geralmente encontrados em hospitais locais ou regionais, é formada por neonatologistas e enfermeiros neonatais. A terapia de nível II se subdivide em duas categorias (IIA e IIB) dependendo da capacidade de oferecer assistência ventilatória por um período de transição até que o bebê possa ser transferido ou por até 24 horas. Berçários de nível IIB devem ter, obrigatoriamente, equipamentos e pessoal permanentemente disponíveis para fornecer ventilação assistida e para prestar atendimento de emergência.[18]

Um berçário de nível III (subespecializado) é uma UTIN que presta cuidados altamente especializados aos bebês mais doentes e mais frágeis. Unidades de nível III precisam ter profissionais como, por exemplo, neonatologistas, enfermeiros neonatais e fisioterapeutas respiratórios, além de equipamentos disponíveis 24 horas por dia, 7 dias por semana, para suporte à vida pelo tempo que for necessário.[18] Unidades de nível III geralmente se encontram em hospitais universitários ou ligados a uma faculdade de medicina. A equipe dos berçários de nível III é formada por neonatologistas, residentes e pós-graduandos em neonatologia, enfermeiros formados, auxiliares de enfermagem neonatais e enfermeiros especializados. Esses berçários realizam intervenções médicas complexas, testes de diagnóstico avançados, cirurgias e oferecem suporte respiratório para bebês em estado crítico e dependentes de recursos tecnológicos.[9] Os berçários de nível III são ainda subdivididos em três categorias, com base nos recursos para grandes ou pequenas cirurgias, incluindo cirurgia cardíaca, e no tipo de suporte respiratório, seja convencional ou avançado, como ventilação de alta frequência (HFV, na sigla em inglês) e ECMO.[18]

Fisioterapeutas raramente são chamados para atender bebês em berçários de nível I, mas podem ser con-

sultados acerca de algum problema musculoesquelético específico. Em berçários de nível II, a intervenção de fisioterapia pode envolver o manuseio da criança com necessidades específicas de desenvolvimento. Ao trabalhar com bebês frágeis e seus familiares em um berçário de nível III, o profissional precisa utilizar constantemente sua capacidade de observação para discernir as necessidades da criança e fazer recomendações sobre posição, conservação de energia, controle da dor, ambientação, cuidados e tratamento de saúde. Essa capacidade de observação é essencial para que o bebê não sofra mais estresse por manuseio desnecessário.

Para implementar esse nível de cuidado, os fisioterapeutas que trabalham na UTIN precisam ter bons conhecimentos, um sólido entendimento dos preceitos teóricos e desenvolvimentistas que orientam a terapia e da conduta médica que determina o tratamento (Tab. 4.2). Essas serão as áreas abordadas neste capítulo; no entanto, a intervenção no desenvolvimento aplicada à UTIN é um assunto complexo e, por isso, recomendamos ao leitor várias leituras adicionais na seção de referências ao término deste capítulo.

Papéis e competências do fisioterapeuta na UTIN

O papel do profissional que trabalha na UTIN é muito diferente de outras áreas práticas da fisioterapia. O fisioterapeuta neonatal presta serviços de parecer, diag-

---

TABELA 4.2 ▸ Áreas de conhecimento para terapeutas neonatais

- Desenvolvimento típico e atípico
- Desenvolvimento fetal e neonatal
- Desenvolvimento e interação dos sistemas sensoriais no recém-nascido a termo e pré-termo
- Condições clínicas e intervenções no recém-nascido a termo e pré-termo
- Funcionamento geral e segurança de cateteres e equipamentos médicos
- Comportamentos e desenvolvimento social do recém-nascido a termo e pré-termo
- Dinâmica familiar, processo de lidar com a dor/perda, papel dos pais na UTIN
- Ecologia e cultura da UTIN
- Ambiente físico da UTIN e efeitos nos recém-nascidos de alto risco
- Bases teóricas dos cuidados na UTIN
- Diretrizes práticas para cuidados neonatais
- Descrição, administração, propriedades psicométricas e interpretação dos resultados das avaliações neonatais
- Fatores de risco associados à evolução do desenvolvimento
- Práticas baseadas em evidências para posicionamento e intervenção em bebês de alto risco
- Estratégias didáticas para famílias e cuidadores
- Segurança relativa a assentos veiculares e equipamentos para posicionar o bebê
- Intervenção precoce, recursos da comunidade, programas de acompanhamento do desenvolvimento neonatal

nóstico, intervenção e apoio à família nos casos de bebês e famílias extremamente frágeis, no ambiente estressante e acelerado da unidade de terapia intensiva. Além de compreender uma ampla gama de condições neonatais, intervenções médicas e seu potencial de impacto no desenvolvimento futuro da criança, é preciso que o profissional seja um observador atento, saiba trabalhar bem em equipe e se comunicar de modo efetivo.[2,9,19,20] O fisioterapeuta desempenha um papel especial na equipe da UTIN, graças aos seus conhecimentos sobre movimento, controle postural e desenvolvimento neurológico. No entanto, o fisioterapeuta neonatal também precisa ter conhecimentos e habilidades especializados para trabalhar com bebês muito vulneráveis e suas famílias (ver Tabela 4.2). É preciso ter capacidade de tomar decisões muito rápido a respeito da estabilidade da criança e sua necessidade de suporte externo, pois o quadro do bebê pode mudar rapidamente. Nesse ambiente, intervenções que, em outros contextos, poderiam ser consideradas benignas, podem ter consequências graves, tanto imediatas quanto tardias.[9,19,20]

O tratamento na UTIN é considerado um nível avançado de fisioterapia pediátrica[9,19-22] que precisa ser alcançado por meio de educação formal e prática clínica orientada. A American Association of Physical Therapy estabeleceu diretrizes para fisioterapeutas que trabalham em UTIN,[20,23] incluindo funções, competências e áreas de conhecimento específicas, além do treinamento clínico com preceptoria. As diretrizes para a prática clínica foram originalmente publicadas em 1989,[24] atualizadas em 1999[25] e novamente em 2009.[20] A versão mais recente das diretrizes se divide em duas seções: a Parte I apresenta módulos de treinamento clínico, competências para treinamento clínico e algoritmos de decisão, enquanto a Parte II aborda normas e evidências publicadas que servem de apoio à atuação prática dos fisioterapeutas na UTIN. Programas de pós-graduação em fisioterapia neonatal foram desenvolvidos para prover os conhecimentos avançados e a prática orientada necessários para formar profissionais altamente capacitados a praticar intervenções focadas na família e baseadas em evidências que visam ao desenvolvimento, e para fomentar a pesquisa no contexto da UTIN.

Também foi publicado recentemente um roteiro clínico baseado em evidências, desenvolvido para fisioterapeutas neonatais. O Roteiro de Fisioterapia do Lactente na UTIN aborda temas como observação e avaliação, intervenção, apoio e orientação da família e trabalho em equipe, entre as várias áreas do cuidado aos bebês de alto risco e suas famílias na UTIN.[26-31] O roteiro escrito oferece uma estrutura conceitual e conhecimentos que os fisioterapeutas neonatais podem usar para desenvolver ainda mais uma prática baseada em pesquisa. Embora o roteiro seja uma ferramenta útil, os fisioterapeutas neonatais devem individualizar as avaliações e intervenções específicas para cada criança, família e ambiente de UTIN.

Modelos teóricos de orientação terapêutica

Teoria dos sistemas dinâmicos

A teoria dos sistemas dinâmicos descreve um modelo de desenvolvimento humano no qual os comportamentos emergem da interação de muitos subsistemas.[32-36] Não há hierarquia; todos os subsistemas estão no mesmo nível, cada um deles é complexo e composto de muitos elementos e é próprio de cada indivíduo. Elementos internos e externos afetam o desenvolvimento; o ambiente é tão importante quanto o indivíduo. Nesse modelo, o bebê não é um receptor passivo de informações ou mudanças, mas um participante ativo no qual um comportamento típico do desenvolvimento se dá a partir da interação de muitos subsistemas no contexto do ambiente e de modo específico para a tarefa. A progressão do desenvolvimento não é linear; em vez disso, há séries de estados de estabilidade, instabilidade e reorganização.[32-34,36-38] O indivíduo está sempre tentando alcançar a homeostase e se reorganiza em torno da mudança da estabilidade para a instabilidade. Esses períodos de instabilidade ou de transição são importantes na medida em que o sistema tem flexibilidade suficiente para explorar e selecionar novas soluções ou desenvolver novos comportamentos. Considera-se que as intervenções terapêuticas são mais eficazes nesse momento, já que o sistema pode ser mais facilmente influenciado ou modificado.[32,34,36]

O modelo de sistemas dinâmicos pode ser usado para avaliar e definir a conduta a ser adotada com o bebê de alto risco na UTIN (Fig. 4.1).[25] As interações dos múltiplos subsistemas do bebê e deste com o ambiente influenciam a saúde e o desenvolvimento de cada criança individualmente. Os subsistemas do bebê incluem estrutura corporal, fisiologia e comportamento. O ambiente inclui o ambiente físico do berçário, os múltiplos cuidadores e o pessoal de apoio, além da família. Mudanças nos sistemas intrínsecos ou no ambiente podem ter efeitos positivos ou negativos. Essas mudanças podem gerar estabilidade para suporte às funções ou interferir, causando desorganização e comportamentos potencialmente desajustados. Uma pequena mudança em um componente de um sistema pode ter um grande efeito sobre outro sistema e afetar sua função.[25,32,37,38]

O fisioterapeuta precisa compreender a história, a situação atual do sistema da criança e o ambiente, levando em consideração que efeito os cuidados/o tratamento terão naquele bebê em particular.[25,34] Precisa também apoiar interações que permitam o desenvolvimento de comportamentos funcionais, diminuir o estresse do bebê e entender as implicações do ambiente. Ao mes-

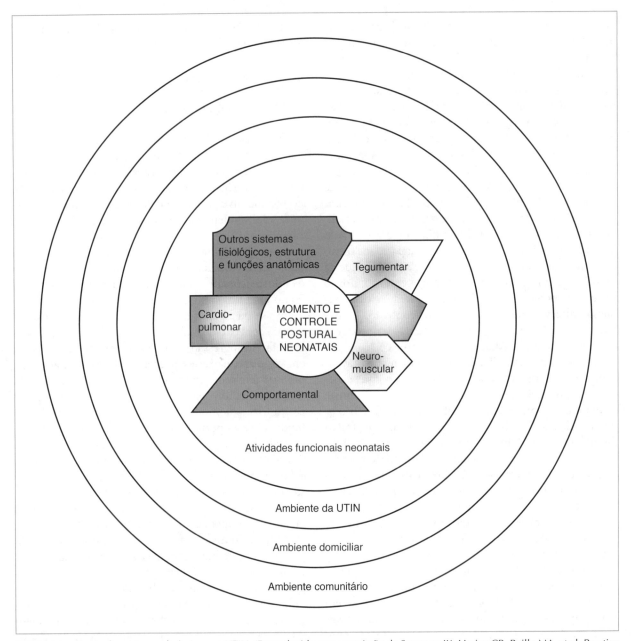

FIGURA 4.1 ▸ Teoria dos sistemas dinâmicos na UTIN. (Reproduzida com permissão de Sweeney JK, Heriza CB, Reilly MA, et al. Practice guidelines for the physical therapist in the NICU. *Pediatr Phys Ther*. 1999;11(3):120.)

mo tempo, precisa ajudar a família e outros cuidadores a reconhecer como eles também podem dar o apoio necessário à saúde e ao desenvolvimento do bebê. O profissional precisa estar atento aos períodos de transição, quando as intervenções sobre o desenvolvimento podem ser aplicadas com segurança e deve orientar essas mesmas estratégias à família.

Teoria da seleção de grupos neuronais

Esse conceito teórico de como o sistema nervoso se organiza, armazena informações e cria novos padrões comportamentais foi desenvolvido por Gerald Edelman.[39,40] Segundo essa teoria, chamada Teoria da seleção de grupos neuronais (NGST, na sigla em inglês), o cérebro é organizado, do ponto de vista dinâmico, em populações de células que contêm redes individualmente variáveis. As estruturas e a função dessas redes são selecionadas pela evolução, pelo ambiente e pelo comportamento. As unidades de seleção se compõem de centenas a milhares de neurônios firmemente interconectados que atuam como unidades funcionais e são chamados de grupos neuronais.[41]

Assim como a teoria dos sistemas dinâmicos, a NGST baseia-se na ideia de que o desenvolvimento motor não é linear, tem fases de transição e é afetado por fatores internos e externos.[42] No entanto, segundo a NGST, os fatores genéticos têm um papel tão importante quanto a experiência na moldagem do sistema nervoso. A interação de fatores genéticos e epigenéticos no contexto de um ambiente e de uma atividade específicos resulta em diferenças individuais do cérebro dentro de uma mesma espécie. Essa interação também permite ao cérebro se modificar ao longo do tempo, dependendo dos sinais aferentes que recebe.[39]

Há três princípios básicos da NGST que descrevem como a anatomia do cérebro é formada e moldada durante o desenvolvimento, como a experiência seleciona e fortalece padrões de resposta e como os mapas cerebrais resultantes dão origem a comportamentos peculiares a cada indivíduo.[43]

O primeiro princípio da teoria de Edelman é o da seleção pelo desenvolvimento, que determina a neuroanatomia característica à medida que ocorre a formação do cérebro.[43] O código genético e o comportamento celular (divisão, migração, morte) estabelecem as áreas do cérebro, mas não suas conexões específicas. Os neurônios se ramificam em diferentes direções, criando circuitos neurais variáveis, diversificados e imensos.Os neurônios competem para formar sinapses e essas conexões sinápticas são fortalecidas ou enfraquecidas dependendo das informações aferentes dos movimentos variáveis autogerados durante a vida fetal e no período pós-natal precoce.[44] Os movimentos espontâneos (*general movements*) do feto e do RN, descritos por Pretchl,[45] constituem os movimentos inatos dessa primeira fase de variabilidade. As conexões que são fortalecidas por esses movimentos resultam em um repertório neuronal primário de comportamentos específicos da espécie e, ao mesmo tempo, singulares. Chutar e pedalar, levar a mão à boca, sugar, orientar-se visualmente e acompanhar com o olhar, bem como levar os braços na direção de objetos são exemplos de repertórios motores primários.[45] A superprodução de conexões sinápticas precoces formadas por atividade autogerada e a supressão das conexões não exercitadas conduz à variabilidade individual dentro da gama de comportamentos específicos da espécie.

O segundo princípio de Edelman[43] envolve o desenvolvimento de um repertório secundário de circuitos funcionais mediante a seleção pela experiência. À medida que o bebê interage com novas situações do ambiente após o nascimento, conexões se formam e se fortalecem. Repertórios secundários de conexões funcionais que respondem a exigências ambientais e permitem movimentos bem-sucedidos em direção a uma meta surgem a partir de grupos neuronais dos repertórios primários, mediante a experiência, a repetição e a exploração.[41] Os repertórios secundários contêm as sinergias motoras necessárias aos movimentos funcionais finos, além da memória e outras funções. Durante essa fase de variabilidade secundária, o indivíduo explora diversos movimentos e o *feedback* sensorial dessa exploração determina a seleção de estratégias eficazes. Esse processo continua por toda a vida, à medida que as exigências ambientais e necessidades funcionais vão se modificando.[46–49]

O terceiro princípio da NGST descreve como os dois primeiros processos interagem para formar mapas neurais que conectam grupos de neurônios por todo o sistema nervoso. Conexões maciças recíprocas e paralelas entre mapas neuronais produzem movimentos perfeitamente adaptados às demandas contextuais e à capacidade que o indivíduo tem de receber impulsos sensoriais e selecionar respostas, por meio de seu sistema nervoso. Para que o indivíduo seja capaz de se adaptar ou responder às exigências do ambiente e às mudanças internas, como mudanças da estrutura corporal com o crescimento, é necessário haver repertórios de ações variáveis. A estratégia motora final se baseia nos requisitos da tarefa, no ambiente e na experiência passada com tarefas semelhantes, que fortaleceu ou enfraqueceu a tendência a selecionar grupos neuronais específicos em determinados mapas neurais.[43] Estruturas dinâmicas de nível mais elevado, denominadas mapas globais, resultam dessas seleções e conectam os mapas motores e sensoriais. Esses mapas globais são importantes para o desenvolvimento e o aprendizado, já que permitem conexões entre mapas locais e comportamento motor, novos impulsos sensoriais e processamento neural mais intenso. Os mapas globais continuam se modificando ao longo de toda a vida da pessoa.[49]

Eventos como o parto prematuro podem alterar o processo de desenvolvimento do cérebro. Bebês prematuros não apenas possuem sistema nervoso menos maduro, mas também enfrentam limitações ambientais. Em vez do ambiente protetor do útero, o ambiente da UTIN envolve equipamentos de suporte médico e monitoramento, efeitos gravitacionais e perda do líquido que sustentava a postura e o movimento, estímulos dolorosos e estressantes, menos contato físico aconchegante, mais barulho, luz intensa e padrões de manuseio irregulares.[23] De acordo com a teoria de Edelman,[39] os processos de desenvolvimento do cérebro se modificam quando enfrentam circunstâncias sensoriais não habituais. Nessas condições, pode haver preservação de células que, de outro modo, seriam eliminadas, eliminação de células que, de outro modo, seriam preservadas, modificação da supressão neuronal e mudanças na conectividade. As alterações neuronais de bebês prematuros foram relatadas por Als et al. em um estudo[50] que comparou lactentes tratados de acordo com o NIDCAP (sigla em inglês para Programa de Avaliação e Cuidado Individualizados para o Desenvolvimento do Recém-nascido) e lactentes tratados em UTIN tradicional. Após duas semanas e decorridos nove meses, foram avaliados o estado de saúde do bebê, seu crescimento, comportamento neurológico, estrutura cerebral por ressonância magnética e neurofisiologia por eletroencefalografia (EEG). Os autores relataram que os bebês que receberam cuidados pelo NIDCAP tinham melhor função neurocomportamental e estrutura de fibras mais madura no córtex cerebral.[50]

Os fisioterapeutas neonatais precisam considerar o impacto do ambiente da UTIN e práticas de atendimento específicas para o cérebro imaturo e em desenvolvimento. A formação da estrutura e das funções cerebrais pode ser afetada por essas experiências sensoriais e motoras precoces atípicas. Cada bebê tem diferentes características genéticas e de maturação e diferentes experiências ambientais, intra e extrauterinas. O efeito do ambiente e das práticas da UTIN pode ter influências diferentes no desenvolvimento e na função do cérebro de cada um. Por isso, o efeito da avaliação e da intervenção pela fisioterapia na arquitetura e no processo de maturação cerebral precisa ser levado em conta e adaptado às necessidades individuais do bebê.

Classificação Internacional de Funcionalidade, Incapacidade e Saúde

Modelos de capacitação se encaixam bem nas teorias de sistemas no que diz respeito ao desenvolvimento e função humanos. Esses modelos apresentam matrizes interrelacionadas usadas para descrever os muitos fatores que influenciam não apenas a saúde do indivíduo, mas o impacto do ambiente sobre a saúde e a função ou participação. O modelo desenvolvido pela Organização Mundial da Saúde (OMS), a *Classificação Internacional de Funcionalidade, Incapacidade e Saúde* (CIF), enfatiza a saúde e o funcionamento em vez da incapacidade e examina o desenvolvimento e a função como um processo dinâmico, multifatorial e multinível, destacando a necessidade de se considerarem os efeitos do ambiente sobre o processo.[51-53]

Os componentes do modelo da CIF incluem função e estruturas corporais, atividades e tarefas e participação. Em vez de começar pela fisiopatologia, esse modelo analisa o que o indivíduo deseja ou precisa fazer e, então, considera os fatores individuais que auxiliam ou interferem na participação. Os fatores contextuais do indivíduo e o ambiente são levados em conta, bem como o papel do ambiente no que diz respeito a apoiar ou limitar a função/participação.

Embora a UTIN seja um cenário peculiar para a prática da fisioterapia, o modelo da CIF pode ser aplicado para orientar a avaliação e a intervenção.[23] O fisioterapeuta que trabalha com bebês de alto risco nesse ambiente pode usar esse modelo para se orientar na abordagem da integridade estrutural e funcional das partes e sistemas corporais, promovendo o desenvolvimento

de atividades motoras e posturais e uma interação apropriada entre a criança, o ambiente físico, a família e a equipe da UTIN. Assim como ocorre com crianças de qualquer idade, os fatores contextuais de cada criança, família e ambiente precisam ser levados em conta para se aplicar uma intervenção efetiva. Por exemplo, a meta funcional para um bebê pode ser a interação social com a família ao ser segurado. Depois de uma avaliação detalhada, o profissional precisa considerar que componentes são necessários para o sucesso dessa atividade para o bebê e a família e que componentes podem interferir. O fisioterapeuta pode ajudar a família a colocar o bebê bem alinhado, na posição correta para favorecer as funções fisiológicas, como a respiração, e a envolver bem o bebê no cueiro de modo a manter a postura; pode também ajudar o bebê a levar as mãos à face para acalmá-lo e guiar seu comportamento. Além disso, o terapeuta pode diminuir as luzes e o barulho no ambiente para reduzir o estresse e promover a estimulação, apoiando a família no reconhecimento dos sinais da criança para melhor interação.

Adicionalmente, o fisioterapeuta, a família e a equipe da UTIN podem trabalhar juntos para identificar os momentos ideais para o sucesso dessas interações com o bebê. Durante a evolução do bebê na UTIN, o fisioterapeuta pode definir metas para promover a atividade e a participação, apoiando as estruturas e funções corporais, a orientação dos cuidadores e familiares, levando em conta fatores ambientais e outros aspectos contextuais. Atkinson e Nixon-Cave[54] publicaram uma ferramenta de avaliação clínica para ajudar a traduzir o modelo da CIF para práticas que possam ser aplicadas a bebês e famílias na UTIN.

Teoria sinativa

A teoria sinativa do desenvolvimento infantil, proposta pela psicóloga Heidelise Als,[14] é um modelo que procura entender e interpretar o comportamento de bebês prematuros, assemelhando-se à abordagem de sistemas dinâmicos por considerar que múltiplos fatores contribuem e influenciam mutuamente o funcionamento do bebê. A partir da concepção, considera-se que o feto começa a organizar cinco subsistemas distintos, mas interrelacionados: autônomo (que comanda funções fisiológicas básicas, ex. frequência cardíaca, frequência respiratória, funções viscerais); motor (que comanda posturas e movimentos); de consciência (que comanda os níveis de consciência, do sono à vigília); de atenção/interação (que comanda a capacidade de responder aos cuidadores e interagir com eles) e de autorregulação (que comanda a capacidade de manter o funcionamento equilibrado, relaxado e integrado de todos os quatro subsistemas). Esses subsistemas reagem continuamente e se influenciam mutuamente, por isso a teoria se chama *sinativa*.[55-57] Bebês nascidos a termo completaram o processo de maturação desses subsistemas a tal ponto que, em geral, eles são capazes de demonstrar breves períodos de interação social com o cuidador, mantendo, ao mesmo tempo, a estabilidade dos subsistemas fisiológico, motor e de consciência (Fig. 4.2). Eles também podem utilizar estratégias para regular os diversos subsistemas quando há uma ameaça ambiental a sua estabilidade; por exemplo, quando o contato visual com um dos pais se torna muito intenso, o bebê a termo pode bocejar, desviar rapidamente o olhar, espreguiçar-se, encolher o pescoço ou juntar as mãos (estratégias representadas pelos subsistemas de atenção/interação e motor) antes de voltar a olhar para o adulto.

Nos bebês prematuros, a maturação dos cinco subsistemas é interrompida. Além disso, bebês prematuros perderam o suporte do útero a esses subsistemas (suporte a funções autonômicas, como regulação térmica, nutrição recebida pela placenta, remoção de excreta, oxigenação e remoção do dióxido de carbono, suporte ao sistema motor, como a contenção pela parede do útero e a flutuação no líquido amniótico, suporte ao subsistema de consciência, como o ritmo circadiano de sono-vigília da mãe e suporte à atenção/interação, como impulsos visuais e auditivos reduzidos). Bebês nascidos antes do termo precisam completar a maturação de cada subsistema ao mesmo tempo em que começam a exercer suas funções de modo independente – respiração, alimentação, eliminação de excreta, manutenção da postura e movimentos contra a gravidade, tudo isso enquanto são submetidos a iluminação forte, ruídos agressivos, manuseio frequente e estimulação multimodal. O bebê prematuro é adaptado a funcionar no útero, mas precisa funcionar fora dele em um momento crucial do seu desenvolvimento, o que é um grande desafio.[14,55-58]

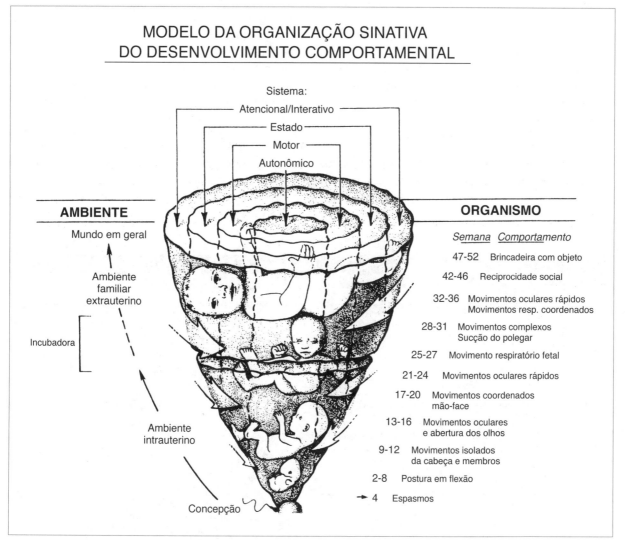

FIGURA 4.2 ▶ Modelo da organização sinativa do desenvolvimento comportamental. (Reproduzida com permissão de Als H. Toward a synactive theory of development: promise for the assessment and support of infant individuality. *Infant Ment Health J.* 1982;3(4):234.)

Cuidados centrados no desenvolvimento

Aplicar essa teoria sinativa do desenvolvimento infantil por meio de observações seriadas e sistemáticas do bebê é um meio muito útil de se identificar as áreas em que a criança tem sucesso nos seus esforços e as áreas em que ela é vulnerável. É importante comunicar aos pais e cuidadores esses pontos fortes e as vulnerabilidades e identificar estratégias para dar apoio ao bebê enquanto ele está sob esses cuidados intensivos necessários.[14,55,56,58-60] O processo de observações seriadas e sistemáticas levou a uma ampla gama de intervenções para minimizar o estresse da UTIN para o bebê e individualizar os cuidados conforme a sua tolerância. Essas intervenções incluem estratégias para reduzir ruídos e luminosidade, minimizar o manuseio da criança, proteger seus estados de sono, promover o entendimento dos sinais comportamentais do bebê e incentivar cuidados baseados em relacionamento.[61] Essa abordagem para cuidado intensivo neonatal se chama NIDCAP, como já referido.[59] De modo ideal, as observações do NIDCAP são programadas para cada sete a dez dias e incluem observar o bebê em condições basais por 10 a 20 minutos antes de qualquer procedimento ou cuidado de enfermagem, durante toda a sessão de cuidados ou procedimento e depois da sessão ou procedimento até o bebê voltar ao seu estado basal[59,62] (Fig. 4.3). Durante esses períodos, o observador procura identificar sinais de estabilidade e estresse em cada subsistema (Tab. 4.3) enquanto registra eventos ambientais e tarefas dos cuidadores. As estratégias de autorregulação do bebê, bem ou malsucedidas, são então registradas e se fazem recomendações no intuito de apoiar o bebê em suas tentativas de se organizar e se acalmar, além de recomendações sobre modificação do ambiente, dos cuidados e do envolvimento dos pais.[14,55,57-60] Para um trabalho confiável e formalmente reconhecido, é necessário treinamento formal nos centros regionais do NIDCAP. No entanto, a aplicação dos princípios e do modelo sinativo para entender o comportamento do bebê é útil para orientar os cuidadores a praticar intervenções que apoiem o desenvolvimento com base na observação dos cuidados de enfermagem.

O modelo sinativo de comportamento do prematuro identifica o subsistema autônomo e o subsistema motor como sendo os dois principais subsistemas nos quais se baseiam as demais funções do bebê (Fig. 4.4). Juntos, esses dois subsistemas formam a base a partir da qual o bebê consegue realizar funções superiores como acordar (subsistema de consciência) e olhar para o rosto da mãe ou do pai (subsistema de atenção/interação). O fisioterapeuta pode fazer recomendações e intervir para apoiar o sistema motor por meio de ações de posicionamento e contenção e, dessa forma, apoiar o subsistema autônomo, bem como os subsistemas de consciência e de interação, já que cada sistema interage e influencia continuamente os demais.[15,55,56,58] A individualização sistemática dos cuidados do bebê é a origem dos cuidados que dão suporte ao desenvolvimento.[61,63] O conhecimento e a compreensão de como um bebê difere de outro só podem ser alcançados pela observação intensiva da criança enquanto ela interage com seu ambiente. A aplicação dos conhecimentos sobre os pontos fortes e vulnerabilidades individuais do bebê para guiar os cuidados resulta, comprovadamente, em benefícios para a criança no curto prazo, como menor tempo de

TABELA 4.3 ▶ Sinais de estabilidade e estresse no bebê pré-termo		
Sistema	**Sinais de estabilidade**	**Sinais de estresse**
Autonômico	Movimentos respiratórios regulares e suaves	Pausas respiratórias, taquipneia, respiração ofegante
	Cor rosada, estável	Palidez, escurecimento perioral, pele mosqueada, cianótica, cinzenta, ruborizada ou avermelhada
	Digestão estável	Soluços, engasgos, expiração ruidosa, vômitos, tremores, sustos, espasmos, tosse, espirros, bocejos, suspiros e arquejo
Motor	Postura e tônus muscular controlados e equilibrados	Tônus muscular variável
	Movimentos suaves das extremidades e da cabeça	Flacidez do tronco, extremidades e face
	Junta mãos/pés, afasta as pernas, dobra os dedos, leva a mão à boca, agarra, suga, se encolhe, segura as mãos	Hipertonia do tronco e extremidades
		Agitação difusa
Estado	Estados de sono claros e bem definidos	Sono difuso, com abalos, movimentos espasmódicos, respiração irregular, gemidos, caretas e agitação
	Atenção focada com fisionomia expressiva	Períodos de vigília difusos, com olhar instável e vidrado, aspecto cansado, olhar vago, aversão ao contato visual, fisionomia de pânico, olhar inexpressivo, choro fraco

Adaptada de Als H. Toward a synactive theory of development: promise for the assessment and support of infant individuality. *Infant Ment Health J.* 1982;3(4):237–238.

FICHA DE OBSERVAÇÃO

Nome: _____ Data: _____ Nº da ficha: _____

		Tempo:	0-2	3-4	5-6	7-8	9-10
Resp:	Regular						
	Irregular						
	Lenta						
	Rápida						
	Pausa						
Cor:	Ictérico						
	Rosado						
	Pálido						
	Reticulada						
	Vermelho						
	Escurecida						
	Azul						
	Tremor						
	Susto						
	Abalos na face						
	Abalos no corpo						
	Abalos nas extremidades						
Visceral/ Resp:	Cospe						
	Engasga						
	Arrota						
	Soluça						
	Geme durante evacuações						
	Emite sons						
	Suspira						
	Arqueja						
Motor:	Braço(s) flácido(s)						
	Perna(s) flácida(s)						
	Braços encolhidos/ flexionados	At.					
		Post.					
	Pernas encolhidas/ flexionadas	At.					
		Post.					
	Estende braços	At.					
		Post.					
	Estende pernas	At.					
		Post.					
	Movimentos suaves dos braços						
	Movimentos suaves das pernas						
	Movimentos suaves do tronco						
	Extensão/flexão de tronco						
	Contorção difusa						
	Arqueamento						
	Encolhe o tronco						
	Afasta as pernas						
Face:	Extensão da língua						
	Mão na face						
	Boquiaberta						
	Careta						
	Sorriso						

		Tempo:	0-2	3-4	5-6	7-8	9-10
Estado:	1A						
	1B						
	2A						
	2B						
	3A						
	3B						
	4A						
	4B						
	5A						
	5B						
	6A						
	6B						
	AA						
Face (cont.):	Trejeitos orais						
	Busca sucção						
	Sucção						
Extrem.:	Abre os dedos						
	Asa de avião						
	Saudação						
	Senta no ar						
	Junta as mãos						
	Junta os pés						
	Leva a mão à boca						
	Agarra						
	Segura						
	Cerra o punho						
Atenção:	Agitação						
	Bocejos						
	Espirros						
	Face inexpressiva						
	Olhar sem foco						
	Aversão						
	Arrepios						
	Expressão de pasmo						
	Olhar dirigido						
	Arrulhos						
	Balbucios						
Postura:	(Decúbito ventral, dorsal, lateral)						
Cabeça:	(Direita, esquerda, meio)						
Local:	(Berço, incubadora, colo)						
Manipulação:							
	Frequência cardíaca						
	Frequência respiratória						
	PO_2 transcutânea						

FIGURA 4.3 ▸ Ficha de observação do NIDCAP. (Reproduzida com permissão de Als H. Reading the premature infant. In: Goldson E, ed. *Nurturing the Premature Infant: Developmental Intervention in the Neonatal Intensive Care Nursery*. Nova York, NY: Oxford University Press; 1999:37.)

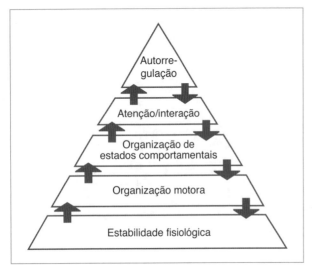

FIGURA 4.4 ▸ Pirâmide da teoria sinativa de organização comportamental do bebê, com estabilidade fisiológica na base. (Reproduzida com permissão de Sweeney JK, Swanson MW. Low birth weight infants: neonatal care and follow-up. In: Umphred DA, ed. *Neurological Rehabilitation*. 4ª ed. St. Louis, MO: Mosby; 2001:205.)

internação e, consequentemente, custos menores, redução do tempo de uso da ventilação mecânica, passagem mais precoce para a alimentação oral e melhora da taxa de crescimento. Os benefícios de longo prazo incluem melhora do funcionamento neurocomportamental e, mais tarde, melhor formação da estrutura cerebral do lactente, melhor linguagem expressiva e organização e função neurológicas aos três anos e melhora da atenção e da percepção visual/espacial aos oito anos.[50,57,58,60–62,64–68] Os críticos da pesquisa sobre cuidados com foco no desenvolvimento argumentam que os estudos mostram resultados conflitantes, incluem amostras pequenas e seus desfechos podem não ser clinicamente significativos. Alguns estudos também têm sérios problemas de metodologia, já que seu desenho negligencia a necessidade de avaliadores cegos dos desfechos e permite que os grupos experimental e controle recebam as mesmas intervenções. Aqueles que criticam os cuidados com foco no desenvolvimento não apontam efeitos prejudiciais resultantes da aplicação dessa filosofia na UTIN, mas questionam se os benefícios são reais.[69,70] Não é prudente implantar uma filosofia apenas por ela não ser prejudicial, se não houver benefícios substanciais, já que isso pode desviar a atenção de outras abordagens que tenham benefícios comprovados. Dada a natureza abstrata da filosofia de cuidar com foco no desenvolvimento e dos cuidados baseados em relacionamento, não é de surpreender que essas abordagens sejam difíceis de serem estudadas, e, ainda mais, ensinadas e implantadas. Durante as observações do NIDCAP, os autores verificaram que alguns bebês ficavam cada vez mais exaustos, flácidos e passivos durante os cuidados rotineiros, já que suas tentativas de se organizarem eram continuamente frustradas pelas respostas não contingentes dos cuidadores. Ao contrário, observou-se que os bebês mantinham sua estabilidade fisiológica e comportamental quando os cuidadores estavam atentos e responsivos aos seus sinais. Além disso, pesquisas sobre algumas técnicas específicas de sustentar o bebê durante os cuidados (ex. contenção facilitada e sucção não nutritiva) tiveram resultados positivos significativos.[71–79] Não surpreende que bebês prematuros também necessitem de apoio extra e especial para suportar os cuidados intensivos, dada a dependência emocional que caracteriza os períodos de lactente e primeira infância.

Cuidados centrados na família

A filosofia de cuidados centrados na família para atendimento à saúde materno-infantil baseia-se em respeito, colaboração e apoio entre os profissionais de saúde e os familiares do paciente. Essa filosofia reconhece que a família (definida como pais, irmãos e outras pessoas significativas) é uma constante na vida da criança e procura incluir os familiares como parceiros na escolha e implantação do plano de atendimento ao paciente. A filosofia de cuidados centrados na família também reconhece que a hospitalização é estressante para os familiares e pode alterar a integração da criança à família e o desenvolvimento dos papéis materno e paterno.[80,81] Para prestar atendimento centrado na família, o profissional clínico da UTIN precisa conhecer e ser sensível tanto à carga psicológica da gestação quanto ao processo de lidar com a perda.

Carga psicológica da gestação

Na cultura americana, a gravidez é típica e ingenuamente encarada como um período feliz de expectativa e, embora isso possa ser verdade, em parte, a gravidez é também um período de caos psicológico. As 40 semanas de gestação representam um período de preparação física e psicológica para os futuros pais. Quando esse período é encurtado, tanto o bebê quanto os pais podem sofrer com a gravidez incompleta.[82–85] Bibring[86,87] identificou três fardos psicológicos da gravidez, que se correlacionam com os três trimestres.[83,85] No primeiro trimestre, os pais aceitam a esmagadora realidade de que suas vidas entraram em uma nova fase, na qual serão responsáveis por um filho (primeiro fardo). As características desse período são: euforia, recordações da própria infância buscando avaliar como seus pais os criaram, ambivalência materna, ambivalência paterna, sentimentos de exclusão, desamparo e inadequação e fantasias sobre o bebê perfeito e os pais perfeitos.[83,88–90]

Durante o segundo trimestre, a futura mãe é confrontada com a distinção entre ela e o bebê, à medida que começa a sentir os movimentos fetais (segundo fardo). Embora ela se sinta pessoalmente próxima do bebê, as mudanças no seu corpo e os movimentos cada vez mais intensos do bebê tornam mais real e aparente a individualidade da criança. Ela poderá se sentir lisonjeada pelas atenções que recebe em razão da gravidez, agora evidente. Durante esse período, a mãe continua a se questionar sobre sua aptidão para criar um filho. São marcantes as preocupações com a saúde e o risco de prejudicar o feto. Ainda está muito presente, em ambos os pais, a ambivalência com relação ao bebê, e os pais, especialmente, lutam com sentimentos de ressentimento e rivalidade. A ligação com um bebê leva tempo para se desenvolver.[83,85,88–90]

No terceiro trimestre, o bebê começa a ser personificado, nomes são escolhidos, quartos são decorados. Além disso, a gestante reconhece os padrões dos movimentos fetais e atribui um temperamento e/ou o sexo do bebê com base nesses padrões, contribuindo ainda mais para a personificação da criança. A individualidade do bebê, que se revela nas suas respostas peculiares à música, alimentação ou outras condições ambientais da mãe, confirma sua competência e capacidade, além de demonstrar aos pais sua habilidade para lidar com as dificuldades do trabalho de parto.[83] Simultaneamente, a futura mãe está ficando cada vez mais desconfortável e tem dificuldades para dormir, respirar, comer e se movimentar. Não é possível descansar de sua condição de gestante e esse estado físico leva ao terceiro fardo psicológico: preparar-se para abrir mão do feto.[84–86]

O bebê a termo prepara a mãe para lidar com o choque da separação representada pela saída do bebê do seu corpo e prepara os pais para interagirem e formarem um vínculo com seu filho especificamente. Pais que dão à luz prematuramente não estão bem preparados para esses fardos psicológicos,[83] assim como seus bebês não estão preparados para viver de modo independente.[84] Além disso, quando uma gestação ou parto se desvia do esperado, frequentemente os pais se sentem culpados por não terem conseguido levar a gravidez a termo ou pelas complicações que o bebê possa sofrer.[84,91] Foi comprovado que a precariedade e a imprevisibilidade da UTIN impedem os pais de lidar com a carga psicológica necessária para assumir seu papel em relação ao filho. Em vez disso, o foco psicológico passa a ser a incerteza e o caráter imprevisível da situação, o que os afasta da tarefa psicológica de se prepararem para receber o novo membro da família e assumir seu papel de pais.[90]

Quando um bebê é hospitalizado no momento crítico em que os pais deveriam estar formando um vínculo com o RN e aprendendo a ser pais, a situação é particularmente estressante.[92] Os efeitos desse estresse podem perdurar por vários meses depois da alta da UTIN e podem constituir uma ameaça aos pais, tanto individualmente quanto como um casal.[93] De fato, a experiência de ter um bebê que requer cuidados intensivos é um fator de estresse significativo, suficiente para causar sintomas de transtorno de estresse pós-traumático.[94–98] O desenvolvimento do quadro de transtorno de estresse pós-traumático depois de doenças potencialmente fatais e procedimentos médicos foi relatado na literatura.[93] Pesquisas mostram que as famílias que suportaram a hospitalização e que encaram essa experiência de modo positivo têm filhos que se desenvolvem melhor nos anos seguintes ao nascimento. A dificuldade de lidar com a situação, por outro lado, tem efeitos prejudiciais duradouros sobre o desenvolvimento da criança.[99,100] Por isso, é importante que os médicos que trabalham na UTIN reconheçam o estresse pelo qual as famílias passam e estabeleçam relações de apoio com essas famílias, esforçando-se para levar em consideração a maneira como cada família lida com a situação. Para tanto, a equipe precisa compreender os processos de dor e perda.

Como lidar com dor e perda

Ambos os processos foram descritos como uma progressão linear passando por estágios distintos (ex. choque, negação, raiva, culpa, adaptação e aceitação). No entanto, essa progressão linear não foi validada de modo empírico.[98,100] É preferível procurar entender os mecanismos de lidar com a dor e a perda como processos contínuos que envolvem progressões circulares, nas quais questões e perdas prévias ressurgem e são revividas.[99,101] Não se deve subestimar, no contexto da UTIN, os efeitos benéficos dos bons e velhos princípios da assistência social. Abordar a família com expectativas estereotipadas sobre um cronograma rígido no qual se deve enquadrar seu processo de lidar com a dor e a perda fará com que ela se sinta julgada e impedirá o desenvolvimento de relações de apoio entre a família e a equipe médica, em detrimento do bebê.[99]

Cuidados centrados na família na UTIN

Os pais podem sofrer por um período indeterminado com o choque de uma gestação, trabalho de parto e/ou parto que não deram certo, seja por terem resultado em um bebê prematuro frágil ou em um bebê a termo que requer cuidados intensivos médico-cirúrgicos. Pais de bebês internados na UTIN estão em crise e devem ser tratados com sensibilidade. É importante entender o histórico da família (perdas anteriores por morte, infertilidade, abortos, tecnologia de auxílio à reprodução, situação financeira, responsabilidades atuais com trabalho e/ou estudo, situação do relacionamento conjugal e outros fatores de estresse). Esse entendimento pode vir da leitura das consultas do serviço social e de conversas diretas com as assistentes sociais, enfermeiros, psicólogos e familiares. O fisioterapeuta da UTIN não deve ignorar esse histórico social alegando que "não vai mudar o que eu faço com o bebê." Ao contrário, esse conhecimento deveria orientar o profissional em sua interação com a família.

Cada família na UTIN está lidando com uma perda, que pode ser a perda dos planos esperados para o trabalho de parto ou para o parto, ou talvez a perda do filho perfeito. Essa dor fará voltar à tona perdas sofridas no passado e poderá limitar a disponibilidade dos pais para formar um vínculo emocional com o bebê. Além disso, a privação de interações imposta pelos cuidados intensivos de que o bebê necessita pode impedir que as famílias conheçam e se conectem com seu bebê. O ambiente da UTIN, de alta tecnologia, voltado para resolução de crises, é desagradável e intimidador para a família. A família precisa pedir permissão para entrar na unidade e para tocar ou segurar seu próprio bebê, o que resulta em um sentimento de perda da posse da criança. Algumas famílias podem não querer se arriscar a ter um envolvimento emocional com o RN frágil que poderá, mais tarde, morrer.

O cuidado do bebê centrado em seu desenvolvimento começa pelo estabelecimento de uma relação de apoio e estímulo com a criança. Da mesma forma, os cuidados centrados na família começam pelo estabelecimento de uma relação de apoio e encorajamento. Uma das metas do cuidado centrado na família é facilitar a formação do vínculo desta com o bebê, ajudando a família a criar laços emocionais com a criança.[85,102] Para alcançar essa meta, o fisioterapeuta precisa estar atento a suas próprias atitudes e comportamentos não verbais, comunicando de modo efetivo sua aceitação incondicional das emoções da família, de sua maneira de lidar com a dor e do tempo de que precisam. O fisioterapeuta é responsável por estabelecer o relacionamento com a família, apoiando e mostrando empatia por suas emoções, ao mesmo tempo em que expressa os pontos fortes que observa na família e no bebê. Algumas sugestões úteis para esse fim incluem referir-se ao bebê usando seu nome, comentar sobre suas conquistas, falar sobre seus pontos fortes, dizer que ele é bonito, comentar sobre as interações positivas entre o bebê e a família, enfatizar a importância dos pais para a criança, assinalar a preferência dela pelos pais e a competência destes nas tarefas relativas aos cuidados com o bebê.[54,102]

Deve-se preservar a tendência da família, muito humana, de manter a esperança no futuro, de achar que os especialistas estão errados e que milagres ocorrem. A esperança é uma emoção que motiva a pessoa, dá energia para lidar com a dor, trabalhar, lutar e continuar envolvida com o bebê. Ela mantém o ímpeto de formar um vínculo emocional com o bebê por meio das visitas e interações. Nunca se deve destruir a esperança, porém tampouco se deve alimentá-la com expectativas falsas e não realistas. Famílias em crise por terem seus bebês na UTIN merecem receber informações coerentes da equipe médica e dos terapeutas, o que exige sensibilidade, diplomacia e boa capacidade de comunicação.[85]

Bases do desenvolvimento para orientação terapêutica

Embriogênese e desenvolvimento neonatal

Nesta seção, abordaremos a embriogênese e o que se conhece atualmente sobre o tônus muscular e as respostas sensoriais na segunda metade da gestação. A evolução dos reflexos primitivos não será tratada aqui, pois não seria prudente para um fisioterapeuta, hoje, tentar provocar essas reações em um bebê prematuro por qualquer razão que fosse, já que isso poderia causar um estresse desnecessário. Além disso, não há benefício para um bebê prematuro na avaliação do seu tônus muscular ou reações sensoriais apenas com o objetivo de determinar se o desenvolvimento está ocorrendo do modo apropriado. Na verdade, essas informações são incluídas aqui para que o fisioterapeuta neonatal possa compreender o desenvolvimento do bebê prematuro e sua luta com o caráter invasivo do ambiente extrauterino em um momento crítico do seu desenvolvimento.

A embriogênese é uma notável série de eventos. Em 266 dias, o que era uma única célula grande, de 0,1 mm, na fertilização, aumenta 5000 vezes em comprimento, 61 milhões de vezes em área de superfície e seis bilhões de vezes em termos de peso. Durante o período pré-embrionário, as primeiras duas semanas depois da fertilização do óvulo pelo espermatozoide, a divisão celular do zigoto forma três camadas germinativas primárias, cuja segmentação e formação axial são essenciais para o desenvolvimento do bebê humano.[103] O ectoderma evolui dando origem à pele, à medula espinhal e aos dentes, o mesoderma dá origem aos vasos sanguíneos, músculos e ossos, e o endoderma gera o sistema digestivo, os pulmões e o trato urinário.[104] Durante o período embrionário (da 3ª a 8ª semanas), a massa de células se divide e se diferencia em mais de 200 tipos diferentes de células, que constituem os vários órgãos do corpo.[103] Esse é o resultado de processos complexos e impressionantes, cronometrados com precisão e interrelacionados. No período embrionário, as células são, inicialmente, homogêneas, mas a crescente diferenciação determina uma função biológica exata para cada célula. Ao final desse período, o embrião tem uma estrutura heterogênea. Qualquer passo em falso nesse processo pode resultar em morte ou em uma malformação morfológica importante no embrião.[104] O sistema nervoso, primeiro órgão a iniciar o desenvolvimento e último a completá-lo, bem depois do nascimento, é muito suscetível a qualquer insulto. Outros sistemas têm períodos críticos mais curtos, nos quais uma interrupção ou insulto pode causar uma anomalia congênita[103] (veja na Fig. 4.5 o cronograma das anomalias maiores e menores).

Na primeira semana pós-fertilização, o ovo fertilizado caminha pela tuba uterina e chega ao útero. Na segunda semana, o ovo fertilizado, tendo sofrido várias divisões celulares mitóticas até chegar ao estágio de blastocisto, implanta-se na parede altamente vascularizada do útero e, por volta do final da segunda semana, forma uma placenta primitiva. Ao final da terceira semana, o sangue do embrião já circula em um tubo em forma de "U" que, mais tarde, funde-se formando um tubo único que se divide em quatro câmaras no período da 4ª a 7ª semanas. Na quarta semana, o embrião tem menos de 0,5 cm de comprimento. Em 35 dias, uma única célula cresceu e se transformou em mais de 10000 células diferentes. As alterações são rápidas e o processo é tão preciso e previsível que se pode identificar o momento exato em que ocorreu um defeito congênito.[104] Além disso, pode-se usar a ultrassonografia durante o período embrionário para determinar o tempo de gestação dentro de uma janela de cerca de sete dias.[105]

Durante o período fetal, da 9ª a 36ª semanas, os órgãos e as partes corporais estabelecidos no embrião tornam-se maiores e mais refinados. A placenta serve de barreira, remove dejetos e fornece nutrição ao feto em crescimento, exercendo as funções de pulmões, rins, intestinos e fígado do feto. No terceiro mês, sem que a mãe perceba, o feto está bem ativo, chutando e girando em seus 250 ml de líquido amniótico.[104,106] Todos os padrões de movimento presentes no RN a termo começaram por volta de 15 semanas de gestação, incluindo sucção, deglutição, respiração e o movimento de agarrar o cordão umbilical. Há décadas são documentadas respostas do feto a estímulos extrauterinos (ex. virar na direção de estímulos visuais ou auditivos, mudanças na frequência cardíaca com estímulos ambientais e habituação a estímulos repetitivos.[107-109] A atividade fetal também demonstra flutuações cíclicas e ritmo circadiano.[109]

A competência do RN a termo

Antes da década de 1900, não havia exame estruturado para o RN, que era considerado um ser desorgani-

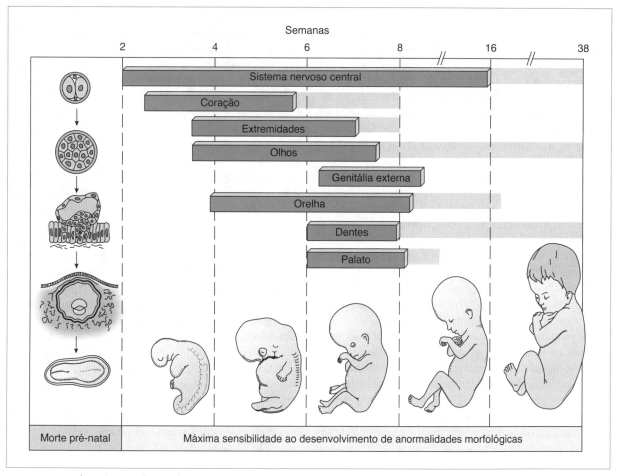

FIGURA 4.5 ▸ Embriogênese e desenvolvimento fetal. (Modificada de Rubin E, Gorstein F, Schwarting R, et al. *Pathology*. 4ª ed. Baltimore, MD: Lippincott Williams & Wilkins; 2005.)

zado, desestruturado e desprovido de capacidades sensoriais e motoras. No início dos anos 1900, os reflexos do RN eram pesquisados segundo o modelo de reflexos de Sherrington, predominante na época, e com base no qual foi publicado um teste neurológio padrão para RNs. Em meados dos anos 1900, o modelo de reflexos se expandiu e passou a incluir o funcionamento motor generalizado. Os pesquisadores examinaram o tônus muscular ativo e passivo do bebê e passaram a considerá-lo capaz de modular seu comportamento. Prechtl e Beintema[110] lançaram o conceito de estados do bebê como organizações distintas do cérebro e da fisiologia a elas associada, afetando como a criança respondia a um estímulo. Esses autores consideravam que o bebê gerava respostas e modulava seu desempenho ativamente. Na segunda metade do século XX, foram analisados sinais de um funcionamento mais complexo do bebê. Foram observados sinais como direcionamento do olhar, discriminação sonora, coordenação de movimentos e fala, diferentes tipos de choro e os bebês passaram a ser considerados "seres sociais".[111] Com essa nova forma de avaliação, o bebê passou a ser percebido como "competente" e não mais como um receptor passivo ou uma página em branco na qual o ambiente e os cuidadores podiam escrever.[6,111] Comparetti[107] escreveu sobre as competências do feto para indução e participação no trabalho de parto/no parto (caminhar automático e suporte positivo para localizar e encaixar a cabeça do bebê no canal de parto e colaborar no processo de expulsão do útero) e para sobrevivência (busca e sucção do alimento). Brazelton via o bebê como um participante ativo nas tarefas sociais de provocar cuidados e iniciar o processo de formação de vínculo, organizando suas próprias respostas de estado e autonômicas, a fim de modificar a estimulação proveniente do ambiente mantendo, ao mesmo tempo, sua estabilidade.[11]

Da mesma forma, Heidelise Als[55-59] escreveu muitos artigos nos quais descreve o esforço do bebê prematuro para iniciar e manter sua própria estabilidade enquanto completa a maturação dos seus sistemas orgânicos no ambiente de alto nível de estresse da terapia intensiva. A Dra. Als trabalhou com muita dedicação para treinar cuidadores, ensinando-os a reconhecer as tentativas de autorregulação do bebê prematuro, apoiando esses esforços para que o bebê não apenas tenha sucesso, mas aprenda a confiar em si mesmo e em seus cuidadores.

As competências neonatais do bebê prematuro, que permitem sua sobrevivência, podem ser agrupadas em quatro categorias: fisiológicas, sensoriomotoras, afetivas/comunicativas e complexas. As competências fisiológicas incluem a maturidade funcional e a capacidade de todos os sistemas orgânicos, que permite a respiração, a alimentação e o crescimento. As competências sensório--motoras incluem buscar, sugar, agarrar e liberar as vias aéreas em prono e endireitamento visual vertical e hori-

zontal.[112] As competências afetivas/comunicativas incluem choro, autoconsolo, contato visual, expressões faciais e aversão à luz. As competências complexas incluem as preferências auditivas (voz da mãe), gustativas (leite materno), visuais (rostos) e a capacidade imitativa (mostrar a língua) do RN.[113] Segundo Brazelton,[11,83] a missão característica do RN é conseguir que seus pais cuidem dele. O RN a termo saudável é um parceiro atuante na tarefa de estabelecer um vínculo com o cuidador. Em contraste, o bebê prematuro é um parceiro fraco nessa tarefa. O bebê prematuro é percebido como pequeno, pouco atraente, menos responsivo e mais difícil de acalmar e seu choro provoca emoções negativas no cuidador. Mães de bebês prematuros vivenciam interações menos sincronizadas, brincam menos, fazem mais esforço para se envolver e obtêm menos gratificação de seus bebês.[114] Por isso, o processo de formação de vínculo entre o bebê prematuro e sua família está sob risco.

Competência alimentar

Alimentar-se já foi descrito como a "principal tarefa" do bebê[9] e a coordenação da sucção, da deglutição e da respiração requer uma habilidade considerável, além de muita energia.[115] Apesar disso, todos os dias, RNs a termo conseguem se alimentar com sucesso. Essa é uma competência básica e típica do RN a termo, que desempenha um papel muito ativo em todo o processo, começando pelo despertar e pelo choro de fome, passando pela busca da fonte de alimento, pela sucção ritmada e coordenada com a deglutição e a respiração, até a digestão e eliminação de parte do alimento, visando ao ganho de peso e crescimento. No bebê prematuro ou no bebê a termo doente, a alimentação pode ser falha em uma ou mais dessas áreas. Bebês prematuros ou doentes podem adquirir uma aversão oral como resultado dos procedimentos da UTIN. Eles podem carecer do equilíbrio entre flexão e extensão que permite o alinhamento apropriado da extensão do pescoço e do rebaixamento do queixo para auxiliar na sucção, na deglutição e na respiração, ou uma doença pulmonar residual pode levar a criança a respirar muito rapidamente, o que não deixa tempo para sugar e deglutir. O bebê prematuro pode não ter capacidade de autorregulação fisiológica para ficar relaxado e alerta e se acalmar quando o ambiente produz estresse. O bebê prematuro pode apresentar apneia periódica ou bradicardia e pode ser incapaz de coordenar os movimentos de sucção, deglutição e respiração sem ficar fisiologicamente instável. Outros possíveis obstáculos à alimentação envolvem imaturidade ou problemas do trato gastrintestinal (GI), incluindo refluxo e má absorção.[115] Alimentar-se é uma das tarefas funcionais primárias do RN e, geralmente, é um pré-requisito para que ele receba alta para casa. Os problemas alimentares não só retardam a alta hospitalar, mas também podem ser uma considerável causa de frustração e sentimento de fracasso para pais e cuidadores. Não faz parte do escopo deste capítulo abordar as intervenções alimentares para bebês internados na UTIN.

Evolução do tônus, dos reflexos e do desenvolvimento musculoesquelético

Graças à crescente sofisticação da tecnologia, bebês cada vez mais prematuros, alguns nascidos logo após a metade da gestação, conseguem sobreviver.[116] Atualmente, a idade gestacional considerada viável é 23 a 24 semanas. O terapeuta da UTIN precisa estar bem familiarizado com o desenvolvimento fetal na segunda metade da gestação, a fim de compreender o comportamento do bebê prematuro, intervir e avaliar essa criança. Suzanne Saint-Anne Dargassies,[117] em 1955, estudou 40 fetos não viáveis e pré-viáveis, com 20 a 27 semanas de idade gestacional, para determinar as características neurológicas da maturação fetal. (Naquela época, o limiar de viabilidade era de 27 semanas de gestação e Dargassies estudou esses prematuros ainda vivos.) Segundo ela, períodos de uma semana são suficientemente longos para distinguir um estágio de outro, até as 26 semanas, quando as mudanças se tornam mais lentas. Dargassies observou atividade facial espontânea (excluindo a língua e os lábios) muito precocemente; respostas distais se manifestaram antes das proximais; o reflexo de Galant (encurvamento lateral do tronco) estava totalmente presente com 20 semanas; os movimentos ativos, movimentos provocados e reflexos primários melhoraram lentamente em qualidade, duração e completude. Ela verificou total falta de tônus muscular passivo nas extremidades e no tronco, apesar da dificuldade de investigar esse aspecto em razão do quadro de "edema, escleredema e agonia da morte",[117] e observou bebês a partir de 21 semanas com respostas diferentes a estímulos dolorosos e táteis.[117]

Dargassies[117] também estudou 100 bebês prematuros viáveis, entre 28 e 41 semanas de idade gestacional, e observou os estágios de maturação em intervalos de duas semanas durante esse período. Ela criou "critérios de maturação" para bebês de 28, 30, 32, 35 e 37 semanas e analisou as diferenças entre RNs a termo e bebês que haviam nascido pré-termo, ao completarem o período relativo a 40 semanas de gestação. Segundo Dipietro,[108] o período entre 28 e 32 semanas de gestação é um momento de transição para o feto. Frequência cardíaca, organização de estados, respostas a estimulação vibroacústica e o acoplamento entre a atividade fetal e a frequência cardíaca são variáveis e se apresentam com picos e platôs. Na altura da 31ª a 32ª semana de gestação, a variabilidade se estabilizou e o desenvolvimento ficou mais lento, de modo que, nessa idade, o bebê demonstrou menos reflexos de Moro, períodos mais longos de quietude, maior organização de estados, níveis maduros de responsividade vibroacústica e mais habilidade para se habituar aos estímulos. Esse padrão continua a amadurecer até o termo, mas com 32 semanas, o feto se comporta mais como um bebê a termo do que como um prematuro. Esse período de transição segue paralelo ao período de rápido aumento da mielinização e do desenvolvimento neural, incluindo as respostas vagais e a formação de sulcos corticais.[108]

Allen e Capute[116] estudaram 42 bebês prematuros entre 24 e 32 semanas de idade gestacional, nenhum deles com paralisia cerebral. Realizando exames semanais do neurodesenvolvimento, eles verificaram que o tônus flexor, o reflexo de retirada e a hiper-reflexia apareciam duas a três semanas antes nas extremidades inferiores (33 a 35 semanas) do que nas extremidades superiores (35 a 37 semanas). O tônus do tronco (avaliado em suspensão ventral) se manifestava com 36 a 40 semanas. O tônus cervical era diminuído, com mais da metade dos bebês na idade a termo corrigida ainda apresentando queda da cabeça quando puxados para a posição sentada. Os reflexos primitivos e tendíneos profundos apareciam nas extremidades inferiores antes das extremidades superiores. (A presença do reflexo tônico cervical assimétrico, RTCA, foi detectada pela primeira vez em prematuro com 31 semanas nas extremidades inferiores e em prematuros com 34 semanas nas extremidades superiores.) Os autores verificaram que a evolução do tônus, dos reflexos tendíneos profundos e dos reflexos primários e patológicos se dava com padrão sequencial ordenado (ou seja, das extremidades inferiores para a extremidades superiores e do aspecto distal para o proximal).[116]

Bebês prematuros, além da hipotonia previamente descrita, também têm menor proporção de fibras musculares do tipo I (contração lenta) do que do tipo II (contração rápida) em comparação com os bebês a termo. Isso resulta em fadiga muscular (particularmente dos músculos respiratórios) no bebê prematuro. O bebê prematuro também apresenta ossificação incompleta, frouxidão ligamentar e maior elasticidade do tecido conjuntivo em comparação com o bebê a termo. A combinação dessas características únicas do bebê prematuro o coloca à mercê da força da gravidade e das superfícies nas quais está deitado. Assim, como os movimentos fetais ou a falta deles parecem contribuir para modelar as articulações, o crânio e as curvaturas da coluna do bebê no útero, o bebê prematuro pode ser vítima de deformidades induzidas pelo seu posicionamento na UTIN. As anormalidades incluem formatos cranianos alterados, como a dolicocefalia (aumento do diâmetro anteroposterior da cabeça) e a plagiocefalia (achatamento posterolateral do crânio pela rotação preferencial da cabeça e do pescoço para um lado), além de mau alinhamento das extremidades.[118]

Pesquisas que comparam bebês nascidos prematuramente, na idade de termo (37 a 42 semanas de idade gestacional) com RNs a termo demonstraram diferenças no tônus e na reatividade entre esses dois grupos. Diferentemente dos bebês nascidos a termo, os bebês prematuros não vivem a experiência de um útero apertado, que limita a amplitude de movimentos ativos, o que contribui para o desenvolvimento do tônus flexor. Ao contrário dos bebês a termo, que ficam encolhidos e contidos no útero, os bebês prematuros são submetidos à força da gravidade, bem como a cateteres intravenosos, pranchas de apoio e outras restrições durante esse período de hipotonia própria do processo de maturação. Por essas razões, quando um bebê prematuro alcança a idade de termo, tem um tônus muscular diferente do RN a termo. Bebês nascidos prematuramente, na idade do termo, mostram um tônus flexor mais fraco nas extremidades e pior equilíbrio entre flexão e extensão da cabeça e do pescoço, além de maior amplitude articular de movimento passivo e maior amplitude de movimento ativo do que os RNs a termo que serviram como controles.[119,120] Bebês nascidos prematuramente, na idade do termo, são mais reativos, têm mais reflexos de Moro, tremores, movimentos mais bruscos e menor raio de atenção do que os bebês nascidos a termo.[117,120] Os prematuros às vezes também "caminham" nas pontas dos pés durante o teste de marcha automática, enquanto os bebês nascidos a termo dão passos com os calcanhares e as pontas dos pés apoiados na superfície de teste.[117]

Além disso, o desenvolvimento do cérebro de um bebê nascido prematuramente, na idade corrigida para o termo, difere do desenvolvimento cerebral dos bebês nascidos a termo. RNs a termo apresentam melhor funcionamento comportamental dos subsistemas autonômico, motor, de consciência e de atenção/interação, ondas de maior amplitude no EEG e nas respostas fotoevocadas, maior diferenciação entre as substâncias cinzenta e branca e mais mielinização do que os bebês nascidos prematuros na idade do termo. Algumas dessas diferenças podem ser explicadas pelas complicações cumulativas do nascimento pré-termo, no entanto, a estimulação sensorial inadequada ao desenvolvimento que ocorre na UTIN também pode afetar o desenvolvimento do cérebro do prematuro.[121-123]

Evolução das respostas sensoriais

Pesquisas demonstram que o desenvolvimento neurossensorial dos animais obedece um padrão sequencial, começando pelo tato, depois o movimento, o olfato e o paladar, a audição e, finalmente, a visão. Durante o desenvolvimento, a estimulação de um sistema específico pode ser essencial para a evolução daquele sistema. No entanto, se o estímulo for muito intenso ou ocorrer fora do momento típico, ele pode interferir no desenvolvimento daquele e dos outros sistemas sensoriais.[124] O bebê prematuro é forçado a concluir o desenvolvimento

e a maturação de seus sistemas sensoriais no ambiente da UTIN. Os efeitos desse ambiente sobre o cérebro em desenvolvimento ainda não foram totalmente compreendidos e apenas começaram a ser estudados.

Sistema tátil

O sistema tátil é composto por quatro diferentes modalidades sensoriais: tato, temperatura, dor e propriocepção. Os três primeiros receptores sensoriais estão alojados na pele e o último é formado por receptores localizados não somente na pele, mas também nas articulações e nos músculos. A pele é o maior órgão do corpo e, por isso, o tato é o maior sistema sensorial, bem como o primeiro a se desenvolver.[125,126]

O problema da dor

A dor é uma das modalidades sensoriais do sistema tátil. A avaliação e o controle da dor são cada vez mais reconhecidos como um componente integral dos cuidados dispensados a bebês de alto risco na UTIN. No passado, era uma prática comum não aplicar qualquer anestesia ou analgesia em bebês antes de procedimentos dolorosos, como circuncisão, inserção de cateter central ou ligadura do duto arterioso,[75] já que se considerava que os bebês não eram capazes de sentir dor ou de se lembrar dela. No entanto, com o tempo, as pesquisas foram mostrando que bebês prematuros não só sentem e respondem aos estímulos dolorosos, mas também podem ser mais sensíveis à dor, e esta pode ter consequências de curto e longo prazos que se refletirão na fase lactente e, posteriormente, na infância.[127] Neonatos expostos a estímulos nociceptivos e dolorosos repetidos apresentam diferentes respostas fisiológicas e comportamentais à dor, podendo ficar menos reativos a estímulos dolorosos e demonstrar mais somatização, no final da primeira infância, do que os bebês que não são expostos a esses estímulos. Dos 8 aos 10 anos, crianças que foram expostas, quando bebês, a estímulos nociceptivos e dolorosos, atribuíram um valor significativamente maior à dor de problemas clínicos do que à dor psicossocial.[128] Além disso, pesquisas mostraram que procedimentos invasivos repetidos em bebês prematuros têm relação com funções motoras e cognitivas de pior qualidade.[129]

Os receptores da dor surgem, inicialmente, na 7ª semana de gestação, em torno da boca, de onde se disseminam por todo o corpo. As vias de dor ascendentes do sistema nervoso periférico e da medula espinhal já estão em funcionamento por volta de 20 a 22 semanas de gestação.[125,130,131] Os sistemas neuroendócrino, neurofisiológico e neuroanatômico já estão suficientemente desenvolvidos para permitir a percepção da dor pelo bebê prematuro e a termo e suas respostas hormonais e fisiológicas à dor são semelhantes ou exageradas, em comparação às de adultos ou crianças maiores.[125,126,128] A maior sensibilidade à dor observada no bebê prematuro de menos de 36 semanas de idade gestacional foi atribuída a menores níveis de expressão de dopamina, serotonina e norepinefrina na medula espinhal, importantes para a modulação da dor. Outro aspecto é que as fibras inibitórias da substância cinzenta periaquedutal não liberam neurotransmissores até 46 a 48 semanas de idade pós-concepção. Procedimentos invasivos repetidos podem produzir hiperalgesia e alodínia (dor causada por um estímulo que não está, geralmente, associado a dor), levando a alterações de longo prazo no processamento da dor, crescimento pós-natal, estrutura cerebral e neurodesenvolvimento.[130,132-136]

Neonatos hospitalizados são submetidos a manuseio frequente, rotineiro, pelo médico e por outros membros da equipe, em vez do contato físico com membros da família. Esse manuseio rotineiro do bebê hospitalizado consiste, entre outros procedimentos, em mudanças de posição, tomadas de temperatura, trocas de fraldas, palpação para punção ou para verificar o *status* de cateteres intravenosos e sistemas orgânicos. Na UTIN, o bebê é submetido, em média, a 40 a 70 contatos, alguns chegam até a 100 contatos em 24 horas.[137-140] Embora nem todas as intervenções sejam dolorosas, essas atividades podem ser muito estressantes para o bebê prematuro.[141] Hellerud e Storm[142] observaram que as trocas de fraldas produziam alterações comportamentais e fisiológicas mais acentuadas. Com o tempo, os eventos táteis podem se tornar mais estressantes, à medida que o bebê prematuro apresenta não apenas hiperalgesia, mas também alodinia como resultado de sensibilização central. Fatores ambientais como iluminação e ruídos também podem contribuir para o estresse do bebê prematuro.

Na UTIN, os bebês também são submetidos a procedimentos dolorosos e nocivos, como picadas no calcanhar, inserção de cateteres intravenosos e aspiração da cânula endotraqueal, realizados rotineiramente, além do manuseio frequente.[74,75,143] Cignacco[144] relatou que bebês prematuros sofrem de 10 a 15 procedimentos dolorosos por dia e até 22 procedimentos por dia nas duas primeiras semanas de vida. Cameron et al.[145] observaram escores de dor mais elevados que se mantinham muito depois de terminado o procedimento doloroso. A sobrevida mais longa de bebês de peso extremamente baixo ao nascimento torna esses RNs de alto risco mais suscetíveis aos efeitos da dor e do estresse, em razão dos períodos mais longos de exposição a esses estímulos.[146] Embora a frequência de procedimentos agudamente dolorosos e a resposta a eles sejam reconhecidas, há pouco conhecimento sobre a dor crônica decorrente de condições clínicas associadas à prematuridade ou à permanência em UTIN, como enterocolite necrotizante, hemorragia intraventricular ou ventilação mecâni-

ca prolongada.[147] Embora as intervenções estressantes e dolorosas façam parte dos cuidados para manutenção da vida de bebês na UTIN, elas podem ter efeitos de longo prazo sobre o crescimento e o desenvolvimento.[133,148,149] As estratégias para evitar ou minimizar a dor e o estresse deveriam ser uma parte essencial do plano de tratamento do bebê.

O problema da avaliação da dor

A dor é descrita como "uma experiência emocional e sensorial desagradável associada a dano tecidual potencial ou real, ou descrita em termos de tal dano."[131] O padrão-ouro para avaliação de dor em crianças de mais idade e adultos é o relato da dor pelo paciente. Como os bebês não podem verbalizar a dor, uma avaliação de dor abrangente, válida e confiável na UTIN é um procedimento complexo, que requer a identificação de múltiplas respostas, tanto fisiológicas quanto comportamentais.[128,135,147,150] Nos bebês prematuros, a vulnerabilidade à dor se expressa por meio de comportamentos específicos, alterações fisiológicas, mudanças no fluxo sanguíneo cerebral e alterações celulares e moleculares nas vias de processamento da dor.[131] As respostas fisiológicas à dor incluem aumento ou diminuição da frequência cardíaca e da frequência respiratória, aumento da pressão arterial e da pressão intracraniana, queda da saturação de oxigênio, diminuição do fluxo sanguíneo cerebral e periférico, palidez ou ruborização cutânea, diaforese e sudorese palmar.[135,151] Sinais comportamentais também foram associados à dor em bebês prematuros, como alterações da expressão facial (estreitamento da fenda palpebral, fronte franzida, estreitamento do sulco nasolabial) e extensão dos braços e pernas com abertura dos dedos.[146,152] Bebês a termo e prematuros respondem de modo diferente à dor, fato que dificulta ainda mais a avaliação da dor nos pacientes de UTIN. Bebês prematuros expressam a dor por meio de choro ou movimentos menos enfáticos que os de bebês a termo; portanto, a idade gestacional é um fator importante quando se avalia a dor em um bebê.[135,150,153] Os equipamentos e cateteres podem prejudicar ainda mais sua capacidade de executar movimentos associados à dor. Bebês doentes em estado crítico podem mimetizar bebês prematuros em sua incapacidade de exibir respostas vigorosas à dor; portanto, a falta de respostas comportamentais à dor não deve ser interpretada como ausência de dor.[128,134,150] A JCAHO (sigla em inglês da Comissão Conjunta de Credenciamento de Instituições de Saúde) descreve a avaliação da dor como o "quinto sinal vital" e o padrão atual de cuidados exige avaliação rotineira da dor neonatal, com uso de uma escala padronizada de avaliação da dor no neonato,[154] além de intervenções apropriadas para reduzir e aliviar a dor (ver na Tabela 4.4 os métodos comumente utilizados para avaliação da dor em RNs). Há uma grande variedade de ferramentas de avaliação da dor em RNs; Duhn e Medves,[155] por exemplo, identificaram mais de 40 avaliações em sua revisão de 2004. Os autores recomendam que, ao se escolher uma escala de dor, leve-se em conta a população de bebês, o contexto e o tipo de dor a ser avaliada.[155]

Apesar das recomendações para avaliação e controle da dor do RN emitidas por organizações como a AAP e a JCAHO,[154] o conhecimento da capacidade do bebê de sentir dor e as estratégias para controle da dor ainda são subutilizados na UTIN.[128,147,151,156,157] Carbajal et al.[156] relataram que 40 a 90% dos bebês não recebem tratamento efetivo ou preventivo de dor. Os obstáculos ao uso de medidas farmacológicas e não farmacológicas para controle da dor incluem preocupações dos profissionais de saúde com efeitos colaterais, toxicidade e dependência fisiológica de fármacos, além da falta de conhecimento sobre a eficácia de recursos não farmacológicos para redução da dor.[128,147,158] Intervenções não farmacológicas são estratégias para aliviar a dor, promovendo, ao mesmo tempo, as capacidades de autorregulação do bebê.[157] Os fisioterapeutas que trabalham na UTIN precisam se familiarizar com a avaliação fisiológica e comportamental da dor em bebês e com as diversas estratégias ambientais e comportamentais de redução da dor. Também precisam ficar atentos para prever os potenciais fatores causadores de dor nos bebês da UTIN e defender intervenções precoces e eficazes para minimizar a dor desses pacientes.[26,106,146]

Estratégias comportamentais e ambientais para redução da dor

As intervenções não farmacológicas são a base do controle da dor e o ideal é que sejam aplicadas sempre que for realizado qualquer procedimento doloroso ou manuseio incômodo na UTIN.[128,156] No entanto, elas não substituem a terapia farmacológica, que deve ser adicionada aos recursos não farmacológicos nos casos de dor prolongada ou moderada a grave no bebê. Estudos mostram, entretanto, que os opiáceos são ineficazes na dor de procedimentos como picada no calcanhar[134,156] e, para esses casos, recomendam-se estratégias não farmacológicas.

As estratégias ambientais diminuem a dor indiretamente, reduzindo o nível de estímulos nocivos ao bebê. Exemplos de estratégias ambientais são diminuir a intensidade da luz ou proteger os olhos do bebê da claridade, reduzir o nível de ruído em torno do bebê, mantendo os aparelhos de comunicação em modo de vibração, desligando alarmes, fechando gavetas e portinholas da incubadora com cuidado e falando em voz baixa, longe do leito do bebê. Outras estratégias ambientais incluem reduzir a frequência de manuseio e procedimentos dolorosos.[71] No entanto, foi demonstrado que a concentração das atividades de cuidado em um mesmo momento produz respostas semelhantes às da dor em bebês de alto risco.[159,160] Os terapeutas neonatais podem avaliar a resposta do bebê às atividades de cuidado e pedir que essas sejam espaçadas, se for demonstrado que isso é benéfico para aquele bebê em particular.[146]

Intervenções não farmacológicas incluem o posicionamento por enrolamento ou contenção facilitada, sucção não nutritiva, contato pele a pele (método canguru) e administração de sacarose.[128,143,161] A contenção facilitada é uma técnica manual na qual um auxiliar segura os membros do bebê flexionados junto ao corpo durante um procedimento doloroso ou nocivo. Foi demonstrado que a contenção facilitada diminui os índices fisiológicos de dor, encurta o choro, mantém o estado de sono e reduz os escores do perfil de dor do prematuro (PIPP, na sigla em inglês) durante a picada no calcanhar, a aspiração endotraqueal e os cuidados rotineiros.[72-76,162,163] Enrolar bem o bebê também pode ser uma forma importante de contenção para alívio da dor quando procedimentos dolorosos são necessários.[74]

A sucção não nutritiva ajuda a reduzir o tempo de permanência no hospital e diminui a agitação/choro e a reação fisiológica de sobressalto durante a picada no calcanhar.[77-79,147,135,164] A prática de dar sacarose ao bebê com ou sem sucção não nutritiva também foi compro-

TABELA 4.4 ▸ Escalas comuns de avaliação de dor no recém-nascido				
	CRIES	Perfil de dor no bebê prematuro (PIPP)	Escala de codificação facial neonatal (NFCS)	Escala de dor do recém-nascido (NIPS)
Características avaliadas	Choro Requer O₂ adicional Intensificação dos sinais vitais Expressão Sonolência	Idade gestacional Estado comportamental Frequência cardíaca Saturação de O₂ Cenho franzido Olhos apertados Sulco nasolabial	Cenho franzido Olhos apertados Sulco nasolabial Lábios abertos Boca esticada Lábios apertados Língua esticada Tremor no queixo Protrusão da língua	Expressão facial Choro Padrões de respiração Braços Pernas Estado de excitação

Extraída de Anand KJS, International Evidence-Based Group for Neonatal Pain. Consensus statement for the prevention and management of pain in the newborn. *Arch Pediatr Adolesc Med.* 2001;155:173–180.

vada como um meio de reduzir os índices fisiológicos e comportamentais de dor e os escores de dor dos bebês submetidos a punção do calcanhar ou venosa, sendo considerada segura e eficaz para diminuição da dor de procedimentos.[144,165,166,167] A administração oral de sacarose tem seu máximo efeito analgésico quando ocorre dois minutos antes do procedimento.[166–168] Também há estudos que mostram que a amamentação e a sucção não nutritiva com leite materno são intervenções não farmacológicas eficazes para controle da dor em neonatos.[169,170] O método canguru ou contato pele a pele, junto ao peito, produz um estímulo multisensorial (contato contínuo, do corpo inteiro, calor do corpo da mãe ou do pai, som dos batimentos cardíacos, movimentos torácicos respiratórios, odor corporal e voz) reconfortante e parece desencadear mecanismos endógenos que resultam em efeito analgésico para o RN.[164] Os estudos sobre o método canguru demonstram redução acentuada do choro, das caretas e da frequência cardíaca durante a punção do calcanhar do bebê RN.[171] Os fisioterapeutas e a equipe médica e de enfermagem da UTIN devem atentar para a expressão de estresse e dor do bebê e para oportunidades de empregar estratégias comportamentais e ambientais que reduzam a dor e o estresse neonatais causados por estímulos nocivos.

Sistema vestibular

Os órgãos sensoriais do sistema vestibular, ou seja, os três canalículos semicirculares, o sáculo e o utrículo, estão alojados no crânio (vestíbulo), juntamente com o órgão da audição, a cóclea. Tanto o sistema auditivo como o vestibular convertem estímulos em sinais elétricos por meio dos cílios. Do sistema vestibular, esses sinais são levados pelo nervo vestibular até o tronco cerebral e retransmitidos a diversas áreas, para que as informações sobre a posição do bebê no espaço possam ser interpretadas, integradas e usadas para orientar os movimentos e funções.[126]

O sistema vestibular é um dos primeiros a se desenvolver no útero e o nervo vestibular é o primeiro trato de fibras nervosas a iniciar sua mielinização, no final do primeiro trimestre. Com 20 semanas de gestação, esse nervo já tem seu tamanho total e outros tratos vestibulares começaram a se mielinizar.[126] Acredita-se que o sistema vestibular seja responsável pela orientação do feto na posição de cabeça para baixo antes do nascimento. O sistema vestibular do RN a termo está maduro,[137] mas o crescimento e as alterações das sinapses e dendritos das vias vestibulares prosseguem até a puberdade, à medida que a criança aprende a se movimentar e se adapta às mudanças de forma e tamanho do seu corpo.[126]

O útero produz uma estimulação vestibular quase constante no feto em desenvolvimento, em parte contingente (movimentos fetais) e em parte não contingente (movimentos maternos).[126,172] Na UTIN, o bebê prematuro fica, basicamente, imobilizado, o que representa uma redução da estimulação vestibular. Não é claro quais são as consequências da constante estimulação vestibular do bebê a termo no útero, nem da falta desta no bebê prematuro e há poucas informações para orientar intervenções no sistema vestibular. As pesquisas sobre a estimulação do sistema vestibular do bebê prematuro frequentemente são conduzidas com outros modos de estimulação, o que torna difícil entender seus efeitos isolados. Sabe-se que a estimulação vestibular potencializa os estados comportamentais, por exemplo, balançar o bebê de modo lento e ritmado conforta e promove um sono tranquilo, enquanto a estimulação vestibular arrítmica e rápida aumenta a atividade e a agitação.[9] A estimulação vestibular não parece afetar a alimentação, o ganho de peso, a permanência no hospital nem os desfechos do desenvolvimento neurológico em bebês hospitalizados.[69] São necessárias mais pesquisas nessa área, mas é possível adotar na UTIN uma estimulação vestibular suave, dentro dos níveis de tolerância do bebê e coerente com os objetivos do desenvolvimento.[172]

Desenvolvimento olfativo e gustativo

O paladar e o olfato são, ambos, sentidos químicos, despertados em resposta a moléculas específicas presentes no ambiente próximo e transmitidos sob a forma de sinais elétricos pelos neurônios. O desenvolvimento do olfato começa com cinco semanas de gestação, quando surge a fossa nasal. Com oito semanas, os neurônios do bulbo olfativo começam a se desenvolver e, com 20 semanas, estão maduros. Com 11 semanas, as narinas estão revestidas por epitélio olfativo. A capacidade de sentir cheiros começa com 28 semanas, quando se completa o desenvolvimento bioquímico do epitélio e dos neurônios olfativos.

As papilas gustativas iniciam seu amadurecimento com aproximadamente 13 semanas, quando o feto começa a sugar e deglutir. No termo, há cerca de 7000 papilas gustativas na borda da língua, no palato mole e na parte superior da garganta.[126] A sucção e deglutição do líquido amniótico estimula as papilas gustativas e influencia suas conexões sinápticas. O líquido amniótico muda constantemente, refletindo a combinação da dieta materna com a urina do feto. O feto experimenta diversos sabores e cheiros dentro do útero. Da mesma forma, o leite materno muda de sabor de acordo com a dieta da mãe e o RN é capaz de reconhecer o leite da mãe, por seu gosto e cheiro familiares a ele. De 24 semanas até o termo, o feto engole aproximadamente um litro de líquido amniótico por dia. Isso contrasta com a experiência do bebê prematuro, que frequentemente tem uma sonda orogástrica e/ou uma cânula endotraqueal na boca, fita adesiva colada na face e sente o gosto de luvas de borracha, medicamentos ou vitaminas em sua boca. Além disso, o bebê prematuro não adquire essa prática da deglutição constante e por isso a necessária coordenação dos movimentos de sucção, deglutição e respiração é um desafio para ele.[126]

Sistema auditivo

Com 24 semanas de gestação, o desenvolvimento da cóclea e dos órgãos sensoriais periféricos está completo e já se podem provocar as primeiras respostas de piscar/susto a estímulos vibroacústicos. Com 28 semanas, essas respostas são consistentes; o limiar de audição é de aproximadamente 40 dB e cai para 13,5 dB (próximo aos níveis do adulto) por volta de 42 semanas pós-concepção, demonstrando a maturação continuada das vias auditivas. Na UTIN, o bebê prematuro está sujeito aos ruídos típicos desse ambiente durante o período normal de desenvolvimento e maturação da audição. A exposição a esses ruídos da UTIN pode causar dano coclear e distúrbios do sono, prejudicando o crescimento e o desenvolvimento do bebê.[123,173] O borbulhar da água nos circuitos de ventilação mecânica ou pancadinhas no lado de fora da incubadora podem resultar em ruídos de 70 a 80 dB dentro da incubadora; o fechamento das portinholas ou gavetas da incubadora ou a queda da cabeceira do colchão podem causar um ruído de 90 a 120 dB.[173] As capas de incubadora reduzem apenas o ruído de objetos que se chocam contra a incubadora. No entanto, a maior parte do ruído dentro da incubadora vem do motor, do fechamento das gavetas e portinholas e do próprio choro do bebê.[174] Outros sons comuns na UTIN são os alarmes, as chamadas do sistema de intercomunicação, os "bips", telefones, trânsito de pessoas e conversas. Em um estudo, o nível máximo de ruído foi de 65 a 75 dB, a maior parte decorrente de atividade humana.[175] Uma conversa normal geralmente alcança a faixa de 60 dB, e sussurros ficam entre 20 e 30 dB.[173]

Compare esses ruídos com os sons que chegam ao interior do útero durante a gestação (voz, batimentos cardíacos e ruídos intestinais da mãe, todos abafados) e que são estruturados ou padronizados, mas não contínuos ou fixos. Esses sons também podem variar com o comportamento do feto ou da mãe e, geralmente, têm impacto sobre mais de um órgão sensorial.[112] O ruído de fundo do útero humano permite a discriminação da fala da mãe em baixas frequências. No útero, os tecidos maternos atenuam as frequências de som acima de 250 Hz e, portanto, protegem o feto em desenvolvimento. O ruído ambiente da UTIN tem níveis de frequência altos e baixos, o que pode diminuir a exposição do bebê à voz da mãe. A UTIN constitui uma experiência sensorial auditiva muito diferente da que o bebê vivencia no útero.

A AAP[173] recomenda que o nível de ruído na UTIN não exceda 45 dB; para tanto, a equipe precisa colaborar e a arquitetura da UTIN deve ser apropriada. Além das estratégias de redução do ruído de origem humana ou mecânica, autores como Evans, Philbin,[176-178] e White[179] sugerem alternativas às atuais condições da UTIN, barulhentas e superlotadas.

Sistema visual

A visão é o sentido humano mais complexo e o menos amadurecido no bebê nascido a termo. Com 23 a 24 semanas de gestação, as principais estruturas do olho e vias visuais já existem, mas as pálpebras estão fundidas, o meio óptico é turvo e há remanescências de tecido embrionário no globo ocular. Algumas células fotorreceptoras imaturas ocupam a retina e os vasos sanguíneos da parte posterior da retina apenas começaram a se desenvolver. De 24 semanas até o termo, a retina e o córtex visual passam por um extenso processo de maturação e diferenciação. Com 24 a 28 semanas, as pálpebras se separam. Entretanto, o reflexo pupilar está ausente, a pálpebra se contrai mediante estímulo luminoso, mas essa reação entra facilmente em fadiga. Com 34 semanas, o reflexo pupilar está presente e uma luz brilhante causa fechamento da pálpebra, sem fadiga. Pode ocorrer uma breve abertura dos olhos e fixação do olhar em um objeto com alto contraste, mesmo com pouca iluminação. Morante et al.[180] verificaram que, à distância de 30 cm, a maioria dos prematuros de 32 semanas conseguia perceber listras de 1/2 polegada (12 mm) e os de 35 a 36 semanas conseguiam perceber listras de 1/4 de polegada (6 mm). A maioria dos bebês a termo conseguia distinguir listras de 1/8 de polegada (3 mm). A preferência por um padrão também amadurece a partir de 34 semanas. Ao contrário de Saint-Anne Dargassies,[117] Morante et al.[180] constataram que bebês prematuros, ao chegarem ao equivalente a 40 semanas de gestação, tinham pior desempenho em termos de acuidade visual e padrão de preferência do que os RNs a termo. Com 36 semanas, o bebê orienta o olhar para uma fonte de luz suave e demonstra movimentos sacádicos de acompanhamento visual horizontal e vertical. No termo, a acuidade visual dos bebês é estimada em 20/400. Eles são hipermétropes e focalizam mal objetos muito próximos.[112]

A maturação visual ocorre, naturalmente, no ambiente escuro do útero e não requer exposição à luz. No entanto, bebês prematuros são submetidos à iluminação forte da UTIN, que produz efeitos fototóxicos em animais e pode ter impacto no desenvolvimento do cérebro. As luzes da fototerapia para correção de hiperbilirrubinemia podem produzir o equivalente a mais de 10.000 foot-candles (1 foot-candle = 10764 lux) de intensidade. Dada sua imaturidade visual, os bebês prematuros deveriam ser protegidos de fontes de luz ambiente e suplementares. Uma luz com intensidade de 5 velas (50 lux) é desejável para incentivar a abertura espontânea dos olhos. Embora os bebês prematuros atentem para padrões em preto-e-branco, estes podem gerar estresse. A atenção prolongada a padrões em preto-e-branco foi associada a QI mais baixo na infância. A estimulação visual também pode interferir na dominância auditiva típica, resultando em menor atenção à voz e pode perturbar o surgimento da fixação do olhar na mão e do alcance guiado pela visão.[9,112,126]

Evolução da diferenciação de estados

Estados comportamentais verdadeiros, definidos por um conjunto de características variáveis interconectadas, podem não estar presentes em bebês com menos de 36 ou 37 semanas de idade gestacional,[114,181] e prematuros de menos de 36 semanas não possuem a completa capacidade de controle dos estados de excitação.[9] Brazelton e Nugent[182] definem seis estados na avaliação do RN e dedicam muita atenção à amplitude, variedade e duração dos estados que o bebê exibe durante uma avaliação (Tab. 4.5). Als[183] modifica esses estados para bebês prematuros, descrevendo-os como menos organizados e menos claramente definidos do que os demonstrados pelo bebê a termo saudável. Em bebês prematuros predominam os estados de sono, os períodos de vigília são breves em torno de 28 semanas, tornando-se mais numerosos com 30 semanas.[117] Os estados de sono do bebê prematuro são desorganizados, com mais respostas motoras durante o sono. Os períodos de vigília dos bebês prematuros são breves e esporádicos. A proporção entre sono e vigília muda à medida que o bebê se torna mais maduro. Momentos de vigília calma surgem nos bebês prematuros que já estão próximos à idade do termo e que têm algum grau de estabilidade motora e fisiológica. Como o sistema de estados é essencial para a atenção e para a interação, é importante se familiarizar com eles e avaliar a gama e a intensidade dos estados do bebê, bem como sua facilidade de transição entre eles.[183]

≫ Bases médicas para orientação terapêutica

Linguagem da UTIN

A linguagem da UTIN também reflete a natureza intensiva dos cuidados voltados para a resolução de quadros agudos de que esses bebês em situação grave precisam. Muitos procedimentos complexos e testes de diagnóstico são designados por siglas e essa linguagem pode ser intimidadora para quem não conhece o significado desses termos. No Adendo A, ao final deste capítulo, há uma lista das abreviaturas mais comumente utilizadas. Além disso, logo a seguir há definições de alguns termos-chave.

A idade gestacional (IG) se refere ao tempo que o bebê passou no útero, sendo contada em semanas decorridas da última menstruação da mãe até o nascimento do bebê.[184] A gestação a termo tem entre 37 e 41 semanas e seis dias, e o bebê nascido antes de 37 semanas é considerado pré-termo. Um bebê que nasce com 42 semanas ou mais é considerado pós-termo.[185]

Corrigir a idade do bebê é uma técnica importante, que os pais devem aprender e compreender. As 40 semanas de gestação são tão críticas para o desenvolvimento que não se pode ignorar o tempo perdido de vida uterina que ocorre quando um bebê é prematuro. É importante que tanto o fisioterapeuta quanto a família construam suas expectativas para a criança com base na *idade corrigida*, não na idade cronológica. A idade cronológica (IC) é definida como a idade do bebê com base em sua data de nascimento. A idade ajustada (IA) ou corrigida é definida como a idade do bebê em relação à sua data esperada de nascimento. Um bebê que nasceu com 28 semanas de gestação e cuja idade cronológica é de oito semanas tem uma idade ajustada de 36 semanas pós-concepção (IPC) (IPC = IG + IC, ou seja, 28 semanas + 8 semanas). Esse mesmo bebê terá, quatro semanas mais tarde, 40 semanas de IPC, ou seja, estará a termo. Uma vez que o bebê tenha chegado à idade do termo, o número de semanas que ele deixou de estar no útero é subtraído da sua IC, de modo que, aos cinco meses de IC, a idade ajustada do bebê é de três meses (6 meses - 3 meses [12 semanas (que ele deixou de estar no útero) é igual a 3 meses mais cedo]). Esse ajuste da idade é importante para avaliar o crescimento e o desenvolvimento de uma criança que foi prematura, até os dois ou três anos de idade, já que a maior parte da recuperação acontece nesse período.[186]

AIG, PIG e GIG são as siglas de *adequado para a idade gestacional*, *pequeno para a idade gestacional* e *grande para a idade gestacional*, respectivamente. Esses termos fazem referência ao peso do bebê ao nascimento. AIG é um bebê cujo peso ao nascimento ficou entre o 10º e o 90º percentis para sua idade. Tanto um bebê nascido 12 semanas antes da data como um bebê a termo podem ser AIG, desde que seu peso esteja dentro de dois desvios-padrão da média (entre o 10º e o 90º percentis) para bebês nascidos com aquela IG. O peso do bebê PIG fica *abaixo do 10º percentil* (ou abaixo de dois desvios-padrão da média) para sua idade, e um bebê GIG *pesa acima do 90º percentil* (ou acima de dois desvios-padrão da média) para sua idade ao nascimento (Fig. 4.6). O bebê PIG também pode ser designado pela sigla RCIU, de *restrição do crescimento intrauterino*. A etiologia pode ser, entre outras, um defeito cro-

TABELA 4.5 ▶ Comportamentos relacionados a estados*	
Estado de sono	**Comportamentos**
Estado 1A	Bebê em sono profundo com respiração regular obrigatória ou respirando em sincronia apenas com o respirador; olhos fechados, sem movimentos oculares sob as pálpebras fechadas; expressão facial quieta; sem atividade espontânea; pele geralmente pálida.
Estado 1B	Bebê em sono profundo com respiração regular modulada predominante; olhos fechados, sem movimentos oculares sob as pálpebras fechadas; expressão facial tranquila; sem atividade espontânea, exceto sobressaltos isolados.
Estado 2A	Sono leve com olhos fechados; movimentos oculares rápidos podem ser vistos sob as pálpebras fechadas; nível de atividade de baixa amplitude com movimentos desorganizados e difusos; respiração irregular, muitos trejeitos orais, movimentos de sucção e choramingo; espasmos faciais, no corpo e nas extremidades, muitas caretas; a impressão geral é de um estado "ruidoso". A cor é geralmente pálida.
Estado 2B	Sono leve com olhos fechados; movimentos oculares rápidos podem ser vistos sob as pálpebras fechadas; baixo nível de atividade com movimentos e sobressaltos reduzidos; os movimentos são mais provavelmente de menor amplitude e mais monitorados que no estado 1; o bebê responde a vários estímulos internos com sobressaltos reduzidos. A respiração é mais regular; trejeitos orais e movimentos discretos de sucção podem surgir e desaparecer; pode-se ouvir um ou outro choramingo, além de suspiros ou sorrisos pouco frequentes.
Estados de transição (sonolência)	
Estado 3A	Bebê sonolento ou cochilando; os olhos podem estar abertos ou fechados; as pálpebras tremem ou o bebê pisca muito; se os olhos estiverem abertos, o olhar é vidrado ou velado; nível de atividade variável, com ou sem sobressaltos entremeados de vez em quando; movimento difuso; agitação e/ou muita expressão vocal, choramingo; caretas.
Estado 3B	Sonolento, mesmas características acima, porém com menos expressão vocal, menos choramingo, caretas etc.
Estados de vigília†	
Estado 4AL	Acordado e quieto, mínima atividade com ruído, olhos semiabertos ou abertos, mas com olhar vidrado ou fixo, dando a impressão de pouco envolvimento e distanciamento, ou focado, mas parece olhar através e não diretamente para o objeto ou o examinador, ou o bebê está claramente acordado e reativo, mas fecha os olhos intermitentemente.
Estado 4AH	Acordado e quieto, mínima atividade motora; olhos bem abertos, "hiperalerta" ou dando a impressão de ter medo ou pânico; pode parecer estar fascinado pelo estímulo; parece ter dificuldade em modular ou diminuir a intensidade da fixação no objeto ou afastar o olhar deste.
Estado 4B	Alerta, com expressão facial animada e viva; parece focalizar a atenção na origem do estímulo e processar informações ativamente e com modulação; atividade motora mínima.
Estados ativos	
Estado 5A	Os olhos podem estar abertos ou não, mas o bebê é claramente excitado conforme demonstra sua agitação motora, tônus e expressão facial de sofrimento, caretas e outros sinais de desconforto. A agitação, se presente, é difusa ou contida.
Estado 5B	Os olhos podem estar abertos ou não, mas o bebê está claramente acordado e excitado, com atividade motora considerável, mas bem definida. O bebê também pode estar se agitando, mas não está chorando com força.
Estados de choro	
Estado 6A	Choro intenso, conforme indica a expressão facial de careta e choro, mas o som do choro pode estar muito abafado, fraco ou ausente; a intensidade do incômodo é maior que a agitação correspondente.
Estado 6B	Choro vigoroso, intenso, rítmico, que soa forte e robusto.

* Estes fazem parte de subgrupos dos próprios estados e de comportamentos específicos, tipicamente relacionados à atenção. Várias configurações de comportamentos, englobando movimentos oculares, abertura dos olhos e expressão facial, movimentos corporais grosseiros, respiração e tônus são usados em relações temporais específicas entre eles para determinar em que nível de consciência se encontra o bebê em um dado momento. É possível estabelecer uma distinção sistemática e relevante entre as transformações dinâmicas das várias configurações comportamentais que parecem corresponder a variados estados de disponibilidade e capacidade de resposta consciente. Sugere-se o seguinte espectro de estados observáveis: estados indicados pela letra "A" são "ruidosos", pouco claros e difusos; estados indicados como "B" são distintos, bem definidos. REF7. REF2.
† No estado 4A, distinguem-se dois tipos de estado de alerta difuso, 4AL e 4AH. Marca-se L ou H em vez de um simples "x". REF8. REF3.
AA: Se o bebê entrar em pausa respiratória prolongada (ex. além de 8 segundos), deve-se marcar AA. O bebê saiu do *continuum* de estado.
Em cada bloco de dois minutos, pode-se marcar mais de um campo, dependendo da flutuação e do comportamento do bebê. Do ponto de vista operacional, geralmente são necessários dois a três segundos de uma configuração comportamental para que se registre um estado distinto; no entanto, mesmo excursões mais breves, especialmente para os estados 4 e 6, podem ser registradas de modo confiável. (Reproduzida com permissão de Als H. Reading the premature infant. In: Goldson E, ed. *Nurturing the Premature Infant: Developmental Intervention in the Neonatal Intensive Care Nursery.* Nova York, NY: Oxford University Press; 1999:82–84.

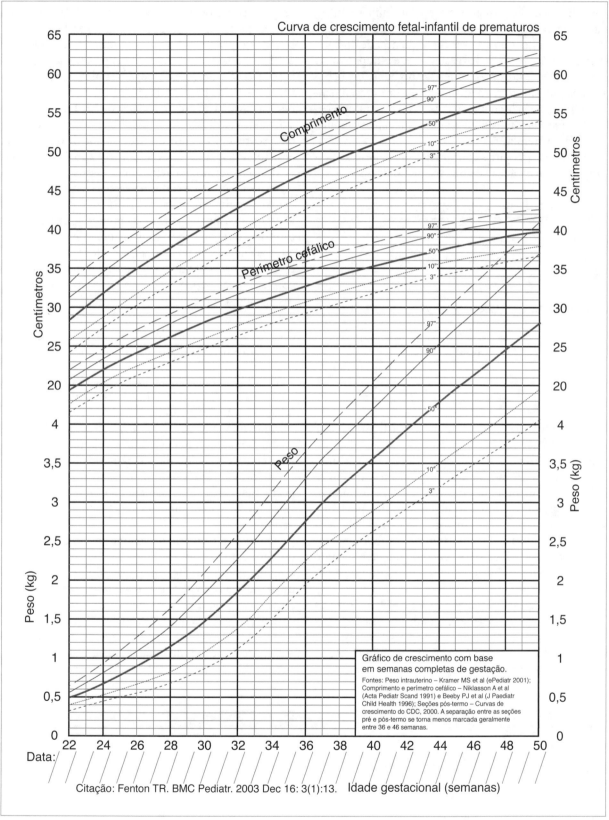

FIGURA 4.6 ▶ Curva de crescimento do prematuro. (Adaptada com permissão de Babson SG, Benda GI. Growth graphs for the clinical assessment of varying gestational age. *J Pediatr*. 1976;89:814–820. Usada com permissão de Ross Products.)

mossômico do bebê, malformação congênita ou infecção congênita.[106] Um bebê GIG pode ter sido gerado por pais grandes ou pode ser consequência de diabetes materno, pós-maturidade (gestação que ultrapassou 42 semanas) ou síndromes genéticas do bebê. Os bebês GIG podem sofrer traumatismo no parto, especialmente lesão do plexo braquial ou depressão respiratória perinatal. Eles também têm maior risco de hiperinsulinismo ou policitemia.[185]

Há muitas pesquisas que correlacionam peso ao nascimento com evolução e estas criaram outras siglas.[9,185]

Siglas relativas ao peso ao nascimento		
PNN	Peso normal ao nascimento	2500 a 3999 g
RNBP	RN de baixo peso	menos de 2500 g
RNBP moderado	RN de baixo peso moderado	1500 a 2500 g
RN muito BP	RN de muito baixo peso	menos de 1500 g
RNEBP	RN de extremo baixo peso	menos de 1000 g
Microprematuros		menos de 750 g
Macrossomia		mais de 4000 g

O prontuário pode indicar que a mãe tem 32 anos e é G5 P1223. G indica o número de gestações e P o número de partos ou desfechos da gravidez. Os algarismos que seguem o "P" indicam, sucessivamente, número de partos a termo, número de partos pré-termo, número de abortamentos e número de filhos vivos. Portanto, essa mãe G5 P1223, teve cinco gestações, um bebê nascido a termo, dois bebês prematuros, dois abortamentos e tem, hoje, três filhos vivos. Quando o P vem seguido de um único algarismo, este representa o número de filhos vivos.

Virginia Apgar[187] desenvolveu, em 1953, um sistema de pontuação para se avaliar as condições físicas do RN logo após o parto e seu sobrenome, Apgar, passou a ser usado como acróstico dessa escala, em inglês: A, de *appearance* [aparência], P de *pulse* [pulso], G de *grima-ce* [caretas], A, de *activity* [atividade] e R de *respiration* [respiração] (Tab. 4.6). A pontuação é comumente computada no primeiro e no quinto minutos de vida, se o bebê não necessitar de manobras prolongadas de ressuscitação. Se o escore de Apgar for menor que 6, refletindo apneia ou bradicardia, iniciam-se as manobras de ressuscitação. Um escore na faixa de 3 a 4 indica necessidade de ventilação com máscara e bolsa de oxigênio; um escore de 5 a 7 indica a necessidade de oxigênio no ar inspirado; e um escore de 8 a 10 é considerado típico do RN a termo que não requer ressuscitação.[188] No prontuário do RN, é comum vermos a anotação do escore da seguinte maneira: APGAR(1)=8, APGAR(5)=9. O escore de Apgar no primeiro minuto indica a condição transitória do bebê e se as medidas de ressuscitação estão adequadas ou precisariam ser intensificadas. Quando o bebê necessita de ressuscitação prolongada, o escore de Apgar pode ser verificado a cada cinco minutos até que seja maior que 6.[188,189]

Aspectos ambientais da terapia intensiva: equipamento e suporte tecnológico

A UTIN gira em torno dos suportes de alta tecnologia capazes de manter a vida do bebê. Essa tecnologia foi aprimorada na segunda metade do século XX, permitindo que mais bebês sobrevivessem. Essa tecnologia também tem influência sobre o clima, a cultura e o ambiente de trabalho da UTIN e pode fazer com que ela se torne um local muito atravancado, frio e de aspecto metálico. Os equipamentos comumente disponíveis na UTIN para suporte ao bebê encontram-se na Tabela 4.7 (Figs. 4.7 e 4.8).

O objetivo primário da ventilação mecânica assistida para bebês de alto risco é otimizar o quadro cardiopulmonar da criança, minimizando, ao mesmo tempo, o trauma nas vias aéreas e pulmões. Esse objetivo é alcançado procurando-se melhorar as trocas gasosas com o mínimo de concentração de oxigênio no ar inspirado (FiO_2) e com as menores pressões e volume corrente. A condição individual do bebê é o que vai indicar que tipo de suporte ventilatório deve ser aplicado.[190]

TABELA 4.6 ▸ Escore de Apgar			
Sinal	Escore		
	0	1	2
Frequência cardíaca	Ausente	<100 bpm	100-140 bpm
Esforço respiratório	Ausente	Lento, superficial	Bom, choro irregular
Irritabilidade reflexa	Ausência de resposta	Careta	Tosse ou espirro
Tônus muscular	Flácido	Discreta flexão	Movimento ativo das extremidades
Cor	Azul	Corpo rosado, extremidades azuis	Todo rosado

Extraída de Apgar V. A proposal for a new method of evaluation of the newborn infant. *Anesth Analg.* 1953;32(4):260–267.

TABELA 4.7 ▸ Equipamentos médicos comuns na UTIN	
Berço aquecido	Berço aberto, com grades laterais de acrílico, baixas e ajustáveis, sobre uma mesa de altura e angulação ajustáveis, com fonte de calor superior, monitor de temperatura e lâmpadas para procedimentos.
Isolette®	Incubadora fechada. Caixa ou redoma de acrílico transparente que contém um colchão e tem controles de calor e umidade. O acesso ao bebê se faz por portinholas ou aberturas laterais.
Berço aberto	Berço pequeno de metal ou "moisés" sem fonte de calor.
Máscara e "ambu" (bolsa inflável)	Sistema de ventilação que consiste em uma bolsa autoinflável com reservatório, medidor de fluxo e manômetro, conectados a uma máscara que se encaixa sobre a boca e o nariz do bebê.
Tenda de oxigênio	Tenda de acrílico que é colocada sobre a cabeça do bebê para administração de oxigênio controlado e umidificado.
Cânula nasal	Tubo flexível para administração de gases umidificados por pequenas prongas que se encaixam nas narinas.
CNAF	Cânula nasal para administração de gases umidificados (ou altamente umidificados) em alta velocidade do fluxo.
CPAP	Fluxo variável ou contínuo de gás umidificado e aquecido, sob pressão definida, gerado por uma unidade de CPAP ou ventilador mecânico e administrado por máscara.
Vapotherm®	Sistema de alto fluxo para administração de gás muito umidificado por meio de prongas nasais.
Ventilação mecânica	
VMC	Ventilação mecânica convencional. Os ventiladores mais comumente usados na UTIN são os dispositivos de pressão positiva, que administram um fluxo constante, ciclado por tempo e limitado por pressão.
VAFJ	Ventilação por jatos de alta frequência que administra pulsos curtos de gás pressurizado e aquecido diretamente nas vias aéreas superiores por meio de um injetor de jatos.
VAFO	Ventilador oscilatório de alta frequência que tem uma bomba do tipo pistão ou diafragma vibratório que produz uma onda de pressão sinusoide, transmitida pelas vias aéreas até os alvéolos.
NOi	O óxido nítrico é um gás inspirado, administrado em combinação com a ventilação mecânica, e que atua como vasodilatador e relaxante da musculatura lisa vascular.
ECMO	A membrana de oxigenação extracorpórea é um sistema de desvio do coração e dos pulmões que consiste na drenagem do sangue venoso, ao qual é acrescentado O_2 suplementar e do qual é removido CO_2, por meio de um oxigenador de membrana, sendo o sangue, então, devolvido à circulação arterial ou venosa.
Monitor de sinais vitais	Unidade que monitora e mostra os dados de FC, FR, PA e SaO_2.
Oxímetro de pulso	Mede a concentração de oxigênio na circulação periférica por meio de um sensor enrolado no braço ou na perna do bebê e que mostra, em um visor, a leitura da saturação de oxigênio a cada batimento cardíaco.
Monitor transcutâneo de oxigênio e dióxido de carbono	Método não invasivo para monitoramento das concentrações de O_2 e CO_2 através da pele.
Bomba de infusão	Bomba de infusão elétrica que controla o fluxo e a velocidade de líquidos, soluções de lipídeos e de alimentação transpilórica.
Fototerapia	Uso de aparelhos que podem ser conjuntos de lâmpadas, capelas ou cobertores de fibra óptica ou *spots* para reduzir a hiperbilirrubinemia.
Sonda de gavagem	Sonda nasogástrica ou oral para administrar a alimentação diretamente no estômago. Sondas transpilóricas são usadas em bebês que não toleram as sondas nasais ou orais, que tenham RGE grave ou risco de aspiração.
CVP	Cateter venoso periférico para administração de líquidos, nutrição ou antibióticos.
CVC	Cateter venoso central para alimentação parenteral prolongada, administração prolongada de antibióticos ou para coleta de sangue.
PICC ou CCIP	Cateter central de inserção periférica/percutânea. Cateter longo e flexível inserido por uma veia periférica da fossa cubital e avançado até a veia cava superior. O CCIP é usado para nutrição parenteral prolongada, administração prolongada de antibióticos ou para coleta de sangue.
CAU	Cateter inserido na artéria umbilical e posicionado na aorta abdominal; usado nos primeiros cinco a sete dias de vida para monitoramento de gasometria arterial, infusão de líquidos e monitoramento contínuo da pressão arterial.
CVU	Cateter inserido na veia umbilical e usado nos primeiros sete a 14 dias de vida para acesso venoso inicial, infusão de aminas vasopressoras, exsanguinotransfusão, monitoramento da pressão venosa central e infusão de líquidos.

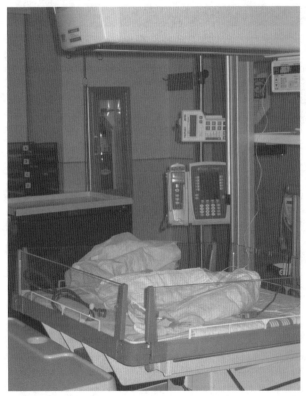

FIGURA 4.7 ▸ Leito aquecido por calor irradiado para internação de um bebê na UTIN.

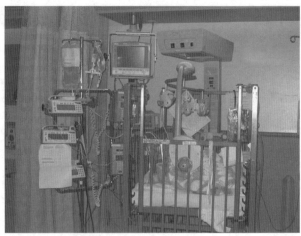

FIGURA 4.8 ▸ Berço com aquecimento por calor irradiado, bombas de infusão e monitor.

A pressão positiva contínua nas vias aéreas (conhecida pela sigla em inglês, CPAP) consiste em um fluxo contínuo de ar umidificado e aquecido, na pressão necessária para manter um elevado volume pulmonar ao final da expiração, com a criança respirando espontaneamente.[190-193] A CPAP pode ser administrada por máscara, prongas nasais ou, menos frequentemente, tubo endotraqueal.

A mistura gasosa administrada por CPAP pode ter fluxo contínuo ou variável. No caso de fluxo contínuo, o sistema fornece à criança um suprimento ininterrupto de gás. A CPAP de bolhas ou sob selo d'água é um tipo de fluxo contínuo. A mistura gasosa é administrada à criança depois de aquecida e umidificada. A extremidade distal do tubo fica imersa em água estéril ou ácido acético cujo nível é específico para administrar o grau de CPAP desejado.[192] A CPAP de bolhas pode gerar vibrações no tórax do bebê semelhantes às da ventilação de alta frequência (VAF).[194] A CPAP nasal de fluxo variável administra o gás pelas prongas nasais, usando um injetor de jatos de pressão constante. O fluxo pode mudar de direção, para que o bebê não precise expirar contra a CPAP.[192]

A CPAP é usada para evitar o colapso das vias aéreas e dos alvéolos e reduzir o barotrauma causado pela ventilação mecânica. As indicações da CPAP incluem o tratamento precoce da síndrome de angústia respiratória aguda (SARA), episódios de apneia moderadamente frequentes, extubação recente, desmame de bebês dependentes da ventilação mecânica crônica e prevenção precoce da atelectasia em prematuros com mínimo sofrimento respiratório e mínima necessidade de oxigênio suplementar. Os aspectos negativos da CPAP nasal incluem distensão gástrica quando o fluxo é alto e escoriação ou abrasão do septo nasal quando se usam prongas nasais.[191-193]

Nos Estados Unidos, o método mais comum de tratamento da insuficiência respiratória na UTIN é a ventilação por pressão positiva.[195,196] A ventilação mecânica por pressão positiva pode ser de dois tipos: controlada por volume ou por pressão. A ventilação mecânica controlada por volume administra o mesmo volume corrente de gás em cada respiração, independentemente da pressão necessária. Embora raramente se use ventilação mecânica por volume em RNs, alguns aparelhos projetados especificamente para neonatos podem ser usados quando há rápidas variações da complacência pulmonar.[190] A ventilação mecânica controlada por pressão administra o ar até que seja alcançada uma pressão preestabelecida. O pico de pressão aplicado às vias aéreas é constante, mas o volume corrente varia com cada respiração. Também são usadas na UTIN adaptações da ventilação mecânica convencional controlada por pressão, como a ventilação mandatória intermitente sincronizada (SIMV, na sigla em inglês), ventilação assistida/controlada e com suporte pressórico.

A VAF utiliza frequências de ventilação extremamente elevadas para administrar volumes correntes iguais ou menores que o espaço morto anatômico. Aplicam-se pressões contínuas para manter um volume pulmonar elevado com volumes correntes que se superpõem em rápida sequência. As vantagens da VAF sobre a ventilação convencional são trocas gasosas adequadas com pressões mais baixas nas vias aéreas proximais, úteis quando os pulmões já sofreram barotrauma e trauma volumétrico, e para preservar a estrutura normal do pulmão nos casos com relativamente pouca lesão pulmonar.[197-200]

Os três tipos de VAF usados na UTIN são a ventilação de alta frequência com pressão positiva (VAFPP), a ventilação de alta frequência a jato (VAFJ) e a ventilação de alta frequência oscilatória (VAFO).[197,200] A VAFPP é produzida por aparelhos convencionais de ventilação mecânica ou convencionais modificados com alta frequência programada.[199] A VAFJ administra pulsos curtos de ar pressurizado e aquecido diretamente nas vias aéreas superiores por meio de uma cânula estreita ou de um injetor de jatos.[199-201] A VAFJ pode manter a oxigenação e a ventilação em um amplo espectro de complacências pulmonares e tamanhos de pacientes. A VAFO usa uma bomba do tipo pistão ou diafragma vibratório para produzir uma onda de pressão sinusoide, transmitida pelas vias aéreas até os alvéolos.[199,200] Pequenos volumes correntes se superpõem com pressão constante nas vias aéreas em alta frequência respiratória.[202]

A VAF é usada primariamente para bebês que não respondem à ventilação convencional.[189,197] Embora os estudos evolutivos não tenham conseguido demonstrar benefícios claros da VAF em relação à ventilação mecânica convencional, clinicamente, a VAF é útil em síndromes de escape de ar, enfisema intersticial pulmonar, pré/pós-cirurgia de hérnia diafragmática congênita, síndrome de aspiração de mecônio e algumas formas de hipoplasia pulmonar.[199,200,202] A VAF também pode ser usada na transição para a ECMO (sigla em inglês para oxigenação por membrana extracorpórea) em bebês com insuficiência respiratória grave, eliminando a necessidade da ECMO em alguns casos.[199] A SARA neonatal é a doença pulmonar mais comumente tratada por VAF na UTIN. A VAFJ se mostra mais bem-sucedida no tratamento das síndromes de escape de ar, enquanto a VAFO dá melhor resultado em bebês com hérnia diafragmática congênita, SARA e hipertensão pulmonar persistente do RN.[199] O efeito colateral mais grave da VAF é um aumento do dano neurológico em longo prazo por leucomalácia periventricular precoce ou hemorragia intraventricular grave.[200] Alguns estudos mostraram maior frequência de hemorragia intraventricular grave em prematuros tratados com ventilação de alta frequência *versus* ventilação mecânica controlada.[200,203] Outros estudos não encontraram diferença quando outras variáveis intervenientes foram consideradas, como IG, tipo de parto, persistência do ducto arterial (PDA) grave e prolongada, e menor fluxo sanguíneo na veia cava superior (Fig. 4.9).[190,204]

Outra forma de suporte ventilatório que passou a ser usada mais frequentemente na UTIN é a cânula nasal de alto fluxo. Estudos mostraram que a cânula nasal de alto fluxo é tão eficaz quanto a CPAP nasal na administração de pressão positiva de distensão aos pulmões de bebês com doença respiratória leve.

A vantagem da cânula nasal sobre o CPAP nasal é a menor irritação do septo nasal.[205-207] A cânula nasal é mais confortável para o bebê e mais fácil de ser segurada e cuidada pela família ou pela enfermagem do que a máscara ou as prongas nasais. A cânula nasal de alto fluxo muito umidificada também é usada para administração de maiores fluxos de ar sem os habituais efeitos colaterais negativos da cânula nasal (p. ex. ressecamento, sangramento ou rachaduras no septo nasal pela maior umidade).[208-212] São limitadas as pesquisas disponíveis atualmente sobre o uso da cânula nasal de alto fluxo umidificada.

Em dezembro de 1999, a FDA (sigla em inglês da Agência Regulatória de Medicamentos e Alimentos) dos EUA aprovou o uso do óxido nítrico (NOi) inalado para tratamento de bebês nascidos a termo ou quase a termo com insuficiência respiratória por hipóxia. Hipertensão pulmonar persistente do neonato, síndromes de aspiração, pneumonia, sepse e hérnia diafragmática congênita são condições capazes de causar insuficiência respiratória por hipóxia. As ações primárias do óxido nítrico são vasodilatação e relaxamento da musculatura lisa vascular, o que aumenta o fluxo sanguíneo para os alvéolos, melhorando a troca de oxigênio e dióxido de carbono. O óxido nítrico é uma molécula de vida curta, por isso atua sobre a musculatura lisa vascular pulmonar sem afetar a vasculatura sistêmica. A musculatura lisa das vias aéreas também é afetada pelo óxido nítrico e a ação combinada de relaxamento da musculatura lisa vascular e das vias aéreas é eficaz no tratamento de bebês com anormalidades de ventilação-perfusão (Fig. 4.10).[213,214]

Bebês na primeira semana de vida, com 34 semanas ou mais de IG e insuficiência respiratória progressiva por hipóxia preenchem os critérios de uso do NOi como recurso adjunto às intervenções terapêuticas. O grau de doença e/ou as modalidades terapêuticas tentadas antes de se iniciar a administração de óxido nítrico não foram

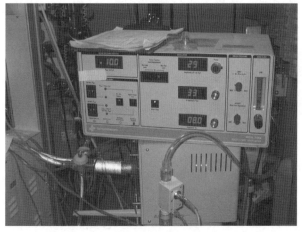

FIGURA 4.9 ▶ Ventilador de alta frequência oscilatória.

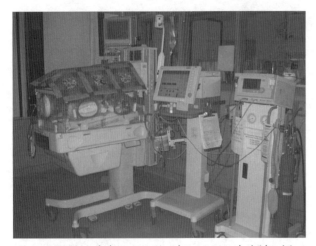

FIGURA 4.10 ▸ Ventilador convencional com tanque de óxido nítrico.

claramente definidos. O óxido nítrico é contraindicado para bebês com cardiopatia congênita cuja função cardiopulmonar dependa de um *shunt* direita-esquerda ou que tenham insuficiência cardíaca esquerda grave.[215] Embora o NOi não tenha sido eficaz no tratamento de bebês com hérnia diafragmática congênita, estudos clínicos multicêntricos mostraram que ele melhora a oxigenação e a evolução de bebês a termo ou quase a termo com insuficiência respiratória por hipóxia decorrente de outras condições, como por exemplo, hipertensão pulmonar persistente do neonato. Os estudos também mostraram que o NOi reduz a necessidade de ECMO sem aumentar a incidência de problemas clínicos, comportamentais ou do desenvolvimento neural e neuronal.[216-219]

O uso do NOi em bebês prematuros é controverso e não há consenso sobre quando iniciar a terapia, ou sobre a dose e a duração adequadas em bebês de menos de 34 semanas. Em dois estudos com bebês de menos de 32 semanas de IG e peso corporal abaixo de 1250 g que necessitaram de ventilação mecânica, os que receberam NOi inalado tiveram menor incidência de displasia broncopulmonar (DBP), doença pulmonar menos grave, necessidade de oxigênio suplementar por menos tempo, menor incidência de óbitos e não tiveram aumento do risco de lesão cerebral. Os benefícios do NOi podem ser decorrentes da menor resistência das vias aéreas, o que resultaria em menor necessidade de oxigênio suplementar, ventilação mecânica e menos estresse oxidativo.[220,221]

A ECMO é semelhante a uma máquina de circulação extracorpórea e permite oferecer descanso e suporte ao coração e aos pulmões do bebê. A ECMO é utilizada em pacientes com disfunção cardíaca e pulmonar cuja hipóxia seja refratária às terapias convencionais, como ventilação mecânica controlada e VAF. Na última década, o uso de surfactante, NOi inalado e VAF substituiu a ECMO em pacientes com síndrome de angústia respiratória (SAR), síndrome de aspiração de mecônio ou hipertensão pulmonar. A ECMO continua sendo usada em pacientes com hérnia diafragmática congênita, hipertensão pulmonar persistente do neonato e sepse (Fig. 4.11).[222-226]

Para começar a ECMO, inserem-se cateteres no lado direito do pescoço do bebê, que são depois avançados até o coração, em um procedimento chamado "canulização." O sangue não oxigenado do bebê é drenado por gravidade (portanto, o leito do bebê é elevado) pelos cateteres até a bomba de ECMO. A bomba de ECMO impulsiona o sangue do bebê pelo circuito, no qual uma membrana de oxigenação atua como pulmão artificial, removendo o dióxido de carbono e introduzindo oxigênio no sangue. O sangue oxigenado é, então, devolvido ao bebê pelo cateter. Durante a ECMO, o bebê fica sedado, imobilizado e recebe medicação analgésica. Geralmente, a criança fica em supino, com a cabeça virada para a esquerda para permitir acesso aos vasos do lado direito do pescoço. Esses bebês também recebem altas doses de heparina, para evitar que o sangue coagule ao entrar em contato com os cateteres e o circuito de ECMO.[227] A heparina usada para evitar a formação de coágulos pode causar sangramento no bebê, que é a complicação mais significativa da ECMO. Para monitorar a possível ocorrência de hemorragia intracraniana nesses bebês, são feitos exames diários de ultrassonografia do crânio.

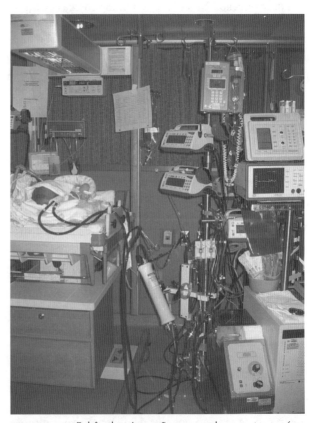

FIGURA 4.11 ▸ Bebê sob oxigenação em membrana extracorpórea (ECMO).

Se ocorrer hemorragia intracraniana, a ECMO pode ter de ser suspensa.[228] Os bebês tratados por ECMO correm risco de apresentarem posturas, tônus e padrões de movimento atípicos e necessitam de um acompanhamento rigoroso do seu desenvolvimento.[222-226] Depois da ECMO, os bebês frequentemente têm dificuldades com a alimentação oral. Outras condições mórbidas do desenvolvimento neurológico são convulsões, deficiência auditiva, hiperatividade, problemas comportamentais, paralisia cerebral, mau desempenho escolar e atraso do desenvolvimento.[228] Embora existam vários diagnósticos primários que exigem ECMO, depois da ECMO esses pacientes apresentam evolução funcional e do desenvolvimento neurológico semelhante, com exceção dos bebês com hérnia diafragmática congênita. Pacientes com hérnia diafragmática congênita têm taxas de sobrevida mais baixas e morbidade mais elevada, particularmente no que diz respeito às funções digestiva e respiratória, comparados a outros pacientes submetidos a ECMO.[224,229]

Problemas de saúde decorrentes da prematuridade

Os bebês nascidos prematuramente estão entre os mais frágeis da UTIN. Eles estão sob risco de múltiplas complicações médicas decorrentes da imaturidade da sua estrutura corporal e dos seus órgãos, possível exposição a infecções e agentes teratogênicos e efeitos das estratégias médicas e da tecnologia necessária para combater as doenças e manter a vida. Esta seção aborda muitas das condições mais comumente encontradas na UTIN e as intervenções médicas usadas para tratá-las. As informações aqui contidas são apenas um resumo e recomenda-se ao leitor consultar livros de neonatologia, manuais de tratamento e as referências citadas ao final do capítulo para obter dados mais detalhados.

Síndrome de angústia respiratória

A SAR ocorre como resultado da imaturidade pulmonar e da falta de surfactante pulmonar. Bebês prematuros têm predisposição para SAR em razão de sua imaturidade fisiológica e estrutural, incluindo o desenvolvimento alvéolo-capilar incompleto, falta de células alveolares do tipo II e produção insuficiente de surfactante. O surfactante é uma substância produzida pelas células alveolares do tipo II, que reveste internamente os alvéolos e pequenos bronquíolos. A falta de surfactante leva a insuficiência respiratória por aumento da tensão superficial alveolar, colapso dos alvéolos, atelectasia difusa e menor complacência pulmonar. O bebê prematuro é ainda mais comprometido pelo aumento da complacência da parede torácica, decorrente da composição cartilaginosa das costelas, diminuição das fi-

bras musculares tipo I resistentes à fadiga no diafragma e músculos intercostais, e instabilidade do controle neural da respiração.[230-232]

A identificação da SAR se baseia em fatores de risco pré-natais, avaliação da imaturidade pulmonar fetal e sinais clínicos pós-natais. Os fatores que afetam a maturidade pulmonar e aumentam a predisposição a SAR incluem prematuridade (IG abaixo de 34 semanas), diabetes materno (supõe-se que a insulina interfira na produção de surfactante), fatores genéticos (raça branca, irmãos com história de SAR e sexo masculino) e malformações torácicas com hipoplasia pulmonar.[233] Esteroides são frequentemente usados no período pré-natal para acelerar a maturidade pulmonar do feto e estimular a produção de surfactante. Em 2000, os National Institutes of Health (NIH)[234] recomendaram a administração de esteroides no pré-natal a todas as gestantes com 24 a 34 semanas de gravidez que tivessem risco de parto prematuro nos sete dias subsequentes; no entanto, não há consenso sobre o tipo de esteroide a ser usado nem sobre o método de administração. Embora muitos estudos sobre a terapia antenatal com esteroides tenham demonstrado aumento da produção de surfactante, menor tempo de ventilação mecânica e menor incidência de hemorragia intraventricular,[235] outros mostram menor crescimento fetal, maior mortalidade e pior evolução neurológica e comportamental.[236-240]

O diagnóstico de SAR se baseia na história, no quadro clínico, nas gasometrias e na radiografia de tórax. A SAR pode aparecer imediatamente após o nascimento ou nas primeiras horas de vida, dependendo da imaturidade pulmonar e dos eventos perinatais. Os sinais clínicos de SAR incluem aumento da frequência respiratória, expiração ruidosa, retração intercostal e esternal, batimento de asa de nariz, cianose, menor ruído de entrada de ar à ausculta, hipóxia e hipercapnia. Na radiografia, os pulmões têm um aspecto reticulogranular ou de "vidro moído".[233]

As intervenções no bebê prematuro com SAR dependem da gravidade do quadro e incluem oxigenoterapia suplementar, ventilação assistida e administração de surfactante. A administração profilática de surfactante a bebês intubados e com menos de 30 semanas de IG foi associada à melhora inicial do quadro respiratório e diminuição da incidência de SAR, pneumotórax, DBP e hemorragia intraventricular.[241] A prática atual é evitar a administração profilática de surfactante a bebês que não precisem, por qualquer outro motivo, de intubação.[242-244] O Texas Neonatal Research Group[245] recomenda que bebês com peso maior ou igual a 1250 g e SAR leve a moderada não sejam intubados apenas para administração de surfactante.

Em geral, a ventilação mecânica assistida é a intervenção de escolha em bebês com SAR. No entanto, a ventilação mecânica pode causar dano às vias aéreas, em decorrência de barotrauma e trauma volumétrico. A VAF foi sugerida como alternativa à ventilação convencional, a fim de diminuir a lesão pulmonar.[197-200] Também foi defendido o uso da ventilação por pressão positiva com prongas nasais ou nasofaríngeas, de modo a resolver as necessidades respiratórias limitando, ao mesmo tempo, o barotrauma da intubação.[194] Estudos mostram que a combinação da administração precoce de surfactante com a CPAP nasal melhora a evolução clínica da SAR e diminui a necessidade de ventilação mecânica.[246] Segundo Honrubia e Stark,[233] o uso da CPAP em bebês com SAR parece evitar atelectasia, minimizar o dano pulmonar e preservar as propriedades funcionais do surfactante. A decisão sobre qual forma de intervenção respiratória deve ser usada depende dos sinais clínicos e da radiografia de tórax de cada bebê. O prognóstico dos bebês com SAR depende da gravidade do comprometimento do pulmão no início do quadro. Bebês que não necessitam de ventilação mecânica têm maior probabilidade de resolução da SAR com pouca ou nenhuma sequela no longo prazo. No entanto, bebês muito imaturos e com peso extremamente baixo ao nascer podem evoluir para doença pulmonar crônica ou DBP, em decorrência da ventilação mecânica prolongada com consequente dano ao pulmão. Bebês com SAR grave também têm maior risco de hemorragia intracraniana, retinopatia da prematuridade e enterocolite necrotizante.[233]

No estágio agudo da SAR, o bebê é considerado clinicamente instável e sob risco de complicações, como apneia, bradicardia, variabilidade da pressão arterial e hemorragia intracraniana. Para diminuir o estresse, recomenda-se que esses bebês recebam mínima estimulação do ambiente – ruídos, luzes e manuseio. O fisioterapeuta pode realizar a avaliação por observação do bebê aplicando o NIDCAP de modo a obter informações que orientem os cuidados a serem dispensados. Usando essas informações, o profissional colabora com a equipe médica e com os pais na elaboração de um plano de cuidados que favoreça, de modo geral, o crescimento e o desenvolvimento. As sugestões de cuidados podem incluir medidas de posicionamento, conforto e proteção.

Persistência do duto arterioso

O duto arterioso é uma estrutura do coração fetal em desenvolvimento que permite que o sangue contorne a circulação pulmonar (Fig. 4.12). Como o feto não precisa dos pulmões para oxigenar o sangue, o fluxo do ventrículo direito é desviado da artéria pulmonar esquerda para a aorta. O duto arterioso se fecha, geralmente, 10 a 15 horas após o nascimento, por constrição da musculatura lisa da camada média. O fechamento anatômico se completa após duas a três semanas de vida e os fatores que precipitam seu fechamento são o oxigênio, os níveis de prostaglandina E_2 e a maturidade.[247]

O oxigênio parece ser o estímulo mais potente para o fechamento do duto arterioso.[248] A capacidade de resposta da musculatura lisa ao oxigênio está relacionada à IG. O bebê prematuro responde menos ao oxigênio ambiente porque tem menor sensibilidade às contrações musculares induzidas por oxigênio e níveis altos de prostaglandina E_2.[249] Quando o fechamento não ocorre, o quadro se denomina persistência do duto arterioso. Em bebês prematuros, a musculatura lisa vascular pulmonar não é bem desenvolvida, havendo uma queda mais rápida da resistência vascular pulmonar (RVP) do que nos bebês a termo. O sangue do lado esquerdo do coração é desviado para o lado direito, passando pelo duto, o que resulta em hipotensão e má perfusão, podendo causar insuficiência cardíaca congestiva por sobrecarga cardiovascular. As consequências sistêmicas do *shunt* esquerda-direita são baixa pressão arterial média, acidose metabólica, menor débito urinário e piora da icterícia.

Os sinais clínicos da PDA incluem sopro, aumento da frequência cardíaca e sofrimento respiratório. Outros sintomas associados à PDA são a dificuldade para ganhar peso, sepse, insuficiência cardíaca congestiva e edema pulmonar. O diagnóstico é feito pela radiografia de tórax e pelo ecocardiograma. O tratamento é determinado pelas dimensões da PDA e pelo quadro clínico. Inicialmente, a PDA é tratada com suporte ventilatório, restrição hídrica e diuréticos.[249] Em bebês sintomáticos, a indometacina é usada para fechamento não cirúrgico da PDA, sendo eficaz em aproximadamente 80% dos casos.[250,251] O uso profilático da indometacina em bebês as-

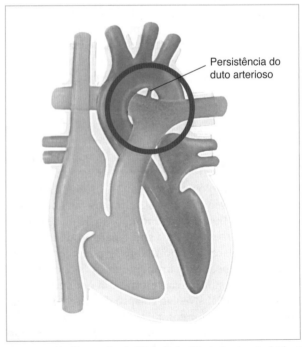

FIGURA 4.12 ▸ Ilustração da PDA. (Extraída da Anatomical Chart Company.)

sintomáticos é controverso, já que pode haver efeitos colaterais dessa medicação. Bebês sintomáticos com PDA que não se fecha depois do segundo tratamento com indometacina, ou que têm contraindicação ao uso da indometacina, são submetidos a ligadura cirúrgica da PDA após comprovação ecocardiográfica.

Hiperbilirrubinemia

A icterícia ou hiperbilirrubinemia fisiológica é o acúmulo de quantidades excessivas de bilirrubina no sangue. A bilirrubina é um dos produtos da degradação da hemoglobina das hemácias. A hiperbilirrubinemia é comum nos prematuros em razão da imaturidade da função hepática, da maior hemólise decorrente do trauma do parto e da possível policitemia (Fig. 4.13).

O objetivo primário do tratamento da hiperbilirrubinemia é a prevenção do kernicterus, ou deposição de bilirrubina não conjugada no cérebro, causando dano aos neurônios. As áreas do cérebro mais comumente afetadas são os núcleos da base, os núcleos dos nervos cranianos, outros núcleos do troncoencefálico, núcleos cerebelares, hipocampo e células do corno anterior da medula espinhal.[252,253] Bebês com encefalopatia bilirrubínica crônica podem apresentar atetose, deficiência auditiva neural completa ou parcial, fixação do olhar para cima, displasia dentária e atraso cognitivo leve. O kernicterus se tornou raro em bebês prematuros, mas ainda ocorre. Estudos recentes mostraram uma associação entre o comprometimento do desenvolvimento neurológico e discretas elevações da bilirrubina total no soro de bebês com extremo baixo peso ao nascer.[254]

Bebês prematuros são mais suscetíveis à anóxia, hipercapnia e sepse, que abrem a barreira hematoencefálica levando à deposição de bilirrubina no tecido nervoso. A toxicidade da bilirrubina em bebês de baixo peso ao nascer pode ser um reflexo do seu quadro clínico geral e não um efeito direto dos níveis de bilirrubina.[252,255]

A hiperbilirrubinemia é diagnosticada pelos níveis séricos de bilirrubina e é tratada com fototerapia ou exsanguinotransfusão. Não há consenso sobre as diretrizes de tratamento de bebês abaixo de 35 semanas de IG com fototerapia ou exsanguinotransfusão. Em geral, opta-se pela exsanguinotransfusão quando a fototerapia não é eficaz em reduzir os níveis séricos de bilirrubina ou quando esses níveis sobem rapidamente.[256] A fototerapia é usada para reduzir os níveis séricos de bilirrubina, sendo administrada por mantas de fibra óptica, lâmpadas ou berços de fototerapia. Sob as luzes da fototerapia, o bebê deve ficar nu, apenas com fralda e protetor ocular, para que a área de superfície da pele exposta à luz seja a maior possível. A exsanguinotransfusão remove as hemácias parcialmente hemolisadas e recobertas por anticorpos e as substitui por hemácias do doador que não tenham o antígeno sensibilizante. A bilirrubina é removida do plasma e a bilirrubina extravascular se liga à albumina do sangue trocado. Depois da exsanguinotransfusão, o bebê continua em fototerapia.[252,257] A exsanguinotransfusão pode ter complicações, como hipocalcemia (que pode causar arritmia cardíaca), hipoglicemia, desequilíbrio ácido-base, hipercalemia, problemas cardiovasculares, incluindo perfuração de vasos, embolização, vasoespasmo, trombose, infarto, sobrecarga de volume e parada cardíaca, trombocitopenia, infecção, hemólise, doença enxerto contra hospedeiro, hipotermia, hipertermia e enterocolite necrotizante.[252,253,257] Houve uma queda acentuada do número de procedimentos de exsanguinotransfusão realizados em bebês prematuros, graças à fototerapia mais eficaz e à prevenção da doença hemolítica por incompatibilidade de Rh com imunoglobulina anti-Rh (D).[256]

A hiperbilirrubinemia tende a diminuir os níveis de excitação e atividade. O bebê pode apresentar letargia, hipotonia e dificuldade de sucção.[256] Paludetto[257] e Mansi et al.[258] verificaram que bebês com níveis moderados de hiperbilirrubinemia apresentavam alterações transitórias das habilidades visuais, auditivas, neuromotoras e de interação social. É importante considerar essas alterações quando se faz a avaliação do desenvolvimento de um bebê com níveis aumentados de bilirrubina.[9] Ou-

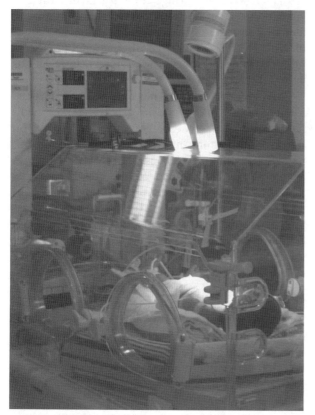

FIGURA 4.13 ▶ Fototerapia para hiperbilirrubinemia. Observe os sinais de estresse motor do bebê em razão da falta de limites espaciais.

tras questões a considerar na avaliação e no planejamento terapêutico são as limitações impostas pela fototerapia. Sob fototerapia, o bebê geralmente fica posicionado para que haja a maior exposição possível da superfície corporal à luz, o que limita o uso de dispositivos de posicionamento e estratégias de enrolamento e contenção. O terapeuta precisa ajudar os cuidadores com métodos criativos para promover posturas que contribuam para o desenvolvimento e o conforto do bebê sem comprometer a eficácia da fototerapia. Na fototerapia, é preciso proteger os olhos do bebê da luz, para evitar danos e para evitar o estresse da luminosidade intensa. Deve-se ter o cuidado de posicionar corretamente os protetores oculares, para que não fiquem nem muito justos nem muito soltos, já que ambos os casos seriam muito nocivos para um bebê de alto risco.

Refluxo gastresofágico

O refluxo gastresofágico (RGE) é definido como um movimento involuntário do conteúdo gástrico, em sentido retrógrado, para dentro do esôfago ou acima dele. O conteúdo do estômago que reflui pode incluir o suco gástrico ácido ou alcalino, resíduos semissólidos, alimentos, enzimas, sais biliares ou mesmo ar que entra com o choro ou por distensão gástrica, que podem alcançar qualquer parte do esôfago, a nasofaringe, a orofaringe ou entrar nas vias aéreas.[259-264]

Todos os bebês têm algum grau de refluxo considerado fisiológico ou assintomático se a criança estiver ganhando peso e o refluxo se resolver com o amadurecimento. Bebês com RGE assintomático podem ter curtos episódios de vômitos; outros podem deglutir o material de refluxo sem vomitar. Bebês que têm RGE fisiológico geralmente crescem e ganham peso de modo apropriado.[263] Episódios mais frequentes de RGE (RGE patológico) são designados como doença do RGE e podem queimar o revestimento do esôfago, resultando em inflamação, distúrbio da motilidade e dor.[265] Esses sintomas podem prejudicar a alimentação oral, causar aversão oral e choro excessivo, motivado pela dor. A perda de sangue pelos vômitos pode causar anemia ferropriva. O refluxo grave pode resultar em queda da ingestão oral, pouco ganho de peso e desnutrição, comprometendo o crescimento da criança.[266] Outros sintomas de doença do RGE são apneia, aspiração, pneumonia recorrente, DPC ou inflamação das vias aéreas mais calibrosas.[267]

O mecanismo mais comum de RGE é o relaxamento do esfíncter esofágico inferior.[260] Além disso, bebês prematuros têm o esôfago mais curto, esfíncter inferior intra-abdominal e estômago com menor capacidade.[268,269] Os fatores de risco de RGE neonatal identificados incluem prematuridade, asfixia neonatal, estresse perinatal ou neonatal, esvaziamento gástrico demorado, anomalias congênitas do trato GI superior, problemas adquiridos do trato intestinal superior, defeitos do diafragma, doença respiratória, atraso do desenvolvimento neurológico, ECMO, cirurgia abdominal e medicamentos. Os líquidos ácidos podem causar inflamação do esôfago e agravar ainda mais o refluxo. Bebês prematuros que sofrem estresse, têm doença pulmonar crônica (DPC) ou anomalias congênitas, correm maior risco de RGE. O tônus muscular da parede abdominal, a atividade do diafragma, os distúrbios de motilidade do esôfago, o tônus do esfíncter esofágico inferior e a imaturidade fisiológica das funções digestivas podem estar relacionados à maior incidência do problema nesses RNs.[264] Estudos demonstram maior frequência de episódios de refluxo em crianças com sonda nasogástrica, já que a sonda é irritante e mantém o esfíncter esofágico inferior aberto.[270-272]

A relação entre apneia, bradicardia e RGE é controversa. Apneia e bradicardia são frequentes em bebês prematuros durante e depois da alimentação, quando também se observa RGE com frequência.[270] Esses episódios de apneia e bradicardia podem estar relacionados ao RGE em razão do líquido que reflui para cima no esôfago, bloqueando as vias aéreas e causando apneia obstrutiva, com bradicardia subsequente. Outro mecanismo proposto para explicar a apneia e a bradicardia seria o reflexo laríngeo e o espasmo da laringe.[273] No entanto, as pesquisas não demonstraram relação temporal entre o RGE e os episódios de apneia ou bradicardia.[270,274,275] DiFiore[274] et al. sugerem que a ocorrência de apneia associada ao RGE seja em razão dos fatores de risco comuns.

O diagnóstico de RGE em neonatos se baseia na história, na avaliação clínica e nos exames, como a medida do pH do esôfago, esofagografia, fluoroscopia ou trânsito GI superior, cintilografia gástrica ou tomografia com leite, manometria esofágica e endoscopia. A anamnese e o exame clínico são importantes para afastar outros diagnósticos.[276] Também é importante identificar se o refluxo é fisiológico ou patológico, quais fatores agravam o refluxo, seu mecanismo e a presença de complicações causadas pelo refluxo.

O tratamento não farmacológico do bebê com RGE costuma incluir alteração do tipo e da forma de administrar a alimentação, posicionamento e elevação da cabeceira. Mudanças nos horários, volume, composição e viscosidade da alimentação podem ajudar a diminuir o RGE. O método de alimentação, por exemplo, contínuo em vez de bolus, e introdução do alimento abaixo do estômago também podem reduzir a frequência de regurgitação. A alimentação contínua por via jejunal ou duodenal também diminui o risco de aspiração. No entanto, o uso crônico de sonda nasogástrica ou nasojejunal também acarreta risco de aumento do RGE.[270]

O decúbito dorsal ou lateral direito e o uso do bebê-conforto foram associados à exacerbação do refluxo. O decúbito ventral, a elevação da cabeceira a 30 graus e o decúbito lateral esquerdo comprovadamente diminuem os episódios de refluxo.[276–279] Omari et al.[280] constataram que, em bebês prematuros saudáveis, o decúbito lateral direito está associado a relaxamento transitório do esfíncter esofágico inferior e aumento do RGE, embora também favoreçam o esvaziamento gástrico. Menor quantidade de resíduo gástrico foi relatada com o decúbito ventral e lateral direito, comparados ao decúbito dorsal e lateral esquerdo.[281,282] Chen[281] et al. sugerem que bebês prematuros sejam colocados em prono nos primeiros 30 minutos após a alimentação e, depois, mudados para supino se houver sinais comportamentais nesse sentido. Van Wikk[283] et al. recomendam trocar o bebê do decúbito ventral para o lateral esquerdo depois da primeira hora pós-prandial a fim de diminuir o refluxo. Como o decúbito ventral e o lateral foram associados à síndrome de morte súbita do lactente (SMSL), os bebês colocados nessas posições devem ficar sob monitoramento cardiorrespiratório.

Frequentemente, o tratamento do RGE em lactentes envolve terapia farmacológica. Os medicamentos prescritos com mais frequência são antiácidos, agonistas dos receptores de histamina tipo 2, inibidores da bomba de prótons e procinéticos. Esses agentes são usados para neutralizar ou suprimir o ácido e para promover a motilidade gástrica e/ou esofágica.[284,285]

No caso do RGE patológico, pode-se considerar cirurgia em bebês que não respondam a outras medidas e naqueles com sintomas respiratórios decorrentes de aspiração.[285] O procedimento cirúrgico antirrefluxo mais comum é a fundoplicatura.[286] Essa cirurgia consiste no envolvimento completo ou parcial do esôfago pelo fundo gástrico, que é a parte superior do estômago, formando um mecanismo de válvula que diminui o movimento retrógrado do conteúdo gástrico e promove o esvaziamento gástrico. A fundoplicatura costuma ser realizada em conjunto com uma gastrostomia para alimentar bebês que precisam de alimentação prolongada por sonda.[287]

Bebês com RGE e esofagite associada podem demonstrar comportamentos de reação à dor que têm impacto sobre sua organização de estados comportamentais e sua capacidade de participar em atividades com a família e os cuidadores. Os padrões motores observados podem se caracterizar por hiperextensão ou flexão da cabeça e do tronco. Pode-se observar aumento do tônus muscular nas extremidades. Embora os problemas clínicos do RGE precisem ser resolvidos como meta primária, o terapeuta da UTIN pode ser chamado para ajudar com o posicionamento da criança, a fim de minimizar o refluxo e dar conforto ao bebê. São necessárias repetidas avaliações do desenvolvimento neurológico para determinar o efeito do refluxo sobre o comportamento e como adaptar intervenções que promovam competências apropriadas para o desenvolvimento.

Enterocolite necrotizante

Com incidência de 1-3:1000 nascidos vivos, a enterocolite necrotizante (ECN) é uma das emergências gastrintestinais mais comuns do RN.[288,289] Quase todos os casos de ECN ocorrem em bebês prematuros que receberam nutrição enteral,[290–292] e aproximadamente 1,0 a 7,7% das internações em UTIN são motivadas por ECN.[288,289] A ECN resulta da necrose isquêmica da mucosa intestinal, levando ao infarto intestinal. Embora, na maioria dos casos, o íleo terminal e o cólon sejam as partes do intestino afetadas, a ECN pode afetar todo o trato GI nos casos graves.[288,290,293,294] Os bebês prematuros são os que correm maior risco de ECN e a incidência de ECN é inversamente proporcional à IG e ao peso ao nascimento.[288,295–297] Somente 13% dos casos de ECN são relatados em bebês a termo e estes têm, geralmente, uma condição de base que os predispõe à doença, como cardiopatia congênita, doença respiratória, sepse, convulsões, asfixia perinatal, hipoglicemia ou restrição do crescimento intrauterino.[288–301]

A etiologia e a patogênese da ECN ainda não são claras; ela parece resultar de múltiplos fatores incidindo sobre um bebê vulnerável. A prematuridade e a alimentação láctea são fatores de risco estabelecidos por estudos epidemiológicos da ECN, embora outros fatores de risco sejam a hiperproliferação microbiana intestinal, instabilidade circulatória do trato GI e medicamentos que agridem a mucosa intestinal ou favorecem a proliferação bacteriana.[290,302–305]

A ECN causa um quadro agudo, imediato e está associada a comprometimento em longo prazo do desenvolvimento neurológico nas crianças que sobrevivem, incluindo paralisia cerebral, deficiência visual e dificuldades intelectuais.[290,306] A doença afeta igualmente RNs de ambos os sexos.[288,307] Embora a detecção precoce e o tratamento agressivo melhorem a evolução em termos de sobreviventes, há relatos na literatura sobre taxas de mortalidade de 15 a 30%.[288,303,308] As taxas de mortalidade dos bebês com ECN são inversamente proporcionais ao peso ao nascimento e são mais elevadas nos bebês que necessitam de cirurgia.[288,308–313]

O bebê com ECN apresenta sinais sistêmicos e abdominais. Os sinais sistêmicos incluem apneia, insuficiência respiratória, letargia, alimentação comprometida, instabilidade térmica e hipotensão. Os sinais abdominais incluem alterações da tolerância ao alimento, como distensão e sensibilidade à palpação do abdome, resíduo gástrico, vômitos biliares e/ou sanguinolentos e/ou fezes com sangue.[288,314–319] À medida que a ECN avança, o bebê pode apresentar hemorragia intestinal, gangrena, infiltração de gás na submucosa e, em alguns casos, perfuração dos intestinos, sepse e choque.

O fator mais importante para a evolução do quadro parece ser o diagnóstico e tratamento precoces. O diagnóstico é feito com base no exame físico e pode ser confirmado por radiografia do abdome, na qual se observa pneumatose intestinal (bolhas de gás dentro da parede do intestino); no entanto, há evidências que sugerem variabilidade dos sinais radiológicos dependendo da IG, o que significa que eles podem não ser úteis em bebês prematuros.[288] Se houver uma forte suspeita clínica, inicia-se o tratamento médico mesmo na ausência de confirmação radiológica. Os critérios uniformes mais comumente empregados para definir a ECN são os critérios de estadiamento de Bell, publicados originalmente em 1978 e baseados em sinais sistêmicos, intestinais e radiográficos; os critérios de Bell foram modificados para descrever bebês com doença leve e moderada e englobam as três categorias seguintes[309]:

- Estágio I: Suspeita de ECN; o bebê demonstra sinais sistêmicos inespecíficos (instabilidade térmica, apneia e letargia); sinais abdominais, como distensão abdominal, resíduo gástrico, vômitos e fezes com sangue; a radiografia é normal ou mostra discreta dilatação do intestino;
- Estágio II: ECN comprovada; o bebê tem sintomas do estágio I aliados à ausência de peristaltismo e pneumatose na radiografia do abdome;
- Estágio III: ECN avançada; bebê em estado crítico que apresenta, além dos sintomas dos estágios I e II, hipotensão, bradicardia, apneia grave, sensibilidade à palpação do abdome, acidose, neutropenia e coagulação intravascular disseminada. O bebê pode ou não apresentar sinais compatíveis com perfuração intestinal na radiografia do abdome.[288,293,318,320–322]

Quando há suspeita de ECN, o tratamento médico é iniciado imediatamente e inclui medidas de suporte, como repouso intestinal, suspensão da nutrição enteral, aspiração do estômago para descompressão do intestino, nutrição parenteral total, reidratação, antibióticos, monitoramento rigoroso dos valores laboratoriais e do trato GI (por radiografia ou ultrassonografia abdominal) e, se necessário, ventilação mecânica. Em geral, são feitas radiografias do abdome a cada seis ou oito horas para acompanhar a progressão da obstrução intestinal ou possível perfuração.

Quando a ECN é comprovada pelas alterações radiográficas, deve-se pedir parecer do cirurgião pediátrico, que fará recomendações sobre a necessidade e o momento ideal da cirurgia. A meta da cirurgia é conservar o máximo de intestino sem colocar em risco a vida do bebê. Os procedimentos cirúrgicos incluem laparotomia exploratória e ressecção do intestino necrótico ou drenagem peritoneal primária. Não há evidências sólidas em favor de um ou outro procedimento, embora a drenagem peritoneal possa ser realizada à beira do leito, sob anestesia local, sem necessidade de cirurgia para anastomose secundária, podendo ser, por esse motivo, o procedimento de escolha. A laparotomia normalmente é feita para ressecção da porção afetada do intestino seguida de colocação de ostomia e fístula mucosa; menos frequentemente, quando o trecho afetado é suficientemente curto, pode-se proceder à ressecção seguida de anastomose primária[304,320,290,323–329] (Fig. 4.14).

As complicações agudas da ECN incluem sepse, meningite, abscesso, hipotensão, choque, insuficiência respiratória e coagulação intravascular disseminada; no longo prazo, estenose intestinal e síndrome do intestino curto. Há relatos de estenose que requer ressecção cirúrgica em 9 a 36% dos bebês com ECN; a síndrome do intestino curto parece ocorrer em 9% dos bebês submetidos a cirurgia para tratamento de ECN. Esta síndrome leva a má absorção intestinal crônica e dependência da nutrição parenteral total. Bebês com síndrome do intestino curto correm risco de sepse, colestase e insuficiência hepática e podem necessitar, eventualmente, de transplante de fígado e intestinos.[304,321,330–332] Bebês com ECN podem precisar ficar hospitalizados por longo tempo para tratamento dessas complicações.

O RN também pode apresentar perfuração intestinal isolada e espontânea, que precisa ser diferenciada da ECN. Perfurações intestinais isoladas espontâneas geralmente ocorrem em bebês prematuros que pesam menos de 1500 g ao nascer. Em geral, essa perfuração ocorre no íleo terminal, mas também pode ocorrer no jejuno ou no cólon nos primeiros 10 dias de vida. Os fatores de risco dessa ocorrência incluem corioamnionite, exposição da gestante a antibióticos antes ou no momento do

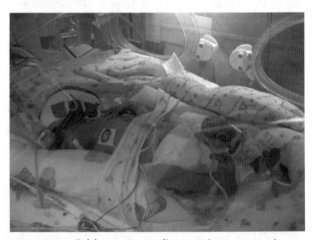

FIGURA 4.14 ▶ Bebê com enterocolite necrotizante e ostomia.

parto,[333,334] e administração precoce de glicocorticosteroides.[333,334-337] Ao contrário da ECN, a perfuração intestinal espontânea tem uma área de necrose hemorrágica localizada, com intestino de aspecto normal nas partes proximal e distal à perfuração; ela pode ser diferenciada da ECN pelo quadro clínico (hipotensão e distensão abdominal nos primeiros 10 dias de vida, com coloração azulada da parede abdominal e radiografias que mostram pneumoperitônio, sem pneumatose intestinal e ar no trajeto da veia porta). O tratamento inicial é semelhante às medidas de suporte para ECN. É necessário tratamento cirúrgico que, assim como no caso da ECN, pode ser uma laparotomia exploratória com ressecção intestinal ou drenagem peritoneal primária. Não há estudos randomizados e controlados que recomendem um ou outro procedimento, mas os bebês tratados com drenagem peritoneal primária têm menor probabilidade de necessitarem de laparotomia exploratória. O dreno permanece até cessar a saída de líquido; a perviedade do trato GI pode ser confirmada por exame de imagem com contraste ou se pode aguardar o retorno da função intestinal para iniciar a alimentação.[333,338-342]

A incidência de problemas de crescimento e do desenvolvimento neurológico de bebês com ECN foi relatada em estudos comparativos com outros bebês de muito baixo peso ao nascimento.[306,320,321,330,343] Não se observaram diferenças no crescimento ou no desenvolvimento neurológico de bebês tratados por ECN clinicamente; no entanto, na população de crianças que receberam tratamento cirúrgico para a ECN, foram relatadas diferenças significativas no crescimento e nas funções ligadas ao desenvolvimento neurológico.[288,344,345] Bebês com ECN de estágios II e III, apresentavam menor perímetro cefálico e comprimento total aos 12 meses, além de menor peso aos 12 e 20 meses, quando comparados com bebês da mesma idade que não tiveram ECN.[343] As avaliações do desenvolvimento neurológico realizadas em bebês com peso muito baixo ao nascer e ECN em estágios II e III, comparados a bebês da mesma idade, sem ECN, aos 12 e 20 meses de idade corrigida, mostraram quocientes gerais de desenvolvimento significativamente mais baixos nos bebês que tiveram ECN, tanto aos 12 quanto aos 20 meses. Há maior incidência de atraso psicomotor grave em bebês com ECN estágio III e comprometimento de múltiplos órgãos.[309,343] A evolução do desenvolvimento neurológico pode ser melhor nos bebês com perfuração isolada do que nos que apresentam ECN, mas os primeiros parecem correr maior risco de retinopatia da prematuridade e leucomalácia periventricular do que os bebês sem perfuração espontânea.[333,346-348]

Na fase aguda da ECN, o bebê se encontra em estado crítico e requer monitoramento constante pelos médicos e pela enfermagem. O fisioterapeuta, mais do que qualquer outro profissional da UTIN, está sempre pensando em como o momento atual afetará o desenvolvimento presente e futuro do bebê. O fisioterapeuta pode insistir na proteção do bebê durante a fase aguda da doença, por meio de diminuição do manuseio e da estimulação ambiental, bem como atenção constante ao posicionamento, com apoio extra para os membros onde estiverem inseridos cateteres arteriais ou venosos. O fisioterapeuta deve trabalhar de modo coordenado com a equipe médica e com a família para identificar sinais de estresse e desconforto na criança. Com base nessas informações, podem ser feitas recomendações de cuidados individualizados. Como esses bebês correm risco de atraso significativo do desenvolvimento, é importante que as intervenções e o acompanhamento voltados para o desenvolvimento continuem à medida que o quadro clínico melhora e depois da alta.

Hemorragia intraventricular da matriz germinativa

A hemorragia intraventricular da matriz germinativa é o tipo mais comum de lesão cerebral do prematuro, e ocorre com mais frequência em bebês nascidos com menos de 1500 g e menos de 32 semanas de gestação. A incidência de hemorragia intraventricular da matriz germinativa é inversamente proporcional à IG, o maior risco sendo observado nos prematuros extremos.[349-358] Em geral, a hemorragia se origina na camada subependimária da matriz germinativa e se estende para o espaço intraventricular entre os ventrículos laterais (Fig. 4.15). Durante o desenvolvimento do feto, esse é o sítio de proliferação neuronal, a partir de onde os neuroblastos se dividem e migram para o parênquima cerebral. A proliferação neuronal se completa por volta de 20 semanas, mas a proliferação celular da glia continua até aproximadamente 32 semanas de gestação. A matriz diminui de tamanho entre 33 e 34 semanas e, com 36 semanas de gestão, sua involução está quase completa.[349-351,358,359] Essas alterações no desenvolvimento do cérebro influenciam a área e extensão da hemorragia do neonato.

Uma rede capilar primitiva e frágil supre essa área de grande atividade metabólica. É nessa rede capilar que ocorre a hemorragia periventricular-intraventricular. Acredita-se que a hemorragia intraventricular seja em razão de hipóxia e/ou sangramento capilar resultantes da perda da autorregulação cerebral e da súbita alteração do fluxo sanguíneo.[349,350,358,360,361] Foi demonstrado que a mudança da circulação cerebral, da autorregulação para uma circulação "pressão-passiva", é um fator importante no desenvolvimento da hemorragia periventricular-intraventricular. A hemorragia pode ocorrer quando o padrão circulatório pressão-passivo é comprometido por flutuações do fluxo e da pressão sanguíneos cerebrais. Os fatores associados à perda da autorregulação são IG mais baixa, extremo baixo peso ao nascer, complicações no parto, assincronia entre respiração es-

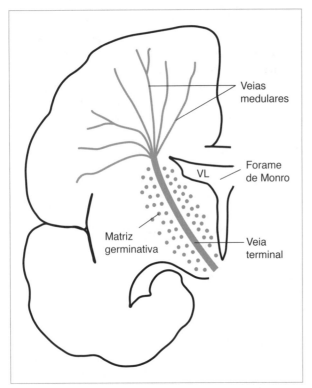

FIGURA 4.15 ▶ Diagrama da matriz germinativa e da drenagem venosa da substância branca cerebral. *VL,* ventricular lateral (Reproduzida com permissão de Volpe JJ. *Neurology of the Newborn.* 4ª ed. Filadélfia, PA: Saunders; 2001:432.)

TABELA 4.8 ▶ Classificação da hemorragia intraventricular da matriz germinativa (MG)	
Grau	Característica
I	Hemorragia da MG com hemorragia intraventricular mínima ou ausente
II	Hemorragia intraventricular que ocupa 10 a 15% da área intraventricular
III	Hemorragia intraventricular que ocupa mais de 50% da área ventricular, com distensão ventricular
Infarto hemorrágico periventricular	Hemorragia venosa intraparenquimatosa

Adaptada com permissão de Volpe JJ. *Neurology of the Newborn.* 4ª ed. Filadélfia, PA: Saunders; 2001.

pontânea e mecânica, pneumotórax, rápida expansão de volume, convulsões, alterações de pH, $PaCO_2$, PaO_2, desequilíbrio metabólico, aspiração traqueal e procedimentos nociceptivos aplicados por cuidadores.[349,350,358,362-368]

A hemorragia intraventricular é diagnosticada por ultrassonografia e classificada de acordo com a gravidade.[351,358,369] Papile et al.[357] desenvolveram um sistema de classificação em quatro níveis, ainda hoje empregado por muitos neonatologistas, neurologistas e radiologistas. Em 1995, Volpe desenvolveu um sistema diferente de classificação, baseado em estudos de imagem e patologia. Essa escala classifica a hemorragia intraventricular em três níveis. O grau I é uma hemorragia da matriz germinativa com mínima ou nenhuma hemorragia intraventricular. O grau II é uma hemorragia intraventricular que ocupa 10 a 15% da área intraventricular sem distensão dos ventrículos. O grau III é uma hemorragia intraventricular que ocupa mais de 50% da área ventricular e geralmente causa distensão dos ventrículos laterais (Tab. 4.8).[349,350]

As complicações patológicas da hemorragia intraventricular incluem destruição da matriz germinativa, infarto hemorrágico periventricular e dilatação ventricular pós-hemorrágica (DVP).[349,350,355,361] A leucomalácia periventricular, frequentemente observada em bebês com hemorragia intraventricular, não é causada pela hemorragia em si.[349,355,358,370] A hemorragia da matriz germinativa resulta em destruição da matriz e das células precursoras da glia. A destruição das células precursoras da glia pode influenciar negativamente o desenvolvimento futuro da criança. A evolução do desenvolvimento neurológico dos bebês com hemorragia intraventricular está relacionada à gravidade da hemorragia. Vohr et al.[361] constataram que bebês de baixo peso ao nascimento com hemorragia intraventricular tinham maior probabilidade de desenvolver paralisia cerebral. A paralisia cerebral espástica diplégica é mais comumente associada à hemorragia intraventricular em razão da localização anatômica dos tratos corticospinais.[350,359,361]

O infarto hemorrágico periventricular (IHP) era considerado, no passado, uma extensão de uma grande hemorragia intraventricular parenquimatosa ou, segundo a descrição de Papile, de uma hemorragia intraventricular de grau IV. Estudos ultrassonográficos e patológicos mostraram que a lesão representa um infarto hemorrágico venoso.[350,361,371] O IHP é geralmente uma lesão grande, unilateral ou assimétrica na região dorsolateral dos ventrículos laterais. Acredita-se que essa lesão seja causada por obstrução da veia terminal por uma grande hemorragia intraventricular.[349,350,372] O IHP geralmente ocorre no mesmo lado da hemorragia intraventricular maior, pois costuma haver uma diminuição acentuada ou ausência de fluxo na veia terminal daquele lado. Estudos também descreveram a lesão no território das veias medulares que drenam para a veia terminal. A necrose nessa área pode evoluir, com o tempo, para um único e grande cisto porencefálico.[349] No período neonatal, o IHP costuma estar associado à maior taxa de mortalidade que a hemorragia intraventricular isolada. Os problemas de desenvolvimento associados ao IHP são a hemiparesia espástica, a tetraparesia assimétrica e deficit cognitivo. Em crianças com história de IHP, as extremidades superiores e inferiores são igualmente afetadas. Lesões por IHP extenso causam deficits motores e cognitivos mais graves.[350,361]

Dias a semanas depois da hemorragia intraventricular, pode ocorrer dilatação ventricular progressiva. A dilatação ventricular progressiva se deve a um processo que impede a reabsorção do líquido cerebrospinal (LCE) e/ou causa obstrução da drenagem do LCE por um coágulo sólido. A lesão do cérebro por DVP é mais provavelmente decorrente de hipóxia-isquemia e distensão dos ventrículos na direção da substância branca circundante, que pode ficar mais suscetível a dano adicional em razão dos efeitos da hemorragia inicial.[350] O resultado da DVP é, geralmente, dano bilateral na substância branca cerebral.[373] Como é alta a incidência de casos em que a progressão da dilatação ventricular cessa sem intervenção, a DVP é manejada, inicialmente, com observação rigorosa do tamanho dos ventrículos, do perímetro cefálico e do quadro clínico. Uma dilatação ventricular persistente lenta é tratada com punções lombares seriadas para remover grandes volumes de LCE. Medicamentos como acetazolamida e furosemida podem ser usados para diminuir a produção de LCE.[350,361] A dilatação ventricular rapidamente progressiva moderada a grave com aumento progressivo de tamanho do crânio e da pressão intracraniana é tratada, inicialmente, com punções lombares seriadas seguidas de drenagem ventricular do LCE por cateter ventricular externo ou tunelizado, conectado a um reservatório subcutâneo.[350,361] A drenagem ventricular é, geralmente, uma medida temporária até que se possa instalar uma derivação (*shunt*) ventrículo-peritoneal. Esse tipo de *shunt* desvia o LCE dos ventrículos laterais para dentro da cavidade peritoneal.[350]

A DVP tem maior incidência em prematuros extremos com peso extremamente baixo ao nascer, já que essa é a população de maior risco de hemorragia intraventricular mais grave. A cada semana adicional de gestação, diminui a ocorrência de DVP. A incidência de DVP aumenta com o grau de hemorragia intraventricular.[374] Murphy et al. constataram que o grau de hemorragia intraventricular e a necessidade de suporte inotrópico, com dopamina ou dobutamina, por exemplo, estão significativamente relacionados à DVP, que requer intervenção cirúrgica. A DVP foi associada a comprometimento neuromotor e deficiências graves.[375-378] Krishnamoorthy et al.[369] demonstraram, em seu estudo, que a ventriculomegalia é um importante antecedente de sequelas neuromotoras e que as crianças com essa condição tinham risco cinco vezes maior de paralisia cerebral, independentemente do grau de hemorragia intraventricular.

Embora a incidência de hemorragia intraventricular e IHP tenha decrescido nos últimos anos, graças a melhorias nos cuidados preventivos pré e pós-natais, essas lesões ainda são fatores importantes de incapacidade por problemas de desenvolvimento neurológico em bebês com peso extremamente baixo ao nascer.[350,355,374,379-382] A meta primária dos cuidados pré-natais é evitar ou adiar o parto prematuro. Outras estratégias têm como foco dar suporte durante o trabalho de parto e o parto, ressuscitação e planejamento dos cuidados neonatais. Como a SAR está claramente associada a hemorragia intraventricular e IHP, são empregados tratamentos que combatem a SAR, como por exemplo, a administração de esteroides no pré-natal. No pós-natal, o foco do tratamento é a prevenção da hipóxia ou das flutuações da pressão sanguínea cerebral e sistêmica. Além do melhor suporte médico e respiratório possível, deve-se obedecer aos princípios de cuidados de suporte individualizados e voltados para o desenvolvimento, a fim de minimizar o estresse durante o tratamento, diminuir o risco de perda da estabilidade fisiológica e o risco de hemorragia intraventricular.[56,360,383,384]

Leucomalácia periventricular

A leucomalácia periventricular (LPV) se refere a áreas específicas de necrose da substância branca, adjacentes aos ângulos externos dos ventrículos laterais. Essas áreas envolvem o corno frontal, o corpo e as radiações acústicas e ópticas. A incidência de LPV é maior em bebês nascidos com menos de 32 semanas de idade gestacional, que sobreviveram mais que alguns dias após o nascimento e têm comprometimento cardiorrespiratório.[349,350,385,386] Bebês prematuros com IG mais baixa são os que correm maior risco de lesão da substância branca, já que essas áreas são mal vascularizadas no cérebro imaturo e contêm precursores de oligodendrócitos, extremamente sensíveis à isquemia e infecção.[349,350,359,385-387]

Necrose periventricular localizada e lesão difusa da substância branca cerebral são características patológicas da LPV. A necrose focal está relacionada à isquemia grave e ocorre mais frequentemente em bebês com mais de 26 semanas de gestação.[349,350,372,386] Os dois principais locais de lesão focal são próximo ao trígono dos ventrículos laterais e nas zonas limítrofes entre os ramos terminais da artéria cerebral média e a artéria cerebral anterior ou posterior. As lesões difusas da substância branca são mais aparentes em bebês com menos de 26 semanas de gestação que evoluem com atrofia, ventriculomegalia e deficit de desenvolvimento cortical, com perda de oligodendrócitos e comprometimento da mielinização.[349,350,372,386]

Geralmente, o primeiro sinal de LPV são áreas de maior ecodensidade detectadas na ultrassonografia de crânio. Essas ecodensidades representam áreas de necrose celular localizada, por degeneração axonal. Embora, em alguns bebês, as ecodensidades possam ser transitórias (chamadas "flares" radiográficos), outras crianças apresentam a evolução característica da LPV localizada, com formação de cavidades que se tornam cistos múltiplos. Esse processo evolui em uma a três semanas,[349,350,360,386] e o diagnóstico de LPV dependerá do número de ultrassonografias de crânio realizadas e dos momentos em que forem feitas. Lesões mais difusas sofrem alteração cística mais raramente e podem não ser detectadas na ultrassonografia de crânio. A ressonância magnética nuclear (RMN) permite uma melhor definição das estruturas cerebrais, tendo sido usada para documentar lesões difusas da substância branca.[372]

A patogênese da destruição da substância branca observada na LPV foi atribuída aos fatores interrelacionados, associados à imaturidade das estruturas vasculares e da circulação do bebê prematuro, ao comprometimento da autorregulação cerebral e à vulnerabilidade intrínseca da neuróglia da substância branca cerebral imatura à isquemia-reperfusão.[349,350,370,372,386,388,389] A infecção perinatal e a resposta inflamatória, incluindo a liberação de citocinas pró-inflamatórias, também mostraram ter um papel importante na patogênese da LPV.[359,372,386,389–393] O efeito de medicamentos e outras terapias empregadas em resposta às complicações da prematuridade foi implicado na patogênese da lesão da substância branca.[394] Há uma estreita associação com a mortalidade e a morbidade em longo prazo nas crianças com LPV. A morte dos bebês que apresentam LPV no período neonatal geralmente é atribuída ao dano inicial, seja por hipóxia, hemorragia ou infecção, não à LPV. Bebês com LPV que sobrevivem ao período neonatal correm grande risco de problemas do desenvolvimento neurológico, que afetam as funções motora, cognitiva e visual.[268,378,382,386,391,392,395] A diplegia espástica, com ou sem hidrocefalia, é a principal sequela de longo prazo da LPV. Han et al.[382] constataram que a presença de LPV era o "mais forte e o mais independente fator de risco" para desenvolvimento de paralisia cerebral. O quadro clínico se caracteriza por um distúrbio motor mais acentuado nos membros inferiores que nos membros superiores, em razão da localização anatômica dos tratos motores descendentes (Fig. 4.16). Quando há lesões maiores, que se estendem mais pela substância branca periventricular, os membros superiores e as funções cognitivas também são afetados. Nesse caso, os tratos motores associados a funções visuais, auditivas e somestésicas podem ser envolvidos.[386,391,392] Observou-se que prematuros extremos são os que correm maior risco de comprometimento cognitivo e motor global.[352,353,370,396]

Assim como outros danos ao cérebro do neonato, o foco primário é a prevenção da prematuridade, infecções, hipotensão e outros fatores associados. Uma vez feito o diagnóstico de LPV, trata-se inicialmente a causa primária e as complicações da lesão, além de se evitar mais danos hipóxicos-isquêmicos. Devem ser adotadas estratégias de tratamento que previnam ou minimizem a hipóxia, hipotensão, acidose, apneia, bradicardia e infecção. Podem-se adotar estratégias de cuidados voltados para o desenvolvimento, a fim de reduzir o estresse e promover o desenvolvimento. Ultrassonografias seriadas ajudam a monitorar a LPV, sua possível progressão e a hidrocefalia.

Retinopatia da prematuridade

A retinopatia da prematuridade é um transtorno vasoproliferativo da retina do prematuro, que está em desenvolvimento, e pode resultar em comprometimento visual e cegueira. Foi constatado que a gravidade da retinopatia da prematuridade é preditiva de má evolução do desenvolvimento neurológico.[397] Os prematuros correm maior risco de retinopatia da prematuridade em razão da vasculogênese e da angiogênese que ocorrem, tipicamente, na vida fetal entre 16 semanas e o termo. A retinopatia da prematuridade raramente é diagnosticada em bebês a termo, porque a vascularização da retina em geral se completa por volta de 40 semanas.[398]

A incidência e a gravidade da retinopatia da prematuridade têm estreita correlação com o baixo peso e a IG ao nascimento, gestação gemelar e com a gravidade geral da doença.[399,400] Prematuros extremos e bebês com muito baixo peso ao nascimento sofrem de retinopatia da prematuridade mais grave e com maior frequência.[401]

Outros fatores de risco incluem pouco ganho de peso pós-natal, transfusões de sangue e fatores maternos,

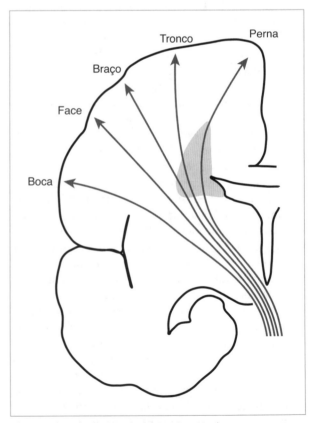

FIGURA 4.16 ▶ Ilustrações da área periventricular e tratos motores. (Reproduzida com permissão de Volpe JJ. *Neurology of the Newborn*. 4ª ed. Filadélfia, PA: Saunders; 2001:432.)

como hiperglicemia, tabagismo e pré-eclâmpsia. Desde a década de 1940, há uma associação entre a ocorrência de retinopatia da prematuridade e a exposição a elevadas concentrações de oxigênio[402]. No entanto, atualmente, considera-se que a causa do problema seja multifatorial. Fatores de crescimento, regulados por oxigênio ou não, foram associados ao aparecimento da retinopatia da prematuridade.[403] Fatores genéticos também foram implicados no seu desenvolvimento.

O início da retinopatia da prematuridade é marcado por uma alteração do desenvolvimento normal dos vasos sanguíneos do olho e foi descrito como um processo de duas etapas. Na primeira fase, o prematuro é exposto a um ambiente com mais hiperóxia que o meio intrauterino. A hiperóxia suprime os fatores de crescimento, o que resulta em interrupção do desenvolvimento vascular normal, vasoconstrição na retina imatura e morte dos capilares.[404] A área avascular da retina entra em hipóxia, passando à próxima fase da retinopatia da prematuridade. O segundo estágio da patologia ocorre por volta de 32 a 34 semanas de idade pós-menstrual (IPM) e se caracteriza por crescimento neovascular na junção entre as áreas vascularizada e avascular da retina, em decorrência da estimulação de fatores de crescimento e outros em resposta à hipóxia.[404,405] Se a circulação e a melhor oxigenação da retina avascular puderem ser restabelecidas, a retinopatia da prematuridade irá regredir e o excesso de vasos será reabsorvido. Entretanto, se persistirem a circulação insuficiente e a hipóxia, haverá neovascularização do vítreo e crescimento vascular descontrolado. Esses vasos têm estrutura atípica e são propensos à hemorragia e ao edema. O crescimento patológico dos vasos acaba produzindo uma cicatriz fibrosa que traciona a retina, levando ao seu descolamento.[403]

O processo patológico geralmente atinge o pico entre 34 e 40 semanas e, a seguir, regride. Na maioria dos casos, o processo regride, havendo resolução da retinopatia. Em casos graves, pode permanecer o comprometimento visual ou até a cegueira. Considerando-se a sequência de progressão da retinopatia da prematuridade e os benefícios do diagnóstico e tratamento precoces, os oftalmologistas avaliam periodicamente a retina com base na IG, comorbidades e na gravidade da doença. A AAP[406] elaborou diretrizes para exames de triagem da retinopatia da prematuridade em bebês prematuros. Segundo essas diretrizes, bebês com menos de 1500 g de peso ao nascimento ou IG abaixo de 30 semanas e bebês com peso ao nascimento entre 1500 e 2000 g ou IG acima de 30 semanas e com evolução clínica complicada, incluindo necessidade de ventilação mecânica e oxigênio suplementar, devem ser examinados para triagem de retinopatia da prematuridade. A fase aguda da triagem é iniciada com base na IPM, já que as pesquisas mostram que há melhor correlação entre o aparecimento da retinopatia da prematuridade grave e a IPM. No

entanto, prematuros extremos, com menos de 25 semanas de IG, devem ser triados mais cedo, considerando seus fatores de alto risco. Os exames devem ser repetidos segundo um esquema baseado no aspecto da retina.[406] A fase aguda da triagem de retinopatia da prematuridade termina quando não há mais risco dessa alteração patológica.[407]

A retinopatia da prematuridade é classificada segundo sua localização, estágio e extensão do processo fisiopatológico, com base na Classificação Internacional da Retinopatia da Prematuridade (ICROP, na sigla em inglês).[406,407]

A localização indica a distância percorrida pelos vasos sanguíneos retinianos atípicos, sendo expressa em "horas do relógio" correspondentes à extensão afetada da circunferência do fundo do olho. A retina é dividida em três círculos concêntricos, chamados zonas (Fig. 4.17). As zonas refletem o desenvolvimento dos vasos sanguíneos, do centro para a periferia.[398] A zona 1 fica em torno da emergência do nervo óptico e vai até a mácula. A zona 2 se estende em direção às bordas nasal e temporal e a zona 3 vai além, em direção à borda temporal. A gravidade da doença é classificada em estágios (Fig. 4.17). No estágio 1, existe uma linha fina demarcando a separação entre a retina normal e as áreas mal desenvolvidas, avasculares. O estágio 2 ocorre quando a demarcação se torna uma linha mais grossa e elevada, fazendo protrusão para dentro do humor vítreo. No estágio 3, ocorre proliferação fibrovascular extrarretiniana ao longo da borda dessa linha, penetrando no humor vítreo. No estágio 4, surgem fibrose e tecido cicatricial, que tracionam a retina e levam a descolamento parcial. O estágio 4 se subdivide em 4A, no qual o descolamento parcial não envolve a mácula e 4B, no qual a mácula é comprometida. O estágio 5 corresponde a descolamento total da retina.[407]

A doença *plus*, que pode ocorrer em qualquer estágio, é uma forma grave de retinopatia da prematuridade que cursa com ingurgitamento dos vasos da íris, rigidez pupilar e turvação do vítreo. Nessa forma de retinopatia da prematuridade, os vasos sanguíneos posteriores da retina se tornam caracteristicamente dilatados e tortuosos. A doença *plus* tende a evoluir muito rapidamente e requer intervenção, dado o maior risco de função visual gravemente prejudicada.[398,407]

A categoria de doença pré-*plus* foi acrescentada ao sistema de classificação ICROP em 2005 para descrever a presença de dilatação e tortuosidade vasculares que não sejam suficientemente graves para alcançar os critérios de doença *plus*. A doença pré-*plus* pode evoluir para doença *plus*, por isso os bebês classificados como tendo doença pré-*plus* devem ser acompanhados de perto.[398,406,407] O grau de gravidade para indicação cirúrgica é descrito pelos termos limiar e pré-limiar. O termo limiar se refere a condições em que há cinco ou mais

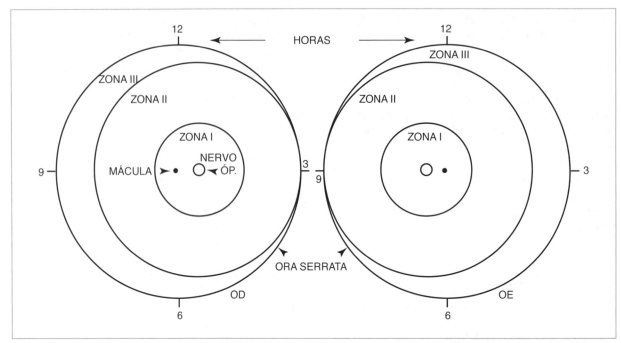

FIGURA 4.17 ▶ Esquema dos olhos direito e esquerdo mostrando as "horas", estágios e zonas da retinopatia da prematuridade. (Reproduzida com permissão do Committee for Classification of ROP. An International Classification of Retinopathy of Prematurity. *Arch Ophthalmol.* 1989;102(8):1131.)

horas contíguas ou oito horas cumulativas de doença em estágio 3 com doença *plus* na zona 1 ou 2. O risco de cegueira é de aproximadamente 50% na retinopatia da prematuridade limiar e recomenda-se intervenção cirúrgica.[398,407]

A doença pré-limiar pode corresponder a qualquer um dos seguintes comprometimentos pela retinopatia da prematuridade: zona 1 em qualquer estágio abaixo de limiar, zona 2 em estágio 2 e doença *plus*, zona 2 em estágio 3 sem doença *plus*, e zona 2 em estágio 3 com doença *plus* e quatro seções com estágio abaixo de limiar. Nos casos de retinopatia da prematuridade pré-limiar de alto risco, pode ser necessária intervenção cirúrgica. A AAP[408] recomenda que o tratamento seja instituído, se possível, em 72 horas a partir da detecção da retinopatia da prematuridade limiar tratável. Recomenda-se acompanhamento de três a sete dias depois do tratamento para avaliar a necessidade de terapia adicional.

Pode-se usar terapia ablativa para tratamento da retinopatia da prematuridade. Atualmente, usa-se a fotocoagulação por laser diodo em vez da crioterapia, com base em resultados de estudos clínicos que demonstraram a superioridade do laser.[409,410] O momento de aplicação do tratamento também passou a ser mais cedo, em estágios menos avançados da doença, com base no estudo ETROP (sigla em inglês de Tratamento Precoce da Retinopatia da Prematuridade). Nesse estudo, o tratamento com laser diminuiu a progressão e a incidência da retinopatia da prematuridade, mas os pacientes do estudo ETROP ainda tiveram maus resultados visuais,[411] que podem ter sido decorrentes de fatores angiogênicos não reduzidos pelo laser.

Embora a ablação retiniana seja uma medida efetiva para a maioria dos casos de retinopatia da prematuridade limiar, alguns deles evoluem para descolamento da retina. Nesses casos, o tratamento cirúrgico é indicado, consistindo em introflexão escleral ou vitrectomia. A vitrectomia é um procedimento de remoção de tecido cicatricial com tração da retina para frente. Esses procedimentos têm tido sucesso limitado em termos do resultado para a função visual.[412-415]

No momento, o tratamento com laser é a única terapia da retinopatia da prematuridade baseada em evidências. Há pesquisas em andamento sobre tratamentos farmacológicos baseados nos estudos continuados sobre a patogênese da retinopatia da prematuridade. Essas intervenções incluem agentes anti-VEGF (sigla em inglês para fator de crescimento do endotélio vascular), bloqueadores beta-adrenérgicos sistêmicos, terapia genética, suplementação com ácidos graxos ômega 3 e IGF-1 (sigla em inglês para fator de crescimento semelhante a insulina tipo 1).[410]

Até o momento, não há tratamento preventivo comprovado para retinopatia da prematuridade. Baixos níveis de saturação de oxigênio parecem reduzir a incidência de retinopatia da prematuridade, mas o nível ideal de saturação ainda não foi determinado.[403,405] Os métodos clínicos de prevenção da retinopatia da prematuridade incluem evitar o parto prematuro, regular a suplementação de oxigênio, nutrir para promover o crescimento e o ganho de peso e minimizar outras comorbidades dos prematuros.

Os exames de triagem nos bebês prematuros são necessários para prevenir a retinopatia da prematuridade grave e o comprometimento visual a ela associado. No entanto, estão documentados na literatura o estresse e a dor impostos aos bebês submetidos a exames oftalmológicos para triagem de retinopatia da prematuridade.[416,417] Nessas crianças, foram observados aumentos da frequência cardíaca e da pressão arterial, além de queda da saturação de oxigênio. Além disso, muitas horas depois do exame oftalmológico podem ocorrer aumento da necessidade de oxigênio, intolerância alimentar e apneia.[418] A AAP[406] recomenda que "todo esforço seja feito para minimizar o desconforto e os efeitos sistêmicos dos exames oftalmológicos."[419] O pré-tratamento com colírio anestésico foi estudado, mas os resultados foram variáveis.[420,421] Foi demonstrado que a sucção não nutritiva com chupeta, solução de sacarose oral ou leite materno, diminui as respostas à dor dos bebês prematuros.[422-426] Outras estratégias usadas para dar conforto ao bebê durante o exame oftalmológico incluem aconchego, contenção e práticas de cuidados para o desenvolvimento como as do NIDCAP.[309,427,428] Fisioterapeutas que são membros da equipe de cuidados voltados para o desenvolvimento na UTIN podem ter um papel de educar a família e os cuidadores para reconhecerem os sinais individuais de estresse e conforto do bebê, identificar estratégias para diminuir a dor e o estresse e desenvolver um plano de suporte durante e depois de procedimentos dolorosos, como os exames para monitoramento de retinopatia da prematuridade.

Corioamnionite

A corioamnionite é causada por bactérias presentes no colo do útero e na vagina, que invadem a cavidade amniótica provocando uma resposta inflamatória nas membranas do feto em desenvolvimento. A corioamnionite é a causa mais comum de trabalho de parto prematuro. A maioria dos bebês nasce sem infecção, porque a placenta funciona como uma barreira eficiente. No entanto, nos casos em que há uma resposta inflamatória fetal aliada à resposta inflamatória materna, o bebê pode correr maior risco de displasia broncopulmonar, ECN, anormalidades cranianas observadas na ultrassonografia e comprometimento neurológico em longo prazo.[429] Além disso, há evidências de associação entre a infecção intrauterina materna e a ocorrência de dano ao cérebro do feto, com deficits neurológicos subsequentes, sendo a associação mais estreita aquela entre a corioamnionite e a LPV.[393,430]

Doença óssea metabólica do prematuro

O terceiro trimestre do desenvolvimento fetal é muito importante para a formação dos ossos. Os nutrientes essenciais nesse processo são fornecidos de modo mais eficiente pela placenta, quando o bebê está no útero. Aproximadamente 80% da formação dos ossos ocorrem entre 24 e 40 semanas de gestação, à medida que o feto incorpora grandes quantidades de cálcio, fósforo e magnésio.[431-437] Também ocorre estimulação mecânica dos ossos quando o feto se movimenta ativamente dentro do ambiente cercado de líquido e faz força contra a parede do útero. Além disso, o esqueleto recebe ainda maior carga mecânica durante o terceiro trimestre, à medida que o bebê ganha massa muscular e começa a ser comprimido pela relativa falta de espaço na cavidade uterina.[433-435] Bebês nascidos prematuramente perdem uma parte ou todo esse período de formação óssea e incorporação de minerais.

A doença óssea metabólica do prematuro é definida como um estado de "mineralização óssea pós-natal inferior à densidade óssea intrauterina na mesma idade gestacional."[438] Bebês prematuros internados na UTIN correm risco de doença óssea metabólica do prematuro, com implicações para seu crescimento futuro[439] e risco de fraturas já no momento presente.[440] Os fatores de risco que contribuem para a doença óssea metabólica do prematuro incluem:

- Práticas nutricionais como restrição alimentar, uso prolongado de hiperalimentação ou leite materno não fortificado;
- Medicamentos como corticosteroides e diuréticos que causam aumento da excreção de minerais;[433-437]
- Deficiência de vitamina D, que é exacerbada por doenças de má absorção, como colestase e ECN;
- Falta de estimulação mecânica, que pode ser agravada por sedativos, paralisantes[439] e equipamentos de soro intravenoso que exigem imobilização dos membros do bebê.

Bebês com doença óssea metabólica do prematuro têm ossos frágeis e alto risco de fraturas e deformidades posturais, como dolicocefalia, além de problemas respiratórios.[439]

A doença óssea metabólica do prematuro pode ser de difícil diagnóstico por permanecer assintomática até que ocorram fraturas ou apareçam sinais de raquitismo. Pode ser difícil interpretar os marcadores bioquímicos, os marcadores de formação óssea carecem de sensibilidade e especificidade e as radiografias não mostram osteopenia até que já tenha ocorrido um grau significativo de desmineralização.[439] A osteopenia pode passar despercebida até ocorrer uma fratura; há relatos na literatura de fraturas ocorridas em bebês prematuros que foram associadas, pela relação temporal, com a colocação de um cateter intravenoso.[441] Na UTI dos autores, também houve fraturas em bebês associadas, do ponto de vista temporal, com imunizações, inserção de cateteres intravenosos, punção do calcanhar e restrições usadas durante procedimentos médicos. Essas ocorrências levaram os autores a defender o manuseio seguro de todos os bebês, evitando especialmente torcer e tracionar os membros da criança durante a inserção do cateter e, em vez disso, reposicionando o bebê para que seus membros se mantenham alinhados na posição mais neutra possível. Exemplos de técnicas de manuseio seguras incluem erguer o corpo do bebê, colocando uma das mãos sob a cabeça e outra sob as nádegas, em vez de levantar o bebê segurando-o pelas axilas ou pela caixa torácica; outra técnica é, durante a troca de fraldas, erguer o bebê com a mão sob suas nádegas, em vez de levantá-lo segurando nos tornozelos.[442]

A incidência de doença óssea metabólica do prematuro é inversamente proporcional à IG e ao peso ao nascer. Bebês com peso extremamente baixo ao nascimento (menos de 1000 g) têm incidência de osteopenia de 50 a 60%; nos bebês com muito baixo peso ao nascimento (menos de 1500 g), a incidência de osteopenia é 23%.[440] Há relatos de fraturas em aproximadamente 10% dos bebês com muito baixo peso ao nascimento e com 36 a 40 semanas de IPM.[440] Na UTIN, a prevenção e o tratamento da doença óssea do prematuro consiste em terapia nutricional agressiva. A equipe médica monitora rigorosamente as vitaminas e minerais administrados ao bebê por nutrição parenteral, fortificantes do leite materno e/ou fórmulas para prematuros.[434–437] Apesar dos programas nutricionais cuidadosamente elaborados, ainda ocorrem casos de doença óssea metabólica do prematuro. Há relatos na literatura de estudos sobre o uso de mobilização passiva dentro da amplitude de movimento para promover a formação óssea nos bebês pré-termo[344,443–445]; no entanto, são estudos com pequeno número de pacientes e que não consideram o estresse fisiológico que o manuseio pode induzir nessa população tão frágil. Uma revisão Cochrane[446] de oito estudos, para determinar o efeito dos programas de atividade física na mineralização óssea, nas fraturas e no crescimento de bebês prematuros, não recomendou essa prática com base nas atuais evidências e citou a necessidade de estudos adicionais em bebês sob alto risco de doença óssea metabólica do prematuro, que considerem os eventos adversos, resultados em longo prazo e contribuições da nutrição.[446] O manuseio do prematuro de muito baixo peso ao nascimento requer cuidado, dadas as suas vulnerabilidades fisiológicas, além do maior risco de fraturas ósseas. Além disso, deve-se atentar para a conformação do crânio, usando dispositivos de posicionamento, variando as posturas e incluindo decúbitos dorsais com a cabeça na linha mediana. O fisioterapeuta neonatal deve defender o uso de posições e apoios que não restrinjam os movimentos do bebê e facilitem sua movimentação ativa. Os cateteres intravenosos para administração de medicamentos e os tubos endotraqueais que dão suporte respiratório precisam, de fato, ser protegidos, mas os bebês devem ter liberdade para iniciar movimentos, o que gera oportunidades de fortalecimento dos músculos e contribui para a resistência dos ossos.

Avaliação e intervenção fisioterapêuticas: problemas da prematuridade

Uma anamnese completa deve incluir informações obtidas do prontuário médico, da equipe médica e de enfermagem e da família. As informações pertinentes obtidas do prontuário incluem a história pré-natal, a história do parto, da doença atual e social-familiar. A história pré-natal engloba a idade da mãe, as circunstâncias da concepção (uso de tecnologia para reprodução assistida), cuidados pré-natais e resultados de exames, complicações durante a gestação, infecções, doenças, medicamentos usados pela mãe (drogas lícitas e ilícitas), intervenções, como por exemplo cirurgia materna ou fetal, história clínica pregressa da mãe e ocorrência/tratamento de trabalho de parto prematuro. A história do parto inclui a IG ao nascimento, tipo de parto (parto por via vaginal espontâneo ou induzido, com ou sem ajuda de fórceps ou vácuo-extrator, ou cesariana), peso, comprimento, perímetro cefálico, escores de Apgar (Tab. 4.6), estado clínico do bebê no momento do parto, manobras de ressuscitação necessárias e se o bebê precisou de intervenções prolongadas na sala de parto.

A história da doença atual inclui uma revisão detalhada da condição clínica por sistemas. Um bebê requer cuidados intensivos neonatais em razão da imaturidade de seus órgãos e da fragilidade de suas funções fisiológicas. Ao revisar o prontuário, o fisioterapeuta deve atentar para o nível de suporte respiratório de que o bebê necessita a partir do nascimento e no momento atual, incluindo modificações para dar sustentação ao bebê durante os cuidados de enfermagem ou alimentações. O profissional deve tomar nota da frequência e gravidade dos episódios de apneia, bradicardia e queda da saturação de oxigênio, bem como das intervenções necessárias. O quadro cardiovascular é importante para compreender a saúde dos outros sistemas orgânicos do bebê, particularmente dos sistemas nervoso central (SNC), respiratório e GI. O tipo de alimentação inicial do bebê e como foi tolerada, modificada, diminuída e/ou aumentada são informações importantes, pois sinalizam a saúde geral do bebê, suas funções e sua capacidade de crescer. Da mesma forma, os medicamentos usados no bebê podem ter impacto em suas funções e capacidade de permanecer alerta e manter um estado de vigília. Bebês que necessitaram de sedativos ou narcóticos como parte de seu tratamento médico podem apresentar sinais e sintomas de abstinência quando esses medicamentos são retirados.

Outros problemas clínicos relativos ao nível de desempenho funcional atual e aos riscos futuros incluem infecções, problemas metabólicos, hiperbilirrubinemia, síndromes genéticas, malformações congênitas, convulsões, hemorragia intracraniana e problemas cirúrgicos. Depois de uma revisão minuciosa do prontuário, o fisioterapeuta deve entrar em contato com a equipe de enfermagem para conversar sobre a condição geral do bebê. Essa conversa deve incluir perguntas pertinentes sobre mudanças observadas na criança que levaram a mudanças de conduta médica, tolerância aos cuidados de enfermagem, procedimentos de cuidados que causam sofrimento e medidas de conforto preferidas. Se houver familiares presentes, o fisioterapeuta deve tentar estabelecer um relacionamento com eles e iniciar um diálogo sobre o bebê. Por meio desse processo, o fisioterapeuta poderá perceber qual é o entendimento geral da família sobre os problemas clínicos do bebê, sua interpretação dos comportamentos da criança e seu grau de conforto ao interagir com o bebê. Durante essa primeira visita ao local em que a criança está sendo cuidada, o fisioterapeuta observa o ambiente, incluindo a localização do berço, os níveis de luminosidade e ruído e como o bebê responde ao estresse no ambiente que o cerca.

O fisioterapeuta precisa observar o bebê, tanto em repouso quanto durante as atividades de cuidados prestados pela equipe de enfermagem ou por outros profissionais de saúde. Durante a observação dos cuidados médicos ou de enfermagem, o bebê pode demonstrar sensibilidade aos ruídos ambientais. O fisioterapeuta deve recomendar, nesse caso, estratégias para minimizar os ruídos, como sugerir aos membros da equipe que evitem escrever ou colocar objetos sobre a incubadora, fechar as portinholas e gavetas com cuidado, manter os celulares em modo de vibração e falar baixo, limitando a conversa ao mínimo necessário. Podem ser instalados cartazes (Fig. 4.18) pedindo silêncio e indicando que o bebê fica estressado com ruídos, para que toda a equipe e os visitantes estejam cientes da necessidade de manter o menor nível de ruído possível. Se essas medidas não forem suficientes, o leito ou incubadora do bebê pode ter de ser movido para um local mais sossegado, longe de pias, cestos de lixo ou corredores muito trafegados. Da mesma forma, se o bebê for sensível à luz, devem-se fazer recomendações para proteger os olhos do bebê da luminosidade. Outros recursos para modificar o nível de luminosidade são graduar a intensidade da luz, cobrir a incubadora, fazer uma tenda sobre o rosto do bebê (com um cobertor ou um lençol suspenso sobre o berço) ou protegendo os olhos do bebê com a mão durante os procedimentos. O ambiente físico da UTIN deve ser adaptado com iluminação individual na área de cada berço.[447]

O bebê também pode apresentar sinais frequentes de estresse motor e fisiológico em repouso ou durante uma intervenção (Tab. 4.3). Para auxiliar os subsistemas motor e autonômico, pode ser benéfico para o bebê o emprego de uma contenção firme e apoios para manter o posicionamento. Com produtos específicos à venda no mercado ou com cobertores enrolados, pode-se fazer um "ninho" que simule o ambiente confinado do útero (Fig. 4.19).

Durante a observação, o bebê pode demonstrar tentativas malsucedidas de se acalmar. Se o bebê não consegue se acalmar, ele pode ficar exausto, fraco e comprometido do ponto de vista fisiológico ao final da sessão de cuidados. Algumas sugestões para ajudar o bebê a se acalmar incluem oferecer a chupeta, aproximar as mãos do bebê de seu rosto ou de sua boca e posicionar as pernas da criança flexionadas contra o tronco. Os cuidados podem precisar ser mais lentos e adaptados à tolerância do bebê, permitindo-se que ele descanse depois de atividades particularmente agressivas (p. ex. troca de fraldas ou aspiração de secreções). Durante a pausa para descanso, o bebê pode ser contido da cabeça aos pés, com o cuidador usando as mãos para envolver o bebê e facilitar a posição de flexão. Também se pode usar o enrolamento no cueiro, de modo a acalmar o bebê e evitar a exaustão.[74,448–450]

Orientação aos pais

Orientar os pais deve ser um dos objetivos principais de qualquer plano de cuidados de fisioterapia neonatal. Scale et al.[451] constataram que os pais que receberam serviços intervencionistas precoces consideraram a orientação sobre como apoiar o desenvolvimento mo-

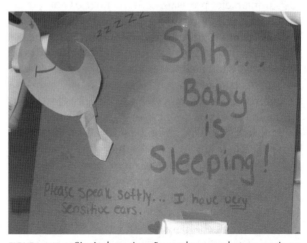

FIGURA 4.18 ▶ Sinais deste tipo são usados para alertar a equipe e os visitantes de que o bebê é sensível a ruídos.

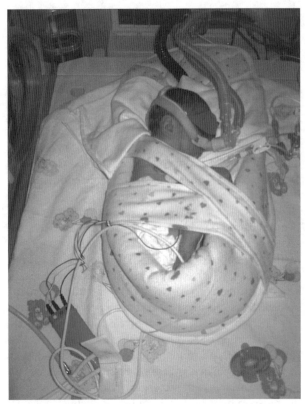

FIGURA 4.19 ▸ Bebê aninhado com um apoio (*Snuggle up*) da Children's Medical Ventures.

tor do bebê mais eficaz do que a fisioterapia direta. Dusing[452] aponta como mais eficaz uma combinação de medidas educativas para os pais, incluindo demonstrações, observação de avaliações, materiais impressos e oportunidades de fazer perguntas. Para ser eficaz, a orientação dos pais deve começar logo após a internação da criança e continuar durante todo o período de hospitalização (e não apenas ser praticada antes da alta), e deve ser uma atividade colaborativa interdisciplinar.[453]

Para que os pais possam exercer sua desafiadora função familiar, eles precisam compreender os comportamentos do bebê prematuro, a evolução típica do seu desenvolvimento e o que esperar do futuro. Precisam ser capazes de "ler" seu bebê e responder com atitudes de apoio. Ao observar a interação do bebê com o cuidador durante os cuidados de enfermagem, o fisioterapeuta descobre as áreas de competência, os pontos fortes e as vulnerabilidades da criança. Da mesma forma, um fisioterapeuta de UTIN, como especialista em desenvolvimento, saberá discernir a evolução do desenvolvimento da criança e, portanto, está em uma posição ideal para ajudar os pais na tarefa de cuidar do bebê. É benéfico para os pais, tanto em curto como em longo prazo, ter consciência das capacidades interativas e de desenvolvimento do bebê, para responderem a elas de modo apropriado.[454–457] O profissional pode iniciar o diálogo com os pais perguntando: "Como vocês acham que seu bebê está indo?" e, então, ouvir as preocupações dos pais e sua interpretação do comportamento do bebê. Essa interação dará ao fisioterapeuta uma ideia da compreensão dos pais sobre o bebê. O fisioterapeuta pode convidar os pais para observarem juntos o bebê e usar essa oportunidade para mostrar as capacidades individuais dele, suas estratégias de autorregulação, suas sensibilidades e vulnerabilidades ao ambiente e aos cuidados médicos. O fisioterapeuta pode fazer um resumo dos componentes gerais e dos padrões de desenvolvimento do bebê e orientar os pais com recomendações sobre como se concentrarem no momento presente. Para uma excelente revisão de estratégias didáticas para pais, recomendamos o artigo de Lowman et al.[456] sobre o uso de avaliações do desenvolvimento na UTIN para dar mais poder às famílias. Criar um filho é uma tarefa desafiadora em qualquer etapa de seu desenvolvimento, mas especialmente no primeiro ano de vida, quando a criança não sabe articular suas necessidades nem seus desejos.

Método canguru

O contato pele a pele, também chamado método canguru, é uma intervenção de apoio à estabilidade fisiológica e comportamental do bebê e à sua maturação, bem como à interação e ligação entre pais e filhos. A prática consiste em deixar que a mãe ou pai segure o bebê, somente de fraldas, sob a roupa do adulto, mantendo contato pele a pele, peito a peito;[458] o método foi usado pela primeira vez com bebês prematuros em Bogotá, na Colômbia, em uma época de escassez de incubadoras.[459] Na última década, o contato pele a pele conquistou maior aceitação no contexto da UTIN nos Estados Unidos.

Os benefícios do contato pele a pele da mãe com o bebê prematuro foram documentados em muitos estudos e incluem melhor termorregulação, melhores padrões respiratórios e saturação de oxigênio, menos apneia e bradicardia, melhor organização do estado comportamental, melhores índices de ganho de peso, analgesia durante procedimentos dolorosos e período de internação hospitalar mais curto.[171,460–466] Para os pais, os benefícios são maior produção de leite materno, melhora da amamentação ao seio, oportunidades de interações mais positivas com o bebê e uma visão geral mais positiva do seu bebê.[466–468] Feldman e colaboradores[468] constataram que os pais de prematuros que adotaram o contato pele a pele eram mais sensíveis aos sinais expressados pelo bebê e proporcionavam um melhor ambiente em casa após a alta. Os bebês nesse estudo também apresentaram melhores avaliações do desenvolvimento neurológico aos seis meses, quando comparados com crianças da mesma idade que não foram estimuladas pelo método canguru.

O início da prática de contato pele a pele varia de uma instituição para outra, com base na IG, peso e gravidade do bebê. Logo no início da internação do bebê, o fisioterapeuta pode ajudar a orientar a família quanto aos benefícios desse contato e, em seguida, incentivar a família a se envolver nessa intervenção logo que a equipe médica a aprove. O fisioterapeuta também pode ajudar os pais a posicionar o bebê de modo confortável, para garantir que ele fique na posição ideal para alcançar estabilidade fisiológica e organização comportamental.

Posicionamento confortável

Os bebês prematuros são mais propensos à fadiga muscular, particularmente dos músculos respiratórios.[118] A combinação de hipotonia, forças gravitacionais e perda da contenção uterina leva o bebê a assumir posturas em extensão, que causam desconforto e desequilíbrio entre flexão e extensão. Para dar suporte aos sistemas musculoesquelético e respiratório e dar conforto ao bebê, o posicionamento deve promover os seguintes componentes do alinhamento ideal: posição neutra da cabeça e do pescoço e, se possível, ligeira flexão da cabeça, escápulas protraídas para manter a flexão dos membros superiores e as mãos na linha mediana (Fig. 4.20), flexão do tronco com inclinação posterior da pelve e flexão dos membros inferiores com abdução/adução e rotação dos quadris neutras. Apoios para ajudar o bebê a ficar na posição ideal podem ser improvisados com cobertores enrolados ou com produtos à venda no mercado. *Children's Medical Ventures* e *Small Beginnings* são empresas que fabricam e vendem diversos itens para posicionamento do bebê na UTIN.

A posição do bebê prematuro deve ser mudada periodicamente para dar conforto, evitar lesão da pele, promover o desenvolvimento do sistema musculoesquelético, a troca de gases em todos os segmentos dos pulmões e para manter o formato da cabeça.[118,469-472] Quando a condição clínica permite, o bebê prematuro pode se beneficiar do decúbito ventral. Estudos mostram que o decúbito ventral aprimora a oxigenação e a ventilação, melhora o retorno venoso cerebral, reduzindo a pressão intracraniana, acalma o bebê, promove o sono e melhora a organização/autorregulação comportamental.[473-478] Grenier et al.[478] constataram que os bebês colocados em decúbito ventral, aninhados ou não, têm menos comportamentos indicativos de estresse em comparação aos bebês colocados em decúbito dorsal ou lateral. No entanto, alguns berçários têm políticas contrárias ao decúbito ventral para bebês com cateter umbilical ou intubados. É melhor conhecer a política do berçário antes de se recomendar o decúbito ventral para um bebê.

O decúbito ventral sem apoio apropriado causa retração dos ombros, hiperextensão do pescoço, achatamento do tronco e abdução/rotação externa dos quadris, levando ao desconforto e, se não corrigido, interferindo no futuro desenvolvimento motor.[118,472] Bebês colocados em decúbito ventral devem ter seu peito apoiado sobre um rolo fino para afastá-lo da superfície do leito e permitir a protração dos ombros e um alinhamento mais neutro do pescoço. Outro rolo deve ficar sob os quadris do bebê para promover a flexão dos membros inferiores e um rolo maior deve ser colocado aos lados do corpo e em torno dos pés do bebê para limitar o espaço.

Bebês que ficam em decúbito lateral com apoio também demonstram menos comportamentos indicativos de estresse do que os que ficam em decúbito dorsal. Outros efeitos benéficos do decúbito lateral são simetria e orientação do tronco e dos membros em relação à linha mediana, o que facilita o movimento de levar as mãos à boca. Além disso, no decúbito lateral, o diafragma fica em um plano que elimina o efeito da gravidade, o que diminui o esforço para respirar. O RGE diminui no decúbito lateral esquerdo e o esvaziamento gástrico aumenta no decúbito lateral direito.[280,473,479] Para que o decúbito lateral seja benéfico, o bebê deve ser sustentado por rolos feitos com cobertores. O decúbito lateral sem apoio pode ser estressante para o bebê por ser a posição com menor apoio postural, o que exige que o bebê prematuro procure manter sua postura e organização corporal por conta própria.[473,478,479] Nesse esforço para encontrar os limites e controlar sua postura, é mais provável que o bebê prematuro faça uma extensão extrema do pescoço e do tronco. Essas posturas em hiperextensão são contraproducentes, já que a flexão global e as mãos no rosto são as posturas que dão conforto, acalmam e promovem a autorregulação.[478]

O decúbito dorsal permite o máximo de acesso e observação da criança pelos cuidadores, mas comparado ao decúbito ventral ou lateral, o decúbito ventral é o

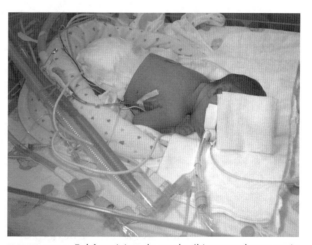

FIGURA 4.20 ▶ Bebê posicionado em decúbito ventral com apoio sob o tórax na linha mediana anterior. O "ninho" promove flexão do tronco, dos braços e das pernas.

mais desafiador para o bebê, dos pontos de vista biomecânico, organizacional e fisiológico. No decúbito dorsal, a força da gravidade provoca extensão do pescoço e do tronco, retração das escápulas, báscula anterior da pelve, rotação externa do quadril e abdução. Além disso, a posição supina ajuda quando o bebê se estende ativamente. Essas posturas não acalmam nem contribuem para a autorregulação. Estudos sobre o posicionamento de bebês prematuros mostram que, em decúbito dorsal ou supino, eles se movimentam mais e de modo menos organizado, têm períodos de sono mais curtos e mais interrompidos, respiração mais trabalhosa e menos coordenada e mais episódios de RGE.[480-482] Como o decúbito dorsal é a posição mais trabalhosa para o bebê prematuro, deve-se colocar rolos de apoio que promovam a flexão simétrica na linha mediana, com a cabeça e o tronco alinhados, as mãos próximo à boca ou à face e as pernas encolhidas junto ao corpo, com o quadril em posição neutra (Fig. 4.21). Os benefícios do decúbito dorsal com apoio incluem sua possibilidade, única, de sustentação do peso sobre a parte posterior do crânio. No bebê de alguns meses de idade, o decúbito dorsal permite maior exploração visual do ambiente e interação face-a-face. Para o microprematuro nos primeiros dias de vida, o decúbito dorsal evita obstrução da drenagem venosa cerebral e aumenta o fluxo de sangue ao cérebro.[483] Em 1992, a AAP[484] iniciou o programa "Back-to-Sleep", que defende o sono em decúbito dorsal para evitar a SMSL. Os bebês prematuros correm maior risco de SMSL e devem ser acostumados a dormir em decúbito dorsal antes da alta hospitalar.[484]

O bebê em estado crítico pode ter suas opções de posicionamento limitadas pelos recursos tecnológicos (p. ex. drenos torácicos, cateteres umbilicais arteriais ou venosos e ventilação mecânica) e pelas condições clínicas (p. ex. gastrosquise, onfalocele, pós-operatório de cirurgia abdominal e artrogripose). Nessas circunstâncias, devem-se usar apoios posturais que permitam o melhor alinhamento possível. A meta é promover a estabilidade fisiológica e dar conforto ao bebê, em vez de manter um alinhamento biomecânico perfeito. À medida que a condição do bebê melhora, avalia-se sua tolerância à mudança de posicionamento para um melhor alinhamento e outras posições.

As consequências musculoesqueléticas de um mau alinhamento do bebê prematuro incluem, com o tempo, rigidez dos músculos extensores do pescoço, retratores do ombro/escápulas, extensores lombares e abdutores do quadril. Os músculos rígidos predispõem o bebê a reforçar certos padrões motores e inibir outros. O uso repetitivo desses padrões motores pode causar a formação de vias motoras cerebrais dominantes e regressão de padrões utilizados menos frequentemente. Os efeitos desses desequilíbrios musculares, mau alinhamento e vias motoras dominantes podem impedir a aquisição de habilidades do desenvolvimento, como encolher o queixo e trazer a cabeça para a linha mediana, fixação do olhar na mão e tentativa de alcançar objetos, alternância de apoio do peso e rolamento.[473,485,486] Os atrasos no desenvolvimento de funções motoras grosseiras e finas que interferem na capacidade de brincar e explorar podem atrasar também o desenvolvimento cognitivo.[485] Pesquisas demonstram persistência de marcha com rotação lateral e abdução de quadris em crianças de até quatro a seis anos de idade e persistência de marcha na ponta dos pés até os 18 meses em bebês que foram prematuros.[118,487,488]

O posicionamento também pode afetar a modelagem craniana e o formato da cabeça. Bebês prematuros correm maior risco de deformidades cranianas porque seu crânio é mais maleável e mais delgado que o dos bebês a termo.[489-491] O formato da cabeça pode afetar a percepção dos pais sobre a beleza da criança e interferir no processo de ligação afetiva.[492,493] Sob efeito da gravidade e da pressão do colchão, quando em decúbito lateral, o bebê prematuro pode desenvolver um formato alongado do crânio no sentido anteroposterior. Essa deformidade é chamada dolicocefalia e pode dificultar o alinhamento da cabeça quando o bebê estiver em decúbito dorsal. Além disso, o decúbito dorsal prolongado pode provocar plagiocefalia, ou achatamento posterolateral unilateral da cabeça, com fixação de uma preferência de lado e ausência de giro da cabeça para o lado oposto. A plagiocefalia pode evoluir para torcicolo, que consiste no encurtamento unilateral do músculo esternocleidomastóideo, caracterizado por inclinação ipsilateral e rotação contralateral da cabeça. O torcicolo pode influenciar a postura não apenas da cabeça do bebê, mas também do tronco, retardando a aquisição de habilidades motoras e impedindo o desenvolvimento da visão binocular e da convergência visual. Para evitar deformidades cranianas e torcicolo, podem-se usar tra-

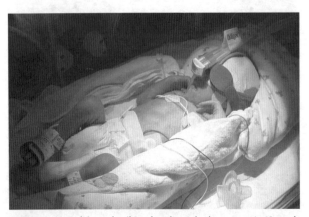

FIGURA 4.21 ▶ Bebê em decúbito dorsal, aninhado com apoio (*Snuggle up*) da Children's Medical Ventures em torno das pernas e do tronco, e uma almofada Frederick T. em torno da cabeça e pescoço para favorecer a flexão na linha mediana.

vesseiros de gel, disponíveis no mercado, que dispersam a pressão por todo o crânio.[471,494-497] Além disso, mudanças periódicas da posição da cabeça ao longo do dia e alinhamento da cabeça na linha mediana quando o bebê estiver em decúbito dorsal podem ajudar a reduzir deformidades cranianas e torcicolo.

Avaliação neurológica neonatal

Como fisioterapeutas, procuramos atuar segundo o princípio da não maleficência ou "antes de tudo, não prejudicar" nossos pacientes. Quando se trabalha com bebês de alto risco, existe sempre a possibilidade de prejudicarmos o paciente ao aplicarmos qualquer intervenção. A observação cuidadosa e profissional do estado fisiológico do bebê permite ao fisioterapeuta decidir sobre a competência da criança para suportar uma avaliação e sobre quando encerrar ou prosseguir com o manuseio do bebê. Um profissional qualificado também deve colaborar com a enfermagem para compreender o quadro clínico atual da criança, sua tolerância ao manuseio e eventos prévios durante o dia, antes de iniciar qualquer interação direta com o bebê. O bebê deve ainda ser observado antes, durante e depois de qualquer avaliação ou intervenção à procura de sinais de dor, empregando-se a ferramenta de avaliação de dor neonatal aprovada pela instituição.

Se os resultados dessa coleta preliminar de informações mostrarem que o bebê se estressa facilmente com as rotinas diárias, deve-se proceder a uma avaliação por observação, para identificar as tentativas do bebê de se autorregular e suas dificuldades para tolerar os cuidados aplicados. O fisioterapeuta deve seguir os passos de avaliação e cuidados observacionais já discutidos na seção sobre "Cuidados centrados no desenvolvimento". À medida que o bebê demonstrar melhora da estabilidade, o fisioterapeuta deve continuar ponderando o ônus potencial inerente a uma avaliação que exija manuseio. Quando o bebê puder tolerar estimulação adicional e estiver dormindo, pode-se testar as respostas seriadas a estímulos repetitivos luminosos (*flash* de luz passado sobre os olhos) e sonoros (chocalho suave) para avaliar a capacidade do bebê de filtrar esses estímulos. Assim se obtém informações sobre a estabilidade do sono, e o fisioterapeuta tem chance, também, de determinar se o bebê está pronto para ser manuseado. Se o bebê ficar claramente estressado e perder a estabilidade fisiológica, o fisioterapeuta deve encerrar a sessão de avaliação e providenciar suporte para a regulação. No entanto, se o bebê for capaz de passar ao estado de alerta mantendo a estabilidade fisiológica, o fisioterapeuta pode prosseguir lentamente com a avaliação que exija um manuseio suave. Os autores não recomendam um ferramenta de avaliação padronizada. A Tabela 4.9 mostra diversos tipos de avaliações neonatais padronizadas. Durante toda a

avaliação, o fisioterapeuta precisa estar atento ao controle de estados pelo bebê (ou seja, capacidade de manter um sono organizado e de demonstrar uma variedade de estados; ver a Tabela 4.5 para informações sobre comportamentos relativos a estados).

Para que o exame neuromotor seja preciso, o bebê deve estar calmo e acordado, já que outros estados (sono, choro) podem afetar o tônus muscular, a amplitude de movimentos e os movimentos ativos. De modo geral, é seguro iniciar um exame neuromotor em um bebê clinicamente estável, em ar ambiente, acomodado em berço aberto. No entanto, essa etapa da avaliação pode ser a mais estressante para o bebê e, por isso, o fisioterapeuta deve proceder com cautela enquanto se mantém atento aos sinais de tolerância e de fadiga. Os componentes de uma avaliação basal do bebê clinicamente estável incluem: observação da postura em repouso, qualidade e quantidade de movimentos ativos, reflexos de preensão palmar e plantar, flexão reativa, respostas à tração, amplitude de movimento passivo e ângulos (adutor, poplíteo, calcanhar-orelha, dorsiflexão e manobra do cachecol)[512,513] (Fig. 4.23). Se o bebê tolerar esses procedimentos, o fisioterapeuta pode passar a itens que requerem manuseio mais intensivo, incluindo tração para a posição sentada, suspensão pelas axilas, suspensão ventral e colocação em posições de decúbito lateral, decúbito ventral e sentada. Durante essa avaliação, o fisioterapeuta deve ficar atento ao momento ideal para provocar respostas visuais e auditivas no bebê. Essa etapa da avaliação também deve ser conduzida começando pelos estímulos menos estressantes e evoluindo para os mais estressantes e dos unimodais para os multimodais (ou seja, objeto inanimado, fisionomia inexpressiva, fisionomia expressiva, fisionomia acoplada à fala). Durante o processo, o fisioterapeuta deve atentar para as respostas do bebê ao toque e aos movimentos no espaço, para suas estratégias para manter a organização dos subsistemas motor, de estado e autonômico, e para se acalmar. A avaliação permite ao fisioterapeuta perceber o desempenho funcional do bebê em um ponto determinado no tempo; no entanto, as respostas do bebê se baseiam em seu nível de maturidade e em fatores contextuais. Por isso, é recomendável fazer exames seriados do bebê ao longo do tempo para montar um quadro preciso de seu desempenho funcional.

O fisioterapeuta utiliza informações da história clínica, de observações e dos achados do exame físico para determinar os pontos fortes e as necessidades do bebê, bem como os pontos fortes, necessidades e expectativas da família. As necessidades identificadas são priorizadas e desenvolve-se um plano de cuidados que inclui intervenções com o objetivo de desafiar o bebê dentro de sua faixa de tolerância. Devem ser feitas recomendações para que ele seja estimulado adequadamente e apoiado por seus familiares e cuidadores ao longo da semana.

TABELA 4.9 ▸ Ferramentas padronizadas de avaliação neonatal

Nome/Autor	Finalidade	Descrição	Treinamento
Avaliação Neurológica de Bebês a Termo e Pré-termo (NAPFI) Autores: Dubowitz V, Dubowitz L[498,499]	Registra o estado funcional do sistema nervoso e documenta a maturação neurológica do bebê prematuro e a recuperação do insulto perinatal. Idade: bebês a termo e pré-termo	Avaliação de estado comportamental, neurocomportamento, postura, movimento, tônus muscular e reflexos com manipulação passiva. Ênfase em padrões de resposta. O exame não pode ser quantificado nem comparado com normas esperadas para cada idade ao longo do tempo. Tempo para aplicação: 15 minutos	Requer treinamento ou experiência mínimos. Itens dentro do âmbito de experiência de fisioterapeutas do desenvolvimento.
Avaliação Neurocomportamental do Bebê Pré-termo (NAPI) Autores: Korner AF, Thom VA[500]	Avalia a maturidade do bebê, monitora seu progresso e detecta atrasos do desenvolvimento e desempenhos suspeitos do ponto de vista neurológico. Idade: 32-42 semanas de IPC	Avaliação de estado, comportamento, reflexos, padrões motores e tônus. A maioria dos itens se sobrepõe aos de outras avaliações e a sequência de aplicação deve começar por manobras que acordam o bebê, depois as que acalmam e que provocam um estado de alerta. Tempo para aplicação: 45 minutos	Há um vídeo e um manual de treinamento disponíveis.[501] Serve para uso por qualquer profissional que cuida ou estuda bebês prematuros no berçário de cuidados intensivos ou intermediários.
Escala de Avaliação Neurocomportamental Neonatal (NBAS) Autores: Brazelton TB, Nugent J[182]	Avalia as contribuições do bebê para o processo de interação. Idade: 36-44 semanas de idade gestacional	Consiste em 28 itens comportamentais e 18 reflexos. A sequência de aplicação é flexível e o examinador busca obter o melhor desempenho do bebê. Tempo para aplicação: 30-45 minutos e pontuação em 15-20 minutos	Requer treinamento para garantir a confiabilidade da aplicação e da pontuação.[502] Os treinando devem completar um processo em quatro fases, que inclui estudo dirigido, teste de habilidades e prática (em 25 bebês), terminando com a sessão de certificação.
Avaliação do Comportamento do Bebê Pré-termo (APIB) Autores: Als H, Lester BM, Tronick EZ, Brazelton TB[503,504]	Avalia o repertório de organização comportamental individual do bebê prematuro. Idade: Bebês prematuros	Baseada no BNBAS, porém com foco no bebê prematuro. Observa os sistemas regulatório, atencional-interativo, de estado, motor e fisiológico do bebê prematuro. Tempo para aplicação: 30-45 min. A pontuação é trabalhosa.	Requer treinamento extensivo na avaliação e no assunto desenvolvimento humano.
Escala Neurocomportamental da Rede de UTIN (NNNS) Autores: Lester BM, Tronick EZ[111,505]	Avalia a integridade neurológica e o funcionamento comportamental de bebês de alto risco. Escala de estresse para documentar sinais de abstinência. Idade: 34-46 semanas de IPC Pode ser usada para avaliar bebês de alto risco, sadios e a termo (exposição a drogas) e bebês prematuros. Em bebês < 33 semanas, usam-se apenas os itens de observação.	Retoma as ferramentas NBAS, NAPI, APIB, Exame Neurológico do Bebê a Termo e Exame Neurológico da Maturidade do Recém-nascido. Os itens são reunidos em grupos, aplicados em sequências que dependem do estado do bebê. Pode ser modificada para avaliação de prematuros extremos, fisiologicamente instáveis. Tempo para aplicação: 30 minutos	Requer certificação por programas de treinamento de dois ou cinco dias, ministrados por treinadores certificados, além da prática de aplicar o teste em bebês do próprio hospital do profissional. O volume de prática necessário depende da experiência, do conforto em manusear bebês e da capacidade de julgamento clínico.
Avaliação de Movimentos Gerais (GMA) Autores: Einspieler C, Pretchl HF, Bos AF, Ferrari F, Cioni G[506,507]	Avalia sinais precoces de disfunção cerebral usando medidas qualitativas. Idade: 36 semanas de IPC até 4 meses. Pode ser usada em bebês a termo e pré-termo.	Os bebês são filmados em vídeo e se procede à análise por observação dos movimentos, considerando sua variedade, fluidez, elegância e complexidade. As gravações em vídeo e análises devem ser repetidas ao longo do tempo. Tempo: 1 hora de gravação inicial e 15 minutos de gravações sequenciais, além do tempo de análise	É necessário um treinamento de dois dias sobre os princípios básicos. Para se tornar um observador capacitado, é necessário praticar em 100 gravações. Há um vídeo de treinamento que demonstra aspectos qualitativos do movimento.[508]
Teste de Desempenho Motor do Bebê (TIMP) Autores: Campbell SK, Girolami G, Oston E, Lenke M[509]	Identifica retardo motor em bebês abaixo dos quatro meses de idade corrigida. Idade: 34 semanas de IG a quatro meses pós-termo	Consiste em 13 itens observados, cujo foco é alinhamento em relação à linha média, controle seletivo e qualidade dos movimentos e 29 itens estimulados, cujo foco é o controle postural antigravitacional típico do bebê que é manuseado.	Seminários ou CD de autoinstrução.[510]
Escala Motora do Bebê de Alberta (AIMS) Autores: Piper M, Darrah J[511]	Identifica retardo motor, monitora o desenvolvimento individual e avalia intervenções. Idade: 0-18 meses	Avaliação por observação de 58 padrões motores grosseiros de transição e posturas em decúbito dorsal, decúbito ventral, posição sentada e de pé.	Não há requisitos de treinamento especificados. Pode ser usado por qualquer profissional com conhecimentos de desenvolvimento motor do bebê.

Por exemplo, se o bebê mostrar uma postura em hiperextensão e musculatura extensora do pescoço e escapuloumeral muito tensa, o fisioterapeuta deve recomendar a incorporação de atividades de flexão nas rotinas diárias e interações com a família e que sejam evitadas atividades com tendência a promover excessiva extensão. Essas recomendações precisam ser revistas à medida que o bebê se desenvolve e vai mudando.

Displasia broncopulmonar

A DBP é a doença pulmonar crônica mais comum do lactente, associada à prematuridade, e sua incidência está estreitamente relacionada, de modo inversamente proporcional, com o peso ao nascimento e com a IG. A frequência de DBP varia conforme a definição usada, a distribuição da IG, as características da população e o centro médico.[514] Apesar dos avanços nos cuidados neonatais, a incidência não mudou, em decorrência da maior taxa de sobrevida de prematuros extremos.[515–517]

Northway e colaboradores[518] descreveram a displasia broncopulmonar pela primeira vez em 1967 como uma doença que afeta tanto as vias aéreas quanto o parênquima pulmonar de bebês prematuros, em decorrência de uma lesão causada pela ventilação mecânica e pela oxigenoterapia. A doença se caracteriza por lesão e resposta inflamatória nas vias aéreas, fibrose do parênquima pulmonar e hipoplasia celular, além de áreas de hiperinsuflação e atelectasia, resultando em vias aéreas hiperreativas e espessadas, menor complacência pulmonar pela fibrose, maior resistência das vias aéreas, comprometimento das trocas gasosas com desequilíbrio ventilação-perfusão e aprisionamento de ar.[519–521] O diagnóstico é feito com base na necessidade de oxigênio suplementar com 36 semanas de IPM e nas alterações radiográficas.[522] Desde então, avanços no tratamento de bebês prematuros, como o uso de corticosteroides no pré-natal, surfactante pós-natal, técnicas mais suaves de ventilação mecânica e melhor nutrição, mudaram as características fisiopatológicas da doença.[516,523,524]

O bebês com a "nova" DBP são menores e mais imaturos que os originalmente estudados por Northway. Esses bebês têm menos fibrose e padrões de insuflação mais uniformes, mas a diminuição da formação alveolar e da vascularização pulmonar ainda são fatores muito importantes no processo patológico.[517,521,525,526] Na "nova" DBP, os alvéolos são maiores, mais simplificados e em menor número, há menos lesões das vias aéreas, hipoplasia variável das vias aéreas, proliferação fibrosa intersticial variável, vasculatura dismórfica e padrões atípicos de proliferação celular pulmonar.[527,528] Ambos os fatores, ou seja, as novas práticas de tratamento e a forma de apresentação da DBP, os conhecimentos sobre a patogênese e a definição da doença continuaram evoluindo.

No ano 2000, um consenso obtido pelo grupo de trabalho reunido pelos National Institutes of Child Health and Human Development (NICHD)/National Heart, Lung, and Blood Institute (NHLBI) propôs uma definição de DBP com base na gravidade da doença.[528] Segundo esse diagnóstico, bebês nascidos com menos de 32 semanas de IG e que necessitam de oxigênio suplementar aos 28 dias de vida devem ser reavaliados com 36 semanas de IPM. Os que respiram ar ambiente são considerados casos leves de DBP. Os que necessitam de menos de 30% de FiO_2 são considerados casos moderados de DBP, e os bebês que necessitam de mais de 30% de FiO_2 e/ou de ventilação por pressão positiva recebem o diagnóstico de DBP grave. Walsh et al.[529] elaboraram uma definição fisiológica de DBP com base em um teste fisiológico que usa critérios objetivos para estabelecer a necessidade de oxigênio suplementar com 36 semanas de idade pós-menstrual.[530] Em um estudo multicêntrico, essa definição fisiológica comparada à definição do grupo NICHD/NHLBI resultou em menor frequência de DBP e menor variabilidade das taxas de DBP.[530] Recentemente, Massie et al.[531] publicaram o Escore de Resultados Pulmonares relatados por Proxi (PRPOS, na sigla em inglês), avaliado por profissionais de enfermagem antes, durante e depois dos cuidados e atividades de alimentação, a fim de distinguir bebês sem disfunção pulmonar ou com disfunção leve, moderada ou grave.

Northway et al.[518] propuseram, originalmente, quatro principais fatores patogênicos: imaturidade do pulmão, insuficiência respiratória, oxigenoterapia suplementar e ventilação por pressão positiva. As pesquisas corroboram esses achados, além de apontar para fatores adicionais, incluindo inflamação, alterações do crescimento dos pulmões e vias de sinalização, distúrbios em fatores de transcrição e de crescimento, dano oxidativo aos pulmões e fatores genéticos.[514,532–534]

Um dos mais importantes fatores contribuintes para o desenvolvimento da DBP é a imaturidade dos pulmões do bebê. O parto prematuro extremo ocorre no estágio sacular do desenvolvimento do parênquima, quando o pulmão pouco desenvolvido é muito vulnerável à lesão causada por intervenções pós-natais, como ventilação mecânica e oxigênio e também aos efeitos da inflamação decorrente de infecção.[535] A lesão nesse estágio do desenvolvimento pulmonar pode interferir no desenvolvimento dos alvéolos e da microvasculatura pulmonar.[525,535–537]

Fatores pré e pós-natais podem ter um papel no desenvolvimento da DBP. A pré-eclâmpsia foi implicada como fator de risco para desenvolvimento de DBP, por conta dos fatores que levam a essa condição e os efeitos resultantes sobre o bebê, como estresse oxidativo, restrição ao crescimento intrauterino (RCIU) e parto pré-termo.[538] Bose et al.[539] constataram que a restrição ao crescimento fetal é um importante fator preditivo de DBP. Além disso, a infecção ou colonização intrauterinas, como por exemplo a corioamnionite, uma das principais causas de parto prematuro, pode contribuir para o desenvolvimento de DBP. O processo inflamatório causado pela infecção foi associado ao desenvolvimento de DBP.[537,540] Estudos mostraram que *Chlamydia trachomatis* e citomegalovírus podem causar uma pneumonite de instalação lenta. A corioamnionite pode aumentar a resposta inflamatória no pulmão do prematuro à lesão causada pela ventilação mecânica.[525,540,541] Outros fatores que contribuem para a DBP incluem hiperóxia e hipóxia, sobrecarga hídrica precoce e *shunt* esquerda-direita por persistência do duto arterioso, subnutrição, hiper-reatividade das vias aéreas de natureza familiar, influências genéticas e menor síntese de surfactante.[517,521,524,525,535] Também foi observada a associação entre o sexo do bebê, a suscetibilidade à DBP e a gravidade da doença.[517] O surfactante é sintetizado mais tardiamente, durante a gestação, no pulmão do feto do sexo masculino em relação ao do sexo feminino, aumentando o risco de sofrimento respiratório agudo.[522,542,543]

O método ideal de prevenção da DBP no pré-natal é a prevenção do parto prematuro. Quando o parto prematuro é inevitável, a administração de esteroides no pré-natal e manobras de ressuscitação suaves, com níveis baixos de oxigênio suplementar, são intervenções que melhoram a maturidade pulmonar e protegem os pulmões do dano, respectivamente.[518,521,535] As estratégias terapêuticas pós-natais visam prevenir ou limitar os fatores que desencadeiam as sequelas patogênicas. O suporte respiratório só é usado quando necessário e com o mínimo possível de pico de pressão nas vias aéreas para manter uma ventilação adequada, com menor barotrauma.[516] CPAP nasal, NOi e VAF foram utilizados na tentativa de diminuir o trauma nos pulmões.[535] A ventilação controlada por volume parece diminuir a incidência de DBP.[544] Ainda estão sendo investigados os níveis ideais de oxigênio para evitar DBP e um mau desenvolvimento neurológico em bebês prematuros.[524] É necessário um manejo cuidadoso dos líquidos e da nutrição para que a criança seja hidratada sem sobrecarga, de modo a favorecer seu crescimento.[517] O tratamento diurético é útil para evitar *cor pulmonale*, insuficiência cardíaca congestiva e edema pulmonar.[535] Outros tratamentos incluem controle de infecções com monitoramento rigoroso e tratamento de infecções fúngicas e bacterianas, além de broncodilatadores, que podem ser usados para diminuir o broncoespasmo.[516] Foi demonstrado que o tratamento com corticosteroides diminui o broncoespasmo e a resposta inflamatória, mas o uso precoce de corticosteroides inalados foi associado ao atraso do desenvolvimento neurológico e à paralisia cerebral.[524,545] A AAP recomenda o uso individualizado de corticosteroides no período pós-natal.[542] Estratégias

que poderão ser úteis, no futuro, para evitar a DBP em bebês prematuros incluem antioxidantes e terapias com células-tronco.[516,517,524]

As complicações associadas à displasia broncopulmonar são hipertensão sistêmica, desequilíbrio metabólico, deficiência auditiva, retinopatia da prematuridade, nefrocalcinose, osteoporose, RGE e deficit precoce do crescimento.[387,394,396] A hipertensão arterial pulmonar (HAP) pode se desenvolver em função da morbidade prolongada e está associada à DBP em razão das anormalidades da função pulmonar e das vias aéreas reativas, do atraso no desenvolvimento neurológico e do deficit de crescimento.[546-565] O risco de morte é maior em bebês com DBP e HAP.[546] As complicações da DBP relacionadas ao crescimento e funcionamento do pulmão podem chegar a afetar o adolescente e o adulto jovem.[536,548] Balinotti et al.[536] relatou comprometimento do desenvolvimento alveolar em bebês e crianças maiores com DBP. Maior frequência de doenças respiratórias, sintomas respiratórios (tosse, chiado, asma), comprometimento das provas de função respiratória e da capacidade de exercício foram documentados em crianças em idade pré-escolar e escolar, adolescentes e adultos jovens que haviam sofrido de doença pulmonar crônica do lactente.[548]

A literatura contém relatos de evoluções variadas quanto ao desenvolvimento; no entanto, maior incidência de deficit de atenção, deficit cognitivo, distúrbios da coordenação e do controle visual-motor foram descritos em bebês com DBP.[350,352,353,551-559] Bebês prematuros com diagnóstico de DBP parecem ter maior risco de uma evolução adversa do desenvolvimento neurológico do que bebês prematuros sem DBP.[544,545] Singer et al.[554] constataram que a DBP é um fator preditivo independente significativo para uma evolução ruim do desenvolvimento aos três anos de idade. Foi demonstrado que a gravidade da DBP, baseada na definição de consenso do NIH, tem relação adversa independente com pior evolução cognitiva, motora, comportamental e da linguagem e com paralisia cerebral.[551,558,559] Bebês que requerem oxigênio suplementar com 36 semanas de IPM correm maior risco de comprometimento geral do desenvolvimento.[553,559] A incidência de paralisia cerebral comprovadamente aumenta com a gravidade da DBP.[551,552,553] A paralisia cerebral mais grave, definida por um escore mais elevado no Sistema de Classificação das Funções Motoras Grossas (GMFCS, na sigla em inglês) e maior comprometimento motor (diplegia e quadriplegia), parece ser mais frequente com o aumento da gravidade da DBP.[560] Van Marter et al.[561] relataram que a DBP com necessidade de ventilação mecânica e oxigênio suplementar às 36 semanas de IPM foi um forte fator preditivo de diplegia e quadriplegia; no entanto, a DBP sem necessidade de ventilação mecânica nessa idade não foi significativamente associada a qualquer forma de paralisia cerebral. Além disso, problemas emocionais, sociais e comportamentais associados à DBP também foram relatados na literatura.[561-563]

Avaliação e intervenção fisioterapêuticas: displasia broncopulmonar

O exame do bebê com DBP/DPC começa com uma revisão minuciosa da história clínica por sistemas, conforme descrito na seção sobre "Problemas de saúde decorrentes da prematuridade". O fisioterapeuta precisa reunir informações relativas aos níveis atuais e passados de função, atentando particularmente para as condições respiratórias e o nível de suporte respiratório. Para o fisioterapeuta, é importante conhecer os parâmetros fisiológicos basais individuais do bebê e reconhecer que eles podem diferir das normas para a idade. É fundamental conversar com a equipe de enfermagem que atende o bebê para saber que atividades ele tolera e quais provocam instabilidade respiratória. Também é importante para o fisioterapeuta conhecer os escores do bebê registrados pela enfermagem na avaliação de dor e continuar essa avaliação durante o processo. Bebês com DBP são conhecidos pela facilidade que têm de descompensar, apresentando episódios ou "crises" de cianose[564] e exigindo intervenção médica para recuperar a estabilidade fisiológica. Ao iniciar a etapa de observação da avaliação, o fisioterapeuta deve medir a frequência cardíaca, a frequência e o padrão respiratórios, e a saturação de oxigênio em repouso e durante as atividades de cuidados. Deve estar atento a qualquer problema com a pressão arterial, edema do tronco e extremidades e questões relativas à integridade da pele. Quanto ao quadro respiratório, o bebê com DBP/DPC costuma apresentar taquipneia, definida como uma frequência respiratória acima de 60 incursões por minuto. Esses bebês costumam apresentar respiração paradoxal e utilizar músculos respiratórios acessórios em vez de exibirem o padrão clássico de respiração abdominal. O bebê deve ser cuidadosamente observado durante todo o processo de avaliação quanto a sinais de sofrimento respiratório, incluindo retrações da parede torácica, batimento de asas nasais, expiração ruidosa e estridor.

A avaliação da postura e do sistema musculoesquelético do bebê fornece informações relevantes sobre a função respiratória e o desenvolvimento neuromotor. Ao manusear um bebê com DBP, deve-se ter cuidado em razão do alto risco de fragilidade óssea, conforme discutido na seção sobre "Doença óssea metabólica do prematuro". O bebê com DBP pode desenvolver padrões motores compensatórios para auxiliar a respiração, abrindo as vias aéreas e o tórax e recrutando músculos acessórios. A postura típica que se pode observar em bebês com DPC/DBP é a hiperextensão da cabeça e do pescoço, com elevação e retração dos ombros, extensão do tronco e inclinação anterior da pelve. Essas posturas interferem não apenas no desenvolvimento de uma função respiratória eficiente, mas também, possivelmente, na capacidade do bebê de se acalmar, de se alimentar e em suas habilidades motoras grosseiras e finas. A avaliação do tegumento deve incluir a presença e integridade de cicatrizes no tronco, especificamente por ligadura de PDA, drenos torácicos e cirurgia abdominal. Essas cicatrizes podem limitar a amplitude de movimento do tronco e levar a posturas assimétricas. A cor e a temperatura da pele também devem ser avaliadas, pois são indicadores da perfusão do tronco e das extremidades.

O fisioterapeuta deve tentar fazer a avaliação neuromotora, conforme descrita na seção "Avaliação e intervenção fisioterapêuticas: problemas da prematuridade", dependendo da estabilidade fisiológica do bebê e sua capacidade de tolerar o manuseio durante os cuidados rotineiros. Antes de iniciar o exame das funções neuromotoras, o fisioterapeuta deve considerar que itens do exame podem ser demasiadamente estressantes para o bebê e modificar sua avaliação de modo adequado. A avaliação por exame físico modificado pode incluir troca de fraldas, reposicionamento, facilitação suave de movimentos ativos, observação de movimentos gerais, recuo dos membros, manobra do cachecol, reflexo de preensão e estratégias de autorregulação.[27] O terapeuta deve ficar bem atento às respostas fisiológicas e à tolerância ao manuseio. No decorrer de toda a avaliação, deve-se monitorar o esforço respiratório e a saturação de oxigênio do bebê. Bebês com DBP têm pouca reserva respiratória e um exame que cause desconforto pode iniciar um ciclo de comprometimento e sofrimento respiratório que exigirá intervenção médica. Outra preocupação é com o gasto de energia e a fadiga potencial causada pela avaliação, mesmo que não haja descompensação respiratória grave.

A avaliação do desenvolvimento neurológico precisa ser conduzida conforme o estado do bebê permita. Assim como ocorre em outras áreas da avaliação, o bebê com DBP pode ter menor tolerância às atividades voltadas para o desenvolvimento. Itens e procedimentos que fazem parte de ferramentas padronizadas de avaliação podem precisar ser modificados para se adaptarem ao nível de tolerância da criança. O fisioterapeuta precisa respeitar o fato de que respirar é sempre a primeira prioridade do bebê e as atividades voltadas ao desenvolvimento devem ser realizadas secundariamente. O fisioterapeuta pode precisar começar por um exame físico modificado e depois passar ao exame completo quando o bebê for capaz de tolerar o manuseio e a duração necessária para se concluir uma avaliação padronizada.[19,23,27]

A intervenção no bebê com DBP se baseia nas informações sintetizadas a partir da avaliação. A primeira consideração importante é a capacidade de reserva do bebê e sua tolerância às atividades. O momento de intervir deve levar em conta os padrões de sono e outras atividades programadas para o bebê, a fim de se evitar estresse e fadiga desnecessários. Bebês com DBP podem apresentar episódios de irritabilidade e agitação causados por desconforto e/ou hipoxemia. Eles podem ter dificuldade para dormir em razão desses fatores ou por perturbações do ambiente e dos cuidados. O fisioterapeuta pode fazer sugestões para diminuição dos estímulos ambientais, posicionamento do bebê de modo favorável à sua condição respiratória e pode ajudar o bebê a aprofundar o sono. Essas atividades não apenas são apropriadas para o desenvolvimento, mas também ajudam a diminuir o estresse e o dispêndio de energia, promovendo a resolução do problema pulmonar e o crescimento. Como os bebês com DBP podem passar muitos meses na UTIN, é importante avaliar constantemente a criança e evoluir com as intervenções na medida da sua tolerância.

Embora a postura e o alinhamento devam ser avaliados, o fisioterapeuta deve considerar a capacidade da criança de tolerar um alinhamento postural ideal ao mesmo tempo em que mantém sua estabilidade respiratória. Bebês com DBP podem usar a postura e os músculos posturais para auxiliar a respiração. O posicionamento em alinhamento ideal deve ser voltado para melhorar os efeitos de posturas atípicas, privilegiando posições que permitam a autorregulação, deem suporte à respiração e ao futuro desenvolvimento neuromotor e musculoesquelético. Deve-se fazer uma mudança de cada vez, seguida de um período de observação, para permitir que a criança se ajuste à mudança. Pode ser necessário aplicar massagens nas cicatrizes, de modo a melhorar a flexibilidade do tecido cicatricial e, assim, a flexibilidade e o alinhamento do tronco. Estratégias terapêuticas específicas são detalhadas no roteiro de cuidados elaborado por Byrne e Garber.[28]

O bebê com DBP pode ter poucas reservas para atividades motoras e interação social, dado o elevado dispêndio de energia provocado pela doença pulmonar. É extremamente importante que o terapeuta da UTIN saiba entender os sinais de sofrimento da criança e sua disposição para interagir. O fisioterapeuta pode ajudar os pais a reconhecer os sinais do bebê para que possam lhe proporcionar conforto ou interações sociais apropriadas para as necessidades e disposição da criança. Os pais podem ajudar o bebê a desenvolver a habilidade de se acalmar. Essa prática, por sua vez, ajuda a cultivar o papel de pais e melhora sua capacidade de cuidar do bebê. O bebê se beneficia da interação com os pais e também do apoio para desenvolver habilidades de organização comportamental. Os pais se beneficiam dessas oportunidades de formar um elo com seu bebê durante o que pode vir a ser uma hospitalização prolongada. O fisioterapeuta precisa avaliar qual é o estilo de aprendizado mais eficaz para os pais e oferecer um treinamento que promova independência com intervenções que favore-

çam o desenvolvimento durante a hospitalização e depois da alta para casa.[451,452]

Atividades que promovam habilidades motoras e controle postural podem ser incorporadas às rotinas diárias de alimentação, arrotar, troca de fraldas e banho.[28] As oportunidades de praticar as habilidades voltadas para o desenvolvimento devem ser integradas às rotinas diárias do bebê. As atividades que favorecem o desenvolvimento devem ser apropriadas para a capacidade de interagir e brincar da criança. A família e os cuidadores também devem receber sugestões de posições e atividades lúdicas, em linha com as precauções baseadas nos sinais emitidos pelo bebê. Os fisioterapeutas devem colaborar com outros membros da equipe médica na busca por meios criativos de oferecer oportunidades seguras para colocar a criança em decúbito ventral ou com o tórax elevado, de modo integrado às rotinas diárias, e atividades lúdicas que favoreçam o desenvolvimento dos bebês que necessitem de intubação prolongada. Shephard et al.[565] constataram melhores resultados em termos de desenvolvimento neurológico e menores índices de reinternação quando se aplicou uma abordagem interdisciplinar abrangente ao tratamento de bebês com DBP. O planejamento da alta deve ser discutido no decorrer do período de internação e finalizado à medida que o momento da alta se aproxima. É importante que os pais se sintam confortáveis com as intervenções voltadas para o desenvolvimento da criança, para que continuem participando dessas atividades em casa.[451,453]

Bebês que necessitam de cirurgia

Esta seção inclui algumas das malformações fetais mais comuns que exigem intervenção cirúrgica no lactente, incluindo hérnia diafragmática congênita (HDC), onfalocele, gastrosquise e fístula traqueoesofágica (FTE). Ao final, foi incluída uma breve revisão das intervenções cirúrgicas fetais.

Hérnia diafragmática congênita

A HDC é um defeito de formação do diafragma que ocorre durante a embriogênese; estima-se que ocorra em 1:2200 nascimentos.[566] Durante o período que vai da 3ª à 16ª semana de gestação, quando é crítico o desenvolvimento dos brônquios e artérias pulmonares,[566] a cavidade pleuroperitoneal não se fecha como deveria, permitindo que as vísceras abdominais em desenvolvimento (intestino, estômago, fígado) passem pela abertura no diafragma, indo alojar-se acima dele, no hemitórax. As vísceras comprimem o pulmão ipsilateral em desenvolvimento, inibindo a ramificação dos brônquios e a expansão do parênquima pulmonar (hipoplasia pulmonar)[568]; o pulmão contralateral também pode ser afetado se o intestino herniado causar um desvio do mediastino, fazendo pressão sobre o pulmão do lado oposto.[569] A compressão do pulmão promove uma hipermuscularização da árvore arterial pulmonar, o que acarreta hipertensão pulmonar.[568] Essas alterações, por sua vez, geram um sistema surfactante disfuncional e uma deficiência secundária de surfactante.[570-572] Os efeitos são mais graves no lado em que ocorreu o defeito diafragmático.[568]

Como o hemidiafragma esquerdo é maior e se fecha mais tarde que o direito, o defeito é mais frequente à esquerda (80 a 85%); a HDC ocorre em 10 a 15% dos casos e a hérnia bilateral é rara.[571-573] A hipoplasia pulmonar e a hipertensão pulmonar causadas pela HDC podem ser de gravidade variável, mas elas são responsáveis pelo alto índice de mortalidade neonatal e pela morbidade prolongada associados com a HDC.[566]

O diagnóstico de HDC é feito no pré-natal pela ultrassonografia, que mostra a presença de conteúdo abdominal na cavidade pleuroperitoneal e o desvio do mediastino.[566,574] O diagnóstico pré-natal melhora com o avanço da IG, com a presença de anormalidades associadas e quando a ultrassonografia é feita por um profissional experiente. A média de idade gestacional quando do diagnóstico pré-natal é de 24 semanas.[575] RNs com HDC que não têm seu diagnóstico feito no útero apresentam sofrimento respiratório, tórax em barril, abdome escavado, ausência de murmúrio vesicular à ausculta do lado afetado, presença de peristaltismo no tórax, bulhas cardíacas deslocadas e uma radiografia de tórax que mostra conteúdo abdominal no hemitórax.[566]

De todos os casos de HDC, 50 a 60% são considerados "isolados" ou sem anomalias associadas. Hipoplasia pulmonar, má rotação intestinal e dextroposição do coração são consideradas parte do quadro da HDC e não anomalias associadas. Os outros 40 a 50% dos bebês com HDC podem ter malformações estruturais (como atresia de esôfago, onfalocele e fenda palatina) e alterações cromossômicas, como as trissomias do 18, 13 e 21.[566] A maioria dos natimortos com HDC têm anomalias associadas, como defeitos do tubo neural e anomalias cardíacas.[575-577]

O prognóstico em termos de sobrevida é pior para os bebês com cariótipo anormal, anomalias graves associadas, abertura diafragmática à direita, herniação do fígado e menor volume pulmonar. A gravidade da hipoplasia pulmonar pode ser avaliada por exame de ressonância magnética (RMN) fetal ou por ultrassonografia tridimensional (3D). Outra indicação útil do prognóstico é a proporção entre a área do pulmão e o perímetro cefálico. Esse índice é calculado medindo-se o pulmão contralateral no nível dos átrios e dividindo-se o valor pelo perímetro cefálico do feto.[574] A ausência de herniação do fígado é o mais confiável fator prognóstico pré-natal de sobrevida pós-natal.[578]

Mães que recebem o diagnóstico pré-natal de HDC são aconselhadas a dar à luz em um centro de saúde perinatal que tenha serviços de cirurgia pediátrica e neonatal e capacidade para utilização de ECMO.[579] O bebê é rigorosamente monitorado durante a gestação, o trabalho de parto e o parto, já que o risco de morte fetal é de 3 a 8%.[574] Há evidências que sugerem que um parto ligeiramente pré-termo (com 37 a 38 semanas de gestação) ajuda a minimizar a gravidade da hipoplasia pulmonar e a hipertensão pulmonar.[574]

Após o nascimento, a correção cirúrgica é adiada até a estabilização do quadro pulmonar e da HAP do bebê, o que pode levar horas ou dias. O tratamento inicial envolve intubação para evitar acidose e hipóxia, que podem aumentar o risco de hipertensão pulmonar, ventilação suave para evitar barotrauma aos pulmões hipoplásicos e descompressão do estômago para evitar agravamento da compressão do pulmão. Devem ser instalados cateteres arteriais e venosos umbilicais para administração de medicamentos e líquidos. Administram-se medicamentos de suporte à pressão arterial para evitar o *shunt* direita-esquerda. Se o bebê não responder à terapia ventilatória convencional máxima, ele poderá ser colocado em ECMO. Crianças com HDC, submetidas a ECMO ou não, exigem rigoroso acompanhamento pois é alta a incidência, nesses pacientes, de surdez neurossensorial, RGE, deficit de crescimento, problemas alimentares, convulsões, atraso do desenvolvimento, *pectus excavatum* e escoliose.[566,569]

Onfalocele

Defeitos da parede abdominal anterior do feto ocorrem, segundo relatos, em 1:2000 nascidos vivos.[580] Os defeitos menos comuns incluem pentalogia de Cantrell, extrofia da cloaca e síndrome de *body stalk* (defeito grave com cordão umbilical rudimentar, cifoescoliose acentuada e parede abdominal anterior ausente); a seguir, descreveremos os dois defeitos mais comuns, onfalocele e gastrosquise.[580-582]

No início da sexta semana de vida embrionária, quando o intestino está se desenvolvendo mais rapidamente que o restante do corpo do embrião, ocorre uma hérnia fisiológica temporária dos intestinos para dentro da raiz do cordão umbilical. Quatro semanas mais tarde, os intestinos retornam à cavidade abdominal do embrião e as quatro pregas ectomesodérmicas (caudal, cefálica e laterais) se juntam, fechando a parede abdominal.[583] Se os intestinos não migrarem de volta para a cavidade abdominal embrionária, surgirá a onfalocele, que consiste em uma hérnia dos intestinos para dentro da raiz do cordão umbilical.[584-586] Se a parede abdominal não se fechar, o fígado também poderá herniar para dentro da raiz do cordão, resultando em uma onfalocele gigante.[587-589] Os músculos abdominais associados, a fáscia e a pele estão ausentes, mas o saco que se projeta para fora contendo os intestinos e o fígado do feto, se presente, é recoberto pelo âmnio e pelo peritônio.

A incidência de onfalocele é de aproximadamente 1:5000 nascidos vivos, sendo mais comum em mulheres que engravidam jovens, com menos de 20 anos, ou com idade acima de 40 anos.[590,591] A onfalocele é mais frequentemente associada a aneuploidia fetal (35 a 60%) e anomalias estruturais (50 a 70%).[581,582,592,593] As síndromes associadas relatadas são as trissomias do 13, 15, 16, 18, e 21, a síndrome de Beckwith-Wiedemann, a pentalogia de Cantrell e a síndrome OEIS (sigla em inglês de onfalocele, extrofia da bexiga, ânus imperfurado e defeitos da coluna). As anomalias estruturais associadas incluem malformações cardíacas congênitas, defeitos da linha mediana superior e do diafragma, má rotação dos intestinos, atresia intestinal e anomalias geniturinárias.[581,590,594] Bebês com onfalocele gigante (que contém o fígado) têm maior probabilidade de apresentarem cariótipo normal, porém pior evolução neonatal.[590,594-596] Anormalidades do líquido amniótico (oligo-hidrâmnio ou poli-hidrâmnio) na presença de onfalocele estão associadas a pior prognóstico.[590]

O diagnóstico pré-natal costuma ser feito por sorologia materna positiva para alfa-fetoproteína e/ou ultrassonografia antes da 12ª semana, se a onfalocele contiver o fígado, ou após a 12ª semana caso contrário.[590] Sendo comum a presença de anormalidades cromossômicas e anomalias estruturais em bebês com onfalocele, os exames obstétricos geralmente incluem cariótipo, ecocardiograma e RMN do feto. Após o diagnóstico pré--natal, a família é geralmente encaminhada a serviços de cirurgia pediátrica, neonatologia, aconselhamento genético e medicina materno-fetal, além de assistentes sociais e outros especialistas, dependendo da presença de anomalias estruturais. Recomenda-se que o parto seja feito em um centro terciário. Alguns médicos recomendam cesariana[581,582], mas não há estudos sistemáticos que comparem os tipos de parto – cirúrgico *versus* vaginal. A maioria dos perinatologistas recomenda cesariana para o parto de bebês com onfalocele e hérnia do fígado.[581,582,590,597] O crescimento e o bem-estar do feto são monitorados rigorosamente com ultrassonografias seriadas e testes semanais sem estresse fetal ou perfil biofísico. De 1/4 a mais da metade das gestações terminam em parto prematuro,[590,597] e os bebês do sexo masculino são mais afetados que os do sexo feminino.[595] O defeito é associado a uma cavidade abdominal pequena.[585,586]

No pós-parto, o RN com onfalocele deve receber uma sonda orogástrica para descompressão do estômago, cateterismo venoso para administração de antibióticos e líquidos, estabilização das vias aéreas e assistência ventilatória. O saco da onfalocele deve ser protegido com curativos esterilizados para diminuir a perda de líquido e calor.[586,590,598] O volume de intestino deslocado

pode variar, de um pequeno trecho quase indistinguível de uma hérnia umbilical, até um volume maciço, com todo o intestino médio e o fígado presentes dentro do cordão umbilical.[584] Dependendo do tamanho do defeito, a correção cirúrgica poderá ser primária ou estagiada; mais recentemente, passou-se a empregar um agente esclerosante tópico para promover a epitelização, planejando-se o fechamento cirúrgico para mais tarde.[581,582] Bebês com defeitos de menos de 2 cm são submetidos a fechamento direto primário. Bebês com defeitos de 2 a 9 cm são submetidos a fechamento progressivo com curativo compressivo do tipo silo. Bebês com defeitos de mais de 10 cm recebem a aplicação tópica do agente esclerosante.[590]

No fechamento progressivo, o bebê é posicionado em decúbito dorsal com as vísceras suspensas por um curativo compressivo chamado silo.[581,582,585] A onfalocele é gradualmente reduzida ao longo de vários dias até uma semana, para devolver as vísceras à cavidade abdominal.[585] Durante esse processo, o bebê recebe um bloqueador neuromuscular para ficar paralisado enquanto o defeito da fáscia e a parede abdominal são esgarçados com afastadores para acomodar o conteúdo do saco da onfalocele. No fechamento, o cirurgião geralmente realiza uma apendicectomia para evitar um quadro atípico de apendicite no futuro e insere uma sonda de gastrostomia para descompressão. Esses bebês costumam necessitar de suporte ventilatório agressivo no pós-operatório,[581,582,585,586,590,599] já que o conteúdo abdominal dificulta os movimentos do diafragma e limitam a expansão do pulmão. Em razão das elevadas pressões necessárias para expandir os pulmões contra uma grande massa abdominal, é frequente esses bebês apresentarem DBP e DPC como consequências tardias. Outras complicações tardias que esses bebês podem sofrer incluem dificuldades alimentares decorrentes do longo período com baixa estimulação oral e taquipneia pela respiração superficial, além de deficit de crescimento.[581,582,586] A intolerância alimentar pode resultar em uso prolongado de nutrição parenteral total e longa permanência no hospital.[585] Além disso, as outras anomalias associadas à onfalocele têm grande impacto na evolução do desenvolvimento do bebê.[586]

Gastrosquise

Diferentemente da onfalocele, a gastrosquise (do grego "*schisis*", que significa fenda, fissura) é um defeito completo da parede abdominal, adjacente ao cordão umbilical, geralmente à direita. Por razões não totalmente claras, algumas evidências sugerem comprometimento vascular na 10ª semana da gestação, quando as quatro pregas do embrião deveriam se encontrar na altura do cordão umbilical e fechar a cavidade abdominal; nesse momento, ocorre um defeito que permite a saída do conteúdo abdominal da cavidade.[580] O intestino delgado, o estômago, o cólon e os ovários podem sair e se tornar espessos, opacos e endurecidos pelo contato com o líquido amniótico (peritonite química).[583,584,600] A gastrosquise é um defeito isolado, frequentemente associado à prematuridade e ao baixo peso ao nascimento, mas poucas vezes (10%) relacionado a outras anomalias congênitas fora do trato GI.[601,602] Em 25% dos casos, há outras anormalidades coexistentes, como atresia intestinal e má rotação do intestino.[601,603] A incidência é maior em mães jovens (menos de 20 anos), primigestas, ou com história de uso de drogas vasoconstritoras e tabagismo.[583,600] A incidência de gastrosquise relatada é de 1-5:10.000, e sua prevalência vem aumentando em várias áreas geográficas como Havaí, Carolina do Norte, Geórgia nos Estados Unidos, além de Inglaterra, Irlanda e Canadá.[583,601] A incidência é semelhante em ambos os sexos.[601,604-606] Há maior risco de recorrência em famílias que tenham um filho com gastrosquise, o que demonstra sua etiologia multifatorial, para a qual contribuem fatores desencadeantes genéticos e ambientais.[601,607-610]

A gastrosquise está associada a um nível sérico elevado de alfa-fetoproteína materna; o diagnóstico é feito por ultrassonografia pré-natal, que mostra um pequeno defeito na parede abdominal à direita da linha mediana, com herniação visceral de uma massa intestinal que flutua livremente no líquido amniótico. A gestação em que foi feito diagnóstico de gastrosquise deve ser acompanhada de perto, com ultrassonografias seriadas a cada duas a quatro semanas. Deficit de crescimento intrauterino é um fator de mau prognóstico.[594,601] Dado o maior risco de morte fetal no terceiro trimestre, testes não estressantes, perfis biofísicos e índices do líquido amniótico são verificados rigorosamente a partir de 30 semanas.[601,611-615] Assim como ocorre na onfalocele, as melhores práticas incluem providenciar o parto em um centro médico terciário, embora não haja recomendações baseadas em evidências sobre o momento ou tipo de parto ideal. O tratamento cirúrgico pós-natal inicial é semelhante ao da onfalocele, sendo prioridades a descompressão do estômago, a estabilização das vias aéreas e o envolvimento do intestino em curativos esterilizados para preservar a temperatura e minimizar a perda de líquido.

Fístula traqueoesofágica

Entre a 3ª e a 6ª semanas de gestação, o tubo digestivo primitivo está passando pelo processo de separação em tratos respiratório e alimentar.[573] A FTE é causada por um defeito da septação lateral desse tubo em esôfago e traqueia.[616-618] Com incidência de 1:3500 nascidos vivos, a FTE é a anomalia congênita mais comum do trato respiratório.[288,289] Em 95% dos casos de FTE existe atresia de esôfago (AE). A FTE é classificada segundo sua configuração anatômica e a forma de apresentação mais comum (84%) é uma bolsa esofágica proximal e uma FTE distal (tipo C).[584,616,619,621]

Muitos casos de FTE não são diagnosticados no pré-natal. Bebês com AE podem apresentar poli-hidrâmnio *in utero*[616,622] ou acúmulo de secreções orais imediatamente após o nascimento (por deglutição ineficaz), dificuldades respiratórias, tosse, engasgos e cianose ao serem alimentados. A equipe médica não consegue passar a sonda pelo nariz até o estômago e a radiografia pode mostrar que a sonda está enovelada dentro da bolsa esofágica superior.

Os raros casos de FTE sem AE (tipo H) são de difícil diagnóstico. Ao contrário dos bebês com AE, os que têm FTE do tipo H podem ser assintomáticos ao nascimento, ou podem tossir e se engasgar com a alimentação. O diagnóstico de FTE isolada pode ser feito por trânsito GI alto, quando o contraste é puxado para cima durante o exame, ou por tomografia computadorizada (TC) 3D.[616,623-627] Cerca de metade dos bebês com FTE também têm outras anomalias associadas, muitas vezes constituindo a chamada síndrome que, em inglês, recebe o acrônimo VACTERL (que engloba anomalias vertebrais, atresia anal, malformações cardíacas congênitas, FTE, AE, anormalidades renais e deformidades dos membros).[617,628]

O tratamento da FTE/AE requer ligadura cirúrgica da fístula e anastomose do esôfago; no entanto, se as duas extremidades do esôfago estiverem muito distantes, será necessária uma correção progressiva, incluindo alongamento do esôfago, miotomias circulares do esôfago existente ou substituição do esôfago faltante por uma porção do intestino delgado ou grosso.[585,616,629-640] Na fase de cicatrização da cirurgia, o bebê é alimentado por uma sonda de gastrostomia. O tratamento da FTE isolada é menos complexo; a fístula pode ser ligada e o prognóstico é bom.[616,641-643]

O prognóstico da FTE/AE não é tão garantido e depende da presença de outras anomalias associadas, bem como da distância entre os dois cotos do esôfago. São comuns as complicações em curto e longo prazos da FTE/AE. As complicações em curto prazo incluem vazamento anastomótico, estenose do esôfago, traqueomalácia e distúrbio do peristaltismo. As complicações em longo prazo incluem distúrbios da motilidade, anormalidades funcionais respiratórias e, em alguns casos, câncer de células escamosas do esôfago (Fig. 4.22).[420,585,616,644-650]

Cirurgia fetal

O uso disseminado das técnicas de diagnóstico e exames de imagem pré-natais a partir dos anos 1960[651] estimulou o desenvolvimento de diversos métodos de intervenção durante a gravidez, a fim de melhorar a evolução de problemas estruturais do feto. A cirurgia fetal

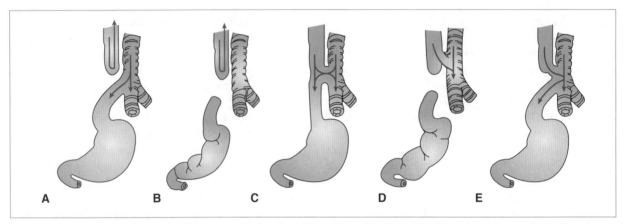

FIGURA 4.22 ▸ Atresia de esôfago e fístula traqueoesofágica. (Extraída de Pillitteri A. *Maternal and Child Nursing*. 4ª ed. Filadélfia, PA: Lippincott Williams & Wilkins; 2003.)

evoluiu com base no conhecimento da progressão de condições não tratadas e na crença de que a intervenção pré-natal poderia diminuir o dano aos órgãos em desenvolvimento.[423,567,579,652] Em 1982, a International Fetal Medicine and Surgery Society (IFMSS) se formou e, posteriormente, definiu critérios rigorosos para a cirurgia fetal, a fim de proteger ambos os membros do binômio materno-fetal. Essas diretrizes incluem[653]:

1. A possibilidade de diagnóstico e prognóstico precisos.
2. Ausência de terapia pós-natal efetiva disponível.
3. Existência de comprovação experimental de intervenção pré-natal segura e efetiva.
4. As intervenções devem seguir um protocolo rigoroso e ser realizadas por uma equipe multiprofissional treinada.

O compromisso com práticas baseadas em evidências requer que todos os aspectos da cirurgia fetal sejam testados quanto à sua eficácia ou ao possível dano à mãe e ao bebê; isso inclui os efeitos e a duração da anestesia, outros agentes farmacológicos, o repouso no leito e procedimentos a serem realizados na mãe e no feto.[654]

Nos anos 1990, o desenvolvimento da laparoscopia possibilitou a cirurgia fetal minimamente invasiva e a substituição da cesariana obrigatória pelo parto vaginal em casos de cirurgia fetal a céu aberto.[651,655] A cirurgia fetal minimamente invasiva inclui técnicas de punção, que consistem na introdução de uma agulha de precisão na cavidade uterina para coleta ou transfusão de sangue, e técnicas endoscópicas, com uso de laser ou outros dispositivos introduzidos para realizar a intervenção. Ambas as técnicas são guiadas por ultrassonografia.[655] Esses avanços melhoraram os resultados em relação à cirurgia fetal a céu aberto, tanto para a mãe quanto para o bebê, encurtando a permanência no hospital e diminuindo a incidência de descolamento de placenta. No entanto, duas complicações da cirurgia fetal permanecem: vazamento de líquido amniótico e ruptura prematura de membranas (RPM) (com menos de 37 semanas de gestação) antes do início do trabalho de parto.[651,655]

Algumas doenças exigem cirurgia fetal a céu aberto, que é feita por laparotomia materna seguida de histerotomia e acesso direto ao feto; exemplos são a ressecção de grandes malformações congênitas das vias aéreas, teratomas sacrococcígeos e correção de mielomeningocele.[651]

O estudo multicêntrico, randomizado e controlado MOM (sigla em inglês para Tratamento da Mielomeningocele), conduzido para avaliar a eficácia da correção pré-natal *versus* pós-natal da espinha bífida, foi concluído em dezembro de 2010. Foi feita cirurgia fetal em 91 casos e pós-natal em 92. Os resultados de 158 pacientes com 12 meses de idade foram publicados na revista New England Journal of Medicine.[656] O grupo submetido a cirurgia pré-natal teve um índice de 40% de instalação de *shunt*; esse índice foi de 82% no grupo tratado com cirurgia pós-natal. Aos 30 meses, o grupo tratado com cirurgia pré-natal apresentava melhores escores Bayley de desenvolvimento mental e função motora e as crianças tinham melhor capacidade de deambulação e os índices de herniação do rombencéfalo aos 12 meses foram menores. No entanto, a cirurgia pré-natal foi associada a maior frequência de parto prematuro e deiscência uterina no momento do parto.[656] Com base nesse estudo randomizado e controlado, a cirurgia fetal para mielomeningocele é, atualmente, o tratamento padrão em oito centros dos Estados Unidos.[657]

Outro caso de sucesso da cirurgia fetal é o de bebês com síndrome de transfusão feto-fetal (STFF). Um estudo multicêntrico, randomizado e controlado mostrou uma clara vantagem em termos de duração da gestação, sobrevida e incidência de LPV associada à ablação pré-natal endoscópica a laser dos vasos placentários comunicantes em comparação à amniorredução seriada do poli-hidrâmnio. Atualmente, a STFF é a indicação mais comum para cirurgia fetal.[651]

No momento, há dois estudos randomizados e controlados em andamento, na Europa, que avaliam a oclusão traqueal pré-natal como tratamento da HDC.[658] Essa é uma técnica diferente, desenvolvida após um estudo de histerotomia a céu aberto no qual foi realizada uma correção típica pós-natal, porém no período pré-natal.

A cirurgia fetal continuará evoluindo graças ao aperfeiçoamento das técnicas e avanços tecnológicos, aos progressos nas terapias pós-natais e à medida que surgirem novos conhecimentos sobre a fisiopatologia fetal.

Avaliação e intervenção fisioterapêuticas para bebês que necessitam de cirurgia

Embora o bebê da UTIN que necessita de cirurgia possa não ser um prematuro, ele pode apresentar imaturidade e instabilidade de qualquer um dos subsistemas descritos na teoria sinativa. Bebês que necessitam de cirurgia podem sofrer com mais imobilidade e dor do que outros bebês da UTIN. É importante que os problemas relativos à dor sejam tratados antes que o terapeuta prossiga com qualquer intervenção direta.

Como sempre, o fisioterapeuta deve começar fazendo uma revisão minuciosa do prontuário, com especial atenção para as indicações da cirurgia, o procedimento cirúrgico, o resultado da cirurgia e quaisquer precauções ou contraindicações. A equipe de enfermagem deve ser consultada para explicar como lidam com a dor do bebê e se as medidas analgésicas atuais são adequadas quando o bebê está em repouso e durante os cuidados aplicados. Um bebê que necessita de intervenção cirúrgica também pode requerer suporte tecnológico, como por exemplo ventilação mecânica, tubos torácicos com ou sem sucção, drenos ou dispositivos de aspiração gástrica. Esses recursos podem causar mais desconforto ao bebê, além de limitarem suas possibilidades de reposicionamento e movimentação. O fisioterapeuta deve avaliar as incisões cirúrgicas quanto à cicatrização e presença de tecido cicatricial. O processo de cicatrização pode ser atrasado pela presença de bactérias resistentes aos antibióticos e pelo risco de infecção iatrogênica, o que pode prolongar a hospitalização do bebê. O prolongamento da doença, da imobilização e do tempo de internação podem interferir na aquisição dos marcos do desenvolvimento do bebê, bem como na sua socialização e capacidade de se conectar com outras pessoas, o que aumenta o risco de atrasos. A vida no ambiente sujeito a crises prejudica as crianças, que permanecem muito tempo na UTIN passando por múltiplos cuidadores, com interações limitadas com seus familiares e poucas oportunidades de se movimentarem, praticarem atividades que favoreçam seu desenvolvimento e

terem experiências sensoriais típicas da faixa etária. Além disso, a equipe pode ficar inibida quanto a oferecer a estimulação apropriada ao RN na unidade de terapia intensiva.[659]

A avaliação também deve incluir o impacto da intervenção cirúrgica na função respiratória do bebê. A frequência e o padrão da respiração devem ser observados, pois podem ser influenciados pela presença de cicatrizes, alterações da pressão abdominal e torácica, mudanças anatômicas, dor, edema e falta de suporte musculoesquelético. Além disso, todos esses fatores podem afetar a amplitude de movimentos ativos e passivos do bebê. É importante avaliar periodicamente o desenvolvimento das habilidades desses pacientes.

Dada a natureza da doença e dos cuidados intensivos que esses bebês exigem, é frequente eles apresentarem atrasos no desenvolvimento e o papel do fisioterapeuta da UTIN pode mudar, de uma tarefa primária de consultoria para um atendimento mais tradicional, de manuseio direto da criança no decorrer do período de internação.

As intervenções para o bebê que foi operado podem incluir posicionamento, mobilização de tecidos moles, facilitação de respostas sensoriais, controle postural e atividades motoras finas e grossas. Com frequência, a sessão de fisioterapia começa com técnicas de mobilização para alinhamento e flexibilidade, só depois passando às atividades que exigem manuseio para promover o desenvolvimento de habilidades. Não é raro que bebês submetidos a intervenção cirúrgica no tórax ou abdome desenvolvam posturas assimétricas. Essas podem ocorrer devido à lesão anatômica de base ou resultarem de cicatrizes cirúrgicas e limitações de posicionamento. Além disso, programas de posicionamento podem ser estabelecidos e os cuidadores podem aprender técnicas que ajudem a incorporar a mobilização nas rotinas diárias. O fisioterapeuta deve oferecer à família e à equipe da UTIN sugestões de atividades apropriadas para o desenvolvimento da criança. O treinamento pode ser feito diretamente ou por meio de cartazes colocados junto ao leito do bebê.

Bebês com problemas neurológicos

Bebês com asfixia

A asfixia perinatal resulta da falta de oxigênio (hipóxia) e/ou da falta de perfusão (isquemia) em vários órgãos.[660] A incidência de asfixia é de 2-6:1000 nascimentos.[378] Ela é mais frequente em bebês prematuros (60% em bebês com muito baixo peso ao nascer), sendo geralmente associada, nesses casos, a hemorragia intraventricular/periventricular,[430] e respondendo por 20% das mortes perinatais. A asfixia no bebê a termo é mais provável nos casos de mãe diabética ou toxêmica e também está associada a restrição do crescimento intrauterino (RCIU) e parto pélvico. De todos os casos de bebês que nascem asfixiados, estima-se que 90% sejam em razão de insuficiência placentária no período que antecede o parto ou durante o parto.[660] No entanto, anomalias cardiopulmonares do feto também são um fator de risco de asfixia.[430] Todo bebê sofre hipóxia durante um trabalho de parto normal, porém não em grau suficiente para causar dano. Um pH abaixo de 7,0 no sangue do cordão umbilical ou do escalpo fetal pode indicar asfixia intrauterina substancial. Outras evidências indicativas incluem a presença de mecônio, anormalidades da frequência cardíaca e do ritmo cardíaco do feto e um escore Apgar menor ou igual a 3 por mais de cinco minutos. Os órgãos mais suscetíveis a dano durante a asfixia são os rins, o cérebro, coração e os pulmões, e a consequência mais importante da asfixia perinatal é a encefalopatia hipóxico-isquêmica (EHI).[660] Para que seja feito o diagnóstico de EHI é preciso haver hipóxia e isquemia, além de um distúrbio neurológico de base que predisponha o bebê a um evento hipóxico-isquêmico.[661]

A EHI pode variar de leve a grave. O óbito ocorre em 10 a 20% dos bebês asfixiados e os que sobrevivem têm uma boa chance de se desenvolverem normalmente, mesmo quando apresentam convulsões no período neonatal. No entanto, há um pequeno grupo de bebês com asfixia grave que, tendo sobrevivido, desenvolvem sequelas neurológicas importantes, incluindo paralisia cerebral, atraso cognitivo, distúrbio convulsivo,[660] cegueira cortical, deficiência auditiva e microcefalia.[378] Um bebê que sofreu asfixia pode apresentar qualquer uma das seguintes lesões neurológicas:

1. Necrose cortical focal ou multifocal.
2. Infartos em zona limítrofe (que ocorrem nas zonas limítrofes entre os territórios das artérias cerebrais e cerebelares, onde o fluxo sanguíneo é reduzido, com hipotensão ou hipoperfusão).
3. Necrose neuronal seletiva (núcleos do tronco cerebral ou células de Purkinje do cerebelo).
4. Estado marmóreo (necrose dos núcleos talâmicos e núcleos da base com mielinização dos processos astrocitários *versus* neurônios).
5. Leucomalácia periventricular.[378,430,660]

Quando há asfixia mais grave, as lesões são mais extensas. Episódios parciais de asfixia resultam em necrose cerebral difusa, enquanto a asfixia total poupa o córtex e afeta o tronco cerebral, o tálamo e os núcleos da base. Os estágios clínicos de Sarnat (Tab. 4.10) são usados para estimar a gravidade da asfixia em bebês com mais de 36 semanas de IG e se baseiam na apresentação clínica e na duração dos sintomas.[660] A asfixia no bebê prematuro é mais difícil de se reconhecer, em razão da imaturidade do cérebro, da hipotonia e dos reflexos ima-

turos. Os bebês prematuros podem ser protegidos da EHI pela própria imaturidade, já que o quanto mais maduro é o organismo no momento da asfixia, menor é a duração da asfixia necessária para causar dano cerebral.[430] A intervenção mais eficaz é a prevenção da asfixia estabelecendo a ventilação e a perfusão e minimizando a hipotensão e a hipóxia. Esses bebês devem ser manuseados com cuidado, a fim de diminuir o estresse e evitar flutuações da pressão arterial e sobrecarga sensorial; deve-se ensinar aos pais como fazer o mesmo (Tab. 4.10).[378]

Bebês com convulsões

Convulsões no período neonatal são difíceis de se reconhecer e diagnosticar porque o cérebro perinatal é imaturo do ponto de vista morfológico e funcional. A descarga elétrica que origina uma convulsão depende de conexões sinápticas, arborização axonal/dendrítica e mielinização, por isso é improvável que se observem os padrões motores bem organizados da convulsão de uma criança maior no RN.[662] No RN, a convulsão pode se expressar por movimentos de mastigação, batida de lábios, sucção, apneia e anormalidades do olhar, provavelmente em razão da relativa maturidade das estruturas límbicas e suas conexões com o tronco cerebral.[663] Existem cinco tipos de padrões convulsivos:

1. As convulsões sutis são as mais comuns em bebês prematuros e a termo, representando cerca de 50% de todas as convulsões nesse grupo. Elas ocorrem mais comumente associadas a outras convulsões. Pode haver correlação com o EEG e essas convulsões podem ser refratárias ao tratamento anticonvulsivante. Elas incluem desvio horizontal tônico dos olhos, movimentos orais/bucais/linguais, movimentos de pedalar/nadar, apneia e outros fenômenos autonômicos.[662,663]
2. Convulsões clônicas focais se caracterizam por abalos clônicos localizados, com uma fase de contração rápida e uma fase de relaxamento mais lenta, não associados à perda da consciência. Geralmente se devem a distúrbios metabólicos, uma lesão estrutural de base no hemisfério cerebral contralateral ou lesão traumática localizada e seu prognóstico é bom.[662,663]
3. Convulsões clônicas multifocais consistem em movimentos clônicos aleatórios em um membro, que migram para os outros membros. São raras no RN porque o cérebro ainda é imaturo para propagar a descarga por toda a sua extensão.[662,663]
4. Convulsões tônicas podem ser localizadas ou generalizadas e se assemelham à postura de decerebração ou decorticação de crianças maiores, englobando flexão ou extensão tônica do pescoço, tronco e membros superiores, com extensão tônica dos membros inferiores. O prognóstico pode variar, mas em geral é ruim.[662,663]

TABELA 4.10 ▸ Estágios de Sarnat e Sarnat* da encefalopatia hipóxico-isquêmica			
Estágio	Estágio 1 (leve)	Estágio 2 (moderada)	Estágio 3 (grave)
Nível de consciência	Hiperalerta: irritável	Letárgico ou obnubilado	Estuporoso, comatoso
Controle neuromuscular	Não inibido, hiperreativo	Movimento espontâneo diminuído	Movimento espontâneo diminuído ou ausente
Tônus muscular	Normal	Hipotonia leve	Flácido
Postura	Flexão distal leve	Flexão distal acentuada	Descerebração intermitente
Reflexos miotáticos	Hiperativos	Hiperativos, não inibidos	Diminuídos ou ausentes
Mioclonia segmentar	Presente ou ausente	Presente	Ausente
Reflexos complexos	Normais	Suprimidos	Ausentes
Sucção	Fraca	Fraca ou ausente	Ausente
Moro	Forte, limiar baixo	Fraco, incompleto, limiar alto	Ausente
Oculovestibular	Normal	Hiperativo	Fraco ou ausente
Tônus cervical	Discreto	Forte	Ausente
Função autonômica	Simpática generalizada	Parassimpática generalizada	Sistemas corporais deprimidos
Pupilas	Midríase	Miose	Posição intermediária, reflexo pupilar fraco frequente
Respiração	Espontânea	Espontânea; apneia ocasional	Periódica; apneia
Frequência cardíaca	Taquicardia	Bradicardia	Variável
Secreções salivares e brônquicas	Escassas	Profusas	Variáveis
Motilidade gastrintestinal	Normal ou diminuída	Diarreia acentuada	Variável
Convulsões	Nenhuma	Focais ou multifocais comuns (6-24 h de vida)	Incomuns (excluindo descerebração)
Sinais eletroencefalográficos	Normal (acordado)	Precoce: baixa voltagem generalizada, lentidão (delta e teta contínua); Tardio: padrão periódico (acordado): convulsões focais ou multifocais; complexos ponta-onda de 1,0-1,5 Hz	Precoce: padrão periódico com isopotencial pH; Tardio: totalmente isopotencial
Duração dos sintomas	<24 h	2-14 dias	Horas a semanas
Evolução	Quase 100% normal	80% normal; anormal se sintomas duram mais de 5-7 dias	Cerca de 50% morrem; demais têm sequelas graves

* Os estágios mostrados nesta tabela são um espectro contínuo que reflete os estados clínicos de bebês com mais de 36 semanas de idade gestacional. Extraída de Sarnat HB, Sarnat MS. Neonatal encephalopathy following fetal distress: a clinical and electroencephalographic study. *Arch Neurol.* 1976;33:696. Reproduzida com permissão de Aurora S, Snyder EY. Perinatal asphyxia. In: Cloherty JP, Eichenwald EC, Stark AR, eds. *Manual of Neonatal Care.* 5ª ed. Filadélfia, PA: Lippincott Williams & Wilkins; 2004:542–543.

5. As convulsões mioclônicas se caracterizam por espasmos de uma ou mais partes do corpo, podendo incluir a cabeça e o tronco. Elas se distinguem das convulsões clônicas por sua rapidez e padrão irregular. Estão associadas a patologias difusas do SNC e têm mau prognóstico.[662,663]

As etiologias de base da convulsão no RN podem incluir trauma do SNC, anormalidades metabólicas, infecção, malformação cerebral, medicamentos, policitemia e infarto localizado; em 3 a 25% dos casos, a causa é desconhecida. Convulsões contínuas ou recorrentes podem causar efeitos bioquímicos que levam a dano cerebral. A meta da intervenção médica é identificar e tratar a causa de base da convulsão, além de controlar a crise com administração de anticonvulsivantes. O prognóstico depende da condição que precipitou a convulsão, bem como de sua duração e da presença de padrões tônicos ou mioclônicos. Em 15% dos bebês a evolução é fatal, 30% têm sequelas neurológicas em longo prazo e 55% têm evolução normal.[662,663]

Avaliação e intervenção fisioterapêuticas para bebês com problemas neurológicos

O fisioterapeuta deve começar a avaliação fazendo uma revisão minuciosa do prontuário, conforme já mencionado. Deve-se dar especial atenção ao exame neurológico, aos estudos neurorradiográficos (ultrassonografia, RMN e TC de crânio) e aos EEGs, para identificar a área de lesão, o tamanho das lesões e os achados clínicos. O fisioterapeuta deve conhecer o prognóstico definido pelo médico e saber se essa informação foi comunicada à família. Os membros da família também devem ser entrevistados, para verificar seu nível de compreensão do problema e do prognóstico da criança. Também é importante conhecer a intervenção médico-cirúrgica, incluindo medicamentos, punções lombares e instalação de *shunt* ou ventriculostomia. Durante o exame, o fisioterapeuta deve levar em conta os efeitos dos medicamentos, como por exemplo os anticonvulsivantes, que podem diminuir o tônus muscular e a capacidade de resposta.

Antes de começar uma avaliação por exame físico, o fisioterapeuta deve conversar com a enfermagem e com a família sobre a rotina diária do bebê, já que ela pode afetar o nível de energia, o ciclo sono-vigília da criança e sua tolerância à avaliação. O profissional precisa saber se os comportamentos observados são típicos daquela criança. Se o bebê tiver convulsões, deve-se perguntar sobre a apresentação típica dessa atividade convulsiva e se há fatores desencadeantes de convulsões. Outras perguntas a serem feitas à enfermagem incluem o horário de administração dos medicamentos anticonvulsivantes, a frequência e qualidade dos estados de alerta, movimentos ativos observados e posturas atípicas.

Uma parte crucial da avaliação é o exame do tônus muscular, mas o estado comportamental do bebê tem impacto no tônus muscular e nos comportamentos motores. Bebês que sofreram um dano neurológico podem apresentar estados atípicos invariáveis, sem transições suaves e com limitação das interações. Por exemplo, o bebê pode apenas dormir ou permanecer sempre acordado e irritado. O exame neurológico feito em qualquer um desses dois estados é pouco preciso; no entanto, o fisioterapeuta ainda pode obter informações úteis observando os movimentos ativos do tronco e dos membros. Os movimentos ativos devem ser observados quanto à simetria, suavidade, variedade, complexidade e isolamento. O bebê deve ser submetido a reavaliações seriadas para identificação de mudanças na organização do estado comportamental e no controle neuromotor. Sempre que apropriado, o exame neurológico deve ser completado incluindo reflexos, amplitude de movimento e tônus muscular. Alguns bebês apresentam movimentos ativos simétricos, mas podem demonstrar assimetria nas respostas evocadas. Alguns exemplos são um reflexo de Gallant brusco, preensão palmar/plantar reflexa mais forte em um dos lados e/ou ângulos assimétricos (Fig. 4.23). Esses sinais podem ser discretos e devem ser monitorados, pois são preditivos da evolução neuromotora.[664]

A intervenção em bebês com dano neurológico deve começar pela adaptação do ambiente de modo a dar apoio ao seu estado comportamental. Se o bebê não for capaz de ficar acordado, o fisioterapeuta pode sugerir estratégias de estimulação, como desenrolar a criança, falar com voz suave, acender uma luz fraca, aplicar estimulação tátil, trocar as fraldas ou um banho ou limpeza corporal no berço. Se a criança fica sempre irritada quando acordada, pode ser benéfico modificar o ambiente para diminuir a estimulação. Essas modificações incluem enrolamento, sucção não nutritiva, estímulos proprioceptivos e facilitação de transições lentas entre o sono e a vigília. Uma vez obtida melhora dos problemas de estado, o fisioterapeuta poderá abordar os problemas neuromotores e musculoesqueléticos. Em decorrência do tônus muscular e da limitação de movimentos ativos, o bebê pode apresentar rigidez com a amplitude de movimento e requerer intervenções como alongamento suave e colocação de talas. O serviço de terapia ocupacional poderá ser consultado quanto à necessidade de talas para as mãos. As estratégias de posicionamento e manuseio que favoreçam posturas e movimentos simétricos devem ser comunicadas à família e à equipe de cuidadores.

Problemas de saúde do prematuro tardio

O prematuro tardio é aquele que nasce com 34 a 36,9 semanas de IG, antes chamado bebê "quase a termo", o que implica necessidades e cuidados semelhantes aos do bebê a termo. No entanto, o conceito recente é de que esses bebês são mais vulneráveis e têm necessidades mais semelhantes às dos bebês prematuros. Nascimentos prematuros tardios aumentaram de incidência nas últimas três décadas nos Estados Unidos, em função do aumento do número de partos por indicação médica e de partos múltiplos decorrentes do uso de tecnologia de reprodução assistida.[664-669] Os partos prematuros tardios são mais de 250.000 por ano.[664] A seguir, são descritos os problemas de saúde do prematuro tardio.

O prematuro tardio tem mais morbidades, maiores índices de reinternação hospitalar no primeiro ano de vida e pode correr maior risco de comprometimento do desenvolvimento neurológico em longo prazo, em comparação ao bebê a termo.[664,670-674] As múltiplas vulnerabilidades resultam da imaturidade geral do prematuro tardio. Por exemplo, as estruturas saculares terminais da árvore respiratória e os alvéolos pulmonares continuam a amadurecer até a 36ª semana de gestação. O pico de produção de surfactante, que geralmente ocorre com 34 semanas e ajuda na maturação pulmonar, pode não ocorrer no prematuro tardio. As morbidades respiratórias do prematuro tardio incluem taquipneia transitória, hipertensão pulmonar persistente, SAR, pneumonia e insuficiência respiratória com necessidade de ventilação mecânica.[664,673,675-677] A cada semana a mais de gestação, a necessidade de intervenção respiratória e a vulnerabilidade a morbidades respiratórias di-

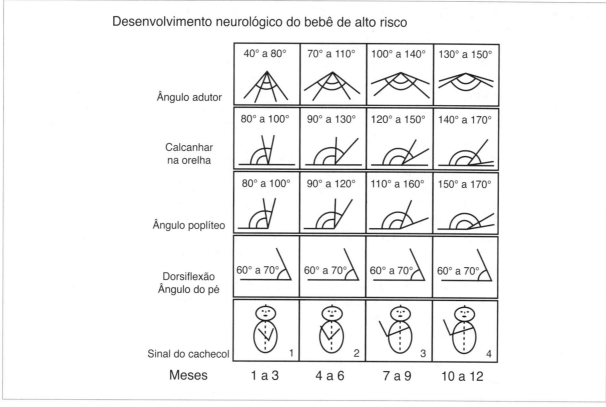

FIGURA 4.23 ▶ Movimento ativo simétrico mostrando assimetrias nas respostas evocadas, como por exemplo nestes ângulos de flexão. (Reproduzida com permissão de Ellison PH. Neurologic development of the high-risk infant. *Clin Perinatol*. 11(1):45 e adaptada de Amiel-Tison C. A method for neurological evaluation within the first year of life. *Curr Probl Pediatr*. 1976;7(1):45.)

minuem.[664,670,673,678] Outro exemplo da imaturidade do prematuro tardio que contribui para sua vulnerabilidade é a interação de fatores como vias hepáticas de conjugação da bilirrubina pouco desenvolvidas, dificuldades alimentares e má coordenação da deglutição, além de uma barreira hematoencefálica não totalmente formada. Esses diversos indicadores de imaturidade aumentam o risco de icterícia prolongada e lesão cerebral induzida por bilirrubina no prematuro tardio.[664,670,673,679,680] Além disso, o prematuro tardio tem menos tecido adiposo, maior proporção área de superfície/peso e menor capacidade de gerar calor, o que leva a hipotermia. Apneia e bradicardia também são mais comuns no prematuro tardio.[664,670,679-684]

Há evidências de que a evolução do desenvolvimento neurológico em longo prazo pode ser afetada nessas crianças e algumas pesquisas apontam maior incidência de paralisia cerebral e deficit intelectual,[664,684-689] embora outras não mostrem os mesmos resultados.[664,690]

Problemas de saúde do bebê a termo

Embora a prematuridade e suas complicações sejam os problemas principais de muitos bebês internados na UTIN, existem várias condições que podem exigir cuidados intensivos para bebês a termo. Em geral, essas crianças estão em estado crítico, permanecem longo tempo hospitalizadas e se beneficiam da fisioterapia neonatal. Esta seção aborda várias dessas condições mais comuns e as intervenções a ela relacionadas.

Síndrome de aspiração de mecônio

Na presença de hipóxia crônica ou aguda, o feto pode eliminar mecônio no líquido amniótico antes do parto. Ao tomar o ar no primeiro movimento respiratório, o bebê pode aspirar o líquido amniótico contaminado por mecônio; no pulmão, as partículas de mecônio podem obstruir as vias aéreas, interferir nas trocas gasosas e causar sofrimento respiratório de vários graus, desde uma leve dificuldade respiratória até uma insuficiência respiratória potencialmente fatal que exige ressuscitação.[691-694] A contaminação do líquido amniótico por mecônio ocorre, segundo relatos, em aproximadamente 9% dos partos.[691-693]

Suspeita-se da síndrome de aspiração de mecônio (SAM) em um bebê que nasceu com líquido amniótico manchado de mecônio e depois apresenta sofrimento respiratório que não pode ser explicado por outro mecanismo.[691,695] Cerca de 2 a 10% dos bebês nascidos com mecônio no líquido amniótico apresentam SAM.[691-693] O risco de aspiração de mecônio é maior em bebês pós-maturos e nos bebês PIG.[691,696-699] Com as recentes mudanças nas práticas obstétricas, especificamente redução dos partos pós-termo e monitoramento do bem-estar fetal durante o trabalho de parto, houve uma queda na incidência de SAM nos Estados Unidos.[691,698-701] Condições que cursam com comprometimento fetal prolongado, como hipóxia, trabalho de parto induzido e infecção intrauterina foram associadas à aspiração de mecônio e podem levar a asfixia aguda durante o trabalho de parto. Entre os bebês com SAM, 20 a 33% nascem deprimidos e exigem ressuscitação.[691,698,702-706] O mecônio pode ter um efeito tóxico direto sobre o pulmão que inclui pneumonite química, infecção, inflamação e inativação do surfactante, ou pode ocluir as vias aéreas aprisionando ar nas regiões distais dos pulmões, levando a distensão pulmonar, ruptura de alvéolos e pneumotórax.[691,707-709] A vasoconstrição dos vasos pulmonares em resposta à hipoxemia pode contribuir para o aparecimento da hipertensão pulmonar persistente do neonato, que é um efeito secundário da SAM.[694,703]

No período neonatal, os efeitos respiratórios da aspiração de mecônio incluem taquipneia acentuada, cianose, uso dos músculos acessórios para respirar, retração intercostal e subesternal, tórax em forma de barril e respiração paradoxal com expiração ruidosa e batimento de aletas nasais.[691] Um subgrupo de bebês afetados pode ser assintomático ao nascimento e apresentar agravamento do sofrimento respiratório à medida que o mecônio se desloca em direção as vias aéreas distais, de menor calibre. O tratamento inicial desses bebês, na sala de parto, inclui laringoscopia direta para sucção da hipofaringe, intubação e sucção da traqueia, antes da instalação da ventilação por pressão positiva. Bebês com SAM podem necessitar de oxigênio suplementar ou, se a doença for grave, de ventilação mecânica. Nos casos em que o comprometimento respiratório progride, pode ser necessária ventilação de alta frequência, terapia com surfactante e óxido nítrico.[691,698,710] Bebês gravemente doentes com aspiração de mecônio, hipertensão pulmonar persistente e insuficiência respiratória não responsivas às medidas citadas acima podem necessitar de ECMO.[694] Os neonatos com hipertensão pulmonar persistente associada apresentam *shunt* direita-esquerda e diferença na saturação de oxigênio pré e pós-ductal. A morbidade pulmonar em longo prazo é comum em bebês com SAM e, segundo relatos, inclui tosse e chiado sintomáticos compatíveis com doença reativa das vias aéreas que deve ser tratada com broncodilatador, além de obstrução das vias aéreas e hiperinsuflação persistente nas provas de função respiratória até os 11 anos de idade.[694,698,711] A evolução do desenvolvimento neurológico varia e depende da lesão causada pela asfixia no SNC.[694,711,712]

Hipertensão pulmonar persistente do neonato

A hipertensão pulmonar persistente do neonato (HPPN) é mais comum em bebês a termo ou pós-termo, como resultado de um distúrbio na transição típica entre a circulação fetal e neonatal. Se a resistência vascular pulmonar (RVP) não cair após o nascimento, o *shunt* direita-esquerda no forame oval e no duto arterioso, característico da circulação fetal, continuará, resultando em hipoxemia grave. A hipóxia e a atelectasia alveolar levam a vasoconstrição pulmonar e mantêm a hipertensão pulmonar.[713,714]

A RVP pode não diminuir por conta de três tipos de anormalidades da vasculatura pulmonar. A vasculatura pulmonar pode ser hipodesenvolvida, com área de secção transversal menor, o que resulta em uma elevação permanente da RVP. Essa é a fisiopatologia típica da HPPN, quando o diagnóstico inclui hipoplasia pulmonar, como na hérnia diafragmática congênita. O segundo caso é quando a vasculatura pulmonar se desenvolve com uma camada muscular anormalmente espessa e extensa. A remodelagem da vasculatura pulmonar geralmente ocorre de 10 a 14 dias após o nascimento, quando então a RVP diminui. Essa anormalidade da vasculatura pulmonar pode ter relação com uma predisposição genética, pode ser desencadeada pelo uso de anti-inflamatórios não esteroides durante a gestação ou estar associada à SAM. Por fim, um leito vascular normalmente desenvolvido pode não se dilatar após o nascimento por conta de condições perinatais adversas, como infecção bacteriana ou depressão perinatal.[714-718] A HPPN também pode estar associada a fatores maternos, incluindo diabetes ou infecção do trato urinário. A asfixia perinatal é o diagnóstico mais comumente associado à HPPN.[714,719]

Suspeita-se de HPPN em qualquer bebê com hipoxemia grave não responsiva à administração de oxigênio a 100% ou suporte respiratório por pressão positiva, como CPAP ou ventilação mecânica. A HPPN é diagnosticada pelo ecocardiograma, que mostra anatomia estrutural cardíaca normal com evidências de hipertensão pulmonar, além de *shunt* direita-esquerda pelo duto arterioso e/ou pelo forame oval. A HPPN é uma emergência médica, que requer diagnóstico e tratamento imediatos. As metas do tratamento são garantir a oxigenação adequada dos tecidos promovendo, ao mesmo tempo, o declínio da RVP. As intervenções incluem oxigênio suplementar, vasodilatadores, intubação e ventilação mecânica, NOi, ECMO, correção da acidose metabólica, suporte hemodinâmico e correção de distúrbios metabólicos e policitemia.[713,714,719-721] Como a agitação pode causar liberação de catecolaminas que aumentam a RVP, esses bebês podem ter de ser sedados e paralisados com agentes farmacológicos.[714]

O prognóstico dos bebês com HPPN melhorou significativamente com a administração mais eficaz de ventilação mecânica, NOi e ECMO. No entanto, os que sobrevivem correm risco de DPC, hemorragia intracraniana, atraso do desenvolvimento neurológico e deficiência auditiva neurossensorial.[719] Crianças que sobreviveram à HPPN moderada ou grave apresentaram comprometimento significativo das funções motora, cognitiva e auditiva.[714,721-728]

Os fisioterapeutas que trabalham com bebês que sofrem de HPPN precisam estar cientes das possíveis complicações cardiopulmonares e apoiar o desenvolvimento dessas crianças sem aumentar seu estresse e agitação. A família e outros cuidadores devem receber orientações sobre como promover as habilidades motoras, sociais e alimentares da criança sem comprometer sua estabilidade fisiológica.[9] O fisioterapeuta também deve estar ciente dos riscos para o desenvolvimento neurológico e sensorial e prestar serviços apropriados de triagem, orientação da família e acompanhamento.

Transtorno do espectro alcoólico fetal

O álcool é um conhecido fator teratogênico no decorrer da gestação e, como não há um limiar seguro estabelecido para a ingestão de álcool durante a gravidez, recomenda-se abstinência.[729] As atuais pesquisas mostram que a exposição do feto ao álcool pode resultar em diversos problemas, incluindo anormalidades do crescimento e do SNC, dismorfismos faciais e malformações congênitas de vários órgãos.[350,730-732] O termo transtorno do espectro alcoólico fetal (TEAF) foi proposto em razão da variedade de problemas envolvidos.[350,733-735] Há relatos de consumo de álcool (10,8%), incluindo consumo de álcool compulsivo (3,7%) e alcoolismo grave (1%), em gestantes dos 15 aos 44 anos de idade.[732,736] A prevalência de TEAF relatada é de 0,3 a 1,5 casos por 1000 nascidos vivos, sendo os maiores índices registrados em pessoas de raça negra, populações indígenas americanas e nativos do Alasca.

A forma mais grave de TEAF é a síndrome alcoólica fetal (SAF). Os critérios de SAF incluem deficit de crescimento, anormalidades do SNC e dismorfismos faciais distintos, com ou sem confirmação da ingestão de álcool pela gestante [350,730-732,737-741] (Tab. 4.11). Descrita em detalhes pela primeira vez por Jones e Smith em 1973,[737] a SAF é uma das causas mais comuns de incapacidade intelectual em todo o mundo. Os efeitos da exposição ao álcool estão relacionados ao volume, momento e padrão de consumo de álcool pela mãe, bem como à velocidade individual de metabolização do álcool pela gestante.[732,742-745]

RNs expostos ao álcool *in utero* podem apresentar sintomas agudos de abstinência, característicos da SAF,

ou podem parecer normais.[732] O consumo de grandes volumes de álcool na época da concepção e durante o primeiro trimestre da gravidez foi associado a defeitos congênitos relacionados ao álcool, dismorfismos faciais e deficits de crescimento,[729,732,746,747] enquanto um consumo moderado não afetou o QI das crianças aos oito anos de idade.[732,748] A exposição ao álcool durante o segundo trimestre foi associada a distúrbios do crescimento e deficits de aprendizagem; a exposição no terceiro trimestre foi associada a deficits de crescimento longitudinal.[350,729,734] O sinal típico da exposição fetal ao álcool é uma grave restrição do crescimento (que afeta mais o comprimento que o peso). As deficiências do crescimento continuam após o nascimento, mas o peso passa a ser mais afetado que o comprimento.[350,738]

A característica mais grave da SAF é o transtorno do desenvolvimento do SNC. Transtornos de proliferação neuronal, migração e formação da linha mediana do prosencéfalo surgem como resultado dos efeitos teratogênicos do álcool nos dois primeiros trimestres da gestação.[350] A microcefalia está presente em quase todos os casos, e a maioria das crianças com SAF apresenta atraso do desenvolvimento neurológico. Kartin e associados [748] constataram desempenho abaixo da média em fatores do desenvolvimento, em crianças pré-escolares que haviam sido expostas a álcool e drogas na gestação. Além do comprometimento das funções intelectuais, hiperatividade, maior tendência a distração, menor atenção, problemas de fala e de desenvolvimento da linguagem e com-

TABELA 4.11 ▸ Características da SAF	
Sinais físicos	Problemas para o desenvolvimento neurológico
Deficiência de crescimento pré-natal/RCIU	Atraso do desenvolvimento
Deficiência de crescimento pós-natal	Função cognitiva comprometida
Microcefalia	Comprometimento da fala
Fendas palpebrais pequenas	Surdez de condução
Pregas epicânticas	Surdez neurossensorial
Hipoplasia facial na linha mediana	Problemas comportamentais
Nariz em sela	Retardo mental
Filtro labial hipoplásico, longo ou plano	
Lábio superior fino	
Anormalidades auriculares	
Hipoplasia do nervo óptico	
Defeitos cardíacos (CIA, CIV)	
Hidronefrose	
Anomalias da genitália externa	
Sulcos palmares anormais	
Anormalidades articulares (mãos, dedos, artelhos)	
Hemangioma cutâneo	

RCIU, restrição do crescimento intrauterino; CIA, comunicação interatrial; CIV, comunicação interventricular.

prometimento da memória visual afetam o desempenho escolar. Também foram relatados efeitos em longo prazo sobre as funções psicossociais.[350,732,733,735,741,748–752]

Pode ser difícil identificar a SAF no período neonatal e ela pode ser confundida com outras síndromes. Bebês expostos a quantidades até mesmo moderadas de álcool podem não apresentar sinais de abstinência. Sinais de abstinência como agitação, distúrbios do sono, tremores, hipotonia ou sintomas gastrintestinais podem ser observados em alguns bebês expostos a níveis muito elevados de álcool.[350,752,753] Ademais, o bebê pode ter sido exposto a outras substâncias além do álcool e demonstrar sintomas mais graves de abstinência a essas outras drogas. Como as características faciais e físicas da SAF podem ser sutis e o bebê não apresentar sinais de abstinência, o diagnóstico de SAF muitas vezes é tardio, somente na idade pré-escolar ou escolar, quando a desatenção, a hiperatividade e os problemas de aprendizagem são mais evidentes.[735,753,754] Crianças com diagnóstico tardio podem ser prejudicadas pela falta de intervenção precoce e outros recursos que atendam suas necessidades de crescimento e desenvolvimento. Bebês com história conhecida de exposição ao álcool na gestação ou com suspeita de SAF devem ser encaminhados a serviços de acompanhamento do desenvolvimento tão logo recebam alta do hospital.[732,741]

Síndrome de abstinência neonatal

O uso de narcóticos pela gestante geralmente é acompanhado de certos hábitos de vida que podem afetar a saúde do bebê em formação, incluindo poucos cuidados no pré-natal e comportamentos de alto risco que predispõem a doenças e infecções. O uso de narcóticos pela gestante resulta em dependência dessas substâncias no feto. As drogas mais comumente usadas durante a gestação e que geram dependência e abstinência são heroína, metadona e analgésicos com prescrição controlada.[755–758] Bebês a termo apresentam sintomas mais graves de abstinência do que os bebês prematuros, o que tem várias possíveis explicações, incluindo o não reconhecimento dos sintomas de abstinência na fase pré--termo.[757,758] Também é maior o acúmulo das drogas no tecido adiposo, por isso a dependência dessas substâncias aumenta com a IG. Ao nascimento, quando as drogas deixam de ser administradas, o bebê começa o processo de abstinência.[757,758]

O início dos sintomas de abstinência aguda de narcóticos pode variar das primeiras horas até mais de cinco dias de vida.[758–762] Geralmente, os sintomas são observados em 24 a 48 horas, dependendo do tipo de droga, da duração do uso pela mãe, da IG do bebê e de quando a mãe usou a droga pela última vez.[350,755,759] Não é raro que bebês sejam expostos a múltiplas substâncias; nesses casos, a síndrome de abstinência é mais grave do

que a que ocorre com metadona ou opiáceos isoladamente.[756,757,759,763,764] Os sintomas de abstinência incluem irritabilidade, tremores, convulsões, apneia, hipertonia muscular, incapacidade de dormir, reflexos tendíneos profundos hiperativos, má coordenação, sucção hiperativa, sucção e deglutição ineficientes e choro estridente.[755,757,759,764,765]

O tratamento dos bebês sintomáticos inclui enrolar, segurar e ninar o bebê, diminuir os estímulos sonoros e luminosos e alimentar com fórmula de alto teor calórico, conforme necessário. Bebês que não respondam a essas medidas de suporte precisarão receber tratamento medicamentoso.[350,755–757,759,765,766] A decisão de se iniciar uma intervenção farmacológica baseia-se na medida objetiva dos sintomas registrados no escore de abstinência neonatal, bem como na presença de convulsões, insônia e deficit de crescimento ou perda de peso. O escore de abstinência neonatal mais usado é o sistema desenvolvido por Finnegan.[767,768] A NNNS (sigla em inglês para Escala Neurocomportamental da Rede de UTIN) incorpora itens da escala de Finnegan, mas também avalia maturidade, controle comportamental e autorregulação.[505] As decisões relativas ao aumento da dose ou retirada gradual dos medicamentos também se baseia nos escores de abstinência.[755–757,766] Em muitos estudos, os opiáceos se mostraram melhores para redução dos sintomas de abstinência do que o fenobarbital ou o tratamento apenas de suporte; a AAP recomenda morfina ou metadona.[755–760,769–771,772]

Bebês com síndrome de abstinência neonatal (SAN) podem ter menores índices de peso, comprimento e perímetro cefálico ao nascimento. Com frequência, eles exibem comportamentos interativos inconsistentes ou deprimidos e não conseguem se acalmar, o que pode ter impacto em seu desenvolvimento. Além disso, o tratamento da SAN pode exigir semanas ou meses de hospitalização, interferindo com a formação da ligação mãe-filho e com o desenvolvimento geral da criança.[350,756,759,765,766] Estudos de acompanhamento do desenvolvimento de bebês com SAN mostraram maior incidência de hiperatividade, transtornos de comportamento e aprendizagem e desajuste social.[766] Na idade pré-escolar, o desempenho de crianças que foram expostas a álcool e drogas no período pré-natal, em termos de desenvolvimento, foi considerado abaixo do esperado para a idade.[773–775] Não é claro em que medida outras variáveis, como fatores ambientais, características maternas, tabagismo, uso de várias drogas, pobreza e fatores sociais associados ao abuso de substâncias seriam responsáveis por essa evolução comparativamente à exposição pré-natal a substâncias como fator isolado.[350,766] Embora seja difícil estabelecer uma conexão direta entre a exposição a substâncias na gestação e a evolução do desenvolvimento, essas crianças e suas famílias estão sob risco evidente de problemas sociais, comportamentais e do desenvolvimento. Portanto, justificam-se o acompanhamento rigoroso e os cuidados com a saúde materno--infantil, incluindo intervenção precoce.[758,773,774]

Avaliação e intervenção fisioterapêuticas para bebês a termo e prematuros tardios

Bebês a termo e prematuros tardios internados na UTIN podem ser muito frágeis e apresentar condições clínicas complexas. Ao trabalhar com qualquer bebê prematuro, o fisioterapeuta deve lembrar-se de que, com 35 semanas de gestação, o cérebro do prematuro pesa 65% do cérebro do bebê a termo e tem menos sulcos.[665] Esse fato indica como são rápidos o crescimento e o desenvolvimento do cérebro do bebê no período final da gestação. A prioridade para qualquer fisioterapeuta neonatal é dar apoio ao bebê para o crescimento e desenvolvimento do seu cérebro e também de outros órgãos; todas as intervenções da fisioterapia devem ser programadas com critério e aplicadas de modo a não interromper o sono da criança, nem causar estresse adicional à carga já decorrente dos cuidados que um bebê hospitalizado precisa receber. Além disso, o custo da intervenção deve ser bem ponderado em relação aos seus benefícios comprovados. Infelizmente, há poucas evidências sólidas que corroborem muitas intervenções da fisioterapia neonatal. Também é importante que as intervenções da fisioterapia apoiem a família e ajudem os pais a exercer seu papel.

O fisioterapeuta deve começar por uma minuciosa revisão do prontuário, incluindo a história materna/pré--natal, a história do parto, revisão de problemas atuais e de cada sistema, resultados de testes e estudos clínicos, intervenções médico-cirúrgicas, medicamentos e a resposta do bebê às intervenções e medicamentos, incluindo avaliações de dor no RN. Se o bebê estiver na fase pós-exposição a substâncias, devem ser registrados os escores de abstinência neonatal e qualquer alteração nas intervenções médicas e/ou farmacológicas. Informações sobre o histórico e os problemas psicossociais da família também devem ser revisadas e discutidas com o assistente social, conforme o caso. O fisioterapeuta deve conversar com o pessoal de enfermagem que cuida do bebê, para obter informações atualizadas sobre suas condições fisiológicas, mudanças nos cuidados dispensados e ocorrências diárias. Uma conversa com os familiares para verificar seu entendimento da condição do bebê e suas preocupações a respeito pode ser um bom ponto de partida para estabelecer um relacionamento com a família e planejar a intervenção terapêutica, que inclui educar a família.

A avaliação do bebê deve começar pela observação do tipo de suporte respiratório, presença de cateteres centrais ou periféricos e sondas de alimentação, já que esses recursos indicam o grau de fragilidade do bebê,

além de limitarem seu posicionamento e movimentos ativos. A observação deve incluir ainda os sinais vitais, o padrão respiratório, comportamento, estado, presença de edema, posturas preferidas e movimentos ativos. O tegumento deve ser avaliado quanto à presença de fissuras ou cicatrizes na pele, pois estas podem interferir no alinhamento, na mobilidade e no desempenho funcional da criança.

Bebês que estão se recuperando de condições como SAM ou HPPN podem não tolerar um exame físico se estiverem ainda em estado crítico, necessitando de suporte médico intensivo para garantir suas funções fisiológicas. Bebês expostos a infecções durante a gestação também podem estar muito doentes e incapazes de tolerar o manuseio. Durante o período de desmame da exposição a substâncias, o bebê pode não ser capaz de tolerar a estimulação provocada pelo manuseio. Nesse estágio da permanência hospitalar do bebê, o fisioterapeuta seria primariamente um consultor, conversando com a enfermagem e a família para dar sugestões sobre modificações do ambiente e da posição que proporcionem conforto, suporte às funções fisiológicas e, se possível, permitam o alinhamento postural visando futuras tarefas favoráveis ao desenvolvimento.

Se o bebê estiver estável e puder tolerar o manuseio, a avaliação deve incluir a condição respiratória, o padrão/eficiência da respiração em diversas posições, as condições da pele, a organização dos estados comportamentais, postura e alinhamento, amplitude de movimentos ativos e passivos, tônus muscular, presença e simetria dos reflexos, quantidade e qualidade dos movimentos ativos, controle postural, resposta a estímulos sensoriais, avaliação de dor, acompanhamento com o olhar, localização auditiva e habilidades de interação/sociais. Se apropriado, poderá ser aplicada uma avaliação padronizada do desenvolvimento. A intervenção de fisioterapia será, então, baseada nos pontos fortes e problemas individuais do bebê. Os problemas podem ser priorizados de acordo com a condição clínica do bebê e as necessidades imediatas no ambiente da UTIN. É importante observar atentamente a condição cardiopulmonar e os sinais comportamentais ao manusear o bebê, e ajudar a família a compreender que a criança pode não ser capaz de tolerar tanta atividade quanto outras crianças da mesma idade.

Bebês em fase de abstinência após exposição a drogas na gestação costumam permanecer longo tempo no hospital e têm necessidades muito específicas. Apesar de serem, de modo geral, mais a termo e fisiologicamente estáveis, não é raro que eles apresentem dificuldades de organização do comportamento, sono profundo prolongado, sono agitado, alternância de sono com choro e pânico ao despertar.[775] A avaliação deve incluir todos os elementos já discutidos e também os escores de abstinência neonatal. Inicialmente, é fundamental recomendar modificações ambientais que diminuam o estresse e cuidados organizados e limitados ao essencial, para evitar hiperestimulação. Também é importante avaliar e favorecer os comportamentos de autorregulação. Talvez o bebê só tolere medidas de conforto, sobretudo na fase inicial do período de abstinência. As intervenções devem ser bem dosadas, de modo a permitir que o bebê consiga se acalmar de modo eficaz.[776] As intervenções podem incluir contenção, por meio de um enrolamento, massagem e facilitação da flexão, posicionando o bebê com as mãos junto à linha mediana ou à boca. Ao estimular bebês em fase de abstinência por exposição a drogas, é importante que o estímulo envolva apenas um ou dois sistemas sensoriais, para não sobrecarregar a criança. Também é importante atentar para os sinais iniciais de sofrimento (alterações de cor, soluços, bocejos frequentes e/ou diminuição do contato visual), a fim de evitar a hiperestimulação.[777] Massagear o bebê com movimentos firmes pode ser útil em alguns casos e também é uma boa atividade para formação do vínculo entre os pais e o bebê. Algumas crianças respondem bem a manobras vestibulares suaves, como balançar o berço e ninar. Quando o bebê apresenta hipertonia e posturas em extensão, devem-se evitar as posições supinas ou verticalizadas. Quando o bebê tem hipotonia, é importante mantê-lo em posições de apoio que promovam simetria, flexão e orientação pela linha mediana. Quando o bebê estiver acordado, as tentativas de contato visual devem ser gradativas para evitar hiperestimulação.[776,778] Vale lembrar que esses bebês têm mais idade e que a intervenção apropriada para o desenvolvimento deve ocorrer com a criança acordada e quando ela pode tolerar essas atividades. O terapeuta deve trabalhar em conjunto com a família para entender as necessidades da criança e ajudá-los a aprender como acalmar a criança e realizar as interações apropriadas para o desenvolvimento. Uma das prioridades da intervenção é promover a ligação afetiva dos pais com a criança durante o período de hospitalização, que pode durar semanas ou meses.

Bebês com história de exposição ao álcool durante a gestação podem não demonstrar sinais de abstinência ou problemas de desenvolvimento no período neonatal. O terapeuta deve realizar uma avaliação completa e procurar identificar necessidades e problemas. Quer a avaliação no hospital revele ou não sinais específicos, a criança deve ser encaminhada para acompanhamento do desenvolvimento no momento da alta, pois é elevado o risco de problemas de desenvolvimento em longo prazo.

⟫ Transição para casa

Normalmente, o planejamento da alta começa no primeiro dia de internação hospitalar; no entanto, ao se lidar com bebês de alto risco, clinicamente frágeis, cuja sobrevivência não é garantida, essa abordagem pode ser prematura. A data exata da alta pode não ser previsível, mas quando o bebê começa a demonstrar uma estabilidade fisiológica mais consistente, pode-se começar a esboçar o plano de alta. Bebês que saem da UTIN geralmente necessitam de acompanhamento e cuidados especializados em longo prazo, e seus familiares precisam de tempo para aprender a cuidar deles. A atual tendência favorável à alta precoce implica nas famílias precisarem cuidar de bebês cada vez mais jovens, menos estáveis e, portanto, essas famílias devem ser envolvidas logo que possível no processo de alta.

Um bom plano de alta deve ser individualizado, tanto para o bebê como para a família, com metas claramente identificadas. Essas metas devem ser comunicadas à família e à equipe médica, a fim de eliminar duplicidade e fragmentação do treinamento dos familiares e cuidados de acompanhamento, evitar demora no acesso aos serviços de saúde, estabelecer contatos com recursos de saúde e desenvolvimento da comunidade e contribuir para o sucesso do bebê e da família em casa.[779-782] A equipe médica precisa avaliar os pontos fortes e necessidades específicas da família do bebê, incluindo sua capacidade de cuidar da criança, recursos necessários, apoio social e condições físicas do domicílio. A AAP [779] recomenda que pelo menos dois membros da família estejam capacitados, disponíveis e dispostos a aprender e a cuidar da criança. Foi identificado maior risco de problemas de ligação afetiva e abuso nos casos de crianças nascidas prematuramente e crianças que sofreram exposição a drogas na gestação. Os problemas familiares de risco para o bebê são baixo nível de escolaridade, falta de apoio social, instabilidade conjugal, menos consultas no pré-natal, uso de drogas e menos visitas de familiares durante a hospitalização. A participação ativa dos pais e sua preparação para a alta hospitalar demonstram a disposição da família para cuidar do bebê em casa.[779,781]

Os elementos comumente identificados como requisitos médicos para a alta da UTIN incluem ganho de peso sustentado, temperatura corporal normal mantida fora da incubadora, alimentação bem-sucedida (oral ou por sonda), e nenhum episódio de apneia ou bradicardia durante cinco dias.[779,781] Alguns berçários de nível II e nível III pode ter requisitos para alta baseados em IG e peso. A rotina alimentar e a medicação precisam ser simplificadas para aplicação domiciliar. O treinamento para a alta deve começar precocemente, para dar tempo à família de processar as informações e demonstrar capacitação. Devem-se programar os períodos em que a família cuida do bebê no hospital, sendo recomendável a prática do "alojamento conjunto" (em que os pais passam a noite no hospital cuidando sozinhos da criança) antes da alta.[779,781]

O programa de fisioterapia também deve ser modificado para aplicação domiciliar, de modo que os pais possam cuidar do bebê de forma integral sem ficarem excessivamente exaustos. O fisioterapeuta pode ajudar a família na transição para casa, no tocante ao posicionamento e às experiências sensoriais e atividades apropriadas para o desenvolvimento do bebê. Na UTIN, é comum o uso de apoios posturais, mas a AAP[374] recomenda enfaticamente que o bebê seja colocado para dormir em decúbito dorsal e que o berço não contenha objetos macios ou soltos, como bichos ou brinquedos de pelúcia, que possam obstruir as vias aéreas da criança. Se necessário, o fisioterapeuta poderá elaborar um plano para gradualmente acostumar a criança a manter a postura sem os apoios e a dormir em decúbito dorsal.[783] Os apoios posturais podem ser utilizados de forma muito importante para algumas crianças em atividades lúdicas e enquanto estão acordadas. Mantas enroladas podem ser colocadas sob os ombros da criança ou junto às pernas quando ela estiver recostada no bebê-conforto, por exemplo, para manter a simetria e posicionar as mãos junto à linha mediana. É importante que o fisioterapeuta eduque a família quanto ao posicionamento seguro em decúbito ventral para atividades lúdicas enquanto a criança estiver acordada, já que essa opção pode ficar esquecida em razão das recomendações sobre o sono em decúbito dorsal. As brincadeiras em decúbito ventral supervisionado são oportunidades de fortalecer a musculatura dos ombros, pescoço e tronco, preparando a criança para futuras habilidades motoras grosseiras.

Bebês que necessitaram de terapia intensiva podem continuar apresentando sensibilidade à luz e a ruídos depois da alta para casa. Para ajudar o bebê a ter sucesso na transição para o ambiente domiciliar, o fisioterapeuta pode orientar os pais a identificarem as vulnerabilidades do bebê e fazer modificações na casa, recomendando os arranjos apropriados. Pode ser necessário diminuir a intensidade da luz ambiente ou colocar anteparos e reduzir os ruídos em torno do bebê para apoiar sua autorregulação e provocar atenção e interação adequadas. O fisioterapeuta deve simular a resolução de problemas e promover adaptações constantes aos sinais evolutivos do bebê.

As atividades voltadas para o desenvolvimento também mudam com o tempo, à medida que a criança vai crescendo. Os pais precisarão continuar corrigindo a idade do bebê pela prematuridade, para poderem ter um panorama de expectativas exatas, por exemplo, se a idade cronológica da criança no momento da alta for quatro meses, mas sua idade ajustada for um mês. Brinquedos e brincadeiras devem levar em conta a idade ajustada. As recomendações sobre atividades devem ser específicas para cada criança, mas existem elementos comuns à maioria dos bebês no primeiro ano de vida. Muitos bebês que necessitaram de suporte respiratório de alta tecnologia, tiveram dificuldades para respirar e RGE, bebês que precisaram ficar em decúbito dorsal por conta de suas condições clínicas e prematuros que não passaram pela fase final da experiência intrauterina com menos espaço poderão ter dificuldades para iniciar a flexão da cabeça, tronco e membros. Os familiares devem ser treinados quanto ao posicionamento e técnicas para facilitar a flexão, dentro dos limites de tolerância do bebê. Por exemplo, um dos pais pode colocar a criança no colo, deitada e aninhada entre suas coxas para garantir o alinhamento da cabeça, o rebaixamento do queixo e a protração dos ombros. Nessa posição, o bebê deve ter as pernas flexionadas contra o abdome do adulto. Dessa forma, o bebê poderá olhar para o adulto, treinando o olhar convergente para baixo e o rebaixamento do queixo (Fig. 4.24). Também podem ser realizadas outras atividades que se encaixem na rotina familiar diária. Para bebês cuja idade ou idade ajustada seja o termo ou próxima do termo, as atividades devem favorecer simetria, flexão e orientação pela linha mediana.

Além dos programas de atividades em casa, o bebê deve ser encaminhado a serviços comunitários visando, por exemplo, intervenção precoce. Os programas de intervenção precoce são oferecidos nos Estados Unidos e seus territórios, financiados pelos governos locais e pelo governo federal, conforme determina a Lei de Educação para Pessoas com Incapacidade (IDEA). Esses programas oferecem às crianças e suas famílias serviços voltados para o desenvolvimento. Os programas podem incluir diversos serviços educativos e terapêuticos para bebês com risco de atraso no desenvolvimento ou atraso já comprovado e suas famílias. No entanto, pode haver uma demora de pelo menos 45 dias entre o momento do encaminhamento e o início efetivo das atividades do programa.[784] Por isso, pode haver necessidade de serviços interinos prestados por fisioterapeutas particulares ou em unidades ambulatoriais, até que o programa de intervenção precoce possa começar. Esses serviços interinos são particularmente necessários quan-

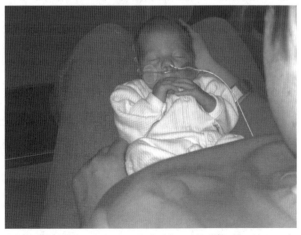

FIGURA 4.24 ▶ Interação com um bebê em decúbito dorsal no colo de um dos pais.

do a criança requer monitoramento frequente de alguma tala, por exemplo quando apresenta uma lesão de nervo periférico do plexo braquial.

Serviços de acompanhamento neonatal

Bebês que estiveram sob cuidados intensivos neonatais correm risco de apresentarem incapacidades mais ou menos importantes. Desses bebês de alto risco, 48% apresentam alterações neurológicas transitórias, incluindo hipotonia ou hipertonia e 10% evoluem com sequelas neurológicas importantes, como paralisia cerebral, hidrocefalia, cegueira, convulsões e deficiência auditiva.[377,393,785-790] Problemas menores do desenvolvimento neurológico e neurocomportamentais incluem QI significativamente menor que dos irmãos nascidos a termo, "problemas de temperamento, atraso de aquisição da linguagem, deficit da coordenação motora fina, deficit do controle visual-motor, disfunção de integração sensorial, alteração do comportamento social, imaturidade emocional, deficit de atenção, transtornos da aprendizagem e, em última análise, baixo desempenho escolar."[791] Estes são problemas prevalentes nos bebês que sobrevivem à terapia intensiva e que se tornam cada vez mais evidentes com a idade.[72,352,368,396,790-796] Além disso, bebês de baixo peso ao nascimento e bebês a termo ou quase a termo que ficaram em estado crítico e necessitaram de cuidados intensivos apresentam problemas de saúde em longo prazo, como por exemplo reinternações frequentes, complicações de *shunts*, cirurgias oftalmológicas e ortopédicas, DPC e crescimento deficitário.[393,549,785,793,797,798] Por isso, esses bebês que saíram da UTIN requerem cuidados de acompanhamento especializados por um longo tempo. A AAP recomenda que essas questões do desenvolvimento sejam acompanhadas e que haja um seguimento pós-alta bem organizado, com registro de informações sobre a evolução desses casos.[779,786] A maioria dos serviços de UTIN é associada a programas de acompanhamento neonatal que monitoram a evolução desses bebês de alto risco, a fim de determinar os efeitos das intervenções praticadas na UTIN sobre eles. Além disso, esses programas mantêm bases de dados evolutivos, conduzem estudos em centros específicos e participam de grandes estudos multicêntricos. As informações evolutivas registradas incluem os parâmetros do crescimento (perímetro cefálico, altura e peso), alimentação e nutrição, uso de medicamentos, doenças e internações hospitalares, dor, uso de tecnologia domiciliar (oxigênio, monitor de apneia, sonda/bomba de alimentação), posição para dormir e padrões de sono, uso de assento veicular, acompanhamento por outros especialistas, ambiente domiciliar, plano de cuidados, queixas dos pais e exames médicos e neurológicos. Como parte do programa de acompanhamento, são feitas avaliações padronizadas do desenvolvimento.

Existem várias ferramentas de avaliação disponíveis: a Bayley Scales of Infant and Toddler Development Edição III (BSID III) é o padrão reconhecido para medida do desenvolvimento da criança entre o nascimento e os 42 meses de idade. Muitos programas de acompanhamento aplicam o BSID III em conjunto com outras ferramentas de avaliação específicas para certos domínios, como desenvolvimento social e emocional, desenvolvimento motor fino e grosso, desenvolvimento do comportamento e da linguagem e dinâmica familiar.[785,786] O bebê deve ser examinado no programa de acompanhamento aos quatro meses de idade ajustada (não confundir com a primeira visita ao pediatra, que deve ocorrer na primeira semana após a alta), a menos que a equipe de alta, o fisioterapeuta, o pediatra da comunidade, o enfermeiro domiciliar ou cuidador tenha queixas que justifiquem antecipar esse exame. Geralmente, bebês que recebem alta ainda com suporte tecnológico, como traqueostomia, oxigênio suplementar, monitor de apneia e sonda de alimentação, são examinados dentro do primeiro mês após a alta. No primeiro ano, o acompanhamento neonatal é feito a cada três meses, no segundo ano, a cada seis meses e, a partir dos três anos de idade ajustada, uma vez por ano até a idade escolar. No entanto, essa programação pode mudar se for necessário acompanhamento mais frequente de problemas específicos que estejam sendo monitorados. No caso de bebês que são acompanhados em algum estudo, a frequência será determinada pelo protocolo do estudo.

A equipe de acompanhamento geralmente é constituída de profissionais de várias áreas, podendo incluir neuropediatra, neonatologista, enfermeiro pediátrico, assistente social, psicólogo, nutricionista, fisioterapeuta, terapeuta ocupacional e fonoaudiólogo. A equipe de apoio administrativo inclui um coordenador clínico, um gestor de dados e secretária. Dada a natureza multidisciplinar do acompanhamento, as consultas devem ser muito bem coordenadas para garantir sua eficiência e atender às necessidades dos bebês de alto risco e seus familiares. As famílias costumam ver a equipe de acompanhamento como "especialistas" em cuidados com o bebê e recorrem a eles para confirmar recomendações recebidas de outros profissionais de saúde. Alguns membros da equipe de acompanhamento também podem ter feito parte da equipe da UTIN que atendeu a criança e a família no hospital, o que contribui para o conforto e familiaridade dos pais com essas pessoas. Por meio desses profissionais, as necessidades da família identificadas durante o período de hospitalização da criança podem ser acompanhadas mais efetivamente; além disso, a família pode se sentir mais à vontade para discutir novas queixas. O assistente social pode identificar e abordar questões financeiras e fatores de risco social, como pobreza, moradia, abuso de substâncias e baixa escolaridade, que constituem fatores de risco adicionais à saúde e ao desenvolvimento do bebê. Estudos mostram que fatores ambientais, como escolaridade e *status* socioeconômico da mãe, podem minimizar ou exacerbar os fatores de risco biológicos tipicamente associados à terapia intensiva neonatal.[72,368,799,800,801]

O fisioterapeuta contribui de modo único e importante para o acompanhamento de bebês de alto risco, pois seus conhecimentos de cinesiologia e desenvolvimento lhe permitem avaliar os aspectos qualitativos dos movimentos da criança. O entendimento dos componentes fundamentais de um padrão de movimento permite ao fisioterapeuta determinar se o bebê está desenvolvendo um repertório equilibrado de padrões motores, necessário para a progressão do seu desenvolvimento, ou se está reutilizando alguns padrões mal-adaptados que impedem essa progressão. O fisioterapeuta que participa de uma equipe de acompanhamento neonatal adquire informações úteis para sua compreensão do desenvolvimento e da evolução em longo prazo dos bebês de alto risco. É importante que o fisioterapeuta observe as mudanças do bebê ao longo do tempo, já que alguns dos "sinais de alerta" observados na UTIN podem ser transitórios e serem substituídos por padrões motores mais típicos à medida que a criança se desenvolve. Também é um bom aprendizado, embora triste, acompanhar bebês que deixaram a UTIN aparentemente sem sequelas, apenas para voltar à consulta de acompanhamento com sinais de alteração do desenvolvimento neurológico. Embora esse seja um quadro sombrio, ele pode estimular o fisioterapeuta a buscar outras ferramentas de avaliação e pesquisar de modo mais rigoroso as sutilezas do desempenho do bebê. Ao fazer parte de uma equipe de acompanhamento, o profissional também pode observar a presteza de resposta ou as limitações dos recursos comunitários e, talvez, ficar conhecendo novos recursos que possam vir a ser eficazes. Além disso, o fisioterapeuta que participa de programas de acompanhamento neonatal tem oportunidade de observar a capacidade de resistência da família e os desafios que ela enfrenta na jornada que começou na UTIN. As experiências vivenciadas no acompanhamento neonatal fornecem informações valiosas ao fisioterapeuta que trabalha com bebês na UTIN e que poderão ser usadas para guiar as próprias intervenções na UTIN, para elaborar recomendações na alta e para se comunicar com a família acerca das perspectivas de evolução da criança.

Resumo

O último século assistiu à evolução da neonatologia como especialidade e às mudanças das práticas ao longo do tempo, que foram acompanhadas por mudanças no papel do fisioterapeuta na UTIN. O entendimento cada vez maior do desenvolvimento do bebê prematuro e dos efeitos do ambiente, dos cuidados neonatais e

do envolvimento da família na evolução dos sistemas do bebê levou a oportunidades únicas e especializadas para que o fisioterapeuta atue como especialista em desenvolvimento no contexto da UTIN. A fim de atender de modo efetivo e apropriado essa necessidade, o fisioterapeuta precisa ter um profundo conhecimento e entendimento sobre as condições clínicas e intervenções, sobre o comportamento e o desenvolvimento do feto e do bebê, sobre o estresse familiar ligado à gestão, ao parto e à transição para o papel de mães e pais dentro da UTIN, sobre os fatores de risco e resultados de longo prazo. Além disso, o fisioterapeuta precisa receber treinamento prático para atuar na UTIN e participar de programas de acompanhamento neonatal. Também é importante que o fisioterapeuta seja um membro integrante da equipe de cuidados do bebê de alto risco e sua família. O fisioterapeuta deve, por sua iniciativa, ficar em dia com a tecnologia e os tratamentos que evoluem de modo dinâmico e seus efeitos para a saúde e o desenvolvimento do bebê. Para tanto, é importante se manter atualizado quanto a publicações sobre fisioterapia e medicina neonatal.

O terapeuta que atua na UTIN precisa ter conhecimentos avançados e habilidades já descritas, além de disponibilidade de tempo, treinamento e orientação para alcançar o mais alto nível de profissionalismo, a fim de dispensar aos bebês e suas famílias cuidados especializados e sensatos, e o apoio que eles merecem. Ser um fisioterapeuta de UTIN é um papel relevante e recompensador, que vale muito o tempo e o treinamento a ele dedicados.

Estudos de casos

Estudo de caso 1 – Kayla

Kayla nasceu com 23 semanas e 3 dias de gestação, pesando 570 g (Fig. 4.25); a mãe, casada, de 30 anos, G2P2, recebeu bons cuidados no pré-natal. As complicações maternas incluíam infecção por *Streptococcus* do grupo B, sangramento com 22 semanas e o parto pré-termo com 23 semanas e 3 dias, quando ela apresentou dilatação e contrações. O bebê nasceu por via vaginal em posição pélvica, com escores Apgar de 4 (1 minuto) e 7 (5 minutos). Na sala de parto, as manobras de ressuscitação incluíram intubação, ventilação por pressão positiva e surfactante. Kayla foi transportada para a UTIN, onde foi colocada em ventilação mecânica convencional e onde foram instalados cateteres arterial e venoso. Foi iniciada fototerapia em razão das equimoses.

Em razão da piora do quadro respiratório, Kayla passou a receber VAFO, que perdurou por 33 dias, até que ela pôde passar para ventilação mecânica convencional. Depois de dois meses com ventilação mecânica convencional, ela pôde ser extubada e foi colocada em CPAP. Depois de duas semanas de CPAP, Kayla passou gradualmente à cânula nasal, mas precisou ser novamente intubada e colocada em ventilação mecânica, duas semanas depois, por apresentar sepse. Duas semanas mais tarde, Kayla foi extubada e ficou com cânula nasal. Finalmente, com 143 dias de vida, ela não mais necessitou de suporte respiratório.

A evolução de Kayla no hospital foi complicada por DBP grave, enfisema intersticial pulmonar, PDA grande, que exigiu ligadura cirúrgica, hiperbilirrubinemia, estenose supravalvular pulmonar leve, e vários episódios de sepse, incluindo meningite, traqueíte por Pseudomonas, infecção por *Staphylococcus aureus* resistente a meticilina (MRSA, na sigla em inglês) e pneumonia.

Analgesia

As medidas para controle da dor de Kayla foram iniciadas no seu primeiro dia de vida, com administração de morfina. Ela continuou recebendo morfina até o 34º dia de vida, quando foi concluída a retirada gradual. No 120º de vida, a morfina foi reiniciada, quando ela necessitou de nova intubação e ventilação mecânica. Entre os 133º e 143º dias de vida, a morfina de Kayla foi sendo retirada gradualmente. Ela tolerou bem o processo de retirada e os escores de abstinência neonatal foram acompanhados de perto para identificação de qualquer resposta adversa à suspensão da morfina. No decorrer da hospitalização, Kayla foi avaliada quanto à dor por todos os membros da equipe. As avaliações de dor também foram feitas pelo fisioterapeuta e documentadas no prontuário depois de cada uma dessas interações.

Fisioterapia

O parecer da fisioterapia para Kayla foi solicitado quanto ela estava com duas semanas de vida (25 semanas de idade pós-concepção). O fisioterapeuta revisou a história de Kayla por meio de uma leitura cuidadosa do prontuário e conversas sobre sua condição com a enfermagem. A enfermagem relatou que Kayla era muito agitada e se irritava com o manuseio. O fisioterapeuta observou-a na incubadora antes, durante e depois dos cuidados de enfermagem. Nessa ocasião, Kayla estava intubada, em VAFO e sob fototerapia. Ela apresentava uma postura de hiperextensão da cabeça, tronco e membros, além de movimentos espasmódicos antes de receber os cuidados. Também apresentava sensibilidade a ruídos e luz. Kayla tinha muito baixa tolerância ao manuseio e mudanças de posição durante os cuidados. Seus sinais de estresse incluíam mudanças de cor, aumento da frequên-

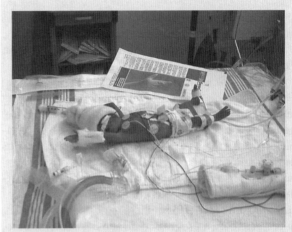

FIGURE 4.25 ▶ Kayla sendo estabilizada após o nascimento. Observe o tamanho do bebê comparado ao da embalagem de luvas.

cia cardíaca, queda da saturação de oxigênio e sinais motores de estresse, como arqueamento da cabeça e do tronco e extensão dos membros. Kayla não conseguia usar de modo efetivo qualquer comportamento para se acalmar e não se acalmava facilmente com medidas externas. Ela respondia à contenção facilitada e ao toque firme, quando aplicados por tempo suficiente para que ela relaxasse e se acomodasse na posição. Depois dos cuidados, ela ficava pálida e exausta.

Metas da fisioterapia

As metas da fisioterapia naquele momento eram:

1. Diminuir o estresse ambiental.
2. Promover comportamentos calmantes.
3. Promover posturas flexionadas para acalmar e alinhar o corpo do modo ideal para o desenvolvimento musculoesquelético.
4. Ajudar a família e os cuidadores a identificar e responder aos sinais emitidos por Kayla.
5. Educar a família quanto aos cuidados favoráveis ao desenvolvimento.

As sugestões incluíram:

1. Minimizar a estimulação ambiental cobrindo a incubadora e protegendo os olhos de Kayla das luzes intensas, cartazes alertando as pessoas para manter um baixo nível de ruído em torno da incubadora e medidas educativas.
2. Controlar o ritmo das atividades de cuidados, permitindo pausas para descanso com contenção facilitada, usando movimentos lentos e toque firme.
3. Posicionar Kayla em flexão bem aninhada e variar as posições entre decúbito ventral, decúbito lateral e decúbito dorsal, conforme a tolerância.

4. Facilitar o movimento das mãos à cabeça e a preensão, oferecendo a chupeta para acalmá-la.

A mãe de Kayla fazia visitas diárias e o fisioterapeuta pôde conhecê-la e conversar sobre as condições de Kayla, dando sugestões para apoio ao seu desenvolvimento. Juntos, eles observaram os sinais emitidos por Kayla e discutiram estratégias para acalmar e estabelecer um elo emocional com ela. O pai de Kayla a visitava à noite, e a mãe compartilhou com ele as sugestões de cuidados voltados para o desenvolvimento.

Nos dois meses seguintes, Kayla continuou extremamente frágil, em estado crítico, com muita necessidade de suporte respiratório, tendo passado pela ligadura cirúrgica do PDA e por episódios de sepse. Fisioterapeutas continuaram observando Kayla e ajustando, conforme necessário, seu plano de cuidados voltados para o desenvolvimento. Com 10 semanas de vida (33 semanas de idade PC), Kayla pôde sair da VAFO para a ventilação mecânica convencional. Ela continuou mostrando baixa tolerância ao manuseio, mas se consolava mais facilmente com a chupeta e com o toque firme/contenção em flexão. Ela também mostrava tentativas de se acalmar levando as mãos à cabeça, procurando agarrar e abraçar os pés. O fisioterapeuta continuou trabalhando com a equipe de enfermagem e a família de Kayla no sentido de elaborar planos de cuidados que favorecessem o autoconsolo, o posicionamento ideal e a tolerância às atividades de cuidados. Nessa ocasião, os pais de Kayla estavam praticando o método canguru e segurando Kayla no colo diariamente (Fig. 4.26). O fisioterapeuta fez sugestões para o posicionamento de Kayla durante a prática do método canguru.

Kayla apresentou melhora clínica lenta e com 36 semanas de idade PC ainda necessitava de ventilação mecânica. Sua tolerância ao manuseio e mudanças de posição vinha melhorando. Ela conseguia se manter quieta, acordada, com a chupeta e medidas de apoio por contenção. Porém, mesmo com suportes externos, ela apresentava tolerância limitada à estimulação social ou visual. Kayla era muito sensível à luz e aos ruídos ambientes. O exame da fisioterapia revelou aumento do tônus flexor nos membros inferiores, com amplitude de movimento passivo completa. Ela mantinha os membros superiores em retração escapular, abdução e rotação externa dos ombros. Kayla apresentava movimentos antigravitários das extremidades, com amplitude de movimento limitada e movimentos espasmódicos e trêmulos. Ela ainda se colocava frequentemente em postura de extensão, em vez de flexão. Apesar do uso de um travesseiro de gel, o tempo em que Kayla ficou em VAFO causou achatamento lateral do seu crânio, ou dolicocefalia. Ela mantinha a cabeça em extensão, com encurtamento dos músculos extensores da cabeça e do pescoço. Também se observava rigidez das áreas torácica, lombar e sacra. As metas para Kayla incluíam:

1. Manter um estado de alerta calmo por um tempo cada vez maior.
2. Melhorar sua capacidade de autoconsolo.
3. Manter o alinhamento neutro da cabeça, com menor rigidez da coluna cervical.
4. Aumentar a flexibilidade da coluna lombossacra.
5. Diminuir a rigidez da escápula e dos ombros.
6. Aumentar o movimento de flexão antigravitária.
7. Uma meta adicional era que a família e os cuidadores de Kayla conseguissem realizar sozinhos as mudanças de posição e as atividades favoráveis ao desenvolvimento.

O fisioterapeuta continuou trabalhando com a família e a enfermagem de Kayla para identificar seus sinais e avançar no manuseio e nas interações sociais dentro dos limites de tolerância da bebê. O fisioterapeuta também deu sugestões de posicionamento para favorecer o alinhamento em relação à linha mediana, a flexão e a protração dos ombros. Foi aplicada mobilização suave da coluna, começando na área lombossacra e subindo lentamente ao longo de várias semanas, com base nas respostas de Kayla.

No decorrer do mês seguinte, Kayla saiu da ventilação mecânica para a CPAP e depois para a cânula nasal. Ela teve uma recaída na estabilidade respiratória motivada pela sepse, mas com 43 semanas de idade PC foi capaz de ficar sem qualquer suporte respiratório. O fisioterapeuta continuou trabalhando com as metas previamente estabelecidas até o momento da alta para casa. Na alta, os principais problemas eram:

1. Sensibilidade à luz e aos ruídos.
2. Tolerância limitada ao manuseio.
3. Amplitude de movimento limitada na coluna cervical e ombros.

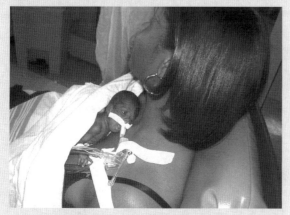

FIGURE 4.26 ▸ Kayla e sua mãe praticando o método canguru.

4. Respostas posturais atrasadas.

Seus pontos fortes eram estados comportamentais definidos e evidentes, melhora da capacidade de autoconsolo e maior disponibilidade para interações sociais. Ela também conseguia fixar o olhar em objetos e acompanhá-los para a esquerda e para a direita. Os pais conseguiam perceber os sinais comportamentais emitidos por Kayla e reagir a eles de modo apropriado. Foram feitas sugestões aos pais quanto aos cuidados domiciliares e eles mostraram ser capazes de realizar essas atividades de modo independente. Kayla recebeu alta para casa com 45 semanas de idade PC, sem qualquer suporte respiratório e sendo alimentada por mamadeira. O acompanhamento incluiu consultas de oftalmologia, acompanhamento neonatal, cardiologia e programa de intervenção precoce (Fig. 4.27).

Estudo de caso 2 – Bebê J

História

O bebê J era um menino que nasceu com 37 semanas e 2 dias de gestação, por parto vaginal espontâneo, de uma mãe de 24 anos, G4P3A1 AA, com exames laboratoriais normais. Ele pesou 3375 g, teve Apgar 8 (1 minuto) e 8 (5 minutos) e ficou no berçário geral do hospital, onde apresentou sofrimento respiratório no primeiro dia de vida, porém sem necessidade de oxigenoterapia. A radiografia de tórax foi negativa. Depois de ser alimentado por 12 horas, ele apresentou distensão abdominal e parecia não estar bem. A radiografia do abdome mostrou pneumatose e o bebê J foi transferido para o hospital infantil da localidade para avaliação pela Cirurgia. No 3º dia de vida, ele foi submetido a uma cirurgia laparoscópica, na qual foi feita uma cecotomia ileal com ileostomia e construção de fístula mucosa. Foram ressecados 11 cm de intestino. A alimentação foi reiniciada no 17º dia de vida e o bebê J voltou a ter distensão abdominal e vômitos. No 23º dia de vida, o trânsito GI alto mostrou possível estenose do estoma. Ele também tinha história de sepse fúngica pelo cateter, que foi tratada com anfotericina. Os pais do bebê J eram casados e tinham dois filhos em idade pré-escolar; o filho mais velho havia feito tratamento com fonoaudiólogo em um programa de intervenção precoce.

Exame da fisioterapia

Foi solicitado parecer da fisioterapia para o bebê J quando ele tinha 3,5 semanas de vida. Nesse momento, sua nutrição consistia em 5 ml de Pregestimil por via oral a cada três horas, além de uma alimentação hipercalórica. O exame físico da fisioterapia foi limitado ao

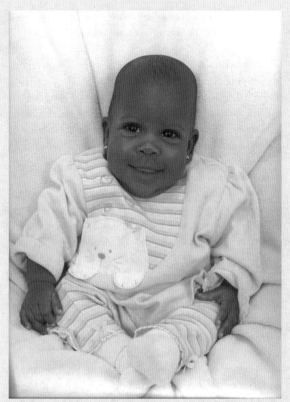

FIGURE 4.27 ▸ Kayla aos 7,5 meses de idade cronológica, ou 3,25 meses de idade ajustada.

decúbito lateral direito, no esforço de evitar que as fezes do estoma contaminassem a ferida cirúrgica abdominal, que apresentava deiscência. Ele dormiu durante todo o exame e apresentava abdome levemente distendido, coberto por uma compressa de gaze, colostomia com pequena quantidade de fezes amarelas e grumosas e um cateter central de inserção periférica na panturrilha esquerda. O escore de dor CRIES foi 0 a 1 durante todo o exame.

O bebê J não se habituou à luz apesar de 10 tentativas e se habituou ao chocalho no 6º estímulo, dormindo. O tônus muscular estava ligeiramente diminuído com o bebê dormindo. O exame inicial foi limitado pelas precauções de posicionamento e pelo sono. O diagnóstico da fisioterapia foi risco aumentado de atraso do desenvolvimento em razão do quadro clínico e do potencial de hospitalização prolongada. Ele deveria ser acompanhado pela fisioterapia duas vezes por semana para avaliação repetida, orientação dos pais e estimulação visando ao desenvolvimento. As metas iniciais de curto prazo (quatro semanas) incluíam acordar o bebê por 8 a 10 minutos em cada sessão, fazer contato visual por 8 a 10 segundos, reações de endireitamento anterior e posterior da cabeça intactas em posição vertical com apoio superior no tronco e independência dos pais para posicionarem o bebê de modo confortável. A meta de longo prazo eram habilidades de desenvolvimento apropriadas para a idade aos 15 meses. Na segunda sessão de fisioterapia, o bebê J mostrou transição lenta entre estados, com estado de sonolência e períodos de alerta com olhar vivo bem definidos, olhando para o fisioterapeuta, liberando as vias aéreas em decúbito ventral e com reações de endireitamento da cabeça anterior e posterior intactas e tônus flexor simétrico nos membros. Sua amplitude de movimento ativo era espasmódica, com rotação do antebraço da direita para a esquerda. Ele não apresentava marcha automática.

Evolução da fisioterapia

Os pais e irmãos do bebê J vinham frequentemente visitá-lo. A família decorou a área do berço com poemas, fotografias e imagens dos irmãos e dos outros membros da família. Os pais eram receptivos às sugestões de atividades lúdicas para o bebê J, que foram explicadas, demonstradas e colocadas na forma de cartazes ao lado do berço, pelo fisioterapeuta. No exame seguinte, com 1,5 mês de vida, o bebê J havia faltado à uma sessão porque teve febre. Ele havia desenvolvido uma preferência por manter a cabeça virada para a esquerda, estava animado e usava bocejos e espirros para regular a intensidade das interações sociais. Ele havia cumprido todas as metas de curto prazo e as novas metas de curto prazo (quatro semanas) incluíam: amplitude de movimento ativo da cabeça/pescoço de 45 a 60 graus para a direita seguindo um estímulo visual, duas vezes por sessão, extensão neutra da cabeça sustentada em decúbito ventral por 8 a 10 segundos, bater em um objeto suspenso em decúbito ventral uma vez por sessão e sustentar a extensão neutral da cabeça na posição vertical por 10 a 18 segundos, com apoio superior do tronco. O bebê J continuou sendo examinado duas vezes por semana, mas no 56º dia de vida foi submetido à cirurgia laparoscópica para fechamento da enterostomia e lise de aderências. No pós-operatório, ele apresentou febre e voltou à mesa de cirurgia para uma laparoscopia exploratória no 61º dia de vida; foi descoberto um abscesso que os cirurgiões drenaram; em seguida a reanastomose foi reforçada. Depois dessa última cirurgia, as metas da fisioterapia mudaram, já que o bebê J estava intubado, irritável, rígido e colonizado por MRSA. O fisioterapeuta deu sugestões aos pais sobre conforto, manuseio e posicionamento do bebê, e também sobre como posicionar os estímulos visuais para incentivar o alinhamento neutro da cabeça. As novas metas de curto prazo (quatro semanas), aos 2,5 meses de idade do bebê J incluíam: tolerar o decúbito ventral sem se agitar por 90 a 180 segundos, estender a cabeça em decúbito ventral por três a cinco segundos, aproximar as mãos da linha mediana em decúbito dorsal duas vezes por sessão e sustentar a cabeça neutra em posição verti-

cal por 8 a 10 segundos, quando sustentado pelas axilas; além disso, os pais deveriam ser capazes de descrever duas atividades apropriadas ao desenvolvimento do bebê J. O bebê J perdeu várias sessões de fisioterapia depois da última cirurgia por estar dormindo ou em estado crítico devido à sepse.

No exame seguinte, aos 3,5 meses de idade, o bebê J havia sido transferido da UTIN para uma unidade integrada de saúde para atendimento das suas constantes necessidades alimentares. Ele sorria socialmente e conseguia estender a cabeça a 90 graus em decúbito ventral, com os cotovelos atrás dos ombros; endireitava a cabeça em decúbito ventral quando o fisioterapeuta impunha mudanças laterais do peso; e era capaz de sustentar a cabeça em posição neutra, na vertical, com movimentos de aceno. Nessa ocasião, ele passou a ser visto pela terapia ocupacional, com acompanhamento também duas vezes por semana. As novas metas de curto prazo (quatro semanas) incluíam sustentar o peso nos membros inferiores por 8 a 10 segundos em posição de pé sustentada, manter o endireitamento lateral da cabeça em decúbito ventral com mudança de peso imposta por 25 a 40 segundos, bilateralmente, manter extensão da cabeça em 90 graus em decúbito ventral com tronco elevado por 40 a 60 segundos, cotovelos alinhados com os ombros, e segurar o chocalho na mão, mirando as mãos duas vezes por sessão. O bebê J foi examinado duas vezes por semana para estimulação sensorial e do desenvolvimento. Aos 4,5 meses de idade, o bebê J completou o TIMP (sigla em inglês do Teste de Desempenho Motor Infantil) com resultado dentro dos limites normais para a idade.

Ele recebeu alta para casa pouco tempo depois, com alimentação por via oral. Seus pais foram treinados para inserir a sonda nasogástrica e usá-la, caso o bebê não pudesse continuar se alimentando por via oral. Foi marcada consulta de acompanhamento com o pediatra, para monitoramento clínico e do desenvolvimento. Os pais receberam sugestões de atividades voltadas para o desenvolvimento, a serem praticadas naquele momento e pelos próximos três meses.

Referências

1. Avery ME. Neonatology. *Pediatrics*. 1998;2(1):270–271.
2. Robertson AF, Baker JP. Lessons from the past. *Semin Fetal Neonatal Med*. 2005;(10):23–30.
3. Nelson NM. A decimillennium in neonatology. *J Pediatr*. 2000;(137):731–735.
4. Silverman WA. Neonatal pediatrics at the century mark. *Pediatr Res*. 1990;27(6 suppl):S34–S37.
5. Baker JP. The incubator and the medical discovery of the premature infant. *J Perinatol*. 2000;(5):321–28.
6. Friedrich O. What do babies know? *Time*. August 15, 1983.
7. Philip AGS. The evolution of neonatology. *Pediatric Res*. 2005;58(4): 799–815.
8. Pressler JL, Turnage-Carrier CS, Kenner C. Developmental care: an overview. In: Kenner C, McGrath JM, eds. *Developmental Care of Newborns and Infants: A Guide for Health Professionals*. Philadelphia, PA: Elsevier; 2004.

9. Vergara ER, Bigsby R. *Developmental and Therapeutic Interventions in the NICU*. Baltimore, MD: Paul H Brookes Publishing Co; 2004.
10. Robertson AF. Reflections on errors in neonatology: I. The "Hands-Off" years, 1920 to 1950. *J Perinatol*. 2003;(23):48–55.
11. Brazelton TB. *Neonatal Behavioral Assessment Scale*. 2nd ed. Philadelphia, PA: JB Lippincott Company; 1984.
12. Lucey JF. Is intensive care becoming too intensive? *Pediatrics*. 1977;(59 suppl):1064–1065.
13. Korones SB. Disturbance and infants' rest. In TD Moore, ed. *Iatrogenic problems in neonatal intensive care: Report of the 69th Ross Conference on Pediatric Research*. Columbus OH Ross Laboratories; 1976:94–97.
14. Als H. Toward a synactive theory of development: promise for the assessment and support of infant individuality. *Infant Ment Health J*. 1982;3(4):229–243.
15. Johnson B. Family centered care: four decades of progress. *Fam Syst Health*. 2000;18(2):137.
16. Gibbins S, Coughlin M, Hoath SB. Quality indicators: using the Universe of Developmental Care Model as an exemplar for change. In Kenner C, McGrath JC, eds. *Developmental Care of Newborns and Infants*. 2nd ed. Glenview, IL: National Association of Neonatal Nurses; 2010.
17. Stevens DC, Helseth CC, Kurtz JC. Achieving success in supporting parents and families in the neonatal intensive care unit. In Kenner C, McGrath JC, eds. *Developmental Care of Newborns and Infants*. 2nd ed. Glenview, IL: National Association of Neonatal Nurses; 2010.
18. Committee on Fetus and Newborn. Levels of neonatal care. *Pediatrics*. 2004; 114(5):1341–1347.
19. Sweeney JK. Assessment of the special care nursery environment: effects on the high-risk infant. In: Wilhelm IJ, ed. *Physical Therapy Assessment in Early Infancy*. New York, NY: Church Livingstone; 1993.
20. Sweeney JK, Swanson MW. Low birth weight infants: neonatal care and follow-up. In: Umphred DA, ed. *Neurological Rehabilitation*. 4th ed. St. Louis, MO: Mosby; 2001.
21. Sweeney JK, Heriza CB, Blanchard Y. Neonatal physical therapy. Part I: clinical competencies and neonatal intensive care unit clinical training models. *Pediatr Phys Ther*. 2009;21:296–307.
22. Campbell SK. *Decision Making in Pediatric Neurologic Physical Therapy*. Philadelphia, PA: Churchill Livingstone; 1999.
23. Sweeney JK, Heriza CB, Blanchard Y, et al. Neonatal physical therapy. Part II: practice frameworks and evidence-based practice guidelines. *Pediatr Phys Ther*. 2010;22:2–16.
24. Scull S, Deitz J. Competencies for physical therapists in the neonatal intensive care unit (NICU). *Pediatr Phys Ther*. 1989;1:11–14.
25. Sweeney JK, Heriza CB, Reilly MA, et al. Practice guidelines for the physical therapist in the neonatal intensive care unit (NICU). *Pediatr Phys Ther*. 1999; 11:119–132.
26. Campbell SK. Use of care paths to improve patient management. *Phys Occupat Ther Pediatr*. 2013;33(1):27–38.
27. Byrne E, Campbell SK. Physical therapy observation and assessment in the neonatal intensive care unit (NICU). *Phys OccupatTher Pediatr*. 2013;33(1):39–74.
28. Byrne E, Garber J. Physical therapy intervention in the neonatal intensive care unit. *Phys OccupatTher Pediatr*. 2013;33(1):75–110.
29. Garber J. Oral-motor function and feeding intervention. *Phy Occupat Ther Pediatr*. 2013;33(1):111–138.
30. Goldstein LA. Family support and education. *Phys Occupat Ther Pediatr*. 2013;33(1):139–161.
31. Barbosa VM. Teamwork in the neonatal intensive care unit. *Phys Occupat Ther Pediatr*. 2013;33(1):5–26.
32. Kamm K, Thelen E, Jenson JL. A dynamical systems approach to motor development. *Phys Ther*. 1990;70(12):763–775.
33. Heriza CB. Implications of dynamic systems approach to understanding infant kicking behavior. *Phys Ther*. 1991;71(3): 222–234.
34. Heriza CB. Motor development: traditional and contemporary theories. Contemporary management of motor control problems. In: *Proceedings of the II Step Conference*. Alexandria, VA: Foundation of Therapy; 1991.
35. Lockman JS, Thelen E. Developmental biodynamics: brain, body, behavior connections. *Child Dev*. 1993;64:953.
36. Thelen E. Motor development: a new synthesis. *Am Psychologist*. 1995;50(2):79–90.
37. Guiliani CA. Theories of motor control: new concepts for physical therapy. Contemporary management of motor control problems. In: *Proceedings of the II Step Conference*. Alexandria, VA: Foundation for Physical Therapy; 1991.

38. Horak FB. Assumptions underlying motor control for neurologic rehabilitation. Contemporary management of motor control problems. In: *Proceedings of the II Step Conference*. Alexandria, VA: Foundation for Physical Therapy; 1991.
39. Edelman GM. *Neural Darwinism: Theory of Neuronal Group Selection*. Oxford, UK: Oxford University Press; 1989.
40. Edelman GM. *Bright Air, Brilliant Fire: On the Matter of the Mind*. New York, NY: Basic Books Inc; 1992.
41. Sporns O, Edelman GM. Solving Bernstein's problem: a proposal for the development of coordinated movements by selection. *Child Dev*. 1993;64:960–981.
42. Hadders Algra M. The neuronal group selection theory: a framework to explain variation in normal development. *Dev Med Child Neurol*. 2000;42:566–572.
43. Edelman GM. Neural darwinism: selection and re-entrant signalling in higher brain function. *Neuron*. 1993;10:115–125.
44. Hadders Algra M. The neuronal group selection theory: promising principles for undertanding and treating developmental motor disorders. *Dev Med Child Neurol*. 2000;42:707–715.
45. Prechtl HFM. Developmental neurology of the fetus. *Bailliere's Clin Obstetr Gynecol*. 1988;2(1):21–36.
46. Hadders Algra M. Variation and variability: key words in human motor development. *Phys Ther*. 2010;90:1823–1837.
47. Smith LB, Thelan E. Development as a dynamic system. *Trends Cogn Sci*. 2003;7(8):343–348.
48. Adolph KE. Learning in the development of locomotion. *Monogr Soc Res child Dev*. 1997;62(1–4):1–158.
49. Campbell SK. The child's development of functional movement. In: Campbell SK, Palisano RJ, Orlin MN, eds. *Physical therapy for Children*. 4th ed. St Louis, MO: Elsevier Saunders; 2012.
50. Als H, Duffy FH, McAnulty GB, et al. Early experience alters brain function and structure. *Pediatrics*. 2004;11(4):846–857.
51. World Health Organization. *International Classification of Functioning, Disability and Handicaps*. Geneva, Switzerland: World Health Organization; 2001.
52. Goldstein DN, Cohn E, Coster W. Enhancing participation for children with disabilities—application of the ICF enablement framework to pediatric physical therapist's practice. *Pediatr Phys Ther*. 2004;16(2):114–120.
53. Palisano RJ, Campbell SK, Harrris SR. Evidenced-based decision making in pediatric physical therapy. In Campbell SK, Palisano RJ, Orlin MN, eds. *Physical therapy for Children*. 4th ed. St Louis, MO: Elsevier Saunders; 2012.
54. Akinson HL, Nixon-Cave K. A tool for clinical reasoning for reflection using the International Classification of functioning, disability, and Health (ICF) framework and patient management model. *Phys Ther*. 2011;91(3):416–430.
55. Als H. Infant individuality: Assessing patterns of very early development. In: Call J, Galenson E, Tyson RL, eds. *Frontiers of Infant Psychiatry*. New York, NY: Basic Books; 1983.
56. Als H. A synactive model of neonatal behavioral organization: framework for the assessment of neurobehavioral development in the premature infant and for support of infants and parents in the neonatal intensive care environment. In: Sweeney JK ed. *The High Risk Neonate: Developmental Therapy Perspectives. Phys Occup Ther Pediatr*. 1986;6:3–55.
57. Als H, Lawhon G, Brown E, et al. Individualized behavioral and environmental care for the very low birth weight preterm infant at high risk for bronchopulmonary dysplasia: neonatal intensive care unit and developmental outcome. *Pediatrics*. 1986;78(6): 1123–1132.
58. Als H, Lester BM, Brazelton TB. Dynamics of the behavioral organization of the premature infant: a theoretical perspective. In: Field TM, Sostek AM, Goldberg S, et al., eds. *Infants Born at Risk*. New York, NY: Spectrum; 1979.
59. Als H. *Manual for the Naturalistic Observation of Newborn Behavior: Newborn Individualized Developmental Care and Assessment Program (NIDCAP)*. Boston, MD: National NIDCAP Training Center; 1995.
60. Lawhon G, Melzar A. Developmental care of the very low birth weight infant. *J Perinatal Neonatal Nurs*. 1988;2(1):56–65.
61. Bowden VR, Greenberg CS, Donaldson NE. Developmental care of the newborn. *Online J Clin Innovations*. 2000;3(7):1–77.
62. Gilkerson L, Als H. Role of reflective process in the implementation of developmentally supportive care in the newborn intensive care nursery. *Infants Young Child*. 1995;7(4):20–28.
63. Chappel J. *Advancing Clinical Practice and Perspectives of Developmental Care in the NICU*. Morristown, NJ: 2004.
64. Als H, Lawhon G, Duffy FH, et al. Individualized developmental care for the very low-birth-weight preterm infant. *JAMA*. 1994;272(11): 853–858.
65. Becker PT, Grunwald PC, Moorman J, et al. Outcomes of developmentally supportive nursing care for very low birth weight infants. *Nurs Res*. 1991;40:150–155.

66. Becker PT, Grunwald PC, Moorman J, et al. Effects of developmental care on behavioral organization in very-low-birth-weight infants. *Nurs Res.* 1993; 42(4):214–220.
67. Buehler DM, Als H, Duffy FH, et al. Effectiveness of individualized developmental care for low-risk preterm infants: behavioral and electrophysiologic evidence. *Pediatrics.* 1995;96(5):923–932.
68. Petryshen P, Stevens B, Hawkins J, et al. Comparing nursing costs for preterm infants receiving conventional vs. developmental care. *Nurs Econ.* 1997;15(3): 138–150.
69. Symington A, Pinelli J. Distilling the evidence on developmental care: a systematic review. *Adv Neonatal Care.* 2002;2(4):198–221.
70. Symington A, Pinelli J. Developmental care for promoting development and preventing morbidity in preterm infants (Cochrane Review). *Cochrane Database Syst Rev.* 2002;4.
71. Franck LS, Lawhon G. Environmental and behavioral strategies to prevent and manage neonatal pain. *Semin Perinatol.* 1998;22(5): 434–443.
72. Hill S, Engle S, Jorgensen J, et al. Effects of facilitated tucking during routine care of infants born preterm. *Pediatr Phys Ther.* 2005;17: 158–163.
73. Ward-Larson C, Horn RA, Gosnell F. The efficacy of facilitated tucking for relieving procedural pain of endotracheal suctioning in very low birth weight infants. *Am J Matern Child Nurs.* 2004;29(3):151–156.
74. Taquino L, Blackburn S. The effects of containment during suctioning and heelstick on physiological and behavioral responses of preterm infants. *Neonatal Nurs.* 1994;13(7):55.
75. Corff KE, Seideman R, Venkataraman PS, et al. Facilitated tucking: a nonpharmacologic comfort measure for pain in preterm neonates. *J Gynecol Neonatal Nurs.* 1995;24(2):143–147.
76. Corff KE. An effective comfort measure for minor pain and stress in preterm infants: facilitated tucking. *Neonatal Netw.* 1993;12(8):74.
77. Corbo MG, Mansi G, Stagni A, et al. Nonnutritive sucking during heelstick procedures decreases behavioral distress in the newborn infant. *Biol Neonate.* 2000;77:162–167.
78. Field T, Goldson E. Pacifying effects of nonnutritive sucking on term and preterm neonates during heelstick procedures. *Pediatrics.* 1984;74(6):1012–1015.
79. Pinelli J, Symington A. How rewarding can a pacifier be? A systematic review of nonnutritive sucking in preterm infants. *Neonatal Netw.* 2000;19(8):41–48.
80. Kilbride HW, Thorstad K, Daily DK. Preschool outcome of less than 801 grams preterm infants compared with full term siblings. *Pediatrics.* 2004;113(4):742–747.
81. Galvin E, Boyers L, Schwartz PK, et al. Challenging the precepts of family-centered care: testing a philosophy. *Pediatr Nurs.* 2000;26(6):625–632.
82. Harrison H. The principles of family-centered neonatal care. *Pediatrics.* 1993; 92(5):643–650.
83. Brazelton TB, Cramer BG. *The Earliest Relationship.* Reading, MA: Addison-Wesley Publishing Company Inc.; 1990.
84. Lawhon G. Management of stress in premature infants. In: Angelini DJ, Whelan Knapp CM, Gibes RM, eds. *Perinatal-Neonatal Nursing: A Clinical Handbook.* Boston, MD: Blackwell Scientific Publications; 1986.
85. Mercer RT. *Nursing Care for Parents at Risk.* Thorofare, NJ: Charles B Slack Inc; 1977.
86. Bibring GL. Some considerations of the psychological process in pregnancy. *Psychoanal Study Child.* 1959;14:113–121.
87. Bibring GL, Dwyer TF, Huntington DS, et al. A study of the psychological processes in pregnancy and of the earliest mother-child relationship. *Psychoanal Study Child.* 1961;16:9–24.
88. Cowan CP, Cowan PA. When Partners Become Parents: The Big Life Change for Couples. Mahwah, NJ: Lawrence Erlbaum Associates Publishers; 1999.
89. Cowan CP, Cowan PA. Interventions to ease the transition to parenthood. *Fam Relations.* 1995;44:412–423.
90. Cowan CP, Cowan PA, Heming G, et al. Transitions to parenthood his, hers, and theirs. *J Fam Issues.* 1985;6(4):451–481.
91. Stainton MC, McNeil D, Harvey S. Maternal tasks of uncertain motherhood. *Matern Child Nurs J.* 1992;20(3,4):113–1231.
92. Miles MS, Brunssen SH. Psychometric properties of the parental stressor scale: infant hospitalization. *Adv Neonatal Care.* 2003;3(4): 189–196.
93. Melnyk BM, Alpert-Gillis LJ, Hensel PB, et al. Helping mothers cope with a critically ill child: a pilot test of the COPE intervention. *Res Nurs Health.* 1997;20:3–14.
94. *Diagnostic and Statistical Manual of Mental Disorders.* 4th ed. Washington, DC: American Psychiatric Association; 1994.
95. Jotzo M, Poets CF. Helping parents cope with the trauma of premature birth: an evaluation of a trauma-preventive psychological intervention. *Pediatrics.* 2005;115(4):915–919.

96. Holditch-Davis D, Bartlett TR, Blickman AL, et al. Posttraumatic stress symptoms in mothers of premature infants. *J Obstet Gynecol Neonatal Nurs.* 2003; 32(2):161–171.
97. Peebles-Kleiger MJ. Pediatric and neonatal intensive care hospitalization as traumatic stressor: implications for intervention. *Bull Menninger Clin.* 2000; 64(2):257–280.
98. DeMier RL, Hynan MT, Harris HB, et al. Perinatal stressors as predictors of symptoms of posttraumatic stress in mothers of infants at high risk. *J Perinatol.* 1996;16(4):276–280.
99. Affleck G, Tennen H. The effect of newborn intensive care on parents' psychological well-being. *Child Health Care.* 1991;20(1):6–14.
100. Sydnor-Greenberg N, Dokken D, Ahmann E. Coping and caring in different ways: understanding and meaningful involvement. *Pediatr Nurs.* 2000;26(2):185–190.
101. Clubb RL. Chronic sorrow: adaptation patterns of parents with chronically ill children. *Pediatr Nurs.* 1991;17(5):461–466.
102. Pohlman S. Fathers role in the NICU care: evidence-based practice. In: Kenner C, McGrath JM, eds. *Developmental Care of Newborns and Infants: A Guide for Health Professionals.* St. Louis, MO: Mosby; 2004.
103. Kaplan S, Bolender DL. Embryology. In: Polin RA, Fox WW, Abman SH, eds. *Fetal and Neonatal Physiology.* 2nd ed. Philadelphia, PA: WB Saunders Co; 1998.
104. Graham EM, Morgan MA. Growth before term. In: Batshaw MA, ed. *Children with Disabilities.* 4th ed. Baltimore, MD: Paul Brooks Publishing Company; 1997.
105. MacKenzie AP, Stephenson CD, Funai AF. Prenatal assessment of gestational age. Available at: http://www.uptodate.com/contents/prenatal-assessment-of-gestational-age?detectedLanguage=en&source=search_result&search=prenatal+assessment+of+gestational+age&selectedTitle=1%7E150&provider=noProvider. Accessed April 2013.
106. Wilkens-Haug L, Heffner LJ. Fetal assessment and prenatal diagnosis. In: Cloherty JP, Eichenwald EC, Stark AR, eds. *Manual of Neonatal Care.* 5th ed. Philadelphia, PA: Lippincott Williams & Wilkins; 2004.
107. Comparetti AM. Pattern analysis of normal and abnormal development: the fetus, the newborn, the child. In: Slaton DS, ed. *Development of Movement in Infancy.* Chapel Hill, NC: UNC; 1980.
108. Dipietro JA. Fetal neurobehavioral assessment. In: Singer LT, Zeskind PS, eds. *Biobehavioral Assesment of the Infant.* NewYork, NY: The Guilford press; 2001.
109. Rivkees SA, Mirmiran M, Ariagno RL. Circadian rhythms in infants. *NeoReviews.* 2003;4(11):298–303.
110. Prechtl H, Beintema D. *The Neurological Examination of the Newborn Infant. Clinics in Developmental Medicine, 12.* London, UK: Heinemann Educational Books; 1964.
111. Lester BM, Tronick EZ. History and description of the neonatal intensive care unit network neuro-behavioral scale. *Pediatrics.* 2004; 113(3):634–640.
112. Glass P. Development of the visual system and implications for early intervention. *Infants Young Child.* 2002;15(1):1–10.
113. Morrissey K. Seminar in Pediatric Physical Therapy: Infant Development and Therapeutic Interventions. Fall Semester 1994. Hahnemann University Program in Pediatric Physical Therapy.
114. Yoos L. Applying research in practice: parenting the premature infant. *Appl Nurs Res.* 1989;2(1):30–34.
115. Hunter JG. Neonatal intensive care unit. In: Case-Smith J, ed. *Occupational Therapy for Children.* 4th ed. Philadelphia, PA: Mosby; 2001.
116. Allen MC, Capute AJ. Tone and reflex development before term. *Pediatrics.* 1990;85:393–399.
117. Dargassies SSA. Neurological Development in the Full-Term and Premature Neonate. Amsterdam, Netherlands: Exerpta Medica; 1977.
118. Sweeney JK, Gutierrez T. Musculoskeletal implications of pre- term infant positioning in the NICU. *J Perinatal Neonatal Nurs.* 2002;16(1):58–70.
119. Palmer PG, Dubowitz LMS, Verghote M, et al. Neurological and neurobehavioral differences between preterm infants at term and full-term newborn infants. *Neuropediatrics.* 1982;13:183–189.
120. Mercuri E, Guzzetta A, Laroche S, et al. Neurologic examination of preterm infants at term age: comparison with term infants. *J Pediatr.* 2003;142:647–655.
121. Duffy FH, Als H, McNulty, GB. Behavioral and electrophysiological evidence for gestational age effects in healthy preterm and full-term infants studied two weeks after expected due date. *Child Dev.* 1990;61:1271–1286.
122. Huppi PS, Schuknecht B, Boesch C, et al. Structural and neurobehavioral delay in postnatal brain development of preterm infants. *Pediatr Res.* 1996; 39(5):895–901.
123. Mouradian LE, Als H, Coster WJ. Neurobehavioral functioning of healthy preterm infants of varying gestational ages. *Dev Behav Pediatr.* 2000;21(6):408–416.

124. Graven SN. Sound and the developing infant in the NICU: conclusions and recommendations for care. *J Perinatol*. 2000;20: S88–S93.

125. McGrath JM. Neurologic development. In: Kenner C, McGrath JM, eds. *Developmental Care of Newborns and Infants: A Guide for Health Professionals*. St. Louis, MO: Mosby; 2004.

126. Lutes LM, Graves CD, Jorgensen KM. The NICU experience and its relationship to sensory integration. In: Kenner C, McGrath JM, eds. *Developmental Care of Newborns and Infants. A Guide for Health Professionals*. Philadelphia, PA: Elsevier; 2004.

127. Grunau RE, Whitfield MF, Petrie-Thomas J, et al. Neonatal pain, parenting stress, and interaction in relation to cognitive and motor development at 8 and 18 months in preterm infants. *Pain*. 2009;43(1-2):138–146.

128. American Academy of Pediatrics, Canadian Paediatric Society. Prevention and management of pain in the neonate: an update. *Pediatrics*. 2006;188(5): 2231–2241.

129. Grunau RE. Early pain in preterm infants. A model of long-term effects. *Clin Perinatol*. 2002;29:373–394.

130. Bouza H. The impact of pain in the immature brain. *J Mat Fetal Neonatal MED*. 2009;22(9):722–732.

131. Hall RW, Anand JS. Physiology of pain and stress in the newborn. *NeoReviews*. 2005;6:e61–e68.

132. Taddio A. Opiod analgesic for infants in the neonatal intensive care unit. *Clin Perinatol*. 2007;27:S9–S11.

133. Gunau RE, Holsti L, Peters JWB. Long-term consequences of pain in human neonates. *Sem Fetal Neonatal Med*. 2000;11:268–275.

134. Anand KJ, Aranda JV, Berde CB, et al. Summary proceedings from the neonatal pain-control group. *Pediatrics*. 2006;117:39–52.

135. Johnston CC, Stevens BJ, Yang F, et al. Differential response to pain by very preterm neonates. *Pain*. 1995;61:471–479.

136. Brummeltre S, Grunau RE, Chau V, et al. Procedural pain and brain development in the premature newborn. *Ann Neurol*. 2012;71:385–396.

137. Harrison LH, Lotas MJ, Jorgensen KM. Environmental issues. In: Kenner C, McGrath JM, eds. *Developmental Care of Newborns and Infants: A Guide for Health Professionals*. Philadelphia, PA: Elsevier; 2004.

138. Syman A, Cunningham S. Handling premature neonates. *Nurs Times*. 1995; 91(17):35–37.

139. Blackburn S, Barnard K. Analysis of caregiving events relating to preterm infants in the special care unit. In: Gottfried AW, Gaiter JL, eds. *Infants Under Stress: Environmental Neonatology*. Baltimore, MD: University Park; 1985.

140. Gottfried AW, Hodgman JE, Brown KW. How intensive is intensive care? An environmental analysis. *Pediatrics*. 1984;74:292–294.

141. Holsti L, Grunau RE, Oberlander TF. Is it painful or not? Discreet validity of the behavioural indicators of infant pain (BIIP) scale. *Clin J Pain*. 2008;24(1):83–88.

142. Hellerud BC, Storm H. Skin conduction and behavior during sensory stimulation of preterm and term infants. *Early Human Dev*. 2002;20:38–46.

143. Franck LS, Miaskowski C. Measurement of neonatal responses to painful stimuli: a research review. *J Pain Symptom Manag*. 1997;14(6): 343–378.

144. Cignacco EL, Sellam G, Stoffel L, et al. Oral sucrose and "facilitated tucking" for repeated pain relief on preterms: a randomized control trial. *Pediatrics*. 2011;129:299–308.

145. Cameron EC, Raingangar V, Khoori N. Effects of handling procedures on pain responses of very low birth weight infanst. *Pediatr Phys Ther*. 2007;19:40–47.

146. Holsti L, Grunau RE, Oberlander TF, et al. Body movements: an important additional factor in discriminating pain for stress in preterm infants. *Clin J Pain*. 2005;21:491–498.

147. Stevens B, Gibbins S, Franck LS. Treatment of pain in the neonatal intensive care unit. *Pediatr Clin North Am*. 2000;47(3):633–650.

148. Grunau RE, Whitfield MF, Holsti L, et al. Biobehavioral reactivity to pain in preterm infants: a marker of neuromotor development. *Dev Med Child Neurol*. 2006;48:471–476.

149. Vinall J, Miller SP, Chau V. Neonatal pain in relation to postnatal growth in infants born very preterm. *Pain*. 2012;153:1374–1381.

150. Johnston CC, Stevens BJ, Franck LS, et al. Factors explaining lack of response to heel stick in preterm infants. *J Obstet Gynecol Neonatal Nurs*. 2004;33(2):246–255.

151. Losocco V, Cuttini M, Greisen G, et al. Heel blood sampling in European neonatal intensive care units: compliance with pain management guidelines. *Arch Dis Child Fetal Neonatal Ed*. 2011;96(1): F65–F68.

152. Morison SJ, Grunau RE, Oberlander TF, et al. Are there developmentally distinct motor indicators of pain in preterm infants? *Early Human Dev*. 2003; 72(2):131–146.

153. Craig KD, Whitfield MF, Grunau RV, et al. Pain in the preterm neonate: behavioral and physiological indices. *Pain*. 1993;52:287–299.

154. Joint Commission on Accreditation of Healthcare Organizations. Joint Commission Hospital Quality Report. Available at: www.jcaho.org.

155. Duhn LJ, Medves JM. A systematic integrative review of infant pain assessment tools. *Adv Neonatal Care*. 2004;4(3):126–140.

156. Carbajal R, Lenclen R, Jugie M, et al. Morphine does not provide adequate analgesia for acute procedural pain among preterm neonates. *Pediatrics*. 2005; 115:1499–1500.

157. Stevens B, Johnston C, Franck L, et al. The efficacy of developmentally sensitive behavioral interventions and sucrose for relieving procedural pain in very low birth weight neonate. *Nurs Res*. 1999;48(1):35–43.

158. Hatch DJ. Analgesia in the neonate. *BMJ*. 1987;294:920.

159. Browne JV. Developmental care for high-risk newborns: emerging science, clinical application, continuity for newborn intensive care unit to community. *Clin Perinatol*. 2011;38:719–729.

160. Holsti L, Grunau RE, Shaney E. Assessing pain in preterm infants in the neonatal intensive care unit: moving to a "brain oriented" approach. *Pain Manag*. 2011;1(2):171–197.

161. Franck L. Some pain some gain reflections on the past two decades of neonatal pain research and treatment. *Neonatal Netw*. 2002;21(5):37–41.

162. Obeidat H, Kahalaf I, Callister LA. Use of facilitated tucking for nonpharmacologic pain management in preterm infants: a systematic review. *J Perinatol Neonat*. 2009;23(4):372.

163. Axelin A, Kirjavainen J, Salantera S, et al. Effects of pain management on sleep in preterm infants. *Eur J Pain*. 2010;14(7):752–758.

164. Cong X, Cusson RM, Walsh S, et al. Effects of skin to skin contact on autonomic pain responses in preterm infants. *J Pain*. 2012;13(7): 636–645.

165. Stevens B, Yamada J, Beyene J, et al. Consistent management of repeated procedural pain with sucrose in preterm neonates: is it effective and safe for repeated use over time? *Clin J Pain*. 2005;21(6):543–548.

166. Stevens B, Yamada J, Lee GY, et al. Sucrose for analgesia in newborn infants undergoing painful procedures. *Cochrane Database Syst Rev*. 2013;DOI:10.1002/14651858.CD001069.pub4. Accessed April 2013.

167. Stevens B, Yamada J, Lee GY, et al. Sucrose for analgesia in newborn infants undergoing painful procedures. *Cochrane Database Syst Rev*. 2010;(1):CD001069: PMD:20091512. Accessed April 2013.

168. Gerall R, Cignacco E, Stoffel L, et al. Phsyiologic parameters after non pharmacologic analgesia in preterm infants: a randomized trial. *Act Paediatr*. 2013;DOI: 10.111/apa.12288.

169. Shah PS, Herbozo C, Aliwalas LL, et al. Breast feeding or breast milk for procedural pain in neonates (review). *Cochrane Database Syst Review*. 2012;12.

170. Simonese E, Mulder PGH, van Beek RHT. Analgesic effect of breast milk versus sucrose for analgesia during heel lance in late preterm infants. *Pediatrics*. 2012;129:657–663.

171. Gray L, Watt L, Blass EM. Skin-to-skin contact is analgesic in healthy newborns. *Pediatrics*. 2000;105(1):4–19.

172. Turnage-Carrier CS. Caregiving and the environment. In: Kenner C, McGrath JM, eds. *Developmental Care of Newborns and Infants: A Guide for Health Professionals*. Philadelphia, PA: Elsevier; 2004.

173. American Academy of Pediatrics, Committee on Environmental Health. Noise: a hazard for the fetus and newborn. *Pediatrics*. 1997; 100(4):724–727.

174. Philbin MK. Planning the acoustic environment of a neonatal intensive care unit. *Clin Perinatol*. 2004;31:331–352.

175. Chang YJ, Lin CH, Lin LH. Noise and related events in a neonatal intensive care unit. *Acta Paediatr*. 2001;42:212–217.

176. Evans JB, Philbin MK. The acoustic environment of hospital nurseries. *J Perinatol*. 2000;20(8):S105–S112.

177. Philbin MK. Some implications of early auditory development for the environment of hospitalized preterm infants. *Neonatal Netw*. 1996;15(7):71–73.

178. Philbin MK, Evans JB. Noise levels, spectra and operational function of an occupied newborn intensive care unit built to meet recommended permissible noise criteria. *J Acoustic Soc Ame*. 2003;114(4, part 2):2326 (#2aNS2).

179. White RD. Recommended standards for newborn ICU design. *J Perinatol*. 2003;23(1):5–21.

180. Morante A, Dubowitz LMS, Levene M, et al. The development of visual function in normal and abnormal preterm and full term infants. *Dev Med Child Neurol*. 1982;24:771–784.

181. Prechtl HFR, Fargel JW, Weinmann HM, et al. Postures and respiration of low-risk pre-term infants. *Dev Med Child Neurol*. 1979;21:3–27.

182. Brazelton TB, Nugent JK. The Neonatal Behavioral Assessment Scale. 3rd ed. London, UK: MacKeith Press; 1995.

183. Als H. Reading the premature infant. In: Goldson E, ed. *Nurturing the Premature Infant Developmental Intervention in the Neonatal Intensive Care Nursery.* New York, NY: Oxford University Press; 1999.

184. Pompa KM, Zaichkin J. The NICU baby. In: Zaichkin J, ed. *Newborn Intensive Care: What Every Parent Needs to Know.* Santa Rosa, CA: NICU Ink Book Publishers; 2002.

185. Lee, KG, Cloherty JP. Identifying the high risk newborn and evaluating gestational age, prematurity, post maturity, large for gestational age, and small for gestational age. In: Cloherty JP, Eichenwald EC, Stark AR, eds. *Manual of Neonatal Care.* 5th ed. Philadelphia, PA: Lippincott Williams & Wilkins; 2004.

186. Gregory S. Homeward bound. In: Zaichkin J, ed. *Newborn Intensive Care: What Every Parent Needs to Know.* 2nd ed. Santa Rosa, CA: NICU Ink Book Publishers; 2002.

187. Apgar V. A proposal for a new method of evaluation of the newborn infant. *Curr Res Anesth Analg.* 1953;32(4):260–267.

188. American Academy of Pediatrics, Committee on Fetus & Newborn, American College of Obstetricians & Gynecologists et al. The apgar score. *Pediatrics.* 2006;117(4):1444–1447.

189. American Academy of Pediatrics Committee on Fetus & Newborn, American College of Obstetricians & Gynecologists & Committee on Obstetric Practice. The apgar score. Pediatrics. 2006;117(4):1444–1447.

190. Eichenwald EC. Mechanical ventilation. In: Cloherty JP, Eichenwald EC, Stark AR, eds. *Manual of Neonatal Care.* 5th ed. Philadelphia, PA: Lippincott Williams & Wilkins; 2004.

191. Cameron J, Haines J. Management of respiratory disorders. In: Boxwell G. *Neonatal Intensive Care Nursing.* New York, NY: Routledge; 2000.

192. Wiswell TE, Pinchi S. Continuous positive airway pressure. In: Goldsmith JP, Karotin EH, eds. *Assisted Ventilation of the Neonate.* 4th ed. Philadelphia, PA: Saunders; 2003.

193. Czervinske MP. Continuous positive airway pressure. In: Czervinske MP, Barnhart SC, eds. *Perinatal and Pediatric Respiratory Care.* 2nd ed. Philadelphia, PA: Saunders; 2003.

194. Lee KS, Dunn MS, Fenwick M. A comparison of underwater bubble continuous positive airway pressure with ventilator derived continu- ous positive airway pressure in premature infants ready for extuba- tion. *Biol Neonate.* 1998;73(2):69–75.

195. Spitzer AR, Greenspan JS, Fox WW. Positive-pressure ventilation-pressure-limited and time cycled ventilation. In: Goldsmith JP, Karotin EH, eds. *Assisted Ventilation of the Neonate.* 4th ed. Philadelphia, PA: Saunders; 2003.

196. Schwartz JE. New technologies applied to management of the respiratory system. In: Kenner C, Lott JW, eds. *Comprehensive Neonatal Nursing: A Physiologic Perspective.* 3rd ed. Philadelphia, PA: Saunders; 2003.

197. Meredith KS. High frequency ventilation. In: Czervinske MP, Barnhart SC, eds. *Perinatal and Pediatric Respiratory Care.* 2nd ed. Philadelphia, PA: Saunders; 2003.

198. Mammel MC. Mechanical ventilation of the newborn. *Arch Dis Child Fetal Neonatal Ed.* 2000;83(3):F224.

199. Mammel MC. High frequency ventilation. In: Goldsmith JP, Karotin EH, eds. *Assisted Ventilation of the Neonate.* 4th ed. Philadelphia, PA: Saunders; 2003.

200. Keszler M, Derand DJ. Neonatal high frequency ventilation: past, present, future. *Clin Perinatol.* 2001;28(3):579–607.

201. MacIntyre NR. High frequency jet ventilation. *Respir Care Clin N Am.* 2001; 7(4):599–610.

202. Bouchet JC, Goddard J, Claris O. High frequency oscillatory ventilation. *Anesthesiology.* 2004;100:1007–1012.

203. Moriette G, Paris-Llado J, Walti H, et al. Prospective randomized multicenter comparison of high frequency oscillatory ventilation and conventional ventilation in preterm infants of less than 30 weeks with respiratory distress syndrome. *Pediatrics.* 2001;107(2): 363–372.

204. Osborn DA, Evans N. Randomized trial of high frequency oscillatory ventilation versus conventional ventilation: effect on systemic blood flow in very premature infants. *J Pediatr.* 2003;143(2):192–202.

205. Sreenan C, Lemke RP, Hudson-Mason A, et al. High-flow nasal cannulae in the management of apnea of prematurity: a comparison with conventional nasal continuous positive airway pressure. *Pediatrics.* 2001;107(5):1081–1083.

206. Locke RG, Wolfson MR, Shaffer TH, et al. Inadvertent administration of positive-end-distending pressure during nasal cannula flow. *Pediatrics.* 1993; 91(1):135–138.

207. Saslow JG, Aghar ZH, Nakhla TA, et al. Work of breathing using high flow nasal cannula in preterm infants. *J Perinatol.* 2006;26(8): 476–480.

208. Walsh B. Comparison of Vapotherm 2000i with a bubble humidifier humidifying flow through a nasal cannula. *Respir Care.* 2003;48(18).

209. Kopelman AE, Holbert D. Use of oxygen cannulas in extremely low birth-weight infants. *J Perinatol.* 2003;23:94–97.

210. Vapotherm. Available at: http://www.vtherm.com/forclinicians/lowflow.asp. Accessed June 2013.

211. Woodhead DD, Lambert DK, Clark JM, et al. Comparing two methods of delivering high-flow gas therapy by nasal cannula following endotracheal extubation: a prospective, randomized, masked, crossover trial. *J Perinatol.* 2006; 26(8):481–485.

212. Waugh JB, Granger WM. An evaluation of two new devices for nasal high flow gas therapy. *Respir Care.* 2004;49(8):902–906.

213. Panitch HB, Wolfson MR, Shaffer TH. Epithelial modulation of preterm airway smooth muscle contraction. *J Pediatr.* 1993;74(3): 1437–1443.

214. Cullen AB, Wolfson MR, Shaffer TH. The maturation of airway structure and function. *NeoReviews.* 2002;3(7):e125–e130.

215. Williams LJ, Shaffer TH, Greenspan JS. Inhaled nitric oxide therapy in the nearly term or term infant with hypoxic respiratory failure. *Neonatal Netw.* 2004;23(1):5–13.

216. Neonatal Inhaled Nitric Oxide Study Group (NINOS). Inhaled nitric oxide in full-term and nearly term infants with hypoxic respiratory failure. *N Engl J Med.* 1997;336:597–604.

217. Neonatal Inhaled Nitric Oxide Study Group (NINOS). Inhaled nitric oxide in term and nearly term infants: neurodevelopmental follow-up of the neonatal inhaled nitric oxide study group (NINOS). *J Pediatr.* 2000;136(5):611–617.

218. Ellington M, O'Reilly D, Allred EN, et al. Child health status, neurodevelopmental outcome, and parent satisfaction in a randomized, controlled trial of nitric oxide for persistent pulmonary hypertension of the newborn. *Pediatrics.* 2001;107(6):1351–1356.

219. American Academy of Pediatrics, Committee on Fetus and Newborn. Use of inhaled nitric oxide. *Pediatrics.* 2000;106(2, part 1): 344–345.

220. Ballard RH, Truog WE, Cnaan A, et al. Inhaled nitric oxide in preterm infants undergoing mechanical ventilation. *N Engl J Med.* 2006;355(4):343–353.

221. Kinsella JP, Cutter GR, Walsh WF, et al. Early inspired nitric oxide therapy in premature newborns with respiratory failure. *N Engl J Med.* 2006;355(4):354–364.

222. Ford JW. Neonatal ECMO: current controversies and trends. *Neonatal Netw.* 2006;25(4):229–238.

223. Rais-Bahrami K, Short BL. The current status of neonatal extracorporeal membrane oxygenation. *Semin Perinatol.* 2000;24(6):406–417.

224. Jaillard S, Pierrat V, Truffert P, et al. Two years follow-up of newborn infants after extracorporeal membrane oxygenation. *Eur J Cardiothorac Surg.* 2000; 18(3):328–333.

225. Kim ES, Stolar CJ. ECMO in the newborn. *Am J Perinatol.* 2000;17(7):345–356.

226. Rais-Bahrami K, Wagner AE, Coffman C, et al. Neurodevelopmental outcome in ECMO vs near-miss ECMO patients at 5 years of age. *Clin Pediatr.* 2000; 39(3):145–152.

227. Tappero EP. NICU technology. In: Zaichkin J, ed. *Newborn Intensive Care: What Every Parent Needs to Know.* 2nd ed. Santa Rosa, CA: NICU Ink Book Publishers; 2002.

228. Cooper M, Arnold J. Extracorporeal membrane oxygenation. In: Cloherty JP, Eichenwald EC, Stark AR, eds. *Manual of Neonatal Care.* 5th ed. Philadelphia, PA: Lippincott Williams & Wilkins; 2004.

229. Nield TA, Langenbacher D, Poulsen MK, et al. Neurodevelopmental outcome at 3.5 years of age in children treated with extra cor- poreal life support: relationship to primary diagnosis. *J Pediatr.* 2000;136(3):338–344.

230. Massery M. Chest development as a component of normal motor development: implications for treatment for pediatric physical therapists. *Pediatr Phys Ther.* 1991;3(1):3–8.

231. Make BJ, Hill NS, Goldberg AI, et al. Mechanical ventilation beyond the intensive care unit: report of a consensus conference of the American College of Chest Physicians. *Chest.* 1998;113(5): 289S–344S.

232. Vohr BR, Cashore WJ, Bigsby R. Stresses & interventions in the neonatal intensive care unit. In: Levine MD, Carey WB, Crocker AC, eds. *Developmental-Behavioral Pediatrics.* 3rd ed. Philadelphia, PA: Saunders; 1999.

233. Honrubia D, Stark AR. Respiratory distress syndrome. In: Cloherty JP, Eichenwald EC, Stark AR, ed. *Manual of Neonatal Care.* 5th ed. Philadelphia, PA: Lippincott Williams & Wilkins; 2004.

234. National Institutes of Health. *Report of the Consensus Development Conference on Anti-natal Corticosteroids Revisited: Repeat Courses.* Bethesda, MD: National Institute of Child Health and Human Development; 2000.

235. Baud O. Antenatal glucocorticoid treatment and cystic periventricular leukomalacia in very preterm infants. *N Engl J Med.* 1999;341(16):1190–1196.

236. Banks BA, Cnaan A, Morgan MA, et al. Multiple courses of antenatal corticosteroids and outcome of premature neonates. *Am J Obstet Gynecol.* 1999;181: 709–717.

237. Banks BA, Macones G, Cnaan A, et al. Multiple courses of antenatal corticosteroids are associated with early severe lung disease in preterm neonates. *J Perinatol.* 2002;22:101–107.

238. Jobe AH, Ikegami M. Biology of surfactant. *Clin Perinatol.* 2001;28:671–694.

239. Egerman RS, Mercer BM, Doss JL, et al. A randomized controlled trial of oral and intramuscular dexamethasone in the prevention of neonatal respiratory distress syndrome. *Am J Obstet Gynecol.* 1998;179(5):1120–1123.

240. Hack MF, Minisch N, Fanaroff A. Antenatal steroids have not improved the outcomes of surviving extremely low birth weight (ELBW) infants [<750 grams]. *Pediatr Res.* 1998;43(2):214A.

241. Soll RF. Surfactant treatment of the very premature infant. *Biol Neonate.* 1998; 74(suppl 1):35–42.

242. Suresh GK. Current surfactant use in premature infants. *Clin Perinatol.* 2001; 28:671–694.

243. Escobedo MB, Gunkel JH, Kennedy RA, et al. Texas Neonatal Research Group. Early surfactant for neonates with mild to moderate RDS: a multicenter randomized trial. *J Pediatr.* 2004;144(6):804–808.

244. Jobe AH. Surfactant for RDS: when and why? *J Pediatr.* 2004;144(6):A2.

245. Dani C, Bertini G, Pezzati M, et al. Early extubation and nasal continuous positive airway pressure after surfactant treatment for respiratory distress syndrome among preterm infants < 30 weeks gestation. *Pediatrics.* 2004;113(6): e560–e563.

246. Park MK. *Pediatric Cardiology for Practitioners.* 4th ed. St Louis, MO: Mosby; 2002.

247. Heyman MA, Teitel DF, Liebman J. The heart. In: Klaus MH, Fanaroff AA, eds. *Care of the High-Risk Neonate.* 4th ed. Philadelphia, PA: Saunders; 1993.

248. Wechsler SB, Wernovsky G. Cardiac disorders. In: Cloherty JP, Eichenwald EC, Stark AR, eds. *Manual of Neonatal Care.* 5th ed. Philadelphia, PA: Lippincott Williams & Wilkins; 2004.

249. Gersony WM, Peckham GJ, Ellison RC, et al. Effects of indomethacine in premature infants with patent ductus arteriosus: results of a national collaborative study. *J Pediatr.* 1984;102(6):895–906.

250. Gersony WM. Patent ductus arteriosus. *Pediatr Clin North Am.* 1986;33(3):545–560.

251. Martin CR, Cloherty JP. Neonatal hyperbilirubinemia. In: Cloherty JR, Eichenwald EC, Stark AR, eds. *Manual of Neonatal Care.* 5th ed. Philadelphia, PA: Lippincott Williams & Wilkins; 2004.

252. Dennery PA, Seidman DS, Stevenson DK. Neonatal hyperbilirubinemia. *N Engl J Med.* 2001;334:581–590.

253. Poland RL, Ostrea EM. Neonatal hyperbilirubinemia. In: Klaus MH, Fanaroff AA, eds. *Care of the High Risk Neonate.* Philadelphia, PA: Saunders; 1993.

254. Maisels MJ, Watchko JF, Bhutani VK, et al. An approach to the management of hyperbilirubinemia in the preterm inants less than 35 weeks of gestation. *J Perinatol.* 2012;32:660–664.

255. AAP Subcommittee on Neonatal Hyperbilirubinemia. Neonatal jaundice and kernicterus. *Pediatrics.* 2001;108(3):763–765.

256. Patra K, Storfer-Isser A, Siner B, et al. Adverse events associated with neonatal exchange transfusion in the 1990's. *J Pediatr.* 2004;144:626–631.

257. Paludetto R, Mansi G, Raimondi F, et al. Moderate hyperbilirubinemia induces a transient alteration of neonatal behavior. *Pediatrics.* 2002;110(4):e50.

258. Mansi G, De Maio C, Araimo G, et al. "Safe" hyperbilirubinemia is associated with altered neonatal behavior. *Biol Neonate.* 2003; 83(1):19–21.

259. Jadcherla SR. Gastroesophageal reflux in the neonate. *Clin Perinatol.* 2002; 29(1):135–158.

260. Omari TI. Lower esophageal sphincter function in the neonate. *NeoReviews.* 2006;7(1):e13–e17.

261. Jadcherla SK, Rudolph CD. Gastroesophageal reflux in the preterm neonate. *NeoReviews.* 2005;6:e87–e95.

262. Tipnis NA, Tipnis SM. Controversies in the treatment of gastroesophageal reflux in preterm infants. *Clin Perinatol.* 2009;36:153–164.

263. Noviski N, Yehuda YB, Yorum B, et al. Does the size of nasogastric tube affect gastroesophageal reflux in children. *J Pediatr Gastroenterol Nutr.* 1999;29:448–451.

264. Hammer D. Gastroesophageal reflux and prokinetic agents. *Neonatal Netw.* 2005;24(2):51–58.

265. Sherman PM, Hassell F, Fagundes-Nero U, et al. A global evidence-based consensus on the definition of gastroesophageal reflux in the pediatric patient. *Am J Gastroenterol.* 2009;104:278–298.

266. Menon AP, Schefft GL, Thach BT. Apnea associated with regurgitation in infants. *J Pediatr.* 1985;106(4):625–629.

267. Jadcherla SR. Upstream effect of esophageal distension: effect on airway. *Curr Gastroenterol Rep.* 2006;8(3):190–194.

268. Gupta A, Gulati P, Kim W, et al. Effect of postnatal maturation on the mechanics of esophageal propulsion in preterm human neonates: primary and secondary peristalsis. *Am J Gastroenterol.* 2009;104:411–419.

269. Jadcherla SR. Pathophysiology of aerodigestive pulmonary disorders in the neonate. *Clin Perinatol.* 2012;39:631–654.

270. Peter CS, Sprodowski N, Bohnhorst B, et al. Gastroesophageal reflux and apnea of prematurity. No temporal relationship. *Pediatrics.* 2002; 109(8):8–11.

271. Poets CF. Gastroesophageal reflux: a critical review of its role in preterm infants. *Pediatrics.* 2004;113(2):e128–e132.

272. Krishnamoorthy M, Muntz A, Liem T, et al. Diagnosis and treatment of respiratory symptoms of initially unsuspected gastroesophageal reflux in infants. *Am Surg.* 1994;60:783–785.

273. Davies AM, Koenig JS, Thatch BT. Upper airway chemoreflex responses to saline and water in preterm infants. *J Appl Phys.* 1988;64(4):1412–1420.

274. DiFiore J, Arko M, Herynk B, et al. Characterization of cardiorespiratory events following gastroesophageal reflux in preterm infants. *J Perinatol.* 2010;30(10): 683–687.

275. Poets CF. Gastroesophageal reflux and apnea of prematurity—coincidence not causation. *Neurology.* 2013;103:103–104.

276. Orenstein SR, Whittington PF. Positioning for prevention of infant gastroesophageal reflux. *J Pediatr.* 1983;103:534–537.

277. Tobin JM, McCloud P, Cameron DJS. Posture and gastroesophageal reflux: a case for left lateral positioning. *Arch Dis Child.* 1997;76: 254–258.

278. Ewer AK, James ME, Tobin JM. Prone and lateral position reduce gastroesophageal reflux in premature infants. *Arch Dis Child.* 1999;81:F201–F205.

279. Corvaglia, L Rotatori R, Ferlini M, et al. The effect of body positioning on gastroesophageal reflux in the premature infant: evaluation by combined impedence and pH monitoring. *J Pediatr.* 2007;151:591–596.

280. Omari T, Rommel N, Staunton E, et al. Paradoxical impact of body positioning on gastroesophageal reflux and gastric emptying in the premature infant. *J Pediatr.* 2004;145:194–200.

281. Chen SS, Tzeng YL, Gau BS, et al. Effects of prone and supine positioning on gastric residuals in preterm infants: a time series with cross-over study. *Int J Nurs Stud.* 2013; Available at: http://dx.doi.org/10.1016/j.ijnurstu.2013.02.009. Accessed May 2013.

282. Sangers H, de Jong PM, Mulder SE. Outcomes of gastric residuals whilst feeding preterm infants in various body positions. *J Neonatal Nurs.* 2012. Available at: http://dx.doi.org/10.1016/j.jnn. Accessed December 2012.

283. van Wijk MP, Bennigan MA, Dent J, et al. Effect of body position-changes on postprandial gastroesophageal reflux and gastric emptying in the healthy preterm neonate. *J Peds.* 2007;585–590.

284. Malcolm WF, Cotton M. Metoclopramide, H2 blockers, and proton inhibitors: pharmacology for gastroesophageal reflux in neonates. *Clin Perinatol.* 2012;39:99–109.

285. Czinn SJ, Blanchard S. Gastroesophageal disease in neonates and infants. When and how to treat. *Pediatr Drugs.* 2013;15:19–27.

286. Loots CM, Benniga MA, Omari M. Gastroesophageal reflux in pediatrics (patho) physiology and new insights in diagnosis and treatment. *Minerva Pediatr.* 2012;64(1):104–119.

287. Loots C, van Herwaarden MY, Benniga MA, et al. Gastroesophageal reflux, esophageal function, gastric emptying and the relationship to dysphagia before an after antireflux surgery in children. *J Pediatr.* 2013;162:526–573.

288. RJ Schanler. Clinical Features and Diagnosis of Necrotizing Enterocolitis in Newborns. *Up to date,* April 17 2012. Available at: http://www.uptodate.com/contents/clinical-features-and-diagnosis-of-necrotizing-enterocolitis-in-newborns?source=search_result&search=NEC+totalis&selectedTitle=2%7E150. Accessed May 2013.

289. Kosloske AM. Epidemiology of necrotizing enterocolitis. *Acta Paediatr Suppl.* 1994;396:2.

290. RJ Schanler. Pathology and pathogenesis of necrotizing enterocolitis in newborns. *UptoDate,* March 18, 2013. Available at: http://www.uptodate.com/contents/pathology-and-pathogenesis-of-necrotizing-enterocolitis-in-newborns?source=search_result&search=necrotizing+enterocolitis&selectedTitle=4%7E150#references. Accessed May 2013.

291. Neu J, Weiss MD. Necrotizing enterocolitis: pathophysiology and prevention. *J Parenter Enteral Nutr.* 1999;23:S13.

292. Hunter CJ, Upperman JS, Ford HR, Camerini V. Understanding the susceptibility of the premature infant to necrotizing enterocolitis (NEC). *Pediatr Res.* 2008;63:117.

293. Neu J. Necrotizing enterocolitis: the search for a unifying pathogenic theory leading to prevention. *Pediatr Clin North Am.* 1996;43:409.

294. Ballance WA, Dahms BB, Shenker N, et al. Pathology of neonatal necrotizing enterocolitis: a ten-year experience. *J Pediatr.* 1990;117:S6.

295. Horbar JD, Badger GJ, Carpenter JH, et al. Trends in mortality and morbidity for very low birth weight infants, 1991-1999. *Pediatrics.* 2002;110:143.

296. Sankaran K, Puckett B, Lee DS, et al. Variations in incidence of necrotizing enterocolitis in Canadian neonatal intensive care units. *J Pediatr Gastroenterol Nutr.* 2004;39:366.

297. Lee SK, McMillan DD, Ohlsson A, et al. Variations in practice and outcomes in the Canadian NICU network: 1996-1997. *Pediatrics.* 2000;106:1070.

298. Wiswell TE, Robertson CF, Jones TA, et al. Necrotizing enterocolitis in fullterm infants. A case-control study. *Am J Dis Child.* 1988;142:532.

299. Polin RA, Pollack PF, Barlow B, et al. Necrotizing enterocolitis in term infants. *J Pediatr.* 1976;89:460.

300. Ostlie DJ, Spilde TL, St. Peter SD, et al. Necrotizing enterocolitis in full-term infants. *J Pediatr Surg.* 2003;38:1039.

301. Lambert DK, Christensen RD, Henry E, et al. Necrotizing enterocolitis in term neonates: data from a multihospital health-care system. *J Perinatol.* 2007;27:437.

302. Kliegman RM, Walker WA, Yolken RH. Necrotizing enterocolitis: research agenda for a disease of unknown etiology and pathogenesis. *Pediatr Res.* 1993;34:701.

303. Holman RC, Stoll BJ, Clarke MJ, et al. The epidemiology of necrotizing enterocolitis infant mortality in the United States. *Am J Public Health.* 1997;87:2026.

304. McAlmon KR. Necrotizing enterocolitis. In: Cloherty JP, Eichenwald EC, Stark AR, eds. *Manual of Neonatal Care.* 5th ed. Philadelphia, PA: Lippincott Williams & Wilkins; 2004.

305. Reber KM, Nankervis CA. Necrotizing enterocolitis: preventative strategies. *Clin Perinatol.* 2004;31(1):157–167.

306. Rees CM, Pierro A, Eaton S. Neurodevelopmental outcomes on neonates with medically and surgically treated necrotizing enterocolitis. *Arch Dis Child Fetal Neonatal Ed.* 2007;92:F193–F198.

307. Rees CM, Eaton S, Pierro A. National prospective surveillance study of necrotizing enterocolitis in neonatal intensive care units. *J Pediatr Surg.* 2010; 45:1391.

308. Snyder CL, Gittes GK, Murphy JP, et al. Survival after necrotizing enterocolitis in infants weighing less than 1,000 g: 25 years' experience at a single institution. *J Pediatr Surg.* 1997;32:434.

309. Schanler RJ. Management of Necrotizing Enterocolitis in Newborns. *UpToDate,* March 5, 2013. Available at: http://www.uptodate.com/contents/management-of-necrotizing-enterocolitis-in-newborns?source=search_result&search=NEC+totalis&selectedTitle=1%7E150#H20 Accessed May 2013.

310. Abdullah F, Zhang Y, Camp M, et al. Necrotizing enterocolitis in 20,822 infants: analysis of medical and surgical treatments. *Clin Pediatr (Phila).* 2010; 49:166.

311. Fasoli L, Turi RA, Spitz L, et al. Necrotizing enterocolitis: extent of disease and surgical treatment. *J Pediatr Surg.* 1999;34:1096.

312. Fitzgibbons SC, Ching Y, Yu D, et al. Mortality of necrotizing enterocolitis expressed by birth weight categories. *J Pediatr Surg.* 2009;44:1072.

313. Horwitz JR, Lally KP, Cheu HW, et al. Complications after surgical intervention for necrotizing enterocolitis: a multicenter review. *J Pediatr Surg.* 1995; 30:994.

314. Kliegman RM, Fanaroff AA. Necrotizing enterocolitis. *N Engl J Med.* 1984; 310:1093.

315. Walsh MC, Kliegman RM, Fanaroff AA. Necrotizing enterocolitis: a practitioner's perspective. *Pediatr Rev.* 1988;9(7):219–226.

316. Yu VY, Tudehope DI, Gill GJ. Neonatal necrotizing enterocolitis: Clinical aspects. *Med J Aust.* 1977;1:685.

317. Kleigman RM, Walsh MC. Neonatal necrotizing enterocolitis: pathogenesis, classification, and spectrum of illness. *Curr Probl Pediatr.* 1987;17:213–288.

318. Kanto WP, Hunter JE, Stoll BJ. Recognition and medical management of necrotizing enterocolitis. *Clin Perinatol.* 1994;21:335–346.

319. Stoll BJ, Kliegman RM. Necrotizing Enterocolitis. Clinics in Perinatology. Philadelphia, PA: Saunders; 1994.

320. Walsh MC, Kliegman RM. Necrotizing enterocolitis: treatment based on a staging criteria. Pediatr Clin North Am 1986;33:179–201.

321. Kleigman RM. Necrotizing enterocolitis: bridging the basic science with the clinical disease. *J Pediatr.* 1990;117(5):833–835.

322. Bell MJ, Ternberg JL, Feigin RD, et al. Neonatal necrotizing enterocolitis. Therapeutic decisions based upon clinical staging. *Ann Surg.* 1978;187:1.

323. Clark DA, Miller MJ. Intraluminal pathogenesis of necrotizing enterocolitis. *J Pediatr.* 1990;117:S64.

324. Morgan J, Young L, McGuire W. Slow advancement of enteral feed volumes to prevent necrotising enterocolitis in very low birth weight infants. *Cochrane Database Syst Rev.* 2011;CD001241.

325. Morgan J, Young L, McGuire W. Delayed introduction of progressive enteral feeds to prevent necrotising enterocolitis in very low birth weight infants. *Cochrane Database Syst Rev.* 2011;CD001970.

326. La Gamma EF, Browne LE. Feeding practices for infants weighing less than 1500 G at birth and the pathogenesis of necrotizing enterocolitis. *Clin Perinatol.* 1994;21:271.

327. Schanler RJ, Shulman RJ, Lau C, et al. Feeding strategies for premature infants: randomized trial of gastrointestinal priming and tube-feeding method. *Pediatrics.* 1999;103:434.

328. Bombell S, McGuire W. Early trophic feeding for very low birth weight infants. *Cochrane Database Syst Rev.* 2009;CD000504.

329. Caplan M. Is EGF the Holy Grail for NEC? *J Pediatr.* 2007;150:329.

330. Cikrit D, Mastandrea J, West KW, et al. Necrotizing enterocolitis: factors affecting mortality in 101 surgical cases. *Surgery.* 1984; 96:648–665.

331. Salvia G, Guarino A, Terrin G, et al. Neonatal onset intestinal failure: an Italian Multicenter Study. *J Pediatr.* 2008;153:674.

332. Cole CR, Hansen NI, Higgins RD, et al. Bloodstream infections in very low birth weight infants with intestinal failure. *J Pediatr.* 2012;160:54.

333. Kim ES, Brandt ML. Spontaneous intestinal perforation of the newborn. Available at: http://www.uptodate.com/contents/spontaneous-intestinal-perforation-of-the-newborn?source=search_result&search=spontaneous+infant+performation&selectedTitle=3%7E150. Accessed May 2013.

334. Ragouilliaux CJ, Keeney SE, Hawkins HK, et al. Maternal factors in extremely low birth weight infants who develop spontaneous intestinal perforation. *Pediatrics.* 2007;120:e1458.

335. Gordon PV, Young ML, Marshall DD. Focal small bowel perforation: an adverse effect of early postnatal dexamethasone therapy in extremely low birth weight infants. *J Perinatol.* 2001;21:156.

336. Stark AR, Carlo WA, Tyson JE, et al. Adverse effects of early dexamethasone in extremely-low-birth-weight infants. National Institute of Child Health and Human Development Neonatal Research Network. *N Engl J Med.* 2001;344:95.

337. Gordon P, Rutledge J, Sawin R, et al. Early postnatal dexamethasone increases the risk of focal small bowel perforation in extremely low birth weight infants. *J Perinatol.* 1999;19:573.

338. Baird R, Puligandla PS, St. Vil D, et al. The role of laparotomy for intestinal perforation in very low birth weight infants. *J Pediatr Surg.* 2006;41:1522.

339. Blakely ML, Gupta H, Lally KP. Surgical management of necrotizing enterocolitis and isolated intestinal perforation in premature neonates. *Semin Perinatol.* 2008;32:122.

340. Cass DL, Brandt ML, Patel DL, et al. Peritoneal drainage as definitive treatment for neonates with isolated intestinal perforation. *J Pediatr Surg.* 2000; 35:1531.

341. Chiu B, Pillai SB, Almond PS, et al. To drain or not to drain: a single institution experience with neonatal intestinal perforation. *J Perinat Med.* 2006;34:338.

342. Rao SC, Basani L, Simmer K, et al. Peritoneal drainage versus laparotomy as initial surgical treatment for perforated necrotizing enterocolitis or spontaneous intestinal perforation in preterm low birth weight infants. *Cochrane Database Syst Rev.* 2011;CD006182.

343. Sonntag J, Grimner I, Scholtz T, et al. Growth and neurodevelopmental outcome of very low birth weight infants with necrotizing enterocolitis. *Acta Paediatr.* 2004;89:528–532.

344. Hintz SR, Kendrick DE, Stoll BJ, et al. Neurodevelopmental and growth outcomes of extremely low birth weight infants after necrotizing enterocolitis. *Pediatrics.* 2005;115:696.

345. Martin CR, Dammann O, Allred EN, et al. Neurodevelopment of extremely preterm infants who had necrotizing enterocolitis with or without late bacteremia. *J Pediatr.* 2010;157:751.

346. Attridge JT, Herman AC, Gurka MJ, et al. Discharge outcomes of extremely low birth weight infants with spontaneous intestinal perforations. *J Perinatol.* 2006;26:49.

347. Adesanya OA, O'Shea TM, Turner CS, et al. Intestinal perforation in very low birth weight infants: growth and neurodevelopment at 1 year of age. *J Perinatol.* 2005;25:583.

348. Roze E, Ta BD, van der Ree MH, et al. Functional impairments at school age of children with necrotizing enterocolitis or spontaneous intestinal perforation. *Pediatr Res.* 2011;70:619.

349. Volpe JJ. Brain injury in the preterm infant. *Clin Perinatol.* 1997; 24(3):567–583.

350. Volpe JJ. *Neurology of the Newborn.* 4th ed. Philadelphia, PA: Saunders; 2001.

351. Vohr B, Allen WC, Scott DT, et al. Early onset intraventricular hemorrhage in preterm neonates: incidence of neurodevelopmental handicap. *Semin Perinatol.* 1999;23(3):212–217.

352. Vohr B, Wright LL, Dusick AM, et al. Neurodevelopmental and functional outcomes for extremely low birth weight infants in the National Institutes of Child Health and Human Development Neonatal Research Network, 1993–1994. *Pediatrics*. 2000; 105(6):1216–1226.

353. Vohr B, Allan WC, Westerveld M, et al. School-age outcomes of very low birth weight infants in the indomethacin intraventricular hemorrhage prevention trial. *Pediatrics*. 2003;111(4):e340–e346.

354. Larroque B, Morret S, Ancel PY, et al. White matter damage and intraventricular hemorrhage in very preterm infants: the EPIPAGE study. *J Pediatr*. 2003; (143):477–483.

355. Vohr B, Ment LR. Intraventricular hemorrhage in the preterm infant. *Early Human Dev*. 1996;44(1):1–16.

356. Lucey JF, Rowan CA, Shiono P, et al. Fetal infants: the fate of 4172 infants with birth weights of 410 to 500 grams-The Vermont Oxford Network experience (1996–2000). *Pediatrics*. 2004;113(4):1559–1566.

357. Papile LA, Burstein J, Burston R. Incidence and evolution of subependymal and intraventricular hemorrhage: a study of infants with birthweights less than 1500 grams. *J Perinatol*. 1978;92:529–534.

358. Papile LA. Periventricular-Intraventricular hemorrhage. In: Fanaroff AA, Martin RJ, eds. *Neonatal-Perinatal Medicine: Diseases of the Fetus and Infant*. 5th ed. Philadelphia, PA: Mosby; 1992.

359. Shalik L, Perlman JM. Hemorrhagic-ischemic cerebral injury in the preterm infant: clinical concepts. *Clin Perinatol*. 2002;29:745–763.

360. Cullens V. Brain injury in the premature infant. In: L Boxwell G, ed. *Neonatal Intensive Care Nursing*. New York, NY: Routledge; 2000.

361. Vohr BR, Garcia-Coll C, Mayfield S, Brann B, Shaul P. Oh W. Neurologic and developmental status related to the evolution of visual-motor abnormalities from birth to 2 years of age in preterm infants with intraventricular hemorrhage. *J Pediatr*. 1989 Aug.;115(2):296–302.

362. Bada HS, Korones SB, Perry EH, et al. Frequent handling in the neonatal intensive care unit and intraventricular hemorrhage. *J Pediatr*. 1990;117(1, part 1):126–131.

363. Bada HS, Korones SB, Perry EH, et al. Mean arterial blood pressure changes in premature infants and those at risk for intraventricular hemorrhage. *J Pediatr*. 1990;117(4):607–614.

364. Perlman JM, Thach B. Respiratory origins of fluctuations in arterial blood pressure in premature infants with respiratory distress syndrome. *Pediatrics*. 1988;81(3):399–403.

365. Perlman JM, McMenamin JB, Volpe JJ. Fluctuating cerebral blood velocity in respiratory distress syndrome: relationship to subsequent development of intraventricular hemorrhage. *N Engl J Med*. 1983;309(4):204–209.

366. Fanconi S, Duc G. Intratracheal suctioning in sick preterm infants: prevention of intracranial hemorrhage and cerebral hypofusion by muscle paralysis. *Pediatrics*. 1987;79:583–543.

367. Bregman J, Kimberlin LVS. Developmental outcomes in extremely premature infants. *Pediatr Clin North Am*. 1993;40(5):937–950.

368. Perlman JM. Cognitive and behavioral deficits in premature graduates of intensive care. *Clin Perinatol*. 2002;29(4):779–797.

369. Krishnamoorthy KS, Kuban KC, Leviton A, et al. Periventricular-intraventricular hemorrhage, sonographic localization, phenobarbital, and motor abnormalities in low birth weight infants. *Pediatrics*. 1990;85(6):1027–1033.

370. Zach T, Brown JC. Periventricular leukomalacia. *Emedicine J*. 2003. Accessed April 2003.

371. Shankaran S. Hemorrhagic lesions of the central nervous system. In: Stevenson DK, Benitz WE, Sunshine P, eds. *Fetal and Neonatal Brain Injury*. 3rd ed. New York, NY: Cambridge University Press; 1997.

372. Inder TE, Weels SJ, Mogride NB, et al. Defining the nature of cerebral abnormalities in the premature infant: a qualitative magnetic resonance imaging study. *J Pediatr*. 2003;143(2):171–179.

373. Scher MS. Fetal and neonatal neurologic consultations and identifying brain disorders in the context of fetal-maternal-perinatal disease. *Semin Pediatr Neurol*. 2001;8(2):55–75.

374. Murphy BP, Inder TE, Rooks V, et al. Posthemorrhagic ventricular dilation in the premature infant: natural history and predictors of outcome. *Arch Dis Child*. 2002;87:F37–F41.

375. Anonymous. Randomised trial of early tapping neonatal post hemorrhagic ventricular dilatation results at 30 months. *Arch Dis Child Fetal Neonatal Ed*. 1994;70(2):F129–136.

376. Allan WC, Sobel DB. Neonatal intensive care neurology. *Semin Pediatr Neurol*. 2004;11(2):119–128.

377. Peterson BS, Vohr B, Staib LH, et al. Regional brain volume abnormalities and longterm cognitive outcome in preterm infants. *JAMA*. 2000;284(15):1939–1947.

378. Blackburn ST. Assessment and management of the neurologic system. In: *Comprehensive Neonatal Nursing: A Physiologic Perspective*. 3rd ed. Philadelphia, PA: Saunders; 2003.

379. Jones MW, Bass WT. Perinatal brain injury in the premature infant. *Neonatal Netw*. 2003;22(1):61–67.

380. Schmidt B, Davis P, Moddemann D, et al. Long-term effects of indomethacin prophylaxis in extremely-low-birth-weight infants. *N Engl J Med*. 2001;344(26): 1966–1972.

381. Ment LK, Vohr B, Allen W, et al. Change in cognitive function over time in very low-birth-weight infants. *JAMA*. 2003;289(6): 705–711.

382. Han TR, Bang MS, Yoon BH, et al. Risk factors for cerebral palsy in preterm infants. *Am J Phys Med Rehabil*. 2002;81:297–303.

383. Westrup B, Bohm B, Lagercrantz H, et al. Preschool outcomes in children born very prematurely. *Acta Paediatr*. 2004;93:498–507.

384. Sizan, J, Ratynski N, Boussard C. Humane neonatal care initiative: NIDCAP and family centered neonatal care. Neonatal individualized developmental care and assessment program. *Acta Paediatr*. 1999;88(10):1172.

385. Zupan V, Gonzalez P, Laaze-Masmonteil T, et al. Periventricular leukomalacia: risk factors revisited. *Dev Med Child Neurol*. 1996;38(12):1061–1067.

386. Volpe JJ. Neurobiology of periventricular leukomalacia in the preterm infant. *Pediatr Res*. 2001;50(5):553–562.

387. Larroque B, Marret S, Ancel P-Y, et al. White matter damage and intraventricular hemorrhage in very preterm infants. The EPIPAGE study. *J Pediatr*. 2003; 143:477–503.

388. Blumenthal I. Periventricular leukomalacia: a review. *Eur J Pediatr*. 2004; 163:435–442.

389. Batten D, Kirtley X, Swails T. Unexpected versus anticipated cystic periventricular leukomalacia. *Am J Perinatol*. 2003;20(1):33–40.

390. Kadhim H, Tabarki B, Verellen G, et al. Inflammatory cytokines in the pathogenesis of periventricular leukomalacia. *Neurology*. 2001;56:1278–1284.

391. Dammann O, Kuban KC, Leviton A. Perinatal infection, fetal inflammatory response, white matter damage and cognitive limitations in children born preterm. *Ment Retard Dev Disabil Res Rev*. 2002;8(1):46–50.

392. Dammann O, Leviton A. Infection remote from the brain, neonatal white matter damage and cerebral palsy in the preterm infant. *Semin Pediatr Neurol*. 1998;5:190–201.

393. Wilson-Costello D, Borawski E, Freidman H, et al. Perinatal correlates of cerebral palsy and other neurologic impairment among very low birth weight children. *Pediatrics*. 1998;102(2):315–322.

394. Gressens P, Rogido M, Paindaveine S, et al. The impact of neonatal intensive care practices on the developing brain. *J Pediatr*. 2002;140:646–653.

395. Perrott S, Dodds L, Vincer M. A population-based study of prognostic factors in very preterm survivors. *J Perinatol*. 2003;23(2): 111–116.

396. Lemons JA, Bauer CR, Oh W, et al. Very low birth weight outcomes of the national institute of child health and human development neonatal research network, January 1995 through December 1996. *Pediatrics*. 2001;107(1):E1–E8.

397. Msall ME, Phelps DC, DiGaudio KM, et al. Severity of neonatal retinopathy of prematurity is predictive of neurodevelopmental functional outcome at age 5.5 years. Behalf of the Cryotherapy for Retinopathy of Prematurity Cooperative Group. *Pediatrics*. 2000; 106(5):998–1005.

398. Askin DF, Diehl-Jones W. Retinopathy of prematurity. *Crit Care Nurs Clin N Am*. 2009;21:213–233.

399. Filho JBF, Eckert GU, Valiatti B. The influence of gestational age on the dynamic behavior of other risk factors associated with retinopathy of prematurity. *Arch Clin Exp Ophthalmol*. 2010;248:893–900.

400. DiFiore JM, Bloom JN, Orge F, et al. A higher incidence of intermittent hypoxemic episodes is associated with sever retinopathy of prematurity. *J Peds*. 2010;157:64–73.

401. Koo KY, Kim JE, Lee SM, et al. Effect of severe neonatal morbidities on long term outcome of extremely low birthweight infants. *Korean J Pediatr*. 2010; 53(6):694–700.

402. Terry TL. Extreme prematurity and fibroblastic overgrowth of persistent vascular sheath behind each crystalline lens. *Am J Ophthalmol*. 1942;25(2):203–204.

403. Chen J, Smith LEH. Retinopathy of prematurity. *Angiogenesis*. 2007;10:133–140.

404. Smith LEH. IGF-1 and retinopathy of prematurity in the preterm infant. *Bio Neonate*. 2005;88:232–244.

405. Cavalluro G, Filippi L, Bagnoli P, et al. The pathophysiology of retinopathy of prematurity: an update of previous and recent knowledge. *Arch Ophthalmol*. 2013;1–19.

406. AAP Section on Ophthalmology, American academy of Ophthalmology, American Academy for Pediatric Ophthalmology, et al. Policy Statement. Screen-

ing exam of premature infants for retinopathy of prematurity. *Peds*. 2013; 131(1):189–195.

407. ICROP: An International Committee for the Classification of Retinopathy of Prematurity. The ICROP Revisited. *Arch Ophthalmol*. 2005;123:991–999.

408. Screening Examination of Premature Infants for Retinopathy of Prematurity. Policy Statement American Academy of Pediatrics. *Pediatrics*. 2001;108(3):809–811.

409. Ng EY, Connelly BP, McNamara JA, et al. A comparison of laser photocoagulation with cryotherapy for threshold retinopathy of prematurity at 10 years: part 1. Visual function and structural outcome. *Ophthalmology*. 2002;109(5): 928–934.

410. Mutlu FM, Sanci SU. Treatment of retinopathy of prematurity: a review of conventional and promising new therapeutic options. *Int J Ophthalmol*. 2013; 692:228–236.

411. Early Treatment for Retinopathy of Prematurity cooperative Group. Revised indications for the treatment of retinopathy of prematurity: results of the early treatment for retinopathy of prematurity randomized control trial. *Arch Ophthalmol*. 2003;121:1684–1694.

412. Zuparncic JAF, Stewart JE. Retinopathy of prematurity. In: Cloherty JP, Eichenwald EC, Stark AR, eds. *Manual of Neonatal Care*. 5th ed. Philadelphia, PA: Lippincott Williams & Wilkins; 2004.

413. Stout AU, Stout JT. Retinopathy of prematurity. *Pediatr Clin North Am*. 2003; 50(1):77–87.

414. Ertzbischoff LM. A systematic review of anatomical and visual outcomes in preterm infants after scleral buckle and vitrectomy for retinal detachment. *Adv Neonatal Care*. 2004;4(1):10–19.

415. Quinn GE, Dobson V, Barr CC. Visual acuity in infants after vitrectomy for severe retinopathy of prematurity. *Ophthalmology*. 1991; 98(1):5–13.

416. Laws DE, Morten C, Weindly M, et al. Systemic effects of screening for retinopathy of prematurity. *Br J Ophthalmol*. 1996;80:425–428.

417. Rush R, Rush S, Micolau J, et al. Systemic manisfestations in response to mydrasis and physician examination during screening for retinopathy of prematurity. *Retina*. 2004;24:242–245.

418. Sun X, Lemyre B, Barrowman N, et al. Pain management during eye exams for retinopathy of prematurity in preterm infants: a systematic review. *Acta Paediatr*. 2010;99:329–334.

419. Kandesay Y, Smith R, Wright IMK, et al. Pain relief for premature infants during ophthalmology assessment. *J AA Pos*. 2011;15: 276–280.

420. Marsh V, Young W, Dunaway K, et al. Efficacy of topical anesthetics to reduce pain in premature infants during eye examinations for retinopathy of prematurity. *Am Pharmacother*. 2005;29:829–833.

421. Mehta M, Mansfield T, Vander Veen DK. Effect of topical anesthesia and age on pain score during retinopathy of prematurity screening. *J Perinatol*. 2010; 30:731–735.

422. Stevens B, Yamada J, Ohlsson A. Sucrose for analgesia in newborn infants undergoing painful procedures. *Cochrane Neonatal Rev*. Avaiable at: www.coch raneneonatal. Accessed May 2013.

423. da Costa MC, Eckert GU, Fortes BGB, et al. Oral glucose for pain relief during examination for retinopathy of prematurity: a masked randomized clinical trial. *Clinics*. 2013;68(2):199–203.

424. Boyle EM, Freer T, Khna-Orakai Z, et al. Sucrose and non-nutritive sucking for the relief of pain in screening for retinopathy: a randomized controlled trial. *Arch Dis Child Fetal Neonatal Ed*. 2006;91(3): F1 6–F168.

425. Rush R, Rush S, Ighani F, et al. The effects of comfort care on pain response in preterm infants undergoing screening for retinopathy of prematurity. *Retina*. 2005;25:59–62.

426. Mitchell A, Stevens B, Mungen N, et al. Analgesic effects of oral sucrose and pacifier during eye examinations for retinopathy of prematurity. *Pain Manag Nurs*. 2004;5:160–168.

427. Slevin M, Murphy JFA, Daly L, et al. Retinopathy of prematurity screening, stress related responses, the role of nesting. *Br J Ophthalmol*. 1997;81:762–764.

428. O'Sullivan A, O'Connor M, Brosnahan D, et al. Sweeter, soother, and swaddle for retinopathy screening: a randomized placebo controlled trial. *Arch Dis Child Fetal Neonatal Ed*. 2010;95(6):F419–F422.

429. Redline RW. Placental pathology. In: Fanaroff AA, Martin RJ, eds. *Neonatal-Perinatal Medicine Diseases of the Fetus and Infant*. 7th ed. St. Louis, MO: Mosby; 2002.

430. Vannucci RC, Palmer C. Hypoxia-ischemia: neuropathology, pathogenesis, and management. In: Fanaroff AA, Martin RJ, eds. *Neonatal-Perinatal Medicine Diseases of the Fetus and Infant*. 7th ed. St. Louis, MO: Mosby; 2002.

431. Demari S. Calcium and phophorus nutrition in preterm infants. *Acta Paediatr Supp*. 2005;94(449):87–92.

432. Huttner KM. Metabolic bone disease of prematurity. In: Cloherty JP, Eichenwald EC, Stark AR, eds. *Manual of Neonatal Care*. 5th ed. Philadelphia, PA: Lippincott Williams & Wilkins; 2004.

433. Miller M. The bone disease of preterm birth: a biomechanical perspective. *Pediatr Res*. 2003;53(1):10–15.

434. Krug SK. Osteopenia of prematurity. In: Groh-Wargo S, Thompson M, Cox J, eds. *Nutritional Care for High-Risk Newborns Rev*. 3rd ed. Chicago, IL: Precept Press Inc; 2000.

435. Rauch F, Schoenau E. Skeletal development in premature infants: a review of bone physiology beyond nutritional aspects. *Arch Dis Child Fetal Neonatal Ed*. 2002;86:F82–F85.

436. Rigo J, DeCurtis M, Pieltain C, et al. Bone mineral metabolism in the micropremie. *Clin Perinatol*. 2000;27:147–170.

437. Rigo J, Senterre J. Nutritional needs of premature infants: current issues. *J Pediatr*. 2006;149(3 supp):S80–S88.

438. Abrams SA. Calcium and Phosphorus Requirements of Newborn Infants. *Up to date*. Available at: http://www.uptodate.com/contents/calcium-and-phos phorus-requirements-of-newborn-infants?source=search_result&search=met abolic+bone+disease+of+prematurity&selectedTitle=1%7E150#H12 Feb 12, 2013 Accessed June 2013.

439. Fewtrell MS, Cole TJ, Bishop NJ, et al. Nenonatal factors predicting childhood height in preterm infants: evidence for a persisting effect of early metabolic bone disease? *J Pediatr*. 2000;137:668–673.

440. Vachharajani AV, Mathur AM, Rao, R. Metabolic bone disease of prematurity. *NeoReviews*. 2009;10:e402–e411.

441. Jones S, Bell MJ. Distal radius fracture in a premature infant with osteopenia caused by handling during intravenous cannulation. *Injury*. 2002;33:265–266.

442. Osteogenesis Imperfecta Foundation. Available at: http://www.oif.org/site/ DocServer/Infant_Care_Suggestions_for_Parents.pdf#docID=7213.

443. Eliakim A, Nemet D. Osteopenia of prematurity-the role of exercise in the prevention and treatment. *Pediatr Endocrinol Rev*. 2005;2(4):675–682.

444. Moyer-Mileur LJ, Brunstetter V, McNaught TP, et al. Daily physical activity program increases bone mineralization and growth in preterm very low birth weight infants. *Pediatrics*. 2000;106(5):1088–1092.

445. Litmanovitz I, Dolfin T, Friedland O, et al. Early physical activity intervention prevents decrease of bone strength in very low birth weight infants. *Pediatrics*. 2003;112(1):15–19.

446. Schulzke SM, Trachsel D, Patole SK. Physical activity programs for promoting bone mineralization and growth in preterm infants. *Cochrane Database Syst Rev*. 2007;(2):CD005387.

447. Browne J, Cicco R, Erikson D, et al. Recommended Standards for Newborn ICU Design. Available at: http://www.nd.edu/~kkolberg/frmain.htm. Accessed January 13, 2005.

448. Vanden Berg KA. Basic principles of developmental caregiving. *Neonatal Netw*. 1997;16(7):69–71.

449. Lawhon G. Providing developmentally supportive care in the neonatal intensive care unit: an evolving challenge. *J Perinatal Neonatal Nurs*. 1997;10(4):48–61.

450. Ohgi S, Akiyama T, Arisawa K, et al. Randomized controlled trial of swaddling versus massage in the management of excessive crying in infants with cerebral injuries. *Arch Dis Child*. 2004;89(3):212–216.

451. Scales LH, McEwen IR, Murray C. Parent's perceived benefits of physical therapists' direct intervention compared with parental instruction in early intervention. *Pediatr Phys Ther*. 2007;19:196–202.

452. Dusing SC, Van Drew C, Brown SE. Instituting parent education practices in the neonatal intensive care unit: an administrative case report of practice evaluation and statewide action. *Phys Ther*. 2012;92(7):967–975.

453. Dusing SC, Muraay T, Stern M. Parent preferences for motor development education in the neonatal intensive care unit. *Pediatr Phys Ther*. 2008;20:363–368.

454. Eiden RD, Reifman A. Effects of Brazelton demonstrations on later parenting: a meta-analysis. *J Pediatr Psychol*. 1996;21(6):857–868.

455. Culp RE, Culp AM, Harmon RJ. A tool for educating parents about their premature infants. *Birth*. 1989;16(1):23–26.

456. Lowman LB, Stone LL, Cole JG. Using developmental assessments in the NICU to empower families. *Neonatal Netw*. 2006;25(3):177–186.

457. Loo KK, Espinosa M, Tyler R, et al. Using knowledge to cope with stress in the NICU: how parents integrate learning to read the physiologic and behavioral cues of the infant. *Neonatal Netw*. 2003:22(1):31–37.

458. Gale G, VandenBerg KA. Kangaroo care. *Neonatal Netw*. 1998;17(5): 69–71.

459. Sloan N, Camacho LWI, Rojas EP. Kangaroo mother method: randomized controlled trial of an alternative method of care for stabilized low-birth-weight infants. *Lancet*. 1994;344:782–785.

460. Acolet D, Sleath K, Whitelaw A. Oxygenation, heart rate and temperature in very low birthweight infants during skin-to-skin contact with their mothers. *Acta Paediatr*. 1989;78:189–193.

461. Fohe K, Kropf S, Avenarius S. Skin-to-skin contact improved gas exchange in premature infants. *J Perinatol*. 2000;20:311–315.

462. Feldman R, Eidelman AI. Skin-to-skin contact (kangaroo care) accelerates autonomic and neurobehavioral maturation in preterm infants. *Dev Med Child Neurol*. 2003;45:274–281.

463. Lundington-Hoe SM, Anderson GC, Swine JY, et al. A randomized control of kangaroo care and cardiorespiratory and thermal effects on healthy preterm infants. *Neonatal Netw*. 2004;23(3):39–48.

464. Johnston CC, Stevens B, Pinelli J, et al. Kangaroo care is effective in diminishing pain response in preterm neonates. *Arch Pediatr Adolesc Med*. 2003;157 (11):1084–1088.

465. Bier JA, Ferguson AE, Morales Y, et al. Comparison of skin-to-skin contact with standard contact in low birth weight infants who are breast fed. *Arch Pediatr Adolesc Med*. 1996;150(12):1265–1269.

466. Anderson G. Kangaroo care and breastfeeding for preterm infants. *Breastfeeding Abstracts*. 1989;9(2):7.

467. Feldman R, Weller A, Sirota L, et al. Testing a family intervention hypothesis: the contribution of mother-infant skin-to-skin contact (kangaroo care) to family interaction, proximity, and touch. *J Fam Psychol*. 2003;17(11):94–107.

468. Feldman R, Eidelman AI, Sirota L, et al. Comparison of skin-to-skin (kangaroo) and traditional care: parenting outcomes and preterm infant development. *Pediatrics*. 2002;110(1):16–26.

469. Hemingway M, Oliver S. Water bed therapy and cranial molding of the sick preterm infant. *Neonatal Netw*. 1991;10(3):53–56.

470. Hemingway M, Oliver S. Bilateral head flattening in hospitalized premature infants. *Neonatal Intens Care*. 2000;13(6):18–22.

471. Hemingway M. Preterm infant positioning. *Neonatal Intens Care*. 2000;13(6):18–22.

472. Vaivre-Douret L, Ennouri K, Jrad I, et al. Effect of positioning on the incidence of abnormalities of muscle tone in low-risk, preterm infants. *Eur J Pediatr Neurol*. 2004;8:21–34.

473. Hallsworth M. Positioning the pre-term infant. *Clin Neonatal Nurs*. 1995; 7(1):18–20.

474. Chang YJ, Anderson GC, Lin CH. Effects of prone and supine positions on sleep state and stress responses in mechanically ventilated preterm infants during the first postnatal week. *J Adv Nurs*. 2002;40(2):161–169.

475. Wolfson MR, Greenspan JS, Deoras KS, et al. Effect of positioning on the mechanical interaction between the rib cage and abdomen in preterm infants. *J Appl Physiol*. 1992;72(3):1032–1038.

476. Bjornson K, Deitz J, Blackburn S, et al. The effect of body position on the oxygen saturation of ventilated preterm infants. *Pediatr Phys Ther*. 1992;4(3):109–115.

477. Goldberg RN, Joshi A, Moscoso P, et al. The effect of head position on intracranial pressure in the neonate. *Crit Care Med*. 1983;11:428–430.

478. Grenier IR, Bigsby R, Vergara ER, et al. Comparison of motor self-regulatory and stress behaviors of preterm infants across body positions. *Am J Occupat Ther*. 2003;57(3):289–297.

479. Vohr BR, Cashore WJ, Bigsby R. Stresses and interventions in the neonatal intensive care unit. In: Levine MD, Carey WB, Crocker AC, eds. *Developmental-Behavioral Pediatrics*. Philadelphia, PA: Saunders; 1999.

480. Hashimoto T, Hiurs K, Endo S, et al. Postural effects on behavioral states of newborn infants: a sleep polygraphic study. *Brain Dev*. 1983;5:286–291.

481. Hadders-Algra M, Prechtl HFR. Developmental course of general movements in early infancy. I. Descriptive analysis of change in form. *Early* 01–213.

482. Adams JA, Zabaleta IA, Sackner MA. Comparison of supine and prone noninvasive measurements of breathing patterns in fullterm newborns. *Pediatr Pulmonol*. 1994;18:8–12.

483. Pellicier A, Gaya F, Madero R, et al. Noninvasive continuous monitoring of the effects of head position on brain hemodynamics in ventilated infants. *Pediatrics*. 2002;109(3):434–440.

484. American Academy of Pediatrics. Task Force on Infant Sleep Position and Sudden Infant Death Syndrome. Changing concepts of sudden death syndrome: implications for infant sleeping environment and sleep position. *Pediatrics*. 2000;105(3):650–656.

485. van Heijst JJ, Touwen BCL, Vos JE. Implications of a neural network model of sensori-motor development for the field of developmental neurology. *Early Human Dev*. 1999;55(1):77–95.

486. de Groot L. Posture and motility in preterm infants. *Dev Med Child Neurol*. 2000;42:65–68.

487. Fay MJ. The positive effects of positioning. *Neonatal Netw*. 1988; 23–28.

488. Monterososso L, Kristjanson L, Cole J. Neuromotor development and the physiologic effects of positioning in very low birthweight infants. *J Obstet Gynecol Neonatal Nurs*. 2002;31(2):138–146.

489. Shaw JC. Growth and nutrition of the preterm infant. *Br Med Bull*. 1988; 44(4):984–1009.

490. Clarren SK, Smith DW, Hanson JW. Helmet treatment for plagiocephaly and congenital muscular torticollis. *J Pediatr*. 1979;94(1):43–46.

491. Kriewell TJ. Structural, mechanical, and material properties of fetal cranial bone. *Am J Obstet Gynecol*. 1982;143(6):707–714.

492. Budreau GK. The perceived attractiveness of preterm infants with caranial molding. *J Obstet Gynecol Neonatal Nurs*. 1989;18(1):38–44.

493. Budreau GK. Postnatal cranial molding and infant attractiveness: implications for nursing. *Neonatal Netw*. 1987;5(5):13–19.

494. Schwirian PM, Eesley T, Cuellar L. Use of water pillows in reducing head shape distortion in preterm infants. *Res Nurs Health*. 1986;9(3):203–207.

495. Geerdink JJ, Hopkins B, Hoeksma JB. The development of head positioning preference in preterm infants beyond term age. *Dev Psychobiol*. 1994;27(3):253–268.

496. Cartlidge PH, Rutter N. Reduction of head flattening in preterm infants. *Arch Dis Child*. 1988;63(7):755–757.

497. Chan JS, Kelley MC, Khan J. The effects of a pressure relief mattress on postnatal head molding in very low birth weight infants. *Neonatal Netw*. 1993; 12(5):19–22.

498. Dubowitz L, Dubowitz V. *The Neurological Assessment of the Preterm and Full-Term Newborn Infant. Clinics in Developmental Medicine. No. 12*. Philadelphia, PA: Lippincott; 1981.

499. Dubowitz L, Dubowitz V, Mercuri E. The Neurological Assessment of the Preterm and Full-Term Newborn Infant. 2nd ed. London, UK: MacKeith; 1999.

500. Korner AF, Brown JV, Thom VA, et al. *Neurobehavioral Assessment of the Preterm Infant*. Rev 2nd ed. Van Nuys, CA: Child Development Media, Inc. 2000.

501. http://med.stanford.edu/NAPI. Last accessed November 2013.

502. www.Brazelton-Institute.com. Last accessed November 2013.

503. Als H, Lester BM, Tronick EZ, Brazelton. Manual for the assessment of preterm infant's behavior (APIB). In Fitzgerald HE, Lester BM, Yogman MW (Eds.). Theory and research in behavioural pediatrics (pp. 35-63). New York: Plenum Press, 1982b.

504. Als H, Butler S, Kosta S, McAnulty G. The assessment of preterm infant's behavior (APIB): furthering understanding and measurement of neurodevelopmental competence in preterm and full-term infants. *Ment Retard Devel Disabil Res Rev*. 2005; 11:94–102.

505. Lester BM, Tronick EZ. The neonatal intensive care unit network neurobehavioral scale procedures. *Pediatrics*. 2004;113(3): 641–667.

506. Einspieler C, Prechtl HFR, Bos, et al. *The qualitative assessment of general movements in preterm, term, and young infants*. London, UK: Mac Keith, 2004.

507. Einspieler C, Prechtl HFR, Ferrari F, et al. The qualitative assessment of general movements in preterm, term, and young infants—review of the methodology. *Early Human Dev*. 1997;50:47–60.

508. General Movements. www.general-movements-trust.info. Last accessed June 2012.

509. Campbell Sk. The Test of Infant Motor Performance. Test user's manual version 2.0. Chicago: Infant Motor Performance Scales, LLC, 2005.

510. Available at: www.TheTIMP.com. Last accessed November 2013.

511. Piper MC, Darrah J. Motor assessment of the developing infant. Philadelphia: WB Saunders, 1994.

512. Ellison PH. Neurologic Development of the high-risk infant. *Clin Perinatol*. 11(1):45.

513. Amiel-Tison C. A method for neurological evaluation within the first year of life. *Curr Probl Pediatr*. 1976;7(1):45.

514. Van Marter LJ. Epidemiology of bronchopulmonary dysplasia. *Semin Fetal Neonatal Med*. 2009;14:358–366

515. Deakins KM. Bronchopulmonary dysplasia. *Respir Care*. 2009;54(9):1252–1262.

516. Kair LR, Leonard DT, Anderson JDM. Bronchopulmonary dysplasia. *Pediatr Review*. 2012;33(5):255–263.

517. Ali Z, Schmidt P, Dodd J, et al. Bronchopulmonary dysplasia: a review. *Arch Gynecol Obstet*. 2012;DOI 10.1007.

518. Northway WH, Rosan RC, Porter DY. Pulmonary disease following respirator therapy of hyaline-membrane disease. Bronchopulmonary dysplasia. *N Engl J Med*. 1967;16(276):357–368.

519. Goetzman BW. Understanding bronchopulmonary dysplasia. *Am J Dis Child*. 1986;40:332–334.

520. Abman S, Groothius J. Pathophysiology and treatment of bronchopulmonary dysplasia. *Respir Med*. 1994;41:277–307.

521. Philip AGS. Bronchopulmonary dysplasia: then and now. *Neonatology*. 2012;102:1–8.

522. Bancalari E, Abdenocir GE, Feller R, et al. Bronchopulmonary dysplasia: clinical presentation. *J Pediatr*. 1979;95(5 part 2):819–823.

523. Jobe AH. The new bronchopulmonary dysplasia. *Curr Opin Pediatr*. 2011;23:167–172.

524. Sosenko IRS, Bancalari E. New developments in the pathogenesis and prevention of bronchopulmonary dysplasia. In: Bancalari E & Polin RA, eds. *The Newborn Lung: Neonatology Questions and Controversies*. 2nd ed. Philadelphia, PA: Elsevier Saunders; 2012: 217–233.

525. Jobe AH, Bancalari E. Bronchopulmonary dysplasia. *Am J Respir Crit Care Med*. 2001;63(7):1723–1729.

526. Jobe AH. The new BPD. *NeoReviews*. 2006;7:e531–e545.

527. Husain AN, Siddiqui NH, Stocker JT. Pathology of arrested acinar development in post surfactant bronchopulmonary dysplasia. *Human Pathol*. 1998;29(7):710–717.

528. NICHD consensus: Jobe AH, Bancalari E. NICD/NHLBI/ORD Workshop Summary: Bronchopulmonary dysplasia. 2001;163: 1723–1729.

529. Walsh MC, Wilson-Costello D, Zadell A, et al. Safety, reliability, validity of a physiologic definition of bronchopulmonary dysplasia. *J Perinatol*. 2003;23:45145–45146.

530. Walsh Mc, Yao Q, Gettner PP, et al. National Institute of Child Health and Human Development Neonatal Research Network: Imapct of a physiologic definition of bronchopulmonary dysplasia rates. *Pediatrics*. 2004;114:1305–1311.

531. Massie SE, Tolleson-Rinehart S, DeWalt DA, et al. Development of a proxy-reported pulmonary outcomes scale for preterm infants with bronchopulmonary dysplasia. *Health Qual Life Outcomes*. 2011;9:55.

532. Thebaud B, Abman SH. Bronchopulmonary dysplasia: where have all the vessels gone? Roles of angiogenic growth factors in chronic lung disease. *Am J Respir Crit Care Med*. 2007;175:978–985.

533. Parker RA, Lindstrom Dp, Cotton RB. Evidence from twin study implies possible genetic susceptibility to bronchopulmonary dysplasia. *Sem* 06–209.

534. Bhandari V, Bizzaro MS, Shetty, et al. Famial and genetic susceptibility to major neonatal morbidities in preterm twins. *Pediatrics*. 2006;117:1901–1906.

535. Askin DF, Diehl–Jones W. Pathogenesis and prevention of chronic lung disease in the neonate. *Crit care Nurs Clin N Am*. 2009;21:11–25.

536. Balinotti JE, Chakr VC, Tiller C. Growth of lung parenchyma in infants and toddlers with chronic lung disease of infancy. *Am J Respr Crit Care Med*. 2010;181:1093–1097.

537. Trembath A, Laughton MM. Predictors of bronchopulmonary dysplasia. *Clin Perinatol*. 2012;39:585–601.

538. Rugolo LMSS, Bentin MK, Petean CE. Preeclampsia: effect on the fetus and newborn. *NeoReviews*. 2011;12:e1298–e206.

539. Bose CL, Van Marter LJ, Laughan M, et al. Fetal growth restriction and chronic lung disease among infants born before the 28th week of gestation. *Pediatrics*. 2009;124:e450–e458.

540. Lahra M. Intrauterine inflammation, neonatal sepsis, and chronic lung disease: a 13–year hospital cohort study. *Pediatrics*. 2009;123(5): 1314–1319.

541. Speer CP. Inflammation and bronchopulmonary dysplasia. *Semin Neonatol*. 2003;8(1):29–38.

542. Fleisher B, Kulovich M, Hallman M, et al. Lung profile: sex differences in normal pregnancy. *Obstet gynecol*. 1985;66(3):327–330.

543. Henderson-Smart DJ, Hutchinson DA, Donoghue DA, et al. Prenatal predictors of chronic lung disease in very preterm infants. *Arch Dis Child Fetal Neoonatal Ed*. 2006;91:F40–F45.

544. Morely CJ. Volume limited and volume targeted ventilation. *Clin Perinatol*. 39(3):513–523.

545. Halliday M, Ehrenkranz RA, Doyle LW. Early (<8 days) postnatal corticosteroids for preventing chronic lung disease in ventilated very low birthweight preterm infants. *Cochrane Database Syst Rev*. CD002057.

546. Khemani E, McElhinney DB, Rhein L, et al. Pulmonary artery hypertension in formally premature infants with bronchopulmonary dysplasia: clinical features and outcomes in the surfactant era. *Pediatrics*. 2007;120:1260–1269.

547. Hintz SR, Kendrick DE, Wilson-Costello DE, et al. Early childhood neurodevelopmental outcomes are not improving for infants born <25 weeks gestational age. *Pediatrics*. 2011:127:62–70.

548. O'Reilly M, Sozo F, Harding R. The impact of preterm birth and bronchopulmonary dysplasia in the developing lung: long-term consequences for respiratory health. Doi:10.1111/1440-1681.12068.

549. Korhonen P, Laitmen J, Hyodymaa E, et al. Respiratory outcome in school aged, very-low-birth-weight children in the surfactant era. *Acta Paediatr*. 2004;93:316–321.

550. Lewis BA, Singer LT, Fulton S, et al. Speech and language outcomes of children with bronchopulmonary dysplasia. *J Commun Disord*. 2002;35(5):393–406.

551. Jeng SF, Hsu CH, Tsai PN, et al. Bronchopulmonary dysplasia predicts adverse developmental and clinical outcomes in very-low-birthweight infants. *Devel Med Child Neurol*. 2008;50:51–57.

552. Short E, Kirchner L, Asaad GR, et al. Developmental sequelae in preterm infants having a diagnosis of bronchopulmonary dysplasia: analysis using a severity-based classification system. *Arch Pediatr Adolesc Med*. 2007;161(11):1082–1087.

553. Ehrenkrantz RA, Walsh MC, Vohr BR, et al. National Institutes of Child Health and Human Development Neonatal Research Network. Validation of the National Institutes of Health consensus definition of bronchopulmonary dysplasia. *Pediatrics*. 2005;116(6):1353–1360.

554. Singer L, Yamashita TS, Lilien L, et al. A longitudinal study of developmental outcome of infants with bronchopulmonary dysplasia and very low birthweight. *Pediatrics*. 1997;100:987–993.

555. Karogianni P, Tsakaidis C, Kyriakidou M, et al. Nueromotor outcomes in infants with bronchopulmonary dysplasia. *Pediatr Neurol*. 2011;44(1):40–46.

556. Majnemer A, Riley P, Shevell M, et al. Severe bronchopulmonsry dysplasia increase risk for later neurological and motor sequelae in preterm survivors. *Dev Med Child Neurol*. 2000;42:53–60.

557. Skidmore MD, Rivers A, Hack M. Increased risk of cerebral palsy among very low birthweight infants with chronic lung disease. *Dev Med Child Neurol*. 1990;82:325–332.

558. Kobaly K, Schluchter M, Minich N, et al. Outcomes of extremely low birthweight (<1 kg) and extremely low gestational age (<28 weeks) infants with bronchopulmonary dysplasia: effects of practice changes in 2000 to 2003. *Pediatrics*. 2008;121(1):73–81.

559. Natarajan G, Pappas A, Shankaran S, et al. Outcomes of extremely low birth weight infants with bronchopulmonary dysplasia: impact of the physiologic definition. *Early Hum Dev*. 2012;88:509–515.

560. Palisano RJ, Hanna SE, Rosenbaum PL, et al. Validation of a model of gross motor function for children with cerebral palsy. *Phys Ther*. 2000;80(10):974–985.

561. Van Marter LJ, Kuban KC, Allred E, et al. Does bronchopulmonary dysplasia contribute to the occurrence of cerebral palsy among infants born before 28 weeks gestation? *Arch Dis Child fetal Neonatal Ed*. 2011;96:F20–F29.

562. Spittle A, Treyvaud K, Doyle Lw, et al. Early emergence of behavioural and social–emotional problems in very preterm infants. *J Am Acad Child Adolesc Psychiatry*. 2009;28(9):909–918.

563. Anderson PJ, Doyle LW. Neurodevelopmental outcome of bronchopulmonary dysplasia. *Semin Perinatol*. 2006;30:227–232.

564. Abman S, Nelin LD. Management of the infant with severe bronchopulmonary dysplasia. In: Bancalari E & Polin RA, eds. *The Newborn Lung: Neonatology Questions and Controversies*. 2nd ed. Philadelphia, PA: Elsevier Saunders; 2012:407–425.

565. Shephard EG, Knupp AM, Welty SE. An interdisciplinary bronchopulmonary dysplasia program is associated with improved neurodevelopmental outcomes and fewer rehospitalizations. *J Perinatol*. 2012:32:33–38.

566. Hedrick HL, Adzick NS. Congenital Diapharagmatic Hernia in the Neonate. *UpToDate*. Available at: http://www.uptodate.com/contents/congenital-diaphragmatic-hernia-in-the-neonate?source=search_result&search=congenital+diaphragmatic+hernia&selectedTitle=2%7E31; Jan 22, 2013. Accessed March 2013.

567. DiFiore JW, Fauza DO, Slavin R, et al. Experimental fetal tracheal ligation and congenital diaphragmatic hernia: a pulmonary vascular morphometric analysis. *J Pediatr Surg*. 1995;30(7):917.

568. Bloss RS, Aranda JV, Beardmore HE. Congenital diaphragmatic hernia: pathophysiology and pharmacologic support. *Surgery*. 1981; 89:518.

569. Bianchi DW, Crumbleholme TM, D'Alton ME. Diaphragmatic hernia. In: *Fetology Diagnosis and Management of the Fetal Patient*. New York, NY: McGraw-Hill; 2000.

570. Lotze A, Knight GR, Anderson KD, et al. Surfactant (beractant) therapy for infants with congenital diaphragmatic hernia on ECMO: evidence of persistent surfactant deficiency. *J Pediatr Surg*. 1994;29:407.

571. Wilcox DT, Glick PL, Karamanoukian HL, et al. Pathophysiology of congenital diaphragmatic hernia. IX: Correlation of surfactant maturation with fetal cortisol and triiodothyronine concentration. *J Pediatr Surg*. 1994;29:825.

572. Wilcox DT, Glick PL, Karamanoukian HL, et al. Pathophysiology of congenital diaphragmatic hernia. XII: Amniotic fluid lecithin/sphingomyelin ratio and phosphatidylglycerol concentrations do not predict surfactant status in congenital diaphragmatic hernia. *J Pediatr Surg.* 1995;30:410.

573. West SE. Normal and abnormal structural development of the lung. In: Polin RA, Fox WW, Abman SH, eds. *Fetal and Neonatal Physiology.* 2nd ed. Philadelphia, PA: WB Saunders Co; 1998.

574. Hedrick HL, Adzick NS. Congenital Diapharagmatic Hernia: Prenatal Diagnosis and Management. *UpToDate.* Available at: http://www.uptodate.com/contents/congenital-diaphragmatic-hernia-prenatal-diagnosis-andmanagement?source=search_result&search=cdh&selectedTitle=2%7E11 Jan, 11, 2013. Accessed March 2013.

575. Crane JP. Familial congenital diaphragmatic hernia: prenatal diagnostic approach and analysis of twelve families. *Clin Genet.* 1979;16:244.

576. Puri P, Gorman F. Lethal nonpulmonary anomalies associated with congenital diaphragmatic hernia: implications for early intrauterine surgery. *J Pediatr Surg.* 1984;19:29.

577. Witters I, Legius E, Moerman P, et al. Associated malformations and chromosomal anomalies in 42 cases of prenatally diagnosed diaphragmatic hernia. *Am J Med Genet.* 2001;103:278.

578. Mullassery D, Ba'ath ME, Jesudason EC, et al. Value of liver herniation in prediction of outcome in fetal congenital diaphragmatic hernia: a systematic review and meta-analysis. *Ultrasound Obstet Gynecol.* 2010;35:609.

579. Bianchi DW, Crumbleholme TM, D'Alton ME. Invasive fetal therapy and fetal surgery. In: *Fetology Diagnosis and Management of the Fetal Patient.* New York, NY: McGraw-Hill; 2000.

580. Monteagudo, A. Prenatal sonographic diagnosis of fetal abdominal wall defects. *UpToDate.* Available at: http://www.uptodate.com/contents/prenatal-sonographic-diagnosis-of-fetal-abdominal-walldefects?source=search_result&search=omphalocele+gastroschisis&selectedTitle=3%7E60 Oct 31, 2012. Accessed March 2013.

581. Davis AS, Blumenfeld Y, Rubesova E, et al. Challenges of giant omphalocele: from fetal diagnosis to follow-up. *NeoReviews.* 2008: 9(8)e338–e346.

582. Emanuel PG, Garcia GI, Angtuaco TL. Prenatal detection of anterior abdominal wall defects with US. *Radiographics.* 1995;15:517–530.

583. Chabra S, Gleason CA. Gastroschisis: embryology, pathogenesis, epidemiology. *NeoReviews.* 2005:6(11):e493–e498.

584. Ross AJ. Organogenesis, innervation and histologic development of the gastrointestinal tract. In: Polin RA, Fox WW, Abman SH, eds. *Fetal and Neonatal Physiology.* 2nd ed. Philadelphia, PA: WB Saunders Co; 1998.

585. Thigpen TL, Kenner C. Assessment and management of the gastrointestinal system. In: Kenner C, Lott JW, eds. *Comprehensive Neonatal Nursing: A Physiologic Perspective.* 3rd ed. Philadelphia, PA: Saunders; 2003.

586. Bianchi DW, Crumbleholme, TM, D'Alton ME. Omphalocele. In: *Fetology Diagnosis and Management of the Fetal Patient.* New York, NY: McGraw-Hill; 2000.

587. Duhamel B. Embryology of exomphalos and allied malformations. *Arch Dis Child.* 1963;38:142.

588. Hutchin P. Somatic anomalies of the umbilicus and anterior abdominal wall. *Surg Gynecol Obstet.* 1965;120:1075.

589. Cyr DR, Mack LA, Schoenecker SA, et al. Bowel migration in the normal fetus: US detection. *Radiology.* 1986;161:119.

590. Stephenson, CD, Lockwood CJ, MacKenzie AP. Obstetrical Management of Omphalocele. *UpToDate.* Available at: http://www.uptodate.com/contents/obstetrical-management-of-omphalocele?source=search_result&search=omphalocele+gastroschisis&selectedTitle=1%7E60. May 24, 2012. Accessed March 2013.

591. Byron-Scott R, Haan E, Chan A, et al. A population-based study of abdominal wall defects in South Australia and Western Australia. *Paediatr Perinat Epidemiol.* 1998;12:136.

592. Chen CP. Chromosomal abnormalities associated with omphalocele. *Taiwan J Obstet Gynecol.* 2007;46:1–8.

593. Ledbetter DJ. Gastroschissis amd omphalocele. *Surg Clin North Am.* 2006; 86(2):249–260.

594. Nicholas SS, Stamilio DM, Dicke JM, et al. Predicting adverse neonatal outcomes in fetuses with abdominal wall defects using prenatal risk factors. *Am J Obstet Gynecol.* 2009;201:383.e1–e6.

595. Nyberg DA, Fitzsimmons J, Mack LA, et al. Chromosomal abnormalities in fetuses with omphalocele. Significance of omphalocele contents. *J Ultrasound Med.* 1989;8:299.

596. Benacerraf BR, Saltzman DH, Estroff JA, et al. Abnormal karyotype of fetuses with omphalocele: prediction based on omphalocele contents. *Obstet Gynecol.* 1990;75:317.

597. Carpenter MW, Curci MR, Dibbins AW, et al. Perinatal management of ventral wall defects. *Obstet Gynecol.* 1984;64:646.

598. Townsend. Abdomen. In: *Sabiston Textbook of Surgery.* 16th ed. Philadelphia, PA: WB Saunders Co; 2001:1478.

599. Biard JM, Wilson RD, Johnson MP, et al. Prenatally diagnosed giant omphaloceles: short- and long-term outcomes. *Prenat Diagn.* 2004;24:434.

600. Bianchi DW, Crumbleholme TM, D'Alton ME. Gastroschisis. In: *Fetology Diagnosis and Management of the Fetal Patient.* New York, NY: McGraw-Hill; 2000.

601. Stephenson, CD, Lockwood CJ, MacKenzie AP. Obstetrical Management of Gastroschisis. *UpToDate.* Available at: http://www.uptodate.com/contents/obstetrical-management-of-gastroschisis?source=search_result&search=omphalocele+gastroschisis&selectedTitle=2%7E60 2/27/13. Accessed March 2013.

602. Moore TC. Gastroschisis and omphalocele: clinical differences. *Surgery.* 1977; 82:561.

603. Abdullah F, Arnold MA, Nabaweesi R, et al. Gastroschisis in the United States 1988-2003: analysis and risk categorization of 4344 patients. *J Perinatol.* 2007; 27:50.

604. Mastroiacovo P, Lisi A, Castilla EE. The incidence of gastroschisis: research urgently needs resources. *BMJ.* 2006;332:423.

605. Loane M, Dolk H, Bradbury I, et al. Increasing prevalence of gastroschisis in Europe 1980-2002: a phenomenon restricted to younger mothers? *Paediatr Perinat Epidemiol.* 2007;21:363.

606. Overton TG, Pierce MR, Gao H, et al. Antenatal management and outcomes of gastroschisis in the U. K. *Prenat Diagn.* 2012;32:1256.

607. Mac Bird T, Robbins JM, Druschel C, et al. Demographic and environmental risk factors for gastroschisis and omphalocele in the National Birth Defects Prevention Study. *J Pediatr Surg.* 2009;44:1546.

608. Chambers CD, Chen BH, Kalla K, et al. Novel risk factor in gastroschisis: change of paternity. *Am J Med Genet A.* 2007;143:653.

609. Mattix KD, Winchester PD, Scherer LR. Incidence of abdominal wall defects is related to surface water atrazine and nitrate levels. *J Pediatr Surg.* 2007;42:947.

610. Kohl M, Wiesel A, Schier F. Familial recurrence of gastroschisis: literature review and data from the population-based birth registry "Mainz Model". *J Pediatr Surg.* 2010;45:1907.

611. Crawford RA, Ryan G, Wright VM, et al. The importance of serial biophysical assessment of fetal wellbeing in gastroschisis. *Br J Obstet Gynaecol.* 1992; 99:899.

612. Brantberg A, Blaas HG, Salvesen KA, et al. Surveillance and outcome of fetuses with gastroschisis. *Ultrasound Obstet Gynecol.* 2004;23:4.

613. Adair CD, Rosnes J, Frye AH, et al. The role of antepartum surveillance in the management of gastroschisis. *Int J Gynaecol Obstet.* 1996;52:141.

614. Towers CV, Carr MH. Antenatal fetal surveillance in pregnancies complicated by fetal gastroschisis. *Am J Obstet Gynecol.* 2008;198:686.e1.

615. Kuleva M, Salomon LJ, Benoist G, et al. The value of daily fetal heart rate home monitoring in addition to serial ultrasound examinations in pregnancies complicated by fetal gastroschisis. *Prenat Diagn.* 2012;32:789.

616. Oermann CM. Congenital anomalies of the intrathoracic airways and tracheoesophageal fistula. *UpToDate,* Jan 23, 2013. Available at: http://www.uptodate.com/contents/congenital-anomalies-of-the-intrathoracic-airways-and-tracheoesophageal-fistula?source=search_result&search=tef&selectedTitle=1%7E62. Accessed April 2013.

617. Crisera CA, Grau JB, Maldonado TS, et al. Defective epithelial-mesenchymal interactions dictate the organogenesis of tracheoesophageal fistula. *Pediatr Surg Int.* 2000;16:256.

618. Goyal A, Jones MO, Couriel JM, et al. Oesophageal atresia and tracheo-oesophageal fistula. *Arch Dis Child Fetal Neonatal Ed.* 2006;91:F381.

619. Depaepe A, Dolk H, Lechat MF. The epidemiology of tracheo-oesophageal fistula and oesophageal atresia in Europe. EUROCAT Working Group. *Arch Dis Child.* 1993;68:743.

620. Robb A, Lander A. Oesophageal atresia and tracheo-oesophageal fistula. Available at: linkinghub.elsevier.com/retrieve/pii/S0263931907001135. [Accessed on November 16, 2007]). Surgery (Oxford) 2007; 25:283.

621. Keckler SJ, St. Peter SD, Valusek PA, et al. VACTERL anomalies in patients with esophageal atresia: an updated delineation of the spectrum and review of the literature. *Pediatr Surg Int.* 2007;23:309.

622. Pretorius DH, Drose JA, Dennis MA, et al. Tracheoesophageal fistula in utero. Twenty-two cases. *J Ultrasound Med.* 1987;6:509.

623. Karnak I, Senocak ME, Hiçsönmez A, et al. The diagnosis and treatment of H-type tracheoesophageal fistula. *J Pediatr Surg.* 1997;32:1670.

624. Laffan EE, Daneman A, Ein SH, et al. Tracheoesophageal fistula without esophageal atresia: are pull-back tube esophagograms needed for diagnosis? *Pediatr Radiol.* 2006;36:1141.

625. Nagata K, Kamio Y, Ichikawa T, et al. Congenital tracheoesophageal fistula successfully diagnosed by CT esophagography. *World J Gastroenterol.* 2006; 12:1476.

626. Islam S, Cavanaugh E, Honeke R, et al. Diagnosis of a proximal tracheoesophageal fistula using three-dimensional CT scan: a case report. *J Pediatr Surg.* 2004;39:100.

627. Dogan BE, Fitoz S, Atasoy C, et al. Tracheoesophageal fistula: demonstration of recurrence by three-dimensional computed tomography. *Curr Probl Diagn Radiol.* 2005;34:167.

628. Shaw-Smith C. Oesophageal atresia, tracheo-oesophageal fistula, and the VACTERL association: review of genetics and epidemiology. *J Med Genet.* 2006; 43:545.

629. Little DC, Rescorla FJ, Grosfeld JL, et al. Long-term analysis of children with esophageal atresia and tracheoesophageal fistula. *J Pediatr Surg.* 2003;38:852.

630. Orford J, Cass DT, Glasson MJ. Advances in the treatment of oesophageal atresia over three decades: the 1970s and the 1990s. *Pediatr Surg Int.* 2004;20:402.

631. Tsao K, Lee H. Extrapleural thoracoscopic repair of esophageal atresia with tracheoesophageal fistula. *Pediatr Surg Int.* 2005;21:308.

632. Krosnar S, Baxter A. Thoracoscopic repair of esophageal atresia with tracheoesophageal fistula: anesthetic and intensive care management of a series of eight neonates. *Paediatr Anaesth.* 2005;15:541.

633. Rothenberg SS. Thoracoscopic repair of esophageal atresia and tracheo-esophageal fistula. *Semin Pediatr Surg.* 2005;14:2.

634. Meier JD, Sulman CG, Almond PS, et al. Endoscopic management of recurrent congenital tracheoesophageal fistula: a review of techniques and results. *Int J Pediatr Otorhinolaryngol.* 2007;71:691.

635. Holcomb GW 3rd, Rothenberg SS, Bax KM, et al. Thoracoscopic repair of esophageal atresia and tracheoesophageal fistula: a multi-institutional analysis. *Ann Surg.* 2005;242:422.

636. Freire JP, Feijó SM, Miranda L, et al. Tracheo-esophageal fistula: combined surgical and endoscopic approach. *Dis Esophagus.* 2006;19:36.

637. Patkowsk D, Rysiakiewicz K, Jaworski W, et al. Thoracoscopic repair of tracheoesophageal fistula and esophageal atresia. *J Laparoendosc Adv Surg Tech A.* 2009;19(suppl 1):S19.

638. Varjavandi V, Shi E. Early primary repair of long gap esophageal atresia: the VATER operation. *J Pediatr Surg.* 2000;35:1830.

639. Spitz L. Oesophageal atresia treatment: a 21st-century perspective. *J Pediatr Gastroenterol Nutr.* 2011;52(suppl 1):S12.

640. van der Zee DC. Thoracoscopic elongation of the esophagus in long-gap esophageal atresia. *J Pediatr Gastroenterol Nutr.* 2011;52 (suppl 1):S13.

641. LaSalle AJ, Andrassy RJ, Ver Steeg K, et al. Congenital tracheoesophageal fistula without esophageal atresia. *J Thorac Cardiovasc Surg.* 1979;78:583.

642. Ko BA, Frederic R, DiTirro PA, et al. Simplified access for division of the low cervical/high thoracic H-type tracheoesophageal fistula. *J Pediatr Surg.* 2000; 35:1621.

643. Teich S, Barton DP, Ginn-Pease ME, et al. Prognostic classification for esophageal atresia and tracheoesophageal fistula: Waterston versus Montreal. *J Pediatr Surg.* 1997;32:1075.

644. Choudhury SR, Ashcraft KW, Sharp RJ, et al. Survival of patients with esophageal atresia: influence of birth weight, cardiac anomaly, and late respiratory complications. *J Pediatr Surg.* 1999;34:70.

645. Konkin DE, O'hali WA, Webber EM, et al. Outcomes in esophageal atresia and tracheoesophageal fistula. *J Pediatr Surg.* 2003;38:1726.

646. Upadhyaya VD, Gangopadhyaya AN, Gupta DK, et al. Prognosis of congenital tracheoesophageal fistula with esophageal atresia on the basis of gap length. *Pediatr Surg Int.* 2007;23:767.

647. Engum SA, Grosfeld JL, West KW, et al. Analysis of morbidity and mortality in 227 cases of esophageal atresia and/or tracheoesophageal fistula over two decades. *Arch Surg.* 1995;130:502.

648. Antoniou D, Soutis M, Christopoulos-Geroulanos G. Anastomotic strictures following esophageal atresia repair: a 20-year experience with endoscopic balloon dilatation. *J Pediatr Gastroenterol Nutr.* 2010;51:464.

649. Michaud L, Gottrand F. Anastomotic strictures: conservative treatment. *J Pediatr Gastroenterol Nutr.* 2011;52(suppl 1):S18.

650. de Lagausie P. GER in oesophageal atresia: surgical options. *J Pediatr Gastroenterol Nutr.* 2011;52(suppl 1):S27.

651. Luks FI. New and/or Improved Aspects of Fetal Surgery. *Prenat Diagn.* 2011; 31:252–258.

652. Deprest JA, Done E, Van Mieghem T, et al. Fetal surgery for anesthesiologists. *Curr Opin Anaesthesiol.* 2008;21:298–307.

653. International Fetal Medicine and Surgery Society. 1ˢᵗ annual meeting in 1982: consensus statement and registry developed. Available at: http://www.ifmss.org/AboutIFMSS/History/tabid/67/Default.aspx. Accessed April 2013.

654. Wu D, Ball RH. The Maternal Side of Maternal-Fetal Surgery. *Clin Perinatol.* 2009;36:247–253.

655. Beck V, Lewi P, Gucciardo L, et al. Preterm prelabor rupture of membranes and fetal survival after minimally invasive fetal surgery: a systematic review of the literature. *Fetal Diagn Ther.* 2012; 31:1–9.

656. Adzick NS, Thom EA, Spong CY, et al. For the MOMS investigators. A randomized trial of prenatal versus postnatal repair of myelomeningocele. *N Engl J Med.* 2011;364:993–1004.

657. MOMS trail. http://en.wikipedia.org/wiki/MOMS_Trial. Last Accessed April 2013.

658. Total Trial website. http://www.totaltrial.eu/?id=9. Accessed April 2013.

659. Jones MW, McMurray JL, Englestad D. The "geriatric" NICU patient. *Neonatal Netw.* 2002;21(6):49–58.

660. Aurora S, Snyder EY. Perinatal asphyxia. In: Cloherty JP, Eichenwald EC, Stark AR, eds. *Manual of Neonatal Care.* 5th ed. Philadelphia, PA: Lippincott-Raven; 2004.

661. Kuban KCK, Philiano J. Neonatal seizures. In: Fanaroff AA, Martin RJ, eds. *Neonatal-Perinatal Medicine Diseases of the Fetus and Infant.* 4th ed. St. Louis, MO: Mosby; 1998.

662. Yager JY, Vannucci RC. Seizures in neonates. In: Fanaroff AA, Martin RJ, eds. *Neonatal-Perinatal Medicine Diseases of the Fetus and Infant.* 7th ed. St. Louis, MO: Mosby; 2002.

663. du Plessis AJ. Neonatal seizures. In: Cloherty JP, Eichenwald EC, Stark AR, eds. *Manual of Neonatal Care.* 5th ed. Philadelphia, PA: Lippincott-Raven; 2004.

664. Lekskulchai R, Cole J. The relationship between the scarf ratio and subsequent motor performance in infants born preterm. *Pediatr Phys Ther.* 2000;12:150–157.

665. Barfield WD, Lee KG, Late Preterm Infants. *Up to date.* http://www.uptodate.com/contents/late-preterm-infants?source=search_result&search=late+preterm+infant&selectedTitle=1%7E42. April 2nd 2013. Accessed May 2013.

666. Spong CY, Mercer BM, D'Alton M, et al. Timing of indicated late-preterm and early-term birth. *Obstet Gynecol.* 2011;118:323.

667. Hamilton BE, Martin JA, Ventura SJ, et al. Births: Final data for 2007. *Natl Vital Stat Rep.* 2010;58:24. Available at: http://www.cdc.gov/nchs/data/nvsr/nvsr58/nvsr58_24.pdf. Accessed May 2013.

668. Goldenberg RL, Culhane JF, Iams JD, et al. Epidemiology and causes of preterm birth. *Lancet.* 2008;371:75.

669. Schieve LA, Ferre C, Peterson HB, et al. Perinatal outcome among singleton infants conceived through assisted reproductive technology in the United States. *Obstet Gynecol.* 2004;103:1144.

670. Reddy UM, Wapner RJ, Rebar RW, et al. Infertility, assisted reproductive technology, and adverse pregnancy outcomes: executive summary of a National Institute of Child Health and Human Development workshop. *Obstet Gynecol.* 2007;109:967.

671. Wang ML, Dorer DJ, Fleming MP, et al. Clinical outcomes of near-term infants. *Pediatrics.* 2004;114:372.

672. Shapiro-Mendoza CK, Tomashek KM, Kotelchuck M, et al. Effect of late-preterm birth and maternal medical conditions on newborn morbidity risk. *Pediatrics.* 2008;121:e223.

673. Bird TM, Bronstein JM, Hall RW, et al. Late preterm infants: birth outcomes and health care utilization in the first year. *Pediatrics.* 2010;126:e311.

674. Engle WA, Tomashek KM, Wallman C, et al. "Late-preterm" infants: a population at risk. *Pediatrics.* 2007;120:1390.

675. Leone A, Ersfeld P, Adams M, et al. Neonatal morbidity in singleton late preterm infants compared with full-term infants. *Acta Paediatr.* 2012;101:e6.

676. Engle WA, Kominiarek MA. Late preterm infants, early term infants, and timing of elective deliveries. *Clin Perinatol.* 2008; 35:325.

677. Consortium on Safe Labor, Hibbard JU, Wilkins I, et al. Respiratory morbidity in late preterm births. *JAMA.* 2010;304:419.

678. Engle WA, American Academy of Pediatrics Committee on Fetus and Newborn. Surfactant-replacement therapy for respiratory distress in the preterm and term neonate. *Pediatrics.* 2008; 121:419.

679. Rubaltelli FF, Bonafe L, Tangucci M, et al. Epidemiology of neonatal acute respiratory disorders. A multicenter study on incidence and fatality rates of neonatal acute respiratory disorders according to gestational age, maternal age, pregnancy complications and type of delivery. Italian Group of Neonatal Pneumology. *Biol Neonate.* 1998;74:7.

680. Escobar GJ, McCormick MC, Zupancic JA, et al. Unstudied infants: outcomes of moderately premature infants in the neonatal intensive care unit. *Arch Dis Child Fetal Neonatal Ed.* 2006;91:F238.

681. Sarici SU, Serdar MA, Korkmaz A, et al. Incidence, course, and prediction of hyperbilirubinemia in near-term and term newborns. *Pediatrics.* 2004;113:775.

682. Hunt CE. Ontogeny of autonomic regulation in late preterm infants born at 34–37 weeks postmenstrual age. *Semin Perinatol*. 2006;30:73.

683. Ramanathan R, Corwin MJ, Hunt CE, et al. Cardiorespiratory events recorded on home monitors: comparison of healthy infants with those at increased risk for SIDS. *JAMA*. 2001;285:2199.

684. Henderson-Smart DJ, Pettigrew AG, Campbell DJ. Clinical apnea and brainstem neural function in preterm infants. *N Engl J Med*. 1983;308:353.

685. Morse SB, Zheng H, Tang Y, et al. Early school-age outcomes of late preterm infants. *Pediatrics*. 2009;123:e622.

686. Petrini JR, Dias T, McCormick MC, et al. Increased risk of adverse neurological development for late preterm infants. *J Pediatr*. 2009;154:169.

687. Chyi LJ, Lee HC, Hintz SR, et al. School outcomes of late preterm infants: special needs and challenges for infants born at 32 to 36 weeks gestation. *J Pediatr*. 2008;153:25.

688. Talge NM, Holzman C, Wang J, et al. Late-preterm birth and its association with cognitive and socioemotional outcomes at 6 years of age. *Pediatrics*. 2010;126:1124.

689. Moster D, Lie RT, Markestad T. Long-term medical and social consequences of preterm birth. *N Engl J Med*. 2008;359:262.

690. McGowan JE, Alderdice FA, Holmes VA, et al. Early childhood development of late-preterm infants: a systematic review. *Pediatrics*. 2011;127:1111.

691. Gurka MJ, LoCasale-Crouch J, Blackman JA. Long-term cognition, achievement, socioemotional, and behavioral development of healthy late-preterm infants. *Arch Pediatr Adolesc Med*. 2010;164:525.

692. Garcia-Prats JA, Abrams SA. Clinical Features and Diagnosis of Meconium Aspiration Syndrome. *Up to date*. May 22, 2012. Available at: http://www.uptodate.com/contents/clinical-features-and-diagnosis-of-meconium-aspiration-syndrome?source=search_result&search=meconium+aspiration&selectedTitle=1%7E36#references. Accessed June 2013.

693. Singh BS, Clark RH, Powers RJ, et al. Meconium aspiration syndrome remains a significant problem in the NICU: outcomes and treatment patterns in term neonates admitted for intensive care during a ten-year period. *J Perinatol*. 2009;29:497.

694. Whitfield JM, Charsha DS, Chiruvolu A. Prevention of meconium aspiration syndrome: an update and the Baylor experience. Proc (Bayl Univ Med Cent). 2009; 22:128.

695. Garcia-Prats JA, Abrams SA. Prevention and management of meconium aspiration syndrome. *Up to date*, May 11, 2012. Available at: http://www.uptodate.com/contents/prevention-and-management-of-meconium-aspiration-syndrome?source=search_result&search=meconium+aspiration&selectedTitle=2%7E36. Accessed May 2013.

696. Fanaroff AA. Meconium aspiration syndrome: historical aspects. *J Perinatol*. 2008;28(suppl 3):S3.

697. Balchin I, Whittaker JC, Lamont RF, et al. Maternal and fetal characteristics associated with meconium-stained amniotic fluid. *Obstet Gynecol*. 2011;117:828.

698. Clausson B, Cnattingius S, Axelsson O. Outcomes of post-term births: the role of fetal growth restriction and malformations. *Obstet Gynecol*. 1999;94:758.

699. Lee JS, Stark AR. Meconium aspiration. In: Cloherty JP, Eichenwald EC, Stark AR, eds. *Manual of Neonatal Care*. 5th ed. Philadelphia, PA: Lippincott Williams & Wilkins; 2004.

700. Martin RJ, Fanaroff AA, Klaus MH. Respiratory problems. In: Klaus MH, Fanaroff AA, eds. *Care of the High-Risk Neonate*. 4th ed. Philadelphia, PA: Saunders; 1993.

701. Yoder BA, Kirsch EA, Barth WH, Gordon MC. Changing obstetric practices associated with decreasing incidence of meconium aspiration syndrome. *Obstet Gynecol*. 2002;99:731.

702. Shankaran S. The postnatal management of the asphyxiated term infant. *Clin Perinatol*. 2002;29(4):675–692.

703. Gelfand SL, Fanroff JM, Walsh MC. Controversies in the treatment of meconium aspiration syndrome. *Clin Perinatol*. 2004;31:445–452.

704. Dargaville PA, Copnell B, Australian and New Zealand Neonatal Network. The epidemiology of meconium aspiration syndrome: incidence, risk factors, therapies, and outcome. *Pediatrics*. 2006;117:1712.

705. Cleary GM, Wiswell TE. Meconium-stained amniotic fluid and the meconium aspiration syndrome. An update. *Pediatr Clin North Am*. 1998;45:511.

706. Wiswell TE, Tuggle JM, Turner BS. Meconium aspiration syndrome: have we made a difference? *Pediatrics*. 1990;85:715.

707. Wiswell TE, Bent RC. Meconium staining and the meconium aspiration syndrome. Unresolved issues. *Pediatr Clin North Am*. 1993;40:955.

708. Ghidini A, Spong CY. Severe meconium aspiration syndrome is not caused by aspiration of meconium. *Am J Obstet Gynecol*. 2001;185:931.

709. Tran N, Lowe C, Sivieri EM, et al. Sequential effects of acute meconium obstruction on pulmonary function. *Pediatr Res*. 1980;14:34.

710. Tyler DC, Murphy J, Cheney FW. Mechanical and chemical damage to lung tissue caused by meconium aspiration. *Pediatrics*. 1978;62:454.

711. Stoll BJ, Kliegman RM. Respiratory tract disorders. In: Berhman RE, Kliegman RM, Jenson HB, eds. *Nelson's Textbook of Pediatrics*. 17th ed. Philadelphia, PA: Saunders; 2004.

712. Beligere N, Rao R. Neurodevelopmental outcome of infants with meconium aspiration syndrome: report of a study and literature review. *J Perinatol*. 2008; 28(S3):93.

713. Konduri GG. New approaches for persistent pulmonary hypertension of the newborn. *Clin Perinatol*. 2004;31:591–611.

714. Adams JM, Stark AR. Persistent Pulmonary Hypertension of the Newborn. *UpToDate*, November 20 2012. Available at: http://www.uptodate.com/contents/persistent-pulmonary-hypertension-of-the-newborn?source=search_result&search=pphn+of+newborn&selectedTitle=1%7E46#references. Accessed May 2013.

715. Levin DL. Morphologic analysis of the pulmonary vascular bed in congenital left-sided diaphragmatic hernia. *J Pediatr*. 1978;92:805

716. Geggel RL, Murphy JD, Langleben D, et al. Congenital diaphragmatic hernia: arterial structural changes and persistent pulmonary hypertension after surgical repair. *J Pediatr*. 1985;107:457.

717. Murphy JD, Rabinovitch M, Goldstein JD, Reid LM. The structural basis of persistent pulmonary hypertension of the newborn infant. *J Pediatr*. 1981;98:962.

718. Dhillon R. The management of neonatal pulmonary hypertension. *Arch Dis Child Fetal Neonatal Ed*. 2012;97:F223.

719. VanMarter LJ. Persistent pulmonary hypertension of the newborn. In: Cloherty JP, Eichenwald EC, Stark AR, eds. *Manual of Neonatal Care*. 5th ed. Philadelphia, PA: Lippincott Williams & Wilkins; 2004.

720. Lipkin PH, Davidson D, Spivak L, et al. Neurodevelopmental and medical outcomes of persistent pulmonary hypertension of the newborn in term neonates treated with nitric oxide. *J Pediatr*. 2002;140(3):306–310.

721. Walsh MC, Stark ER. Persistent pulmonary hypertension of the newborn. Rational therapy based on pathophysiology. *Clin Perinatol*. 2001;28(3):609–627.

722. Inhaled nitric oxide in term and near-term infants: neurodevelopmental follow-up of the neonatal inhaled nitric oxide study group (NINOS). *J Pediatr*. 2000;136:611.

723. Ellington M Jr, O'Reilly D, Allred EN, et al. Child health status, neurodevelopmental outcome, and parental satisfaction in a randomized, controlled trial of nitric oxide for persistent pulmonary hypertension of the newborn. *Pediatrics*. 2001;107:1351.

724. Rosenberg AA, Kennaugh JM, Moreland SG, et al. Longitudinal follow-up of a cohort of newborn infants treated with inhaled nitric oxide for persistent pulmonary hypertension. *J Pediatr*. 1997;131:70.

725. Robertson CM, Finer NN, Sauve RS, et al. Neurodevelopmental outcome after neonatal extracorporeal membrane oxygenation. *CMAJ*. 1995;152:1981.

726. Cohen DA, Nsuami M, Etame RB, et al. A school-based Chlamydia control program using DNA amplification technology. *Pediatrics*. 1998;101:E1.

727. Fligor BJ, Neault MW, Mullen CH, et al. Factors associated with sensorineural hearing loss among survivors of extracorporeal membrane oxygenation therapy. *Pediatrics*. 2005;115:1519.

728. Eriksen V, Nielsen LH, Klokker M, et al. Follow-up of 5- to 11-year-old children treated for persistent pulmonary hypertension of the newborn. *Acta Paediatr*. 2009;98:304.

729. Chang G. Alcohol Intake and Pregnancy. *Up to date*, November 29 2012. http://www.uptodate.com/contents/alcohol-intake-and-pregnancy?source=search_result&search=alcohol+in+pregnancy&selectedTitle=1%7E150 Accessed May 2013.

730. Jones KL. *Smith's Recognizable Patterns of Human Malformation*. 5th ed. Philadelphia, PA: Saunders; 1997.

731. AAP Committee on Substance Abuse 1999–2000. Fetal alcohol syndrome & alcohol related neurodevelopmental disorders. *Pediatrics*. 2000;106(2):358–361.

732. LA Siellski Infant of mothers with substance abuse. *Up to date*, July 1 2013. Available at: http://www.uptodate.com/contents/infants-of-mothers-with-substance-abuse?source=search_result&search=nas &selectedTitle=2%7E15. Accessed May 2013.

733. Jones MW, Bass WT. Fetal alcohol syndrome. *Neonatal Netw*. 2003;22(3):63–70.

734. Day NL, Jasperse D, Richardson G, et al. Prenatal exposure to alcohol: effect of growth & morphologic characteristics. *Pediatrics*. 1989;84(3):536–541.

735. Sokol RJ, Delaney-Black V, Norstrom B. Fetal alcohol spectrum disorder. *JAMA*. 2003;290(22):2996–2999.

736. US Department of Health and Human Services. Results from the 2010 National Survey on Drug Use and Health: Summary of National Findings. Substance Abuse and Mental Health Services Administration; Center for Behav-

ioral Health Statistics and Quality, 2010. Available at: http://oas.samhsa.gov/NSDUH/2k10NSDUH/2k10Results.htm. Accessed October 2012.

737. Jones KL, Smith DW. Recognition of the fetal alcohol syndrome in early infancy. *Lancet*. 1973;2:9.

738. Jobe AR. Alcohol as a fetal neurotoxin. *J Pediatr*. 2004;194(3):338.

739. Mukherjee RAS, Hollins S, Turk J. Fetal alcohol spectrum disorder: an overview. *J Roy Soc Med*. 2006;99:298–302.

740. Hoyme HE, May PA, Kalberg WO, et al. A practical clinical approach to diagnosis of fetal alcohol spectrum disorders: clarification of the 1996 institute of medicine criteria. *Pediatrics*. 2005;115:39.

741. American Academy of Pediatrics. Committee on Substance Abuse and Committee on Children With Disabilities. Fetal alcohol syndrome and alcohol-related neurodevelopmental disorders. *Pediatrics*. 2000;106:358.

742. Warren KR, Li TK. Genetic polymorphisms: impact on the risk of fetal alcohol spectrum disorders. *Birth Defects Res A Clin Mol Teratol*. 2005;73:195.

743. Jacobson SW, Carr LG, Croxford J, et al. Protective effects of the alcohol dehydrogenase-ADH1B allele in children exposed to alcohol during pregnancy. *J Pediatr*. 2006;148:30.

744. McCarver DG, Thomasson HR, Martier SS, et al. Alcohol dehydrogenase-2*3 allele protects against alcohol-related birth defects among African Americans. *J Pharmacol Exp Ther*. 1997;283:1095.

745. Stoler JM, Ryan LM, Holmes LB. Alcohol dehydrogenase 2 genotypes, maternal alcohol use, and infant outcome. *J Pediatr*. 2002;141:780

746. Feldman HS, Jones KL, Lindsay S, et al. Prenatal alcohol exposure patterns and alcohol-related birth defects and growth deficiencies: a prospective study. *Alcohol Clin Exp Res*. 2012;36:670.

747. Alati R, Macleod J, Hickman M, et al. Intrauterine exposure to alcohol and tobacco use and childhood IQ: findings from a parental-offspring comparison within the Avon Longitudinal Study of Parents and Children. *Pediatr Res*. 2008;64:659.

748. Kartin D, Grant TM, Streissguth AP, et al. Three-year developmental outcomes in children with prenatal alcohol and drug exposure. *Pediatr Phys Ther*. 2002; 14(3):145–153.

749. Streissguth AP, Aase JM, Clarren SK, et al. Fetal alcohol syndrome in adolescents and adults. *JAMA*. 1991;265:1961.

750. Spohr HL, Willms J, Steinhausen HC. Prenatal alcohol exposure and long-term developmental consequences. *Lancet*. 1993;341:907.

751. Spohr HL, Willms J, Steinhausen HC. Fetal alcohol spectrum disorders in young adulthood. *J Pediatr*. 2007;150:175.

752. Roussotte F, Soderberg L, Sowell E. Structural, metabolic, and functional brain abnormalities as a result of prenatal exposure to drugs of abuse: evidence from neuroimaging. *Neuropsychol Rev*. 2010;20:376.

753. Gardner J. Fetal alcohol syndrome: recognition and intervention. *J Matern Child Nurs*. 1997;22(6):318–322.

754. Koren G, Nulman I, Chudley AE, et al. Fetal alcohol spectrum disorder. *Can Med Assoc J*. 2003;169(11):1181–1185.

755. Schechner S. Drug abuse and withdrawal. In: Cloherty JP, Eichenwald EC, Stark AR, eds. *Manual of Neonatal Care*. 5th ed. Philadelphia, PA: Lippincott Williams & Wilkins; 2004.

756. Johnson K, Gerada C, Greenough A. Treatment of neonatal abstinence syndrome. *Arch Dis Child*. 2002;F2–F5.

757. AAP Committee on Drugs. Neonatal drug withdrawal. *Pediatrics*. 1998;10:1079–1088.

758. LA Sielslki. Neonatal Opiod Withdrawal (Neonatal Abstinence Syndrome. *Up to date*, September 13 2012. Available at: http://www.uptodate.com/contents/neonatal-opioid-withdrawal-neonatal-abstinence-syndrome?source=search_result&search=nas&selectedTitle=1%7E15. Accessed May 2013.

759. Akera C, Ro S. Medical concerns in the neonatal period. *Clin Fam Pract*. 5(2):265.

760. Hudak ML, Tan RC, Committee on drugs, et al. Neonatal drug withdrawal. *Pediatrics*. 2012;129:e540.

761. Zelson C, Rubio E, Wasserman E. Neonatal narcotic addiction: 10 year observation. *Pediatrics*. 1971;48:178.

762. Kandall SR, Gartner LM. Late presentation of drug withdrawal symptoms in newborns. *Am J Dis Child*. 1974;127:58.

763. Wright ML, Robinson MJ. Neonatal abstinence syndrome. *Arch Dis Child Fetal Neonatal Ed*. 1995;73:F122.

764. Bada HS, Bauer CR, Shankaran S, et al. Central and autonomic systems signs with in utero drug exposure. *Arch Dis Child Fetal Neonatal Ed*. 2002;F106–F112.

765. Fike DL. Assessment and management of the substance-exposed infant. In: Kenner C, Lott JW, eds. *Comprehensive Neonatal Nursing: A Physiologic Perspective*. 3rd ed. Philadelphia, PA: Saunders; 2003.

766. D'Apolito K. Substance abuse: infant and childhood outcomes. *J Pediatr Nurs*. 1998;13(5):307–316.

767. Finnegan LP, Connaughton JF, Kron RE, et al. Neonatal abstinence syndrome: assessment and management. *Addict Dis*. 1975;2(1–2):141–158.

768. Finnegan LP. Neonatal abstinence syndrome: assessment and pharmacotherapy. In: Rubatelli FF, Granati B, eds. *Neonatal Therapy: An Update*. New York, NY: Exerpta Medica; 1986.

769. Osborn DA, Jeffery HE, Cole MJ. Opiate treatment for opiate withdrawal in newborn infants. *Cochrane Database Syst Rev*. 2010;DOI:CD002059.

770. Jackson L, Ting A, McKay S, et al. A randomised controlled trial of morphine versus phenobarbitone for neonatal abstinence syndrome. *Arch Dis Child Fetal Neonatal Ed*. 2004;89:F300.

771. Kandall SR, Doberczak TM, Mauer KR, et al. Opiate v CNS depressant therapy in neonatal drug abstinence syndrome. *Am J Dis Child*. 1983;137:378.

772. Finnegan LP, Michael H, Leifer B, et al. An evaluation of neonatal abstinence treatment modalities. *NIDA Res Monogr*. 1984;49:282.

773. Kaltenbach K, Finnegan LP. Perinatal and developmental outcome of infants exposed to methadone in-utero. *Neurotoxicol Teratol*. 1987;9:311.

774. Doberczak TM, Shanzer S, Cutler R, et al. One-year follow-up of infants with abstinence-associated seizures. *Arch Neurol*. 1988;45:649.

775. Bauer CR. Perinatal effects of prenatal drug exposure. Neonatal aspects. *Clin Perinatol*. 1999;26:87.

776. Huffman DL, Price BK, Langel L. Therapeutic handling techniques for the infant affected by cocaine. *Neonatal Netw*. 1994;13(5):9–13.

777. Marcellus L. Care of substance-exposed infants: the Current state of practice in Canadian hospitals. *J Perinat Neonatal Nurs*. 2002;16(3):51–68.

778. Forrest DC. The cocaine-exposed infant, Part II: intervention and teaching. *J Pediatr Health Care*. 1994;(8):7–11.

779. American Academy of Pediatrics. Committee on Fetus and Newborn. Hospital discharge of the high risk neonate—proposed guidelines. *Pediatrics*. 1998; 102(2):411–417.

780. Kenner C, Bagwell GA, Torok LS. Transition to home. In: Kenner C, Lott JW, ed. *Comprehensive Neonatal Nursing: A Physiologic Perspective*. 3rd ed. Philadelphia: Saunders, 2003.

781. Zaccagnini L. Discharge planning. In: Cloherty JP, Eichenwald EC, Stark AR, eds. *Manual of Neonatal Care*. 5th ed. Philadelphia, PA: Lippincott Williams & Wilkins; 2004.

782. Hack M. The outcomes of neonatal intensive care. In: Klaus MH, Fanaroff AA, eds. *Care of the High-Risk Neonate*. 5th ed. Philadelphia, PA: Saunders; 2001.

783. Lockridge T, Taquino LT, Knight A. Back to sleep: is there room in that crib for both AAP recommendations and developmentally supportive care? *Neonatal Netw*. 1999;18(5):29–33.

784. Bailey DB, Hebbeler K, Scarborough A, et al. First experiences with early intervention: a national perspective. *Pediatrics*. 2004;113(4):887–896.

785. Hack MB, Wilson-Costello D, Friedman H, et al. Neurodevelopmental predictors of outcomes of children with birth weight of less than 1000 grams: 1992–1995. *Arch Pediatr Adolesc Med*. 2000;154(7):725–751.

786. Vohr BR, O'Shea M, Wright LL. Longitudinal multicenter follow-up of high-risk infants: why, who, when, and what to assess. *Semin Perinatol*. 2003;27 (4):333–342.

787. Vohr B. Overview of infants and children with hearing loss. Part 1. *Ment Retard Dev Disabil Res Rev*. 2003;9(2):62–64.

788. Vohr B. Infants and children with hearing loss—part 2: overview. *Ment Retard Dev Disabil Res Rev*. 2003;9(4):218–219.

789. Bear LM. Early identification of infants at risk for developmental disabilities. *Pediatr Clin North Am*. 2004;51:685–701.

790. Wood NS, Marlow N, Costloe K, et al. Neurologic and developmental disability after extremely premature birth. *N Engl J Med*. 2000;343(6):378–384.

791. Bennett FC. Perspective: low birth weight infants: accomplishments, risks, and interventions. *Infants Young Child*. 2002; 15(1):vi–ix.

792. Wolf MJ, Koldewijn K, Beelen A, et al. Neurobehavioral and developmental profile of very low birthweight preterm infants in early infancy. *Acta Paediatr*. 2002;91:930–938.

793. Stewart JE. Follow-up of very-low-birth-weight infants. In: Cloherty JP, Eichenwald EC, Stark AR. *Manual Neonatal Care*. 5th ed. Philadelphia, PA: Lippincott Williams & Wilkins; 2004.

794. Davis DW. Cognitive outcomes in school-age children born prematurely. *Neonatal Netw*. 2003;22(3):27–38.

795. Foulder-Hughes LA, Cooke RW. Motor, cognitive, and behavioral disorders in children born very preterm. *Dev Med Child Neurol*. 2003;45(2):97–103.

796. Pinto-Martin J, Whitaker A, Feldman J, et al. Special education services and school performance in a regional cohort of low-birthweight infants at age nine. *Pediatr Perinatal Epidemiol*. 2004;18:120–129.

797. Latal-Hajnal B, von Siebenthal K, Kovari H, et al. Postnatal growth in VLBW infants: significant association with neurodevelopmental outcome. *J Pediatr*. 2003;143(2):163–170.

798. Smith VC, Zupancic JA, McCormick MC, et al. Rehospitalization in the first year of life among infants with bronchopulmonary dysplasia. *J Pediatr*. 2004; 144(6):799–803.

799. McCormick MC. The outcomes of very low birth weight infants: are we asking the right questions? *Pediatrics*. 1997;99(6):869–875.

800. Weisglas-Kuperus N, Baerts W, Smrkovsky M, et al. Effects of biological and social development of very low birth weight children. *Pediatrics*. 1993;92(5):658–665.

801. Bayley N. Bayley Scales of Infant and Toddler Development, 3rd ed. San Antonio, Texas: The Psychological Corporation; 2006.

Leituras recomendadas

Brazelton TB, Nugent JK. *Neonatal Behavioral Assessment Scale*. 3rd ed. London, England: Mac Keith Press; 1995.

Cloherty JP, Eichenwald EC, Stark AR, eds. *Manual of Neonatal Care*. 5th ed. Philadelphia, PA: Lippincott Williams & Wilkins; 2004.

Goldson E. *Nurturing the Premature Infant*. London, England: Oxford University Press; 1999.

Hunter JG. Neonatal intensive care unit. In: Case-Smith J, ed. *Occupational Therapy for Children*. 4th ed. St. Louis, MO: Mosby; 2001.

Kenner C, Lott JW, eds. *Comprehensive Neonatal Nursing: A Physiologic Perspective*. 3rd ed. Philadelphia, PA: Saunders; 2003.

Kenner C, McGrath JM, eds. *Developmental Care of Newborns and Infants: A Guide for Health Professionals*. Philadelphia, PA: Elsevier; 2004.

Mercer RT. *Nursing Care for Parents at Risk*. Thorofare, NJ: Charles B. Slack Inc; 1977.

Sweeney JK, Heriza CB, Blanchard Y. Neonatal physical therapy. Part I: clinical competencies and neonatal intensive care unit clinical training models. *Pediatr Phys Ther*. 2009;21:296–307.

Sweeney JK, Heriza CB, Blanchard Y, et al. Neonatal physical therapy. Part II: practice frameworks and evidence-based practice guidelines. *Pediatr Phys Ther*. 2010;22:2–16.

Sweeney JK, Swanson MW. Low birth weight infants: neonatal care and follow-up. In: Umphred DA, ed. *Neurological Rehabilitation*. 4th ed. St. Louis, MO: Mosby; 2001.

Vergara ER, Bigsby R. *Developmental and Therapeutic Interventions in the NICU*. Baltimore, MD: Paul H. Brookes Publishing Co; 2004.

Volpe JJ. *Neurology of the Newborn*. 4th ed. Philadelphia, PA: Saunders; 2001. Zaickin J. *Newborn Intensive Care: What Every Parent Needs to Know*. 2nd ed. Santa Rosa, CA: NICU Ink Book Publishers; 2002.

Adendo A
Abreviaturas comuns

A	Apneia
ABG	Gasometria arterial
ACM	Anomalias congênitas múltiplas
ADIV	Abuso de drogas intravenosas
AIG	Adequado para a idade gestacional
AOP	Apneia da prematuridade
APIB	Avaliação do comportamento do bebê prematuro
AROM	Ruptura artificial de membranas
B	Bradicardia
BA	Berço aberto
BAER	Potenciais auditivos evocados no tronco cerebral
BCI	Berçário de cuidados intensivos
BPI	Lesão do plexo braquial
BPN	Baixo peso ao nascimento
CAU	Cateter arterial umbilical
CC	Cardiopatia congênita
CMV	Citomegalovírus
CN	Cânula nasal
CPAP	Pressão positiva contínua nas vias aéreas
CS	Cesariana
CVU	Cateter venoso umbilical
D	Dessaturação
DBP	Displasia broncopulmonar
DCQ	Displasia congênita do quadril
DDV	Dias de vida
DMH	Doença da membrana hialina
DPC	Doença pulmonar crônica
DVP	Dilatação ventricular pós-hemorrágica
EBPN	Extremo baixo peso ao nascimento
ECMO	Oxigenação em membrana extracorpórea
ECN	Enterocolite necrotizante
EHI	Encefalopatia hipóxico-isquêmica
EIP	Enfisema intersticial pulmonar
FC	Frequência cardíaca
FiO_2	Fração de oxigênio inspirado
FR	Frequência respiratória
G	Gravidez
GBS	*Streptococcus* do grupo B
GIG	Grande para a idade gestacional
GMA	Avaliação geral dos movimentos
HAL	Hiperalimentação
HDC	Hérnia diafragmática congênita
HIC	Hemorragia intracraniana
HiV	Hemorragia intraventricular
HPPN	Hipertensão pulmonar persistente do neonato
IFAF	Interrupção de fluxo de alta frequência
IG	Idade gestacional
IGE	Idade gestacional estimada
IHP	Infarto hemorrágico periventricular
IPC	Idade pós-concepção
LPV	Leucomalácia periventricular
MBPN	Muito baixo peso ao nascimento
MG	Matriz germinativa
NAPI	Avaliação neurocomportamental do bebê prematuro
NBAS	Escala de avaliação neurocomportamental neonatal
NG	Nasogástrica
NIDCAP	Programa individualizado de avaliação e cuidados para o desenvolvimento do recém-nascido
NJ	Nasojejunal
NNS	Escala neurocomportamental da rede de terapia intensiva neonatal
NO	Óxido nítrico
NOi	Óxido nítrico inalado
NPT	Nutrição parenteral total
OD	Olho direito
OE	Olho esquerdo
OG	Orogástrica
P	Para [número de partos]
PC	Perímetro cefálico

PDA	Persistência do duto arterioso
PEEP	Pressão positiva no final da expiração
PIG	Pequeno para a idade gestacional
PN	Peso ao nascimento
PN	Prongas nasais
PT	Pré-termo
RCIU	Restrição do crescimento intrauterino
RdP	Retinopatia da prematuridade
RGE	Refluxo gastresofágico
RM	Ruptura de membranas
RNMD	Recém-nascido de mãe diabética
RNT	Recém-nascido a termo
RPM	Ruptura prematura de membranas
SAF	Síndrome alcoólica fetal
SAM	Síndrome de aspiração de mecônio
SAN	Síndrome de abstinência neonatal
SaO$_2$	Saturação de oxigênio
SAR	Síndrome de angústia respiratória
TORCH	Infecções virais congênitas (toxoplasmose, outra infecção, rubéola, citomegalovírus, herpes)
TPF	Toxoplasmose fetal
TPP	Trabalho de parto prematuro
TTN	Taquipneia transitória do neonato
US	Ultrassonografia
UTIN	Unidade de terapia intensiva neonatal
VAF	Ventilação de alta frequência
VAFJ	Ventilação de alta frequência por jato
VAFO	Ventilação de alta frequência oscilatória
VM	Ventilação mecânica
VMC	Ventilação mecânica convencional
VMI	Ventilação mandatória intermitente
VMIS	Ventilação mecânica intermitente sincronizada
VO	Via oral
VPP	Ventilação por pressão positiva

Adendo B

Fornecedores de equipamentos nos EUA

Children's Medical Ventures
275 Longwater Drive
Norwell, MA 02061
888-766-8443 (Pais)
800-345-6443 (Hospitais)
866-866-6750 (Educação)
www.childmed.com

Small Beginnings Inc.
17525 Alder Street
Suite #28
Hesperia, CA 92345
800-676-0462
www.small-beginnings.com

5

O bebê e a criança com paralisia cerebral

Jason Beaman

Faithe R. Kalisperis

Kathleen Miller-Skomorucha

(adaptado do capítulo "O bebê e a criança com paralisia cerebral", de Jane Styer-Acevedo na 4ª edição)

Definição
Incidência
Etiologia
Diagnóstico e prognóstico
Classificação
 Espástica
 Discinética
 Atáxica
 Hipotônica
Avaliação do bebê e da criança com paralisia cerebral
 Avaliação de movimentos
 Avaliação do controle postural
 Avaliação do tônus postural
 Avaliação musculoesquelética
Marcha
 Análise da marcha por observação
 Desvios comuns da marcha
 Marcha hemiplégica
 Marcha diplégica
 Marcha quadriplégica
 Marcha atetoide
 Marcha atáxica
Habilidades motoras finas, adaptativas e de autocuidado
Considerações sobre fala e linguagem
Como estabelecer metas funcionais
Intervenções terapêuticas
 Exercícios terapêuticos, fortalecimento e alongamento
 Tratamento neuroevolutivo
 Manuseio terapêutico

Integração sensorial e transtorno do processamento sensorial
Terapia de movimento induzido por restrição modificada
Treinamento de marcha em esteira/com assistência robótica
Estimulação elétrica
Hidroterapia ou fisioterapia aquática
Hipoterapia
Programas comunitários
Equipamentos adaptativos
 Dispositivos de apoio postural e mobilidade sentada
 Pranchas ortostáticas
 Dispositivos auxiliares da marcha
Intervenções neurológicas para tratar a espasticidade
 Intervenções neuroclínicas
 Intervenções neurocirúrgicas
Intervenções ortopédicas
 Escoliose neuromuscular/coluna
 Quadril
 Joelho e perna
 Tornozelo e pé
Órteses para membro inferior
 Órteses tornozelo-pé
 Órteses supramaleolares
 Órteses podálicas
 Órteses combinadas
Tratamento domiciliar
Terapia ocupacional escolar
Resumo
Estudos de casos

Definição

Em 2007, os membros do International Workshop on Definition and Classification of Cerebral Palsy se reuniram para aprimorar a definição e a classificação vigentes da paralisia cerebral (PC). Eles chegaram ao seguinte consenso sobre a definição de PC: "A paralisia cerebral é um conjunto de distúrbios permanentes que afetam o desenvolvimento dos movimentos e da postura e causam limitações de atividades; ela é atribuída a distúrbios não progressivos ocorridos durante o desenvolvimento do cérebro do feto ou do bebê. Os transtornos motores da PC costumam ser acompanhados por distúrbios de sensibilidade, percepção, cognição, comunicação e comportamento, além de convulsões e problemas musculoesqueléticos secundários."[1,2] Beckung e Hagberg[3] constataram diversas comorbidades em crianças de 5 a 8 anos de idade com PC. Esses autores relataram que 40% das crianças apresentavam retardo mental; combinados aos casos de distúrbios de aprendizagem, esse percentual chegava a 75%; 35% tinham epilepsia, 20% tinham comprometimento visual e 9% apresentavam hidrocefalia. Em 13% das crianças havia combinação de dois tipos de comprometimento e 15% tinham três comprometimentos combinados.[3] Outros problemas associados incluíram dificuldades da fala em 25% e deficiência auditiva em 25%.[4] Stiller et al.[4] também constaram maior frequência de comprometimento visual, chegando a 40 ou 50% em crianças com PC. No passado, o diagnóstico de paralisia cerebral era feito em crianças com lesões pré-natais, perinatais e pós-natais. Com base na atual definição, não há limite superior de idade para o diagnóstico pós-natal,[1] o que significa que ele pode ser feito durante todo o período de lactente e mesmo na primeira infância.

Incidência

O Projeto Perinatal Colaborativo dos EUA, conduzido pelo National Institute of Neurological and Communicative Disorders and Stroke (NINCDS) é considerado um marco no estudo da incidência de PC e continua servindo de referência para estudos atuais.[5] Esse estudo envolveu 54 mil gestantes de 12 hospitais universitários urbanos dos Estados Unidos, no período de 1959 a 1966. Das mulheres participantes, 46% eram brancas, 46% negras e a maioria das demais era porto-riquenha. O nível socioeconômico da amostra era mais baixo que o da população geral. Os filhos dessas mulheres foram examinados segundo um cronograma estabelecido, incluindo um exame físico geral e um exame neurológico, com 1 e 7 anos de idade. Entre as 38.533 crianças com evolução conhecida aos 7 anos de idade, 202 preenchiam os critérios de PC. Dessas 202 crianças, 24 (12%) apresentavam déficit motor adquirido, secundário a diversos fatores que incidiram nos primeiros anos do desenvolvimento, e não deficiências motoras congênitas resultantes de fatores intrauterinos ou eventos do trabalho de parto ou do parto. Meningite infecciosa e traumatismo foram as causas mais comuns de PC. Além das 202 crianças com PC que estavam vivas aos 7 anos de idade, 24 crianças com PC, mais comumente com quadriplegia espástica, haviam morrido antes dos 7 anos de idade. Os números a seguir indicam a prevalência de PC com base no projeto descrito anteriormente:

- 5,2:1000 diagnosticados com PC;
- 4,6:1000 quando se excluem os casos de PC adquirida;

- 2,6:1000 quando se excluem crianças com comprometimento leve (este número está mais próximo da prevalência de PC congênita incapacitante).

Estudos posteriores da população do Projeto Perinatal Colaborativo dos EUA indicaram "risco relativamente baixo de paralisia cerebral (1,3 a 2,9:1000) em crianças sem sinais anormais, mesmo que tivessem apresentado convulsões no período neonatal."[6]

Estudos mais recentes comprovam que a incidência de PC é de 2-3:1000 nascidos vivos nos Estados Unidos, Reino Unido, oeste da Austrália, Suécia e Europa.[4,7-9] Ao longo do tempo, a sobrevida desses bebês melhorou, mas a prevalência de PC permaneceu a mesma, com pouca variação nos últimos 40 anos, o que pode ser devido ao aumento dos casos de PC na população de bebês prematuros ou muito prematuros.[7,8,10] Segundo relato, a prevalência é de 15:1000 nascidos vivos em gêmeos, 80:1000 nascidos vivos em trigêmeos e 43:1000 nascidos vivos em quadrigêmeos.[10] A taxa aumenta para 40-100:1000 nascidos vivos quando se trata de "bebês nascidos muito prematuramente ou com muito baixo peso."[9] Em um levantamento britânico, constatou-se que 100% das crianças que receberam diagnóstico de PC em 1970 ainda estavam vivas 10 anos mais tarde, o que representou um aumento em relação às cifras do primeiro levantamento, feito em 1958.[8]

Etiologia

Não há uma causa única específica para a constelação de sintomas conhecida como PC. Na verdade, sabe-se que as causas potenciais de PC ocorrem no estágio pré-natal do desenvolvimento e elas são agrupadas com os problemas congênitos no período perinatal ou neonatal e também no período pós-natal ou pós-neonatal.[7,10] O Quadro 5.1 contém uma lista mais completa das causas pré-natais de PC; o Quadro 5.2 mostra as causas perinatais; e o Quadro 5.3 mostra as causas de paralisia cerebral adquirida no período pós-neonatal.

Considera-se que os eventos pré-natais sejam responsáveis por cerca de 75% de todos os casos de PC. Acredita-se que a asfixia perinatal derivada de problemas subjacentes não evitáveis seja a causa de 6 a 8% dos casos de PC; 10 a 18% dos casos parecem ter causas pós-natais.[7] Na maioria dos bebês a termo nascidos em países em desenvolvimento, a PC deriva de influências pré-natais e não está associada a encefalopatia neonatal significativa.[11] Ge-

QUADRO 5.1 ▸ Causas pré-natais de paralisia cerebral
Eventos vasculares como infarto no território da artéria cerebral média
Infecções maternas no primeiro e segundo trimestres, como rubéola, citomegalovírus e toxoplasmose
Menos comuns: transtornos metabólicos, ingestão de toxinas pela mãe e síndromes genéticas raras

ralmente, os fatores de risco que indicam problemas potenciais estão presentes no bebê ou no feto (identificados por exames). Esses fatores de risco podem estar presentes antes ou durante a gestação, durante o trabalho de parto e o parto e no período imediatamente após o nascimento do bebê.[7] Consultar os Quadros 5.4 a 5.8 para ver listas abrangentes desses fatores de risco.

Miller enumera muitos possíveis problemas congênitos que podem resultar em um bebê ou criança com PC.

Esses incluem esquizencefalia, um defeito segmentar que causa uma fenda no cérebro; lisencefalia, um defeito da migração neuronal que geralmente afeta a periferia do cérebro, mas depois resulta em um cérebro liso, com menos sulcos; microcefalia e macrocefalia; disgenesia cortical, um transtorno da formação do córtex cerebral, e defeitos da formação normal e da remodelagem de sinapses.[10] Segundo

---

QUADRO 5.2 ▸ Causas perinatais de paralisia cerebral

Problemas do trabalho de parto e do parto
Distocia
Hemorragia no pré-parto
Prolapso do cordão

Outras causas neonatais
Encefalopatia hipóxico-isquêmica
AVC neonatal, geralmente no território da artéria cerebral média
Hipoglicemia grave
Icterícia não tratada
Infecção neonatal grave

QUADRO 5.3 ▸ Paralisia cerebral pós-neonatal adquirida

Encefalopatia metabólica
Doenças de depósito
Transtornos do metabolismo intermedular
Transtornos metabólicos
Transtornos diversos
Toxicidade alcoólica e outras

Infecções
Meningite
Septicemia
Malária (nos países em desenvolvimento)

Lesões
Acidente vascular cerebral
Após cirurgia de malformações congênitas
Quase afogamento
Traumatismo
Acidente automobilístico
Abuso infantil, por exemplo, síndrome do bebê sacudido

QUADRO 5.4 ▸ Fatores de risco presentes antes da gestação

Fatores maternos
Menarca tardia
Irregularidade menstrual
Intervalos intermenstruais longos
Intervalo entre gestações muito curto ou muito longo
Crianças de classe social baixa com peso normal ao nascimento
Três ou mais partos prematuros
Relação com mortes fetais prévias

Condições médicas
Incapacidade intelectual
Convulsões
Doença da tireoide

Fatores familiares
Idade avançada dos pais (mais frequente em casos de paralisia cerebral distônica atetoide)
Irmão com deficit motor

QUADRO 5.5 ▸ Fatores de risco durante a gestação

Pré-eclâmpsia com bebê a termo, mas não com bebê pré-termo
Diversas gestações associadas a:
- Parto pré-termo
- Deficit de crescimento intrauterino
- Defeitos congênitos
- Complicações intraparto

QUADRO 5.6 ▸ Fatores de risco durante o trabalho de parto

Causas prováveis de asfixia perinatal
Prolapso do cordão
Hemorragia intraparto maciça
Parto prolongado ou traumático por desproporção cefalopélvica ou apresentação anômala
Bebê grande com distocia de ombro
Choque materno por várias causas

Eventos associados a fatores causais
Trabalho de parto com 2º estágio prolongado
Cesariana de emergência
Descolamento prematuro da placenta
Feto em posição anômala

No pré-termo, pode-se incluir:
Líquido amniótico com mecônio
Circular de cordão

QUADRO 5.7 ▸ Fatores de risco ao nascimento e no período neonatal

Baixo peso ao nascimento
Prematuridade (a duração da gestão é o principal fator determinante)
Deficit de crescimento intrauterino no pré-termo moderado, mas não no bebê muito prematuro
Baixo peso da placenta
Escores de Apgar baixos (0 a 3 com 5 minutos de vida aumentam em 81 vezes o risco de paralisia cerebral)
Convulsões no período neonatal
Sepse
Doença respiratória

QUADRO 5.8 ▸ Fatores de risco nos bebês pré-termo

Persistência do ducto arterioso
Hipotensão
Transfusão de sangue
Ventilação mecânica prolongada
Pneumotórax
Sepse
Hiponatremia
Nutrição parenteral total
Convulsões
Dano parenquimatoso com dilatação ventricular importante

Hadders-Algra, aproximadamente metade dos neurônios que se formam morrem naturalmente (apoptose), sobretudo na fase intermediária da gestação. Axônios e sinapses também são eliminados durante a primeira década do desenvolvimento normal ou mais tarde. Essa modelagem do sistema nervoso é guiada por processos neuroquímicos e atividade neural. Os elementos neurais que persistem são os mais bem adaptados ao ambiente,[12] por isso mudanças na formação do sistema nervoso em desenvolvimento podem resultar em um bebê com PC. No entanto, o cérebro imaturo tem muito mais plasticidade ou equipotencialidade, termos que definem a maior capacidade da porção não lesionada de assumir as funções da parte lesionada do cérebro.[10] Por isso, a resposta à lesão é muito diferente e dificulta o diagnóstico e o prognóstico.

Diagnóstico e prognóstico

Os sinais e sintomas de PC podem aparecer precocemente na vida da criança. Bebês que apresentam tônus muscular anormal, postura atípica e movimentos que indicam persistência de reflexos primitivos podem ser diagnosticados antes dos 2 anos de idade.[10] Casos mais leves de PC, no entanto, podem ficar sem diagnóstico até os 4 ou 5 anos de idade.[13] Os elementos-chave para o diagnóstico são a avaliação das habilidades motoras da criança, os exames de neuroimagem e evidências de que os sintomas não evoluem. É possível haver, até certo ponto, correlação entre os achados clínicos e a neuroanatomia. Os exames de imagem do cérebro, como ultrassonografia, tomografia computadorizada (TC) e ressonância magnética nuclear (RMN) do crânio podem mostrar a localização e o tipo de dano cerebral. A ultrassonografia de crânio costuma ser usada no bebê pré-termo de alto risco, por ser menos invasiva que outros exames de imagem. A RMN é o exame preferido, pois permite obter mais detalhes do tecido e da estrutura do cérebro.[13] A RMN de crânio mostra anormalidades em 70 a 90% das crianças com PC. Recomenda-se cautela ao médico na interpretação dos exames de neuroimagem, já que a extensão do dano ao tecido cerebral pode não ter correlação direta com o quadro físico ou com as habilidades funcionais.[10] Quando os exames de neuroimagem não mostram achados relevantes, pode-se considerar outros diagnósticos que simulam os sinais e sintomas de PC, como distúrbios metabólicos e mitocondriais, e distonia transitória.

Hemorragias cerebrais podem estar associadas à PC. Essas hemorragias são descritas como hemorragia intraventricular, sangramento dentro dos ventrículos; hemorragia da matriz germinativa, sangramento para dentro do tecido em torno dos ventrículos e hemorragia intraventricular periventricular, ou seja, sangramento em ambas as áreas. Nessas mesmas áreas, podem se formar cistos periventriculares à medida que a hemorragia aguda se resolve.[10] Os fatores de risco conhecidos dessas hemorragias incluem ventilação mecânica e dano ao cérebro durante períodos críticos para o seu desenvolvimento. Vale ressaltar que a substância branca periventricular é mais sensível a dano e lesão entre 24 e 34 semanas de gestação.[13,14]

As hemorragias são classificadas em graus crescentes de gravidade, de I a IV, mas isoladamente, o grau não prevê a evolução nem a gravidade da PC.[10] Palmer recomenda o uso da ultrassonografia de crânio em bebês de baixo peso ao nascimento para detecção de hemorragias de graus III e IV, hemorragia intraventricular, leucomalácia periventricular cística e dilatação dos ventrículos.[11] A partir da idade do termo, pode-se usar ultrassonografia e RMN de crânio para identificar a leucomalácia periventricular cística e a ventriculomegalia, que estão associadas ao aparecimento subsequente da PC.[7,11] A leucomalácia periventricular é a principal causa de PC em bebês pré-termo.[14] A extensão e localização do dano na substância branca podem originar diferentes subtipos de PC. Um dano localizado nos tratos corticospinais frequentemente resulta em diplegia espástica, ou quadriplegia quando as lesões se estendem de maneira lateral. Obviamente, o exame neurológico isolado não tem sensibilidade nem especificidade suficientes para detecção precoce da PC.[11] A qualidade dos movimentos gerais (GM – *general movements*) do bebê é um parâmetro usado por médicos e pesquisadores para avaliar a função cerebral.[11,12] Ferrari et al.[11] estudaram 84 bebês pré-termo com 16 a 20 semanas de vida e constataram anormalidades dos GM. A predominância de movimentos sincronizados espasmódicos e a ausência dos movimentos normais dos membros, pescoço e tronco foram preditivas de PC aos dois ou três anos de idade, com 100% de sensibilidade e 92,5 a 100% de especificidade. A presença de GM anormais no período de 2 a 4 meses de vida claramente implica ausência total da complexidade elegante e do "balé" que caracteriza a agitação motora dessa fase, e serve como fator preditivo de PC com 85 a 98% de precisão.[12] Os GM podem ser preditivos de PC mais tardia e são a melhor expressão do desenvolvimento motor funcional. Os GM são análogos a outros marcos funcionais motores mais tardios e também podem prever a gravidade, já que quanto mais cedo são identificados, mais graves serão as limitações posteriores das funções motoras.[11] Essas observações e testes clínicos tornam necessário o encaminhamento da criança para intervenção terapêutica, visando a melhorar sua função futura.[12]

Outros autores constataram que as habilidades cognitivas estão relacionadas à gravidade da PC e são preditivas de vários tipos de evolução.[8,15] Em 2001, Blair et al.[16] concluíram um estudo que indicou a incapacidade intelectual como mais forte fator preditivo isolado de sobrevida da criança com PC (crianças com PC e retardo mental acentuado não chegam à vida adulta); o segundo fator mais importante de impacto na expectativa de vida foi a gravidade do comprometimento físico. Katz[8] estudou a expectativa de vida de crianças com PC e constatou, com base em diversas fontes, que as causas de morte estavam mais comumente relacionadas aos sistemas circulatório e respiratório, certos tipos de câncer e complicações neurológicas.

Classificação

A PC pode ser classificada pelo tipo de transtorno do movimento, pela localização anatômica da função motora comprometida e pelo escopo da disfunção motora da criança. Segundo os transtornos do movimento, a PC pode ser espástica, hipotônica, discinética ou atáxica.[1,17] Tradicionalmente, os médicos também classificam a PC pela localização anatômica dos membros afetados. Os três padrões mais comuns são hemiplegia, que afeta um braço e uma perna do mesmo lado do corpo; diplegia, que afeta ambos os membros inferiores; e quadriplegia, que indica comprometimento da musculatura dos quatro membros e também do pescoço e das costas. Depois de classificar a criança pelo tipo de transtorno do movimento e localização anatômica da função motora comprometida, pode-se diferenciar ainda mais o quadro pela gravidade da disfunção motora. Por exemplo, uma criança com diplegia espástica leve pode ser capaz de caminhar distâncias curtas, na rua, sem ajuda de dispositivos mecânicos, mas uma criança com diplegia espástica grave pode precisar de um andador até para caminhar dentro de casa. Embora a doença seja comumente classificada pelo transtorno de movimento mais evidente, muitas crianças apresentam quadros mistos (i. e., paralisia espástica e discinética).

O Sistema de Classificação da Função Motora Grossa (GMFCS, na sigla em inglês) foi criado em 1997 por Palisano et al.[18] com base na função motora grossa de crianças com PC (ver Quadro 5.9). A classificação por gravidade da PC pode ser útil para o prognóstico do bebê ou da criança. O GMFCS foi desenvolvido para atender à necessidade de um sistema padronizado de medida da "gravidade da incapacidade motora" em crianças com PC,[18,19] e

---

QUADRO 5.9 ▸ Níveis do sistema GMFCS para crianças com paralisia cerebral dos 6 aos 12 anos de idade

Nível I
Anda sem restrição; limitação de habilidades motoras grossas mais avançadas

Nível II
Anda sem dispositivos de auxílio; limitação para caminhar ao ar livre e na rua

Nível III
Anda com dispositivos de auxílio; limitação para caminhar ao ar livre e na rua

Nível IV
Automobilidade com limitações; fora de casa, a criança precisa ser transportada ou usar dispositivo de auxílio motorizado

Nível V
Automobilidade gravemente limitada, mesmo com auxílio da tecnologia

---

o resultado é expresso em cinco níveis. O nível I descreve uma criança que tem o máximo de independência funcional, capaz de realizar todas as atividades compatíveis com sua idade, embora com dificuldades em termos de velocidade, coordenação e equilíbrio. O nível V descreve uma criança que tem dificuldades para controlar a postura do tronco e da cabeça na maioria das posições e geralmente não consegue ter controle voluntário dos seus movimentos.[18,19] O GMFCS é descrito no capítulo 3. Beckung e Hagberg[3] descrevem um Sistema de Classificação da Função Motora Fina Bimanual (BFMFCS) semelhante ao GMFCS e que também usa uma escala de cinco níveis. Há uma estreita correlação entre o GMFCS e o BFMFCS, o que indica que os graus de comprometimento motor fino e grosso são geralmente iguais na criança com PC.[3] Além dessas ferramentas, um estudo de 2006 para validação do Shriner's Hospital for Children Upper Extremity Evaluation (SHUEE) revelou uma boa correlação entre esse sistema e a seção de autocuidado do Inventário Pediátrico de Avaliação de Incapacidade (PEDI, na sigla em inglês).[20]

Espástica

A espasticidade está presente em cerca de 75% de todas as crianças com PC. É a anormalidade neurológica mais comum em crianças com PC, incluindo as que apresentam diplegia, hemiplegia e quadriplegia.[10,21] Um estudo francês de 1997 encontrou a seguinte distribuição da PC espástica: 40% quadriplegia, 17% diplegia e 21% hemiplegia.[22] Na Carolina do Norte, foi identificada uma distribuição ligeiramente diferente: 44% quadriplegia, 33% diplegia e 23% hemiplegia.[23] A espasticidade é uma anormalidade motora complexa, muitas vezes de difícil descrição; a definição mais usada é "hipertonia na qual a resistência ao movimento passivo aumenta com a velocidade do movimento."[1] A ferramenta mais utilizada para avaliar a espasticidade é a Escala de Ashworth Modificada (EAM) (Tab. 5.1). A espasticidade é um reflexo de estiramento hiperativo que responde a diversos tratamentos, incluindo toxina botulínica, baclofeno, rizotomia dorsal seletiva e cirurgia ortopédica. Esses tratamentos são descritos em detalhes mais adiante neste capítulo. A espasticidade causa alterações histológicas significativas, incluindo redução do crescimento longitudinal das fibras musculares, menor volume do músculo, alteração de tamanho das unidades musculares e do tipo de fibra muscular.[10] As alterações musculares típicas da espasticidade podem causar transtornos secundários, como luxação do quadril, escoliose, contratura do joelho e torção com desalinhamento do fêmur e da tíbia, entre outros. Essas alterações costumam ter efeitos significativos sobre a função, incluindo alteração do padrão de marcha, dificuldades para assumir e manter a posição sentada e problemas com atividades de autocuidado, como usar o vaso sanitário, tomar banho, vestir-se e alimentar-se.

TABELA 5.1 ▸ Escala de Ashworth modificada

Escore	Descrição do tônus muscular
00	Hipotonia
0	Tônus normal, sem aumento
1	Discreto aumento do tônus, manifestado pelo sinal do canivete (resistência seguida de relaxamento) ou resistência minimamente aumentada à amplitude de movimento da articulação
1+	Discreto aumento do tônus, manifestado pelo sinal do canivete ou resistência minimamente aumentada à amplitude de movimento da articulação por mais da metade da amplitude da articulação
2	Aumento mais acentuado do tônus durante a maior parte da amplitude de movimento da articulação que, no entanto, é facilmente mobilizada
3	Aumento considerável do tônus muscular; movimento passivo difícil, mas possível
4	A articulação afetada é rígida e não pode ser movimentada

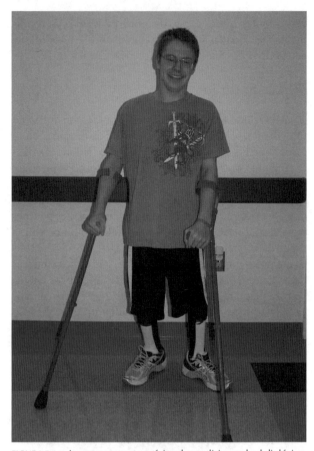

FIGURA 5.1 ▸ Jovem com postura típica da paralisia cerebral diplégica.

Diplegia

A diplegia é a forma mais comum de PC espástica nos Estados Unidos.[24] Um infarto na substância branca periventricular decorrente de hipóxia pode levar a paralisia cerebral espástica diplégica.[24] Ela afeta principalmente ambos os membros inferiores, resultando em problemas de marcha, equilíbrio e coordenação. Em pé, a criança com diplegia quase sempre apresenta lordose lombar acentuada, inclinação anterior da pelve, rotação medial dos quadris, flexão dos joelhos, pés equinovalgos (Fig. 5.1). Nas crianças com essa forma de PC, há uma tendência a discrepância funcional entre os membros superiores e inferiores – os membros inferiores são mais comprometidos que os superiores e o tronco. De modo geral, existe ampla variação nos níveis de comprometimento motor das crianças com diplegia. Os problemas da marcha, como marcha equina e agachada, são geralmente os mais preocupantes nessas crianças (mais detalhes na seção "Marcha"). Em razão da espasticidade e fraqueza bilateral nos membros inferiores, o gasto de energia é muito maior durante a deambulação, o que resulta em baixa resistência e menor mobilidade funcional em casa e na rua. Crianças com diplegia geralmente têm cognição normal, mas podem ter algumas dificuldades sociais e emocionais. Muitas vezes, essas crianças necessitam de dispositivos de auxílio, como um andador posterior ou muletas canadenses. Para mobilidade de longa distância, pode ser necessária uma cadeira de rodas ou *scooter* (quadriciclo motorizado).

Hemiplegia

A hemiplegia é um subtipo de PC espástica que afeta o membro inferior e o membro superior do mesmo lado do corpo. Quatro tipos principais de lesões cerebrais resultam em PC hemiplégica. Anormalidades da substância branca periventricular foram apontadas como o sinal diagnóstico mais comum encontrado em crianças com PC hemiplégica.[25] Lesões cervicais–subcorticais, malformações cerebrais e lesões pós-natais não progressivas também foram identificadas entre as principais causas de hemiplegia.[26] O membro superior é, normalmente, mais comprometido que o membro inferior; em ambos, o comprometimento é mais distal do que proximal. A espasticidade muscular no lado afetado diminui o crescimento dos ossos e músculos, resultando em menor amplitude de movimento (AM, na sigla em inglês). Por isso, crianças com hemiplegia costumam apresentar contraturas e discrepância no comprimento dos membros do lado envolvido. O lado afetado pela hemiplegia frequentemente exibe protração do ombro, flexão do cotovelo, flexão do punho com desvio ulnar, retração da pelve, rotação medial e flexão do quadril, flexão do joelho e apoio exclusivo no antepé em razão da flexão plantar.

Crianças com hemiplegia tendem a alcançar todas as etapas do desenvolvimento motor grosso e fino, porém fora do cronograma normal. Por exemplo, essas crianças geralmente começam a andar entre 18 e 24 meses de idade, no entanto com deficiências da marcha. Além disso, há um atraso na aquisição de habilidades bimanuais decorrente do comprometimento neurológico de um dos lados do corpo. Por exemplo, crianças com hemiplegia são capazes de cortar alimentos com faca e garfo, mas somente depois de muitas horas de prática orientada em sessões de terapia ocupacional e em casa. Duas ferramentas de avaliação padronizadas bem conhecidas são usadas para avaliar o desempenho funcional do membro superior em crianças com hemiplegia: o SHUEE[20] e a Assisting Hand Assessment (AHA).[27]

As funções cognitivas dessas crianças são geralmente normais e, quando adultas, elas conseguem trabalhar e participar de várias atividades profissionais. Vale ressaltar, no entanto, que crianças com hemiplegia espástica podem apresentar deficiências sociais e emocionais. Estas incluem transtornos emocionais em 25% dos casos, distúrbios de conduta em 24%, hiperatividade constante em 10% e hiperatividade situacional em 13%.[15] Em geral, crianças com hemiplegia requerem uso mínimo de equipamentos ou adaptações para autocuidado ou na escola. Algumas podem necessitar de órteses, dispositivos de auxílio, como bengalas, equipamentos para autocuidado ou acomodações adaptadas em razão do comprometimento visual.

Quadriplegia

A quadriplegia é um subtipo de PC que cursa com grave comprometimento do controle voluntário dos músculos dos quatro membros. Esse quadro se acompanha de comprometimento do pescoço e do tronco. Assim como ocorre na PC diplégica, as lesões da substância branca periventricular são o sinal mais frequente nos exames de neuroimagem de crianças com PC quadriplégica. Lesões extensas, que afetam os núcleos da base ou a área occipital, frequentemente causam comprometimento visual e convulsões, ambos manifestações comuns em crianças com esse subtipo de PC.[14] A função cognitiva pode variar de normal a gravemente comprometida e o quadro é peculiar a cada criança com quadriplegia. Crianças com quadriplegia incapazes de falar são com frequência consideradas comprometidas do ponto de vista cognitivo. No entanto, uma vez providas de um meio de comunicação eficaz, algumas são capazes de expressar seu nível de compreensão e pensamento crítico.[17] As habilidades motoras, tanto finas quanto grossas, variam muito entre crianças com quadriplegia, desde pacientes capazes de caminhar dentro de casa com um dispositivo de auxílio até crianças totalmente dependentes de cuidados. Essas crianças necessitam de muitos equipamentos ao longo de toda a vida. Os mais recomendados são sistemas de elevação mecânicos, cadeiras de roda, pranchas ortostáticas, andadores/equipamentos para treino de marcha, sistemas de alimentação, banho e uso de sanitários. Quando a incapacidade é grave, devem-se considerar modificações da casa que maximizem a independência da criança em termos de mobilidade e deslocamento, aliviem o esforço dos cuidadores e melhorem a segurança para ambos, paciente e cuidador.

Discinética

Discinesia e transtornos do movimento resultam em movimentos involuntários e, de modo geral, descontrolados, que incluem atetose, rigidez, tremor, distonia, balismo e coreoatetose.[8,10,15,21,28] As anormalidades comumente observadas nos exames de imagem incluem lesões da substância cinzenta profunda e, em menor grau, lesões da substância branca periventricular.[24] A atetose consiste em movimentos involuntários lentos e sinuosos, anormais em termos de tempo, direção e características espaciais, que em geral implicam grandes movimentos das articulações mais proximais.[8,10,21] A atetose como transtorno primário do movimento é rara; ela é mais frequentemente observada em combinação com a coreia,[1] e como transtorno secundário do movimento, associado à espasticidade. A via córtex-núcleos da base-tálamo é um circuito sensorial e motor de antecipação (*feedforward*) e retroalimentação (*feedback*); quando essa via é comprometida, o resultado é a atetose. Indivíduos mais velhos com PC atetoide correm risco de sofrer graves deficits neurológicos por degeneração do disco intervertebral e instabilidade da parte cervical da coluna. Com base em um estudo radiológico de 180 pacientes, Harada et al. constataram que a degeneração dos discos ocorria mais cedo e evoluía mais rapidamente em pacientes com PC atetoide do que em pessoas sem PC. Eles encontraram degeneração dos discos em 51% do grupo estudado, o que representa uma frequência oito vezes maior que a geral.[29] Os indivíduos que sofrem de atetose costumam iniciar e tentar controlar os movimentos com a mandíbula e a cabeça. Com o tempo, isso causa alterações musculoesqueléticas, como instabilidade cervical, possível lesão da medula espinhal alta, disfunção da articulação temporomandibular e/ou estenose do canal medular. Vale notar que, quando a atetose é o transtorno primário do movimento, a capacidade cognitiva da criança tende a ser subestimada em razão da disartria associada. Na verdade, essas crianças tendem a apresentar inteligência normal ou acima da média. A rigidez é muito menos comum, manifestando-se como uma resistência ao movimento passivo e ativo, e independente da velocidade.[21] Tremor é um movimento rítmico de pequena magnitude, em geral nas menores articulações, que raramente ocorre de modo isolado na PC, e sim combinado à atetose ou à ataxia.[10] A distonia é um movimento lento, com componentes de torção, que pode envolver um membro ou o corpo inteiro e cujo padrão pode variar ao longo do tempo.[10] Balismo é o transtorno mais raro do movimento, envolve movimentos aleatórios amplos, rápidos, de um único membro.[10] A coreoatetose consiste em abalos, geralmente dos dedos, com AM variável.[10,15]

Atáxica

A PC atáxica é, basicamente, um transtorno do equilíbrio e do controle de tempo de movimentos coordenados, associado à fraqueza, falta de coordenação, marcha de base alargada e tremor perceptível.[8,21] Esse tipo de PC resulta de problemas do cerebelo e quase sempre ocorre em combinação com espasticidade e atetose.[21] O cerebelo é um importante centro de processamento sensorial e, quando afetado, resulta em ataxia. Ao contrário de outros tipos de PC, é menos comum encontrar uma lesão específica nos exames de neuroimagem; um estudo recente só encontrou lesões em 39% das crianças com ataxia.[24] Crianças que sofrem de ataxia têm dificuldade para transferir habilidades e podem se beneficiar de uma abordagem terapêutica voltada para tarefas específicas. Por exemplo, para aprenderem a subir e descer do ônibus escolar, é mais útil praticar nos degraus de ônibus.

Hipotônica

Na criança com PC a hipotonia pode ser permanente, mas, com frequência, é transitória e faz parte da evolução da atetose ou da espasticidade, não representando um tipo específico de PC. Por exemplo, um bebê que apresenta hipotonia generalizada do tronco e dos membros geralmente costuma evoluir para espasticidade que começa distal e avança no sentido proximal. A hipotonia em geral se correlaciona com anomalias congênitas, como lisencefalia.[10] É comum se observar um padrão de tônus misto em algumas crianças com quadriplegia, com evidente espasticidade nos membros inferiores e hipotonia grave do tronco e do pescoço.

◎ Avaliação do bebê e da criança com paralisia cerebral

Não há consenso na literatura nem na prática sobre a idade mais precoce em que se pode diagnosticar a PC. Burns et al.[30] acreditam que o diagnóstico de um quadro muito leve de PC seja possível aos oito meses de idade. A identificação depende da combinação de sinais anormais e suspeitos, revelados durante uma avaliação abrangente dos marcos do desenvolvimento motor, sinais neurológicos, reflexos primitivos e reações posturais.

Bebês e crianças com sinais leves e persistentes devem ser monitorados de perto até que sua evolução esteja clara.[30] Com o uso da Avaliação do Movimento do Bebê (MAI, na sigla em inglês), Harris[31] encontrou certos itens capazes de ajudar a distinguir o bebê com PC do bebê não afetado aos quatro meses de idade. Os itens com valor diagnóstico incluem hiperextensão do pescoço e retração dos ombros, capacidade de apoiar o peso nos antebraços em decúbito ventral, capacidade de manter a cabeça estável em posição sentada com ou sem apoio, e capacidade de flexão ativa dos quadris contra a gravidade.[31,32] Sete dos 17 itens da MAI indicados por Harris como fatores preditivos de PC altamente significativos são itens de observação. Tanto Harris quanto Milani-Comparetti constataram que observar o bebê se movimentar contra a gravidade tem mais valor diagnóstico do que um manuseio invasivo ou tentativas de estimular uma resposta.[31,32] Harris[31] comparou o valor diagnóstico da MAI com as escalas de Bayley em bebês de 4 meses de idade e verificou que a MAI foi mais sensível. No entanto, a Escala Motora de Bayley foi extremamente sensível em crianças de 1 ano de idade. Rose-Jacobs et al.[33] avaliaram se a MAI poderia prever o *status* de desenvolvimento cognitivo e motor aos 2 anos, medido pelas escalas de avaliação mental e psicomotora da Escala de Desenvolvimento Infantil de Bayley. Esses autores constataram que a MAI parece ser válida para uso em bebês nascidos a termo e com risco de atraso do desenvolvimento. Esse teste pode ser uma ferramenta útil para decisões clínicas sobre o encaminhamento a serviços de intervenção. Nelson e Ellenberg[34] estudaram crianças cujo diagnóstico de PC foi feito com 1 ano de idade e que, posteriormente, ao crescerem, "venceram a paralisia cerebral". Eles constataram que crianças de 1 ano de idade com comprometimento motor leve e crianças que supostamente apresentavam PC estavam todas livres do problema aos 7 anos de idade. No entanto, todos os casos diagnosticados como PC grave e muitos moderados ainda tinham o mesmo diagnóstico aos 7 anos. Nos que "venceram" a PC era provável a ocorrência de problemas neurológicos, como retardo mental, convulsões não febris ou dificuldades de articulação da fala.[34] Esses achados corroboram o fato de que qualquer bebê ou criança que apresente anormalidades comportamentais ou neurológicas deve ser acompanhado até o início da idade escolar.

A fim de compreender os movimentos e controle motor atípicos que ocorrem em crianças com PC, o fisioterapeuta precisa entender a aquisição do controle motor contra a gravidade, o desenvolvimento do controle postural e o desenvolvimento musculoesquelético de crianças que se desenvolvem normalmente. Essas informações se encontram no Capítulo 2. O desenvolvimento atípico foi descrito por diversos autores, incluindo alguns citados neste capítulo.[35-38]

As finalidades da avaliação são descobrir as habilidades funcionais e os pontos fortes da criança, determinar seus comprometimentos primários e secundários (compensações decorrentes dos comprometimentos primários) e definir a evolução desejada, em termos funcionais e de participação, para a criança e a família. O fisioterapeuta deve empregar uma abordagem organizada que inclua observação, interação e manuseio, a fim de obter uma avaliação basal precisa das habilidades funcionais da criança. O Quadro 5.10 sugere um roteiro organizado de avaliação segundo o Neuro-Developmental Treatment Association Instructors' Group, que visa a documentar os resultados da avaliação e o plano de tratamento.[21]

Avaliação de movimentos

Muitas das informações sobre os movimentos e a postura de um bebê ou criança podem ser observadas quando a criança entra na sala de atendimento. Como já mencionado, a criança também pode ser observada enquanto o fisioterapeuta faz a anamnese e conversa com os pais sobre as diversas preocupações que os levaram a buscar essa avaliação.

A observação do bebê ou da criança pequena no colo dos pais pode revelar importantes informações. As perguntas a seguir podem ser respondidas pela simples observação:

1. Como a mãe segura a criança? Ela sustenta a cabeça e o tronco ou segura o bebê pela pelve?
2. A cabeça e o tronco da criança estão girados ou caídos sempre para o mesmo lado?
3. A criança estende os braços para segurar na mãe ou alcançar um brinquedo na linha mediana? Os braços ficam atrás do corpo com a escápula em adução ou estão fletidos e aduzidos contra o tronco?
4. No colo, a criança se lança para trás fazendo extensão do tronco ou cai para a frente fazendo flexão do tronco?
5. Como ficam os membros inferiores: estão em extensão e firme adução ou estão flácidos, em flexão e abdução?
6. Há movimentos isolados dos artelhos ou tornozelos, ou os tornozelos estão sempre em flexão plantar ou dorsiflexão? Os pés estão evertidos ou invertidos, e os artelhos estão abertos ou fortemente fletidos?

Esse tipo de análise por observação não se limita ao momento em que a criança está no colo dos pais. Quando ela chega em cadeira de rodas, outras perguntas podem ser adicionadas às informações básicas.

1. A criança impulsiona a cadeira de rodas sozinha ou precisa de ajuda?
2. Além de mobilidade, a cadeira de rodas oferece apoio postural total para os principais segmentos do corpo? Se os segmentos estão livres, sem apoio da cadeira de rodas, eles estão em bom alinhamento postural e se movem livremente?
3. A criança tende a se jogar para trás na cadeira, fazendo extensão do tronco? A pelve está em posição de báscula posterior ou anterior? Se a criança assume essas posturas, os membros também estão deslocados posteriormente ou rígidos?
4. A criança está sentada de modo simétrico, ou há assimetrias posturais significativas?
5. A criança parece confortável na cadeira?

Crianças com transtornos menos graves do movimento podem caminhar pela área de atendimento, e as per-

---

QUADRO 5.10 ▸ Organização para avaliação do bebê e da criança com paralisia cerebral (com base no Modelo de Avaliação do Método de Tratamento Neuroevolutivo)

Coleta de dados
Data de nascimento
Data da avaliação
Idade cronológica/idade ajustada
Motivo do encaminhamento
Histórico clínico relevante
Resumo sobre as funções (poucas frases)
Características ambientais e familiares
Fatores contextuais (condições e restrições à função)
Tecnologia auxiliar/equipamento adaptativo

Exame
Morfologia
Habilidades funcionais e capacidade de mudança
Controle motor grosso
Comunicação
Controle motor fino
Habilidades sociais/controle do comportamento
Resultados de testes objetivos
Observação da postura e do movimento
Revisão de sistema individual relacionado à função
Neuromuscular
Musculoesquelético
Sensorial
Respiratório
Cardiovascular
Tegumentar
Gastrintestinal
Perceptivo/cognitivo
Regulador

Avaliação
Enumerar competências do paciente
Áreas problemáticas
Comprometimento de sistemas
Postura e movimentos ineficazes
Limitações funcionais
Barreiras à participação
Analisar cada nível e a relação entre eles, criando o quadro das limitações funcionais do paciente
Analisar o potencial de mudança de acordo com as observações

Plano de tratamento
Especificar as metas previstas e resultados esperados (curto e longo prazos)
Especificar a frequência e a duração da intervenção
Estratégias de intervenção
Papel do paciente, da família e de outros profissionais médicos e educacionais
Programas individualizados conforme o caso
Medidas para promoção da saúde, bem-estar e forma física
Cronograma de acompanhamento

---

guntas a seguir serão úteis para avaliar a qualidade dos movimentos dessa criança capaz de caminhar.

1. A criança caminha com ou sem dispositivos de auxílio – andador, bengala, muletas?
2. A criança precisa de ajuda de outra pessoa para caminhar?
3. O padrão da marcha é estável, a criança caminha com segurança?
4. Quanto aos parâmetros temporais e espaciais da marcha – comprimento da passada, fase de apoio, fase de

balanço e base de sustentação – o padrão da marcha é geralmente simétrico ou assimétrico?

5. O tronco da criança cai em flexão lateral quando ela apoia peso sobre uma ou ambas as pernas, ou o tronco se mantém em extensão antigravitacional apropriada?

6. A criança tem padrão de marcha calcanhar–artelhos? Ao ficar em pé, a criança se apoia nos antepés?

7. Os quadris e joelhos ficam travados ou fixos em extensão na fase de apoio, ou caem pela ação da gravidade, ou são puxados para flexão com a criança em marcha agachada?

Além dessa observação geral da criança, o fisioterapeuta deve examinar os aspectos individuais das funções motoras durante a avaliação. O fisioterapeuta deve começar pelo nível de função apropriado para a idade e capacidade funcional da criança. A lista de posições a seguir serve de orientação para avaliar o controle funcional antigravitacional:

- Decúbito dorsal;
- Decúbito ventral;
- Decúbito lateral;
- Posições sentadas – pés no chão, pernas estendidas, de lado, pernas em arco;
- Quatro apoios;
- Ajoelhada;
- Semiajoelhada;
- Em pé;
- Caminhando.

Se a criança tiver habilidades mais avançadas, a avaliação deve ser ampliada para incluir:

- Subindo escadas;
- Subindo e descendo rampas e meio-fio;
- Em um pé só;
- Correndo;
- Pulando;
- Saltitando;
- Galopando;
- Saltando.

A criança restrita à cadeira de rodas deve ser observada quanto aos seguintes parâmetros:

- Alinhamento e mobilidade do corpo;
- Deslocamento do peso;
- Propulsão da cadeira de rodas;
- Controle da cadeira de rodas e de suas partes;
- Entrada e saída da cadeira de rodas.

Avaliação do controle postural

No passado, a postura era definida em termos de reflexos e facilitada por *feedback* sensorial controlado.[39] Os bebês eram avaliados quanto à presença, ausência e intensidade dos reflexos primitivos. Acreditava-se que os reflexos se "integravam" à medida que a criança se desenvolvia. Os fisioterapeutas usavam estimulação e *feedback* dos sistemas de endireitamento óptico, labiríntico, cervical, do corpo na cabeça e do corpo no corpo para facilitar respostas de equilíbrio e endireitamento normais em seus clientes.[39] No tratamento, os reflexos de nível mais baixo eram inibidos para diminuir o *feedback* sensorial anormal e facilitar o surgimento e integração das respostas de equilíbrio e endireitamento.

Segundo estudos mais recentes sobre motricidade, já não se acredita que o sistema motor humano funcione com base em um modelo hierárquico. Atualmente, existem vários modelos usados para descrever a organização e as funções do sistema nervoso.[39]

Na avaliação do controle postural do bebê e da criança com PC, é importante entender diversos conceitos. Os ajustes posturais são estratégias que a criança emprega antes de um movimento funcional para aumentar sua estabilidade pela mudança da base de apoio ou aumento da ativação muscular em torno das articulações.[40] Essas alterações representam um preparo para uma tarefa específica previamente aprendida. A criança recebeu uma informação sensorial (*feedback*) ao completar previamente aquela tarefa e emprega ajustes posturais necessários para realizá-la do modo mais eficaz e eficiente. Por exemplo, sentado no chão, o bebê vê um brinquedo que está ao lado e tenta alcançá-lo. Se o objeto estiver muito longe da sua base de apoio, o bebê poderá cair ao tentar apanhá-lo. Na próxima tentativa, ele ajustará sua base de apoio e sua ativação muscular para pegar o brinquedo sem cair.

Nos ajustes posturais para o movimento, ocorre antecipação (*feed-forward*) como resultado do aprendizado pela experiência.[39] O ajuste da postura se faz por meio da ativação de músculos em torno de uma ou mais articulações, sem movimento evidente, em preparação para a tarefa. As atuais ciências da motricidade enfatizam a importância da antecipação (*feed-forward*) no controle postural e nos movimentos.[40] A antecipação é aprendida por tentativa e erro, como ilustrado no exemplo, deve partir da criança e ser orientada para uma meta ou tarefa. O controle postural é aprendido de modo específico para cada tarefa, em diversas condições ambientais.[40] O aprendizado motor ocorre quando a criança está ativamente envolvida na sessão e progride, do uso exclusivo das respostas de *feedback* para o controle por antecipação.[39] Por exemplo, ao manusear e brincar com objetos, a criança percebe suas propriedades táteis e proprioceptivas (*feedback*). Dessa forma, ela prepara sua mão para futuras tarefas mais refinadas de alcance e preensão de objetos.

Ao avaliar o controle postural da criança, é importante procurar responder às seguintes perguntas:

- A criança usa meios variados de transição entre posturas ou apenas opções estereotipadas?

- A criança faz pressão ativamente sobre a superfície de apoio com a pelve ou os membros?
- A criança consegue repetir movimentos ou tarefas e fazer pequenas mudanças em seu desempenho motor?

Avaliação do tônus postural

O termo clínico "tônus" descreve problemas de espasticidade e extensibilidade anormal. O tônus anormalmente acentuado pode ser causado por espasticidade, uma hiperatividade dependente de velocidade, que é proporcional à velocidade imposta ao movimento do membro.[10]

Os médicos tendem a usar o termo "tônus" para descrever como sentem um músculo ou grupo muscular em sua mão ao mover as articulações de uma parte do corpo em determinada amplitude. A sensação de um tônus anormalmente elevado pode resultar da hipoextensibilidade do músculo por características mecânicas anormais.[10] Esse mesmo músculo pode apresentar maior rigidez se exigir mais força do que a normalmente esperada para produzir uma mudança de comprimento.

Os sinais de tônus aumentado incluem rigidez distal (punho cerrado ou artelhos fletidos), dificuldade de mover um segmento corporal na amplitude total, postura assimétrica, lábios e língua retraídos etc. Os sinais de tônus diminuído incluem queda excessiva de segmentos corporais, perda do alinhamento postural e incapacidade de sustentar uma postura contra a gravidade. A criança também pode apresentar flutuação do quadro, percebida como aumento e diminuição do tônus muscular. Os dois tipos mais conhecidos de PC que exibem flutuação do tônus muscular são a atetose e a ataxia.

Avaliação musculoesquelética

O encurtamento persistente de um músculo ou grupo muscular sem a devida ativação dos antagonistas – como resultado de espasticidade, maior ou menor rigidez, fraqueza ou posicionamento estático – acarreta para a criança um risco de contraturas de tecidos moles e, com o tempo, deformidade óssea. Ao conhecer a sequência habitualmente observada no desenvolvimento motor atípico e as suas consequências para a postura e o movimento, o fisioterapeuta deve ficar atento a áreas de risco de contratura e deformidade.

Goniometria

A AM deve ser medida com um goniômetro nas articulações com limitação de movimento. Os resultados devem ser claramente documentados para permitir comparações futuras. Músculos biarticulares devem ser examinados e alongados em ambas as articulações para que sejam tomadas as medidas. O membro da criança deve ser levado lentamente ao longo da AM para evitar provocar um reflexo de estiramento. O primeiro "bloqueio" ou enrijecimento do músculo é a amplitude funcional da criança para realizar as tarefas. Essa é a amplitude que a criança consegue alcançar funcionalmente. O fisioterapeuta pode alongar o músculo lenta e cuidadosamente além desse ponto, até o segundo "bloqueio" ou amplitude absoluta. Esse é o comprimento real do músculo, mas a criança não consegue acessar ativamente o músculo além da amplitude funcional. O fisioterapeuta deve trabalhar com a criança e seus cuidadores para aproximar ao máximo esses valores, ou seja, a amplitude funcional da absoluta.

Avaliação da coluna

A mobilidade da coluna em todos os planos é necessária para o alinhamento correto, para garantir movimentos suaves e simétricos da coluna e total AM dos membros. Testar os movimentos ativos e passivos do tronco da criança é parte essencial da avaliação. A flexão passiva da coluna pode ser avaliada com a criança em decúbito dorsal, arredondando-se a coluna, levando os joelhos da criança até o peito. Observe se os processos espinhosos aparecem de modo homogêneo ao longo da coluna da criança. Essa é uma flexão suave da coluna vertebral. Um trecho plano, onde não se veem ou estão menos evidentes os processos espinhosos, indica diminuição da flexão da coluna. Extensão, flexão lateral e rotação da coluna são mais facilmente avaliadas na posição sentada. A pelve deve ser estabilizada pelo fisioterapeuta e o tronco deve ser conduzido pelos vários movimentos. Observe a suavidade, a amplitude final e o aspecto final do movimento, a simetria do tronco e quanto cada articulação da coluna vertebral se move. Bebês e crianças com PC costumam apresentar hipertonia e encurtamento dos músculos extensores cervicais e lombares. O movimento de extensão torácica pode ser limitado pelo encurtamento do reto do abdome e dos músculos intercostais.

O fisioterapeuta precisa documentar qualquer desvio da normalidade nas curvaturas da coluna. Observe se há escoliose e cifose ou lordose excessivas e se as curvaturas são estruturais ou funcionais.

Movimento do tórax

Uma preocupação especial na criança com PC é o movimento coordenado do tórax que ocorre durante o ciclo respiratório. Em bebês com menos de 6 meses de vida que se desenvolvem normalmente, o ângulo entre as costelas e a coluna é de aproximadamente 90 graus. À medida que a criança desenvolve o controle da cabeça e do tronco e começa a adotar uma postura mais ereta, essa relação de 90 graus se modifica. Em razão da gravidade e das forças de resistência a ela na musculatura axial, as costelas começam a apresentar um declive da parte posterior para a anterior. Esse declive aumenta a capacidade de expansão de diâmetro do tórax, tanto no sentido anteroposterior (braço de bomba) quanto no sentido lateral (alça de balde). Além dessa capacidade de modificar o volume de ar inspirado, os músculos torácicos (intercostais externos) e abdominais (oblíquos) atuam para fixar a caixa torácica. Essa fixação facilita uma contração mais completa do diafragma, aumentando, dessa forma, o volume do pulmão. A maioria das crianças com PC tende a ter hipotonia proximal. Elas também costumam ter menor equilíbrio ativo dos flexores e extensores do tronco quando em posição ereta, e dificuldade de sustentar os músculos posturais. Consequentemente, há diferenças no movimento da parede torácica durante a inspiração. Primeiramente, o declive das costelas nunca se faz por completo, o que diminui a vantagem mecânica dos movimentos de braço de bomba e alça de balde durante a inspiração. Em segundo lugar, sem o tônus muscular necessário para estabilizar a caixa torácica, as fibras do diafragma, particularmente as fibras esternais, exercem uma função quase paradoxal, ou seja, causam depressão do processo xifoide e do esterno durante a inspiração. A falta de expansão torácica, aliada à depressão do esterno, causa movimentos respiratórios superficiais. A vocalização tem curta duração e intensidade baixa em razão da falta de suporte respiratório. O exame da excursão do tórax durante a respiração é uma etapa crítica na avaliação motora da criança com PC. A função respiratória deve ser avaliada com a criança em várias posições funcionais. O fisioterapeuta deve utilizar intervenções que visem a melhorar o controle postural em todo o tronco. Deve especificamente facilitar os músculos do sistema postural, tanto os extensores quanto os flexores axiais, em especial os músculos oblíquos do abdome que ajudam na expiração forçada necessária para tossir e espirrar.

Avaliação da cintura escapular e do membro superior

A criança com PC que apresenta excessiva extensão axial e pouca ativação dos flexores da cabeça e dos músculos abdominais provavelmente terá encurtamento e limitação de movimentos da cintura escapular. O encurtamento do peitoral maior já está presente nos primeiros meses de vida, pois o bebê nunca chega a ter uma capacidade adequada de apoiar peso no membro superior em decúbito ventral para alongar o peitoral a partir do nascimento. Ele também não desenvolve a estabilidade escapular dinâmica e a escápula se fixa em rotação descendente, com a ponta voltada para a frente. Essas posições fixas restringirão o movimento das articulações esternoclavicular e acromioclavicular.[37] A criança com PC tende a ter limitação dos movimentos de flexão passiva, abdução e rotação lateral do ombro. A elevação do ombro, que é usada para estabilizar a cabeça, aliada à excessiva cifose da região torácica da coluna, pode produzir limitação do movimento escapulotorácico necessário para abaixamento do ombro. Deslocando-se em sentido distal, o fisioterapeuta costuma encontrar limitações da extensão do cotovelo, supinação do antebraço e extensão do punho e dos dedos.

Exame do quadril e da pelve

A criança com PC, principalmente a que tem diplegia ou quadriplegia espástica, costuma apresentar encurtamento dos flexores, adutores e rotadores internos do quadril, com consequente limitação da extensão, abdução e rotação lateral do quadril. O teste de Thomas é usado para identificar a contratura em flexão do quadril. Os movimentos de abdução e adução do quadril devem ser avaliados com o quadril e o joelho estendidos. A rotação medial e lateral do quadril deve ser medida com o bebê ou criança em decúbito ventral, quadris estendidos e joelhos flexionados.

Crianças com hipertonia em flexores, adutores e rotadores mediais do quadril podem apresentar subluxação ou luxação dos quadris. A subluxação do quadril é difícil de se avaliar pelo exame físico. Deve-se suspeitar de subluxação/luxação do quadril quando existe abdução do quadril, já que a AM é limitada em crianças pequenas. A medida mais importante a ser monitorada pelo fisioterapeuta é a da abdução do quadril com o joelho e o quadril em extensão. Qualquer criança abaixo dos 8 anos de idade com abdução do quadril menor que 45 graus em qualquer lado deve ser encaminhada a um cirurgião ortopédico para avaliação.[10] Na criança com suspeita de subluxação/luxação unilateral do quadril também se pode observar uma discrepância aparente no comprimento das pernas. O quadril subluxado ou luxado é geralmente mais curto que o quadril mais "normal", já que a grande maioria das subluxações é superior e posterior.[10,41]

Anteversão do fêmur

A anteversão do fêmur é uma torção ou rotação medial da diáfise em relação ao colo do fêmur. Outros termos que podem ser usados como sinônimos da anteversão do fêmur são: torção femoral fetal e persistência do alinhamento fetal do quadril.

Ao nascimento, o bebê tem aproximadamente 40 graus de anteversão do fêmur, medidos no ângulo do eixo transcondilar com o eixo do colo do fêmur. O recém-nascido ainda tem 25 graus de flexão por contratura do quadril resultante da posição intrauterina e do tônus flexor fisiológico. Na progressão do desenvolvimento normal, os flexores do quadril se alongam pela força da gravidade quando a criança está em decúbito ventral ou dorsal. A extensão e a rotação lateral ativas do quadril tracionam a cápsula anterior da articulação do quadril, produzindo um torque ou sobrecarga de torção que diminui a anteversão presente ao nascimento.[42] Além dos efeitos da tração da cápsula do quadril, os extensores e rotadores externos do quadril se inserem junto à placa proximal de crescimento do fêmur. Quando ativados, os extensores e rotadores externos exercem tração sobre a placa e ajudam a diminuir a torção do fêmur. O resultado dessas diversas forças é que os 15 graus de anteversão femoral do adulto se estabelecem aos 16 anos de idade.[43,44] A anteversão do fêmur é comprovada por radiografias biplanares. Pode-se suspeitar de anteversão com base em um simples teste clínico. O teste de rotação medial e lateral do quadril é feito com o quadril posicionado em extensão (ou seja, com a criança em decúbito ventral e os joelhos flexionados). Suspeita-se de anteversão do fêmur quando a rotação lateral do quadril é substancialmente menor que a rotação medial.

O bebê ou criança com PC costuma ter hipertonia e encurtamento dos flexores, além de pouco controle dos extensores e dos rotadores laterais do quadril. Em 1969, Beals[45] estudou 40 crianças com PC e verificou que o grau de anteversão do fêmur ao nascimento era normal. No entanto, esse estudo também revelou que a anteversão não diminuiu no decorrer dos primeiros anos de vida, como ocorre nas crianças com desenvolvimento normal típico. Depois dos três anos de idade, não houve alteração significativa da anteversão, qualquer que fosse a idade ou condição de deambulação. A amostragem de crianças com PC tinha, em média, 14 graus a mais de anteversão do que as crianças sem PC.[45]

Staheli e associados[46] observaram maiores ângulos de anteversão do fêmur no membro envolvido do que no membro não comprometido, em um grupo de crianças com PC. Esse achado pode ser facilmente explicado pela fraqueza dos extensores e rotadores laterais do quadril, o que impede a redução da anteversão observada no desenvolvimento normal.

Exame do joelho

A criança com PC pode ter limitação dos movimentos de flexão ou extensão do joelho resultante do comprimento inadequado dos músculos quadríceps ou isquiotibiais. O comprimento dos isquiotibiais medial e lateral e do reto femoral, que são biarticulares, deve ser avaliado pelo alongamento do joelho e do quadril. A elevação passiva da perna estendida ou a medida do ângulo poplíteo irão indicar o grau de tensão dos isquiotibiais. Se essa tensão for excessiva, a criança poderá ser incapaz de se sentar sobre o ísquio com flexão de 90 graus do quadril, e o comprimento da passada durante a marcha também poderá ficar limitado.

O encurtamento do quadríceps, que limita a flexão do joelho, pode ser identificado pela posição da patela acima da altura normal e pelo grau de flexão do joelho com a criança em decúbito ventral.

Torção tibial

A torção tibial (versão da tíbia) descreve um movimento de giro da tíbia sobre seu eixo longitudinal, de modo que a perna sofre rotação medial ou lateral. O ângulo de torção específico pode ser determinado de duas maneiras: (1) pela intersecção de uma linha traçada verticalmente a partir da tuberosidade da tíbia e a linha que passa pelos maléolos e (2) pelo ângulo coxa-pé, entre o eixo transmaleolar e a coxa, em decúbito ventral (Fig. 5.2).

Assim como o fêmur, a tíbia também sofre alterações de torção no decorrer do desenvolvimento. Ao nascimento, no plano frontal, os maléolos são paralelos. Durante o período de lactente e a primeira infância, a tíbia sofre rotação lateral, o que coloca o maléolo lateral em posição relativamente posterior ao maléolo medial. O "desenrolar" da tíbia, ou sua progressão de uma torção relativa medial para lateral, pode ser atribuído a mudanças nas forças que incidem sobre a tíbia, decorrentes da diminuição da anteversão do fêmur à medida que a criança cresce. Como já discutido, a anteversão femoral não diminui normalmente com o crescimento, o que em geral resulta em torção tibial lateral compensatória, a fim de manter o pé voltado para a frente.

Exame do pé

A dorsiflexão do tornozelo é normalmente limitada na criança com PC e deve ser avaliada com a articulação subtalar mantida em posição neutra. O alinhamento neutro evitará a hipermobilidade do antepé, permitindo, ao mesmo tempo, a excursão do retropé.[47]

O movimento do mediotarso pode ser avaliado estabilizando-se o retropé com uma das mãos e produzindo movimentos passivos de supinação e pronação do antepé com a outra mão. Os artelhos devem estar retos e móveis,

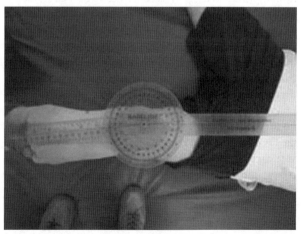

FIGURA 5.2 ▸ Ângulo coxa-pé (olhando-se para baixo, na direção da coxa).

com cerca de 90 graus de extensão disponíveis na primeira articulação metatarsofalangeana.

Com a criança em pé, o calcâneo deve estar vertical ou ligeiramente invertido em relação ao terço inferior da perna. As crianças devem começar a apresentar um arco longitudinal com 3,5 a 4 anos de idade. A depressão do arco longitudinal medial é causada pela adução e flexão plantar do tálus, com eversão relativa do calcâneo. Esse alinhamento também está associado à rotação medial do membro inferior. Outro mecanismo de mau alinhamento na posição em pé ocorre em crianças que apresentam hipertonia em extensão, incluindo a flexão plantar. O calcâneo, nesses casos, costuma se manter em algum grau de flexão plantar e não participa, verdadeiramente, do apoio de peso. O tálus permanece em flexão plantar e, "aparentemente, apoia todo o peso", sendo a pronação obtida por hipermobilidade em extensão das articulações do mediotarso.[47,48] Esses dois mecanismos devem ser cuidadosamente examinados ao se considerar o uso de órteses para apoio vertical ou deambulação.

Discrepância de comprimento das pernas

A medida de comprimento das pernas deve ser feita em decúbito dorsal com a pelve nivelada em todos os planos, os quadris em rotação neutra, em abdução ou adução, e os joelhos totalmente estendidos.

As medidas são tomadas da espinha ilíaca anterossuperior até a face distal do maléolo medial.

Staheli et al.[46] estudaram a desigualdade de comprimento das pernas em 50 crianças com hemiparesia espástica. Das 16 crianças acima de 11 anos de idade, 70% tinham discrepância significativa de comprimento das pernas. Dez crianças tinham discrepância de 1 cm ou mais, e duas tinham discrepância maior que 2 cm entre o membro acometido e o não acometido.

Alguns autores discordam da correção da discrepância de comprimento das pernas com calçado de sola elevada.[42] No entanto, crianças com PC que apresentam assimetria de tônus, ativação muscular, postura e movimento correm risco ainda maior de encurtamento muscular e escoliose, quando existe discrepância de comprimento das pernas. Essas crianças tentam equalizar o comprimento caminhando com o membro mais curto em flexão plantar, o calcanhar fora do chão e, assim, mantendo os flexores plantares do tornozelo em uma posição permanentemente encurtada. O comprimento das pernas na posição de apoio de peso vertical deve ser equalizado logo que possível para facilitar o crescimento paralelo dos ossos longos da criança. Quando for usada uma palmilha elevada completa para corrigir a discrepância, a criança deve ser avaliada na posição em pé quanto à simetria das espinhas ilíacas posteriores, superoanteriores e cristas ilíacas. Quando a criança usa uma órtese, a espessura da palmilha de elevação deve ser determinada levando-se em conta a espessura da órtese. A elevação pode ser obtida com palmilhas ou com calçados de sola elevada, ambos de custo relativamente baixo.

Marcha

Uma das perguntas mais frequentes dos pais e cuidadores quando ficam sabendo que seu filho tem PC é: "Quando meu filho irá andar?" Andar é uma das mais complexas funções humanas, o que torna muito difícil fazer essa previsão em bebês com PC. Segundo uma revisão de Beckung et al.[49] que incluiu 10 mil crianças com PC na Europa, 54% delas andam sem dispositivo de auxílio, 16% usam um dispositivo e 30% não andam. O GMFCS também serve para estimar o potencial futuro de deambulação de crianças com PC. O GMFCS é um sistema válido e confiável, que classifica crianças com PC por sua atividade motora grossa específica para a idade.[50] O GMFCS descreve as principais características funcionais de crianças com menos de 2 anos de idade, de 2 a 4 anos, de 4 a 6 anos e de 6 a 12 anos de idade, com PC dentro de cada nível (ver Quadro 5.9). Rosenbaum et al.[50] usaram o GMFCS para ajudar médicos e cuidadores a observar o bebê/a criança e fazer previsões de mobilidade funcional com base nos resultados desse sistema. Eles plotaram em gráfico os padrões de desenvolvimento motor obtidos da observação longitudinal de 657 crianças com PC e acreditam que os resultados possam ajudar os pais a compreender as perspectivas de função motora grossa de seu filho com base na idade e no nível do GMFCS.[50] Esse pode ser um meio mais exato de prever as futuras habilidades de deambulação, em relação a parâmetros que foram usados no passado como o acompanhamento da aquisição de certas habilidades motoras, como sentar-se sozinho aos 2 anos de idade.[51]

É muito útil entender a marcha típica e como os comprometimentos da criança com PC influenciam sua capacidade de deambular. Não pertence ao escopo deste capítulo uma revisão sobre a marcha normal, porém os autores recomendam enfaticamente o livro *Gait Analysis*, de Jacquelin Perry e Judith Burnfield.[52] Os pré-requisitos da marcha normal, em ordem de prioridade, são: (1) membros inferiores estáveis na fase de apoio, (2) retirada do pé do solo na fase de balanço, (3) posicionamento adequado do pé em dorsiflexão no balanço terminal, (4) comprimento adequado da passada e (5) máxima conservação de energia.[52,53] O dano ao sistema nervoso central (SNC) causa perda do controle motor seletivo, tônus muscular anormal, desequilíbrio entre músculos agonistas e antagonistas e poucas reações de equilíbrio. Consequentemente, muitos desses pré-requisitos da marcha normal ou todos eles estão ausentes na criança com PC.[53]

Análise da marcha por observação

A análise instrumental da marcha é o padrão-ouro de avaliação da mecânica da marcha na criança com PC. Os componentes de uma análise completa da marcha incluem cinemática, cinética, dados eletromiográficos, gravações em vídeo, gasto de energia e observação clínica.[53] O laboratório de análise da marcha usa câmeras ligadas a um computador para rastrear marcadores reflexivos em partes específicas do corpo da criança à medida que ela caminha ao longo de uma passarela. As câmeras enviam informações digitalizadas ao computador a respeito da trajetória de cada marcador em três dimensões. Ao serem analisados, esses dados fornecem informações cinemáticas, como o movimento espacial das várias articulações do corpo.[53] Placas de pressão embutidas no piso do laboratório registram informações cinéticas, como a força de reação ao solo, a potência e o momento articulares à medida que o paciente caminha sobre elas. As informações reunidas de todas as partes da análise da marcha são apresentadas na forma de dados numéricos e gráficos para que o clínico possa interpretá-los e aplicar o tratamento adequado.

Infelizmente, nem todo fisioterapeuta tem acesso a laboratórios de ponta para análise instrumental da marcha. A análise da marcha por observação detalhada pode ser muito efetiva para documentar muitas das anormalidades da marcha descritas anteriormente. No início do aprendizado da avaliação da marcha em crianças com PC, um vídeo da criança caminhando pode ser extremamente útil. Observe a marcha pela frente, pelas costas e a partir de cada lado. A criança deve estar descalça e de *short*, para permitir a visualização da coxa, do joelho, da parte inferior da perna, tornozelo e pé. É melhor observar uma região corporal por vez, passando por diversos ciclos de marcha antes de avançar para a próxima região. Primeiramente, observe a posição do pé no contato inicial. O contato é de calcanhar, total ou de antepé? Na fase de apoio médio, os artelhos apontam para fora ou para dentro (ângulo de progressão do pé externo ou interno)? Identifique o alinhamento do pé na fase de impulso (posição em varo ou valgo) ao observar a marcha pela frente e pelo lado. Examine a região do joelho/coxa e observe a criança lateralmente quanto ao grau de flexão e extensão do joelho durante a fase de balanço e quanto ao ângulo/estabilidade do joelho durante a fase de apoio. O joelho está em flexão excessiva ou hiperextensão durante a fase de apoio? O joelho é suficientemente flexionado durante a fase de balanço para evitar que os artelhos se arrastem no chão? Observe a criança pela frente quanto à posição dos joelhos durante as fases de apoio e de balanço. O joelho fica valgo durante as fases de apoio e de balanço? As faces mediais dos joelhos se tocam? Observe os quadris pelo lado, verifique o grau de flexão do quadril na fase de balanço final e a extensão do quadril na fase de impulso. Na fase de apoio final, a criança consegue fazer extensão do quadril ou ele permanece em flexão? A criança hiperflexiona ou abduz o quadril durante a fase de balanço? Ao observar a pelve e a coluna, concentre-se na báscula pélvica, na rotação da pelve, na lordose e no alinhamento do tronco durante todas as fases da marcha. Há uma báscula pélvica anterior excessiva com aumento da lordose lombar no decorrer do ciclo da marcha? A criança precisa girar excessivamente a pelve e o tronco para auxiliar o balanço do membro inferior? O paciente eleva a pelve para evitar que os artelhos se arrastem no chão? Por fim, observe a cabeça, os braços e o tronco (segmento CBT). A cabeça e o tronco são flexionados para um dos lados durante o balanço do lado oposto? Os braços oscilam normalmente ou permanecem em postura fixa? Uma vez finalizada a observação de cada local, observe o movimento do corpo como um todo, sem se concentrar em uma região específica, a fim de identificar outras características importantes da marcha, como velocidade, fluidez do movimento e comprimento e largura da passada.

Desvios comuns da marcha

Na discussão sobre marcha e desvios da marcha, é importante compreender a relação que existe entre os problemas primários da marcha e sua etiologia de base. Na Tabela 5.2, encontra-se uma lista dos desvios mais comuns da marcha observados em crianças com PC e as causas primárias desses desvios. Os desvios da marcha em crianças com PC costumam ter quatro causas principais: (1) fraqueza, (2) alinhamento anormal dos ossos, (3) contratura muscular e (4) espasticidade.[53,54] Em razão da resposta de estiramento hiperativa de músculos essenciais para a marcha, a espasticidade desses músculos pode inibir o movimento por contraí-los prematuramente, o que resulta em ação muscular inapropriada e prolongada.[54] À medida que a criança com PC capaz de caminhar cresce e amadurece, o tônus anormal e a fraqueza muscular subjacente causam alterações esqueléticas que levam a mau alinhamento e contratura das articulações. Como a maioria das crianças com PC tem tanto espasticidade quanto fraqueza em mais de um músculo, essas crianças costumam ter múltiplas anormalidades da marcha. A seguir, descreveremos os vários padrões de marcha clássicos que caracterizam os diferentes tipos de PC.

Marcha hemiplégica

Quase todas as crianças com PC hemiplégica conseguirão andar e a grande maioria terá capacidade de deambulação funcional. Na verdade, a maioria será capaz de caminhar de modo independente, sem dispositivos de auxílio, por volta dos 15 aos 24 meses de idade.[3] Crianças com quadros graves de PC hemiplégica, com anormalidades no lado acometido, acima do joelho, e discreto aumento de tônus e/ou fraqueza muscular no lado "não acometido" podem só começar a andar por volta dos três anos de idade.[10] Beckung et al.[49] constataram que apenas 3% das crianças com PC hemiplégica não andam aos 5 anos de idade. A ocorrência de comprometimento intelectual grave foi

TABELA 5.2 ▸ Desvios da marcha e suas causas de base

Problema	Causa(s) primária(s)
Pelve	
Báscula anterior da pelve	Contratura dos flexores/fraqueza dos extensores do quadril
Rotação aumentada	Diminuição da fase de impulso do gastrocnêmio, rigidez do quadril, fraqueza dos flexores do quadril
Queda da pelve no lado do balanço	Fraqueza dos abdutores do quadril
Quadril	
Flexão diminuída	Contratura dos isquiotibiais ou dos glúteos
	Flexores plantares fracos durante a fase de impulso
	Flexores do quadril fracos
Extensão diminuída (na fase de apoio)	Contratura dos flexores do quadril e dos flexores do joelho
Abdução aumentada	Músculos adutores fracos; contratura dos abdutores
Adução aumentada	Contratura/aumento do tônus dos adutores
Rotação medial aumentada	Anteversão do fêmur; aumento do tônus e/ou contratura dos rotadores mediais; compensação com rotação lateral da tíbia
Rotação lateral aumentada	Retroversão do fêmur; aumento do tônus ou contratura dos rotadores externos; compensação com torção medial da tíbia
Joelho	
Flexão aumentada no contato inicial	Contratura em flexão do joelho; tônus dos isquiotibiais; choque da ponta do pé por tônus dos flexores plantares
Flexão diminuída no contato inicial	Isquiotibiais e quadríceps fracos
Hiperextensão de joelho na fase de apoio médio	Fraqueza e aumento do tônus do gastrocnêmio; fraqueza dos isquiotibiais
Marcha agachada (flexão do quadril e do joelho na fase de apoio)	Contratura do joelho; contratura dos isquiotibiais e flexores do quadril; falta de equilíbrio; pé plano valgo grave; tornozelo equino
Marcha com joelho rígido	Aumento do tônus do reto femoral; rigidez do joelho e contratura do quadríceps; fraca fase de impulso do gastrocnêmio
Marcha em salto (flexão do joelho na fase de apoio inicial)	Hipertonia dos isquiotibiais
Pé	
Pé equino no contato inicial	Contratura do gastrocnêmio/sóleo; hiperatividade do gastrocnêmio; fraqueza dos dorsiflexores
Menor potência da fase de impulso	Fraqueza do gastrocnêmio/sóleo; pé plano valgo grave bilateral
Desvio interno do pé (progressão interna do pé)	Torção tibial medial; pés varos
Desvio externo do pé (progressão externa do pé)	Torção tibial lateral; fraqueza muscular grave; falta de equilíbrio

Extraída de Miller F. *Cerebral Palsy*. Nova York, NY: Springer-Verlag, Inc; 2005:338.

apontada como o mais importante fator preditivo da incapacidade de andar aos 5 anos, aumentando esse risco em 56 vezes.[49] Antes dos 2 anos de idade, a maioria das crianças com PC hemiplégica caminha com apoio no antepé bilateral ou tem um padrão de marcha com pé plano valgo e apoio total.[10] As espasticidades dos gastrocnêmios é o comprometimento neuromuscular primário em ambos os casos e, à medida que o encurtamento/contratura evolui, quase todas as crianças com PC hemiplégica caminharão nas pontas dos pés se não houver intervenção por órteses.[10] Com o tempo, a hiperatividade dos tibiais anterior e posterior também fará com que os pés se voltem para dentro, na posição de equinovaro. Ao se observar a marcha de uma criança com PC hemiplégica, a característica mais evidente é o deslocamento assimétrico do peso para o lado acometido. No decorrer do ciclo da marca, o membro superior comprometido costuma ficar posicionado em retração escapular e a pelve em rotação posterior, quando comparados ao ombro e à pelve contralaterais. A oscilação do membro superior também costuma ocorrer apenas no lado não acometido e o membro superior envolvido fica em posição de hiperextensão do ombro e flexão do cotovelo.

Os desvios da marcha relativos ao membro inferior podem variar muito entre pacientes com hemiplegia espástica, mas há quatro padrões distintos descritos em crianças por Winters et al.[55] O tipo 1, que tem o menor grau de comprometimento, apresenta queda do pé na fase de balanço da marcha, mas a dorsiflexão na amplitude de movimento passivo (AMP) é normal. Esses pacientes também têm maior flexão do joelho na fase de balanço final, no contato inicial e na resposta à carga. A hiperflexão do quadril durante o balanço e o aumento da lordose são outras compensações comuns nesse grupo. O tratamento desse grupo de pacientes geralmente inclui tala *leaf spring* ou órtese tornozelo-pé (OTP) articulada e fortalecimento do tibial anterior no lado afetado. O tipo 2, que é o subtipo mais comum, tem como característica a flexão plantar durante todo o ciclo da marcha, joelho em extensão total ou em hiperextensão na fase de apoio e hiperflexão do quadril com acentuação da lordose. A contratura do tríceps sural impede a tíbia de se mover para a frente, sobre o pé, durante a fase de apoio, o que resulta em extensão ou hiperextensão do joelho nas fases de apoio intermediária e final. O resultado é uma limitação do avanço do tronco e assim, para manter o centro de gravidade acima do pé, a criança precisa hiperflexionar o quadril e estender a parte lombar da coluna. O tratamento precoce desses desvios da marcha inclui alongamento dos gastrocnêmios, OTP articulada com trava apropriada de flexão plantar a fim de prevenir a hiperextensão do joelho e injeções de toxina botulínica do tipo A (BTX-A, na sigla em inglês) nos gastrocnêmios.[56] Se a criança desenvolver uma contratura do tendão do calcâneo que impeça o ajuste da OTP, o tratamento em geral consiste no alongamento do tendão na fase escolar inicial, com ou sem uso de OTP articulada posteriormente.[10,56] Os tipos 1 e 2 costumam ter uma ligeira discrepância, de 1 a 2 cm, entre os membros inferiores. Essa assimetria não deve ser corrigida com calçado de sola elevada, pois isso provavelmente causará problemas para liberar o antepé durante a fase de balanço do lado acometido.[10]

Além dos desvios de marcha citados, o tipo 3 apresenta menor mobilidade do joelho, especialmente durante a fase de balanço, em razão da cocontração do quadríceps e dos isquiotibiais. O tratamento da disfunção da marcha do tipo 3 é semelhante ao do tipo 2, acrescentando-se o alongamento intensivo dos isquiotibiais, BTX ou alongamento muscular nos casos de hiperatividade/contratura dos tendões dos isquiotibiais. O tipo 4, que tem o comprometimento mais acentuado, apresenta também restrição ao movimento do quadril por hiperatividade do iliopsoas e dos adutores do quadril, que impede a extensão completa do quadril na fase de apoio final.[55] Não é raro que crianças desse grupo sejam submetidas a dois ou três procedimentos de alongamento dos gastrocnêmios e dos isquiotibiais, em razão do aumento mais significativo do tônus e das contraturas musculares. Essas crianças costumam evoluir para uma significativa anteversão femoral que requer osteotomia de desrotação. Também é importante ressaltar que crianças com o tipo 4 geralmente têm discrepância significativa entre os membros inferiores e podem necessitar de calçado elevado.[10] Além das constatações de Winter et al.[55], uma análise mais recente da marcha na PC determinou que as anormalidades mais comuns em crianças

com marcha hemiplégica são pé equino (64%), joelho rígido (56%), desvio interno do pé (54%), hiperflexão do quadril (48%) e marcha agachada (47%).[57]

Marcha diplégica

Assim como ocorre com as crianças com PC hemiplégica, os padrões de marcha nos casos de diplegia podem variar muito, dependendo do grau de comprometimento. Geralmente, as crianças com PC espástica diplégica andam com cerca de metade da velocidade das crianças sem PC.[58] Ao contrário do que ocorre na hemiplegia, poucas crianças com PC diplégica têm apenas comprometimento do tornozelo. A grande maioria dessas crianças tem algum envolvimento do quadril, joelho e tornozelo. Apesar do maior grau de comprometimento, a maioria das crianças com PC diplégica consegue caminhar de modo independente, embora as que têm quadros mais graves necessitem de órteses tornozelo-pé moldadas (OTPM) e de um dispositivo auxiliar, como muletas canadenses ou andador posterior.

Deformidades dos ossos longos da perna e do pé são comuns em crianças com PC diplégica.[56] Como os músculos do membro inferior trabalham melhor quando todos os ossos estão em linha com a progressão da marcha, a efetividade muscular diminui nos casos de mau alinhamento ósseo. Essa disfunção costuma ser chamada "doença do braço de alavanca".[56]

Uma combinação comum de deformidades ósseas em crianças com PC diplégica que resulta em doença do braço de alavanca é a rotação medial do fêmur (anteversão), torção lateral da tíbia e colapso do mediopé.[56] À medida que essas deformidades ósseas progridem juntas, o glúteo médio, já enfraquecido, torna-se ainda menos eficaz no controle da rotação medial do quadril, e os flexores plantares têm capacidade limitada de controlar a progressão da tíbia sobre o pé na fase de apoio. Tudo isso provoca mais rotação medial dos quadris e queda do tornozelo em dorsiflexão excessiva na fase de apoio, além de hiperflexão do joelho e do quadril. Como resultado, o pé cai para uma posição mais acentuada de plano valgo, que é a deformidade mais comum do pé em crianças com PC diplégica.

Assim como na PC hemiplégica, há vários padrões de marcha comuns às crianças com PC diplégica. Os desvios da marcha mais comuns incluem joelho rígido (88%), marcha agachada (74%), hiperflexão do quadril (66%), desvio interno do pé (66%) e pé equino (58%).[57] A seguir, apresentamos uma descrição de vários desvios comuns da marcha observados nesse grupo de pacientes.

Pé equino

Quando a criança com PC diplégica começa a andar, a espasticidade dos gastrocnêmios geralmente causa um padrão de marcha do tipo pé equino, com o tornozelo em flexão plantar durante toda a fase de apoio, os quadris e joelhos estendidos. Às vezes, a criança hiperestende os joelhos para trazer os calcanhares até o chão, o que esconde o pé equino. Costuma-se usar BTX-A para diminuir a espasticidade dessas crianças e melhorar a estabilidade na fase de apoio. Nesses pacientes, as OTP fixas ou articuladas são o recurso de escolha.[56]

Pé plano valgo

O pé plano valgo se caracteriza por um pé equino no retropé com pronação do antepé e do mediopé.[59] O pé plano valgo é causado, primariamente, pela fraqueza muscular dos flexores plantares, incluindo o tibial posterior, sendo exacerbado pela "doença do braço de alavanca" descrita anteriormente no tópico "Marcha". O mau alinhamento do pé plano valgo mantém o mediopé e o antepé em posição "destravada", diminuindo a estabilidade na fase de apoio médio. Frequentemente, o resultado é uma sobrecarga excessiva da região medial plantar do pé. A capacidade geradora de força dos músculos tibiais anterior e tríceps sural já enfraquecidos diminui ainda mais por conta do mau alinhamento do mediopé e do antepé. Essa disfunção muscular provoca uma queda ainda maior do pé para a posição de pé plano valgo durante as fases de apoio médio e final, impossibilitando a fase de impulso. Hálus valgo, retropé valgo e torção lateral da tíbia são frequentemente associados à deformidade do tipo pé plano valgo. Também é comum se observar associação de pé plano valgo com marcha agachada, descrita a seguir.

Marcha agachada

A marcha agachada, com os joelhos e quadris flexionados durante toda a marcha, pode ser observada após estirões de crescimento em crianças com PC diplégica.[10] Como os músculos da criança com PC são mais fracos e têm menos AM articular, à medida que a criança ganha peso, torna-se cada vez mais difícil manter a dorsiflexão, a extensão do quadril e a extensão do joelho normais na posição em pé e durante a marcha. Geralmente, esse padrão de marcha agachada começa como um quadro secundário à hiperatividade dos isquiotibiais na fase de apoio, fraqueza do quadríceps e do tríceps sural.[54] Na marcha, os flexores plantares são cruciais para manter a extensão do joelho. Durante a marcha normal, o sóleo é o único músculo ativo na fase de apoio médio para controle da extensão do joelho.[10,52] Como o membro de apoio está em uma cadeia cinética fechada, a atividade excêntrica dos flexores plantares restringe a dorsiflexão do tornozelo, mantendo o joelho em extensão por meio do acoplamento flexão plantar/extensão do joelho.[52] A fraqueza dos flexores plantares limita a efetividade desse mecanismo normal, permitindo que o membro decaia para a posição agachada. O controle da extensão do joelho pelos flexores plantares é

ainda mais limitado pela doença do braço de alavanca e pela instabilidade na fase de apoio decorrente da deformidade em pé plano valgo. A hiperflexão do joelho durante toda a fase de apoio resulta em demanda excessiva sobre um músculo quadríceps já enfraquecido. O resultado é um estiramento progressivo lento do tendão do quadríceps, levando à patela alta e, posteriormente, à síndrome patelofemoral. Essa disfunção progressiva do quadríceps cria um círculo vicioso que acentua a marcha agachada. Com o tempo, haverá contratura dos posteriores da coxa e dos flexores do quadril. A menor extensão do joelho e a redução do comprimento da passada resultam em menor velocidade da marcha.[54] As terapias indicadas nesses casos são alongamento intensivo dos posteriores da coxa, fortalecimento do quadríceps e/ou modificação das órteses (OTP fixa ou de reação ao solo para ajudar os flexores plantares a controlarem a dorsiflexão), sendo que o alongamento dos posteriores da coxa costuma ser indicado quando há contraturas, para melhorar a extensão do joelho no contato inicial. A flexão do joelho abaixo de 20 graus na fase de apoio médio é a ideal e o problema se torna mais preocupante à medida que o ângulo se aproxima de 30 graus. Além dos 30 graus de agachamento, a combinação do sóleo fraco e hiperestendido com isquiotibiais tensos e um quadríceps que entra rapidamente em fadiga dificulta muito a marcha funcional. Durante a adolescência, o ganho de peso e o rápido aumento da altura podem contribuir para acentuar ainda mais a marcha agachada. Faz-se necessário um monitoramento consistente da flexibilidade dos posteriores da coxa, do peso, da força e da extensão passiva do joelho durante esse período de crescimento para prevenir um rápido agravamento da marcha agachada e limitações funcionais/comprometimentos subsequentes.

Marcha em salto

A marcha em salto é outro desvio da marcha comumente observado em crianças com diplegia espástica e comprometimento mais proximal que leva à espasticidade dos flexores do quadril, isquiotibiais e gastrocnêmios.[56] Essas crianças apresentam báscula anterior da pelve, flexão do quadril e do joelho e tornozelo equino.[56] A hiperatividade dos músculos posteriores da coxa produz aumento da flexão do joelho na fase de balanço final e na fase de apoio inicial. Por isso, a criança parece "pular" em razão de uma forte contração do quadríceps durante a fase de apoio final.[60] O tornozelo não progride para uma dorsiflexão maior ao longo da fase de apoio como ocorre na marcha "agachada", o que também contribui para a aparência de um "pulo" durante a fase de apoio. Crianças com esse tipo de marcha frequentemente necessitam de injeções de BTX na panturrilha e nos posteriores da coxa. O tratamento por órteses para essas crianças varia entre OTP sólidas, articuladas ou de reação ao solo, dependendo da gravidade da espasticidade/fraqueza dos músculos da coxa e do tornozelo.[56]

Joelho rígido

A marcha com joelho rígido se caracteriza por hiperextensão do joelho durante toda a fase de balanço, muitas vezes decorrente de hiperatividade do reto femoral.[54] Na marcha normal, a flexão do joelho na fase de balanço é necessária para encurtar a perna que se move e, assim, permitir que o pé faça o movimento de balanço sem que os dedos encostem no chão. A menor flexão do joelho, portanto, causa um problema para afastar do chão o pé em balanço, o que obriga a criança a compensar com circundução do quadril, volteio (flexão plantar e/ou abdução contralateral na fase de balanço), báscula da pelve para cima e/ou rotação lateral da pelve para evitar que os artelhos se arrastem no chão.[54] Outras causas de menor flexão do joelho na fase de balanço incluem a lentidão geral da marcha e a falta de momento de balanço do membro pela fraqueza dos flexores do quadril ou dificuldade com a fase de impulso.

Marcha com joelho hiperestendido

A marcha com joelho hiperestendido é descrita como extensão do joelho na fase de apoio inicial, evoluindo para hiperextensão nas fases de apoio médio e final da marcha. A causa mais comum do pé equino é a hiperatividade e/ou contratura dos gastrocnêmios. A maior espasticidade do gastrocnêmio resulta em um tornozelo em posição de pé equino no contato inicial, permanecendo em flexão plantar durante toda a fase de apoio. Ocorre, então, um movimento de extensão inicial do joelho que força o joelho na posição de extensão. A fraqueza dos gastrocnêmios e a tensão do iliopsoas também são causas possíveis ou fatores que contribuem para o joelho em hiperextensão.[10] A sobrecarga repetitiva das estruturas posteriores do joelho leva ao estiramento da musculatura posterior e, eventualmente, da cápsula posterior do joelho, o que, na adolescência, pode causar dor crônica e debilitante. Além do risco de afetar a estabilidade posterior do joelho, a marcha com joelho hiperestendido compromete o impulso para a frente durante a deambulação, o que torna a marcha menos eficiente.[10] A troca para uma OTP fixa moldada em pacientes com fraqueza dos gastrocnêmios ou o aumento do ângulo de dorsiflexão de uma OTP moldada fixa ou articulada para três a cinco graus são alterações comuns que, frequentemente, melhoram a hiperextensão do joelho.[10]

Marcha na ponta dos pés idiopática *versus* paralisia cerebral diplégica leve

Pode haver preocupação e confusão quanto à diferença entre a marcha na ponta dos pés idiopática e a PC diplégica espástica. A criança pequena que caminha na ponta dos pés pode ser uma variante normal do aprendizado da marcha, mas essa marcha é considerada anormal e classificada como idiopática se persistir além dos primeiros anos após a criança ter começado a andar. Crianças com marcha na ponta dos pés idiopática têm força, tônus e controle motor normais, mas preferem caminhar nas pontas dos pés.[61] A anamnese sobre o desenvolvimento e o exame físico geralmente são úteis, mas nem sempre são suficientes para diferenciar entre a marcha na ponta dos pés idiopática e a PC. Ao exame físico, as crianças com marcha na ponta dos pés idiopática geralmente têm apenas um leve encurtamento dos gastrocnêmios, mas não dos isquiotibiais.[61,62] Hicks et al.[62] constataram que crianças que têm marcha na ponta dos pés idiopática geralmente apresentam maior extensão do joelho na fase de apoio e maior rotação lateral do pé com aumento da flexão plantar. Ao contrário, segundo esses autores, crianças com PC têm flexão prolongada do joelho na fase de apoio terminal e no contato inicial.[62] Kelly et al. também mostraram diferenças entre os dois grupos: as crianças com marcha na ponta dos pés idiopática mostram movimento inicial de dorsiflexão seguido de súbita flexão plantar no meio da fase de balanço, fazendo com que o pé toque o chão na posição equina. Também vale ressaltar que muitas crianças que têm marcha na ponta dos pés idiopática são capazes de exibir uma mecânica mais "normal" da marcha quando instruídas nesse sentido.[63]

Marcha quadriplégica

A maioria das crianças com PC quadriplégica não anda fora de casa, mas muitas têm algum grau de capacidade de deambular com dispositivo de auxílio, em casa ou em ambiente terapêutico. Muitas dessas crianças usam um andador com apoio para tronco e pelve para marcha na primeira infância e, depois, fazem a transição para um andador com apoio de antebraço alguns anos mais tarde. Os desvios da marcha mais comuns nesse tipo de PC incluem joelho rígido (93%), marcha agachada (88%), hiperflexão do quadril (78%), desvio interno do pé (70%), pé equino (68%) e excessiva adução do quadril/pernas em tesoura (63%).[10] Na adolescência, algumas dessas crianças perdem a capacidade de andar em razão do aumento do peso/estirão de crescimento. Embora não seja uma meta realista para essas crianças a deambulação funcional fora de casa no decorrer da vida, é muito importante incentivá-las a caminhar. No início do processo terapêutico, é essencial discutir com o paciente e a família o papel da marcha, para que todos tenham tempo de aceitar que o uso de dispositivos mecânicos-elétricos será o melhor meio de mobilidade no longo prazo, a partir dos primeiros anos da vida escolar e daí para a frente. Subluxação do quadril, fraqueza do quadril e osteopenia são problemas comuns, que podem ser reduzidos, até certo ponto, pela deambulação. Pode haver algum progresso na capacidade de deambulação dessas crianças até os 12 ou 13 anos de idade.[10] Se, ao chegar nessa idade, a criança com PC quadriplégica ainda estiver usando um andador com apoio para tronco e pelve para deambular, provavelmente ela não poderá evoluir para um andador posterior na vida adulta. Não se recomenda suspender o treinamento de marcha antes da adolescência, já que esse treino ajudará a criança a manter sua capacidade de apoiar o peso nos deslocamentos ao longo da vida. Pé equino valgo grave, contraturas dos isquiotibiais, contraturas dos adutores e flexores do quadril e contraturas fixas em flexão do joelho são problemas comuns que limitam a deambulação no meio da infância e na adolescência.[10] Esses problemas muitas vezes exigem intervenção cirúrgica para evitar a perda de vários anos de progresso da deambulação. Na vida adulta, esses pacientes deverão ser aptos a manter a capacidade de caminhar que conquistaram durante a infância.

Marcha atetoide

A marcha "típica" da criança com atetose é muito difícil de descrever e ainda mais difícil de tratar. Os movimentos atetoides geralmente são percebidos pela primeira vez aos 2 ou 3 anos de idade. Por volta dos 3 a 5 anos de idade, o padrão atetoide é consistente e muda pouco.[10] Crianças com casos mais leves de atetose têm hipotonia dos músculos posturais, que alterna com hipertonia intensa. O padrão da marcha nos membros inferiores é mal graduado e o mesmo ocorre com todos os padrões de movimento. O membro inferior geralmente é erguido em flexão e baixado na fase de apoio em extensão com adução, rotação medial e flexão plantar. Os quadris ficam ligeiramente flexionados, a parte lombar da coluna fica em hiperextensão e a parte torácica é excessivamente arqueada, com hiperextensão da cabeça, flexão e rotação da parte cervical da coluna, com protrusão e rotação lateral da mandíbula. Os tratamentos ortopédicos e de fisioterapia costumam ter pouco efeito nos movimentos atetoides. Coletes com pesos e pesos de tornozelo podem ser úteis para melhorar o equilíbrio desses pacientes.

Marcha atáxica

As características mais comuns da marcha atáxica incluem instabilidade geral, base de sustentação alargada, irregularidade dos passos com falta de coordenação entre as articulações, fase de apoio prolongada, maior duração do apoio nos dois membros, baixa velocidade e grandes oscilações do corpo.[64] Todas as medidas da marcha são altamente variáveis na ataxia cerebelar. A literatura não confirma melhora da marcha com fisioterapia, mas o uso de treinamento motor com grande número de repetições, *taping* ou aplicação de pesos leves nos membros podem ter algum benefício.[64] Considerando-se a profunda instabilidade, manter o equilíbrio tem prioridade em relação à propulsão na locomoção, o que causa diversos desvios comuns da marcha.

▶ Habilidades motoras finas, adaptativas e de autocuidado

A avaliação das habilidades motoras finas, adaptativas e de autocuidado do bebê e da criança com PC sempre foi uma das áreas de maior preocupação para o terapeuta ocupacional. Se o centro de tratamento ou escola não tiver um terapeuta ocupacional disponível, o fisioterapeuta deverá ter os conhecimentos básicos para avaliar essas habilidades e o desenvolvimento. Um estudo conduzido em 2011 por Chen et al. avaliou a qualidade de vida em crianças com PC capazes de caminhar. Esse estudo determinou que as funções motoras finas, incluindo destreza e controle motor visual, "foram os fatores motores mais importantes associados a questões de qualidade de vida relacionada à saúde".[65] Para o fisioterapeuta que faz a avaliação, é importante conhecer o desenvolvimento básico das habilidades de autocuidado, motoras finas e lúdicas. O conhecimento dos marcos básicos do desenvolvimento das habilidades lúdicas e de autocuidado pode ajudar o fisioterapeuta a identificar mais prontamente a necessidade de intervenção em habilidades específicas. A criança que segue o *continuum* típico de desenvolvimento das habilidades de autocuidado segura a mamadeira com uma ou ambas as mãos entre os 4,5 e 6 meses de idade, come com a mão alimentos moles aos 9 meses, tira as meias quando sentada por volta dos 12 meses, estende o braço e enfia na manga da roupa aos 12 meses, leva a colher à boca (ainda sem coordenação) com 12 a 14 meses, tenta calçar as meias com 24 a 28 meses e tira a roupa já aberta ou desamarrada aos 24 meses. Somente aos 3,5 ou 4 anos de idade é que a criança começa a abotoar um casaco que tenha botões grandes, puxar o zíper do casaco ou tentar amarrar os sapatos. É importante compreender o desenvolvimento das habilidades lúdicas, já que esse conjunto de habilidades serve de base para funções motoras finas mais delicadas e habilidades bimanuais. A criança que segue o *continuum* típico de desenvolvimento das habilidades motoras finas e lúdicas bate palmas por volta dos 7 a 9 meses, coloca o brinquedo na caixa aberta sem ajuda da superfície da caixa aos 7 ou 8 meses, empurra um objeto com o dedo indicador aos 9 ou 10 meses, aponta para um objeto aos 11 ou 12 meses e consegue fazer movimento fino de pinça (segurar um pequeno objeto entre o polegar e a ponta do indicador) aos 11 ou 12 meses de idade.[66] O desenvolvimento não é um processo rígido e sofre influência de muitos fatores, por isso a criança pode dominar certas habilidades mais cedo ou mais tarde do que foi descrito.

As informações obtidas dos pais, cuidadores ou professores podem alertar o fisioterapeuta quanto à necessidade de intervenção relacionada às habilidades funcionais do bebê/da criança durante a alimentação, ao vestir-se, nas rotinas de higiene, banho e nas habilidades de preensão e manipulação para brincadeiras ou aprendizado escolar. A observação clínica direta do desempenho da criança nas habilidades básicas de autocuidado, incluindo retirar e calçar meias, sapatos e vestir e tirar casacos pode dar muita informação sobre o grau de independência da criança nessas áreas. À medida que a criança se move para realizar essas tarefas, o fisioterapeuta pode avaliar seu equilíbrio quando sentada, sua mobilidade e controle da cabeça e do tronco, o deslocamento do peso por movimento da pelve, e o uso e mobilidade dos braços. Durante o processo de avaliação, o fisioterapeuta deve se certificar do seguinte:

1. Como a criança concretiza as habilidades específicas.
2. O grau de assistência necessária.
3. Em que momento a assistência é necessária.
4. Se a criança realiza a tarefa usando movimentos compensatórios que levarão a alterações estruturais e possíveis deformidades.

Considerações sobre fala e linguagem

A avaliação completa da fala e da linguagem não faz parte do escopo de trabalho do fisioterapeuta, mas esse profissional pode fornecer importantes informações ao fonoaudiólogo sobre as habilidades de fala e linguagem e quanto à qualidade da respiração do bebê ou da criança, com base nas observações feitas durante a avaliação e o tratamento da fisioterapia. Para obter tais informações, o fisioterapeuta deve considerar as seguintes perguntas:

- A criança demonstrou ouvir a sua voz ou outros ruídos ambientais ficando quieta ou olhando na direção do estímulo?
- A criança compreendeu as perguntas feitas durante a avaliação e obedeceu a comandos direcionais passo a passo?
- A criança vocalizou ou verbalizou durante a avaliação? Que tipos de sons ela emitiu? A criança repete ou balbucia sons de fala?
- Se a criança já falava, as palavras eram inteligíveis? O suporte respiratório era adequado à fala ou a criança só conseguia emitir uma ou duas palavras de cada vez em razão do mau controle da respiração? As habilidades expressivas da linguagem estão atrasadas em relação à idade cronológica da criança?
- Se a criança não falava, ela usou outros meios de comunicação (i. e., gestos, linguagem de sinais, quadro de palavras, sistema de comunicação eletrônica)?A criança apontava ou usava localização visual ou outros meios de se fazer entender com esses sistemas alternativos?
- A comunicação da criança estava em nível funcional?

O fisioterapeuta também deve procurar saber se os pais/cuidadores ou professores notaram problemas na fala da criança ou em áreas funcionais relacionadas, como dificuldade para sugar, deglutir, mastigar, comer ou beber.

Essas observações e perguntas podem ajudar no encaminhamento a um fonoaudiólogo que fará, então, uma avaliação mais detalhada. Conforme o caso, o fonoaudiólogo iniciará um programa terapêutico que poderá ser reforçado durante as sessões de fisioterapia.

É essencial que seja feita uma avaliação completa da mobilidade e do controle do tórax para que o fonoaudiólogo possa alcançar os resultados previstos para a criança. A mobilidade da coluna vertebral e da caixa torácica tem grande impacto na eficácia da respiração e no suporte respiratório à vocalização. Ela também tem impacto na higiene brônquica, já que a melhor mobilidade da caixa torácica e respirações mais profundas ajudam o fluxo de ar pelos pulmões e podem prevenir ou contribuir para a cura da pneumonia. A mobilidade da caixa torácica e o suporte abdominal fornecem o apoio necessário para o controle da fala e para a qualidade da voz. O tratamento conjunto com o fonoaudiólogo pode ser muito benéfico para a criança e frequentemente resulta em um progresso mais rápido. O tratamento dos problemas musculoesqueléticos da criança ajuda o fonoaudiólogo no planejamento da terapia para os problemas de comunicação e respiração.

Como estabelecer metas funcionais

A fisioterapia deve ter por meta alcançar as funções identificadas pela criança, seus pais/cuidadores ou membros específicos da equipe de atendimento à criança. Um resultado funcional pode ser, por exemplo, a criança conseguir alcançar e segurar um brinquedo que está suspenso à sua frente. O brinquedo precisa ser interessante para a criança, de modo a encorajar a tentativa de alcançá-lo. Se a criança se interessa por chutar bola, ela ficará mais motivada se o resultado da terapia puder melhorar sua habilidade de jogar futebol. "Resultados" precisam ser de natureza funcional e devem ser identificados como resultados de curto e de longo prazos. Cada sessão deve ser orientada por um resultado preestabelecido, que geralmente será relacionado aos resultados de curto e longo prazos identificados, a menos que a criança tenha um problema mais imediato ou inesperado. Esses resultados definidos para cada sessão servirão para guiar o fisioterapeuta quanto às estratégias de tratamento apropriadas para aquela sessão de terapia em particular.

As metas são voltadas para mudar as deficiências da criança e não são, por si mesmas, de natureza funcional. Exemplos de metas da estratégia terapêutica são o alongamento dos isquiotibiais, o fortalecimento de um músculo ou grupo muscular específico, respirações profundas, melhora da circulação em uma parte do corpo, sorriso simétrico e assim por diante. Dentro de uma sessão de tratamento, o fisioterapeuta terá várias metas terapêuticas diferentes, todas voltadas para alcançar com sucesso o resultado funcional traçado para aquela sessão. Essas metas podem dizer respeito a sistemas isolados ou combinar sistemas, e devem preparar os sistemas e o paciente para conseguir alcançar o resultado. Todo resultado precisa ser observável e mensurável e os resultados de curto prazo quase sempre levam a um resultado de longo prazo. Os Quadros 5.11 a 5.13 contêm listas com exemplos de metas de curto e longo prazos, mensuráveis e objetivas, para diversos bebês e crianças.

Intervenções terapêuticas

Diversos fatores ajudam a determinar a abordagem terapêutica ou técnica de tratamento desejadas quando se trabalha com crianças que têm PC. A gravidade das deficiências da criança, suas limitações funcionais, bem como as metas da criança e da família influenciam o delineamento de um plano de tratamento eficaz. Esta seção dará ênfase às intervenções terapêuticas.

As intervenções terapêuticas devem ser norteadas pelos resultados funcionais ou participativos identificados no início da fisioterapia. Uma vez identificados os resultados, o fisioterapeuta precisa analisar a função ou tarefa desejada e comparar a análise da tarefa à avaliação completa da criança. As respostas às perguntas a seguir podem ajudar o fisioterapeuta a selecionar e sequenciar as estratégias terapêuticas apropriadas para as necessidades do cliente e a ter sucesso com a função ou tarefa:

- Que pontos fortes/competências tem o cliente que sirvam de base para se trabalhar visando a alcançar o resultado funcional?
- Que postura e comportamentos motores interferem no sucesso do resultado funcional?
- Que deficiências identificadas são críticas para o sucesso do resultado funcional?

- Como se deve priorizar essas deficiências com relação ao resultado funcional? Coloque a deficiência que tem maior impacto sobre a tarefa em primeiro lugar em uma lista de cinco ou seis deficiências e continue listando as outras quatro ou cinco deficiências em ordem de importância para o resultado identificado.
- Que estratégias terapêuticas podem ser empregadas para lidar com cada uma das deficiências priorizadas?
- Alguma das estratégias terapêuticas identificadas aborda mais de uma deficiência? Elas podem ser combinadas?
- Quais das deficiências precisam ser tratadas como preparação para lidar com qualquer outra das deficiências identificadas?

QUADRO 5.12 ▶ Resultados funcionais: Emily, 10 meses de vida, com diagnóstico de quadriplegia espástica moderadamente grave

Resultado de longo prazo (6 meses)
Emily conseguirá ficar sentada em um círculo no carpete, com a cabeça na linha mediana, o queixo junto ao tronco, a coluna ereta e a pelve na vertical, os olhos voltados para baixo, focados no brinquedo que ela estará segurando com as duas mãos, recebendo apoio total na pelve por 30 a 45 segundos; ela terá sucesso em duas de três tentativas em uma única sessão terapêutica.

Resultados de curto prazo (2 meses)
1. Emily conseguirá se erguer com os braços estendidos, as mãos abertas e os punhos em extensão de pelo menos 45 graus quando colocada em decúbito ventral no chão, mantendo a cabeça em posição vertical relativamente ao solo para inspecionar o ambiente; ela conseguirá se manter nessa posição por 15 a 30 segundos com mínima assistência para estabilidade na pelve; ela terá sucesso em duas de cada três tentativas.
2. Emily conseguirá ficar sentada em uma cadeira adaptada, com uma bandeja, na sala de fisioterapia, com os quadris, joelhos e tornozelos a 90 graus, os pés apoiados, a cabeça ereta sobre os ombros e ambos os braços na bandeja, onde ela irá bater com as mãos em um brinquedo que causa efeito, colocado no meio da bandeja; ela conseguirá sustentar o controle postural por 1 a 2 minutos, duas vezes, até o final da sessão terapêutica.

QUADRO 5.11 ▶ Resultados funcionais: Mary, 8 anos de idade, com diplegia espástica

Resultado de longo prazo (6 meses)
Mary conseguirá subir 10 dos 13 degraus de 20 cm de altura da escada interna que leva ao segundo andar da casa, usando um padrão de marcha de três pontos, iniciando o movimento com qualquer das pernas enquanto mantém a mão direita no corrimão e a esquerda ao lado do corpo; ela precisará apenas de supervisão atenta e completará a tarefa em quatro de cinco tentativas no período de uma semana.

Resultado de curto prazo (2 meses)
1. Mary conseguirá subir e descer com segurança o meio-fio de 15 cm de altura na calçada de casa, usando muletas canadenses, apenas sob supervisão atenta; ela terá sucesso em cinco de cinco tentativas.
2. Mary conseguirá andar de modo independente, sem dispositivo de auxílio, segurando um copo de plástico, usando uma órtese tornozelo-pé moldada e articulada, e vencerá o espaço de pouco mais de 1 m entre o armário da cozinha e a geladeira, mantendo cabeça e o tronco eretos, a pelve na vertical e o outro braço livre para ajudar no equilíbrio; ela terá sucesso em três de cada cinco tentativas.

QUADRO 5.13 ▶ Resultados funcionais: Teddy, 6 anos de idade, com diagnóstico de paralisia cerebral atetoide de gravidade mínima a moderada

Resultado de longo prazo (6 meses)
Teddy conseguirá se deslocar para os dois lados ao longo de uma plataforma de cerca de 90 cm de altura e 2,5 m de comprimento, usando as duas mãos para se apoiar, mantendo a cabeça em posição neutra de extensão/flexão com rotação ativa para examinar o ambiente, com abdução da perna à frente no plano coronal, na sala de aula e na presença dos colegas, sob supervisão apenas atenta, pelo menos duas vezes por dia, em cinco de cinco dias.

Resultado de curto prazo (2 meses)
Teddy conseguirá erguer, sem ajuda, a mão esquerda até 80 graus de flexão do ombro, em direção ao teto, com rotação lateral de 90 graus, mudando sua base de sustentação através da pelve, sentado na cadeira da sala de aula, com suas pernas na posição de flexão do quadril e do joelho de 90 graus, ambos os pés totalmente apoiados no chão, com a cabeça, o pescoço e o tronco em flexão e extensão equilibradas, em resposta a uma pergunta da professora; ele terá sucesso em duas de cada três tentativas.

- Em que ordem devem ser sequenciadas as estratégicas para que se alcance o máximo de sucesso?
- Quantas repetições são necessárias até que o cliente "se aproprie" da tarefa ao final da sessão de tratamento?
- Quanta assistência é necessária para ele alcançar o resultado desejado? Esse grau de assistência pode ir diminuindo no decorrer da sessão de tratamento?

Uma vez concluída a sessão, o fisioterapeuta deve analisar os resultados e fazer anotações acerca das alterações necessárias nas estratégias terapêuticas, sequenciamento, grau de assistência ou facilitação requerido, mudança no dispositivo usado para assistência ou número de repetições praticadas na sessão. Tieman et al.[67] examinaram a capacidade e o desempenho da mobilidade de crianças com PC em vários contextos: em casa, na escola, na rua/na comunidade. Essas observações devem ser levadas em conta quando se descreve e determina a realização bem-sucedida dos resultados funcionais identificados. Esses autores constataram que a capacidade e o desempenho da mobilidade das crianças variam dependendo do contexto. As crianças tendem a apresentar pior desempenho em ambientes mais exigentes como a escola ou a comunidade. Como boa parte dos testes da fisioterapia é aplicada no contexto clínico, é preciso determinar se um resultado pode ser generalizado para os diferentes contextos.

Documentar e quantificar os resultados do cliente são elementos cruciais para a fisioterapia. Muitos autores discutem a necessidade de estudos de eficácia e pesquisa de resultados.[68-70] O índice de Medida da Função Motora Grossa (GMFM, na sigla em inglês) e o GMFCS foram identificados como ferramentas padronizadas úteis para documentar a situação atual e a variação funcional resultante da intervenção em crianças com PC.[19,71] O Capítulo 3 deste livro indica uma variedade de avaliações e testes de desenvolvimento motor que podem quantificar mudanças e resultados funcionais em crianças com PC.

Crianças com PC enfrentam uma vida inteira de desafios funcionais que podem ser melhorados de modo intermitente pela fisioterapia. O sistema nervoso da criança com PC está de alguma forma comprometido e não é possível tornar essa criança "normal". O fisioterapeuta nunca deve permitir que haja mal-entendidos ou falsa interpretação pelos pais das intenções da fisioterapia. Em geral, a intenção é permitir que a criança se torne o mais independente possível no desempenho das tarefas funcionais ao longo da vida. A frequência e a duração da fisioterapia devem mudar à medida que a criança cresce e se desenvolve, incluindo períodos em que a criança não é submetida à intervenção formal de fisioterapia. Portanto, é fundamental identificar os períodos mais críticos para uma terapia formal, o momento de se aplicar terapias adjuvantes e os momentos em que um programa independente será adequado.

Em nossa instituição, constatamos por simples observação que a fisioterapia em sessões intensivas intermitentes é especialmente benéfica depois de cirurgia ortopédica, neurocirurgia, injeções de toxina botulínica e estirões de crescimento que têm impacto na biomecânica do movimento. Um estudo inédito de Facchin et al. corrobora os efeitos positivos de uma sequência intensiva de fisioterapia no desempenho das tarefas. O estudo está na fase de acompanhamento de longo prazo, para confirmar a validade dessa abordagem terapêutica. Os dados que apoiam a fisioterapia intensiva podem influenciar e alterar a atual frequência de tratamento.[72]

Não existe uma única intervenção específica recomendada para cada categoria de PC, já que cada criança apresenta um conjunto único de competências funcionais, resultados desejados, limitações funcionais e deficiências. É comum e necessário aplicar os princípios de várias abordagens terapêuticas para obter um tratamento eficaz. O fisioterapeuta deve determinar um conjunto de métodos que seja útil para o paciente. Os Quadros 5.14 a 5.17 apresentam deficiências "típicas" de quatro tipos principais de PC, que devem servir apenas como referência e não como o "quadro real" de cada um desses tipos de PC. Frequentemente, bebês e crianças apresentam deficiências características de dois ou mais tipos de PC. Por exemplo, a criança pode ter quadriplegia espástica com componente atetoide que envolva os membros superiores mais que os inferiores. As informações contidas nessas tabelas derivam de várias fontes.[21,36,73-75]

As discussões e explicações apresentadas nesta seção compreendem vários métodos de intervenção terapêutica, incluindo exercícios terapêuticos e fortalecimento, tratamento neuroevolutivo (TNE), manuseio terapêutico, integração sensorial (IS) e distúrbio de processamento sensorial (DPS), terapia de movimento induzido por restrição modificada (TMIRm), treinamento em esteira e deambulação assistida por robótica, estimulação elétrica (EE), hidroterapia, hipoterapia e programas comunitários.

Exercícios terapêuticos, fortalecimento e alongamento

O exercício terapêutico e de força desempenha um importante papel no tratamento de bebês e crianças com PC. Crianças com PC costumam apresentar espasticidade, menor força muscular e mau controle muscular seletivo.[76] Essa fraqueza muscular pode ser devida a deficits na ativação da unidade motora, menor volume muscular e alterações de comprimento dos músculos, resultando em perda da força muscular, deficiência na coativação de grupos musculares antagonistas e alteração da fisiologia muscular.[77-79] A mobilidade de crianças com PC sofre grande impacto tanto da fraqueza muscular quanto da espasticidade. No passado, acreditava-se que o fortalecimento aumentaria a espasticidade, diminuiria a AM e reduziria a função geral do paciente com PC.[80,81] No entanto, essas noções não resistiram a um exame mais minucioso.[81-83]

QUADRO 5.14 ▸ Problemas "típicos" de bebê e criança com hipertonia

Sistema neuromotor
Menor rigidez do pescoço e do tronco
Maior rigidez dos membros distal > proximal; variável com o tipo, extensão e local da lesão
Dificuldade de gradação entre coativação (CA) e inibição recíproca (IR), momento com níveis excessivos de CA ou IR
Dificuldade para iniciar o movimento de certos grupos musculares (i. e., extensores do quadril e tríceps)
Dificuldade para sustentar certos grupos musculares (i. e., extensores do tórax e abdominais)
Dificuldade para encerrar a atividade de certos grupos musculares (i. e., flexores, adutores e rotadores mediais do quadril)
A ativação dos músculos tende a ser de pequena amplitude
Dificuldade com controle excêntrico (i. e., quadríceps)

Sistema musculoesquelético
Amplitude de movimento limitada em certos músculos (encurtamento de tecidos moles)
Outros músculos estão hiperalongados (os antagonistas)
Menor capacidade de gerar força em certos músculos, e também nos músculos espásticos
Baixo grau de força
Alto risco de escoliose
Risco de subluxação e/ou luxação do quadril

Sistema perceptivo/sensorial
Menor percepção tátil e proprioceptiva
Dificuldade para discriminar entre diferentes tipos de toque

Menor cinestesia em todo o corpo
Baixo registro no sistema vestibular
Menor consciência do corpo
Visão limitada pelo desvio do olhar para cima, às vezes de modo assimétrico

Sistemas cardiovascular e respiratório
Baixa resistência cardiovascular decorrente da menor mobilidade
Menor suporte à respiração pelo alargamento das costelas e tensão do músculo reto do abdome

Comprometimento motor grosso
Mobilidade independente limitada no chão ou na vertical
Pode usar dispositivo de auxílio à mobilidade
Pouco equilíbrio na posição sentada quando há quadriplegia espástica
Deficiência em habilidades de equilíbrio mais avançadas

Comprometimento motor fino
Menor possibilidade de uso das mãos, pois são necessárias para estabilidade e manejo dos dispositivos de auxílio à mobilidade
Deficiência de preensão e liberação e menor manipulação nas mãos nos casos de quadriplegia espástica

Comprometimento motor oral
Mais comum na quadriplegia espástica
Pode haver baba, má articulação
Pode haver dificuldade para se alimentar

QUADRO 5.15 ▸ Problemas "típicos" de bebê e criança com hipotonia

Sistema neuromotor
Menor rigidez no tronco e membros
Incapacidade de dosar o nível de rigidez necessário para atividades funcionais
As funções são realizadas mais com extensão do que com flexão
Dificuldade de coativação para estabilidade no tronco e nos membros, nas posições horizontal e vertical
Atividade muscular iniciada em espasmos fásicos para realizar atividades funcionais
Grande dificuldade para sustentar a maioria dos grupos musculares, especialmente abdominais e glúteos para estabilidade proximal
Músculos tendem a encerrar a contração passivamente
Mau controle excêntrico de certos músculos (i. e., quadríceps)

Sistema musculoesquelético
Articulações tendem à hipermobilidade, por isso a criança depende dos ligamentos para ter estabilidade
A estabilidade é obtida pelo posicionamento na amplitude final
Surgem contraturas secundárias ao posicionamento dos braços e pernas (i. e., peitorais, tensor da fáscia lata, flexores dos quadris e cotovelos)
Risco de achatamento/deformidade oval da caixa torácica pela gravidade no decúbito ventral e dorsal
Dificuldade para gerar força em todo o corpo

Sistema perceptivo/sensorial
Dificuldade de percepção tátil e proprioceptiva (requer um estímulo mais forte para registrar as informações sensoriais)
Menor cinestesia e consciência corporal

Pode tentar obter maior estímulo sensorial, às vezes em situações de risco
Menor habilidade para usar os dois lados do corpo ao mesmo tempo, dada a base de sustentação mais larga para estabilidade

Sistemas cardiovascular e respiratório
Menor suporte à respiração, que é superficial, pela fraqueza dos músculos abdominais e do diafragma
Tosse fraca
Baixa resistência cardiovascular

Comprometimento motor grosso
Marcos do desenvolvimento alcançados mais tardiamente
Pode não engatinhar
Senta-se em "W" para estabilidade
Deficiência em habilidades de equilíbrio mais avançadas
Usa a amplitude de movimento final para estabilidade, sem controle intermediário

Comprometimento motor fino
Falta de estabilidade na cintura escapular, resultando em falta de força distal
Mãos sem arcos palmares
Menor habilidade bimanual e de manipulação
Menor índice de sucesso nas atividades da vida diária independentes

Comprometimento motor oral
Menor força dos músculos motores orais
Voz ofegante e frases curtas
Menor habilidade de mastigação rotativa e incapacidade de lidar com texturas variadas
Enche demais a boca por falta de propriocepção

Em recentes revisões sistemáticas da literatura, os autores constataram que o treinamento de força pode aumentar a força muscular na PC e melhorar a resistência física e cardiovascular, o controle do peso, a manutenção da massa óssea, a autopercepção e a função da marcha.[80-82] O treinamento de força também pode melhorar a marcha e o desempenho muscular.[84,85] Damiano apresenta diversos estudos que mostram que o treinamento de força me-

QUADRO 5.16 ▸ Problemas "típicos" de bebê e criança com atetose

Sistema neuromotor
Redução profunda e global da rigidez, proximal > distal
Deficiência de amortecimento, oscilações de baixa frequência e grande amplitude
Dificuldade de coativação, inibição recíproca muito mais frequente
Incapacidade de graduar o início ou sustentação da ativação muscular
O término da contração muscular tende a ser passivo
Dificuldade com controle excêntrico dos músculos

Sistema musculoesquelético
Assimetria significativa da coluna e quadris
Articulações podem ter hipermobilidade por excesso de inibição recíproca
Hipermobilidade significativa em C1 e C6-C7 com a idade, o que resulta em possível subluxação da coluna
Frequentes problemas na articulação temporomandibular
Pouca habilidade para gerar força

Sistema perceptivo/sensorial
Desvio do olhar para cima
Menor propriocepção, geralmente pior nos membros superiores em relação aos membros inferiores
Menor consciência do corpo
Baixa cinestesia

Sistemas cardiovascular e respiratório
A respiração tem frequência e ritmo flutuantes
Deficiência de suporte à respiração

Comprometimento motor grosso
Marcos do desenvolvimento alcançados mais tardiamente
Mobilidade no chão limitada, com grande dificuldade de se sentar no chão
Aquisição tardia de habilidades de marcha
Senta-se em "W" para estabilidade

Comprometimento motor fino
Dificuldade para usar as mãos em tarefas, já que são usadas para estabilidade na vertical e no chão
Menor habilidade bimanual e de manipulação
Menor índice de sucesso nas atividades da vida diária independentes

Comprometimento motor oral
Má articulação
Voz ofegante e frases curtas
Propensão a problemas da articulação temporomandibular pelo uso assimétrico dos músculos faciais
Baba frequente com mau fechamento dos lábios

QUADRO 5.17 ▸ Problemas "típicos" de bebê e criança com ataxia

Sistema neuromotor
Tende a uma ligeira redução da rigidez do tronco, às vezes também dos membros
Dificuldade de gradação da rigidez
Dificuldade de amortecimento, oscilações de alta frequência e baixa amplitude
Dificuldade para acertar o tempo e a sequência de início, sustentação e encerramento da ativação muscular
Menor habilidade para graduar a coativação e a inibição recíproca
Dificuldade de coativação do tronco, quadris e cintura escapular

Sistema musculoesquelético
Dificuldade para gerar força
Tende a se apoiar na amplitude de movimento final e usar os ligamentos para estabilidade

Sistema perceptivo/sensorial (deficits sensoriais muito significativos, tão limitantes quanto os deficits motores)
Depende da visão para equilíbrio e alinhamento postural, por isso não consegue inspecionar o ambiente
Sistema visual com nistagmo grave
Menor percepção visual
Menor propriocepção em todo o corpo
Maior tempo de latência para processar informações sensoriais
Grave insegurança postural; muito medo do movimento
Sistema vestibular deficiente

Tende a ser defensivo quanto a estímulos táteis, com baixo grau de discriminação; nunca recebe impulsos prolongados
Dificuldade para generalizar informações motoras e sensoriais a fim de realizar novas tarefas

Sistemas cardiovascular e respiratório
Quase sempre flutuante, com baixa estabilidade proximal
Mobilidade limitada tem impacto no desenvolvimento da caixa torácica e especialmente na expansão torácica
Baixa resistência cardiovascular
Respiração rápida e superficial

Comprometimento motor grosso
Alarga muito a base de sustentação para se mover no chão de modo independente
Mantém as pernas flexionadas na posição vertical para baixar o centro de gravidade
Desenvolvimento tende a ser mais lento em razão da falta de equilíbrio na posição ereta

Comprometimento motor fino
Falta de habilidade por incapacidade de graduar a precisão dos movimentos
Dificuldade com atividades que exigem dissociação dos braços

Comprometimento motor oral
Grande amplitude de movimento
Dificuldade com diversas texturas e sabores

---

lhora os escores de GMFM, a marcha e a autopercepção do paciente com PC. Damiano afirma que o fortalecimento pode melhorar as habilidades ou funções motoras quando a criança tem algum controle voluntário sobre um grupo muscular.[10,86]

O nível de padronização entre os estudos citados é baixo, já que muitos deles foram estudos clínicos não controlados. Por isso, alguns dos ganhos relatados nos escores de GMFM e de melhora funcional com o fortalecimento podem estar superestimados.[78,83] Mesmo assim, o treinamen-

to de força parece ser uma intervenção eficaz e valiosa em pacientes com PC.[83]

Indivíduos com PC recrutam mal suas unidades motoras, são inconsistentes na manutenção do esforço máximo e apresentam fraqueza considerável, mesmo nos músculos espásticos. A questão a ser definida é: qual é o melhor exercício a ser prescrito para obter ganhos em força funcional na PC? A National Strength and Conditioning Association (NSCA) estabeleceu diretrizes para treinamento de força de crianças e adolescentes (Tab. 5.3).[83] Embora

TABELA 5.3 ▶ Diretrizes da NSCA para treinamento de força	
Variáveis do treinamento contra resistência	Diretrizes da NSCA
Aquecimento	5-10 min de atividades dinâmicas
Tipo	Exercícios uni- e poliarticulares que usam contrações excêntricas e concêntricas
Intensidade/volume	1-3 séries de 6-15 repetições de 50 a 85% de 1 RM
Intervalos de descanso	1-3 min
Frequência	2-4 vezes por semana em dias não consecutivos
Duração	8-20 semanas
Progressão	Aumento gradual da resistência (5 a 10%) à medida que a força melhora
Idade	7 anos ou mais

não sejam baseadas em crianças com PC, essas diretrizes podem servir de arcabouço e ponto de partida para desenvolver um protocolo de PC.[83]

Para ter uma resposta efetiva ao treinamento de força, a criança precisa:

1. Compreender o processo.
2. Produzir um esforço máximo ou quase máximo de modo consistente.
3. Estar motivada e ser capaz de realizar a tarefa.
4. Ter uma família que possa apoiá-la e ao programa.[10]

O treinamento de força já pode ser usado em crianças de 7 anos de idade que atendam aos requisitos acima. Para promover o fortalecimento, é preciso usar cargas elevadas e pequeno número de repetições (3 a 8) organizadas em diversas séries com intervalo para descanso entre elas. Para melhorar a resistência muscular, a criança deve trabalhar com cargas menores e mais repetições (8 a 20) e, depois, descansar. As cargas e repetições devem ser aumentadas à medida que houver melhora. Até o momento, não há evidências adequadas que apoiem uma recomendação ideal de exercícios para PC, mas as diretrizes da NSCA constituem um bom ponto de partida.[81-83]

Há muitas razões para se instituir um programa de fortalecimento. Por exemplo, pode ser benéfico instituir um programa de treinamento de força depois de procedimentos invasivos, como rizotomia dorsal, inserção de bomba de baclofeno intratecal, cirurgias de ossos e tecidos moles e injeções de Botox para maximizar a melhora funcional.[10] O fortalecimento pode ser obtido sem pesos, selecionando-se cuidadosamente atividades que exijam grupos musculares específicos e que se assemelhem bastante à atividade almejada.[76] Por exemplo, se a meta for se levantar e sair da cadeira da cozinha, pode-se praticar a transição da posição sentada para a posição em pé em cadeiras de várias alturas para fortalecer os membros inferiores.

Quando a criança é muito fraca ou tem muito pouco controle postural para usar pesos externos ou mesmo o peso corporal como resistência, o fisioterapeuta pode posicionar a criança, para eliminar a gravidade, ou oferecer manuseio e assistência para completar o movimento contra a gravidade. Um exemplo de progressão contra a gravidade é demonstrado no bebê que tem pouco controle da cabeça. Sustente o bebê na posição vertical com a cabeça alinhada acima dos ombros, de modo que ele precise equilibrar a cabeça na vertical. A progressão consiste em mover o bebê ligeiramente para fora do alinhamento vertical, o que requer que a cabeça volte à vertical e permaneça nessa posição. À medida que a força aumenta, o bebê deve melhorar sua capacidade de retornar e manter a cabeça na vertical, com os olhos paralelos à linha do horizonte enquanto o corpo é levado ainda mais para a horizontal. Dependendo da gravidade da PC, o progresso pode ser obtido com algumas sessões ou apenas depois de meses ou anos.

Um novo campo de estudo usa programas de realidade virtual para ajudar no fortalecimento. Um estudo randomizado e controlado de Chia-Ling Chen et al.[87] avaliou os possíveis benefícios de um programa de ciclismo virtual domiciliar para fortalecimento em crianças com PC espástica. Os resultados mostraram aumento da força muscular dos joelhos, mas não houve alteração dos escores de resultado funcional nos testes de função motora grossa.

As atuais pesquisas e o entendimento do controle motor e do aprendizado motor corroboram a validade de um programa de fortalecimento para todas as crianças com PC. Constatou-se que o treinamento de força aumenta a força e melhora a atividade de crianças com PC, mas ainda precisam ser determinados quais são os protocolos mais eficazes desse tipo de treinamento.[83] São necessárias mais pesquisas para se estabelecer os protocolos ideais de treinamento de força, incluindo o modo de atividade, intensidade, duração, descanso entre sessões, gravidade da PC e idade.

O alongamento periódico para manter a AM total e prevenir ou minimizar contraturas também é extremamente importante ao longo de toda a infância. O alongamento é especialmente importante em crianças que não são capazes de mover suas articulações na amplitude de movimento normal com as atividades funcionais. Foi demonstrado que o alongamento reduz a gravidade do tônus por várias horas em crianças com PC.[88,89] Além disso, períodos de rápido crescimento são o momento certo para se reforçar o alongamento na terapia e nos programas domiciliares.

Tratamento neuroevolutivo

O tratamento neuroevolutivo (TNE), também conhecido originalmente como método Bobath, foi desenvolvido pelo casal Bobath, na Inglaterra, no início dos anos 1940. O foco era, no início, o tratamento de indivíduos com quadros fisiopatológicos do SNC, especificamente crianças com PC e adultos com hemiplegia.[90] O casal Bobath descreveu o TNE como um "conceito vivo" e, como tal, ele continuou evoluindo com o passar dos anos. "O tratamento neuroevolutivo não é um conjunto de técnicas, mas um entendimento do processo de desenvolvimento do controle motor e dos componentes motores que compõem as tarefas motoras funcionais."[75] A meta é efetivamente transportar os efeitos da sessão de tratamento para a rotina diária e para as sessões terapêuticas subsequentes. Esse transporte é, na verdade, o aprendizado motor, "uma mudança relativamente permanente na capacidade de resposta".[39]

A meta do TNE, em última análise, é que a criança tenha o máximo de independência possível, de acordo com sua idade e habilidades. As sessões de tratamento são voltadas para um resultado funcional e incluem tanto quanto possível os movimentos iniciados pelo paciente. O fisioterapeuta planeja o trabalho preparatório necessário (p. ex., alongamento muscular) a fim de habilitar o cliente para realizar a tarefa, e facilita e orienta os movimentos da criança, conforme necessário, para diminuir ou prevenir posturas e comportamentos motores que interfiram com as habilidades funcionais. À medida que a criança pratica a tarefa ou habilidade orientada pelo fisioterapeuta, ocorre o processo de antecipação (*feed-forward*). O fisioterapeuta diminui a orientação e oferece menos assistência à medida que a criança se antecipa aos requisitos motores e posturais.[39] O Quadro 5.18 contém uma breve sinopse dos principais conceitos teóricos baseados no TNE.

A base neurocientífica apresentada para explicar o TNE se modificou ao longo das várias décadas desde que o casal Bobath desenvolveu seu método. Atualmente, a Teoria da Seleção de Grupos Neuronais (TSGN) é usada para explicar como o sistema nervoso muda como resultado da experiência.[21] Essa teoria enfatiza o conceito de que o desenvolvimento decorre de uma complexa relação entre os genes e o ambiente. O desenvolvimento do cérebro é estimulado pela participação em atividades funcionais dentro de um ambiente apropriado.[21] Por isso, é fundamental que a criança se envolva tanto quanto possível em atividades dentro de contextos apropriados do ponto de vista funcional e do desenvolvimento, a fim de gerar movimentos que atendam às exigências das tarefas.[21]

Manuseio terapêutico

As mãos do fisioterapeuta ou algum equipamento podem ser usados para dar apoio inicial, a fim de diminuir obstáculos como a excessiva espasticidade da criança, com o objetivo de manter o alinhamento, iniciar um deslocamento do peso, sustentar um movimento ou facilitar transições suaves entre movimentos. Esse suporte externo deve ser alterado de modo intermitente para que a criança tenha oportunidade de praticar o movimento com independência.

Quando uma parte do corpo não tiver estabilidade, o fisioterapeuta pode sustentar o corpo para diminuir a rigidez compensatória. Acredita-se que esse apoio externo facilite o movimento. O apoio pode se deslocar de um ponto proximal (tronco, ombro ou pelve) onde estiver mais acentuado para um ponto mais distal, em qualquer um dos membros. Ao mover o ponto de apoio em sentido distal, o fisioterapeuta espera que a criança assuma um maior controle do movimento nas articulações não sustentadas.

Integração sensorial e transtorno do processamento sensorial

A teoria da integração sensorial (IS), elaborada e definida pelo trabalho de A. Jean Ayres, PhD em terapia ocupacional, no início dos anos 1970, serve de guia para a abordagem terapêutica na terapia de IS. A teoria de Ayres descreve a IS como "um método empregado para aumentar a capacidade do cérebro de organizar os impulsos sensoriais que recebe para uso em comportamentos funcionais".[91] As intervenções oferecem à criança estímulos sensoriais orientados, designados para produzir "uma resposta adaptativa (ou seja, um comportamento funcional) considerada mais eficaz que os comportamentos previamente observados".[91] As estratégias terapêuticas geradas por essa

---

QUADRO 5.18 ▶ Visão geral da teoria de tratamento neuroevolutivo

- O tratamento neuroevolutivo é um método de resolução de problemas aplicado ao tratamento de bebês, crianças e adultos com deficiências do SNC que visa a obter os resultados funcionais mais independentes, adequados à idade e ao nível cognitivo.
- O exame e a avaliação fazem parte do processo de priorização dos comprometimentos e limitações e devem ser contínuos no decorrer do processo de tratamento.
- As limitações funcionais são modificáveis pelas estratégias de intervenção direcionadas para problemas específicos em contextos que sejam relevantes para o paciente.
- O tratamento é ativo e visa a obter resultados funcionais; o terapeuta aplica o "manuseio" necessário para guiar os movimentos e ajudar o paciente, conforme a necessidade, a alcançar com sucesso um determinado resultado.
- Esse manuseio deve ser aplicado com cautela, para estabelecer ou restabelecer posturas e movimentos que o paciente necessita para alcançar um resultado funcional relevante.
- O sucesso do tratamento depende de sua transposição para as atividades diárias pelo paciente ou cuidador.
- O terapeuta deve conhecer o desenvolvimento típico e entender como o desenvolvimento atípico se afasta do esperado, para que possa prever e evitar alterações posturais indesejadas e a consequente redução das habilidades funcionais.
- O movimento e o processamento sensorial são interligados. O terapeuta deve lidar com ambos os sistemas no tratamento de pacientes com disfunção do SNC.
- O tratamento neuroevolutivo oferece ao terapeuta diretrizes flexíveis para escolha das estratégias de tratamento adequadas a cada caso, segundo seu campo individual de experiência terapêutica.

abordagem teórica envolvem métodos para ajudar a criança a alcançar e manter um nível ideal de excitação em todos os ambientes. Essa abordagem costuma ser útil em crianças com baixo nível de excitação, difíceis de serem encorajadas a interagir com colegas de classe ou com o fisioterapeuta durante a sessão de tratamento. Por outro lado, há estratégias específicas para ajudar a criança com alto grau de excitação a se acalmar e se envolver em atividades de classe ou interação intencional com o ambiente. Em um estudo conduzido por Davies e Gavin em 2007, índices eletroencefalográficos (EEG) foram usados para examinar o processamento cerebral de crianças com transtorno do processamento sensorial (TPS). O estudo concluiu que crianças com TPS "mostravam menos filtragem sensorial do que crianças que seguiam o padrão típico de desenvolvimento", o que estabeleceu uma ligação entre o processamento ineficiente de informações sensoriais e sinais neurofisiológicos específicos.[91]

Muitas crianças com PC têm dificuldades para processar estímulos sensoriais e, portanto, têm ainda maior dificuldade para produzir o resultado motor desejado. É necessário abordar os sistemas sensoriais da criança, já que eles afetam especificamente o desempenho motor e as atividades funcionais. A criança com PC tem dificuldade para receber e interpretar com exatidão as informações sensoriais e, portanto, está em desvantagem no tocante à resposta motora apropriada a essas informações. O fisioterapeuta deve fornecer à criança informações sensoriais e experiências motoras que a ajudem a interpretar corretamente as informações sensoriais e, em seguida, selecionar a resposta motora que seja funcional. Se essas informações ou "dieta sensorial" forem fornecidas à criança ao longo de todo o dia, ela será capaz, de modo mais rápido e preciso, de aplicar as informações com objetivo funcional. É necessário educar os pais e professores de modo que eles possam auxiliar a criança no aprendizado sobre informações sensoriais e como elas se relacionam com seu corpo. Vejamos alguns exemplos:

- Use uma firme pressão ao enxugar a criança com a toalha após o banho;
- Sempre que erguer a criança, faça um movimento de balanço;
- "Dance" com a criança no colo ou no ombro ao se deslocar de um cômodo para outro;
- Incentive as brincadeiras no chão – rolamento, flexão de braços e movimentos dos membros;
- Proponha atividades lúdicas que exijam o uso e a força das mãos, como brincadeiras com massa de modelar, massinha Silly Putty, areia molhada e outras;
- Dê oportunidade à criança de fazer tarefas "pesadas", como empurrar o cesto de roupa suja, uma caixa com livros ou o carrinho de supermercado, carregar algumas compras "mais pesadas" para guardar na despensa, empurrar a cadeira para baixo da mesa na sala de

aula e arrumar os brinquedos mais pesados na hora da limpeza da sala;
- Escolha os brinquedos do parquinho que exijam movimentos da criança, como escorregador, gangorra, carrossel, trepa-trepa e outros, de acordo com a capacidade dela e a disponibilidade de equipamentos de segurança.

Essa é uma pequena lista de ideias úteis para o programa de treinamento, que podem ser usadas ao longo do dia para promover mais atividade funcional. Existem diversos livros disponíveis para fisioterapeutas, professores e familiares com excelentes ideias para incorporar brincadeiras sensoriais e uma dieta sensorial às atividades diárias da criança.[92-94] Quando o comprometimento primário da criança é do tipo sensorial, ela deve ser encaminhada a um terapeuta ocupacional treinado em sistemas sensoriais e, talvez, em IS.[92] O melhor uso da IS é como intervenção terapêutica adjuvante, dadas as complexas necessidades terapêuticas da criança com PC.

Terapia de movimento induzido por restrição modificada

Os fundamentos dessa abordagem terapêutica se baseiam no trabalho realizado por Edward Taub et al.[95] em meados dos anos 1960. Essa pesquisa destacou a importância da reorganização cortical e da neuroplasticidade, que se tornaram as bases teóricas da terapia de movimento induzido por restrição (TMIR).[95,96] O tratamento por TMIR se compõe de três elementos principais: contenção do membro superior não afetado com uma tala imobilizadora e treinamento intensivo do membro superior afetado, além de técnicas de modelagem usadas no tratamento para treinar o membro superior acometido.[96,97] A frequência do tratamento é também uma característica típica dessa técnica. Na TMIR tradicional, a contenção do membro superior afetado era mantida por 90% do dia, durante 2 semanas, com intervenção intensiva organizada 6 horas por dia. A revisão sistemática conduzida por Boyd incluiu muitos estudos randomizados e controlados de TMIR em pacientes com sintomas crônicos após acidente vascular encefálico (AVE) e mostrou melhora funcional significativa e transferência do treinamento para as atividades diárias.[97] Esses estudos também destacaram o fato de que a intensidade do treinamento e os elementos de prática intensiva dessa abordagem terapêutica são componentes essenciais da sua eficácia.[97]

A TMIR pode ser usada em crianças com PC hemiplégica mediante algumas modificações dos protocolos para adultos. A TMIRm (terapia de movimento induzido por restrição modificada) utiliza meios de contenção menos intensivos, como alguns tipos de luva, em vez de tala, no membro superior afetado, pois são mais fáceis de manusear e mais bem toleradas pelas crianças. O tempo e a frequência do tratamento variam de menos de 3 horas até 6 horas de intervenção por dia, em períodos de tratamento intensivo de 1 a 2 semanas.[72,96]

O volume de pesquisas sobre o uso da TMIRm em crianças é menor que em adultos após AVE. Há evidências de ganhos funcionais e objetivos em crianças, mas a maioria dos estudos tem amostragens pequenas, baixo poder estatístico e variabilidade de métodos de contenção e intervenções.[72] Taub, DeLuca e Echols usaram um protocolo de TMIRm em 17 crianças com PC cujo membro superior não afetado foi contido, sendo o braço afetado submetido a 6 horas diárias de prática intensiva por 21 dias.[98] Foi observada melhora na preensão, na tolerância ao apoio de peso e no uso funcional do membro superior afetado.[97,98] Charles et al.[99] relataram efeito significativo do treinamento 3 semanas pós-TMIRm e um estudo conduzido por Eliasson et al.[100] mostrou maior uso funcional da mão afetada após a TMIRm, particularmente nos casos com deficits mais graves.

Além disso, Facchin et al.[72] constataram que o tratamento com TMIRm e reabilitação intensiva bimanual ocasionou melhora significativa da preensão final na mão afetada, enquanto as crianças do grupo que recebeu tratamento-padrão não tiveram alterações ou apresentaram alterações mínimas da função da mão. Coker et al.[96] estudaram o efeito da TMIRm nas características da marcha de crianças com PC hemiplégica. Eles partiram da teoria de que os benefícios no membro superior e inferior poderiam ocorrer, durante a TMIRm, simultaneamente à reorganização cortical, às alterações da função de ambos os membros superiores e à capacidade da criança de deambular.[96] Doze crianças com PC hemiplégica participaram de 5 dias consecutivos de tratamento intensivo específico, durante 6 horas diárias, usando uma tala de descanso coberta por uma luva de fantoche na mão não afetada. Os resultados foram uma significativa diminuição da base de apoio (distância entre os calcanhares), menor tempo de apoio em ambos os membros e maior tempo de apoio unilateral.[96]

Treinamento de marcha em esteira/com assistência robótica

O treino em esteira é um novo método de tratamento funcional no qual os pacientes praticam caminhada na esteira para melhorar sua capacidade de caminhar em casa e na comunidade. Com base na abordagem do aprendizado motor específico por tarefa, para melhorar a capacidade de caminhar de uma criança com PC é necessário um treinamento intensivo. A marcha recíproca na esteira pode ser parcialmente controlada pela medula espinhal e pode ser estimulada na ausência de controle por centros cerebrais mais elevados.[101] Considera-se que as passadas recíprocas são coordenadas, em grande parte, por redes de neurônios motores e sensoriais da medula espinhal chamados geradores de padrão central (GPC).[102] Provavelmente, os GPC são ativados pelo troncoencefálico e pelos núcleos da base, o que, por sua vez, ativa os músculos responsáveis pelos movimentos cíclicos e repetitivos da marcha.[103] O uso da esteira lança mão desse mecanismo de marcha recíproca automática, presente mesmo quando houve lesão de centros cerebrais mais elevados.[104] O uso da esteira ergométrica como modalidade terapêutica pode ser classificado em três grandes subtipos: (1) treino locomotor com suporte parcial do peso corporal (TLSP), (2) treino de marcha assistido por robótica (TMAR) e (3) treino na esteira sem suporte.

No TLSP, um sistema de colete suspenso acima da criança é usado para sustentar parte do seu peso enquanto um ou dois fisioterapeutas orientam manualmente os membros inferiores pelos pés ou pernas enquanto o paciente caminha. Com o peso parcialmente sustentado, a criança com PC pode dar as passadas recíprocas sem medo de cair. O percentual ideal do peso corporal que o sistema deve sustentar não está claro, mas um estudo recente sugere que a caminhada com suporte parcial do peso corporal não decrescente tem a mesma eficácia do treinamento tradicional no chão, sem suporte do peso corporal.[105] Estudos recentes mostraram impactos positivos do TLSP nas funções motoras grossas,[104,106-108] na velocidade da marcha[109] e na resistência.[110] Em decorrência das limitações comuns aos estudos, como amostras pequenas e falta de estudos randomizados e controlados, as evidências de que o TLSP resulta em melhora da marcha e das funções motoras grossas em crianças com PC não são conclusivas.[111,112] O TLSP tem limitações clínicas. Muitas vezes, é um desafio manter o paciente motivado, em razão da natureza repetitiva desse tipo de treinamento. Por exemplo, não é incomum a criança se pendurar no colete, tirar os pés do chão, pular ou se inclinar para a frente, por estar entediada ou cansada.

O TMAR é outra modalidade terapêutica recém-desenvolvida e que tem potencial para melhorar a marcha. O sistema de treino robótico da marcha consiste em dois exoesqueletos, vários tirantes que ligam a criança ao dispositivo e um sistema de colete suspenso para sustentar o peso do corpo.[113] Esse tipo de treino robótico na esteira aumenta a especificidade do programa de reabilitação da marcha por permitir que o paciente, ao fazer menor esforço, pratique mais as passadas. Os parâmetros da marcha, como distância percorrida, velocidade, contagem de passos, forças direcionais e suporte ao peso do corpo podem ser definidos com precisão para cada sessão, facilitando o acompanhamento do progresso.[113] Como o TMAR mantém um padrão de marcha fisiológico normal embora aumente a intensidade e a frequência do exercício, alguns argumentam que ele oferece as condições ideais para o treino de marcha. Em um estudo de 2009, Meyer-Heim et al.[113] constataram que crianças participantes de um programa de TMAR tiveram, em média, mais de 15% de aumento na velocidade da marcha.

Os sistemas de TLSP e TMAR estão disponíveis em muitos centros de reabilitação, mas em geral não são encontrados em outros locais. Por outro lado, esteiras ergométricas comuns estão facilmente disponíveis em centros comunitários e escolas, o que facilita muito o acesso das crianças com PC. O treino simples em esteira sem suporte ao peso do corpo foi estudado recentemente em crianças gregas com PC e mostrou ter diversos efeitos positivos.[114] Adolescentes que praticaram treino na esteira três vezes por semana durante 12 semanas tiveram melhora significativa da velocidade da marcha e das funções motoras grossas, em comparação com a fisioterapia convencional.[114]

Estimulação elétrica

A EE pode ser usada para controle de dor, redução de edema ou fortalecimento muscular. Cabem diversas considerações quanto ao emprego dessa intervenção em crianças com PC. Essas incluem a idade da criança, a sensibilidade da pele, a capacidade cognitiva e a tolerância à estimulação. Os três métodos mais usados em crianças com PC são a estimulação elétrica neuromuscular (EENM), a estimulação elétrica funcional (EEF) e a estimulação elétrica limiar (EEL).[115-117] Pesquisas recentes avaliaram o uso da EENM e da EEF para tratamento da marcha atípica em crianças com PC.[117-120] A EENM é usada para fortalecimento muscular por meio de estimulação com corrente elétrica de intensidade suficiente para provocar uma contração muscular. O uso da estimulação quando o músculo deveria se contrair no decorrer de uma atividade funcional, como a marcha, é chamado EEF.[115] Tanto a EENM quanto a EEF podem ser realizadas com eletrodos de superfície, pedais de acionamento e, mais recentemente, EE implantada e percutânea.[120] Em uma revisão sistemática com as pesquisas atuais, Wright et al.[120] abordam os usos comuns da EENM durante a marcha, incluindo estimulação do tibial anterior na fase de balanço, dos gastrocnêmios na fase de apoio ou estimulação alternada do tibial anterior e dos gastrocnêmios. Um dos autores sugere que é possível obter mudanças mais acentuadas nos parâmetros da marcha funcional mediante a estimulação dos gastrocnêmios, com ou sem estimulação do tibial anterior.[117] Estudos adicionais deverão determinar o local mais eficaz de colocação dos eletrodos e a duração do tratamento com EEF durante a marcha.

Foi relatada a eficácia da EENM no fortalecimento do quadríceps de um adolescente de 13 anos com PC diplégica espástica, para desenvolvimento de novas habilidades, como subir escadas.[121] A EENM também já foi usada em conjunto com BTX-A. Quando a EENM é usada após a injeção de BTX-A, ela pode melhorar a AM dos músculos agonistas e fortalecer o grupo muscular antagonista.[120] Finalmente, a EEL é descrita como uma EE de baixa intensidade (subcontração), aplicada em casa durante o sono e proposta originalmente por Pape para aumentar o fluxo sanguíneo durante o período de maior secreção do hormônio trófico, o que resulta em aumento da massa muscular.[115,122,123] O objetivo da EEL é auxiliar no tratamento

global da criança e não substituir a intervenção terapêutica primária.[123] As pesquisas de Pape mostraram que a criança progride mais rapidamente quando a EEL é usada em conjunto com a terapia manual.[122] Para que a massa muscular desenvolvida com o uso da EEL seja preparada para utilização funcional, ela deve ser fortalecida e integrada às atividades diárias da criança. A escassez de estudos bem controlados dificulta a decisão de se adotar definitivamente ou não a EE na PC.[115,117,120] Parece haver mais evidências favoráveis à EEF e EENM do que à EEL, mas os achados devem ser interpretados com cautela em razão da falta de evidências conclusivas que indiquem ou contraindiquem essas modalidades. "A idade e o tipo de paciente com maior probabilidade de se beneficiar dessa intervenção e os parâmetros ideais do tratamento ainda são desconhecidos."[115]

Hidroterapia ou fisioterapia aquática

A hidroterapia é usada há milhares de anos com fins medicinais e, atualmente, está indicada para habilitação, reabilitação, tratamentos de saúde, bem-estar e melhora geral da forma física. As propriedades físicas da água são usadas para lidar com problemas específicos e limitações funcionais dos pacientes, na busca de resultados funcionais.[10,124] A hidroterapia e o contato com a água podem ser de nível participativo, como as práticas de natação ou treino de marcha, natação competitiva, como nas paraolimpíadas, ou em atividades individualizadas. A fisioterapia aquática terapêutica deve ser diferenciada da adaptativa. Na fisioterapia aquática terapêutica, o fisioterapeuta examina e analisa as habilidades e limitações do paciente, registrando as metas e resultados funcionais. As atividades, movimentos e exercícios podem ser usados na água para corrigir comprometimentos e limitações, e pode ser ensinado um estilo de nado que melhore as deficiências e vise ao resultado funcional desejado. Na fisioterapia aquática adaptativa, as habilidades atuais do paciente são levadas em conta na escolha do estilo mais adequado para um nado bem-sucedido. Como exemplo, citamos a criança com diagnóstico de PC hemiplégica. O nado de escolha da criança será provavelmente lateral, com o lado mais forte voltado para baixo, para impulsionar a criança na água. O estilo *terapêutico* de escolha seria o nado de peito, para que ambos os braços fossem usados simultaneamente sob a água, visando ao uso independente dos braços no futuro. Nesse exemplo, o fisioterapeuta deve facilitar o nado, auxiliando a criança até que o braço mais fraco tenha força suficiente para executar a braçada, assemelhando-se mais ao movimento do braço forte.[124]

Hipoterapia

A hipoterapia usa o cavalo para habilitação ou reabilitação do indivíduo, ao contrário da equitação terapêutica, cujo foco é recreação ou ensinar pessoas com incapacidades a montarem.[10,125,126] A hipoterapia foi definida pela North American Riding for the Handicapped Association (NARHA) como o uso de um cavalo como ferramenta para tratar deficiências, limitações funcionais e incapacidades em pacientes com disfunção neurológica e/ou musculoesquelética.[10] A hipoterapia pode diminuir deficiências identificadas na busca pelos resultados funcionais, utilizando os movimentos triplanares do cavalo, que se assemelham muito ao movimento da pelve humana durante a marcha. Os movimentos do cavalo promovem relaxamento, aumentam a AM, a força e o controle proximal, entre outros efeitos, ajudando a alcançar o resultado funcional. A hipoterapia raramente usa sela, sendo preferido o uso de uma manta, para que o calor do cavalo possa chegar ao corpo da criança. Existem certas contraindicações, que devem ser avaliadas antes de se escolher essa abordagem alternativa.[10] Alguns centros de hipoterapia incluem os cuidados com o cavalo e o trabalho no estábulo na rotina terapêutica, incentivando, dessa maneira, a cognição, a obediência a comandos, o sequenciamento de atividades, a memória e elementos psicossociais, além dos elementos sensório-motores inerentes a essas atividades. O fisioterapeuta que aplica essa intervenção requer um treinamento especial, experiência clínica e conhecimento especializado para ajudar a criança com PC a alcançar os resultados funcionais predefinidos.[126]

Programas comunitários

Para pacientes com comprometimento leve a moderado, a fisioterapia formal deve ser complementada, no início da adolescência e na vida adulta, por atividades alternativas, como por exemplo, de recreação.[127,128] Dependendo da idade da criança, de suas habilidades funcionais, nível de participação, apoio da família e fatores contextuais, deve-se considerar a adição de alternativas à fisioterapia tradicional, que substituam, em determinados períodos, o tratamento, ou que potencializem a fisioterapia. Essas sugestões podem ser percebidas como algo que "não é tratamento" pela criança, cansada de ir a sessões terapêuticas rotineiras, e pode resultar em maior grau de cooperação e motivação. A autoestima da criança aumenta quando ela pode participar de atividades com amigos e se divertir. Todas as intervenções alternativas enumeradas a seguir ainda precisam de mais pesquisas para que se identifique as mais eficazes em termos de resultado funcional. Há evidências com base em relatos isolados, mas poucas pesquisas de alto nível foram conduzidas até o momento. Essas atividades comunitárias incluem ioga, caratê, aulas de dança, ginástica acrobática, natação, equitação, esportes adaptativos e aulas de música e visam a aumentar as habilidades da criança, aproveitando seus pontos fortes para desenvolver novas habilidades funcionais ou reforçar as já existentes. Essas alternativas podem ser grandes fatores de motivação para muitas crianças, que as encaram como "diversão" e não como tratamento. Elas podem participar de aulas regulares ou classes voltadas para crianças com necessidades especiais. O envolvimento em atividades da escola ou da comunidade é uma parte vital do desenvolvimento de qualquer criança. Em certos momentos, a participação pode ser apoiada por uma fisioterapia especializada, como, por exemplo, o trabalho com a habilidade de agarrar uma bola, ou o equilíbrio na ioga ou ao jogar basquete. A transição para atividades de base comunitária ajuda a criança a incorporar as habilidades aprendidas na terapia e permite que ela "se aproprie" dessas habilidades ao utilizá-las em casa e no ambiente da comunidade.

Equipamentos adaptativos

Os equipamentos adaptativos são muitas vezes necessários e úteis como coadjuvantes do tratamento da criança com PC. Os equipamentos podem dar apoio postural à criança ou auxiliar em habilidades funcionais e na mobilidade.[10] Todo equipamento utilizado deve ser "amigável para a família" (funcional no contexto familiar), confortável, seguro, fácil de usar e atrativo. Equipamentos adaptativos e seu uso devem coincidir com os resultados funcionais da criança e reforçá-los. Os equipamentos devem ser frequentemente reavaliados e adaptados, conforme necessário, para as exigências e o crescimento da criança em cada momento.

Assentos adaptados e sistemas que promovem e dão apoio à posição em pé são os equipamentos mais comumente usados pelas crianças em casa e na sala de aula, para otimizar a função, explorar o ambiente e os brinquedos, interagir com os irmãos, cuidadores e colegas de classe. Nesta seção, vamos abordar basicamente essas duas categorias específicas de equipamentos. O Capítulo 12 trata exclusivamente de equipamentos adaptativos e auxílios ambientais para crianças com deficiências, e deve ser consultado para informações mais detalhadas sobre todos os equipamentos disponíveis.

Dispositivos de apoio postural e mobilidade sentada

A cadeira de rodas ou o carrinho motorizado são os dispositivos mais importantes para crianças que não andam, porque crianças com PC que não andam ou andam apenas minimamente carecem do controle postural e da coordenação necessários para a independência funcional em diversas posições. Muitas vezes, as famílias têm dificuldade de aceitar o conceito de uma cadeira de rodas ou carrinho motorizado para a criança com PC. Os cuidadores costumam hesitar em discutir essas opções porque elas confirmam o grau de incapacidade da criança. A família pode levar algum tempo para aceitar a necessidade de um dispositivo de mobilidade sentada. É importante que o fisioterapeuta discuta abertamente com a família a questão, mas também seja sensível ao processo psicológico que a família precisa percorrer para chegar à aceitação. Cuidadores de crianças que andam, mas não têm resistência nem força para caminhar de modo funcional costumam ser ainda mais resistentes à ideia da cadeira de rodas, pois acreditam que a criança deixará de progredir com a marcha. Esse receio deve ser discutido com a família. Em razão das limitações funcionais da cadeira de rodas, muitas crianças continuam a andar em casa e na escola, tanto quanto o faziam antes de terem a cadeira de rodas. Não há evidências de que a marcha funcional do adulto com PC seja determinada por quanto ele andava quando criança.[10] Além do ganho de eficiência em termos de mobilidade, um sistema apropriado para a criança se sentar melhora, comprovadamente, a função dos membros superiores,[129,130] a função respiratória,[129] a função motora oral para comer e beber,[131] e a vocalização.[132] Quando os cuidadores recebem informações completas sobre todas as vantagens de um dispositivo apropriado de mobilidade sentada, eles acabam se sentindo mais confortáveis com a ideia.

Ao avaliar a criança para escolha do tipo de dispositivo adaptado, o fisioterapeuta pode obter importantes informações ao fazer a avaliação fora da cadeira. As perguntas a serem feitas são:

- A criança consegue se sentar de modo independente, sem apoio externo? Caso afirmativo, como é o alinhamento postural da criança?
- Por quanto tempo a criança consegue ficar sentada com a cabeça e o tronco alinhados de modo ideal?
- A criança consegue se sentar apoiando-se em seus próprios braços ou depende de ajuda externa para manter uma postura ereta?
- A criança consegue manter a pelve em alinhamento neutro com o tronco e a cabeça sustentada e alinhada?
- A postura da criança é fixa ou flexível?

A escolha da cadeira apropriada para a criança é uma decisão multidisciplinar que inclui recomendações do fisioterapeuta, médico, terapeuta ocupacional, técnico em reabilitação e do fornecedor da cadeira de rodas. Nas clínicas de reabilitação especializadas no assunto, esses profissionais conversam com o paciente e a família para que seja tomada a melhor decisão quanto ao dispositivo de mobilidade sentada. Essas clínicas geralmente existem em hospitais pediátricos e em algumas escolas especiais. A equipe especializada deve abordar as metas do uso do dispositivo, o nível funcional atual e futuro da criança, a possibilidade de uso funcional do dispositivo em casa e na escola, disponibilidade de veículos de transporte para a cadeira de rodas ou carrinho motorizado, requisitos da cadeira de rodas que serão necessários para adaptações de acordo com o crescimento da criança, deformidades musculoesqueléticas e futuras cirurgias/tratamentos que possam vir a afetar a postura e o alinhamento. Ao final da avaliação, prescreve-se a cadeira de rodas/dispositivo de mobilidade sentada

e o fornecedor fica responsável por obter, construir e ajustar o equipamento às necessidades da criança.

Cadeiras para crianças que não andam

A idade e o nível funcional da criança são os fatores mais importantes na decisão por uma cadeira de rodas ou carrinho motorizado. A criança com PC quadriplégica grave, dependente de ajuda para todas as transferências, requer um dispositivo de mobilidade sentada desde cedo e deverá ser avaliada para prescrição do primeiro dispositivo entre 1 e 2 anos de idade. A primeira cadeira costuma ser um carrinho motorizado com inclinação, pedais fixos, apoios laterais e anterior para o tronco e descanso de cabeça. A inclinação é necessária para sustentação da cabeça, de modo que ela não caia para a frente sobre o peito e provoque um hiperalongamento dos músculos posteriores do pescoço. A cadeira deve ter uma bandeja móvel para alimentação e para prática de atividades educativas e motoras finas. A segunda cadeira de rodas, adquirida quando a criança chega à idade escolar, tem desenho semelhante à primeira, mas geralmente a estrutura é mais convencional. Nesse momento, deve-se considerar a possibilidade de uma cadeira motorizada para algumas crianças com atetose grave, mas isso exige prática e avaliação cuidadosa para uso dos controles, de modo que a criança possa usar o dispositivo com segurança em todos os ambientes. *Joysticks* de boca e controles do tipo sopro e sucção raramente servem para crianças com PC, pois elas têm pouco controle motor oral quando gravemente comprometidas. Muitas crianças com PC quadriplégica espástica grave evoluem com deformidades significativas do esqueleto e problemas de pele na adolescência, e por isso passam a necessitar de assentos personalizados e mais acolchoados. Muitas das crianças com quadros mais graves de PC acabarão desenvolvendo uma escoliose com indicação cirúrgica na adolescência. Depois da cirurgia de fusão vertebral, serão necessárias muitas modificações da cadeira de rodas, incluindo elevação do espaldar e do descanso de cabeça, porque o dorso da criança ficará 2,5 a 10,0 cm mais longo. Outros ajustes comuns incluem a remoção do espaldar customizado, ajustes das laterais, da profundidade do assento e escavação do espaldar acima e abaixo da fusão vertebral para evitar pressão.[10]

Cadeiras para crianças que andam minimamente

Crianças com capacidade de deambulação limitada e controle do tronco razoável geralmente recebem seu primeiro dispositivo de mobilidade sentada aos 3 anos de idade. A criança que tem membros superiores fortes e capacidade cognitiva suficiente pode se beneficiar de uma cadeira de rodas convencional. Se não for possível usar a cadeira de rodas manual em razão de fraqueza ou pouco controle motor, uma estrutura básica de carrinho motorizado poderá ajudar a aumentar a altura geral da cadeira e, assim, facilitar as atividades funcionais para a família. Nos últimos anos, aumentou a procura por cadeiras motorizadas para crianças pequenas. Os benefícios do uso precoce da mobilidade motorizada incluem menor risco de desamparo aprendido, estímulo à autoconfiança, melhora do aprendizado e desenvolvimento visual.[133] Muitas crianças pequenas com PC e mínima capacidade de deambular se encaixam no perfil de "excelentes candidatos" ao uso precoce de dispositivos de mobilidade motorizada, mas é preciso considerar vários fatores antes dessa importante decisão. Entre eles, o transporte da cadeira de rodas, a segurança em todos os ambientes, o ambiente domiciliar e a relação custo-benefício são questões sérias a serem levadas em conta na opção pela mobilidade motorizada. A cadeira de rodas motorizada é uma opção mais apropriada para essas crianças na fase mais avançada da infância, quando se conjugam fatores como maturidade comportamental, capacidade cognitiva, controle motor dos membros superiores e disposição do cuidador para adotar essa solução. O teste de triagem pediátrica para cadeira de rodas motorizada (PPWST, na sigla em inglês) é uma ferramenta valiosa idealizada para que o profissional clínico possa determinar se a criança com PC tem a capacidade cognitiva necessária para usar com sucesso o dispositivo de mobilidade motorizada.[134] A maioria das crianças desse grupo de PC usa um *joystick* na mão dominante para controlar a mobilidade, mas quando o comprometimento é mais acentuado, os controles de cabeça e perna também podem ser úteis. O assento adequado para essas crianças pode variar muito, incluindo suportes laterais de tronco e coxa, coletes torácicos, bandeja e descanso de cabeça. Os apoios eleváveis para pés podem ser melhores que os fixos quando a criança tem possibilidade de se levantar. Essas crianças passarão a maior parte do dia, enquanto estiverem acordadas, na cadeira, por isso uma boa avaliação da postura e do alinhamento poderão minimizar problemas associados à má postura.

Cadeiras para crianças que andam em casa e, com limitação, na comunidade

A criança que anda em casa com bom controle do tronco, mas não tem resistência física para andar na comunidade também precisa de um dispositivo de mobilidade, além do dispositivo de auxílio à marcha. Antes de entrarem na escola, essas crianças se esforçam para melhorar sua marcha funcional e geralmente as famílias ficam satisfeitas com os carrinhos motorizados disponíveis no mercado para saídas mais demoradas. Quando chegam à idade escolar, a maioria dessas crianças é candidata a uma cadeira de rodas convencional. As necessidades dessas crianças em termos de dispositivos de mobilidade sentada são mínimas, graças ao bom controle do tronco e ao uso não tão intensivo. Frequentemente, bastam uma cadeira com assento e es-

paldar fixos e cinto de segurança. Crianças mais velhas e adolescentes que estejam se preparando para a faculdade costumam mudar para um carrinho motorizado que aumenta a eficiência de seus movimentos fora de casa.

Pranchas ortostáticas

Os sistemas de apoio ortostático devem ser usados como suporte externo para crianças maiores incapazes de ficar em pé sozinhas ou que necessitem de apoio, na posição em pé, para manter um alinhamento adequado.[10] O programa de treino ortostático deve ser iniciado aos 2 anos de idade na criança com PC que não tenha começado a ficar em pé ou a andar naturalmente. Os benefícios potenciais da prancha ortostática incluem melhor tolerância ao apoio de peso, melhor controle da cabeça e do tronco, aumento da densidade óssea, melhor desenvolvimento dos quadris e prevenção de mais deformidades dos membros inferiores, alongamento prolongado dos flexores plantares e do quadril, manutenção da AMP do tronco e dos membros inferiores, melhor coativação dos músculos dos membros inferiores usados para ficar em pé, melhor eficiência respiratória, melhor motilidade gastrintestinal, melhor circulação/menos úlceras de decúbito, melhora da função renal e melhor interação social com colegas. As evidências em favor da prancha ortostática são, na maioria, indiretas e dizem respeito aos efeitos negativos da imobilidade.[135] Infelizmente, poucas pesquisas quantificam a necessidade de manutenção da posição ortostática para alcançar os benefícios do ortostatismo citados acima.[10,135] Stuberg[135] recomenda manter a posição ortostática por 45 minutos duas ou três vezes por dia para controle das contraturas em flexão dos membros inferiores e por 60 minutos quatro ou cinco vezes por semana para favorecer o desenvolvimento ósseo. Essas frequências não devem ser, de modo algum, uma meta final, já que muitas crianças podem evoluir com segurança para uma permanência na prancha ortostática de algumas horas por dia.

Uma vez tomada a decisão de uso da prancha ortostática, deve-se proceder a uma avaliação detalhada, considerando muitos fatores antes de escolher a prancha ortostática mais apropriada para a criança. É extremamente importante obter informações sobre equipamentos prévios, outros equipamentos recém-adquiridos, nível funcional geral e resultados esperados com a prancha ortostática, antes de escolher um item específico. Essas informações podem orientar a conversa sobre o equipamento para uma direção totalmente diferente. Por exemplo, um dilema comum é o da criança que poderia se beneficiar de um andador com apoio de tronco e pelve e de uma prancha ortostática, mas não possui nenhum deles. Geralmente, os seguros-saúde só cobrem um desses dois tipos de equipamentos terapêuticos durante um certo período de tempo. Se a avaliação revelar que a criança tem potencial para andar, isso deve ser levado em conta ao avaliar a prancha ortostática. O próximo passo no processo de avaliação é um exame objetivo detalhado, com atenção para o controle da cabeça/do tronco nas posições sentada e em pé, postura nas posições sentada e em pé e limitações da AM. Devem ser tomadas medidas exatas da altura total da criança, altura do tórax ao chão, do cotovelo ao chão, comprimento do membro inferior, comprimento da perna, largura do tronco e do quadril, altura do gancho ao chão e peso. Assim como ocorre com a cadeira, a idade e o potencial de crescimento da criança são também importantes. Em razão dos muitos prós e contras de cada tipo de prancha ortostática, várias versões devem ser testadas antes da decisão final. Além do benefício óbvio de se avaliar a postura e o alinhamento da criança durante um teste, é importante determinar se os cuidadores conseguem colocar e retirar a criança da prancha ortostática de modo fácil e eficiente. A facilidade de transferência da criança costuma ser o fator mais importante na adesão ao uso da prancha ortostática. Depois de testar cada prancha ortostática por pelo menos 15 minutos, inspecione cuidadosamente a pele da criança para identificar áreas de pressão. Qualquer vermelhidão deve desaparecer em 20 minutos depois que a criança sair da prancha. Uma vez escolhida uma prancha ortostática, selecione com cuidado os acessórios necessários para otimizar a função e que possam ser removidos ou ajustados à medida que a força da criança melhora.

Atualmente, existem quatro modelos básicos de prancha ortostática disponíveis no mercado: supina, prona, ereta e com assento. Esta seção contém detalhes das diferenças básicas entre esses tipos de prancha ortostática. A Tabela 5.4 contém descrições mais detalhadas das indicações e contraindicações de cada prancha ortostática. A prancha ortostática supina começa em posição horizontal ou reclinada, com a criança em decúbito dorsal. A criança pode ser facilmente presa à prancha nessa posição e, depois, lentamente levada até uma posição mais vertical. Uma mesa inclinável é o tipo mais básico de prancha ortostática supina, mas raramente é a melhor opção para crianças com PC. Existem modelos mais sofisticados de prancha ortostática supina, que atendem às necessidades complexas da criança com PC. A prancha ortostática supina pode ser adquirida com acessórios como proteção lateral para o tronco e quadril, almofadas para os joelhos, apoio para adução/abdução do quadril e suportes de cabeça. A prancha ortostática supina é uma boa opção para crianças menores com espasticidade moderada a grave dos extensores e falta de controle da cabeça, que podem ser facilmente transferidas usando-se a prancha como maca. As crianças candidatas ao uso da prancha ortostática supina são as que têm dificuldade no controle da cabeça, por isso a inclinação ideal deve ser pequena ou totalmente vertical, para evitar que a cabeça caia para a posição de flexão. Aquelas com extrema espasticidade dos extensores não são boas para esse tipo de prancha, uma vez que a pressão posterior costuma estimular o tônus extensor. A prancha ortos-

tática prona oferece apoio anterior à criança e, assim como a supina, pode ser colocada na horizontal para facilitar a transferência. Os componentes disponíveis são semelhantes aos da prancha supina, além de um apoio de queixo para ajudar no controle da cabeça e no posicionamento da criança na vertical. A prancha ortostática prona não é recomendada para crianças que não tenham bom controle da cabeça, porque ela não oferece apoio suficiente para a cabeça e o pescoço. Tradicionalmente, colocava-se a criança na prancha ortostática prona em posição ligeiramente flexionada para a frente (10 a 20 graus), para estimular a ativação dos músculos extensores e melhorar o controle da cabeça. Porém, como o apoio de peso máximo e a maioria das funções que exigem posição ereta ocorrem na vertical, a inclinação para a frente não é recomendada, de modo geral. Se a criança tem controle razoável da cabeça e do tronco e se deseja melhorar a resistência do controle da cabeça, a prancha ortostática prona em posição totalmente vertical é uma opção melhor que a prancha ortostática supina para obter o grau ideal de apoio de peso e alinhamento cervical e do tronco. O Parapodium é um dispositivo mais simples de auxílio ao ortostatismo. Geralmente não tem apoios acima da pelve e por isso requer um maior controle da cabeça e do tronco. Como a maioria das crianças com PC que têm bom controle da cabeça e do tronco também são capazes de algum grau de deambulação, esse tipo de prancha raramente é recomendado para crianças com PC. Dispositivos desse tipo, porém com maior grau de apoio, estão disponíveis no mercado e podem ser uma boa opção, além de econômica, para algumas crianças com PC. O Parapodium é uma opção aceitável para crianças menores que tenham bom controle da cabeça, razoável controle do tronco e não consigam alinhar os membros inferiores sem apoio externo. Na última década, aumentou muito a procura pela prancha ortostática com assento para crianças com PC. Sua versatilidade oferece benefícios a muitas crianças com PC que não andam ou andam minimamente. Em geral, a criança é transferida para a prancha com a ajuda de uma tábua de transferência. Uma vez sentada e com joelhos e tronco bem acomodados, faz-se a transição gradual da criança para a posição em pé, utilizando uma bomba hidráulica manual ou um mecanismo de elevação elétrico. Esse tipo de prancha ortostática é uma excelente escolha para crianças maiores e adolescentes e para as que apresentam discretas contraturas em flexão do joelho e do quadril e não conseguem ficar em pé totalmente eretas. Nessas crianças, a prancha ortostática com assento pode produzir um alongamento prolongado, de baixa carga, dos flexores do quadril, posteriores da coxa e da cápsula posterior do joelho, além dos outros benefícios da posição em pé. Algumas crianças permanecem várias horas nesse tipo de prancha ortostática, alternando entre as posições sentada e em pé. Embora essa seja uma ótima característica desses modelos, muitas vezes é difícil ajustar a prancha ortostática para garantir a postu-

TABELA 5.4 ▸ Orientação para escolha da prancha ortostática

Seleção de prancha ortostática para crianças com paralisia cerebral

Tipo		Indicações	Contraindicações
Supina	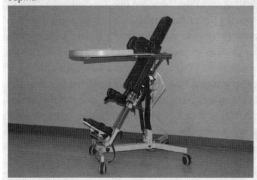	Crianças a partir de 2 anos e adultos Pouco controle da cabeça/tronco que exija apoio da cabeça ou posição reclinada Tônus flexor Traqueostomia Intolerância à posição totalmente em pé	Forte tônus extensor Bom controle da cabeça e do tronco Contraturas significativas dos flexores do quadril e do joelho Pacientes muito grandes que dificultam a mobilização pelo cuidador
Prona	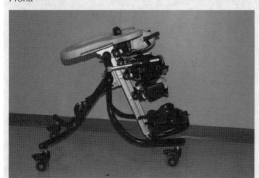	Crianças menores (com frequência início da fase escolar) Controle da cabeça bom ou razoável Controle razoável do tronco A meta é usar os membros superiores na posição em pé A meta é participar de atividades de classe enquanto em pé Tolerância à posição totalmente vertical Opções dinâmicas que permitem a mobilidade de pacientes com bom controle dos membros superiores	Forte tônus extensor Uso do tônus extensor como principal meio de estender a cabeça e o tronco para a posição vertical Pouco controle da cabeça – apenas ativação fásica da extensão cervical Pacientes muito grandes que dificultam a mobilização pelo cuidador
Ereta	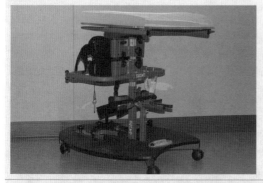	Criança menor/mais leve Tolerância à posição totalmente vertical por longos períodos Bom controle da cabeça e resistência Opção econômica é importante	Pouco controle da cabeça Hipertonia de flexores ou extensores Contraturas em flexão do quadril ou do joelho Criança grande
Sentada a em pé	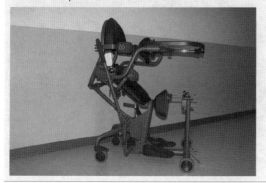	Criança em idade escolar ou adolescente Bom controle da cabeça e controle razoável do tronco Discretas contraturas em flexão do quadril/joelho Paciente com capacidade física e cognitiva para mudar a prancha de uma posição para outra de forma independente	Pouco controle da cabeça Postura ruim com a prancha na posição sentada

ra ideal nas duas posições. Portanto, os cuidadores, em casa e na escola, precisam ser treinados para executar os ajustes necessários na prancha ortostática depois de cada mudança de posição.

Dispositivos auxiliares da marcha

Existem muitos dispositivos para deambulação que visam, tanto quanto possível, a tornar a marcha funcional, eficiente quanto ao gasto energético e menos penosa. Antes da decisão sobre o melhor dispositivo de auxílio à marcha, é necessária uma avaliação minuciosa das capacidades funcionais da criança na posição vertical. Também é importante estabelecer uma comunicação com os cuidadores da criança quanto a suas rotinas, as transições necessárias ao longo do dia e as distâncias a serem percorridas, antes de se decidir sobre o dispositivo de auxílio. Rose et al.[136] documentaram uma relação linear entre o consumo de oxigênio e a frequência cardíaca durante a marcha em diferentes velocidades, em crianças com e sem PC. Esse estudo sugeriu que a frequência cardíaca deva ser usada para avaliar o grau de preparo físico da criança e medir seu gasto de energia.[136] Esse pode ser um bom método para ajudar na decisão sobre qual dispositivo de auxílio deve ser usado pela criança.

Treinadores de marcha

Os treinadores de marcha (*transfers*; andadores com apoio de tronco e pelve) foram desenvolvidos para melhorar a capacidade de deambulação de crianças que conseguem dar passos independentes ou assistidos, mas não possuem o equilíbrio e o controle motor necessários para caminhar com segurança usando um andador tradicional. O uso de treinadores de marcha gera controvérsia entre os fisioterapeutas. Os que são favoráveis argumentam que a prática da marcha permitirá que a criança fortaleça os músculos usados para deambulação e, posteriormente, progrida para um dispositivo de mobilidade menos restritivo, por exemplo, um andador convencional. Assim como a prancha ortostática, o treinador de marcha parece melhorar a densidade mineral óssea, a função gastrintestinal, a eficiência respiratória e a interação social com colegas. Outros autores argumentam que as crianças que tentam deambular com treinadores de marcha adquirem uma postura ruim, que acaba sendo contraproducente para a marcha. Eles assinalam que muitas crianças preferem ficar sentadas no treinador de marcha, com o tronco em flexão ou extensão acentuada, movimentando o dispositivo para a frente e para trás sem apoiar o peso de modo significativo nos membros inferiores. Não há, atualmente, evidências diretas favoráveis ou contrárias ao uso dos treinadores de marcha.

As características desses dispositivos variam muito entre os modelos. Quase todos possuem em comum uma base com quatro rodízios e um assento rígido ou suspenso, que sustentam a criança que não consegue se manter em pé ou que perde o equilíbrio quando caminha. Alguns treinadores de marcha, como o Rifton Pacer, da Rifton Equipment, Inc., vêm com vários acessórios que melhoram o alinhamento do tronco e dos membros inferiores, como suportes de tronco, braçadeiras, guias de quadril e presilhas de tornozelo para limitar a abdução de quadril (Fig. 5.3). Outros treinadores de marcha são mais semelhantes a um sistema de treino de marcha com apoio parcial do peso e usam baterias, acionamento pneumático (Fig. 5.4) ou molas para aliviar parte do peso da criança durante a deambulação. Esses dispositivos geralmente não têm tantos acessórios para melhorar o alinhamento dos membros inferiores durante a deambulação, por isso não

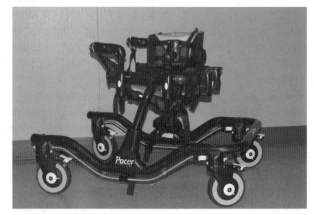

FIGURA 5.3 ▸ Andador Rifton.

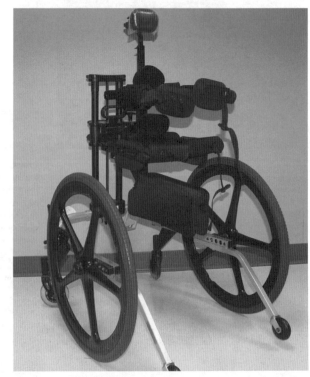

FIGURA 5.4 ▸ Equipamento Up and Go para treinamento da marcha.

são uma boa escolha para crianças com problemas de alinhamento que não possam ser facilmente corrigidos com órteses, como por exemplo a marcha em tesoura, por grave espasticidade dos adutores.

Andadores

No passado, pela falta de opções, as crianças com PC tinham de usar os andadores de apoio anterior, comumente prescritos para adultos. Os andadores de apoio posterior foram desenvolvidos para resolver muitos dos problemas posturais causados em crianças pelo uso dos andadores de apoio anterior e, hoje, são considerados o modelo de escolha para a maioria das crianças com PC. Os andadores de apoio posterior são mais eficientes, em termos de gasto energético, para as crianças com PC e melhoram a postura vertical[137,138], porque os ombros são mantidos mais rebaixados com extensão do úmero e as escápulas tendem a ficar mais aduzidas, o que leva à maior expansão do tórax. Os andadores de apoio posterior podem ter duas ou quadro rodas. Logan et al.[137] constataram que os andadores de apoio posterior com duas rodas aumentam em 41% o comprimento da passada e diminuem em 39% o apoio nos dois membros em comparação aos andadores de apoio anterior. Por outro lado, Levangie et al.,[138] ao compararem andadores de apoio posterior com quatro rodas, andadores de apoio posterior com duas rodas e andadores de apoio anterior, verificaram que os posteriores de quatro rodas foram mais eficientes e resultaram em aumentos mais significativos da velocidade da criança, do comprimento da passada direita e esquerda e do comprimento do passo esquerdo. Os resultados desse mesmo estudo mostraram que as crianças caminhavam de modo semelhante com os andadores de apoio anterior e com os andadores de apoio posterior de duas rodas.[138] Embora esse estudo seja importante, cada criança tem capacidades e deficits únicos em termos de deambulação. É necessária uma avaliação com diversos tipos de andadores para determinar qual deles oferece estabilidade e segurança, ao mesmo tempo que permite um padrão de marcha eficiente do ponto de vista do gasto de energia. Os andadores de apoio posterior têm diversos acessórios opcionais, como braçadeiras, travas de rodas para evitar o movimento reverso, rodízios 360°, guias de quadril e assentos dobráveis. As braçadeiras são comumente usadas para crianças com PC quadriplégica porque em geral elas não têm força na mão, no tríceps, no tronco e nos abaixadores da escápula para manter uma posição ereta sem esses apoios. As rodas com trava de movimento reverso costumam ser usadas quando a criança está começando a usar o andador de apoio posterior e tem pouco controle de equilíbrio dinâmico e estabilidade do tronco para evitar que o andador escorregue para trás com qualquer perda de equilíbrio posterior. As rodas com movimento 360° são úteis quando a criança já domina a deambulação para frente e se beneficia de maior liberdade e

velocidade de virada. As guias de quadril podem ser usadas quando a força dos abdutores do quadril não é suficiente para manter a pelve na linha mediana enquanto a criança usa o andador. Um exemplo clássico de criança que se beneficia com o uso das guias de quadril é aquela criança que tem a pelve sempre desviada para um dos lados do andador, o que faz com que o dispositivo se desvie para aquele lado durante a deambulação. O assento dobrável é uma opção para a criança que consegue andar mais do que as distâncias domiciliares, mas precisa fazer pausas para descanso nas caminhadas mais longas. Para que o assento dobrável seja funcional, a criança deve ser capaz de se sustentar por alguns momentos no andador, com apoio de apenas uma das mãos, enquanto gira o tronco para baixar o assento com a outra. É necessária uma reavaliação periódica da capacidade de deambulação da criança no decorrer da infância para determinar se a mudança desses acessórios melhorará o desempenho funcional geral.

Muletas e bengalas

Crianças pequenas com PC diplégica frequentemente usam a força da parte superior do corpo para compensar a fraqueza das pernas. Quando aprendem a caminhar com andadores de apoio posterior, essas crianças com frequência se sustentam nos braços para apoiar o peso e simplesmente tocam o chão apenas com a ponta do pé na fase de apoio ou arrastam as pernas. Embora essas crianças tenham mobilidade funcional com os andadores de apoio posterior, a mecânica da marcha não é a ideal para promover o fortalecimento dos membros inferiores, o equilíbrio e o controle do tronco na deambulação. Para essas crianças, muletas canadenses podem ser uma opção melhor de auxílio à marcha, já que são usadas primariamente para melhorar o equilíbrio e não para retirar o peso dos membros inferiores. No início, a criança precisará de assistência para aprender a confiar nas pernas para apoiar seu peso e para dar equilíbrio quando ela movimenta as muletas ou a bengala para frente. Começa-se ensinando a marcha de quatro pontos de apoio para garantir estabilidade máxima, porque três pontos estarão sempre em contato com o chão. À medida que a força e a coordenação da criança melhoram, pode-se recomendar a marcha de dois pontos e, finalmente, a de três pontos para que a criança possa acompanhar seus colegas. Embora a transição do andador para as muletas canadenses ocorra geralmente nos primeiros anos da fase escolar em crianças com diplegia espástica, a criança maior com diplegia espástica e um pouco mais envolvida pode usar um andador de apoio posterior para caminhadas mais longas. Essa criança pode andar distâncias menores com muletas canadenses, que permitem mais liberdade de movimentos fora de casa e enfrentam menos barreiras arquitetônicas que os andadores de apoio posterior. Algumas crianças com diplegia leve ou hemiplegia moderada e que já andavam sozinhas no meio da infância podem preferir as muletas canadenses uni- ou bilaterais na adolescência, para diminuir o risco de quedas e aumentar sua resistência física para caminhar. Muletas axilares nunca são recomendadas para crianças com PC porque essas crianças não têm controle dos membros superiores para usá-las corretamente. Crianças com PC que são forçadas a usar muletas axilares costumam se inclinar para frente pelo quadril e colocar quase todo o seu peso nas muletas, pressionando a almofada axilar profundamente na axila. As crianças maiores, com diplegia leve e força normal nos membros superiores, podem preferir uma bengala de um ponto como dispositivo de uso em longo prazo para caminhar fora de casa.

Intervenções neurológicas para tratar a espasticidade

O tratamento da espasticidade requer uma avaliação minuciosa para determinar seus efeitos sobre a função, o conforto e a facilidade de cuidar da criança. Além disso, o tratamento da espasticidade pode evitar problemas secundários como dor, subluxação e contraturas. Vale ressaltar que algumas crianças têm um certo "controle" de sua espasticidade e aprendem a usá-la para ficar em pé, mudar de um local para outro e para dar passos. Nesses casos e quando o tratamento não tem possibilidade de melhorar a vida da criança ou facilitar seus cuidados, não se deve tratar a espasticidade. Por outro lado, o tratamento da espasticidade pode ter um efeito muito positivo no desempenho funcional geral quando combinado com a fisioterapia, órteses apropriadas e, se for o caso, engessamento seriado.[88] Os efeitos positivos do tratamento da espasticidade não devem ser tomados como substitutos de um bom fortalecimento, alongamento e exercícios funcionais, pois avanços não serão alcançados sem estes.

Intervenções neuroclínicas

Medicação oral

Os medicamentos orais são geralmente usados em crianças com espasticidade leve ou difusa. Embora sejam de fácil utilização, os medicamentos orais têm efeitos colaterais, como sedação, e podem perder eficácia dentro de algumas semanas.[10] No entanto, Tilton[88] mostrou que os efeitos sedativos podem melhorar depois de algumas semanas de uso. Os medicamentos orais mais comumente usados para espasticidade em crianças são diazepam e baclofeno. Esses medicamentos atuam bloqueando o ácido gama-aminobutírico (GABA) no cérebro e na medula espinhal e, assim, reduzem a rigidez muscular. Tanto o baclofeno quanto o diazepam usados por via oral têm forte efeito sedativo, o que pode prejudicar a função cognitiva de muitas crianças que usam esses medicamentos. Por outro lado, quando tomado à noite, o diazepam pode ajudar a dormir e diminuir

os espasmos noturnos, sem causar sonolência residual diurna.[139] A tizanidina e o dantroleno sódico são outros medicamentos orais que diminuem a espasticidade nas crianças com PC, mas não são usados rotineiramente por causarem vários efeitos colaterais negativos. Há poucos estudos sobre os efeitos funcionais de qualquer um desses medicamentos em crianças e pouco se sabe sobre a dose ideal, a segurança e os efeitos colaterais.

Bloqueadores neuromusculares

Os bloqueadores neuromusculares, cujo efeito também é chamado quimiodenervação, são substâncias químicas injetadas perto de um nervo periférico ou por via intramuscular para impedir a transmissão de impulsos entre os nervos e os músculos.[88] Nos anos 1970, era comum o uso de fenol e álcool etílico como bloqueadores neuromusculares para tratar a espasticidade. Essas substâncias são injetadas em torno dos nervos, causando uma degeneração temporária dos axônios, embora ocorra reinervação em alguns meses ou anos.[88] Estudos mostraram melhora da espasticidade com injeções de álcool[140] e de fenol,[141,142] mas essas substâncias químicas podem causar dor significativa e disestesia após a injeção, o que levou à sua substituição, mais recentemente, pelo bloqueio neuromuscular com toxina botulínica.[143]

A toxina botulínica é uma neurotoxina produzida pelo *Clostridium botulinum*, uma bactéria anaeróbia que causa um tipo de envenenamento alimentar e tetania.[10,88] A toxina botulínica provoca uma paralisia muscular temporária ao se ligar às proteínas sinápticas da junção neuromuscular, evitando a liberação de acetilcolina nesse local.[10] A ligação é irreversível e o nervo periférico precisa dar origem a novas fibras para formar uma nova junção neuromuscular.[144,145] Esse processo leva aproximadamente 3 a 4 meses.[10] Desde 1993, as injeções de BTX-A vêm sendo usadas para tratar espasticidade em pacientes com PC. Como a inervação axonal da junção neuromuscular por fim se restabelece em 3 a 4 meses, são necessárias injeções repetidas para manter a melhora obtida com as primeiras aplicações. As injeções são aplicadas com intervalos de pelo menos 12 semanas para diminuir o risco de formação de anticorpos neutralizantes.[146] Comparado ao álcool etílico e ao fenol, a toxina botulínica tem menos complicações clínicas, sua utilização é mais fácil, menos dolorosa, pode ser administrada sem sedação e se difunde prontamente no músculo; no entanto, é mais cara e seus efeitos podem ser mais curtos.[143] Kinnette revisou e analisou a literatura sobre o uso de injeções de BTX-A em crianças e encontrou diversas doses e técnicas de aplicação. Nos últimos anos, vem aumentando a quantidade total de BTX-A injetada, sem que tenham sido relatados eventos adversos sistêmicos.[147]

Os objetivos clínicos do tratamento da criança com BTX-A geralmente incluem melhora funcional, prevenção ou tratamento de complicações musculoesqueléticas, maior conforto, facilitação dos cuidados e melhora da aparência.[146] Os benefícios da BTX-A incluem postergar a cirurgia ortopédica, melhorar a marcha, alcançar deambulação independente, melhorar o desempenho funcional em pé e ao caminhar, bem como diminuir a espasticidade.[143,146,148] As injeções devem ser combinadas com um programa terapêutico de alongamento, uso de órteses e exercícios funcionais para otimizar o grau de função da criança.[144-146,149] Uma recente revisão sistemática sobre injeções de toxina botulínica e deambulação em pacientes com PC mostrou evidências de grau moderado favoráveis a esse tratamento associado à fisioterapia e aos cuidados habituais, em relação à fisioterapia indicada isoladamente.[150] O'Neil et al. estudaram as práticas de fisioterapia aplicadas a crianças que receberam injeções de BTX-A e constataram mudança das deficiências e habilidades funcionais. No entanto, esses autores propõem as injeções de BTX-A como um recurso adjuvante à fisioterapia e não o oposto, que é comumente aceito. Segundo eles, as injeções permitem ao fisioterapeuta trabalhar para melhorar os aspectos comprometidos e a função, de modo a alcançar mais facilmente as metas e resultados. O'Neil et al.[149] também identificaram estratégias úteis para alcançar as metas e melhorar os resultados. Fragala et al. estudaram a evolução das crianças segundo o GMFCS após injeções de BTX-A. Esses autores constataram que crianças com graus mais elevados de desempenho funcional basal (nível I e nível II) e que receberam injeções em um grupo muscular *versus* múltiplos grupos tiveram melhora da capacidade e um nível mais alto de satisfação com o tratamento.[145]

Outra opção terapêutica é parear as injeções de BTX-A com períodos de engessamento seriado do membro injetado. Essa combinação pode evitar contraturas e deformidades ósseas, postergando ou minimizando a necessidade de diversas cirurgias ortopédicas futuras. Essa combinação de injeções de BTX-A com engessamento pode levar o paciente a alcançar mais rapidamente as metas de AM das articulações do que o engessamento isolado, evitando a redução da deambulação que às vezes ocorre após liberação cirúrgica do gastrocnêmio.[148,151] Embora muitos estudos tenham demonstrado vantagens dessa abordagem,[148,151-156] outros não justificam essas combinação mais do que o engessamento ou a toxina botulínica isoladamente.[157,158]

Alguns centros de reabilitação usam uma combinação de fenol e BTX-A para poder tratar mais músculos com uma única aplicação de anestesia. Em um estudo retrospectivo, Gooch e Patton verificaram que 14 músculos, em média, foram tratados com injeções quando se usou a combinação. Eles demonstraram que as injeções combinadas reduziram o tônus muscular no curto prazo, mas concluíram que seriam necessários estudos adicionais para determinar as doses e locais de injeção ideais, tanto do fenol quanto da BTX-A.[159]

Intervenções neurocirúrgicas

Rizotomia dorsal seletiva

A rizotomia dorsal seletiva (RDS), também chamada rizotomia posterior seletiva (RPS), é um procedimento pouco compreendido para reduzir a espasticidade de crianças com PC.[98,160-163] A seleção dos pacientes é um fator decisivo para o sucesso, já que somente dois tipos de pacientes são candidatos apropriados. O primeiro grupo inclui pacientes com limitação funcional causada pela espasticidade, mas que têm energia voluntária suficiente para manter e até melhorar suas habilidades funcionais. O segundo grupo inclui pacientes que não andam e cuja espasticidade interfere com os movimentos de sentar, tomar banho, com o posicionamento, a higiene perineal e as atividades escolares.[162,163] A cirurgia geralmente engloba os segmentos L2-S2[160,162] ou L2-S1,[163] e apenas algumas raízes dorsais são seccionadas – as que parecem ter maior influência na espasticidade e produzir padrões motores anormais.

Bomba de baclofeno intratecal

Além da ingestão oral, o baclofeno pode ser administrado à criança por meio de uma bomba implantada cirurgicamente de forma subcutânea ou sob a fáscia da região abdominal. O baclofeno fica em uma bomba – um disco de 8 cm de diâmetro e 2,5 cm de espessura – e é injetado por um cateter diretamente no espaço intratecal da região torácica superior.[164] Muitos estudos mostraram a eficácia do baclofeno intratecal (BIT) em termos de redução da espasticidade em crianças com PC.[165-167] Tradicionalmente, as bombas de BIT eram usadas em crianças com espasticidade moderada (nível IV ou V do GMFCS) com o objetivo primário de diminuir a dor e proporcionar mais conforto, evitando a piora da deformidade ou da função e facilitando os cuidados.[10,168] Em 2011, os resultados do maior estudo controlado de BIT em crianças com PC incapazes de andar mostrou que o BIT diminuiu o tônus e os espasmos, melhorou o conforto e os cuidados, mas teve pouco impacto em termos funcionais e de participação na sociedade 18 meses após a cirurgia.[169] Crianças com limitações funcionais moderadas ou mínimas não eram, no passado, consideradas candidatas à inserção de uma bomba de BIT. No entanto, alguns estudos recentes demonstraram melhora da qualidade da marcha[170-172] e da condição de deambulação[173-177] em crianças com PC menos gravemente comprometidas. Por outro lado, crianças que não andam não têm probabilidade de começar a andar após a implantação da bomba de BIT.[169,178] Essa não é uma regra absoluta, mas é preciso discutir metas realistas com os cuidadores de crianças que não andam, antes da cirurgia, para evitar que haja expectativas sobre novas habilidades de deambulação após o procedimento. Além de possíveis ganhos em termos de deambulação, outros estudos mostraram melhora funcional geral, medida pelo GMFM, em crianças com PC distônica e espástica leve, moderada e grave.[179,180] Vale ressaltar que algumas crianças (aproximadamente 12% em dois estudos[173,176]) tiveram deterioração da capacidade de deambulação e mudança de posição após a implantação da bomba de BIT, supostamente pela redução da capacidade de usar a hipertonia e espasticidade como ajuda funcional.[173,176]

O fisioterapeuta desempenha vários papéis cruciais antes e depois da inserção da bomba de BIT. O fisioterapeuta pode ajudar a identificar pacientes apropriados para receberem a bomba de baclofeno, auxiliar no processo de avaliação, distinguindo a espasticidade que interfere nas funções daquela que é usada para as funções, e contribuir para a definição de metas de resultado realistas antes da cirurgia. Uma vez implantada a bomba, o fisioterapeuta pode avaliar o tônus do tronco e dos membros, ajudando na decisão sobre a dose, orientando a família e a criança para se habituarem a um corpo que agora é sentido e se move de modo diferente, avaliar os dispositivos de mobilidade sentada para verificar possível necessidade de modificações (como mudar a posição dos cintos de segurança e dos apoios de tronco para evitar contato com o local da cirurgia no abdome), avaliar novas necessidades de equipamentos, determinar os serviços de reabilitação necessários, monitorar a integridade da pele e educar os cuidadores quanto às precauções pós-operatórias.[168] As precauções pós-operatórias variam segundo a opinião do cirurgião, mas costumam incluir flexão de quadril máxima de 90 graus, não forçar a rotação do tronco e repouso deitado por pelo menos 48 horas após a cirurgia para diminuir a incidência de cefaleia intensa secundária ao extravasamento de líquido cerebrospinal. Crianças que apresentem os resultados desejados de facilitação dos cuidados e diminuição da dor provavelmente não necessitarão de fisioterapia mais frequente, mas se as metas forem alterações funcionais, poderá ser benéfico aplicar uma sequência intensiva de fisioterapia que comece aproximadamente um mês após a cirurgia.[168]

》 Intervenções ortopédicas

A meta do tratamento ortopédico é ajudar cada paciente, individualmente, a alcançar a capacidade funcional ideal e evitar deformidades, detectando-as em estágio precoce, quando opções terapêuticas simples e mais eficazes possam ser instituídas.[10,181,182] A fisioterapia pode ajudar a minimizar a necessidade de cirurgia ortopédica, reduzindo, dessa maneira, o número de cirurgias necessárias à criança. Quando ocorre intervenção cirúrgica, suas metas devem ser melhorar a função, diminuir o desconforto e evitar alterações estruturais passíveis de causar incapacidade.[181]

É preciso conhecer o desenvolvimento atípico e as compensações motoras para poder determinar qual deverá ser

o impacto da cirurgia no futuro desempenho funcional da criança.

Dado o fato de que crianças com PC frequentemente apresentam problemas ortopédicos em diversas articulações, tratar apenas um desses problemas pode ter consequências negativas para as articulações adjacentes. Por isso, tornou-se uma prática comum para os cirurgiões ortopédicos realizar diversos procedimentos simultâneos, de modo a melhorar a função de modo geral. Essa abordagem, hoje conhecida como cirurgia multinível em evento único, popularizou-se nos últimos 20 anos, especialmente a partir do acesso a ferramentas de ponta para análise minuciosa da marcha.[183-185] A seguir, abordaremos os problemas ortopédicos e procedimentos cirúrgicos mais comuns relativos à coluna e aos membros inferiores. A Tabela 5.5 contém definições de termos cirúrgicos comumente usados e a Tabela 5.6 mostra as cirurgias ortopédicas mais comuns, suas indicações e os cuidados pós-operatórios. As intervenções gerais de fisioterapia também são abordadas a seguir. Os protocolos pós-operatórios podem variar muito, dependendo do hospital, do cirurgião e do paciente; por isso, as informações aqui apresentadas devem servir apenas como orientação no planejamento e implantação de um programa terapêutico.

Escoliose neuromuscular/coluna

As deformidades da coluna são muito comuns em crianças com PC e o padrão mais comum de deformidade é a escoliose neuromuscular, que é causada, principalmente,

TABELA 5.5 ▶ Termos de cirurgia ortopédica	
Termo	Definição
Liberação de tendão/tenotomia	Secção completa de um tendão
Alongamento de tendão	Alongamento miofascial de tendão, quase sempre por Z-plastia
Alongamento percutâneo	Alongamento de tendão que consiste em pequenos cortes no tendão sem abertura da área para visualização
Recessão	Outro termo usado para o alongamento miofascial; geralmente empregado para diferenciar o alongamento do gastrocnêmio apenas do alongamento completo do tendão do calcâneo
Osteotomia	Corte cirúrgico de um osso com o objetivo de mudar sua orientação
Osteotomia tipo *shelf*	Refere-se a diversas osteotomias pélvicas que constroem uma plataforma acima do acetábulo para reduzir um quadril luxado
Transposição de tendão	Consiste em seccionar uma das extremidades do tendão e ligá-la a outro músculo, para mudar ou eliminar a função original daquele músculo
Artrodese	Fusão de pelo menos dois ossos

CAPÍTULO 5 ▸ O BEBÊ E A CRIANÇA COM PARALISIA CEREBRAL 245

TABELA 5.6 ▸ Cirurgias ortopédicas comuns em crianças com paralisia cerebral

Procedimento cirúrgico	Indicações	Complicações	Cuidados pós-operatórios
Fusão vertebral posterior	Escoliose neuromuscular	Pancreatite Infecção da ferida	Apenas rolar para sentar Não flexionar o quadril além de 90 graus Não forçar a rotação do tronco
Alongamento de adutores	Subluxação do quadril Contratura dos adutores Marcha em tesoura Dificuldade com a higiene perineal	Contratura recorrente Ossificação heterotópica Hiperalongamento (raro)	Não há precauções Apoiar peso conforme tolerância
Osteotomia pélvica	Subluxação/luxação do quadril	Infecção interna Luxação repetida Perda da fixação	Não flexionar o quadril além de 90 graus Não forçar a rotação do quadril Não cruzar a linha mediana na adução Apoiar peso conforme tolerância
Osteotomia para desrotação do fêmur varo	Anteversão aumentada do fêmur Subluxação/luxação do quadril	Infecção da ferida Fratura do fêmur	Não flexionar o quadril além de 90 graus Não forçar a rotação do quadril Apoiar peso conforme tolerância
Liberação/tenotomia do iliopsoas	Contratura em flexão do quadril no paciente que não anda	Contratura recorrente Hiperalongamento	Apoiar peso conforme tolerância Não há precauções
Alongamento do psoas	Contratura em flexão do quadril na criança que anda	Contratura recorrente Hiperalongamento	Não há precauções Apoiar peso conforme tolerância
Alongamento dos isquiotibiais	Contratura dos isquiotibiais Leve contratura em flexão do joelho	Contratura recorrente Hiperalongamento	Usar imobilizador do joelho 8 a 12 h/dia
Capsulorrafia posterior do joelho	Moderada contratura em flexão do joelho	Contratura recorrente Hiperalongamento	Uso obrigatório de imobilizador do joelho
Transposição do reto femoral	Marcha com joelho rígido	Religamento de algumas fibras do quadríceps (raro)	Não flexionar em pronação além de 90 graus
Osteotomia tibial	Torção tibial medial ou lateral	Tornozelo varo ou valgo Síndrome do compartimento	Gesso curto na perna por 6 a 8 semanas Apoiar peso conforme tolerância
Alongamento do tendão do calcâneo	Deformidade do tipo pé equino Pé plano valgo	Hiperalongamento Contratura recorrente	Gesso curto na perna por 4 a 6 semanas Apoiar peso conforme tolerância
Recessão do gastrocnêmio	Contratura do gastrocnêmio sem contratura do sóleo	Hiperalongamento Contratura recorrente	Gesso curto na perna por 4 a 6 semanas Apoiar peso conforme tolerância
Fusão subtalar	Pé plano valgo grave	Pseudartrose Tornozelo valgo	Gesso curto na perna por 12 semanas Apoiar peso conforme tolerância
Artrodese tripla	Pé plano valgo grave e doloroso	Artrodese Tornozelo valgo	Gesso curto na perna por 12 semanas Apoiar peso conforme tolerância
Alongamento da coluna lateral	Pé plano valgo	Recorrência do pé plano valgo	Gesso curto na perna por 12 semanas Apoiar peso conforme tolerância
Transposição do tibial posterior	Pé varo com disparo do tibial anterior durante o balanço ou fase de apoio da marcha	Hiper ou hipocorreção do pé varo	Gesso por 4 semanas após a cirurgia Apoiar peso conforme tolerância
Transposição de metade do tendão do tibial anterior	Pé varo com disparo do tibial posterior durante a fase de apoio da marcha	Hiper ou hipocorreção do pé varo	Gesso por 4 semanas após a cirurgia Apoiar peso conforme tolerância

por um desequilíbrio entre os músculos agonistas e antagonistas da coluna. Esse desequilíbrio frequentemente leva ao desenvolvimento de curvaturas em "S" ou em "C" da coluna, que continuam progredindo ao longo da infância. A incidência de escoliose em crianças com PC é de 20 a 25%[164,186] e os casos mais graves ocorrem, geralmente, em crianças que não andam e cujo nível funcional é IV ou V no GMFCS.[187] A maioria dos casos de escoliose se manifesta antes dos 10 anos de idade,[188] mas a evolução se torna mais rápida na puberdade, quando as curvaturas aumentam 2 a 4 graus por mês.[186] Posteriormente, pode se desenvolver uma obliquidade pélvica decorrente da escoliose que se estende até a pelve ou da contratura do quadril, o que afeta a postura sentada da criança na cadeira de rodas. À medida que a curvatura aumenta, a escoliose, no adolescente, pode causar restrição respiratória, dor, úlceras de pressão e maior dificuldade de cuidar da higiene pessoal.[187] Infelizmente, a escoliose neuromuscular não responde ao tratamento ortótico[186] e não há evidências que justifiquem o uso de alongamento, fortalecimento, mobilização articular ou EE como formas de tratamento. O tratamento de escolha para crianças acima de 10 anos com curvatura maior que 50 graus e deterioração funcional é a fusão espinhal posterior.[186] Esse procedimento consiste em fixar ao ílio uma haste única, em forma de "U", com uma secção pélvica pré-encurvada, para corrigir a obliquidade pélvica e a escoliose (Fig. 5.5).[188] É preferível adiar a fusão espinhal até a puberdade ou até que a criança tenha completado o máximo do seu crescimento esperado, porque o tronco não poderá mais crescer depois da fusão. A frequência de complicações da cirurgia da escoliose neuromuscular é alta, chegando a 68% em um dos estudos. As complicações comuns incluem problemas pulmonares, feridas, perda da fixação, progressão da curvatura, pancreatite e pseudartrose.[189] Apesar da elevada frequência de complicações, o índice de satisfação dos pacientes e cuidadores é alto e foi demonstrado que a cirurgia melhora significativamente a qualidade de vida.[187] Depois da cirurgia, o fisioterapeuta deve avaliar todos os dispositivos de mobilidade sentada e em pé, pois a mudança de alinhamento pode levar a lesões e úlceras de pele se esses equipamentos não forem prontamente adaptados. A cirurgia também pode melhorar a função respiratória, já que haverá maior expansão da caixa torácica e os pulmões terão, de modo geral, um volume maior para as trocas gasosas. Na reabilitação pós-operatória, além do treino funcional, esse aspecto também deve ser trabalhado. Sessões intensivas de fisioterapia antes da fusão espinhal posterior podem trazer o benefício de melhorar a mobilidade geral da coluna e, dessa forma, encurtar o período de recuperação.

Quadril

A criança com PC pode necessitar de cirurgia do quadril por diversas razões, inclusive para evitar ou reduzir a subluxação ou luxação do quadril, corrigir o desvio interno do pé durante a deambulação, eliminar a marcha em tesoura e facilitar a higiene perineal em crianças gravemente comprometidas. Anormalidades do quadril são comuns em crianças com PC, sendo relatada uma incidência de 2 a 75%.[41]

Anteversão do fêmur

A anteversão femoral acentuada aumenta a rotação medial do quadril e pode comprometer gravemente a marcha, fazendo a criança tropeçar quando a ponta de um dos pés se choca com o pé do lado oposto na fase de balanço. A osteotomia derrotativa femoral com fixação de placa (Fig. 5.6) e, em alguns casos, com liberação do músculo medial dos isquiotibiais, é a cirurgia-padrão para essa deformidade.[10,190,191] Depois da cirurgia não se usa gesso nem imobilização e a fisioterapia começa com AMP no primeiro ou segundo dia do pós-operatório. Geralmente, a criança sai da cama para a cadeira de rodas no segundo dia. No momento da alta, que deve ocorrer entre o 4º e o 7º dia do pós-operatório, espera-se que a criança já consiga caminhar com ajuda, apoiando todo o peso do corpo.[10] A fisioterapia visa a aumentar a AM e fortalecer os músculos do quadril para melhorar o equilíbrio muscular. O treinamento funcional é importante para que a criança aprenda novas maneiras de se mover com o novo alinhamento do quadril e pela possível necessidade de melhor controle motor. A melhora até o estágio pré-cirúrgico e além dele é esperada em até um ano.[10] A cirurgia unilateral do quadril pode resultar em discrepância de comprimento dos membros inferiores, que precisa ser levada em conta durante o tratamento e na consulta com o cirurgião.

Subluxação/luxação do quadril

Quanto mais grave é o comprometimento neurológico da criança com PC, maior é o risco de luxação ou subluxação do quadril.[192,193] Em um estudo, Soo et al.[193] relataram incidência de 0% de luxação do quadril em crianças classificadas como nível I do GMFCS e 90% nas classificadas como nível V do GMFCS.

Para entender a progressão das anormalidades do quadril em crianças com PC, é preciso primeiramente entender o desenvolvimento normal do quadril. Crianças com e sem PC nascem com quadris normais, em posição de anteversão. No quadril normal, o uso equilibrado dos músculos durante a posição em pé e a deambulação promove o desenvolvimento do acetábulo, da cabeça do fêmur e a remodelagem da anteversão. Em crianças com PC, a deambulação é fundamental para evitar a subluxação do quadril. Crianças que andam sozinhas aos 5 anos desenvolvem o equilíbrio muscular necessário para evitar luxações. Crianças que usam dispositivos de auxílio à marcha podem apresentar subluxação indolor, mas raramente neces-

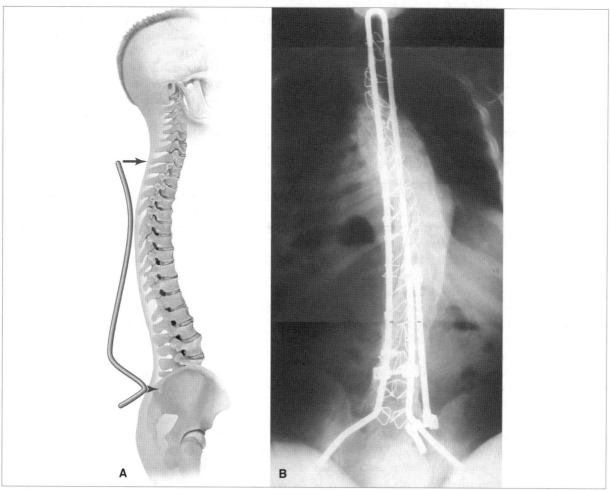

FIGURA 5.5 ▸ Fusão vertebral posterior. **A:** Ilustração do posicionamento típico de uma haste. **B:** Radiografia que mostra a correção da curvatura com haste.

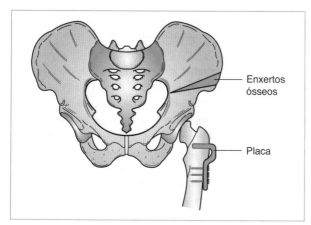

FIGURA 5.6 ▸ Osteotomia pélvica com fixação de placa para desrotação do pé varo.

sitam de intervenção cirúrgica na infância. Os quadris das crianças que não andam podem começar a se deslocar antes dos 7 anos de idade.[41] A subluxação do quadril mais comum é a que ocorre em direção superior e posterior, na qual a causa primária é a espasticidade do músculo adutor. A abdução passiva do quadril de menos de 40 graus em flexão[41] ou 45 graus em extensão[10] pode indicar subluxação que necessita de avaliação mais detalhada pelo ortopedista. Embora o músculo primariamente implicado seja o adutor longo, a espasticidade do grácil e do adutor curto também contribui para a atuação de forças anormais que acarretam subluxação. A constante cocontração dos adutores, isquiotibiais e flexores do quadril mantém os quadris flexionados e aduzidos, gerando forças excessivas sobre as suas articulações. Essas forças poderosas e anormais geralmente redirecionam a cabeça do fêmur para a face posterior e superior do acetábulo.[41] À medida que a subluxação progride, a cabeça do fêmur exerce pressão sobre a borda lateral do acetábulo, causando seu achatamento e degeneração da cartilagem articular.[41] Além das alterações da cabeça do fêmur, o ângulo de inclinação do colo do fêmur continua alto e a anteversão persiste. Estudos de eletromiografia (EMG) apontam a espasticidade dos isquiotibiais mediais e a fraqueza dos glúteos médios como as causas do desequilíbrio muscular que leva à posição em rotação medial dos quadris e à persistência da anteversão femoral.[41] Se esse quadro não for tratado, a cabeça do fêmur poderá continuar migrando até ocorrer luxação. Gamble et al.[194] afirmam que esse processo se dá ao longo de um período de 6 anos.

Opções de tratamento conservador que previnem ou retardam a progressão do quadril subluxado incluem intervenções neuroquímicas na espasticidade e alongamento passivo dos músculos adutores e flexores do quadril. Injeções de BIT podem ajudar a diminuir a espasticidade do quadril em casos moderados ou graves, mas a toxina botulínica não é comumente usada em razão da dificuldade técnica da sua aplicação. O posicionamento apropriado em uma cadeira bem ajustada e a postura em pé de modo consistente podem retardar a progressão, mas se esta continua, pode ser necessário tratamento cirúrgico. O tratamento cirúrgico se divide em três categorias básicas: (1) liberação dos tecidos moles para deter a subluxação precoce, (2) osteotomias incluindo tecidos moles para deter o avanço da subluxação por displasia femoral e acetabular e (3) cirurgia paliativa do quadril artrítico e doloroso.

As precauções pós-operatórias são limitadas após a cirurgia de liberação de tecidos moles do quadril, o que permite apoio de peso precoce, alongamento e fortalecimento funcional. É muito importante treinar os cuidadores para que insistam no alongamento dos adutores após a cirurgia, a fim de melhorar a flexibilidade do tecido cicatricial em formação. A não adesão ao protocolo de alongamento pós-operatório provavelmente reverterá os ganhos de AM da abdução do quadril obtidos após a cirurgia, provocando o avanço da subluxação. A fisioterapia também deve incluir o fortalecimento dos músculos dos quadris para melhorar o equilíbrio muscular entre os abdutores e adutores do quadril. Para melhorar os padrões de coativação muscular, deve-se praticar atividades em pé e treino de marcha com apoio manual e visual. Crianças com subluxação progressiva ou luxação completa, anteversão femoral e displasia acetabular frequentemente necessitam de cirurgias combinadas dos músculos e ossos para redução do quadril.

A subluxação progressiva crônica leva à displasia do acetábulo. O acetábulo tem pouco potencial de remodelagem, mesmo com as cirurgias de liberação de tecidos moles e osteotomias derrotativas do varo para recolocar a cabeça do fêmur confortavelmente encaixada no centro da cavidade.[41] Nesses casos, está indicada uma completa reconstrução do quadril, que consiste em uma combinação de liberações musculares, redução da cabeça do fêmur para dentro do acetábulo por osteotomia derrotativa do varo e, finalmente, reconstrução do acetábulo para corrigir sua deformidade.[195-198] As reconstruções do acetábulo, também chamadas osteotomias pélvicas ou osteotomias tipo *shelf*, exigem seccionar a pelve e adicionar enxertos ósseos para criar uma "prateleira" acima do acetábulo. Esses procedimentos mudam a orientação do acetábulo para que

ele mantenha mais firmemente a redução da cabeça do fêmur após a osteotomia derrotativa do varo. A meta da reconstrução do quadril é uma articulação quase normal e uma AM normal do quadril. A terapia pós-operatória seguinte à osteotomia derrotativa do varo e/ou às osteotomias pélvicas varia dependendo das precauções e do protocolo pós-operatório do cirurgião. As precauções pós-operatórias comuns depois de osteotomias ósseas incluem não flexionar o quadril além de 90 graus, AM de rotação do quadril limitada e não ultrapassar o ponto neutro na adução do quadril. Nossa instituição defende a mobilização precoce e apoio de peso após a cirurgia para evitar rachaduras na pele, osteopenia e fraqueza, decorrentes da imobilidade. O processo de reabilitação após reconstrução do quadril geralmente leva de 6 a 12 meses e o retorno à função pré-cirúrgica costuma ocorrer nesse período. O foco da terapia pós-operatória deve ser o alongamento, afim de manter a melhora da AM da abdução do quadril, o fortalecimento funcional muscular na posição em pé sempre que possível para melhorar o equilíbrio muscular em torno dos quadris e um posicionamento adequado na posição sentada.

As cirurgias paliativas de luxação do quadril são reservadas para as crianças nas quais a reconstrução fracassou e que continuam com dor. Artroplastia total do quadril, artroplastia com prótese do ombro ou ressecção do fêmur proximal são opções paliativas. A meta dessas cirurgias é remover a origem da dor e melhorar a função.[10,194,198]

Contratura dos adutores do quadril sem subluxação

As indicações para tratamento dos adutores do quadril são:

- Melhora da marcha em tesoura;
- Melhor cuidado do períneo.

Primeiramente, tenta-se o tratamento conservador, por exemplo, com injeções de BTX-A aliadas a alongamento e posicionamento, bem como fortalecimento dos abdutores do quadril para promover o equilíbrio muscular da articulação do quadril. Os adutores do quadril podem ser alongados de forma isolada ou juntamente com o iliopsoas, dependendo do quadro da criança. Em nossa instituição, não há período de imobilização pós-operatório e o fortalecimento muscular funcional/AM pode começar imediatamente.[10]

Contratura dos flexores do quadril

As contraturas em flexão do quadril interferem com a posição em pé porque tornam impossível a extensão completa do quadril. A compensação se faz, geralmente, pela extensão excessiva na junção toracolombar e os joelhos permanecem flexionados, mantendo a orientação vertical do corpo. É difícil alongar os músculos flexores do quadril contraídos porque a pelve se inclina para frente, fazendo uma báscula anterior, enquanto ocorre extensão da junção toracolombar. Para que o alongamento passivo seja eficaz, a pelve deve ser estabilizada em decúbito ventral ou dorsal. O tratamento conservador inclui posicionamento, geralmente em decúbito ventral para atividades, enquanto a gravidade pode ajudar a puxar a pelve para baixo, em direção ao chão; ficar em pé na prancha ortostática; ativação e fortalecimento dos extensores do quadril, buscando o equilíbrio muscular em toda a articulação do quadril. A intervenção cirúrgica envolve ressecção/secção completa do tendão do iliopsoas ou transposição do tendão para a pelve ou para a articulação do quadril.[10,17,199,200] Esse procedimento raramente é feito de forma isolada, mas sim como parte de várias intervenções cirúrgicas na criança com maior limitação funcional. A fisioterapia pós-operatória deve incluir decúbito ventral para maximizar o alongamento em extensão do quadril e fortalecimento dos extensores e abdutores do quadril. Deve-se prosseguir com a facilitação das habilidades funcionais, com cuidado para evitar que a criança retorne aos padrões prévios de movimentos compensatórios.

Joelho e perna

Contratura em flexão do joelho

A diminuição da AM da extensão do joelho é um sinal comum em crianças com PC. As contraturas em flexão do joelho costumam se instalar mesmo quando se faz um alongamento constante dos isquiotibiais. A contratura dos músculos isquiotibiais pode ou não afetar a função em crianças com PC e nem sempre requer intervenção agressiva.[10] Em crianças com PC diplégica espástica, a maior flexão do joelho na fase de apoio costuma ser devida, ao menos em parte, à espasticidade e contratura dos isquiotibiais. Essa marcha agachada ou com joelho fletido implica em menor comprimento do passo, maior flexão do joelho na fase de apoio, menor extensão do joelho na fase de balanço terminal, maior flexão do quadril e aumento da dorsiflexão do tornozelo na fase de apoio. Essa postura agachada também causa ineficiência de energia durante a marcha porque o quadríceps se contrai continuamente, o que impede que o joelho se flexione por completo (ver na seção "Marcha" uma descrição mais detalhada da marcha agachada).[201-203] A flexão persistente do joelho acaba ocasionando a contratura dos músculos posteriores da coxa e, em casos mais graves, contratura da cápsula articular do joelho e encurtamento do nervo isquiático.[10] A meta do tratamento da contratura em flexão do joelho é o alongamento das estruturas posteriores do joelho que estejam tensas. Frequentemente, a primeira linha de defesa contra a contratura é o alongamento repetitivo dos isquiotibiais. O fisioterapeuta deve ensinar o alongamento dos isquiotibiais antes que o encurtamento comece a prejudicar a função. A injeção de BTX-A com ou sem imobilização do joelho é outra abordagem conservadora usada para reduzir a espasticidade dos isquiotibiais com algum sucesso. Os imobilizadores do joelho também podem ser usados várias vezes durante o dia ou quando a criança estiver dormindo, sem injeções de toxina botulínica. Quando o encurtamento não é excessivo, um programa de atividades em pé também pode ajudar a prevenir a contratura do joelho e a aumentar o comprimento dos músculos. Quando a conduta conservadora fracassa, há três intervenções cirúrgicas possíveis para melhorar a extensão do joelho, dependendo da gravidade da contratura: (1) alongamento dos isquiotibiais, (2) capsulorrafia posterior do joelho com alongamento dos posteriores da coxa e (3) osteotomia para extensão femoral com alongamento dos posteriores da coxa.

O alongamento dos isquiotibiais é amplamente aceito como o procedimento cirúrgico de escolha para correção da flexão excessiva do joelho.[10,204,205] Os músculos isquiotibiais são geralmente alongados no sentido distal e os procedimentos mais comuns incluem uma combinação de Z-plastia/tenotomia do semitendíneo, tenotomia do grácil, ressecção do semimembranáceo/alongamento da fáscia muscular e, às vezes, ressecção do bíceps femoral.[10,203,206] As indicações para alongamento cirúrgico dos isquiotibiais incluem:

- Postura cifótica grave em posição sentada decorrente do encurtamento dos posteriores da coxa;
- Contratura em flexão do joelho que interfere com a progressão da marcha;
- Contratura em flexão do joelho fixa, maior que 10 graus;
- Ângulo poplíteo maior que 40 a 50 graus;
- Flexão do joelho em 20 a 30 graus no contato do pé durante a marcha;
- Atividade EMG constante dos posteriores da coxa durante a fase de apoio e/ou de balanço inicial;
- Flexão do joelho durante a fase de apoio médio maior que 20 graus.[10,206–208]

Vários estudos mostraram melhora da extensão do joelho na fase de apoio da marcha depois da liberação dos isquiotibiais, o que diminui o agachamento.[209-211] A força do quadríceps em 30 graus de flexão do joelho também aumenta após o alongamento dos posteriores da coxa, o que é importante para evitar o retrocesso para uma postura mais agachada.[211] A fisioterapia começa no primeiro dia do pós-operatório com AMP do joelho, mobilização no leito, apoio de peso conforme a tolerância e educação da família sobre o uso do imobilizador do joelho e sobre o alongamento. Inicialmente, recomenda-se o uso do imobilizador do joelho alternadamente durante o dia, duas horas sim, duas horas não e de modo contínuo durante a noite. Esse esquema de uso vai sendo gradualmente suspenso até se manter apenas durante a noite.[10] Vale ressaltar a importância de ensinar aos cuidadores a intensidade adequada e a frequência de alongamento dos isquiotibiais. Após obter o aumento de comprimento dos isquiotibiais, recomenda-se um alongamento por 30 segundos três vezes ao dia, começando no segundo dia do pós-operatório e continuando por pelo menos três a quatro meses a partir da cirurgia. Um rigoroso monitoramento do ângulo poplíteo durante a reabilitação serve para determinar quando a frequência pode ser gradualmente diminuída. A não adesão ao programa de alongamento resultará em formação de cicatrizes com o joelho flexionado, o que causa recorrência da contratura original. A fisioterapia ambulatorial deve se concentrar, inicialmente, na melhora da flexibilidade dos isquiotibiais, na amplitude de movimento ativo e passivo (AMA/AMP) da extensão do joelho (usando imobilizadores do joelho e/ou OTP) e no fortalecimento dos extensores e flexores do joelho (iniciado aproximadamente 6 semanas após a cirurgia) para melhorar o equilíbrio da articulação.[10] Apesar do alongamento cirúrgico, os músculos isquiotibiais têm potencial para voltar ao nível de força pré-operatório cerca de 9 meses após a cirurgia.[205,211] Uma vez alongados, os ventres dos isquiotibiais se encolhem e os sarcômeros ficam sobrando. Com o tempo, reduz-se o número de sarcômeros das fibras musculares de modo a restaurar a sobreposição ideal dos filamentos. Esse processo leva vários meses e explica o longo tempo necessário para aumentar a força dos isquiotibiais até o nível pré-cirúrgico. Como os isquiotibiais cruzam as articulações do joelho e do quadril, o fisioterapeuta também precisa enfatizar o treino de fortalecimento e de AM da musculatura do quadril. Frequentemente são necessárias OTP para controlar a dorsiflexão na posição em pé e durante a marcha. Os treinos de marcha e equilíbrio costumam ser prioritários para a terapia nas fases mais tardias da reabilitação, para ensinar o paciente a deambular e se mover de modo eficiente em posição mais vertical. Normalmente, não se observa melhora funcional até que a força em torno do joelho se aproxime ou ultrapasse os níveis pré-operatórios.[205,211]

Embora a liberação dos isquiotibiais seja um procedimento cirúrgico relativamente simples, há várias complicações dignas de nota. A complicação mais comum do alongamento dos isquiotibiais é a recorrência da contratura,[10] que leva, inevitavelmente, ao retorno a um padrão de marcha agachada/com joelhos flexionados. Além da recorrência da contratura dos isquiotibiais, a marcha agachada pode voltar em razão da deformidade em torção lateral da tíbia, fraqueza do quadríceps ou um estirão de crescimento.[10,201] Com essa deterioração funcional, são comuns os alongamentos repetidos dos isquiotibiais, especialmente se a primeira cirurgia foi feita na primeira infância.[10] A paralisia do nervo isquiático também é uma complicação comum após o alongamento dos isquiotibiais.[10,203] A liberação do tendão dos isquiotibiais melhora a extensão do joelho, mas retesa os nervos da fossa poplítea. Esses nervos podem limitar a extensão do joelho e podem ser lesionados por um alongamento agressivo. O fisioterapeuta deve avaliar a criança para verificar se ela tem disestesias e capacidade de mexer os artelhos imediatamente após e nas primeiras semanas depois da cirurgia.[203] Em alguns casos, também pode haver edema dos pés por resposta simpática ao estiramento do nervo isquiático.[10] Crianças que têm dor no pós-operatório e são tratadas com injeção epidural correm maior risco de dor isquiática porque a medicação analgésica mascara a dor e a dormência, permitindo que o paciente tolere estiramentos extremos do nervo, que podem acabar levando à paralisia prolongada do nervo.[203] Outra complicação do alongamento dos isquiotibiais é a hiperextensão de joelho. O alongamento excessivo resulta em perda da capacidade dos músculos posteriores da coxa de controlarem a extensão do joelho na fase de balanço, ocasionando a hiperextensão do joelho na fase de apoio.[10,209,210] Frequentemente, a hiperextensão do joelho melhora com o tempo, mas é importante que seja controlada no início com uma OTP fixa ou articulada instalada em ligeira dorsiflexão.[10]

Nos casos de contratura em flexão do joelho mais moderada (10 a 30 graus), está indicada a capsulotomia posterior do joelho, aliada à liberação dos isquiotibiais.[10] Depois da capsulotomia, o tratamento pós-operatório é importante e inclui imobilização dos joelhos em extensão por 12 a 18 horas por dia, durante 6 semanas, e imobilização noturna em extensão por até 6 meses.[10] Exercícios precoces de AMP do joelho podem evitar rigidez do joelho, mas são muito mais dolorosos. Além disso, o risco de paralisia do nervo isquiático é maior depois da capsulorrafia posterior do joelho, o que requer uma cuidadosa gradação do alongamento dos isquiotibiais. Contraturas em flexão do joelho de maior gravidade (acima de 30 graus) são corrigidas por osteotomia distal de extensão femoral. A reabilitação após osteotomia de extensão é longa, e frequentemente requer tratamento por mais de 1 ano. As precauções pós-operatórias incluem AMP de flexão do joelho limitada a 90 graus e uso de imobilizador do joelho fora dos horários de terapia. O apoio de peso pode ou não ficar limitado dependendo da fixação intraoperatória.[10]

Marcha com joelho rígido por disfunção do reto femoral

O padrão de marcha com joelho rígido pode ser causado por diversos tipos de comprometimento, incluindo menor força dos flexores do quadril, pouca força no tornozelo, anteversão femoral, torção tibial e disfunção do músculo reto femoral.[10] A transposição do reto femoral é o tratamento de escolha para a menor flexão do joelho durante a fase de balanço em razão de espasticidade do reto femoral ou ativação inapropriada na fase de balanço inicial ou intermediária. As injeções de toxina botulínica antes da cirurgia podem ajudar a determinar o efeito que a futura transposição do reto terá sobre a marcha.

Torção tibial

Os desvios interno e externo do pé por torção tibial lateral ou medial são relativamente comuns em crianças com PC e em geral não melhoram com a maturidade, como ocorre nas crianças que têm controle motor normal.[17] Assim como a anteversão femoral, a torção tibial medial pode causar ineficiência da marcha e tropeços. A osteotomia tibial é a única cirurgia efetiva para corrigir a torção tibial lateral e medial. Depois da cirurgia, em geral não há precauções nem limitações ao apoio de peso. A perna costuma ficar engessada abaixo do joelho por 6 a 8 semanas. Depois da retirada do gesso, a reabilitação é irrestrita e deve se concentrar em melhorar a mecânica e o equilíbrio da marcha. Com um ângulo de progressão do pé mais normal, mudam as exigências sobre os plantiflexores e dorsiflexores do pé, o que exige fortalecimento específico para ajudar esses músculos a lidarem com as novas demandas.

Tornozelo e pé

Pé equino

O pé equino é a deformidade do pé mais comum em crianças com PC, decorre de um desequilíbrio muscular no qual os flexores plantares do tornozelo são cinco ou seis vezes mais fortes que os dorsiflexores[10] quando há espasticidade do tornozelo. Em crianças que andam, o reflexo de estiramento hiperativo dos flexores plantares é estimulado durante a fase de apoio, o que contribui para o pé equino. A espasticidade nesse caso se manifesta pela marcha na ponta dos pés, elevação prematura do calcanhar ou momento prematuro da flexão plantar do tornozelo durante a marcha.[10] Crianças com comprometimento mais grave podem ter dificuldade para colocar os pés nos pedais da cadeira de rodas, para transferências da posição em pé pela técnica de pivô e para usar sapatos que causem alongamento do tríceps sural, o que desencadeia o pé equino espástico. O tratamento conservador deve incluir alongamento passivo, com cuidado para "bloquear" a articulação subtalar pela ligeira inversão do tornozelo antes do alongamento em dorsiflexão, imobilização noturna com tala e fortalecimento dos dorsiflexores. Uma OTPM pode ajudar a manter o tornozelo em posição neutra, mas não aumentará o comprimento do tríceps sural nem permitirá qualquer fortalecimento dos dorsiflexores. Se não for possível trazer o tornozelo e o pé para uma posição neutra com o joelho em extensão, a criança não será capaz de ficar em pé com os calcanhares no chão e precisará compensar de alguma forma. Quando se força o tornozelo do pé equino em uma órtese preparada para 90 graus, a pele do calcanhar pode sofrer rachaduras ou o pé pode apre-

sentar hipermobilidade das articulações distais ao calcâneo. O engessamento seriado é um método conservador de tratar o encurtamento do tendão do calcâneo, com ou sem injeções de BTX-A[144,151,212] (ver a seção "Intervenções neuroclínicas"). Existem vários protocolos para se implantar um esquema de engessamento seriado da articulação. Geralmente, o gesso é colocado por uma semana, com a articulação no máximo de amplitude que não produza desconforto. O gesso deve ser removido e a criança incentivada a brincar usando a mobilidade da articulação por pelo menos 24 a 48 horas para evitar atrofia dos músculos da articulação e promover o fortalecimento no novo comprimento muscular obtido. O próximo gesso é colocado por mais uma semana na nova amplitude máxima confortável. O número de gessos varia, mas o processo de engessamento continua por 2 a 6 semanas. Deve-se ter o cuidado de bloquear a articulação subtalar durante a colocação do gesso para ganhar dorsiflexão do tornozelo, garantir o alongamento do grupo muscular gastrocnêmio/sóleo e evitar a hipermobilidade da articulação subtalar.

O alongamento do tendão do calcâneo (ATC) e a ressecção do gastrocnêmio são os procedimentos cirúrgicos mais comuns para tratar o pé equino. O ATC é mais comum, sendo indicado nos casos de contratura tanto do gastrocnêmio quanto do sóleo.[10,190,213] Para crianças com comprimento normal do sóleo e contratura do gastrocnêmio, o procedimento cirúrgico de escolha é a ressecção do gastrocnêmio.[10] O teste de Silfverskiold é usado com frequência para determinar a diferença de flexibilidade entre o sóleo e o gastrocnêmio (Fig. 5.7A, B) e aliado à análise da marcha para ajudar na tomada de decisões cirúrgicas. O gastrocnêmio e o sóleo estão entre os músculos mais importantes na deambulação, o que torna o grau de alongamento correto crucial para melhorar a mecânica da marcha. As metas do alongamento são diminuir a espasticidade do tríceps sural, melhorar o contato do calcanhar com o chão na fase inicial, reduzir quase ao normal o momento da flexão plantar na fase de apoio médio e aumentar a potência da fase de impulso.[10,214] A complicação mais comum do ATA e da ressecção do gastrocnêmio é a recorrência ou não melhora da marcha com pé equino, cuja frequência relatada é de 5 a 40%.[10,214-218] Geralmente são necessários dois alongamentos totais, e não mais, para tratar o pé equino na infância. O hiperalongamento é uma complicação cirúrgica menos comum, porém muito mais grave, que resulta em dorsiflexão excessiva na fase de apoio médio. Essa anormalidade da marcha costuma ser designada "marcha calcânea"[219] e causa uma acentuação do agachamento, o que estira ainda mais os flexores plantares e encurta os flexores do quadril e os isquiotibiais.[10] Não há tratamento clínico ou cirúrgico que possa "consertar" o hiperalongamento. Frequentemente é necessário o uso prolongado e, em muitos casos, permanente de OTP fixas ou de reação ao solo para evitar agravamento ainda maior da marcha agachada.

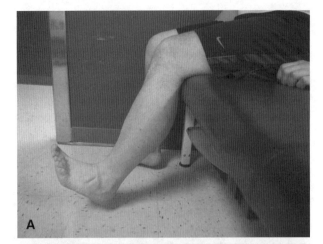
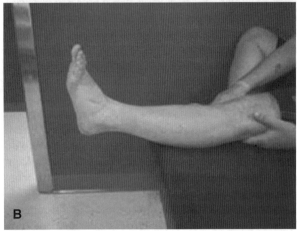

FIGURA 5.7 ▶ Teste de Silfverskiold. Mede a diferença de flexibilidade entre os músculos gastrocnêmio e sóleo. O comprimento do sóleo é avaliado registrando-se a amplitude de movimento passivo com o joelho flexionado (A) e o comprimento do gastrocnêmio é avaliado registrando-se a amplitude de movimento passivo com o joelho estendido (B).

Os cuidados no pós-operatório de alongamento ou ressecção incluem o uso de um gesso curto na perna, para caminhar, por 4 a 6 semanas, colocado em posição neutra ou ligeira dorsiflexão. Crianças que andam geralmente são capazes de apoiar totalmente o peso quando usam o gesso curto nos primeiros dias após a cirurgia. Após remoção do gesso, o tornozelo da criança fica muito fraco em razão da cirurgia e das semanas de imobilização. A criança pode levar muitas semanas até tolerar ficar em pé por tempo prolongado sem o gesso. Recomenda-se o uso intermitente de OTP fixa ou articulada por 3 a 6 meses após a cirurgia, para ajudar a manter o ganho de dorsiflexão pós-cirúrgico e ajudar no apoio de peso com postura ideal. Cada criança deve ter seu programa individualizado de uso de OTP e movimentar ativamente o tornozelo quando não estiver usando a órtese, a fim de facilitar o fortalecimento funcional e o desenvolvimento de habilidades. Após a cirurgia, é importante fortalecer todo o tornozelo, em especial os dorsiflexores e flexores plantares. Alguns profissionais usam EENM ou EEF para ativar os dorsiflexores no momento apropriado. A meta de longo prazo da reabilitação deve ser uma mecânica de marcha ideal e o retorno à função pré-cirúrgica aproximadamente 6 a 12 meses após a cirurgia.

Pé plano valgo

O pé plano valgo, também conhecido como "pé chato" ou "pé plano", é uma deformidade causada por diversos fatores, incluindo espasticidade (especialmente dos fibulares ou flexores plantares), fraqueza dos membros inferiores, frouxidão ligamentar e alteração da biomecânica em pé e na marcha.[10] Essa posição causa aumento da pressão sobre a face interna do pé e o hálux durante a deambulação. Habitualmente, essa deformidade é flexível no princípio e pode ser corrigida por redução da articulação subtalar e do antepé para uma posição neutra, com o tornozelo em flexão plantar. Em casos graves, o pé acaba virando para fora de modo tão significativo que não há praticamente qualquer pressão através da superfície plantar. No entanto, na maioria das crianças com PC, o pé plano valgo nunca progride além de um grau moderado e pode ser tratado com um alongamento correto do tríceps sural, fortalecimento do tornozelo e palmilhas ortopédicas. Três situações contribuem para uma deformidade mais grave nos casos de pé plano valgo: (1) músculos fibulares espásticos, que mudam o eixo de rotação da articulação subtalar para um alinhamento mais horizontal e abduzem o mediopé e o antepé; (2) contratura do gastrocnêmio/sóleo, o que causa flexão plantar do calcâneo, e (3) desvio medial fetal persistente do colo do tálus.[42] A maioria das crianças com PC nunca precisa de intervenção cirúrgica para corrigir o pé chato,[17] mas se a deformidade em pé plano valgo causar dor ou outros problemas funcionais durante a deambulação, várias correções cirúrgicas poderão ser empregadas: (1) alongamento lateral da coluna, (2) artrodese subtalar,[190] e (3) artrodese tripla.[10,190]

O alongamento lateral da coluna (também chamado alongamento do calcâneo) geralmente é indicado nos casos de pé plano mais flexível e mais discreto. Esse procedimento cirúrgico envolve uma osteotomia do calcâneo com enxerto ósseo para manter a osteotomia aberta depois da liberação. Essa osteotomia alonga o calcâneo com o objetivo de empurrar o pé para uma posição mais supinada.[10] Depois da cirurgia, o movimento da articulação subtalar fica moderadamente restrito, mas ela permite maior deslocamento tridimensional do que a fusão subtalar e a artrodese tripla. No pós-operatório, a criança permanece com gesso curto na perna que permite caminhar até que a osteotomia cicatrize, o que leva aproximadamente 10 a 12 semanas.[17] A artrodese subtalar é reservada para os casos mais graves de pé plano valgo em crianças que andam. A cirurgia consiste em inserir um enxerto ósseo entre o tálus e o calcâneo e depois colocar um parafuso para unir os ossos da articulação subtalar em posição neutra. A artrodese tripla é um tratamento paliativo mais indicado para crianças maiores que não andam ou andam minimamente. O procedimento cirúrgico envolve fusão subtalar e fusão do cuboide ao calcâneo, do navicular ao tálus e do primeiro cuneiforme ao navicular. A imobilização pós-operatória com gesso curto na perna depois de ambas as fusões é também de 12 semanas, aproximadamente, com apoio de peso conforme a tolerância. Às vezes usa-se uma órtese, dependendo dos resultados da cirurgia e se a articulação requer maior estabilidade.[10] Em decorrência da fusão articular, o fisioterapeuta pode encontrar hipermobilidade nas articulações distais à fusão. Essa hipermobilidade deve ser monitorada e pode, eventualmente, requerer o uso de órteses para constrolar a instabilidade e evitar dor.

Pé varo

A deformidade do tornozelo do tipo pé varo é menos comum em crianças com PC e se encontra principalmente nas que têm hemiplegia e diplegia. Resulta do desequilíbrio entre músculos fibulares fracos e músculos tibiais anteriores ou posteriores espásticos.[190] O pé varo é muito instável e acarreta risco de entorse do tornozelo por inversão. A cirurgia costuma ser adiada até por volta dos 8 anos de idade. O melhor tratamento do pé varo até o momento da cirurgia é imobilização com tala, alongamento e fortalecimento. A indicação cirúrgica é para o pé varo nas fases de apoio ou de balanço da marcha. Os procedimentos cirúrgicos realizados para tratar essa deformidade incluem alongamento ou secção e transposição do músculo tibial anterior ou posterior.[10,190,220-222] No pós-operatório, o pé quase sempre fica engessado por 4 semanas com um gesso curto que permite andar, que imobiliza o pé em posição neutra ou ligeira dorsiflexão.[10] Uma vez removido o gesso, a reabilitação pode prosseguir sem restrição ou órtese. A intervenção terapêutica deve enfatizar a reeducação dos músculos particularmente quando houve transposição muscular.

▶ Órteses para membro inferior

A decisão de usar uma órtese e a escolha de que órtese usar devem ser deliberações conjuntas da família com o cirurgião ortopédico, o fisiatra, o cliente, o especialista em ortótica e o fisioterapeuta. Em crianças capazes de andar, a seleção também deve se basear na compreensão dos desvios primários da marcha.[223] Além da análise da marcha, a contribuição do fisioterapeuta para a equipe inclui a avaliação da AM disponível, tanto passiva quanto ativa; do alinhamento do pé e da flexibilidade em situações com e sem apoio de peso (deformidade estrutural *versus* funcional); do controle voluntário dos movimentos da perna, tornozelo e pé; das habilidades funcionais existentes; e dos

resultados funcionais e de participação esperados com o dispositivo. Como o pé é usado tanto para estabilidade quanto para mobilidade, os efeitos de uma órtese em ambas as funções devem ser cuidadosamente ponderados. É importante lembrar que a órtese proporcionará estabilidade, mas também limitará o movimento disponível e qualquer oportunidade de se fortalecer os músculos ao redor da articulação que estiver sendo estabilizada. Dada essa restrição ao movimento, a órtese deve permitir o máximo de movimentação possível e só controlar os movimentos indesejados. Existem diversas opções disponíveis que permitem à equipe médica escolher as órteses menos restritivas e mais funcionais.

Quando uma criança recebe uma órtese, a família deve seguir um esquema de uso específico para evitar rachaduras na pele, melhorar a função durante os períodos de uso e evitar a atrofia causada pela imobilização prolongada de um membro ou articulação. É raro o uso de órteses em bebês, a menos que haja uma deformidade estrutural que possa ser influenciada pela órtese. Geralmente, é quando a criança começa a apoiar seu peso de modo consistente, em pé, que se considera a possibilidade de uma órtese de membros inferiores para controlar o contato do pé com o chão.

Uma pergunta comum quando o paciente recebe uma nova órtese de membro inferior é sobre o tipo de sapatos que deve ser comprado. Para responder a essa difícil pergunta, o fisioterapeuta precisa considerar a disponibilidade de recursos da família, quanto e para que função serão usados os sapatos e as órteses, a idade da criança e o ambiente em que as órteses serão usadas. A órtese geralmente requer um sapato maior para acomodá-la, mas se o sapato for muito grande, ele terá impacto negativo na mecânica da marcha. A recomendação geral é não ultrapassar 1 ou 1,5 número do tamanho do sapato que seria usado sem a órtese. Nesses casos, é útil se o fisioterapeuta tiver conhecimento das marcas de sapatos que costumam ser mais largas. Se a órtese entrar facilmente no novo sapato quando usado pela primeira vez, recomendamos experimentar um tamanho meio número menor. Uma exceção a essa regra é a criança que não anda, para a qual são muito mais importantes o conforto e a facilidade de calçar do que um ajuste preciso. Atualmente, muitas órteses de membros inferiores são moldadas para estabilizar o mediopé e o antepé, reduzindo a necessidade de um sapato de "controle de movimento" com bom apoio do arco plantar. Em geral, um sapato largo, de cano baixo, com sola reta e palmilha, mais fácil de descalçar, pode ser a melhor escolha para a maioria dos pacientes. Hoje existem sapatos fabricados especificamente para crianças com órtese de membros inferiores, mas muitas marcas comuns de sapatos também podem servir.

A próxima seção descreve as órteses mais comumente prescritas para crianças com PC. A Tabela 5.7 detalha as indicações, contraindicações e considerações especiais comuns para cada tipo de órtese, que podem auxiliar o fisioterapeuta na tomada de decisões sobre esses dispositivos.

Órteses tornozelo-pé (OTP)

O pé equino é a deformidade mais comum da articulação do tornozelo em crianças com PC.[10] Durante décadas, as OTP feitas sob medida foram o método mais comum de bloquear o pé equino em crianças com PC.[224] Os modernos termoplásticos usados atualmente para fabricação de OTP são capazes de suportar as forças de flexão plantar até mesmo do tornozelo mais espástico. Embora muitas variantes de OTP tenham sido estudadas, há poucos dados que comparem um tipo de OTP com outro. Figueiredo et al. revisaram a eficácia das OTP na marcha de crianças com PC. Os autores concluíram que as OTP têm efeito positivo na AM do tornozelo, na cinemática e na cinética da marcha e nas atividades funcionais relacionadas à mobilidade.[225] Infelizmente, como faltam estudos com boa metodologia, é difícil concluir que grupo de crianças poderia se beneficiar de cada tipo de OTP.[225] Descrevemos, a seguir, com evidências atuais de apoio, o uso das OTP mais comumente prescritas: OTP fixa tradicional, OTP articulada, OTP do tipo *leaf spring* posterior e órteses tornozelo-pé de reação ao solo (OTPRS). Também é importante lembrar que há muitos estilos e formatos de cada tipo de OTP, incluindo o modelo de redução do tônus, em plástico fino, envolvente, usado por muitas crianças com PC. O modelo da OTP, comumente chamada órtese tornozelo-pé dinâmica (OTPD), foi criado e popularizado pela Cascade DAFO, Inc. Embora as OTPD não sejam um tipo diferente de OTP, também discutiremos, nesta seção, como esse modelo difere dos tradicionais.

Órteses tornozelo-pé moldadas fixas

Uma OTPM fixa com tiras anteriores na região tibial e no tornozelo é um modelo comum de órtese que proporciona estabilidade ao pé e ao tornozelo, formando uma base para que a criança fique em pé. O termoplástico de alta temperatura espesso, a ausência de articulação no tornozelo e o cano alto na panturrilha, característicos dessa órtese tradicional, permitem máxima estabilidade medial-lateral do tornozelo e máxima estabilidade do joelho na posição em pé, além de poder resistir à espasticidade acentuada dos flexores plantares. A OTP fixa também aumenta, conforme demonstrado, o momento dos flexores plantares na fase de apoio terminal,[226] normaliza a cinemática do tornozelo na fase de apoio,[227] aumenta o comprimento da passada,[227,228] e melhora o desempenho das habilidades de marcha/corrida/salto, conforme medidas pelo GMFM.[227] Um estudo conduzido por Buckton et al.[227] concluiu que a maioria das crianças com diplegia espástica teria benefício funcional com o uso de uma OTP fixa ou do tipo *leaf spring*. A OTP fixa também é uma boa escolha para a criança com pé equinovaro ou equinovalgo grave. OTPM, OTP *leaf spring* e OTPD não controlam bem a deformidade do antepé nem do mediopé e podem por fim levar a uma deformidade mais grave. OTP fixas também são comumente prescritas para crianças que andam pouco ou não andam. A criança que anda pouco, com agachamento significativo, frequentemente requer uma OTP fixa, de plástico grosso, mais tradicional, para minimizar a excessiva dorsiflexão e flexão do joelho. A principal finalidade da OTP para uma criança que tem PC e não anda é melhorar a posição do tornozelo e evitar contraturas. Conforto e prevenção de feridas na pele são importantes e uma OTP fixa, simples e bem acolchoada é uma ótima escolha para melhorar a posição do tornozelo, minimizar as lesões de pele e permitir uma fácil colocação pelo cuidador. As desvantagens desse tipo de órtese incluem o volume da peça plástica, que torna difícil para os cuidadores encontrarem sapatos que sirvam na criança, ativação diminuída dos músculos distais ao se equilibrar em pé,[229] e um efeito negativo sobre o equilíbrio dinâmico em atividades funcionais, como transições para a posição em pé e subida de escadas. Às vezes, usa-se uma faixa tibial proximal elástica para permitir algum grau de dorsiflexão passiva, proporcionando um equilíbrio ligeiramente mais dinâmico na posição em pé.

Órtese tornozelo-pé articulada

Uma OTP articulada se move no tornozelo, permitindo dorsiflexão e flexão plantar livres ou dorsiflexão livre com parada da flexão plantar. A OTP articulada mais frequentemente prescrita para crianças com PC é a que permite dorsiflexão livre com parada da flexão plantar. Essas órteses inibem a flexão plantar hipertônica permitindo, ao mesmo tempo, uma dorsiflexão livre e, assim, facilitando o movimento de se levantar, subir e descer escadas e caminhar. Ao permitir a dorsiflexão livre do tornozelo e algum grau de flexão plantar, elas também estimulam a ativação do tornozelo, o que pode ajudar a fortalecer os músculos da articulação do tornozelo. Alterações biomecânicas significativas são observadas quando o tornozelo pode se mover livremente com uma OTP articulada. Os benefícios incluem um movimento mais natural do tornozelo durante a fase de apoio, maior comprimento da passada e mais simetria do movimento segmentar dos membros inferiores.[226,230-232] Buckton et al.[227] constataram que a OTP articulada tem efeito deletério na marcha de algumas crianças com PC diplégica, incluindo um aumento do pico de momento do extensor do joelho na fase de apoio inicial (que leva ao joelho recurvado), excessiva dorsiflexão do tornozelo (que contribuiria para a marcha agachada) e diminuição da velocidade da caminhada. A imobilização noturna com OTP articulada combinada com uma faixa ajustável ligada à placa podálica pelos artelhos pode ser útil em alguns casos para aumentar o comprimento do grupo muscular gastrocnêmio/sóleo, mantendo um alongamento prolongado em dorsiflexão (Fig. 5.8). O alongamento prolonga-

TABELA 5.7 ▸ Seleção de órteses para crianças com paralisia cerebral

Órteses	Órteses tornozelo-pé moldadas fixas (OTPM)	Órteses tornozelo-pé dinâmicas (OTPD)	OTPM articuladas
Descrição	Altura da panturrilha Faixa proximal tibial Faixa dorsal no tornozelo	3/4 da altura da panturrilha Faixa dorsal no tornozelo Faixa no antepé Com ou sem faixa proximal tibial Plástico fino Contato total do tornozelo com a gáspea sobreposta	Altura da panturrilha Faixa proximal na panturrilha Dobradiça dorsal no tornozelo, para dorsiflexão livre ou limitada Trava de flexão plantar posterior
Indicações	Acima de 1 ano até adulto Espasticidade moderada a grave do flexor plantar do tornozelo; marcha com moderada a grave hiperextensão de joelho; marcha agachada leve a moderada	Pelo menos 1 ano de idade Espasticidade moderada a grave do flexor plantar do tornozelo; marcha com moderada a grave hiperextensão de joelho; melhor controle do mediopé e do antepé do que com a OTPM fixa	Acima de 2 anos até adulto Controla a flexão plantar e permite dorsiflexão ativa Controle do mediopé e do antepé Hiperextensão de joelho moderada a grave Dorsiflexão com AMP quase normal Bom controle do quadril e do joelho Ângulo coxa-pé normal
Contraindicações	Contratura grave em pé equino Grave deformidade do pé Marcha agachada grave	Contratura grave em pé equino Marcha agachada grave Crianças grandes Grave deformidade do pé	Pé plano valgo ou equinovaro grave Sem dorsiflexão na AMP Marcha agachada
Considerações especiais	Melhor que a OTPD para crianças/adolescentes mais pesados Boa opção para crianças que não andam, para posicionar o tornozelo Fácil de colocar	Boa opção para crianças menores que estão aprendendo a ficar em pé e a andar Difícil de calçar	Boa opção para pacientes que andam um pouco com joelho hiperestendido

(continua)

TABELA 5.7 ▸ *(continuação)* Seleção de órteses para crianças com paralisia cerebral

Órteses	**OTP do tipo *leaf spring* posterior**	OTP de reação ao solo	Órteses supramaleolares (OSM)
Descrição	Altura da panturrilha Plástico desbastado na parte posterior acima dos maléolos e às vezes abaixo dos maléolos Faixa dorsal tibial Faixas no tornozelo e antepé no modelo OTPD	OTP fixa com plástico anterior proximal Faixa no tornozelo	Travas plásticas imediatamente proximais aos maléolos
Indicações	Crianças com mais de 10 anos de idade e acima de 20,5 kg, controle da flexão plantar nas fases de balanço e apoio Tônus flexor plantar suficientemente leve para permitir a dorsiflexão do tornozelo na fase de apoio médio à terminal Controla a leve hiperextensão de joelho	Marcha agachada moderada a grave Crianças mais pesadas para as quais a OTP fixa não oferece estabilidade suficiente	Acima de 2 anos até adulto Pé plano valgo ou equinovaro moderado a grave
Contraindicações	Contratura em pé equino Deformidade do pé Marcha agachada Mau alinhamento do ângulo coxa-pé Crianças pesadas	Contratura em flexão do joelho acima de 10 graus Pé plano valgo ou equinovaro grave Grave mau alinhamento do ângulo coxa-pé	Tornozelo equino Crianças mais pesadas com grave deformidade do pé
Outras considerações	Precisa haver bom controle do quadril e da coxa	Se o peso for menor que 27 kg, uma OTP com faixa larga proximal pode ser melhor	Boa opção para pacientes mais jovens que precisam de algum controle do tornozelo durante o desenvolvimento da marcha

do do gastrocnêmio com carga baixa é um meio ideal para melhorar gradualmente a dorsiflexão em algumas crianças. Problemas comuns desse tipo de órtese que preocupam os fisioterapeutas e as famílias são o desconforto e os distúrbios do sono. Um estudo recente de Mol et al.[233] discorda dessa alegação e não encontrou diferença estatisticamente significativa em termos de distúrbios do sono entre crianças que usam e as que não usam órteses noturnas.

Órtese do tipo *leaf spring* posterior

A órtese do tipo *leaf spring* é uma OTP usada principalmente por pacientes com queda do pé, mas que têm algum grau de estabilidade na fase de apoio.[234] O desenho da OTP *leaf spring*, no qual o termoplástico é afilado em posição posterior ao maléolo, é suficientemente forte para evitar a flexão plantar durante as fases de balanço e de apoio, mas flexível o bastante para permitir alguma translação tibial anterior e dorsiflexão desde a fase de apoio médio até o início da fase de apoio terminal. Também se espera que a OTP *leaf spring* tenha um efeito de "mola" durante a fase de impulso. Quando o plástico posterior é tensionado durante a dorsiflexão do tornozelo, a energia é teoricamente armazenada no plástico e, em seguida, liberada para auxiliar na flexão plantar durante a fase de apoio terminal. Segundo relatos, esse processo diminui a fadiga da deambulação em algumas crianças com PC. Existem estruturas com diversas espessuras e opções em fibra de carbono disponíveis para graduar a translação tibial e o efeito de mola durante a deambulação. Em crianças maiores, pode ser necessário um plástico mais espesso na região posterior e/ou um reforço posterior com fibra de carbono para controlar um agachamento mais grave. Ounuu et al.[234] verificaram que o modelo de OTP *leaf spring* melhora a dorsiflexão durante as fases de contato inicial e balanço e permite dorsiflexão normal na fase de apoio médio, mas não melhora a capacidade de geração de força do tornozelo de crianças com PC, como o nome poderia sugerir. Deve-se fazer uma análise cuidadosa antes de escolher esse modelo de OTP para uma criança com PC, considerando sua menor estabilidade geral e menor controle do antepé, do mediotarso e subtalar. Para crianças com deformidades do pé, a OTP do tipo *leaf spring* pode agora ser combinada com uma órtese supramaleolar (OSM) para obter a necessária estabilidade do pé.

Órtese de reação ao solo

A OTP de reação ao solo (ou de reação ao chão) é comumente prescrita para crianças que são capazes de andar, mas andam com excessiva dorsiflexão e flexão do joelho (marcha agachada) na fase de apoio da marcha.[223] Um dispositivo de reação ao solo é uma órtese de controle das fases de apoio e balanço projetada para opor maior resistência tanto à dorsiflexão quanto à flexão plantar do tornozelo.[223] A OTP tradicional ou OTPD também ajuda a controlar o agachamento em crianças menores com PC, mas à medida que a marcha agachada da criança se aproxima de 55 graus, frequentemente necessita de uma órtese de reação ao solo mais reforçada. A OTP de reação ao solo é mais rígida porque o plástico é mais espesso, ela tem uma parede anterior ampla (para apoiar apenas a tíbia proximal ou toda a perna) e às vezes em razão do reforço com fibra de carbono.[223] Essa rigidez confere maior resistência ao forte momento de dorsiflexão e flexão do joelho na segunda parte da fase de apoio. Para se beneficiar desse tipo de órtese, a criança precisa ter pelo menos uma dorsiflexão neutra com o joelho estendido e menos de 20 graus de torção tibial medial ou lateral.[10] Essa órtese nunca foi a ideal para crianças com graves problemas de alinhamento do pé, mas os novos modelos (como o que utiliza uma OSM inserida na OTP externa) criaram uma opção para algumas crianças com poucas deformidades no pé. Rogozinski et al. concluíram que os melhores resultados da órtese de reação ao solo, medidos pela flexão máxima do joelho na fase de apoio médio, ocorreram em crianças com contraturas em flexão do quadril e do joelho com ângulo máximo de 10 graus. A órtese teve baixa eficácia em termos de controle da flexão máxima do joelho na fase de apoio médio em crianças com contraturas de quadril e joelho iguais ou maiores que 15 graus, o que faz da órtese de reação ao solo uma má escolha para essas crianças.[223]

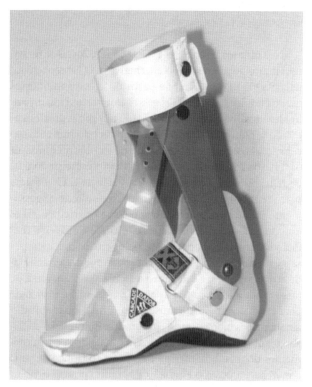

FIGURA 5.8 ▶ OTP noturna.

Órtese tornozelo-pé dinâmica (OTPD)

Nos últimos 20 anos, as OTPD ou inibitórias se tornaram muito populares como alternativas a OTP convencionais. As OTPD evoluíram a partir dos gessos inibitórios usados nos anos 1970.[235] Os gessos inibitórios tinham por finalidade diminuir a espasticidade por meio do alongamento prolongado e pressão nos tendões do músculo tríceps sural e flexores dos dedos do pé e inibir ou diminuir os reflexos anormais do membro inferior protegendo o pé de reflexos induzidos pelo tato.[236] A sola da OTPD é uma placa feita sob medida, semelhante à usada no engessamento inibitório. Ela tem um apoio sob os artelhos, arcos longitudinais mediais e laterais e um arco transverso metatársico com áreas de recesso sob os coxins dos metatarsais e do calcâneo. Esses elementos dão apoio e estabilidade aos arcos do pé e colocam a articulações transversa do tarso e subtalar em posição neutra.[236] "A sola é projetada para reduzir a atividade muscular anormal e para produzir alterações biomecânicas, incluindo a diminuição da flexão plantar excessiva do tornozelo e a melhora dos movimentos do membro inferior, da pelve e do tronco durante a marcha e a posição em pé."[236] Há muito poucas evidências que justifiquem a modelagem da sola da OTPD com pontos de pressão para inibir o tônus, embora essa ainda seja uma prática comum no desenho dessas órteses.[10,237] A OTPD também difere da OTP tradicional por garantir o contato total do tornozelo com seu formato envolvente. O desenho circular, com gáspea sobreposta, pode melhorar a propriocepção, distribuir as forças sobre uma área maior de pele e melhorar o alinhamento geral, mas frequentemente torna mais difícil, para a criança ou para os pais, calçar a órtese. Como a abertura da OTPD requer duas mãos e uma força considerável, muitas crianças podem nunca conseguir calçá-la de modo independente. As opções que existem para fixar uma OTPD incluem uma faixa sobre os artelhos para estabilizar o hálux, uma faixa para controlar a posição do antepé e uma faixa no tornozelo que passa sobre o tálus e mantém o calcanhar encaixado. A OTPD também é feita de um plástico mais fino e flexível que permite a gradação do movimento, ao contrário do plástico rígido de 3/16 polegadas usado nas OTP fixas mais tradicionais. Esse plástico mais fino não suporta situações de alto nível de sobrecarga, o que o torna ineficaz em muitos casos. O modelo fino, de contato total, também não pode ser facilmente modificado se surgirem problemas de pele ou se a criança tiver um estirão de crescimento, o que limita a vida útil da órtese.

O efeito da OTPD na função e na mecânica da marcha não foi estudado em profundidade. As evidências atuais são conflitantes quanto à possibilidade de alteração significativa dos parâmetros da marcha ou da cinemática da caminhada pelas OTPD.[228,232,236,238] Radtka[236] constatou que tanto as OTPD com parada da flexão plantar quanto as OTP tradicionais aumentam o comprimento da passada,

diminuem a cadência e reduzem a flexão plantar excessiva do tornozelo quando comparadas a nenhum uso de órtese. Lam et al. demonstraram benefícios biomecânicos adicionais para a marcha com a OTPD comparada à OTP tradicional. Especificamente, os pacientes do estudo que usaram OTPD apresentaram maior flexão do joelho ao contato inicial comparados aos que usaram OTP tradicionais.[228] Por outro lado, Carlson et al.[238] relataram que nem a OTP nem a OTPD influenciou significativamente o comprimento da passada ou a velocidade da marcha. Também verificaram que a OTPD não teve muito efeito sobre a cinemática da marcha.[238] Romkes e Brunner[232] em seu estudo de 2002 também concluíram que a OTPD não melhora significativamente a marcha, mas a OTP articulada, sim.

Por outro lado, recentes evidências sugerem que a OTPD tem um efeito positivo nas funções motoras grossas e no equilíbrio de crianças com PC. Bjornson et al.[239] relataram melhora significativa nas habilidades de rastejar/ajoelhar, ficar em pé, caminhar/correr e saltar, medidas pelo GMFM 88 e 66 mediante o uso de OTPD por um curto período. Burtner et al.[229] investigaram diferenças de equilíbrio entre crianças que usavam OTP fixa e OTPD. O estudo desses autores mostrou que crianças que usavam OTP mais rígida tinham menos capacidade de resposta a ameaças ao seu equilíbrio e de aplicar uma estratégia de equilíbrio alternativa. Esses problemas não ocorreram em crianças que usavam OTPD, o que sugere que estas sejam mais vantajosas em casos de PC espástica quando há um súbito transtorno do equilíbrio, por exemplo, quando alguém esbarra na criança ou quando ela está em pé em um ônibus em movimento que freia ou acelera subitamente.[229]

Órteses supramaleolares

A OSM é tipicamente indicada para crianças com boa flexão plantar do tornozelo e controle da dorsiflexão, mas que necessitam ter controle do pé plano valgo ou varo. A OSM geralmente tem recortes anteriores e superiores aos maléolos e sola moldada para proporcionar controle da articulação subtalar, do mediopé e do antepé. Ocasionalmente, é necessária uma faixa na parte anterior do tornozelo para melhorar a eficácia da OSM.[10] O desenho mais estético da OSM do tipo Cascade DAFO, Inc., feita de plástico fino, costuma ser uma boa opção para pacientes mais jovens, mas talvez não seja suficientemente forte para controlar o pé de pacientes adolescentes ou maiores.[10] Foi demonstrado que a OSM melhora o equilíbrio de crianças com síndrome de Down[240] e das que sofrem de hemiplegia,[241] mas há poucos estudos sobre o uso de OSM em crianças com PC.[242-244]

Órteses podálicas

A órtese podálica é indicada para crianças com PC que têm controle da articulação do tornozelo, mas precisam de suporte externo quando o pé entra em contato com o chão. Para crianças com PC que têm bom controle do joelho e do tornozelo, mas não têm bom alinhamento do antepé e do mediopé, a órtese podálica pode trazer benefícios. As órteses podálicas incluem as órteses e suportes do arco plantar desenvolvidos no University of California Berkley Laboratory (UCBL). Os recortes das órteses do UCBL são inferiores ao maléolo medial ou lateral, mas suficientemente proximais para dar apoio ao navicular e, dessa forma, controlar a pronação excessiva. A sola pode ser proximal ou distal às cabeças metatarsais, dependendo das necessidades de cada criança. Órteses podálicas podem ser feitas sob medida ou podem ser adquiridas nas lojas especializadas em diversas opções.

O uso de uma palmilha é indicado para:

- Controle das articulações do calcâneo, subtalar e da articulação transversa do tarso;
- Melhor alinhamento e estabilidade dos membros inferiores e da pelve;
- Posicionamento neutro do antepé;
- Dor no joelho secundária a patologia do pé.

Órteses combinadas

Uma tendência recente é o uso de órteses modulares que permitem à criança diversas opções de uso. Um desses produtos é a OTPD TURBO (Cascade DAFO, Inc., Bellingham, WA), que consiste em uma combinação de uma OSM com uma OTP. Essa pode ser uma ótima escolha para a criança pequena com PC hemiplégica ou espástica. A peça de OSM pode ser usada para atividades funcionais que exijam liberdade de dorsiflexão/flexão plantar e as órteses podem ser combinadas quando for necessária maior estabilidade do tornozelo. Essas órteses combinadas também costumam ser prescritas para crianças com espasticidade tão grave dos flexores plantares que se torna muito difícil, para o cuidador, calçar uma OTPD tradicional. Esse modelo permite ao cuidador calçar a OSM mais facilmente primeiro, sem precisar se preocupar com a manutenção da dorsiflexão do tornozelo. Uma vez calçada a OSM, ela é facilmente deslizada para dentro da OTP sem preocupação de que o tônus flexor plantar empurre o calcanhar para fora da órtese.

Tratamento domiciliar

Um programa de tratamento domiciliar é parte essencial do plano geral de tratamento da criança com PC, já que o resultado final desejado é o máximo de independência funcional que a criança possa alcançar ao longo do tempo. O programa domiciliar deve ser traçado de modo a reforçar os movimentos, posições e habilidades que foram praticados nas sessões de fisioterapia e ajudar no preparo da criança para a sessão seguinte. O fisioterapeuta precisa considerar a rotina diária da criança e da família ao planejar as atividades domiciliares e as obrigações inerentes aos cuidados de uma casa. Pode haver irmãos, membros da família estendida, e/ou várias gerações que vivem na mesma casa; todos estes podem ser facilitadores ou obstáculos ao progresso do tratamento, dependendo das suas necessidades na vida doméstica. Os irmãos podem ajudar muito com o tratamento domiciliar e com a inclusão de atividades e movimentos na rotina estabelecida. "A interação competitiva, espontânea e peculiar entre irmãos representa um incentivo adicional à independência funcional."[245]

As exigências da casa mudam com o tempo, assim como as necessidades da criança, o que torna obrigatório revisar e atualizar o programa domiciliar durante cada sessão terapêutica. Movimentos, posições e habilidades incorporados às atividades da vida diária e às brincadeiras da criança têm maior probabilidade de serem realizados do que um programa de exercícios formal, separado. O fisioterapeuta também precisa considerar, de modo realista, as outras exigências que recaem sobre os pais e cuidadores.

Tetreault et al. estudaram a adesão das famílias de crianças com atraso do desenvolvimento geral que seguiam um programa domiciliar de atividades. As atividades atribuídas aos pais envolviam os cuidados gerais e os cuidados físicos com a criança propriamente ditos. Esse estudo recomendava que as atividades fossem inseridas na rotina diária para promover mais oportunidades de praticá-las e facilitar a generalização. Os autores registraram 75,6% de adesão após 7,5 a 8,5 meses.[246]

As atividades e movimentos terapêuticos do bebê podem ser facilmente inseridos nos cuidados diários. O manuseio terapêutico para estimular os movimentos pode ser incorporado às rotinas de trocar fraldas, vestir, alimentar, dar banho, colocar no colo e erguer o bebê a partir de uma posição de apoio. Um jeito simples de manter o posicionamento e a AM do quadril do bebê ou da criança pequena é ensinar aos pais/cuidadores modos específicos de carregar a criança que adicionem AM e dissociação dos quadris sempre que a criança estiver no colo. Outra ideia, para a criança pequena, é colocá-la em pé (com ou sem apoio) sempre que for necessário trocar fraldas, vestir, despir, treinar o uso do vaso sanitário e fazer higiene. Isso reforçará a capacidade de apoio de peso nas pernas, a propriocepção e a autopercepção como ser vertical. Para reforçar a força proximal e o equilíbrio por meio da rotina diária, a criança pode ser incentivada a se sentar em um banquinho ou na beira da cama e vestir uma blusa ou camisa do modo mais independente possível. A criança que anda deve ser incentivada a caminhar até a mesa de jantar, por exemplo, ou até o banheiro, sempre que houver oportunidade. Essas ideias costumam dar mais certo em um programa domiciliar do que um período de 30 minutos de AMP e exercícios diários. No entanto, esses são apenas exemplos e não o programa domiciliar da criança. Cada criança é um ser único, e o mesmo ocorre com seus cuidadores e com a família –

todos devem ser tratados individualmente, com compreensão e criatividade. Ao longo da vida da criança, haverá momentos em que será necessário um programa domiciliar mais intensivo, como após uma cirurgia ou durante estirões de crescimento. Se a família conseguir lidar com as atividades rotineiras normalmente, esses períodos de intervenção mais intensiva poderão ser menos estressantes.

Para a criança que se interessa por outras atividades, o fisioterapeuta pode recomendar o aprendizado de um instrumento musical, equitação terapêutica, hidroterapia ou qualquer outra atividade que coincida e reforce os resultados funcionais desejados para a criança (ver na seção "Programas comunitários" sugestões de intervenções alternativas).

Terapia ocupacional escolar

A comunicação entre o terapeuta escolar e os professores é essencial para um tratamento efetivo e apropriado, bem como para a educação da criança na sala de aula. O terapeuta deve obter informações dos professores quanto à rotina diária da criança na escola. Com base nessas informações, o planejamento conjunto pode gerar um programa educativo efetivo e eficiente. As principais áreas de atenção na terapia ocupacional escolar incluem a avaliação de eventuais obstáculos à independência na sala de aula ou na escola, do alinhamento em diferentes momentos do dia, com a criança sentada na cadeira de rodas ou na carteira escolar, e das oportunidades de ficar em pé e, quando possível, caminhar com segurança. Movimentos repetidos de forma consistente ao longo do dia, como ficar em pé, caminhar entre os centros de atividade da sala de aula ou participar da aula de educação física, proporcionam alívio da posição sentada. A responsabilidade, a assistência e a supervisão devem ser compartilhadas entre a equipe escolar e a criança, para garantir a quantidade e a qualidade das mudanças de posição e dos movimentos. O professor de educação física deve ser informado sobre as metas de movimento articular e sobre padrões específicos de movimento que possam ser benéficos ou prejudiciais para a criança. Também deve haver uma sessão conjunta com os professores para explicações sobre o uso apropriado de talas, órteses e outros dispositivos de auxílio ou adaptativos. Recomendamos a leitura do Capítulo 21, em que há mais detalhes sobre como melhorar o funcionamento da criança no ambiente escolar.

O terapeuta ocupacional deve compartilhar informações sobre as habilidades de manipulação, discriminação, percepção e motricidade visual e controle motor fino da criança, bem como do seu escopo de atenção, cognição, modulação sensorial, nível emocional e capacidade adaptativa de autoajuda. O fonoaudiólogo deve informar a equipe sobre as habilidades de fala e linguagem da criança. Essas informações, juntamente com sugestões específicas, deverão facilitar o aprendizado da criança.

O terapeuta não deve esperar que os professores manuseiem a criança com fins terapêuticos para obter controle postural. A expectativa mais realista é de que eles consigam manter um bom alinhamento, aliviar a criança de longos períodos sentada, auxiliar no uso de dispositivos de auxílio ou adaptativos e ter atenção a questões de segurança. O terapeuta deve reconhecer no professor um importante aliado do tratamento.

Resumo

Este capítulo explorou os desafios peculiares enfrentados por crianças com PC, que frequentemente apresentam uma ampla gama de problemas cognitivos, sensoriais, de percepção e neuromusculares. É o papel do fisioterapeuta traçar um plano de cuidados que tenha como foco principal as necessidades individuais da criança e os resultados funcionais desejados. Para que a avaliação e o tratamento da criança com PC sejam efetivos, o fisioterapeuta precisa levar em conta as complexas necessidades da criança e da família. Com isso em mente, é fundamental que o fisioterapeuta mantenha um canal de comunicação aberto com a criança, a família, os cuidadores e os demais membros da equipe multidisciplinar. A meta final do tratamento é ajudar a criança a maximizar sua independência funcional e se tornar um membro ativo da família e da comunidade.

Estudos de casos

Estudo de caso 1

Ella é uma menina de 5 anos com diagnóstico de PC hemiplégica, que foi encaminhada à fisioterapia ambulatorial em razão de redução da flexibilidade do membro inferior esquerdo, piora da disfunção da marcha e pouco equilíbrio geral. Os pais de Ella se preocupam com a segurança da criança na escola e no *playground* da escola, já que ela começará a frequentar o jardim de infância em breve.

Histórico clínico

Ella é uma menina de 5 anos, alegre e esperta, cujo diagnóstico de hemiplegia esquerda foi feito quando ela estava com 3 anos de idade. Ela nasceu a termo, com 38 semanas de gestação. Durante o trabalho de parto e o parto, o monitor fetal indicou que a frequência cardíaca de Ella flutuava muito, indicando sofrimento. Por essa razão, logo após o nascimento, ela foi submetida a um exame de RMN para determinar se havia dano cerebral. A imagem mostrou uma hemorragia intraventricular de grau 4, aumento dos ventrículos laterais mais acentuado à direita, aumento do perímetro cefálico e fontanelas abauladas. Na ocasião, ela também apresentava nistagmo. Quando estava com 3 meses de idade, foi instalada uma derivação (*shunt*) para alívio da hidrocefalia congênita. A menina foi avaliada aos 6 meses de vida por um oftalmologista, que diagnosticou deficiência visual cortical, atrofia do nervo óptico e comprometimento visual importante. O ortopedista que fez o diagnóstico de hemiplegia esquerda quando Ella estava com 3 anos também vinha acompanhando a criança desde cedo.

Histórico do desenvolvimento

Desde o nascimento, Ella recebeu cuidados de terapia ocupacional, fisioterapia e fonoaudiologia, em razão da preocupação com seu atraso de desenvolvimento. Todas essas medidas foram aplicadas por meio de um programa de intervenção precoce domiciliar que teve como foco os problemas ligados à hemiplegia esquerda, à menor mobilidade e à redução da capacidade de vocalização. Aos 5 meses, Ella conseguia se virar do decúbito dorsal para o decúbito ventral e vice-versa e iniciava ambas as transições arqueando as costas e o pescoço. Aos 11 meses, ela se sentava sozinha, mas preferia a posição em "W". Aos 18 meses, ela começou a rastejar com um padrão de movimentos bruscos e assimétricos. Aos 21 meses, Ella conseguia ficar em pé sozinha, apoiando-se no sofá com o braço direito e dava passinhos em ambas as direções, embora preferisse ir para a direita. Aos 24 meses, Ella deu seus primeiros passos sem apoio e, aos 30 meses, andava sozinha, sem dispositivo de auxílio.

Exame da fisioterapia

- **Precauções:** *shunt* ventriculoperitoneal (VP)
- **Dor:** na Escala de Dor de Wong Backer (carinhas), Ella mostrava dor 0/10 relacionada às atividades solicitadas.
- **AM:** quadril, joelho e tornozelo direitos dentro dos limites normais (DLN); flexão do quadril esquerdo: 100 graus, extensão do quadril esquerdo: 10 graus, extensão do joelho esquerdo: DLN, ângulo poplíteo esquerdo: 35 graus, dorsiflexão (DF) do tornozelo esquerdo com extensão do joelho: 2 graus, DF do tornozelo esquerdo com joelho flexionado: 10 graus; ombro, cotovelo e punho direitos: DLN; flexão do ombro esquerdo: 100 graus, flexão do cotovelo esquerdo: DLN, extensão do cotovelo esquerdo: 10 graus, flexão do punho esquerdo: DLN, extensão do punho esquerdo: 15 graus.
- **Força:** teste muscular manual (TMM) bilateral: quadril, joelho e tornozelo direitos: 5/5; flexão do quadril esquerdo: 3/5; abdução do quadril esquerdo: 2/5; adução do quadril esquerdo: 2/5; extensão do joelho

esquerdo: 3/5; flexão do joelho esquerdo em pronação: 2+/5; DF do tornozelo esquerdo: mínima.
- **Tônus:** EAM: quadríceps esquerdo: 1/5; posteriores da coxa esquerdos: 2/5; clônus no tornozelo esquerdo.
- **Sensibilidade:** intacta ao tato, quente e frio, pressão e dor.
- **Mobilidade funcional:** Ella consegue passar da posição sentada para a posição em pé, com maior desvio do peso para a esquerda. É capaz de passar do chão à posição em pé, passando pela posição semiajoelhada com o membro inferior direito e apoiando-se com o braço direito. Não consegue pular com o pé esquerdo, mas sim, três vezes seguidas, com o pé direito. Ela se cansa facilmente e não consegue acompanhar os colegas no *playground*.
- **Marcha/degraus:** Ella consegue caminhar de modo independente, com um padrão de marcha assimétrico. Fica menos tempo e desvia o peso para a esquerda na fase de apoio; o comprimento do passo é menor à esquerda; além disso, ela apresenta retração da pelve, joelho rígido durante a fase de balanço e contato inicial com o antepé, todos à esquerda. Também observou-se que ela apresenta, embora não sempre, um aspecto de joelho recurvado discreto à esquerda, durante a fase de apoio médio. É capaz de subir degraus comuns passo a passo, segurando o corrimão com a mão direita e iniciando o movimento com o pé direito. Ao descer, ela começa pelo pé esquerdo enquanto segura o corrimão com a mão direita.
- **Equilíbrio:** apoio em um pé só, por 5 a 8 segundos à direita e por menos de 1 segundo à esquerda.
- **Equipamentos:** Ella tem uma OTP fixa para o membro inferior esquerdo, mas seus pais dizem que ela não pôde usar a órtese nos últimos 9 meses porque teve irritação na pele e se queixava de dor sempre que a calçava.

Avaliação pela fisioterapia/prognóstico

Ella é uma menina de 5 anos com diagnóstico de hemiplegia esquerda. Apresenta fraqueza no membro inferior esquerdo, menor AM, menor resistência, deficits da marcha e dificuldade de acompanhar as atividades dos colegas. Seu prognóstico geral é favorável. Ela poderia frequentar a escola pública elementar com segurança, bastando apenas alguns ajustes. Um programa continuado de terapia escolar seria benéfico para ela, bem como terapias de cunho médico para apoio em caso de mudança do quadro ou outras intervenções médicas. A menina também está fazendo aulas de dança na comunidade, o que lhe permite interagir com colegas e trabalhar no equilíbrio e na força muscular em um ambiente divertido e de socialização.

Intervenção (fisioterapia uma ou duas vezes por semana)

- **Alongamento:** alongamento dos extensores do quadril, posteriores da coxa, gastrocnêmio e sóleo, todos à esquerda, séries de três repetições com alongamento mantido por 30 segundos.
- **Treino de força muscular:** o fortalecimento dos membros inferiores, tanto à direita quanto à esquerda, foi conduzido por meio de atividades lúdicas, já que um programa formal não era adequado à idade de Ella. As atividades incluíram esquiva, transição entre sentar e levantar do chão, e da posição sentada para a posição em pé, e exercícios no *step* para a frente e para o lado.
- **Manuseio terapêutico:** trabalho com bola terapêutica para fortalecer a musculatura do *core*, controle postural, fortalecimento e alongamento do membro inferior esquerdo, facilitação de grupos musculares agonistas/antagonistas durante as mudanças de posição para promover alinhamento postural e equilíbrio do peso.
- **Órteses:** depois que Ella alcançou 2 graus de dorsiflexão com joelho estendido em AMP com o alongamento regular, foi recomendado o uso de uma OTP de plástico fino, articulada, de contato total (Cascade DAFO 2) durante 6 a 8 horas por dia. Com a nova OTP, Ella apresentou, quase imediatamente, contato consistente do calcanhar esquerdo com o chão, sem hiperextensão de joelho e melhorou a transferência do peso para a esquerda na fase de apoio.
- **Treino de marcha:** o treino de marcha teve como foco a melhora do contato do calcanhar esquerdo na fase inicial, a transferência do peso para a esquerda durante a fase de apoio, o comprimento da passada esquerda e a mobilidade pélvica-femoral em razão da retração da pelve à esquerda.
- **Educação do paciente/dos pais:** o programa domiciliar consistiu em atividades de alongamento e fortalecimento associadas às metas traçadas durante o tratamento.
- **Alta/plano de cuidados:** os pais de Ella se envolveram intimamente em todas as decisões sobre intervenção e estiveram sempre muito atentos a todas as necessidades da filha. A menina se beneficiou de uma variedade de intervenções domiciliares de cunho médico e agora na escola e na comunidade. Ella continuará, muito provavelmente, a progredir para uma vida plena e produtiva, com a família e os amigos, recebendo o necessário apoio externo e terapêutico.

Estudo de caso 2

Thomas é um menino de 12 anos de idade com diagnóstico de PC quadriplégica espástica, que foi encaminhado à fisioterapia ambulatorial uma semana depois de intervenções cirúrgicas de grande porte, incluindo osteotomia de desrotação do varo bilateral, procedimento de Dega à direita, alongamento bilateral dos adutores e posteriores da coxa, e alongamento lateral bilateral da coluna.

Histórico clínico

Thomas tem um extenso histórico clínico. Ele nasceu com 29 semanas de gestação e passou 6 semanas na unidade de terapia intensiva neonatal (UTIN), período durante o qual ficou 2 dias com intubação oral, e depois passou a receber oxigênio suplementar por cânula nasal. Durante sua permanência na UTIN, foi submetido a procedimento de instalação de sonda de alimentação e cateteres de acesso venoso. Foi feita uma ultrassonografia de crânio para determinar a extensão do dano neurológico, mas essa avaliação não revelou alterações neuroanatômicas. Thomas foi também submetido a um ecocardiograma, que não revelou sinais significativos de comprometimento cardíaco. Ele recebeu alta da UTIN com um monitor de apneia em razão das preocupações com problemas respiratórios.

Thomas evoluiu lentamente quanto às suas etapas de motricidade fina e grossa e com frequência usava padrões atípicos para se movimentar. Aos 6 meses, ele conseguia rolar do decúbito dorsal para o decúbito ventral e vice-versa, mas iniciava o movimento com extensão das costas e do pescoço enquanto rolava o corpo em bloco. Thomas não conseguia ativar os flexores do tronco para permitir dissociação entre os movimentos dos membros superiores e inferiores durante a rolagem. Ele conseguiu estabilidade sentado na posição em "W" com báscula anterior da pelve, rotação medial e adução dos quadris, flexão do joelho e dorsiflexão do tornozelo bilaterais. A hipotonia do tronco tornava difícil para Thomas, além de ineficiente, o movimento de sentar-se sem assistência ou apoio externo. Ele conseguia sentar em anel e de lado com ajuda física mínima a moderada.

Aos 18 meses, ele conseguia se manter sentado em anel com apoio bilateral nos membros superiores e estreita supervisão. Ele tentava rastejar, mas, em razão da má dissociação entre os membros inferiores, não conseguia coordenar a sequência alternada necessária a esse movimento. Ele se deslocava no seu espaço avançando os braços de modo alternado e as pernas juntas, simultaneamente, usando o tônus extensor para iniciar o movimento, com pouca capacidade de sustentação da flexão do quadril.

Aos 18 meses, Thomas foi submetido à sua primeira cirurgia oftalmológica em razão da retinopatia da prematuridade. Em seguida, aos 2,5 anos, sofreu nova cirurgia oftalmológica corretiva. Depois dessa segunda cirurgia, sua percepção visual durante a marcha melhorou muito.

O treino de marcha foi iniciado com um treinador de marcha com apoio de tronco, guias de quadril, talas bilaterais nos tornozelos e antebraços e manoplas inclinadas para acomodar a posição das mãos. Quando Thomas tinha 2,5 anos, ele progrediu do treinador de marcha para um andador de apoio posterior com guias de quadril. Ele caminhava com pouca rotação do tronco, maior adução bilateral durante a fase de balanço, o que fazia com que o antepé batesse no calcanhar da perna de apoio ("tesoura"), menor extensão terminal do joelho na fase de apoio em razão da tensão nos isquiotibiais (postura agachada), e contato inicial com o antepé/artelhos em virtude da hipertonia dos flexores plantares e menor AM do tornozelo. Em razão dessa marcha ineficiente e desgastante, Thomas usava uma cadeira de rodas manual para percorrer longas distâncias.

Para tratar a espasticidade dos membros inferiores, ele recebeu dois ciclos de injeções de toxina botulínica nos posteriores da coxa de ambos os lados, no gastrocnêmio e nos adutores aos 3 anos, 3,5 anos e novamente aos 4 anos de idade. Aos 6 anos de idade, ele foi submetido a um procedimento bilateral de alongamento dos isquiotibiais. Naquela ocasião, ele também foi submetido a uma adenoidectomia para resolver um problema persistente de ronco e dificuldade para dormir. Aos 8 anos, ele recebeu injeções de toxina botulínica pela terceira vez, nas cabeças medial e lateral do gastrocnêmio em ambas as pernas, para corrigir a hipertonia dos flexores plantares. Esse tratamento foi uma tentativa de retardar uma próxima intervenção cirúrgica e melhorar a capacidade de deambulação.

Thomas começou seus tratamentos desde cedo. No primeiro ano de vida, ele teve uma intervenção precoce domiciliar, depois passou por terapia ocupacional e fisioterapias ambulatoriais no hospital infantil, e finalmente passou a seguir um programa semanal na escola aos 5 anos de idade. Ele fez tanto fisioterapia quanto terapia ocupacional de uma a três vezes por semana até os 9 anos. O tratamento ocorria geralmente uma vez por semana, mas foi aumentado para duas a três vezes por semana depois das injeções de toxina botulínica e dos alongamentos dos isquiotibiais. A família se envolvia bastante no seu tratamento e nunca deixava de ajudá-lo a seguir o programa de exercícios em casa, que foi mudando à medida que suas habilidades funcionais melhoravam. Em razão do envolvimento de Thomas nas atividades da escola e da melhora da sua mobilidade funcional, a fisioterapia foi substituída por um programa de aconselhamento quando ele completou 9 anos e depois foi reiniciada após a cirurgia.

Nível funcional prévio

Thomas sofreu uma intervenção cirúrgica de grande porte aos 12 anos em razão do seu crescimento continuado, ganho de peso, agravamento da espasticidade e das contraturas dos membros inferiores, acentuação da marcha agachada, dor, mau alinhamento dos ossos e menor capacidade de se movimentar em casa e na sala de aula.

- **Mobilidade funcional:** antes da cirurgia, Thomas conseguia mudar da posição sentada para a posição em pé e entrar no andador sob estreita supervisão. Era capaz de ir para o chão e sair do chão apoiando-se em um objeto estático com mínima assistência física. Ele precisava de assistência física moderada para usar o padrão semiajoelhado para a posição em pé.
- **Marcha/degraus:** antes da cirurgia, Thomas andava sozinho com um andador de apoio posterior e padrão de marcha agachada, com maior adução através da linha mediana durante a fase de balanço e órteses Cascade TURBO bilaterais. Ele conseguia andar dentro de casa e se mover na sala de aula com seu andador. Utilizava uma cadeira de rodas manual para longas distâncias, a fim de diminuir a fadiga. Ele conseguia subir na calçada com assistência física moderada.
- **Órteses:** aos 12 anos de idade, Thomas usava OTP com OSM, conhecidas como órteses TURBO, da Cascade. Antes da cirurgia ele apresentava acentuação da marcha agachada.

Exame da fisioterapia

Depois da cirurgia, Thomas ficou internado por um curto período em um hospital infantil, onde passou por fisioterapia para mobilização no leito, treinamento para mudança de posição, e seus pais foram orientados quanto às precauções pós-operatórias. Depois de receber alta do hospital, ele retornou ao ambulatório para uma avaliação pela fisioterapia que teve o objetivo de definir o plano de tratamento pós-operatório. Os resultados dessa avaliação são descritos a seguir.

- **Precauções:** não flexionar o quadril mais do que 90 graus, não aplicar rotação forçada medial ou lateral do quadril nem adução que ultrapasse a linha mediana; usar imobilizadores do joelho durante 2 horas, seguidas de 2 horas sem, e durante toda a noite; apoio de peso conforme tolerância com gesso curto nas pernas.
- **Dor:** na Escala Numérica de Dor (0 a 10), Thomas relatava uma dor 5/10 geral, porém mais acentuada no pé esquerdo.
- **AM:** flexão bilateral do quadril até 90 graus, abdução do quadril até 35 graus, adução do quadril até o ponto neutro, ângulos poplíteos de 25 graus; mobilidade do tornozelo não foi testada em razão dos gessos curtos nas pernas.

- **Força:** TMM bilateral: flexão do quadril: 2+/5; abdução do quadril: 1/5; adução do quadril: 2/5; extensão do joelho: 3/5; flexão do joelho em pronação: 2/5; não foi possível testar o tornozelo em razão dos gessos nas pernas.
- **Tônus:** EAM: dois adutores e posteriores da coxa bilaterais.
- **Sensibilidade:** intacta ao tato, quente e frio, pressão e dor em ambos os membros inferiores.
- **Mobilidade funcional:** assistência física moderada necessária para passar da posição sentada para a posição em pé; no momento, não é possível verificar o movimento do chão para a posição em pé.
- **Marcha/degraus:** caminha 3 metros com andador de apoio posterior e assistência física moderada, usando imobilizadores em ambos os joelhos e gessos curtos nas pernas.
- **Equilíbrio:** Thomas consegue se manter em pé, estático, usando os dois imobilizadores dos joelhos, por 5 a 10 segundos, *sem* se apoiar com os membros superiores no andador; consegue ficar em pé 30 segundos segurando no andador.
- **Equipamentos:** atualmente, Thomas usa uma cadeira de rodas manual na escola, mas a família nota que sua propulsão é lenta e ineficiente, o que dificulta acompanhar os colegas. Os fisioterapeutas conversaram com Thomas e sua família sobre as vantagens de usar uma cadeira de rodas motorizada e explicaram que isso daria a Thomas maior mobilidade com menor esforço, para poder se deslocar por longas distâncias em todos os ambientes. Thomas e sua família estão considerando a possibilidade de usar um dispositivo motorizado, agora que ele está mais velho e pela menor resistência e ineficiência da marcha. Thomas sempre diz que gosta da escola e que quer guardar sua energia para as atividades em vez de usá-la toda para se mover de uma sala para outra. A família está tentando comprar uma van modificada com elevador para cadeira de rodas, a fim de acomodar uma cadeira motorizada, que é maior e mais pesada.

Avaliação pela fisioterapia/prognóstico

Thomas é um jovem de 12 anos com diagnóstico de PC quadriplégica espástica. Recentemente, ele sofreu uma cirurgia de grande porte para melhorar a orientação do quadril, aumentar a força muscular e melhorar o alinhamento do pé. Ele apresenta vários problemas, incluindo dor, hipertonia dos membros inferiores, menor força nos membros inferiores, pouco equilíbrio e baixa resistência. Consequentemente, sua marcha é ineficiente e ele tem pouca independência em termos de mobilidade funcional e mudanças de posição. As perspectivas do tratamento são boas, dada sua motivação para caminhar. Thomas e sua família definiram, em consenso com os fisioterapeutas, que sua meta de longo prazo é caminhar cerca de 7 metros em um palco da escola, depois ficar em pé por cerca de 5 a 10 minutos usando um andador, ao lado dos colegas, na festa de fim de ano.

Intervenções nos primeiros 6 meses após a cirurgia (frequência: três sessões de 60 minutos por semana)

- **Alongamento:** alongamento dos isquiotibiais e adução do quadril, dorsiflexão do tornozelo, bilateralmente, quando os gessos forem removidos, 8 semanas após a cirurgia, cinco repetições com sustentação do alongamento por 30 segundos de cada vez.
- **Treino de força muscular:** o treino de força muscular funcional deve começar incluindo repetição do movimento de passagem da posição sentada para a posição em pé, usando vários tipos de assentos e superfícies, progredindo de assentos mais altos para mais baixos, com o quadril rebaixado até o máximo de 90 graus (usando bancos, bolas, almofadas). Fortalecimento da perna contra resistência manual e com aparelhos, atenção aos abdutores, adutores, extensores do quadril e posteriores da coxa, e fortalecimento dos dorsiflexores; uso de aparelho para treino de força muscular com resistência suficientemente alta para causar fadiga após uma a três séries de 6 a 10 repetições (segundo as diretrizes da NSCA); fortalecimento do *core* com bola de tamanho médio em decúbito dorsal, ventral e em posição sentada.
- **Manuseio terapêutico:** sequências de movimentos funcionais praticados com facilitação para melhorar a coativação da musculatura do membro inferior, de modo a proporcionar uma base de apoio ativa, cuidando, simultaneamente, da postura e do alinhamento. Essas sequências de movimento incluem levantamento de peso facilitado na posição em pé com o uso de barras paralelas, progressão para uso do andador com facilitação para glúteos e abdominais em frente ao espelho; subida de degraus facilitada para estímulo dos glúteos médio/máximo e oblíquos interno/externo.
- **Órteses:** depois da retirada do gesso, foram tiradas as medidas para confecção de OTP fixas moldadas visando a limitar o agachamento e promover um bom alinhamento do pé.
- **Hidroterapia:** os gessos foram removidos 12 semanas depois da cirurgia, permitindo, assim, que Thomas fizesse hidroterapia. As atividades aquáticas incluíram treino de equilíbrio em pé e marcha com água até o ombro, progredindo para água na cintura, fortalecimento funcional de cadeia fechada e exer-

cícios de chute na prancha para fortalecimento do quadril.

- **Treino de marcha:** começou com atividades de preparo e apoio da passada na posição em pé para aumentar a tolerância ao apoio de peso do corpo e preparar para a deambulação; progrediu para treino de marcha em superfície plana com o uso de andador pessoal de apoio posterior.
- **Educação do paciente/dos pais:** revisão de precauções, treino de mudança de posição e programa domiciliar de alongamento para adutores do quadril, posteriores da coxa e tríceps sural (depois da remoção dos gessos).

Intervenção 6 meses depois da cirurgia (fisioterapia: duas sessões de 60 minutos por semana, sem precauções pós-operatórias)

- **Alongamento:** continuação do alongamento dos adutores, posteriores da coxa e dorsiflexores do tornozelo, três repetições, mantendo o alongamento por 30 segundos de cada vez para consolidar os ganhos alcançados.
- **Fortalecimento:** resistência crescente com fortalecimento funcional em cadeia fechada além de fortalecimento muscular uniarticular localizado, importante para manter a postura ereta ideal, como por exemplo, treino específico para tríceps sural, quadríceps, glúteo médio e glúteo máximo.
- **Treinamento neuroevolutivo/manuseio terapêutico:** incorporados primariamente nas atividades funcionais para alcançar as metas determinadas pelo fisioterapeuta e pelo paciente/família. Incluiu fortalecimento do *core* com deslocamento do peso na pelve, atividades de rotação com flexão e extensão na bola, preparo do pé para atividades na posição em pé e transferência facilitada de peso e treino de equilíbrio com e sem apoio do membro superior no andador.
- **Treino de marcha:** ênfase no aumento da distância de caminhada com uso de andador, mantendo a postura e o alinhamento ideais para minimizar o agachamento; início do treino locomotor com suporte parcial do peso do corpo na esteira para aumentar a resistência.
- **Educação do paciente/dos pais:** ênfase na deambulação e no fortalecimento funcional; a família conseguiu diminuir a frequência de alongamento para uma vez por dia em razão da estabilidade das medidas de AM por 8 semanas consecutivas.
- **Alta/plano de cuidados:** um ano depois da cirurgia, Thomas alcançou sua meta pessoal de ficar em pé por 5 minutos, com seu andador, e caminhar pelo palco da escola para se juntar aos colegas durante a festa de fim de ano. Nesse momento, ele recebeu alta

do programa de fisioterapia médica e continuou com um programa domiciliar. Os fisioterapeutas explicaram que as necessidades de Thomas seriam mais bem atendidas com um plano de cuidados periódicos, e recomendaram uma nova avaliação da fisioterapia em 6 meses, para determinar a necessidade de futuras intervenções. Antes da alta, os interesses de Thomas foram discutidos e apresentadas a ele opções de atividades na comunidade. Tendo em vista o tempo que Thomas passou na piscina durante a hidroterapia, ele irá seguir um programa de natação adaptado na Associação Cristã de Moços (ACM) local.

Agradecimentos

Agradecemos à fisioterapeuta Jane Styer-Acevedo, por seu conhecimento, inspiração e contribuições para as últimas três edições deste capítulo. Gostaríamos de expressar nossa profunda gratidão ao Dr. Freeman Miller, cuja disponibilidade para compartilhar sua *expertise* com PC foi fundamental para que pudéssemos tratar nossos pacientes efetivamente e escrever este capítulo. Também agradecemos a Gary Mickalowski, CPO, e Heather Mickalowski, CPO, pela ajuda com a seção "Órteses"; ao fisioterapeuta Chris Church, por sua ajuda com a seção "Marcha"; e a todos os terapeutas do Hospital Infantil Nemours/AI duPont que nos orientaram e apoiaram. Por fim, e sobretudo, gostaríamos de agradecer às famílias que apoiaram nossos esforços nesse último ano. Este capítulo "nunca" poderia ter sido escrito sem a ajuda de vocês.

Referências

1. Rethlefsen S, Ryan D, Kay R. Classification systems in cerebral palsy. *Orthop Clin North Am.* 2010;41:457–467.
2. Rosenbaum P, Paneth N, Leviton A, et al. A report: the definition and classification of cerebral palsy April 2006. *Dev Med Child Neurol Suppl.* 2007;109:8.
3. Beckung E, Hagberg G. Neuroimpairments, activity limitations and participation restrictions in children with cerebral palsy. *Dev Med Child Neurol.* 2002;44(5):309–316.
4. Stiller C, Marcoux BC, Olson RE. The effect of conductive education, intensive therapy, and special education services on motor skills in children with cerebral palsy. *Phys Occup Ther Pediatr.* 2003;23(3):31–50.
5. Niswander KR, Gordon M. The collaborative perinatal project. In: *The Women and Their Pregnancies.* Washington, DC: National Institutes of Health; 1972. DHEW Publication No 73–379.
6. Ellenberg JH, Nelson KB. Cluster of perinatal events identifying infants at high risk for death or disability. *J Pediatr.* 1988;113:546–552.
7. Reddihough DS, Collins KJ. The epidemiology and causes of cerebral palsy. *Aust J Physiother.* 2003;49(1):7–12.
8. Katz RT. Life expectancy for children with cerebral palsy and mental retardation: implications for life care planning. *NeuroRehabilitation.* 2003;18:261–270.
9. SCPE Working Group. Surveillance of cerebral palsy in Europe: a collaboration of cerebral palsy surveys and registers. Surveillance of Cerebral Palsy in Europe (SCPE). *Dev Med Child Neurol.* 2000;42:816–824.
10. Miller F. *Cerebral Palsy.* New York, NY: Springer-Verlag, Inc; 2005.
11. Ferrari F, Cioni G, Einspieler C, et al. Cramped synchronized general movements in preterm infants as an early marker for cerebral palsy. *Arch Pediatr Adolesc Med.* 2002;156(5):460–467.

12. Hadders-Algra M. General movements: a window for early identification of children at high risk for developmental disorders. *J Pediatr*. 2004;145(2 suppl):S12–S18.
13. National Institute of Neurological Disorders and Stroke. Reducing the burden of neurological disease. *Cerebral Palsy: Hope Through Research*. http://www.ninds.nih.gov/disorders/cerebral_palsy/detail_cerebral_palsy.htm#179273104.
14. van Haastert LC, de Vries LS, Eijsermans MJC, et al. Gross motor functional abilities in pretem-born children with cerebral palsy due to periventricular leukomalacia. *Dev Med Child Neurol*. 2008;50:684–689.
15. Liptak GS, Accardo PJ. Health and social outcomes of children with cerebral palsy. *J Pediatr*. 2004;145(2 suppl):S36–S41.
16. Blair E, Watson L, Badawi N, et al. Life expectancy among people with cerebral palsy in Western Australia. *Dev Med Child Neurol*. 2001;43(8):508–515.
17. Miller F, Bachrach S. *Cerebral Palsy: A Complete Guide for Caregiving*. 2nd ed. Baltimore, MD: Johns Hopkins University Press; 2006.
18. Palisano R, Rosenbaum P, Walter S, et al. Development and reliability of a system to classify gross motor function in children with cerebral palsy. *Dev Med Child Neurol*. 1997;39:214–223.
19. Morris C, Bartlett D. Gross motor function classification system: impact and utility. *Dev Med Child Neurol*. 2004;46(1):60–65.
20. Davids J, Peace L, Wagner L, et al. Validation of the Shriners Hospital for Children Upper Extremity Evaluation (SHUEE) for children with hemiplegic cerebral palsy. *J Bone Joint Surg Am*. 2006;88:326–333.
21. Howle JM. *Neuro-Developmental Treatment Approach Theoretical Foundations and Principles of Clinical Practice*. Laguna Beach, CA: The North American Neuro-Developmental Treatment Association; 2002.
22. Rumeau-Rouquette C, Grandjean H, Cans C, et al. Prevalence and time trends of disabilities in school-age children. *Int J Epidemiol*. 1997;26:137–145.
23. Koman AL, Smith BP, Shilt JS. Cerebral palsy. *Lancet*. 2004;363:1619.
24. Krageloh-Mann I, Cans C. Cerebral palsy update. *Brain Dev*. 2009;31:537–544.
25. Wiklund L, Uvebrant P. Hemiplegic cerebral palsy: correlation between CT morphology and clinical findings. *Dev Med Child Neurol*. 1991;33(6):512–523.
26. Cioni G, Sale B, Paolicelli PB, et al. MRI and clinical characteristics of children with hemiplegic cerebral palsy. *Neuropediatrics*. 1999;30(5):249–255.
27. Holmefur M, Krumlinde-Sundholm L, Ellasson AC. Interrater and intrarater reliability of the Assisting Hand Assessment. *Am J Occup Ther*. 2007;61:79–84.
28. Accardo J, Kammann H, Hoon AH Jr. Neuroimaging in cerebral palsy. *J Pediatr*. 2004;145(2)(suppl):S19–S27.
29. Harada T, Erada S, Anwar MM, et al. The cervical spine in athetoid cerebral palsy. A radiological study of 180 patients. *J Bone Joint Surg Br*. 1996;78(4):613–619.
30. Burns YR, O'Callaghan M, Tudehope DI. Early identification of cerebral palsy in high risk infants. *Aust Paediatr J*. 1989;25:215–219.
31. Harris SR. Early neuromotor predictors of cerebral palsy in low birthweight infants. *Dev Med Child Neurol*. 1987;29:508–519.
32. Harris SR. Movement analysis—an aid to diagnosis of cerebral palsy. *Phys Ther*. 1991;71:215–221.
33. Rose-Jacobs R, Cabral H, Beeghly M, et al. The Movement Assessment of Infants (MAI) as a predictor of two-year neurodevelopmental outcome for infants born at term who are at social risk. *Pediatr Phys Ther*. 2004;16(4):212–221.
34. Nelson KB, Ellenberg JH. Children who "outgrew" cerebral palsy. *Pediatrics*. 1982;69:529–535.
35. Bly L. *Motor Skills Acquisition in the First Year: An Illustrated Guide to Normal Development*. Tucson, AZ: Therapy Skill Builders; 1994.
36. Bly L. Abnormal motor development. In: Slaton DS, ed. *Proceedings of a Conference on Development of Movement in Infancy Offered by the Division of Physical Therapy*. Chapel Hill, NC: University North Carolina; May 18–22, 1980.
37. Cochrane CD. Joint mobilization principles: considerations for use in the child with central nervous system dysfunction. *Phys Ther*. 1987;67:1105–1109.
38. Illingworth RS. *The Development of the Infant and Young Child*. 8th ed. New York, NY: Churchill Livingstone; 1983.
39. Bly L. What is the role of sensation in motor learning? What is the role of feedback and feedforward? *NDTA Netw*. 1996;1–7.
40. Cupps B. Postural control: a current view. *NDTA Netw*. 1997;1–7.
41. Valencia F. Management of hip deformities in cerebral palsy. *Orthop Clin North Am*. 2010;41:549–559.
42. Bleck EE. Orthopedic management of cerebral palsy. Philadelphia, PA: WB Saunders; 1979.
43. Shands AR, Steele MK. Torsion of the femur. *J Bone Joint Surg*. 1958;40A:803–816.
44. Michele AA. *Iliopsoas*. Springfield, IL: Charles C Thomas; 1962.
45. Beals RK. Developmental changes in the femur and acetabulum in spastic paraplegia and diplegia. *Dev Med Child Neurol*. 1969;11:303–313.
46. Staheli LT, Duncan WR, Schaefer E. Growth alterations in the hemiplegic child. A study of femoral anteversion, neck-shaft angle, hip rotation, C.E. angle, limb length and circumference in 50 hemiplegic children. *Clin Orthop Relat Res*. 1968;60:205–212.
47. Jordan P. Evaluation and treatment of foot disorders. Presentation at: Neurodevelopmental Treatment Association Regional Conference; May 1984; New York, NY.
48. Calliet R. *Foot and Ankle Pain*. Philadelphia, PA: FA Davis; 1970.
49. Beckung E, Hagberg G, Uldall P, et al. Probability of walking in children with cerebral palsy in Europe. *Pediatrics*. 2008;121:e187–e192.
50. Rosenbaum PL, Walter SD, Hanna SE, et al. Development and reliability of a system to classify gross motor function in children with cerebral palsy. *JAMA*. 2002;288(11):1357–1363.
51. Watt J, Robertson CM, Grace MG. Early prognosis for ambulation of neonatal intensive care survivors with cerebral palsy. *Dev Med Child Neurol*. 1989;31:766–773.
52. Perry J, Burnfield J. *Gait Analysis: Normal and Pathological Function*. 2nd ed. Thorofare, NJ: Slack Inc; 2010.
53. Gage JR, DeLuca PA, Renshaw TS. Gait analysis: principles and applications. Emphasis on its use in cerebral palsy. *J Bone Joint Surg Am*. 1995;77(10):1607–1623.
54. Sutherland DH, Davids JR. Common gait abnormalities of the knee in cerebral palsy. *Clin Orthop Relat Res*. 1993;288:139–147.
55. Winters TF, Gage JR, Hicks R. Gait patterns in spastic hemiplegia in children and young adults. *J Bone Joint Surg Am*. 1987;69:437–441.
56. Rodda J, Graham H. Classification of gait patterns in spastic hemiplegia and spastic diplegia: a basis for a management algorithm. *Eur J Neurol*. 2001;8(suppl 5):98–108.
57. Wren TA, Rethlefsen S, Kay RM. Prevalence of specific gait abnormalities in children with cerebral palsy: influence of cerebral palsy subtype, age, and previous surgery. *J Pediatr Orthop*. 2005;25(1):79–83.
58. Mossberg KA, Linton KA, Fricke K. Ankle-foot orthoses: effect on energy expenditure of gait in spastic diplegic children. *Arch Phys Med Rehabil*. 1990;71:490–494.
59. Davids J. The foot and ankle in cerebral palsy. *Orthop Clin North Am*. 2010;41:579–593.
60. Rodda JM, Graham HK, Carson L, et al. Sagittal gait patterns in spastic diplegia. *J Bone Joint Surg Br*. 2004;86(2):251–258.
61. Westberry D, Davids JR, Davis RB, et al. Idiopathic toe walking: a kinematic and kinetic profile. *J Pediatr Orthop*. 2008;28(3):352–358.
62. Hicks R, Durinick N, Gage JR. Differentiation of idiopathic toe-walking and cerebral palsy. *J Pediatr Orthop*. 1988;8:160–163.
63. Kelly IP, Jenkinson A, Stephens M, et al. The kinematic patterns of toe-walkers. *J Pediatr Orthop*. 1997;17(4):478–480.
64. Mochizuki H, Ugawa Y. Cerebellar ataxic gait [in Japanese]. *Brain Nerve*. 2010;62(11):1203–1210.
65. Chen CM, Chen CY, Wu KP, et al. Motor factors associated with health-related quality-of-life in ambulatory children with cerebral palsy. *Am J Phys Med Rehabil*. 2011;90:940–947.
66. Alexander R, Boehme R, Cupps B. *Normal Development of Functional Motor Skills: The First Year of Life*. San Antonio, TX: Therapy Skill Builders; 1993.
67. Tieman BL, Palisano RJ, Gracely EJ, et al. Gross motor capability and performance of mobility in children with cerebral palsy: a comparison across home, school, and outdoors/community settings. *Phys Ther*. 2004;84(5):419–429.
68. Campbell SK. Quantifying the effects of interventions for movement disorders resulting from cerebral palsy. *J Child Neurol*. 1996;11(suppl 1):561–570.
69. Harris SR, Atwater SW, Crowe TK. Accepted and controversial neuromotor therapies for infants at high risk for cerebral palsy. *J Perinatol*. 1988;8(1):3–13.
70. Palisano RJ, Kolobe TH, Haley SM, et al. Validity of the peabody developmental gross motor scale as an evaluative measure of infants receiving physical therapy. *Phys Ther*. 1995;75(11):939–948.
71. Gorter JW, Rosenbaum PL, Hanna SE, et al. Limb distribution, motor impairment, and functional classification of cerebral palsy. *Dev Med Child Neurol*. 2004;46(7):461–467.
72. Facchin P, Rosa-Rizzotto M, Visona Dalla Pozza L, et al. Multisite trial comparing the efficacy of constraint-induced movement therapy with that of bimanual intensive training in children with hemiplegic cerebral palsy: postintervention results. *Am J Phys Med Rehabil*. 2011;90(7):539–553.
73. Bobath B, Bobath K. *Motor Development in the Different Types of Cerebral Palsy*. London, UK: William Heineman Medical Books; 1982.

74. Finnie NR. *Handling the Young Cerebral Palsied Child at Home*. 2nd ed. New York, NY: Dalton Publications; 1975.

75. Davis S. Neurodevelopmental treatment/Bobath eight week course in the treatment of children with cerebral palsy. Lecture notes. June–July 1997.

76. Scholtes V, Becher J, Comuth A, et al. Effectiveness of functional progressive resistance exercise strength training on muscle strength and mobility in children with cerebral palsy: a randomized controlled trail. *Dev Med Child Neurol*. 2010;52:107–113.

77. McNee A, Gough M, Morrissey M, et al. Increases in muscle volume after plantarflexor strength training in children with spastic cerebral palsy. *Dev Med Child Neurol*. 2009;51:429–435.

78. Scianni A, Butler JM, Ada L, et al. Muscle strengthening not effective in children and adolescents with cerebral palsy: a systemic review. *Aust J Physiother*. 2009;55:81–87.

79. Reid S, Hamer P, Alderson J, et al. Neuromuscular adaptations to eccentric strength training in children and adolescents with cerebral palsy. *Dev Med Child Neurol*. 2010;52:358–363.

80. Lee JH, Sung IY, Yoo JY. Therapeutic effects of strengthening exercise on gait function of cerebral palsy. *Disabil Rehabil*. 2008;30(19):1439–1444.

81. Rogers A, Brinks S, Darrah J. A systemic review of the effectiveness of aerobic exercise interventions for children with cerebral palsy: an AACPDM evidence report. *Dev Med Child Neurol*. 2008;50:808–814.

82. Verschuren O, Ketekaar M, Takken T, et al. Exercise programs for children with cerebral palsy: a systemic review of the literature. *Am J Phys Med Rehabil*. 2008;87(5):404–417.

83. Verschuren O, Ada L, Maltais D, et al. Muscle strengthening in children and adolescents with spastic cerebral palsy: considerations for future resistance training protocols. *Phys Ther*. 2011;91:1130–1139.

84. Pippenger WS, Scalzitti DA. Evidence in practice, what are the effects, if any of lower extremity strength training on gait in children with cerebral palsy? *Phys Ther*. 2004;84(9):849–858.

85. Eagleton M, Iams A, McDowell J, et al. The effects of strength training on gait in adolescents with cerebral palsy. *Pediatr Phys Ther*. 2004;16(1):22–30.

86. Damiano DL, Abel MF. Functional outcomes of strength training in spastic cerebral palsy. *Arch Phys Med Rehabil*. 1998;79:119–125.

87. Chen C, Hsien W, Cheng H, et al. Muscle strength enhancement following home-based virtual cycling training in ambulatory children with cerebral palsy. *Res Dev Disabil*. 2012;33:1087–1094.

88. Tilton A. Management of spasticity in children with cerebral palsy. *Semin Pediatr Neurol*. 2009;16:82–89.

89. Pin T, Dyke P, Chan M. The effectiveness of passive stretching in children with cerebral palsy. *Dev Med Child Neurol*. 2006;48:855–862.

90. Birkmeier K. Curriculum and theoretical base committee update. *NDTA Netw*. 1997;6(4):1–7.

91. Davies PL, Gavin WJ. Validating the diagnosis of sensory processing disorders using EEG technology. *Am J Occup Ther*. 2007;61:176–189.

92. Blanche EI, Botticelli TM, Hallway MK. *Combining Neurodevelopment Treatment and Sensory Integration Principles: An Approach to Pediatric Therapy*. Tucson, AZ: Therapy Skill Builders; 1995.

93. Fisher AG, Murray EA, Bundy AC. *Sensory Integration: Theory and Practice*. Philadelphia, PA: FA Davis; 1991.

94. Ayres AJ. *Sensory Integration and the Child*. Los Angeles, CA: Western Psychological Services; 1979.

95. Taub E, Uswatte G, Pidikiti R. Constraint-induced movement therapy: a new family of techniques with broad application to physical rehabilitation—a clinical review. *J Rehabil Res Dev*. 1999;36(3):237–251.

96. Coker P, Karakostas T, Dodds C, et al. Gait characteristics of children with hemiplegic cerebral palsy before and after modified constraint-induced movement therapy. *Disabil Rehabil*. 2012;32(5):402–408.

97. Boyd RN, Morris ME, Graham HK. Management of upper limb dysfunction in children with cerebral palsy: a systemic review. *Eur J Neurol*. 2001;8(5):150–166.

98. Echols K, DeLuca S, Ramey S, et al. Constraint induced movement therapy in children with cerebral palsy. In: Proceedings of the American Academy of Cerebral Palsy and Developmental Medicine. *Dev Med Child Neurol*. 2001;43.

99. Charles JR, Wolf SL, Schneider JA, et al. Efficacy of a child-friendly form of constraint-induced movement therapy in hemiplegic cerebral palsy: a randomized control trial. *Dev Med Child Neurol*. 2006;48:635–642.

100. Eliasson AC, Krumlinde-sundholm L, Shaw K, et al. Effects of constraint-induced movement therapy in young children with hemiplegic cerebral palsy: an adaptive model. *Dev Med Child Neurol*. 2005;47:266–275.

101. Dimitrijevic MR, Gerasimenko Y, Pinter MM. Evidence for a spinal central pattern generator in humans. *Ann N Y Acad Sci*. 1998;16:360–376.

102. Cohen A, Ermentrout G, Kiemel T, et al. Modeling of intersegmental coordination in the lamprey central pattern generator for locomotion. *Trends Neurosci*. 1992;15:434–438.

103. MacKay-Lyons M. Central pattern generators of locomotion: a review of the evidence. *Phys Ther*. 2002;82:69–83.

104. Mattern-Baxter K, Bellamy S, Mansoor J. Effects of intensive locomotor treadmill training on young children with cerebral palsy. *Pediatr Phys Ther*. 2009; 21:308–319.

105. Willoughby KL, Dodd KJ, Shields N, et al. Efficacy of partial body weight-supported treadmill training compared with overground walking practice for children with cerebral palsy: a randomized controlled trial. *Arch Phys Med Rehabil*. 2010;91:33–39.

106. Cherng R, Liu C, Lau T, et al. Effect of treadmill training with body weight support on gait and gross motor function in children with spastic cerebral palsy. *Am J Phys Med Rehabil*. 2007;86:548–555.

107. Day J, Fox EJ, Lowe J, et al. Locomotion training with partial body weight support on a treadmill in a nonambulatory child with spastic tetraplegic CP: a case report. *Pediatr Phys Ther*. 2004;16:106–113.

108. Schindl MR, Forstner C, Kern H, et al. Treadmill training with partial body weight support in non-ambulatory children with CP. *Arch Phys Med Rehabil*. 2000;81:301–306.

109. Dodd KJ, Foley S. Partial body-weight supported treadmill training can improve walking in children with cerebral palsy: a clinical controlled trial. *Dev Med Child Neurol*. 2007;49:101–105.

110. Provost B, Dieruf K, Burtner P, et al. Endurance and gait in children with cerebral palsy after intensive body weight-supported treadmill training. *Pediatr Phys Ther*. 2007;19:2–10.

111. Mutlu A, Krosschell K, Spira DG. Treadmill training with partial body-weight support in children with cerebral palsy: a systematic review. *Dev Med Child Neurol*. 2009;51:268–275.

112. Damiano D, DeJong S. A systematic review of the effectiveness of treadmill training and body weight support in pediatric rehabilitation. *J Neurol Phys Ther*. 2009;33:27–44.

113. Meyer-Heim A, Ammann-Reiffer C, Schmartz A, et al. Improvement of walking abilities after robotic-assisted locomotion training in children with cerebral palsy. *Arch Dis Child*. 2009;94:615–620.

114. Chrysagis N, Skordilis EK, Stavrou N, et al. The effect of treadmill training on gross motor function and walking speed in ambulatory adolescents with cerebral palsy: a random controlled trial. *Am J Phys Med Rehabil*. 2012;91:747–760.

115. Kerr C, McDowell B, McDonough S. Electrical stimulation in cerebral palsy: a review of effects on strength and motor function. *Dev Med Child Neurol*. 2004;46:205–213.

116. Pape KE, Chipman ML. Electrotherapy in rehabilitation. In: Delisa BM, Gans NE, Walsh NE, et al, eds. *Physical Medicine and Rehabilitation: Principles and Practice*. Baltimore, MD: Lippincott Williams & Wilkins; 2004.

117. Seifart A, Unger M, Burger M. The effect of lower limb functional electrical stimulation on gait of children with cerebral palsy. *Pediatr Phys Ther*. 2009; 21:23–30.

118. Ho C, Holt KG, Saltzman E, et al. Functional electrical stimulation changes dynamic resources in children with spastic cerebral palsy. *Phys Ther*. 2006; 86:987–1000.

119. Durham S, Eve L, Stevens C, et al. Effect of functional electrical stimulation on asymmetries in gait of children with hemiplegic cerebral palsy. *Physiotherapy*. 2004;90:82–90.

120. Wright P, Durham S, Ewins D, et al. Neuromuscular electrical stimulation for children with cerebral palsy: a review. *Arch Dis Child*. 2012;97:364–371.

121. Daichman J, Johnson TE, Evans K, et al. The effects of neuromuscular electrical stimulation home program on impairments and functional skills of a child with spastic diplegic cerebral palsy: a case report. *Pediatr Phys Ther*. 2003; 15(3):153–158.

122. Pape KE. Therapeutic electrical stimulation the past, the present, the future. *NDTA Netw*. 1996;1–7.

123. Pape KE, Kirsch SE. Technology–assisted self-care in the treatment of spastic diplegia. In: Sussman MD, ed. *The Diplegic Child: Evaluation and Management*. Rosemont, IL: American Academy of Orthopaedic Surgeons; 1992.

124. Styer-Acevedo JL. Aquatic rehabilitation in pediatrics. In: Ruoti RG, Morris DM, Cole PJ, eds. *Aquatic Rehabilitation*. Philadelphia, PA: Lippincott-Raven; 1997.

125. McCloskey S. Notes from Lecture on Hippotherapy at Arcadia University; April 28, 2004.

126. Casady RL, Nichols-Larsen DS. The effect of hippotherapy on ten children with cerebral palsy. *Pediatr Phys Ther*. 2004;16(3):165–172.

127. Binder H, Eng GD. Rehabilitation management of children with spastic diplegic cerebral palsy. *Arch Phys Med Rehabil.* 1989;70:482–489.
128. Molnar GE. Rehabilitation in cerebral palsy. *West J Med.* 1991;154:569–572.
129. Nwaobi OM, Smith PD. Effect of adaptive seating on pulmonary function of children with cerebral palsy. *Dev Med Child Neurol.* 1986;28:351–354.
130. Reid DT. The effects of the saddle seat on seated postural control and upper extremity movement in children with cerebral palsy. *Dev Med Child Neurol.* 1996;38:805–815.
131. Hulme JB, Shaver J, Archer S, et al. Effects of adaptive seating devices on the eating and drinking of children with multiple handicaps. *Am J Occup Ther.* 1987;41:81–89.
132. Hulme JB, Bain B, Hardin M, et al. The influence of adaptive seating on vocalization. *J Commun Disord.* 1989;22:137–145.
133. Rosen L, Arva J, Furumasu J, et al. RESNA position on the application of power wheelchairs for pediatric users. *Assist Technol.* 2009;21(4):218–226.
134. Furumasu J, Guerette P, Tefft D. Relevance of the pediatric powered wheelchair screening test for children with cerebral palsy. *Dev Med Child Neurol.* 2004;46:468–474.
135. Stuberg WA. Considerations related to weight-bearing programs in children with developmental disabilities. *Phys Ther.* 1992;72:35–40.
136. Rose J, Gamble JG, Medeiras J, et al. Energy cost of walking in normal children and in those with cerebral palsy: comparison of heart rate and oxygen uptake. *J Pediatr Orthop.* 1989;9:276–279.
137. Logan L, Byers-Hinkley K, Ciccone CD. Anterior versus posterior walkers: a gait analysis study. *Dev Med Child Neurol.* 1990;32:1044–1048.
138. Levangie PK, Chimera M, Johnston M, et al. The effects of posterior rolling walkers on gait characteristics of children with spastic cerebral palsy. *Phys Occup Ther Pediatr.* 1989;9:1–17.
139. Verotti A, Greco R, Spalice A, et al. Pharmacotherapy of spasticity in children with cerebral palsy. *Pediatr Neurol.* 2006;34:1–6.
140. Tardieu G, Tardieu C, Hariga J, et al. Treatment of spasticity in injection of dilute alcohol at the motor point or by epidural route. Clinical extension of an experiment on the decerebrate cat. *Dev Med Child Neurol.* 1968;10:555–568.
141. Spira R. Management of spasticity in cerebral palsied children by peripheral nerve block with phenol. *Dev Med Child Neurol.* 1971;13:164–173.
142. Yadav SL, Singh U, Dureja GP, et al. Phenol block in the management of spastic cerebral palsy. *Indian J Pediatr.* 1994;61:249–255.
143. Wong AMK, Chen CL, Chen CPC, et al. Clinical effects of botulinum toxin A and phenol block on gait in children with cerebral palsy. *Am J Phys Med Rehabil.* 2004;83(4):284–291.
144. Sutherland DH, Kaufman KR, Wyatt MP, et al. Injection of botulinum A toxin into the gastrocnemius muscle of patients with cerebral palsy: a 3-dimensional motion analysis study. *Gait Posture.* 1996;4:269–279.
145. Fragala MA, O'Neil ME, Russo KJ, et al. Impairment, disability, and satisfaction outcomes after lower extremity botulinum toxin A injections for children with cerebral palsy. *Pediatr Phys Ther.* 2002;14(3):132–144.
146. Pidcock FS. The emerging role of therapeutic botulinum toxin in the treatment of cerebral palsy. *J Pediatr.* 2004;145(2)(suppl):S33–S35.
147. Kinnette DK. Botulinum toxin A injections in children: technique and dosing issues. *Am J Phys Med Rehabil.* 2004;83(10)(suppl):S59–S64.
148. Bottos M, Benedetti MG, Salucci P, et al. Botulinum toxin with and without casting in ambulant children with spastic diplegia: a clinical and functional assessment. *Dev Med Child Neurol.* 2003;45(11):758–762.
149. O'Neil ME, Fragala MA, Dumas HM. Physical therapy intervention for children with cerebral palsy who receive botulinum toxin A injections. *Pediatr Phys Ther.* 2003;15(4):204–215.
150. Ryll U, Bastiaenen C, De Bie R, et al. Effects of leg muscle botulinum toxin A injections on walking in children with spasticity-related cerebral palsy: a systematic review. *Dev Med Child Neurol.* 2011;53:210–216.
151. Booth MY, Yates CC, Edgar TS, et al. Serial casting vs combined intervention with botulinum toxin A and serial casting in the treatment of spastic equinus in children. *Pediatr Phys Ther.* 2003;15(4):216–220.
152. Boyd RN, Pliatsios V, Starr R, et al. Biomechanical transformation of the gastroc-soleus muscle with botulinum toxin A in children with cerebral palsy. *Dev Med Child Neurol.* 2000;42:32–41.
153. Flett PJ, Stern LM, Waddy H, et al. Botulinum toxin A versus fixed cast stretching for dynamic calf tightness in cerebral palsy. *J Paediatr Child Health.* 1999;35:71–79.
154. Ackman JD, Russman BS, Thomas SS, et al. Comparing botulinum toxin A with casting for treatment of dynamic equinus in children with cerebral palsy. *Dev Med Child Neurol.* 2005;47:620–627.
155. Glanzman AM, Kim H, Swaminathan K, et al. Efficacy of botulinum toxin A, serial casting, and combined treatment for spastic equinus: a retrospective analysis. *Dev Med Child Neurol.* 2004;46:807–811.
156. Hayek S, Gershon A, Wientroub S, et al. The effect of injections of botulinum toxin type A combined with casting on the equinus gait of children with cerebral palsy. *J Bone Joint Surg Br.* 2010;92(8):1152–1159.
157. Corry IS, Cosgrove AP, Duffy CM, et al. Botulinum toxin A compared with stretching casts in the treatment of spastic equinus: a randomized prospective trial. *J Pediatr Orthop.* 1998;18:304–311.
158. Kay RM, Rethlefsen SA, Fern-Buneo A, et al. Botulinum toxin as an adjunct to serial casting treatments in children with cerebral palsy. *J Bone Joint Surg Am.* 2004;86-A:2377–2384.
159. Gooch JL, Patton CP. Combining botulinum toxin and phenol to manage spasticity in children. *Arch Phys Med Rehabil.* 2004;85(7):1121–1124.
160. Peacock WJ, Stoudt LA. Functional outcomes following selective posterior rhizotomy in children with cerebral palsy. *J Neurosurg.* 1991;74:380–385.
161. Guiliani CA. Dorsal rhizotomy for children with cerebral palsy: support for concept of motor control. *Phys Ther.* 1991;71:248–259.
162. Abbott R, Forem SL, Johann M. Selective posterior rhizotomy for the treatment of spasticity: a review. *Childs Nerv Syst.* 1989;5:337–346.
163. Oppenheim W. Selective posterior rhizotomy for spastic cerebral palsy. A review. *Clin Orthop Relat Res.* 1990;253:20–29.
164. Lonstein JE. Cerebral palsy. In: Weinstein SL, ed. *The Pediatric Spine: Principles and Practice.* New York, NY: Ravens Press Ltd; 1994.
165. Albright AL, Cervi A, Singletary J. Intrathecal baclofen for spasticity in cerebral palsy. *JAMA.* 1991;265:1418–1422.
166. Gilmartin R, Bruce D, Storrs BB, et al. Intrathecal baclofen for management of spastic cerebral palsy: multicenter trial. *J Child Neurol.* 2000;15:71–77.
167. Hoving MA, van Raak EP, Spincermaille GH, et al. Efficacy of intrathecal baclofen therapy in children with intractable spastic cerebral palsy: a randomized control trial. *Eur J Paediatr Neurol.* 2009;13:240–246.
168. Barry MJ, Albright AL, Shultz BL. Intrathecal baclofen therapy and the role of the physical therapist. *Pediatr Phys Ther.* 2000;12:77–86.
169. Morton R, Gray N, Vloeberghs M. Controlled study of the effects of continuous intrathecal baclofen infusion in non-ambulant children with cerebral palsy. *Dev Med Child Neurol.* 2011;53:736–741.
170. Brochard S, Lempereur M, Filipetti P, et al. Changes in gait following continuous intrathecal baclofen infusion in ambulant children and young adults with cerebral palsy. *Dev Neurorehabil.* 2009;12(6):397–405.
171. Bleyenheuft C, Filipetti P, Caldas C, et al. Experience with external pump trial prior to implantation for intrathecal baclofen in ambulatory patients with spastic cerebral palsy. *Neurophysiol Clin.* 2007;37:23–28.
172. Shilt J, Reeves S, Lai L, et al. The outcome of intrathecal baclofen treatment on spastic diplegia: preliminary results with minimum of two-year follow-up. *J Pediatr Rehabil Med.* 2008;1:255–261.
173. Gerszen P, Albright A, Barry M. Effect on ambulation of continuous intrathecal baclofen infusion. *Pediatr Neurosurg.* 1997;27:40–44.
174. Conclaves J, Garcia-March G, Sanchez-Ledesma M, et al. Management of intractable spasticity of supraspinal origin by chronic cervical intrathecal infusion of baclofen. *Stereotact Funct Neurosurg.* 1994;62:108–112.
175. Fitzgerald JJ, Tsegaye M, Vloeberghs MH. Treatment of childhood spasticity of cerebral origin with intrathecal baclofen: a series of 52 cases. *Br J Neurosurg.* 2004;18:240–245.
176. Gooch JL, Oberg WA, Grams B, et al. Care provider assessment of intrathecal baclofen in children. *Dev Med Child Neurol.* 2004;46:548–552.
177. Brochard S, Remy-Neris O, Filipetti P, et al. Intrathecal baclofen infusion for ambulant children with cerebral palsy. *Pediatr Neurol.* 2009;40:265–270.
178. Pin TW, McCartney L, Lewis J, et al. Use of intrathecal baclofen therapy in ambulant children and adolescents with spasticity and dystonia of cerebral origin: a systematic review. *Dev Med Child Neurol.* 2011;53(10):885–895.
179. Krach L, Kriel R, Gilmartin R, et al. GMFM 1 year after continuous intrathecal baclofen infusion. *Pediatr Rehabil.* 2005;8:207–213.
180. Motta F, Antonello C, Stignani C. Intrathecal baclofen and motor function in cerebral palsy. *Dev Med Child Neurol.* 2011;53:443–448.
181. Sprague JB. Surgical management of cerebral palsy. *Orthop Nurs.* 1992;11(4):11–19.
182. Dormans JP. Orthopedic management of children with cerebral palsy. *Pediatr Clin North Am.* 1993;40(3):645–657.
183. Thomason P, Baker R, Dodd K, et al. Single-event multi-level surgery in children with spastic diplegia. *J Bone Joint Surg Am.* 2011;93:451–460.
184. McGinley JL, Dobson F, Ganeshalingam R, et al. Single-event multilevel surgery for children with cerebral palsy: a systematic review. *Dev Med Child Neurol.* 2012;54:117–128.

185. Godwin EM, Spero CR, Nof L, et al. The gross motor function classification system for cerebral palsy and single-event multilevel surgery: is there a relationship between level of function and intervention over time? *J Pediatr Orthop*. 2009;29:910–915.

186. Tsirkos A, Lipton G, Chang W-N, et al. Surgical correction of scoliosis in pediatric patients with cerebral palsy using the unit rod instrumentation. *Spine*. 2008;33:1133–1140.

187. Bohtz C, Meyer-Heim A, Min K. Changes in health related quality of life after spinal fusion and scoliosis correction in patients with cerebral palsy. *J Pediatr Orthop*. 2011;31:668–673.

188. Sarwark J, Sarwahi V. New strategies and decision making in the management of neuromuscular scoliosis. *Orthop Clin North Am*. 2007;38:485–496.

189. Comstock CP, Leach J, Wenger DR. Scoliosis in total-body involvement cerebral palsy: analysis of surgical treatment and patient and caregiver satisfaction. *Spine*. 1998;23:1412–1425.

190. Green NE. The orthopedic management of the ankle, foot, and knee in patients with cerebral palsy. Neuromuscular disease and deformities. *Instr Course Lect*. 1987;36:253–256.

191. Moens P, Lammens J, Molenaers G, et al. Femoral derotation for increased hip anteversion. A new surgical technique with a modified Ilizarov frame. *J Bone Joint Surg Br*. 1995;77(1):107–109.

192. Lonstein JE, Beck RP. Hip dislocation and subluxation in cerebral palsy. *J Pediatr Orthop*. 1986;6:521–526.

193. Soo B, Howard JJ, Boyd RN, et al. Hip displacement in cerebral palsy. *J Bone Jont Surg Am*. 2006;88:121–129.

194. Gamble JG, Rinsky LA, Bleck EE. Established hip dislocations in children with cerebral palsy. *Clin Orthop Relat Res*. 1990;253:90–99.

195. Root L, Laplasa FJ, Brourman SN, et al. The severely unstable hip in cerebral palsy. Treatment with open reduction, pelvic osteotomy, and femoral osteotomy with shortening. *J Bone Joint Surg Am*. 1995;77(5):703–712.

196. Brunner R, Baumann JU. Clinical benefit of reconstruction of dislocated or subluxated hip joints in patients with spastic cerebral palsy. *J Pediatr Orthop*. 1994;14(3):290–294.

197. Atar D, Grant AD, Bash J, et al. Combined hip surgery in cerebral palsy patients. *Am J Orthop*. 1995;24(1):52–55.

198. Barrie JL, Galasko CS. Surgery for unstable hips in cerebral palsy. *J Pediatr Orthop B*. 1996;5(4):225–231.

199. Patrick JH. Techniques of psoas tenotomy and rectus femoris transfer: "new" operations for cerebral palsy diplegia—a description. *J Pediatr Orthop B*. 1996;5(4):242–246.

200. Moreau M, Cook PC, Ashton B. Adductor and psoas release for subluxation of the hip in children with spastic cerebral palsy. *J Pediatr Orthop*. 1995;15 (5):672–676.

201. Dreher T, Vegvari D, Wolf SI, et al. Development of knee function after hamstring lengthening as a part of multilevel surgery in children with spastic diplegia. *J Bone Joint Surg Am*. 2012;94:121–130.

202. Gage JR. Surgical treatment of knee dysfunction in cerebral palsy. *Clin Orthop Relat Res*. 1990;253:45–54.

203. Karol LA, Chambers C, Popejoy D, et al. Nerve palsy after hamstring lengthening in patients with cerebral palsy. *J Pediatr Orthop*. 2008;28:773–776.

204. Kay RM, Rethlefsen SA, Skaggs D, et al. Outcome of medial versus combined medial and lateral hamstring lengthening surgery in cerebral palsy. *J Pediatr Orthop*. 2002;22:169–172.

205. Abel MF, Damiano DL, Pannunzio M, et al. Muscle tendon surgery in diplegic cerebral palsy: functional and mechanical changes. *J Pediatr Orthop*. 1999; 19:366–375.

206. Jones S, Haydar AJ, Hussainy A, et al. Distal hamstring lengthening in cerebral palsy: the influence of the proximal aponeurotic band of the semimembranosus. *J Pediatr Orthop*. 2006;15:104–108.

207. Root L. Distal hamstring surgery in cerebral palsy. In: Sussman MD, ed. *The Diplegic Child Evaluation and Management*. Rosemont, IL: American Academy of Orthopaedic Surgeons; 1992.

208. Gage JR. Distal hamstring lengthening/release and rectus femoris transfer. In: Sussman MD, ed. *The Diplegic Child Evaluation and Management*. Rosemont, IL: American Academy of Orthopaedic Surgeons; 1992.

209. Chang WN, Tsirkos AI, Miller F, et al. Distal hamstring lengthening in ambulatory children with cerebral palsy: primary versus revision procedures. *Gait Posture*. 2004;19:298–304.

210. Gordon AB, Baird GO, McMulkin ML, et al. Gait analysis outcomes of percutaneous medial hamstring tenotomies in children with cerebral palsy. *J Pediatr Orthop*. 2008;28:324–329.

211. Damiano DL, Abel MF, Pannunzio M, et al. Interrelationships of strength and gait before and after hamstring lengthening. *J Pediatr Orthop*. 1999;19:352–358.

212. Mazur JM, Shanks DE. Nonsurgical treatment of tight Achilles tendon. In: Sussman MD, ed. *The Diplegic Child: Evaluation and Management*. Rosemont, IL: American Academy of Orthopaedic Surgeons; 1992.

213. Yngve DA, Chambers C. Vulpius and Z-lengthening. *J Pediatr Orthop*. 1996; 16(6):759–764.

214. Kay RM, Rethlefsen SA, Ryan JA, et al. Outcome of gastrocnemius recession and tendo-achilles lengthening in ambulatory children with cerebral palsy. *J Pediatr Orthop B*. 2004;13:92–98.

215. Borton DC, Walker K, Pipiris M, et al. Isolated calf lengthening in cerebral palsy. Outcome analysis of risk factors. *J Bone Joint Surg Br*. 2001;83(3):364–370.

216. Etnyre B, Chambers CS, Scarborough NH, et al. Preoperative and postoperative assessment of surgical intervention for equinus gait in children with cerebral palsy. *J Pediatr Orthop*. 1993;13:24–31.

217. Gaines RW, Ford TB. A systematic approach to the amount of Achilles tendon lengthening in cerebral palsy. *J Pediatr Orthop*. 1987;7:253–255.

218. Rosenthal RK, Simon SR. The Vulpius gastrocnemius-soleus lengthening. In: Sussman MD, ed. *The Diplegic Child Evaluation and Management*. Rosemont, IL: American Academy of Orthopaedic Surgeons; 1992.

219. Segal LS, Thomas SE, Mazur JM, et al. Calcaneal gait in spastic diplegia after heel cord lengthening: a study with gait analysis. *J Pediatr Orthop*. 1989;9:697–701.

220. Kagaya H, Yamada S, Nagasawa T, et al. Split posterior tibial tendon transfer for varus deformity of hindfoot. *Clin Orthop Relat Res*. 1996;323:254–260.

221. Roehr B, Lyne ED. Split anterior tibial tendon transfer. In: Sussman MD, ed. *The Diplegic Child: Evaluation and Management*. Rosemont, IL: American Academy of Orthopaedic Surgeons; 1992.

222. Green NE. Split posterior tibial tendon transfer: the universal procedure. In: Sussman MD, ed. *The Diplegic Child: Evaluation and Management*. Rosemont, IL: American Academy of Orthopaedic Surgeons; 1992.

223. Rogozinski BM, Davids JR, Davis RB III, et al. The efficacy of the floor-reaction ankle-foot orthosis in children with cerebral palsy. *J Bone Joint Surg Am*. 2009;91(10):2440–2447.

224. Rosenthal R. The use of orthotics in foot and ankle problems in cerebral palsy. *Foot Ankle*. 1984;4:195–200.

225. Figueiredo EM, Ferreira GB, Moreira RC, et al. Efficacy of ankle-foot orthoses on gait of children with cerebral palsy: systematic review of literature. *Pediatr Phys Ther*. 2008;20:207–223.

226. Radtka S, Skinner S, Johanson M. A comparison of gait with solid and hinged ankle-foot orthoses in children with spastic diplegic cerebral palsy. *Gait Posture*. 2005;21:303–310.

227. Buckton CE, Thomas S, Huston S, et al. Comparison of three ankle-foot orthoses configurations for children with spastic hemiplegia. *Dev Med Child Neurol*. 2004;46:590–598.

228. Lam WK, Leong JC, Li YH, et al. Biomechanical and electromyographic evaluation of ankle foot orthosis and dynamic ankle foot orthosis in spastic cerebral palsy. *Gait Posture*. 2005;2:189–197.

229. Burtner PA, Woollacott MH, Qualls C. Stance balance control with orthoses in a group of children with spastic cerebral palsy. *Dev Med Child Neurol*. 1999;41:748–757.

230. Middleton EA, Hurley GR, McIlwain JS. The role of rigid and hinged polypropylene ankle-foot orthoses in the management of cerebral palsy: a case study. *Prosthet Orthot Int*. 1988;12:129–135.

231. Carmick J. Managing equinus in a child with cerebral palsy: merits of hinged ankle-foot orthoses. *Dev Med Child Neurol*. 1995;37(11):1006–1010.

232. Romkes J, Brunner R. Comparison of dynamic and a hinged ankle foot orthoses by gait analysis in patients with hemiplegic cerebral palsy. *Gait Posture*. 2002;15:18–24.

233. Mol EM, Monbaliu E, Ven M, et al. The use of night orthoses in cerebral palsy treatment: sleep disturbance in children and parental burden or not? *Res Dev Disabil*. 2012;33:341–349.

234. Ounuu S, Bell K, Davis R, et al. An evaluation of the posterior leaf spring orthosis using joint kinematic and kinetics. *J Pediatr Orthop*. 1996;16(3):378–384.

235. Hylton N. Dynamic casting and orthotics. In: *The Practical Management of Spasticity of Spasticity in Children and Adults*. Philadelphia, PA: Lea & Febiger; 1990.

236. Radtka SA. A comparison of gait with solid, dynamic, and no ankle-foot orthoses in children with spastic cerebral palsy. *Phys Ther*. 1997;77(4):395–409.

237. Kobayashi T, Leung A, Hutchins, S. Design and effect of ankle-foot orthoses proposed to influence muscle tone: a review. *J Prosthet Orthot*. 2011;23(2):52–57.

238. Carlson WE, Vaughan CL, Damiano DL, et al. Orthotic management of gait in spastic diplegia. *Am J Phys Med Rehabil*. 1997;76:291–225.

239. Bjornson K, Schmale G, Adamczyk-Foster A, et al. The effect of dynamic ankle foot orthoses on function in children with cerebral palsy. *J Pediatr Orthop*. 2006;26(6):773–776.

240. Martin K. Supramelleolar orthoses and postural stability in children with Down syndrome-Martin replies. *Dev Med Child Neurol*. 2005;47:71.

241. Pohl M, Mehrholz J. Immediate effects of an individually designed functional ankle-foot orthosis on stance and gait in hemiparetic patients. *Clin Rehabil*. 2006;20:324–330.

242. Harris SR, Riffle K. Effects of inhibitive ankle-foot orthoses on standing balance in a child with cerebral palsy. A single-subject design. *Phys Ther*. 1986; 66:663–667.

243. Ramstrand N, Ramstrand S. AAOP state-of-the-science evidence report: the effect of ankle-foot orthoses on balance—a systematic review. *J Prosthet Orthot*. 2010;22(10):4–23.

244. Kornhaber L, Majsak M, Robinson A. Advantages of supramalleolar orthotics over articulating ankle-foot orthotics in the gait and gross motor function of children with spastic diplegic cerebral palsy. *Pediatr Phys Ther*. 2006;18(1):95–96.

245. Craft MJ, Lakin JA, Oppliger RA, et al. Siblings as change agents for promoting the functional status of children with cerebral palsy. *Dev Med Child Neurol*. 1990;32:1049, 1057.

246. Tetreault S, Parrot A, Trahan J. Home activity programs in families with children presenting with global developmental delays: evaluation and parental perceptions. *Int J Rehabil Res*. 2003;26(3):165–173.

6

Espinha bífida

Elena Tappit-Emas

Incidência e etiologia
Prognóstico
Definições
Embriologia
Hidrocefalia e malformação de Chiari II
Exames de pré-natal e diagnóstico
Cirurgia fetal
Tratamento do neonato
  Filosofia geral do tratamento
  Avaliação pré-operatória
  Tratamento da hidrocefalia
Fisioterapia para bebês com espinha bífida
  Visão geral
  Teste muscular manual
  Avaliação da amplitude de movimento
  Fisioterapia pós-operatória
  Comunicação com membros da equipe e pais
  Exercícios de amplitude de movimento
  Posicionamento e manipulação
  Avaliação sensorial
Cuidados para crianças pequenas
  Preocupações e questões atuais
  Aspectos relacionados ao desenvolvimento
Estratégias de manipulação para os pais
Fisioterapia para a criança em desenvolvimento
  Aspectos preocupantes relacionados ao
    desenvolvimento

  Aparelhos para bebês
Equipamentos ortóticos
  Introdução ao uso de aparelhos
  Filosofias sobre uso de aparelhos
  Princípios gerais dos equipamentos ortóticos
  Crianças com paralisia ao nível torácico
  Crianças com paralisia ao nível lombar alto
  Equipamentos ortóticos para crianças com
    paralisia torácica e lombar alta
  Crianças com paralisia ao nível lombar baixo
  Crianças com paralisia ao nível sacral
  Análise de marcha tridimensional
Engessamento subsequente à cirurgia ortopédica
Deterioração do SNC
  Hidromielia
  Medula espinhal presa
  Escoliose
Alergia ao látex
Desempenho perceptual, motor e cognitivo
Mobilidade em cadeira de rodas
Atividades de recreação e lazer
O adulto jovem com espinha bífida
Resumo
Estudo de caso

▶ Incidência e etiologia

A espinha bífida é um tipo de defeito inato de tubo neural, causador de disfunção neuromuscular. Até recentemente, a incidência de espinha bífida se aproximava de 1 caso em cada 1.000 gestações, colocando a condição em segundo lugar entre os defeitos de nascimento mais comuns, perdendo apenas para a síndrome de Down. A disponibilidade aumentada dos suplementos vitamínicos maternos, de exames de pré-natal mais precisos e das opções de interrupção da gestação diminuiu significativamente a incidência de bebês nascidos com esse diagnóstico, em grande parte do mundo. Nos Estados Unidos, esse número está estabilizado em 3,4 casos a cada 10.000 bebês nascidos vivos. Estudos que investigaram as possíveis causas de espinha bífida avaliaram fatores genéticos, ambientais e dietéticos que poderiam afetar a ocorrência dessa condição. Entretanto, nenhuma causa definitiva isolada, incluindo as anormalidades cromossômicas, foi identificada até o presente.[1-3]

Muitos fatores podem contribuir para que um bebê nasça com espinha bífida. A presença de predisposição genética pode ser intensificada por numerosas influências ambientais. Níveis baixos de ácido fólico materno antes da concepção foram implicados em vários estudos. Duff et al. observaram, na ilha da Jamaica, um aumento significativo (ainda que temporário) do número de crianças nascidas com todos os tipos de defeitos de tubo neural, as quais foram concebidas durante os meses imediatamente subsequentes ao episódio do furacão Gilbert, ocorrido em setembro de 1998. A dieta típica da ilha jamaicana é rica em ácido fólico oriundo de frutas e verduras frescas. O furacão destruiu grande parte dos cultivos da ilha e houve escassez temporária de produtos frescos.[4] Esse estudo, bem como uma anotação de Seller, propôs a necessidade de fortificar com ácido fólico os alimentos comumente consumidos, como suco de laranja, cereais, farinha, arroz e sal.[5]

Em 1992, o Serviço de Saúde Pública dos Estados Unidos (U.S. Public Health Service) recomendou que todas as mulheres recebessem uma dose diária de 400 µg de ácido fólico durante os meses anteriores à concepção e mais 600 µg ao longo do primeiro trimestre da gestação. Com a educação aprimorada e o suporte da comunidade médica, esse nível de ácido fólico pode ser alcançado por meio da dieta melhorada, suplementos dietéticos e alimentos fortificados. O ácido fólico é abundante em verduras de folhas verde-escuras, feijão, nozes e sementes, frutas cítricas, grãos enriquecidos, massas, pães e arroz.[6] Entretanto, pode ser difícil manter uma dieta consistentemente rica em ácido fólico e, por esse motivo, em 1996, os departamentos de saúde dos Estados Unidos e do Canadá recomendaram que todos os cereais em grãos fossem fortificados com ácido fólico para permitir que as mulheres conseguissem suprir mais facilmente essa necessidade diária. Decorridos 2 anos, a fortificação se tornou obrigatória. O Departamento de Saúde e Serviços Humanos dos Estados Unidos (U.S. Department of Health and Human Services) também estabeleceu um objetivo nacional de reduzir em 50% o número de crianças nascidas com espinha bífida até o ano 2010.[6-9] Atualmente, essa redução se aproxima mais de 26-31%, porém, a melhora alcançada é estimulante.[10-12] Aparentemente, a capacidade do ácido fólico de diminuir de forma significativa a incidência de espinha bífida agora direcionou o foco dos pesquisadores para os genes envolvidos no metabolismo e transporte do ácido fólico como alvo de investigação adicional.[13,14]

O uso materno de ácido valproico, um anticonvulsivo, também aumenta comprovadamente o potencial de espinha bífida. Parece que o sistema nervoso em desenvolvimento se torna especialmente sensível à disrupção após a exposição a esse fármaco.[14] O uso materno de antidepressivos também foi investigado e é considerado outro possível fator de risco.[15] A hipertermia materna causada por saunas, banheiras de água quente e cobertores elétricos, bem como as febres maternas durante o primeiro trimestre de gestação foram estudadas, e apenas o uso das banheiras de água

quente exibiu tendência a aumentar o risco de espinha bífida.[16] Entretanto, investigações mais recentes mostraram que isso aparentemente não tem atraído interesse expressivo.

Nos Estados Unidos, nas últimas décadas, a ocorrência mais alta de espinha bífida foi observada em famílias de hereditariedade irlandesa e celta, com até 4,5 casos a cada 1.000 gestações. Isso foi considerado resultado de deficits nutricionais prolongados que remontam à época da "fome da batata irlandesa", há mais de 100 anos. Contudo, a etiologia verdadeira poderia ser uma ligação entre dieta limitada e predisposição genética hereditária. As famílias japonesas, com incidência de 0,3 casos a cada 1.000 gestações, apresentam historicamente a menor taxa de incidência. Mais recentemente, com a queda do número geral de nascimentos afetados entre mulheres caucasianas nos Estados Unidos, não se observou o mesmo nível de diminuição em bebês nascidos de mulheres afro-americanas.[17] Além disso, o número de bebês afetados nascidos de mães hispânicas não diminuiu tanto quanto nas populações caucasianas e afro-americanas.[18] Um fator suspeito é a alteração da dieta consumida pelas famílias hispânicas. Nos Estados Unidos, conforme esse grupo se muda das propriedades rurais e cidades pequenas para as grandes cidades americanas, o acesso ao ácido fólico natural se torna mais difícil. É possível que as mulheres hispânicas também apresentem resistência genética à absorção de ácido fólico contido nos suplementos vitamínicos em comparação com a vitamina em seu estado natural. Há a preocupação adicional em relação aos efeitos das barreiras de linguagem, acesso limitado ao cuidado pré-natal, complacência reduzida com um regime vitamínico, e outras influências socioeconômicas negativas para essas mulheres.

Em todas as populações, não se pode desconsiderar a influência da prática religiosa ou da filosofia pessoal sobre a decisão de uma mulher de interromper a gestação após a identificação de um defeito de nascimento no feto. Em um recente estudo multinacional, 63% das mulheres optaram por interromper a gestação quando o diagnóstico de espinha bífida foi estabelecido antes da 24ª semana de gestação.[19-22]

Por fim, para famílias em que a espinha bífida já está presente, existe uma probabilidade 2 a 5% maior do que na população geral de ter um segundo bebê nascido com o defeito. Esta seção introdutória inclui uma quantidade significativa de dados, primariamente para ilustrar que o número de bebês nascidos com espinha bífida está diminuindo, não só nos Estados Unidos como também ao redor do mundo, ainda que para alguns grupos de mulheres continue havendo vários fatores geradores de confusão que impedem o declínio nesse grupo.

Prognóstico

Nas gerações anteriores, foi relatado que a sobrevida em longo prazo de crianças com espinha bífida variava de 1%

(sem tratamento) a 50% (com tratamento). Atualmente, espera-se uma taxa de sobrevida superior a 90% com a adoção de tratamento agressivo para o defeito espinhal e seus problemas associados. Este capítulo apresenta os problemas primários que afetam essa população de crianças, incluindo hidrocefalia, deficits motores e sensoriais nos membros inferiores e comprometimento urológico, além de aspectos secundários como deficits ortopédicos e cognitivos/perceptivos, que têm relevância clínica para o fisioterapeuta.

O uso de antibióticos para limitar a infecção na espinha aberta, que teve início em 1947, e a inserção cirúrgica de válvulas ventriculares para tratamento da hidrocefalia, a partir de 1960, foram os dois avanços principais ocorridos no tratamento da espinha bífida. O uso antecipado e consistente de cateterismo intermitente limpo para esvaziamento total da bexiga neurogênica também melhorou drasticamente a taxa de sobrevida, por meio do controle da infecção do sistema urinário e da deterioração renal, que são condições citadas como causas significativas de mortalidade. Essas medidas, aliadas à prática do fechamento antecipado do dorso, continuam melhorando as chances de sobrevida de crianças com espinha bífida. Com a melhora da taxa de sobrevida, aumentou a consciência acerca dos problemas associados que, no passado, não eram evidentes de imediato nem prioridade para tratamento. O número de crianças gravemente afetadas sobreviventes tem aumentado. Além disso, um número aumentado de indivíduos com envolvimento de menor gravidade não teria sobrevivido sem os protocolos de tratamento agressivo. Assim, o espectro inteiro e a complexidade dessa incapacitação agora podem ser analisados. Os clínicos têm a oportunidade, indisponível no passado, de trabalhar e aprender bastante a partir desse grupo heterogêneo.[23,24]

Definições

Os termos "mielomeningocele", "meningomielocele", "espinha bífida", "espinha bífida aberta", "espinha bífida cística", "disrafismo espinhal" e "mielodisplasia" são sinônimos. Esses termos são usados de forma intercambiável por diversas comunidades médicas no mundo inteiro. Neste capítulo, optamos por usar "espinha bífida" pela facilidade da pronúncia. A espinha bífida é um defeito espinhal geralmente diagnosticado no nascimento pela presença de um saco externo no dorso da criança (Fig. 6.1). O saco contém meninges e tecido de medula espinhal que se projeta através de um defeito dorsal nas vértebras. Esse defeito pode ocorrer em qualquer ponto ao longo da coluna espinhal, mas sua localização mais comum é a região lombar. O saco pode ser coberto por uma membrana transparente com tecido neural preso a sua superfície interna, ou pode ficar aberto e expor o tecido neural. As bordas laterais do saco têm saliências ósseas formadas pelos arcos neurais não fundidos das vértebras. O defeito pode ser amplo, com envolvimento de muitas vértebras, ou pode ser pequeno e envolver apenas um ou dois segmentos. O tamanho da lesão em si não é preditivo do deficit funcional da criança.[17,24,25]

Vários outros defeitos espinhais congênitos devem ser mencionados nesta seção. A *espinha bífida oculta*, a *mielocele* e a *lipomeningocele* são anomalias menos graves associadas à espinha bífida. A *espinha bífida oculta* é uma condição que envolve a não fusão das metades dos arcos vertebrais, todavia sem distúrbio do tecido neural subjacente. A localização mais comum dessa lesão é a região lombar ou sacral da coluna, sendo muitas vezes um achado incidental em exames de imagem realizados por outros motivos. A espinha bífida oculta pode ser externamente distinguida pela presença de um tufo de pelos na linha mediana, com ou sem uma área de pigmentação na pele sobrejacente. Um defeito oculto foi encontrado em 21 a 26% dos pais com filhos portadores de espinha bífida cística. Por outro lado, a espinha bífida oculta tem uma incidência de apenas 4,5 a 8% na população geral.[17,24,26] As disfunções neurológicas e musculares eram tidas como ausentes em indivíduos com espinha bífida oculta. Nesses indivíduos, porém, observou-se uma alta taxa de medula presa, problemas neurológicos associados e, em especial, distúrbios do sistema urinário.[27-29] Consulte as informações adicionais sobre medula presa mencionadas adiante, neste mesmo capítulo.

Uma *mielocele* é um saco saliente que contém meninges e líquido cefalorraquidiano (LCR), porém, a medula espinhal e as raízes nervosas permanecem intactas e em suas posições normais. Tipicamente, não há deficits motores nem sensoriais, hidrocefalia ou outros problemas associados ao sistema nervoso central (SNC) relacionados com a mielocele.[25]

A *lipomeningocele* é uma massa adiposa superficial localizada na região lombar inferior ou sacral da medula espinhal, que geralmente é incluída nesse grupo de diagnósticos. Deficits neurológicos significativos e hidrocefalia não são esperados em pacientes com lipomeningocele. No entanto, uma alta incidência de disfunção intestinal e vesical resultante de uma medula espinhal presa foi obser-

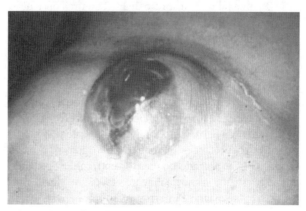

FIGURA 6.1 ▶ Defeito de espinha bífida em um recém-nascido, antes do reparo cirúrgico.

vada nessa população, além de alterações sutis na função da porção distal da perna e do pé, que em geral são observadas tardiamente na infância ou no início da adolescência, sobretudo após um estirão de crescimento.[30,31]

Embriologia

A espinha bífida cística, um dos vários defeitos de tubo neural, ocorre no início do desenvolvimento embrionário do SNC. As células da placa neural, que são formadas por volta do 18º dia de gestação, se diferenciam e criam o tubo neural e a crista neural. Essa crista se transforma no sistema nervoso periférico, incluindo os nervos cranianos, nervos espinhais, nervos autônomos e gânglios. O tubo neural, que se transforma em SNC, cérebro e medula espinhal, está aberto nas extremidades craniana e caudal. Ao longo de um período de 2 a 4 dias, a extremidade craniana começa a se fechar, e esse processo é concluído por volta do 24º dia de gestação.[14] A falha de fechamento resulta em anencefalia, uma condição fatal. A extremidade caudal do tubo neural se fecha ao redor do 26º dia de gestação. A falha de fechamento do tubo neural em qualquer ponto ao longo da borda caudal inicia o defeito de espinha bífida cística ou mielomeningocele. Os sinais clínicos comuns de espinha bífida incluem a ausência de função motora e sensorial (geralmente, bilateral) abaixo do nível do defeito espinhal e a perda do controle neural da função intestinal e vesical. A perda motora e sensorial unilateral tem sido observada e o padrão de perda também pode ser assimétrico, com nível motor ou sensorial mais alto em um lado do que no outro. Os deficits funcionais podem ser parciais ou completos, mas quase sempre são permanentes.[24,32,33]

Hidrocefalia e malformação de Chiari II

A *hidrocefalia* e a *malformação de Arnold-Chiari* são anormalidades do SNC estreitamente associadas com a espinha bífida. A *hidrocefalia* consiste no acúmulo anômalo de LCR na abóbada craniana. Em indivíduos sem espinha bífida, a hidrocefalia pode ser causada pela superprodução de LCR, uma falha na absorção de LCR ou uma obstrução do fluxo normal de LCR ao longo das estruturas cerebrais e da medula espinhal. A obstrução pela *malformação de Arnold-Chiari* é considerada a causa primária de hidrocefalia na maioria das crianças com espinha bífida. Essa malformação, também conhecida como *malformação de Chiari II*, é uma deformidade do cerebelo, bulbo e parte cervical da medula espinhal. O lóbulo posterior do cerebelo sofre herniação para baixo, pelo forame magno, com as estruturas troncoencefálicas igualmente deslocadas na direção caudal. O LCR liberado do quarto ventrículo é obstruído por essas estruturas anormalmente situadas, e o fluxo através do forame magno é interrompido. Também há tração dos nervos cranianos inferiores, associada à malformação.

Estudos que usaram ressonância magnética nuclear (RMN) demonstraram que a maioria das crianças com espinha bífida tem malformação de Chiari II. Entre aquelas com esse tipo de malformação, a probabilidade de desenvolvimento de hidrocefalia é maior que 90%.[34-37]

As teorias relacionadas ao desenvolvimento da malformação de Chiari II são interessantes. Por algum tempo, acreditou-se que o defeito espinhal primário atuava como uma âncora na medula espinhal, impedindo-a de deslizar proximalmente dentro do canal espinhal no decorrer do desenvolvimento fetal. Considerava-se que a tração da medula puxava as estruturas troncoencefálicas fixas para baixo, trazendo-as para uma posição anormalmente baixa. A hidrocefalia era tida unicamente como resultado da consequência hidrodinâmica desse bloqueio.[38] Em 1989, McLone e Knepper associaram mais estreitamente a ocorrência de espinha bífida, malformação de Chiari II e hidrocefalia ao nível celular.[39] Esses pesquisadores sugeriram que uma série de defeitos inter-relacionados e dependentes do tempo ocorre durante o desenvolvimento embrionário do sistema ventricular primitivo, causando primeiro a malformação de Chiari II e, em seguida, a hidrocefalia resultante.[40] Seus achados indicam que as crianças mais afetadas têm uma fossa posterior pequena, incapaz de acomodar as estruturas do rombencéfalo do troncoencefálico, e que isso pode influenciar o posicionamento anormal. De modo significativo, McLone e Knepper constataram que mais de 25% dos neonatos com espinha bífida examinados por eles tinham medidas de circunferência da cabeça abaixo do 5º percentil. Portanto, nem a tração para baixo a partir do defeito espinhal, nem a pressão gerada pela hidrocefalia haviam causado a malformação. Esses pesquisadores postularam que a espinha bífida com a hidrocefalia concomitante resulta da ocorrência de etapas fora do tempo normal ao longo do desenvolvimento do sistema ventricular, que foram iniciadas pela falha de fechamento do tubo neural. Essa explicação teve ampla aceitação entre os neuroanatomistas e neurocirurgiões e deve ser de interesse para fisioterapeutas que possam ter se questionado sobre a etiologia da disfunção do SNC observada em muitas crianças com espinha bífida. As crianças com espinha bífida diferem significativamente das crianças que têm apenas hidrocefalia sem espinha bífida, e não são parecidas com os pacientes portadores de paralisia espinhal adquirida – dois grupos com os quais são frequentemente comparadas. A teoria de McLone e Knepper começa a oferecer uma lógica anatômica para as anormalidades do SNC vistas em muitos pacientes, além de oferecer uma base viável para a continuidade das pesquisas.[39]

Cerca de 2 a 3% das crianças com espinha bífida apresentam comprometimento significativo a partir da malformação de Chiari II[40] (Quadro 6.1). A traqueostomia e a gastrostomia podem ser medidas salva-vidas para os sintomas que, segundo relatos, são resolvidos em muitos casos con-

QUADRO 6.1 ▸ Sintomas associados com a malformação de Chiari II
Estridor – especialmente com a inspiração
Apneia – ao chorar ou à noite
Refluxo gastroesofágico
Paralisia das cordas vocais
Dificuldade de deglutição
Broncoaspiração
Fasciculações da língua
Paralisia facial
Alimentação precária
Ataxia
Hipotonia
Fraqueza de membros superiores
Convulsões
Movimentos extraoculares anormais
Nistagmo

forme a criança cresce e o cérebro amadurece. Em casos graves, é possível ver paralisia de cordas vocais, enfraquecimento de membros superiores ou posturas opistotônicas. A descompressão da fossa posterior e a laminectomia cervical para aliviar a pressão sobre o troncoencefálico e as estruturas espinhais cervicais são cursos terapêuticos aceitos, mas estão associadas a graus variáveis de êxito. É interessante que nenhuma correlação tenha sido encontrada entre a gravidade dos sintomas de Chiari II e o grau de hidrocefalia visto no bebê, nem exista correlação entre o nível de defeito espinhal da criança e esses achados que envolvem o SNC. Dessa forma, as tentativas de prever quais crianças apresentarão dificuldades significativas relacionadas com o SNC resultantes de malformação de Chiari II alcançaram êxito limitado. O exame por RMN revelou anormalidades em algumas crianças aparentemente assintomáticas. Especula-se que os potenciais evocados auditivos de troncoencefálico podem auxiliar o diagnóstico. Os médicos também acreditam que há muito para aprender sobre essa anormalidade ao nível microscópico, que pode ser útil para ampliar seu conhecimento.[17,24,41-44]

▶ Exames de pré-natal e diagnóstico

Exames de pré-natal cada vez mais sofisticados e amplamente disponibilizados têm permitido o diagnóstico antecipado da espinha bífida. Os testes fornecem informações que permitem a família tomar decisões fundadas sobre a gravidez. À medida que os exames de pré-natal se tornaram mais rotineiros do que excepcionais, um número significativo de gestações passaram a ser interrompidas a cada ano quando os resultados indicavam alta probabilidade de o feto ter defeito de tubo neural.[7,45,46] Trata-se de um dos principais fatores contribuidores para a diminuição do número de bebês nascidos com espinha bífida. Para a família que opta pela continuidade da gestação até o termo, é possível providenciar assistência médica apropriada e coordenada antes do nascimento.

A alfafetoproteína (AFP) normalmente está presente no feto em desenvolvimento e é encontrada no líquido amniótico. Os níveis de AFP atingem o pico no sangue fetal e no líquido amniótico da 6ª à 14ª semana de gestação. Na presença de espinha bífida, após a 14ª semana, a AFP continua a vazar para o líquido amniótico através da vascularidade exposta da espinha aberta. Níveis anormalmente altos de AFP no líquido amniótico fornecem forte evidência diagnóstica da presença de defeito do tubo neural. Os testes para AFP por amniocentese e amostras de sangue materno têm sido responsáveis pela detecção de cerca de 89% dos defeitos de tubo neural. Entretanto, esses testes têm potencial de fornecer resultados falso-positivos e falso-negativos. Dessa forma, é feita a comparação clínica de rotina dos resultados de AFP com os resultados das imagens de ultrassom antes do estabelecimento de um diagnóstico definitivo.[24,34]

Equipamentos de ultrassom aprimorados e técnicos experientes têm permitido que os obstetras observem e comprovem várias anomalias cranianas que têm alta correlação com a presença de espinha bífida no feto em desenvolvimento. Como pode ser difícil detectar uma lesão pequena no dorso, os clínicos usam a presença de sinais cranianos como indicação de que o feto pode ter espinha bífida. Um exemplo está no formato dos ossos frontais do crânio fetal, que perdem o formato convexo normal e aparecem achatados em presença de espinha bífida, de modo similar ao formato de um limão. O "sinal do limão" pode ser detectado antes de 24 semanas de gestação e desaparece com o amadurecimento fetal e conforme o crânio se torna mais forte, ou à medida que a hidrocefalia se desenvolve e empurra o crânio achatado, revertendo seu formato para uma configuração mais típica.[47] A detecção do sinal do limão pode então ser seguida de exames de ultrassom adicionais com o propósito específico de visualização da lesão no dorso.[48-50]

Discute-se qual é o melhor método de parto obstétrico nos casos em que a espinha bífida é detectada no pré-natal. Considera-se que a cesariana tenha efeito protetor sobre o tecido neural sensível do dorso neonatal e, assim, possivelmente melhore o estado funcional definitivo da criança. O parto por cesariana minimiza o traumatismo aos nervos expostos do dorso, que pode ocorrer durante o parto vaginal. Além disso, um parto por cesariana evita a contaminação bacteriana da coluna vertebral aberta do neonato durante a passagem pelo canal vaginal, diminuindo o risco de o bebê contrair meningite. A cesariana também evita o trauma dorsal em casos de apresentação difícil ou pélvica, que também poderia afetar a função neurológica do bebê. Por fim, com a detecção pré-natal antecipada, acredita-se que os preparativos para uma cirurgia de fechamento dorsal oportuna, em hospital adequado, possam ser planejados e colocados em prática de forma mais bem-sucedida após um parto por cesariana agendado do que após um parto vaginal não agendado.[51-55]

Cirurgia fetal

Desde 1997, esforços vêm sendo conduzidos no sentido de realizar a cirurgia fetal para reparo de defeito espinhal com antecedência de várias semanas em relação à data do nascimento, em diversas instituições. Isso não substituiu o manejo neonatal típico destinado à maioria dos bebês nascidos com espinha bífida, mas é uma metodologia que os obstetras e neurocirurgiões estão explorando ativamente para abordar o problema, junto a uma população seleta de mães e fetos. Johnson et al. realizaram cirurgia pré-natal entre a 20ª e a 25ª semanas de gestação e observaram uma taxa de sobrevida de 94% acompanhada de reversões significativas da herniação do rombencéfalo, diminuição significativa da necessidade de derivação para tratar a hidrocefalia e melhora da função do membro inferior.[56] Outros dois estudos também demonstraram diminuição da herniação do rombencéfalo, diminuição da necessidade de derivação e média de idade maior para a inserção da primeira válvula em bebês que desenvolveram hidrocefalia. Nesses estudos, não houve indicação de melhora da função dos membros inferiores com a cirurgia fetal.[57,58] Em um estudo conduzido em 2011 para avaliação de correção fetal de espinha bífida, realizado em três centros cirúrgicos dos Estados Unidos – Vanderbilt University, Children's Hospital of Philadelphia e University of California, San Francisco – o resultado alcançado para bebês submetidos a esse procedimento entre 19 e 25,9 semanas de gestação em geral foi positivo. Conhecidos como MOMS (Management of Myelomeningocele Study), os resultados indicaram que, por volta de 12 meses de idade, um número 30% menor de bebês necessitou de válvula para hidrocefalia, enquanto a ocorrência e gravidade da herniação do rombencéfalo foi reduzida em mais de 30%. Além disso, aos 30 meses de idade, os bebês demonstraram melhora do movimento das pernas em até dois níveis medulares, em comparação com o movimento previsto com base na localização anatômica das lesões. A teoria que impulsionou essa área de intervenção é a de que o ambiente amniótico é prejudicial ao tecido neural exposto e, na verdade, exerce efeito deteriorante sobre a medula espinhal quando deixado desprotegido com o passar dos meses de gestação. Quando o reparo fetal é realizado, o sistema nervoso fetal ganha tempo adicional para se desenvolver de forma mais normal.[3]

Todos os exames pré-natais apontaram fatores de risco variados e significativos para o reparo dorsal fetal, incluindo aumento da mortalidade entre os bebês, nascimentos prematuros e suas complicações associadas, pesos menores ao nascimento e aumento da morbidade entre os bebês. As complicações maternas incluíram parto prematuro e deslocamento da placenta (separação prematura), além de um afinamento da parede uterina que comprometeria o sucesso de futuras gestações. Todavia, de modo geral, os autores são otimistas em relação à existência de benefícios significativos com a realização da cirurgia fetal e acreditam que, ao longo do tempo, a concentração na melhora do procedimento cirúrgico e a seleção maternal/fetal promoverá diminuição dos fatores de risco, além de minimizar muitos dos resultados negativos.[3,57,58] O dr. David Shurleff, do Seattle Children's Hospital, e outros pesquisadores envolvidos no tratamento de crianças com espinha bífida deram voz à preocupação deles com a necessidade de realizar mais estudos, maiores e de maior alcance, para que seja possível aceitar o reparo espinhal fetal como padrão de tratamento. Está em questão se a melhora inicial dos achados motores e neurológicos se traduzirá em capacidades funcionais melhoradas para a criança mais crescida, nas áreas de marcha, capacidade cognitiva, função sexual e controle intestinal e vesical e se os ganhos funcionais superarão os fatores de risco para a mãe e a criança.[3,59-61]

Tratamento do neonato

Filosofia geral do tratamento

As filosofias de tratamento para neonatos com espinha bífida variam no mundo inteiro, inclusive nos Estados Unidos. Como a lesão dorsal não era universalmente considerada prejudicial à vida, os hospitais desenvolveram seus próprios protocolos para curso temporal e intensidade do tratamento destinado a esses bebês. Entretanto, comparar os resultados de estudos em que foram usados vários regimes de tratamento inicial sustenta a eficácia da intervenção médica antecipada. O tratamento estéril imediato da coluna vertebral aberta, com o intuito de prevenir infecção, é essencial, de modo que o fechamento cirúrgico do dorso dentro de 72 horas após o nascimento atualmente é aceito como meta na maioria das instituições.[17,24,62]

O objetivo da cirurgia dorsal é colocar o tecido neural dentro do canal vertebral, cobrir o defeito espinhal com fáscia e pele circundante, e obter o fechamento plano e impermeável do saco (Fig. 6.2). A coluna vertebral aberta permite acesso direto para agentes infecciosos na medula espinhal e no cérebro. Ao prevenir infecções e o dano cerebral associado, é possível preservar o nível funcional da criança, física e cognitivamente. McLone et al. demonstraram que bebês portadores de ventriculite gram-negativa eram menos hábeis intelectualmente do que os bebês sem infecção. Esse estudo é significativo por ter mostrado que a função intelectual não é afetada de forma negativa pela presença de hidrocefalia nem pelo nível de paralisia dos membros inferiores.[17,62-64]

Em muitas instituições, crianças com espinha bífida são tratadas de forma agressiva com fechamento imediato do dorso e rápida instituição de terapia para hidrocefalia. Outras instituições preferem o tratamento seletivo. Em outras palavras, o tratamento mais agressivo é dispensado às crianças que aparentemente apresentam menor envol-

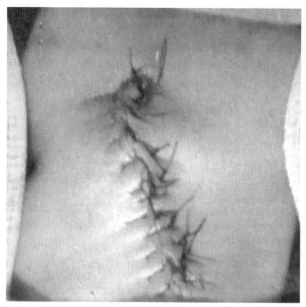

FIGURA 6.2 ▶ O mesmo defeito mostrado na Figura 6.1, após o reparo cirúrgico.

vimento físico. Nessas instituições, o tratamento de neonatos com espinha bífida será variável dependendo do nível de paralisia dos membros inferiores e da presença de outros fatores agravantes. Entre os fatores que influenciam as decisões referentes ao tratamento, estão as anormalidades concomitantes, como hidrocefalia, cifoescoliose e problemas renais. Há ainda outras instituições que trabalham para orientar os pais quanto ao estado de seus bebês e às implicações em longo prazo da espinha bífida sobre suas vidas. Os pais então podem agir de forma pensada e, em combinação com o suporte fornecido pela equipe médica, escolher um curso de ação mutuamente aceitável. Durante esse período de orientação e planejamento, que pode durar várias horas ou semanas, o bebê geralmente é tratado para manter a condição estável e prevenir infecção.

Sejam quais forem os protocolos de tratamento, esse período inicial proporciona tempo para a equipe médica reunir informações sobre a condição da criança. Podem ser iniciadas discussões sobre o tratamento da hidrocefalia, quando presente, ou de deformidades ortopédicas notadas e que possam necessitar de abordagem nos próximos meses. É importante salientar que é difícil prever com precisão o potencial funcional da criança nesses primeiros dias, até mesmo para bebês que aparentam ter problemas mínimos. Um amplo número de variáveis influenciará a condição médica e as habilidades cognitivas e motoras da criança ao longo dos anos subsequentes. Por isso, os clínicos devem ser cautelosos ao apresentar informação prognóstica em longo prazo sobre o futuro da criança. A exceção a isso pode estar no caso da criança com comprometimento grave que apresenta diversas anormalidades congênitas, além da espinha bífida, cujo desfecho seja aparentemente sombrio e para quem o tratamento agressivo não seja recomendado.[65-67]

Avaliação pré-operatória

Em muitos centros, a avaliação pré-operatória é feita por um médico com experiência no tratamento geral de crianças com espinha bífida. Consultas são então solicitadas de acordo com a necessidade por serviços específicos. Em outros centros, especialistas de uma equipe avaliarão o bebê e continuarão a monitorá-lo ao longo de todo o curso da internação, dentro de suas áreas de conhecimento. Esses profissionais também podem fazer parte da equipe que estará envolvida na prestação de assistência em longo prazo à criança, após o tratamento inicial, alta e no contexto ambulatorial clínico.

O neurocirurgião inicialmente se preocupa com a localização e a extensão da lesão dorsal do bebê. Pode haver necessidade de colocação de enxertos de pele para obter cobertura adequada para uma área maior. A presença de cifoescoliose congênita apresenta uma complicação que pode levar ao comprometimento da cicatrização da ferida pela compressão excessiva no local de sutura. Poderá ser necessário abordar essa deformidade espinhal significativa e reduzi-la cirurgicamente no início da experiência hospitalar do bebê. A escoliose congênita com a fusão de costelas concomitante ao nível da lesão dorsal pode estar presente e, em geral, é preditiva de progressão rápida da escoliose durante os períodos de crescimento da infância. Por fim, o efeito da escoliose progressiva sobre a função cardiopulmonar pode ser prejudicial à vida, mesmo com o uso de aparelho espinhal e intervenção cirúrgica. A condição exercerá impacto sobre o alinhamento ao sentar, sobre a distribuição do peso na posição sentada e sobre a aquisição de equilíbrio na posição vertical. É importante observar essa anomalia ao começar a desenvolver o plano de tratamento.

Um pediatra ou neonatologista pode ser consultado para avaliar o estado geral de saúde do bebê e identificar outros defeitos congênitos ou disfunção cardiopulmonar que possam estar presentes. O urologista pode solicitar testes urodinâmicos durante o período neonatal inicial. As metas do urologista incluem a minimização dos efeitos da bexiga neurogênica sobre o sistema urinário superior e a produção de continência urinária sem comprometimento da saúde do sistema. A bexiga pode não relaxar e esvaziar como deveria, e a urina residual pode se tornar fonte de infecção crônica. O cateterismo intermitente limpo é amplamente aceito como protocolo a ser seguido para alcançar as metas mencionadas. E, embora a atenção para com a função da bexiga possa não ser indicada sem que o fechamento dorsal tenha sido feito, sabe-se que as famílias aceitarão melhor o cateterismo intermitente como estratégia de tratamento se este for discutido e ensinado logo no início e não tardiamente na vida do bebê. O cateteris-

Nutrição e espinha bífida em pediatria Rebecca Thomas, RD, LDN Nutricionista clínica, Children's Hospital of Philadelphia	
Problemas relacionados à nutrição	Considerações/intervenções
Obesidade	
Após os 6 anos de idade, 50% das pessoas com espinha bífida apresentam sobrepeso. Crianças com espinha bífida apresentam maior percentual de gordura corporal, menor gasto energético total e atividade física reduzida. ▪ Risco aumentado de úlceras de decúbito ▪ Dificuldade aumentada com a mobilidade ▪ Diminuição da aceitação social	Consistência de padrão de alimentação/horário das refeições Diminuição de alimentos ricos em gordura/calóricos Limitação de sucos/refrigerantes Aumento da ingesta de frutas/verduras Incentivar carnes magras, laticínios com baixo teor de gordura Aumento da atividade física/programa de fisioterapia Cicatrização de úlceras de decúbito/feridas Dieta rica em proteínas Adição de ácido ascórbico e zinco Monitoramento das reservas proteicas viscerais Aumento da atividade física Saúde óssea Estimular atividades com apoio de peso Garantir a adequação da ingesta de cálcio, vitamina D
Desnutrição	
Causada pela limitação da variedade na dieta: frutas e verduras limitadas, padrões inconsistentes de alimentação, consumo exagerado de alimentos/bebidas com baixo valor nutricional. Crescimento anormal ou com atrasos. Em virtude do crescimento vertebral precário, há atrofia da musculatura nos membros inferiores; deformidades na coluna vertebral, quadril e joelhos; hidrocefalia; doença renal; internações prolongadas. ▪ Diminuição da atividade com apoio de peso ▪ Diminuição da mineralização óssea	Incentivar a dieta variada e equilibrada Incentivar alimentos densos em caloria, suplementos nutricionais, se o peso estiver abaixo do normal Multivitamínicos diários
Continência/incontinência intestinal	
Causada pelo conteúdo inadequado de fibras e líquidos da dieta e atividade diminuída	Consistência de padrão de alimentação/horário das refeições Garantir a ingesta adequada de fibras por meio de frutas, verduras, grãos integrais, nozes/sementes Garantir a ingesta adequada de líquidos Incentivar a atividade física

Leituras sugeridas

Leibold S, Ekmark E, Adams RC. Decision-making for a successful bowel continence program. *European J Pediatr Surg.* 2000;10(suppl 1):26–30.

Littlewood RA, Trocki O, Shephard RW, et al. Resting energy expenditure and body composition in children with myelomeningocele. *Pediatr Rehabil.* 2003;6(1):31–37.

Nevin-Folino NL, ed. *Pediatric Manual of Clinical Dietetics.* 2ª ed. Pediatric Nutrition Practice Group, American Dietetic Association; 2003.

mo intermitente é reconhecido como um dos métodos mais bem-sucedidos para preservação da função renal e prevenção da deterioração que pode ter início a partir dos 3 anos de idade nessa população.[68,69]

Uma avaliação ortopédica abrangente pode não ser imperativa nesse momento, contudo, uma avaliação pode dar noção da gravidade de quaisquer problemas ortopédicos presentes ao nascimento. A necessidade de cirurgia corretiva inicial, enfaixamento, imobilização com órteses ou engessamento, bem como seu curso temporal podem ser discutidos e fornecerão informação adicional e educação aos familiares e ao restante da equipe médica. Após a avaliação dos membros inferiores e do alinhamento espinhal, é possível estabelecer um plano de tratamento ortopédico para os primeiros meses de vida do bebê. Esse plano pode incluir outros componentes para a equipe, como o fisioterapeuta, para iniciar seu envolvimento na intervenção dispensada ao bebê.[17,24,67,70]

Tratamento da hidrocefalia

Após a cirurgia neonatal para fechamento dorsal, 10% dos bebês se recuperam, têm as suturas removidas e deixam o hospital sem complicações adicionais. Os 90% restantes começarão a desenvolver hidrocefalia. No pré-operatório, a lesão dorsal aberta pode atuar como dreno natural para o LCR e, ao ser fechada, a pressão exercida pelo LCR começa a aumentar no interior do crânio. Entre os 90% dos bebês que desenvolvem hidrocefalia, cerca de 25% nascem com evidência de hidrocefalia e necessitam da imediata inserção de válvula. Estudos mostram que mais 55% desenvolverão hidrocefalia dias após o nascimento. Os bebês remanescentes precisarão de válvula dentro de 6 meses. O neurocirurgião monitora cuidadosamente as alterações na circunferência da cabeça do bebê, e exames como ultrassom, tomografia computadorizada (TC) ou imagem de ressonância magnética (IRM) fornecem informações básicas sobre o tamanho dos ventrículos laterais. Comparações posteriores auxiliam na determinação do momento apropriado para a inserção de uma válvula.

As alterações do estado do bebê muitas vezes indicam uma pressão intracraniana crescente. Como os ventrículos em ampliação causam expansão do cérebro dentro da abóbada craniana flexível, os sintomas de hidrocefalia podem ser vistos de modo isolado ou combinados. Os sintomas mais comuns são "olhar em sol poente", um desvio dos olhos para baixo, separação das suturas cranianas, que é observada à palpação, e/ou avolumamento da fontanela anterior.

Em alguns indivíduos, a crescente pressão exercida pelo líquido pode estabilizar sem cirurgia, mas é impossível prever quando isso ocorrerá, o quão satisfatória a pressão se tornará ou o grau de expansão que a cabeça sofrerá. Os sinais vitais se tornam enfraquecidos e pode ocorrer parada respiratória quando a pressão, a partir do excesso de LCR nas estruturas troncoencefálicas, se torna alta demais. Alguns indivíduos sobrevivem sem tratar a hidrocefalia, mas, em consequência, podem apresentar comprometimento grave.[17,23,67]

A inserção cirúrgica de uma válvula aliviará os sinais e sintomas associados à pressão intracraniana aumentada. A válvula é um tubo delgado e flexível que desvia o LCR dos ventrículos laterais. Esse tubo é preso nas terminações proximal e distal, e é radiopaco para permitir a fácil localização. A válvula ventriculoatrial (VA) move o excesso de LCR de um ventrículo lateral para o átrio direito do coração. Como as infecções do sistema VA podem levar à septicemia, ventriculite, obstrução da veia cava superior e embolia pulmonar, essa localização não é usada com tanta frequência atualmente. A válvula ventriculoperitoneal (VP) atualmente é preferida como tratamento para hidrocefalia. Embora a obstrução desse tipo de válvula possa ocorrer com mais facilidade do que a obstrução da válvula VA, as complicações associadas à válvula VP são de gravidade significativamente menor. Ao sair do ventrículo lateral, a válvula pode ser palpada seguindo distalmente para baixo da lateral do pescoço, sob a clavícula, e descendo a parede torácica anterior, logo abaixo da fáscia superficial. A válvula se insere no peritônio, onde o LCR é reabsorvido, e o excesso, excretado (Fig. 6.3).[70,71] Um reservatório de Ommaya é usado em algumas instituições para atuar como sifão e escoar o excesso de LCR por determinado período dentro de um poço superficial que pode ser esvaziado por aspiração com agulha. Isso permite a observação de casos em que poderia haver resolução da hidrocefalia e para os quais não seria indicada a colocação de válvula, além de adiar a necessidade de inserção inicial de válvula até a criança crescer mais e se tornar mais estável.

Embora a inserção da válvula comumente seja realizada pela equipe neurocirúrgica, é outro evento invasivo para o bebê que já passou pela cirurgia dorsal. Para preservar o bebê de ser submetido pela segunda vez à anestesia, vários centros realizam simultaneamente o fechamento dorsal e a inserção da válvula. Os defensores dessa abordagem acreditam que a cicatrização a partir de dentro da ferida dorsal é comprometida quando se permite que a pressão exercida pelo LCR aumente. Portanto, a cicatrização mais rápida da ferida dorsal é esperada e não há relatos de sequelas negativas nem de complicações pós-operatórias aumentadas subsequentes ao procedimento duplo.[72,73]

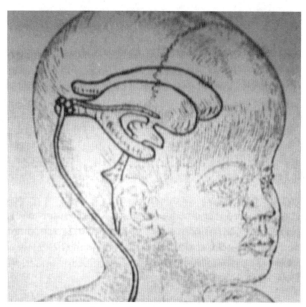

FIGURA 6.3 ▶ Localização dos ventrículos laterais e colocação do válvula ventriculoperitoneal.

Após a cirurgia, é possível desenvolver um plano de fisioterapia com base na condição do bebê. A prioridade é a cicatrização rápida, uma recuperação normal e a rápida liberação do paciente para ir para casa. Cada cirurgião tem um protocolo específico, mas no mínimo é apropriado aguardar pelo menos 24 a 48 horas no pós-operatório antes de iniciar a fisioterapia. Em muitos casos, a extensão da hidrocefalia antes da cirurgia afetará o momento oportuno para o bebê receber alimentação oral, alterações de posição, exercícios de amplitude de movimento e manipulação normal em posição vertical. A manipulação agressiva prematura após a cirurgia é inapropriada, em particular para bebês com hidrocefalia significativa. A pressão intracraniana pode sofrer queda drástica após a inserção da válvula, e pode haver agressão vascular se o bebê também for mantido em posição vertical muito rapidamente após a cirurgia.[67]

▶ Fisioterapia para bebês com espinha bífida

Visão geral

O papel do fisioterapeuta pode começar no período pré-operatório inicial, antes do fechamento dorsal, com a avaliação do movimento ativo de membro inferior do neonato. De modo ideal, o fisioterapeuta que faz a avaliação pré-operatória consegue continuar a tratar o bebê ao longo de todo o período de internação. É igualmente útil que o mesmo fisioterapeuta possa realizar o monitoramento em longo prazo e a educação dos pais conforme o bebê vai se qualificando para seguir para o departamento ambulatorial ou clínica de especialidades. Essa abordagem em equipe fornece suporte consistente aos pais do paciente durante o período estressante. Além disso, a importância da continuidade da equipe se torna cada vez mais evidente conforme a criança cresce. Quando há suspeita de alterações funcionais, o fisioterapeuta familiarizado com o bebê e que tem acesso a documentações e observações básicas úteis pode ser uma fonte valiosa para a equipe médica. Quando um fisioterapeuta monitora o bebê ao longo do período inicial do tratamento, a habilidade de detectar até mesmo alterações sutis aumenta significativamente.[67]

Teste muscular manual

Um teste muscular manual realizado pelo fisioterapeuta pode fornecer informação objetiva sobre a presença de movimento ativo e a quantidade de potência muscular presente nos membros inferiores do bebê (Quadro 6.2). O teste muscular manual deve ser realizado antes da cirurgia dorsal, sempre que possível. Os testes podem ser repetidos em cerca de 10 dias após a cirurgia, depois aos 6 meses e, subsequentemente, a cada ano, exceto quando surgir um problema que indique um esquema mais frequente. A meta dessas sessões de tratamento iniciais é ajudar a equipe médica a identificar o nível de lesão dorsal, avaliando a presença ou ausência do movimento de membro inferior.[67]

É preciso considerar o momento de posicionar o bebê para esse teste muscular. Dependendo do estado da lesão dorsal ou do sítio cirúrgico, o bebê pode ter limitação para o posicionamento em decúbito ventral ou em decúbito lateral. Entretanto, a observação e a palpação cuidadosas devem continuar a permitir a identificação da maioria dos grupos musculares (Figs. 6.4 e 6.5).

O nível motor é atribuído conforme a última raiz nervosa intacta encontrada. Lindseth definiu o nível motor como o nível mais baixo em que a criança consegue realizar movimentos antigravitários ao longo da amplitude disponível.[74] Embora esse grau de certeza possa não ser possível ao testar o bebê, a identificação preliminar do nível motor incentiva a consistência da comunicação entre os profissionais envolvidos com o bebê. Tenha em mente que as crianças para as quais tenha sido atribuído o mesmo nível motor ainda podem apresentar ampla variação quanto à força muscular, por isso é prudente localizar e graduar os grupos musculares individuais, tão logo isso se torne viável.

Vários fatores podem influenciar o movimento durante as primeiras horas de vida do bebê. Os efeitos da anestesia materna, pressão cerebral aumentada por hidrocefalia e fadiga e letargia generalizadas decorrentes de parto difícil ou demorado podem diminuir os movimentos espontâneos. Por outro lado, esses mesmos fatores podem tornar o bebê hiperirritável à estimulação. O fisioterapeuta deve fazer cócegas ou afagar o bebê acima do nível da lesão ou ao redor do pescoço, face ou ombro, como forma de estímulo para manter o bebê acordado e em movimento. É possível observar o movimento das pernas e palpar as contrações estabilizando o membro proximalmente, a fim de evitar a interpretação equivocada da origem de um movimento. Os princípios do teste muscular na população de bebês são os mesmos princípios dos testes para pacientes mais maduros, a não ser pelo fato de os bebês serem incapazes de seguir instruções. A resistência suave ao

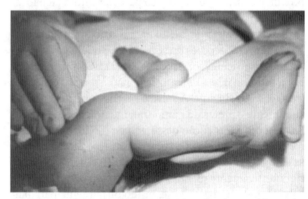

FIGURA 6.4 ▸ Palpação e observação do músculo quadríceps durante uma avaliação pré-operatória do movimento ativo nos membros inferiores.

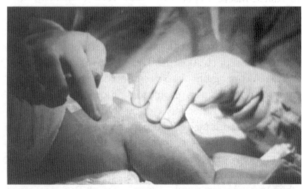

FIGURA 6.5 ▸ Estimulação do bebê para deflagração de movimento e palpação durante o teste muscular manual para os músculos glúteos médio e máximo.

QUADRO 6.2 ▸ Informação fornecida pelo teste muscular manual inicial para crianças com espinha bífida

Análise básica para comparações em longo prazo
Avaliação da função muscular existente
Avaliação do desequilíbrio muscular em cada articulação
Estabelecimento do grau e caráter da deformidade existente
Previsão preliminar do potencial de futuras deformidades
Assistência na determinação da necessidade de imobilização com tala inicial
Assistência na determinação da necessidade de cirurgia ortopédica antecipada

movimento em uma parte da perna pode ajudar a aumentar a força de um movimento na porção distal do membro. Permitir que o movimento ocorra em uma única articulação de cada vez favorecerá a obtenção de uma interpretação mais precisa. Exemplificando, segurar firmemente o quadril e o joelho em extensão ou flexão parcial para impedir o movimento nessas articulações permitirá ao fisioterapeuta observar e detectar o movimento de tornozelo enfraquecido que, de outro modo, não seria percebido. Depois de localizar cada movimento, o fisioterapeuta pode então avaliar a força geral do grupo muscular responsável. Acima de tudo, a prática, experiência, paciência e criatividade melhorarão a precisão dessa medida inicial da capacidade motora do bebê.[67,75]

O fisioterapeuta deve observar se os músculos estão ou não funcionando, quais músculos estão fortes e conseguem mover uma articulação ao longo de toda a amplitude e quais músculos estão fracos e somente movem a articulação parcialmente. Essa distinção ajudará a determinar com maior precisão o nível motor. A habilidade de distinguir entre movimento ativo e movimento reflexo, ainda que por vezes seja difícil no decorrer desse período inicial, também fornecerá uma identificação mais precisa do nível de lesão.[75]

O movimento reflexo é comum em bebês com paralisia torácica. Em geral, não há movimento ativo na articulação do quadril, mas é possível notar o movimento mais distalmente no joelho ou tornozelo. O movimento, que pode parecer fasciculações do ventre muscular ou apenas um movimento espasmódico contínuo da articulação, pode ser visto quando o bebê está dormindo ou em repouso e as outras articulações do membro estão paradas. O movimento reflexo é mais frequentemente observado como flexão do joelho ou pode ser visto no tornozelo, como dorsiflexão ou flexão plantar. O movimento reflexo representa a preservação do arco reflexo local, embora o controle cortical do movimento esteja interrompido pelo defeito espinhal. Esse movimento reflexo é preocupante em virtude de sua natureza involuntária e porque geralmente não encontra oposição de um antagonista ativo na mesma articulação. Dessa forma, essa atividade reflexa não verificada pode gerar deformidade e frequentemente requer intervenção. O movimento também pode ser confuso tanto para a equipe como para os familiares do paciente, que podem interpretá-lo como movimentação funcional e pensar que o nível motor da criança é mais baixo do que de fato é. Entretanto, como o movimento não é corticalmente iniciado, raramente tem valor funcional.[67]

O registro dos graus de teste muscular manual pode ser modificado até a criança poder ser apropriadamente posicionada para respostas com e sem força gravitacional. A modificação também é sugerida até que a criança se torne maior e possa ser testada com resistência, para aumentar a consistência e confiabilidade dos resultados. Um método bem-sucedido desenvolvido pelo departamento de fisioterapia do Lurie Children's Hospital of Chicago (antigo Children's Memorial Hospital) usa um "X" para indicar a presença de movimento forte; "O" para ausência de resposta; "T" para traços de movimento quando uma contração é palpada mas o movimento não pode ser visto; e "R" para indicar movimento reflexo. O esquema de gradação, quando combinado à escala de classificação existente de "0" a "5" ou "ausente" a "normal", fornece informação significativa sobre os membros inferiores, até mesmo nesses pacientes tão jovens.

O teste muscular manual inicial pode deduzir o desequilíbrio muscular em torno de uma articulação e seu potencial de deformidade. Se uma deformidade já estiver presente, o teste muscular pode ajudar a determinar se a causa da limitação é passiva, como resultado do posicionamento *in utero*, ou ativa, a partir do movimento muscular sem oposição em uma articulação, em uma única direção. Distinguir a etiologia da deformidade articular é útil para o cirurgião ortopédico, que pode desejar considerar a cirurgia antecipada de membros inferiores. O cirurgião desejará poupar a função muscular potencialmente útil e, ao mesmo tempo, enfraquecer ou eliminar o movimento que continuará sendo deformante por natureza. Por outro lado, quando a origem do movimento é incerta, o cirurgião pode sabiamente optar por aguardar até a criança se tornar maior e ser possível realizar uma avaliação mais precisa antes de decidir o tipo de cirurgia a ser realizada. Alguns centros tentaram usar eletromiografia (EMG) para avaliar a inervação de membro inferior. Os exames de EMG são academicamente interessantes, mas fornecem pouca informação funcional e não têm ampla utilização.

Pouca correlação tem sido encontrada entre o teste muscular manual inicial e o nível definitivo de função motora grossa da criança. Portanto, as previsões referentes ao futuro da criança baseadas nessas avaliações iniciais devem ser feitas com cautela. A aquisição de habilidades funcionais depende da inervação e da força da musculatura de membros inferiores, do estado do SNC da criança, bem como de sua motivação, capacidade intelectual e do compromisso de sua família com a complacência em longo prazo, suporte e interesse. Essas variáveis são apenas alguns dos numerosos fatores que podem influenciar o resultado funcional da criança com espinha bífida. Algumas dessas influências são abordadas de forma mais detalhada nas seções subsequentes deste capítulo.[76,77]

Os resultados dos testes musculares manuais devem ser comparados com resultados de testes posteriores, a fim de monitorar a estabilidade neuromuscular da criança. É prazerosamente surpreendente encontrar movimento e/ou força aumentada após o fechamento dorsal. Entretanto, se for observada diminuição do movimento, o neurocirurgião deve ser alertado. A deterioração da função motora dos membros inferiores pode indicar um problema sério e deve ser levada ao conhecimento do médico.[78]

Avaliação da amplitude de movimento

A avaliação preliminar da amplitude de movimento (AM) dos membros inferiores também pode ser realizada antes do fechamento dorsal. De forma típica, os neonatos nascidos a termo apresentam contraturas por flexão de até 30 graus no quadril e de 10 a 20 graus nos joelhos e dorsiflexão do tornozelo de até 40 a 50 graus.[79-82] A limitação da AM no bebê com espinha bífida não deve ser considerada uma indicação para alongamento imediato e agressivo. As limitações iniciais da flexibilidade passiva requerem um plano de tratamento seguro, executado ao longo de várias semanas ou meses. Quando se torna evidente que as limitações serão graves e duradouras, é possível desenvolver um plano em longo prazo com o cirurgião ortopédico, que provavelmente incluirá uma combinação de enfaixamento, imobilização com tala e/ou correção cirúrgica.

Existem várias limitações articulares comuns observadas no neonato com espinha bífida. A rigidez extrema dos flexores do quadril pode ser evidente na criança com nível motor L-2 a L-3 ou L-3 a L-4, em virtude da presença de um iliopsoas forte na ausência de uma força opositora exercida pelos extensores do quadril, então ausentes. Os músculos isquiotibiais, que exercem força extensora secundária sobre o quadril, também podem estar ausentes ou enfraquecidos e, nesse caso, a hiperextensão dos joelhos pode estar presente com a flexão do quadril. A rigidez dos adutores pode ser observada em consequência da inervação dos adutores e da ausência dos antagonistas, o glúteo médio. Se o bebê não apresenta amplitude suficiente de extensão do quadril para tolerar com segurança o posicionamento em decúbito ventral, o neurocirurgião e a equipe de enfermagem devem ser informados como forma de tentar prevenir possíveis fraturas do fêmur. O posicionamento em decúbito ventral adaptado na sala cirúrgica pode ser indicado durante o fechamento dorsal. Uma sugestão que tem sido bem-sucedida é elevar o bebê em uma pequena plataforma acolchoada e erguida ou uma pilha firme de toalhas, com o quadril flexionado em segurança sobre uma extremidade e o corpo sustentado. No pós-operatório, essa posição de decúbito ventral modificada ou a posição de decúbito lateral serão as posturas mais seguras para o bebê com limitação da extensão do quadril. O fisioterapeuta pode ser o primeiro a notar a necessidade de posicionamento especial durante a avaliação pré-operatória e pode aconselhar a equipe cirúrgica.[64]

A dorsiflexão extrema no tornozelo é outra contratura comum vista ao nascimento. A criança com inervação L-5 apresenta forte dorsiflexão do tornozelo, promovida pelos tibiais anteriores e extensores dos dedos, todavia, possui flexores dos dedos enfraquecidos ou ausentes e não há flexão plantar a partir do grupo gastrocnêmios/sóleo. Os planos podem requerer enfaixamento seriado ou imobilização com tala do tornozelo para trazê-lo 90 graus para baixo e, adicionalmente, o exercício passivo suave muitas vezes ajuda a minimizar essa deformidade dentro de um curto período de tempo.

Se o bebê estiver estável do ponto de vista médico e o médico concordar, o exercício de AM diário para os membros inferiores pode ser iniciado na cabeceira, em 1 a 2 dias após o fechamento dorsal. Embora as opções de posicionamento sejam limitadas após a cirurgia, as posições de decúbito ventral e decúbito lateral são adequadas para realizar todos os movimentos de membro inferior necessários nesse momento.[17,67]

Fisioterapia pós-operatória

Para que o fisioterapeuta desenvolva um programa abrangente e apropriado para o bebê submetido ao fechamento dorsal e à inserção de válvula, é necessário considerar os achados neurológicos e ortopédicos. Para ser mais efetivo, o fisioterapeuta também deve ser sensível ao estado dos familiares do bebê, que estarão mais disponíveis quando começarem a visitar regularmente a criança.

Comunicação com membros da equipe e pais

Na maioria dos casos, a família de um bebê nascido com espinha bífida vivenciará um período pós-parto muito diferente e mais estressante do que o previsto. O bebê provavelmente terá sido transferido para outras instalações logo após o nascimento para receber cuidados especializados. Muitas vezes, as necessidades da mãe em recuperação são superadas pelas necessidades do bebê, por isso pode ser difícil para os familiares serem atenciosos com a mãe enquanto estão concentrados no bebê. Informação incorreta sobre a espinha bífida, de modo geral, e sobre a criança, em particular, pode comprometer ainda mais as habilidades de superação da família nesse momento física e emocionalmente difícil. Há relatos em que a equipe disse aos pais que a criança ficaria mentalmente incapacitada, jamais andaria e necessitaria de cuidados em tempo integral até, por fim, ter que ser internada em uma instituição. Esses profissionais, ainda que bem-intencionados, geralmente são inexperientes no uso de métodos modernos de avaliação e tratamento de crianças com espinha bífida, podendo apenas ter em mente as informações transmitidas no passado, quando uma perspectiva sombria era a norma para esses bebês e não a exceção. Essa informação incorreta gera confusão e frustração em muitos pais, especialmente quando uma equipe especializada, depois de avaliar o bebê, fornece informações que parecem ser conflitantes. Portanto, é importante haver uma comunicação estreita entre o fisioterapeuta e os demais membros da equipe. Todos aqueles que trabalham com o bebê devem saber e compreender os achados uns dos outros de modo a evitar contradições. As informações devem ser fornecidas aos familiares por profissionais apropriados, de forma aberta e honesta, mas também com sensibilidade.

Um dos objetivos do fisioterapeuta deve se refletir uma atitude positiva e atenciosa durante as sessões de tratamento. Essa abordagem pode ajudar a normalizar o envolvimento dos familiares com o bebê. Partes de um programa domiciliar podem ser ensinadas imediatamente à família. Essa é uma forma construtiva de o fisioterapeuta começar a construir um relacionamento com a família e de facilitar sua interação com o bebê. O fisioterapeuta pode incentivar os familiares a participarem do tratamento do bebê durante a internação, com o objetivo de prepará-los para prestar cuidados em casa. Esperar até a alta para fornecer instruções domiciliares imporá um estresse desnecessário aos familiares, que têm muito a aprender com muitas pessoas e em um curto espaço de tempo. Do mesmo modo, uma alta hospitalar inesperadamente rápida pode propiciar pouco tempo para a orientação da família, que poderia ter sido disseminada no decorrer de todo o período de internação. Após a alta, é possível agendar sessões de acompanhamento com o intuito de ajudar a reforçar o ensino e avançar o programa. Horários frequentes de acompanhamento de fisioterapia podem ser uma inconveniência significativa para a família e talvez não sejam tão valiosos quanto sessões periódicas com duração estendida por um período de tempo mais longo.

Exercícios de amplitude de movimento

As sessões diárias de exercícios de AM para membros inferiores podem começar após o fechamento dorsal e, assim que possível, serem ensinadas aos pais. Os exercícios de AM passiva devem ser breves e realizados somente 2 a 3 vezes por dia. Sugere-se que os pais incluam os exercícios em uma rotina diária com o bebê, como durante o banho e nas trocas de fralda, quando as pernas do bebê normalmente são expostas. O fisioterapeuta pode combinar movimentos individuais de perna em padrões de movimento, de modo que a família somente precise aprender três ou quatro padrões para o programa domiciliar. Um exemplo que a autora deste capítulo considera de fácil aprendizagem para os familiares é a flexão do quadril e joelho de uma perna, enquanto ao mesmo tempo alonga a perna oposta em extensão total, com o bebê em decúbito dorsal. Após inverter e repetir esse padrão várias vezes, mantendo os quadris e os joelhos flexionados, os quadris podem então ser abduzidos simultaneamente, deixando apenas os movimentos do pé e do tornozelo para serem feitos de forma individual (Figs. 6.6 e 6.7).[67]

Os exercícios de AM são realizados suavemente, com as mãos do fisioterapeuta colocadas perto da articulação que está sendo movimentada, para usar um braço de alavanca curto e, com isso, evitar sobrecarregar o tecido mole e as estruturas articulares. Várias repetições de cada padrão, segurando brevemente a articulação na amplitude máxima, podem manter e até aumentar a AM onde houver limitação leve ou moderada. Se existirem limitações graves, o exercício nessa articulação poderá requerer algum tempo extra e repetição. Entretanto, o alongamento agressivo deve ser evitado, independentemente da gravidade da contratura.

Ao participar dos exercícios de AM durante esses primeiros dias, os pais são encorajados a tocar e movimentar as pernas do bebê sob observação do fisioterapeuta. As oportunidades que os pais têm de lidar com seus bebês sob supervisão podem ajudar a aliviar a ansiedade que muitas famílias expressam com relação à possibilidade de causar mais lesões no dorso e nas pernas da criança. Com palavras de conforto e demonstrações feitas pelo fisioterapeuta, o programa de exercício proporciona uma valiosa oportunidade para iniciar uma interação pais-bebê positiva.

Os exercícios de AM passiva devem ser continuados por toda a vida da criança. A meta é a criança finalmente vir a aprender a realizar os exercícios de maneira independente. O exercício passivo com frequência é esquecido pelos fisioterapeutas e pelos pais, conforme a criança se torna mais ativa e o foco da terapia muda para se concentrar nas atividades motoras grossas e no treino de marcha. Embora alguém possa pensar que essas atividades motoras são adequadas para manutenção da flexibilidade articular, na verdade elas não são. Independentemente do quão ativa é

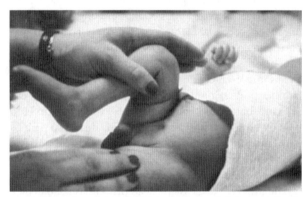

FIGURA 6.6 ▸ Exercícios de AM dos membros inferiores. A flexão total do quadril e do joelho de um lado é combinada à extensão do membro oposto.

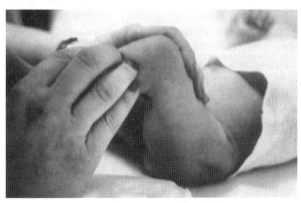

FIGURA 6.7 ▸ Colocação das mãos perto da articulação para o exercício de AM do joelho. Note o uso de um braço de alavanca curto.

a criança, somente as partes inervadas do membro são movimentadas, apenas em alguns planos de movimento e somente ao longo de parte da amplitude total da articulação. Dessa forma, se os exercícios de AM forem descontinuados, haverá desenvolvimento de contraturas. Para algumas crianças, pode demorar anos até que a rigidez seja notada. Para outras, a amplitude é perdida dentro de um prazo muito curto. Em qualquer região com perda de flexibilidade, certamente haverá comprometimento funcional.[17,24,34,67]

Posicionamento e manipulação

Em função do nosso conhecimento de que bebês com espinha bífida nem sempre se desenvolvem e se movimentam do mesmo modo que os bebês típicos, o fisioterapeuta pode assumir a responsabilidade pelo desenvolvimento de um programa de posicionamento e manipulação para bebês internados que também seja ensinado aos pais da criança, antes da alta, para ser continuado em casa. Embora mais opções de posicionamento sejam disponibilizadas com a proximidade da alta hospitalar, durante os primeiros dias de pós-operatório, o bebê pode apresentar limitação para o posicionamento em decúbito ventral ou em decúbito lateral. Conforme o estado clínico da criança estabiliza e a tolerância ao movimento melhora, é recomendável que os pais, quando estiverem em visita, evitem deixar a criança imóvel por períodos prolongados enquanto estiver acordada. Estratégias de manipulação e transporte podem ser praticadas pelo fisioterapeuta e, então, recomendadas aos pais. Encontrar uma cadeira confortável é mais importante e, uma vez sentado, o fisioterapeuta ou familiar pode segurar a criança em decúbito ventral em seu colo, balançando ou oscilando devagar, de um lado para o outro. Essa posição proporciona descanso para os pais e permite um movimento novo ao bebê. É possível que o bebê também aprecie uma caminhada lenta no hospital, carregado nos braços e levemente apoiado no ombro de um dos pais. Essa posição proporciona ao bebê a oportunidade de tentar levantar e virar a cabeça. Se houver contraindicação às posições de decúbito dorsal e sentada, os pais podem embalar delicadamente o bebê em decúbito ventral ao longo do antebraço. Essas escassas opções de posição fornecerão um pequeno repertório de estratégias de manipulação aceitáveis quando os familiares visitarem o bebê. Essas posições também são seguras para a criança, que precisa de tempo para se recuperar e pode não responder bem a manipulação e movimentos mais agressivos. Lembre-se de que as principais metas do pós-operatório para o bebê são a cicatrização sem complicações da ferida dorsal, recuperação acelerada a partir da inserção da válvula e alta hospitalar.[67]

Em muitos casos, com a liberação médica, breves períodos em decúbito dorsal e posição sentada com apoio nos braços do fisioterapeuta não afetarão o curso da cicatrização e podem ser adicionados ao repertório de manipulação após alguns dias. Essa abordagem ajudará a normalizar as experiências do bebê durante as horas em que estiver acordado, ao ser alimentado ou quando estiver observando calmamente as adjacências. Também é útil que o fisioterapeuta consiga notar as respostas do bebê à ação da gravidade em cada posição, perceba as alterações do tônus muscular, particularmente ao longo dos ombros e do pescoço, e observe quaisquer assimetrias significativas. Documentar essa informação fornecerá conhecimento básico útil contra o qual comparar posteriores achados relacionados ao desenvolvimento.[34,67]

As famílias devem primeiramente observar e, então, tentar replicar as atividades recomendadas para o bebê. É preciso estar atento para o fato de que a maioria dos pais mostrará certa hesitação ou ansiedade na primeira vez que manipular o bebê. A ausência de hesitação pode indicar um entendimento precário acerca da condição médica do bebê, podendo contribuir para um julgamento subsequente fraco em outras áreas de assistência. Até mesmo para as famílias com experiência em levantar crianças maiores, um nível inicial de ansiedade pode ser um sinal saudável.

Com o prosseguimento dessas sessões de ensino, o fisioterapeuta pode começar a "liberar papéis" a algumas atividades de AM e manipulação, delegando-as aos pais. À medida que essa transição ocorre, o fisioterapeuta pode refocalizar outras áreas do plano de assistência da criança. O fisioterapeuta pode ser solicitado a repetir o teste muscular manual de membro inferior antes de o bebê receber alta. O fisioterapeuta também pode observar o estado do bebê, notando alterações secundárias à hidrocefalia e à inserção de válvula. Reunir essas informações pode ajudar a identificar um posterior mau funcionamento da válvula. Quando uma válvula começa a apresentar mau funcionamento, além dos sinais e sintomas apresentados na Tabela 6.1, é possível notar alteração do tônus do bebê, reação ao movimento e irritabilidade aumentada durante o movimento.

Os familiares também devem ser incentivados a coletar ativamente informações sobre o bebê. Devem ser estimulados a brincar com a criança e a observá-la, não só para alimentar uma interação positiva como também para ajudar a equipe médica a avaliar a função do bebê. Com o passar do tempo, a frequência da interação com a equipe médica diminui, conforme a criança vai ganhando maior estabilidade médica e as observações feitas pelos pais ajudam a identificar antecipadamente problemas, como mau funcionamento da válvula, permitindo buscar assistência médica apropriada.

Avaliação sensorial

O fisioterapeuta pode realizar uma avaliação sensorial no neonato para determinar as áreas dos membros inferiores do bebê que reagem ou estão insensíveis ao toque. Com o mapeamento dessa informação sensorial aliado aos

TABELA 6.1 ▸ Sinais e sintomas de mau funcionamento de válvula
Bebês
Avolumamento da fontanela
Vômito
Alteração do apetite
Sinal ocular do "pôr do sol"
Edema, vermelhidão ao longo do trato do *válvula*
Crianças em fase de engatinhar
Vômito
Irritabilidade
Cefaleias
Edema, vermelhidão ao longo do trato do *válvula*
Crianças em idade escolar
Cefaleias
Letargia
Irritabilidade
Edema, vermelhidão ao longo do trato do *válvula*
Alterações na escrita manual
Choro alto
Convulsões
Aumento rápido da circunferência da cabeça
Afinamento da pele do couro cabeludo
Nistagmo recém-notado
Estrabismo recém-notado
Vômito
Diminuição do desempenho escolar
Alterações da personalidade
Alterações da memória

resultados do teste muscular, o nível da lesão espinhal pode ser estabelecido com maior precisão. Essa avaliação também identificará as áreas de sensibilidade intacta ao longo do tronco e das pernas do bebê, de modo que a estimulação nesses pontos fará o bebê se mover. Profissionais menos experientes acariciam a superfície plantar do pé, esperando provocar uma reação do bebê. Essa técnica é bem-sucedida somente quando a sensibilidade do bebê está intacta nas raízes nervosas sacrais. A maioria dos bebês com espinha bífida tem nível aumentado de deficit sensorial e precisa ser estimulada na coxa ou em algum ponto ao longo do tronco. O fisioterapeuta pode constatar que o nível de função motora e a sensibilidade são diferentes em ambas as pernas. É preciso ter em mente que os resultados iniciais dos testes sensoriais podem ser imprecisos e incompletos, e que é difícil avaliar todas as modalidades sensoriais nesse momento: toque leve, compressão profunda e temperatura. Uma avaliação mais abrangente pode ser indicada quando o bebê estiver mais crescido.

A informação deve ser compartilhada com os familiares, que devem estar bem informados sobre a anestesia cutânea da criança. A orientação dos pais sobre o tratamento da pele do bebê muitas vezes é uma responsabilidade compartilhada pelas equipes de enfermagem e fisioterapia. Por vezes, os pais têm dificuldade para entender o conceito de que o bebê tem áreas localizadas na parte inferior do corpo e nas pernas que são insensíveis ao toque. O fisioterapeuta pode ajudar a família a descobrir essa informação por conta própria. Com um toque suave, carí-

cias ou cócegas, um dos familiares pode mapear as áreas responsivas enquanto o bebê estiver acordado e tranquilo. O fisioterapeuta não deve usar um alfinete nem outro objeto pontiagudo qualquer durante o teste ou ao fazer demonstrações para os pais. A resposta do bebê a uma alfinetada não vale mais do que sua resposta a um toque suave e, ademais, ver a equipe usar um objeto pontiagudo no bebê pode aumentar os sentimentos de ansiedade e preocupação dos pais.

As áreas insensíveis dos membros inferiores necessitarão de proteção, porque a criança não terá consciência das lesões produzidas nesses locais de denervação. Por exemplo, os familiares devem testar sempre a temperatura da água do banho antes de imergir a criança. Não podem confiar na reação da criança para julgar se a temperatura está correta. Devem ter cautela e não permitir que a criança brinque com a torneira e, sem querer, adicione água quente sem sentir. Os aquecedores abertos e radiadores devem ser cobertos ou mudados de lugar, a fim de evitar que o bebê se desloque pelo chão e chegue perto demais das fontes de calor, podendo sofrer queimaduras graves. Antes de descer o bebê para brincar, procurar objetos escondidos que possam estar no chão ou no carpete pode prevenir uma lesão acidental com tachas soltas ou pequenos brinquedos pontiagudos. As pernas e os pés do bebê devem ser sempre cobertos por culotes ou meias e calça comprida ao brincar e engatinhar pelo chão a fim de evitar abrasões e queimaduras em tapetes. Usar meias ou sapatinhos de lã também ajudará a prevenir problemas quando as crianças começarem a levantar as pernas, alcançar, colocar na boca e até morder os dedos do pé, tipicamente na idade de 6 a 8 meses.

A insensibilidade cutânea continuará sendo preocupante ao longo de toda a vida da criança. Usar calçados ou aparelhos novos, por exemplo, requer vigilância para evitar áreas de compressão, úlceras e abrasões. A sensibilidade normal impede o indivíduo típico de permanecer sentado imóvel por longos períodos. O *feedback* sensorial faz os indivíduos realizarem trocas frequentes e mudar a distribuição do peso, aliviando a compressão e o desconforto. Conte o número de vezes que você se move e desloca o peso durante uma sessão de cinema ou uma aula enfadonha. Indivíduos com áreas de insensibilidade desenvolvem problemas de pele secundários à permanência prolongada na posição sentada por não sentirem desconforto e, portanto, não deslocarem o peso, não mudarem de posição nem aliviarem a compressão. Similarmente, quando um indivíduo com sensibilidade típica sente desconforto ao usar um sapato mau ajustado, rapidamente se torna consciente do problema e consegue reajustar a marcha para evitar abrasão contínua, até poder descansar os pés ou trocar os sapatos. Para a criança sem sensibilidade total, tais reajustes não ocorrem, uma vez que as áreas de compressão não são percebidas. Por isso, é importante introduzir gradualmente o uso de ortóticos novos. O aparelho deve ser usado apenas por algumas horas de cada vez, e a pele deve ser cuidadosamente inspecionada para determinar se há áreas de compressão. Quando áreas de vermelhidão persistirem por mais de 30 minutos, é indicado ajustar a órtese. Não deve ser permitido que a criança continue usando o aparelho na expectativa de que isso torne a pele mais resistente. Esfregar saquinhos de chá ou álcool no local não ajuda a aumentar a resistência da pele conforme sugerem alguns remédios caseiros. A acomodação a um aparelho novo é mais bem implementada em casa, ao longo de uma semana ou durante as noites, quando é possível fazer checagens regulares e frequentes da pele. A menos que esteja claro que isso será bem implementado na escola, não é prudente fazer a criança usar um aparelho novo por um dia inteiro até assegurar um ajuste apropriado e uma boa tolerância da pele. Se essas questões não foram abordadas no início e a criança desenvolver rachaduras na pele, isso poderá levar a longos períodos sem poder usar o aparelho, infecção, possível necessidade de internação e, mais provavelmente, atraso em avançar o plano de equipamentos ortóticos.[24,34,67]

⯈ Cuidados para crianças pequenas

Preocupações e questões atuais

Conforme a fase inicial de intervenção para o bebê com espinha bífida chega ao final, torna-se necessário desenvolver um plano de cuidados de acompanhamento em longo prazo. Existem várias abordagens para a prestação de assistência médica, mas na melhor das possibilidades a assistência contínua é prestada por especialistas que atuam em uma instituição. Quando a assistência é dividida entre vários locais, um novo papel deve emergir para os pais que, então, se tornam os gestores do caso da criança, facilitando a continuidade da assistência e a comunicação entre os profissionais. Essa responsabilidade adicional pode representar uma carga enorme para alguns pais, podendo resultar na prestação de cuidados aquém do ideal para a criança. Parece que, por causa das diversas áreas de especialidade que se fazem necessárias para a criança com espinha bífida, a melhor forma de prestar assistência é por meio de profissionais experientes que trabalhem juntos como uma equipe coordenada. É por isso que muitos hospitais pediátricos têm organizado uma clínica multidisciplinar para crianças com espinha bífida e outros diagnósticos neuromusculares similares, onde vários especialistas que trabalham sob o mesmo teto podem ver a criança, de preferência no mesmo dia. As famílias são incentivadas a continuar o tratamento da criança com espinha bífida em uma dessas clínicas, quando possível. Com uma equipe de especialistas que trabalham juntos para se complementar, todos são beneficiados. A comunicação é facilitada e acelerada entre os profissionais, enquanto a informação sobre o paciente pode ser mais facilmente compartilhada

para intensificar o aprendizado, manter uma perspectiva atual sobre as intervenções e, por fim, prestar a melhor assistência. Embora esses compromissos clínicos possam ser muito longos, quando surgem problemas, os funcionários necessários muitas vezes estão por perto para abordar a questão e, com frequência, sem necessitar agendar uma consulta de retorno. Com consistência e coordenação pela equipe médica, os pais podem começar a desenvolver um senso de confiança em sua equipe, que esperançosamente diminui seu estresse, permitindo-lhes superar melhor e permanecer focados na abordagem das necessidades da criança.[24,34,65,67]

É possível que a criança tenha de retornar com frequência à clínica durante os primeiros anos de vida para acompanhamento contínuo por vários especialistas. O neurocirurgião monitorará o estado do fechamento dorsal, procurará a existência de hidrocefalia, determinará se há necessidade de colocar a válvula e verificará se essa, uma vez instalada, está funcionando adequadamente (Quadro 6.3).[17,70] O cirurgião ortopédico avaliará o alinhamento espinhal e os limites de flexibilidade, força e integridade articulares. Serão elaborados planos para imobilização com talas de membros inferiores e cirurgia para preparar a criança para ficar em pé na idade considerada ideal do ponto de vista cronológico e/ou do desenvolvimento (Quadro 6.4).[24,67] O urologista monitorará a função do intestino e da bexiga, avaliará o estado renal a intervalos regulares e planejará um curso de tratamento que inclua cateterismo intermitente e, possivelmente, tratamento farmacológico (Quadro 6.5). No momento apropriado, será implementado um

---

QUADRO 6.3 ▸ Metas dos cuidados neurocirúrgicos para pacientes com espinha bífida

Coordenar os cuidados iniciais antes do fechamento dorsal
Avaliar a localização e o tamanho do defeito dorsal
Realizar o fechamento do defeito dorsal
Avaliar a extensão da paralisia do membro inferior
Avaliar e tratar a hidrocefalia
Monitorar a função do válvula ventricular
Monitorar o paciente quanto a anormalidades agudas e crônicas do SNC
Monitorar o paciente quanto à deterioração do SNC, medula presa e hidromielia
Fornecer suporte/colaboração para a equipe clínica

QUADRO 6.4 ▸ Metas dos cuidados ortopédicos para pacientes com espinha bífida

Fornecer informações pertinentes aos familiares: questões em curso e projetadas
Prevenir contraturas articulares fixas
Corrigir deformidades musculoesqueléticas
Prevenir rachaduras cutâneas decorrentes de desalinhamento estrutural
Fornecer recursos para conseguir a melhor mobilidade
Monitorar a escoliose
Monitorar o paciente quanto à deterioração do SNC, medula presa e hidromielia
Fornecer suporte/colaboração para a equipe clínica

QUADRO 6.5 ▸ Metas dos cuidados urológicos para pacientes com espinha bífida
Avaliar e preservar a função renal
Promover esvaziamento vesical adequado
Promover continência urinária
Promover recursos para tratamento intestinal
Monitorar o paciente quanto à deterioração do SNC, medula presa e hidromielia
Fornecer suporte/colaboração para a equipe clínica

programa intestinal para alcançar a continência fecal, que pode envolver higiene em horários programados, recomendações dietéticas, medicação, *biofeedback* e modificação do comportamento.[67-69,83-85]

À medida que a condição da criança se estabilizar em cada uma das áreas de especialidade, as idas à clínica se tornarão menos frequentes. Não é incomum a criança ser vista a intervalos de 6 meses no decorrer de vários anos e então anualmente, se não houver problemas em curso nem preocupações significativas. Contudo, visitas mais frequentes podem ser necessárias diante de um problema crônico que requeira monitoramento frequente e intervenção.

Aspectos relacionados ao desenvolvimento

Conforme já mencionado neste capítulo, a sobrevida de um número maior de bebês nascidos com espinha bífida permitiu que os clínicos que trabalham com essas crianças ganhassem experiência valiosa e uma noção do escopo total da incapacitação e de todas as questões primárias e secundárias relacionadas. É evidente que um número significativo de crianças com espinha bífida exibe deficits do SNC e, para algumas, o efeito desses deficits pode ser mais prejudicial para a função da criança do que a paralisia do membro inferior. Os deficits do SNC podem exercer impacto significativo sobre a aquisição de habilidades motoras grossas, motoras finas, motoras perceptivas e cognitivas pela criança, sendo fundamental que o fisioterapeuta conheça esses problemas. O fisioterapeuta bem informado pode ser uma fonte para outros prestadores de serviços com relação à gama de problemas que estes possam estar observando.

A malformação anatômica de Chiari II foi identificada e estudada por anos antes de começarem as discussões sobre a possibilidade de essa malformação estar relacionada à disfunção do desenvolvimento observada com frequência em crianças com espinha bífida. Com o uso de exames de RMN, as anormalidades estruturais têm sido identificadas e podem ser visualizadas.[31] Entretanto, como previamente notado, os exames de RMN são inconsistentes em prever a manifestação clínica de uma criança em particular. Até 85% das crianças com espinha bífida têm baixo tônus e atraso mínimo a moderado do desenvolvimento. As dificuldades mais comuns são o desenvolvimento tardio ou anômalo do controle da cabeça e do tronco, bem como a aquisição tardia e anormal das respostas de endireitamento e equilíbrio, que são todas habilidades fundamentais necessárias a níveis mais altos de movimento e habilidades funcionais. É interessante notar que as crianças com hidrocefalia sem espinha bífida não exibem os mesmos problemas de movimento com a frequência ou gravidade observadas em crianças que têm espinha bífida e hidrocefalia. Assim, ao trabalharmos com essas crianças, de qualquer idade, é necessário integrar o nosso conhecimento em ortopedia, cinesiologia e tratamento com equipamentos ortóticos aos conceitos de desenvolvimento motor inicial. Embora somente possamos postular que a malformação de Chiari II contribui para as dificuldades de movimento que porventura estivermos observando, ainda somos compelidos a abordar todas as necessidades da criança.[24,34,67,69-72]

Os primeiros problemas notados em muitos bebês incluem a instabilidade prolongada da cabeça e da parte superior do corpo com aquisição tardia ou fraca de movimento antigravitacional em todas as posições, equilíbrio e respostas de equilíbrio. O bebê típico passa mais tempo em várias posições logo após o início da vida e vivencia os efeitos da gravidade sobre a cabeça e o corpo em todas as posições. Os bebês típicos começarão a estabilizar a cabeça sobre os ombros na posição vertical sustentada, nos braços dos pais. Essa estabilidade inicial ocorre muito antes de o bebê conseguir erguer a cabeça a partir da posição de decúbito ventral ou dorsal. Conforme a cabeça do bebê se torna progressivamente mais estável, os pais encontram formas novas e mais convenientes de transportar e manipular o bebê, bem como maneiras menos protetoras. Esse *feedback* pais-criança é mais evidente quando o bebê é segurado na posição vertical nos braços de um dos pais. Primeiramente, a mão do pai/mãe é colocada atrás da cabeça do bebê, para impedir que caia para trás. Depois de alguns meses, vemos essa mão de suporte somente quando os pais erguem ou descem o bebê a partir do berço ou da mesa de trocas, ou ao erguerem o bebê enquanto está dormindo. Em questão de meses, quase não há necessidade de proteger a cabeça do bebê ao transportá-lo na posição vertical. O pai/mãe terá respondido às novas habilidades do bebê e, em conformidade, mudado o estilo de erguer, segurar e carregar a criança, geralmente sem necessidade de nenhuma instrução ou de intervenção terapêutica. Para o bebê com tônus típico, a estabilidade fisiológica da cabeça e do pescoço está presente. A propriocepção articular típica ao longo da parte cervical da coluna e os reflexos de alongamento sensíveis das estruturas de tecido mole do pescoço permitem que a cabeça do bebê tombe lentamente por ação da gravidade, com movimento ou mudança de posição, todavia, somente até um grau limitado. A cabeça é mantida razoavelmente estável, sem muita participação ativa ou intencional do bebê.

A criança com espinha bífida que apresenta estabilidade cervical precária pode reter a resposta de sobressalto por mais tempo do que um bebê em desenvolvimento normal. Os pais respondem pela continuidade do fornecimento de suporte necessário à cabeça bem além do tempo que o próprio bebê deveria manter a cabeça erguida de modo independente. Isso inicia um ciclo anormal, em que o suporte fornecido pelas mãos do pai/mãe, embora reaja adequadamente à necessidade do bebê, na verdade limita as experiências e oportunidades que o bebê pode conseguir para praticar e desenvolver melhor o controle da cabeça, prolongando assim o atraso. O bebê com tônus baixo é desprovido das respostas proprioceptivas à gravidade, ou pode apresentar respostas lentas e fracas, permitindo que a cabeça tombe para a frente ou para o lado muito antes de a resposta de estabilização ocorrer. Uma desvantagem mecânica agrava ainda mais o problema, à medida que o bebê cresce. A cabeça se torna maior e mais pesada, de modo que a tarefa de endireitar a cabeça passa a ser ainda mais dificultada por esse peso adicional e pela musculatura relativamente enfraquecida. Quando um bebê com espinha bífida é colocado em diversas posições e faz tentativas de estabilizar a cabeça, muitas vezes é possível ver padrões compensatórios de movimento. A elevação dos ombros é um dos padrões notados. Trata-se de um alinhamento considerado do ponto de vista do desenvolvimento imaturo para o bebê, que deveria apresentar estabilidade da cabeça na vertical por volta dos 4 meses de idade. A estabilização da cabeça com esse padrão de ombros atuará como bloqueio para o desenvolvimento adicional das habilidades de endireitamento da cabeça. Os ombros e a parte superior dos braços, mantidos elevados e rígidos para proporcionar estabilidade cervical, interferem no momento em que o bebê deveria estar vivenciando e praticando maior liberdade de movimento e controle da cabeça, à parte dos membros superiores.

Os padrões compensatórios de uso excessivo dos braços são observados quando o bebê tenta erguer a cabeça, olhar à sua volta, alcançar e brincar na posição de decúbito ventral. O deslocamento do peso de um lado para outro sobre as mãos e braços não acontece com facilidade. Quando a criança levanta o braço para alcançar um brinquedo, o suporte é removido, a estabilidade é perdida, enquanto a cabeça e a parte superior do tórax caem. A criança pode perceber como inclinar a cabeça para um lado para deslocar o peso e deixá-la pendurada nessa posição para descarregar um braço e alcançar um objeto desejado. Uma vez que esse padrão compensatório seja bem-sucedido, pode não haver melhora sem intervenção apropriada. Conforme esse contexto se desenrola, meses depois, a criança que não desenvolveu reações de equilíbrio e forças suficientes na cabeça e no pescoço não desenvolverá força e estabilidade de tronco adequadas para manter o corpo em posições verticais e pode continuar precisando de suporte para os membros superiores ao ser posicionada sentada. E a criança permanece sem mobilidade, incapaz de se mover para ficar ou sair da posição, a não ser por meios estereotipados e limitados. Para mudar de posição,

a criança finalmente pode desenvolver estratégias para se mover, contudo, essas estratégias em geral são passivas, permitindo que o corpo caia sob a ação da gravidade, envolvendo pouco controle ou atividade muscular a partir do pescoço e do tronco. A criança pode abaixar a cabeça para um lado e lentamente se encolher na direção do chão, ou pode se inclinar para a frente e engatinhar a partir da posição sentada. Ficar ou sair da posição sentada a partir de um lado ou de outro requer equilíbrio, controle e força da cabeça e do tronco, que estão ausentes nessa criança. Dessa forma, ficar e sair da posição sentada em "W" geralmente é mais fácil. A partir da posição de decúbito ventral ou em quatro apoios, a criança meramente empurra o corpo direto para trás com o uso dos braços, até as nádegas alcançarem a superfície, entre os joelhos. Usar esses padrões passivos de movimento não ajuda a melhorar a força e a coordenação do corpo.

Quando um bebê típico ergue um braço para alcançar um objeto a partir da posição em decúbito ventral, há deslocamento do peso para um lado e para trás, ativando a musculatura do pescoço, tronco, quadril e perna para contrapor e estabilizar a posição do bebê. O bebê não depende do suporte do membro superior para erguer a cabeça e, portanto, pode alcançar na ausência de queda da cabeça e do tórax. Quando os antebraços estão estabilizados sobre o chão, durante o deslocamento de peso típico e movimento em pronação, os braços se tornam mais externamente rotacionados, enquanto os antebraços giram da pronação para a supinação, com deslocamento de pressão a partir da superfície radial para a superfície ulnar das mãos. O apoio de peso aumentado e variado, bem como a estimulação tátil ao longo das mãos ajudam a reduzir a sensibilidade da resposta de preensão. Assim, a típica progressão do apoio de peso sobre o membro superior ajuda a abrir os dedos e a mão do bebê em flexão. As experiências na posição de decúbito ventral também fornecem considerável propriocepção ao longo das articulações dos membros superiores, bem como oportunidades de aumentar o controle e a força.

A criança com espinha bífida necessita de coordenação e força dos membros superiores para usar aparelhos auxiliares para deambulação, a fim de realizar as atividades da vida diária, bem como para manipular lápis e papel para realizar tarefas escolares. Contudo, usar os membros superiores em vez do suporte da cabeça e do tronco limitará as experiências motoras do bebê com os braços e as mãos. Os ombros permanecem elevados para continuar a fornecer estabilidade para a cabeça. Os braços tendem a ser mantidos em rotação mais medial, com protração escapular. Os antebraços são pronados, enquanto a flexão dos punhos e das mãos também podem ser vistas. O apoio de peso sobre as mãos pode continuar limitado à face radial.

A paralisia dos membros inferiores diminui a quantidade total de estímulos táteis, proprioceptivos e vestibulares que a criança recebe do corpo. O grau com que essa perda afeta o indivíduo depende do movimento remanescente e da sensibilidade disponível nas pernas, da função da parte superior do corpo e do estado do SNC da criança para o processamento desse estímulo tátil. Se uma criança consegue explorar o ambiente de forma ativa e independente, obtém-se conhecimento sobre o corpo em relação ao ambiente. Um bebê típico vivencia um vasto número de experiências de movimento que ocorrem ao mesmo tempo e o aprendizado é adquirido por meio de muitas modaliddes sensoriais. Quando o movimento e a exploração são limitados, o aprendizado é definitivamente afetado. A paralisia de membros inferiores, combinada ao baixo tônus e ao controle precário da cabeça, dificulta ainda mais o movimento motor grosso, em especial contra a ação da gravidade, para muitas crianças com espinha bífida, e isso também pode afetar a motivação e a disposição da criança para se mover. Quando o movimento é mais difícil, pode se transformar em uma experiência negativa, e o aprendizado de habilidades mais sofisticadas será influenciado.

Os fisioterapeutas precisam analisar esse comprometimento do aprendizado motor em crianças com espinha bífida e usar essa informação para facilitar e incentivar a adoção de estratégias de manipulação antecipada pelos pais, que melhorarão o desenvolvimento do bebê, e encorajar a aquisição de mais padrões de movimento típico.[86-95]

Estratégias de manipulação para os pais

Conforme mencionado, as sessões de instrução para os pais devem ser iniciadas, quando possível, antes de a criança receber alta do hospital e devem ser continuadas até os pais se sentirem confortáveis com a manipulação e até a observação de um nível aceitável de movimento e função da criança. Os pais devem ser agressivos no que se refere ao seu envolvimento, todavia, devem considerar o estado clínico e a idade do bebê. De modo ideal, as sessões de ensino devem incluir oportunidades para os pais observarem o fisioterapeuta ao lidar com o bebê, bem como tempo de prática com essa assistência especializada.

Os pais costumam enfocar o deficit mais conspícuo, que é a paralisia de membros inferiores do bebê. Entretanto, o fisioterapeuta tem a responsabilidade de incorporar ao programa de orientação informações adicionais que venham a promover o entendimento da família acerca das habilidades motoras grossas, finas e perceptivas acima da cintura. O ritmo da instrução deve ser baseado no estado do bebê e na capacidade da família. As famílias podem ser delicadamente alertadas, durante as primeiras sessões de tratamento, quanto aos atrasos de desenvolvimento que podem ser observados em algumas crianças, em especial quanto à possível dificuldade para desenvolver o controle da cabeça e da parte superior do corpo. Os pais não devem permitir que o bebê seja segurado ou posicionado com a cabeça em angulação acentuada. A presença de hipotonia influenciará a aquisição do controle antigravitacional da cabeça em todas as direções, e nós devemos aler-

tar os cuidadores para evitarem o superalongamento da musculatura do pescoço e de outras estruturas de tecidos moles. Adaptar a poltrona do carro com o uso de um rolo de toalha macia para manter o alinhamento da cabeça na vertical é uma sugestão útil. Inclinar a poltrona para trás também diminuirá o efeito gravitacional sobre a cabeça e o pescoço do bebê.

Em decúbito dorsal, o bebê apresentará maior assimetria até que a flexão ativa do pescoço esteja presente para manter a cabeça na linha mediana. O bebê pode ter dificuldade para virar a cabeça de um lado para o outro em virtude da ação da gravidade sobre sua cabeça. Padrões de movimentos compensatórios anormais podem ser observados quando o bebê tenta se virar ou o bebê pode se contentar em manter a cabeça voltada para um lado. A posição de decúbito ventral confere maior simetria, mas pode ser frustrante se a força extensora da parte superior do tronco e do pescoço for precária e o bebê não conseguir erguer e virar facilmente a cabeça. Manter a cabeça voltada para um lado em decúbito ventral ou dorsal pode cansar o bebê, que então pode começar a chorar. Em resposta, um dos pais levantará o bebê ou tentará rolá-lo em uma posição diferente. Ao responder dessa maneira, o pai/mãe inconscientemente assume a responsabilidade por uma habilidade motora que a criança deveria dominar. É preciso ensinar aos pais que as boas intenções deles na verdade interferem no desenvolvimento muscular apropriado que se faz necessário para o bebê se mover de uma forma mais aceitável. Os pais podem ser instruídos a adotarem abordagens alternativas.

Existe uma extensa literatura disponível que descreve o desenvolvimento motor inicial de uma criança típica. A partir dessa informação, conforme mencionado, nós aprendemos que um bebê adquire estabilidade da cabeça e do pescoço em posturas verticais, antes de poder erguer a cabeça a partir do decúbito ventral ou de manter o controle na linha mediana em decúbito dorsal. Conquistar a habilidade de estabilizar a cabeça enquanto se permanece na posição vertical facilita o fortalecimento da musculatura necessária para erguer e controlar a cabeça nas outras posições (Figs. 6.8 e 6.9). Tendo essas considerações em mente, o fisioterapeuta pode recomendar que os pais proporcionem ao bebê com espinha bífida experiências em todas as posições, enfatizando fortemente as posturas verticais.[34,88-93]

Os pais podem ser ensinados a carregar a criança acordada e alerta de modo que dispense suporte e facilite o desenvolvimento do controle antigravitacional da cabeça, sem permitir que a cabeça do bebê tombe subitamente, de forma descontrolada, deflagrando uma resposta de sobressalto. Erguer o bebê sobre o ombro do pai/mãe, em vez de erguê-lo ao nível do tórax, é uma posição que pode ser experimentada (Fig. 6.10). Outra estratégia útil consiste no pai/mãe sentar perto de uma mesa segurando o bebê, colocá-lo sentado na mesa, de frente e ao nível dos olhos. Enquanto se engaja na interação visual com a criança, o pai/

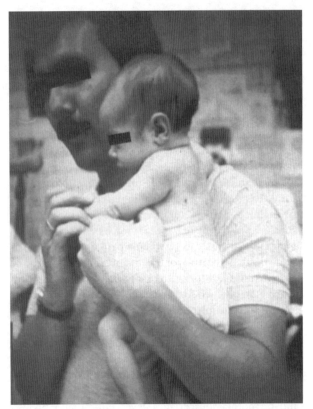

FIGURA 6.8 ▶ Bebê típico com 6 semanas de idade. O bebê está estabilizando a cabeça enquanto permanece na posição vertical. Note o alinhamento ereto da parte torácica da coluna em um bebê com tônus muscular normal.

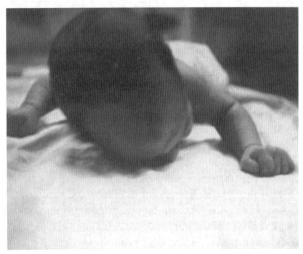

FIGURA 6.9 ▶ O mesmo bebê mostrado na Figura 6.8, com dificuldade de elevar a cabeça para virá-la de um lado para outro na posição de decúbito ventral.

mãe proporciona experiências para a prática do controle independente da cabeça. É possível segurar o bebê primeiramente pelos ombros e, em seguida, ao nível mais inferior do tórax, à medida que o controle e a estabilidade da cabeça se desenvolvem. Entretanto, proporcionar as experiências certas não significa colocar a criança em um assento para crianças. Isso será retomado adiante.

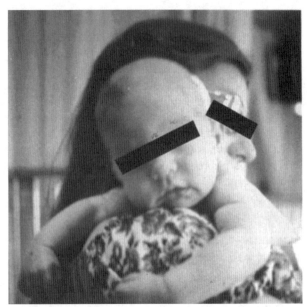

FIGURA 6.10 ▶ O bebê está sendo carregado no alto sobre o ombro de um adulto, para permitir a movimentação independente da cabeça e a melhora da posição dos membros superiores.

Os pais podem ser instruídos a observarem o bebê quanto à presença de assimetrias prolongadas. O fisioterapeuta, porém, não deve esperar para demonstrar o alinhamento simétrico apropriado do bebê em várias posições que os pais podem praticar durante as rotinas normais do dia: trocas de fralda, vestir roupas, horário da refeição, descanso e brincadeira (Fig. 6.11). Outra posição que incentiva um alinhamento mais simétrico consiste no pai/mãe sentar de modo confortável em uma poltrona ou sofá macio e elevar as pernas com o quadril e os joelhos em flexão parcial. O bebê pode ser aninhado em decúbito dorsal, sobre as pernas do pai/mãe, face a face, com a cabeça e o corpo na linha média.

Crianças com espinha bífida muitas vezes requerem intervenção terapêutica em longo prazo que talvez esteja indisponível ou seja inconveniente no contexto hospitalar. Isso é especialmente válido para bebês que apresentam déficits do SNC. Os programas de intervenção inicial, sejam domiciliares ou comunitários, são recomendados quando o programa é capaz de fornecer os serviços de terapia necessários. De modo ideal, o programa também deve fornecer suporte para a família. A assistência contínua tem papel vital a partir do momento em que a família deixa o ambiente seguro do hospital e leva o bebê para casa. Os serviços de um programa 0 a 3 devem ser prestados tanto a famílias que já têm outros filhos como aos pais com o primeiro filho afetado. É interessante notar que alguns pais, que têm outros filhos, podem se acostumar com a gama do desenvolvimento motor observada em bebês em desenvolvimento típico. Esses pais podem negar ou minimizar os atrasos de desenvolvimento de seus filhos com espinha bífida, independentemente da informação que recebam indicando o contrário. Dessa forma, o estímulo antecipado e

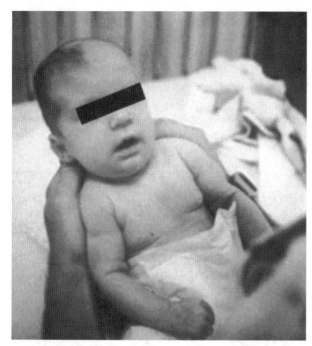

FIGURA 6.11 ▸ Uma posição sugerida para manipulação de um bebê em posição de decúbito dorsal. Note a colocação da mão para promover uma postura em linha média simétrica, enquanto o bebê é estimulado com uma brincadeira face a face.

consistente do fisioterapeuta é requerido para ajudar os pais a desenvolverem um olhar crítico e uma abordagem efetiva que trate as necessidades dos filhos deles. É inadequado esperar que atrasos ou anormalidades significativas se tornem evidentes para só então encaminhar a criança a um programa de intervenção.

▸ Fisioterapia para a criança em desenvolvimento

Aspectos preocupantes relacionados ao desenvolvimento

Um plano de tratamento de longo alcance deve ser desenvolvido pelo fisioterapeuta, que seja aceitável para o neurocirurgião, o cirurgião ortopédico e a família. O plano terapêutico para crianças pequenas com espinha bífida se baseia em grande parte nos achados objetivos encontrados pelo fisioterapeuta integrados às preocupações dos outros especialistas. Os testes musculares manuais repetidos e a observação cuidadosa do desenvolvimento da criança permitem ao fisioterapeuta identificar as forças e fraquezas dessa criança. A intervenção então pode ser dirigida para os problemas específicos relacionados com os membros inferiores e o desenvolvimento motor grosso da criança (Quadro 6.6).

Crianças com espinha bífida precisam praticar atividades que melhorem as respostas de endireitamento e equilíbrio da cabeça e do tronco. Quando o fisioterapeuta aborda essas necessidades e observa melhoras, há um benefício secundário importante. Ao estimular as respostas de equilíbrio automáticas da criança contra a gravidade em todas as posições, é possível enxergar o movimento ativo no tronco e membros inferiores. Assim, essas respostas de equilíbrio devem se tornar parte importante do programa de exercícios domiciliares diários da criança, exatamente por causa desse benefício duplo.[67]

Sentar, com movimentação, estimula o equilíbrio da criança, melhora o controle da cabeça e do tronco, amplia o campo visual da criança e proporciona uma oportunidade para muitas experiências visomotoras. As respostas de endireitamento da cabeça e de equilíbrio na posição sentada podem ser testadas e melhoradas ao segurar a criança nos ombros e inclina-la lentamente para trás. Começando de modo conservador a 20 a 30 graus, o bebê deve responder segurando a cabeça firmemente e, então, voltando a cabeça para a frente, dependendo da idade e do nível de habilidade do bebê. Em seguida, o fisioterapeuta traz o corpo do bebê de volta à linha mediana e repete a atividade de um lado, do outro lado, para a frente e na diagonal. Se não houver resposta em nenhuma direção e a cabeça da criança ficar pendente, ou se a criança se aborrecer com a atividade, é possível que o movimento tenha sido rápido demais ou o bebê tenha sido inclinado demais. Um movimento mais lento e menos desafiador é usado até que seja observada alguma resposta e seja possível elaborar algo a partir disso. Mudar a posição das mãos que fazem a sustentação também pode permitir que a criança reaja na direção com maior fraqueza muscular. Com o bebê posicionado sobre o colo do fisioterapeuta, é útil aplicar uma leve compressão para baixo ao longo dos ombros e do tórax, ou uma leve arremetida, com o objetivo de estimular e aproximar as superfícies articulares das partes cervical e torácica da coluna. Conforme as respostas da criança à inclinação se tornam mais rápidas e fortes, o ângulo de inclinação pode ser aumentado. Com o passar do tempo, à medida que a criança melhora,

QUADRO 6.6 ▸ Metas da fisioterapia para pacientes com espinha bífida
Estabelecer o nível motor preliminar por meio do teste muscular manual
Fornecer à equipe médica informações precisas sobre o movimento dos membros inferiores
Realizar testes musculares manuais periódicos para fins de comparação
Fornecer instruções aos familiares para um programa domiciliar em longo prazo, a fim de prevenir deformidades dos membros inferiores
Fornecer instrução sobre o programa domiciliar para favorecer o desenvolvimento motor mais próximo possível da idade cronológica
Auxiliar na determinação da órtese apropriada
Favorecer o programa de mobilidade para deambulação e uso de cadeira de rodas, quando indicado
Fornecer informações sobre a função neurológica do paciente aos médicos envolvidos no tratamento
Monitorar o paciente quanto à deterioração do SNC, medula presa e hidromielia
Fornecer suporte/colaboração para a equipe clínica

o suporte pode ser movido distalmente em relação ao tórax e, em seguida, à cintura, porém a atividade continua. Durante essa rotina de balanço e equilíbrio, em especial quando o bebê é inclinado nas direções diagonais, os oblíquos do abdome e também a musculatura dos membros inferiores se contrairão em resposta às mudanças no centro de gravidade e como tentativa de manter uma postura ereta. Conforme as respostas de equilíbrio vão se fortalecendo, é possível observar flexão ativa do quadril, adução e abdução do quadril, extensão do joelho e movimentos de tornozelo e pé. Há casos em que crianças com controle limitado da cabeça e da parte superior do corpo começaram a trabalhar nas reações de endireitamento e equilíbrio e, com o passar do tempo, melhoras significativas foram observadas não só nessas respostas automáticas como também no movimento e força das pernas. Trabalhar com padrões de movimento e posições apropriadas do ponto de vista do desenvolvimento é especialmente útil para abordar as necessidades de membros inferiores em crianças pequenas incapazes de seguir instruções e de participar intencionalmente em atividades de fortalecimento.

Quando assimetrias nas reações de equilíbrio do bebê são notadas em uma ou mais direções, é possível adicionar repetições nessas direções ou praticá-las com mais frequência, porém, respostas mais fortes ainda devem ser incluídas e não podem ser esquecidas. Para crianças pequenas, recomenda-se que essas sessões de inclinação durem apenas cerca de 2 a 5 minutos e sejam interrompidas se o bebê se cansar ou ficar aborrecido. É aconselhável ajudar as famílias a identificarem algumas oportunidades durante a rotina diária da criança e em seus horários usuais, durante os quais possam praticar essa atividade. Para pais que assistem bastante aos programas de TV, sugere-se que trabalhem com o bebê praticando esses exercícios durante parte de cada intervalo comercial. Os pais também podem trabalhar essa atividade de equilíbrio pelo tempo equivalente ao tempo que leva para cantar lentamente o ABC, após cada troca de fralda do bebê, tentando engajá-lo no decorrer da canção. A canção é usada como dispositivo de marcação do tempo. Ao praticar equilíbrio e chegar apenas à letra "G" em um dia, os pais podem estabelecer como meta seguinte avançar mais na canção. Identificar momentos específicos em que os exercícios podem ser praticados pode incentivar a complacência e permitir que as respostas se fortaleçam mais rápido (Fig. 6.12).

Em decúbito ventral, o fortalecimento dos extensores cervicais e torácicos é alcançado conforme a criança tenta e consegue manter a cabeça e o tórax na vertical, contra a gravidade, sem usar seus membros superiores. Os extensores lombares, glúteos, quadríceps e flexores plantares podem ser ativados durante os padrões de movimento em extensão pronada, desde que, logicamente, os músculos estejam inervados. O transporte de rotina do bebê na posição de decúbito ventral ou as brincadeiras face a face com um familiar com ambos deitados no chão ou na cama estimularão o bebê a manter a cabeça ereta. Com o fortalecimento dessa reação, o bebê pode ser mais desafiado com a transferência de peso de um lado para outro, o que fortalecerá as respostas e continuará a estimular os músculos do tronco e dos membros inferiores.

Conforme mencionado antes, na posição de decúbito dorsal, os efeitos da gravidade podem fazer a criança parecer mais assimétrica. O fortalecimento da flexão cervical

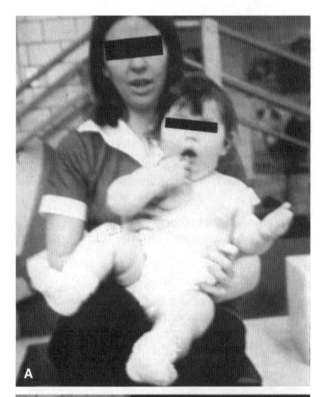

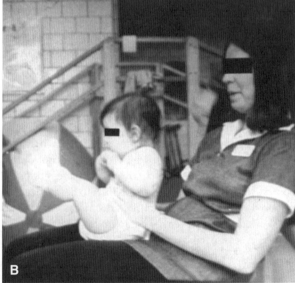

FIGURA 6.12 ▶ (A, B) Desafio das respostas de equilíbrio do bebê para deflagrar reações mais sofisticadas e fortes na parte superior do corpo e fortalecimento dos membros inferiores, conforme estes respondem.

ativa durante as atividades na posição sentada e em inclinação irão transferir e melhorar o controle ativo da cabeça da criança na linha mediana em decúbito dorsal, diminuindo assim grande parte da assimetria. Para a criança típica, passar tempo em decúbito dorsal facilita a iniciação da coordenação visomotora e a atuação bilateral com os membros superiores. Entretanto, se a criança com espinha bífida continuar apresentando assimetria com a cabeça voltada para um lado preferencial, o desenvolvimento dessas habilidades será dificultado. O decúbito dorsal também facilita a dissociação de partes do corpo conforme a criança se assume ou sai da posição durante a atuação. Por meio da rotação do tórax sobre a parte lombar da coluna, desta sobre a pelve e dos membros inferiores sobre a pelve, ganha-se bastante em termos de fortalecimento e controle dessas partes do corpo. Quando a criança ergue as pernas em decúbito dorsal, estendendo-as para chutar ou atuar contra a ação da gravidade, os flexores cervicais e a musculatura abdominal são fortalecidos, bem como os músculos dos membros inferiores. Os flexores do pescoço e do tronco se combinam com os extensores e promovem o bom alinhamento da coluna na posição sentada, que é outra meta a ser alcançada pelo bebê ao longo de seu progresso.

A partir dos 2 meses de idade, um bebê típico erguido pelas mãos dos pais consegue apoiar o peso sobre os membros inferiores, como resultado de uma reação positiva de apoio. Ao ser descoberta pelos pais, essa resposta nova é rapidamente incluída no repertório de posições por eles usado para brincar com a criança. A estimulação proprioceptiva ao longo das pernas e da coluna vertebral é proporcionada por esse apoio de peso. A estimulação sensorial é importante para a consciência corporal e para a percepção do corpo no espaço. Ficar em pé também proporciona ao bebê uma nova perspectiva visual de suas adjacências. Durante esse apoio de peso inicial, o contato entre a cabeça do fêmur e o acetábulo, aliado às contrações musculares em torno da articulação do quadril, ajudam a estimular o desenvolvimento acetabular, a sentar-se adequadamente e a estabilizar a articulação do quadril. Conforme a criança cresce, a prática dessa posição evolui de reflexiva para voluntária. O apoio de peso na vertical continua a desafiar e melhorar a extensão, controle e equilíbrio contra a ação gravitacional, além de estimular os músculos disponíveis no tronco e nos membros inferiores que ajudarão no posicionamento sentado e em pé independente.

Os familiares de uma criança com espinha bífida devem ser ensinados a auxiliar a criança a passar breves períodos diários na posição em pé com apoio, até a criança conseguir ficar em pé com menos assistência ou até ser fornecido o primeiro dispositivo ou aparelho auxiliar para posicionamento vertical por períodos mais longos. Ao colocar a criança sobre a superfície sólida de uma mesa, é possível sustentar o bebê contra o corpo do pai/da mãe, estabilizando uma perna de cada vez e descendo o peso do corpo sobre a perna. A atividade não deve ser realizada com ambas as pernas ao mesmo tempo, se isso for difícil demais (Fig. 6.13). Outros dois métodos consistem em usar uma bola pequena ou descer a criança do ombro do pai/mãe para ficar no colo. Muitas formas podem ser tentadas até encontrar uma que seja fácil e conveniente para os pais, alcançando assim o êxito.[34,67]

Ao retomar brevemente o desenvolvimento geral, conforme se torna mais móvel e aprende a usar os braços para compensar o enfraquecimento do tronco e do pescoço, a criança com espinha bífida pode ser capaz de rolar, ficar na posição de quatro apoios e, talvez, dar impulso para levantar, se o nível funcional do membro inferior for adequado. Entretanto, essa progressão em que se conta cada vez mais com os braços, aliada à força precária do tronco, acaba levando a criança a necessitar de um nível maior de aparelhagem do que o nível de lesão dorsal poderia indicar. E, além do que poderia ser previsto de outro modo, a criança também precisará de mais aparelhagem auxiliar de suporte durante a marcha. Portanto, durante a avaliação e o tratamento, não basta meramente identificar que um marco referencial do desenvolvimento foi alcançado. Em vez disso, é importante avaliar a qualidade do movimento, incluindo considerações como a habilidade da criança de realizar o movimento contra a gravidade, se o movimento pa-

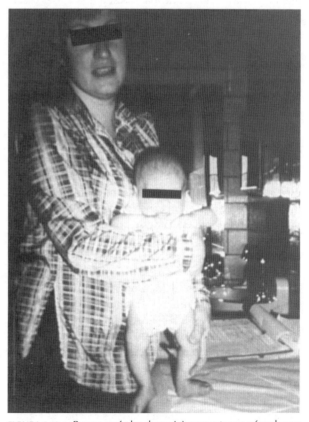

FIGURA 6.13 ▸ Breves períodos de posicionamento em pé ao longo do dia ajudarão a promover o apoio de peso bem alinhado na criança, na ausência de inervação total da musculatura nos membros inferiores.

rece ser típico, ou se houve desenvolvimento de padrões compensatórios ou anormais. Então, é possível identificar padrões de movimento que precisam ser melhorados e fortalecidos como bases para futuras habilidades, bem como movimentos que deveriam ser evitados ou modificados.[67] A intervenção para as áreas de interesse pode ser abordada em um regime terapêutico seguro e apropriado. O plano de fisioterapia pode incluir atividades realizadas em todas as posições, uso da gravidade para desafiar a criança, incluindo variações e mudanças das experiências de movimento para facilitar o desenvolvimento motor. Quando essas oportunidades são proporcionadas, a probabilidade de que as habilidades motoras grossas, finas e perceptivas da criança sejam menos afetadas negativamente aumenta de modo significativo, e as habilidades motoras grossas da criança serão proporcionais ao nível motor dos membros inferiores.[86-96]

Aparelhos para bebês

A questão dos assentos para bebês e dos vários dispositivos de posicionamento para bebês sempre surge durante as conversas com os pais e deve ser abordada o quanto antes pelo fisioterapeuta. A literatura disponível é consistente ao insistir em que todos os bebês precisam ser ativos para adquirir a força e o controle motor necessários ao movimento contra a ação da gravidade, assumir posturas eretas ao sentar, ficar em pé e andar. O bebê deve receber e integrar vastas quantidades de informação sensorial e motora para construir a base do conhecimento sobre seu corpo e desenvolver a habilidade de funcionar efetivamente no meio ambiente. Os andadores, saltadores, balanços e cadeiras de balanço para bebês, além do uso excessivo de poltronas para bebês, podem exercer impacto negativo sobre o desenvolvimento motor e o aprendizado sensório-motor. Então o uso desses dispositivos adiará ainda mais o desenvolvimento do bebê com espinha bífida que já apresenta risco de distúrbios motores. (Vários desses aspectos preocupantes são explorados de forma mais detalhada no Cap. 11.)

Todos os bebês devem experimentar a posição sentada ereta, dada a influência dessa postura no domínio de muitas habilidades. Sentar-se na vertical proporciona à criança uma nova perspectiva visual das adjacências, bem como fornece a primeira sensação dos efeitos da gravidade e do peso da cabeça, além da oportunidade de estabilizar a cabeça sobre os ombros. Entretanto, para praticar e ganhar confiança nessas habilidades precoces, o bebê deve ser estimulado pelo movimento, por exemplo, ao ser carregado nos braços do pai/mãe. As experiências variadas e aleatórias de troca de peso e inclinação quando o pai/mãe se move e caminha são fisiologicamente importantes. Os movimentos de balançar e sacudir de leve a cabeça estimulam os reflexos de alongamento nos receptores articulares do pescoço, produzindo contrações musculares que marcam as tentativas iniciais do bebê de controlar a cabeça. Essa estimulação é essencial. Entretanto, a maioria dos dispositivos de sentar para bebês oferece suporte total e isso é imprudente para o bebê com espinha bífida, que pode ser lento para desenvolver o controle da cabeça. Bebês com espinha bífida precisam de oportunidades frequentes para participar de atividades que desafiem a cabeça, o pescoço e o tronco. O bebê deve movimentar-se e virar-se ativamente para ver as adjacências e sentir e responder à ação da gravidade sobre as partes de seu corpo, em diferentes planos. Estar sentado em um dispositivo permite pouca ou nenhuma participação no movimento ou no processo de aprendizado. O dispositivo permite que o bebê fique passiva e visualmente entretido, sem oferecer nenhum benefício motor. Quando o bebê tenta se mover enquanto está sentado em um dispositivo, é comum ver um arqueamento ou hiperextensão do pescoço contra a parte traseira do dispositivo, em um padrão que não conduz à aquisição adicional de habilidades funcionais.

Considere agora a criança dotada de função de membros inferiores suficiente para se mover com sucesso pelo recinto, usando um andador para bebê. A pelve e a parte superior do corpo são sustentadas, e a criança muitas vezes exibe alinhamento precário, possivelmente com inclinação para um lado do andador. Nesse dispositivo, os movimentos recíprocos coordenados das pernas são desnecessários para ganhar impulso, enquanto o apoio de peso por meio das pernas muitas vezes é aleatório, momentâneo e esporádico. Apenas um padrão de empurrão rápido é necessário para impulsionar o dispositivo. É inapropriado facilitar e fortalecer esse padrão, por não haver transferência para os movimentos coordenados em desenvolvimento ou por não proporcionar estabilidade aos membros inferiores e tronco, ambos componentes vitais para o posicionamento em pé e a deambulação independentes. Em vez disso, os bebês têm de apoiar o peso sobre os membros inferiores e, ao mesmo tempo, manter o alinhamento ereto do tronco e da parte superior do corpo sobre as pernas. Os pais que estiverem preocupados com as pernas "fracas" do bebê com espinha bífida podem ser orientados e incentivados a proporcionar experiências em posição de decúbito ventral, decúbito dorsal e em pé, que requerem participação mais ativa do corpo inteiro da criança, conforme mencionado na seção anterior. Normalmente, ao se movimentarem e brincarem, as crianças usam muitas partes do corpo ao mesmo tempo. A criança excitada por um objeto brilhante ou pelo brinquedo favorito será vista movendo os braços ao mesmo tempo que ergue e chuta com as pernas. Esses movimentos ajudam a fortalecer a musculatura das pernas e do tronco, enquanto oferecem estimulação sensorial única. Ademais, os pais podem ser incentivados a brincar e estimular o bebê dessa maneira, em vez de pensar que um dispositivo será útil.

Inicialmente, os pais podem apenas planejar usar esses dispositivos auxiliares de posicionamento ou um andador por curtos períodos de tempo. Entretanto, como a maioria dos pais se esforça para ser bons e manter a criança feliz e contente, o tempo de permanência nesses dispositivos muitas vezes aumenta de maneira insidiosa. Isso é especialmente válido quando o bebê fica entretido, diminuindo ainda mais o tempo em que o bebê passa se movendo pelo chão. Ao avaliar o uso desses dispositivos e o tipo de instrução que o fisioterapeuta deve dar aos pais, é preciso considerar o estilo de vida da família. Muitos pais passam longos período fora de casa, dentro de um carro, viajando a negócios, indo ao supermercado ou fazendo compras, entre outros destinos. O bebê pode passar da poltrona do carro para o assento de um carrinho de bebê ou de um carrinho de compras e, depois, voltar para a poltrona do carro. A isso soma-se o tempo em que o bebê passa dormindo e comendo. Torna-se evidente que resta pouco tempo para a prática de atividades mais benéficas. Não importa o quão radical a abordagem possa parecer, o fisioterapeuta pode achar melhor desestimular totalmente o uso de todos os dispositivos para bebês. Dessa forma, se os pais têm de usar uma poltrona para bebê por breves períodos (p. ex., durante as refeições ou para manter o bebê por perto enquanto cozinham), é necessário que tenham mais consciência e removam o bebê assim que possível. Logicamente, a exceção é o assento de segurança do carro, que deve ser sempre usado durante viagens e cujo uso deve ser fortemente reforçado.[34,67,86,88,90-92,97]

Equipamentos ortóticos

Introdução ao uso de aparelhos

Uma discussão sobre equipamentos ortóticos para crianças pequenas com espinha bífida é abordada de forma mais lógica agrupando as crianças de mesmo nível motor com necessidades semelhantes de tratamento ortopédico e ortótico. Neste capítulo, nós consideramos em um grupo as crianças com lesões ao nível torácico; no segundo grupo, aquelas com lesões lombares altas em L-1 a L-3; no terceiro grupo, crianças com lesões lombares baixas em L-4 a L-5; e, no quarto grupo, crianças com lesões sacrais. A imobilização precoce com tala, os dispositivos para posicionamento em pé, e os aparelhos para deambulação e posicionamento em pé inicial serão discutidos para cada um desses grupos. Um plano de progressão geral será sugerido. É preciso estar ciente de que, dentro de cada grupo, as crianças podem exibir padrões muito diferentes de movimento ativo, forças e função na vertical. Assim, o clínico deve lembrar-se de que cada criança precisa ser avaliada individualmente e, dependendo dos achados, é possível desenvolver um plano de tratamento específico para a criança, com base nas informações contida nesta seção.

Filosofias sobre uso de aparelhos

Alguns clínicos seguem uma filosofia de uso de aparelhos que preestabelece um platô de função máxima esperada para crianças, com base no nível da lesão e no grau de desenvolvimento motor grosso geral. Várias publicações sustentam o conceito da existência de um nível definitivo e previsível de mobilidade para crianças em cada nível motor. Essas abordagens defendem o estabelecimento de expectativas razoáveis e não ilusórias para cada criança, dada a possibilidade de gastar muito tempo, esforço e dinheiro com tratamento ortótico e serviços de fisioterapia para ensinar o treino de marcha e manter as habilidades de posicionamento vertical que, para algumas crianças, somente será viável por um breve período de suas vidas. Essa filosofia é considerada um método eficiente e com bom custo-benefício, que sustenta o conceito da possibilidade de prever o resultado funcional posterior com base, principalmente, no nível de lesão da criança em uma idade precoce. As instituições que seguem esse modelo costumam relutar em usar aparelho em crianças com lesão torácica ou lombar alta após os primeiros anos da infância, baseando-se na literatura segundo a qual a maioria dos adolescentes com lesões de alto nível somente apresenta mobilidade com cadeira de rodas, tendo descartada a deambulação funcional na adolescência. No entanto, existe uma linha de pesquisa oposta que identifica um número significativo de variáveis que afetam o nível de desempenho na posição vertical da criança, cuja inervação do membro inferior é o único fator. O interesse, compromisso e participação dos familiares, bem como a função do SNC, motivação, capacidade de aprendizado e desejo de se mover da criança são apenas alguns dos fatores a serem considerados ao decidir se um programa de deambulação deve ser iniciado, continuado ou suspenso. Um artigo publicado por uma clínica importante da Austrália identificou que quanto mais tarde a criança começar a deambular, mais cedo essa criança abandonará a deambulação. O artigo também indicou o rápido crescimento e ganho de peso, a necessidade de ajustes frequentes do aparelho e outros problemas clínicos como fatores interferentes que fazem a criança parar de deambular até antes do que seria esperado.[98] Um artigo de autoria do dr. Malcolm Menelaus afirmou que a deambulação antecipada é importante por diversas questões fisiológicas e psicológicas, ainda que venha a ser abandonada em uma fase posterior da vida do indivíduo.[99] Por fim, do ponto de vista ético, poderia ser questionado se a continuidade ou o término de um programa de marcha deveriam ser determinados por outra pessoa que não o paciente, conforme evidenciado por suas habilidades, em combinação com os familiares que, enfim, são os responsáveis definitivos pela continuidade do programa e da assistência de acompanhamento recebida pela criança.

O Lurie Children's Hospital, em Chicago (EUA), acompanhou um curso de ação em que todas as crianças atendidas pela clínica de mielomeningocele iniciavam um programa de treinamento precoce de posicionamento em pé e marcha. Conforme as crianças cresciam, a equipe médica, os pais, os funcionários da escola e as próprias crianças comunicavam e compartilhavam suas próprias impressões e experiências, de modo que o uso de aparelho e a deambulação podiam ser continuados enquanto parecesse razoável. Quando um paciente apresenta deambulação domiciliar ou deambulação terapêutica e usa cadeira de rodas para a mobilidade primária, esse nível de marcha continua sendo sustentado e incentivado pela equipe clínica.

Adotar essa abordagem significa que é necessário mais tempo para comunicação entre as várias instituições e indivíduos, de modo que todos tenham consciência das metas de deambulações e trabalhem rumo ao mesmo objetivo. Como as necessidades e habilidades do paciente podem estar em mudança constante, as metas estabelecidas para mobilidade também devem ser flexíveis. As mudanças ocorridas na assistência médica para crianças com espinha bífida, bem como os avanços na área de materiais e tecnologia de ortóticos, justificam uma abordagem ativa e criativa em relação ao uso de aparelhos e à marcha. A meta final é ajudar cada criança a atingir seu nível ideal de desempenho, seja qual for o nível motor, e auxiliar as crianças a manterem esse nível enquanto for viável. Considere apenas um aspecto: o ambiente físico da criança e seu impacto. Nos Estados Unidos, nas cidades pequenas e grandes, nas áreas rurais e suburbanas, pode haver variações tremendas em termos de estilo de arquitetura e tamanho das residências e apartamentos. A condição das calçadas, jardins ou vias de condução, a acessibilidade a escolas, o acesso a parques e as extensões de espaço para andar e brincar, além de muitos outros recursos ou obstáculos, influenciarão a capacidade da criança de adquirir e manter as habilidades de marcha. Toda informação deve ser considerada ao ajudar a desenvolver um programa de marcha, em vez de usar apenas o nível de lesão da criança como fator determinante.[34,67,81,100,101]

Princípios gerais dos equipamentos ortóticos

Qualquer discussão sobre uso de aparelhos levanta a questão fundamental sobre a criança ter de usar aparelho em nível alto e os níveis em que o aparelho é removido conforme o controle motor vai sendo dominado, ou se a criança deve usar aparelho em nível inferior, com adição de seções de acordo com a necessidade. Infelizmente, as decisões iniciais sobre equipamentos ortóticos podem ser imprecisas e somente se tornar mais refinadas com a aquisição de experiência clínica. Um aparelho prescrito para uma criança móvel, em crescimento, somente pode ser corrigido pelo breve período de tempo que a criança permanecer exatamente como estava quando foi avaliada. Esse período de tempo pode ser muito curto para crianças de 1 a 3 anos de idade, mais longo para crianças de 3 a 5 anos e ainda mais prolongado para adolescentes de 14 a 16 anos. Isso significa que a criança mais nova, em crescimento rápido e bastante ativa pode requerer reavaliações, revisões e reparos mais frequentes do aparelho. Isso não é indicação para frus-

tração e desistência do plano de deambulação, mas sim para uma diligência e um compromisso ainda maiores para com a sustentação do processo de deambulação com o paciente e seus familiares.

Além disso, para escolher um aparelho adequado, a função do SNC e os efeitos da disfunção do SNC sobre a habilidade da criança de se mover devem ser considerados, bem como o nível motor dos membros inferiores. O cirurgião ortopédico, o fisioterapeuta e a família devem tentar reunir o máximo de informações objetivas sobre a criança antes de iniciar um programa com equipamentos ortóticos. O fisioterapeuta, tendo passado algum tempo com a criança, deve ter uma boa impressão sobre suas capacidades motoras. Ademais, pedir aos pais para compartilharem suas percepções acerca da função motora da criança permite identificar quaisquer diferenças entre o desempenho em casa e na clínica. Por exemplo, os pais podem ser solicitados a descrever como a criança gosta de brincar, suas posições favoritas, suas respostas à posição vertical, o grau de assistência necessário para mudar de posição, e o método usado pela criança para se mover e explorar o chão. As respostas a essas perguntas podem dar ao fisioterapeuta informação valiosa sobre o quão ativa é a criança, ainda que ela permaneça tranquilamente sentada em um carrinho na clínica, no decorrer dessa conversa. Também há famílias que, apesar de estimuladas pela perspectiva de iniciar um programa de uso de aparelho e de marcha com a criança, conseguiram verbalizar que a criança não parecia estar pronta para se posicionar na vertical, seguir instruções e andar com o uso de aparelhos e dispositivos auxiliares. Então, o plano foi adiado por alguns meses, a fim de permitir que a criança começasse a praticar pequenas partes do programa de marcha, por breves períodos diários, até parecer mais pronta e seus pais concordarem. Em situações específicas, podemos introduzir um andador na casa para que a criança comece a vê-lo como uma peça da mobília e perca o medo ao ser solicitada a segurá-lo. Em outros casos, é possível apenas associar o equipamento ortótico às atividades já realizadas no dia a dia e nada mais. Ou, ainda, a criança pode ser colocada no aparelho e escorada no sofá para brincar, sem ser solicitada a se mover. A habilidade de quebrar um processo ou uma atividade e introduzi-la em pequenas partes a uma criança tímida ou assustada pode fazer a diferença entre êxito e fracasso.

Quando um aparelho é manufaturado para uma criança, é necessário demonstrar aos familiares o modo correto de colocar e remover o aparelho da criança. É preciso sugerir coberturas apropriadas para as pernas, com a finalidade de proteger a pele da criança. Esse fisioterapeuta recomenda para os meninos o uso de meia de cano longo para proteção ou, para meninas e meninos, meia-calça fina e lisa. Os pais devem ser alertados sobre onde e como procurar os pontos de ajuste inadequados do aparelho e sobre quando uma modificação do aparelho seria indicada em decorrência de mau ajuste. É preciso examinar a compressão ao longo das bordas medial ou lateral dos pés, tornozelos e joelhos, bem como nas proeminências ósseas dos quadris e das pernas. Os pais devem ser incluídos no plano quando uma mudança for considerada, adicionando ou subtraindo uma seção do aparelho com base na progressão da criança ou se houver problemas. Independentemente do aparelho, os familiares devem saber a quem chamar e o que fazer caso o aparelho não esteja produzindo o resultado desejado. Eles devem entender que os problemas com o aparelho não significam que eles ou a criança falharam nem que sejam inadequados. Selecionar e ajustar o aparelho apropriado para uma criança é um processo contínuo que pode demorar para chegar à perfeição. A necessidade de mudar para um programa de aparelho preexistente muitas vezes se baseia em observações e recomendações sensatas feitas pelos pais, que vivem e trabalham com a criança diariamente. Dependendo do protocolo clínico, quando surge um problema com o aparelho, os pais devem saber a quem contatar, de modo que seja possível dar instruções apropriadas e marcar atendimentos. Os familiares não devem permitir que um aparelho permaneça guardado no armário por vários meses, sem ser usado, enquanto se aguarda uma consulta clínica de rotina para discutir um problema com o fisioterapeuta ou cirurgião ortopédico. Do mesmo modo, um aparelho mau ajustado que possa causar danos cutâneos não deve ser usado apenas porque os pais desejam obedecer às instruções do programa domiciliar. As mudanças de aparelho que requerem a adição de um nível de suporte não devem ser interpretadas como falha, regressão ou falta de progresso da criança. Em vez disso, é preciso lidar com essas mudanças como uma questão que logicamente é de difícil decisão, baseada em achados objetivos e subjetivos.

As decisões de mudança do nível do aparelho, destravamento de articulações ou mudança de dispositivo auxiliar devem ser tomadas de forma refletida e ponderada. A atitude da criança em relação ao treino de marcha, bem como sua disposição constituem partes importantes na ocasião dessas decisões. Em geral, o objetivo é a deambulação segura e funcional por volta dos 5 a 6 anos de idade em preparação para a mobilidade na escola. Entretanto, em função das numerosas tarefas e habilidades a serem dominadas, não se trata de muito tempo para preparações. Pais e fisioterapeutas podem se sentir apressados conforme a criança se aproxima da idade escolar, contudo, é preciso que haja tempo suficiente para dominar as habilidades em um estágio antes de progredir para o próximo. Algumas famílias são assertivas ao expressarem seu desejo de ter a criança em pé e deambulando com o mínimo de assistência possível, o quanto antes. Isso não deveria apressar o clínico para uma tomada de decisão precipitada, que pudesse exercer efeito negativo sobre o resultado alcançado pela criança. O método de prática responsável consiste em dar ritmo à progressão das habilidades, lentamente, até alcançar o resultado mais seguro, mais ga-

rantido e menos estressante para a criança e a família, sem parar de avançar. Ao manter essa abordagem comedida, somente uma alteração de cada vez deve ser feita na órtese ou dispositivo auxiliar. Destrave a articulação proximal do aparelho ou remova uma faixa do tronco, veja o resultado e dê algum tempo para a criança se adaptar, antes de fazer a próxima alteração. Note o progresso satisfatório alcançado pela criança com o andador, antes de experimentar a transição para muletas. Por outro lado, diagnosticar a etiologia de um problema que possa surgir se torna mais difícil quando diversas modificações tiverem sido feitas ao mesmo tempo ou no decorrer de um intervalo de tempo muito curto.

Um programa de equipamentos ortóticos bem definido deve começar já nos primeiros dias de vida da criança, após a conclusão das avaliações iniciais. O fisioterapeuta e o cirurgião ortopédico podem discutir as deformidades presentes e aquelas que provavelmente poderão surgir de forma secundária ao desequilíbrio muscular ou à deformidade óssea em torno de uma articulação. Em seguida, ambos podem desenvolver um plano de tratamento, incluindo as necessidades de enfaixamento, imobilização com tala e uso de aparelho, para abordar os problemas atuais e/ou previstos. A cirurgia ortopédica e um programa de ortóticos antecipado podem então ser coordenados para preparar a criança para o posicionamento na vertical, próximo dos 12 a 15 meses de idade de um desenvolvimento típico, quando possível.[24,67,82]

Crianças com paralisia ao nível torácico

A criança sem controle motor abaixo do tórax apresenta membros inferiores flácidos e corre risco de desenvolver uma deformidade em forma de "perna de rã". Essa postura também é vista comumente no bebê imóvel, que permanece em decúbito dorsal por longos períodos. As pernas são abduzidas, lateralmente rotacionadas e flexionadas ao nível do quadril e joelhos, com os pés em flexão plantar. Não há movimento ativo de perna para contrapor os efeitos da gravidade e reverter essa posição. Os músculos e outras estruturas de tecido mole vão se tornando cada vez mais encurtadas em pouco tempo, na ausência da devida atenção, enquanto a presença de atividade reflexa pode tornar a postura flexionada mais resistente. O posicionamento em decúbito ventral e os exercícios de AM diários são recomendados. Além disso, o uso de uma faixa elástica para envolver suavemente as pernas em extensão e adução durante a noite pode ajudar a prevenir ou minimizar as deformidades. É possível ganhar flexibilidade com o uso dessas estratégias de intervenção quando já houver rigidez mínima a moderada, contudo, a meta primária é tentar evitar o problema antes de sua ocorrência. Conforme a criança cresce, uma órtese de "contato total" pode ser usada durante os períodos de soneca e durante a noite para prevenir a perda da amplitude articular. O ajuste adequado do aparelho evitará a movimentação do membro dentro do dispositivo, que pode acarretar abrasões, e a criança sempre deve usar culotes protetores ou meias longas. Para permitir que a criança trabalhe mais no controle e fortalecimento da cabeça e do tronco, essa órtese inicial pode ser adaptada com solas de borracha encurvadas, de modo a poder ser usada por breves períodos durante os exercícios em pé e em inclinação realizados ao longo do dia. Durante essas sessões na posição em pé, a criança pode praticar e se tornar proficiente nas reações de balanço e equilíbrio de dificuldade crescente (Fig. 6.14). A posição de decúbito ventral no imobilizador por tala, enquanto a criança dorme, é recomendada para ajudar a evitar a compressão sobre as proeminências ósseas, como o túber isquiático, sacro e calcâneo. Nesses locais, é comum haver rachaduras na pele com o posicionamento persistente em decúbito dorsal. A inspeção da pele também é essencial após cada sessão com o uso da órtese, e quaisquer marcas avermelhadas persistentes devem chamar a atenção do especialista em equipamentos ortóticos, para a realização de ajustes.

Se a criança apresenta limitações moderadas a graves na AM do quadril, é inapropriado usar uma órtese para forçar os membros a se alinharem melhor. Fazer isso é perigoso e pode resultar em rachadura na pele e/ou em fratura, especialmente no colo do fêmur proximal. As limitações significativas de flexibilidade são mais bem tratadas por meio de métodos conservadores de enfaixamento e alongamento suave com eventual liberação cirúrgica das estruturas de tecido mole tensas, incluindo o trato iliotibial, rotadores laterais do quadril e flexores do joelho. A órtese pode então ser usada em seguida à cirurgia, para manter a posição recém-adquirida.

A órtese de contato total sempre deve incluir uma região toracolombar para estabilizar a pelve e a parte lombar da coluna. Sem essa região, a criança pode mover e flexionar lateralmente o tronco, causando desalinhamento dos membros inferiores, acompanhado de adução de um quadril e abdução do outro, em relação à pelve. As contraturas no pé dificultarão o posterior ajuste do aparelho e dos calçados, de modo que a órtese de contato total também deve incluir a parte inferior das pernas e os pés, para manter os joelhos estendidos e os tornozelos em posição neutra ou plantígrada.

Para a criança mais madura ou adolescente com lesão torácica alta, que pode já não estar deambulando, pode ser apropriado usar a órtese de contato total à noite, a fim de prevenir ou minimizar contraturas que podem se desenvolver facilmente em indivíduos que permanecem sentados o dia inteiro. Ainda, uma tala de pé leve ou uma órtese tornozelo-pé (OTP) podem ser fabricadas para uso durante o dia, com o intuito de manter o bom posicionamento e ajuste dos calçados para a criança com mobilidade por cadeira de rodas.[24,67]

Crianças com paralisia ao nível lombar alto

Crianças com nível motor L-1 a L-3 em geral exibem certo grau de flexão e adução ativa do quadril, todavia, comumente na ausência de outros movimentos fortes nos quadris ou nos joelhos. A fraqueza do quadríceps e dos músculos isquiotibiais mediais pode ser notada em algumas crianças com nível motor L-3. Para prevenir as contraturas por flexão/adução dos quadris, a criança com lesão lombar alta também pode ser beneficiada pelo uso da órtese de contato total. A tala pode manter a extensão do quadril e do joelho com abdução moderada (cerca de 30 graus), sendo usada durante o sono, e também pode ser o primeiro dispositivo para posicionamento em pé da criança.

Crianças com esse grau de paralisia lombar em geral requerem um nível inicial de aparelhagem que sustente os quadris e a parte inferior das pernas na posição em pé e ao andar. O uso de aparelho nesse nível se faz necessário para estabilizar a extensão nos joelhos e uma angulação de 90 graus dos tornozelos, bem como para fornecer controle medial-lateral no quadril e na pelve. Diversas crianças com esse nível de paralisia que têm musculatura de tronco forte, bom equilíbrio na posição sentada e função intacta do SNC podem conseguir controlar os planos medial-lateral de movimento do quadril e deambular sem controle por equipamento ortótico no quadril em fases

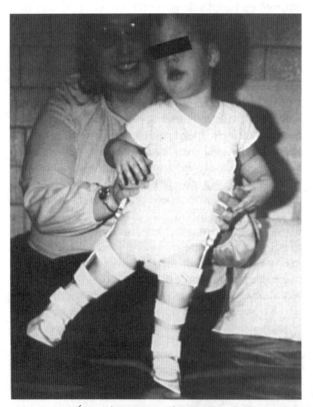

FIGURA 6.14 ▸ Órtese de contato total para ser usada à noite, ajustada com solas encurvadas, durante os períodos de permanência na posição em pé e nas atividades com transferência de peso.

mais tardias da infância, mas ainda precisarão usar aparelho acima dos joelhos, além de algum tipo de dispositivo auxiliar, como um andador ou muletas.

As luxações e subluxações do quadril são comuns em crianças com paralisia lombar alta, em consequência de um significativo desequilíbrio muscular ao redor do quadril. Podem ser unilaterais ou bilaterais. Quando uma luxação de quadril é detectada, os fisioterapeutas e os pais devem continuar os exercícios de AM passiva, com cuidado, a fim de garantir que não haverá perda adicional de flexibilidade articular nem encurtamento muscular relacionado. Muitas vezes, teme-se que os exercícios de AM causem dano ainda maior, mas não é o caso. Em vez disso, um dano maior é produzido pela descontinuação dos exercícios e quando se permite o desenvolvimento de encurtamento adicional da musculatura adutora e flexora. Tem havido intensa discussão e debate na comunidade ortopédica com relação à abordagem cirúrgica ideal para o quadril luxado em pacientes com esse nível de paralisia. O consenso atual é que a cirurgia para recolocação de um ou ambos os quadris não é indicada. Essa abordagem evita muitas complicações pós-operatórias que podem ser mais problemáticas do que a luxação original. Fraturas, dor e infecção podem ocorrer, bem como rigidez e congelamento do quadril, como resultado de um procedimento de redução aberta. Uma articulação de quadril imóvel comprometerá o alinhamento nas posições sentada e em pé, muitas vezes requerendo cirurgia adicional, caso possa ser corrigida. A recidiva de luxação de até 30 a 45% do quadril também é comum, em função da ausência de forças dinâmicas em torno do quadril para estabilização da articulação. Por fim, a luxação do quadril não afeta as habilidades funcionais da criança na posição vertical. A simples liberação cirúrgica de estruturas de tecidos moles pode ser decidida, caso os adutores e flexores do quadril ativos e sem oposição tenham sido encurtados a ponto de restringir a amplitude. No caso de uma luxação unilateral, o resultado poderá ser a assimetria pélvica, se o quadril envolvido se tornar tenso. Essa postura assimétrica cria uma base irregular nas posições sentada e em pé, interferindo no ajuste e alinhamento apropriados dos aparelhos. Mais uma vez, abordar a limitação da AM e alcançar uma pelve nivelada sem cirurgia articular é mais importante do que alcançar um quadro radiológico favorável. A avaliação para colocação de salto de sapato pode ser necessária no caso da criança com luxação de quadril unilateral, para igualar os comprimentos das pernas na posição em pé. Até mesmo uma pequena diferença de comprimento entre as pernas pode afetar o alinhamento e a estabilidade na posição em pé, em pacientes mais novos e menores.

Quando a cirurgia de quadril é realizada, é apropriado que o fisioterapeuta se envolva com o paciente e seus familiares para fornecer instruções para o programa domiciliar, quando a criança deixar de usar aparelho de gesso e também após a remoção desse aparelho, para garantir a flexibilidade do quadril e o retorno ao programa de posicionamento em pé ou de marcha.[24,67,102-107]

Equipamentos ortóticos para crianças com paralisia torácica e lombar alta

Quando crianças com níveis motores T-12 a L-3 estão com quase 12 meses de idade e exibem controle adequado da cabeça para posicionamento na vertical, devem ser consideradas para a órtese *A-frame*, também conhecido como *Toronto standing frame*. Essa armação pode ser usada por múltiplas sessões curtas de posicionamento em pé ao longo do dia, em uma tentativa de duplicar as atividades realizadas por crianças típicas, que se movem por tração para ficar em pé por curtos períodos, mas ainda se movem predominantemente sobre as mãos e os pés pelo chão (Fig. 6.15). O dispositivo é fácil de colocar e tirar, e um esquema de posicionamento vertical por até 30 minutos, 3 a 5 vezes por dia, parece ser manejável para muitos pais. O dispositivo é independente e representa a primeira oportunidade da criança de ficar em pé sem a assistência manual do pai/mãe ou usando os próprios membros superiores para suporte. Engajar a criança na prática de chupar o dedo, brincar de blocos e outras atividades motoras finas é ideal durante esse período de posicionamento vertical. Além disso, os pais devem ser instruídos a desafiar a criança enquanto ela estiver usando o dispositivo, trabalhando as habilidades de endireitamento da cabeça e equilíbrio. Uma atividade recomendada consiste em inclinar lentamente o equipamento em uma direção, observando a resposta de endireitamento da cabeça e do tronco da criança. O equipamento é trazido de novo para a linha mediana e, então, inclinado em outra direção, aguardando novamente a resposta de equilíbrio da criança. O equipamento deve ser inclinado devagar e a uma pequena angulação, em todas as direções: para a frente, para trás, direita e esquerda, e nas diagonais. Essa rotina é recomendada para os primeiros 3 a 5 minutos de cada sessão de posicionamento em pé. Com base no êxito alcançado pela criança, o fortalecimento adicional das respostas e da musculatura do pescoço e do tronco pode ser promovido com o aumento do ângulo de inclinação. Mais uma vez, conforme mencionado antes, quando as respostas da criança exibem assimetria de qualidade, então a inclinação pode ser realizada de forma mais frequente para direções específicas, com o intuito de fortalecer essas reações mais fracas. O posicionamento da criança passivamente em pé na frente da televisão não é recomendado, assim como o posicionamento em pé sem supervisão não é aconselhável porque o corpo da criança ao balançar pode facilmente fazer o dispositivo cair e provocar lesão.[34,67] Conforme progride nas atividades de desenvolvimento, como rolar, assumir e sair da posição sentada e tentar engatinhar, a criança se torna intolerante à imobilidade da armação vertical. Isso pode indicar uma disposição para o treino de uso de aparelho e de deambulação.

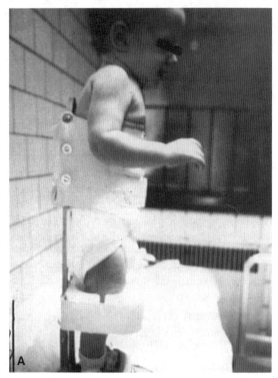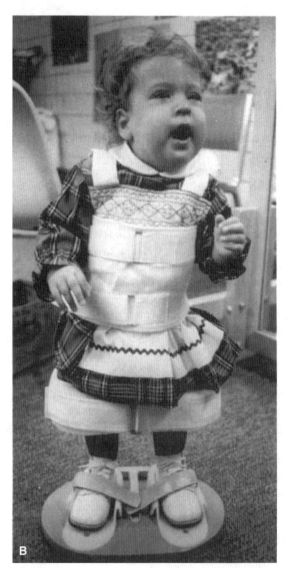

FIGURA 6.15 ▸ Toronto *A-frame* mostrando alinhamento satisfatório para posicionamento vertical. **A:** Vista lateral. **B:** Vista frontal.

Crianças com deficits moderados a graves do SNC e aquisição tardia do controle da cabeça e da função dos membros superiores podem continuar a usar a armação vertical até se tornarem altas demais para se ajustarem adequadamente ao dispositivo (por volta dos 6 anos de idade, dependendo da altura da criança). À medida que a criança cresce além da armação, um parapódio ou um andador giratório de Orlau podem ser considerados. Essas duas opções de equipamentos ortóticos proporcionam um período de tempo contínuo e valioso na posição vertical, fornecendo suporte concomitante à parte superior do corpo para atender às necessidades da criança com atraso motor significativo. Ambos são fáceis de colocar e tirar, simples para ajustar o tamanho e encaixar bem, e também são independentes, de modo que seu uso exige supervisão. Seja qual for o dispositivo escolhido, a criança deve continuar um programa de exercícios que inclua habilidades de desenvolvimento e pré-deambulação, para melhorar ainda mais a função no pescoço, braços e parte superior do corpo. Enquanto estiver no dispositivo, a criança pode praticar atividades de transferência de peso, conforme descrito antes. A criança colocada em um parapódio, andador ou muletas de antebraço pode ser introduzida, em algum momento, ao ensino da mobilidade frontal, usando padrão de marcha saltatória *hop-to* (saltar para), se apresentar coordenação e força suficiente no membro superior. O andador giratório de Orlau tem uma placa acoplada a uma bola em sua base que causa progressão frontal em superfícies de nível regulares sem uso de dispositivo auxiliar. O movimento do andador de Orlau exige que a criança mova a cabeça e os ombros de um lado para outro, fazendo o dispositivo descarregar o peso de um lado e rodar para a frente. Conforme as habilidades melhoram, as crianças podem avançar para equipamentos ortóticos diferentes, com menos suporte e menos restritivos, embora permaneçam com um desses dois dispositivos enquanto a acomodação for compatível com o crescimento.[67]

Por muitos anos, a órtese quadril-joelho-tornozelo-pé (OQJTP) padrão foi a única opção para crianças com paralisia de nível alto que concluíram o uso de dispositivos de posicionamento em pé e estavam prontas para deambular. Uma extensão torácica poderia ser adicionada à OQJTP para crianças com limitação do controle do tronco, embora isso fosse muito confinante e limitasse o potencial de andar da criança apenas como um deambulador domiciliar ou deambulador terapêutico. Outra opção, a órtese de marcha recíproca (OMR), da Louisiana State University, originalmente desenvolvida para o adulto com paraplegia traumática, transitou com facilidade como opção viável para a criança com espinha bífida. A OMR usa um sistema de cabos com articulação de quadril de ação dupla, que flexiona um quadril enquanto mantém o quadril oposto travado em extensão para a posição de apoio estável com uma perna e um padrão de marcha recíproca. Uma OMR devidamente ajustada mantém os tornozelos a 90 graus, com extensão das articulações do joelho e do quadril, alinhando e sustentando o tronco e a pelve sobre as pernas com hastes laterais torácicas e uma faixa. Muitas crianças que usaram OMR e um dispositivo auxiliar conseguiram avançar para um padrão de marcha com eficiência de energia e mais seguro do que seria possível com a OQJTP. Com a melhora da estabilidade do tronco da criança, a OMR pode ser modificada sem que haja diminuição da habilidade da criança. Ao reter os cabos e articulações de quadril de ação dupla, porém, com remoção da faixa e das hastes torácicas, a criança ainda pode usar o mecanismo de aparelho para uma marcha recíproca assistida, todavia, com menos restrição da parte superior do corpo.[108-111]

A OMR isocêntrica é outro dispositivo que elimina o sistema de cabos posterior, mas mantém as mesmas propriedades funcionais da OMR original. Pacientes e familiares acostumados a usar a OMR original podem mudar para o modelo isocêntrico quando a criança crescer e houver necessidade de um aparelho novo, ou se a órtese puder ser prescrita como primeiro aparelho da criança.[109]

Com as articulações do quadril e do joelho travadas, a criança que deambula com um desses aparelhos recíprocos e um dispositivo auxiliar realiza levantamento de peso lateral sobre uma das pernas e se inclina levemente para trás, ao nível dos ombros, para facilitar a flexão frontal da perna sem peso. Repetir a mudança do peso e posterior inclinação produz a flexão da perna oposta para a frente. Esse padrão de marcha dispensa função motora ativa nos membros inferiores. Entretanto, em presença de flexão do quadril ativa, esta pode ser usada para flexionar o membro para a frente enquanto a perna que apoia o peso continua estabilizada em extensão (Figs. 6.16 e 6.18).[109-111]

Ao usar a OQJTP padrão com uma faixa pélvica, articulações de quadril e joelho travadas, e articulações de tornozelo sólidas, a criança pode aprender um padrão de marcha saltatória (*hop-to*) ou rotatória com o uso de um andador, para mais tarde dominar o padrão *swing-through* (oscilação através) com muletas para antebraço, à medida que a força e o controle do braço aumentam. A criança com flexores de quadril ativos pode tentar andar com uma ou ambas as articulações do quadril destravadas, usando um padrão de marcha recíproca. Na ausência de inervação dos glúteos, entretanto, quando ambos os quadris estão destravados, a criança curvará o corpo para a frente. Para manter uma postura ereta, a criança deve ser capaz de hiperestender a parte lombar da coluna para mudar o centro de gravidade posterior. A criança também deve usar os membros superiores para permanecer ereta ao empurrar o andador ou as muletas (Fig. 6.19). Ao destravar as articulações do quadril da OQJTP, a faixa pélvica mantém o alinhamento da perna em abdução/adução do quadril e rotação medial/lateral – movimentos que a criança não consegue controlar ativamente. Para algumas crianças com lesão lombar alta e SNC intacto, a faixa pélvica pode ser removida em algum momento para proporcionar maior liberdade para transferências e permitir um

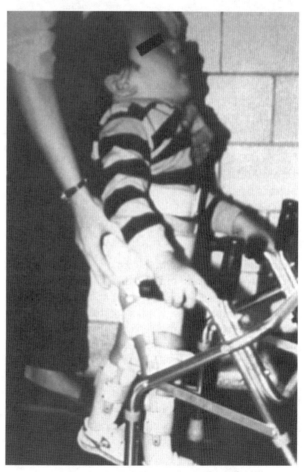

FIGURA 6.16 ▶ Treino de marcha com órtese de marcha recíproca. Uma transferência de peso lateral com leve inclinação para trás faz a perna sem apoio de peso oscilar para a frente.

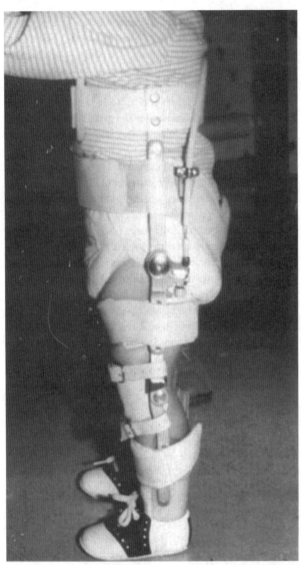

FIGURA 6.17 ▸ Alinhamento e ajuste de uma órtese de marcha recíproca com faixa torácica e hastes, cabo e articulações de quadril de ação dupla. Note o uso do coxim patelar para manter o joelho em extensão verdadeira.

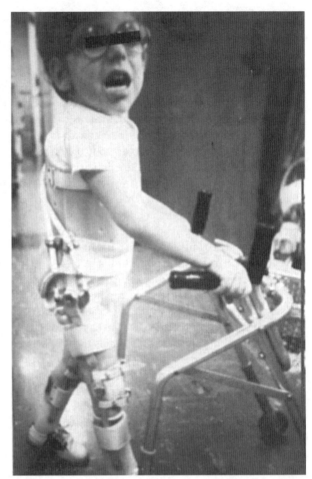

FIGURA 6.18 ▸ Órtese de marcha recíproca, ajustada sobre um colete corporal de plástico, para controle de escoliose. Note o alinhamento ereto nesta criança com paralisia de nível T-10.

padrão de marcha *swing-through* mais rápido, quando a criança avançar para as muletas. A força do braço, estabilidade do tronco e habilidade de hiperextensão da parte lombar da coluna são essenciais para uma posição de apoio estável na ausência de faixa pélvica. Quando essas habilidades estão presentes, a marcha dessa criança se assemelha mais à marcha do paciente com paraplegia traumática adquirida.[109,110]

Seja qual for a órtese, a maioria das crianças pequenas e seus fisioterapeutas consideram que o andador giratório é o dispositivo auxiliar mais efetivo para iniciar o treino de marcha. Com quatro pontos de estabilidade e duas rodas frontais, esse andador proporciona suporte adequado e a criança não tem de erguê-lo para movê-lo adiante. Por esse motivo, o andador comum quase nunca é usado. Um andador voltado para a face anterior também proporciona melhor suporte para crianças que necessitam de aparelho acima do joelho.

Crianças pequenas podem começar o programa de marcha primeiramente aprendendo a segurar o andador. Isso muitas vezes requer a assistência "mão sobre mão" de um adulto. Em pé, na frente de uma janela baixa ou espelho, a criança é lembrada de que não deve deixar ir nem mover para evitar que ambos e o andador tombem e caiam. Colocar o andador contra a parede ou o espelho vai estabilizá-lo no plano sagital enquanto a criança aprende a controlar as outras direções. Após algumas sessões de prática, a criança pode ser afastada do suporte e ensinada a se mover sozinha. Quando possível, o uso de barras paralelas deve ser evitado durante o treino de marcha inicial, por promover estabilidade demais e assim poder levar a criança a desenvolver padrões de inclinação e tração nas barras que serão perigosos ao fazer a transição para o andador, pois este poderá tombar e cair. Nesse caso, as exceções são crianças com dificuldade para aprender a usar um andador ou que demonstram muito medo. Contudo, antes de assumir que as barras paralelas são a resposta, primeiramente é necessário verificar se o nível do aparelho

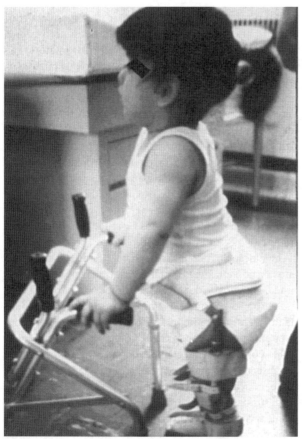

FIGURA 6.19 ▶ Órtese de quadril-joelho-tornozelo-pé (OQJTP) com articulações de quadril destravadas. A criança com nível motor L-4 ou L-5 mantém o equilíbrio com a parte lombar da coluna hiperestendida e membro superior apoiado no andador. A OQJTP é necessária para controlar a instabilidade medial-lateral no quadril decorrente do desequilíbrio muscular.

está apropriado, em vez de baixo demais, para que a criança sinta necessidade de suporte adicional (Tab. 6.2).

A decisão de evoluir com a criança de um andador para muletas axilares ou de antebraços dependerá da habilidade da criança. Ela deve ter vivenciado um período razoável de caminhada bem-sucedida com o primeiro dispositivo, antes de poder fazer a transição para outro. Uma típica linha temporal de progressão não pode ser facilmente recomendada nem prevista e certo grau de experimentação pode ser necessário. É melhor fazer a transição por volta dos 6 a 8 anos de idade, quando a força do membro superior é suficiente, a criança consegue seguir indícios simples e instruções verbais, e antes de a criança se tornar dependente demais do andador ou ansiosa com a possibilidade de cair.

Uma criança que usa colete para controlar escoliose pode encontrar dificuldade para usar muletas axilares. Pode ser difícil estabilizar as muletas, que podem se mover contra um aparelho espinhal escorregadio. Com o aparelho de OQJTP e uma adição de suporte para tronco, as muletas axilares podem ficar presas nas hastes laterais. Entretanto, as muletas axilares estimulam uma postura mais ereta e podem funcionar bem para a criança que não apresenta força ou controle satisfatórios dos ombros e que necessita desse suporte adicional para uma marcha recíproca ou para um padrão *hop-to*.

Os padrões de marcha *swing-to* (oscilação para) e *swing-through* (oscilação através) são mais bem realizados com muletas de antebraço. E a minha experiência mostra que a vasta maioria das crianças com espinha bífida faz a transição do andador para as muletas de antebraço. Entretanto, a criança que usa muletas de antebraço por vários anos, inclinando-se à frente sobre as muletas, pode desenvolver cifose torácica superior e uma musculatura peitoral tensa que causam elevação e protração dos ombros e escápulas. Se esses desalinhamentos posturais começarem a se desenvolver, o fisioterapeuta e os familiares devem trabalhar juntos com a criança para manter a parte torácica da coluna ereta e flexível, e os ombros bem alinhados. Levantamentos em decúbito ventral e exercícios de rotação lateral e abaixamento dos ombros, nas posições sentada, de decúbito ventral e dorsal, ajudarão a fortalecer os músculos romboides e a parte ascendente do trapézio, bem como a

| TABELA 6.2 ▶ Sequência de deambulação: níveis motores T-12 a L-3 ||||
||Estado do SNC|||
	Deficit típico → leve	Leve → moderado	Moderado → grave
Órtese pré-deambulação	Toronto *A-frame*	Toronto *A-frame*	Toronto *A-frame*
Avaliação	Aparelho de deambulação aos 15-24 meses	Aparelho de deambulação aos 15-24 meses	Continuar com *A-frame*
Órtese de ambulação	OQJTP; quadril travado; andador giratório	OMR; hastes torácicas; andador giratório	Andador giratório de Orlau; sem dispositivo auxiliar
Progresso	Idem ao anterior, quadril destravado	OMR; remoção das hastes; andador giratório	OMR; hastes torácicas; andador giratório
Progresso	Idem ao anterior, muletas	Idem ao anterior, muletas	
Progresso	OJTP, faixa pélvica removida; muletas	Avaliar alterações adicionais; considerar OQJTP ou OJTP padrão	Avaliar alterações adicionais

SNC, sistema nervoso central; OQJTP, órtese de quadril-joelho-tornozelo-pé; OJTP, órtese de joelho-tornozelo-pé; OMR, órtese de marcha recíproca.

alongar os peitorais enrijecidos, podendo ajudar a minimizar quaisquer alterações estruturais permanentes.

Quando a criança com paralisia torácica ou de alto nível lombar se aproxima da adolescência, é possível que já tenha escolhido usar cadeira de rodas como forma primária de mobilidade, para ser mais rápida e competitiva com os colegas. Foi constatado que as meninas preferem a mobilidade por cadeira de rodas antes do que os meninos, como resultado da entrada mais antecipada na puberdade e do ganho de peso e desenvolvimento corporal que acompanham a adolescência. Conforme ocorre a transição para cadeira de rodas, crianças e familiares podem descartar a ideia de usar aparelho, ficar em pé e andar. Os estirões de crescimento e o ganho de peso que são típicos de todos os adolescentes tornam o manejo de aparelhos seriamente problemático para a criança com espinha bífida. Os aparelhos podem requerer ajuste mais frequente, reparo e/ou substituição. A criança talvez possa estar passando pouco ou nenhum tempo em pé e andando durante o dia escolar, de modo que o valor dos aparelhos fica significativamente reduzido aos seus olhos. Entretanto, passar um dia inteiro na cadeira de rodas aumenta a probabilidade de desenvolvimento de contraturas por flexão do quadril e do joelho, bem como de deformidades no pé. Isso é comum no adolescente que não deambula e pode exercer impacto sobre as habilidades da criança de se mover com cadeira de rodas e realizar transferências, mobilidade no leito e integridade da pele. Portanto, se a mobilidade em cadeira de rodas é escolhida, quando possível, as crianças também devem manter um programa de posicionamento e atividade física destinado a evitar contraturas articulares e deterioração musculoesquelética. O posicionamento em decúbito ventral combinado a um dispositivo para posicionamento em pé, parapódio ou aparelhos pode ser usado durante as sessões terapêuticas prescritas e por determinados períodos ao longo da semana, tanto em casa como na escola. Incluído nas rotinas domésticas, o posicionamento em pé de algum modo, para realização de tarefas de casa, refeições, hora do relaxamento etc., ajudará a manter os benefícios musculoesqueléticos e fisiológicos da verticalidade discutidos anteriormente neste capítulo. Natação, esportes e jogos praticados com cadeira de rodas, exercícios aeróbicos em cadeira de rodas e outras atividades que ajudam a controlar o peso e melhorar a função cardiovascular também podem ser incluídas no regime de atividades da criança. Manter e aumentar a força e a coordenação do tronco e braços continua sendo igualmente importante para a criança maior/adolescente para que, durante essas fases de crescimento e ganho de peso, não haja perda funcional.[24,98-100,103,104,112]

Crianças com paralisia ao nível lombar baixo

Crianças com função motora L-4 ou L-5 geralmente têm adutores e flexores de quadril fortes. O glúteo médio e o tensor da fáscia lata podem estar presentes para contribuir para a abdução ativa do quadril, embora a força desses músculos possa variar do grau "insatisfatório" ao grau "bom", dependendo da contribuição das raízes nervosas inervadas. A potência da extensão do quadril oriunda do glúteo máximo está ausente. Crianças nesse nível apresentam risco de contraturas por flexão, bem como de luxação precoce ou subluxação progressiva tardia do quadril, dependendo das forças relativas dos músculos que circundam a articulação do quadril. A frouxidão ligamentar inerente na criança com baixo tônus também contribui para a instabilidade da articulação do quadril.

O teste muscular manual em torno do joelho geralmente mostra músculos quadríceps e isquiotibiais mediais (semitendíneo e semimembranáceo) fortes, contudo, ausência de função do músculo isquiotibial lateral. Nos primeiros anos da adolescência, chutar e engatinhar pode produzir uma deformidade de torção tibial medial a partir da estimulação não oposta pelos músculos isquiotibiais mediais na tíbia. Esse desequilíbrio de forças musculares contribui para uma postura com os dedos do pé voltados para dentro no posicionamento em pé e durante a marcha, que pode ser observada primeiramente quando a criança realiza tração para ficar em pé e começa a excursionar.

É fundamental realizar o teste muscular manual em crianças com lesão de nível inferior, porque frequentemente há grande variação da habilidade motora no tornozelo e no pé (Quadro 6.7). Os músculos tibiais anterior e posterior, os extensores longo e curto dos dedos, os fibulares longo e curto, e os flexores dos dedos podem estar funcionais, mas as forças nesses grupos musculares variam significativamente. Caso seja encontrado um desequilíbrio significativo de força, os pacientes podem precisar usar talas durante a noite para prevenir uma perda progressiva de flexibilidade. A imobilização por tala também pode ser recomendada para manter a flexibilidade do pé até a ocasião apropriada para realização de cirurgia corretiva.

Com dorsiflexores fortes e flexores plantares ausentes, uma deformidade do calcâneo pode estar presente desde o nascimento ou pode se desenvolver no início da infância. Um arco excepcionalmente alto, uma deformidade de pé cavo, é causado pela ação não oposta dos tibiais anteriores, resultando em um pé com superfície de apoio de peso perigosamente diminuída. A distribuição do peso corporal é limitada ao calcanhar e à região plantar de apoio das cabeças dos metatarsos, e os problemas de pressão po-

---

QUADRO 6.7 ▸ Deformidades de pé comuns em pacientes com espinha bífida

Pé calcâneo, calcaneovaro, calcaneovalgo
Pé equinovaro ou pé torto
Pé equino ou pé plano
Pé valgo convexo ou pé em mata-borrão com tálus vertical
Pé cavo, arco alto com dedo em garra
Tornozelo valgo, no mediopé ou retropé

dem se desenvolver rapidamente quando a criança começa a andar. O ajuste de aparelhos e calçados pode ser difícil, e a cirurgia muitas vezes é indicada para enfraquecer ou eliminar as forças deformantes, realinhar os ossos e proporcionar uma superfície de apoio de peso maior ao longo de toda a sola do pé.[113]

Na ausência dos músculos flexores plantares (gastrocnêmios/sóleo), as várias combinações de forças e fraquezas da musculatura intrínseca podem produzir o alinhamento anormal adicional do tornozelo, pé e dedos do pé, além de anomalia das superfícies de apoio de peso. O cirurgião ortopédico pode considerar o uso de procedimentos de alongamento muscular e transferências tendíneas, como tentativa de equilibrar as forças dinâmicas em torno das articulações, ou a adoção de exercícios para os tendões, diante da impossibilidade de alcançar o equilíbrio muscular ativo. A meta é conseguir um pé plano que se ajuste facilmente ao aparelho e aos calçados.[113,114] Segundo Torosian e Dias, as deformidades do pé constituem o problema de membro inferior mais comum na população de indivíduos com espinha bífida. As deformidades do pé causam dor, interferem no ajuste de calçados e aparelhos, e afetam negativamente a habilidade da criança de andar.[115] Esses pesquisadores abordaram o tratamento do retropé valgo grave, contudo, os princípios são universais para todos os casos de mau alinhamento do pé. Uma deformidade leve pode ser acomodada por um aparelho, mas uma deformidade grave com insensibilidade do pé requer correção cirúrgica por ser altamente vulnerável ao desenvolvimento de feridas de compressão e ulceração.

A deformidade do pé torto (pé equinovaro) é a deformidade de pé mais frequente com necessidade de correção cirúrgica para crianças com nível motor L-4 ou L-5 (Fig. 6.20). O diagnóstico e tratamento do pé torto tem levado a uma extensa discussão, porém, a maioria dos cirurgiões atualmente segue um protocolo que inclui manipulação suave e enfaixamento já nas primeiras semanas de vida do bebê, seguidos da aplicação de imobilização por tala bem acolchoada, em vez de engessamento seriado. O engessamento foi usado extensamente ao longo dos últimos anos, e a mudança de abordagem se deu em resposta ao desenvolvimento de problemas decorrentes da pressão sobre proeminências ósseas, associado ao aparecimento de irritação e rachaduras na pele. O engessamento é igualmente impreciso em termos de aplicação de pressões apropriadas em um pé pequeno com essa deformidade multiplanar. O pé torto costuma ser bastante resistente ao tratamento conservador e a correção cirúrgica pode ser inevitável. A recorrência de uma deformidade de pé torto, secundária ao tratamento conservador ou à correção cirúrgica incompleta, pode chegar a 68% e levar ao desenvolvimento de problemas cutâneos resultantes da dificuldade de ajustar aparelhos e calçados.[113] Os exercícios de alongamento passivo suave no pós-operatório para manter a flexibilidade do pé e um aparelho bem acolchoado devidamente ajustado são importantes, embora uma cirurgia adicional que corrija totalmente a deformidade se faça necessária no futuro. Foi relatado que, quando o alongamento do tendão é usado em vez da excisão de tendões, a deformidade tende mais a recorrer. Como as crianças com esse nível de paralisia motora quase sempre necessitam de aparelho para estabilização do tornozelo e do pé para a marcha, a excisão de tendão não exerce impacto funcional sobre o nível de potencial para uso de aparelho ou deambulação da criança. O mediopé desse tipo de deformidade tem uma dobra medial proeminente, enquanto o antepé é aduzido. Com a cirurgia, o pé alonga conforme seu alinhamento melhora. Antes da operação, os pais podem ser instruídos a realizar alongamentos suaves e frequentes da pele e das estruturas de tecido mole, em especial da face medial do pé, e também da face posterior, no tendão do calcâneo encurtado. Foi constatado que isso ajuda a prevenir a deiscência da ferida, uma complicação subsequente à cirurgia, quando a pele é alongada até ficar fina e tensionada, para cobrir o pé que ficou mais comprido ao ser corrigido. Quanto mais flexível for o tecido mole antes da cirurgia, menor é a probabilidade de que isso venha a ocorrer.[24,67,116,117]

Com relação à cirurgia de redução do quadril para crianças com nível motor L-4 ou L-5, a discussão continua. Ao decidir sobre um curso de tratamento, a discussão deve enfocar a função motora da criança, incluindo a força do membro inferior e as habilidades de desenvolvimento, além do potencial da criança de andar com dispositivo auxiliar *versus* de modo independente. A correção cirúrgica é considerada contraindicada se houver necessidade de usar aparelho e/ou dispositivo auxiliar de quadril para mobilidade sempre, porque o estado do quadril não

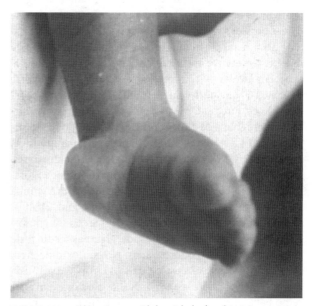

FIGURA 6.20 ▶ Pé equinovaro (deformidade do pé torto) em neonato. A bebê será tratada com enfaixamento seriado para promover o alongamento suave das estruturas de tecido mole em uma posição mais neutra, seguido de cirurgia.

afetará esses parâmetros. Por outro lado, a correlação cirúrgica pode ser considerada para a criança com bom controle motor do tronco e músculos quadríceps e glúteo médio fortes. Se essa criança conseguir andar com alguma configuração de aparelho OTP ou OJTP e sem dispositivo auxiliar, o cirurgião pode optar por tratar o quadril da criança, a fim de prevenir ou corrigir os desvios de marcha que possam vir a comprometer a futura caminhada independente da criança. A cirurgia também pode ser considerada para prevenir alterações degenerativas no quadril instável. Muitos cirurgiões argumentam que as luxações bilaterais do quadril jamais devem ser cirurgicamente reparadas, temendo que as complicações pós-operatórias acabem sendo mais prejudiciais, com ganhos funcionais mínimos e maior potencial para diminuição da marcha em fases posteriores da vida. Uma luxação unilateral em geral somente é corrigida na criança com baixo nível de inervação e função intacta do SNC, que tenha potencial para deambulação com aparelho curto e sem dispositivo auxiliar.[24,67,118]

A partir desta seção do capítulo e da literatura, é evidente que o tratamento das luxações de quadril muitas vezes é assunto confuso e controverso para crianças com lesão lombar baixa. O fisioterapeuta pode exercer papel importante ao auxiliar o médico a identificar as forças e fraquezas musculares da criança, bem como suas habilidades na posição vertical, alinhamento do tronco e pélvico, e habilidade motora grossa geral. Essa informação pode então capacitar o médico a avaliar melhor as opções de tratamento e tomar decisões consoantes. É amplamente aceito que a função (e não os achados do exame de raio X) deve guiar essa decisão importante.

Crianças com paralisia em L-4 ou L-5 e deficits significativos do SNC podem ser incapazes de controlar o tronco nas posições verticais ou de mover bem as pernas. Essa falta de movimento muitas vezes transmite a impressão de que existe um nível mais alto de paralisia. O fisioterapeuta e a família devem continuar suas tentativas de remediar os efeitos de qualquer deficit do SNC, melhorando a coordenação e a força antigravitária da cabeça, ombros e tronco. Um programa de posicionamento vertical pode ser iniciado com a *Toronto A-frame*, avançar para parapódio e, em seguida, OMR para treino de marcha, quando viável. Esses dispositivos de posicionamento vertical podem oferecer um reforço psicológico e motivacional para a família e a criança que apresenta retardo na aquisição das habilidades motoras grossas. Se o treino de marcha for conduzido de forma paciente e ponderada, algumas medidas de sucesso podem ser concretizadas. No contexto de erro, uma criança com baixa estabilidade do tronco e paralisia lombar inferior pode passar por ajustes para usar um aparelho baixo demais, com base unicamente no teste muscular de membro inferior. Esses equipamentos ortóticos inapropriados e as resultantes tentativas inefetivas de treino de marcha podem acarretar frustração substancial a todos os envolvidos. Para evitar essas situações, o uso de OMR parece proporcionar benefícios significativos para esse grupo de crianças que, assim, poderão evoluir para um aparelho com suporte em nível inferior no futuro, à medida que suas habilidades melhorarem.[108-110]

Crianças com lesão em L-4 a L-5 e sem nenhum deficit do SNC evidente podem receber um aparelho de acordo com suas necessidades (Tab. 6.3). Muitas crianças nesse nível tentam ficar em pé ou já conseguem dar impulso para ficar em pé por volta dos 10 a 12 meses de idade, e não precisarão de *A-frame*. Se a criança consegue controlar os joelhos na posição vertical, pode seguir diretamente para uma OTP (Fig. 6.21). Embora algumas crianças nesse nível motor venham a ser capazes de ficar em pé e começar a andar sem suporte para o pé, a OTP estabilizará o tornozelo para a posição de apoio e marcha, e também ajudará a normalizar os parâmetros de marcha, aumentando a velocidade de deambulação e o comprimento da passada, diminuindo o tempo de suporte duplo e o consumo de oxigênio. A órtese também ajudará a controlar a articulação talocalcânea, prevenindo o valgo do calcanhar, e controlará a adução/abdução do antepé. É preciso ter sempre em mente que a OTP é ajustada a 90 graus para conferir à criança uma base sólida para ficar em pé e não permitir a flexão no tornozelo, que seria traduzida em flexão proximal compensatória dos joelhos e quadris.[24,67,119] "Cabos de torção" podem ser adicionados se for observada rotação tibial ou femoral quando a criança estiver em pé. Trata-se de um mecanismo simples com uma faixa de cintura e um cabo que desce por cada lateral, se fixando à face lateral proximal de cada OTP. Os cabos são ajustados para corrigir a quantidade de força rotatória, para alinhar melhor os ângulos de progressão do pé em cada perna. A rotação medial, que emana de forças desiguais no quadril ou atrás do joelho, é bastante comum nesse nível de lesão (Fig. 6.22). Entretanto, a rotação lateral de ambas as pernas ou uma combinação de rotação medial de uma perna e rotação lateral da outra também pode ser observada. Os cabos de torção podem ser ajustados para controlar qualquer uma dessas combinações e são valiosos no alinhamento da parte inferior da perna, para obtenção de uma marcha mais segura e estética. Os cabos de torção devem ser sempre presos a ambas as OTP e não podem ser presos unilateralmente. Quando uma perna dispensa correção, então o cabo do lado correspondente pode ser ajustado em posição neutra. Os cabos de torção também podem diminuir alguns desvios em varo ou valgo da fase de apoio no joelho, que são vistos no membro com torção excessiva. Os cabos de torção podem prevenir o superalongamento de estruturas ligamentares frouxas no joelho, caso a criança tenha de continuar andando com as pernas desalinhadas. Ao longo do tempo, com ajuda dos cabos de torção, a criança pode aprender a controlar desvios rotacionais mínimos de forma independente e assim evitar a correção cirúrgica. Entretanto, por fim, a cirurgia para desfazer a rotação das

TABELA 6.3 ▶ Tratamento ortótico para lesões em L-4 a L-5 e lesões motoras sacrais		
	L-4 a L-5	Sacral
Presença de músculos	Adutores e flexores do quadril Quadríceps Isquiotibiais mediais Tibial anterior Uma parte do glúteo médio Uma parte dos intrínsecos do pé	Todos, com a possível exceção do glúteo máximo, grupo gastrocnêmio/sóleo e intrínsecos do pé
Equipamentos ortóticos pré-deambulação	Toronto *A-frame* (algumas crianças podem realizar tração para ficar em pé, se esquivar da armação e começar com o aparelho*)	Geralmente, nenhum é necessário*
Aparelho de deambulação	OMR, se houver deficits do SNC OJTP com quadríceps enfraquecido OTP com equilíbrio do tronco satisfatório, com ou sem "cabos de torção", se houver torção*	OTP com gastrocnêmio/sóleo enfraquecido ou marcha agachada Alguns não necessitam de aparelho, mas o uso de palmilha pode ajudar a manter o alinhamento apropriado do pé
Dispositivos auxiliares	Começar com andador giratório e avançar para muletas. Uma marcha independente é possível para alguns, em geral com movimentação lateral do glúteo médio e lordose lombar	Possibilidade de usar andador no início; a maioria avança para marcha independente*
Nível funcional esperado	Deambulador ao longo da vida, a menos que haja aumento do peso corporal; contraturas por flexão; estado precário do SNC; complicações adicionais podem diminuir o estado deambulador	Marcha independente com desvios moderados a mínimos, com base nos padrões de enfraquecimento

*Controle da parte superior do corpo e do estado do SNC pode modificar esses níveis.
OTP, órtese de tornozelo-pé; SNC, sistema nervoso central; OJTP, órtese de joelho-tornozelo-pé; OMR, órtese de marcha recíproca.

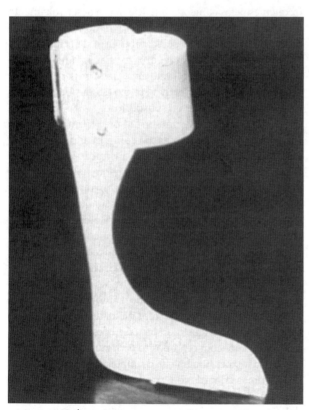

FIGURA 6.21 ▶ Órtese de tornozelo-pé plástica alinhada a 90 graus ou em posição neutra.

pernas será indicada para a maioria das crianças. A cirurgia geralmente é recomendada aos 6 anos de idade. O procedimento deve corrigir a rotação óssea em sua fonte, seja o fêmur ou a tíbia. Se a rotação for na parte inferior da perna, é realizada a transferência tendínea dos músculos isquiotibiais mediais ativos e não opostos para uma orientação mais na linha mediana atrás do joelho, de modo que a nova deformidade tibial seja minimizada.[67]

Uma OJTP pode ser usada para crianças com quadríceps enfraquecidos que têm dificuldade para manter a extensão unilateral ou bilateral do joelho ao assumirem a posição vertical. Muitos aparelhos que cruzam a articulação do joelho são fabricados com tiras que atravessam a coxa e a parte inferior da perna. A autora deste capítulo constatou que a adição de um coxim de joelho/patelar verdadeiro ajudará a manter melhor a extensão do joelho e, ao mesmo tempo, reduzirá a pressão exercida ao longo das tiras que atravessam a coxa e a tíbia. Essa redução da pressão diminui a probabilidade de rachaduras na pele nesses locais. Embora um coxim no joelho aumente o tempo gasto na colocação e remoção do aparelho, trata-se de um componente valioso que garante a extensão verdadeira do joelho que não seria proporcionada pelas tiras mais proximais e distais isoladamente. Em algumas crianças que deambulam com o uso de aparelho somente com tiras de coxa e tíbia, um deslocamento posterior da tíbia em rela-

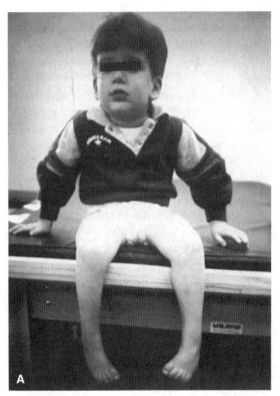 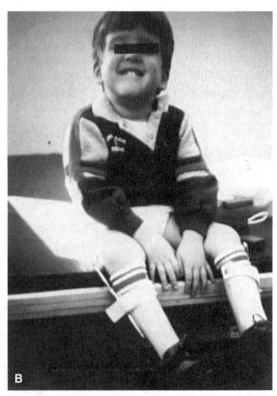

FIGURA 6.22 ▶ (**A, B**) Criança com nível motor L-4 a L-5 e dedos do pé significativamente voltados para dentro. Cabos de torção são presos em uma órtese de tornozelo-pé para controlar a rotação ou torção até que haja indicação para cirurgia.

ção ao fêmur pode ocorrer quando uma força de flexão excessiva é exercida na tira tibial durante o posicionamento em pé. O coxim patelar previne isso. Deve ser notado que, se a flexão do joelho for observada em um lado quando a criança fica em pé e anda, antes de considerar a OJTP, é preciso primeiro excluir a possibilidade de discrepância de comprimento das pernas, que faria a perna mais longa ser flexionada.[24,67]

Alguns clínicos usam uma órtese de "reação ao solo" ou "antiagachamento" para crianças com dificuldade para realizar a extensão do joelho. Essa órtese é uma OTP padrão dotada de uma cápsula anterior que deve facilitar a extensão do joelho na batida do calcanhar. Teoricamente, a órtese é robusta e tem sido usada com êxito em outras incapacitações motoras. Entretanto, os problemas de compressão excessiva ao longo da tíbia anterior óssea e subsequente rachadura da pele têm levado alguns centros a evitarem o uso desse aparelho na população de indivíduos com espinha bífida.

Um estudo apresentado por Hunt et al. explorou o uso de uma OTP articulada que limitava a mobilidade no tornozelo a partir de 5 graus de dorsiflexão a 10 graus de flexão plantar, em vez do típico tornozelo sólido. Nesse estudo, foi demonstrada uma influência positiva sobre a velocidade da caminhada. Portanto, esse aparelho pode justificar pesquisas adicionais.[120] A permissão de dorsiflexão no tornozelo que produz flexão consistente do joelho pode ter de ser monitorada pela família e reavaliada a intervalos mais frequentes pelos clínicos a fim de evitar o desenvolvimento de contraturas por flexão do joelho ou do quadril que limitarão as habilidades de deambulação da criança. Seja qual for a órtese escolhida, uma avaliação cuidadosa do padrão de marcha resultante deve determinar o sucesso ou a falha de um dispositivo em particular, bem como a necessidade de revisão ou substituição.

A criança com nível motor L-4 ou L-5 muitas vezes é capaz de iniciar a deambulação com um andador giratório depois de ver uma breve demonstração na clínica. O treino com muletas para crianças pequenas, antes dos 6 anos de idade, frequentemente exige envolvimento maior e é mais demorado, e muitos clínicos acreditam que as muletas são desaconselhadas até a criança alcançar um nível razoável de habilidade e autoconfiança com um andador. A criança deve ter um alcance de atenção suficiente para ser beneficiada por sessões de curta duração de treinamento com muletas, sem vivenciar frustração excessiva. A única experiência bem-sucedida que o autor verificou com o uso de muletas antes dos 5 anos de idade foi com um paciente cuja mãe era fisioterapeuta. Ela estava comprometida e diligente com o propósito de fazer o filho entrar no jardim da infância totalmente deambulador e independente.

Algumas crianças com paralisia em L-4 a L-5 tentarão deambular de forma independente, sem assistência. O padrão de marcha dessas crianças geralmente inclui a parte lombar da coluna hiperlordótica e um balanço do glúteo médio de um lado para outro que podem se tornar bastante graves conforme a criança cresce. O grau desses desvios depende da força dos extensores e abdutores do quadril em relação aos flexores e adutores do quadril, bem como da estabilidade e controle do tronco e da altura da criança. A marcha melhorará quando uma força abdominal e dorsal satisfatória puder ajudar a manter o melhor alinhamento da parte lombar da coluna e da pelve. Entretanto, sempre será observado algum grau de desvio quando houver enfraquecimento e/ou desequilíbrio muscular em torno das articulações do quadril. Também pode haver rotação lateral secundária e deformidades em valgo nos joelhos e tornozelos, com a marcha sem suporte. Por esse motivo, os fisioterapeutas devem sustentar vigorosamente o uso contínuo de um dispositivo auxiliar no decorrer da infância e adolescência para prevenir o superalongamento das estruturas de tecidos moles, bem como alterações artríticas nas articulações acompanhadas de dor. É imperativo realizar a prevenção ou minimização desses problemas, porque eles podem levar à diminuição ou perda total das habilidades de marcha em fases tardias da vida da criança.

As contraturas por flexão do quadril moderadas a graves constituem o principal fator de influência que leva à deterioração das habilidades de deambulação nessas crianças. As contraturas por flexão do quadril de 20 graus ou mais, com o uso de OTP e muletas, podem diminuir a velocidade da marcha em até 65%. Por esse motivo, apesar do alto grau de atividade demonstrado por muitas crianças com lesão lombar baixa, os exercícios de AM continuam sendo importantes. Um programa de posicionamento em decúbito ventral também é útil para contrabalançar a postura hiperlordótica da coluna vertebral e a flexão dos quadris observada durante a deambulação. O posicionamento em decúbito ventral por períodos prescritos ao longo do dia, bem como durante a noite, pode minimizar o desenvolvimento de contraturas por flexão do quadril. Devem ser incluídas atividades destinadas à manutenção da mobilidade da coluna e para prevenção da coluna vertebral lordótica fixa. As atividades realizadas em decúbito dorsal e na posição sentada, para abordagem da força muscular abdominal, que influenciará o equilíbrio e o alinhamento da coluna, também são recomendadas para um programa abrangente de longa duração na escola e em casa.[77,81,67,105,114,117]

Crianças com paralisia ao nível sacral

A criança com lesão ao nível sacral apresentará um grau maior de função muscular ao longo dos membros inferiores em comparação à criança com qualquer outro nível motor. Entretanto, assim como acontece com os outros níveis, continua havendo variação considerável entre as crianças desse grupo. As forças musculares em torno dos quadris e dos joelhos apresentam melhor equilíbrio, com inervação total ou parcial dos principais grupos musculares. Nos níveis motores S-1 e S-2, espera-se encontrar mús-

culos flexores do joelho e glúteos médios fortes, enquanto os músculos glúteo máximo e gastrocnêmios/sóleo estão presentes, mas podem estar enfraquecidos. Crianças com níveis motores S-2 a S-3 apresentam inervação de toda a musculatura dos quadris, joelhos e tornozelos, sendo possível esperar forças "razoáveis" a "boas". A incidência de subluxação e luxação do quadril é menor nessa população do que em níveis motores mais altos. Quando ocorre a luxação, a intervenção cirúrgica é recomendada primariamente para evitar dor articular mais tarde, reduzir a flexão lateral do tronco e melhorar a biomecânica da marcha da criança.[106] Não deve haver desenvolvimento de contraturas significativas por flexão do quadril, e as torções anormais do fêmur e da tíbia não são tão prevalentes quanto nas lesões de nível mais alto. Graças à musculatura adicional disponível nas articulações proximais, através do tronco, quadris e joelhos, o padrão de marcha da criança com inervação sacral será mais estreitamente parecido com uma marcha típica, ainda que desvios leves a moderados continuem sendo observados.

O teste muscular manual demonstra que as variações encontradas nessa população são maiores no pé e tornozelo, com observação de fraqueza no grupo gastrocnêmios/sóleo. A força dos flexores dos dedos pode estar presente e promover certo grau de flexão plantar secundária do tornozelo, embora geralmente esses músculos não sejam fortes o suficiente para compensar gastrocnêmios/sóleo enfraquecidos e estabilizar o tornozelo durante a posição de apoio e ao longo do ciclo de marcha. Como resultado, as OTP serão indicadas para a maioria dessas crianças. Se houver músculos flexores plantares fortes presentes, é possível que não haja necessidade de suporte externo enquanto a criança for jovem, porém, o monitoramento frequente se faz necessário em especial durante os períodos de crescimento rápido e ganho de peso. Os gastrocnêmios/sóleo podem ser fortes o bastante para estabilizar adequadamente a tíbia de uma criança pequena para ficar em pé e andar curtas distâncias, mas pode não ser forte o suficiente para uma criança ativa maior, mais alta e mais pesada. Os desvios de marcha podem começar a emergir à medida que a criança cresce. Conforme o braço de alavanca do músculo se alonga, o resultado pode ser uma diminuição da eficiência muscular. A perda de vantagem mecânica no tornozelo implica a necessidade de força extra para estabilização, que estará indisponível em um músculo parcialmente inervado. Os gastrocnêmios/sóleo ajudam a controlar o movimento para a frente da tíbia sobre o pé por meio dos componentes da fase de apoio. Quando a força é inadequada, pode haver desenvolvimento de uma marcha agachada, porque é permitido que a tíbia role demais e muito rapidamente para a frente, forçando o pé em dorsiflexão com o quadril e o joelho em flexão compensatória. Portanto, a criança deve ser sempre observada na posição em pé estática e na marcha dinâmica a cada sessão de fisioterapia ou consulta clínica. As contraturas por flexão, ainda que inesperadas em crianças com lesões ao nível sacral, podem se desenvolver quando essa postura flexionada não é remediada. O gasto energético adicional da caminhada com deformidade em flexão também diminuirá a capacidade de deambulação. O alongamento cirúrgico dos músculos isquiotibiais encurtados é incomum, mas pode ser necessário em consequência dessas alterações que envolvem a marcha. Desse modo, um indivíduo previamente deambulador independente pode passar a necessitar de dispositivo auxiliar de suporte. A marcha agachada e seus problemas associados podem ser prevenidos simplesmente com o uso de uma OTP de tornozelo fixa assim que a criança apresentar necessidade. A criança cuja postura é mantida por uma órtese pode então passar por breves períodos de tempo sem aparelho, para comparecer a uma festa ou evento especial, sem comprometimento do potencial futuro.[67] A criança com um nível motor sacral não é intacta como se pensava anteriormente, antes da viabilização de testes mais precisos e do monitoramento frequente de fisioterapia. Embora as questões que possam se desenvolver não sejam tão graves quanto nas crianças com paralisia em nível mais alto, esses problemas não são benignos.

Conforme a nossa profissão adquire mais experiência na abordagem dos problemas do pé e tornozelo, a criança com lesão ao nível sacral pode ser beneficiada pelo uso de calçados ortóticos moldados colocados na cápsula da OTP. Esse arranjo pode abordar mais precisamente quaisquer desalinhamentos do retropé e do mediopé que possam surgir conforme a criança cresce e os desequilíbrios da musculatura intrínseca do pé se tornam mais pronunciados. As OTP com articulações de tornozelo ou uma OTP fabricada com material mais flexível, que permita a dorsiflexão limitada e controlada com flexão plantar assistida, podem ser indicadas para uma criança específica que venha a ser beneficiada pela oportunidade de ter uma marcha mais dinâmica, permitindo assim uma melhor utilização da musculatura ativa no tornozelo e no pé.[120,121]

Em comparação com a criança com paralisia motora mais alta, a criança com lesão sacral pode não aparentar que necessita de intervenção terapêutica. Entretanto, essa criança pode exibir alguns desvios de marcha leves a moderados que podem ser minimizados ao longo do crescimento, e é capaz de participar do programa de terapia. Benefícios podem ser obtidos com a terapia para "ajuste fino" da marcha da criança. Esse programa pode ser instituído durante sessões ocasionais, ao longo de um determinado intervalo de tempo, com períodos mais breves de intervenção mais intensa, caso seja observada deterioração, em especial após um estirão de crescimento que possa afetar negativamente o alinhamento da criança. Recomenda-se o fortalecimento abdominal, sobretudo dos oblíquos do abdome e também do reto do abdome, e o fortalecimento dos extensores do tronco e dos membros. A criança também deve manter o alinhamento correto dos ombros, tronco, pelve e membros durante a posição em pé e a deambu-

lação. Estímulos táteis, verbais e visuais podem ser usados para ajudar a criança a aprender e manter uma postura adequada por períodos progressivamente mais longos. As crianças envolvidas em um programa como esse ainda podem exibir seus padrões de marcha anormais na maior parte do tempo, quando não pensam sobre como está a própria aparência. Por outro lado, conforme amadurece, a criança pode desejar andar com um padrão correto, ainda que por um breve período. A criança então terá a habilidade e a força muscular necessárias para conseguir isso. Um paciente com quem esta autora trabalhou corria pelo *playground* da escola com flexão lateral de tronco moderada, lordose lombar grave e rotação medial bilateral das pernas a cada passo. Ao entrar na área clínica, porém, ele conseguia alinhar o tronco e manter uma postura ereta simétrica, com os dois pés apontando para a frente, passar pela equipe e se exibir. A mãe dele sempre comentava ter esperança de que o filho conseguisse caminhar até o altar em seu casamento daquele modo.

É um prazer trabalhar com uma criança que pode alcançar um alto nível de função motora. O processo de trabalhar com uma criança como essa é também uma oportunidade educacional para o clínico. O fisioterapeuta pode aprender a observar mais de perto a criança, analisar desvios de marcha sutis e determinar as fontes de enfraquecimento do tronco e de membros que contribuem para os desvios, para que um plano de intervenção apropriado possa ser elaborado. O desvio é decorrente de paralisia muscular, enfraquecimento, tônus diminuído ou postura habitual precária? A adição ou modificação para uso de aparelho ou dispositivo auxiliar resolverá o problema? Qual será o papel do exercício? O desenvolvimento de habilidades observacionais cuidadosas e críticas por fim beneficiará todos os pacientes, não só aqueles com espinha bífida (Fig. 6.23).

Muitos fatores do SNC, biomecânicos e neuromusculares que influenciam negativamente a aquisição das habilidades de mobilidade não são tão prevalentes em crianças com paralisia ao nível sacral, em comparação com as crianças que têm níveis mais altos de paralisia. Poucas crianças com lesão sacral têm hidrocefalia e necessitam de válvula, e poucas exibem hipotonia patológica significativa que afeta o desenvolvimento e a função motora grossa. Como resultado, crianças com paralisia sacral que apresentam instabilidade de quadril ou desvios em outras articulações geralmente são tratadas de modo agressivo, para terem preservado o potencial de deambulação em comunidade ao longo da vida.[24,67]

O uso de um dispositivo de pré-deambulação ou de posicionamento em pé pode ser desnecessário para a criança ao nível sacral se ela estiver desenvolvendo respostas de equilíbrio fortes no tronco e exibir movimentos de boa qualidade. É possível que a criança já dê impulso para ficar em pé por volta dos 10 a 12 meses de idade, como esperado para uma criança típica. Uma tala para o pé, co-

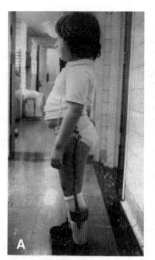 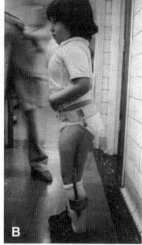 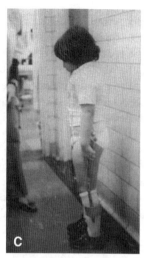

FIGURA 6.23 ▸ Menina de 9 anos com nível motor S-1. **A:** Marcha independente alcançada com órteses de tornozelo-pé e osciladores. Note o alinhamento precário e o baixo tônus do tronco, bem como a inclinação pélvica anterior com flexão do quadril. **B:** Após um programa em longo prazo de exercícios ativos para as áreas problemáticas, a menina trabalha duro para alinhar corticalmente o tórax e a parte lombar da coluna, bem como melhorar o alinhamento pélvico. **C:** O sucesso crescente com postura correta mantida durante a marcha é o próximo objetivo.

mumente fabricada para uso noturno destinada a manter o alinhamento, também pode ser usada durante o dia para estabilizar um tornozelo enfraquecido, permitindo que a criança fique em pé enquanto aguarda o aparelho definitivo, caso haja necessidade. Com o nível maior de atividade funcional desse grupo de crianças, ainda é preciso ter o cuidado de monitorar o ajuste de todos os aparelhos e calçados, porque os deficits sensoriais, em especial no pé, continuam sendo preocupantes.

Para a criança com dificuldades que envolvem o SNC, é possível seguir o mesmo curso de intervenção que seria prescrito para uma criança com lesão em nível mais alto. O programa deve incluir atividades que abordem a força de flexão e de extensão contra a gravidade através da cabeça e do tronco, bem como as reações de balanço e equilíbrio em todas as posições. O programa também deve incluir exercícios passivos e ativos para os membros inferiores, para prevenir contraturas articulares, bem como um programa de posicionamento vertical e uso de equipamentos ortóticos baseado no nível de habilidade da criança.[67,89-93]

Análise de marcha tridimensional

O desenvolvimento de uma tecnologia de análise de marcha mais sofisticada e prontamente disponível está fornecendo informações objetivas que permite aos fisioterapeutas, especialistas em equipamentos ortóticos e cirurgiões ortopédicos visualizarem e compreenderem com mais precisão os desvios e parâmetros de marcha apresentados pelo paciente com espinha bífida. Crenças amplamente aceitas e protocolos de tratamento desenvolvidos unicamente com base em evidência não científica agora podem ser validados, modificados ou descartados por meio da utilização da informação tridimensional fornecida pela análise de marcha. As prescrições de equipamentos ortóticos podem ser mais bem ajustadas para as necessidades específicas da criança quando os efeitos da órtese podem ser conhecidos, especialmente na cinemática de plano sagital, velocidade da caminhada e progressão das forças de reação ao solo ao longo do pé, bem como nos três planos de movimento da pelve, quadris e joelhos. Vankoski et al., do laboratório de marcha do Lurie Children's Hospital of Chicago, constataram que a comparação dos exames de marcha de crianças com espinha bífida aos parâmetros de marcha de indivíduos típicos não fornece informação mais significativa para orientação e avaliação dos planos terapêuticos.[122,123] Em vez disso, foi constatado que crianças com espinha bífida em determinado nível de lesão apresentam padrões de marcha característicos que são razoavelmente homogêneos. Esses padrões identificáveis se tornaram a linha de base a partir da qual as comparações podem ser feitas, permitindo que os clínicos se concentrem em metas realistas para o paciente, baseadas em seu nível motor e façam avaliações mais razoáveis do resultado das intervenções, sejam conservadoras ou cirúrgicas. Ounpuu et al. observaram que na ausência dos músculos glúteo médio, glúteo máximo e flexores plantares do tornozelo, certos movimentos compensatórios na pelve e no quadril se mostraram consistentemente presentes para permitir que as crianças mantivessem a deambulação sem uso de dispositivo auxiliar. Esse padrão de marcha da criança com lesão no nível lombossacral é caracterizado pelo movimento pélvico exagerado e por obliquidade pélvica, aumento da abdução do quadril na fase de apoio, aumento da flexão do joelho na fase de apoio, joelhos valgos e aumento da dorsiflexão do tornozelo.[124,125] Em outro estudo,

Williams et al. relataram a incidência de 24% de dor tardia no joelho em pacientes deambuladores com lesão ao nível lombossacral. Foi constatado que joelhos valgos, que causam desconforto, resultam de uma combinação de rotação medial da pelve e do quadril com a flexão do joelho na fase de apoio.[126] O uso da análise de marcha para detecção antecipada desses movimentos anômalos do joelho pode direcionar o clínico para o tratamento mais apropriado – seja uma intervenção cirúrgica, como uma osteotomia derrotativa tibial, ou o uso de OJTP para sustentar o joelho em extensão e evitar dor e deterioração articular. Também foi constatado que o uso contínuo de muletas é importante para impedir a ocorrência de alterações articulares artríticas e de dor nessa população. Ainda que as crianças tivessem sido capazes de andar sem assistência no início da vida, o uso contínuo de muletas diminuiu a amplitude de movimentos exagerada e a sobrecarga articular ao longo da parte lombar da coluna, pelve, quadris e joelhos, ajudando a diminuir os desvios de marcha e a minimizar a dor naquelas áreas.[121-123] A análise dos efeitos de uma OTP sobre a marcha mostrou que, em muitas das crianças examinadas, houve menor imposição de sobrecarga sobre o joelho na ausência de aparelho do que com o aparelho. Isso foi especialmente válido para crianças com lesões ao nível de L-4 até o nível sacral.[127] Esse estudo certamente não é uma indicação para a suspensão do uso de aparelhos em crianças com paralisia de nível lombar ou sacral, porque os desvios de marcha que viriam a surgir poderiam ser bem mais desastrosos. Em vez disso, espera-se que esse tipo de análise leve ao desenvolvimento de novos equipamentos ortóticos que proporcionem o controle necessário do tornozelo e, ao mesmo tempo, evitem as influências negativas sobre as articulações mais proximais. A análise tridimensional da marcha tem deslocado o foco nitidamente dos achados de raio X para as habilidades funcionais da criança como parâmetro para medir o êxito das intervenções.[107]

Por fim, é interessante observar que mesmo com a alta tecnologia disponível nos laboratórios de marcha de muitas instituições, o teste muscular manual e a avaliação motora grossa realizados pelo fisioterapeuta continuam sendo componentes importantes da avaliação da criança para o desenvolvimento bem-sucedido de um plano de tratamento ortopédico.

Engessamento subsequente à cirurgia ortopédica

Anteriormente, neste mesmo capítulo, foram mencionadas várias deformidades comumente associadas a diferentes níveis motores, bem como alguns dos procedimentos cirúrgicos usados para corrigi-las. Após a maioria desses procedimentos, a criança deve ser imobilizada com gesso por determinado período para permitir que o sítio cirúrgico cicatrize sem ser perturbado. Esse período pode variar de 2 a 3 semanas após a cirurgia de tecido mole, 6 a 8 semanas para procedimentos ósseos, como uma osteotomia pélvica, e até períodos ainda mais longos. O engessamento e a imobilização associada jamais devem ser considerados uma modalidade de tratamento benigna para crianças com espinha bífida. Sempre haverá o risco de compressão e irritação na pele insensível. Fraturas, perda da flexibilidade articular e perda das habilidades motoras grossas também são complicações possíveis. Até as crianças com deficits mínimos ou nulos do SNC exibirão perda de estabilidade postural e de força muscular antigravitária após um período de imobilização. Crianças com problemas significativos no SNC podem apresentar regressão ainda maior. É difícil ver as crianças perderem habilidades que lutaram por muito tempo para adquirir.

A maioria dos cirurgiões concorda que as crianças com espinha bífida devem permanecer engessadas pelo menor tempo possível necessário a uma cicatrização adequada.[128] Em virtude dos problemas relacionados com a imobilidade e para minimizar o número de internações e a anestesia, alguns cirurgiões tentarão realizar vários procedimentos ao mesmo tempo, para que a criança seja engessada uma única vez. O fisioterapeuta pode auxiliar a criança e seus familiares nesse período menos problemático, enquanto sustenta o fato de que a cirurgia e o período subsequente ao engessamento são partes importantes do programa de redução da deformidade da criança e manutenção ou ganho definitivo de função.[67] O objetivo deve ser fazer a criança voltar o mais rápido e seguramente possível ao seu estado pré-operatório ou alcançar um estado melhor. As recomendações para o manejo da criança engessada podem ser discutidas com a família antes da cirurgia, sempre que possível, de modo a conhecer as necessidade da criança e possibilitar uma preparação adequada em casa para o período pós-operatório. Uma criança submetida à cirurgia cria estresse adicional na rotina normal da vida familiar. Questões importantes muitas vezes são esquecidas quando a família entende pela primeira vez que a criança passará por uma cirurgia. É possível que o fisioterapeuta tenha de antecipar muitos aspectos a serem enfrentados pela família durante o período de imobilização da criança.

Muitas crianças serão imobilizadas em tala gessada para o quadril após a cirurgia pélvica ou de quadril. Se uma cirurgia unilateral for realizada, a tala de quadril total ainda poderá ser usada para estabilizar a pelve e o membro oposto, garantindo assim que não ocorra nenhum movimento no sítio cirúrgico. Com a aprovação do cirurgião, o posicionamento em decúbito ventral ajudará a prevenir rachaduras na pele em sítios ósseos, como o calcâneo e o sacro, e o decúbito ventral desafiará a criança a erguer e estender a cabeça para assistir televisão, ler ou brincar. O posicionamento em decúbito ventral em cadeira de rodas reclinada ou em *scooter board* pode conferir certo grau de mobilidade se a criança conseguir controlar a autopropulsão. Essa mobilidade também diminuirá a quantidade de transporte realizada pelos familiares. De modo similar, o posicionamento em decúbito ventral em um carrinho acolchoado para viagens ao ar livre pode ajudar a família a sobreviver durante esse período com menos ansiedade e frustração, porque a criança estará ocupada e feliz. Decorridos vários dias, o médico pode permitir que a criança fique em pé engessada, em uma posição que pode ser facilmente mantida nos horários de refeições e brincadeiras. Uma família inteligente adaptou um carrinho de mão para que uma pré-adolescente, mais alta e mais pesada, pudesse ficar em pé e se mover com segurança enquanto estava em uma tala gessada para o quadril (Fig. 6.24). Se o gesso for assimétrico, é possível escorar toalhas embaixo de um dos pés, para nivelar a criança e botas de gesso ajudarão a fornecer uma superfície antiderrapante. Para garantir a segurança da criança, será necessário incliná-la para a frente sobre uma cadeira pesada, mesa ou sofá que não se mova.

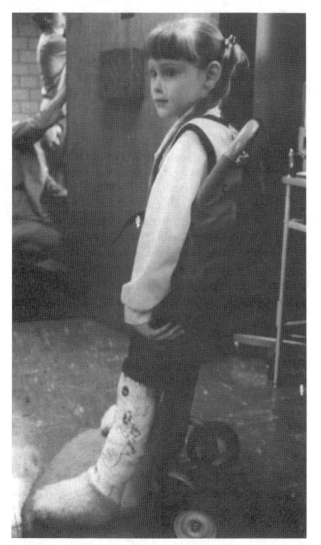

FIGURA 6.24 ▸ Um dos pais descobre uma maneira criativa e segura de posicionar verticalmente e movimentar a filha mais velha com quadril com gesso em espiga, adaptando um carrinho de mão disponível comercialmente.

Dependendo da idade da criança e do grau de confiabilidade, pode ser necessário que um familiar fique sempre com a criança para prevenir quedas, em vez de meramente supervisionar à distância. As famílias que vivem em casas com diversos andares podem ter de preparar um quarto temporário para a criança no primeiro andar. Um colchão de berço antigo ou alguns cobertores grossos colocados no chão funcionarão como uma cama confortável em curto prazo. É preciso ter cuidado para evitar abrasões nos dedos do pé quando a criança estiver em decúbito ventral, permitindo que os pés fiquem pendentes na extremidade do colchão, ou colocando alguns rolos de toalha pequenos sob os tornozelos para manter os dedos dos pés erguidos em relação à superfície. Os familiares devem ser instruídos sobre como erguer e virar a criança com segurança empregando uma mecânica corporal eficiente e, ao mesmo tempo, considerando o alinhamento da criança. Até os planos de levar a criança do hospital para casa e de atravessar a porta de entrada podem ser um desafio.

Independentemente da idade da criança imobilizada com tala gessada, períodos diários de exercício são importantes para prevenir a perda de força no pescoço e no tronco, bem como para manter as respostas de equilíbrio automáticas que serão importantes quando o gesso for removido e a criança retomar suas atividades diárias. Várias vezes por dia, a criança deve realizar exercícios de rotina com um familiar, durante 10 a 15 minutos, incluindo levantamentos em decúbito ventral para os extensores cervicais e dorsais, ombros e braços. O levantamento da cabeça em decúbito dorsal e os abdominais parciais para os flexores do pescoço e do tronco, além do posicionamento em pé com inclinação em todas as direções, completam o programa domiciliar. Conforme a criança experimenta essas atividades, os músculos se contraem no aparelho de gesso, do mesmo modo como os músculos visíveis. A atividade muscular impõe sobrecarga aos ossos dos membros inferiores e, dessa forma, diminui a desmineralização óssea e o risco de fratura quando da remoção do gesso. A instabilidade postural diminui com o fornecimento de estimulação vestibular e proprioceptiva por meio desses exercícios antigravitacionais desafiadores (Fig. 6.25). As famílias devem ser alertadas para evitar sustentar a criança em posição meio sentada por período prolongado, porque isso causará a compressão das proeminências ósseas mencionada anteriormente e pode contribuir para o aumento da cifose torácica.

A criança pode ser internada de novo por um curto período na unidade de terapia intensiva após a remoção do gesso. Se a terapia for administrada no contexto de internação ou ambulatorial, a meta deve ser garantir a retomada rápida e segura da função pela criança após a remoção do gesso. A AM e a força no membro inferior, em especial no sítio cirúrgico, são as preocupações imediatas, aliadas à melhora das respostas de equilíbrio do pescoço e da parte superior do corpo. O retorno à função anterior pode ser

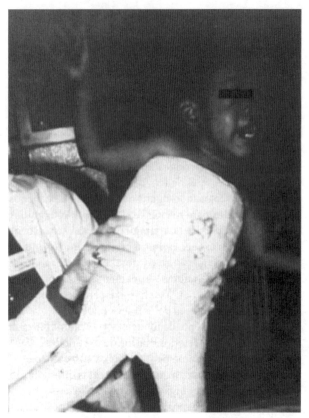

FIGURA 6.25 ▸ Criança com gesso em espiga para quadril após uma cirurgia de redução do quadril. Note como a criança é posicionada na vertical e ao mesmo tempo inclinada. A posição em pé, quando aprovada pelo cirurgião e cerca de 10 dias após a cirurgia, é um aspecto importante do programa de assistência domiciliar.

alcançado em um curto espaço de tempo, desde que o fisioterapeuta estabeleça como alvos todas as necessidades da criança e não só a AM do membro inferior.

Se a criança tem uma lesão em nível alto, é possível que a cirurgia tenha sido realizada para ganhar flexibilidade passiva para o melhor alinhamento do membro e para ajuste do aparelho. Para essa criança, uma revisão dos exercícios de AM com os pais, uma avaliação ortótica e uma revisão das atividades para melhorar ainda mais o controle sobre a parte superior do corpo podem ser tudo que será necessário após a remoção do gesso. A criança então pode ser monitorada, até alcançar a função adequada, por meio de uma clínica ambulatorial, estabelecimento da comunidade ou programa de fisioterapia escolar.

A criança com lesão torácica ou em nível lombar alto, que apresenta perda significativa de movimento no quadril ou no joelho, apresenta risco de fratura. Uma internação breve pode ser indicada para recuperar a mobilidade perdida. A criança também pode ser enviada para casa com uma tala ou aparelho de gesso bivalve que deve ser usado na maior parte do tempo e removido para um programa de exercícios de AM frequentes e de atividades sedentárias, até a amplitude ser recuperada, se houver complacência por parte dos familiares. Algumas crianças são imobilizadas na OQJTP, e não em gesso, após o alongamento dos tecidos moles ou de um tendão, para permitir que os pais realizem os exercícios leves de ganho de AM e sustentem a criança em pé durante o processo de cicatrização.

Os procedimentos para recolocação ou estabilização da(s) articulação(ões) do quadril em crianças com lesões em L-4, L-5 ou sacrais incluem o alongamento simples do tendão, osteotomia femoral ou pélvica, ou o procedimento mais complexo de Lindseth, que envolve transferência muscular de uma parte dos oblíquos externos para o fêmur lateral. Os candidatos a esse procedimento são crianças com potencial de marcha independente e SNC intacto. A internação hospitalar após a remoção do gesso subsequentemente a esse procedimento pode ser necessária para garantir que a mobilidade articular e as habilidades de equilíbrio voltem a ser seguras e aceitáveis, e que a criança retome a deambulação sem dispositivo auxiliar. A concentração em atividades de fortalecimento do tronco ajuda os músculos transferidos a recuperarem seu papel de estabilização do tronco e da pelve, e a meta funcional é eliminar a flexão de tronco lateral excessiva durante a marcha observada antes da cirurgia.

A reduzida mobilidade na parte lombar da coluna e nos membros inferiores é comum após um período longo de engessamento. Após a remoção do gesso, muitas vezes é difícil para a criança alcançar 90 graus de flexão do quadril para conseguir um alinhamento satisfatório na posição sentada, em virtude do encurtamento adaptado dos músculos isquiotibiais e extensores do quadril. A rigidez do quadril e da parte inferior do dorso fazem a pelve balançar posteriormente, com uma cifose torácica secundária que requer atenção. Atividades leves são indicadas para aumentar a força e a mobilidade da pelve e do quadril. Trabalhar com a criança para sentar-se gradativamente e manter a extensão torácica ativa com flexão ativa do quadril ajudará a criança a voltar e permanecer em alinhamento de 90 graus. É mais seguro ajudar a criança a trabalhar na manutenção ativa de uma posição sentada mais ereta para ganhar flexibilidade do que apenas realizar a movimentação passiva dos membros e possivelmente tracionar demais um osso frágil. Também é preciso ter o cuidado de não permitir que a criança sente-se com o tronco fletido por períodos prolongados, para que esse alinhamento incorreto não se torne habitual e compense a amplitude limitada das articulações do quadril.

Os pais devem ser alertados para proibir inicialmente a criança de engatinhar após a remoção do gesso em espiga. Engatinhar exige que o quadril e o joelho sejam flexionados em mais de 90 graus. A rotação do quadril também é necessária conforme a criança se coloca e sai da posição sentada e da posição em quatro apoios. Na falta da flexibilidade necessária para a execução desses movimentos quando da remoção do gesso, podem ocorrer fraturas.[106,107]

Após a cirurgia no joelho ou tornozelo, as crianças podem passar por um ou dois engessamentos longos ou curtos da perna. A família precisará receber instruções para poder ajudar a criança a evitar um tempo excessivo de permanência em decúbito dorsal ou na posição sentada. Além de contribuir para o aparecimento de rachaduras na pele, o desenvolvimento de contraturas por flexão é sempre uma preocupação relevante. Sentar, engatinhar e andar de joelhos excessivamente, com aparelho de gesso curto na perna, intensificará a rigidez do quadril e dos flexores do joelho. Informações sobre posições alternativas devem ser fornecidas com o intuito de evitar posições que estimulem a flexão. A posição de decúbito ventral é a preferida, enquanto a permanência em pé e a deambulação são as atividades preferidas, quando viável. Quando a deambulação com engessamento é permitida, pode ser rapidamente alcançada quando a criança usa um andador e não muletas como dispositivo auxiliar durante esse período temporário. A criança inexperiente tem dificuldade para treinar o uso de muletas em função do peso adicional do gesso, potencial falta de equilíbrio adequado, propriocepção precária e, possivelmente, desalinhamento do aparelho de gesso. Por comparação, a instrução com um andador em geral é a opção mais rápida e segura. Podem ser ensinados alguns exercícios de fortalecimento para os extensores do dorso, quadril e joelho, bem como exercícios para o tronco, que ajudem a manter a mobilidade da criança durante o período de engessamento. Com esse programa multifacetado, a criança será mais propensa a retomar rapidamente seu nível prévio ou alcançar um nível melhor de função após a remoção do gesso.[24,34,128-132]

Deterioração do SNC

Ao longo da vida, os indivíduos com espinha bífida, seus familiares e os profissionais envolvidos em seu tratamento devem permanecer vigilantes para qualquer tipo de deterioração funcional que possa indicar hidromielia ou uma medula espinhal presa. Essas condições neurológicas podem afetar a mobilidade do paciente, função motora grossa, função urológica, habilidades motoras finas e atividades da vida diária (AVD). Quando o diagnóstico e tratamento são feitos no devido tempo, os efeitos podem ser temporários. Se as condições não forem tratadas, os sintomas podem piorar e seus efeitos serão permanentes. Os fisioterapeutas devem conhecer esses problemas, que muitas vezes são descobertos pelo clínico durante as consultas de rotina, avaliações, teste muscular manual ou durante uma conversa com os pais.[24,34,67]

Hidromielia

Hall et al.[133] conduziram um estudo que envolveu pacientes com espinha bífida que exibiam escoliose de progressão rápida e constataram que o LCR tinha migrado para dentro da medula espinhal. Observou-se que o excesso de LCR era depositado em bolsas ao longo da medula espi-

nhal, as quais criavam áreas de pressão e finalmente induziam a necrose de nervos periféricos circundantes, causando escoliose. Outros sintomas que estavam associados à hidromielia foram a hipertonia e a fraqueza progressiva dos membros superiores. Uma observação a salientar foi que o exame inicial dos ventrículos laterais não mostrou ampliação nem mau funcionamento do válvula. Entretanto, a revisão da válvula VP promoveu melhora dos sintomas em crianças diagnosticadas no início desse processo. Algumas crianças necessitaram da colocação de válvula adicional ao nível das bolsas de líquido na medula espinhal para garantir que o excesso de LCR e a pressão concomitante fossem totalmente eliminados. Lindseth, apesar de cirurgião ortopédico, é um ferrenho defensor de uma investigação mais minuciosa em todos os casos de escoliose de progressão rápida, independentemente da especialidade clínica. Para Lindseth, é importante considerar a possibilidade de complicações do SNC e não o tratamento da escoliose como um fenômeno puramente musculoesquelético. Na ausência de tratamento, continua havendo acúmulo de líquido ao longo da medula espinhal, com consequente deterioração contínua da função dos membros superiores e inferiores.[24,34,67,133,134]

Medula espinhal presa

Por volta da 10ª semana de gestação, a coluna vertebral e a medula espinhal do feto têm o mesmo comprimento e os nervos espinhais saem horizontalmente pelas vértebras correspondentes. Ao redor dos 5 meses de gestação, a coluna vertebral terá crescido mais rápido do que a medula espinhal, que agora termina em S-1. Ao nascimento, a medula está em L-3. Por volta da fase adulta, a medula está no nível vertebral L-1 a L-2.

A medula espinhal presa ocorre quando aderências ancoram a medula espinhal no local da lesão dorsal original. A criança então está crescendo rapidamente, porém, a medula não está livre para o deslizamento acima nem para reposição, como deveria ocorrer. Em vez disso, a medula continua presa ao nível do defeito. O alongamento excessivo da medula espinhal provoca alterações metabólicas e isquemia do tecido neural, acompanhada de degeneração da função muscular. A escoliose de progressão rápida, hipertonia em um ou vários músculos nos membros inferiores, alterações no padrão de marcha e na função urológica podem ser atribuídos a essa fixação da medula espinhal. Ocorrências de tônus aumentado na AM passiva, alterações assimétricas nos resultados do teste muscular manual, áreas com diminuição da força ou queixas de desconforto no dorso ou nas nádegas devem alertar o examinador para considerar a presença de medula espinhal presa.[134,135] O exame periódico realizado por profissionais e pais alertas permitem identificar as alterações funcionais iniciais associadas a essa complicação, para permitir que o tratamento médico apropriado seja considerado (Quadro 6.8). Pe-

QUADRO 6.8 ▸ Achados clínicos que podem levar ao diagnóstico de medula presa
Espasticidade nos músculos com raízes nervosas sacrais
Tônus aumentado nas pernas com resistência à AM passiva
Aumento súbito da lordose lombar
Dor no dorso ou nas nádegas
Desenvolvimento precoce de escoliose
Escoliose de progressão rápida
Escoliose acima do nível da paralisia
Alteração da função urológica
Alteração do padrão de marcha
Enfraquecimento progressivo da musculatura das pernas

tersen sugere, com base em seu estudo populacional, que as crianças com lesões reparadas em níveis acima de L-3 começarão a manifestar sintomas de medula presa antes de completarem 6 anos de idade, enquanto as crianças com lesão em níveis abaixo de L-4 tendem a se tornar sintomáticas após os 6 anos de idade. Esse pesquisador constatou ainda que crianças com defeitos dorsais não reparados exibem sintomas bem mais precocemente, seja qual for a localização de seu nível.[136] Diante da suspeita de medula presa, é possível usar exames de imagem para confirmar o diagnóstico e a liberação da medula será feita por neurocirurgia subsequente. Após essa liberação, a medula pode não migrar para sua posição correta, mas o crescimento adicional da criança irá continuar sem recidiva dos sintomas e a degeneração funcional adicional poderá ser evitada. Se a liberação for realizada oportunamente, em geral será possível prevenir o dano neurológico permanente. Entretanto, está se tornando cada vez mais claro que não é possível garantir a correção total de todos os sintomas após a cirurgia.[67] McClone et al. conduziram um estudo com 30 crianças que exibiam escoliose como sintoma de medula espinhal presa e que foram submetidas à intervenção cirúrgica para liberação da medula espinhal. As crianças que apresentaram melhora mais significativa da escoliose foram aquelas que tinham curva espinhal inferior a 50 graus. Durante o acompanhamento de 2 a 7 anos, 38% das crianças começaram a apresentar progressão das curvas em consequência da recidiva da fixação da medula espinhal. Entretanto, as outras crianças mostraram alinhamento espinhal estabilizado ou melhorado.[137]

A criança com paralisia ao nível torácico não apresenta o complemento total de musculatura ativa do tronco para conferir força antigravitária adequada à manutenção da postura ereta. Essa criança sempre corre risco de desenvolver escoliose. Todavia, uma criança com lesão lombar ou sacral e inervação total da musculatura do tronco deve ser avaliada quando desenvolver qualquer tipo de curvatura, em especial quando isso se dá em um curto espaço de tempo. É recomendado que a suspeita de hidromielia e medula espinhal presa seja sempre considerada quando ocorrer escoliose em uma criança com nível motor abaixo de T-12. Os clínicos que tratam agressivamente a hidromielia e a medula presa com correção cirúrgica

relatam uma diminuição na ocorrência geral de escoliose, que necessitará de fusão espinhal na população de indivíduos com espinha bífida, em comparação com os dados de outras regiões.[138-142]

Escoliose

O desenvolvimento de uma deformidade espinhal é uma ocorrência grave para crianças com espinha bífida. Quando ocorre escoliose e o alinhamento do tronco é comprometido, a criança passa a necessitar de suporte adicional para permanecer ereta em posturas verticais. Se a criança precisar se apoiar nos membros superiores para se manter ereta, essa compensação exercerá impacto direto sobre a sua liberdade de movimento e aumentará o gasto energético para todas as atividades. Impulsionar a cadeira de rodas passa a ser mais extenuante, uma vez que a criança tem que trabalhar para manter a posição vertical e também para mover a cadeira. Na posição sentada, a escoliose moderada a grave cria uma obliquidade pélvica que altera a área de superfície para apoio do peso, criando áreas de pressão aumentada que podem levar rapidamente ao aparecimento de rachaduras cutâneas. As faces posteriores das coxas e proeminências ósseas do túber isquiático, trocânter maior, sacro e cóccix são especialmente vulneráveis. A marcha pode se tornar mais instável, conforme o alinhamento do tronco e o equilíbrio são afetados. A assimetria da pelve e do tronco afetarão o ajuste dos aparelhos OQJTP e OMR. Quando os aparelhos não se ajustam e a eficiência da marcha diminui, os equipamentos ortóticos podem não ser usados com a frequência que deveriam. Isso pode deteriorar ainda mais as habilidades de mobilidade da criança.

O uso de um aparelho espinhal ou colete corporal pode ser útil para crianças com instabilidade do tronco ou para ajudar a retardar a progressão da curva. Entretanto, a fusão cirúrgica é inevitável para muitas crianças. Existem numerosos métodos e abordagens preferidas para fusão espinhal, com períodos de imobilização e restrições de atividades diárias que variam para cada um. O tipo de instrumentação empregada e a área e extensão da fusão também influenciarão os parâmetros funcionais da criança. Se a fusão se estender para o sacro, a mobilidade pélvica diminuirá e a capacidade de deambulação poderá ser diretamente afetada. Conforme já mencionado, a análise de marcha tem apresentado maior excursão de movimento na pelve em crianças deambuladoras com espinha bífida do que em crianças normais. Considerando essa informação, os cirurgiões têm relutado em proceder à fusão até o sacro em crianças deambuladoras, sempre que isso possa ser evitado. Para o êxito e eficiência da propulsão da cadeira de rodas, é necessário haver movimentos de membros superiores e do tronco. Se a flexibilidade da coluna distal diminuir ou desaparecer secundariamente à fusão, o indivíduo pode perder a mobilidade independente com cadeira de rodas. Então isso também deve ser considerado no planejamento cirúrgico.

A manutenção da flexibilidade e da força em todos os membros, bem como a prevenção de problemas cutâneos no período pós-operatório de imobilidade, após a fusão espinhal, devem ser abordadas imediatamente após a cirurgia, se possível. Quando o retorno total à atividade é permitido, é importante reavaliar o paciente para determinar se as habilidades funcionais sofreram algum impacto. O fisioterapeuta deve se preocupar com o nível de atividade do paciente no pós-operatório e auxiliar na retomada da mobilidade. A fusão espinhal pode influenciar o desempenho de muitas AVD em que a criança talvez tenha sido independente, por isso pode haver necessidade de desenvolver estratégias adaptativas nas áreas funcionais que foram afetadas. É igualmente viável que, uma vez estabilizada a coluna, a criança possa ter maior liberdade de movimento dos braços, podendo adquirir habilidades até então impossibilitadas, uma vez que anteriormente a criança tinha que depender dos braços para obter suporte. Uma avaliação terapêutica abrangente e um programa de intervenção podem ser indicados para auxiliar essa criança e seus familiares.[24,34,67]

Alergia ao látex

A reação alérgica ao látex em indivíduos com espinha bífida tem se tornado uma preocupação séria relativamente recente. O látex é uma borracha natural usada em ampla variedade de produtos que entram em contato com a pele humana e outras superfícies corporais. No campo da saúde, um vasto número de itens de uso comum contêm ou são feitos exclusivamente de látex. A dependência do látex advém de suas qualidades impermeáveis e da resistência, ao mesmo tempo que proporciona sensibilidade ao toque. Essas qualidades fazem do látex um excelente material para uso em luvas estéreis, pois confere proteção e previne a disseminação de doenças. É durável e também elástico, e essas duas características são responsáveis por sua popularidade e ampla utilização em vários tipos de tubos flexíveis e na indústria de brinquedos (Quadro 6.9).

Embora se acredite que apenas 1% da população geral seja alérgica ao látex, os resultados de vários estudos apontam que 18 a 37% dos pacientes com espinha bífida apresentam sensibilidade significativa ao látex. Foi constatado ainda que 7 a 10% dos profissionais de cuidados de saúde exibem sensibilidade ao látex. As reações alérgicas podem se manifestar como lacrimejamento e irritação ocular, espirros, tosse, urticária e erupção cutânea na área de contato. As reações mais graves podem produzir inchaço traqueal, além de alterações na pressão arterial e na circulação, resultando em choque anafilático. O diagnóstico de sensibilidade ao látex é estabelecido com base no histórico clínico, observação de uma reação e achados imunológicos obtidos após um teste cutâneo alérgico de puntura. Sua causa continua desconhecida, mas foi sugerido que a exposição precoce, intensa ou consistente aos produtos à base de látex resulta no desenvolvimento de sensibilidade em muitos indivíduos. Acreditava-se que alguns dos sintomas mais drásticos resultavam da inalação do pó contido em muitas luvas de látex estéreis. Esse pó facilita a colocação e remoção das luvas, mas pode ser disperso no ar com a remoção das luvas. Investigações adicionais constataram que esse pó não era um irritante consistente.

O U.S. Food and Drug Administration (FDA) e o Centers for Disease Control and Prevention (CDC) continuam a investigar o problema e a dar suporte aos esforços empreendidos para descobrir os componentes do látex responsáveis pela alergia, bem como para o desenvolvimento de métodos para a produção de produtos seguros, de borracha não alérgica e claramente rotulados que contenham látex. Há evidências de que a alergia ao látex também está relacionada com a sensibilidade a bananas, castanhas, abacate e kiwi em alguns pacientes, e essa relação também está sendo investigada. Foi desenvolvido um exame de sangue que está sendo usado durante os testes de pré-admissão para funcionários de cuidados de saúde e pacientes com espinha bífida, com o intuito de ajudar essas pessoas a evitarem o alérgeno, quando os exames resultam positivos.

Alguns acreditam que crianças com espinha bífida desenvolvem uma alergia ao látex em virtude do alto nível de exposição, desde o momento do nascimento, a materiais que contêm látex. Um estudo destaca que a presença de espinha bífida deve ser considerada um fator de risco de desenvolvimento de alergia ao látex, e um método em-

---

QUADRO 6.9 ▸ Lista parcial de produtos comumente usados que contêm látex

Balões
Chupetas
Chiclete
Protetor bucal
Faixas emborrachadas
Elástico de roupa
Brinquedos de praia
Bola *koosh*
Alguns tipos de fraldas descartáveis
Cola
Tintas
Borrachas de apagar
Algumas marcas de curativos adesivos
Seringa de bulbo
Enemas prontos para uso
Bolsas de ostomia
Máscaras de oxigênio
Oxímetros de pulso
Martelo de reflexo
Tubo de estetoscópio
Tubo de sucção
Meias vasculares
Coxins, pontas e alças de muleta axilar
Luvas de limpeza de cozinha
Óculos de natação
Pneus de cadeira de rodas
Alguns coxins de cadeira de rodas
Sacos de armazenagem de comida com zíper

pregado para prevenção da sensibilidade ao látex consiste em praticar a prevenção primária a partir do primeiro dia de vida, por meio da criação de um ambiente isento desse material para as crianças. Em um estudo que empregou essa estratégia por 6 anos, o percentual de crianças sensíveis ao látex caiu de 26,7 para 4,5%.[143,144]

Grupos de defesa estão incentivando os hospitais a se tornarem livres de látex e solicitando ao FDA para banir os produtos que contêm látex em todos os hospitais. Recomenda-se que os pais, pacientes de idade mais avançada ou cuidadores carreguem consigo adrenalina do tipo autoinjetável, que é fácil de usar caso o paciente desenvolva reação alérgica grave. Todos os indivíduos sensíveis devem usar uma pulseira, colar ou plaqueta de identificação com alerta médico. As equipes de paramédicos da vizinhança, a brigada de incêndio e os serviços médicos de resgate locais que podem atender a chamadas de emergência devem ser alertados de que o paciente tem esse tipo de sensibilidade. Outra medida recomendada é manter pares de luvas sem látex perto da porta da frente para serem usadas pelo pessoal da emergência assim que entrarem na casa. Familiares e pacientes são incentivados a se familiarizarem com os produtos a serem evitados. Uma lista de produtos comumente usados, que contêm látex, e itens alternativos sem látex é disponibilizada pela Spina Bifida Association of America. No final deste capítulo, veja algumas fontes de informação sobre látex, produtos sem látex e recursos que podem ser compartilhados com os pais.[145-153]

▶ Desempenho perceptual, motor e cognitivo

A população de crianças com espinha bífida representa um grupo diversificado com relação a muitos domínios. Seus pontos fortes e seus desafios são variados e, além dos aspectos motores e relacionados com o SNC já discutidos no decorrer deste capítulo, os fisioterapeutas devem estar conscientes das possíveis dificuldades capazes de afetar os estilos de aprendizagem e o processamento cognitivo de seus pacientes. Esta seção traz apenas uma breve visão geral da vasta quantidade de informação disponível relacionada ao desempenho perceptual e cognitivo. Embora a intervenção para esses aspectos tipicamente possa cair na especialidade do terapeuta ocupacional ou do educador, o leitor é incentivado a explorar essa área, que afetará diretamente a sua escolha de estratégias terapêuticas, métodos de ensino e seu nível de êxito com a criança. Você também pode ser uma fonte valiosa para profissionais e familiares que podem desconhecer a conexão existente entre esse diagnóstico e as dificuldades que a criança pode estar vivenciando.

Interesse e preocupações significativas têm sido expressos com relação ao desempenho intelectual, sensorial e perceptomotor das crianças com espinha bífida. Estudos demonstraram que a inteligência geral das crianças incluídas nessa população não está relacionada ao nível motor

anatômico, à gravidade da hidrocefalia antes da inserção do válvula nem ao número de revisões de válvula realizadas. Contudo, entre os vários fatores considerados influenciadores da cognição, estão o tratamento tardio da hidrocefalia, episódios de infecção cerebral e presença de outras anormalidades do SNC.[42-64]

Os testes de inteligência para muitas crianças com espinha bífida as incluem na faixa normal, contudo, abaixo da média da população. Willis et al. constataram que os escores do teste alcançados pelos participantes de seu estudo eram particularmente baixos em termos de desempenho de QI, êxito em aritmética e integração visomotora.[154] Quando as mesmas crianças foram novamente submetidas aos testes, com idade mais avançada, seus escores de êxito em aritmética e integração motora visual diminuíram ainda mais, porém, o desempenho nas habilidades de leitura e fala não piorou. Uma conclusão desse estudo foi a de que encontraram um deficit viso-perceptual-organizacional que influenciava a habilidade da criança de resolver problemas de matemática e problemas visoespaciais.[155] Esses deficits então se tornam relativamente mais graves conforme a criança cresce, quando a expectativa é de um melhor desempenho em matemática. As avaliações padronizadas refletem a expectativa de que a aquisição de habilidades aumente com o avanço da idade e com a experiência educacional. Desse modo, o desempenho piorou com o passar do tempo no grupo estudado. Se as habilidades fundamentais iniciais não forem fortes, pode haver limitação do desenvolvimento de um processamento de matemática intuitivo e mais avançado.

Outra pesquisa observou um alto grau de deficit de atenção ou distração em algumas crianças com espinha bífida. Esses problemas foram especialmente profundos em crianças que apresentaram desenvolvimento precário da linguagem. Essas mesmas crianças exibiam um fraco desenvolvimento auditivo de figura-fundo, que permite à criança reconhecer e atender a características relevantes presentes no ambiente auditivo. Uma criança com dificuldade nessa área pode ser incapaz de identificar a estimulação auditiva primária, como um professor falando e dando instruções, assim como não consegue dispersar estímulos irrelevantes, como o barulho de um caminhão que atravessa por uma janela aberta ou outra criança que esteja sentada por perto. Em um ambiente auditivo rico, sons estranhos facilmente distraem a criança de uma tarefa que lhe tenha sido atribuída. Essas crianças podem apresentar melhor desempenho em uma situação de tranquilidade e isolamento, mas seu desempenho em tarefas similares pode ser fraco em uma sala de aula tipicamente barulhenta.

Horn et al. observaram a limitação do desenvolvimento de compreensão da linguagem em muitas crianças submetidas aos testes.[155] A compressão individual do vocabulário estava normal, mas a compreensão de histórias era precária. As crianças tinham dificuldade para identificar e reter os aspectos relevantes de uma história e ignoravam os fatos sem importância. A dificuldade de aprender e memorizar listas de palavras não relacionadas também foi observada. Entretanto, a memória para fatos relacionados estava melhor, como pôde ser observado quando responderam perguntas sobre uma história breve lida em voz alta.[155-157]

Em todos os estudos citados, pouca informação foi disponibilizada sobre o tratamento clínico inicial dos indivíduos, métodos e curso temporal das intervenções ou outras complicações que possam ter influenciado a criança. Desse modo, fica difícil supor quais fatores podem ter sido responsáveis pelos problemas. A diminuída oportunidade de desenvolvimento e prática das habilidades motoras finas e de manipulação foram consideradas entre esses fatores.[156] Outras influências negativas poderiam ser as limitações da mobilidade inicial que afetam as experiências da criança: exploração do ambiente, movimentação do corpo em relação a objetos estacionários, além de manipulação e movimentação desses objetos. Entre as justificativas teóricas para a disfunção cognitiva, estão potenciais anormalidades cerebelares associadas com a malformação de Chiari II, que influenciariam a amplitude, direção, força e velocidade dos movimentos voluntários do corpo, bem como a maneira de interpretar o movimento. No entanto, independentemente da causa, as dificuldades de aprendizado resultantes são dignas de nota, porque afetam muitos aspectos da habilidade funcional e podem ser um fator limitante para o desempenho alcançado pela criança na escola e ao longo da vida.

Por fim, um estudo interessante que examinou os deficits de habilidade de raciocínio conceitual encontrou muitas crianças com espinha bífida que eram tagarelas, amigáveis e falantes, todavia com conteúdos de conversação repetitivos e inespecíficos. Muitas décadas antes da realização desse estudo, o termo criado para descrever esse estilo de linguagem foi "Cocktail Party Chatter" (tagarela em coquetel), pela escola antiga, todavia, por razões evidentes. Há quantidade, mas as verbalizações da criança são de baixa qualidade, similarmente a andar em meio a uma festa lotada e perguntar como todos estão, entre outras sutilezas, mas sem processar a resposta nem se aprofundar em mais conversas. Para a criança com espinha bífida, trata-se de uma questão orgânica de processamento, em vez de um comportamento ativo ou escolha feita pela criança.[158]

Qualquer discussão de problemas perceptuais nessa população também aborda a questão da função ocular. Em comparação ao observado na população típica, o estrabismo ocorre com frequência 6 a 8 vezes maior em crianças com espinha bífida. A ausência do olhar fixo conjugado influencia as relações espaciais, a constância de tamanho e o desenvolvimento de percepção visual normal. Os problemas visoespaciais que ocorrem durante as atividades de manipulação foram notados em algumas crianças com espinha bífida. Outros problemas oculares mais frequentes são nistagmo, motilidade ocular precária e outros defeitos de convergência. Essas anormalidades foram atribuídas à disfunção do troncoencefálico, apesar da inexistência de correlação entre a gravidade da malformação de Chiari II e essas observações clínicas.[159-161]

Parece haver um consenso de que as crianças com espinha bífida necessitam de uma amplitude de movimento grande e de experiências de aprendizado durante os primeiros anos. Experiências aumentadas em muitas áreas podem ajudar a diminuir o impacto negativo de qualquer área específica de limitação. É essencial realizar testes com materiais adequados para a idade e em um ambiente onde a criança possa se concentrar na tarefa. Também a eliminação de itens do teste que incluam um componente motor pode viabilizar um resultado mais preciso e válido (Fig. 6.26).[154-163]

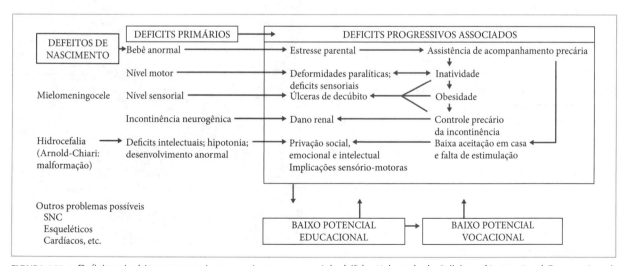

FIGURA 6.26 ▸ Deficits primários e progressivos em crianças com espinha bífida. (Adaptada de *Syllabus of Instructional Courses*. American Academy for Cerebral Palsy; 1974.)

Mobilidade em cadeira de rodas

Grande parte desse capítulo foi dedicada ao uso de aparelhos e à preparação da criança para a deambulação. Entretanto, alguns tipos de mobilidade na posição sentada também devem ser considerados para as crianças que precisarem. Qualquer decisão de usar um dos numerosos dispositivos existentes deve incluir dados do paciente (quando apropriado), dos familiares e de outros profissionais da equipe envolvidos com a criança. Uma discussão poderia determinar primeiramente a necessidade e os usos propostos da mobilidade na posição sentada. As perguntas que poderiam ser consideradas visam a esclarecer se o dispositivo será destinado primariamente à recreação e interações em grupo de pares, ao uso interno ou externo, uso na escola, uso em passeios longos com a família, ou, primariamente, segundo a conveniência da família e para transporte.

O primeiro dispositivo para uma criança pequena pode ser impulsionado manualmente, como "Caster Cart", "Ready Racer" ou "The Wheel", que são disponibilizados nos Estados Unidos por empresas fornecedoras de suprimentos médicos, ou encontrados como itens de segunda mão na Internet. As motocicletas e carrinhos elétricos comercializados podem ser modificados com um interruptor manual, em vez da configuração usual com pedal. Pais criativos conseguem adaptar o posicionamento da perna e o nível do suporte do tronco, quando necessário, nesses itens. Os dispositivos são relativamente econômicos e têm altura baixa que facilita a transição para o chão ou para a posição em pé. São dispositivos esteticamente atraentes e aceitáveis tanto para crianças com dificuldades físicas como para crianças normais. Podem ser rápidos e seguros quando usados no ambiente apropriado, além de promoverem estimulação benéfica e oportunidades de recreação e socialização. As habilidades perceptuais da criança, habilidades com os membros superiores e presença de tônus anormal podem guiar o fisioterapeuta na seleção de dispositivos manuais ou movidos a bateria que sejam mais adequados. O esforço excessivo dos membros superiores para impulsionar e manobrar um dispositivo pode frustrar a criança e produzir alterações inaceitáveis no tônus, se houver disfunção do SNC. Um estudo de interesse examinou crianças pequenas com habilidades de mobilidade independente precárias que receberam instrução para usar uma cadeira de rodas motorizada. A maioria das crianças se saiu muito bem, e os benefícios observados incluíram aumento da curiosidade, iniciativa, motivação, comunicação, exploração e interação com objetos presentes no ambiente. Também ocorreram diminuições significativas dos comportamentos de dependência. Assim, em vez de limitar a criança a lutar com um método de deambulação lento em ambientes e situações que possam vir a se tornar frustrantes, esse estudo sustenta a ideia de que os dispositivos com rodas ou elétricos, quando usados de modo apropriado, podem ser uma adição importante ao programa de mobilidade da criança e não exercem efeito prejudicial sobre a motivação para o treino de deambulação.[164]

Para incluir a criança nos passeios em família, um carrinho de bebê pode ser usado até a criança completar 5 a 6 anos de idade. Os carrinhos são disponibilizados em tamanhos progressivamente maiores, capazes de acomodar aparelhos, e seu uso pode ser combinado à deambulação. Para uma criança típica dessa idade, não é incomum alternar caminhada e ser levada no carrinho durante os passeios em família de longa duração. É preciso tomar cuidado para não aumentar a dependência da criança em outras pessoas para mobilidade, com o avanço da idade. É útil saber quais carrinhos, cadeiras de viagem ou cadeiras de rodas podem ser presas com segurança no ônibus escolar e quais são as regulamentações locais para o transporte escolar apropriado. A mobilidade na posição sentada é útil para a criança que não está pronta para deambular o dia todo na escola, por causa das limitações de equilíbrio ou resistência (Fig. 6.27). Uma cadeira de rodas pode ser obtida antes de a criança começar a ir à escola, se o embarque, desembarque e transporte seguro no ônibus escolar forem preocupantes para a criança ainda parcialmente deambuladora. Distâncias excessivas entre a área do ponto de ônibus e a sala de aula e até outros destinos dentro da escola também devem ser consideradas. Outras indicações para uso de cadeira de rodas poderiam ser a falta de mobilidade eficiente da criança, uma deambulação marginalmente funcional ou insegu-

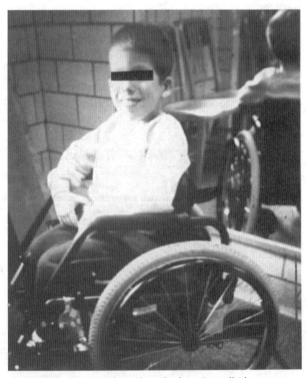

FIGURA 6.27 ▸ Uma cadeira de rodas leve é escolhida para uso a longas distâncias na escola e na comunidade. Esta criança também usa uma órtese de marcha recíproca para curtas distâncias em casa e na escola.

ra, velocidade da deambulação necessária para acompanhar os colegas e/ou familiares, e a necessidade da criança por mais atividades recreativas que estariam indisponíveis unicamente com deambulação. A criança que deambula pode ser auxiliada a embarcar e desembarcar do ônibus, bem como a ser presa em uma poltrona do carro ou no assento do ônibus regular, com uso de cinto de segurança e/ou suporte. Então, seria necessário que a criança deambulasse ao chegar à escola e no restante do dia. Assim, o comparecimento à escola não seria universalmente contingente com o uso de uma cadeira de rodas, mas deveria ser considerado caso a caso.

O fisioterapeuta deve ter em mente os riscos aumentados a que está exposta a criança em uma cadeira de rodas. A criação de um esquema de horários para usar e não usar a cadeira de rodas deve ser considerada. A chance de abandono de um programa de marcha pela família, em especial para a criança que pode ter potencial de alcançar um nível elevado de deambulação eficiente, é sempre um risco presente quando o uso da cadeira de rodas é introduzido. As contraturas por flexão do quadril e dos joelhos, os problemas de compressão da pele e a deformidade espinhal são outras questões que afetam a criança sentada e que exercerão impacto sobre o futuro potencial de marcha.[132] Portanto, a criança deve passar tempo fora da cadeira de rodas e fora da posição sentada e flexionada todos os dias. Considere a permanência por certos períodos de tempo em decúbito ventral, na posição em pé em uma mesa vertical ou em qualquer um entre os vários suportes verticais (standers) concomitantemente com o uso de aparelho, além das oportunidades de deambulação.

Conforme a criança amadurece e as necessidades de mobilidade mudam, uma cadeira de rodas motorizada ou um patinete motorizado podem proporcionar velocidade e eficiência adicionais. Um dispositivo motorizado, que conservará energia, pode ser muito importante para o indivíduo que enfrenta um dia longo e agitado na escola ou no trabalho. Na área da mobilidade com cadeira de rodas, como em muitos outros aspectos da assistência, as habilidades, imaginação e capacidade de resolver problemas do fisioterapeuta podem ser extremamente úteis para o indivíduo com espinha bífida e sua família. O desenvolvimento de relacionamentos de confiança com fornecedores seguros e representantes de equipamentos confiáveis permitirá que o fisioterapeuta se mantenha atualizado quanto aos dispositivos mais modernos disponíveis e, desse modo, a vida da criança pode ser melhorada. Em alguns casos, as limitações de acessibilidade em casa podem impedir que a criança saia diariamente da escola em um dispositivo motorizado. Podemos nos encontrar em posição de defender o uso desse dispositivo por meio período quando as companhias de seguro também pagarem aparelhos e equipamentos de deambulação. Também podemos nos encontrar no lado oposto da discussão com outros profissionais que desejam ver seus pacientes permanecerem unicamen-

te deambuladores. O desenvolvimento de uma meta clara, em parceria com o paciente e a família, com expectativas razoáveis de tempo e das situações em que a criança usará cadeira de rodas para a mobilidade, seja manual ou motorizada, fortalecerá as nossas discussões com aqueles que defendem perspectivas opostas.

A adição de um coxim de cadeira de rodas deve ser sempre incluída para indivíduos com espinha bífida. Vários tipos de coxins podem diminuir o desenvolvimento de úlceras por compressão. Existem vários materiais disponíveis, incluindo espumas de alta densidade e tipos infláveis, que podem ser modificados para uma distribuição de peso mais uniforme quando a criança exibe assimetria. Entretanto, independentemente do coxim escolhido, as atividades para alívio da compressão ainda são a melhor forma de prevenir rachaduras na pele na região posterior das coxas e nas nádegas, devendo ser realizadas com diligência ao longo do dia. Flexões frequentes na cadeira de rodas, bem como trocas de peso de um lado para outro, e o tempo passado fora da cadeira de rodas devem ser incorporados ao esquema diário de alívio regular da pressão da criança. Além disso, devem ser explorados muitos métodos que ajudam a criança a se tornar independente na execução dessas atividades, incluindo lembretes associados ao alarme de um relógio de pulso, relógio com mensagens de áudio ou bipe.[67,165,166]

Atividades de recreação e lazer

Quando a criança chega à escola elementar, pode haver diminuição significativa do tempo disponível para períodos estendidos de brincadeira e movimentação no chão. De modo geral, um currículo escolar de tempo integral em um contexto educacional integrado proporciona poucas chances de recreação consistente. Aulas de ginástica com um instrutor criativo, motivado e disposto a colaborar com o fisioterapeuta são ideais. É possível desenvolver estratégias para incluir o estudante com espinha bífida na ordem regular de atividades que o restante da classe estiver seguindo. Proporcionar à criança a oportunidade de participar do currículo regular de educação física, com adaptações ou acomodações, pode ajudar essa criança a encontrar atividades das quais possa participar e atividades que também possam ser prazerosas após o horário escolar. Jamais devemos assumir que a criança com espinha bífida incluída em um programa educacional regular será automaticamente dispensada da educação física ou que sua participação não será esperada em certos aspectos de uma atividade realizada pelo grupo. O fisioterapeuta também pode colaborar com um professor de educação física motivado na modificação do sistema de gradação que considere as realizações da criança na aula, em vez daquilo que a criança não consegue fazer.

A criança incluída em um currículo de educação especial pode ter períodos de educação física e também sessões agendadas para o desenvolvimento das habilidades de recreação e lazer na companhia dos colegas de classe. Mais uma vez, contar com uma equipe inovadora e motivada ajudará a proporcionar à criança muitas experiências a que, de outro modo, a criança não seria exposta e que poderiam se transformar em *hobbies* ou interesses por toda a vida.

Entretanto, assim como para a população de crianças normais, a criança com espinha bífida é mais frequentemente dependente do interesse, conhecimento e recursos de seus familiares e amigos para serem expostas a experiências em buscas recreativas consistentes, originais e novas. A identificação de atividades que possam ser aprendidas e buscadas ao longo da vida deve ser considerada parte importante do plano de assistência total de um indivíduo com espinha bífida. O fisioterapeuta tem papel valioso no sentido de ajudar o paciente e seus familiares a encontrarem programas apropriados que ofereçam jogos e práticas esportivas com cadeira de rodas, ou programas modificados para crianças que deambulam, como os *playgrounds* adaptados/acessíveis, boliche com *bumpers* ou beisebol T-ball (em vez do tradicional beisebol de juniores). Há também um número crescente de equipes sendo formadas a cada ano, que combinam pares de crianças com necessidades especiais e crianças tipicamente móveis ou voluntários adultos jovens a cada estação que montam para complementar a participação de todos. A criança com espinha bífida deve ser incentivada a participar regularmente de atividades que proporcionem desafio cardiovascular, fortalecimento muscular, melhora da coordenação olho-mão, habilidades de manobra de cadeira de rodas e espírito desportivo que lhes traga benefícios. Não é incomum que as famílias peçam uma opinião ou recomendação do fisioterapeuta com relação às bicicletas adaptadas e outros exercícios domiciliares ou equipamentos de recreação. Ajudar a manter a criança ativa, por meio do fornecimento desse aconselhamento profissional aos pais, pode ser uma contribuição valiosa. Muitas vezes, não é possível parar meramente nas recomendações e há a necessidade de fornecer recursos específicos, nomes de marcas e telefones para contato de vendedores confiáveis, bem como redigir cartas para justificar a necessidade da aquisição de determinado dispositivo para as seguradoras, tendo como objetivo melhorar o potencial de acompanhamento bem-sucedido. Trabalhar em equipe com famílias e pacientes demanda tempo, mas acaba tendo valor inestimável e sendo altamente recompensador.

A inclusão e expansão de esportes aquáticos na profissão de fisioterapia resultou no aumento significativo do corpo de pesquisa e de informações disponíveis para o fisioterapeuta, que tem a oportunidade de adicionar esportes aquáticos ao seu repertório clínico. O interesse por saúde e condicionamento na população geral tem resultado na construção de um número muito maior de piscinas acessíveis a indivíduos portadores de deficiência, disponíveis tanto para recreação como para fins terapêuticos. Fornecer oportunidades para explorar e apreciar os benefícios da movimentação na água pode ajudar a criança com espinha bífida a participar dessa atividade recreativa que também é fisicamente benéfica. O aprendizado das habilidades básicas de natação e segurança na água pode ser ensinado à criança pequena e terá utilidade ao longo de toda a sua vida. A competência na água com ou sem o uso de dispositivos flutuantes pode permitir que a pessoa com espinha bífida vivencie um nível de liberdade de movimento independente não possibilitado no solo. Habilidades aquáticas mais avançadas também podem ser incorporadas a um programa terapêutico multifacetado que pode ser projetado para o indivíduo, ensinado e monitorado pelo fisioterapeuta que tenha acesso a uma instalação com piscina. Como o emprego das propriedades naturais de resistência e flutuação da água, é possível alcançar resultados de fortalecimento do corpo e aumento da eficiência cardiovascular. Além de ser divertido!

Como fisioterapeuta, a autora deste capítulo constatou que o fornecimento de sessões de terapia na piscina pode ser uma ferramenta especialmente útil no programa de reabilitação da criança após a cirurgia ortopédica. As crianças que já se sentem confortáveis na água são facilmente motivadas a se esforçarem bastante no programa de exercícios pela excitação e novidade transmitidas por esse ambiente. A mobilização de uma criança que também esteja usando aparelho de gesso ou que esteja acamada se recuperando de uma cirurgia também tem sido conseguida com mais rapidez na água. Breves períodos de natação livre podem ser o intervalo para descanso concedido entre as atividades terapêuticas, ou podem ser a recompensa dada ao final de uma sessão à criança que apresentou bom desempenho. Ao trabalhar em um programa de solo, ter um intervalo de descanso geralmente significa que o paciente permanecerá imóvel, contudo, a criança continuará em movimento quando estiver na água. Dar voltas nadando, corridas e disputas em equipe na piscina, como "procurar e pegar", basquete, vôlei ou pega-pega embaixo da água, são apenas algumas das numerosas possibilidades em que as crianças se movimentarão significativamente mais do que se estivessem em uma sessão de terapia no solo. Entretanto, como em toda fusão de recreação e terapia, o fisioterapeuta não deve comprometer as metas a serem abordadas nem perder de vista seus objetivos apenas para as crianças ficarem alegres e brincarem. Rotinas específicas de exercícios devem ser desenvolvidas como em qualquer programa, para que a intervenção de fato seja direcionada para áreas específicas (Quadro 6.10).

⯈ O adulto jovem com espinha bífida

O nosso interesse pela população de pacientes com espinha bífida não deve terminar quando o paciente segue para uma instituição destinada a adolescentes ou adultos para receber assistência à saúde. Embora possamos não es-

QUADRO 6.10 ▸ Exemplos de estratégias terapêuticas que podem ser usadas em um ambiente com piscina

Promover o fortalecimento da musculatura de membro inferior inervada, membros superiores e tronco:

1. Movimento das pernas em todas as direções, em todos os planos, com padrões combinados de movimento inviáveis em um colchonete de ginástica bidimensional. Pode ser AM passiva, ativa, ativa assistiva e resistiva, dependendo da necessidade.
2. Uso de dispositivo flutuante em águas profundas, com as pernas imersas na água, chutando sem sair do lugar contra a resistência oferecida pela água.
3. Empurrar uma lateral da piscina ou as mãos do fisioterapeuta, em decúbito ventral ou dorsal na superfície da água, para fortalecer a extensão da musculatura e apreciar a repentina propulsão através da água.
4. Dar voltas nadando apenas com a movimentação das pernas, segurando uma prancha ou uma boia, se necessário.
5. Dar voltas nadando, usando luvas para natação com membranas para obter propulsão adicional e resistência, além de várias braçadas, para abordar todos os músculos dos ombros (manguitos de flutuação podem ser usados ao redor dos tornozelos, quando necessário, para impedir que as pernas sejam arrastadas no piso da piscina e para promover extensão, caso a musculatura glútea ativa esteja ausente).
6. Natação resistiva, com o fisioterapeuta segurando as pernas e impedindo o movimento para a frente em decúbito ventral ou dorsal.
7. Decúbito dorsal (com anel de flutuação), erguendo as pernas para fora da água e balançando-as de um lado para outro para trabalhar os abdominais.
8. Lançar e pegar uma bola, basquete, *newcomb* ou vôlei na água, em várias profundidades, dependendo da idade e das habilidades das crianças.

tar diretamente envolvidos com adultos jovens, o conhecimento sobre os desafios inerentes aos indivíduos dessa faixa etária pode ser útil ao clínico. Ao conhecer os efeitos do processo de envelhecimento em pacientes com esse diagnóstico, o fisioterapeuta pode ganhar uma perspectiva que é benéfica para pacientes de qualquer idade. É igualmente útil conhecer os efeitos de longo alcance de diversas decisões médicas, cirúrgicas, terapêuticas e interventivas. Saber como essas decisões evoluíram e como influenciaram o funcionamento do paciente mais maduro nos permite tentar melhorar a nossa abordagem junto à criança. Podemos modificar os protocolos existentes que falharam e até descartá-los, enquanto desenvolvemos estratégias novas e que esperamos que sejam melhores, para que finalmente possam beneficiar as vidas dos nossos pacientes em qualquer idade.[167]

Selber e Dias, em Chicago, observaram uma população de adultos jovens com espinha bífida ao nível sacral que foram acompanhados na mesma clínica médica e pela mesma equipe que empregava muitos dos mesmos protocolos usados desde quando os pacientes eram crianças pequenas. Esses indivíduos foram tratados de forma agressiva pelos sintomas de medula presa e deformidade de membro inferior. No entanto, ainda havia diversas complicações compartilhadas por muitos desses pacientes, tais como episódios de osteomielite, escoliose, necessidade de amputações e diminuição da função de deambulação. Os pacientes e

seus familiares tiveram numerosas oportunidades, ao longo dos anos, de receber educação sobre cuidados com a pele e de manter relacionamentos duradouros com a equipe clínica. Os episódios de osteomielite podem ter sido decorrentes de muitos fatores, além da insensibilidade cutânea ou dos equipamentos ortóticos e calçados de ajuste precário. A constatação mais perturbadora foi a de que os problemas podem ter sido causados pela procrastinação em buscar tratamento logo que as rachaduras na pele foram notadas, especialmente nas áreas vulneráveis do pé e tornozelo. Os casos mais graves resultaram em amputação. Outra questão levantada no grupo de estudo foi a de que muitos indivíduos mantiveram o estado de deambulação na comunidade, mas apresentaram dor significativa no joelho e tiveram que voltar a usar equipamentos ortóticos, muletas ou bengalas cujo uso havia sido suspenso, para sustentar e estabilizar a marcha e minimizar a sobrecarga articular. Lembre-se, como exposto anteriormente neste capítulo, que o grupo de crianças com lesões em nível sacral era considerado o menos afetado. Essas complicações devem acionar um alarme de alerta contínuo para que profissionais, pacientes e familiares se mantenham bem informados sobre os fatores agravantes que podem ter impacto sobre a função em qualquer ponto do ciclo de vida. Jamais podemos assumir que a intensidade dos nossos esforços e intervenções pode ceder com o passar do tempo, especialmente quando isso tem o potencial de levar a resultados tão desastrosos. Podemos ter a sensação de estarmos sendo desnecessariamente repetitivos, como de fato fui em várias seções deste capítulo, mas temos a esperança de que o reforço consistente de informações importantes pode levar à obtenção de resultados melhores para o estudante de fisioterapia e para o paciente.[168]

Outro relato que não especifica os níveis de lesão nos adultos jovens incluídos no estudo concluiu que havia desinteresse geral pelos cuidados pessoais e acompanhamento precário dos *hobbies* ou áreas de interesse e comprometimento. Também foi notada a incapacidade de organizar e concluir projetos de longo alcance relacionados especificamente com as atividades escolares, atribuições e trabalhos de conclusão de curso. E muitas crianças pareciam teimosas e reclamonas. Os problemas de memória, falta de compreensão do material, deficits de raciocínio conceitual, solução de problemas e flexibilidade mental foram identificados como pontos fracos na população do estudo.

Com adolescentes e adultos jovens normais, temos expectativas de evolução da maturidade e maior aceitação da responsabilidade, com crescente facilidade e complacência para com os cuidados pessoais, êxito na escola e na vida social de cada um. Contudo, esse estudo demonstrou que as crianças com espinha bífida podem ter uma incapacidade inerente de se adaptar de forma bem-sucedida a essas expectativas crescentes, a menos que recebam intervenção e suporte que enfoque a melhora de suas áreas específicas de necessidades. O estudo conclui que essas crianças devem ter oportunidades de participar no planejamento e execução de seus próprios planos de intervenção, para conquistarem independência antecipadamente. Se a criança for ativamente engajada com a família, antes que todos se tornem habituados com um nível excessivo de necessidades e assistência, esse plano de ação terá maior potencial de êxito nas áreas em que a nossa população pode ter limitações específicas.[158]

Em um estudo conduzido no Riley Children's Hospital, em Indiana (EUA), os pais de adolescentes com espinha bífida expressaram verbalmente as suas preocupações centralizadas nas questões vitalícias que afetavam seus filhos, como acessibilidade, transporte na comunidade e independência. Contudo, os adolescentes estavam mais preocupados com questões imediatas, como finanças, assistência à saúde, comunicação e socialização com amigos e aceitação pelos colegas. Com exceção da assistência à saúde, as preocupações deles, novamente, não diferiram muito daquelas que seriam esperadas de seus colegas normais. O estudo concluiu que deveria ser dada atenção à assistência prestada a essa população com integração social, treinamento vocacional e aconselhamento sexual.[169]

Foi demonstrado que os riscos médicos associados à dieta precária, obesidade, atividade física diminuída, longos períodos assistindo à TV e outras atividades sedentárias, bem como o abuso de drogas, surgem na infância, na população de adultos jovens típicos.[170] Em um estudo que envolveu pacientes com espinha bífida, Dias et al. constataram que 80% desses indivíduos viviam com os pais ou outros parentes e metade tinha mais de 30 anos de idade.[171] Embora 82% tivessem alcançado algum nível de independência, apenas 17 pacientes se casaram e viviam longe dos familiares. É interessante notar que o grau de independência individual não estava relacionado com o nível de lesão nem com o nível de deambulação alcançado. Assim, é possível inferir que fatores motivacionais podem estar ausentes na constituição cognitiva de alguns indivíduos com espinha bífida, que levariam uma pessoa a buscar maior autonomia *versus* outra que viveria em casa com todo o potencial isolamento e dependência que isso pode implicar.[171]

Dunne e Shurtleff[172] identificaram algumas queixas comuns de adultos com espinha bífida, incluindo obesidade, incontinência, infecções recorrentes no sistema urinário, decúbito crônico, dor articular, hipertensão, deterioração neurológica e depressão. A incontinência urinária também foi um aspecto central em um levantamento de autoavaliação completado por um grupo de adolescentes de ambos os sexos portadores de espinha bífida. Em geral, as meninas se autoavaliaram de forma menos positiva do que os meninos em termos de aparência física, atletismo e autoestima global. Contudo, as meninas e meninos continentes se autoavaliaram como superiores às crianças incontinentes. A partir desse estudo, pareceu que a continência urinária era mais importante do que a capacidade de andar, para muitos desses adultos jovens.[173]

A infecção do sistema urinário é a causa mais frequentemente relatada de morbidade na população adulta. Os pacientes se preocupam muito com a incontinência urinária e suas implicações sociais, e vários métodos são empregados para permitir que os pacientes permaneçam secos e sem infecção. O desvio urinário é um procedimento cirúrgico que permite o acesso à urina por meio de cateter que sai por um estoma abdominal, ou pela coleta da urina em uma fralda absorvente. Essa foi a solução preferida por muitos pacientes que não queriam depender da realização de cateterismo intermitente. Quando há permanência de urina residual na bexiga, esta se torna um reservatório para bactérias, e a consequência é uma alta taxa de infecções e potencial dano renal. Um cateter de Foley interno foi usado em alguns pacientes, mas resultou em alta taxa de infecção. Outros dispositivos coletores externos, manobra de Valsalva e fraldas foram os métodos comumente experimentados com resultados e índices de sucesso variáveis. Parece que o cateterismo intermitente realizado de forma diligente e seguindo o esquema diário recomendado continua sendo o método mais bem-sucedido de tratamento da incontinência urinária em adultos, que também foi associado ao menor risco de infecção ou dano renal. Entretanto, sabendo que a organização, complacência e acompanhamento prolongado podem ser limitados quando os pais deixam de fornecer ou supervisionar os cuidados, é possível ver como o autocateterismo pode ser menos bem-sucedido do que o previsto para o adulto jovem com espinha bífida.[174,175]

McClone[176] citou ainda outros problemas identificados pelo adulto com espinha bífida, incluindo falta de oportunidades de treinamento profissional, falta de empregos viáveis e capacidade diminuída de conquistar independência psicológica e física em relação à família. Em dois estudos, quando testes neuropsicológicos multifacetados foram realizados em adultos jovens portadores de espinha bífida, com e sem hidrocefalia, os indivíduos obtiveram pontuação baixa nas áreas de aprendizado verbal, memória verbal e sequenciamento de tarefas complexas, além de terem exibido uma alta taxa de deficit de atenção. O desempenho desses indivíduos estava dentro da faixa média para memória tardia, memória espacial e memória de reconhecimento visual. Quase 50% dos indivíduos com hidrocefalia, em um dos estudos, exibiram algum tipo de comprometimento cognitivo mesmo quando o QI total estava dentro da faixa normal.[177,178] Assim, é possível ver como a memória verbal e o sequenciamento enfraquecidos, além das outras áreas de dificuldade mencionadas anteriormente, exerceriam impacto significativo sobre a habilidade do paciente de alcançar êxito na escola, bem como de aprender a assumir o controle e lidar com responsabilidades complexas do dia a dia. Por meio das nossas intervenções junto a vários pacientes com diferentes estilos de aprendizado, aprendemos a maximizar seus pontos fortes de aprendizado individual para compensar suas áreas de dificuldade.

Também estamos nos tornando mais adeptos da incorporação de adaptações de alta e baixa tecnologia para auxiliá-los. Dessa forma, parece ser razoável usar um gráfico de sequenciamento de atividade para aprender autocateterismo ou qualquer procedimento de múltiplas etapas. Usar fotos ou imagens para um programa de exercícios domiciliar é outra adaptação que evitará fazer o paciente ter de recordar longas instruções verbais ou ler e processar descrições contidas em um folheto. Outro método adotado consiste em criar um vídeo que mostre o paciente executando o programa de exercícios que possa ser assistido e acompanhado em casa. Calendários, listas de verificação ou planejadores diários, e certamente o uso de *tablets*, iPads e outros aparelhos eletrônicos, podem motivar o paciente e mantê-lo no rumo. Embora muitas dessas estratégias sejam usadas com pacientes mais jovens, a necessidade de continuar a usá-las com indivíduos mais maduros pode significar a diferença entre sucesso e fracasso. Os familiares também podem ser beneficiados por algumas dessas estratégias individualizadas destinadas a auxiliar a complacência, porque é esperado que se recordem de muitos protocolos distintos, exercícios e esquemas, e eles também podem necessitar de ajuda para se auto-organizarem.

Em alguns distritos escolares, um plano de transição para a educação especial é incluído no programa educacional anual do aluno quando ele completa 14 anos de idade. Como equipe, os fisioterapeutas, assistentes sociais e conselheiros, professores, familiares e muitas vezes a própria criança discutem ideias sobre qual tipo de programa educacional poderia ser necessário no ensino médio e posteriormente, que permitisse ao jovem estar apto a receber sua futura educação; qual tipo de contexto seria melhor; qual tipo de habitação poderia ser necessário quando a criança deixasse de viver em sua casa; e quais tipos de opções de emprego poderiam ser considerados. No caso da população com espinha bífida, um plano preliminar e flexível deveria ser desenvolvido para crianças com idade muito abaixo de 14 anos, que incluísse comunicação entre profissionais médicos, escola e família, para minimizar ou prevenir alguns dos problemas de longo prazo listados. Parece estar claro que a população adulta possui muitas e variadas necessidades que devem ser abordadas da forma mais rápida e consistente possível por uma equipe multidisciplinar abrangente, que identificará e abordará as questões, encaminhando-as aos especialistas para intervenção, com o objetivo de ajudar na transição do paciente jovem para um paciente adulto mais independente.

Resumo

Existem numerosos aspectos de cuidado a serem considerados pelo fisioterapeuta ao tratar crianças com espinha bífida. As informações apresentadas neste capítulo fornecem uma base histórica e contemporânea para a construção de um conhecimento mais apurado sobre esse complexo defeito de nascimento. Também são expostas algumas questões que as novas abordagens, tecnologias e pesquisas poderão esclarecer em um futuro próximo. Mais frequentemente, o papel do fisioterapeuta é definido pelo local onde nós trabalhamos e pela idade das crianças nesse contexto. Portanto, algumas seções do capítulo podem ser mais ou menos relevantes do que outras. A espinha bífida é uma incapacitação que exige o conhecimento dos numerosos sistemas que são afetados, e também do modo como esses sistemas interagem e influenciam as habilidades da criança de atuar ao longo de seu tempo de vida esperado. As preocupações e estratégias de intervenção sugeridas ao longo do capítulo refletem a modesta filosofia desta autora de que os fisioterapeutas devem estar bem informados sobre todos os sistemas corporais comumente afetados em indivíduos com espinha bífida, bem como sobre as tendências e protocolos que estão sendo aplicados no tratamento. O fisioterapeuta deve estar ciente das prioridades das famílias e dos outros profissionais que prestam assistência à criança. Para o fisioterapeuta, o desafio verdadeiro é integrar essas diversas perspectivas em um plano de tratamento criativo que produza os melhores resultados para cada criança. Ao começar com uma base forte em anatomia e neurologia, combinada à experimentação e à exploração, o fisioterapeuta descobrirá ideias novas e originais para o tratamento, que não só farão as nossas próprias habilidades clínicas avançarem para um modo de intervenção mais sofisticado e bem-sucedido, como também, e mais importante, ajudarão a criança a evoluir para o seu nível mais produtivo e funcional.

Estudo de caso

Crystal, 9 anos

Histórico relevante

O dorso de Crystal foi fechado quando ela tinha 3 dias de idade e, aos 12 dias, uma válvula VP foi inserida para controlar a hidrocefalia. Ela recebeu alta para ir para casa e não desenvolveu complicações. Crystal vive com os avós e um irmão mais novo. Dos 3 aos 5 anos de idade, participou de um programa de intervenção inicial, em que recebeu assistência de terapia ocupacional, fisioterapia e serviços para fala. Crystal não recebeu serviços de intervenção inicial antes de completar 3 anos. Há 3 anos, ingressou na escola e passou a se deslocar com sua cadeira de rodas manual, sem usar aparelho.

Achados atuais

Crystal tem limitações moderadas de linguagem expressiva e receptiva, bem como de cognição. Ela frequenta uma classe de educação especial em período integral para crianças com dificuldades de aprendizado semelhantes. Crystal consegue seguir instruções verbais simples. Ela é a única aluna na classe que tem deficiência física. Suas habilidades motoras grossas e finas são seu ponto forte. Ela gosta de sair da sala de aula e impulsionar a cadeira de rodas pelos corredores, ficar em pé e andar. Ela é cateterizada na escola, na enfermaria, 2 vezes por dia.

Habilidades motoras grossas

Crystal consegue realizar transferências, sob supervisão estreita para garantia da segurança, da cadeira de rodas para a cadeira da sala de aula e de volta, e também para o sofá na enfermaria. É impulsiva e pode esquecer de travar a cadeira de rodas ou ficar movendo as pernas despreocupadamente. Ela também esquece de posicionar corretamente a cadeira de rodas, conforme foi instruída, e precisa de indicações. Crystal consegue impulsionar muito bem a cadeira de rodas e conduzi-la sem ajuda em diversos ambientes. Na cadeira de rodas, ela acompanha facilmente os colegas de classe nas transições para dentro e fora do prédio, na hora do almoço e do intervalo.

Amplitude de movimento passiva

No último ano, ela passou por uma liberação bilateral dos músculos isquiotibiais e teve de imobilizar a perna em aparelho de gesso longo por 6 semanas. Quando o gesso foi retirado, ela ainda ficou com uma contratura por flexão do joelho de 15 graus, no lado direito, enquanto o joelho esquerdo apresentou extensão até a posição neutra. Quando ela voltou à escola, depois das férias de verão, apresenta AM passiva completa em ambas as pernas, exceto nos joelhos, onde agora lhe faltam 40 graus de extensão no lado direito e 20 graus de extensão no lado esquerdo.

Mobilidade vertical

Após a remoção do gesso, Crystal passou por ajuste com OQJTP e uma cinta pélvica em borboleta para manutenção da extensão do quadril, além de travas nas articulações do quadril e do joelho. Os tornozelos estão sólidos e ajustados em 90 graus. Crystal foi ensinada a realizar o padrão *hop-to* com todas as articulações travadas, usando um andador posterior. Seus avós foram instruídos sobre como colocar e retirar o aparelho, no hospital pediátrico onde ela recebe assistência médica. Crystal tem ido à escola com o andador, seus aparelhos e um par de tênis em uma bolsa, para serem colocados na escola e usados no treino de deambulação. Os diversos telefo-

nemas para seus familiares não alteraram sua rotina. Crystal e a família relatam que os aparelhos não estão sendo usados em casa durante a noite ou nos finais de semana. A avó de Crystal relata que, para ela, a falta de tempo pela manhã dificulta a colocação do aparelho. Também não é razoável pedir para o pessoal da sala de aula colocar o aparelho na menina. Se a família enviasse Crystal para a escola com os aparelhos já colocados, a enfermeira da escola estaria disposta a removê-los e realizar o cateterismo ao final da manhã, para então recolocar os aparelhos após o cateterismo do período da tarde. Contudo, ela se ressente com a falta de complacência dos familiares. Também é difícil contar com o comprometimento dos avós de Crystal para ajudar a neta a ficar em pé e praticar caminhada após o horário escolar e/ou nos finais de semana.

Crystal passa por uma sessão de fisioterapia semanal na escola. Seu programa consiste em treinamento de transferência, treinamento de marcha/prática de caminhada, e um programa de fortalecimento para o tronco e membros superiores. A AM ativa e a AM ativa assistiva também são realizadas, enfatizando a extensão do joelho. Ela é consistentemente capaz de deambular, com proteção atenta, a uma distância aproximada de 460 m sem se cansar. Ela gosta de caminhar até a enfermaria da escola para uma visita, antes de voltar à aula. A maior dificuldade de Crystal na posição vertical parece ser a excessiva contratura por flexão do joelho direito, que torna essa perna relativamente mais curta do que a perna esquerda. Isso cria instabilidade quando ela se posiciona em pé, porque seu peso é apoiado com predominância sobre a perna esquerda. Ela tem de usar excessivamente os braços para obter suporte extra. Além disso, Crystal parece ter medo ao ficar em pé com o andador posterior, a menos que obtenha proteção de contato para restabelecer sua confiança. A prática com um andador giratório com apoio anterior forneceu o suporte necessário e os andadores então foram trocados.

Teste muscular manual

Ela tem braços e tronco fortes, e o seguinte perfil de função muscular ativa de membro inferior bilateral: adução e flexão de quadril "razoáveis"; extensão de joelho "precária"; flexão de joelho "precária"; e dorsiflexão de tornozelo "residual".

Ação tomada

Uma conferência foi realizada entre o fisioterapeuta escolar, o fisioterapeuta da equipe clínica de espinha bífida e o cirurgião ortopédico de Crystal. Nós decidimos experimentar e a faixa pélvica do aparelho foi removida. O especialista em equipamentos ortóticos também adicionou uma palmilha curva de 5 cm sob o calçado direito, para compensar a flexão do joelho e proporcionar uma superfície plana em que ela pudesse ficar em pé apoiada na perna direita. A avó de Crystal foi chamada e compareceu à clínica para uma consulta em que novamente recebeu mais instruções sobre como colocar e tirar os aparelhos de Crystal. Além disso, a sugestão de fazer Crystal colocá-los diariamente foi repetida pelo fisioterapeuta clínico e pelo médico. A avó então expressou que agora ela tinha muito mais facilidade para lidar com os aparelhos longos para perna (OJTP). Informação adicional foi fornecida para alertá-la de que Crystal está se aproximando da adolescência, quando então será menos propensa a ganhar novas habilidades de posicionamento em pé, a menos que sua caminhada funcional melhore significativamente. Ao sair da consulta, a avó de Crystal tinha um novo compromisso assumido.

Resultados

Crystal atualmente vai para a escola usando os aparelhos todo dia. Ela senta na sala de aula com os dois joelhos travados, graças à assistência do pessoal da classe, para alongar os flexores do joelho direito e prevenir o encurtamento adicional do joelho esquerdo. Suas pernas estão erguidas sobre uma caixa pequena, porque sua cadeira de rodas não tem descansos elevados para perna. Crystal continua a andar com o fisioterapeuta semanalmente e o posicionamento em pé foi adicionado ao seu programa diário. Ela é posicionada na vertical com auxílio do pessoal da classe, em um parapódio, por até 1 hora por dia. É bem mais fácil e rápido para eles travarem os joelhos dela, e ela precisa somente de configuração e supervisão para levantar e ficar em pé. O pessoal também caminha com ela desde seu lugar na sala até a mesa vertical e de volta para a cadeira. O parapódio tem uma bandeja que permite a Crystal participar das atividades da classe e do trabalho de bancada. Como ela tem flexores de quadril ativos, ainda que enfraquecidos, consegue usar um padrão recíproco de movimento da perna, enquanto o solado do calçado proporcionou uma base de suporte mais eficiente e diminuiu sua dependência dos braços para obtenção de apoio. A resistência na caminhada melhorou. Com frequência, ela muda para uma marcha saltada que aumenta sua velocidade. Ela consegue manter o tronco ereto sobre o quadril e sem flexioná-lo para a frente. Foi planejado que o pessoal da classe aumentará lentamente seu programa de caminhada e ela sairá da sala de aula para percorrer distâncias maiores, à medida que se sentir mais confortável. A meta é fazê-la ir andando, e não com cadeira de rodas, até a enfermaria, duas vezes por dia, para receber o cateterismo. A enfermeira assumiu a responsabilidade de realizar o cateterismo em Crystal sem retirar seus aparelhos, para

que seja mais rápido e fácil. Por fim, foi desenvolvido um pequeno cartão com uma imagem que foi preso em sua cadeira de rodas para facilitar o acesso, cujo objetivo é lembrá-la do sequenciamento correto das etapas de configuração e transferência segura para fora da cadeira de rodas. Isso também serve para impulsionar a equipe que, por sua vez, a ajudará. Essa adaptação melhorou bastante o nível de segurança de Crystal.

Conclusão

Embora a faixa pélvica a princípio tenha sido apropriada para os níveis de lesão e de força do membro inferior de Crystal, parece que sua remoção foi decisiva para fazê-la avançar para os componentes de posicionamento em pé e marcha de seu programa terapêutico. A remoção da faixa pélvica não teve impacto negativo sobre sua velocidade, resistência, nem sobre o padrão de movimento. A equipe da sala de aula é mais animada para ser envolvida e tem mais facilidade para auxiliá-la. Sua família também passou a participar mais e a ser mais complacente, enviando-a para a escola com os aparelhos já colocados. Crystal está em um exercício de deambulação, e esse plano tem alcançado êxito no cumprimento das metas de manutenção de suas habilidades de posicionamento vertical; controle do peso; fortalecimento das pernas, tronco e braços e funcionamento cardiovascular. Se ela tivesse começado esse programa de deambulação mais cedo, sua força e motivação para caminhar poderiam ter resultado em um nível funcional mais alto. Esforços contínuos serão realizados pelo professor, enfermeiro da escola, fisioterapeuta da escola e equipe clínica, no sentido de incentivar um maior envolvimento em casa, com a intenção de fazer Crystal usar os aparelhos e caminhar no mínimo durante os finais de semana e feriados prolongados, bem como nas férias de verão. Se suas habilidades de caminhada melhorarem, é possível adicionar oportunidades para caminhar a distâncias maiores. Melhorar as oportunidades extras de caminhar a distâncias maiores e adicionar um tempo maior de permanência na posição vertical são metas que podem ser adicionadas à rotina diária da sala de aula.

Referências

1. Morrisey RT. Spina bifida: a new rehabilitation problem. *Orthop Clin North Am.* 1978;9:379–389.
2. Myers GJ. Myelomeningocele: the medical aspects. *Pediatr Clin North Am.* 1984;31:165–175.
3. Adzick NS, Thom EA, Spong CY, et al. A randomized trial of prenatal versus postnatal repair of myelomeningocele. *N Eng J Med.* 2011;364:993–1004.
4. Duff EM, Cooper ES. Neural tube defects in Jamaica following Hurricane Gilbert. *Am J Public Health.* 1994;84(3):473–476.
5. Seller M. Risks in spina bifida: annotation. *Dev Med Child Neurol.* 1994;36:1021–1025.
6. Share with women: folic acid—what's it all about. *J Midwifery Womens Health.* 2003;48(5):365–366.

7. MMWR Editorial Note. Center for Disease Control and Prevention. MMWR editorial note. 2004;53(17):362–365.
8. Ray JG, Meier C, Vermeulen MJ, et al. Association of neural tube defects and folic acid food fortification in Canada. *Lancet*. 2002;360(9350):2047–2048.
9. Frey L, Hauser WA. Epidemiology of neural tube defects. *Epilepsia*. 2003;44(suppl 3):4–13.
10. Trends in wheat-flour fortification with folic acid and iron—worldwide, 2004 and 2007. *MMWR Morb Mortal Wkly Rep*. 2008;57:8–10. Available at http://www. cdc.gov/mmwr/preview/mmwrhtml/mm5701a4.htm. Accessed November 2012.
11. Periconceptual use of multivitamins and the occurrence of anencephaly and spina bifida. *MMWR Morb Mortal Wkly Rep*. 1988;37:47:727–730. Available at http://www.cdc.gov/mmwr/preview/mmwrhtml/00001309.htm. Accessed November 2012.
12. Mathews TJ, Honein MA, Ericckson JD. Spina bifida and anencephaly prevalence—United States,1991-2001. *MMWR Recomm Rep*. 2002; 51(RR-13):9–11. Available at http://www.cdc.gov/mmrw/preview/mmwrhtml/rr5113a3. htm. Accessed November 2012.
13. Finnell RH, Gould A, Spiegelstein O. Pathobiology and genetics of neural tube defects. *Epilepsia*. 2003;44(suppl 3):14–23.
14. Dias MS, Partington M. Embryology of myelomeningocele and anencephaly. *Neurosurg Focus*. 2004;16(2):E1.
15. Alwan S, Reefhuis J, Rasmussen A, et al. Use of selective serotonin reuptake inhibitors in pregnancy and the risk of birth defects. *N Eng J Med*. 2007;356: 2684–2692.
16. Lunsky AM, Ulcicus M, Rothman KJ, et al. Maternal heat exposure and neural tube defects. *JAMA*. 1992;268:882–885.
17. McClone D. Neurosurgical management and operative closure for myelomeningocele. Paper presented at: the Annual Myelomeningocele Seminar; 1982; Chicago, IL.
18. Centers for Disease Control. Estimating the prevalence of spina bifida. Available at: http://www.cdc.gov/ncbddd/spinabifida/research.html. Accessed September 2012.
19. Smith K, Freeman KA, Neville-Jan A, et al. Cultural considerations in the care of children with spina bifida. *Ped Clin North Am*. 2010;57(4):1027–1040.
20. Canfield MA, Ramadhani TA, Shaw GM, et al. Anencephaly and spina bifida among Hispanics: maternal, sociodemographic and acculturation factors in the national birth defects prevention study, birth defects research (Part A). *Clin Mol Teretol*. 2009;85(7):637–646.
21. Arizona Department of Health Services. Facts about Spina bifida, 1995-2009. Available at: www.azdhs.gov/phstats/bdr/reports/spinabifida.pdf. Accessed July 2012.
22. Johnson CY, Honien MA, Flanders DW, et al. Pregnancy termination following prenatal diagnosis of anencephaly or spina bifida: A systematic review of the literature. *Birth Defects Res A Clin Mol Teratol*. 2012:44(1):857–863.
23. Scarff TB, Fronczak S. Myelomeningocele: a review and update. *Rehab Lit*. 1981;42:143–147.
24. Tachdjian MO. *Pediatric Orthopedics*. Vol 3. 2nd ed. Philadelphia, PA: WB Saunders; 1990:1773–1880.
25. Behrman RC, Vaughn VC, eds. *Nelson's Textbook of Pediatrics*. 11th ed. Philadelphia, PA: WB Saunders; 1979.
26. Wolraich M. The association of spina bifida occulta and myelomeningocele. Paper presented at: the 2nd Symposium on Spina Bifida; 1984;Cincinnati, OH.
27. Fidas A, MacDonald HL, Elton RA, et al. Prevalence of spina bifida occulta in patients with functional disorders of the lower urinary tract and its relation to urodynamics and neurophysiological measurements. *BMJ*. 1989;298:357–359.
28. Warder DE. Tethered cord syndrome and occult spinal dysraphism. American Association of Neurological Surgeons. *Neurosurg Focus*. 2001;10(1):e1.
29. Tubbs RS, Wellons III JC, Grabb PA, et al. Chiari II malformation and occult spinal dysraphism. Case reports and a review of the literature. *Pediatr Neurosurg*. 2003;39(2):104–107.
30. D'Agasta SD, Banta JV, Gahm N. The fate of patients with lipomeningocele. Paper presented at: The American Academy of Cerebral Palsy and Developmental Medicine (ACPDM); 1987; Boston, MA.
31. Kanev PM, Lemire RJ, Loeser JD, et al. Management and long-term follow-up review of children with lipomyelomeningocele. *J Neurosurg*. 1990;73:48–52.
32. Moore KL. *The Developing Human: Clinically Oriented Embryology*. Philadelphia, PA: WB Saunders; 1974.
33. Robbins SL. *Pathologic Basis of Disease*. Philadelphia, PA: WB Saunders; 1974.
34. Umphred DA. *Neurological Rehabilitation*. St. Louis, MO: CV Mosby; 1985.
35. Sharrard WJ. Neuromotor evaluation of the newborn. In: *Symposium on Myelomeningocele*. St. Louis, MO: CV Mosby; 1972.

36. Peach B. The Arnold-Chiari malformation. *Arch Neurol*. 1965;12:165.
37. Peach B. The Arnold-Chiari malformation. *Arch Neurol*. 1965;12:109.
38. McCullough DC. Arnold-Chiari malformation—theories of development. Paper presented at: the 2nd Symposium on Myelomeningocele; 1984; Cincinnati, OH.
39. McLone DG, Knepper PA. The cause of Chiari II malformation: a unified theory. *Pediatr Neurosci*. 1989;15:1–12.
40. Mclone DG, Dias MS. The Chiari II malformation: cause and impact. *Childs Nerv Syst*. 2003;19(7–8):540–550.
41. Lutschg J, Meyer E, Jeanneret-Iseli C, et al. Brainstem auditory evoked potential in myelomeningocele. *Neuropediatrics*. 1985;16:202–204.
42. Hesz N, Wolraich M. Vocal cord paralysis and brainstem dysfunction in children with spina bifida. *Dev Med Child Neurol*. 1985;27:528–531.
43. Hoffman HJ, Hendrick EB, Humphreys RP, et al. Manifestations and management of Arnold-Chiari malformation in patients with myelomeningocele. *Childs Brain*. 1975;1:255–259.
44. Staal MJ, Melhuizen-de Regt MJ, Hess J. Sudden death in hydrocephalic spina bifida aperta patients. *Pediatr Neurosci*. 1987;13:13–18.
45. Biggio JR, Wenstrom KD, Owen J. Fetal open spina bifida: a natural history of disease progression in utero. *Prenat Diagn*. 2004;24(4):287–289.
46. Palomaki GE, Williams JR, Haddow JE. Prenatal screening for open neural-tube defects in Maine. *N Engl J Med*. 1999;340(13):1049–1050.
47. Thomas M. The lemon sign. *Radiology*. 2003;228(1):206–207.
48. Pilu G, Romero R, Reece A, et al. Subnormal cerebellum in fetuses with spina bifida. *Am J Obstet Gynecol*. 1988;158:1052–1056.
49. Benacerraf BR, Stryker J, Frigotto FD. Abnormal ultrasound appearance of the cerebellum (banana sign): indirect sign of spina bifida. *Pediatr Radiol*. 1989;171:151–153.
50. Nyberg DA, Mack LA, Hirsch J, et al. Abnormalities of cranial contour in sonographic detection of spina bifida: evaluation of the "lemon" sign. *Radiology*. 1988;167(2):387–392.
51. Thiagarajah S, Henke J, Hogge WA, et al. Early diagnosis of spina bifida: the value of cranial ultrasound markers. *Obstet Gynecol*. 1990;76:54–57.
52. Bensen J, Dillard RG, Burton BK. Open spina bifida: does cesarean section delivery improve prognosis? *Obstet Gynecol*. 1988;71:532–534.
53. Luthy DA, Wardinsky T, Shurtleff DB, et al. Cesarean section before the onset of labor and subsequent motor function in infants with myelomeningocele diagnosed antenatally. *N Engl J Med*. 1991;324:662–666.
54. Shurtleff DB, Luthy DA, Benedetti TJ, et al. Perinatal management, cesarean section and outcome in fetal spina bifida. Paper presented at: the American Academy of Cerebral Palsy and Developmental Medicine; 1987; Boston, MA.
55. Hogge WA, Dungan JS, Brooks MP, et al. Diagnosis and management of prenatally detected myelomeningocele: a preliminary report. *Am J Obstet Gynecol*. 1990;163:1061–1064.
56. Johnson MP, Sutton LN, Rintol N, et al. Fetal myelomeningocele repair: short term clinical outcomes. *Am J Obstet Gynecol*. 2003;189(2):482–487.
57. Sutton LN, Adzick NS, Bilaniuk LT, et al. Improvement in hindbrain herniation demonstrated by serial fetal magnetic resonance imaging following fetal surgery for myelomeningocele. *JAMA*. 1999;282(19):1826–1831.
58. Buner JP, Tulipan N, Paschall RL, et al. Fetal surgery for myelomeningocele and the incidence of shunt-dependent hydrocephalus. *JAMA*. 1999;282(19): 1819–1825.
59. Danzer E, Johnson MP, Adzick NS, et al. Fetal surgery for myelomeningocele: progress and perspectives. *Dev Med Child Neurol*. 2012;54(1):8–14.
60. Verbeek RJ, Heep A, Maurits NM, et al. Fetal endoscopic myelomeningocele closure preserves segmental neurologic function. *Dev Med Child Neurol*. 2012;54(1):15–22.
61. Shurtleff D. Fetal endoscopic myelomeningocele repair. *Dev Med Child Neurol*. 2012;54(1):4–5.
62. Raimondi AJ, Soare P. Intellectual development in shunted hydrocephalic children. *Am J Dis Child*. 1974;127:664–671.
63. McLone DG, Czyzewski D, Raimondi AJ, et al. Central nervous system infections as a limiting factor in the intelligence of children with myelomeningocele. *Pediatrics*. 1982;70:338–342.
64. Ellenbogen RG, Goldmann DA, Winston KW. Group B streptococcal infections of the central nervous system in infants with myelomeningocele. *Surg Neurol*. 1988;29:237–242.
65. Banta J. Long-term ambulation in spina bifida. Paper presented at: the American Academy of Cerebral Palsy and Developmental Medicine; 1983; Chicago, IL.
66. Murdoch A. How valuable is muscle charting? *Physiotherapy*. 1980;66:221–223.
67. Schafer M, Dias L. *Myelomeningocele: Orthopedic Treatment*. Baltimore, MD: Williams & Wilkins; 1983.

68. Kaplan G. Editorial: with apologies to Shakespeare. *J Urol.* 1999;161:933.
69. Tanaka H, Katizaki H, Kobayashi S, et al. The relevance of urethral resistance in children with myelodysplasia: its impact on upper urinary tract deterioration and the outcome of conservative management. *J Urol.* 1999;161:929–932.
70. *An Introduction to Hydrocephalus.* Chicago, IL: Children's Memorial Hospital; 1982.
71. Raimondi AJ. Complications of ventriculoperitoneal shunting and a critical comparison of the 3-piece and 1-piece systems. *Childs Brain.* 1977;3:321–342.
72. Bell WO, Sumner TE, Volberg FM. The significance of ventriculomegaly in the newborn with myelodysplasia. *Childs Nerv Syst.* 1987;3:239–241.
73. Bell WO, Arbit E, Fraser R. One-stage myelomeningocele closure and ventriculo-peritoneal shunt placement. *Surg Neurol.* 1987;27:233–236.
74. Lindseth RE. Treatment of the lower extremities in children paralyzed by myelomeningocele (birth to 18 months). *Am Acad Orthop Surg Inst Course Lec.* 1976;25:76–82.
75. Daniels L, Williams M, Worthingham C. *Muscle Testing: Techniques of Manual Examination.* Philadelphia, PA: WB Saunders; 1956.
76. Strach EH. Orthopedic care of children with myelomeningocele: a modern program of rehabilitation. *BMJ.* 1967;3:791–794.
77. Asher M, Olson J. Factors affecting the ambulatory status of patients with spina bifida cystica. *J Bone Joint Surg Am.* 1983;65(3):350–356.
78. Bunch W. Progressive neurological loss in myelomeningocele patients. Paper presented at: the American Academy of Cerebral Palsy and Developmental Medicine Conference; 1982; San Diego, CA.
79. Coon V, Donato G, Houser C, et al. Normal ranges of hip motion in infants. *Clin Orthop.* 1975;110:256–260.
80. Haas S. Normal ranges of hip motion in the newborn. *Clin Orthop Rel Res.* 1973;91:114–118.
81. Dias L. Hip contractures in the child with spina bifida. Paper presented at: the 2nd Symposium on Spina Bifida; 1984; Cincinnati, OH.
82. Banta JV, Lin R, Peterson M, et al. The team approach in the care of the child with myelomeningocele. *J Prosthet Orthot.* 1989;2:263–273.
83. Lie HR, Lagergren J, Rasmussen F, et al. Bowel and bladder control of children with myelomeningocele: a Nordic study. *Dev Med Child Neurol.* 1991; 33:1053–1061.
84. Brem AS, Martin D, Callaghan J, et al. Long-term renal risk factors in children with myelomeningocele. *J Pediatr.* 1987;110:51–55.
85. Anagnostopoulos D, Joannides E, Kotsianos K. The urological management of patients with myelodysplasia. *Pediatr Surg Int.* 1988;3:347–350.
86. Wolf LS. Early motor development in children with myelomeningocele. Paper presented at: the American Academy of Cerebral Palsy and Developmental Medicine; 1984; Washington, DC.
87. Mazur JM. Hand function in patients with spina bifida cystica. *J Pediatr Orthop.* 1986;6:442–447.
88. Anderson P. Impairment of a motor skill in children with spina bifida cystica and hydrocephalus: an exploratory study. *Br J Psychol.* 1977;68:61–70.
89. Dahl M, Ahlsten G, Carlson H, et al. Neurological dysfunction above cele level in children with spina bifida cystica: a prospective study to three years. *Dev Med Child Neurol.* 1995;37:30–40.
90. Bobath B. Motor development, its effect on general development and application to the treatment of cerebral palsy. *Physiotherapy.* 1971;57:526–532.
91. Bobath B. The treatment of neuromuscular disorders by improving patterns of coordination. *Physiotherapy.* 1969;55:18–22.
92. Bobath B. The very early treatment of cerebral palsy. *Dev Med Child Neurol.* 1967;9:373–390.
93. Caplan F. *The First Twelve Months of Life.* New York, NY: Grosset and Dunlap; 1973.
94. Turner A. Upper-limb function in children with myelomeningocele. *Dev Med Child Neurol.* 1986;28:790–798.
95. Turner A. Hand function in children with myelomeningocele. *J Bone Joint Surg Br.* 1985;67:268–272.
96. Agness PJ. Learning disabilities and the person with spina bifida. Paper presented at: the Spina Bifida Association of America Meeting; 1980; Chicago, IL.
97. Cronchman M. The effects of babywalkers on early locomotor development. *Dev Med Child Neurol.* 1986;28:757–761.
98. Williams EN, Broughton NS, Menelaus MB. Age-related walking in children with spina bifida. *Dev Med Child Neurol.* 1999;41(7):446–449.
99. Menelaus M. The evolution of orthopedic management of myelomeningocele. *J Pediatr Orthop.* 1999;18:421–422.
100. Charney EB, Melchionni JB, Smith DR. Community ambulation by children with myelomeningocele and high level paralysis. Paper presented at: the American Academy of Cerebral Palsy and Developmental Medicine; 1989; San Francisco, CA.
101. Beaty JH, Canale ST. Current concepts review. Orthopedic aspects of myelomeningocele. *J Bone Joint Surg Am.* 1990;72:626–630.
102. Dias L. Orthopedic care in spina bifida: past, present, and future. *Dev Med Child Neurol.* 2004;46(9):579.
103. Menelaus M. Hip dislocation: concepts of treatment. Paper presented at: the 2nd Symposium on Spina Bifida; 1984; Cincinnati, OH.
104. Stauffer ES, Hoffer M. Ambulation in thoracic paraplegia [Abstract]. *J Bone Joint Surg.* 1972;54A:1336.
105. Hoffer MM, Feiwell EE, Perry R, et al. Functional ambulation in patients with myelomeningocele. *J Bone Joint Surg.* 1973;55(1):137–148.
106. Swaroop VT, Dias L. Orthopedic management of spina bifida. Part I: hip, knee and rotational deformities. *J Child Orthop.* 2009;3(6):441–449.
107. Swaroop VT, Dias L. Orthopedic management of spina bifida. Part II: foot and ankle deformities. *J Child Orthop.* 2011;5(6):403–414.
108. Yngve D, Douglas R, Roberts JM. The reciprocating gait orthosis in myelomeningocele. *J Pediatr Orthop.* 1984;4:304–310.
109. Dias L, Tappit-Emas E, Boot E. The reciprocating gait orthosis: the Children's Memorial experience. Paper presented at: the American Academy of Developmental Medicine and Child Neurology; 1984; Washington, DC.
110. Douglas R, Larson PF, D'Ambrosia R, et al. The LSU reciprocating gait orthosis. *Orthopedics.* 1983;6:834–839.
111. Center for Orthotics Design, Inc. www.centerfororthoticsdesign.com. Accessed July 5 2007.
112. Williams L. Energy cost of walking and of wheelchair propulsion by children with myelodysplasia. *Dev Med Child Neurol.* 1983;25:617–624.
113. Wright JG. Hip and spine surgery is of questionable value in spina bifida: an evidence based review. *Clin Orthop Relat Res.* 2011;465(5):1258–1264.
114. McDonald CM, Jaffe KM, Mosca VS, et al. Ambulatory outcome of children with myelomeningocele: effect of lower extremity muscle strength. *Dev Med Child Neurol.* 1991;33:482–490.
115. Torosian CM, Dias LS. Surgical treatment of severe hindfoot valgus by medial displacement osteotomy of the os calsis in children with myelomeningocele. *J Pediatr Orthop.* 2000;20(2):226–229.
116. Neto J, Dias L, Gabriel A. Congenital talipes equinovarus in spina bifida: treatment and results. *J Pediatr Orthop.* 1996;16:782–785.
117. Schopler SA, Menelaus MB. Significance of the strength of the quadriceps muscles in children with myelomeningocele. *J Pediatr Orthop.* 1987;7:507–512.
118. Sherk HH, Uppal GS, Lane G, et al. Treatment versus nontreatment of hip dislocations in ambulatory patients with myelomeningocele. *Dev Med Child Neurol.* 1991;33:491–494.
119. Duffy CM, Graham HK, Cosgrove AP. The influence of ankle-foot orthosis on gait and energy expenditure in spina bifida. *J Pediatr Orthop.* 2000;20(3):356–361.
120. Hunt KG, et al. The effects of fixed and hinged ankle-foot orthoses on gait myoelectric activity in children with myelomeningocele. Meeting Highlights of AACPDM. *J Pediatr Orthop.* 1994;14(2):269.
121. Knutson LM, Clark DE. Orthotic devices for ambulation in children with cerebral palsy and myelomeningocele. *Phys Ther.* 1991;71:947–960.
122. Vankoski S, Dias L. Children with spina bifida benefit from gait analysis. *The Standard.* 1997;1:4–5.
123. Vankoski S, Sarwark J, Moore C, et al. Characteristic pelvis, hip and knee kinematic patterns in children with lumbosacral myelomeningocele. *Gait Posture.* 1995;3(1):51–57.
124. Ounpuu S, Davis R, Bell K, et al. Gait analysis in the treatment decision making process in patients with myelomeningocele. In: 8th Annual East Coast Gait Laboratories Conference; May 5–8, 1993; Rochester, MN.
125. Duffy C, Hill A, Cosgrove A, et al. Three-dimensional gait analysis in spina bifida. *J Pediatr Orthop.* 1996;16:786–791.
126. Williams J, Graham G, Dunne K, et al. Late knee problems in myelomeningocele. *J Pediatr Orthop.* 1993;13:701–703.
127. Thompson JD, Ounpuu S, Davis RB, et al. The effects of ankle-foot orthosis on the ankle and knee in persons with myelomeningocele: an evaluation using three dimensional gait analysis. *J Pediatr Orthop.* 1999;19(1):27–33.
128. Porsch K. Origin and treatment of fractures in spina bifida. *Eur J Pediatr Surg.* 1991;1(5):298–305.
129. Drummond D. Post-operative fractures in patients with myelomeningocele. *Dev Med Child Neurol.* 1981;23:147–150.
130. Rosenstein BD, Greene WB, Herrington RT, et al. Bone density in myelomeningocele: the effects of ambulatory status and other factors. *Dev Med Child Neurol.* 1987;29:486–494.

131. Lock TR, Aronson DD. Fractures in patients who have myelomeningocele. *J Bone Jt Surg Am*. 1989;71:1153–1157.

132. Bartonek A, Saraste H, Samuelson L, et al. Ambulation in patients with myelomeningocele: a 12 year follow-up. *J Pediatr Orthop*. 1999;19(2):202–206.

133. Hall P, Lindseth R, Campbell R, et al. Scoliosis and hydrocephalus in myelomeningocele patients: the effect of ventricular shunting. *J Neurosurg*. 1979; 50:174–178.

134. Mazur JM, Menelaus MB. Neurologic status of spina bifida patients and the orthopedic surgeon. *Clin Orthop Rel Res*. 1991;264:54–64.

135. Jeelani NO, Jaspan T, Punt J. Tethered cord syndrome after myelomeningocele repair. *BMJ*. 1999;318:516–517.

136. Petersen M. Tethered cord syndrome in myelodysplasia: correlation between level of lesion and height at time of presentation. *Dev Med Child Neurol*. 1992;34:604–610.

137. McClone D, Herman J, Gabriele A, et al. Tethered cord as a cause of scoliosis in children with a myelomeningocele. *Pediatr Neurosurg*. 1990;91(16):8–13.

138. Banta J. The tethered cord in myelomeningocele: should it be untethered? *Dev Med Child Neurol*. 1991;33:167–176.

139. Mazur J, Stillwell A, Menelaus M. The significance of spasticity on the upper and lower limbs in myelomeningocele. *J Bone Joint Surg Br*. 1986;68:213–217.

140. Flanagan RC, Russell DP, Walsh JW. Urologic aspects of tethered cord. *Urology*. 1989;33:80–82.

141. Kaplan WE, McLone DG, Richards I. The urological manifestation of the tethered spinal cord. *J Urol*. 1988;140:1285–1288.

142. Grief L, Stalmasek V. Tethered cord syndrome: a pediatric case study. *J Neurosci Nurs*. 1989;21:86–91.

143. Hochleiter BW, Menardi G, Haussler B, et al. Spina bifida as an independent risk factor for sensitivization to latex. *J Urol*. 2001;166(6):2370–2373.

144. Nieto A, Mazon A, Pamies R, et al. Efficacy of latex avoidance for primary prevention of latex sensitization in children with spina bifida. *J Pediatr*. 2002; 140(3):370–372.

145. Centers for Disease Control. Anaphylactic reaction during general anesthesia among pediatric patients, United States. Jan 1990–Jan 1991. *MMWR Morb Mortal Wkly Rep*. 1991;40:437–443.

146. *Allergic Reactions to Latex-Containing Medical Devices: FDA Medical Alert*. Food and Drug Administration; March 29, 1991.

147. Meeropol E, Frost J, Pugh L, et al. Latex allergy in children with myelomeningocele. *J Pediatr Orthop*. 1993;13:1–4.

148. D'Astous J, Drouin M, Rhine E. Intraoperative anaphylaxis secondary to allergy to latex in children who have spina bifida. *J Bone Joint Surg*. 1992;74(7): 1084–1086.

149. Meehan P, Galina M, Daftari T. Intraoperative anaphylaxis due to allergy to latex. *J Bone Joint Surg*. 1992;74-A:1103–1109.

150. Lu L, Kurup V, Hoffman D, et al. Characterization of a major latex allergen associated with hypersensitivity in spina bifida patients.*J Immunol*. 1995;155:2721–2728.

151. Medical Sciences Bulletin. Available at: http://pharminfo.com/pub/msb/latex.html. Accessed Jan 2003.

152. Good Latex Allergy Survival Skills. Available at: http://www.netcom.com/~ecbd-md/Glass.html. Accessed Jan 2003.

153. Latex Allergy. Available at: http://www.waisman.wisc.edu/~rowley/sbkids/Sb_latex.html. Accessed Jan 2003.

154. Willis KE, Holmbeck GN, Dillon K, et al. Intelligence and achievement in children with myelomeningocele. *J Pediatr Psychol*. 1990 Apr; 15(2): 161–176

155. Horn DG, Pugzles Lorch E, Lorch RF, et al. Distractibility and vocabulary deficits in children with spina bifida and hydrocephalus. *Dev Med Child Neurol*. 1985;27:713–720.

156. Wolfe GA, Kennedy D, Brewer K, et al. Visual perception and upper extremity function in children with spina bifida. Paper presented at: the American Academy of Cerebral Palsy and Developmental Medicine; 1989; San Francisco, CA.

157. Cull C, Wyke MA. Memory function of children with spina bifida and shunted hydrocephalus. *Dev Med Child Neurol*. 1984;26:177–183.

158. Dise JE, Lohr ME. Examination of deficits in conceptual reasoning abilities associated with spina bifida. *Am J Phys Med Rehab*. 1998;77(3):247–250.

159. Mauk JE, Charney EB, Nambiar R, et al. Strabis-mus and spina bifida. Paper presented at: the American Academy of Cerebral Palsy and Developmental Medicine; 1987; Portland, OR.

160. Lennerstrand G, Gallo JE. Neuro-ophthalmological evaluation of patients with myelomeningocele and Chiari malformations. *Dev Med Child Neurol*. 1990;32: 415–422.

161. Rothstein TB, Romano PE, Shoch D. Meningomyelocele. *Am J Ophthalmol*. 1974;77:690–693.

162. Horn DG, Lorch EP, Lorch RF, et al. Distractibility and vocabulary deficits in children with spina bifida and hydrocephalus. *Dev Med Child Neurol*. 1985; 27:713–720.

163. Ruff HA. The development of perception and recognition of objects. *Child Dev*. 1980;51:981–992.

164. Butler C. Effects of powered mobility on self-initiated behaviors of very young children with locomotor disability. *Dev Med Child Neurol*. 1986;28:325–332.

165. DeLateur B, Berni R, Hangladarom T, et al. Wheelchair cushions designed to prevent pressure sores. *Arch Phys Med Rehabil*. 1976;57:129–135.

166. Fiewell E. Seating and cushions for spina bifida. Paper presented at: the 2nd Symposium on Spina Bifida; 1984; Cincinnati, OH.

167. Borjeson MC, Lagergren JL. Life conditions of adolescents with myelomeningocele. *Dev Med Child Neurol*. 1990;32:698–706.

168. Selber P, Dias L. Sacral level myelomeningocele: long term outcome in adults. *J Pediatr Orthop*. 1998;18:423–427.

169. Buran CF, McDaniel AM, Brej TJ. Needs assessment in a spina bifida program: a comparison of the perceptions of adolescents with spina bifida and their parents. *Clin Nurse Spec*. 2002;16(5):256–262.

170. Sawin, KJ, Brei TJ. Health risk behaviors in spina bifida: the need for clinical and policy action. *Dev Med Child Neurol*. 2012;54(11):974–975.

171. Dias LS, Fernandez AC, Swank M. Adults with spina bifida: a review of seventy-one patients. Paper presented at: the American Academy of Cerebral Palsy and Developmental Medicine; 1987; Boston, MA.

172. Dunne KB, Shurtleff DB. The medical status of adults with spina bifida. Paper presented at: the American Academy of Cerebral Palsy and Developmental Medicine; 1987; Washington, DC.

173. Moore C, Kogan BA, Parekh A. Impact of urinary incontinence on self-concept in children with spina bifida. *J Urol*. 2004;171(4):1659–1662.

174. Lobby NJ, Ginsburg C, Harkaway RC, et al. Urinary tract infections in adult spina bifida. *Infect Urol*. 1999;12(2):51–55.

175. Campbell JB, Moore KN, Voaklander DC, et al. Complications associated with clean intermittent catheterization in children with spina bifida. *J Urol*. 2004; 171(6, pt 1):2420–2422.

176. McClone DG. Spina bifida today: problems adult face. *Semin Neurol*. 1989;9: 169–175.

177. Iddon JL, Morgan DJR, Loveday C, et al. Neuropsychological profile of young adults with spina bifida with or without hydrocephalus. *J Neurol Neursurg Psychiatry*. 2004;75:112–118.

178. Barf HA, Verhoef M, Jennekens-Schinkel A, et al. Cognitive status of young adults with spina bifida. *Dev Med Child Neurol*. 2003;45(12):813–820.

Fontes adicionais

Developingchild. Harvard.Edu/topics/understanding intervention (research and topics of interest about the benefits of early intervention).

Scherzer A, Tscharnuter I. *Early Diagnosis and Therapy in Cerebral Palsy*. New York, NY: Marcel Dekker; 1982 (handling strategies for young children).

Williamson GG. *Children with Spina Bifida: Early Intervention and Pre-School Programming*. Baltimore, MD: Brooks Publishers; 1987 (family concerns and PT/ OT interventional strategies).

Zabel TA, Linroth R, Fairman AD. The Life Course Model Website: an online transition-focused resource for the Spina Bifida community. *Pediatr Clin North Am*. 2010;57(4): 911–917.

Informações sobre látex

Food and Drug Administration. www.fda.gov
Spina Bifida Association of America. www.spinabifidaassociation.org
American Latex Allergy Association. http://www.latexallergyresources.org

7

Lesão traumática no sistema nervoso central: lesão cerebral

Amy Both

Definição
Incidência
Causas de lesão
  Quedas
  Acidentes automotivos
  Ferimentos à bala
  Abuso/ataque
  Esportes/atividades recreativas
Mecanismos de lesão
  Lesões por aceleração-desaceleração
  Lesões por impressão
Dano cerebral primário por traumatismo
  Concussão
  Contusão
  Fraturas de crânio
  Hemorragias intracranianas
  Lesão axonal difusa
Dano cerebral secundário por traumatismo
  Edema cerebral
  Pressão intracraniana
  Síndromes de herniação
  Lesão hipóxico-isquêmica
  Eventos neuroquímicos
Outras consequências do dano cerebral
  Hidrocefalia
  Convulsões
  Infecções
  Disautonomia
  Distúrbios endócrinos
Fatores preditivos da gravidade da lesão e de seu resultado
  Escalas do coma
  Duração do coma
  Intensidade do coma

  Orientação e avaliação da amnésia
  Duração da amnésia pós-traumática
  Níveis de funcionamento cognitivo Rancho Los Amigos
  Escala Pediátrica Rancho
  Idade
  Função
  Influências ambientais
Avaliação fisioterapêutica da criança com lesão cerebral traumática
  Exame subjetivo: história do paciente
  Revisão de sistemas
  Exame objetivo: testes e medidas
Avaliação, diagnóstico, prognóstico e plano de assistência
  Avaliação
  Diagnóstico e prognóstico
  Plano de assistência
Tratamento/intervenções
  Tratamento médico agudo
  Tratamento fisioterapêutico agudo: prevenção
  Tratamento fisioterapêutico de nível cognitivo baixo: estimulação
  Tratamento fisioterapêutico de nível cognitivo médio: estrutura
  Tratamento fisioterapêutico de nível cognitivo alto: reintegração na escola/comunidade
Prevenção
  Capacetes de bicicleta
  Equipamento de *playground*
  Comportamento no trânsito
  Contentores de carros
Estudo de caso

Definição

A lesão cerebral traumática (LCT) ocorre quando uma força mecânica externa exerce, de modo acidental ou intencional, impacto sobre a cabeça.[1-3] Não está associada a lesão congênita nem a agressão degenerativa. A LCT é caracterizada por um período de consciência diminuída ou alterada, que varia de uma breve letargia à inconsciência prolongada até a morte cerebral.[1,2] De acordo com o *Guide for Physical Therapist Practice*,[4] a LCT pediátrica segue um dos três padrões preferidos de prática (ver Tab. 7.1). Os sintomas variam amplamente, dependendo da localização da lesão e da extensão da lesão cerebral subjacente. Embora cerca de 97% das crianças que passam pela experiência de LCT sofram apenas uma lesão leve e se recuperem sem complicações, algumas permanecem com incapacitação funcional parcial ou total e/ou comprometimento psicossocial.[5] A LCT também é denominada lesão cerebral adquirida, lesão craniana ou lesão craniana fechada.

Incidência

Nos últimos anos, o número de crianças atendidas no serviço de emergência com suspeita de lesão craniana aumentou para cerca de 1.365.000 por ano.[6] Desses atendimentos, cerca de 18% são de crianças pequenas, na faixa etária de 0 a 4 anos.[6,7] Atualmente, nos Estados Unidos, o número de novos casos de crianças diagnosticadas com LCT é estimado em 475 mil ao ano, dos quais 100 mil necessitam de internação.[6,8-10] De modo geral, a lesão cerebral é a principal causa de morte e incapacitação permanente em crianças e jovens na faixa etária de 1 a 19 anos.[8] É também a terceira principal causa de morte entre crianças com menos de 1 ano de idade. Mesmo assim, a taxa de sobrevivência de crianças com LCT é maior do que a de adultos com lesões semelhantes.[11,12]

Atualmente, existem dois períodos de pico de incidência de LCT em crianças que devem ser monitorados. O primeiro ocorre no início da infância (até 4 anos de idade) e o segundo, durante a fase intermediária até o final da adolescência (de 15 a 19 anos de idade).[11,13] Em cada faixa etária, a incidência de LCT é duas vezes maior em meninos do que em meninas, e os meninos de 0 a 4 anos apresentam o maior número de internações e de morte por LCT.[1,7,9,11,14,15] Constatou-se que comportamento e personalidade pré-mórbidos predispõem as crianças à lesão cerebral.[16] Crianças impulsivas e hiperativas que apresentam problemas de atenção têm risco aumentado de lesão.[16,17] Além disso, evidências indicam que quando uma criança sofre LCT, ainda que leve, a probabilidade de sofrer outra lesão e de apresentar um limiar mais baixo para danos cerebrais aumenta.[18,19]

As incidências de lesão cerebral e de morte variam consideravelmente de acordo com a raça e com a condição socioeconômica. As taxas de mortalidade associadas à LCT são maiores entre os afro-americanos, seguidos dos caucasianos e, então, das demais raças.[5,20] Para todas as raças, as taxas de morte têm relação inversa com a condição socioeconômica.[20] Assim, as incidências de morte são mais altas entre as crianças de famílias com baixa renda do que entre as crianças de famílias com rendas média e alta.

Causas de lesão

Quedas

As quedas são responsáveis por 35 a 50% de todas as LCT pediátricas que requerem internação ou resultam em morte.[1,10,11,20,21] Observou-se que crianças com menos de 12 meses de idade apresentavam maior risco de lesão por queda, com aquelas na faixa etária de 0 a 6 meses apresentando a maior taxa de lesão moderada por quedas, incluindo quedas do colo do cuidador.[22] Entre os pré-escolares, 51% dos casos de lesão por traumatismo decorrente de queda ocorrem durante as brincadeiras em brinquedos de *playground*.[20] As crianças maiores geralmente escapam das lesões graves ao caírem de alturas inferiores a 3 m.[20,23] Embora muitas quedas sejam acidentais, quedas de alturas menores que 3 m devem ser investigadas quanto ao potencial de abuso infantil.[20,23]

Acidentes automotivos

Os acidentes com veículos motorizados (AVM) são responsáveis por cerca de 25% de todas as LCT pediátricas e constituem a causa mais comum de morte por traumatismo de crianças na faixa etária de 5 a 9 anos.[1,2,10,20] Entre 4 e 14 anos de idade, a maioria das lesões que envolvem automóveis ocorre quando a criança está andando de bicicleta ou a pé.[13] Por outro lado, a maioria das lesões causadas por automóveis durante a adolescência ocorre quando o jovem é um ocupante desprotegido de um automóvel.[13] Os AVM causam a vasta maioria das lesões graves e traumatismos múltiplos em crianças, com cerca de 70% das crianças apresentando graus variados de coma por determinado período de tempo.[20]

TABELA 7.1 ▸ Padrões de prática preferencial – *Guide to Physical Therapist Practice*, segunda edição	
5C	Comprometimento da função motora e da integridade sensorial associado a distúrbios não progressivos do sistema nervoso central: origem congênita ou adquirida na infância
5D	Comprometimento da função motora e da integridade sensorial associado a distúrbios não progressivos do sistema nervoso central: origem congênita ou adquirida na adolescência ou na fase adulta
5I	Comprometimento da excitação, da amplitude de movimento e do controle motor associado ao coma, quase coma ou estado vegetativo

American Physical Therapy Association. Guide to physical therapist practice. 2ª ed. *Phys Ther*. 2001;81(1):1–768.

Nutrição de crianças com lesão cerebral traumática
Susan Boyden, MS, RD, LDN
Nutricionista clínica
The Children's Hospital of Philadelphia

Problemas relacionados à nutrição	Intervenções
Incapacidade de comer pela boca	
• Sistema gastrintestinal comprometido • Comatose/estado vegetativo • Insuficiência respiratória • Risco de aspiração	Alternar modos de nutrição: • Nutrição parenteral • Alimentação por tubos
Incapacidade de consumo adequado	

• Habilidades motoras orais comprometidas
  - Mastigação
  - Estase de alimento em cavidade oral
  - Deglutição
  - Sialorreia/vazamento
	Modificações da dieta:
	• Modificação da textura/consistência do alimento
	• Líquidos mais encorpados
	• Suplementos altamente calóricos
	• Alimentação por tubos

• Deficits sensoriais e de comunicação
  - Incapacidade de enxergar a comida oferecida
  - Incapacidade de comunicar-se quando está com fome
  - Dificuldade para se comunicar durante a refeição, devido à perda de audição
• Depressão
• Aspectos relacionados à dor
	Avaliação oftalmológica
	Encaminhamento para fonoaudiologia
	Terapia ocupacional
	Avaliação audiológica
	Encaminhamento para psicólogo
	Medicação
	Musicoterapia
	Terapia da vida infantil

Necessidades nutricionais/calóricas aumentadas	
• Estresse metabólico • Fraturas • Cicatrização de ferida • Movimentos involuntários Constipação	Suplementos nutricionais Alimentação por tubos Vitaminas/minerais Nutrição parenteral Líquidos e fibras adequados Programa intestinal Medicações
Refluxo gastresofágico	Pequenas refeições frequentes Fórmula/biscoito/refeições ricos em nutriente Medicação
Obesidade	
• Mobilidade diminuída • Apetite insaciável relacionado a dano ao centro de controle do apetite	Programa fisioterapêutico Redução de gorduras/calorias na dieta Diário alimentar Horário de refeições consistente

Leituras sugeridas

Ekvall SW. Pediatric nutrition in chronic diseases and developmental disorders. In: Cloud H, ed. *Feeding Problems of the Child with Special Health Care Needs*. Nova York, NY: Oxford University Press; 1993:203–217.

Loan T. Metabolic/nutritional alterations of traumatic brain injury. *Nutrition*. 1999;15:809–812.

Ferimentos à bala

As lesões causadas por armas de fogo ocorrem por disparos acidentais, homicídios e suicídios. São a segunda (perdem apenas para os AVM) principal causa de morte por traumatismo de crianças em idade escolar e de adolescentes.[24] A incidência dos ferimentos à bala entre jovens carentes do gênero masculino que vivem em cidades é extremamente alarmante, uma vez que esses jovens costumam ser tanto vítimas como autores.[25] Mais que o dobro do número de crianças que morrem sobrevivem às lesões, e cerca de 25% delas adquirem sequelas permanentes.[26]

Abuso/ataque

O abuso físico de bebês e crianças pequenas é prevalente na faixa etária de 0 a 4 anos.[10,13] Cerca de 80% das mortes por traumatismo craniano de crianças com menos de 2 anos são decorrentes de abuso físico.[13] O abuso frequentemente resulta em lesão craniana em consequência da vulnerabilidade do cérebro imaturo e da fraca sustentação proporcionada pela musculatura do pescoço. O abuso que resulta em LCT é caracterizado por uma discrepância acentuada entre a explicação de como se deu a lesão e a natureza e a gravidade da lesão. A identificação precoce do abuso é essencial para prevenir lesões repetidas ou progressivas.

Esportes/atividades recreativas

Os esportes e as recreações são responsáveis por cerca de 29% das lesões cerebrais em crianças em idade escolar e em adolescentes.[20,21] Os esportes de contato de alto risco, como futebol, boxe e *taekwondo*, são responsáveis por até metade das lesões.[20,21,27] A LCT também é observada em outras atividades recreativas quando não se usa ou se esquece de usar proteção da cabeça, como no mergulho, beisebol, ciclismo, cavalgada e rúgbi.[15]

Mecanismos de lesão

Lesões por aceleração-desaceleração

As lesões por aceleração-desaceleração são produzidas quando a cabeça bate em um objeto relativamente fixo, como o chão ou o pára-brisas. Bebês são particularmente suscetíveis às lesões por aceleração-desaceleração, uma vez que possuem menos contenção da movimentação no pescoço.[28] Dessa forma, a lesão por aceleração-desaceleração na infância pode resultar em maior deslocamento diferencial do crânio e dos conteúdos cranianos.[28] A direção das lesões por aceleração podem ser translacionais (lineares) ou rotacionais (angulares). A maioria das LCT resulta de uma combinação de lesões translacionais e rotacionais.

Lesão translacional

Na lesão translacional, a cabeça em movimento bate em um objeto estacionário e responde com deslocamento lateral do crânio e do encéfalo. A lesão resultante do impacto inicial do crânio no encéfalo é conhecida como *golpe*. A lesão produzida que ocorre na direção oposta a da força inicial é chamada *contragolpe*. O contragolpe ocorre com a desaceleração do encéfalo contra as estruturas ósseas do crânio.

Lesão rotacional

A lesão rotacional ocorre quando o crânio gira enquanto o encéfalo permanece estacionário. O efeito é a geração de forças angulares atuando sobre o encéfalo, contusões de superfície, lacerações e traumatismo por cisalhamento. A lesão rotacional pode resultar em dano cerebral focal ou difuso.

Lesões por impressão

As lesões por impressão ocorrem quando um objeto sólido, como uma pedra ou objeto pontiagudo, atinge a cabeça estacionária. As lesões por impressão produzem

fratura craniana e lesão focal no local do impacto. A presença de fratura craniana está associada ao risco aumentado de lesão intracraniana. Entretanto, a ausência de fratura craniana não exclui com segurança a possibilidade de lesão intracraniana significativa.[29,30]

Dano cerebral primário por traumatismo

O dano cerebral primário por traumatismo é resultado direto das forças que atuam sobre a cabeça no momento do impacto inicial.[28,31]

Concussão

A concussão é um processo fisiopatológico complexo que afeta o cérebro e é caracterizado por cefaleia, alteração da consciência e da função cognitiva e comprometimento do equilíbrio imediatamente após o traumatismo.[32] O comprometimento da consciência tipicamente dura de poucos segundos a algumas horas e está relacionado à transmissão de forças de estiramento ao troncoencefálico quando o encéfalo é lançado para trás e para frente no interior da abóbada craniana.[33] A concussão pode ser vista na ausência de alterações patológicas evidentes no cérebro. Entretanto, também pode ser vista com discretas lesões difusas na substância branca ou com lesão neuroquímica.[33] Após a concussão, uma criança pode exibir comportamento de apego, perturbações do sono, irritabilidade ou distraibilidade maior que o usual. Essas alterações do comportamento podem durar de alguns dias a alguns meses.[32,33] Crianças e adolescentes podem demorar mais do que adultos a se recuperarem de uma concussão.[19]

Contusão

Uma contusão é uma equimose ou hemorragia de cristas ou giros nos hemisférios cerebrais. Pode ser vista após lesões por esmagamento ou trauma fechado, ou durante uma lesão por carga de inércia, como a aceleração-desaceleração do encéfalo junto ao crânio.[34] As contusões são mais frequentes nos lobos frontal e temporal do cérebro, devido às irregularidades ósseas existentes na abóbada craniana.[33]

Fraturas de crânio

As fraturas de crânio são encontradas em lesões cranianas fechadas e em lesões cranianas abertas compostas. As fraturas cominutivas lineares resultam do impacto com objetos em movimento lento, enquanto as fraturas com afundamento geralmente resultam do impacto com objetos em movimento rápido. As fraturas lineares podem produzir contusões, hemorragia e dano aos nervos cranianos.[28] As fraturas com afundamento de crânio maiores que 5 mm são consideradas significativas.[28] As fraturas com afundamento podem produzir síndromes de herniação, contusões, lacerações e dano em nervo craniano.[28]

Hemorragias intracranianas

A lesão intracraniana pode ser acompanhada ou não de perda imediata da consciência ou de fratura de crânio.[29,30] Dois tipos de hemorragia intracraniana observadas com frequência após a LCT pediátrica são os hematomas extra e intradural. As hemorragias intracranianas podem não ser inicialmente evidentes ao exame clínico.[30] A velocidade do acúmulo de sangue e a localização do hematoma estão relacionadas com a gravidade e com o resultado.[35] A hemorragia intracraniana é causa comum de deterioração clínica e de morte de pacientes que passam por um intervalo de lucidez imediatamente após sofrerem uma lesão.

Hematomas extradurais

Os hematomas extra ou epidurais se desenvolvem em consequência da ruptura de uma artéria no cérebro, primariamente a artéria meníngea média e seus ramos. Em crianças, os hematomas epidurais geralmente se seguem à fratura craniana ou ao curvamento do crânio para dentro do encéfalo.[35] Com o hematoma epidural unilateral, frequentemente há herniação do lobo temporal.[36] Pode haver coma e há possibilidade de parada cardiorrespiratória.

Hematomas intradurais

Os hematomas intradurais incluem os hematomas subdural e intracerebral. Os hematomas subdurais agudos são secundários a lesões em veias no espaço subdural. A recuperação subsequente depende do tempo decorrido antes da drenagem da hemorragia e da extensão do dano ao tecido cerebral subjacente.[35] Os hematomas subdurais são vistos com frequência nas lesões por inércia e comumente ocorrem nos lobos temporal e frontal.[33] Os hematomas subdurais estão associados a taxas de mortalidade mais altas e a resultados funcionais mais desfavoráveis. Os hematomas intracranianos podem resultar de traumatismo ou ruptura de anormalidade vascular congênita.[37] As lesões muito graves podem produzir hematomas intracerebrais amplos capazes de se romper dentro dos ventrículos, causando hemorragia intraventricular.[33]

Lesão axonal difusa

A lesão axonal difusa (LAD) é um fenômeno microscópico geralmente invisível à varredura de tomografia computadorizada (TC). A LAD é subsequente a lesões rotacionais junto à abóbada craniana.[28] O traumatismo por cisalhamento resulta em perturbação difusa de estruturas celulares após a LCT. A LAD está associada a grande parte do dano cerebral significativo visto na LCT, incluindo a perda súbita de consciência, a hipertonia extensora de membros bilateralmente e a disfunção autonômica.[33]

Dano cerebral secundário por traumatismo

O dano cerebral secundário por traumatismo evolui como resultado das alterações fisiopatológicas iniciadas pelo traumatismo primário.[28,31] As pesquisas sugerem que o dano cerebral secundário por traumatismo se desenvolve ao longo de um período de horas a dias.[33] As lesões secundárias são responsáveis por uma parte significativa do dano geral que ocorre na LCT, e a prevenção do dano cerebral secundário é uma das principais metas do tratamento agudo de crianças com LCT.[35]

Edema cerebral

Talvez a causa mais frequente de lesões secundárias seja o edema cerebral. O edema cerebral não checado, acompanhado de aumento da pressão intracraniana (PIC), pode acarretar múltiplos infartos cerebrais, herniação cerebral, necrose do troncoencefálico e coma irreversível.[36] O controle do edema cerebral costuma ser difícil e pode requerer o uso combinado das seguintes técnicas: sedação com narcótico, diuréticos, barbitúricos, paralisia neuromuscular sistêmica ou hiperventilação.[35,36]

Pressão intracraniana

Quando uma massa, como um hematoma ou edema cerebral, surge após uma LCT, a PIC aumenta em resposta à pressão exercida sobre o cérebro. As elevações iniciais da PIC são acompanhadas de mecanismos do sistema ventricular.[36] Entretanto, quando os mecanismos compensatórios se tornam inefetivos, a PIC aumenta.

Na infância, as elevações da PIC causarão aumento das fontanelas e a separação das suturas. Em crianças com mais de 5 anos de idade, conforme a PIC aumenta, os conteúdos da abóbada craniana são forçados para baixo através do forame magno. Isso causa compressão do troncoencefálico, pode tornar a respiração difícil e até causar parada cardiorrespiratória.[28] O aumento prolongado da PIC pode levar ao desenvolvimento de hidrocefalia pós-traumática.[28]

Síndromes de herniação

As síndromes de herniação resultam do deslocamento do cérebro por ação de uma lesão em expansão e de edema cerebral. Dependendo da localização da lesão, a herniação pode causar hidrocefalia obstrutiva, deslocamento do cérebro para além da linha média ou compressão do troncoencefálico.[33] A herniação pode acarretar deterioração neurológica de natureza grave, com resultante diminuição dos níveis de consciência, alteração da respiração, hipertonia, hemiparesia e postura em decorticação.[33]

Lesão hipóxico-isquêmica

O suprimento de oxigênio e nutrientes para o cérebro depende de uma perfusão cerebral adequada. Alterações de perfusão cerebral, PIC elevada ou falta de oxigênio para o cérebro podem resultar em dano cerebral hipóxico-isquêmico.[33] A isquemia ocorre com frequência no tecido que circunda contusões ou hematomas cerebrais e, por fim, amplia o dano cerebral. A lesão hipóxica grave e as lesões axonais difusas tendem mais a causar incapacitações graves, incluindo a inconsciência pós-coma prolongada.[33,38]

Eventos neuroquímicos

Quando o cérebro sofre traumatismo, há ruptura da barreira hematoencefálica e liberação de neurotransmissores excitatórios, bem como de radicais livres de oxigênio no sistema sanguíneo.[33] Os radicais livres de oxigênio exercem efeito extremamente tóxico sobre o cérebro, além de causarem dano às membranas celulares e às paredes vasculares.[39] O dano produzido pelos radicais livres de oxigênio causa interrupção interna do funcionamento neuronal e dano cerebral adicional.[39]

Outras consequências do dano cerebral

Hidrocefalia

A hidrocefalia pode ser diferenciada nos tipos comunicante e não comunicante. Na hidrocefalia comunicante, todos os componentes do sistema ventricular estão aumentados e a PIC pode apresentar elevação apenas intermitente. A hidrocefalia comunicante é vista na grande maioria dos casos pós-traumáticos.[40] A hidrocefalia não comunicante refere-se à ampliação dos ventrículos cerebrais em consequência de uma obstrução do fluxo e da absorção comprometida do líquido cerebrospinal. Crianças com hidrocefalia podem apresentar alterações do estado mental, letargia, náusea/vômito, cefaleia, ataxia de marcha e incontinência urinária.[40] Os procedimentos de derivação ventrículo-peritoneal neurocirúrgico são realizados em crianças com hidrocefalia para melhorar o fluxo e a absorção do líquido cerebrospinal.[40]

Convulsões

A ocorrência de convulsões pós-traumáticas precoces é mais comum em crianças do que em adultos, com uma incidência aproximada de 10%.[41] As convulsões pós-traumáticas precoces em crianças frequentemente são do tipo de início generalizado, como as convulsões conhecidas como "grande mal" e as convulsões tônico-clônicas.[41] As convulsões parciais ou focais e as convulsões de aparecimento tardio são incomuns em crianças.[41] A frequência da atividade convulsiva no primeiro ano subsequente à ocorrência da LCT pode ser preditiva de recorrências.[41] Portanto, as crianças que não apresentam convulsão no primeiro ano subsequente à aquisição da lesão não tendem a desenvolver convulsões posteriormente.

Infecções

As lesões perfurantes, como os ferimentos à bala e fraturas com afundamento de crânio, apresentam risco inerente de infecção cerebral. Além disso, os procedimentos neurocirúrgicos para inserção de monitores de PIC e de derivações de líquido cerebrospinal em excesso também apresentam risco de infecção cerebral. Duas infecções comuns que se seguem às lesões perfurantes são a meningite e o abscesso cerebral.[40] O fisioterapeuta pode auxiliar a equipe médica monitorando os sinais de infecção, como febre, cefaleia, confusão, rigidez cervical e PIC aumentada.

Disautonomia

A disautonomia, um mal funcionamento do sistema nervoso autônomo, ocorre após a lesão cerebral em 13% das crianças.[42] Uma combinação de hipertensão, diaforese e distonia são os melhores fatores preditivos de um potencial diagnóstico.[42] Portanto, os fisioterapeutas devem ser diligentes ao monitorar a criança quanto à manifestação de sinais de disautonomia a fim de alertar a equipe médica e promover o melhor tratamento dos sintomas observados.

Distúrbios endócrinos

Embora raros, o hipopituitarismo e a puberdade precoce são relatados em crianças após a LCT.[41] O crescimento linear e o peso são acompanhados de perto a fim de que se possa determinar a necessidade de intervenção médica. O fisioterapeuta deve relatar ao pediatra quaisquer aspectos preocupantes relacionados ao ganho de peso aumentado ou desenvolvimento de características sexuais secundárias.

Fatores preditivos da gravidade da lesão e de seu resultado

As escalas de classificação clínica são usadas para padronizar a descrição de pacientes com LCT, monitorar o progresso, determinar um plano geral para intervenção médica apropriada, prever o resultado e auxiliar na pesquisa de resultados clínicos.

Prever a recuperação e o resultado em crianças com LCT é complicado. A velocidade da recuperação após a LCT muitas vezes parece ser rápida nos primeiros meses, todavia pode continuar assim no decorrer do primeiro ano subsequente ao acidente. Após o primeiro ano, a incidência de crianças que continuam apresentando ganhos é maior entre aquelas com LCT leve. Entretanto, em crianças com lesão grave, alguma melhora também é observada no segundo e no terceiro ano subsequente à lesão.[43]

O resultado é afetado por alguns fatores, incluindo a localização e as características morfológicas da lesão, as complicações que ocorrem durante a estabilização médica subsequente à lesão, a idade da criança no momento da lesão, a duração do coma, a duração da amnésia pós-traumática (APT), a gravidade da lesão, o ajuste cognitivo e psicológico pré-mórbido e a resposta da família à lesão. Entre todos os fatores listados, a duração do coma parece ser o fator preditivo isolado mais consistente do resultado.[18,44]

Escalas do coma

O coma é definido por um estado de total inconsciência em que a criança não abre os olhos, não segue comandos, não fala nem reage a estímulos dolorosos.[45] Para ajudar a determinar o nível de inconsciência, os neurocirurgiões Teasdale e Jennett, de Glasgow, desenvolveram uma escala de avaliação do coma (Tab. 7.2), conhecida como Escala de Coma de Glasgow (Glasgow Coma Scale – GCS).[45] Trata-se de uma ferramenta padronizada para avaliação do estado neurológico de uma vítima de traumatismo. A ferramenta tem por base a melhor resposta do paciente a três categorias: resposta motora, resposta verbal e abertura ocular.

A Escala Pediátrica de Coma (Pediatric Coma Scale – PCS)[46] também se mostrou útil para avaliar o resultado em crianças (Tab. 7.2) e é usada para crianças de 9 a 72 meses de idade.[46] Adicionalmente, a PCS desenvolveu normas de interpretação para diversas faixas etárias, desde o nascimento até os 5 anos (Tab. 7.3).[28] Crianças cujos escores de coma foram menores que o normal para a idade tenderam a alcançar resultados mais precários.

Duração do coma

A duração do coma está diretamente relacionada ao resultado. Os piores resultados ocorrem com o aumento da duração do coma.[47-49] Para a maioria das crianças com LCT leve e perda da consciência com duração máxima de uma noite, os efeitos sobre as medidas de resultado em longo prazo para cognição, realização e comportamento são indistinguíveis daqueles alcançados por crianças sem lesão.[50,51] Em contraste, crianças em coma que dure mais de alguns dias e LCT moderada a grave apresentam diversas sequelas físicas, cognitivas, de linguagem e psicológicas, que podem melhorar após a lesão ou resultar em comprometimento permanente.

Para crianças com LCT que entraram em coma com duração mínima de 1 semana e sobreviveram, é preciso notar que a retomada do ensino regular em geral é impossível. As crianças pequenas raramente permanecem em estado de coma persistente. Demonstrou-se que, em 90% dos casos, as crianças se recuperam para uma condição de incapacitação moderada ou para uma condição ainda melhor em um período de 3 anos.[41]

Intensidade do coma

Além da duração do coma, a profundidade do coma, medida pela GCS, é facilmente avaliada e tem correlação significativa com o prognóstico e o resultado funcional.[49] Usando a PCS, um escore de coma igual a 3 ou 4 é preditivo de resultado precário, enquanto um escore maior ou igual a 7 é preditivo de um resultado satisfatório.[30,52]

Espera-se que a maioria das crianças que sofrem uma lesão cerebral leve, determinada por escalas de coma, apresentem recuperação total em algumas semanas. Todavia, novas evidências sugerem que, até mesmo após uma LCT leve, algumas crianças apresentam problemas com equilíbrio, velocidade de resposta e agilidade para correr persistentes no momento da alta.[53] Para as crianças com lesões moderadas e graves, o grau de comprometimento inicial em uma escala de coma está relacionado com o grau de recuperação e com o deficit residual.[51] Correlações fortes

TABELA 7.2 ▶ Comparação entre Glasgow Coma Scale e Adelaide Pediatric Coma Scale

	Glasgow Coma Scale (adultos)	Adelaide Pediatric Coma Scale
Olhos abertos	Espontaneamente = 4 Para falar = 3 Para dor = 2 Nenhum = 1	Idem aos adultos
Melhor resposta motora	Obedece comandos = 6 Localiza a dor = 5 Retirada = 4 Flexão à dor = 3 Extensão à dor = 2 Nenhum = 1	Obedece comandos = 5 Localiza a dor = 4 Flexão à dor = 3 Extensão à dor = 2 Nenhum = 1
Melhor resposta verbal	Orientada = 5 Confusa = 4 Palavras = 3 Sons = 2 Nenhum = 1	Orientada = 5 Palavras = 4 Sons vocais = 3 Choro = 2 Nenhum = 1

Teasdale G, Jennett B. Assessment of coma and impaired consciousness. A practical scale. *Lancet*. 1974;2(7872):81–84 e Reilly PL, Simpson DA, Sprod R, et al. Assessing the conscious level in infants and young children: a paediatric version of the Glasgow Coma Scale. *Childs Nerv Syst*. 1988;4(1):30–33.

TABELA 7.3 ▶ Normas para idade[a]

0-6 meses	= 9
6-12 meses	= 11
12-24 meses	= 12
2-5 anos	= 13
>5 anos	= 14

[a] Para o Adelaide Pediatric Coma Scale Score (fonte: Kaufman BA, Dacey RG. Acute care management of closed head injury in childhood. *Pediatr Ann*. 1994;23:18–28.)

entre profundidade do coma e gravidade do resultado foram observadas especialmente nas áreas de inteligência, desempenho acadêmico e desempenho motor.[51]

Orientação e avaliação da amnésia

A APT é definida pelo intervalo entre a lesão e o momento em que um indivíduo consegue recordar uma memória contínua daquilo que está acontecendo no ambiente imediato.[44] A avaliação de APT em crianças é difícil, uma vez que os métodos tradicionais se baseiam na resposta verbal do indivíduo. Como as perguntas de orientação padronizadas são inadequadas para as crianças devido a suas limitações de cognição e linguagem, foi desenvolvido o Children's Orientation and Amnesia Test (COAT).[54] O COAT é confiável para crianças e jovens na faixa etária de 4 a 15 anos.[54] Embora o COAT seja útil na faixa etária estabelecida, não há nenhum método confiável estabelecido de avaliação da APT em crianças com idade abaixo de 4 anos.[55]

Duração da amnésia pós-traumática

Em crianças, a duração da APT tem se mostrado mais preditiva da função de memória no futuro do que as escalas de coma.[54] A duração da APT também tem sido usada para classificar a gravidade da LCT. Em crianças com LCT de duração superior a 3 semanas, constatou-se que a memória verbal e a não verbal estavam significativamente comprometidas aos 6 e 12 meses após a lesão.[54]

Níveis de funcionamento cognitivo Rancho Los Amigos

A Rancho los Amigos Levels of Cognitive Function Scale (Escala Rancho)[56] é uma escala descritiva do funcionamento cognitivo e comportamental. É usada primariamente durante a reabilitação na internação. A Escala Rancho resume a função neurocomportamental e serve para melhorar a comunicação entre os membros da equipe. Também é útil como estrutura para o fisioterapeuta identificar possíveis problemas de tratamento e desenvolver estratégias com base no nível atual de função cognitiva. A principal limitação da Escala Rancho é que as "fases de recuperação" e a predição das avaliações funcionais da alta frequentemente não estão muito relacionadas. Além disso, a função cognitiva e o comportamento podem flutuar dependendo do ambiente, da fadiga ou do estresse em determinado dia (ver Quadro 7.1).

Escala Pediátrica Rancho

A Escala Pediátrica Rancho[57] é uma versão adaptada da Escala Rancho Los Amigos, que pode ser usada para avaliar crianças na faixa etária que vai da infância aos 7 anos. Assim como a Escala Rancho, a Escala Pediátrica Rancho é utilizada para intensificar a comunicação sobre a recuperação entre os membros da equipe e ajudar a desenvolver uma estrutura para manejo do tratamento com base no nível cognitivo (ver Quadro 7.2).

Idade

A capacidade do cérebro de se proteger contra e de responder ao traumatismo muda com o avanço da idade.[58] Embora em um dado momento tenha se pensado que as crianças pequenas eram poupadas de disfunções maiores após a LCT, pesquisas recentes demonstraram que as crianças pequenas são mais vulneráveis aos efeitos da LCT.[58-60]

A idade da criança no momento da lesão também parece estar correlacionada com o risco aumentado de comprometimentos específicos. As crianças pequenas são mais vulneráveis aos efeitos da lesão difusa sobre a memória do que crianças mais velhas. Embora a plasticidade do cérebro em desenvolvimento possa permitir uma recuperação extraordinária da função, os efeitos de uma agressão difusa produzida pela LCT podem, enfim, resultar em maior comprometimento cognitivo no cérebro em desenvolvimento do que no cérebro maduro.[58] Crianças que sofrem LCT antes de completar 5 anos de idade exibem deficits cognitivos mais profundos do que aquelas que sofrem lesão em fases posteriores da infância.[22,61] Além disso, os deficits podem permanecer ocultos até o momento em que a criança tiver de participar de atividades acadêmicas de nível mais alto. Nitidamente, a criança mais nova é mais vulnerável à lesão cerebral.

Função

Apesar da melhora funcional que ocorre com o passar do tempo, as crianças com LCT continuam exibindo alterações duradouras de equilíbrio, velocidade de marcha, comprimento do passo e cadência, em comparação com outras crianças sadias.[60] Mesmo as crianças com LCT leve apresentaram problemas de equilíbrio demonstrados pelo Bruininks Pediatric Clinical Test of Sensory Integration for Balance e pelo Postural Stress Test, decorridas 12 semanas da lesão.[62] Esse tipo de informação deve ser considerada quando é feita a previsão do retorno às atividades esportivas e físicas que exigem habilidades de equilíbrio refinadas.

As limitações e comprometimentos funcionais também podem ser usados para prever a condição de crianças com LCT no momento da alta.[63,64] O Inventário de Avaliação Pediátrica de Incapacidade (Pediatric Evaluation of Disability Inventory – PEDI) se mostra promissor para uso na classificação da recuperação funcional subsequente à LCT, podendo futuramente auxiliar na facilitação da prestação de serviços de excelência. Durante a admissão à unidade de reabilitação, a recuperação da marcha é uma meta primária para crianças com LCT.[65] Saber, no momento da alta, se o paciente consegue andar influencia as decisões refe-

QUADRO 7.1 ▸ Níveis de funcionamento cognitivo da Escala Rancho Los Amigos

1. *Sem resposta*: O paciente parece estar em sono profundo e é completamente irresponsivo a qualquer estímulo.
2. *Resposta generalizada*: O paciente reage de modo inconsistente e despropositado aos estímulos, de maneira inespecífica, seja qual for o estímulo apresentado. As respostas podem ser alterações fisiológicas, movimentos corporais grosseiros e/ou vocalização, frequentemente limitados e tardios. Muitas vezes, a primeira resposta é à dor profunda.
3. *Resposta localizada*: O paciente reage de forma específica, porém inconsistente aos estímulos. As respostas estão diretamente relacionadas ao tipo de estímulo apresentado. Pode retirar um membro e/ou vocalizar ao ser apresentado a um estímulo doloroso. Pode seguir comandos simples, como fechar os olhos ou apertar a mão de maneira inconsistente e tardia. Também pode apresentar consciência vaga de autodesconforto tentando arrancar tubo nasogástrico, puxando cateteres ou resistindo aos imobilizadores. Pode apresentar tendenciosidade ao responder a pessoas familiares. Com a remoção dos estímulos externos, pode repousar calmamente.
4. *Confuso-agitado*: O paciente está em estado de atividade aumentada e a agitação geralmente ocorre em resposta à própria confusão interna. O comportamento é bizarro e despropositado em relação ao ambiente imediato. As verbalizações costumam ser incoerentes e/ou inapropriadas ao ambiente. Pode chorar ou gritar de modo desproporcional aos estímulos e até mesmo após sua remoção, mostrando comportamento agressivo, tentando remover os contentores ou tubos ou engatinhar para fora do leito. A atenção geral ao ambiente é muito breve, enquanto a atenção seletiva geralmente é inexistente. O paciente não tem nenhum tipo de recordação. Apresenta habilidade gravemente diminuída de processar informação e não distingue indivíduos nem objetos. É incapaz de cooperar diretamente com as tentativas de tratamento. É incapaz de realizar autocuidado sem assistência máxima. Pode ter dificuldade para realizar atividades motoras, como sentar, alcançar e deambular quando solicitado.
5. *Confuso-inapropriado*: O paciente consegue responder a comandos simples de modo bastante consistente. Entretanto, com o aumento da complexidade dos comandos ou a falta de qualquer estrutura externa, as respostas são despropositadas, aleatórias ou fragmentadas. Demonstra atenção seletiva ao ambiente, mas se distrai facilmente e lhe falta habilidade de concentrar a atenção em uma tarefa específica. Com estrutura, pode conseguir conversar em um nível automático, por breves períodos de tempo. A verbalização costuma ser inapropriada e confabulatória. A memória está gravemente comprometida;

frequentemente, mostra uso inapropriado de objetos; e pode executar tarefas previamente aprendidas com estrutura, mas é incapaz de aprender informação nova. Responde melhor a si mesmo, ao corpo, ao conforto e aos familiares. Pode apresentar comportamento agitado em resposta ao desconforto ou a estímulos desagradáveis. Geralmente, consegue realizar atividades de autocuidado com assistência. Pode vaguear ao acaso ou com intenções vagas de "ir para casa".

6. *Confuso-apropriado*: O paciente mostra comportamento metadirigido, mas depende de estímulos externos ou de direcionamento. A resposta ao desconforto é apropriada e consegue tolerar estímulos desagradáveis quando a necessidade é explicada. Segue instruções simples de forma consistente e mostra transporte de tarefas reaprendidas/recém-aprendidas, como autocuidado. As respostas podem ser incorretas, devido aos problemas de memória, mas são apropriadas para a situação. As memórias do passado mostram mais profundidade e detalhes do que a memória recente. Já não vagueia e apresenta orientação inconsistente em relação ao tempo e ao espaço. A atenção seletiva nas tarefas pode estar comprometida. Pode reconhecer vagamente a equipe; apresenta consciência aumentada de si, da família e das necessidades básicas.
7. *Automático-apropriado*: O paciente parece apropriado e orientado nos contextos hospitalar e doméstico; segue automaticamente a rotina diária, todavia geralmente igual a um robô. O paciente mostra confusão mínima ou nula e recorda superficialmente as atividades. Mostra consciência aumentada de si, do corpo, da família, da comida, das pessoas e da interação no ambiente. Tem consciência superficial da condição, mas lhe falta discernimento. Apresenta capacidade diminuída de julgamento e de resolução de problemas. Não tem ideias/planos realistas para o futuro. Mostra transferência de novos aprendizados, porém a uma velocidade menor. Requer supervisão para aprendizado e para fins de segurança. Com estrutura, consegue iniciar atividades sociais ou recreativas.
8. *Propositado-apropriado*: O paciente consegue recordar e integrar eventos passados e presentes, tem consciência do e é responsivo ao ambiente. Mostra transferência de novos aprendizados e dispensa supervisão depois que aprende as atividades. Pode continuar mostrando habilidade diminuída em relação a atividades pré-morbidade, raciocínio abstrato, tolerância ao estresse e julgamento em emergências ou circunstâncias incomuns. As capacidades social, emocional e intelectual podem permanecer em um nível mais baixo, todavia funcional na sociedade.

Malkmus D, Booth B, Kodimer C. *Rehabilitation of Head Injured Adult: Comprehensive Congitive Management*. Downey, CA: Los Amigos Research and Education Institute, Inc; 1980:2.

rentes ao ambiente e às necessidades de equipamento. Quatro fatores associados à condição de não ambulante no momento da alta incluem perda prolongada da consciência, lesão em membro inferior (MI), responsividade comprometida e presença de espasticidade em MI.[65] Além disso, escores baixos na escala PEDI Mobility Functional Skills e um longo período de internação também foram associados à não deambulação no momento da alta.[65]

Influências ambientais

Crianças com LCT podem ser particularmente vulneráveis à influência da dinâmica familiar. Em famílias de crianças na faixa etária de 6 a 12 anos, demonstrou-se que o maior sofrimento e a carga aumentada dos pais estavam associados a uma maior precariedade da destreza motora fina, do controle comportamental e do desempenho acadêmico.[66] As consequências negativas da LCT combinadas a altos níveis de disfunção familiar dificultam, para a família, a tarefa de dar suporte à recuperação da criança. Os fisioterapeutas precisam considerar a influência do ambiente doméstico sobre o prognóstico de melhora da criança com LCT.[66]

▶ Avaliação fisioterapêutica da criança com lesão cerebral traumática

Quando uma criança com LCT é encaminhada para tratamento, é necessário realizar um exame físico comple-

QUADRO 7.2 ▸ Escala Pediátrica Rancho

V. *Sem resposta aos estímulos*: Ausência total de comportamento em relação aos estímulos visuais, auditivos ou dolorosos ou sua mudança observável.

IV. *Resposta generalizada à estimulação sensorial*: Reage aos estímulos de forma inespecífica; as reações são inconsistentes, de natureza limitada, e costumam ser sempre as mesmas, independentemente do estímulo presente. As respostas podem ser tardias. As respostas observadas incluem alterações fisiológicas, movimento corporal grosseiro ou vocalizações. As primeiras respostas frequentemente são à dor. Assusta-se de modo generalizado com os sons altos. Responde à estimulação auditiva repetida com aumento ou diminuição da atividade. Resposta reflexa generalizada a estímulos dolorosos.

III. *Resposta localizada a estímulos sensoriais*: Reage especificamente ao estímulo. As respostas estão diretamente relacionadas ao tipo de estímulos apresentados. As respostas incluem piscar quando uma luz intensa atravessa o campo visual, seguir objetos em movimento deslocados no campo visual e se deslocar na mesma direção ou na direção oposta a uma fonte de som alto ou fazer retirada diante de estímulos dolorosos. As reações podem ser inconsistentes e tardias. Pode seguir inconsistentemente comandos simples como "feche os olhos", "mova um braço". Pode mostrar vaga consciência de si puxando tubos ou contentores. Pode mostrar tendenciosidade respondendo aos familiares e não a outras pessoas.

II. *Responsivo ao ambiente*: Parece estar alerta e responde ao ser chamado pelo nome. Reconhece os pais ou outros familiares. Imita os gestos ou expressões faciais do examinador. Participa de vocalizações/brincadeiras vocais simples apropriadas para a idade. Atenção geral e altamente distraível. Precisa de redirecionamento frequente para se concentrar na tarefa. Segue comandos de modo apropriado para a idade e consegue realizar tarefas previamente aprendidas com estrutura. Sem estrutura externa, as respostas podem ser aleatórias ou despropositadas. Pode ficar agitado por estímulos externos. Consciência aumentada de si, dos familiares e das necessidades básicas.

I. *Paciente orientado para si mesmo e para aquilo que o cerca*: Mostra interesse ativo no ambiente e inicia contato social. Pode fornecer informação precisa sobre si mesmo, sobre aquilo que o cerca, sobre sua orientação e sobre a situação em curso, de modo apropriado para a idade.

Professional Staff Association of Rancho Los Amigos Hospital I. *Rehabilitation of the Head Injured Child and Adult: Pediatric Levels of Consciousness, Selected Problems*. Downey, CA: Rancho Los Amigos Medical Center, Pediatirc Brain Injury Service and Los Amigos Research and Education Institute, Inc; 1982:5–7.

to para garantir um tratamento de fisioterapia adequado. O exame (Quadro 7.3) deve conter (e não se limitar a) informações sobre a história médica anterior, história e ambiente social, estado cognitivo/comportamental, estado sensório-motor básico e estado funcional. Durante a realização do exame, é preciso considerar o nível de tolerância e a extensão da concentração da criança, porque os deficits que afetam essas áreas podem limitar a habilidade do fisioterapeuta em concluir o exame em uma única sessão. O fisioterapeuta também pode ter de incorporar brincadeiras à avaliação, em uma tentativa de intensificar a cooperação e de obter um quadro mais preciso da criança com LCT.

Exame subjetivo: história do paciente

História médica

O terapeuta deve revisar detalhadamente a história médica/cirúrgica da criança, bem como sua condição atual, antes de iniciar o exame físico. É preciso reunir informações sobre o mecanismo da lesão, gravidade do dano e alterações significativas no quadro clínico ocorridas ao longo do tempo. É preciso prestar atenção particularmente aos relatos obtidos sobre as varreduras de TC, exames de

QUADRO 7.3 ▸ Formato da avaliação fisioterapêutica

História médica
Início e mecanismo da lesão
Resultados do exame diagnóstico (varredura de TC, IRM, radiografias)
Precauções médicas
Sinais vitais
Função do sistema nervoso autônomo
Integridade da pele
Estado respiratório
Estado do intestino e da bexiga
Estado da disfagia
Medicações

História social e ambiente de vida
Família e sistema de apoio
Nível educacional/pré-vocacional
Aspectos culturais
Ambiente da alta

Estado cognitivo/comportamental
Nível de excitação
Orientação
Atenção
Comportamento/afeto
Memória
Linguagem/comunicação
Funções executivas
Avaliações neuropsicológicas ou psicológicas

Estado sensório-motor básico
Audição/processamento auditivo
Visão, percepção e habilidade visuoespacial
Sensação
Amplitude de movimento
Força
Tônus muscular
Padrões de movimento anormais, postura e reflexos
Equilíbrio e estratégias de equilíbrio
Práxis e coordenação
Velocidade do movimento
Resistência

Estado funcional
Mobilidade no leito/chão
Transferências/transições
Habilidades de sentar e ficar em pé
Deambulação em superfícies niveladas
Subida/descida de escadas
Deambulação no meio externo/terreno irregular
Esportes/habilidades motoras grossas avançadas
Generalização de habilidades funcionais

imagem de ressonância magnética (IRM), radiografias e outros exames diagnósticos.

História e ambiente social

Entrevistar os pais, irmãos e/ou cuidadores da criança com LCT é imperativo, uma vez que a intervenção terapêutica bem-sucedida deve ser centralizada na família e na criança.[67] Os familiares são especialistas em conhecer a criança e, muitas vezes, podem dar conselhos úteis aos terapeutas com relação à melhor maneira de motivar a criança na terapia. Além disso, é possível reunir informação sobre as condições e limitações do ambiente familiar. Os familiares devem ser incentivados a colaborar com a equipe de reabilitação no desenvolvimento de um plano apropriado de assistência e na identificação das necessidades de equipamento no momento da alta. Informações familiares ou psicossociais também podem ser obtidas pela conversa com o assistente social.

Revisão de sistemas

Uma revisão abrangente de todos os sistemas corporais ajuda o fisioterapeuta a decidir quais sistemas exigirão avaliações adicionais e, muitas vezes, direciona a seleção dos exames subsequentes (ver Quadro 7.4). Durante essa revisão, as informações que não foram evidenciadas pela anamnese inicial podem ser obtidas e usadas para fundamentar a avaliação adicional daquilo que for interessante.

Exame objetivo: testes e medidas

Crianças com LCT podem apresentar um conjunto complexo de deficiências em estruturas e funções corporais envolvendo habilidades físicas, desenvolvimento emo-

cional e funcionamento cognitivo/comportamental (Quadro 7.5).[66]

Estado cognitivo/comportamental

Um exame cognitivo abrangente foge ao escopo da prática do fisioterapeuta. Entretanto, a cognição deve ser avaliada *grosso modo* por ele para ajudar a determinar metas terapêuticas realísticas e intervenções apropriadas. A avaliação fisioterapêutica da cognição deve incluir as seguintes áreas: alerta/orientação, extensão da concentração e foco, comportamento/afeto, memória, comunicação, flexibilidade mental, resolução de problemas, julgamento e ideação.

Nível de excitação/orientação

O traumatismo que danifica o lobo frontal e o troncoencefálico pode resultar no comprometimento da exci-

---

QUADRO 7.4 ▸ Amostras de perguntas de revisão de sistema: respostas do tipo sim/não a uma bateria de perguntas

Seu paciente apresenta alguma das condições descritas a seguir?
Geral: fadiga, perturbação do sono, alteração do apetite
Cardiopulmonar: ritmo ou frequência cardíaca irregular, flutuações da pressão arterial, edema, dispneia, uso de ventilador, produção de catarro
Tegumentar: alterações da cor, ulcerações, lesões, úlcera de decúbito, infecção
Musculoesquelético: dor, rigidez, edema, limitação articular
Neuromuscular: cefaleia, convulsões, espasticidade, enfraquecimento, tremor, distúrbio da marcha, perda do equilíbrio
Comunicação, linguagem, afeto e cognição: incapacidade de comunicar necessidades, consciência alterada, desorientação, perda da memória, alterações do afeto, alterações comportamentais

---

QUADRO 7.5 ▸ Deficits clínicos comuns envolvendo estruturas e funções corporais

Físicos	Emocionais	Cognitivos/comportamentais	Funcionais
Cefaleias	Oscilações do humor	Excitação diminuída	Mobilidade limitada no leito
Tontura	Negação	Desorientação	Transferências limitadas
Perturbação visual	Ansiedade	Distratibilidade	Controle precário na posição
Comprometimento visuoespacial	Depressão	Desatenção	sentada
Perda da audição	Irritabilidade	Comprometimento da	Controle precário na posição
Perda sensorial	Culpa/autoacusação	concentração	em pé
Lesão em nervo craniano	Labilidade emocional	Confusão	Comprometimento da marcha
Espasticidade	Baixa autoestima	Agitação	Comprometimento das
Ataxia/incoordenação	Egocentricidade	Deficits de memória/amnésia	habilidades de higiene
Comprometimento do equilíbrio	Labilidade	Dificuldade de sequenciamento	Comprometimento das
Fadiga	Apatia	Processamento lento	habilidades de se vestir
Convulsões	Comprometimento da resolução de problemas	Comprometimento do julgamento	Comprometimento das habilidades de se alimentar
		Problemas de fala/linguagem	Comprometimento motor fino
			Disfunção sexual
			Transtornos do sono
			Habilidades acadêmicas diminuídas

Taylor HG, Yeates KO, Wade SL, et al. Influences on first-year recovery from traumatic brain injury in children. *Neuropsychology*. 1999;13(1):76–89.

tação e da orientação da criança com LCT. Além disso, as medicações usadas para diminuir a espasticidade, as convulsões ou a dor podem diminuir a excitação.[36] O comprometimento da excitação pode ser expresso como letargia, sonolência ou até coma. Níveis diminuídos de excitação interferirão na habilidade da criança de atender a estímulos pertinentes, seguir comandos e ser beneficiada pelo *feedback* na terapia.

Atenção

O traumatismo no lobo frontal pode comprometer a atenção na criança com LCT. O comprometimento da atenção pode afetar a habilidade de atender a um estímulo específico e de sustentar a atenção ao longo do tempo. Crianças com LCT que apresentam problemas de atenção costumam ter dificuldade para seguir comandos e reaprender tarefas motoras. Assim, o comprometimento pode ser expresso como distrabilidade ou desatenção. Esses comportamentos são notados especialmente quando a terapia é conduzida em ambientes agitados, cheios de distratores. É preciso ter o cuidado de estruturar o ambiente e de remover estímulos alheios ao teste, conforme a necessidade.

Comportamento/afeto

Após a LCT, as crianças podem exibir uma ampla gama de problemas de comportamento e de afeto (ver Quadro 7.5). Duas alterações comportamentais comuns observadas durante o período de reabilitação são a agitação e a confusão. A agitação é caracterizada pelo estado intensificado de atividade e pela habilidade gravemente diminuída de processar estímulos oriundos do ambiente de maneira útil. A criança agitada pode ser inquieta, irritável e combativa. O comportamento impulsivo e perigoso pode ser observado quando a criança age sem pensar. Felizmente, a agitação em crianças com LCT não dura tanto quanto a fase de agitação na recuperação dos adultos com LCT.[68]

A confusão é caracterizada por desorientação geral e incapacidade de fazer sentido fora do ambiente circundante. A confusão pode persistir durante a maior parte do processo de reabilitação. Quando os problemas de comportamento persistem e interferem na participação na terapia, é importante que a equipe de reabilitação de lesão cerebral trabalhe unida e implemente um programa de modificação do comportamento. Inicialmente, a equipe deve identificar os comportamentos indesejados e quaisquer fatores precipitadores, inclusive fatores ambientais, que contribuem para o problema comportamental. A agitação pode ser precipitada por fatores como dor, fraturas ocultas, restrições motoras, infecções do trato urinário, constipação e superestimulação por parte da equipe, dos familiares e dos amigos. Os fatores precipitadores devem ser abordados antes da implementação do programa de modificação do comportamento e, quando possível, eliminados.

Em seguida, é preciso determinar as recompensas e reforços para o comportamento desejado, bem como um novo esquema de recompensas. A família do paciente pode ser muito útil na identificação das recompensas mais motivadoras e satisfatórias. O esquema de recompensas deve ser acordado com a equipe de reabilitação, a fim de maximizar a complacência e promover o comportamento desejado. Uma vez estabelecidas as recompensas e o esquema, a equipe passa ao redirecionamento da criança para as ações apropriadas elogiando as aproximações das ações desejadas. Com a equipe atuando unida na abordagem do problema de comportamento de forma consistente, a incidência de ações inapropriadas diminui lentamente. É preciso ter em mente que, em certos casos, o ambiente não pode ser modificado e o controle do comportamento é inefetivo. Nesse caso, o médico responsável pelo tratamento considerará o tratamento farmacológico.

Memória

O comprometimento da memória é o comprometimento cognitivo mais comum em crianças com LCT.[69] O traumatismo no lobo temporal comumente afeta a memória em crianças com LCT. A memória inclui a habilidade de aprender e recordar novas informações, bem como a habilidade de recordar a informação previamente aprendida. A presença de perda de memória, ou amnésia, é um indício da ocorrência de concussão. A amnésia pode ser retrógrada (envolvendo um período de tempo anterior ao acidente) ou anterógrada (estendendo-se do momento do acidente em diante, ao longo do tempo).

Os deficits de memória envolvem recordação verbal e reconhecimento visual. Podem se manifestar na forma de incapacidade de lembrar a sequência de tarefas motoras de um tratamento a outro ou como desempenho perigoso de habilidades funcionais. A omissão de comportamentos relacionados à segurança ao desempenhar habilidades motoras funcionais, como transferências e deambulação, pode limitar a independência.

A memória relacionada à habilidade da criança em aprender material novo é particularmente interessante para o fisioterapeuta. Embora a retenção da informação aprendida antes da LCT possa permanecer intacta, a memória para o aprendizado de novas informações pode ser problemática. Os resultados de uma avaliação neuropsicológica das habilidades de memória de uma criança e da capacidade de novo aprendizado serão úteis para estabelecer metas funcionais realistas e desenvolver um programa de reabilitação apropriado.[37] Trabalhando com os familiares da criança e com o psicólogo, o fisioterapeuta pode ajudar a determinar a necessidade de estratégias compensatórias, assistência e modificação ambiental no contexto da reabilitação.

Linguagem

Os deficits de linguagem na criança com LCT são abordados em profundidade por especialistas em fala e da linguagem. O dano ao lobo temporal pode resultar em deficits de linguagem expressiva ou receptiva que impedirão a comunicação entre o fisioterapeuta e a criança, complicando assim as sessões de terapia. Os deficits de linguagem receptiva comprometerão a habilidade da criança em compreender instruções verbais para a execução de uma tarefa motora grossa. Quando há comprometimento da linguagem receptiva, a determinação do melhor modo de comunicação diminuirá a frustração tanto da criança como do terapeuta. Os transtornos de linguagem expressiva comprometem a habilidade da criança em se comunicar com outros. Embora a criança com transtorno de linguagem expressiva consiga compreender por completo a informação transmitida verbalmente e formar uma resposta apropriada em nível mental, ocorre uma quebra entre a formulação da resposta e a execução verbal ou gestual daquilo que se pretendia comunicar. Mais uma vez, o conhecimento do fisioterapeuta sobre o modo mais efetivo de comunicação da criança pode minimizar a frustração relacionada com a incapacidade de comunicar pensamentos e sentimentos.[35]

Funções executivas

O traumatismo nas regiões pré-frontais dos lobos frontais resulta no comprometimento das funções executivas. As funções executivas referem-se à habilidade de mostrar iniciativa, planejar atividades, mudar conceitos estabelecidos, solucionar problemas, regular o comportamento em contextos sociais e usar *feedback* para iniciar alterações comportamentais e monitorar o sucesso.[35]

Os deficits de funcionamento executivo podem ser demonstrados pelo comportamento impulsivo, resultando na falha em observar medidas preventivas de segurança ou na incapacidade de reconhecer quando um comportamento é socialmente inadequado.[35] A inflexibilidade mental pode ser demonstrada como perseveração em uma tarefa ou incapacidade de mudar atividades sem se tornar desorganizado.[35] A dificuldade de mudar conceitos estabelecidos também pode influenciar a habilidade de realizar tarefas com padrões alternados ou movimentos recíprocos.

Estado sensório-motor

Tônus anormal

Espasticidade Devido ao dano ao córtex cerebral, crianças com LCT podem apresentar espasticidade. O grau de espasticidade pode variar de leve a grave, com distribuição uni ou bilateral. Crianças que apresentam envolvimento unilateral exibem disfunção e comprometimento motor similares aos observados em crianças com paralisia cerebral hemiplégica. Crianças com envolvimento bilateral muitas vezes têm distribuição assimétrica e movimentos dominados por atividade reflexa primária. A espasticidade frequentemente é avaliada usando a Modified Ashworth Scale, porém a confiabilidade da ferramenta é questionável devido a sua interpretação subjetiva.[70]

Crianças com espasticidade também podem apresentar postura anormal de membros ou do corpo inteiro. Os membros superiores normalmente apresentam sinergia flexora, que interfere na higiene e no uso funcional dos membros superiores para brincar, fazer tarefas escolares e realizar o autocuidado. Os membros inferiores comumente apresentam sinergia extensora, que interfere na mobilidade no leito, nas transferências e na deambulação.

Crianças com LCT que apresentam envolvimento grave podem exibir posturas patológicas. O posicionamento de corpo inteiro pode ter natureza descorticada (flexão dos membros superiores e extensão dos membros inferiores) ou descerebrada (extensão de todos os membros), posição observada com frequência nos estágios iniciais da recuperação. Conforme a criança melhora, o posicionamento de corpo inteiro costuma ser substituído por um movimento mais voluntário, incluindo movimentos que empregam padrões sinérgicos anormais.

Ataxia Devido ao dano ao cerebelo e aos núcleos da base, as crianças com LCT podem apresentar ataxia e incoordenação motora. A distribuição da ataxia também pode ser uni ou bilateral. No início, a ataxia pode ser mascarada pela espasticidade durante o período de recuperação precoce. Talvez seja difícil determinar o momento e executar o movimento, e as oscilações que ocorrem durante a intenção podem aumentar a dificuldade da tarefa. Em crianças com ataxia, a marcha é caracterizada por uma base de apoio ampla e pela dificuldade de manter a posição estática. A ataxia geralmente não está associada à perda da amplitude de movimento (AM), exceto quando combinada à espasticidade.

Comprometimento do desempenho motor

Perda da força

Após a LCT e a perda da consciência, as crianças podem permanecer no leito por tempo prolongado. Durante esse período, o enfraquecimento por atrofia devido a desuso pode ser esperado e resultar em diminuição significativa da habilidade de torque de pico durante as primeiras semanas subsequentes à lesão.[71] O enfraquecimento também é visto em grupos musculares agonistas e antagonistas de um membro espástico. Pode ser difícil realizar o teste muscular manual (TMM) padronizado, uma vez que a criança com LCT é incapaz de seguir as instruções do teste. Dessa forma, o fisioterapeuta deve observar o movimento ativo em várias tarefas e julgar a habilidade da criança em se mover dinamicamente contra a gravidade e em sustentar peso estaticamente. Conforme a função cognitiva começa a voltar, o terapeuta pode dar comandos simples e avaliar a habilidade em se mover durante a execução de tarefas como sentar na beira do leito, levantar da posição sentada e alcançar acima da cabeça. Por fim, em crianças com LCT com idade maior que 7 anos e que conseguem seguir instruções, o TMM usando dinamômetro manual pode proporcionar uma excelente confiabilidade intra-avaliador dentro das sessões para o teste de força de MI, enquanto o teste de força de aperto de precisão pode ser avaliado de forma precisa em crianças com mais de 5 anos de idade.[72,73]

Resistência comprometida

Crianças com LCT muitas vezes apresentam um estado letárgico generalizado. Em uma criança com LCT, a fadiga pode ser devida à atividade física e à atividade mental associadas ao planejamento motor. Ambas comprometem a habilidade da criança em participar de atividades de mobilidade funcional e autocuidado. Intervalos de descanso dentro das sessões e descansos entre as terapias podem ajudar a criança com LCT a manter a participação e a criar resistência.

Perda da amplitude do movimento

Devido à imobilização e aos padrões de movimento anormais estereotípicos usados, as crianças com LCT que apresentam espasticidade correm risco de perda da AM ativa e de desenvolvimento de contraturas. As articulações, particularmente as de risco, incluem cotovelos, punhos, dedos da mão, joelhos e complexo tornozelo-pé. A perda de AM pode ocorrer de forma rápida e o tratamento precoce é decisivo para a prevenção efetiva.

Perda do equilíbrio e do controle postural

Após a LCT, a perda do equilíbrio ocorre na maioria das crianças. O controle postural pode ser afetado por comprometimentos neurológicos, desorganização sensorial ou restrições biomecânicas. Pesquisas demonstraram que, até mesmo em crianças com LCT leve, a perda do equilíbrio pode impedir a participação segura em atividades praticadas antes da lesão, por um período de pelo menos 12 semanas após a aquisição da lesão.[74] É preciso ter cuidado para reavaliar completamente uma criança quanto ao controle postural e a tolerância a perturbações para permitir que a criança retorne com segurança à atividade. Entre as ferramentas funcionais comuns, estão o teste Modified Functional Reach,[71] a Berg Balance Scale[76] e o teste Timed Up and Go (TUG).[77,78]

Deficits sensoriais

Audição

A perda da audição também é comum na LCT pediátrica.[79] Todas as crianças com LCT moderada a grave devem passar por uma avaliação audiológica completa para determinar a presença de perda auditiva. Quando há perda auditiva, aparelhos auxiliares auditivos, transmissor FM ou sentar em lugar preferencial na sala de aula são algumas das indicações.[55]

Visão

As perturbações visuais são comuns em crianças com LCT. Esses deficits podem incluir diminuição da acuidade visual, perturbações da perseguição e acomodação visual, cortes de campo, diminuição da percepção de profundidade, diplopia, cegueira cortical transiente e hemorragias de retina.[55] Quando há problemas visuais, o uso de tapa-olho, óculos ou assento preferencial em sala de aula pode ajudar a amenizar a dificuldade.[55]

A cegueira cortical transiente com duração de até 30 dias tem sido associada a uma recuperação quase completa da visão.[55] Entretanto, a cegueira cortical com duração superior a 30 dias em geral anuncia um prognóstico grave para crianças com LCT. As hemorragias de retina em crianças pequenas com LCT são fortemente sugestivas de abuso infantil.[80]

Habilidades visuoespaciais

Os problemas de visão também estão associados a problemas de percepção e de função visuoespacial. Esses deficits estão frequentemente associados a lesões nos lobos temporal ou occipital do cérebro. Os deficits visuoespaciais e de percepção podem comprometer o desempenho motor grosso e as habilidades de mobilidade funcional, limitando, assim, o potencial de independência funcional em uma criança. Um deficit de figura-fundo, ou a incapacidade de distinguir uma determinada forma do fundo, pode dificultar a percepção de um desnível no terreno durante o treino de marcha. Os deficits visuoespaciais também podem dificultar as atividades do dia a dia, como utilizar uma órtese. Uma criança com deficits de memória visuoespacial pode apresentar dificuldade para desenvolver um mapa mental de seu ambiente e, em consequência, pode ter dificuldade para se mover de forma independente de um lugar para outro dentro de casa, na escola ou na comunidade.[35]

Complicações ortopédicas

Ossificação heterotópica

A ossificação heterotópica (OH), formação de osso lamelar maduro em tecido mole, pode ocorrer em crianças e adolescentes após a LCT.[81] O risco de incidência de OH relatado é de 20%, e os fatores de risco identificados incluem a idade acima de 11 anos e um coma de longa duração.[81] A OH comumente ocorre no cotovelo, ombro, quadril e joelho. Os primeiros sinais de OH incluem AM articular diminuída e dor durante os testes, edema eritema e temperatura aumentada nas proximidades da articulação envolvida.

O acompanhamento de fisioterapia no tratamento da OH é controverso. Alguns estudos associaram a fisioterapia e os exercícios agressivos de AM à formação de OH em consequência de microtrauma local e hemorragia tecidual.[82] De modo geral, os exercícios de AM suaves e persistentes bem como o controle da espasticidade com medicações ou bloqueios nervosos são imperativos.[82] Quando a OH resulta em comprometimento funcional significativo, a excisão cirúrgica do osso do tecido mole é indicada. A OH raramente resulta em comprometimento funcional em crianças pequenas.[81] Em crianças maiores e em adultos, a OH está associada a um resultado funcional mais precário.[83]

Fraturas

As fraturas na pelve e nos membros inferiores estão comumente associadas aos eventos traumáticos causadores de LCT pediátrica, ainda que o reparo cirúrgico das fraturas possa ser adiado até a criança apresentar estabilidade do ponto de vista médico. Os cuidados pós-cirúrgicos também podem ser complicados pelo estado cognitivo diminuído da criança, especialmente quando ela está alerta e, ao mesmo tempo, confusa. Dessa forma, a criança deve ser monitorada de perto a fim de garantir a manutenção do alinhamento apropriado e da condição de sustentação de peso durante as atividades funcionais.

Embora as radiografias identifiquem um trauma relevante nos membros, o fisioterapeuta deve ter cautela ao avaliar queixas musculoesqueléticas adicionais devido ao potencial de identificação de traumatismos menores e de fraturas ocultas durante a fase de recuperação aguda. É preciso prestar atenção especial às queixas persistentes e às atividades pouco toleradas.

Medidas funcionais

O exame precoce da função é dificultado pelo comprometimento do estado cognitivo da criança com LCT. Conforme a criança se torna mais alerta e mais apropriadamente inteirada na clínica, o uso de medidas padronizadas, em especial aquelas com sensibilidade comprovada na medida de alterações funcionais, pode ser útil. No caso dos bebês, a Alberta Infant Motor Scale (AIMS) é útil para observar a função motora grossa em crianças de 0 a 18 meses de idade.[84] Por outro lado, a Peabody Developmental Motor Scales é útil para avaliar a função em crianças que estão aprendendo a andar e pré-escolares.[85] A WeeFIM (Functional Independence Measure)[86] tem sido útil para avaliar e acompanhar o desenvolvimento da independência funcional em crianças com incapacitações, incluindo LCT, entre as idades de 6 meses e 7 anos. A FIM para adultos pode ser usada com crianças mais velhas. A WeeFIM mede seis domínios de função: autocuidado, controle esfincteriano, mobilidade, locomoção, comunicação e cognição social. O Bruininks-Oseretsky Test of Motor Proficiency[87] também é usado para avaliar o funcionamento motor grosso e fino. Esse teste é padronizado para crianças e jovens na faixa etária de 4,5 a 14,5 anos, mas seu uso com crianças mais novas é questionável.

A medida da função motora grossa (GMFM) é projetada para avaliar as alterações ocorridas no desempenho motor ao longo do tempo. Embora seja mais comumente usada em casos de crianças com paralisia cerebral, há evidências limitadas sugerindo que essa medida também pode ser usada em crianças e adolescentes com LCT que tenham boa capacidade discriminativa.[88] Como alternativa à GMFM para crianças e jovens de 8 a 17 anos de idade, pesquisas antigas indicam que a Acquired Brain Injury-Challenge Assessment (ABI-CA) demonstra dificuldades em atividades motoras grossas que estão além daquilo que a GMFM examina e pode ser usada em crianças mais velhas.[89] Seu uso específico, todavia, ainda não foi validado.

O PEDI[90] também foi desenvolvido como ferramenta de avaliação funcional para crianças. Mede a capacidade e o desempenho nos domínios de autocuidado, mobilidade e função social. O PEDI pode ser usado em crianças na faixa etária de 6 meses a 7,5 anos. As subescalas PEDI ABI-específicas foram construídas a partir das escalas de mobilidade, autocuidado e assistência de cuidador da PEDI e estão sendo usadas para medir alterações funcionais em crianças com LCT. Os resultados iniciais revelaram que a subescala Caregiver Assistance Self-Care era mais sensível para medir alterações do que o PEDI genérico, contudo pesquisas adicionais se fazem necessárias para determinar a utilidade da ferramenta adaptada.[91] Ao interpretar as alterações nos escores usando PEDI, nota-se que alterações de escores de cerca de 11% parecem indicar uma diferença clínica significativa e podem ser usadas para interpretar alterações positivas no grupo ou escores individuais em PEDI.[92]

Há relatos de que crianças com LCT grave exibem uma gama significativamente reduzida de velocidades da marcha (73 a 154 cm/s), em comparação ao observado em crianças que apresentam desenvolvimento típico (54 a 193 cm/s).[93]

A avaliação periódica da velocidade da marcha deve ser realizada durante a reabilitação, não só para monitorar o progresso como também para conhecer melhor o gasto energético da marcha em casa e na comunidade. Medidas específicas, como o teste de caminhada de 2 minutos[94] e as avaliações de caminhada-corrida recíproca,[95] são úteis para avaliar crianças com níveis funcionais mais altos especificamente quanto à resistência durante a marcha.

Avaliação, diagnóstico, prognóstico e plano de assistência

Avaliação

Uma vez concluído o exame, o fisioterapeuta deve considerar todos os dados coletados e fazer julgamentos que levarão ao desenvolvimento de um plano de assistência. O terapeuta deve ponderar a evidência dos comprometimentos observados nas estruturas e funções corporais, bem como das limitações de atividade *versus* o conhecimento da condição fisiopatológica da lesão cerebral e outros processos fisiológicos associados ao traumatismo, a fim de melhor conhecer o prognóstico do paciente em relação à melhora esperada. Além disso, o terapeuta deve considerar os fatores ambientais e pessoais que influenciam as participações, como o suporte social recebido pelo paciente e o ambiente doméstico. Evidências sustentam a noção de que um bom suporte familiar pode exercer impacto positivo sobre a recuperação e o resultado.[56] Por fim, o fisioterapeuta deve considerar a quantidade de tempo decorrido desde a ocorrência da lesão, quaisquer intervenções recebidas e o progresso alcançado durante a recuperação e o tratamento.

Diagnóstico e prognóstico

Usando o *Guide to Physical Therapist Practice*[4] como fonte, é possível determinar um diagnóstico de fisioterapia para uma criança com LCT. Esse diagnóstico, embora não seja um diagnóstico médico, irá alinhar a criança a um padrão de prática preferido e auxiliar na tomada de decisão (ver Tab. 7.1). O prognóstico do paciente será afetado pelos fatores preditivos associados à gravidade e ao resultado, bem como aos fatores agravantes existentes no curso da recuperação. Em geral, a incidência de incapacitação na criança com LCT é explicada pela lesão branda.[96] Crianças que passam por internações agudas longas e de reabilitação, que alcançam baixos ganhos funcionais, estão associadas a níveis maiores de incapacitação.[97] Em um estudo recente que investigou a recuperação de habilidades de deambulação em crianças e adolescentes com LCT, constatou-se que a hipertonicidade de MI, a gravidade da lesão cerebral e a lesão em MI combinadas atuavam como fatores preditivos decisivos da habilidade de deambulação após a LCT.[98] Além disso, a disautonomia em crianças com LCT está associada ao tempo prolongado de reabilitação

e à melhora menos significativa dos escores motores durante a recuperação.[42] O fisioterapeuta deve considerar esses fatores e a resposta prevista à intervenção ao formular o prognóstico. De acordo com o *Guide*, a faixa esperada do número de consultas de assistência por episódio para uma criança ou adolescente com LCT ou coma vai de 5 a 90 sessões.[4]

Plano de assistência

Com base no diagnóstico de fisioterapia, o fisioterapeuta deve determinar um plano de assistência para a criança com LCT. Esse plano inclui não só as intervenções terapêuticas prescritas como também as metas a curto e longo prazo destinadas a ajudar o paciente a alcançar os resultados prioritários desejados durante a terapia. As metas devem ser escritas por extenso, com base nos deficits identificados na estrutura e função que interfiram na participação em atividades significativas específicas. As metas devem ser mensuráveis e expressas em termos de comportamento. Cada meta de curto prazo deve ser escrita como um componente que leva ao cumprimento da meta de longo prazo. Os prazos em que as metas serão alcançadas dependem da consideração do estado cognitivo e comportamental da criança, bem como da duração projetada da internação e do ambiente de assistência.

Tratamento/intervenções

A reabilitação de crianças com LCT é diferente da dos adultos com LCT no sentido de que as intervenções realizadas pelo fisioterapeuta devem incorporar desafios motores grossos apropriados à idade, no nível de função cognitiva adequado. Algumas abordagens de reabilitação usadas em casos de acidente vascular encefálico de adulto e em populações de indivíduos com paralisia cerebral podem ser aplicadas a crianças com LCT. Embora a eficácia de vários programas de reabilitação seja desconhecida, pesquisas apontam uma tendência positiva em benefício dos serviços de reabilitação.[99]

Tratamento médico agudo

O tratamento médico inicial da criança com LCT enfoca a preservação da vida, a determinação da gravidade da lesão e a prevenção de dano cerebral secundário.[32] Uma vez estabilizados os sinais vitais, a criança será submetida a uma avaliação geral quanto a potenciais lesões e a um exame neurológico. Esses testes podem incluir exame radiográfico do crânio e da coluna cervical, varredura de TC da cabeça e uso da GCS.

A intervenção médica aguda para crianças com LCT pode incluir cirurgia de emergência, uso de ventilação mecânica e uso de agentes farmacológicos. Se houver um hematoma subdural ou intracerebral, é indicada uma neurocirurgia imediata.[33] Um atraso na realização da cirurgia pode pôr a vida em risco, porque ajuda a diminuir a PIC e a minimizar as lesões cerebrais secundárias associadas à pressão.[33]

A ventilação mecânica assistida a uma frequência maior que o normal ou hiperventilação é usada para promover a diminuição temporária da PIC.[35] Além da hiperventilação, agentes farmacológicos também são usados para diminuir o edema cerebral e minimizar o dano cerebral secundário. Os fármacos comumente usados no manejo do edema incluem manitol e corticosteroides.[35] Medicações também podem ser usadas para induzir paralisia quando os movimentos corporais da criança interferirem na estabilidade dos sinais vitais e na administração de intervenções médicas adicionais.[35]

No estágio agudo, a fisioterapia pode ser adiada para um momento em que a criança esteja menos fragilizada. Quando a criança estiver estável, o fisioterapeuta deve usar seu nível de funcionamento cognitivo atual como guia no planejamento das intervenções. É importante que o fisioterapeuta tenha em mente que os níveis cognitivos de recuperação servem apenas como guias gerais para a recuperação. Nem todas as crianças passarão por cada nível de recuperação cognitiva nem avançarão ao longo da recuperação seguindo uma sequência hierárquica estrita. Tanto a Escala Rancho como a Escala Pediátrica Rancho podem ser úteis na identificação do estado cognitivo atual e das potenciais preocupações relacionadas com os vários estágios.

Tratamento fisioterapêutico agudo: prevenção

O tratamento fisioterapêutico para crianças com LCT que apresenta baixo nível de funcionamento cognitivo (níveis I a III na Escala Rancho; níveis V a III na Escala Pediátrica) tem como alvo a prevenção das complicações decorrentes da inatividade prolongada e da privação sensorial. Entre as possíveis complicações comuns da inatividade prolongada estão rachaduras na pele, complicações respiratórias e desenvolvimento de contraturas.

Tratamento de contratura

A importância da prevenção das contraturas de tecido mole na fase de recuperação aguda não pode ser exagerada. A hiperatividade do músculo extensor distônico é um dos principais fatores a contribuir para as contraturas de tornozelo progressivas, e o desenvolvimento de contraturas retardará a independência funcional e levará à necessidade de terapia adicional ou até de uma cirurgia, posteriormente, durante a fase de reabilitação.[43] Em um estudo recente, a AM – estiramento prolongado em uma estrutura vertical ou mesa inclinada combinada à reeducação dos padrões de movimento funcional – se mostrou efetiva na redução das contraturas.[43] Além disso, para o uso de um programa de posicionamento, a AM, a aplicação de talas e a imobilização podem ajudar a melhorar a função do MI e prevenir contraturas de tecido mole.[43]

As contraturas em crianças na pré-puberdade que não se posicionam de maneira forçada costumam ser tratadas com sucesso à base de posicionamento e imobilização isolados, devido ao menor tamanho e relativa fraqueza das crianças.[54] A coordenação de um esquema de uso é decisiva para melhorar a efetividade da imobilização. A tolerância ao uso pode ser gradativa, e a criança deve ser monitorada quanto aos sinais de rachadura cutânea. Em uma criança maior com posicionamento não forçado, o engessamento seriado seguido do uso de imobilizadores bivalves confeccionados em fibra de vidro podem ser usados para tratar contraturas.

Para crianças com posicionamento extensor grave irresponsivas a um programa de posicionamento, justifica-se o uso de imobilizadores ou aparelhos gessados bivalves e engessamentos seriados (Fig. 7.1).[54] Esses aparelhos gessados a princípio devem ser trocados a cada 3 a 5 dias, para prevenir rachaduras cutâneas.[43,100] Uma vez determinado que a criança pode tolerar o gesso sem sofrer rachaduras na pele, o aparelho poderá ser usado por intervalos de até 2 semanas até que haja diminuição do posicionamento e intensificação do controle voluntário. Os imobilizadores bivalves de gesso com fibra de vidro poderão, então, ser usados à noite para manter a AM. Se forem usados durante o dia, adotar um esquema de alternância poderá ser útil antes de descontinuar o uso.[43,100] O uso contínuo de engessamento seriado em crianças alertas e com movimento ativo não deve exceder 2 meses.

O engessamento seriado pode ser aliado ao uso de medicações orais ou injetáveis para controle da espasticidade. A medicação oral, como dantroleno (Dantrium), embora seja útil para minimizar a espasticidade, frequentemente é indesejável por suas propriedades sedativas.[57] O diazepam

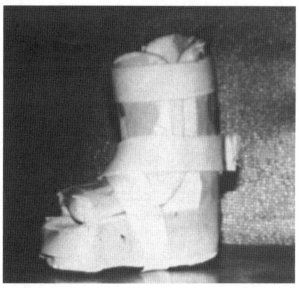

FIGURA 7.1 ▶ Exemplo de aparelho gessado inibitório bivalvado.

(Valium) também pode ser usado no tratamento da espasticidade, mas pode estar associado à agitação aumentada em crianças que estejam emergindo do coma.[57] Como alternativa, os bloqueios pontuais motores e nervosos, como as injeções de toxina botulínica A e fenol, podem ser mais desejáveis no tratamento da espasticidade em crianças, por não produzirem efeitos sedativos e cognitivos.[57] Trabalho recente sobre o uso de injeções de toxina botulínica em crianças é promissor e indica que ela pode ser mais efetiva para manter a AM passiva no tornozelo.[100] Quando as injeções foram combinadas à fisioterapia tradicional, há casos em que houve diminuição dos níveis de dor e foram observados ganhos funcionais também na marcha, nas transferências, na preensão e no alongamento.[100]

Posicionamento

O programa de posicionamento será útil para melhorar a higiene pulmonar, manter a integridade da pele, prevenir contraturas e sustentar alinhamento e movimento corporais. O posicionamento deve ser implementado com auxílio da equipe de enfermagem e dos familiares. As mudanças de posição para crianças confinadas ao leito devem ser feitas a cada 2 horas. Quando a criança estiver sentada, os procedimentos de alívio da pressão devem ser realizados a cada 30 minutos. Para aliviar a pressão, é preciso reclinar a criança sobre um colchão fazendo-a deitar de lado ou inclinar a cadeira de rodas para trás em posição semissupino.

Ao traçar um programa de posicionamento, o fisioterapeuta deve considerar quaisquer precauções com o posicionamento biomecânico e neurológico, bem como a influência do tônus e dos reflexos primários anormais sobre a postura. Posicionar o paciente deitado de lado (Fig. 7.2) pode ser preferível a posicioná-lo em supino ou prono, porque essa posição ajuda a minimizar a influência dos reflexos primários anormais. O posicionamento em supino deve incorporar estratégias para diminuir a influência do reflexo tônico labiríntico e do tônus extensor. O posicionamento em prono, apesar de admissível, raramente será realizado nessa fase da recuperação, por interferir na acessibilidade ao monitoramento adequado dos sinais vitais e da condição clínica da criança.

O posicionamento vertical, ainda que no estágio inicial da recuperação, pode ser alcançado com o uso de uma cadeira de rodas adaptada (Figs. 7.3 e 7.4). Essa cadeira deve incorporar um sistema de assento com reclinação ou inclinação-no-espaço dotado de suporte postural para auxiliar a criança a alcançar, com segurança, a posição vertical e, ao mesmo tempo, evitar a fadiga excessiva. Um encosto de cabeça removível pode ser usado para incentivar o controle da cabeça quando a criança estiver alerta e permitir o descanso quando a criança estiver cansada.

Tratamento fisioterapêutico de nível cognitivo baixo: estimulação

Programa de estimulação para coma

Os programas de estimulação para coma foram desenvolvidos com base na premissa de que a estimulação estruturada poderia prevenir a privação sensorial e acelerar a recuperação. Entretanto, há controvérsias quanto à eficácia da estimulação usada no tratamento de crianças comatosas.[101] Os estímulos sensoriais podem ser fornecidos através dos sistemas vestibular, visual, tátil, auditivo e olfativo (Quadro 7.6).[102] A equipe de reabilitação deve envolver a família na seleção de itens significativos a serem usados para estimulação, com o intuito de individualizar

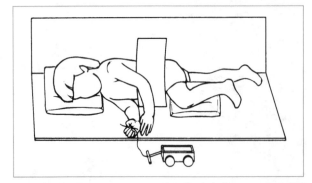

FIGURA 7.2 ▶ Criança na posição deitada de lado. Note que a cabeça é mantida alinhada com o tronco, os membros superiores estão na linha média e os membros inferiores estão dissociados. A gravidade é eliminada e a influência dos reflexos primários é minimizada.

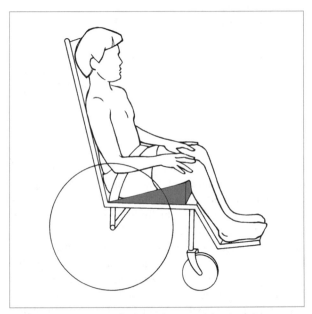

FIGURA 7.3 ▶ A criança é sustentada em cadeira de rodas com encosto alto sobre uma almofada em cunha, que mantém a flexão do quadril. O encosto deve ser projetado para inclinar, a fim de aliviar a fadiga da criança.

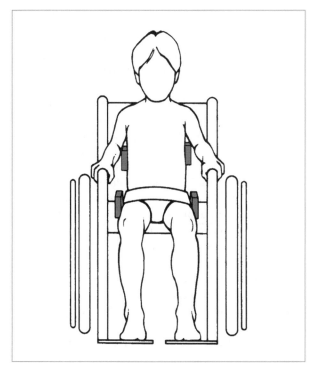

FIGURA 7.4 ▸ Criança sentada em uma cadeira de rodas com estabilizadores laterais de quadril e de tronco, que auxiliam no controle postural.

pia, modificando o esquema da criança de acordo com a necessidade. Se isso for impossível, o fisioterapeuta terá de modificar as metas do tratamento junto a determinada sessão e tentar estimular a criança no nível atual de excitação e atenção.[35]

Antes da implementação, o fisioterapeuta terá de instruir a família sobre o fornecimento de níveis apropriados de estimulação sensorial, incluindo a quantidade de estimulação ambiental. É preciso ter o cuidado de criar um ambiente estimulante sem que seja fisiologicamente exagerado nem nocivo. Diminuir a atividade visual e auditiva estranha no quarto da criança ou na área de tratamento pode ajudar a deflagrar uma resposta relacionada aos estímulos terapêuticos específicos.

No início da sessão, o fisioterapeuta deve orientar a criança com LCT sobre quem está conduzindo a sessão, as adjacências, bem como sobre a data e hora atuais. A estimulação deve ser breve e sua implementação deve se dar pelo uso de uma ou duas modalidades sensoriais concomitantes, apresentando, ao mesmo tempo, lentamente, itens significativos. Para a criança irresponsiva ou que responde apenas à dor, a meta inicial da estimulação é deflagrar qualquer tipo de resposta aos estímulos. O terapeuta tem de ser paciente e dar tempo para a criança responder, uma vez que o processamento de estímulos sensoriais pode estar retardado. Várias respostas podem ocorrer, dependendo da estimulação usada (Quadro 7.7).[102] É preciso adotar medidas preventivas para garantir que a condição clínica da criança permaneça estável após a estimulação. Entre as respostas desfavoráveis à estimulação estão o desenvolvimento de atividade convulsiva e elevações sustentadas da frequência cardíaca, da pressão arterial e da frequência respiratória.[102]

Quando a criança se torna mais alerta, o terapeuta deve se concentrar no aumento da consistência, duração e qualidade da resposta da criança. Se os sinais vitais estiverem

o programa. É preciso enfatizar a seleção de itens que reflitam cultura, personalidade, gostos, *hobbies*, relacionamentos significativos e animais de estimação da criança. Além disso, os itens selecionados devem ser reavaliados periodicamente, de modo a permitir a eliminação dos estímulos inefetivos.

A próxima etapa do desenvolvimento do programa consiste em determinar um esquema de estimulação apropriado. O fisioterapeuta precisa determinar o horário do dia em que o estado de alerta é ideal para conduzir a tera-

QUADRO 7.6 ▸ Fontes de estimulação sensorial				
Auditiva	Visual	Olfatória	Tátil	Vestibular
Orientação verbal	Fotografias	Vinagre	Segurar a mão	Virar
Música	*Pointer*	Especiarias	Passar loção	Amplitude de movimento
Sinos	Objetos familiares	Perfume	Calor/frio	Sentar na cadeira
Voz familiar	Faces	*Pot-pourri*	Bolas de algodão	Prancha inclinada
Diapasão	*Flashcards*	Laranja/limão	Superfícies ásperas	
Aplauso	Livros de figuras		Objetos familiares	

Sosnowski C, Ustik M. Early intervention: coma stimulation in the intensive care unit. *J Neurosci Nurs.* 1994;26:336–341.

QUADRO 7.7 ▸ Respostas comuns à estimulação				
Auditiva	Visual	Olfatória	Tátil	Vestibular
Reação de sobressalto	Piscar o olho	Careta	Postura	Espasticidade/movimento
Localização	Localização visual	Choro	Retirada	Amplitude de movimento assistida
Virar para o lado do som	Acompanhamento visual	Virar a cabeça	Localização	
Seguir comandos	Atenção visual	Espirro	Resposta geral	Endireitar a cabeça

Sosnowski C, Ustik M. Early intervention: coma stimulation in the intensive care unit. *J Neurosci Nurs.* 1994;26:336–341.

estáveis, o programa deverá ser conduzido com a criança na posição em pé ou sentada com suporte para intensificar o alerta. O ajuste inicial para assumir a posição vertical pode requerer monitoramento da pressão arterial para garantir uma tolerância segura. Conforme os sinais vitais estabilizam, todos os membros da equipe e os familiares devem ser incentivados a documentar os estímulos usados e a resposta da criança, a fim de observar o progresso e auxiliar a transferência.

À medida que a criança continua participando da terapia e seguindo comandos motores de etapa única, o fisioterapeuta pode começar a trabalhar o desenvolvimento do controle da cabeça e do tronco, bem como de padrões de movimento de membro simples e espontâneos, como alcançar ou dar passos. O terapeuta deve continuar monitorando o paciente quanto à ocorrência de sinais de sobrecarga fisiológica durante o tratamento e fazer os devidos ajustes. A resposta deve então ser canalizada para uma atividade mais proposital e para as habilidades funcionais, como a mobilidade no leito e as transferências. Nesse momento, o fisioterapeuta também deve começar a orientar a família quanto às futuras fases da recuperação e quanto às possíveis técnicas de tratamento.

Estado vegetativo

Algumas crianças não progridem após a implementação de um programa de estimulação para coma, permanecendo em estado vegetativo persistente. O estado vegetativo é caracterizado pela ausência de resposta a estímulos externos e pela ausência de tentativas de transmitir as necessidades aos outros. As crianças em estado vegetativo podem exibir período de abertura de olho, ciclos de dormir-acordar e movimento reflexo primário dos membros, mas não demonstram resposta à dor nem têm autoconsciência.[103,104] Os familiares costumam ter dificuldade para distinguir entre coma e estado vegetativo persistente, pois ambas as condições se manifestam de modo similar. O estado vegetativo persistente é devido ao dano cerebral primário. Desse modo, o foco do tratamento muda, passando da promoção do movimento funcional para o tratamento de contratura e espasticidade, conforme mencionado na seção sobre tratamento agudo.

Tratamento fisioterapêutico de nível cognitivo médio: estrutura

Quando a criança emerge do coma (níveis IV e V da Escala Rancho; nível II da Escala Pediátrica) e começa a participar de atividades funcionais, outros deficits cognitivos podem se tornar evidentes. A seleção de atividades apropriadas pelo fisioterapeuta deve tomar por base as demandas cognitivas e físicas, tendo em mente que a progressão das funções cognitiva e física podem proceder a velocidades diferentes.

O paciente agitado

Inicialmente, a agitação está na resposta à regulação precária da estimulação e à confusão interna. Os fatores comuns que podem contribuir para a agitação incluem a superestimulação pela equipe, pelos pais e amigos; limitações; fraturas ocultas; dor; constipação; e infecções no trato urinário. A agitação pode se expressar na forma de comportamentos bizarros ou agressivos. Os médicos devem tentar determinar quais estímulos estranhos aumentam a agitação e tentar minimizá-los ou eliminá-los sempre que possível. A criança em estado de confusão e agitação requer um ambiente altamente estruturado para diminuir o número de ataques comportamentais e prevenir a estimulação exagerada. O fisioterapeuta precisa dar garantias verbais para a criança com LCT, porque alguns comportamentos agitados podem estar relacionados ao medo. Diante da impossibilidade de minimizar ou eliminar com sucesso os fatores precipitadores, deve ser considerado o tratamento farmacológico.

No controle da agitação, é importante adotar uma abordagem em equipe que inclua a família. Entre as estratégias de controle comuns estão a disponibilidade de um quarto silencioso e sem televisão nem telefone; a limitação de visitas; e o planejamento dos períodos de repouso de acordo com a necessidade. A família da criança pode resistir às sugestões de diminuição das visitas e dos estímulos, acreditando que conversar alto, acender as luzes e ligar televisão/rádio poderá ajudar a aumentar o alerta e a participação da criança na terapia. A equipe deve reforçar os níveis adequados de estimulação ao orientar a família.

É importante proteger a criança agitada contra lesões em potencial. As contenções devem ser removidas sempre que possível, porque podem aumentar a agitação. Se houver risco de a criança não contida cair do leito, poderá ser necessário modificar o quarto colocando o colchão no chão ou transferindo-a para um leito de proteção cercado. Outros dispositivos protetores incluem alarmes, como capachos com sensor e pulseiras com monitor usadas por crianças ou adolescentes ambulantes que podem se afastar da supervisão.

Durante a fase de agitação, o tratamento deve ser modificado para incluir atividades que sejam familiares à criança e que muito provavelmente intensifiquem sua participação e cooperação. Embora a criança possa ser capaz de executar atividades motoras com as quais esteja familiarizada, o fisioterapeuta deve prever comportamentos essencialmente desical propositados. Tarefas e atividades apropriadas incluem exercícios de AM para tolerância da criança e as atividades motoras grossas funcionais, como rolar, sentar, ficar em pé e andar. É importante que o fisioterapeuta atue dentro do nível de tolerância da criança em habilidades previamente aprendidas, bem como preveja a ausência de transferência para novo aprendizado durante essa fase da recuperação.

A criança com LCT costuma ser bastante imprevisível durante a fase de agitação, de modo que o terapeuta deve estar equipado com diversas opções de atividade. Quando possível, devem ser oferecidas opções de atividades para a criança. Quando a criança não coopera com as atividades familiares ou de rotina, o fisioterapeuta deve tentar redirecioná-la para outra atividade terapêutica. Se isso der errado, é possível que o fisioterapeuta tenha de recorrer ao envolvimento da criança em alguma atividade que ela se disponha a participar. A terapia dessa natureza ainda é benéfica para a criança com LCT, porque pode servir para aumentar o alerta, a extensão da atenção e o nível de atividade.

Para a criança extremamente difícil de controlar, o cotratamento com outros membros da equipe e sessões de terapia mais curtas podem ser necessários até que ela tolere interações mais longas. Conforme a extensão da atenção aumenta gradativamente, o fisiterapeuta reforça períodos mais prolongados de atenção e direciona a criança com LCT às tarefas mais difíceis.

O paciente confuso

Apesar de já não estar internamente agitada, a criança com LCT que apresenta confusão irá necessitar de estrutura e controle contínuo do comportamento no decorrer da sessão de terapia para apresentar desempenho ótimo. A estrutura pode incluir a diminuição da complexidade das instruções, a simplificação do ambiente ou uma tarefa motora (Figs. 7.5 e 7.6). A meta primária da terapia durante a fase de confusão na recuperação é intensificar a participação bem-sucedida nas tarefas funcionais.

Além disso, o fisioterapeuta deve proporcionar à criança toda a estrutura e assistência necessárias para possibilitar o êxito. Em pacientes com deficits graves, a locomoção com sustentação de carga parcial se mostra promissora para o estabelecimento de uma postura vertical durante os estágios iniciais do treino de marcha.[105] Conforme o desempenho melhora, a estrutura pode ser diminuída e a criança pode ser desafiada a atuar em um ambiente mais complexo.

Quando a criança está confusa, trabalhar em atividades familiares ajuda, pois a necessidade de instruções verbais é reduzida. Ao dar uma instrução verbal, o terapeuta deve manter as coordenadas simples e aceitar demoras no processamento das instruções verbais. Além disso, é possível que o fisioterapeuta precise demonstrar novas tarefas – em vez de fornecer à criança explicações verbais – para ampliar a compreensão.

A orientação é muito importante durante a fase de confusão da recuperação. O fisioterapeuta deve se lembrar de orientar frequentemente a criança para suas adjacências e

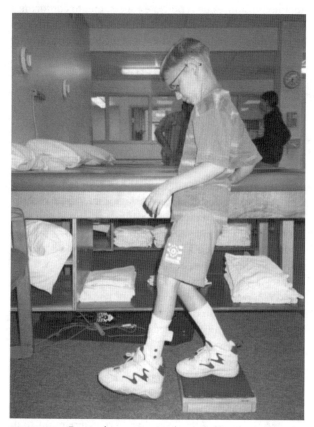

FIGURA 7.5 ▶ Descer de um pequeno degrau facilita um melhor controle excêntrico do membro inferior durante a extensão do joelho.

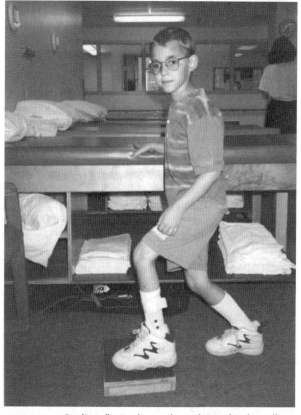

FIGURA 7.6 ▶ Realizar flexão do membro inferior afetado melhora o equilíbrio e pode ajudar a melhorar o controle do quadril e do joelho.

de estabelecer uma rotina familiar. Assim, a criança pode começar a trabalhar nas habilidades de recordação e começar a antecipar aquilo que acontecerá em seguida, ao longo do dia. A familiaridade e a rotina são calmantes e tranquilizadoras, podendo, ainda, ajudar a controlar o comportamento. Itens como calendário, relógio e cartão de horários podem ser úteis para fins de orientação das crianças maiores. Além disso, o terapeuta pode precisar ajudar a criança com orientação tópica para suas adjacências.

Incentivar a criança a contar com sua própria memória para sequências de movimento ou regras de segurança vai desafiá-la a se tornar mais independente. O uso de um diário sobre terapia ou de repetição verbal pode ajudar a melhorar a memória da criança. No entanto, o terapeuta deve ter o cuidado de não frustrar a criança que tem dificuldade para se recordar. Em vez de uma linha de questões abertas, o terapeuta pode oferecer opções e ver se a criança consegue reconhecer a resposta certa. Por exemplo, uma criança que está aprendendo a realizar transferências de uma cadeira de rodas pode ser questionada se deve deslizar para frente na cadeira ou se deve travar os freios primeiro.

Embora o novo aprendizado ainda seja limitado, o fisioterapeuta pode começar a integrar princípios de controle motor e aprendizado motor aos princípios do exercício terapêutico, para tratar deficits focais, comprometimentos da estrutura corporal e limitações da atividade. É responsabilidade do fisioterapeuta selecionar habilidades funcionais apropriadas do ponto de vista do desenvolvimento, que sejam motivadoras e desafiadoras, às demandas temporais e espaciais corretas para as habilidades da criança. O fisioterapeuta também deve enfocar a seleção de atividades funcionais que incorporem o uso de habilidades cognitivas e físicas. Por exemplo, uma atividade que envolva manobrar um andador por um curso com obstáculos requer a memória para comandos verbais, o planejamento motor e as habilidades de mobilidade.

Um elemento essencial no aprendizado motor é a oportunidade de praticar. A criança com LCT deve poder experimentar o movimento, dispondo do auxílio necessário, cometer erros e fazer correções de acordo com o que for ditado por seus níveis de habilidade. A prática deve estimular a participação ativa em uma atividade de brincadeira significativa dentro das capacidades atuais da criança. A prática repetitiva será necessária para a criança aprender tarefas motoras grossas novas ou previamente dominadas. Pesquisas atuais sugerem que a intensidade do treino é uma consideração importante para alcançar resultados positivos no retorno do movimento e escores de mobilidade PEDI aumentados.[106] Embora programas mais intensivos costumem proporcionar resultados mais satisfatórios e escores mais altos, essa prática deve ser equilibrada pela consciência de que as crianças com LCT podem apresentar resistência diminuída e fadiga aumentada com o treino intenso. O terapeuta pode ter de instituir pausas de descanso para a criança, durante a sessão de terapia e entre as terapias, para maximizar o aprendizado.

Determinar o tipo de *feedback* a ser usado durante a terapia é outra consideração importante na promoção do aprendizado. O fisioterapeuta deve fazer as escolhas relacionadas a momento, precisão e frequência de *feedback*. Além disso, a função sensorial e cognitiva da criança fornecerá as diretrizes para determinar o modo de *feedback* adequado. Se uma criança não tiver consciência de um lado de seu corpo, o *feedback* cinestésico poderá ser inútil para melhorar o aprendizado, enquanto o *feedback* visual e verbal poderá ser apropriado (Fig. 7.7). Do mesmo modo, se uma criança for afásica, o terapeuta precisará facilitar o aprendizado usando informação visual e cinestésica.

Conforme a criança com LCT melhora, o fisioterapeuta deve modificar a tarefa e o ambiente para continuar a envolver a criança ativamente na terapia. Se houver problemas comportamentais persistentes, é possível que o fisioterapeuta continue usando técnicas de modificação comportamental para aumentar a complacência com a terapia. Nesse estágio da recuperação, o julgamento da criança estará comprometido, por isso será importante continuar a protegê-la contra lesões.

Durante as fases de agitação e de confusão da recuperação, o fisioterapeuta deve continuar usando posicionamento, imobilizadores de repouso e engessamento conforme a necessidade. Os equipamentos ortóticos para atividades em pé e de marcha também podem ajudar com o controle para o equilíbrio e para a marcha. As desvantagens desses equipamentos são a maior dificuldade para aplicá-los e a necessidade de substituição com maior frequência em comparação às órteses de tornozelo-pé (OTP).

Tratamento fisioterapêutico de nível cognitivo alto: reintegração na escola/comunidade

Embora pesquisas sugiram que os resultados de mobilidade alcançados durante os estágios iniciais de recuperação sejam sustentados e que ganhos adicionais possam ser obtido em 6 meses após a volta para casa, é importante que o fisioterapeuta lembre que nem todas as crianças atingirão um alto nível de função cognitiva (níveis V a VIII da Escala Rancho; nível I da Escala Pediátrica) e apresentarão recuperação física completa.[107] Por volta do final da fase de reabilitação de internação, as perdas persistentes das funções cognitiva e física se tornam mais evidentes, o que leva à necessidade de planejar a reintegração da criança com LCT ao contexto de sua casa e/ou escola por meio de terapias continuadas. A família, a equipe de reabilitação médica e o distrito escolar devem trabalhar juntos e planejar conjuntamente o retorno ao contexto escolar. O fisioterapeuta pode ter de avaliar a criança para o uso de equipamentos ortóticos, dispositivos auxiliares e aparelhos

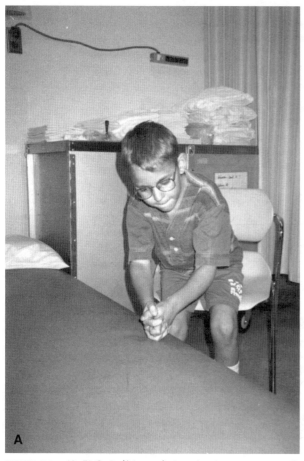 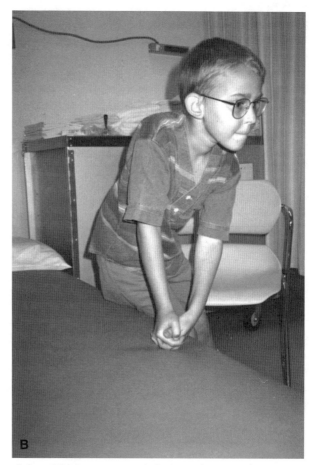

FIGURA 7.7 ▸ (**A, B**) Os indícios verbais e visuais para usar as mãos na linha média durante as transferências podem intensificar a consciência em relação ao lado afetado e melhorar a segurança durante o movimento.

de mobilidade necessários ao exercício da função em casa e na escola da criança. Adicionalmente, o fisioterapeuta pode auxiliar recomendando quaisquer modificações ambientais para a casa ou escola da criança.

Para a criança com LCT que atinge os estágios mais altos da recuperação cognitiva, o fisioterapeuta dará início ao processo de "desmame" dos indícios cognitivos e da estrutura previamente usada, a fim de aumentar ainda mais a independência em casa e/ou na escola. Como a LCT tende a afetar a visão e a audição, a memória, a concentração, o controle de impulso e as habilidades organizacionais, o ambiente da sala de aula pode ser particularmente difícil para crianças com LCT.[54] É preciso ter cuidado para não remover a estrutura cedo demais, uma vez que a retenção da memória e a generalização do aprendizado em novos contextos ocorrem mais devagar.

O fisioterapeuta também deve continuar enfocando o tratamento de quaisquer déficits motores residuais que interfiram na independência funcional em casa ou na escola. Para algumas crianças, isso significará treino contínuo com dispositivos auxiliares e assistência física para habilidades motoras básicas, como transferências e marcha[108] (Figs. 7.8 e 7.9). Para outras, poderão ser considerados tratamentos contemporâneos. Embora alguns tratamentos contemporâneos, como o treino de marcha com suporte de peso corporal (BWSTT, na sigla em inglês), sejam populares, não há evidências claras que sustentam seu uso sobre o treino de marcha convencional para crianças com incapacitação física.[108,109] Entretanto, a terapia de contensão induzida se mostra promissora para melhorar a função de membro superior em crianças com LCT.[110]

Por fim, para crianças que apresentam apenas problemas sutis de equilíbrio e velocidade, coordenação, tempo e ritmo do movimento, a participação em atividades físicas desafiadoras, como o exercício de caminhar sobre uma prancha de equilíbrio ou bola terapêutica (Figs. 7.10 e 7.11), transportar objetos, correr, saltar, pular, saltitar, ou em atividades recreativas pode ser benéfica para melhorar os níveis de atividade. Além dos problemas de função e de controle motor, as crianças que sofreram lesão cerebral moderada ou grave costumam ter dificuldade para manter um nível apropriado de condicionamento (Figs. 7.12 e 7.13). O fisioterapeuta deve traçar um programa de condicionamento que pode ser continuado após a alta, objetivando o bem-estar e a saúde. O fisioterapeuta também pode trabalhar com o professor de educação física no pla-

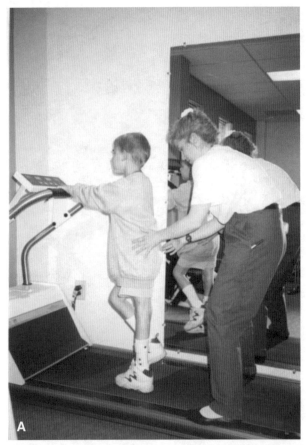
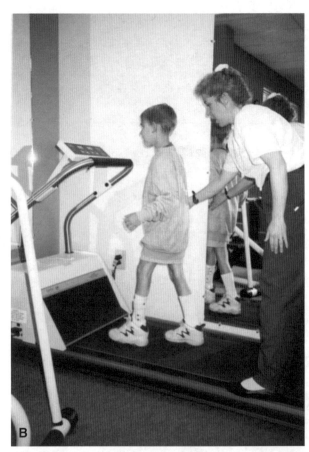

FIGURA 7.8 ▶ O uso de uma esteira no treino de marcha pode favorecer o controle em várias velocidades. O treino pode ser realizado com (**A**) e sem (**B**) apoio para membro superior para desafiar o equilíbrio em uma superfície dinâmica.

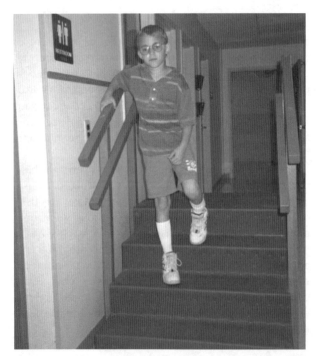

FIGURA 7.9 ▶ No treino de marcha em escada, note o apoio mais alto para o antebraço direito e a leve rotação interna do lado direito do quadril durante a descida. Os indícios verbais para apoio do membro superior e os indícios visuais para alinhamento do membro inferior podem melhorar a habilidade.

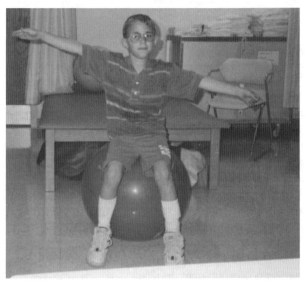

FIGURA 7.10 ▶ A bola terapêutica pode ser usada para desafiar a coordenação e o equilíbrio dinâmico na posição sentada. Além de mover os braços, a criança também pratica a movimentação alternada dos pés à frente ou a movimentação dos braços e pernas em padrões rítmicos.

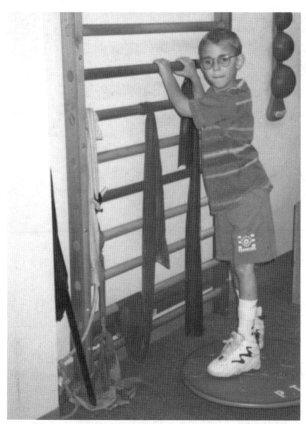

FIGURA 7.11 ▸ Uma prancha BAPS (sigla em inglês para sistema biomecânico de plataforma do tornozelo) pode ser usada para melhorar o equilíbrio e a coordenação dos membros inferiores para a manutenção do equilíbrio.

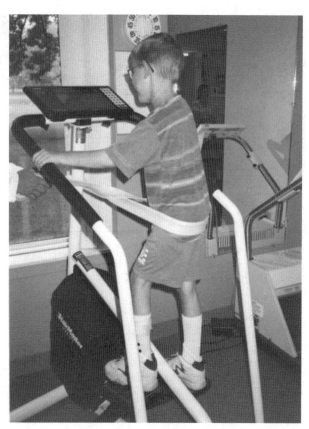

FIGURA 7.13 ▸ O exercício em equipamento de exercício padrão pode não só melhorar a força como também ajudar a melhorar a resistência. O *stair stepper* melhora o controle nos extensores e abdutores do quadril, extensores do joelho e flexores plantares do tornozelo. A cinta em volta do quadril é um indício para manter a extensão do quadril e aumentar a sustentação de peso sobre o lado com maior envolvimento.

nejamento de um programa de educação física adaptado para a criança com LCT (Fig. 7.14).

Questões escolares

O Individuals with Disabilities Education Act reconhece a "lesão cerebral" como uma categoria à parte de comprometimento em crianças, e o currículo escolar deve ser adaptado para capacitar crianças com LCT. Além disso, os serviços educacionais que a criança recebe podem proporcionar adequações e assistência física para atividades do dia a dia, mobilidade e tarefas motoras, como escrever, para auxiliar a criança a alcançar o sucesso acadêmico. Uma discussão completa sobre fisioterapia no sistema de ensino é encontrada no Capítulo 19.

▸ Prevenção

A prevenção é a chave para diminuir a incidência anual de LCT. A prevenção efetiva envolve melhorar a tecnologia para diminuir a intensidade do impacto sobre o cérebro durante uma colisão, aumentar a consciência e a adoção de

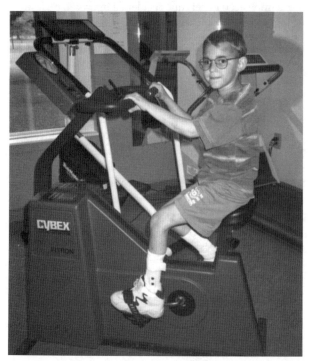

FIGURA 7.12 ▸ A bicicleta ergométrica padrão pode ser usada para promoção do exercício aeróbico. O exercício também pode ser realizado como parte do treino, antes de voltar a andar em uma bicicleta infantil padrão.

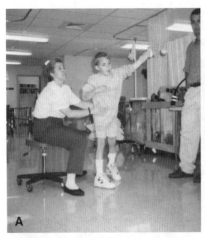 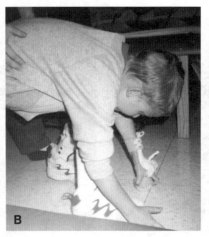 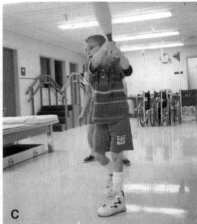

FIGURA 7.14 ▸ O esporte pode ser incorporado às atividades terapêuticas ou à educação física adaptativa para melhorar a coordenação, o equilíbrio e o planejamento motor. Um jogo de beisebol pode incorporar tarefas motoras grossas de (**A**) lançamento com o braço envolvido, (**B**) pegar uma bola no chão e (**C**) rebater.

medidas de segurança e criar leis de proteção. Crianças com menos de 12 meses de idade apresentam risco significativo de lesão na cabeça, e grande parte do risco pode ser prevenida com a intensificação da supervisão pelos pais ou com a melhora dos dispositivos de segurança doméstica.[22]

Capacetes de bicicleta

O uso consistente de capacetes de bicicleta pode diminuir a incidência de lesão, uma vez que os ciclistas que não usam capacete são mais propensos a sofrerem lesão cerebral do que aqueles que o usam.[111-113] O ajuste do capacete é importante, porque o uso de capacete mal ajustado foi associado ao risco aumentado de LCT em crianças, sobretudo em meninos.[114] O uso de capacetes também tem o potencial de prevenir lesões cerebrais durante atividades esportivas e recreativas, incluindo beisebol, futebol, cavalgada, *rollerblading*, *skate*, hóquei, patinação, esqui e trenó.[68] Entre as barreiras ao uso do capacete estão a falta de consciência em relação aos riscos recreativos e à efetividade dos capacetes, o custo e a pressão negativa exercida pelos colegas. A intensificação do uso de capacete pode ser atingida por programas educacionais, pela distribuição de cupons de desconto, por subsídios a capacetes, por exemplo dos pais e por mudanças legislativas de obrigatoriedade.

Equipamento de *playground*

A prevenção também pode ser voltada para as quedas de equipamentos de *playgrounds* sobre superfícies desprotegidas. A gravidade das lesões pode ser significativamente diminuída se a altura máxima do equipamento for de 1,5 m e se materiais como areia, cascalho ou lascas de madeira forem usados sob os equipamentos.[68] Os materiais de superfície devem ter manutenção contínua para que sejam efetivos.

Comportamento no trânsito

A incapacidade de uma criança com menos de 11 anos de idade avaliar distâncias e velocidades combinada à imaturidade e aos níveis típicos de impulsividade resulta em comportamento de risco no trânsito. Mesmo após os programas de treino, a maioria das crianças pequenas continua exibindo comportamento de risco, e os pais devem ser cautelosos com os filhos pequenos ao atravessar ruas sozinhos. As abordagens comunitárias mais efetivas devem enfocar primariamente a redução da velocidade no trânsito, a imposição de leis que regulem a interação pedestre-veículos motores e a separação dos pedestres em relação ao trânsito[68] (ver Estudo de caso).

Contentores de carro

O uso de cintos de segurança para reter os ocupantes é claramente uma estratégia efetiva para prevenção de lesões durante uma colisão. O hábito de colocar crianças no banco traseiro do carro e o uso correto de assentos infantis para carro podem evitar até 90% das lesões graves e fatais em crianças com menos de 5 anos de idade.[68] Infelizmente, o uso incorreto dos assentos para crianças continua problemático. No caso de crianças maiores e adolescentes, o uso do cinto de três pontos consegue evitar cerca de 45% das lesões graves e fatais.[68]

> ### Estudo de caso
>
> **Justin: gestão do paciente-cliente aplicado ao padrão de prática preferencial 5C**
>
> Justin é um menino de 8 anos de idade que sofreu LCT secundária devido a um acidente de pedestre-veícu-

Elemento de gestão de paciente/cliente	Aplicação para criança com LCT adquirida
Exame	*Exemplos de história:* idade da criança, história médica anterior, estado funcional prévio, medicações *Exemplos de revisão de sistemas:* flutuações da pressão arterial, ulcerações ou outro problema com a integridade da pele, incapacidade de expor as necessidades *Exemplos de testes e medidas:* observação postural, FIM, WeeFIM, PEDI, amplitude de movimento, teste de força muscular, análise de marcha
Avaliação	*Síntese* de comprometimentos observados com *interpretação* a partir do uso de ferramentas de exame funcional comuns, como FIM e PEDI
Diagnóstico	Diagnóstico de fisioterapia com base em *comprometimentos* e *limitações funcionais*
Prognóstico e plano de tratamento	*80% dos pacientes incluídos no padrão de prática preferencial alcançarão as metas previstas e resultados esperados em 6 a 90 consultas por episódio de assistência*
Intervenção	*Exemplos de coordenação, comunicação e registro:* manejo de caso, reuniões com a família do paciente/cliente, dados de resultado *Exemplos de tópicos de instrução relacionada ao paciente/cliente:* condição atual, plano de assistência, programa de condicionamento, fatores de risco, transições ao longo dos contextos *Exemplos de intervenções de procedimentos:* treino de equilíbrio, exercícios de flexibilidade, estabilização postural, treino de desenvolvimento neuromotor, treino de marcha, uso de dispositivos e equipamentos, *biofeedback*, estímulo de amplitude de movimento por meio de exercícios passivos
Resultado	Usar as *metas previstas* e os *resultados esperados* para auxiliar no progresso do monitoramento e no registro

lo motor. Foi encontrado inconsciente na cena do acidente e levado por transporte aéreo para o centro de traumatismos pediátricos mais próximo. Ao chegar na sala de emergência, marcava uma pontuação de GCS igual a 2 e suas pupilas estavam fixas e dilatadas. Justin estava em coma. Os exames diagnósticos revelaram uma hemorragia intracraniana difusa, um pneumotórax direito, fratura da órbita esquerda e múltiplas contusões. A gestão aguda exigiu um monitor de PIC, tubos torácicos e colocação de um tubo de traqueostomia.

Justin mora com os pais e uma irmã de 6 anos de idade em um sobrado de dois andares que tem cinco degraus na entrada. Seu quarto e o banheiro ficam no segundo andar. Sua história médica anterior é irrelevante. Justin é aluno da segunda série no Jones Elementary.

A equipe de reabilitação de lesões cerebrais foi consultada 3 dias após sua internação, e Justin recebeu a classificação nível II da Escala Rancho Los Amigos. A equipe de lesão cerebral implementou um programa de estimulação para coma. Tomou-se cuidado ao implementar o programa devido às múltiplas lesões do menino e a monitores e tubos instalados. Além disso, o fisioterapeuta iniciou um programa de engessamento inibitório para tratar o posicionamento em flexão plantar de seu tornozelo esquerdo, que foi medido em 45 graus. Um imobilizador de repouso foi colocado para manter o tornozelo direito em posição neutra. Com base na triagem realizada pelo fisioterapeuta, na revisão de sistemas e no exame, o diagnóstico médico de Justin se ajusta ao padrão de prática preferencial 5C do fisioterapeuta.

Justin emergiu lentamente do coma no decorrer de 2 semanas. O tratamento subsequente enfocou a tolerância crescente ao posicionamento vertical sobre a prancha inclinada, o controle motor do pescoço e do tronco em posição sentada e a prevenção de contraturas. Nas 2 semanas seguintes, a condição médica de Justin estabilizou-se e ele progrediu para o nível V da Escala Rancho Los Amigos. Devido à gravidade de sua lesão cerebral e à presença de múltiplos comprometimentos, a equipe de tratamento agudo previu que Justin necessitaria de cuidados extras em um contexto de reabilitação aguda, no contexto ambulatorial, além de serviços adicionais no contexto escolar. Seus episódios de assistência estariam mais provavelmente no extremo superior da faixa prevista para o padrão de prática preferencial 5C.

Quando Justin despertou, seu tubo de traqueostomia foi removido e ele foi transferido para o centro de reabilitação pediátrica. WeeFIM e PEDI foram usados para examinar sua condição no momento da admissão e para determinar suas metas projetadas de melhora ao longo da internação. O engessamento inibitório foi mantido para a contratura em flexão plantar do tornozelo esquerdo que, então, foi medida em 20 graus. Justin recebeu uma cadeira de rodas com encosto traseiro alto, para mobilidade, equipada com um sistema de assento modular de ajuste personalizado para controle postural. Além das estratégias de intervenções prévias, Justin também começou a trabalhar em transferências de posição supinada para sentada e da cadeira de rodas para um tapete, com assistência moderada. Ele também foi submetido a atividades realizadas em pé e no treino de marcha. O controle motor diminuído e a hemiplegia no lado esquerdo se tornavam mais evidentes conforme o menino aumentava seu nível de atividade. Justin se movia em padrões sinérgicos, tanto para os membros superiores como para os inferiores. A força do lado direito do corpo era razoável. O equilíbrio e a coordenação na vertical eram precários, e ele necessitou de assistência máxima para realizar as atividades em pé.

Conforme a reabilitação avançava, a condição de Justin melhorava e ele começou a seguir comandos de forma consistente e mostrou certa lembrança das tarefas recém-aprendidas. Seus pais participavam regularmente das conferências de familiares e da educação dos familiares e foram instruídos sobre como auxiliar Justin durante a realização de tarefas de mobilidade funcional e sobre como executar os exercícios prescritos. No momento da alta da reabilitação, Justin conseguia se autoimpulsionar em uma cadeira de rodas comum usando os membros do lado direito. Ele conseguia realizar transferências da cadeira de rodas para o tapete, sob supervisão, e conseguia caminhar pequenas distâncias na vizinhança, apoiando-se em uma muleta com o antebraço no lado direito. Ele ainda apresentava mobilidade limitada pela espasticidade de lado esquerdo. Justin passou por avaliação para uso de ortóticos e deveria receber uma OTP dinâmica de lado esquerdo. Os exames neurofisiológicos foram concluídos antes da alta e revelaram deficiências de memória em curto prazo, extensão da atenção e foco, julgamento e agilidade para aprender materiais novos.

Decorridos cerca de 4 meses da ocorrência da lesão, Justin estava em transição de volta à escola. Seu programa escolar foi modificado para meio período de inclusão nas aulas regulares e meio período para serviços de aula especializados. Justin continuaria a receber fisioterapia no contexto escolar. Ele era independente para realizar suas transferências e deambulava usando o antebraço esquerdo para se apoiar com uma muleta, além da OTP dinâmica, de forma mais consistente. Justin usava a cadeira de rodas apenas para deslocamentos na comunidade.

Referências

1. Keenan HT, Bratton SL. Epidemiology and outcomes of pediatric traumatic brain injury. *Dev Neurosci*. 2006;28(4–5):256–263.
2. Atabaki SM. Pediatric head injury. *Pediatr Rev*. 2007;28(6):215–224.
3. Greenwald BD, Burnett DM, Miller MA. Congenital and acquired brain injury. 1. Brain injury: epidemiology and pathophysiology. *Arch Phys Med Rehabil*. 2003;84(3)(suppl 1):S3–S7.
4. American Physical Therapy Association. Guide to physical therapist practice. Second edition. *Phys Ther*. 2001;81(1):9–746.
5. Langlois JA, Rutland-Brown W, Thomas KE. The incidence of traumatic brain injury among children in the United States: differences by race. *J Head Trauma Rehabil*. 2005;20(3):229–238.
6. Faul M, Xu L, Wald MM, et al. Traumatic brain injury in the United States: national estimates of prevalence and incidence, 2002–2006. *Injury Prev*. 2010; 16(suppl 1):A268.
7. Schneier AJ, Shields BJ, Hostetler SG, et al. Incidence of pediatric traumatic brain injury and associated hospital resource utilization in the United States. *Pediatrics*. 2006;118(2):483–492.
8. Kraus JF. Epidemiology of head injury. In: Cooper PR, Golfinos J, eds. *Head Injury*. 4th ed. New York, NY: McGraw-Hill Companies, Inc; 2000:1–25.
9. Marik PE, Varon J, Trask T. Management of head trauma. *Chest*. 2002;122(2):699–711.
10. Guerrero JL, Thurman DJ, Sniezek JE. Emergency department visits associated with traumatic brain injury: United States, 1995–1996. *Brain Inj*. 2000; 14(2):181–186.
11. Faul M, Xu L, Wald MM, et al. *Traumatic brain injury in the United States: emergency department visits, hospitalizations, and deaths*. Atlanta, GA: Centers for Disease Control and Prevention, National Center for Injury Prevention and Control; 2010.
12. Mazzola CA, Adelson PD. Critical care management of head trauma in children. *Crit Care Med*. 2002;30(11)(suppl):S393–S401.
13. Gedeit R. Head injury. *Pediatr Rev*. 2001;22(4):118–124.

14. Koepsell TD, Rivara FP, Vavilala MS, et al. Incidence and descriptive epidemiologic features of traumatic brain injury in King County, Washington. *Pediatrics*. 2011;128(5):946–954.
15. Bazarian JJ, McClung J, Shah MN, et al. Mild traumatic brain injury in the United States, 1998—2000. *Brain Inj*. 2005;19(2):85–91.
16. Brehaut JC, Miller A, Raina P, et al. Childhood behavior disorders and injuries among children and youth: a population-based study. *Pediatrics*. 2003; 111(2):262–269.
17. Gerring JP, Grados MA, Slomine B, et al. Disruptive behaviour disorders and disruptive symptoms after severe paediatric traumatic brain injury. *Brain Inj*. 2009;23(12):944–955.
18. Ponsford J, Willmott C, Rothwell A, et al. Cognitive and behavioral outcome following mild traumatic head injury in children. *J Head Trauma Rehabil*. 1999;14(4):360–372.
19. Guskiewicz KM, Valovich McLeod TC. Pediatric sports-related concussion. *PMR*. 2011;3(4):353–364, quiz 364.
20. Kraus JF, Rock A, Hemyari P. Brain injuries among infants, children, adolescents, and young adults. *Am J Dis Child*. 1990;144(6):684–691.
21. Kraus JF, Fife D, Cox P, et al. Incidence, severity, and external causes of pediatric brain injury. *Am J Dis Child*. 1986;140(7):687–693.
22. Crowe LM, Catroppa C, Anderson V, et al. Head injuries in children under 3 years. *Injury*. 2012;43(12):2141–2145.
23. Chadwick DL, Chin S, Salerno C, et al. Deaths from falls in children: how far is fatal? *J Trauma*. 1991;31(10):1353–1355.
24. Factors potentially associated with reductions in alcohol-related traffic fatalities—United States, 1990 and 1991. *MMWR Morb Mortal Wkly Rep*. 1992; 41(48):893–899.
25. Kraus JF. Epidemiological features of brain injury in children: occurence, children at risk, causes and manner of injury, severity, and outcomes. In: Bromon SH, Michel ME, eds. *Traumatic Head Injury in Children*. New York, NY: Oxford University Press; 1995.
26. Rivara FP. Epidemiology of violent deaths in children and adolescents in the United States. *Pediatrician*. 1983;12(1):3–10.
27. Koh JO, Cassidy JD. Incidence study of head blows and concussions in competition taekwondo. *Clin J Sport Med*. 2004;14(2):72–79.
28. Kaufman BA, Dacey RG Jr. Acute care management of closed head injury in childhood. *Pediatr Ann*. 1994;23(1):18–20, 25–28.
29. Bonadio WA, Smith DS, Hillman S. Clinical indicators of intracranial lesion on computed tomographic scan in children with parietal skull fracture. *Am J Dis Child*. 1989;143(2):194–196.
30. Hahn YS, McLone DG. Risk factors in the outcome of children with minor head injury. *Pediatr Neurosurg*. 1993;19(3):135–142.
31. Griffith ER, Rosenthall M, Bond MR, et al., eds. *Rehabilitation of the Child and Adult with Traumatic Brain Injury*. 2nd ed. Philadelphia, PA: F.A. Davis; 1990.
32. Almasi SJ, Wilson JJ. An update on the diagnosis and management of concussion. *WMJ*. 2012;111(1):21–27, quiz 28.
33. Marion D. Pathophysiology and initial neurosurgical care: future directions. In: Horn LJ, Zasler ND, eds. *Medical Rehabilitation of Traumatic Brain Injury*. Philadelphia, PA: Hanley & Belfus, Inc; 1996.
34. Kaufmann P, Hofmann G, Smolle KH, et al. Intensive care management of acute pancreatitis: recognition of patients at high risk of developing severe or fatal complications. *Wien Klin Wochenschr*. 1996;108(1):9–15.
35. Kautz-Leurer M, Rotem, H. Acquired brain injuries: trauma, near-drowning, and tumors. In: Campbell S, ed. *Physical Therapy in Children*. Philadelphia, PA: W.B. Saunders; 2012:679–701.
36. Graham DI, Gennarelli TA. Pathology of brain damage after head injury. In: Golfinos J, Cooper PR, eds. *Head Injury*. 4th ed. New York, NY: McGraw-Hill Companies, Inc; 2000.
37. Mysiw JW, Fugate LP, Clinchot DM. Assessment, early rehabilitation intervention, and tertiary prevention. In: Horn LJ, Zasler ND, eds. *Medical Rehabilitation of Traumatic Brain Injury*. Philadelphia, PA: Hanley & Belfus, Inc; 1996.
38. Robertson CS, Contant CF, Narayan RK, et al. Cerebral blood flow, AVDO2, and neurologic outcome in head-injured patients. *J Neurotrauma*. 1992;(9) (suppl 1):S349–S358.
39. Konotos HA. Oxygen radicals in central nervous system damage. *Chem Biol Int*. 1989;72:229–255.
40. Fullerton Long D. Diagnosis and management of intracranial complications in TBI rehabilitation. In: Horn LJ, Zasler ND, eds. *Medical Rehabilitation of Traumatic Brain Injury*. Philadelphia, PA: Hanley & Belfus, Inc; 1996.
41. Weiner HL, Weinberg JS. Head injury in the pediatric age group. In: Golfinos J, Cooper PR, eds. *Head Injury*. Vol 4. New York, NY: McGraw-Hill; 2000.

42. Kirk KA, Shoykhet M, Jeong JH, et al. Dysautonomia after pediatric brain injury. *Dev Med Child Neurol.* 2012;54(8):759–764.

43. Conine TA, Sullivan T, Mackie T, et al. Effect of serial casting for the prevention of equinus in patients with acute head injury. *Arch Phys Med Rehabil.* 1990;71(5):310–312.

44. Katz DI, Alexander, MP. Traumatic brain injury. Predicting course of recovery and outcome for patients admitted to rehabilitation. *Arch Neurol.* 1994; 51(7):661–670.

45. Teasdale G, Jennett B. Assessment of coma and impaired consciousness. A practical scale. *Lancet.* 1974;2(7872):81–84.

46. Reilly PL, Simpson DA, Sprod R, et al. Assessing the conscious level in infants and young children: a paediatric version of the Glasgow Coma Scale. *Childs Nerv Syst.* 1988;4(1):30–33.

47. Asikainen I, Kaste M, Sarna S. Predicting late outcome for patients with traumatic brain injury referred to a rehabilitation programme: a study of 508 Finnish patients 5 years or more after injury. *Brain Inj.* 1998;12(2):95–107.

48. Macpherson V, Sullivan SJ, Lambert J. Prediction of motor status 3 and 6 months post severe traumatic brain injury: a preliminary study. *Brain Inj.* 1992;6(6):489–498.

49. Wilson B, Vizor A, Bryant T. Predicting severity of cognitive impairment after severe head injury. *Brain Inj.* 1991;5(2):189–197.

50. Bijur PE. Cognitive outcomes. *J Dev Behav Pediatr.* 1996;17(3):186.

51. Jaffe KM, Fay GC, Polissar NL, et al. Severity of pediatric traumatic brain injury and neurobehavioral recovery at one year—a cohort study. *Arch Phys Med Rehabil.* 1993;74(6):587–595.

52. Lieh-Lai MW, Theodorou AA, Sarnaik AP, et al. Limitations of the Glasgow Coma Scale in predicting outcome in children with traumatic brain injury. *J Pediatr.* 1992;120(2, pt 1):195–199.

53. Gagnon I, Forget R, Sullivan SJ, et al. Motor performance following a mild traumatic brain injury in children: an exploratory study. *Brain Inj.* 1998; 12(10):843–853.

54. Ewing-Cobbs L, Levin HS, Fletcher JM, et al. The Children's Orientation and Amnesia Test: relationship to severity of acute head injury and to recovery of memory. *Neurosurgery.* 1990;27(5):683–691, discussion 691.

55. Cockrell J. Pediatric brain injury rehabilitation. In: Horn LJ, Zasler ND, eds. *Medical Rehabilitation of Traumatic Brain Injury.* Philadelphia, PA: Hanley & Belfus, Inc; 1996:171–196.

56. Malkmus D, Booth B, Kodimer C. *Rehabilitation of Head Injured Adult: Comprehensive Cognitive Management.* Downey, CA: Los Amigos Research and Education Institute, Inc; 1980:2.

57. Professional Staff Association of Rancho Los Amigos Hospital, I. *Rehabilitation of the Head Injured Child and Adult: Pediatric Levels of Consciousness, Selected Problems.* Downey, CA: Rancho Los Amigos Medical Center, Pediatric Brain Injury Service and Los Amigos Rsearch and Education Institute, Inc; 1982:5–7.

58. Anderson V, Jacobs R, Spencer-Smith M, et al. Does early age at brain insult predict worse outcome? Neuropsychological implications. *J Pediatr Psychol.* 2010;35(7):716–727.

59. Kuhtz-Buschbeck JP, Stolze H, Gölge M, et al. Analyses of gait, reaching, and grasping in children after traumatic brain injury. *Arch Phys Med Rehabil.* 2003;84(3):424–430.

60. Kuhtz-Buschbeck JP, Hoppe B, Gölge M, et al. Sensorimotor recovery in children after traumatic brain injury: analyses of gait, gross motor, and fine motor skills. *Dev Med Child Neurol.* 2003;45(12):821–828.

61. Crowe LM, Catroppa C, Babl FE, et al. Executive function outcomes of children with traumatic brain injury sustained before three years. *Child Neuropsychol.* 2013;19(2):113–126.

62. Gagnon I, Swaine B, Friedman D, et al. Children show decreased dynamic balance after mild traumatic brain injury. *Arch Phys Med Rehabil.* 2004;85(3):444–452.

63. Dumas HM, Haley SM, Ludlow LH, et al. Functional recovery in pediatric traumatic brain injury during inpatient rehabilitation. *Am J Phys Med Rehabil.* 2002;81(9):661–669.

64. Williams GP, Schache AG. Evaluation of a conceptual framework for retraining high-level mobility following traumatic brain injury: two case reports. *J Head Trauma Rehabil.* 2010;25(3):164–172.

65. Haley SM, Dumas HM, Rabin JP, et al. Early recovery of walking in children and youths after traumatic brain injury. *Dev Med Child Neurol.* 2003;45(10):671–675.

66. Taylor HG, Yeates KO, Wade SL, et al. Influences on first-year recovery from traumatic brain injury in children. *Neuropsychology.* 1999;13(1):76–89.

67. Rivara JB. Family functioning following pediatric traumatic brain injury. *Pediatr Ann.* 1994;23(1):38–44.

68. Rivara FP. Epidemiology and prevention of pediatric traumatic brain injury. *Pediatr Ann.* 1994;23(1):12–7.

69. Levin HS, Eisenberg HM. Neuropsychological outcome of closed head injury in children and adolescents. *Childs Brain.* 1979;5(3):281–292.

70. Clopton N, Dutton J, Featherston T, et al. Interrater and intrarater reliability of the Modified Ashworth Scale in children with hypertonia. *Pediatr Phys Ther.* 2005;17(4):268–274.

71. Bloomfield SA. Changes in musculoskeletal structure and function with prolonged bed rest. *Med Sci Sports Exerc.* 1997;29(2):197–206.

72. Katz-Leurer M, Rottem H, Meyer S. Hand-held dynamometry in children with traumatic brain injury: within-session reliability. *Pediatr Phys Ther.* 2008; 20(3):259–263.

73. Golge M, et al. Recovery of the precision grip in children after traumatic brain injury. *Arch Phys Med Rehabil.* 2004;85(9):1435–1444.

74. Aitken ME, Jaffe KM, DiScala C, et al. Functional outcome in children with multiple trauma without significant head injury. *Arch Phys Med Rehabil.* 1999;80(8):889–895.

75. Bartlett D, Birmingham T. Validity and reliability of a pediatric reach test. *Pediatr Phys Ther.* 2003;15(2):84–92.

76. Franjoine MR, Gunther JS, Taylor MJ. Pediatric balance scale: a modified version of the berg balance scale for the school-age child with mild to moderate motor impairment. *Pediatr Phys Ther.* 2003;15(2):114–128.

77. Williams EN, Carroll SG, Reddihough DS, et al. Investigation of the timed 'up & go' test in children. *Dev Med Child Neurol.* 2005;47(8):518–524.

78. Zaino CA, Marchese VG, Westcott SL. Timed up and down stairs test: preliminary reliability and validity of a new measure of functional mobility. *Pediatr Phys Ther.* 2004;16(2):90–98.

79. Fligor BJ, Cox LC, Nesathurai S. Subjective hearing loss and history of traumatic brain injury exhibits abnormal brainstem auditory evoked response: a case report. *Arch Phys Med Rehabil.* 2002;83(1):141–143.

80. Forbes BJ, Rubin SE, Margolin E, et al. Evaluation and management of retinal hemorrhages in infants with and without abusive head trauma. *J AAPOS.* 2010;14(3):267–273.

81. Hurvitz EA, Mandac BR, Davidoff G, et al. Risk factors for heterotopic ossification in children and adolescents with severe traumatic brain injury. *Arch Phys Med Rehabil.* 1992;73(5):459–462.

82. Djergaian RS. Management of musculoskeletal complications. In: Horn LJ, Zasler ND, eds. *Medical Rehabilitation of Traumatic Brain Injury.* Philadelphia, PA: Hanley & Belfus, Inc; 1996.

83. Johns JS, Cifu DX, Keyser-Marcus L, et al. Impact of clinically significant heterotopic ossification on functional outcome after traumatic brain injury. *J Head Trauma Rehabil.* 1999;14(3):269–276.

84. Piper MC, Pinnell LE, Darrah J, et al. Construction and validation of the Alberta Infant Motor Scale (AIMS). *Can J Public Health.* 1992;83(suppl 2):S46–S50.

85. Darrah J, Magill-Evans J, Volden J, et al. Scores of typically developing children on the Peabody Developmental Motor Scales: infancy to preschool. *Phys Occup Ther Pediatr.* 2007;27(3):5–19.

86. Rice SA, et al. Rehabilitation of children with traumatic brain injury: descriptive analysis of a nationwide sample using the WeeFIM. *Arch Phys Med Rehabil.* 2005;86(4):834–836.

87. Deitz JC, Kartin D, Kopp K. Review of the Bruininks-Oseretsky Test of Motor Proficiency, second edition (BOT-2). *Phys Occup Ther Pediatr.* 2007;27(4):87–102.

88. Linder-Lucht M, Othmer V, Walther M, et al. Validation of the Gross Motor Function Measure for use in children and adolescents with traumatic brain injuries. *Pediatrics.* 2007;120(4):e880–e886.

89. Ibey RJ, Chung R, Benjamin N, et al. Development of a challenge assessment tool for high-functioning children with an acquired brain injury. *Pediatr Phys Ther.* 2010;22(3):268–276.

90. Feldman AB, Haley SM, Coryell J. Concurrent and construct validity of the Pediatric Evaluation of Disability Inventory. *Phys Ther.* 1990;70(10):602–610.

91. Kothari DH, Haley SM, Gill-Body KM, et al. Measuring functional change in children with acquired brain injury (ABI): comparison of generic and ABI-specific scales using the Pediatric Evaluation of Disability Inventory (PEDI). *Phys Ther.* 2003;83(9):776–785.

92. Iyer LV, Haley SM, Watkins MP, et al. Establishing minimal clinically important differences for scores on the pediatric evaluation of disability inventory for inpatient rehabilitation. *Phys Ther.* 2003;83(10):888–898.

93. Katz-Leurer M, Rotem H, Keren O, et al. The effect of variable gait modes on walking parameters among children post severe traumatic brain injury and typically developed controls. *NeuroRehabilitation.* 2011;29(1):45–51.

94. Katz-Leurer M, Rotem H, Keren O, et al. The relationship between step variability, muscle strength and functional walking performance in children with post-traumatic brain injury. *Gait Posture.* 2009;29(1):154–157.

95. Vitale AE, Jankowski LW, Sullivan SJ. Reliability for a walk/run test to estimate aerobic capacity in a brain-injured population. *Brain Inj.* 1997;11(1):67–76.

96. Rivara FP, Koepsell TD, Wang J, et al. Incidence of disability among children 12 months after traumatic brain injury. *Am J Public Health.* 2012;102(11):2074–2079.

97. DeWall J. Severe pediatric traumatic brain injury. Evidence-based guidelines for pediatric TBI care. *EMS Mag.* 2009;38(9):53–57.

98. Dumas HM, Haley SM, Ludlow LH, et al. Recovery of ambulation during inpatient rehabilitation: physical therapist prognosis for children and adolescents with traumatic brain injury. *Phys Ther.* 2004;84(3):232–242.

99. Kramer ME, Suskauer SJ, Christensen JR, et al. Examining acute rehabilitation outcomes for children with total functional dependence after traumatic brain injury: a pilot study. *J Head Trauma Rehabil.* 2013;28(5):361–370.

100. Verplancke D, Snape S, Salisbury CF, et al. A randomized controlled trial of botulinum toxin on lower limb spasticity following acute acquired severe brain injury. *Clin Rehabil.* 2005;19(2):117–125.

101. Lombardi F, Taricco M, De Tanti A, et al. Sensory stimulation for brain injured individuals in coma or vegetative state. *Cochrane Database Syst Rev.* 2002(2):CD001427.

102. Sosnowski C, Ustik M. Early intervention: coma stimulation in the intensive care unit. *J Neurosci Nurs.* 1994;26(6):336–341.

103. Ashwal S. The persistent vegetative state in children. *Adv Pediatr.* 1994;41:195–222.

104. Latour JM. Caring for children in a persistent vegetative state: complex but manageable. *Pediatr Crit Care Med.* 2007;8(5):497–498.

105. Seif-Naraghi AH, Herman RM. A novel method for locomotion training. *J Head Trauma Rehabil.* 1999;14(2):146–162.

106. Dumas HM, Haley SM, Carey TM, et al. The relationship between functional mobility and the intensity of physical therapy intervention in children with traumatic brain injury. *Pediatr Phys Ther.* 2004;16(3):157–164.

107. Dumas HM, Haley SM, Rabin JP. Short-term durability and improvement of function in traumatic brain injury: a pilot study using the Paediatric Evaluation of Disability Inventory (PEDI) classification levels. *Brain Inj.* 2001;15(10):891–902.

108. Brown TH, Mount J, Rouland BL, et al. Body weight-supported treadmill training versus conventional gait training for people with chronic traumatic brain injury. *J Head Trauma Rehabil.* 2005;20(5):402–415.

109. Damiano DL, DeJong SL. A systematic review of the effectiveness of treadmill training and body weight support in pediatric rehabilitation. *J Neurol Phys Ther.* 2009;33(1):27–44.

110. Karman N, Maryles J, Baker RW, et al. Constraint-induced movement therapy for hemiplegic children with acquired brain injuries. *J Head Trauma Rehabil.* 2003;18(3):259–267.

111. Kiss K, Pinter A. [Are bicycle helmets necessary for children? Pros and cons]. *Orv Hetil.* 2009;150(24):1129–1133.

112. Coffman S. Bicycle injuries and safety helmets in children. Review of research. *Orthop Nurs.* 2003;22(1):9–15.

113. Cassidy JD, Carroll LJ, Peloso PM, et al. Incidence, risk factors and prevention of mild traumatic brain injury: results of the WHO Collaborating Centre Task Force on Mild Traumatic Brain Injury. *J Rehabil Med.* 2004;(43)(suppl):28–60.

114. Rivara FP, Astley SJ, Clarren SK, et al. Fit of bicycle safety helmets and risk of head injuries in children. *Inj Prev.* 1999;5(3):194–197.

8

Lesões medulares espinhais traumática e atraumática em pediatria

Heather Atkinson
Elena M. Spearing

Exame
　História
　Revisão de sistemas
　Testes e medidas
Avaliação, diagnóstico e prognóstico
Intervenção
　Intervenção médica
　Intervenções terapêuticas e funcionais
Coordenação, comunicação e registro
　Orientação
　Planejamento de alta
　Retorno à escola
Prevenção de doença e promoção de bem-estar
　Condicionamento

Circulação
Disreflexia/hiper-reflexia
Anormalidades do crescimento
Planejamento antecipatório
Resultados
　Resultados vocacionais
　Resultados psicológicos
　Resultados de satisfação com a vida
Perspectivas futuras
　Prevenção
　Pesquisa
Resumo
Estudos de caso

Assim como as condições pediátricas que requerem cuidados de um fisioterapeuta, trabalhar com uma criança impõe desafios especiais. O tratamento de uma criança com lesão medular espinhal traumática ou atraumática não só demanda atenção para com suas necessidades idade-específicas como também requer consideração especial sobre seu desenvolvimento físico, cognitivo e emocional. A lesão medular espinhal (LME) é uma deficiência vitalícia, e os fisioterapeutas têm a responsabilidade de prever as diversas alterações que uma criança encontrará no decorrer de seu crescimento e desenvolvimento ao longo da vida. Uma doença ou lesão catastrófica como a LME produz efeitos profundos tanto na criança como em seus familiares. Um fisioterapeuta tem a oportunidade única de atuar não só como professor, guia e defensor como também como um técnico que confere a seus clientes o poder de viver uma vida com seu potencial máximo.

A National Spinal Cord Injury Association (NSCIA) define a LME pediátrica como uma lesão traumática aguda da medula espinhal e das raízes nervosas que ocorre em crianças, de recém-nascidos a jovens de 15 anos de idade.[1] Segundo a NSCIA, estima-se que ocorram 12 mil casos novos de LME por ano. Nos Estados Unidos, há atualmen-

te 236 a 327 mil pessoas vivendo com LME. A idade média de ocorrência da lesão é 41 anos, com 53% das lesões observadas em indivíduos com idades entre 16 e 30 anos.[2,3] A incidência geral da LME pediátrica é de 1,99 lesões a cada 100 mil crianças nos EUA.[4] Cerca de 80% dos casos de LME adulta envolvem homens. Entre as crianças, os meninos são duas vezes mais propensos à lesão do que as meninas.[2,4]

Os mecanismos gerais da lesão espinhal traumática em adultos incluem as fraturas por flexão/extensão, carga axial, explosão e compressão. A coluna espinhal de uma criança, porém, somente está totalmente madura a partir dos 8 a 10 anos de idade, o que, por si só, pode levar a um mecanismo diferente de lesão. Essas características imaturas podem predispor uma criança com menos de 11 anos de idade à lesão espinhal cervical superior, no nível C-3 ou acima.[5] A frouxidão ligamentar, o tamanho da cabeça desproporcionalmente amplo e as articulações de faceta relativamente horizontal podem criar um fulcro para uma força sagital e permitir uma grande quantidade de movimento de translação. Uma criança com mais de 11 anos de idade apresenta maior tendência à lesão na coluna cervical inferior (de C-3 para baixo), em oposição à população adulta.[5] As lesões toracolombares em crianças pequenas também são singulares em termos de diferenças anatômicas entre crianças e adultos. Especificamente, a região apofisária na coluna espinhal pediátrica em desenvolvimento pode deslizar ou se separar no canal espinhal, por ação de uma força traumática axial, e mimetizar os sintomas de herniação de disco intervertebral.[5] Por fim, a frouxidão ligamentar na coluna espinhal pediátrica pode permitir que as vertebras sofram estiramento seguido de encolhimento durante a aplicação de uma força sobre a coluna espinhal ou sobre a cabeça. Todavia, essa ação também faz com que a medula espinhal relativamente inflexível internamente seja estirada. Esse estiramento pode causar perturbação ou isquemia junto às delicadas vias neurais e, dessa forma, produzir uma LME que não é detectada pela avaliação radiográfica por não haver deslocamento nem fratura evidente. Esse fenômeno é conhecido como lesão medular espinhal sem anormalidade radiográfica (SCIWORA, na sigla em inglês) e pode se apresentar como uma lesão completa ou incompleta. A SCIWORA é uma manifestação prevalente e tem sido relatada em 19 a 34% de todas as crianças que sofrem LME.[6] Em todos os casos de crianças que sofreram traumatismo, é preciso excluir as hipóteses de lesão craniana e de SCIWORA, devido ao aumentado potencial de devastação neurológica. A SCIWORA também pode surgir tardiamente, por isso toda a equipe médica, incluindo o fisioterapeuta, devem monitorar atentamente a condição clínica da criança.

Entre as causas adicionais de LME traumática estão acidentes com veículos motorizados, violência, quedas e acidentes esportivos. As causas de LME exclusivas da população pediátrica incluem o traumatismo ao nascimento, abuso infantil e lesões por aperto de cinto de segurança de carros.[5] Os assentos de veículos motores são projetados para dissipar as forças que atuam sobre as áreas ósseas do corpo e, assim, prevenir lesões durante uma colisão. Crianças pequenas frequentemente são incorretamente posicionadas no carro, com a parte inferior do cinto de segurança (subabdominal) passando em um nível acima da pelve, produzindo um fulcro de força junto à coluna espinhal torácica ou lombar, além de pressão intensa sobre o abdome. As crianças que sofrem esse tipo de lesão costumam ter marca de queimadura ao longo do abdome e também podem ter lesão visceral significativa.[5,7]

A LME atraumática inclui todas as outras disfunções medulares espinhais, como mielopatias, câncer e acidente vascular encefálico. Do ponto de vista clínico, a LME atraumática frequentemente se manifesta de modo similar a uma LME completa ou incompleta. As mielopatias incluem distúrbios compressivos e inflamatórios. As mielopatias compressivas costumam ser causadas por alguma anormalidade estrutural subjacente (estenose, espondilolistese) combinada com algum antecedente deflagrador, como uma queda ou acidente de carro, com resultante compressão da medula espinhal. As malformações de Chiari e os discos salientes também têm potencial de causar compressão sobre a medula espinhal. As mielopatias inflamatórias incluem um espectro inteiro de distúrbios neuroinflamatórios, incluindo mielite transversa aguda (MTA), síndrome de Guillain-Barré (SGB), esclerose múltipla (EM), encefalomielite disseminada aguda (EMDA) e neuromielite óptica (NMO).[8]

A MTA afeta crianças e adultos e tem o potencial de causar incapacitação significativa.[9] A causa da mielite transversa não está claramente definida, embora, atualmente, haja mais informações sobre a neuropatologia e os possíveis tratamentos. Uma inflamação sistêmica subjacente ou um distúrbio autoimune podem deflagrar o desenvolvimento de qualquer mielopatia inflamatória, incluindo a mielite transversa.[8,10] Além disso, nesses distúrbios, a infecção também é considerada e pode iniciar a cascata de eventos que resulta em disfunção medular espinhal. Há alguns registros que apontam o aparecimento de mielite transversa associado à vacinação, embora os benefícios da vacina ainda superem muito os riscos.[8,10] Há também uma alta incidência de infecção (respiratória, gastrintestinal, sistêmica) antecedente, anterior ao desenvolvimento da mielite transversa. Considera-se que essa infecção antecedente inicie uma cascata de eventos celulares e imunomediados que, por fim, resulta no ataque à medula espinhal. Demonstrou-se que um derivado proteico específico (interleucina-6), que participa dessa reação celular e tem afinidade exclusiva pela medula espinhal, mata as células da medula espinhal. Além disso, a própria medula espinhal responde de maneira diferente de outros órgãos internos quanto ao modo de resposta à disfunção autoimune.[8,10] Embora ainda não se saiba por que um segmento transverso específico da medula espinhal é o alvo, um conhecimento cada vez maior acerca da imunopatogênese da mielite transversa está levando a opções de tratamento melhores. Essas opções serão discutidas adiante neste capítulo.

A LME atraumática também pode ser causada por câncer. Este pode ser um tumor primário com disfunção focal ou ocorrer na forma de metástases com disfunção mais difusa. Mesmo assim, os efeitos físicos podem incluir anormalidades sensoriais e motoras, bem como espasticidade e disfunção de intestino e de bexiga.[11]

Outra forma de LME atraumática é o acidente vascular encefálico. Este pode ser causado por isquemia arterial ou venosa, dissecção arterial, malformação arteriovenosa (MAV) ou uma fístula arteriovenosa dural. O aparecimento pode ser repentino ou gradual, dependendo do tipo de sangramento. O curso geral de recuperação também pode variar.[12]

Embora as lesões traumáticas e atraumáticas possam ter apresentação semelhante, conhecer a natureza exata da lesão pode ajudar o médico a formular uma hipótese que guiará o exame, a avaliação, o diagnóstico, o prognóstico, a intervenção e, por fim, o resultado alcançado pela criança.

Exame

História

O fisioterapeuta começa pela história detalhada, a partir de todas as fontes disponíveis, que podem incluir qualquer um ou todos os itens listados a seguir.

História de doença em curso

- Mecanismo e data da lesão;
- Qualquer perda de consciência no momento da lesão ou potencial lesão cerebral;
- Qualquer tratamento recebido na fase aguda (estabilização espinhal, esteroides etc.);
- Descrição do aparecimento e da progressão dos sintomas em casos atraumáticos;
- Quaisquer exames médicos, exames de laboratório, procedimentos ou filmes relacionados com a lesão (especificamente os exames de neuroimagem, como a imagem de ressonância magnética [RM] correlacionados ao prognóstico);
- Quaisquer complicações ou comorbidades evidentes no decorrer da internação;
- Medicações para a condição atual ou para qualquer outra condição.

História médica

- Todas as outras informações médicas pertinentes, incluindo internações ou procedimentos;
- História do nascimento, se aplicável ao mecanismo ou aparecimento da lesão.

História do desenvolvimento

- Histórico do desenvolvimento incluindo nível de função anterior;
- Quaisquer equipamentos adaptativos previamente adquiridos.

História social

- Crenças culturais e comportamentos;
- Cuidadores primários, família e recursos da comunidade;
- Estilo de aprendizagem do cliente e dos cuidadores;
- Condições de vida atuais, incluindo ambiente em que vive, características da comunidade e destino projetado da alta;
- Interações sociais, atividades e sistemas de suporte;
- Situação escolar atual e prévia (serviços recebidos, planos de ensino individualizados);
- Atividades de lazer/esportes/sonhos para o futuro.

Revisão de sistemas

Orientado pela história e pelas informações iniciais, o fisioterapeuta procede ao exame do paciente, sistema por sistema.

Cardiovascular/pulmonar

Os sinais vitais, como pressão arterial, frequência cardíaca e frequência respiratória, são tomados antes, durante e após a atividade. A avaliação da tolerância à posição vertical pode, às vezes, ser um processo lento, uma vez que pacientes com LME apresentam risco de hipotensão ortostática. Usar meias de compressão e faixas abdominais auxilia no suporte vascular. Pacientes com lesão acima de T-6 também apresentam risco de disreflexia autonômica (Quadro 8.1).

Pacientes com fraqueza muscular também exibem diminuição da eficiência respiratória. A qualidade da tosse, o padrão respiratório e as medidas de excursão torácica e diafragmática devem ser determinados. O acesso a exames médicos, como capacidade vital e volume expiratório forçado, também é útil. Para os pacientes com ventilador, é preciso observar o ajuste dos parâmetros. A colaboração com a equipe médica, de enfermagem e de fisioterapia respiratória pode ajudar na avaliação do potencial respiratório. Pode ser necessário repetir essas medidas, em especial se a criança estiver sendo desmamada do suporte ventilatório. Em alguns contextos de prática, os fisioterapeutas exercem papel ativo nas intervenções de depuração das vias aéreas. Dessa forma, é necessário realizar o exame completo do sistema pulmonar.

Tegumentar

A pele de uma criança com LME deve ser totalmente avaliada. A avaliação deve considerar cor, integridade, lesões e presença de qualquer cicatriz em formação. Sinais neurovasculares como pulsos, temperatura da pele e edema também devem ser avaliados regularmente. As úlceras de decúbito podem ser um problema crônico para crianças com LME, sendo o atento alívio da pressão e os cuidados apropriados com a pele a única forma de prevenir esse

---

QUADRO 8.1 ▸ Disreflexia autonômica

A disreflexia autonômica é a resposta do corpo à falta de estimulação simpática durante os estímulos nocivos. Estes podem incluir cateterismo inadequado, constipação, espasmo muscular, encravamento de unha do pé ou até exercícios de AM. Os sintomas variam, mas costumam incluir pressão arterial alta, diaforese, cefaleia e bradicardia, e requerem atenção imediata. O tratamento requer remoção de estímulos nocivos, posicionamento para diminuição da pressão arterial e intervenção farmacológica, quando necessário. Se não for tratada, a disreflexia autonômica pode evoluir para uma situação prejudicial à vida.

problema. A orientação sobre as mudanças de posição e o alívio de pressão deve ser iniciada durante o exame inicial (Quadros 8.2 a 8.4).

Sistema musculoesquelético

A amplitude de movimento (AM), o tônus, a força, a simetria e a postura são avaliados. Na fase aguda, o tônus inicialmente pode estar flácido e a AM total, mas precauções especiais se fazem necessárias para prevenir a perda de flexibilidade. A espasticidade pode surgir rápido e interferir nas metas de flexibilidade da criança. A avaliação da AM deve ser realizada considerando o diagnóstico geral e o prognóstico. Por exemplo, o encurtamento de certas estruturas (flexores longos do dedo, extensores curtos do dorso) pode ser desejável em algumas situações. Similarmente, o alongamento excessivo de certos grupos musculares, como os músculos isquiotibiais e os rotadores mediais do ombro, pode ser desejável dependendo dos resultados funcionais esperados.

A avaliação da espasticidade é mais amplamente realizada com o uso da escala de Ashworth modificada, enquanto se observa quaisquer ocorrências de clônus ou espasmos (Quadros 8.4 e 8.5).[13] Outras ferramentas de avaliação incluem a escala análoga visual, o teste do pêndulo de War-

tenberg e a Penn Spasm Frequency Scale. A eletromiografia de superfície e a dinamometria isocinética também são usadas para avaliar a espasticidade em pacientes com LME.[13] É importante lembrar que a espasticidade pode variar ao longo do dia ou com diferentes atividades, podendo até ser útil em algumas situações funcionais. Por exemplo, alguém que apresente fraqueza significativa de membros inferiores pode contar com sua espasticidade para conseguir estabilidade na sustentação do peso durante as transferências ou deambulação. Alguns pacientes podem até aprender a deflagrar um espasmo para ajudar um membro inferior a se mover em certa direção. Por outro lado, a espasticidade excessiva pode acarretar problemas de AM, posicionamento ou conforto. Para os casos de LME incompleta e para aqueles em processo de recuperação neurológica, a espasticidade pode mascarar a recuperação neuromuscular subjacente. Contudo, a espasticidade é necessária para as atividades funcionais. O conhecimento abrangente da espasticidade da criança e dos padrões de movimento ajudará o fisioterapeuta a compreender o processo de recuperação dessa criança, o que também permitirá que ele ofereça contribuições valiosas à equipe médica. O tratamento médico frequentemente requer equilíbrio entre diminuição e aumento da espasticidade, com base nas metas da criança e em suas necessidades funcionais. Os fisioterapeutas devem entender amplamente o tratamento médico da espasticidade para que possam fazer recomendações instruídas ao médico.

Para a avaliação da força na população pediátrica, a realização de testes musculares manuais pode fornecer informação valiosa se a criança conseguir participar inte-

---

QUADRO 8.2 ▸ Nutrição

Para qualquer indivíduo com uma nova LME, é importante ter acesso a um *workup* nutricional completo, a fim de garantir que a ingesta calórica atenda às novas demandas energéticas e que haja um equilíbrio saudável entre ingesta e débito. Pacientes com LME apresentam risco de queda imunológica e declínio do estado nutricional.[52] Infelizmente, esses dois aspectos podem retardar a cura da ferida, por isso é importante que o fisioterapeuta discuta o estado nutricional com o médico e o nutricionista da criança, caso tenha havido quebra da integridade da pele. O fisioterapeuta também pode encaminhar a criança com LME a um nutricionista, em qualquer momento ao longo do curso do tratamento, para promoção de uma dieta saudável e equilibrada, que seja individualizada para as necessidades exclusivas da criança.

QUADRO 8.3 ▸ Alergia ao látex

Pacientes com exposição significativamente aumentada a produtos que contêm látex, como ocorre com crianças com meningomielocele ou LME, podem desenvolver alergia ao látex. Para minimizar a exposição ao látex, sempre que possível, devem ser usados produtos isentos de látex. Devido à necessidade de suprimentos e de luvas para cateterismo, no decorrer de uma vida, muitas instituições atualmente defendem um ambiente "látex-free", em que os profissionais da assistência médica e outros cuidadores usam alternativas ao látex para prestar atendimento. Muitos produtos comumente encontrados em casa e no ambiente hospitalar contêm látex e têm potencial para causar reação no cliente. É preciso ter cuidado para garantir que o cliente não encontre nada com látex, caso já seja alérgico ou para prevenir a alergia. Entre os produtos que contêm látex estão Thera-Band, faixas Ace, cateteres, muitos brinquedos, balões e até curativos (Band-Aids). Muitas empresas oferecem produtos substitutos isentos de látex para modalidades terapêuticas.

QUADRO 8.4 ▸ Desequilíbrios musculares vantajosos

Permitir o encurtamento dos flexores longos dos dedos pode possibilitar o aperto de tenodese em alguém que consiga estender o punho, mas seja incapaz de apertar ativamente. Isso também pode permitir que uma pessoa incapaz de estender o punho consiga usar a mão como gancho. Apertar os extensores inferiores do dorso pode melhorar a estabilidade na posição sentada e auxiliar a movimentação da parte inferior do corpo de indivíduos paraplégicos. Por outro lado, a extensão excessiva do ombro e a rotação externa podem ser combinadas para substituir o tríceps ausente, e uma elevação da perna estirada a 120 graus é imperativa para possibilitar transferências chão-cadeira de rodas.

QUADRO 8.5 ▸ Escala de Ashworth modificada[73]

0 = Nenhum aumento no tônus
1 = Aumento discreto no tônus muscular manifestado por "pegar e soltar" ou por resistência mínima ao final da AM
1+ = Aumento discreto no tônus muscular manifestado por uma captura seguida de resistência mínima em todo o restante (menos da metade) da AM
2 = Aumento mais acentuado no tônus muscular na maior parte da AM, mas a parte afetada é facilmente mobilizada
3 = Aumento considerável no tônus muscular; movimento passivo difícil
4 = A parte afetada é rígida

gralmente do exame. Jogos como "Siga o mestre" podem ser úteis para ajudar a criança a entender a tarefa. Para as crianças de muito pouca idade ou para aquelas com comprometimento cognitivo, os testes de força podem ser realizados apenas pela observação, verificando se a criança tem a habilidade de se mover contra a gravidade ou contra qualquer resistência (i.e., alcançar um brinquedo em planos diferentes de movimento ou erguer/chutar com força alguma coisa). No caso da LME, o fisioterapeuta deve notar tanto a força muscular grossa como a individual e prevenir a substituição pelo paciente. É importante que o fisioterapeuta avalie as habilidades motoras de todos os níveis espinhais, porque essa informação terá impacto significativo no diagnóstico fisioterapêutico e no prognóstico. A avaliação da força deve ser realizada regularmente, nas fases iniciais de recuperação, uma vez que o período de choque medular pode produzir resultados diferentes.

O exame sensorial inclui a triagem completa de todos os tratos espinhais sensoriais e a realização de testes individualizados adicionais, quando houver justificativa. O toque leve, a temperatura, a sensibilidade dolorosa e a propriocepção são indicadores importantes da função espinhal. O fisioterapeuta pode ainda apontar onde há interrupção, usando um gráfico de dermátomos que indique o nível espinhal.

A presença ou ausência de qualquer função sensorial ou motora no segmento sacral inferior é uma indicação do prognóstico e não deve ser negligenciada no processo de exame. Muitas vezes, essa informação é obtida pelo neurologista. Entretanto, em alguns contextos da prática, um fisioterapeuta também pode realizar essa avaliação.

A posição, a postura e o alinhamento devem ser avaliados em crianças com LME. Crianças com fraqueza muscular e desequilíbrios apresentam risco de desenvolvimento de deformidades espinhais e escoliose. O posicionamento adequado é um componente essencial para a manutenção do alinhamento apropriado. As radiografias de ossos e articulações podem auxiliar o fisioterapeuta a determinar o alinhamento esquelético da criança (Quadro 8.6).

Sistema neuromuscular

No sistema neuromuscular, o fisioterapeuta examina todos os movimentos funcionais. Os movimentos podem ser isolados ou sinérgicos durante a atividade funcional. Os movimentos funcionais estão relacionados à AM disponível, ao tônus e à força. Embora o fisioterapeuta possa tentar se esforçar para auxiliar o cliente a alcançar o padrão de movimento mais "normal", pode ser mais importante para o cliente conseguir realizar a atividade de qualquer forma possível. A avaliação neuromuscular também inclui movimentos coordenados grossos, incluindo mobilidade funcional, transferências, locomoção, equilíbrio e coordenação. Nos estágios agudos de uma nova LME, o movimento funcional pode se limitar à mobilidade no leito e a equilibrar-se sentado na beirada do leito. Quando a lesão deixa de ser

aguda ou durante a repetição do exame, o cliente pode conseguir aguentar um exame mais rigoroso. Para aqueles com LME, essa parte do exame também inclui habilidades e mobilidade com cadeira de rodas. Nesses casos, a cadeira de rodas é considerada uma extensão do corpo da pessoa.

O fisioterapeuta também examina a comunicação, o humor, a cognição, a linguagem e o estilo de aprendizado do cliente. Isso inclui o nível de consciência do cliente; a orientação em relação à pessoa, ao lugar e ao tempo; a habilidade de comunicar suas próprias necessidades; as respostas emocionais e comportamentais esperadas; e as preferências de aprendizado (tanto para a criança como para o cuidador). Se a criança sofreu uma lesão cerebral traumática branda ou mais grave em consequência de um acidente, o fisioterapeuta também deve considerar as técnicas de exame descritas no Capítulo 7 (Quadro 8.7). Um conhecimento sobre o desenvolvimento cognitivo normal será útil para o fisioterapeuta distinguir aquilo que pode ser um novo deficit cognitivo de um deficit que estava presente antes da aquisição da LME.

Testes e medidas

O fisioterapeuta conta com uma ampla variedade de testes e medidas para caracterizar e quantificar as informações reunidas durante o exame. Esses recursos incluem (mas não se limitam a):

- Capacidade aeróbica e resistência;
- Características antropométricas;
- Dispositivos auxiliares e adaptativos;
- Nível de ansiedade, atenção e cognição.

QUADRO 8.6 ▸ Ossificação heterotópica

Pacientes com lesões em neurônio motor superior, como a LME, apresentam risco de desenvolvimento de ossificação heterotópica (OH). As áreas primárias afetadas são as grandes articulações, como quadril, ombros, joelhos e cotovelos. Os pacientes apresentam maior risco durante os primeiros 1-4 meses subsequentes à lesão. Não há tratamento agudo para a população pediátrica, uma vez que as medicações usadas para prevenção da OH em adultos não foram aprovadas para uso na população pediátrica. A OH pode ser cirurgicamente excisada, mas somente depois que a formação óssea anômala estiver completamente madura, ou seja, cerca de 1 a 2 anos após o início do processo. A melhor prática atual defende o uso de AM suave nas articulações afetadas, evitando a imobilidade ou AM agressiva.[18,19] A equipe toda deve se manter vigilante na triagem do desenvolvimento de OH, que pode ser um revés significativo para a criança.

QUADRO 8.7 ▸ Lesão cerebral traumática

Devido à alta velocidade e ao traumatismo frequentemente associados à LME, existe um risco aumentado de lesão cerebral traumática associada que pode ser de 24 a 59%.[22] Em consequência, a cognição deve ser submetida à triagem, e testes neuropsicológicos devem ser indicados a qualquer indivíduo que tenha adquirido LME para excluir a hipótese de deficits discretos.

- Circulação;
- Integridade de nervos cranianos e periféricos;
- Barreiras no ambiente, em casa e no trabalho (trabalho/escola/diversão);
- Ergonomia e mecânica corporal;
- Marcha, locomoção e equilíbrio;
- Integridade tegumentar;
- Integridade articular e mobilidade;
- Função motora (controle motor e aprendizado motor);
- Desempenho muscular (incluindo força, potência e resistência);
- Desenvolvimento neuromotor e integração sensorial;
- Dispositivos ortóticos, de proteção e de suporte;
- Postura;
- AM (incluindo o comprimento muscular);
- Integridade reflexa;
- Manejo do autocuidado e de casa (incluindo atividades do dia a dia [ADD] e ADD instrumentais [ADDI]);
- Integridade sensorial;
- Ventilação e respiração;
- Integração ou reintegração ao trabalho (trabalho/escola/diversão), à comunidade e ao lazer (incluindo ADDI).

▶ Avaliação, diagnóstico e prognóstico

Durante o processo de avaliação, o fisioterapeuta sintetiza a informação descoberta no processo de obtenção da história, revisão de sistemas e realização de testes e medidas. Ele, então, formula um diagnóstico fisioterapêutico e seu prognóstico. No caso da LME, o tipo e a gravidade da lesão são centrais para estabelecer um prognóstico e um plano de assistência.

Os padrões de classificação neurológica e funcional da LME foram identificados pela American Spinal Injury Association (ASIA) em 1982.[14] Esse grupo multidisciplinar de especialistas estabeleceu uma terminologia comum e um sistema de classificação padrão para a área médica. Sua última revisão ocorreu em 2011 e, hoje, esse sistema é chamado "American Spinal Injury Association: International Standards for Neurologic Classification of Spinal Cord Injury (ISNCSCI)".[15] Esse documento serve para padronizar o exame de miótomos e dermátomos entre os médicos. Usando a informação fornecida pelo exame e as diretrizes estabelecidas no formulário do ISNCSCI, o médico pode determinar um nível diagnóstico sensorial e motor para ambos os lados, direito e esquerdo, do corpo. Além disso, esse esquema de classificação estabelece se a lesão é completa ou incompleta. O médico, então, pode atribuir o nível de comprometimento ASIA (Quadro 8.8) para classificação. Algumas lesões da medula espinhal se apresentam na forma de síndrome clínica, conforme descrito no Quadro 8.9, e essa terminologia também pode ser usada universalmente ao discutir com outros profissionais de saúde o quadro do cliente. Embora a ASIA ainda não tenha publicado uma planilha específica para crianças e jovens, estudos atuais sustentam o uso dessa ferramenta em crianças que têm mais de 6 anos de idade, capazes de seguir direções para sensibilidade tátil e dolorosa.[16,17]

Os diagnósticos fisioterapêuticos para essa população podem incluir: força diminuída, AM diminuída, resistência diminuída, depuração das vias aéreas e eficiência respiratória diminuídas, mobilidade funcional diminuída e independência diminuída em casa, na escola ou na comunidade, em consequência da LME.

Após estabelecer um diagnóstico fisioterapêutico, o clínico consegue fazer o prognóstico do nível de função ideal que a criança pode alcançar. A quantidade e a intensidade dos serviços fisioterapêuticos requeridos para alcançar esse nível de função podem ser discutidos, assim como os futuros episódios de assistência que poderão ser necessários ao longo do curso da vida da criança. A formulação de um prognóstico fisioterapêutico incorpora informação do exame físico e deve ser baseada em evidências fornecidas pela literatura científica atual. O fisioterapeuta também é guiado pelo prognóstico médico no desenvolvimento de metas que a criança possa ser capaz de alcançar. Os prognósticos para alguém com lesão completa e para alguém com lesão incompleta podem ser muito diferentes em termos de potencial de recuperação neurológica. Estudos sugerem que alguns indivíduos com LME podem pular para o nível seguinte da escala de comprometimento da ASIA durante o período de recuperação neurológica.[18-20] A reavaliação contínua do paciente usando a escala de comprometimento da ASIA é essencial não só para

---

QUADRO 8.8 ▶ Escala de comprometimento da ASIA[16]

A = Completo. Nenhuma função sensorial ou motora está preservada nos segmentos sacrais S-4 a S-5.
B = Incompleto. A função sensorial (e não a motora) está preservada abaixo do nível neurológico e se estende pelo segmentos sacrais S-4 a S-5.
C = Incompleto. A função motora está preservada abaixo do nível neurológico, e a maioria dos músculos essenciais abaixo do nível neurológico tem grau muscular <3.
D = Incompleto. A função motora está preservada abaixo do nível neurológico, e a maioria dos músculos essenciais abaixo do nível neurológico tem grau muscular ≥3.

QUADRO 8.9 ▶ Síndromes clínicas da ASIA[16]

Síndrome medular central: manifesta-se com maior fraqueza nos membros superiores do que nos membros inferiores, além de preservação sacral.
Síndrome de Brown-Sequard: manifesta-se com perda proprioceptiva e motora, além de perda contralateral da sensibilidade à picada e à temperatura.
Síndrome medular anterior: manifesta-se com perda variável da função motora e da sensibilidade à picada e à temperatura, com preservação da propriocepção.
Síndrome do cone medular: pode se manifestar com arreflexia de bexiga, intestino e membros inferiores ou pode mostrar preservação dos reflexos bulbocavernoso e de micção.
Síndrome da cauda equina: manifesta-se como arreflexia de bexiga, intestino e membros inferiores.

entender a condição atual do paciente e sua habilidade em potencial como também para monitorar possíveis alterações. Espera-se que a recuperação mais significativa ocorra no primeiro ano após a lesão, contudo alguns pacientes apresentam melhora em até 5 anos.[21]

Embora os princípios de exame, avaliação e diagnóstico sejam similares àqueles adotados para clientes com lesões traumáticas, as LME atraumáticas podem ser mais imprevisíveis quanto aos resultados. A mielite transversa pode estar associada a resultados funcionais variáveis. Cerca de 30% dos indivíduos afetados têm recuperação total, 30% têm recuperação parcial e outros 30% apresentam recuperação mínima ou nula.[22] Existem alguns fatores médicos que ajudam a estabelecer o prognóstico da recuperação, incluindo a velocidade do aparecimento, a extensão da paralisia e a velocidade da recuperação alcançada no primeiro mês. Entretanto, esses fatores nunca são certos, como ilustra o Estudo de caso apresentado ao final do capítulo. O tratamento precoce com corticosteroides é considerado de primeira linha. Comprovou-se, em estudos de caso e pesquisas que envolvem pacientes com EM, que esse tratamento melhora o resultado funcional.[23] Pesquisas publicadas também mostram que um nível elevado de interleucina-6 no líquido cerebrospinal (LCS) está correlacionado com um resultado funcional precário.[10,14] O potencial para uma recuperação neurológica significativa pode alterar totalmente o foco da fisioterapia, de metas de aprendizado para compensação com a musculatura intacta remanescente para uma meta de recuperação da função perdida. A LME atraumática causada por tumor pode ser acompanhada de sintomas clínicos similares àqueles associados a uma LME traumática, porém o tratamento do câncer, como radio e quimioterapia, pode exercer efeitos profundos sobre a funcionalidade da criança, o tratamento fisioterapêutico e a família como um todo. Todos esses fatores podem impactar significativamente o prognóstico da criança.

Ao considerar o prognóstico da criança, o fisioterapeuta deve ter em mente tanto o potencial de recuperação neurológica da criança como os resultados funcionais que podem ser realisticamente alcançados. As medidas de resultado aceitas usadas para adultos com LME incluem o Modified Barthel Index (MBI), a Functional Independence Measure (FIM), o Quadriplegic Index of Function (QIF) e a Spinal Cord Independence Measure (SCIM).[24] Essas medidas de resultado não estão padronizadas para a população pediátrica. Apesar de não haver registro de nenhuma medida de resultado funcional padrão para clientes pediátricos com LME traumática ou atraumática, o médico consegue identificar os resultados funcionais antecipados com base na literatura sobre LME em adultos e na literatura sobre mielodisplasia. Uma discussão sobre as expectativas funcionais gerais por nível de envolvimento é apresentada na Tabela 8.1.[16]

Conhecer o prognóstico da criança para os resultados funcionais leva a equipe a desenvolver um plano de assistência que inclua intervenções específicas e frequência, intensidade e duração dessas intervenções. Esse plano também incorpora metas antecipadas, resultados esperados e planos de alta. Ao trabalhar em um modelo interdisciplinar, o plano de assistência pode envolver outros profissionais da saúde no estabelecimento de metas interdisciplinares e no fornecimento de intervenção para alcançar tais metas. Por exemplo, uma criança que trabalha na realização de transferências no hospital deve ter a oportunidade de praticar essas transferências em diversos ambientes e situações distintas que envolvam família, enfermeiros e outros terapeutas, ajudando a simular as situações que a criança encontrará após receber alta.

As medidas de resultado padronizadas realizadas antes e depois da intervenção fisioterapêutica são úteis para medir o progresso alcançado pela criança no curso de um episódio de assistência. Algumas medidas de resultado usadas em pediatria incluem WeeFIM (Functional Independence Measure), Pediatric Evaluation of Disability Inventory (PEDI) e Gross Motor Function Measure (GMFM).[25] A criatividade por vezes pode ser útil para modificar as medidas de resultado existentes para um paciente com paralisia. Um exemplo é o teste de caminhada/corrida de 6 minutos, que pode ser adaptado para uma "corrida de cadeira rodas de 6 minutos", com o intuito de medir a resistência. O fisioterapeuta deve estar familiarizado com todas as medidas de resultado disponíveis para escolher a mais apropriada para cada cliente. As medidas padronizadas de resultado podem ajudar o fisioterapeuta a identificar os pontos fracos e a focar e modificar o plano de assistência.

Intervenção

Intervenção médica

Cirurgia

Transferências musculares

Os avanços recentes ocorridos com as técnicas cirúrgicas possibilitaram a transferência da função muscular de um grupo para outro. Se houver força muscular remanescente suficiente em pelo menos dois grupos musculares que atuem juntos na execução de um movimento, um dos músculos pode ser biomecanicamente transferido para realizar outro movimento. Há pouco ou nenhum efeito adverso sobre o movimento original. Mais comumente, a extensão do cotovelo é alcançada pela transferência do deltoide posterior para o tríceps. Por outro lado, há resultados promissores com a transferência bíceps-tríceps para a extensão do cotovelo para alcançar acima da cabeça.[26] Similarmente, a extensão do punho é alcançada pela transferência do braquiorradial para o extensor radial do carpo. A preensão ativa é alcançada transferindo o braquiorradial para usá-lo como flexor do polegar.[27]

TABELA 8.1 ▸ Expectativas funcionais por nível de envolvimento

Nível da lesão	Mobilidade	Transferências	Atividades do dia a dia
C-1 a C-4	▪ Sorve ou sopra para controlar de modo independente uma cadeira de rodas motorizada, mecanismo de inclinação elétrico e controles ambientais	▪ Dependência para todas as transferências	▪ Dependência para se vestir, tomar banho e controlar as funções intestinais e vesicais
C-5: adição de bíceps e deltoides	▪ Capaz de impulsionar uma cadeira de rodas manual com o aro propulsor por curtas distâncias e em superfícies niveladas ▪ Cadeira de rodas motorizada para distâncias maiores	▪ Consegue auxiliar nas transferências e mobilidade no leito	▪ Consegue auxiliar na alimentação, se arruma com equipamento adaptativo e ajustes ▪ Dependência para se vestir e tomar banho
C-6: adição dos peitorais	▪ Consegue usar de modo independente a cadeira de rodas manual, com projeções no aro propulsor	▪ Independente para autocuidado com equipamento ▪ Independente para vestir membros superiores, auxilia com os membros inferiores ▪ Independente com o programa intestinal, necessita de assistência com o programa de bexiga ▪ Capaz de dirigir veículo especialmente adaptado	▪ Auxilia com deslizamento na prancha de transferências
C-7 a T-1: adição do tríceps	▪ Consegue impulsionar de modo independente uma cadeira de rodas manual em superfícies niveladas	▪ Independente com equipamento adaptativo ▪ Consegue dirigir um carro com controles manuais	▪ Transferências independentes com ou sem prancha de deslizamento
T-4 a T-6: adição dos abdominais superiores	▪ Consegue deambular com RGO para curtas distâncias e andador	▪ Independente para asseio pessoal, funções intestinais e vesicais, vestir e tomar banho	▪ Transferências independentes com ou sem prancha de deslizamento
T-9 a T-12: adição dos abdominais inferiores	▪ Deambulação pela vizinhança com RGO ou HKAFO e dispositivo auxiliar	▪ Independente para asseio pessoal, funções intestinais e vesicais, vestir e tomar banho	▪ Transferências independentes com ou sem prancha de deslizamento
L-2 a L-4: adição do grácil, iliopsoas e quadrado lombar	▪ Deambulação funcional com KAFO e muletas	▪ Independente para asseio pessoal, funções intestinais e vesicais, vestir e tomar banho	▪ Transferências independentes com ou sem prancha de deslizamento
L-4 a L-5: adição dos músculos isquiotibiais, quadríceps e tibial anterior	▪ Consegue deambular com AFO com ou sem dispositivo auxiliar	▪ Independente para asseio pessoal, funções intestinais e vesicais, vestir e tomar banho	▪ Transferências independentes com ou sem prancha de deslizamento

AFO: órtese de tornozelo-pé; HKAFO: órtese de quadril-joelho-tornozelo-pé; KAFO: órtese de joelho-tornozelo-pé; RGO: órtese de marcha recíproca (siglas em inglês).

Processos como tenodese, artrodese, alongamentos de tendão, redirecionamento, liberações e transferências de tendão têm a capacidade de restaurar a função em indivíduos tetraplégicos. Todas essas cirurgias requerem não só uma técnica cirúrgica cuidadosa como também terapia ocupacional e fisioterapia pós-operatória abrangentes. Há uma literatura abundante que versa sobre a execução desses procedimentos na população adulta. Embora existam menos estudos realizados com crianças, os resultados até então obtidos são similares.[27]

Espasticidade

A espasticidade é a manifestação clínica que acompanha a doença do neurônio motor superior. Um músculo exibe resistência aumentada ao movimento passivo que resulta da hiperatividade dos reflexos espinhais e troncoencefálicos. Na LME aguda, geralmente há flacidez; então surge a espasticidade flexora, para depois surgir a espasticidade extensora. As opções disponíveis para essa população são similares àquelas disponíveis para indivíduos com disfunção do sistema nervoso central. O baclofeno oral, o baclofeno intratecal e a toxina botulínica, além das cirurgias neurológica e ortopédica, são alternativas para os casos em que a espasticidade interfere na função diária.

O tratamento da espasticidade com movimento pode ser conservador e inclui a remoção de estímulos nocivos, alongamento, posicionamento, uso de órteses, *biofeedback* e estimulação elétrica. Entretanto, todos esses tratamentos produzem efeitos de curta duração. Quando eles não bastam, há outros agentes que comprovadamente diminuem a espasticidade muscular.[28] Do ponto de vista farmacológico, o baclofeno atua como um análogo do ácido γ-aminobutírico (GABA) no sítio da medula espinhal. Efeitos colaterais comuns do uso do baclofeno, porém, são sonolência, fadiga e fraqueza.[28] O baclofeno administrado por via intratecal atua diretamente sobre a medula espinhal com menos risco de sonolência e fraqueza se comparado ao baclofeno oral. A inserção de bomba está associada ao risco de infecção.[28] O dantroleno sódico atua sobre o músculo para inibir a liberação de cálcio a partir do retículo sarcoplasmático. Essa medicação produz os mesmos efeitos de sonolência e fadiga e pode prejudicar a função hepática. A clonidina administrada por via oral ou na forma de adesivos atua centralmente como α-agonista. Ela pode acarretar hipotensão, contudo os efeitos colaterais são limitados ao ressecamento da boca e à sonolência. O diazepam (Valium) atua sobre o sistema límbico. As reações adversas podem incluir sonolência e fadiga, e seu uso pode levar à dependência.[28]

Os bloqueios nervosos químicos atuam no ponto motor. A lidocaína é um agente de ação de curta duração, enquanto o fenol tem ação que pode durar até 6 meses. A toxina botulínica é tão específica que atua diretamente no músculo.[28]

Dor

A literatura adulta demonstra que pacientes com LME apresentam muitas queixas diferentes de dor.[28-30] Há poucos estudos sobre dor crônica relatada por crianças, mas os estudos disponíveis descrevem os mesmos resultados. Esses estudos relatam que a dor associada à LME de manifestação pediátrica é comum. Os relatos de dor nociceptiva foram mais numerosos do que os de dor neuropática.[31] Dados sugerem que, apesar de comum, a dor crônica na LME durante a infância exerce impacto significativamente menor sobre as atividades diárias do que aquela relatada na literatura para a LME do adulto.[31]

Os estudos têm enfocado múltiplas intervenções para dor, incluindo medicações, fisioterapia, psicoterapia e estimuladores de medula espinhal. Há consistência entre os relatos de dor em pacientes com LME: os relatos de dor persistem por todo o estágio pós-agudo, com 60% dos pacientes com LME relatando dor aos 6 e 12 meses após a lesão.[28] A International Association for the Study of Pain propôs um esquema para caracterizar a LME. Esse esquema classifica a dor em dois tipos: neuropática e nociceptiva. A dor nociceptiva é musculoesquelética e visceral. A dor neuropática é classificada em acima do nível, no nível ou abaixo do nível da lesão. A dor nociceptiva é caracterizada por uma dor surda, contínua e associada ao movimento, que é aliviada com repouso e responde aos opiáceos. A dor neuropática geralmente é descrita como uma dor aguda, penetrante, ardente e elétrica, com responsividade sensorial anormal (hiperestesia ou hiperalgesia). Os antidepressivos e anticonvulsivos geralmente são usados

para LME, contudo nenhum é particularmente efetivo para a dor da LME. Relatos recentes demonstraram o uso promissor de opiáceos e antagonistas α-adrenérgicos, bem como de baclofeno, um GABA-b agonista, nos casos em que a espasticidade interfere na função.[28]

Os bloqueadores de canais de sódio, como lidocaína e hidrocloreto de tetracaína, têm demonstrado redução da alodinia (dor por estímulo que geralmente é indolor). Demonstrou-se que os opiáceos são úteis tanto para a dor neuropática como para a dor nociceptiva. A clonidina intratecal combinada com morfina produz efeito analgésico em pacientes com LME.[28]

Procedimentos cirúrgicos

Procedimentos cirúrgicos como cordectomia, cordotomia e mielotomia são mais efetivos para dores do tipo lancinante ou penetrante. São inefetivos para a dor ardente ou contínua. As complicações associadas a esses procedimentos incluem dor contralateral, disfunção de intestino e de bexiga, perda da função sexual e desenvolvimento de espasmos.[28]

Estimuladores de medula espinhal

Os estimuladores de medula espinhal foram usados pela primeira vez na década de 1970 para controlar dores intensas, como a dor da distrofia simpática reflexa (DSR). Os estimuladores de medula espinhal inibem a transmissão espinhal da dor por estimulação elétrica, segundo a teoria do controle por comportas. Um a dois cateteres são colocados no espaço epidural da medula espinhal, e uma pequena corrente elétrica é enviada através dos eletrodos. Um receptor ou uma bateria é colocada sob a pele do abdome.[32] Os resultados obtidos têm sido variados, com alguns indivíduos relatando diminuição da dor. Demonstrou-se que esse método é mais efetivo para pacientes com dor incompleta ou dor pós-cordotomia[28] e menos efetivo para pacientes com lesão completa. Entre as possíveis complicações estão infecções, reações alérgicas, migração de eletrodo, vazamento de LCS e sangramento. A estimulação cerebral profunda também era usada nas décadas de 1970 e 1980, mas não tem sido usada ultimamente porque a agência norte-americana Food and Drug Administration (FDA) não aprovou seu uso para nenhuma indicação de dor.[28]

Intervenções terapêuticas e funcionais

Ao trabalhar com uma criança ou adolescente com LME, as intervenções fisioterapêuticas são similares àquelas usadas em adultos com LME, porém a abordagem pode ser diferente.

O fisioterapeuta fornece intervenções que consistem em uma variedade de procedimentos e técnicas individualizados para cada cliente. Essas intervenções produzirão alterações no funcionamento geral do cliente e vão ajudá-lo a progredir rumo às metas identificadas. O fisioterapeuta deve sempre reavaliar a resposta do paciente às intervenções e modificá-las de acordo com a necessidade. Quando se trabalha com crianças com LME, existem algumas diferenças, que serão aqui destacadas. As intervenções serão discutidas como generalizações, embora ainda se mencionem algumas especificidades referentes ao tipo e ao nível de LME.

Exercício terapêutico

O exercício terapêutico deve incluir AM para áreas específicas de limitações. É preciso atenção especial às áreas que apresentam tônus anormal. Os músculos isquiotibiais, tendões do calcanhar e adutores muitas vezes desenvolvem contraturas precoces. Em alguns casos, porém, a melhora da função requer contraturas. Conforme mencionado, um exemplo é a manutenção do encurtamento dos flexores longos do dedo para alcançar a flexão do dedo com o punho em extensão (Fig. 8.1). Algumas crianças podem usar essa tenodese ativa para uma preensão funcional. Existem outras situações em que uma AM excessiva se faz necessária. Por exemplo, ter a flexibilidade dos músculos isquiotibiais aumentada permitirá que o paciente com LME consiga vestir os membros inferiores de maneira independente.

A implementação do exercício terapêutico para crianças é similar àquela realizada em outras populações, com poucas exceções. É possível que alguns grupos musculares não possam ser fortalecidos nem melhorados por estarem totalmente desnervados. Em contraste, alguns grupos musculares podem requerer uma força maior do que o normal para compensar outros grupos musculares que não funcionam mais. Ao considerar clientes pediátricos, é provável que as intervenções apropriadas à idade sejam mais bem-sucedidas. É improvável, por exemplo, que uma criança de 4 anos de idade faça roscas de bíceps com um peso livre como sugerido. Entretanto, essa criança pode se envolver no exercício de tração contra a resistência em uma atividade de cabo de guerra. Os exercícios terapêuticos muitas vezes podem ser incorporados à brincadeira, mas é fundamental manter o foco nas metas do trabalho realizado. Em outras situações, uma criança pode realizar sequências tradicionais de exercícios de fortalecimento, mas talvez precise ser recompensada com uma atividade de brincadeira divertida e igualmente terapêutica, como fazer lançamentos de basquete usando pesos nos punhos. Outras propostas de intervenções terapêuticas incluem:

- Condicionamento ou recondicionamento aeróbico e de resistência;
- Treino de equilíbrio, coordenação e agilidade;
- Mecânica corporal e estabilização postural;
- Exercícios de flexibilidade;

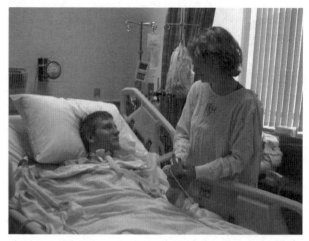

FIGURA 8.1 ▶ A fisioterapia começa na unidade de terapia intensiva com posicionamento, amplitude de movimento passiva e ativa e orientação da família.

- Treino de marcha e locomoção;
- Relaxamento;
- Treino de força, potência e resistência para músculos da cabeça, do pescoço, dos membros, do assoalho pélvico, do tronco e ventilatórios.[33,34]

Os exercícios terapêuticos, conforme descrito, podem ser realizados em ambiente terrestre ou aquático. A hidroterapia pode ser muito útil porque a flutuação na água pode auxiliar a reeducação neuromuscular em clientes com distúrbios neurológicos que apresentam vários grupos musculares com até 3/5 da força normal.[35] O meio aquático também pode ser divertido para crianças, que muitas vezes trabalham mais quando estão se divertindo.

Treino funcional no manejo do autocontrole e no manejo doméstico (incluindo atividades do dia a dia e atividades instrumentais do dia a dia)

Dispositivos e equipamentos adaptativos para crianças com LME incluem cadeiras de rodas, parapódios, cintas e dispositivos para ADD. O fisioterapeuta pode proporcionar os seguintes tipos de intervenção:

- Treino de ADD;
- Treino na utilização de equipamentos e dispositivos;
- Programas de treino funcional;
- Treino de ADDI;
- Prevenção ou diminuição de lesões.

Para um adulto, as ADDI incluem cuidado com os dependentes, manutenção da casa, tarefas domésticas, compras e trabalho de jardinagem. Para crianças, as ADDI incluem participação em atividades escolares e recreativas. A brincadeira é parte integral da vida da criança e se faz necessária para seu desenvolvimento e amadurecimento. Treinar uma criança na utilização de novos padrões de movimento para participar de uma brincadeira ou praticar um esporte apropriado para sua idade é muito importante. Outras ADDI podem incluir a execução de tarefas domésticas básicas (dependendo do desejo dos familiares) e, eventualmente, o treinamento pré-vocacional e vocacional. O treino de ADD ou ADDI pode incluir a colaboração de um terapeuta ocupacional.

As adaptações para dirigir possibilitam que alguns indivíduos com LME conduzam veículos. Adolescentes que se candidatam a dirigir devem ser encaminhados a centros de reabilitação para passarem por treinamento e avaliação de direção (Fig. 8.2).

Mobilidade

Uma cadeira de rodas pode ser o principal meio de locomoção para uma criança com LME. Crianças de até 18 a 24 meses de idade conseguem impulsionar uma cadeira de rodas de maneira independente.[36] A escolha da cadeira de rodas apropriada deve fazer parte de uma avaliação de equipe. Existem numerosas opções que permitem o funcionamento independente da criança em uma cadeira de rodas. As cadeiras com encosto traseiro reclinável podem ser usadas para acomodar aparelhos quando é difícil sentar em ângulo reto. Os princípios do sentar, como distribuição do peso, propulsão e controles ambientais, devem ser considerados em casos de crianças com LME (Fig. 8.3).

Aparelhos e ambulação

Órteses de marcha recíproca versus órteses de quadril-joelho-tornozelo-pé

As órteses de marcha recíproca (RGO, na sigla em inglês) consistem em um sistema composto por uma órtese bilateral de quadril, joelho e tornozelo, com os lados direito e esquerdo conectados por cabos. Mais recentemente, uma versão sem cabo foi projetada (RGO isocêntrica [RGOI]).[37] A conexão sem cabos permite que um lado da órtese seja flexionado quando o outro for estendido. O usuário estende biomecanicamente um lado deslocando o peso para um lado enquanto estende seu tronco. Esse mecanismo de alívio do peso permite a flexão do lado contrário. Repetir essa ação no lado contralateral simula o padrão da marcha. Alguns modelos de RGOI permitem a abdução do quadril para fins de autocateterismo. A fisioterapia e o treino de reabilitação para RGO envolvem avaliação da adequação.[38]

Muitas considerações estão envolvidas quando é feita a recomendação das RGO. Para usar uma RGO, os pacientes devem apresentar fraqueza de membro inferior e dificuldade de controlar os joelhos e o quadril. Além disso, as crianças precisam ter força suficiente nos membros superiores para sustentar peso e mover o dispositivo auxiliar adiante. Os pacientes não devem apresentar contraturas em membros inferiores e devem ser capazes de sentar confortavelmente com os quadris e os joelhos flexionados em pelo menos 90 graus. As crianças também devem ser cognitivamente capazes de seguir instruções e devem estar motivadas a participar das atividades que lhes permitirão usar

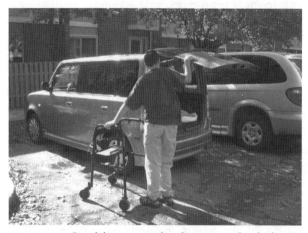

FIGURA 8.2 ▸ Os adolescentes podem frequentar aulas de direção de automóveis especiais para pessoas com deficiência e aprender quais modificações eles poderão precisar para conduzir um veículo com segurança.

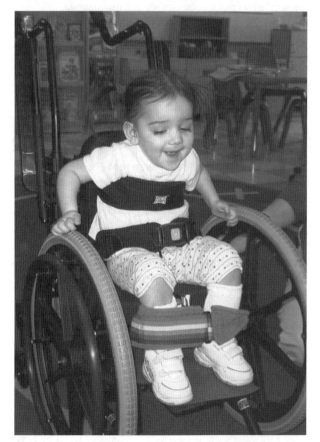

FIGURA 8.3 ▸ Iniciar o treino de mobilidade em cadeira de rodas o mais cedo possível permite que a criança experimente a sensação de liberdade e explore seu ambiente em busca de oportunidades de aprendizado.

o sistema de RGO. Antes da adaptação da RGO, é preciso dedicar atenção sobretudo às atividades de estabilização e fortalecimento dos membros superiores, em especial na posição vertical. Com as RGO, a troca de peso é essencial para adequar o avanço dos membros inferiores. Essa transferência de peso consiste em uma troca de peso na diagonal, acionada pelos membros superiores, causando o alívio do peso no lado contralateral, enquanto o tronco é estendido. Nenhuma flexão ativa de quadril é requerida para o uso de RGO. O treino para o uso de RGO começa nas barras paralelas. Espelhos podem ajudar, pois fornecem *feedback* visual desse movimento. A facilitação manual da troca de peso por parte do fisioterapeuta pode fornecer *feedback* mecânico e tátil para ajudar a criança a aprender o movimento. O fisioterapeuta deve estar consciente de quaisquer substituições, em particular de movimento lateral do tronco, bem como da urgência em tracionar os membros usando os abdominais. Isso geralmente é bastante típico de pacientes que aprenderam um padrão oscilante antes de usar a RGO ou daqueles que sofreram lesão medular espinhal quando já deambulavam de modo independente. Além da deambulação, outras habilidades funcionais devem ser aprendidas, como colocar e tirar o aparelho, sentar e ficar em pé e vice-versa e lidar com todos os níveis e superfícies irregulares, elevações e inclinações.

Aprender a deambular com RGO requer um programa de reabilitação intensiva. A terapia deve ser feita diariamente até que se alcance a ambulação independente. Nesse momento, a criança deve ter a oportunidade de praticar suas habilidades de ambulação no contexto das atividades do dia a dia. É importante estabelecer metas realistas com o paciente, seus familiares, terapeutas, ortopedista, neurologista e outros membros da equipe de saúde (Figs. 8.4 e 8.5, Quadro 8.10).

Há evidências que sustentam o processo de tomada de decisão na determinação do sistema de aparelho apropriado. Quando a ambulação foi comparada entre RGO e órteses de quadril-joelho-tornozelo-pé (HFAKO, na sigla em inglês) para lesão de nível torácico, o gasto de oxigênio para a deambulação com HFAKO foi maior do que com a RGO. Entretanto, não houve diferença significativa em termos de gasto de oxigênio com uma lesão ao nível lombar superior. Adicionalmente, a velocidade da deambulação foi maior com as RGO do que com as HFAKO em pacientes com lesão ao nível torácico.[39] Mais uma vez, não houve diferença significativa entre os pacientes com lesão ao nível lombar superior. Nesse estudo, 7 de um total de 8 pacientes preferiram RGO a HFAKO.[39]

Treino locomotor

O treino locomotor para pacientes com LME recebeu atenção e aceitação significativas na comunidade da reabilitação nos últimos anos. Aplicando os conceitos de automaticidade e plasticidade baseadas na atividade, o treino

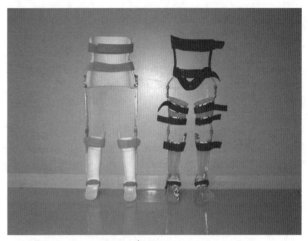

FIGURA 8.4 ▸ Aparelhos. **A:** Órteses de marcha recíproca (esquerda). **B:** Órteses de quadril-joelho-tornozelo-pé (direita).

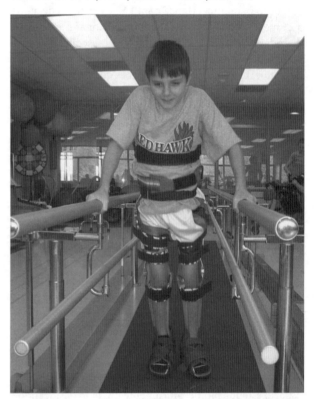

FIGURA 8.5 ▸ O treino de deambulação requer força e resistência ótima na parte superior do corpo, e começa nas barras paralelas até a criança estar pronta para avançar para um dispositivo auxiliar.

locomotor cria um estímulo para a rede medular espinhal situada abaixo do nível da lesão, proporcionando uma experiência de estimulação sensorial repetida, com o objetivo de gerar junto ao circuito medular espinhal uma resposta aprendida para dar passos.[40-42] A Christopher and Dana Reeve Foundation NeuroRecovery Network (NRN)[43] é líder na condução de amplas triagens multissítios para exploração dos efeitos do treino locomotor em indivíduos com LME, alcançando resultados até então atraentes.[43,44] Usando a prática repetida de andar em uma esteira com

QUADRO 8.10 ▸ Andar ou não andar, e a assistência focada na família

Uma das primeiras perguntas feitas pela criança ou pelo cuidador ao se deparar com LME pela primeira vez é "Eu/ele/ela voltará a andar?". Embora muitos fisioterapeutas passem a abordagem desse assunto delicado para o médico, ele, inevitavelmente, discutirá com o cliente, em algum momento, a capacidade de andar e deve estar bem preparado para responder a pergunta antes que ela seja feita. Para alguns clientes com LME, andar é uma possibilidade. Esse "andar" poderá exigir aparelhos para perna, estimulação elétrica implantável e/ou dispositivos auxiliares. Entretanto, esse pode não ser o tipo de andar que a criança espera. O fisioterapeuta deve ser sempre honesto com relação ao quê a melhor prática poderá alcançar, e a criança e sua família poderão então tomar uma decisão informada sobre a meta que desejam perseguir (se é ou não a habilidade de andar). Andar como forma de exercício, mesmo com aparelho e dispositivos auxiliares, promove benefícios não só físicos como emocionais.[68] Andar também pode melhorar a qualidade de vida das crianças, na medida em lhes permite interação cara a cara com seus colegas. Muitos estudos enfocaram o gasto enérgico com a deambulação e com o uso de cadeira de rodas na população com mielodisplasia, mas poucas pesquisas investigaram a população pediátrica com LME. Em geral, conforme a criança cresce e aumenta de tamanho, aumenta cada vez mais a dificuldade de acompanhar os colegas durante a deambulação. Muitas vezes, a criança acaba optando por usar a cadeira de rodas como forma primária de mobilidade. O conceito mais importante é o de que a criança escolha uma forma de mobilidade para si própria.

Durante o processo de reabilitação, é responsabilidade do fisioterapeuta ajudar o cliente a lidar com seu corpo em sua condição atual, bem como ajudar a criança a atingir o nível mais alto de independência possível. Esforçar-se pela independência também requer a reintegração na comunidade e o estabelecimento de uma ponte entre o cliente e os outros membros da comunidade. Uma das coisas mais valiosas que a terapia pode proporcionar ao cliente é colocá-lo em uma situação que o desafie a pensar e a solucionar problemas. O fisioterapeuta pode mostrar ao paciente todas as coisas que ele(a) é capaz de fazer – a condição atual – e fornecer suporte enquanto o paciente estiver lidando com as emoções de perder o rumo que costumava seguir.

Um fisioterapeuta também pode trazer esperança para o futuro. Para uma criança com lesão incompleta ou atraumática, o período de recuperação pode durar até 5 anos. Ser realista ao mesmo tempo permitir alguma esperança, apoiando o paciente nesse período difícil, pode ajudá-lo a focar e motivá-lo. A criança deve entender que, mesmo que uma coisa seja provável, nem sempre significa que é impossível. Uma criança com lesão completa deve aprender todas as habilidades necessárias, como se fosse um cadeirante primário. A oportunidade de deambular usando dispositivo auxiliar deve ser proporcionada se o paciente e seus familiares desejarem e se houver potencial. Andar ou não andar é uma questão complicada. Requer consideração cuidadosa do diagnóstico e do prognóstico da criança, dos potenciais funcionais comprovados com base na literatura e de insumos oriundos da criança e dos familiares. Ser realista e ao mesmo tempo esperançoso ao trabalhar com a criança e seus familiares no estabelecimento de metas é a essência da assistência centralizada na família.

sustentação do peso corporal e facilitação manual com progressão para o treino de marcha, alguns indivíduos com LME apresentam alterações significativas na habilidade funcional, incluindo velocidade da marcha e equilíbrio.[42,44,45] A NRN oferece educação continuada a profissionais interessados em aprender os parâmetros e as técnicas do treino locomotor usado na triagem multissítios.

Estimulação elétrica funcional

Em crianças e adolescentes com LME resultando em tetraplegia ao nível de C-4, o movimento funcional ativo de membro superior é limitado à elevação de ombros. A tecnologia auxiliar, como *joysticks* e sensores acionados com a cabeça, ajudam esses pacientes com a comunicação e a mobilidade. As opções para autocuidado são limitadas para indivíduos com lesões nesse nível. Há dispositivos robóticos que, todavia, são caros e incômodos. Alguns pacientes nos quais a retração dos ombros está preservada podem conseguir usar suportes de braço móveis. Contudo, esses suportes se mostraram pouco promissores para indivíduos com lesão cervical, devido ao controle reduzido da articulação glenoumeral.[46] A estimulação elétrica funcional (EEF) emprega estimulação com eletrodos de superfície para produzir movimentos funcionais. Preensão, flexão de punho, extensão e extensão do cotovelo têm sido usadas com sistemas de ativação por voz.[47] Os sistemas de estimulação intramuscular também têm sido usados para alcançar flexão e extensão com ativadores de controle *sip-and-puff* (inalação-exalação).[47] A literatura também descreve um sistema com uso de EEF e estimulação do preensão-liberação manual, movimento de cotovelo e abdução de braço, por meio do uso dos movimentos proporcionalmente controlados do ombro contralateral, com estabilidade da articulação glenoumeral apoiada com uma tipoia suspensa.[47] Pesquisadores do Shriners Hospital demonstraram que a combinação de EEF com reconstrução cirúrgica proporcionou preensão e liberação palmar e lateral ativos no contexto de laboratório. O estudo mostrou ainda que os sistemas EEF aumentaram a força da pinça, desenvolveram melhor a manipulação de objetos e tipicamente aumentaram a independência em seis ADD padrão, em comparação com a função pré-EEF manual. Os indivíduos também relataram preferência pelo sistema EEF na maioria das ADD testadas.[46]

Os padrões do uso doméstico da estimulação elétrica descreveram um padrão persistente, ainda que esporádico, de uso de EEF que era influenciado pela percepção do paciente da permanência em pé como uma atividade à parte, todavia ocasional, realizada para alcançar um senso aumentado de condicionamento e bem-estar.[48] Estudos demonstraram que o sistema EEF geralmente proporciona independência igual ou maior em sete atividades de mobilidade, comparativamente aos aparelhos de perna inteira, proporcionou maior agilidade no ato de sentar-levantar e foi preferido na maioria dos casos aos aparelhos para a parte inferior da perna.[48]

A EEF durante a prática de pedalar também está sendo explorada como intervenção terapêutica para crianças com LME crônica.[49] Resultados preliminares sugerem que crianças com LME submetidas a exercício eletricamente estimulado podem apresentar alterações de força muscular e/ou hipertrofia muscular, que poderiam proporcionar diversos benefícios à saúde, como melhora da saúde cardiovascular e risco diminuído de diabetes.[49] Outros potenciais benefícios do exercício de pedalar associado à EEF podem incluir uma redução da perda da densidade mineral óssea, porém mais estudos se fazem necessários.[50]

Coordenação, comunicação e registro

Coordenação, comunicação e registro são muito importantes no trabalho com crianças com LME. O padrão de prática 5H, do *Guide to Physical Therapy Practice*, destaca componentes importantes específicos ao trabalhar com crianças com LME. Especificamente, o contexto escolar e os requerimentos de educação especial da criança devem ser enfatizados no planejamento da alta.

O fisioterapeuta integra a equipe de saúde e pode ajudar na coordenação da assistência entre as disciplinas ou entre contextos da assistência. Uma das metas da assistência focada na família é assegurar uma transição suave para os pacientes e seus familiares entre profissionais e instituições. A comunicação é essencial para coordenar a assistência da criança, e o fisioterapeuta, muitas vezes, participa de conferências de caso, rodadas de assistência de paciente e reuniões com familiares em um contexto interdisciplinar. O fisioterapeuta pode precisar de outras fontes de referência e se comunicar com outros prestadores quando estiver atuando na prática ambulatorial ou no contexto escolar. O fisioterapeuta deve controlar a admissão e o planejamento de alta, bem como coordenar esse controle com outros profissionais quando necessário. O planejamento da alta também inclui a necessidade de comunicar o tratamento de um paciente e suas necessidades entre fornecedores de equipamentos e recursos da comunidade. O planejamento de alta também requer que o fisioterapeuta e a equipe usem com prudência os recursos financeiros disponíveis, bem como auxiliem os familiares do paciente na busca por fundos de caridade se necessário. O planejamento de retorno à escola e à comunidade requer comunicação aberta contínua e coordenação da assistência (Fig. 8.6). A documentação deve seguir as diretrizes de documentação de fisioterapia da Associação Americana de Fisioterapia (American Physical Therapy Association), descritas no *Guide to Physical Therapy Practice*. A profissão deve contar com meios consistentes e confiáveis de registro do estado do paciente, das alterações funcionais, das alterações nas intervenções, dos elementos do tratamento do paciente/cliente e dos resultados da intervenção.

Orientação

Ao trabalhar com crianças, instruir o cuidador é tão importante quanto instruir o próprio paciente. Os cuidadores devem ser independentes em relação a todos os aspectos das recomendações do programa doméstico, para que possam ser capazes de facilitar a independência da criança.

O foco primário de toda intervenção fisioterapêutica deve ser a instrução do paciente e de seus familiares. Incorporando as metas da família, o fisioterapeuta estabelece o plano de tratamento e busca orientar a criança e seus familiares conforme seus estilos de aprendizado, a fim de ajudá-los a progredir na direção de suas metas, com a meta final do recebimento da alta e da reintegração à comunidade. A orientação começa nos primeiros estágios da reabilitação e inclui instrução básica sobre diagnóstico do cliente, papel da fisioterapia, prognóstico, plano de tratamento e aquilo que os familiares precisam fazer para ajudar a criança a alcançar suas metas. Tarefas como realização da AM, posicionamento no leito e na cadeira de rodas, manobras de alívio da pressão e colocação/retirada de imobilizadores e equipamentos são iniciadas nas fases agudas do tratamento. Frequentemente, os familiares ficam gratos por serem capazes de começar a fazer algo pela criança. É importante que o cliente e seus familiares recebam orientação sobre integridade da pele, disreflexia autonômica e alongamento várias vezes ao longo do curso da admissão, porque essas são as questões com as quais as crianças conviverão ao longo da vida. Conforme avança pelas fases da reabilitação, a criança ou seus familiares passam do estado de participantes menos ativos para o de participantes mais ativos. As famílias devem aprender e demonstrar todos os aspectos do tratamento do paciente, enquanto a criança precisa aprender a ensinar os outros como

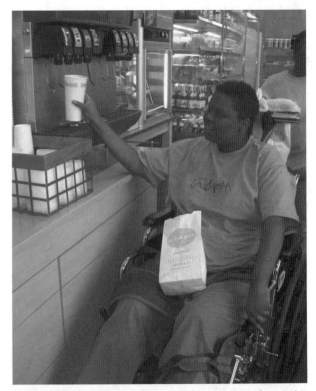

FIGURA 8.6 ▶ Os fisioterapeutas podem traçar o plano de assistência de modo a auxiliar seus clientes no retorno às atividades que eram apreciadas antes da aquisição da lesão.

cuidar dela. Os cuidadores de crianças com LME muitas vezes precisam de suporte para prevenir o "esgotamento" em casos desse tipo. O fisioterapeuta pode ser o profissional da saúde que encaminha o cuidador a um grupo de apoio ou a um profissional de saúde mental. Algumas crianças, ao contrário de outras, se saem melhor na fisioterapia quando seus familiares estão presentes. Nos casos em que os cuidadores são solicitados a sair de uma sessão para permitir que a criança se torne um participante mais ativo, o fisioterapeuta fará o acompanhamento com uma breve sessão de instrução e explicará aquilo que a criança conseguiu fazer e o que eles (paciente e família) poderão fazer juntos à noite. As crianças, muitas vezes, demonstram motivação aumentada em relação aos programas de exercício personalizados se houver algum tipo de recompensa associado. Os pais e psicólogos pediátricos podem ser extremamente importantes para ajudar a determinar um plano que intensifique os comportamentos desejáveis e a participação ativa da criança, com o intuito de ajudar a sustentar suas metas de fisioterapia.

Planejamento de alta

Antes de fazer o planejamento da alta, é essencial promover a orientação da criança, dos pais e do professor da criança. Visitas da equipe à escola podem ser úteis. As questões de saúde devem ser salientadas junto à escola, incluindo bexiga neurogênica, integridade intestinal e cutânea, disreflexia autonômica, hipotensão ortostática e termorregulação.

Retorno à escola

Todas as crianças têm direito à educação gratuita e apropriada.[51] Os serviços relacionados incluem transporte, serviços de desenvolvimento, serviços de correção e outros serviços de apoio, destinados a auxiliar a criança com deficiência a se beneficiar de uma educação especial. Crianças com LME e comprometimento da mobilidade podem precisar de tempo extra entre as aulas ou usar um sistema de colegas que as ajude a administrar seus desafios escolares. Entre os recursos da comunidade estão aconselhamento, pausa terapêutica, apoio financeiro, direitos legais e defesa de um advogado. Há ainda agências governamentais nacionais, estaduais e locais, como NSCIA, National Parent Network on Disabilities e Family Resource Center on Disabilities.

Prevenção de doença e promoção de bem-estar

Condicionamento

É importante que a criança com LME permaneça ativa (Fig. 8.7). A falta de atividade pode levar uma criança a adquirir sobrepeso, e crianças com LME apresentam risco aumentado de sobrepeso.[52] O condicionamento aeróbico e de resistência deve ser realizado para melhorar o estado cardiorrespiratório. Pacientes com paralisia de membros inferiores podem realizar atividades com os membros superiores usando ergômetros, bicicletas de braço, dança e ioga em posição sentada. Há também vários esportes que podem ser praticados em cadeiras de rodas, como *track and field*, basquete, tênis e outros. Estudos sustentam que o treino físico exerce influência positiva sobre a força muscular respiratória e a mobilidade torácica, bem como sobre a qualidade de vida, especialmente em indivíduos com tetraplegia.[53]

Circulação

Embora a trombose venosa profunda e a embolia pulmonar sejam raras em crianças, para prevenir problemas circulatórios, as crianças com LME costumam receber profilaxia com agentes anticoagulantes. As medidas preventivas contra lesões devem ser mantidas porque essas crianças podem apresentar risco aumentado de contusões.

Disreflexia/hiper-reflexia

Para pacientes com LME acima de T-6, as intervenções para prevenção e monitoramento de disreflexia autonômica são extremamente importantes. É importante ensinar os pacientes que apresentam risco de disreflexia autonômica a identificar os próprios sinais e sintomas, bem como instruir os demais acerca de seu tratamento.

Estudos demonstram que há uma prevalência similar da disreflexia entre crianças com LME de início pediátrico em comparação à LME de início adulto. A disreflexia é diagnosticada menos comumente em bebês e em crianças na fase de educação infantil, e essas duas populações podem apresentar sinais e sintomas mais sutis.[54]

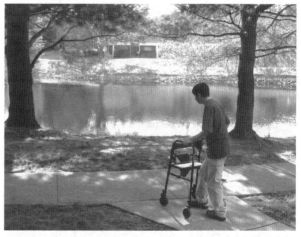

FIGURA 8.7 ▶ Adolescentes com lesão medular espinhal muitas vezes têm de encontrar soluções para os problemas de acesso às coisas de que gostam.

Anormalidades do crescimento

Subluxação do quadril

Há alta incidência de subluxação/deslocamento de quadril entre crianças com LME.[55] A taxa é significativamente maior entre crianças com lesão adquirida antes de completar 10 anos de idade.

Escoliose

A incidência de escoliose paralítica progressiva subsequente à LME adquirida foi relatada em 46 a 98% dos pacientes lesados antes do estirão de crescimento da adolescência.[56] Outros estudos revelaram que a escoliose mais grave está relacionada à idade mais precoce no momento da manifestação da paralisia. Demonstrou-se que a idade no momento da lesão é um fator decisivo, influenciando o desenvolvimento de escoliose paralítica. Alguns estudos demonstraram que o uso precoce de aparelho por pacientes com curva inferior a 20 graus pode diminuir ou prevenir a cirurgia. Pacientes com curva variando de 20 a 40 graus devem passar por triagem para uso de aparelho, com o objetivo de adiar a cirurgia. Para pacientes com curvaturas maiores que 41 graus, o uso de aparelho é inefetivo, podendo até mesmo acarretar rupturas na pele e impedir a realização das ADD.[56]

Doença renal

O tratamento efetivo do intestino e da bexiga é importante para a prevenção da doença renal.[57] A orientação sobre higiene orogênica é igualmente importante. Existem numerosas opções tradicionais para lidar com a incontinência intestinal e vesical. Há o esvaziamento reflexo e o esvaziamento por pressão, em que as evacuações são cronometradas e manualmente facilitadas por meio do aumento da pressão externa sobre a bexiga. O cateterismo é outro modo de esvaziar a bexiga. Existem cateteres internos que, todavia, não são isentos de problemas. Os cateteres externos do tipo preservativo e coxins são opções adicionais.

Enfermeiros, médicos e terapeutas ocupacionais atuam juntos no sentido de proporcionar o máximo de independência possível para crianças e jovens. A disposição para isso inclui ter as habilidades cognitivas necessárias. Uma criança também deve ter as habilidades motoras finas para ser capaz de usar de maneira independente o equipamento de autocateterismo. A idade típica em que uma criança começa a entender as coisas é por volta de 2 a 3 anos. A independência total é esperada por volta dos 5 anos de idade, não importa se a criança tem ou não LME.

Existem ainda procedimentos cirúrgicos como EEF e cirurgias de desvio urológico. A meta geral dessas intervenções é evitar a infecção e mediar o uso de antibióticos, devido ao desenvolvimento de organismos resistentes.

A meta para a continência intestinal é controlar a constipação, ser conveniente e permitir a independência. Dietas ricas em fibras com a quantidade adequada de líquido e acompanhadas de exercício são a melhor forma de alcançar essas metas. O treino intestinal é feito com esvaziamentos habituais (em dias alternados). A estimulação digital e o uso de supositórios e enemas podem auxiliar o processo. Para a incontinência intestinal e urinária, é importante que as órteses não interfiram na habilidade de autocateterismo. Algumas opções de aparelhos permitem a abdução, eliminando a necessidade de tirar e colocar o aparelho para o cateterismo.

Integridade da pele

A importância da inspeção da pele e do alívio da pressão é maior em indivíduos com sensibilidade diminuída. As crianças podem ser ensinadas a aliviar a pressão de modo independente, o que pode incluir inclinações da cadeira de rodas, flexões na posição sentada para sair do assento ou aliviar o peso em cada lado na cadeira de rodas.

Densidade óssea

Devido à sustentação de peso diminuída, os pacientes com LME apresentam risco de osteoporose, em especial aqueles com lesão nos níveis torácico e lombar. Os pacientes com neoplasia de medula espinhal também podem sofrer de osteopenia em consequência de seus regimes de quimioterapia. Os programas permanentes são a melhor forma de manter os ossos fortes. É preciso ter cautela ao realizar AM, posicionamento e, às vezes, transferências e deambulação, devido ao potencial de fraturas por osteopenia e osteoporose. Além disso, algum suporte para a melhora da densidade óssea de crianças com e sem deficiência é conseguido com o uso do ciclismo de membro inferior, com e sem uso de estimulação elétrica.[58]

Planejamento antecipatório

Essa intervenção envolve planejamento para situações que uma criança ou adolescente pode encontrar na vida. Frequentemente, trata-se de situações normais encontradas até por crianças e adolescentes sem LME.

Educação sexual/reprodução

Adolescentes com LME costumam ter dúvidas sobre fertilidade e devem ser orientados sobre esse assunto. Os meninos devem conhecer as opções de fertilidade disponíveis. As meninas devem saber que continuam capazes de conceber e gerar uma criança se receberem assistência médica apropriada e devem entender as implicações de uma potencial gravidez. A fertilidade masculina diminui significativamente após a LME, devido à incapacidade de eja-

CAPÍTULO 8 ▸ LESÕES MEDULARES ESPINHAIS TRAUMÁTICA E ATRAUMÁTICA EM PEDIATRIA   377

cular e à qualidade precária dos espermatozoides. Há opções para os homens que querem ter filhos, incluindo as inseminações intravaginal e intrauterina e a fertilização *in vitro*. Em mulheres com LME, a fertilidade não é afetada.[59]

Ensino superior/capacitação profissional

Quando um adolescente começa a pensar sobre suas metas de vida, existem muitos aspectos a serem considerados. Comparecer à faculdade em uma cadeira manual pode não ser a melhor opção para um paciente, mesmo se os membros superiores não forem envolvidos. Há risco aumentado de disfunção dos membros superiores e síndromes de uso excessivo em clientes paraplégicos que frequentam a faculdade e que estão no mercado de trabalho. Além disso, aqueles que ingressam no mercado de trabalho precisam saber quais são seus direitos, segundo o Americans with Disabilities Act.

⯈ Resultados

Para determinar os resultados apropriados de um adulto, é preciso determinar os marcos referenciais relevantes na vida de um adulto. Na cultura anglo-americana, esses marcos referenciais para jovens adultos incluem se mudar da casa dos pais, obter formação ou capacitação, conseguir um emprego, adquirir independência financeira, estabelecer relacionamentos significativos e formar uma família.[60]

De modo geral, uma das metas de um jovem adulto é acompanhar seus colegas e alcançar esses resultados com a mesma velocidade. Outros indicadores são a habilidade de se deslocar ao redor da comunidade e passar a integrá-la. Alguns argumentam que a medida dos meios é a satisfação do indivíduo e a qualidade de vida.

Um estudo que considerou os resultados da LME de início pediátrico mostrou que os adultos com LME pediátrica não são equivalentes aos seus pares.[61] Em comparação com a população geral da mesma idade, os indivíduos com LME têm níveis de instrução equivalentes, mas demonstram níveis inferiores de envolvimento na comunidade, emprego, renda, vida independente e casamento. Esses indivíduos também relatam menos satisfação com a vida e menos saúde física percebida. Além disso, há relatos de que, apesar do nível de instrução similar, os adultos com LME têm dificuldade para conseguir um emprego; e, quando conseguem, não são remunerados como os colegas.[61] Isso representa um desafio para os prestadores de assistência à saúde; eles devem trabalhar no sentido de fazer a transição de seus pacientes para os papéis de adulto.

Há também evidências de que os adultos que sofreram lesão quando crianças alcançam melhores resultados do que os adultos que sofreram lesão na fase adulta. Assumiu-se que aqueles que foram lesados quando eram mais novos conseguiram desenvolver as metas de carreira e a preparação educacional que lhes facilitou a entrada no mercado de

trabalho. Os itens mais altamente correlacionados com um resultado positivo foram a orientação, a independência funcional e o número diminuído de complicações médicas.[60,61]

Resultados vocacionais

Um estudo de acompanhamento de longo prazo envolvendo adultos que sofreram LME quando crianças ou adolescentes mostrou que havia uma alta taxa de desempregados em comparação ao observado na população geral. Os fatores preditivos do desemprego incluíam educação, mobilidade na comunidade, independência funcional e complicações médicas diminuídas. As variáveis positivamente associadas ao emprego incluíram a integração à comunidade, independência para dirigir, vida independente, além de renda mais alta e maior satisfação com a vida. Embora os estudos tenham identificado a importância e o impacto positivo do retorno ao trabalho após a aquisição de uma LME, apenas 38% dos indivíduos retornam ao trabalho após sofrerem LME.[62] Esses dados fornecem uma perspectiva interna das áreas a serem enfocadas durante a reabilitação.[60]

Refinar o processo de reabilitação vocacional para incluir a colocação e o acompanhamento individual e aumentar a oferta de trabalhos adequados são formas de melhorar os resultados no campo do emprego.[63]

Resultados psicológicos

Pacientes com LME frequentemente vivenciam frustrações, sensação de perda e depressão. É especialmente importante ter essa questão em mente ao lidar com crianças com LME, que estão no meio do desenvolvimento da personalidade. No adolescente, o controle, a raiva, o medo e a perda da dignidade contribuem, todos, para as implicações psicológicas de um jovem com LME.[64]

Resultados de satisfação com a vida

Em um estudo sobre resultados em longo prazo e satisfação com a vida envolvendo adultos que sofreram LME pediátrica, a satisfação com a vida foi associada a educação, a satisfação com a renda oriunda do emprego e a oportunidades sociais e recreativas. A satisfação com a vida foi inversamente associada a algumas complicações médicas. A satisfação com a vida, no entanto, não apresentou associação significativa com nível de lesão, idade no momento da lesão ou duração da lesão.[64]

⯈ Perspectivas futuras

Prevenção

Atualmente, não há cura para a LME, seja traumática ou atraumática. A prevenção e a consciência pública são claramente a melhor forma de evitar a deficiência vitalícia associada à LME. Muitos acidentes envolvendo LME podem ser evitados com conhecimento e orientação. Em conjunto com as diretrizes para assento de carro de crianças pequenas e bebês, o National Highway Traffic Safety Administration (NHTSA) recomenda que crianças na faixa etária de 4 a 8 anos e cuja altura seja inferior a 1,45 m sejam colocadas em um assento reforçado até que consigam se posicionar adequadamente com o cinto de segurança de passageiro. O cinto de segurança de três pontos confere maior proteção para passageiros e seu uso está associado a uma menor incidência de LME causada pelo cinto de segurança de dois pontos. Outras medidas preventivas incluem equipamento de proteção no esporte e proibição de certas manobras de *full-contact*, como o "*spearing*", associado a um risco maior de LME. A prevenção da queda para crianças pode incluir protetores de janela e de escadas, bem como a não utilização de andadores de bebê com rodas e de trampolins. A prevenção da violência tem assumido muitas formas na orientação pública, bem como na legislação local e federal. A orientação sobre prevenção pode ser amplamente encontrada na Internet e pode enfocar crianças, adolescentes, pais ou professores. A segurança veicular, segurança na água e no mergulho, segurança no ciclismo, segurança no *playground* e no esporte e segurança com armas de fogo exercem papel amplo na prevenção de lesões (Quadro 8.11).

Pesquisa

Embora não haja cura até o presente, há esperança para o futuro. Existem algumas terapias experimentais usadas em triagens clínicas humanas que se mostraram promissoras no sentido de melhorar os resultados alcançados na LME. Entre essas terapias estão a administração de agentes terapêuticos, como minociclina, riluzol e magnésio. Do mesmo modo, a hipotermia sistêmica ganhou atenção pública.[65] O conhecimento aprimorado sobre neuropatologia da mielite transversa similarmente forneceu aos médicos indícios sobre quais medicações devem ser administradas durante certos pontos da cascata de eventos. Apesar de não curativa, pode interferir positivamente no resultado final. É importante notar que a maioria dessas triagens clínicas foram realizadas com adultos.

Uma das áreas de pesquisa mais promissoras é a do uso de células-tronco para regeneração da medula espinhal, tanto em casos de lesão traumática como em casos de lesão atraumática.[66] Em ratos adultos com lesão de moto-neurônio, demonstrou-se que as células-tronco não só sobrevivem na medula espinhal de mamíferos como também enviam axônios através da substância branca da medula espinhal para os músculos-alvo.[67,68]

Com a adição de certos fatores e indícios de desenvolvimento, Deshpande et al. demonstraram que esses axônios não só alcançam os músculos-alvo como também formam junções neuromusculares e se tornam fisiologicamente ativos, o que permite a recuperação parcial da paralisia em ratos adultos. Essa pesquisa inovadora é a primeira demonstração de que os axônios das células-tronco podem formar junções neuromusculares e sinapses em um circuito neural global de um corpo vivo.[69] Mais pesquisas baseadas nesses princípios serão realizadas com a meta principal de um dia se transformarem em um tratamento bem-sucedido para seres humanos com paralisia.[66] É improvável que a complexidade do sistema nervoso original venha a ser totalmente recriada, mas é possível que de um modo mais primitivo o crescimento de novos axônios encontre a direção até o músculo. Dessa forma, a plasticidade e a autorregulação do sistema nervoso provavelmente reduzirão e selecionarão as vias motoras vantajosas que possibilitarão a função. Esse processo de seleção requer estimulação externa apropriada, como exercício e atividades orientados.[70] A fisioterapia exercerá papel decisivo à medida que os estudos sobre o papel das células-tronco avançarem rumo às triagens de seres humanos e será instrumental nessa revolução do conhecimento, tratamento e possibilidades.

Resumo

Este capítulo detalhou exame, intervenção, avaliação, prognóstico e planejamento da assistência para crianças com LME adquirida. Enfocou, especialmente, as implicações funcionais tanto na avaliação como no tratamento. É importante ter em mente que, embora existam temas comuns que emergem com todos os pacientes, cada criança e família é singular e individual. Manter uma abordagem de tratamento focada na família garantirá resultados mais satisfatórios para todas as crianças.

Estudos de caso

Estudo de caso 1

Mark é um adolescente de 15 anos de idade que desenvolveu mielite transversa na espinha cervical (C-2 a C-5) com tetraplegia total e dependência de ventilação durante as primeiras 24 horas. Ao longo do primeiro mês de internação, Mark apresentou pouquíssima recuperação e somente conseguia realizar movimentos residuais

---

QUADRO 8.11 ▸ *Websites* sobre prevenção

www.thinkfirst.org
www.safekids.org
www.nhtsa.dot.gov

a precários no punho direito e no tornozelo direito. Ele foi transferido para uma unidade de reabilitação respiratória interna, com o objetivo de proporcionar à família instrução para uma alta segura. Antes da doença, Mark morava sozinho com a mãe em um condomínio de prédios de dois andares. Seu pai havia morrido recentemente de câncer e não havia nenhum familiar por perto para prestar apoio. Mark era um aluno exemplar e queria se tornar piloto da Força Aérea dos EUA. Sua história médica anterior indicava tendência para depressão.

Exame

Mark inicialmente apresentava 0/5 de força, exceto quanto a uma dorsiflexão mínima do tornozelo direito e extensão mínima do punho direito. A sensibilidade estava ausente do pescoço para baixo, e ele era totalmente dependente para mobilidade. Era incapaz de tolerar a posição sentada em uma cadeira, fora do leito, devido à ansiedade e ao desconforto, e não conseguia sustentar a cabeça. Seu tônus estava flácido do pescoço para baixo e a AM estava totalmente dentro dos limites normais. Ele dependia totalmente de ventilador para respirar e não conseguia tossir.

Avaliação

Mark apresentava os seguintes problemas: força diminuída, mobilidade diminuída, depuração de vias aéreas diminuída e insuficiência respiratória. Além disso, era extremamente necessário instruir o cuidador a respeito de suas necessidades. Suas metas iniciais de fisioterapia incluíam tolerância à permanência fora do leito, em uma cadeira de rodas, por 8 horas, para poder se preparar para voltar à escola, intensificar a mobilidade em superfícies de nível sob supervisão e instrução do cuidador, com relação a todos os aspectos da assistência ao dependente.

Diagnóstico fisioterapêutico

Comprometimento da força e diminuição da mobilidade funcional causados pela mielite transversa.

Prognóstico fisioterapêutico

Bom potencial para alcançar as metas descritas com auxílio do cuidador. Era improvável que a locomoção ocorresse em alta velocidade devido à gravidade da manifestação inicial, baixa taxa de recuperação neurológica e fatores complicantes, como a dependência de ventilador. Mark tinha bom potencial para usar uma cadeira de rodas motorizada com aparato para cabeça ou mecanismo *sip-and-puff* na comunidade.

Intervenções fisioterapêuticas e reavaliação

Inicialmente, as intervenções tinham por objetivo manter a AM e a integridade cutânea por meio do posicionamento, alívio da pressão e orientação da família. A tolerância fora do leito aumentou com o uso de uma cadeira de rodas com de inclinação espacial e suporte de descanso com elevação da perna, uma cinta abdominal e meias compressoras para promoção de suporte vascular. O fortalecimento dos grupos musculares disponíveis foi realizado usando exercícios terapêuticos tradicionais, bem como *biofeedback* e estimulação elétrica neuromuscular (EENM).

Com o passar das semanas, Mark começou a apresentar recuperação neurológica, o que foi decisivo para submetê-lo ao reexame físico e à reavaliação para ajustar as metas e intervenções de acordo com a necessidade. A seguir, é descrita uma linha temporal que ilustra os destaques do curso de tratamento médico e fisioterapêutico de Mark durante a reabilitação.

- Setembro: aparecimento da doença, tetraplegia total e dependência de ventilador durante as primeiras 24 horas;
- Outubro: instituição das intervenções descritas; início do programa permanente usando prancha inclinada, sentar na beira do leito com assistência máxima; desenvolvimento de preensão no membro superior direito; desenvolvimento de tônus aumentado (nível 2 a 3 na escala modificada de Ashworth) em todos os membros;
- Novembro: início das transferências levantar-girar; desenvolvimento de flexão/extensão grosseira da perna direita, flexão mínima do cotovelo direito (braquial) e extensão bilateral dos cotovelos;
- Dezembro: início do treino de deambulação com sustentação parcial do peso em andador (imobilizador de joelhos e órtese de tornozelo-pé moldada para o membro inferior esquerdo); desenvolvimento de força no bíceps direito; início do desmame do ventilador; recebimento de cadeira de rodas motorizada para mobilidade;
- Janeiro: início da marcha com andador de plataforma deslizante e da rolagem da posição supino para prono de maneira independente; movimentação da perna esquerda pela primeira vez (flexão/extensão do joelho, extensão do hálux); oclusão da traqueostomia durante o dia e dois níveis de pressão positiva nas vias aéreas (BiPAP) à noite;
- Fevereiro: descanulação sem suporte externo e transferência do serviço de reabilitação respiratória para o serviço de neurorreabilitação, a fim de alcançar novas metas de independência nas transferências e na deambulação;

- Março: apresentação de mobilidade no leito, sentar-levantar, e transferências da prancha de transferência somente sob supervisão; deambulação com andador e sem aparelho e somente sob supervisão; início de impulso da cadeira de rodas manual com assistência mínima; recebimento de injeções de Botox nos adutores bilaterais e nos músculos isquiotibiais do lado esquerdo;
- Abril: deambulação com auxílio de muletas; sustentação da posição parada em pé com auxílio de bengala de quatro apoios por 30 segundos; movimentação do tornozelo esquerdo pela primeira vez; alta da internação para receber terapia em ambulatório;
- Atualmente: utilização da cadeira de rodas motorizada na comunidade; utilização de andador em casa e para curtas distâncias; Mark está trabalhando na meta em longo prazo de deambulação independente na comunidade.

Devido à recuperação neurológica inesperada, todavia definitiva, de Mark, foram fundamentais os constantes reexames e reavaliações de suas metas e intervenções. Também foi importante comunicar suas mudanças à família e à equipe, bem como defender a permanência por mais tempo na reabilitação intensiva. Por fim, tornou-se muito importante para Mark, para sua mãe e para a equipe que ele voltasse para casa e recomeçasse a frequentar a escola antes do término do ano letivo, para conseguir a reintegração na comunidade e reconstituir o relacionamento com os colegas antes do verão, quando então ele teria mais chances de ficar isolado.

No curso da fisioterapia de Mark, o reexame contínuo da força nos membros superior e inferior, bem como no pescoço e no tronco, foi uma constante. Esse reexame também exigiu avaliação atenta e sólidos conhecimentos de trabalho sobre a espasticidade flutuante de Mark e subsequente comunicação com a equipe médica, que então ajustou sua medicação antiespasticidade. As intervenções avançaram no sentido de trabalhar com os níveis vigentes de força de Mark e desafiar suas fraquezas. O treino de marcha e a avaliação para dispositivos ortóticos e dispositivos auxiliares também eram sempre modificados, e uma variedade de opções de aparelhos foram experimentadas para corrigir seu joelho esquerdo. Mark conseguia flexionar e estender o lado esquerdo do quadril e o joelho, mas sentia instabilidade na posição final. Uma órtese de tornozelo-pé (AFO, na sigla em inglês) articulada não alcançava a estabilidade de que ele precisava, então ele passou por uma avaliação com órteses de joelho-tornozelo-pé de controle de posição emprestadas de um vendedor local. Ele teve dificuldade para fazer o mecanismo funcionar adequadamente para sua situação, então continuou com o programa em curso, usando apenas uma AFO articulada no tornozelo esquerdo. Outro tema constante no curso da fisioterapia de Mark foi a consideração de seu modelo de deficiência (Quadro 8.12).[71] Abordar os comprometimentos e as limitações funcionais de Mark era essencial para alcançar suas metas, mas também era muito importante para ele considerar o impacto da deficiência e da desvantagem em sua vida. A fisioterapia exerceu papel decisivo na prestação de assistência ao Mark e a sua mãe, para que se tornassem seus próprios defensores tanto na escola como na comunidade.

Atualmente, 18 meses após o estabelecimento de seu diagnóstico inicial, Mark continua usando a cadeira de rodas motorizada como principal meio de transporte na comunidade, além do andador para se mover em casa e a curtas distâncias. Hoje, ele trabalha em sua meta de longo prazo de alcançar a deambulação independente na comunidade, e começa a dar passos de maneira independente usando uma bengala de quatro apoios. Socialmente, Mark participa ativamente de atividades extracurriculares e tem posição de honra em sua escola. Ele trabalha no museu de aviões, onde consegue desfrutar de seu amor pela aviação. Ele continua trabalhando duro com vistas para entrar na faculdade de engenharia.

QUADRO 8.12 ▶ Usando o quadro ICF para pacientes com lesão medular espinhal

A Organização Mundial da Saúde descreve a saúde e a função usando a *International Classification of Functioning, Disability, and Health* (ICF).[71] A ICF incorpora perspectivas corporais, individuais e sociais da função e muda o foco da deficiência para as capacidades positivas. Integra a interface da condição de saúde, estruturas/funções corporais (comprometimentos), atividades (habilidades e limitações), participação (habilidades e restrições) e também considera as influências positivas e negativas que os ambientes interno e externo de uma pessoa podem exercer sobre o seu funcionamento geral. Avaliar e integrar todos esses fatores ajuda a criar metas centralizadas no paciente e em seus familiares, bem como a identificar as áreas de prioridade.

Para pacientes com lesão medular espinhal, a condição da saúde inclui a patologia original discutida neste capítulo – útil durante o exame, a avaliação e determinação das metas de tratamento. Mais frequentemente, as intervenções fisioterapêuticas são indicadas aos comprometimentos e limitações de atividade, porém uma abordagem verdadeiramente holística considera também a participação e os fatores ambientais. Embora a melhora dos comprometimentos e das limitações de atividade fossem importantes para ajudar Keith a se tornar mais independente, o envolvimento em uma atividade como o *sled hockey* o ajudou a superar algumas das restrições de participação que ele teve que enfrentar. Dar a Keith e a sua mãe as ferramentas e recursos junto à comunidade para entrar em uma equipe em sua área lhes ensinou lições valiosas sobre defesa que eles poderão continuar usando a vida inteira. Para Mark, encontrar formas de contribuir para a sociedade foi uma de suas metas primárias. A independência na capacidade de mobilidade foi o primeiro benefício que a fisioterapia proporcionou a ele, enquanto o acesso às atividades favoritas no ambiente constitui um esforço colaborativo contínuo. Considerar todos os aspectos do modelo ICF permitirá que o fisioterapeuta garanta a melhor prática e a assistência centralizada na família.

O caso de Mark é um exemplo da vasta diversidade que os fisioterapeutas encontram nas populações de pacientes. Embora todos os fatores indicassem um resultado desfavorável, a imensa determinação de Mark, aliada ao seu esforço árduo e constante, o ajudaram a alcançar metas que todos julgavam impossíveis. Os fisioterapeutas têm a incrível responsabilidade de equilibrar uma postura realista em relação aos resultados e desafiar seus pacientes a alcançarem seu potencial total. Trabalhando unidos, em equipe, com os pacientes e seus familiares, é possível alcançar objetivos maravilhosos e capazes de modificar vidas.

Estudo de caso 2

Keith é um menino de 11 anos de idade que se envolveu em um acidente de carro. Ele estava sentado no banco de passageiros traseiro, não usava cinto de segurança e foi lançado para fora quando o carro se chocou contra uma árvore. O menino perdeu a consciência e foi intubado no local do acidente. No serviço de emergências, constatou-se que Keith não apresentava movimento nos membros inferiores, e a tomografia computadorizada revelou uma fratura ao nível de T-6 com infarto de medula espinhal. Outras lesões incluíram hematoma epidural esquerdo, fratura occipital, contusões pulmonares bilaterais e fratura ilíaca à direita com hematoma retroperitoneal. Durante esse período, ele recebeu fisioterapia intensiva para tratar AM, posicionamento e elevação da cabeça em relação ao leito para aumentar a tolerância vertical. Além disso, foi necessário instruir o cuidador. Depois de ser extubado e estabilizado, Keith foi admitido no programa de reabilitação interna. Socialmente, ele vivia com a mãe e dois irmãos mais novos em um sobrado de dois andares, com o quarto e o banheiro no segundo andar, além de uma escada com dois degraus na entrada. Seu pai era o condutor do veículo e seus pais estavam em processo de divórcio. Ele frequentava a escola pública local e estava extremamente envolvido no atletismo.

Exame

Keith apresentava força igual 4±5 acima do nível de T-6, além de 0/5 de força e ausência de sensibilidade abaixo desse nível. Ele usava uma órtese tóraco-lombar-sacral (TLSO, na sigla em inglês) para estabilização da fratura e ainda não estava liberado para sustentação de peso com membro inferior. Seu nível de tônus era aproximadamente 2 na escala de Ashworth modificada, ao longo dos membros inferiores, com clônus esgotável em tornozelos e espasmos flexores ocasionais com o toque no membro inferior esquerdo. A AM passiva estava dentro dos limites normais em toda a sua extensão, com ele-

vação bilateral de perna estirada a 90 graus. Keith conseguia rolar com assistência mínima a moderada, usando as grades do leito, e realizar transferências entre a cadeira de rodas e superfícies de nível usando uma prancha de transferência, bloqueios de flexão e assistência moderada. Ele necessitava de assistência mínima para sentar ereto e de assistência moderada para sair de sua base de sustentação.

Avaliação

Keith apresentava força diminuída, resistência diminuída, flexibilidade diminuída, mobilidade no leito diminuída, transferências diminuídas, diminuição da mobilidade funcional, e a instrução da família era necessária. As metas estabelecidas naquele momento, para serem alcançadas durante a admissão à reabilitação interna, eram:

1. Rolar de modo independente, da posição supino para prono, sem segurar nas grades do leito.
2. Deitar de lado para sentar com assistência mínima somente para os membros inferiores.
3. Transferir-se para superfícies de nível com prancha de transferência e auxílio de proteção de contato.
4. Transferir-se para superfícies irregulares com prancha de transferência e auxílio mínimo de alguém.
5. Transferir-se do chão para a cadeira de rodas com assistência apenas para os membros inferiores.
6. Ficar em pé nas barras paralelas usando aparelho, conforme a necessidade, e com proteção de contato, por 5 minutos, com os sinais vitais estáveis.
7. Deambular 7,5 m usando andador e aparelho, conforme a necessidade, e auxiliado por proteção de contato.
8. Adquirir mobilidade independente na cadeira de rodas, em superfícies niveladas, por 900 m e sem fadiga.
9. Subir e descer um degrau de 5 cm na cadeira de rodas, auxiliado por observador.
10. Adquirir independência para realizar flexões na cadeira de rodas, com o intuito de aliviar a pressão a cada 30 minutos.
11. Adquirir independência com auto-AM.
12. Orientar o cuidador a fim de torná-lo independente com AM passiva, com a checagem de pele, com a proteção para todos os níveis de mobilidade funcional e com o manejo de todos os equipamentos adaptativos.

Diagnóstico fisioterapêutico

Diminuição da força e da mobilidade funcional em decorrência de LME em T-5 (ASIA A).

Prognóstico fisioterapêutico

Excelente potencial para alcançar as metas descritas devido ao atual estado físico, motivação e suporte da família. Com base nas evidências, Keith tem potencial de deambular na vizinhança usando aparelho e um dispositivo auxiliar, embora venha a ser mais provavelmente um usuário de cadeira de rodas como rpincipal meio de locomoção na comunidade.

Intervenções

Aumentando a tolerância na posição vertical

Uso de meias de compressão e de cinta abdominal para ajudar a prevenir a hipotensão ortostática. Mais tempo fora do leito, em cadeira de rodas e na prancha ortostática, usando imobilizadores de joelho e AFO sólidas para estabilização em posições com sustentação de carga.

Aumentando a força

Ao longo do dia, trabalho com a equipe interdisciplinar na intensificação da força no braço. Atividades contempladas: exercícios de resistência progressiva, fortalecimento do tronco e atividades dinâmicas com o membro superior.

Aumentando a flexibilidade

Realização de exercícios de AM e alongamento para membros inferiores, conduzidos por seus familiares como um programa de exercícios de cabeceira, sob supervisão da equipe de enfermagem. Keith eventualmente era ensinado a realizar auto-AM. Tomou-se cuidado especial para permitir flexibilidade suficiente dos músculos do jarrete, a fim de possibilitar futuras transferências chão-cadeira e para manter o comprimento dos flexores de quadril e cordões do calcanhar, de modo a permitir o posicionamento em pé e ambulação auxiliada.

Aumentando o equilíbrio

Inicialmente, Keith trabalhou na melhora do equilíbrio em posição sentada e no alcance fora da base de sustentação com TLSO, mas depois aprendeu a sentar sem TLSO, cujo uso então foi descontinuado em consequência da estabilização e cura da fratura.

Aumentando a resistência

Keith trabalhou no aumento dos períodos de atividade aeróbica, incluindo atividades dinâmicas, propulsão em cadeira de rodas e atividades recreativas, que serão descritas adiante.

Mantendo a integridade da pele

Keith recebeu instruções de como realizar flexões na cadeira de rodas para aliviar adequadamente a pressão. Também foi orientado a fazer inspeções diárias da pele para checagem de todas as áreas insensíveis. Ele manteve um programa de posicionamento no leito e passou a usar almofada de gel na cadeira de rodas.

Melhorando a mobilidade no leito e as transferências

Keith recebeu instruções sobre a relação cabeça-quadril e foi ensinado a mover o corpo sem criar forças de cisalhamento ao longo da parte inferior. Ele começou usando uma prancha de transferência para realizar transferências, mas eventualmente conseguia realizar transferências sem equipamento e usava a prancha somente em transferências de carro. Também foi treinado em técnicas de transferência chão-cadeira de rodas, de se mover rápido no chão e de aumentar/diminuir os passos.

Ambulação

Keith inicialmente começou a ficar em pé apoiado nas barras paralelas usando imobilizadores de joelho, órteses de tornozelo rígidas temporárias e sua TLSO. Ele ainda tentou aprender a se pendurar em ligamentos Y, o que foi muito dificultado pelo TLSO. Quando não houve mais necessidade de usar TLSO para estabilizar a fratura, Keith conseguiu se alinhar e se autoposicionar em pé, apoiado nas barras paralelas. Ele estava extremamente motivado a andar usando qualquer dispositivo auxiliar ou aparelho, se necessário, apesar de saber de suas dificuldades. Começou usando um par de RGO e, depois de muita prática, preferiu continuar oscilando a usar o mecanismo recíproco, que considerou mais lento e o fez sentir mais fadiga. Ele solicitou e recebeu órteses de tronco-quadril-joelho-tornozelo-pé (THKAFO, na sigla em inglês) e foi treinado a colocá-las, tirá-las e deambular com elas.

Melhorando as habilidades com a cadeira de rodas

Keith recebeu treinamento de propulsão, empinar, subir e descer degraus e rampas, bem como de reparos de cadeira de rodas. Também recebeu treinamento sobre manutenção básica de cadeira de rodas.

Equipamento

Keith recebeu botas *multipodus* para usar no leito, AFO moldadas para usar na cadeira de rodas, THKAFO para ficar em pé e caminhar, muletas com apoio de antebraço, cadeira de rodas de estrutura rígida, prancha de transferência, cômoda e equipamento de banho.

Instrução da família

A mãe de Keith foi treinada e se tornou independente em proteção em todos os níveis de mobilidade funcional, no manejo de todos os equipamentos adaptativos e na atuação como instrutora de Keith em seu programa de exercícios para fazer em casa. Keith era independente para aliviar a pressão, checar a pele, em seu programa de exercícios para fazer em casa e em treinar outras pessoas a auxiliá-lo com segurança em casos de necessidade. Com o apoio de uma equipe interdisciplinar, Keith e seus familiares obtiveram conhecimentos básicos sobre LME em geral e sobre a vida com deficiência.

Reexame

Keith foi reexaminado em vários momentos no decorrer de sua internação e mais notavelmente quando apresentava alteração do estado clínico. Quando as fraturas espinhais estavam devidamente curadas e ele já não precisava usar TLSO para estabilização de fratura, o centro de gravidade de Keith foi totalmente alterado e ele precisou aprender a usar o corpo de modo diferente. Keith também passou por um reexame completo quando recebeu alta da internação e, nesse momento, ainda tinha muita necessidade de fisioterapia, que precisava ser abordada no contexto ambulatorial.

A equipe interdisciplinar

Como ocorre na maioria dos contextos de reabilitação interna, Keith contava com uma equipe inteira de profissionais trabalhando em estreita colaboração em seu caso para alcançar a meta de sua família, que era a alta para a sua volta para casa. Embora as diversas disciplinas tenham papéis específicos no tratamento de uma criança com LME, a equipe deve se comunicar e atuar unida. Os profissionais frequentemente se sobrepõem e todos os membros da equipe devem transferir os ensinamentos aos demais, a fim de proporcionar uma assistência centralizada na família ideal. Keith contou com um médico da reabilitação supervisionando seu curso médico com serviços de consultoria médica, de acordo com a necessidade, como ortopedia e urologia. Também contou com enfermeiros que enfocaram primariamente um programa de cuidados com a bexiga e o intestino, de instrução e de cuidados da pele, além da transferência de habilidades do dia a dia, como ADD e transferências. O suporte psicossocial foi fornecido por um psicólogo, por uma equipe especializada em vida infantil, por um assistente social e pelo capelão do hospital. As necessidades

educacionais foram cobertas por um coordenador de ensino, um professor e um neuropsicólogo. Ele foi submetido a sessões de fonoaudiologia para trabalhar no aumento do volume da fala, bem como à terapia ocupacional intensiva, para alcançar as metas de independência nas ADD. A fisioterapia, a terapia ocupacional e a enfermagem atuaram unidas para que Keith tivesse a oportunidade de praticar novas habilidades em diversos ambientes. Juntos, a equipe, Keith e sua mãe conseguiram alcançar a meta da família de êxito na reintegração ao voltar para casa, escola e comunidade.

Planejamento da alta

Para garantir uma reintegração bem-sucedida na volta para casa, escola e comunidade, o planejamento da alta teve início no primeiro dia de internação. As necessidades e estilos de aprendizagem de seus familiares foram avaliados, e foram identificadas as barreiras à reintegração bem-sucedida de Keith ao mundo. Primeiro, devido a sua lesão cerebral traumática leve, Keith passou por uma avaliação completa feita pela equipe de ensino do hospital e pelo neuropsicólogo, com o intuito de identificar quaisquer novas necessidades de aprendizado ou cognitivas que poderiam estar presentes no retorno à escola. Várias reuniões foram marcadas com a equipe em sua escola, com o objetivo de solucionar problemas e de determinar um plano de ensino apropriado, bem como eliminar quaisquer barreiras físicas. Para preparar Keith para ir para casa, o fisioterapeuta e o terapeuta ocupacional realizaram uma avaliação da casa em que a família mora, na presença de Keith e de sua mãe. Foram tomadas medidas e a organização básica foi avaliada para que fosse possível fazer as recomendações apropriadas de modificação na casa. Keith e sua mãe também tiveram oportunidade de praticar transferências e mobilidade sob a orientação dos terapeutas. Os terapeutas também conseguiram identificar quaisquer necessidades físicas ou ocupacionais novas, bem como aquilo que ainda requeria mais prática no ambiente hospitalar antes da alta para ir para casa. A vida e a psicologia infantil trabalharam as questões psicossociais de Keith referentes à transição de volta à comunidade. Entretanto, a fisioterapia exerceu um papel amplo em ajudar Keith a identificar quais tipos de atividades de lazer ele poderia gostar. Atleta no passado, Keith tinha bastante interesse pelos esportes adaptativos, entre os quais o basquete em cadeiras de rodas. A fisioterapia introduziu-lhe a ideia de *sled hockey* que logo se tornou a atividade favorita de Keith. O fisioterapeuta conseguiu um *roller sled* emprestado para Keith experimentar enquanto ainda estava internado e ajudou a família a entrar em contato com recursos junto à comunidade que lhe permitiriam entrar para uma equipe quando recebesse alta. Keith ficou entusiasmado com a ideia de voltar a praticar esporte, entrar em contato com colegas e atletas adultos com LME e afirmou que sua nova meta era entrar na equipe paraolímpica de *sled hockey* dos EUA. Todo esse cenário ilustra a importância de considerar todo o espectro de deficiência, a fim de tratar os pacientes de forma holística. Os serviços de acompanhamento foram estabelecidos, e Keith teve uma série de horários agendados para consultas com profissionais capacitados a acompanhar as necessidades de indivíduos com LME ao longo da vida. Keith e sua mãe receberam as ferramentas necessárias para se defender em ambos os sistemas, de assistência médica e de ensino, além de recursos da comunidade para auxiliá-los ao longo de sua jornada.

A assistência continuada

Keith recebeu a recomendação de ser acompanhado pelo serviço de fisioterapia ambulatorial mais próximo de sua casa para continuar trabalhando no aprimoramento de suas habilidades com a cadeira de rodas e de deambulação, a fim de alcançar sua meta definitiva de longo prazo, tornar-se o mais independente possível. Um estudo recente constatou que pacientes com LME que atingiram um nível mais alto de independência tinham melhor qualidade de vida e passavam por uma transição mais suave para a fase adulta.[72] Keith pode apresentar novas alterações, comprometimentos, limitações funcionais ou deficiências ao longo de seu crescimento e desenvolvimento, no decorrer da vida, podendo necessitar de futuros episódios de assistência de um fisioterapeuta. É preciso enfatizar a solução desses problemas novos e o retorno do paciente a autossuficiência, bem-estar e estilo de vida saudável (Fig. 8.8).

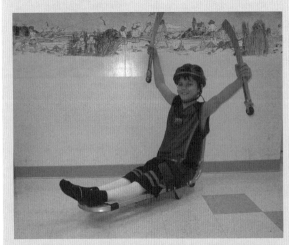

FIGURA 8.8 ▸ Os esportes adaptativos, como *sled hockey*, podem ajudar a atender às necessidades da criança de interação com os colegas e de participação na comunidade.

Referências

1. The National Spinal Cord Injury Association (NSCIA). Spinal cord injury statistics. http://www.spinalcord.org/. Accessed March 27, 2013.
2. National Spinal Cord Injury Statistical Center. *Spinal Cord Injury: Facts and Figures at a Glance*. Birmingham, England: The University of Alabama at Birmingham; 2012.
3. Parent S, Mac-Thiong JM, Roy-Beaudry M, et al. Spinal cord injury in the pediatric population: a systematic review of the literature. *J Neurotrauma*. 2011; 28(8):1515–1524.
4. Parent S, Dimar J, Dekutoski M, et al. Unique features of pediatric spinal cord injury. *Spine (Phila Pa 1976)*. 2010;35(21)(suppl):S202–S208.
5. Segal LS. Spine and pelvis trauma. In: Dormans JP, ed. *Pediatric Orthopedics and Sports Medicine: The Requisites in Pediatrics*. St. Louis, MO: Mosby; 2004.
6. Buldini B, Amigoni A, Faggin R, et al. Spinal cord injury without radiographic abnormalities. *Eur J Pediatr*. 2006;165(2):108–111.
7. Shepherd M, Hamill J, Segedin E. Paediatric lap-belt injury: a 7 year experience. *Emerg Med Australas*. 2006;18(1):57–63.
8. Kerr DA, Ayetey H. Immunopathogenesis of acute transverse myelitis. *Curr Opin Neurol*. 2002;15(3):339–347.
9. Borchers AT, Gershwin ME. Transverse myelitis. *Autoimmun Rev*. 2012;11 (3):231–248.
10. Kerr DA, Calabresi PA. 2004 Pathogenesis of rare neuroimmunologic disorders, Hyatt Regency Inner Harbor, Baltimore, MD, August 19th 2004–August 20th 2004 [Congresses]. *J Neuroimmunol*. 2005;159(1–2):3–11.
11. Pollono D, Tomarchia S, Drut R, et al. Spinal cord compression: a review of 70 pediatric patients. *Pediatr Hematol Oncol*. 2003;20(6):457–466.
12. Meisel HJ, Lasjaunias P, Brock M. Modern management of spinal and spinal cord vascular lesions. *Minim Invasive Neurosurg*. 1995;38(4):138–145.
13. Alexander MS, Anderson K, Biering-Sorensen F, et al. Outcome measures in spinal cord injury: recent assessments and recommendations for future directions. *Spinal Cord*. 2009;47(8):582–591.
14. Kirshblum S, Burns SP, Biering-Sorensen F, et al. International standards for neurological classification of spinal cord injury (revised 2011). *J Spinal Cord Med*. 2011;34(6):535–546.
15. Kirshblum SC, Waring W, Biering-Sorensen F, et al. Reference for the 2011 revision of the International Standards for Neurological Classification of Spinal Cord Injury. *J Spinal Cord Med*. 2011;34(6):547–554.
16. Chafetz R, Gaughan JP, Vogel LC, et al. The international standards for neurological classification of spinal cord injury: intra-rater agreement of total motor and sensory scores in the pediatric population. *J Spinal Cord Med*. 2009; 32(2):157–161.
17. Mulcahey MJ, Gaughan JP, Chafetz RS, et al. Interrater reliability of the international standards for neurological classification of spinal cord injury in youths with chronic spinal cord injury. *Arch Phys Med Rehabil*. 2011;92(8):1264–1269.
18. Linan E, O'Dell MW, Pierce JM. Continuous passive motion in the management of heterotopic ossification in a brain injured patient. *Am J Phys Med Rehabil*. 2001;80(8):614–617.
19. Van Kuijk AA, Geurts AC, Van Kuppevelt HJ. Neurogenic heterotopic ossification in spinal cord injury. *Spinal Cord*. 2002;40(7):313–326.
20. Smith JA, Siegel JH, Siddiqi SQ. Spine and spinal cord injury in motor vehicle crashes: a function of change in velocity and energy dissipation on impact with respect to the direction of crash. *J Trauma Inj Infect Crit Care*. 2005; 59(1):117–131.
21. Kirshblum S, Millis S, McKinley W, et al. Later neurologic recovery after traumatic spinal cord injury. *Arch Phys Med Rehabil*. 2004;85(11):1811–1817.
22. Sommer JL, Witkiewicz PM. The therapeutic challenges of dual diagnosis: TBI/SCI. *Brain Inj*. 2004;18(12):1297–1308.
23. Fronmon E, Dean W. Transverse myelitis. *New England J Med*. 2010;363:564–572.
24. Anderson K, Aito S, Atkins M, et al. Functional recovery measures for spinal cord injury: an evidence based review. *J Spinal Cord Med*. 2008;31(2):133–144.
25. Lollar DJ, Simeonssonn RJ, Nanda U. Measures of outcomes for children and youth. *Arch Phys Med Rehabil*. 2000;81(12)(suppl 2):S46–S52.
26. Kozin SH, D'Addesi L, Chafetz RS, et al. Biceps top triceps transfer for elbow extension in persons with tetraplegia. *J Hand Surg Am*. 2010;35(6):968–975.
27. Mulcahey MJ, Betz R, Smith B. A prospective evaluation of upper extremity tendon transfers in children with cervical spinal cord injury. *J Pediatr Orthop*. 1999;19(3):319–328.
28. Burcheil KJ, Hsu FP. Pain and spasticity after spinal cord injury: mechanisms and treatment. *Spine (Phila pa 1976)*. 2001;26(24)(suppl):S146–S160.

29. Warms C, Turner J, Marshall H. Treatments for chronic pain associated with spinal cord injuries. Many are tried, few are helpful. *Clin J Pain*. 2002;18(3):154–163.
30. Yap EC, Tow A, Menon EB, et al. Pain during in-patient rehabilitation after traumatic spinal cord injury. *Int J Rehabil Res*. 2003;26(2):137–140.
31. Jan F, Wilson P. A survey of chronic pain in the pediatric spinal cord injury population. *J Spinal Cord Med*. 2004;27(suppl 1):S50–S53.
32. Forest DM. Spinal cord stimulator therapy. *J Perianesth Nurs*. 2006;11(5):349–352.
33. Sheel AW, Reid WD, Townson AF, et al. Effects of exercise training and inspiratory muscle training in spinal cord injury: a systematic review. *J Spinal Cord Med*. 2008;31(5):500–508.
34. Roth EJ, Stenson KW, Powley S, et al. Expiratory muscle training in spinal cord injury: a randomized controlled trial. *Arch Phys Med Rehabil*. 2010;91(6):857–861.
35. Kelly M, Darrah J. Aquatic exercise for children with cerebral palsy. *Dev Med Child Neurol*. 2005;47(12):838–842.
36. Tefft D, Duerette P, Furumasu J. Cognitive predictors of young children's readiness for power mobility. *Dev Med Child Neurol*. 1999;41(10):655–670.
37. The Center for Orthotics Design. Isocentric RGO. http://www.centerforor thoticsdesign.com. Accessed October 9, 2006.
38. Vogel LC, Lubicky JP. Ambulation in children and adolescents with spinal cord injuries. *J Pediatr Orthop*. 1995;15(4):510–516.
39. Katz D, Haideri N, Song K. Comparative study of conventional hip-knee-ankle-foot-orthoses versus reciprocal-gait orthoses for children with high level paraplegia. *J Pediatr Orthop*. 1997;17(3):377–386.
40. Behrman AL, Harkema SJ. Locomotor training after human spinal cord injury: a series of case studies. *Phys Ther*. 2000;80:688–700.
41. Roy RR, Harkema SJ, Edgerton VR. Basic concepts of activity-based interventions for improved recovery of motor function after spinal cord injury. *Arch Phys Med Rehabil*. 2012;93(9):1487–1497.
42. Harkema SJ, Hillyer J, Schmidt-Read M, et al. Locomotor training: as a treatment of spinal cord injury and in the progression of neurologic rehabilitation. *Arch Phys Med Rehabil*. 2012;93(9):1588–1597.
43. Christopher & Dana Reeve Foundation. NeuroRecovery Network (NRN). http://www.christopherreeve.org/site/c. ddJFKRNoFiG/b.5399929/k.6F37/ NeuroRecovery_Network.htm. Accessed March 18, 2013.
44. Harkema SJ, Schmidt-Read M, Lorenz DJ, et al. Balance and ambulation improvements in individuals with chronic incomplete spinal cord injury using locomotor training-based rehabilitation. *Arch Phys Med Rehabil*. 2012;93(9):1508–1517.
45. Buehner JJ, Forrest GF, Schmidt-Read M, et al. Relationship between ASIA examination and functional outcomes in the NeuroRecovery Network Locomotor Training Program. *Arch Phys Med Rehabil*. 2012;93(9):1530–1540.
46. Smith B, Mulcahey MJ, Betz RR. Development of an upper extremity FES system for individuals with C-4 tetraplegia. *IEEE Trans Rehabil Eng*. 1996;4(4):264–270.
47. Mulcahey MJ, Betz R, Smith BT. Implanted functional electrical stimulation hand system in adolescents with spinal injuries: an evaluation. *Arch Phys Med*. 1997;78(6):597–607.
48. Moynahen M, Mullin C, Chohn J, et al. Home use of a functional electrical stimulation system for standing and mobility in adolescents with spinal cord injury. *Arch Phys Med Rehabil*. 1996;77.
49. Johnston TE. Modlesky CM. Betz RR, et al. Muscle changes following cycling and/or electrical stimulation in pediatric spinal cord injury. *Arch Phys Med Rehabil*. 2011;92(12):1937–1943.
50. Lai CH, Chang WH, Chan WP, et al. Effects of functional electrical stimulation cycling exercise on bone mineral density loss in the early stages of spinal cord injury. *J Rehabil Med*. 2010;42(2):150–154.

51. Individuals with Disabilities Education Act (IDEA). 20 U.S.C. 1400.
52. Liusuwan A, Widman L, Abresch RT, et al. Altered body composition affects resting energy expenditure and interpretation of body mass index in children with spinal cord injury. *J Spinal Cord Med*. 2004;27(suppl 1):S24–S28.
53. Moreno MA, Samuner AR, Paris JV, et al. Effects of wheelchair sports on respiratory muscle strength and thoracic mobility of individuals with spinal cord injury. *Am J Med Rehabil*. 2012;91(6):470–477.
54. Hickey K, Vogel L, Willis K, et al. Prevalence and etiology of autonomic dysreflexia in children with spinal cord injuries. *J Spinal Cord Med*. 2004;27(suppl 1):S54–S60.
55. McCarthy J, Chavetz R, Betz R. Incidence and degree of hip subluxation/dislocation in children with spinal cord injury. *J Spinal Cord Med*. 2004;27(suppl 1):S80–S83.
56. Mehta S, Betz R, Mulcahey MJ. Effect of bracing on paralytic scoliosis secondary to spinal cord injury. *J Spinal Cord Med*. 2004;27(suppl 1):S88–S92.
57. Merenda L, Brown JP. Bladder and bowel management for the child with spinal cord dysfunction. *J Spinal Cord Med*. 2004;27(suppl 1):S16–S23.
58. Lauer RT, Smith BT, Mulcahey MJ, et al. Effects of cycling and/or electrical stimulation on bone mineral density in children with spinal cord injury. *Spinal Cord*. 2011;49(8):917–923.
59. Deforge D, Blackmer J, Garrity C. Fertility following spinal cord injury: a systematic review. *Spinal Cord*. 2005;43(12):693–793.
60. Anderson CJ, Vogel LC, Betz RR, et al. Overview of adult outcomes in pediatric-onset spinal cord injuries: implications for transition to adulthood. *J Spinal Cord Med*. 2004;27(suppl 1):S98–S106.
61. Anderson CJ, Vogel LC. Employment outcomes of adults who sustain spinal cord injuries as children or adolescents. *Arch Phys Med Rehabil*. 1998;79(12):1496–1503.
62. Lidal IB, Huynh TK, Biering-Sørensen F. Return to work following spinal cord injury: a review. *Disabil Rehabil*. 2007;29:1341–1375.
63. Sinden KE, Ginis KM, SHAPE-SCI Research Group. Identifying occupational attributes of jobs performed after spinal cord injury: implications for vocational rehabilitation. *Int J Rehabil Res*. 2013;36(3):196–204.
64. Vogel LC, Klaas SJ, Lupicky JP. Long-term outcomes and life satisfaction of adults who had pediatric spinal cord injury. *Arch Phys Med Rehabil*. 1998;79(12):1496–1503.
65. Kwon BK, Sekhon LH. Emerging repair, regeneration, and tranlational research advances for spinal cord injury. *Spine*. 35(215):263–270.
66. Mothe AJ, Tator CH. Advances in stem cell therapy for spinal cord injury. *J Clin Invest*. 2012;122(11):3824–3834, 67.
67. Harper JM, Krishnan C, Darman JS, et al. Axonal growth of embryonic stem cell-derived motoneurons in vitro and in motoneuron-injured adult rats. *Proc Natl Acad Sci USA*. 2004;101(18):7123–7128.
68. Kerr DA, Llado J, Shamblott MJ, et al. Human embryonic germ cell derivatives facilitate motor recovery of rats with diffuse motor neuron injury. *J Neurosci*. 2003;23(12):5131–5140.
69. Deshpande DM, Kim YS, Martinez T, et al. Recovery from Paralysis in adult rats using embryonic stem cells. *Ann Neurol*. 2006;60(1):32–44.
70. Ramer LM, Ramer MS, Steeves JD. Setting the stage for functional repair of spinal cord injuries: a cast of thousands. *Spinal Cord*. 2005;43:134–161.
71. *International Classification of Functioning, Disability and Health*. Available at: http://www.who.int/classifications/icf/en. Accessed December 5, 2013.
72. Anderson CJ, Vogel LC, Willis KM, et al. Stability of transition to adulthood among individuals with pediatric-onset spinal cord injuries. *J Spinal Cord Med*. 2006;29(1):46–56.
73. Bohannon RW, Smith MB. Inter-rater reliability of a modified Ashworth scale of muscle spasticity. *Phys Ther*. 1987;67:206–207.

9

Distúrbios neuromusculares na infância: intervenção fisioterapêutica

Alan M. Glanzman
Jean M. Flickinger

Introdução
Distrofia muscular de Duchenne
    Diagnóstico
    Fisiopatologia
    Apresentação clínica e progressão
    Tratamento
    Exame fisioterapêutico
    Revisão de sistemas
    Testes e medidas

Intervenção fisioterapêutica
Distrofia miotônica
Distrofia muscular de cinturas e membros
Miopatia congênita
Distrofia muscular congênita
Atrofia muscular espinhal
Doença de Charcot-Marie-Tooth
Resumo
Estudo de caso

Introdução

Crianças com distúrbios neuromusculares enfrentam o desafio permanente de manter a função. Esse desafio pode ser superado com a ajuda de um fisioterapeuta experiente. Neste capítulo, o termo *doença neuromuscular* se refere aos distúrbios cuja alteração primária afeta qualquer parte da unidade motora, desde a célula do corno anterior até o próprio músculo em si. Comum a todos esses distúrbios é a fraqueza muscular, que pode ser produzida por degeneração em qualquer parte da unidade motora. Ao caracterizar os distúrbios neuromusculares e sua fisiopatologia, convém considerar as várias divisões anatômicas dessa unidade motora: a célula do corno anterior, o nervo periférico, a junção neuromuscular e o músculo.

As doenças neuromusculares dos músculos podem ser hereditárias ou adquiridas e são diversamente classificadas como miopatia ou distrofia, em que a causa da fraqueza muscular é atribuível à lesão confinada ao músculo em si. De modo similar, a neuropatia – em que a fraqueza muscular é secundária a uma anormalidade da célula do corno anterior ou de nervo periférico – pode ser caracterizada com base no comprometimento primário do distúrbio em particular, seja do axônio ou da mielinização axonal.

O termo *distrofia muscular* descreve um grupo de doenças musculares geneticamente determinadas, que seguem um curso degenerativo com progressão estável e mostram achados degenerativos característicos quando do exame

microscópico do músculo. A classificação adicional das distrofias musculares se baseia em sua apresentação clínica, incluindo a distribuição da fraqueza muscular, o modo de herança e os achados patológicos. Ao longo das últimas duas décadas, houve muitas descobertas na área de biologia molecular que ajudaram a melhor entender e classificar as distrofias musculares da infância. Após a clonagem do gene determinante da distrofia muscular de Duchenne (DMD), em 1987,[1,2] aprendemos mais sobre a relação entre as diferentes distrofias e sobre como elas estão relacionadas ao complexo de glicoproteínas associadas à distrofina (DGC, na sigla em inglês), encontrado na membrana da célula muscular (Fig. 9.1). O DGC é um grupo de proteínas que liga o citoesqueleto subsarcolemal e a matriz extracelular ao aparelho contrátil do músculo, conferindo, assim, estabilidade à membrana da célula muscular.[3] Quando diferentes proteínas contidas no DGC são deficientes ou foram produzidas de modo incorreto, é possível identificar anormalidades estruturais musculares, e diferentes distrofias musculares correspondentes são fenotipicamente evidenciadas. Quando há deficiência de distrofina, por exemplo, o resultado é a DMD ou a distrofia muscular de Becker (DMB). Quando uma das proteínas sarcoglicanas é deficiente, o resultado são outras distrofias musculares de cinturas e membros (LGMD, na sigla em inglês). Uma deficiência de merosina resulta em um tipo específico de distrofia muscular congênita (DMC).

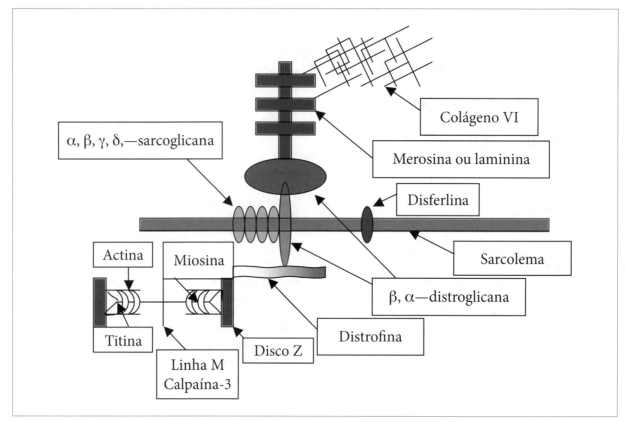

FIGURA 9.1 ▸ Membrana de célula muscular e complexos proteicos associados implicados na doença muscular.

Algumas das distrofias mencionadas são classificadas pela deficiência de proteínas que caracterizam e, por vezes, nomeiam o distúrbio correspondente. A DMD e a DMB também são conhecidas como *distrofinopatias* porque a distrofina está deficiente nessas condições. Algumas das LGMD também são conhecidas como *sarcoglicanopatias* porque uma das proteínas sarcoglicanas é deficiente nessas condições. De modo similar, a distrofia muscular congênita negativa para merosina resulta de uma deficiência de merosina.

O termo *atrofia muscular espinhal* (AME) se refere aos distúrbios neurogênicos que afetam neurônios sensoriais e interneurônios espinhais e, consequentemente, a célula do corno anterior.[3a,3b,4] O termo *neuropatia motora* se refere aos distúrbios neurogênicos que afetam os nervos periféricos, como ocorre na doença de Charcot-Marie-Tooth (CMT). A classificação adicional da CMT é baseada na apresentação clínica e no modo de herança.

Os distúrbios neuromusculares variam significativamente quanto à apresentação, fisiopatologia e progressão, mas estão interligados em termos de intervenção fisioterapêutica pela característica comum da fraqueza muscular, com consequente perda funcional e deformidade física. Um fisioterapeuta com conhecimento sobre esses distúrbios pode ajudar a identificar, predizer, intervir e possivelmente prevenir complicações desnecessárias ao longo do curso de cada distúrbio. O propósito deste capítulo é fornecer uma visão geral sobre doenças neuromusculares selecionadas, incluindo apresentação clínica, fisiopatologia, diagnóstico, progressão da doença, tratamento médico e intervenção fisioterapêutica.

Como a DMD é uma das distrofias mais comuns e melhor conhecidas entre aquelas que afetam crianças, grande parte deste capítulo é dedicada à discussão desse distúrbio. As intervenções e os princípios fisioterapêuticos aplicáveis ao tratamento da fraqueza muscular e das deformidades em pacientes com DMD também se aplicam a outras doenças neuromusculares em que há manifestação de sintomas e complicações similares, exceto quanto às estratégias de fortalecimento. O conhecimento de vários distúrbios possibilitará a tomada de decisões apropriadas acerca da conveniência e do momento oportuno para as diversas intervenções fisioterapêuticas. Outras doenças neuromusculares revisadas neste capítulo incluem a DMB, distrofia miotônica (DM), LGMD, miopatia congênita, DMC, AME e doença CMT.

Distrofia muscular de Duchenne

A DMD, também conhecida como distrofia muscular pseudo-hipertrófica ou distrofia muscular progressiva, é um dos distúrbios neuromusculares da infância mais prevalentes e gravemente incapacitantes. Ocorre com uma frequência aproximada de 1 caso a cada 3.500 meninos nascidos vivos.[2] Trata-se de uma distrofinopatia em que a criança enfraquece progressivamente e, em geral, acaba morrendo por insuficiência respiratória e/ou insuficiência cardíaca decorrente do envolvimento do miocárdio na segunda ou terceira década da vida.[5] A DMD está associada a um padrão de herança ligada ao cromossomo X, em que a prole masculina herda a doença das mães, a maioria delas assintomáticas. Os avanços ocorridos em biologia molecular demonstraram que o defeito consiste em uma mutação em Xp21 no gene codificador da proteína distrofina.[1,6]

Diagnóstico

A apresentação clínica dá os primeiros indícios do diagnóstico que, por sua vez, é confirmado pelos resultados dos exames laboratoriais. Os achados laboratoriais incluem níveis séricos anormalmente elevados de creatina quinase (CK, na sigla em inglês), que são de 50 a 200 vezes os níveis normais,[7] usualmente na faixa de 15.000 a 35.000 UI/L (o normal é abaixo de 160 UI/L).[8] Os achados de eletromiografia (EMG) mostram características miopáticas inespecíficas com velocidades normais em nervos motores e sensoriais, bem como ausência de desnervação. Uma biópsia de músculo pode ser realizada para confirmar o diagnóstico, mostrando fibras em degeneração e em regeneração, infiltrações inflamatórias, além de aumento da quantidade de células de tecido conectivo e de tecido adiposo (Fig. 9.2), que podem ser notadas mediante comparação o músculo normal (Fig. 9.3). A coloração imuno-histológica do tecido revela ausência de distrofina ao longo das membranas da celular muscular.[9]

Os avanços ocorridos na área de testes genéticos permitiram estabelecer o diagnóstico pelo tipo de mutação presente na DMD e na DMB. Com a diminuição do custo da análise genética, esse frequentemente é o teste de primeira linha quando a apresentação fenotípica e os níveis altos de CK são consistentes com DMD ou DMB. Em torno de 65% dos pacientes com DMD e DMB têm deleções grosseiras no gene da distrofina, resultando em ausência completa da distrofina na DMD ou em alguns níveis de proteína truncada na DMB.[10] Um terço dos casos de DMD são causados por mutações pontuais muito pequenas indetectáveis pelas técnicas de análise genética de primeira linha, que necessitam de um processo de duas etapas para a avaliação da presença de deleção grosseira e seguimento com teste mais sensível, para determinar a presença de mutações pontuais ou outros rearranjos genéticos.[10] Há também uma alta frequência de mutações novas que ocorrem em cerca de 1/3 dos casos de DMD, que em parte pode ser secundária ao tamanho bastante amplo do gene da distrofina.[2] Com a disponibilidade da análise genética, todos os familiares do gênero masculino podem ser submetidos à triagem para detecção do distúrbio, enquanto todos os familiares do gênero feminino podem ser submetidos à

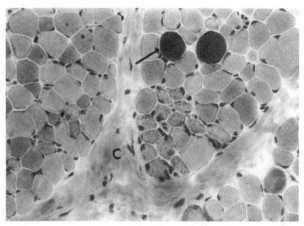

FIGURA 9.2 ▸ Alterações distróficas incluindo uma variabilidade marcante no tamanho da fibra; fibras escuras "opacas" (seta); e quantidade anormal de tecido conectivo fibroso (C). (Tricromo, 300x) (Maloney FP, Burks JS, Ringel SP, eds. *Interdisciplinary Rehabilitation of Muscular Dystrophy and Neuromuscular Disorders*. Filadélfia, PA: J.B. Lippincott; 1984:203).

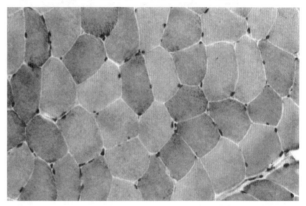

FIGURA 9.3 ▸ Músculo adulto normal. As fibras musculares estão cortadas em plano transversal ao eixo longo e exibem aparência poligonal altamente concentrada. Um ou mais núcleos corados escuros são vistos na borda da maioria das fibras. (Tricromo, 300x) (Maloney FP, Burks JS, Ringel SP, eds. *Interdisciplinary Rehabilitation of Multiple Sclerosis and Neuromuscular Disorders*. Filadélfia, PA: J.B. Lippincott; 1984:202).

triagem para determinar seu estado de "portador", uma vez identificada a mutação no probando.

Fisiopatologia

A ausência de distrofina leva à diminuição da concentração de todas as proteínas associadas à distrofina na membrana da célula muscular e causa quebra da ligação existente entre o citoesqueleto subsarcolêmico e a matriz extracelular. A causa exata da necrose da célula muscular é desconhecida. Entretanto, a falta de distrofina é considerada causadora de instabilidade do sarcolema e de aumento da suscetibilidade a microrrupturas da membrana, que podem ser exacerbadas pelas contrações musculares. Isso provoca intensificação dos vazamentos pelos canais de cálcio, bem como aumento da concentração de espécies reativas de oxigênio. O aumento das espécies reativas de oxigênio é ativado por uma via dirigida por mecanotransdução pelo citoesqueleto de microtúbulos da célula. A ativação dessa via de sinalização resulta de estresse na membrana e, por fim, tem impacto sobre a sinalização do cálcio, resultando em um aumento que eleva os níveis intracelulares de cálcio, levando à necrose da célula muscular.[2,11]

A seguir, são descritas as características clínicas da DMD. A DMB também segue um padrão similar de degeneração muscular, todavia a uma velocidade bem mais lenta e variável.

Apresentação clínica e progressão

O aparecimento do distúrbio é insidioso, geralmente resultando em manifestação de sintomas entre 2 e 5 anos de idade. Contudo, os sintomas podem não ser notados por meses ou anos, e pode demorar anos para que a doença seja corretamente diagnosticada.[7]

Os primeiros sintomas podem incluir relutância em andar ou correr nas idades apropriadas, quedas e dificuldade para levantar do chão, andar na ponta do pé, mancar e aumento do tamanho dos músculos gastrocnêmios. Essa "pseudo-hipertrofia" é marcada por uma consistência firme da musculatura à apalpação (Fig. 9.4).

A fraqueza muscular progride de forma estável, e os músculos proximais tendem a estar mais fracos no começo do curso da doença e a apresentar evolução mais rápida (Fig. 9.5). A fraqueza dos extensores do quadril e do

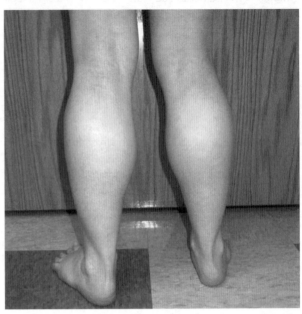

FIGURA 9.4 ▸ Distrofia de Duchenne em criança de 10 anos de idade. Pseudo-hipertrofia da panturrilha.

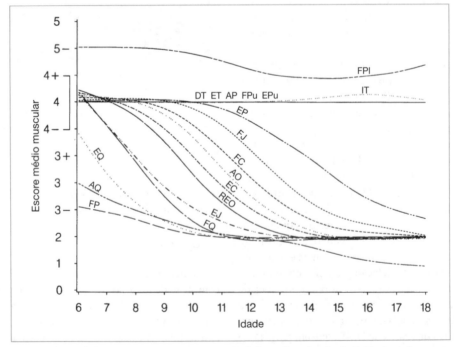

FIGURA 9.5 ▸ As linhas representam os 50º percentis de força de músculos individuais graficamente representados *versus* a idade. DT, dorsiflexor do tornozelo; ET, eversor do tornozelo; IT, inversor do tornozelo; EC, extensor do cotovelo; FC, flexor do cotovelo; AQ, abdutor do quadril; EQ, extensor do quadril; FQ, flexor do quadril; EJ, extensor do joelho; FJ, flexor do joelho; EP, extensor do pescoço; FP, flexor do pescoço; FPl, flexor plantar; AO, abdutor do ombro; REO, rotador lateral do ombro; AP, abdutor do polegar; EPu; extensor do punho; FPu, flexor do punho. (Cortesia de Collaborative Investigation of Duchenne Dystrophy [CIDD] Group).

joelho muitas vezes resulta em lordose lombar exagerada, característica dos estágios iniciais da doença. A lordose ocorre em resposta a uma tentativa de alinhar o centro de gravidade anterior ao fulcro da articulação do joelho e posterior ao fulcro da articulação do quadril. Esse realinhamento confere estabilidade máxima em ambas as articulações. A criança tenta ampliar a base de sustentação ao caminhar e, em consequência, desenvolve uma marcha semelhante a um gingado. A criança pode desenvolver contraturas da banda iliotibial (BIT, na sigla em inglês), que são agravadas por essa postura de base alargada. Com a progressão da fraqueza muscular, a criança se levanta do chão "escalando as pernas". Essa manobra, conhecida como sinal de Gowers, é indicativa de fraqueza dos músculos proximais dos membros inferiores (Fig. 9.6).

Conforme a doença progride, há tendência ao desenvolvimento de contraturas. Essas contraturas tipicamente resultam em flexão plantar no tornozelo; a primeira contratura a se desenvolver é a inversão do pé, e a flexão ao nível do quadril e dos joelhos se torna geralmente mais notável com o início da dependência da cadeira de rodas.

Essa perda de amplitude de movimentos (AM), percebida nos músculos isquiotibiais, flexores do quadril, BIT e tendão do calcanhar, limita a postura e a deambulação, o que faz com que os pacientes tenham dificuldade para alcançar o alinhamento mecânico necessário para se manter na posição vertical usando a musculatura enfraquecida. Como os meninos afetados passam mais tempo sentados, um grau crescente de contratura é visto no quadril e nos joelhos, e o desenvolvimento de contraturas no membro superior surge nos cotovelos, ombros e flexores longos do dedo.

As atividades funcionais podem ser realizadas de forma mais lenta pela criança com DMD em comparação à criança em desenvolvimento típico, embora a maioria das crianças afetadas consiga andar, subir escadas (Fig. 9.7) e se levantar a partir do chão sem grande dificuldade até 6 a 7 anos de idade. Comprovou-se que, nesse momento, a função declina relativamente rápido, o que, em geral, resulta em perda de deambulação não auxiliada por volta dos 9 a 10 anos de idade. Por convenção, para uma criança se adequar à classificação da DMD de distrofinopatia, a perda da deambulação deve ocorrer por volta dos 13 anos; após essa idade, o paciente deve ser diagnosticado como portador de DMB ou de algum fenótipo intermediário. Algumas crianças optam por usar órteses tornozelo-joelho-quadril e continuam com marcha terapêutica por mais ou menos um ano, mas precisarão de ajuda para assumir e sair da posição em pé.[12] Um andador com sustentação parcial do peso também pode ser usado nesse estágio. A Figura 9.8 mostra uma representação gráfica das idades em que as crianças têm mais dificuldade com diversas atividades funcionais. Tais atividades são consideradas "marcos referenciais" e representam pontos significativos na progressão da doença. Os graus de funcionalidade de membros superiores foram desenvolvidos por Brooke et al.[12] (Tab. 9.1), enquanto os graus de funcionalidade de membros inferiores são baseados em uma escala proposta por Vignos et al. (Tab. 9.2).[13]

Conforme demonstrado pela faixa e distribuição de percentis na Figura 9.8, o curso clínico da progressão da doença em crianças individuais não é homogêneo.

A mais branda das distrofias progressivas ligadas ao cromossomo X resultantes de anormalidades de distrofina foi denominada DMB. Essa classificação se aplica aos

FIGURA 9.6 ▸ Sinal de Gowers. Esta série de manobras é necessária para alcançar a postura vertical e ocorre com todos os tipos de fraqueza muscular da pelve e do tronco. A criança "escala as pernas" ao se levantar do chão. (Lovell WW, Winter RB, eds. *Pediatric Orthopaedics*. 2ª ed. Filadélfia, PA: J.B. Lippincott; 1986:265).

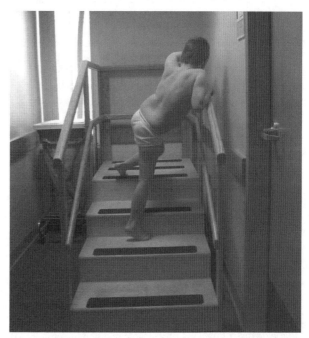

FIGURA 9.7 ▸ Criança de 10 anos de idade com AME tipo III. Note o uso dos membros superiores para auxiliar a subida dos degraus. Essa postura ou o uso da mão para estender o joelho são os dois padrões mais típicos observados com a fraqueza muscular proximal.

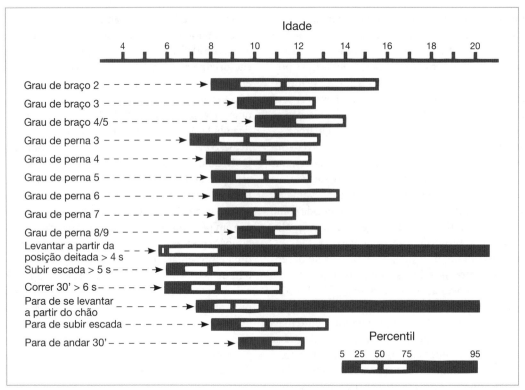

FIGURA 9.8 ▶ Representação gráfica das idades (expressas como percentis) em que as crianças com DMD apresentam dificuldade crescente com tarefas funcionais. (Cortesia de Collaborative Investigation of Duchenne Dystrophy [CIDD] Group).

TABELA 9.1 ▶ Graus funcionais: membros superiores	
Grau	Habilidade funcional
1	Em pé com os braços nas laterais, o paciente consegue abduzir os braços em um círculo inteiro, até se encontrarem acima da cabeça.
2	O paciente consegue erguer os braços acima da cabeça, apenas flexionando o cotovelo (i.e., diminuindo a circunferência do movimento) ou usando músculos acessórios.
3	O paciente não consegue erguer as mãos acima da cabeça, mas pode levar um copo de água de 220 mL até a boca (usando as duas mãos, se necessário).
4	O paciente consegue levar as mãos até a boca, mas não consegue levar um copo de água de 220 mL até a boca.
5	O paciente não consegue levar as mãos até a boca, mas pode usá-las para segurar uma caneta ou catar moedas em cima de uma mesa.
6	O paciente não consegue levar as mãos à boca e não exibe função útil manual.

TABELA 9.2 ▶ Graus funcionais: membros inferiores	
Grau	Habilidade funcional
1	Anda e sobe escada sem ajuda.
2	Anda e sobe escada com ajuda de um corrimão.
3	Anda e sobe escada devagar (demora mais de 12 segundos para subir quatro degraus padrão) com ajuda de um corrimão.
4	Anda sem ajuda e se levanta da cadeira, mas não consegue subir escada.
5	Anda sem ajuda, mas não consegue se levantar da cadeira nem subir escada.
6	Anda somente com assistência ou anda de modo independente usando órtese longa para perna.
7	Anda usando órtese longa para perna, mas precisa de ajuda para se equilibrar.
8	Fica em pé com órtese longa para perna, mas não consegue andar nem mesmo com ajuda.
9	É cadeirante.
10	Está confinado ao leito.

indivíduos que mantêm deambulação independente até a idade de 16 anos. O tipo de mutação no gene da distrofina que resulta em DMB permite a produção de certa quantidade de distrofina. Essa produção é insuficiente em termos de quantidade e de qualidade, o que faz com que ocorra quebra muscular a uma velocidade mais lenta do que na DMD. Os meninos com DMB geralmente apresentam sintomas entre os 5 e 15 anos de idade, embora o aparecimento desses sintomas seja variável e talvez somente ocorra ao final da terceira ou quarta década da vida.[2] O curso da DMB é bem menos previsível do que o da DMD, entretanto os pacientes com DMB geralmente vivem pelo menos até a quarta ou a quinta década da vida.[2]

Brooke et al. denominaram "*outliers*"[12] os pacientes com a forma intermediária de distrofinopatia, ao descrever a população de meninos que, em comparação ao padrão de progressão da doença usual na população com DMD, caem fora dos limites usuais. Esses *outliers*, por convenção, são assim classificados pelo fato de reter a habilidade de deambular até a idade de 13 anos e de perdê-la por volta dos 16 anos.[2] Nesses pacientes, a flexão cervical antigravidade também está relativamente preservada no início do processo patológico,[2] assim como na DMD, enquanto um dos primeiros sinais de fraqueza muscular observados na população com DMD não tratada é a fraqueza dos flexores de cervical. Pesquisadores estão estudando a heterogeneidade genética em termos de mutações no DNA e a resultante expressão de distrofina, em uma tentativa de melhor compreender os variados níveis de gravidade clínica associados à DMD.[14,15]

Escoliose

A escoliose se desenvolve com o avanço da idade da criança com DMD não tratada. Em geral, as curvas significativas somente são notadas com a independência da cadeira de rodas, após a idade de 11 anos.[16] Essa escoliose tende a progredir, conforme os músculos do dorso se tornam mais fracos e a criança passa a permanecer menos tempo em pé e mais tempo sentada, resultando em escoliose posicional. Esta se torna fixa com o passar do tempo. O tratamento com corticosteroides diminui a probabilidade de desenvolvimento de escoliose ao ponto de haver necessidade de correção cirúrgica,[17] enquanto o tratamento com aparelho não tem se mostrado efetivo nessa população.[18,19,20]

Envolvimento respiratório

Além dos músculos voluntários, a DMD afeta outros órgãos. Conforme a musculatura respiratória atrofia, tossir se torna inefetivo e as infecções pulmonares passam a ser mais frequentes, com declínio da função pulmonar, e a capacidade vital forçada declinando em média 5% ao ano.[20a] Esse declínio é algo retardado pelo tratamento com corticosteroides.[21] A causa final de morte dos pacientes com DMD está frequentemente relacionada com o declínio pulmonar progressivo. A principal causa das complicações respiratórias na DMD é o enfraquecimento progressivo e a contratura dos músculos respiratórios. Os primeiros sinais e sintomas de insuficiência respiratória são observados com o aparecimento de hipoventilação noturna, tipicamente na segunda década da vida. Esses sintomas incluem fadiga excessiva, sonolência diurna, cefaleias matinais (secundárias ao aumento dos níveis de dióxido de carbono), perturbações do sono (pesadelos) ou necessidade de fazer força para "tragar o ar" ao despertar durante a noite.

Sistema gastrintestinal

Os músculos do trato gastrintestinal (GI) também são afetados, causando constipação e risco de dilatação gástrica aguda ou pseudo-obstrução intestinal, que pode causar episódios súbitos de vômito, dor abdominal e distensão. Se não for devidamente tratada, essa condição requer atenção médica e pode levar à morte.[3]

Problemas cardíacos

O miocárdio também é afetado pela deficiência de distrofina, com consequente desenvolvimento de miocardiopatia, arritmia e insuficiência cardíaca congestiva.[22] Na DMD, a porção posterobasal do ventrículo esquerdo é mais afetada do que as outras partes do coração, e o envolvimento do miocárdio geralmente ocorre depois do envolvimento muscular esquelético, podendo ocorrer somente ao final da segunda década da vida.[23] Na DMB e em indivíduos do gênero feminino portadores da mutação da distrofina, o envolvimento cardíaco pode ocorrer mais tarde e, às vezes, requer transplante de coração.[23] O monitoramento desses pacientes deve começar no início da segunda década de vida, no caso da DMD e da DMB, e na terceira década de vida para as portadoras de mutação de distrofina.[23]

Os neurônios motores e sensoriais são preservados e, felizmente, o controle intestinal e vesical tipicamente permanecem intactos, apesar do comprometimento da mobilidade.

Cognição

Uma alta taxa de comprometimento intelectual[24] e de transtorno emocional foi associada à DMD.[25] Embora a inteligência possa estar diminuída em algumas crianças com DMD, a maioria é cognitivamente normal e quaisquer deficits existentes não são progressivos nem estão relacionados com a gravidade da doença.[26] Os escores de QI caem em torno de 1 desvio padrão abaixo da média[25] e afetam mais os escores verbais do que os escores de desempenho, embora algumas crianças não tenham atraso cognitivo e apresentem níveis de funcionamento apropriados para a idade.[2] Quando presente, o atraso cognitivo não é progressivo, mas esse deficit intelectual pode atrapalhar o desenvolvimento da criança e dificultar sua avaliação física.

Tratamento

Apesar da falta de um tratamento definitivo, o manejo adequado[27] pode prolongar a capacidade funcional máxima da criança. Esse programa de manejo começa quando o diagnóstico é estabelecido e é instituído ao mesmo tempo que o encaminhamento dos pais para aconselhamento, em uma tentativa de minimizar a culpa, a hostilidade e o temor comumente vivenciados pelos pais, quando desejável.

O médico pode propor uma abordagem positiva, baseada nos seguintes pontos: (1) algumas das complicações que diminuem a independência funcional da DMD são previsíveis e preveníveis; (2) um programa ativo de fisioterapia pode prolongar a deambulação e estreitar a proximidade com a independência normal da fase tardia da infância; e (3) se houver disponibilidade de tratamento específico, aqueles com condição física ideal são mais aptos a serem beneficiados.[28]

Tratamento médico

Não há cura farmacológica para a anormalidade genética associada à DMD, mas os corticosteroides,[29,30] entre os quais a prednisona e o deflazacort, aumentam a força e melhoram a deambulação funcional a partir dos 6 meses até os 2 anos de idade em pacientes com DMD.[31,32] Investigações adicionais mostraram que a prednisona, apesar de seus muitos efeitos colaterais, mantém os indivíduos afetados pela DMD "mais fortes por mais tempo".[33,34] Os efeitos adversos da prednisona incluem ganho de peso excessivo, aparência *cushingoide*, anormalidades de comportamento e crescimento excessivo de pelos.[31] O daflazacort produz efeitos similares com um perfil de efeitos colaterais discretamente distinto, podendo resultar em menos ganho de peso e desmineralização óssea, mas também em um possível risco aumentado de catarata com força e benefícios funcionais equivalentes aos proporcionados pela prednisona.[30]

O mono-hidrato de creatina, uma substância de ocorrência natural, usado com frequência por fisiculturistas para aumentar o desempenho muscular, por vezes é recomendado para meninos com DMD.[35] Quando indivíduos sadios tomam creatina oral por 1 a 4 semanas, o resultado é o aumento dos níveis musculares de creatina e a melhora do desempenho máximo e na recuperação do exercício.[36] Meninos com DMD mostram aumento de massa livre de gordura (MLG) e força; há, ainda, relatos subjetivos de melhora subsequente à suplementação com creatina.[35]

Desde a descoberta do defeito genético e da identificação da proteína distrofina, tem havido interesse significativo no desenvolvimento de terapias médicas para crianças com DMD. Esses esforços pertencem a vários grupos amplos: terapia genética, terapia celular, medicação mutação-específica, modulação da expressão de utrofina, modulação do fluxo sanguíneo para o músculo e tratamentos para fibrose.[37] Até o presente, nenhuma terapia foi aprovada para promoção da cura da doença.

Tratamento ortopédico

A fixação espinhal geralmente é recomendada para meninos com DMD quando a escoliose começa a progredir rápido e sua curva espinhal ultrapassa 30 graus, em geral após começarem a depender de cadeira de rodas.[38] As metas da cirurgia espinhal devem incluir a promoção da estabilização espinhal, a correção máxima da escoliose, a correção da obliquidade pélvica e a promoção de alinhamento no plano sagital para melhora do conforto e da função.[38,39] A estabilização espinhal deve ser segmentar de T2 a T3, na extremidade superior, e se fixar no corpo do ílio ou sacro junto à extremidade inferior, além de tentar corrigir a obliquidade pélvica e produzir lordose lombar.[39] A cirurgia descrita permite a imediata mobilização pós-operatória, muitas vezes sem órtese. O momento em que a cirurgia é realizada é decisivo, porque seus riscos aumentam com a progressão da doença. A decisão pela estabilização espinhal deve ser vista no contexto da função pulmonar do paciente, por estar relacionada a sua habilidade de tolerar os rigores da correção cirúrgica. Uma capacidade vital (CVF) abaixo de 30 ou 35% está relacionada a taxas de complicação mais altas.[20] A falha da extubação após a cirurgia é também um importante fator de risco pós-operatório, o que leva alguns centros a usar dois níveis de pressão positiva nas vias aéreas (BiPAP, na sigla em inglês) como forma de transição após a extubação imediatamente subsequente à cirurgia, quando há necessidade.

Outras cirurgias ortopédicas incluem o alongamento do tendão calcâneo ou dos gastrocnêmios, as fasciotomias de Yount, as transposições de tibia posterior e as tenotomias percutâneas, em uma tentativa de aumentar a AM articular para prolongar a deambulação. Além da cirurgia, há necessidade de intervenção ortopédica no evento de uma fratura. Há risco aumentado de fraturas de baixa energia em meninos diagnosticados com DMD e DMB, bem como em pacientes com AME de tipos II e III, em comparação com indivíduos controle. Muitas fraturas de membro inferior levam à perda permanente da função, resultando em perda da deambulação. Há quem recomende a instituição de terapia agressiva com remobilização antecipada em casos de fratura de membro inferior em que a deambulação é frágil. As esteiras de apoio com sustentação parcial do peso e os treinadores de marcha, bem como a hidroterapia, podem ser utilizados no processo de reabilitação para permitir a mobilização precoce em um ambiente seguro, mediante autorização do ortopedista para sustentação de peso.

Tratamento pulmonar

Uma criança com DMD precisará de acompanhamento de pneumologista a partir da segunda década da vida para monitoramento da condição pulmonar com enfoque na hipoventilação noturna. Se a história e os resultados das provas de função pulmonar sugerirem que os pulmões não estão sendo adequadamente ventilados, o pneumologista precisará discutir as opções de ventilação assistida. A ventilação por dois níveis de pressão positiva nasal (BiPAP) pode ser usada à noite para auxiliar a respiração e proporcionar descanso aos músculos respiratórios submetidos ao esforço excessivo.[40] Um período de ajuste muitas vezes se faz necessário quando esse tipo de ventilação é usado, contudo, após determinado tempo, o paciente frequentemente desfruta dos benefícios do sono melhorado e do aumento de energia e alerta durante o dia. Pode haver necessidade de assistência ventilatória de dia e à noite para crianças com insuficiência respiratória avançada.[41] Os ventiladores são tipicamente dispositivos compactos movidos à bateria, que podem ser acoplados a uma cadeira de rodas devidamente adaptada, enquanto as respirações podem ser distribuídas por traqueostomia ou através de um dispositivo bucal que possa ser preso à boca quando necessário. O pneumologista também pode recomendar diversas técnicas de desobstrução das vias aéreas e medicações destinadas a melhorar a saúde pulmonar, incluindo percussão e drenagem postural durante a doença, bem como uso de insuflador-exsuflador (*coughalator*) para higiene das vias aéreas e manutenção da flexibilidade da caixa torácica e dos pulmões.

Tratamento cardíaco

O ecocardiograma (ECO) e o monitoramento por eletrocardiograma regulares realizados pelo cardiologista são necessários para meninos com DMD, DMB e meninas portadoras. Pode haver necessidade de medicações cardíacas para arritmias e função ventricular. Pacientes com DMB eventualmente também podem precisar de transplante de coração para miocardiopatia dilatada.

Gastrintestinal/nutrição

Um especialista GI pode ajudar com os problemas de constipação, bem como no monitoramento de pseudo-obstrução intestinal. Um nutricionista pode ajudar a prevenir o ganho de peso e auxiliar com recomendações dietéticas durante os primeiros anos e com a perda de peso e suporte nutricional em fases mais tardias da vida, quando a autoalimentação se tornar difícil e o risco de aspiração aumentar.

Exame fisioterapêutico

O papel do fisioterapeuta no tratamento da DMD e da DMB é importante e requer conhecimentos sólidos sobre as características exclusivas e a história natural da doença, além de uma abordagem delicada dos problemas relacionados ao tratamento de um distúrbio progressivo e fatal. Ao discutir o exame e o tratamento da criança com DMD, é útil classificar a doença em três estágios gerais de vida: o estágio inicial ou deambulatório, a fase de transição durante a perda da deambulação e o estágio tardio/de cadeira de rodas em que a criança ou o jovem depende de cadeira de rodas para realizar a maioria de suas atividades funcionais.

Cada criança com DMD deve ser submetida ao exame fisioterapêutico. Esse exame envolve reunir informação que contribua para o desenvolvimento de um plano de assistência.[42] Esse plano de assistência será amplamente baseado na importância funcional dos achados do fisioterapeuta no contexto da história natural da doença.

História

É necessário obter a história detalhada do paciente, incluindo: histórico familiar; histórico de nascimento e desenvolvimento; revisão de sistemas, incluindo os sistemas cardíaco, pulmonar, GI, tegumentar e musculoesquelético; mobilidade funcional; história social, barreiras ambientais; e equipamento médico durável em uso. As principais preocupações da criança e de seus familiares também devem ser conhecidas antes de proceder ao exame da criança.

História familiar

A compreensão da história familiar da criança é importante. A criança e sua família podem já conhecer alguém com a doença e podem ter uma perspectiva distinta de alguém que foi o primeiro caso da família com a doença e não conhece mais ninguém com essas características fenotípicas e essa evolução. Se a mãe da criança ou as irmãs são portadoras, elas precisarão compreender os riscos de cardiomiopatia e as implicações para um planejamento familiar no futuro.

Histórico do desenvolvimento

O fisioterapeuta deve reunir informação sobre o nascimento e o desenvolvimento da criança. Muitas vezes, meninos com DMD são andadores tardios, podendo jamais conquistar a habilidade de saltar, e ficam atrasados em relação aos colegas da mesma idade em termos de habilidades motoras grosseiras. Os pais muitas vezes relatam quedas frequentes ou falta de jeito à medida que os meninos vão enfraquecendo. Os meninos comumente têm QI mais baixo e podem ter dificuldades de aprendizado que precisam ser abordadas na escola, embora eles componham apenas um subgrupo da população e muitos meninos sejam cognitivamente normais.

Revisão de sistemas

Pulmonar

Uma história pulmonar informativa deve ser obtida para determinar se a criança tem problemas pulmonares que requerem tratamento ou encaminhamento ao pneumologista. A criança tem tosse forte? Essa tosse é produtiva? A criança consegue eliminar as secreções? Seus familiares realizam a percussão e a drenagem postural quando da doença intercorrente ou usam dispositivos que auxiliam na depuração para manutenção da saúde pulmonar? A criança mostra sintomas de insuficiência respiratória ou hipoventilação noturna? Se a criança apresenta esses sintomas, é necessário encaminhá-la ao pneumologista para avaliação de hipoventilação noturna.

Outros sistemas, incluindo o cardíaco, o GI, o tegumentar e o musculoesquelético, também precisarão ser revisados para determinar a necessidade de encaminhamento ao especialista.

Testes e medidas

Habilidade funcional

O registro sistemático e seriado de tarefas-padrão mostra que a criança com DMD está em uma das fases gerais: desempenho estável ou desempenho em declínio. Durante a fase estável, que pode durar vários anos, a criança pode apresentar desempenho normal na execução de várias tarefas em avaliações seriadas, apesar do declínio contínuo da força. Existe discrepância com relação à idade em que o desempenho na realização dessas tarefas falha, como ilustra a Figura 9.8.

O uso de testes com tempo cronometrado durante os exames no contexto clínico é útil para monitorar a função do paciente, bem como para predizer a perda de deambulação. As atividades que costumam ser feitas com tempo programado são: transferência da posição em supino para a posição em pé; percorrer uma distância de 10 m correndo ou andando; transferência da posição sentada para a posição em pé; e subir quatro degraus. A descrição qualitativa aliada ao tempo acrescenta informação útil ao monitoramento da função e do nível de fadiga. Por exemplo, durante a transferência do chão para a posição em pé, é útil observar se a manobra de Gowers está presente e se a criança precisa usar uma ou ambas as mãos sobre os joelhos para completar a transferência. Ao subir os degraus, é importante descrever quantas grades são necessárias, o padrão ou a sequência de passos usados (recíproca *versus* tempo cronometrado) e a necessidade de usar membros superiores para empurrar os joelhos ou segurar na grade para impulsionar para cima e subir os degraus.

As provas de função com tempo cronometrado podem ser úteis para prever a perda de deambulação. Por exemplo, se o tempo para deambular 10 m exceder 9 segundos, é preditivo da ocorrência de perda de deambulação em 2 anos. Um teste de 10 m com tempo cronometrado que ultrapasse 12 segundos é preditivo de ocorrência de perda da deambulação em 1 ano. A criança não conseguir se levantar a partir do chão é preditivo de que a perda de deambulação provavelmente ocorrerá em 2 anos.[43]

Demonstrou-se[44,45] que, embora a habilidade funcional pareça se manter em um estágio constante em muitas crianças durante a fase de platô, enquanto a força muscular de fato declina, a velocidade do andar continua[46] estável até mesmo quando comparada aos dados normativos. Brooke et al.[47] e Florence et al.[48] apresentaram um protocolo de avaliação clínica para DMD – avaliação de força, função pulmonar e tarefas funcionais de forma combinada – comprovadamente confiável para documentar o curso da doença em pacientes com DMD.[12] Além disso, o protocolo consegue detectar não só o efeito terapêutico da intervenção farmacêutica como também o curso temporal e as diferenças entre os vários níveis de dose de tal intervenção.[29] Por outro lado, muitos centros também usam o teste de caminhada de 6 minutos e a medida de força instrumental, como o teste muscular manual (TMM), em combinação com a avaliação motora grossa projetada para DMD, como a North Star Ambulatory Assessment.[49]

Teste muscular

A medida da força muscular pelo teste muscular manual (TMM) continua sendo uma abordagem válida para avaliar a progressão da doença em crianças com DMD.[48] O TMM é comprovadamente confiável[32] e sensível para detectar alterações na força de pacientes com DMD.[50]

Como a fraqueza muscular é característica de alterações musculares, o TMM deve ser parte rotineira da avaliação fisioterapêutica de crianças com distrofia ou miopatia. Os resultados logitudinais do TMM em casos de crianças com DMD mostraram linearidade no declínio da força muscular.

Quando a criança atinge 7 anos de idade, ou com o registro de escores seriados de força durante 1 ano, é possível estimar a velocidade de progressão como rápida (deterioração de 10% ao ano), mediana (deterioração de 5 a 10% ao ano) ou lenta (deterioração de 5% ao ano). Existe variação quanto à rapidez da progressão, e o TMM, com desempenho em tarefas funcionais, ajuda a determinar quando será necessário usar órtese ou cadeira de rodas.

O TMM tem sido usado para melhor quantificar a força muscular em meninos com DMD.[51,52] O TMM e os dinamômetros de preensão e de pinça podem ser úteis para obter dados de força muscular mais objetivos e específicos. Constatou-se que o TMM e a dinamometria são confiáveis e válidos para indivíduos com fraqueza muscular.[53-55]

Amplitude de movimento

A avaliação-padrão do movimento articular usando goniometria deve ser realizada periodicamente. A perda da flexão dorsal total do tornozelo, eversão do tornozelo, extensão do joelho e extensão do quadril, com as contraturas resultantes, ocorrem comumente em pacientes com DMD.

As medidas da flexão dorsal do tornozelo, extensão do joelho, extensão do quadril e rigidez da BIT são provavelmente os aspectos mais importantes da goniometria. A medida do ângulo poplíteo é útil para monitorar a flexibilidade dos músculos isquiotibiais. Vários testes (p. ex., o teste de Thomas e o teste de Ober)[56] também podem ser úteis no monitoramento do flexor do quadril e da rigidez da BIT.

Intervenção fisioterapêutica

Os principais problemas enfrentados pelas crianças com DMD incluem:

1. Fraqueza muscular.
2. AM passiva e ativa diminuída.
3. Disfunção de deambulação.
4. Habilidade funcional diminuída.
5. Função pulmonar diminuída.
6. Trauma emocional – indivíduo e família.
7. Escoliose progressiva.
8. Dor.

Após o exame físico do paciente, o fisioterapeuta consegue identificar problemas em curso e, com base no amplo conhecimento da história natural do processo patológico, deve ser capaz de predizer a trajetória do declínio funcional. Com base nas áreas específicas de interesse de cada família, é possível identificar cinco objetivos principais do manejo comuns a todas as crianças com DMD:

1. Prevenir deformidade.
2. Prolongar a capacidade funcional.
3. Melhorar a função pulmonar.
4. Facilitar o desenvolvimento e auxiliar o suporte familiar e o suporte de outros.
5. Controlar a dor, quando necessário.

Conforme cada uma das cinco metas descritas vão sendo alcançadas, nós atendemos a nossa meta geral para todos os indivíduos com doença neuromuscular: ajudá-los a usufruir o máximo de independência e conforto dentro dos limites de suas dificuldades funcionais.

Exercícios de AM e de alongamento, ortóticos e imobilização, avaliação e manejo de equipamento adaptativo e posicionamento apropriado. O prolongamento da capacidade funcional de garantir segurança durante o funcionamento pode requerer a prescrição de ortóticos específicos ou equipamento adaptativo; todos podem ser úteis na abordagem das metas de prevenção da deformidade e prolongamento da função.

O suporte para a família pode ser auxiliado por uma boa comunicação com a equipe médica; entendimento por parte dos familiares com relação ao processo patológico e suas implicações; encaminhamento para a Muscular Dystrophy Association (MDA), onde terão acesso a outras famílias que enfrentam problemas similares; e oportunidades nas áreas educacional, social, financeira e de assistência médica oferecidas pela MDA. A criança e sua família podem ser auxiliados pelo encaminhamento feito no momento oportuno a outros profissionais médicos associados, incluindo ortopedista, terapeuta ocupacional, nutricionista, clínico especialista em equipamento adaptativo, assistente social ou especialistas médicos, incluindo cirurgião ortopedista, pneumologista, gastroenterologista ou cardiologista.

O controle da dor pode ou não ser necessário e muitas vezes depende do grau de sucesso alcançado pelas estratégias de alongamento e do uso dos aparelhos nos anos anteriores da criança. Alongamento apropriado, ajuste e posicionamento na cadeira de rodas, amortecedores, coxins de alternação de pressão ou colchões especializados e leitos hospitalares podem ajudar muito a controlar o desconforto nessas crianças.

Programa domiciliar

Como grande parte da responsabilidade pelo tratamento diário deve ser assumida pelos familiares ou amigos do paciente com DMD, um programa eficaz de assistência em casa é essencial. Embora possa ser difícil sustentar o entusiasmo e a aderência ao programa domiciliar, a probabilidade de sucesso pode ser melhorada com fornecimento de instruções simples, solicitação de um número limitado de exercícios e repetições diárias além de extensivo *feedback* e reforço positivo para as pessoas no sistema de suporte. Uma ou duas sessões de fisioterapia ambulatorial por semana podem ser indicadas com a meta primária de instruir os familiares do paciente acerca de um programa domiciliar apropriado, a fim de fornecer diretrizes seguras para exercícios, bem como monitorar as necessidades de equipamentos ortóticos e imobilização. A fisioterapia ambulatorial e a hidroterapia também podem ser indicadas no evento de uma fratura. A intervenção fisioterapêutica pode ser indicada para crianças menores, desde que elas tenham sido precocemente diagnosticadas, com transição para a fisioterapia no contexto escolar quando a criança atingir a idade escolar. Reavaliações periódicas, retreinamento e sessões de motivação para os pais são recomendadas.

Prevenção da deformidade

A tendência ao desenvolvimento de contraturas por flexão plantar geralmente é o primeiro problema a aparecer. O alongamento diário dos tendões calcâneos deve lentificar a instalação dessa deformidade. Comprovou-se que o uso de imobilizadores noturnos combinado ao alongamento do tendão calcâneo exerce papel significativo na prevenção da deformidade equinovara associada à DMD.[16] O uso de imobilizadores noturnos é comprovadamente mais efetivo para prevenir a deformidade do tendão calcâneo quando comparado ao alongamento isolado.[57] Meninos com DMD que usaram imobilizadores noturnos precocemente (antes da perda da deambulação) caminharam de modo independente por mais tempo do que aqueles que não usaram imobilizadores.[58]

Não há estudos disponíveis que sirvam de base para a prescrição do alongamento passivo, contudo o regime com frequência prescrito é de 10 a 15 repetições, mantendo a posição por pelo menos 15 segundos, realizadas ao menos uma vez e, de preferência, duas vezes ao dia.[59] Assim que o fisioterapeuta notar qualquer alteração no comprimento dos músculos isquiotibiais durante a avaliação periódica, o alongamento desses músculos é incluído no programa domiciliar. A BIT, os flexores do quadril e os inversores do tornozelo são outras estruturas que devem ser monitoradas com cuidado quanto à perda de AM, que, em geral, ocorre em todas essas estruturas como resultado de enfraquecimento muscular ou posição estática.

Se as contraturas em flexão plantar e as resultantes contraturas de joelho, BIT e flexão de quadril não forem verificadas, a criança progredirá muito mais cedo do que o necessário para o estágio de deambulação tardia e perderá a habilidade de deambular mais cedo em comparação ao observado com a intervenção. Recomenda-se permanecer pelo menos 2 a 3 horas diárias na posição em pé ou andando, além do alongamento, para ajudar a prevenir a formação de contratura.[59] Portanto, um parapódio pode ser considerado para auxiliar na prevenção de contraturas tão logo a deambulação se torne descontinuada.

O engessamento seriado para tratar as contraturas em flexão plantar também tem sido usado com sucesso, sem perda funcional, em meninos com DMD deambulantes.[60] Entretanto, é imperativo realizar a seleção cuidadosa dos candidatos apropriados e o monitoramento das tarefas funcionais entre as trocas de gesso.

Minimização da deformidade espinhal

Conforme o tempo de permanência da criança em posição sentada aumenta, a cifoescoliose também aumenta. Observações clínicas prévias comprovam que a convexidade tende a ocorrer no sentido do membro dominante.[61] Por causa dessa relação, recomenda-se que a criança com habilidades manuais bilaterais adequadas tenha uma cadeira de rodas que seja alternadamente movimentada, ora por um lado, ora por outro. Entretanto, muitos meninos resistem à ideia por motivos práticos e de preferências, e nenhum estudo controlado demonstrou seu impacto.

Um suporte lateral e almofadas cheias de líquido viscoso ou de ar em cadeiras de rodas são usados para tentar proporcionar alívio adequado da pressão e posicionamento espinhal enquanto o paciente está sentado na cadeira de rodas, mas não há estudos disponíveis que comprovem a eficácia clínica dessas ações. Tipicamente, as órteses espinhais não são usadas em pacientes com DMD, dada a falta de comprovação de que seu uso retarda o desenvolvimento da curva espinhal e à possibilidade de aumento do esforço respiratório.

A crescente sofisticação da instrumentação espinhal junto ao campo da ortopedia fez da fixação espinhal uma opção para crianças com DMD. A fisioterapia exerce papel importante na tarefa de fazer essas crianças "se levantarem e se moverem" em questão de alguns dias após a cirurgia, dependendo da condição médica de cada uma. Outras considerações pós-operatórias adicionais do fisioterapeuta estão relacionadas à rigidez do tronco subsequentemente à fusão. Os pacientes estarão mais altos, e sua entrada em seus veículos de transporte, bem como em outros ambientes, precisa ser considerada. Outro aspecto a ser considerado é a dificuldade de se autoalimentar, consequente à limitação da flexibilidade do tronco. Muitos pacientes serão beneficiados por uma avaliação pré-operatória para uso de suporte móvel de braço, que lhes garanta a independência para autoalimentação após a cirurgia. Uma outra preocupação é com relação ao sentar e ao posicionamento. O descanso para cabeça e o encosto dorsal da cadeira de rodas terão de ser ajustados após a cirurgia, a fim de acomodar o comprimento aumentado do tronco. Se a correção cirúrgica resultar em obliquidade pélvica e sustentação de peso assimétrica, é possível que haja necessidade de colocar almofadas na cadeira de rodas. Tipicamente, o ideal é a almofada de ar com ajuste especial para controlar a pressão em diferentes áreas. Entretanto, alguns pacientes não toleram a instabilidade que acompanha esse tipo de almofada, o que os leva a preferir a colocação de uma base assimétrica por baixo de uma almofada cheia de líquido viscoso para alívio da pressão. Geralmente, as almofadas de espuma ou de gel proporcionam alívio de pressão insuficiente a essa população.

Inicialmente, os encaminhamentos para estabilização espinhal eram tentativas de melhorar ou estabilizar a função respiratória de um paciente para aliviar a desvantagem mecânica imposta pela cifoescoliose sobre os músculos respiratórios já enfraquecidos, bem como de prevenir o efeito potencialmente deletério dessa escoliose sobre a função respiratória. Estudos recentes demonstraram ausência de efeito salutar da estabilização espinhal segmentar sobre a função respiratória, com base no acompanhamento a curto ou longo prazo, embora todos os estudos tenham relatado a melhora do conforto na posição sentada, melhora da aparência e melhora da estabilização ou, ainda, melhora da cifoescoliose.[62-64]

Nível de atividade/exercício ativo

Atividades normais apropriadas para a idade destinadas a um menino com DMD são incentivadas. Os familiares devem ser instruídos a permitir que a criança limite suas atividades e descanse quando necessário. É preciso ter o cuidado de evitar o uso exagerado dos músculos e a consequente fadiga. Os sinais de fraqueza muscular por uso excessivo incluem sensação de maior fraqueza decorridos 30 minutos da prática do exercício ou dor excessiva após 24 a 48 horas da prática do exercício.[65] Outros sinais incluem câimbra muscular intensa, sensação de peso nos membros e falta de ar prolongada.[65] Em geral, as atividades musculares excêntricas, como caminhar ou correr por uma descida e exercícios de cadeia fechada (p. ex., agachamentos), devem ser evitadas, sempre que possível, porque tendem a intensificar a dor muscular. O fortalecimento muscular resistivo não é recomendado para meninos com DMD, devido ao risco de lesão muscular induzida por contração.

Fortalecimento

O treino de força em meninos com DMD é controverso. As pesquisas sobre treino de força e os programas de exercício para indivíduos com DMD são limitados e fornecem resultados mistos. Há poucos estudos randomizados com controle, e a maioria envolve grupos heterogêneos de indivíduos, incluindo diferentes formas de distrofia muscular com fisiopatologias e manifestações clínicas muito diferentes. A maioria dos estudos enfocou os ganhos de força em curto prazo em músculos individuais e poucos se concentraram nos efeitos e benefícios funcionais, em longo prazo, subsequentes aos regimes de exercício.

Em um estudo inicial conduzido em 1966, Vignos e Watkins constataram a melhora da capacidade de erguer peso em indivíduos com várias formas de distrofia muscular, ao longo de um período de treino de 1 ano. Os benefícios em termos de força atingiram o platô em indivíduos com DMD em cerca de 4 meses; os resultados foram menos sustentáveis do que aqueles alcançados por pacientes com outras distrofias.[66,67] Poucos benefícios funcionais foram observados em indivíduos com DMD, apesar de terem sido alcançados maiores ganhos de força e benefícios funcionais em indivíduos com as formas de distrofia muscular de cinturas e membros e fáscio-escapuloumeral.[66] Em 1979, de Lateur e Giaconi constataram que o treino de força submáxima isocinética melhorou minimamente a força em quatro meninos com DMD, sem produzir efeitos colaterais.[68] Scott et al.[69] também observaram ausência de deterioração com o exercício de intensidade leve a moderada em curto prazo. A maioria dos pesquisadores recomenda que os programas de exercício deveriam ser iniciados no princípio do curso da doença, uma vez que os indivíduos apresentando o menor grau de comprometimento muscular seriam os mais beneficiados pelos programas de treinamento.[67,70] Há pouquíssimas pesquisas que versam sobre os efeitos do exercício em pacientes não deambulantes com DMD.[70]

Não há evidência em seres humanos de que a atividade aumentada ou o exercício de resistência causem deterioração física.[70] Entretanto, existem questões éticas relacionadas ao estudo dessas atividades em meninos, uma vez que os estudos conduzidos com camundongos mdx, deficientes em distrofina, indicaram que as membranas da célula muscular sofrem danos que aumentam durante o exercício.[71] O exercício excêntrico, em particular, pode induzir dano à célula muscular, conforme foi demonstrado em camundongos mdx por meio de um protocolo de corrida em esteira com inclinação descendente.[72] Connolly et al. demonstraram 40 a 45% de fadiga ao comparar as duas primeiras e as duas últimas trações durante a medida da força de preensão repetitiva em camundongos mdx.[73] Vários estudos adicionais envolvendo camundongos mdx contribuíram para a teoria do dano à célula muscular induzido por contração. A falta de distrofina aumenta a suscetibilidade ao dano à célula muscular. As microrrupturas na membrana da célula muscular aumentam com as contrações musculares e intensificam a atividade do canal de liberação de cálcio que, por sua vez, acarreta aumento da concentração intracelular de cálcio. Esse aumento causa proteólise dependente de cálcio, o que leva, eventualmente, à morte celular.[71,74]

O exercício de resistência (p. ex., natação) é comprovadamente benéfico para camundongos mdx, aumentando a resistência à fadiga nos músculos via aumento da proporção de fibras de tipo I (de oxidação lenta).[75]

É preciso ter cuidado ao interpretar e transferir dados do modelo murino mdx para seres humanos. Os tamanhos e as forças musculares variam conforme o grupo muscular, e a postura do camundongo é muito diferente da dos seres humanos. Além disso, a história natural do camundongo mdx difere do histórico do curso da DMD nos humanos.[70]

Pesquisas adicionais se fazem necessárias na área de treino de força. Entretanto, com base em pesquisas atuais envolvendo camundongos e seres humanos, é possível estabelecer recomendações gerais. Evitar o treino de força resistiva máxima e o exercício excêntrico é recomendado para meninos com DMD. O treino de resistência submáxima (p. ex., natação ou ciclismo) pode ser benéfico, especialmente para crianças mais novas com DMD.[76,77]

Prolongamento da deambulação

Conforme os pacientes com DMD vão enfraquecendo, seu padrão de marcha é alterado na tentativa de melhorar a estabilidade durante a caminhada. O comprimento da passada diminui e a largura da base de sustentação aumenta para proporcionar mais estabilidade. A BIT se acomoda à nova posição diminuída associada à base de sustentação aumentada. A fraqueza do glúteo médio aumenta e a criança assume a típica marcha em gingado, associada ao Trendelenburg compensado.

A curva lordótica aumenta com o enfraquecimento progressivo do glúteo máximo. Conforme esse músculo enfraquece, a criança tenta aumentar a instabilidade movendo o centro de gravidade posterior ao fulcro da articulação do quadril, levando os braços para trás e exagerando a lordose. A estabilidade na articulação do quadril durante a permanência em pé é conferida passivamente por estruturas anteriores à articulação do quadril, primariamente o ligamento iliofemoral. A presença de uma contratura por flexão leve no joelho ou a aplicação de órtese de tornozelo-pé (AFO) com seu ângulo ajustado em flexão dorsal exagerada dificultaria ou impossibilitaria a deambulação, devido ao impacto da linha do peso e da posição do eixo da articulação da criança.

Programas de tratamento que combinam alongamento passivo e uso de aparelho para membro inferior à noite demonstraram uma redução da velocidade de progressão das contraturas de membro inferior e uma deambulação prolongada.[58,78] Há relatos de diversas intervenções cirúrgicas – incluindo o alongamento do tendão calcâneo e as fasciotomias de Yount,[79] transposições do tendão tibial posterior[80] e tenotomias percutâneas[81,82] – combinadas a fisioterapia vigorosa e intervenção ortótica (KAFO bilateral) que melhoram e prolongam a deambulação.[83-85]

Sejam quais forem os métodos cirúrgicos, um programa de fisioterapia pós-operatória vigoroso deve ter como objetivo fazer o paciente levantar, ficar em pé e andar o quanto antes. O alongamento articular ativo ajudará a manter (podendo até aumentar) a AM nos músculos liberados. A meta do programa de fisioterapia pós-operatória é a deambulação independente com permanência na posição em pé e/ou andando por um período mínimo de 3 a 5 horas por dia. Até mesmo diante da impossibilidade de dar passos, a criança é solicitada a ficar em pé durante pelo menos 1 hora por dia (se necessário, em parapódio). A posição ideal é com o dorso em extensão total, de modo que o centro de gravidade caia atrás da articulação do quadril.

Antes de considerar qualquer cirurgia de alongamento, os familiares devem ponderar cuidadosamente os benefícios e os riscos envolvidos na intervenção cirúrgica. Quando os pacientes ainda deambulam, a correção exagerada de uma contratura de tendão calcâneo pode resultar na perda imediata da deambulação[59] (McDonald, 1998) ou pode resultar em deambulação somente com uso de aparelho para pernas longo, que pode ser incômodo e pouco funcional. Com o uso aumentado de corticosteroides, muitos meninos estão alcançando o benefício da deambulação prolongada sem os riscos associados à intervenção cirúrgica; além disso, numerosos centros não recomendam uniformemente a intervenção ortopédica para todos os pacientes com DMD.[27] Uma alternativa à correção cirúrgica para pacientes com contraturas no tornozelo que limitem a deambulação é o engessamento seriado. Ele é mais indicado a pacientes que desenvolveram contraturas precocemente e continuam e são deambulantes eficientes, capazes de se levantar do chão de modo independente. É vital garantir que o paciente seja capaz de deambular quando estiver engessado, e os gessos devem ser trocados 1 a 2 vezes por semana, a fim de assegurar que o período de engessamento seja o mais breve possível.[60]

Uso de cadeira de rodas

Quando a deambulação se torna mais difícil, as quedas passam a acontecer com mais frequência e a criança com DMD não consegue mais ir aos lugares que precisa ir sem sentir uma fadiga indevida, é hora de considerar o uso de uma cadeira de rodas como principal meio de mobilidade. De modo ideal, isso ocorrerá antes da perda total da deambulação e, inicialmente, a criança será capaz de usar a cadeira de rodas por distâncias maiores. Devido ao rápido declínio funcional e à fadiga induzida pelo ato de impulsionar manualmente a cadeira de rodas, uma cadeira motorizada ou um *scooter* em geral são recomendados como primeira opção. Pela demora para solicitar e obter a aprovação do seguro para conseguir a cadeira de rodas motorizada, o fisioterapeuta terá de estimar quando a criança se tornará incapaz de deambular. De acordo com as diretrizes clínicas desenvolvidas por Brooke et al. (1989)[16] para predição da perda da deambulação, ela cessa em 2,4 anos (faixa: 1,2 a 4,1 anos) depois de o paciente perder a capacidade de subir quatro degraus-padrão (15 cm) em menos de 5 segundos; e em 1,5 ano (faixa: 0,6 a 2,2 anos) se o paciente passar gastar mais de 12 segundos para subir os degraus.[86]

Alguns meninos com DMD e seus familiares a princípio resistem à cadeira de rodas motorizada e consideram o *scooter* elétrico uma alternativa mais socialmente aceitável. Entretanto, a maioria dos *scooters* não proporciona suporte de acento adequado nas fases mais tardias do curso da doença e pode dificultar o transporte de ônibus quando comparada à cadeira de rodas motorizada. A maioria dos ônibus escolares é capaz de transportar uma cadeira de rodas, mas não transporta um *scooter*. Este pode ser eficiente como peça de transição para o equipamento a ser usado enquanto a criança ainda deambula, mas precisa de assistência para distâncias maiores. Todavia, é importante considerar o momento oportuno para essa aquisição. Nos Estados Unidos, por exemplo, a maioria das companhias de seguro somente reembolsa dispositivos de mobilidade motorizada a cada 3 a 5 anos. Um menino com DMD pode sofrer rápido declínio da função e da força e pode necessitar de uma cadeira de rodas mais propícia antes que haja nova disponibilização de fundos. É relevante discutir esses fatores para ajudar os pacientes e seus familiares no processo de tomada de decisão.

Inicialmente, uma cadeira de rodas motorizada equipada com controlador convencional e almofada para alívio de pressão em geral é suficiente para atender às necessidades do paciente que usa a cadeira de rodas pela primeira vez. Conforme a escoliose se desenvolve, recomenda-se o uso de suporte lateral na convexidade da curva escoliótica. Os suportes bilaterais muitas vezes não são usados porque podem limitar a habilidade da criança de mudar o peso e realizar tarefas funcionais na cadeira. Pacientes com DMD costumam usar movimentos de pescoço e cabeça para compensar a fraqueza dos músculos do tronco ao realizar as atividades diárias. Dessa forma, um dispositivo que sirva de assento e seja estável demais pode restringir a habilidade do paciente de executar essas manobras.[87] Também é recomendado o uso de uma almofada para alívio de pressão adequada. As potenciais áreas de pressão e/ou áreas de dor ou desconforto podem variar dependendo do tipo de deformidade espinhal presente.[87] Pacientes com escoliose ou cifoescoliose se queixavam de dor na área torácica lateral e na área isquiática, no lado convexo da curva. Em pacientes com coluna espinhal estendida, a dor foi relatada nos aspectos posteriores bilaterais das coxas e nas áreas isquiais bilaterais. Em pacientes com coluna espinhal cifótica, a pressão foi sentida no sacro.[87] Isso deve ser considerado ao selecionar uma almofada de assento para alívio da pressão.

Uma vez que a criança tenha sofrido fusão espinhal, geralmente são indicadas algumas adaptações de componentes da cadeira de rodas e do assento, porque a criança em efeito se tornará mais alta e menos capaz de fazer a compensação que permite os movimentos antigravitacionais dos membros superiores. A deformidade espinhal será então corrigida parcialmente e, como resultado, pode haver modificação das áreas de pressão. É possível que haja necessidade de fazer ajustes de adaptação e colocação de laterais, encosto de cabeça e apoio de pé, além da modificação da almofada do assento. Um suporte móvel ajustável para braço pode ser indicado para sustentar a parte superior do braço em uma posição que permita ao cotovelo se mover em um plano isento de gravidade, a fim de auxiliar na execução de atividades como comer ou escovar os dentes, uma vez que a criança não mais será capaz de compensar a fraqueza muscular com a flexão do tronco. O êxito alcançado com esse tipo de dispositivo muitas vezes depende da habilidade da criança de sobrepujar o auxílio antigravidade fornecido e puxar o braço para baixo.

No decorrer da progressão da doença, a capacidade de inclinação no espaço será necessária para proporcionar alívio da pressão e relaxamento conforme a musculatura do tronco for enfraquecendo. Essa inclinação também poderá ser necessária para aliviar a pressão após a fusão espinhal, caso haja alguma obliquidade pélvica residual. Outros aspectos adicionais, como adaptações do ventilador, terão de ser incluídos à medida que a condição respiratória for declinando. Com o aumento do comprometimento da força da mão, é possível que seja feita a indicação de mudança do controle elétrico, tendo como primeira opção de adaptação um minicontrolador proporcional.

Em um estudo recente conduzido por Pellegrini et al., adultos com DMD que perderam a habilidade de dirigir uma cadeira de rodas motorizada sem restrições para o uso de controlador convencional conseguiram retomar a direção irrestrita ao mudar para um sistema de controle alternativo que incluía um minicontrolador, minicontrolador isométrico, controlador digital ou coxim.[88] Em alguns *drivers*, a posição do controle precisa ser modificada, assim

como o dispositivo, como para usar um minicontrolador isométrico com o queixo ou os lábios. O estudo também constatou que a habilidade restrita de dirigir uma cadeira de rodas motorizada estava significativamente correlacionada com a diminuição da força de pinça.[88]

A mobilidade motorizada, embora muitas vezes encontre resistência inicial, pode proporcionar aos meninos com DMD um sentido positivo de independência e importantes meios de mobilidade independente. A discussão cuidadosa das opções de mobilidade motorizada e do fornecimento de mobilidade adaptada para longas distâncias no início do processo patológico, enquanto o paciente ainda é deambulante, pode ajudar os meninos com DMD e seus familiares a aceitarem os aspectos positivos da mobilidade motorizada com confiança quando surgir a necessidade desse tipo de assistência.

Controle do peso

A necessidade de proteção contra a obesidade é especialmente relevante agora que o uso de corticosteroides em pacientes com DMD se tornou mais prevalente, uma vez que o ganho de peso é um efeito colateral significativo. O controle do peso para a criança deambulante é hoje tão importante quanto para a criança limitada a uma cadeira de rodas. Mesmo com o uso adequado de técnicas de transferência e da mecânica corporal apropriada por outros, o ganho de peso excessivo pode diminuir a habilidade da criança de conseguir se transferir, podendo restringir sua mobilidade e atividade social. Além disso, o ganho de peso excessivo na criança com doença neuromuscular pode não só diminuir a mobilidade como também produzir efeito deletério sobre a autoestima, postura e função respiratória.

Edwards et al. demonstraram que a redução controlada do peso em crianças obesas com DMD é uma forma prática e segura de melhorar a mobilidade e a autoestima.[89] No entanto, é provavelmente mais fácil prevenir o ganho de peso excessivo em crianças mais novas e deambulantes do que iniciar a restrição dietética em um adolescente obeso e cadeirante. Foi proposto que essa filosofia de controle do peso seja promovida precocemente para crianças com doença neuromuscular (considerando a necessidade de ingesta de gordura no desenvolvimento inicial). Os gráficos de crescimento normal não fazem concessões para a perda progressiva de músculo associada à DMD. Por isso, se uma criança continua ganhando peso em conformidade com os padrões normais, é possível que esteja ocorrendo acúmulo de tecido adiposo, uma vez que há atrofia muscular em meninos com DMD. Tipicamente, muitos meninos com DMD apresentam sobrepeso nos primeiros anos da adolescência, enquanto uma ampla proporção fica abaixo do peso ao final desta fase em consequência das dificuldades alimentares e GI.[90] Griffiths e Edwards estudaram as relações entre a constituição corporal e os produtos de degradação no músculo, as quais fornecem dados sobre as diretrizes de peso ideal para controle do peso em meninos com DMD.[91] O fisioterapeuta pode desempenhar papel relevante na promoção dessa filosofia de controle do peso junto a criança e seus familiares. Apesar dos esforços concentrados no controle do peso, os meninos frequentemente se tornam grandes demais para serem erguidos pelos pais e surge a necessidade de usar um guincho hidráulico. Pelo menos um dos membros da família deve passar por treinamento para aprender o uso correto e seguro desse tipo de equipamento, que idealmente permite a remoção da tipoia de perna dividida após a transferência, de modo a permitir o alívio adequado da pressão causada pelo uso da almofada da cadeira de rodas.

Facilitação do sono

Os colchões de ar ou de espuma de memória, ou ainda os coxins flutuantes comerciais, muitas vezes melhoram o conforto durante o sono para crianças com deterioração avançada que têm dificuldade para se autoposicionar ou trocar de posição durante a noite. Esses dispositivos também proporcionam alívio aos familiares que, de outro modo, têm que levantar 3 a 5 vezes por noite para virar a criança. Uma cama hospitalar pode ser útil nos estágios mais tardios da doença para auxiliar o posicionamento e as transferências, bem como elevar a cabeça da criança.

Atividades do dia a dia

O fisioterapeuta deve submeter a criança a avaliações de rotina de sua habilidade de realizar as atividades do dia a dia (ADD). As habilidades do paciente em se alimentar sozinho, virar as páginas de um livro e cuidar das tarefas de higiene pessoal necessárias devem ser avaliadas periodicamente. O fisioterapeuta pode optar por solicitar uma consulta de terapia ocupacional. Uma consulta em casa é mais útil para avaliar as necessidades de equipamento adaptativo e acessibilidade.

Considerações respiratórias

O papel do fisioterapeuta nos cuidados pulmonares dispensados aos pacientes com DMD varia de acordo com cada contexto de prática individual. Todos os fisioterapeutas que trabalham com meninos com DMD, todavia, devem estar conscientes da importância da manutenção da boa condição pulmonar por meio do envolvimento direto ou indireto com os cuidados respiratórios desses pacientes.

Conforme os músculos do diafragma, do tronco e do abdome enfraquecem, o volume corrente das secreções diminui, assim como a habilidade do paciente em eliminá-las. As respirações profundas periódicas espontâneas, como os suspiros e bocejos, que ajudam a reinflar as zonas com atelectasia e espalhar o surfactante, desaparecem.[92] A tomada de história eficiente aliada à realização periódi-

ca de exames de sono e provas de função pulmonar, com a criança em posição sentada e em supino, é a forma mais efetiva de monitorar a insuficiência respiratória. Além disso, os familiares devem ser treinados nas técnicas de drenagem bronquial, percussão torácica e tosse assistida.[93]

Comprovou-se que o uso de auxílios inspiratórios e expiratórios prolonga a sobrevida e também diminui significativamente as internações quando um protocolo intensivo é seguido.[94] Nesse estudo de Bach et al., pacientes com DMD usaram ventilação com pressão positiva intermitente (VPPI) não invasiva, tosse manualmente assistida e tosse mecanicamente assistida (usando tosse assistida com insuflação-exsuflação mecânica). Essas técnicas foram usadas pelos pacientes de acordo com a necessidade, indicada por um oxímetro, para manter a saturação da oxi-hemoglobina (SaO_2) superior ou igual a 95%. Os pacientes do protocolo necessitaram de menos internações e dias no hospital em comparação a pacientes que receberam tratamento convencional à base de traqueostomia e VPPI.[94] Demonstrou-se que, subsequentemente ao desempenho no treino muscular inspiratório, a função pulmonar melhora em meninos com DMD.[95] Wanke et al. verificaram melhora da força da musculatura respiratória em 10 de 15 meninos com DMD, melhora essa que persistiu por 6 meses após o término do treino muscular inspiratório. Os cinco meninos que não apresentaram melhora após 1 mês de treinamento tinham menos de 25% da capacidade vital prevista. Dessa forma, os autores concluíram que o treino muscular inspiratório foi benéfico no estágio inicial da DMD.[96] Em um estudo sobre os efeitos em longo prazo do treino muscular respiratório (TMR) em 21 indivíduos com DMD e AME de tipo III, os autores concluíram que, apesar dos benefícios de força rapidamente reversíveis induzidos pelo TMR, as melhoras duradouras na percepção da carga respiratória persistiram após 12 meses.[97]

Facilitação do suporte familiar

O fisioterapeuta exerce papel importante no fornecimento de suporte e de motivação e no treinamento do paciente com DMD e de seus familiares. O êxito do suporte familiar depende do envolvimento inicial do fisioterapeuta no sentido de ajudar a família a entender a história natural e as oportunidades existentes para influenciar a progressão da doença com um programa domiciliar devidamente monitorado e adaptado. A avaliação da situação social e a complacência familiar devem fazer parte de todas as visitas.

O comprometimento intelectual leve a moderado verificado em alguns desses meninos muitas vezes impõe estresses educacionais e emocionais, além das alterações físicas evidentes que acompanham a DMD. A criança aprende que a doença comprometerá continuamente a qualidade e o tempo de sua vida, e a consequente confiança e dependência dos outros frequentemente geram estresse junto à família. Embora não seja psicoterapeuta, o fisioterapeuta deve ter consciência dos fatores emocionais envolvidos na doença e fornecer um forte suporte emocional para otimizar a habilidade do paciente e dos familiares em atuar como uma equipe, com o objetivo de otimizar a função e a qualidade de vida dos meninos. Um ambiente emocional saudável para a família e para a criança com DMD é, no mínimo, tão importante para a criança como a prevenção de contraturas.

Controle da dor

Na maioria das vezes, a dor associada a esses distúrbios é classificada em três tipos. Primeiro, os meninos se queixam de dor muscular, que muitas vezes reflete o uso excessivo e a sensação tardia de dor na musculatura. Depois, algumas crianças mais velhas desenvolverão síndrome do impacto no ombro em consequência de serem erguidas para transferências. Por fim, com a diminuição da habilidade de aliviar a pressão de modo independente, algumas crianças sentem dor relacionada à pressão seja na cadeira de rodas, seja no leito durante a noite. Se a dor se transformar em problema, a adoção de métodos rotineiros de tratamento voltados à abordagem da causa da dor poderá ser útil. Algumas vezes, conscientizar o paciente da causa das dores musculares lhe permitirá se autolimitar. Em outros casos, o tratamento médico com creatina pode ser útil. Orientar sobre as técnicas de levantamento e o correto posicionamento das mãos para não estressar excessivamente o ombro durante o levantamento ou sobre como sustentar o braço adequadamente na cadeira de rodas poderá ser benéfico. Por fim, o posicionamento correto na cadeira de rodas e no leito pode ajudar na distribuição adequada da pressão e na minimização da dor.

Resumo

Um programa de tratamento bem-sucedido voltado à manutenção da flexibilidade e à melhora da limitação funcional pelo uso de tecnologia auxiliar deve otimizar a qualidade de vida e a manutenção da máxima independência funcional permitida pelo nível de força da criança (ver Estudo de caso: A.M., caucasiano de 10 anos de idade com DMD).

Distrofia miotônica

A distrofia miotônica de tipo 1 (DM1) é um distúrbio autossômico dominante cuja localização genética está no cromossomo 19,[97] e o gene da distrofia miotônica tipo 2 está localizado no cromossomo 3.[98] A distrofia miotônica se manifesta em um *continuum* de gravidade, que vai da apresentação congênita grave aos pais que somente são identificados por terem filhos que apresentam fraqueza muscular[98] e são diagnosticados com o distúrbio. Na forma mais típica de DM1, os sintomas são notados primeiramente durante a adolescência e são caracterizados por miotonia, diminuição do tempo de relaxamento muscular e fraqueza muscular. A apresentação clínica típica são queixas de fraqueza muscular e rigidez. A rigidez, frequentemente a queixa principal, é característica da miotonia. Os pacientes costumam exibir uma aparência física característica que inclui uma face longa e fina, com sobrecarga do músculo masseter e temporal; calvície frontal; e fraqueza e sobrecarga dos músculos esternocleidomastóideos. O padrão de fraqueza muscular na DM1 é evidenciado primeiro como falta de contração muscular distal, manifestada na forma de pé caído e dificuldade para abrir a mandíbula. Por outro lado, a distrofia miotônica de tipo 2 se manifesta primariamente com um fenótipo de fraqueza proximal. No tipo 1, a fraqueza muscular proximal ocorre nos estágios tardios da doença. A forma mais grave de DM1 é a congênita e está associada a hipoplasia muscular generalizada, deficiência mental e alta incidência de mortalidade neonatal. Crianças com DM1 congênita tipicamente nascem de mães afetadas pelo distúrbio; a DM1 apresenta antecipação, e cada geração é mais gravemente afetada do que a geração anterior. Como a DM1 é herdada segundo um padrão autossômico dominante, um indivíduo com a doença tem chances de 50/50 de que cada uma de suas proles tenha a doença. A forma congênita grave da DM1 é caracterizada somente pela transmissão materna. Esse grupo frequentemente é afligido por deficiência mental, transtornos da fala, marcos referenciais motores tardios, fraqueza muscular distal e deformidades espinhais. Com a sobrevida até a infância, esses indivíduos seguem o padrão de curso clássico da doença, em que é comum haver desenvolvimento de catarata e anormalidades de condução cardíaca. Há envolvimento do músculo esquelético, e defeitos do músculo liso e de condução cardíaca são vistos com frequência, em particular o bloqueio cardíaco de primeiro grau. Pode haver infertilidade associada, diminuição do impulso respiratório e numerosos problemas endócrinos. Atualmente, não há tratamento para o distúrbio e a etiologia do defeito genético é desconhecida. Não há tratamento farmacológico curativo, embora algumas medicações possam ser usadas para melhorar os sintomas de miotonia. Os objetivos da intervenção terapêutica atual são minimizar a fraqueza muscular e a sobrecarga distal e controlar as deformidades espinhais.

Nesses indivíduos, a morte geralmente é causada por bloqueio cardíaco ou problemas secundários ao impulso respiratório diminuído. As complicações respiratórias podem ser graves, e esses pacientes, uma vez sob ventilação mecânica, podem ser muito difíceis de desmamar. As formas congênitas de DM1 podem ser acompanhadas de graves atrasos de desenvolvimento e, nesse caso, as intervenções que empregam diversas abordagens de desenvolvimento motor podem ser benéficas.

Distrofia muscular de cinturas e membros

O termo "distrofia muscular de cinturas e membros" (LGMD, na sigla em inglês) é usado para fazer referência a um grupo de distrofias musculares progressivas que afetam primariamente a musculatura proximal. A manifestação inicial pode ser bastante variável, estendendo-se do início da infância até a fase adulta. Diferente do observado na DMD, a evolução da LGMD é bastante heterogênea. Uma lista crescente de genes distintos de LGMD identificados foi elaborada (Tab. 9.3). Esses genes foram rotulados de 1 A a H, representando as formas dominantes, e de 2 A a Q, representando as formas recessivas.[99] Com a elucidação dos defeitos bioquímicos e genéticos subjacentes que podem causar LGMD, tornou-se evidente que cada um desses defeitos está associado a padrões fenotípicos específicos. Foge ao escopo deste capítulo discutir aqui todas as formas de LGMD. Entretanto, nós discutiremos aquelas que se manifestam tipicamente na infância e que podem se apresentar para tratamento na prática pediátrica.

As sarcoglicanopatias (LGMD C, D, E e F) representam as formas de LGMD mais estreitamente parecidas com a progressão de Duchenne. As sarcoglicanopatias têm herança recessiva, com um número significativo de casos que se manifestam esporadicamente.[100] Essas quatro formas de LGMD são causadas por uma deficiência de um grupo de proteínas da membrana do músculo (Fig. 9.1). As proteínas sarcoglicanas são codificadas em quatro cromossomos diferentes: γ-sarcoglicana em 13q12; α-sarcoglicana em 17q21.1; β-sarcoglicana em 4q12; e δ-sarcoglicana em 5q33. Uma deleção de qualquer uma dessas proteínas como defeito primário resulta em problemas de incorporação de todo o complexo ou de partes do complexo à membrana. Em quase metade dos casos, isso resulta na incorporação incompleta de distrofina à membrana.[100] Como resultado, há um alto grau de sobreposição fenotípica entre essas distrofias musculares em adição à similaridade entre as sarcoglicanopatias e a DMD.

Entre os achados obtidos com a avaliação médica está a CK sérica elevada (de 5 a 100 vezes os níveis normais).[101] O exame de EMG é marcado por achados miopáticos similares àqueles observados na DMD. A biópsia de músculo geralmente se faz necessária para determinar o diagnóstico, embora isso esteja mudando com o advento dos perfis genéticos econômicos. A biópsia de músculo deve mostrar variação no tamanho da fibra, fibras em degeneração e regeneração e núcleos centrais. Com a coloração por técnicas de imuno-histoquímica usando anticorpos monoclonais dirigidos contra as proteínas sarcoglicanas, a base patológica específica do comprometimento frequentemente pode ser identificada. Quando a biópsia é capaz de identificar a anormalidade proteica, os testes genéticos também podem ser usados para finalizar o diagnóstico.[102]

Pacientes com sarcoglicanopatias têm risco aumentado de miocardiopatia dilatada. Politano et al.[101] encontraram

TABELA 9.3 ▸ Distrofia muscular de cinturas e membros[165,166]		
Nome da doença	Gene, herança	Produto proteico
LGMD2A Calpainopatia	15q15.1 Recessiva	Calpaína-3
LGMD2B Disferlinopatia	2p13.2 Recessiva	Disferlina
LGMD2C γ-sarcoglicanopatia	13q12.12 Recessiva	γ-sarcoglicana
LGMD2D α-sarcoglicanopatia	17q21.33 Recessiva	α-sarcoglicana
LGMD2E β-sarcoglicanopatia	4q12 Recessiva	β-sarcoglicana
LGMD2F δ-sarcoglicanopatia	5q33.3 Recessiva	δ-sarcoglicana
LGMD2G Teletoninopatia	17q12 Recessiva	Teletonina
LGMD2H	9q33.1 Recessiva	TRIM32
LGMD2I KRP	19q13.32 Recessiva	Proteína relacionada à fukutina (FKRP)
LGMD2J Titinopatia	2q24.3 Recessiva	Titina
LGMD2K Distúrbio de glicosilação	9q34.13	O-manosiltransferase 1
LGMD2L	11p14.3	Anoctamina 5
LGMD2M Distúrbio de glicosilação	9p31.2 Recessiva	Fukutina
LGMD2N Distúrbio de glicosilação	14q24.3 Recessiva	O-manosiltransferase 2
LGMD2O Distúrbio de glicosilação	1p34.1 Recessiva	O-manose β-1,2-N-acetilglicosaminil transferase
LGMD2P	3p21.31 Recessiva	Distroglicana 1
LGMD2Q	8q24.3 Recessiva	Plectina 1f
LGMD1A Miotilinopatia	5q31.2 Dominante	Miotilina
LGMD1B Laminopatia	1q22 Dominante	Laminina A/C
LGMD1C Caveolinopatia	3p25.3 Dominante	Caveolina-3
LGMD1D (OMIM) (HUGO: LGMDE)	2q35 Dominante	Desmina
LGMD1E (HUGO: LGMDE)	7q36.3 Dominante	Homólogo de DNAJ/HSP40, subfamília B, membro 6
LGMD1F	7q32.1-32.2 Dominante	
LGMD1G	4p21 Dominante	
LGMD1H	3p25.1-p23 Dominante	

uma taxa de incidência de 40% de miocardiopatia pré-sintomática nesses pacientes, além de sinais de hipoxemia/isquemia miocárdica. Os pacientes com miocardiopatia dilatada tinham primariamente γ- e δ-sarcoglicanopatias, enquanto aqueles com dano hipóxico tinham β-, γ- e δ-sarcoglicanopatias.

Estas quatro proteínas, α-, β-, γ- e δ-sarcoglicanas, estão estreitamente associadas à distrofina, a proteína defeituosa na DMD. A LGMD, de modo geral, e as sarcoglicanopatias, em particular, podem se manifestar com um fenótipo similar, ainda que algo mais variável comparativamente ao da DMD. A distribuição da fraqueza muscular é marcada por um gradiente proximal-distal e, nas sarcoglicanopatias, os abdutores e extensores do quadril são os mais gravemente e os primeiros a serem envolvidos. Outros músculos de membro superior envolvidos incluem os deltoides, peitoral maior, romboides e infraespinhal, além de um número significativo de pacientes que demonstram lordose progressiva e inclinação pélvica anterior.[100]

Uma segunda forma de LGMD, a de tipo 2A ou calpainopatia, também tem herança recessiva e é causada pela ausência de calpaína-3, resultante de uma deleção cromossômica em 15q15.1-15.3.[103] A calpaína-3 foi a primeira enzima a ser identificada como defeito causador de distrofia muscular progressiva. É parte de um grupo maior de moléculas de calpaína, cuja função exata ainda não é completamente conhecida, mas pode estar envolvida na modulação de proteínas citoesqueléticas. A calpaína-3 também pode estar diminuída em pacientes com LGMD-2B e 2J, uma vez que a calpaína provavelmente atua com a disferlina e a conectina (titina) no processo de reparo de membrana, além de constituírem os defeitos proteicos primários nessas formas de LGMD (Fig. 9.1).[104]

A apresentação clínica da LGMD-2A inclui níveis de CK tipicamente elevados e achados de biópsia de músculo mostrando fibras em degeneração e regeneração, núcleos centrais e variação no tamanho das fibras. O EMG apresentará características típicas de miopatia. Os pacientes não apresentam deficits intelectuais e não há relatos de taxas aumentadas de defeitos cardíacos na LGMD-2A.[105] Diferente de outras distrofias musculares, aparentemente não há correlação direta entre a quantidade de proteína identificada na biópsia e a gravidade da apresentação clínica,[104] e a idade no momento da apresentação não necessariamente fornece orientação quanto ao momento em que se dará a perda da deambulação.[106] Entretanto, pacientes com defeitos genéticos *in-frame* em ambos os alelos tendem a apresentar aparecimento mais tardio dos sintomas e a serem diagnosticados mais tardiamente do que os indivíduos heterozigotos ou homozigotos para mutações nulas. Geralmente, a deambulação continua durante toda a infância; em média, as crianças a perdem no final da adolescência ou pouco depois de completarem 20 anos de idade. Entretanto, pode haver variabilidade significativa entre os pacientes: alguns continuam a deambular até a meia-

-idade e outros perdem a deambulação ainda no início da infância.[105]

A LGMD-2A varia amplamente quanto à gravidade da apresentação e ao longo do curso da doença. De forma típica, sua manifestação se dá na segunda década de vida, inicialmente com atrofia proximal. Essa atrofia é mais comumente expressa como desenvolvimento de discinesia de escápula (escápula alada). Também pode haver fraqueza dos flexores do cotovelo. Os extensores do punho tipicamente são mais fracos do que os flexores, e os adutores do quadril são mais afetados, enquanto os abdutores são preservados por muito tempo no decorrer do processo patológico. Os extensores do joelho tipicamente permanecem mais fortes do que os flexores, enquanto os eversores do tornozelo são geralmente mais fracos do que inversores. Contraturas são tipicamente encontradas na musculatura da panturrilha, acompanhadas de atrofia dessa musculatura na maioria dos pacientes europeus. Todavia, pacientes brasileiros podem apresentar hipertrofia na panturrilha. Contraturas por flexão do dedo e por flexão do cotovelo também podem estar presentes no início do processo patológico. Esses desequilíbrios musculares correspondem à típica postura em pé em abdução do quadril, hiperextensão do joelho e inversão do tornozelo, que é preservada por longo período no decorrer do processo patológico. Pacientes com LGMD-2A tipicamente continuam capazes de ficar em pé com suporte ainda por muito tempo no curso do processo patológico devido a esse padrão de contratura e envolvimento muscular.[105,106]

A última forma de LGMD a ser discutida aqui é a LGMD-2I, que tem herança recessiva e é causada por uma mutação envolvendo o gene da proteína relacionada à fukutina (FKRP). Esse gene também é causador de algumas formas de DMC discutidas adiante. O gene é encontrado no cromossomo 19q13.3[107] e a proteína FKRP codificada é uma glicosiltransferase que auxilia na O-glicosilação da α-distroglicana, e sua ausência impede a correta formação de α-distroglicana.[108] Essa substância está localizada no espaço extracelular, associada ao complexo da distrofina que atravessa a membrana, e a glicosilação apropriada se faz necessária para sua associação com a laminina-α2.[109]

O diagnóstico é estabelecido primeiro com base na apresentação clínica, marcada pela fraqueza muscular. O EMG mostra um padrão miopático característico, além dos níveis séricos de CK elevados, geralmente até a ordem dos milhares. A biópsia de músculo tipicamente é caracterizada por uma variação no tamanho da fibra, com predominância do tipo I, fibras em degeneração e regeneração, aumento dos núcleos centrais e aumento do tecido conectivo.[107] Esses pacientes podem apresentar imuno-histoquímica variável, e a diminuição de laminina α2 é o achado mais comum. Também é possível encontrar diminuição dos níveis de α-distroglicana.[110]

A apresentação clínica dos pacientes com LGMD-2I pode variar um pouco, com a manifestação inicial dos sintomas ocorrendo tipicamente nas primeiras duas décadas de vida. Um número significativo de pacientes exibe fenótipo similar àquele apresentado por pacientes com Duchenne. Nesses pacientes, o aparecimento da condição tipicamente se dá nos anos pré-escolares. O padrão de fraqueza muscular é similar ao padrão Duchenne, com predomínio da fraqueza proximal aliado a hipertrofia e contratura do gastrocnêmio/sóleo mais pronunciadas. Entretanto, em pacientes com envolvimento mais grave, a cintura escapular é mais envolvida do que a cintura pélvica. Em pacientes com envolvimento mais brando, o oposto é verdadeiro. Nos casos mais graves, a função respiratória pode se tornar problemática com a progressão da doença, embora esta pareça evoluir mais devagar do que Duchenne. A maioria dos pacientes com LGMD-2I tipicamente mantém uma função respiratória bastante preservada ao longo das primeiras duas décadas da vida.[111,112] Os defeitos cardíacos são uma característica comum da LGMD-2I.[113] Pacientes do gênero masculino com mutações heterozigotas apresentam risco aumentado de desenvolvimento de miocardiopatia dilatada em comparação com os pacientes do gênero feminino ou pacientes com mutações homozigotas.[112] Como resultado, esses pacientes precisam ser mais estreitamente monitorados por seus médicos.

O tratamento clínico dos pacientes com LGMD gira em torno da antecipação do desenvolvimento de contraturas e do tratamento conservador, com uso de imobilizadores de repouso estático ou dinâmico para manutenção do comprimento da musculatura. Exercícios de AM e para otimização da resistência muscular, como a natação, podem ser considerados. Entretanto, por se tratar de um processo distrófico, é preciso evitar os exercícios de fortalecimento, em especial os da variedade excêntrica.

❱❱ Miopatia congênita

A miopatia congênita descreve um grupo de doenças, incluindo a miopatia nemalina, miopatia do core central e miopatia centronuclear (miotubular). As três amplas categorias são baseadas na aparência microscópica do músculo. A miopatia centronuclear é marcada pela predominância anormal de núcleos centrais em comparação com os núcleos de localização normalmente periférica da célula muscular. A miopatia do core central é caracterizada pela presença de uma área límpida central (o core), junto ao citoplasma. E a miopatia nemalina é caracterizada pela presença de bastões de nemalina, que podem ser vistos por microscopia eletrônica. Essas e outras miopatias congênitas geralmente resultam de anormalidades de proteínas sarcoméricas. Essas doenças são caracterizadas por enfraquecimento e atrofia muscular, que tipicamente se manifestam ao nascimento. Por outro lado, há formas raras que surgem em fases mais tardias da vida. As miopatias congênitas representam um grupo de distúrbios não tão bem caracterizados quanto os outros distúrbios discutidos até agora. As amplas classificações diagnósticas são baseadas nas características morfológicas encontradas na biópsia de músculo, com a subtipagem baseada nos achados clínicos. Em cada ampla categoria, há certo número de mutações genéticas que podem atuar como fator de predisposição. Entretanto, existe uma significativa variabilidade clínica que pode ser vista. Aqui, nós discutimos duas das miopatias congênitas mais comuns – a miopatia nemalina e a miopatia do core central.

A miopatia nemalina exibe ampla faixa de gravidade de apresentação clínica, bem como de heterogeneidade de causas genéticas.[114] A menalina é uma miopatia geneticamente heterogênea, com mutações que envolvem genes que codificam actina, nebulina ou tropomiosina (β-2 e β-3), além de outras proteínas. O padrão de herança é mais frequentemente esporádico, mas também pode ser dominante ou recessivo. Do ponto de vista patológico, na biópsia de músculo, há inclusões citoplasmáticas visíveis à microscopia comum, além dos chamados bastões ou corpúsculos de nemalina vistos por microscopia eletrônica, que representam depósitos de proteína de linha z.[115-117]

A miopatia nemalina foi dividida em sete formas diferentes, com base na gravidade e em outros fatores, pelo European Neuromuscular Center. Esses tipos incluem a forma típica ou clássica, a forma grave, a forma intermediária, a forma branda e a forma de manifestação adulta. Além disso, existe um tipo Amish grave, com aparecimento neonatal, e uma categoria para outras formas. A forma típica de miopatia nemalina aparece ao nascimento ou no início da infância, com a insuficiência respiratória manifestando-se problemática sobretudo durante a noite. Esses pacientes muitas vezes se tornam deambulantes, porém alguns necessitarão de cadeira de rodas para mobilidade. A forma grave é caracterizada pela fraqueza muscular desde o nascimento. Com frequência, nesse tipo de miopatia nemalina, nenhum movimento espontâneo é evidente. Esses pacientes podem apresentar artrogripose e fraturas ao nascimento. A ausência de esforço respiratório e a resultante insuficiência respiratória e dependência de ventilador muitas vezes levam o paciente à morte no primeiro ano de vida. A forma intermediária se manifesta na infância ou ao nascimento. Os pacientes conseguem respirar por conta própria durante um ano, mas não deambulam, e desenvolvem contraturas com o passar do tempo. A forma branda se manifesta na infância, frequentemente com história de marcos referenciais de desenvolvimento normais. Essa forma costuma ser de progressão lenta e, nos estágios tardios, pode se tornar clinicamente indistinguível da manifestação clássica ou típica. A forma do adulto tende a ser mais progressiva e pode apresentar alteração inflamatória à biópsia, além de miocardiopatia.[118,119] A forma mais comum é a forma clássica ou típica, representando 43% dos casos em uma série.[120] As formas intermediária e congênita grave representam 20% e 16%, respectivamente, com a forma menos grave de surgimento na infância e as demais formas na fase adulta.

A miopatia do core central é assim nomeada pela aparência conferida pela presença de cores histológicos na biópsia de músculo. Se os cores aparecem centralmente e são grandes, o nome *miopatia de core central* é usado, e se houver múltiplos cores pequenos, o termo *miopatia multiminicore* é empregado. Apesar do uso desses dois termos, eles apenas representam uma descrição patológica e, em alguns casos, podem representar diferentes estágios do mesmo processo patológico. Os familiares que provavelmente tenham o mesmo processo patológico podem ter cores centrais e multiminicores, e um mesmo paciente pode apresentar primeiro multiminicores e, nas fases mais tardias do processo patológico, cores centrais.[116] Esses cores são áreas junto ao músculo sem mitocôndrias, negativas para enzimas oxidativas, contendo um conjunto de proteínas que incluem muitas proteínas, entre numerosas outras, identificadas em outras doenças musculares. Um dos genes mais comumente identificados como responsável pela doença do core central é encontrado em 19q13, que codifica a proteína do receptor de rianodina 1 (RYR1) e controla a liberação de cálcio a partir do retículo sarcoplasmático.[116,121,122]

Do ponto de vista clínico, a miopatia do core central pode ser relativamente estática ou discretamente progressiva no decorrer de longos períodos. Correlações de fenótipo/genótipo estão emergindo em torno da anormalidade específica do canal de cálcio que uma determinada mutação confere com certo grau de variabilidade, também baseada na existência de herança dominante *vs*. recessiva.[123] O padrão de enfraquecimento tipicamente inclui fraqueza de músculos faciais, flexores cervicais e fraqueza proximal com maior envolvimento das pernas do que dos braços.[124] Existe um espectro de pacientes com miopatia de core central, e formas mais graves foram observadas. O outro achado clínico encontrado em pacientes com mutações em RYR1 é a suscetibilidade à hipertermia maligna, que consiste em uma reação intensa à anestesia.

A miopatia centronuclear (miotubular) é a outra categoria principal de miopatia congênita, resultante primariamente de uma anormalidade no gene MTM1, codificador da proteína miotubularina. Contudo, outros genes também contribuem para uma parte dessa população. A apresentação clínica é geralmente mais grave, e é comum a dependência de ventilador e de cadeira de rodas. Os músculos faciais miopáticos com oftalmoplegia são uma ocorrência comum.[114]

▶ Distrofia muscular congênita

A DMC pode ser dividida em DMC com envolvimento do SNC e DMC sem envolvimento do SNC. A DMC de Fukuyama, a síndrome de Walker-Warburg e a doença do músculo-olho-cérebro constituem o grupo de DMC com envolvimento do SNC, e todas tipicamente demonstram anormalidades musculares, cerebrais e oculares. Entre as anormalidades cerebrais típicas estão a lisencefalia pavimentar com displasia cortical cerebral e cerebelar secundária a uma anormalidade de migração neuronal. As anormalidades oculares e visuais englobam uma ampla gama de possíveis anormalidades e variam de uma doença para outra, mas podem incluir anormalidades estruturais do olho, bem como miopia e descolamento de retina.[125] As anormalidades musculares são baseadas na glicosilação anormal de α-distroglicana resultante da ausência de várias enzimas que facilitam o processo de glicosilação, que é a adição de glicanos a uma proteína para formar glicoproteína. Como resultado da fisiopatologia comum, há significativa sobreposição na apresentação clínica dessas doenças e os achados patológicos observados durante o *workup* diagnóstico. Todos se apresentam de modo congênito em casos típicos, apesar da existência dos fenótipos mais brandos de cinturas e membros. A síndrome de Walker-Warburg é a mais grave das DMC, em que as crianças afetadas tipicamente morrem por volta dos 3 anos de idade. A doença do músculo-olho-cérebro tem quadro clínico variável e se manifesta na infância. Os pacientes com envolvimento mais brando podem deambular por certo período durante a infância, entretanto, suas habilidades funcionais são limitadas pela espasticidade e ataxia resultantes das anormalidades cerebrais, bem como pela fraqueza muscular. A maioria dos pacientes com DMC de Fukuyama conseguirá ficar em pé, enquanto alguns conseguirão dar passos no início da infância. Tipicamente, na segunda década de vida, a insuficiência respiratória se torna problemática, começando com hipoventilação noturna. Esse quadro pode evoluir, limitando a expectativa de vida desses pacientes até a terceira década da vida. A miocardiopatia é também um achado comumente encontrado nesses pacientes, que devem ser periodicamente acompanhados pelo cardiologista.

A DMC merosina (laminina)-negativa (também conhecida como DMC relacionada a LAMA2 ou MDC1A) é a DMC mais comum, representando metade de todos os casos de DMC. A ausência de merosina no músculo (Fig. 9.1) resulta de uma anormalidade no gene LAMA2, localizado no cromossomo 6q2. A DMC merosina-negativa também apresenta envolvimento do SNC na forma de anormalidades de substância branca subcortical e periventricular. Para melhor antecipar o curso clínico, é importante subdividir o grupo de acordo com a ausência total e a ausência parcial de merosina, considerando a ausência total preditiva de um fenótipo mais grave. O curso clínico desse distúrbio é caracterizado pela fraqueza muscular grave ao nascimento ou no início da infância, acompanhado de desenvolvimento de contraturas, em particular no tornozelo e eventualmente no joelho e no cotovelo. A fraqueza muscular grave pode melhorar com o tempo, e a maioria dos pacientes sentará por volta dos 2 ou 3 anos de idade, e mais de 25% ficarão em pé ou andarão com auxílio de aparelho. A força muscular pode se manter estável ao longo do tempo, todavia a hipoventilação noturna pode ser um problema para muitos desses pacientes, geralmente em torno da segunda ou terceira década da vida, enquanto 1/3 dos pacientes podem apresentar convulsões ou anormalidades cardíacas.[126,127]

A DMC de Ullrich resulta das anormalidades de colágeno VI, que é composto por três proteínas associadas que formam uma hélice tripla. As anormalidades de colágeno VI podem resultar de mutações envolvendo qualquer uma das três subunidades COL6A1, A2 ou A3. COL6A1 está localizada em 21q22.3; COL6A2 está localizada no cromossomo 22q23.3; e a localização de COL6A3 é no cromossomo 2q37.[128] O colágeno VI é encontrado na matriz extracelular (Fig. 9.1) e provavelmente atua transmitindo força do músculo para o osso e o tendão. A DMC de Ullrich tem herança tipicamente recessiva, porém a herança negativa dominante representa uma minoria significativa desses pacientes.[129] Existe uma dominância negativa em que o produto genético afetado exerce impacto negativo sobre a produção de proteína dos alelos não afetados. A forma mais branda de anormalidade de colágeno VI, a miopatia de Bethlem, tem herança tipicamente dominante e, embora historicamente tenha sido considerada uma condição à parte, o fenótipo é de um espectro contínuo, e existe um movimento no sentido de fazer referência a esses distúrbios como uma miopatia relacionada a COL6. À biópsia de músculo, os achados podem variar de miopáticos discretos a distróficos em pacientes com a doença em estado mais grave. Contudo, é raro ver fibras necróticas e em regeneração. Classicamente, os achados incluem variação no tamanho da fibra e infiltração do músculo por tecido adiposo e fibrótico. Pacientes com DMC de Ullrich tipicamente apresentam fraqueza muscular ao nascimento, exceto nos casos mais brandos. Há aumento do risco de deslocamento congênito de quadril, bem como de torcicolo e artrogripose (essas duas últimas geralmente melhoram com alongamento). As habilidades motoras grosseiras são tipicamente retardadas, porém observam-se melhoras nas habilidades motoras durante os primeiros anos de vida, e os pacientes tipicamente alcançam a habilidade de sentar de modo independente e de ficar em pé usando aparelho. Um número significativo de pacientes também conquista a habilidade de deambular de modo independente. As contraturas de quadril, joelho e cotovelo são típicas e se combinam com a hiperfrouxidão das articulações distais, além da frouxidão nos ombros e no quadril. Em pacientes que conseguem deambular, a habilidade de caminhar é mais frequentemente limitada por progressivas contraturas por flexão do joelho ou contratura planovara no tornozelo. A insuficiência respiratória pode ser problemática para os pacientes mais gravemente afetados, conforme estes envelhecem, e pode ser encontrada em pacientes ainda deambulantes.[127]

A intervenção fisioterapêutica na DMC e na miopatia congênita precisa considerar a história natural do distúrbio específico, e metas realistas devem ser planejadas com base na história natural da doença. É importante manter o foco na manutenção da flexibilidade com alongamento e uso de aparelho apropriado ou engessamento seriado, de acordo com a necessidade. O uso de aparelho pode ser necessário para o posicionamento noturno, para ficar em pé ou para deambular, bem como para indivíduos não deambulantes. Parapódios e cadeiras de rodas, bem como adaptações de banheiro, podem proporcionar certo grau de assistência prática. Até mesmo para os pacientes que deambulam em casa, a mobilidade motorizada pode ser necessária para a mobilidade na comunidade ou para percorrer distâncias maiores na escola e na comunidade.

Atrofia muscular espinhal

A AME é um distúrbio que se manifesta por meio de uma anormalidade interneuronal e de perda de células do corno anterior. Essa condição resulta em um espectro fenotípico de estados patológicos dividido em três tipos de AME, com base em um sistema de classificação funcional.

Três categorias de AME ocorrem na infância:

1. AME tipo I (doença de Werdnig-Hoffman).
2. AME tipo II.
3. AME tipo III (doença de Kugelnerg-Welander).

A classificação de uma criança com AME em um dos tipos de AME listados é baseada somente em suas habilidades funcionais máximas. A criança que está tão fraca a ponto de jamais ter aprendido a sentar é diagnosticada com AME tipo I. As crianças que aprenderam a sentar e jamais aprenderam a andar sem nenhum dispositivo auxiliar têm AME de tipo II. E as crianças que andam de modo independente são diagnosticadas com AME tipo III.

Genética

A AME é herdada como distúrbio autossômico recessivo. O defeito genético subjacente está localizado no cromossomo 5q13, onde se encontra o gene de sobrevivência do motoneurônio (SMN) e é codificada a proteína SMN.[129,130] Nessa região do cromossomo, existem dois genes homólogos, SMN1 e SMN2, que codificam a proteína SMN. Tipicamente, há uma cópia de SMN1 e múltiplas cópias de SMN2. SMN1 produz a maior parte da proteína usada pelo corpo. Quando o gene é afetado, deixa de produzir e se torna necessário contar com o gene SMN2 para a produção de proteína SMN. A maior parte (85 a 90%) da proteína SMN produzida por SMN2 não é funcional. A quantidade total de SMN produzida em pacientes com AME, portanto, depende de quantas cópias de SMN2 o paciente tem. O número de cópias SMN2 também está correlacionado com a gravidade da apresentação fenotípica da doença.

Fisiopatologia

O SMN atua no funcionamento de todas as células, mediando a montagem de um conjunto de proteínas associadas ao RNA e atuando como parte da maquinaria de *splicing* em cada célula. O motoneurônio alfa e os interneurônios são mais influenciados pelos níveis diminuídos de SMN, apesar de dados recentes demonstrarem que outros tecidos também são afetados[131] e que o fenótipo da AME é determinado pela perda de motoneurônio. Em consequência, uma parte dos motoneurônios alfa de pacientes com AME sofre apoptose.

Como resultado da perda de motoneurônios, o EMG será caracterizado por potenciais de ação de unidade motora composto (PAMC) diminuídos que costumam ser de curta duração. O PAMC diminuído rastreará o curso da doença. Fibrilações e ondas positivas acentuadas também são encontradas, e as velocidades de condução e os testes sensoriais são geralmente normais.[132] O número de unidades motoras também é diminuído em crianças com AME. O número de unidades motoras remanescentes pode ser estimado por EMG pela estimativa do número de unidades motoras (ENUM), que reflete o número de motoneurônios inferiores que inervam determinado músculo. Além do PAMC, a ENUM pode ser usada para monitorar o progresso do processo patológico subjacente que afeta o motoneurônio.[133]

De forma típica, a histopatologia encontrada na biópsia de músculo é caracterizada por grupos de pequenas fibras atróficas interespaçadas por grupos de amplas fibras hipertróficas (Fig. 9.9). Esse tipo de atrofia agrupada é característico de um processo neurogênico. Os grupos de fibras atróficas resultam da falta de inervação para a unidade motora. Todos os três tipos de AME têm uma evolução que afeta o interneurônio e a célula do corno anterior. Como resultado, compartilham algumas características clínicas comuns. Todas as crianças com AME demonstrarão certo grau de fraqueza muscular, ainda que variavelmente, dependendo do tipo de doença. Pacientes com AME geralmente não apresentam reflexos tendíneos profundos, mas isso não é completamente uniforme. Cerca de metade dos pacientes terão fasciculações visíveis na língua na forma de pequenas contrações musculares espontâneas.[134] Elas poderão ser vistas ao exame de ultrassom do músculo, mesmo quando não estiverem visíveis na língua. Como apenas o motoneurônio inferior é afetado, a sensibilidade tipicamente permanece intacta, assim como a função cognitiva em pacientes com AME. Por se tratar de uma doença de motoneurônio inferior, nenhum sinal de motoneurônio superior deverá ser notado.

AME de tipo I (doença de Werdnig-Hoffman)

A AME de tipo I quase sempre é notada durante os primeiros três meses de vida. Entretanto, é possível que o diagnóstico demore meses para ser estabelecido. Dependendo

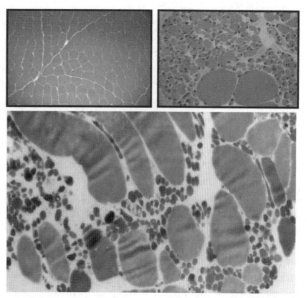

FIGURA 9.9 ▸ Alterações neuropáticas associadas a AME comparadas com o normal (em cima, à esquerda). Note as alterações hipertróficas e a atrofia agrupada.

da gravidade, é possível notar diminuição do movimento durante a gestação ou nas primeiras semanas ou meses subsequentes ao nascimento. A hipotonicidade axial muitas vezes é o primeiro sintoma notado e a dificuldade para se alimentar costuma ser preocupante pouco após o aparecimento da fraqueza muscular. A sobrecarga muscular costuma ser grave, e os movimentos espontâneos são infrequentes e de pequena amplitude. Ao exame, o bebê com AME de tipo I apresentará posteriorização da cabeça durante a tração para sentar e cairá sobre a mão do examinador com o reflexo de Landau. O bebê será dominado pela gravidade e, na posição em supino, suas pernas serão abduzidas e flexionadas, enquanto os braços se moverão primariamente com os cotovelos sobre a superfície; e, se estes puderem ser levados a linha média, isso será feito com dificuldade. Nos bebês mais gravemente afetados, a força axial estará tão diminuída que, na posição em supino, a cabeça não se manterá na linha média. A posição em prono é pouco tolerada devido à limitação respiratória, e as habilidades de pronação serão similarmente limitadas. Bebês com AME tipo I serão incapazes de virar a cabeça de um lado para o outro em prono. Na posição vertical, alguns bebês apresentam um tênue controle da cabeça, enquanto a maioria será incapaz de manter a cabeça ereta.

Bebês com AME tipo I tipicamente desenvolvem fraqueza muscular oral significativa, que dificulta progressivamente a alimentação. Esses bebês têm dificuldade em obter quantidade de calorias suficiente para ganhar peso e se desenvolver. As opções médicas de alimentação suplementar para esses pacientes incluem a alimentação nasogástrica ou a colocação cirúrgica de um tubo de gastrostomia com fundoplicação de Nissen, para diminuição do potencial de refluxo gastresofágico.

Pacientes com AME tipo I também têm função respiratória limitada e desenvolvem um padrão paradoxal anormal de respiração, com os músculos diafragmáticos exercendo papel primário na ventilação. Nesses bebês, a inspiração é diafragmamente iniciada e, conforme a pressão negativa se desenvolve na cavidade torácica, os intercostais e outros músculos torácicos que tipicamente estabilizam a caixa torácica falham, permitindo o encolhimento da caixa torácica a cada respiração. Tipicamente, o ventre também sobe enquanto o diafragma desce. Nos bebês mais fracos, o tórax e o abdome estarão diretamente fora de fase. Em bebês um pouco mais fortes, o tórax se estabilizará ou se expandirá brevemente com o abdome antes de encolher, contrastando com a condição normal de expansão abdominal e torácica quase simultânea. As infecções pulmonares são comuns em bebês com AME de tipo I e o manejo pulmonar é uma faceta importante do tratamento desses pacientes. A inabilidade de respirar profundamente aliada à falta de tosse efetiva pode acarretar sérias complicações respiratórias, incluindo atelectasia e pneumonia. A percussão e a drenagem postural devem ser recomendadas quando o bebê tem infecção respiratória para deslocar as secreções presentes em suas pequenas vias aéreas. Esses bebês também podem ser tratados com insuflador-exsuflador mecânico ou equipamento que auxilia a tosse, que aplica insuflação de pressão positiva seguida de exsuflação expulsiva para simular uma tosse como modo adicional de depuração das vias aéreas[135] e como forma de manter a flexibilidade dos pulmões e da caixa torácica. Cerca de metade das crianças com AME infantil não sobrevive além dos 2 anos de idade sem assistência de ventilação mecânica.[136] Para aqueles que se valem das traqueostomias ou do uso de ventilação não invasiva, a expectativa de vida pode ser significativamente estendida para além desse limite. Um estudo mostrou que metade das crianças com AME tipo I sobreviveu até 10 anos de idade, recebendo manejo respiratório agressivo e suporte nutricional.[8,136]

Crianças com AME tipo I apresentam fraqueza muscular tão grave que têm dificuldade para brincar. Alternar brinquedos é apropriado para crianças que sobrevivem mais de 8 meses (quando começa o desenvolvimento da percepção de causa e efeito), para permitir o acesso da criança à brincadeira. Além disso, bebês mais novos podem ser beneficiados por um conjunto de *sling-and-spring*, que pode ser feito com faixas Theraband e coxins de fita com espuma Velfoam presos à cadeirinha para ajudar na movimentação antigravitacional dos ombros e promover acesso aos brinquedos. A abordagem fisioterapêutica para essas crianças deve estar voltada à qualidade de vida da criança e de seus familiares.

AME tipo II

A AME tipo II também afeta bebês, mas é menos grave do que a AME tipo I. A apresentação inicial tipicamente ocorre mais tardiamente no primeiro ano de vida, quando se percebe que a criança não consegue dar impulso para ficar em pé. Essas crianças são caracterizadas por fraqueza muscular proximal e sobrecarga da musculatura dos membros e do tronco. Nesses pacientes, é comum encontrar fasciculações ao exame da língua. Muitas vezes, há também um fino tremor em repouso quando a criança tenta usar os membros. Não se trata de um tremor intencional, embora seja referido como minipolimioclônus.[8]

Em crianças com AME tipo II, há um atraso na aquisição das habilidades motoras, variável de uma criança para outra. Cerca de 1/3 das crianças com AME tipo II sentará dentro do tempo normal de 6 meses, enquanto 90% serão capazes de sentar já no primeiro aniversário.[137] Algumas crianças podem continuar ganhando habilidades ao longo do segundo ano de vida, mas tipicamente há um pico após o qual tem início um lento declínio das habilidades. A rapidez com que esse declínio acontece depende em grande parte da gravidade da doença subjacente. Entre as crianças que conquistam a habilidade de sentar de modo independente, diagnosticadas com AME tipo II, 75% continuam capazes de sentar de modo independente até os 7 anos de idade, e metade continua sentando até a idade de 14 anos.[138] As habilidades motoras que empregam braço de alavanca longo são mais difíceis para esses pacientes e, como resultado, a aquisição das habilidades de pronação e posicionamento quadrúpede ocorre mais tardiamente, uma vez que é difícil manter o controle da cabeça nessas posições. As transições para sentar e sair da posição sentada também serão difíceis devido ao peso da cabeça durante a transição. Apesar do lento declínio funcional geral que ocorre no decorrer do crescimento dessas crianças, frequentemente há longos períodos de relativa estabilidade funcional, com duração de anos. Apesar das previsões feitas com base no declínio funcional, não há perda detectável de força ao longo do tempo em crianças com AME.[139] Entretanto, esses dados representam um grupo de pacientes com idade acima de 4 anos, dada a impossibilidade de testar crianças menores de modo confiável.

O padrão de fraqueza muscular visto nos membros é mais notável quanto à força relativa nos músculos distais quando comparado aos músculos proximais. Em média, nos pacientes com AME de tipos II e III, a força cai entre 20 e 40% do previsto com base na idade. A força do quadríceps tende a sofrer maior diminuição, atingindo em média 5% do normal. Entretanto, em pacientes com AME deambulantes, a variação da força do quadríceps pode ser três vezes maior do que nos pacientes não deambulantes.[140,141]

A formação de contratura também é uma consideração no tratamento de pacientes com AME tipo II. As limitações dos flexores do joelho e dos flexores plantares do tornozelo frequentemente são as contraturas mais significativas de membro inferior, enquanto as contraturas dos flexores do cotovelo e dos flexores do punho são as mais significativas no braço. Para as mãos, os imobilizadores para descanso da mão são convenientes para uso noturno. Para as pernas, as órteses de joelho-tornozelo-pé (KAFO), conforme discutido na próxima seção, ajudarão a manter a AM. Além disso, um programa de alongamento diário ajudará a manter a flexibilidade do paciente.

Por definição, essas crianças não deambulam de modo independente, mas algumas podem aprender a andar usando aparelho ou dispositivo auxiliar.[142] Por outro lado, a deambulação muitas vezes não é funcional e, mesmo assim, é importante estimular os pacientes com AME tipo II a ficar em pé. A posição vertical atuará na manutenção da mobilidade articular e do estoque ósseo, na prevenção de problemas associados à permanência prolongada na posição sentada em cadeira de rodas e na tentiva de manter o dorso do paciente o mais reto possível e por tempo máximo. Esses pacientes muitas vezes requerem KAFO para ficar em pé; à medida que enfraquecem, pode ser necessário adicionar uma cinta pélvica ou uma prancha ortostática ou parapódio. A porção proximal da KAFO pode ser moldada para sustentação de peso isquial, com o intuito de melhorar o conforto e controlar o fêmur proximal (Fig. 9.10). Durante os anos escolares, quando a criança se torna pesada demais para se levantar e ficar em pé, uma transição para uma prancha ortostática mais tradicional se torna apropriada, quando as contraturas permitem, e o uso de aparelho poderá ser necessário apenas para estabilizar o pé e o tornozelo. Para as crianças que podem continuar em um programa permanente, existem algumas opções que acomodarão as contraturas por flexão, enquanto outras auxiliarão nas transferências, aliviando uma parte da carga dos pais.

As dificuldades de alimentação e de deglutição raramente são problemáticas no início do curso da doença, porém muitas crianças não apresentam ganho de peso satisfatório e algumas requerem alimentação suplementar com o passar dos anos para manter o peso corporal ideal.

Essas crianças muitas vezes sobrevivem até a fase adulta, mas são vulneráveis a infecções pulmonares e podem necessitar de ventilação mecânica, seja à noite (em consequência da hipoventilação noturna) ou em tempo integral. O uso de insuflador-exsuflador mecânico nessa população também é útil para depuração das vias aéreas, assim como a percussão e a drenagem postural durante a doença intercorrente, uma vez que esses pacientes também carecem de força muscular para produzir tosse forte e eliminar as secreções que se desenvolvem com a doença.[135]

Crianças com AME tipo II têm predisposição à cifoescoliose, similar à condição que afeta outras crianças com fraqueza muscular. A ramificação espinhal foi caracterizada como incapaz de prevenir a progressão da curva espinhal,[143] e o uso de aparelho espinhal limita a função pulmonar pela restrição externa se comparada à função pulmonar sem uso de aparelho.[144] Entretanto, por uma questão prática para pacientes com dor ou instabilidade postural, bem como escoliose, uma órtese espinhal macia pode propor-

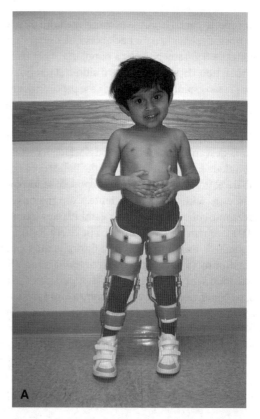

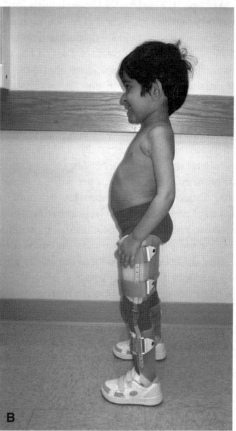

FIGURA 9.10 ▶ Vistas anteroposterior (**A**) e lateral (**B**) de um menino de 3 anos de idade com AME tipo II usando órteses de joelho-tornozelo-pé com sustentação do peso isquial.

cionar suporte para o tronco e permitir melhora da tolerância na posição sentada para pacientes que optam por não fazer a fusão. Tipicamente, nessa população e em pacientes com AME tipo III, a escoliose tem sido tratada por cirurgia com fusão espinhal segmentar. Esse procedimento previne a progressão inevitável da curva, que pode ocorrer de forma mais rápida depois que o paciente adere à cadeira de rodas por tempo integral.[145] Entretanto, a fusão espinhal tem uma desvantagem: pode estar associada a certa perda de habilidade funcional. Quando a flexibilidade da coluna espinhal é eliminada, algumas tarefas podem se tornar mais difíceis, especialmente para pacientes com maior grau de fraqueza muscular. Os pacientes deambulantes (com AME tipo III) também apresentam risco de declínio funcional subsequente à fusão, uma vez que a flexibilidade espinhal e pélvica diminui e uma fusão que mantenha a mobilidade pélvica pode ser preferível para essa população.[146] Apesar disso, os benefícios da prevenção contra a progressão inevitável da escoliose e contra o declínio pulmonar e funcional associado tipicamente superam os riscos da cirurgia, de modo que os pacientes geralmente relatam melhora do conforto e do equilíbrio na posição sentada após a cirurgia.[147]

AME tipo III (doença de Kugelberg-Welander)

A AME tipo III é caracterizada por sintomas de fraqueza muscular progressiva, sobrecarga muscular, ausência de reflexos e fasciculações. A idade do paciente no momento da manifestação pode variar desde os anos da fase de engatinhamento até os da fase adulta; neste último caso, a condição é classificada como AME tipo IV. Os músculos proximais geralmente são os primeiros a serem envolvidos e, devido à idade e ao padrão de manifestação, essa doença pode ser confundida com as distrofias musculares. Os reflexos tendíneos profundos estão diminuídos, mas as contraturas são raras, e as deformações espinhais progressivas são incomuns enquanto a criança permanecer deambulante. O diagnóstico é estabelecido com base no quadro clínico e nos resultados dos exames laboratoriais diagnósticos, incluindo um EMG e biópsia de músculo, mostrando uma desnervação semelhante a observada em outras formas de AME. Além disso, os testes genéticos mostrarão uma deleção do gene SMN no quinto cromossomo.

Em pacientes com AME tipo III, o prognóstico pode ser favorecido por uma história de desenvolvimento favorável. Pacientes com sintomas que surgem antes da idade de 2 anos apresentam prognóstico relativamente pior do que aqueles que começam a manifestar sintomas após os 2 anos de idade. Russman et al. acompanharam 159 pacientes com AME e constataram que aqueles com AME tipo III cujos sintomas haviam surgido após os 2 anos de idade continuaram deambulantes até os 44 anos de idade em média, enquanto naqueles em que o aparecimento dos sintomas ocorreu antes de 2 anos de idade, a deambulação se manteve em média até os 12 anos de idade.[138]

Do ponto de vista da fisioterapia, o tratamento enfoca primariamente a manutenção da função e da flexibilidade. Os pacientes precisam de suporte apropriado enquanto ainda forem deambulantes e, depois que pararem de deambular, para permanecerem em pé. Quando se torna mais difícil lidar com os pacientes usando aparelhos para ficar em pé – em situações em que o paciente é auxiliado a ficar em pé a partir da posição sentada –, suportes podem ser úteis para manter a flexibilidade e o estoque ósseo, por meio da sustentação do peso com os ossos longos.

Doença de Charcot-Marie-Tooth

A doença CMT, também conhecida como neuropatia motora e sensorial hereditária (HMSN, na sigla em inglês), é uma neuropatia de progressão lenta que afeta nervos periféricos e causa perda sensorial, fraqueza e sobrecarga muscular primariamente na musculatura distal dos pés, parte inferior das pernas, mãos e antebraços. É a neuropatia periférica mais frequentemente hereditária, afetando 1 em cada 2.500 pessoas.[148] Existem quatro tipos diferentes e muitos subtipos de CMT, dependendo do defeito genético específico, padrão de herança, idade no momento do aparecimento e de como o defeito primário se apresenta – em anormalidade da mielina ou do axônio do nervo. A CMT1, uma forma desmielinizante, é a forma mais comum de CMT e costuma ser caracterizada por uma herança autossômica dominante, com típico aparecimento dos sintomas na infância ou na adolescência.[149,150] No subtipo mais comum, a CMT1A, há duplicação do gene PMP22 ou do gene da proteína mielina periférica 22, no cromossomo 17.[151] A CMT2 compartilha com a CMT1 o padrão de herança e momento da manifestação inicial, mas afeta primariamente o axônio do nervo.[149] A CMT1 e a CMT2 compartilham os mesmos achados clínicos descritos anteriormente. A CMT3, também conhecida como doença de Dejerine-Sottas (DS), já não é usada com frequência como categoria à parte[152] e tem sido usada para definir uma neuropatia hipomielinizante congênita autossômica dominante que surge na infância e está associada a uma fraqueza muscular mais grave.[65,150] A CMT4 é autossômica recessiva e também pode ser referida como AR-CMT2.[153] Existem outras formas de CMT, incluindo uma forma ligada ao X (CMTX) e uma forma congênita branda.

A CMT é diagnosticada por exame físico, testes genéticos, EMG e testes de velocidade de condução nervosa (VCN). Os sintomas de fraqueza muscular geralmente surgem nos pés e tornozelos, como é característico das neuropatias dependentes de comprimento, com queda do pé. Mais tardiamente no decorrer do curso da doença, é possível observar a fraqueza da musculatura das mãos e dos antebraços. Muitas pessoas com CMT desenvolvem contraturas nos pés causando deformidade cavo varo envolvendo o antepé, o retropé, a porção média o pé e os dedos do pé (Fig. 9.11).[151] Também pode haver desenvolvimento

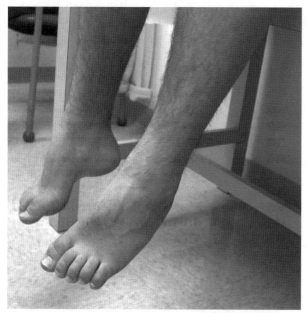

FIGURA 9.11 ▸ Adolescente de 16 anos de idade com CMT. Note o arco alto e os dedos em martelo em ambos os pés, bem como a posição em varo do tornozelo.

de contraturas nos flexores longos dos dedos. Distalmente, há também sensibilidade diminuída ao calor, ao toque, à dor e mais proeminentemente à vibração.

Um programa fisioterapêutico pode beneficiar indivíduos com CMT ao melhorar força, AM e atividades funcionais.[154] A avaliação e a prescrição de ortóticos podem melhorar significativamente a marcha e a mobilidade funcional de um indivíduo com CMT ao prevenir a formação de contratura e proporcionar uma base mais estável para deambulação.[155-157] Também foi proposto que aparelhos personalizados podem melhorar o desempenho aeróbico e diminuir os gastos energéticos em pacientes com CMT.[158] Há poucos dados para orientar a escolha específica do tipo de aparelho a ser usado na CMT, porém o fisioterapeuta deve ser guiado por alguns princípios básicos ao selecionar aparelhos apropriados. Primeiro, considerando que os pacientes apresentam fraqueza muscular significativa, o peso do aparelho é um aspecto importante, e um aparelho mais leve diminuirá a tendência do padrão de marcha dos pacientes de ser dominado por uma desaceleração precária da parte inferior da perna ao final de um gingado. Aparelhos de fibra de carbono com lâmina de molas, projetados para prevenir o pé caído, muitas vezes proporcionam auxílio de flexão dorsal suficiente para os casos mais brandos, em que não há deformidade fixa significativa. Entretanto, esses aparelhos proporcionam acomodação ou controle limitado da deformidade e podem requerer o uso de uma inserção ortótica para o pé ou, se houver necessidade de maior controle, uma órtese articulada de pé-tornozelo pode ser usada com adição de uma cinta de controle varo. Alongamento, imobilizadores noturnos e engessamento seriado também podem melhorar a AM, mas se houver desenvolvimento de deformidade fixa, pode ser necessário a realização de cirurgia ortopédica para corrigir a deformidade e produzir um pé plantígrado.[59]

Um programa de treino de resistência pode melhorar a força[159] e as ADD em pacientes com CMT. A adição de mono-hidrato de creatina foi investigada como auxiliar ao exercício.[160,161] Também foi comprovado que o treino de resistência é útil em termos de força e função, com melhora notável após um programa de fortalecimento domiciliar.[162-164]

Resumo

Os distúrbios discutidos neste capítulo são todos caracterizados pela fraqueza e sobrecarga da musculatura esquelética, deformidades progressivas e incapacitação crescente. O fisioterapeuta exerce papel importante no tratamento desses distúrbios. Seu papel está centralizado na manutenção da função, tanto pelo controle do processo degenerativo frequentemente progressivo, como pelo fornecimento de tecnologia auxiliar para compensação das limitações funcionais. Desempenhar tal papel pode ser tão simples quanto recomendar equipamento de banho para tornar as transferências mais controláveis ou tão envolvente quanto prescrever aparelhos motorizados de mobilidade para compensar a perda da deambulação. O fisioterapeuta também está em posição de fornecer orientação acerca da história natural e de atuar como meio para medir resultados, para monitorar pacientes individualmente, como parte da equipe de triagem clínica. Por fim, o fisioterapeuta pode trabalhar com membros psicossociais da equipe para facilitar o suporte emocional necessário à criança afetada e a seus familiares.

Estudo de caso

A.M., 10 anos de idade, caucasiano com DMD

A.M. é um menino caucasiano de 10 anos diagnosticado com DMD. Recebeu o diagnóstico aos 4 anos de idade, quando perceberam que ele demorava para se levantar do chão após a hora da leitura de histórias na pré-escola, parecendo incapaz de acompanhar seus colegas. Desde então, ele passou a ser acompanhado periodicamente por um fisioterapeuta, que fornece orientação aos familiares sobre exercícios de alongamento ativo e AM, bem como monitora o estado de sua força muscular, seu funcionamento e as contraturas articulares.

Aos 4 anos de idade, os familiares foram instruídos a fazer alongamento do tendão do calcanhar diariamente e A.M. passou a utilizar órteses de uso noturno, para manter uma posição neutra nos tornozelos durante o sono. (Ele foi incentivado a usar as "botas lunares" a noite inteira, mas ele as usava apenas por 2 a 3 horas em posição neutra e então as tirava – este período mais curto foi considerado benéfico.) A.M. começou a usar prednisona, medicamento prescrito pelo neurologista, e se tornou forte o suficiente para conseguir correr melhor. Entretanto, esses ganhos funcionais tiveram seu preço. A.M. inicialmente ganhou um pouco de peso, mas como seus pais sabiam como lidar com isso, seu ganho de peso não foi tão grande quanto poderia ter sido. Além disso, A.M. tornou-se um pouco mais agitado e desatento na escola. Apesar dos efeitos colaterais, seus pais optaram por manter a medicação, considerando que os benefícios superavam os efeitos colaterais. Aos 5 a 6 anos, o alongamento dos flexores do quadril e da BIT foi adicionado ao regime de alongamento diário porque ele desenvolveu contraturas por abdução e flexão leve.

Dessa vez, A.M. chegou à fisioterapia queixando-se principalmente do aumento do número de quedas (cerca de quatro por dia), da maior dificuldade para levantar da cadeira e para subir/descer escada e da perda da capacidade de se levantar do chão sem se apoiar nos móveis usando a manobra de Gowers.

A força nos membros superiores (MS) foi classificada na faixa de "bom" (4 de 5), e a força nos membros inferiores (MI), classificada como "regular" (3 de 5) a "precária" (2 de 5) junto aos grupos musculares proximais. As medidas das contraturas articulares revelaram flexores de quadril medindo –10 graus bilateralmente, BIT a 0 grau bilateralmente, joelhos neutros e –10 graus no tornozelo direito e –8 graus no esquerdo. Nos MS, a AM estava bilateralmente dentro dos limites normais e havia independência funcional.

Os exercícios de alongamento foram revisados e enfatizados com a família. As liberações de contratura também foram discutidas com os familiares, como opção e o encaminhamento futuro a um cirurgião ortopedista foi discutido. A.M. e seus familiares foram instruídos a retomar a fisioterapia em paralelo com os ajustes feitos pelo ortopedista com o tutor longo para a perna, caso optassem pela cirurgia. A necessidade de cadeira de rodas, para uso somente em transporte de longas distâncias e em terrenos irregulares, foi abordada e, como já fora discutida em consultas anteriores, eles estavam prontos para solicitar uma e escolheram uma cadeira de rodas motorizada. Eles tinham um "buggy" que usavam para longas distâncias, mas estava claro que esse veículo não proporcionava a independência que A.M. desejava, sobretudo ao ar livre com seus amigos.

O contato com o fisioterapeuta responsável pelo tratamento escolar foi realizado com o intuito de obter sugestões ou comentários sobre mobilidade motorizada; e questões relacionadas à acessibilidade em casa e na escola foram discutidas com os familiares e o fisioterapeuta, em termos de transporte e acesso.

A.M. se tornou usuário de cadeira de rodas em tempo integral aos 12 anos e, apesar do suporte lateral existente em sua cadeira, desenvolveu escoliose, que necessitou de fusão ao atingir 40 graus. Após a fusão, A.M. teve dificuldade para se alimentar sozinho. Foi então solicitado um suporte de braço móvel e ele também começou a usar o ajuste de inclinação existente em sua cadeira motorizada mais recente, não só para aliviar a pressão, como também para desobstruir a porta ao entrar em seu veículo adaptado, uma vez que ele cresceu 7,5 cm após a cirurgia.

Conforme os anos se passaram, o foco da terapia mudou para a manutenção da função manual. O uso de imobilizadores para repouso das mãos e exercícios de AM para os flexores longos dos dedos e flexores do cotovelo foram ensinados.

Aos 22 anos, A.M. estava tendo cada vez mais dificuldade para conduzir sua cadeira. Ele não conseguia conduzir a cadeira no modo reverso nem podia reposicionar o braço, quando sofreu uma colisão. Além disso, após novas discussões, ficou evidente que ele estava tendo problemas para acessar o computador e não havia discutido essa questão durante as consultas clínicas anteriores. Um minicontrolador foi solicitado para que A.M. dirigisse sua cadeira de rodas, além de um emulador para lhe permitir acessar o computador com o controle da cadeira de rodas. Adicionalmente, ele foi encaminhado para avaliação para uso de um *software* de predição de palavras em um teclado virtual e um programa de ditados.

Referências

1. Koenig N, Hoffman EP, Bertelson CJ, et al. Complete cloning of the Duchenne muscular dystrophy (DMD) cDNA and preliminary genomic organization of the DMD gene in normal and affected individuals. *Cell*. 1987;50:509–517.
2. Tsao CY, Mendell JR. The childhood muscular dystrophies: making order out of chaos. *Semin Neurol*. 1999;19:9–23.
3. Mendell JR, Sahenk Z, Prior TW. The childhood muscular dystrophies: diseases sharing a common pathogenesis of membrane instability. *J Child Neurol*. 1995;10:150–159.
3a. Francesco L. An SMN-dependent U12 splicing event essential for motor circuit function. *Cell*. 2012;151(2):440–454.
3b. Wendy I. SMN is required for sensory-motor circuit function in Drosophila. *Cell*. 2012;151(2):427–439.
4. Roselli F, Caroni P. A circuit mechanism for neurodegeneration. *Cell*. 2012; 151(2):250–252.
5. Melancini P, Vianello A, Villanova C, et al. Cardiac and respiratory involvement in advanced stage Duchenne muscular dystrophy. *Neuromusc Disord*. 1996;6:367–376.
6. Hoffman EP, Brown RH, Kunkel LM. Dystrophin: the protein product of the Duchenne muscular dystrophy locus. *Cell*. 1987;51:919.
7. Crisp DE, Ziter FA, Bray PF. Diagnostic delay in Duchenne's muscular dystrophy. *JAMA*. 1982;247:478–480.
8. Behrman RG, Kleigman R, Jenson HB. *Nelson Textbook of Pediatrics*. 16th ed. Philadelphia, PA:WB Saunders; 2000.
9. Brooke MH. *Clinicians' View of Neuromuscular Disease*. 2nd ed. Baltimore, MD:Williams & Wilkins; 1986:117–159.
10. Blake DJ, Weir A, Newey SE, et al. Function and genetics of dystrophin and dystrophin-related proteins in muscle. *Physiol Rev*. 2002; 82:291–329.

11. Khairallah RJ, Shi G, Sbrana F, et al. Microtubules underlie dysfunction in Duchenne muscular dystrophy. *Sci Signal*. 2012;5(236):ra56.
12. Brooke MH, Fenichel GM, Griggs RC, et al. Clinical investigations in Duchenne dystrophy: Part 2. Determination of the "power" of therapeutic trials based on the natural history. *Muscle Nerve*. 1983;6:91–103.
13. Vignos PJ, Spencer GE, Archibald KC. Management of progressive muscular dystrophy of childhood. *JAMA*. 1963;184:89–96.
14. Magri F, Govoni A, D'Angelo MG, et al. Genotype and phenotype characterization in a large dystrophinopathic cohort with extended follow-up. *J Neurol*. 2011;258(9):1610–1623.
15. Tuffery-Giraud S, Béroud C, Leturcq F, et al. Genotype-phenotype analysis in 2,405 patients with a dystrophinopathy using the UMD-DMD database: a model of nationwide knowledgebase. *Hum Mutat*. 2009;30(6):934–945.
16. Brooke MH, Fenichel G, Griggs R, et al. Duchenne muscular dystrophy: patterns of clinical progression and effects of supportive therapy. *Neurology*. 1989;39:475–481.
17. Dooley JM, Gordon KE, MacSween JM. Impact of steroids on surgical experiences of patients with Duchenne muscular dystrophy. *Pediatr Neurol*. 2010; 43(3):173–176.
18. Colbert AP, Craig C. Scoliosis management in Duchenne muscular dystrophy: prospective study of modified Jewett hyperextension brace. *Arch Phys Med Rehabil*. 1987;68(5 pt 1):302–304.
19. Cambridge W, Drennan JC. Scoliosis associated with Duchenne muscular dystrophy. *J Pediatr Orthop*. 1987;7(4):436–440.
20. Karol LA. Scoliosis in patients with Duchenne muscular dystrophy. *J Bone Joint Surg Am*. 2007;89(suppl 1):155–162.
20a. Sonia K, Ramirez A, Aubertin G, et al. Respiratory muscle decline in Duchenne muscular dystrophy. *Pediatr pulmonol*. 2013; doi: 10.1002/ppul.22847.
21. Machado DL, Silva EC, Resende MB. Lung function monitoring in patients with Duchenne muscular dystrophy on steroid therapy. *BMC Res Notes*. 2012; 5(1):435.
22. Judge DP, Kass DA, Thompson WR, et al. Pathophysiology and therapy of cardiac dysfunction in Duchenne muscular dystrophy. *Am J Cardiovasc Drugs*. 2011;11(5):287–294.
23. McNally EM, Towbin JA. Cardiomyopathy in muscular dystrophy workshop. 28–30 September 2003, Tucson, Arizona. *Neuromusc Disord*. 2004;20:1–7.
24. Nardes F, Araújo AP, Ribeiro MG. Mental retardation in Duchenne muscular dystrophy. *J Pediatr (Rio J)*. 2012;88(1):6–16.
25. Leibowitz D, Dubowitz V. Intellect and behavior in Duchenne muscular dystrophy. *Dev Med Child Neurol*. 1981;23:577–590.
26. Prosser JE. Intelligence and the gene for Duchenne muscular dystrophy. *Arch Dis Child*. 1969;44:221–230.
27. Bushby K, Finkel R, Birnkrant DJ, et al. Diagnosis and management of Duchenne muscular dystrophy, part 2: implementation of multidisciplinary care. *Lancet Neurol*. 2010;9:177–189.
28. Ziter FA, Allsop K. The diagnosis and management of childhood muscular dystrophy. *Clin Pediatr*. 1976;15(6):540–548.
29. Brooke MH, Fenichel G, Griggs R, et al. Clinical investigation of Duchenne muscular dystrophy. Interesting results in a trial of prednisone. *Arch Neurol*. 1987;44:812–817.
30. Angelini C, Peterle E. Old and new therapeutic developments in steroid treatment in Duchenne muscular dystrophy. *Acta Myol*. 2012;31(1):9–15.
31. Manzur AY, Kuntzer T, Pike M, et al. Glucocorticoid corticosteroids for Duchenne muscular dystrophy. *Cochrane Database Syst Rev*. 2004;(2):CD003725.
32. Drachman DB, Tokya RV, Meyer E. Prednisone in Duchenne muscular dystrophy. *Lancet*. 1974;2:1409–1412.
33. DeSilva S, Drachman D, Mellits D, et al. Prednisone treatment in Duchenne muscular dystrophy. Long-term benefit. *Arch Neurol*. 1987;44:818–822.
34. Fenichel G, Florence J, Pestronk A, et al. Long-term benefit from prednisone therapy in Duchenne muscular dystrophy. *Neurology*. 1991;41:1874–1877.
35. Banerjee B, Sharma U, Balasubramanian K, et al. Effect of creatine monohydrate in improving cellular energetics and muscle strength in ambulatory Duchenne muscular dystrophy patients: a randomized, placebo-controlled 31P MRS study. *Magn Reson Imaging*. 2010;28(5):698–707.
36. Chetlin RD, Gutmann L, Tarnopolsky MA, et al. Resistance training exercise and creatine in patients with Charcot-Marie-Tooth Disease. *Muscle Nerve*. 2004;30:69–76.
37. Fairclough RJ, Bareja A, Davies KE. Progress in therapy for Duchenne muscular dystrophy. *Exp Physiol*. 2011;96(11):1101–1113.
38. Bentley G, Haddad F, Bull TM, et al. The treatment of scoliosis in muscular dystrophy using modified Luque and Harrington-Luque instrumentation. *J Bone Joint Surg Br*. 2001;83(1):22–28.

39. Miller F, Moseley CF, Koreska J. Spinal fusion in Duchenne muscular dystrophy. *Dev Med Child Neurol*. 1992;34:775–786.
40. Leger P, Jennequin J, Gerard M, et al. Home positive pressure ventilation via nasal mask for patients with neuromuscular weakness or restrictive lung or chest-wall disease. *Respir Care*. 1989;34:73–79.
41. Bach J, O'Brien J, Krotenberg R, et al. Management of end-stage respiratory failure in Duchenne muscular dystrophy. *Muscle Nerve*. 1987;10:177–182.
42. Florence J, Brooke M, Carroll J. Evaluation of the child with muscular weakness. *Orthoped Clin North Am*. 1978;9(2):421–422.
43. McDonald CM, Abresch RT, Carter GT, et al. Profiles of neuromuscular diseases. Duchenne muscular dystrophy. *Am J Phys Med Rehabil*. 1995;74(5)(suppl):S70–S92.
44. Ziter FA, Allsop KG, Tyler FH. Assessment of muscle strength in Duchenne muscular dystrophy. *Neurology*. 1977;27:981–984.
45. Allsop KG, Ziter FA. Loss of strength and functional decline in Duchenne dystrophy. *Arch Neurol*. 1981;38:406–411.
46. Henricson E, Abresch R, Han JJ, et al. Percent-predicted 6-minute walk distance in Duchenne muscular dystrophy to account for maturational influences. Version 2. *PLoS Curr*. 2012;4:RRN1297.
47. Brooke MH, Griggs R, Mendell J, et al. Clinical trial in Duchenne dystrophy. I. The design of the protocol. *Muscle Nerve*. 1981;4:186–197.
48. Florence JM, Pandya S, King W, et al. Clinical trials in Duchenne dystrophy. Standardization and reliability of evaluation procedures. *Phys Ther*. 1984;64:41–45.
49. Scott E, Eagle M, Mayhew A, et al. Development of a functional assessment scale for ambulatory boys with Duchenne muscular dystrophy. *Physiother Res Int*. 2012;17(2):101–109.
50. Griggs R, Moxley RT 3rd, Mendell JR, et al. Prednisone in Duchenne dystrophy. A randomized, controlled trial defining the time course and dose response. *Arch Neurol*. 1991;48:383–388.
51. Stuberg W, Metcalf W. Reliability of quantitative muscle testing in healthy children and in children with Duchenne muscular dystrophy using hand held dynamometers. *Phys Ther*. 1988;68(6):977–982.
52. Brussock C, Haley S, Munsat T, et al. Measurement of isometric force in children with and without Duchenne's muscular dystrophy. *Phys Ther*. 1992; 72(2):105–114.
53. Kilmer DD, McCrory MA, Wright NC, et al. Hand-held dynamometry reliability in persons with neuropathic weakness. *Arch Phys Med Rehabil*. 1997; 78:1364–1368.
54. Hyde SA, Steffensen BF, Fløytrup I, et al. Longitudinal data analysis: an application to construction of a natural history profile of Duchenne muscular dystrophy. *Neuromuscul Disord*. 2001;11(2):165–170.
55. Mathur S, Lott DJ, Senesac C, et al. Age-related differences in lower-limb muscle cross-sectional area and torque production in boys with Duchenne muscular dystrophy. *Arch Phys Med Rehabil*. 2010;91(7):1051–1058.
56. Magee DJ. *Orthopedic physical assessment*. 2nd ed. Philadelphia, PA:WB Saunders; 1992.
57. Hyde SA, Floytruuup I, Glent S, et al. A randomized comparative study of two methods for controlling Tendo Achilles contracture in Duchenne muscular dystrophy. *Neuromusc Disord*. 2000;10:257–263.
58. Scott OM, Hyde SA, Goddard C, et al. Prevention of deformity in Duchenne muscular dystrophy. *Physiotherapy*. 1981;67:177–180.
59. McDonald CM. Limb contractures in progressive neuromuscular disease and the role of stretching, orthotics, and surgery. *Phys Med Rehabil Clin N Am*. 1998;9:187–209.
60. Glanzman AM, Flickinger JM, Dholakia KH, et al. Serial casting for the management of ankle contracture in Duchenne muscular dystrophy. *Pediatr Phys Ther*. 2011;23(3):275–279.
61. Johnson E, Yarnell S. Hand dominance and scoliosis in Duchenne muscular dystrophy. *Arch Phys Med Rehabil*. 1976;57:462–464.
62. Miller F, Moseley C, Koreska J, et al. Pulmonary function and scoliosis in Duchenne dystrophy. *J Pediatr Orthop*. 1988;8:133–137.
63. Miller R, Chalmers A, Dao H, et al. The effect of spine fusion on respiratory function in Duchenne muscular dystrophy. *Neurology*. 1991;41:37–40.
64. Alexander WM, Smith M, Freeman BJ, et al. The effect of posterior spinal fusion on respiratory function in Duchenne muscular dystrophy. *Eur Spine J*. 2013;22(2):411–416.
65. Carter GT. Rehabilitation management in neuromuscular disease. *J Neurol Rehabil*. 1997;11:69–80.
66. Vignos P, Watkins M. The effect of exercise in muscular dystrophy. *JAMA*. 1966;197:121–126.
67. Ansved T. Muscle training in muscular dystrophies. *Acta Physiol Scand*. 2001; 171:359–366.

68. de Lateur B, Giaconi RM. Effect on maximal strength of submaximal exercise in Duchenne muscular dystrophy. *Am J Phys Med.* 1979;58:26–36.

69. Scott OM, Hyse SA, Goddard C, et al. Effect of exercise in Duchenne muscular dystrophy. *Physiotherapy.* 1981;67(6):174–176.

70. Eagle M. Report on the muscular dystrophy campaign workshop: exercise in neuromuscular diseases Newcastle, 2002. *Neuromusc Disord.* 2002;12:975–983.

71. McCarter GC, Steinhardt RA. Increased activity of calcium leak channels caused by proteolysis near sarcolemmal ruptures. *J Membrane Biol.* 2000; 176:169–174.

72. Brussee V, Tardif F, Tremblay J. Muscle fibers of mdx mice are more vulnerable to exercise than those of normal mice. *Neuromusc Disord.* 1997;7:487–492.

73. Connolly AM, Keeling RM, Mehta S, et al. Three mouse models of muscular dystrophy: the natural history of strength and fatigue in dystrophin-, dystrophin/utrophin-, and laminin α2-deficient mice. *Neuromusc Disord.* 2001;11:703–712.

74. Alderton JM, Steinhardt RA. How calcium influx through calcium leak channels is responsible for the elevated levels of calcium-dependent proteolysis in dystrophic myotubes. *Trends Cardiovasc Med.* 2000;10:268–272.

75. Hayes A, Lynch GS, Williams DA. The effects of endurance exercise on dystrophic mdx mice I. Contractile and histochemical properties of intact muscles. *Proc Biol Sci.* 1993;253:19–25.

76. Markert CD, Ambrosio F, Call JA, et al. Exercise and Duchenne muscular dystrophy: toward evidence-based exercise prescription. *Muscle Nerve.* 2011;43:464–478.

77. Markert CD, Case LE, Carter GT, et al. Exercise and Duchenne muscular dystrophy: where we have been and where we need to go. *Muscle Nerve.* 2012; 45(5):746–751.

78. Harris SE, Cherry DB. Childhood progressive muscular dystrophy and the role of physical therapy. *Phys Ther.* 1974;54:4–12.

79. Archibald DC, Vignos PJ Jr. A study of contractures in muscular dystrophy. *Arch Phys Med Rehabil.* 1959;40:150–157.

80. Spencer GE. Orthopaedic care of progressive muscular dystrophy. *J Bone Joint Surg Am.* 1967;49:1201–1204.

81. Roy L, Gibson DA. Pseudohypertrophic muscular dystrophy and its surgical management: review of 30 patients. *Can J Surg.* 1970;13:13–20.

82. Siegel IM. Management of musculoskeletal complications in neuromuscular disease. Enhancing mobility and the role of bracing and surgery. In: Fowler WM Jr, ed. *Advances in the Rehabilitation of Neuromuscular Diseases: State of the Art Reviews.* Vol 4. Philadelphia, PA: Hanley & Belfus; 1988:553–575.

83. Ziter FA, Allsop KG. The value of orthoses for patients with Duchenne muscular dystrophy. *Phys Ther.* 1979;59:1361–1365.

84. Heckmatt JZ, Dubowitz V, Hyde SA, et al. Prolongation of walking in Duchenne muscular dystrophy with lightweight orthoses. Review of 57 cases. *Dev Med Child Neurol.* 1985;27:149–154.

85. Vignos PJ. Management of musculoskeletal complications in neuromuscular disease: limb contractures and the role of stretching, braces and surgery. In: Fowler WM Jr, ed. *Advances in the Rehabilitation of Neuromuscular Diseases: State of the Art Reviews.* Vol 4. Philadelphia, PA: Hanley & Belfus; 1988:509–536.

86. Bach JR, Campagnolo DI, Hoeman S. Life satisfaction of individuals with Duchenne muscular dystrophy using long-term mechanical ventilatory support. *Am J Phys Rehabil.* 1991;70:129–135.

87. Liu M, Kiyoshi M, Kozo H, et al. Practical problems and management of seating through the clinical stages of Duchenne's muscular dystrophy. *Arch Phys Med Rehabil.* 2003;84:818–824.

88. Pellegrini N, Guillon B, Prigent H, et al. Optimization of power wheelchair control for patients with severe Duchenne muscular dystrophy. *Neuromusc Disord.* 2004;14:297–300.

89. Edwards RHT. Weight reduction in boys with muscular dystrophy. *Dev Med Child Neurol.* 1984;26:384–390.

90. Martigne L, Salleron J, Mayer M, et al. Natural evolution of weight status in Duchenne muscular dystrophy: a retrospective audit. *Br J Nutr.* 2011;105 (10):1486–1491.

91. Griffiths R, Edwards R. A new chart for weight control in Duchenne muscular dystrophy. *Arch Dis Child.* 1988;63:1256–1258.

92. Perez A, Mulot R, Vardon G, et al. Thoracoabdominal pattern of breathing in neuromuscular disorders. *Chest.* 1996;110:454–461.

93. Birnkrant DJ, Bushby KM, Amin RS, et al. The respiratory management of patients with Duchenne muscular dystrophy: a DMD care considerations working group specialty article. *Pediatr Pulmonol.* 2010;45(8):739–748.

94. Bach JR, Ishikawa Y, Kim H. Prevention of pulmonary morbidity for patients with Duchenne muscular dystrophy. *Chest.* 1997;112(4):1024–1028.

95. Topin N, Matecki S, Le Bris S, et al. Dose-dependent effect of individualized respiratory muscle training in children with Duchenne muscular dystrophy. *Neuromuscul Disord.* 2002;12(6):576–583.

96. Wanke T, Toifl K, Merkle M, et al. Inspiratory muscle training in patients with Duchenne muscular dystrophy. *Chest.* 1994;105:475–482.

97. Gozal D, Thiriet P. Respiratory muscle training in neuromuscular disease: long-term effects on strength and load perception. *Med Sci Sports Exerc.* 1999;31(11):1522–1527.

98. Udd B, Krahe R. The myotonic dystrophies: molecular, clinical, and therapeutic challenges. *Lancet Neurol.* 2012;11(10):891–905. doi: 10.1016/S1474-4422 (12)70204-1.

99. Kirschner J, Bonnemenn CG. The congenital and limb-girdle muscular dystrophies: sharpening the focus, blurring the boundaries. *Arch Neurol.* 2004; 61:189–199.

100. Khadikar SV, Singh RK, Katrak SM. Sarcoglycanopathies: a report of 25 cases. *Neurol India.* 2002;50:27–32.

101. Politano L, Nigro V, Passamano L, et al. Evaluation of cardiac and respiratory involvement in sarcoglycanopathies. *Neuromusc Disord.* 2001;11:178–185.

102. Ferreira AF, Carvalho MS, Resende MB, et al. Phenotypic and immunohistochemical characterization of sarcoglycanopathies. *Clinics (Sao Paulo).* 2011; 66(10):1713–1719.

103. Richard I, Roudaut C, Saenz A, et al. Calpainopathy-a survey of mutations and polymorphisms. *Am J Hum Genet.* 1999;64:1524–1540.

104. Han R. Muscle membrane repair and inflammatory attack in dysferlinopathy. *Skelet Muscle.* 2011;1(1):10. doi: 10.1186/2044-5040-1-10.

105. Zatz M, de Paula F, Starling A, et al. The 10 autosomal recessive limb-girdle muscular dystrophies. *Neuromusc Disord.* 2003;13:532–544.

106. Pollitt C, Anderson LVB, Pogue R, et al. The phenotype of calpainopathy: diagnosis based on a multidisciplinary approach. *Neuromusc Disord.* 2001;11:287–296.

107. Driss A, Amouri R, Hamida B, et al. A new locus for autosomal-recessive limb-girdle muscular dystrophy in a large consanguineous Tunisian family maps to chromosome 19q3. 3. *Neuromusc Disord.* 2000;10:240–246.

108. Brockington M, Blake DJ, Prandini P, et al. Mutations in the fukutin-related protein gene (FKRP) cause a form of congenital muscular dystrophy with secondary laminin α-2 deficiency and abnormal glycosylation of α-dystroglycan. *Am J Hum Genet.* 2001;69:1198–1209.

109. Alhamidi M, Kjeldsen Buvang E, Fagerheim T, et al. Fukutin-related protein resides in the Golgi cisternae of skeletal muscle fibres and forms disulfide-linked homodimers via an N-terminal interaction. *PLoS One.* 2011;6(8):e22968. doi: 10.1371/journal.pone.0022968.

110. Poppe M, Cree L, Bourke J, et al. The phenotype of limb-girdle muscular dystrophy type 2I. *Neurology.* 2003;60:1246–1251.

111. Mercuri E, Brockington M, Straub V, et al. Phenotypic spectrum associated with mutations in the fukutin-related protein gene. *Ann Neurol.* 2003;53:537–542.

112. Poppe M, Bourke J, Eagle M, et al. Cardiac and respiratory failure in limb-girdle muscular dystrophy 2I. *Ann Neurol.* 2004;56:738–741.

113. Pane M, Messina S, Vasco G, et al. Respiratory and cardiac function in congenital muscular dystrophies with alpha dystroglycan deficiency. *Neuromuscul Disord.* 2012;22(8):685–689. doi: 10.1016/j.nmd.2012.05.006.

114. Nance JR, Dowling JJ, Gibbs EM, et al. Congenital myopathies: an update. *Curr Neurol Neurosci Rep.* 2012;12(2):165–174. doi: 10.1007/s11910-012-0255-x.

115. Clarkson E, Costa CF, Machesky LM. Congenital myopathies: diseases of the actin cytoskeleton. *J Pathol.* 2004;204:407–417.

116. Goebel HH. Congenital myopathies at their molecular dawning. *Muscle Nerve.* 2003;27:527–48.

117. Bönnemmann CG, Laing NG. Myopathies resulting from mutations in sarcomeric proteins. *Curr Opin Neurol.* 2004;17:1–9.

118. Sanoudoud, Beggs AH. Clinical and genetic heterogeneity in nemaline myopathy-a disease of skeletal muscle thin filaments. *Trends Mol Med.* 2001;7:362–368.

119. Wallgren-Pattersson C, Laing NG. Report of the 70th ENMC International Workshop: Nemaline Myopathy 11–13 June 1999, Naarden, the Netherlands. *Neuromusc Disord.* 2000;10:299–306.

120. Ryan MM, Schnell C, Strickland CD, et al. Nemaline myopathy: a clinical study of 143 cases. *Ann Neurol.* 2001;50:312–320.

121. Zhang Y, Chen HS, Khanna VK, et al. A mutation in the human ryanodine receptor gene associated with central core disease. *Nat Genet.* 1993;5(1):46–50.

122. Quane KA, Healy JM, Keating KE, et al. Mutations in the ryanodine receptor gene in central core disease and malignant hyperthermia. *Nat Genet.* 1993; 5(1):51–55.

123. Jungbluth H, Sewry CA, Muntoni F. Core myopathies. *Semin Pediatr Neurol.* 2011;18(4):239–249. doi: 10.1016/j.spen.2011.10.005.

124. Quinlivan RM, Muller CR, Davis M, et al. Central core disease: clinical, pathological, and genetic features. *Arch Dis Child.* 2003;88:1051–1055.

125. Muntoni F, Voit T. The congenital muscular dystrophies in 2004: a century of exciting progress. *Neuromusc Disord.* 2004;14:635–649.

126. Voit T. Congenital muscular dystrophies: 1997 update. *Brain Dev.* 1998;20:65–74.

127. Bertini E, D'Amico A, Gualandi F, et al. Congenital muscular dystrophies: a brief review. *Semin Pediatr Neurol.* 2011;18(4):277–288. doi: 10.1016/j.spen.2011.10.010.

128. Demir E, Ferreiro A, Sabatelli P, et al. Collagen VI status and clinical severity in Ullrich congenital muscular dystrophy: phenotype analysis of 11 families linked to the COL6 Loci. *Neuropediatrics.* 2004;35:103–112.

129. Baker NL, Morgelin M, Peat R, et al. Dominant collagen VI mutations are a common cause of Ullrich congenital muscular dystrophy. *Hum Mol Genet.* 2005;14:279–293.

130. Guillian T, Brzustowicz L, Castilla L, et al. Genetic hemogeneity between acute and chronic forms of spinal muscular atrophy. *Nature.* 1990;345:823–825.

131. Hamilton G, Gillingwater TH. Spinal muscular atrophy: going beyond the motor neuron. *Trends Mol Med.* 2013;19(1):40–50. doi: 10.1016/j.molmed.2012.11.002.

132. Dumitro D. *Electrodiagnostic Medicine.* Philadelphia, PA: Hanley and Belfus; 1995.

133. Lomen-Hoerth C, Slawnych MP. Statistical motor unit number estimation: from theory to practice. *Muscle Nerve.* 2003;28(3):263–272.

134. Iannaccone ST, Brown RH, Samaha FJ, et al. DCN/SMA Group. Prospective study of spinal muscular atrophy before age 6 years. *Pediatr Neurol.* 1993;9:187–193.

135. Miske LJ, Hickey EM, Kolb SM, et al. Use of the mechanical in-exsufflator in pediatric patients with neuromuscular disease and impaired cough. *Chest.* 2004;125:1406–1412.

136. Oskoui M, Levy G, Garland CJ, et al. The changing natural history of spinal muscular atrophy type 1. *Neurology.* 2007;69(20):1931–1936.

137. Rudnik-Schoneborn S, Hausmanowa-Petrusewicz I, Brokowska J, et al. The predictive value of achieved motor milestones assessed in 441 patients with infantile spinal muscular atrophy types II and III. *Eur Neurol.* 2000;45:174–181.

138. Russman BS, Bucher CR, Shite M, et al. DCN/SMA Group. Function changes in spinal muscular atrophy II and III. *Neurology.* 1996;47:973–976.

139. Iannaccone AT, Russman BS, Browne GH, et al. Prospective analysis of strength in spinal muscular atrophy. DCN/Spinal Muscular Atrophy Group. *J Child Neurol.* 2000;15:97–101.

140. Merlini L, Bertini E, Minetti C, et al. Motor function-muscle strength relationship in spinal muscle atrophy. *Muscle Nerve.* 2004;12:561–566.

141. Koch BM, Simenson RL. Upper extremity strength and function in children with spinal muscular atrophy type II. *Arch Phys Med Rehabil.* 1992;73:241–245.

142. Granata C, Cornelio F, Bonfiglioli S, et al. Promotion of ambulation of patients with spinal muscular atrophy by early fitting of knee-ankle-foot orthoses. *Dev Med Child Neurol.* 1987;29(2):221–224.

143. Shapiro F, Specht L. Current concepts review. The diagnosis and orthopaedic treatment of childhood spinal muscular atrophy, peripheral neuropathy, Friedreich ataxia, and artrogryposis. *J Bone Joint Surg Am.* 1993;75A:1699–1714.

144. Tangsrud SE, Lodrup Carlsen KC, Lund-Petersen KC, et al. Lung function measurements in young children with spinal muscle atrophy; a cross sectional survey on the effect of position and bracing. *Arch Dis Child.* 2001;84:521–524.

145. Rodillo E, Marini ML, Heckmatt JZ, et al. Scoliosis in spinal muscular atrophy: review of 63 cases. *J Child Neurol.* 1989;4:118–123.

146. Tsirikos AI, Chang WN, Shah SA, et al. Preserving ambulatory potential in pediatric patients with cerebral palsy who undergo spinal fusion using unit rod instrumentation. *Spine (Phila Pa 1976).* 2003;28(5):480–483.

147. Phillips DP, Roye DP, Farcy JPC, et al. Surgical treatment of scoliosis in a spinal muscular atrophy population. *Spine.* 1990;15:942–945.

148. Chetlin RD, Gutmann L, Tarnopolsky M, et al. Resistance training effectiveness in patients with Charcot-Marie-Tooth Disease: recommendations for exercise prescription. *Arch Phys Med Rehabil.* 2004;85:1217–1223.

149. Shy ME, Blake J, Krajewski K, et al. Reliability and validity of the CMT neuropathy score as a measure of disability. *Neurology.* 2005;64:1209–1214.

150. Muscular Dystrophy Association. Charcot-Marie-Tooth Disease and Dejerine-Sottas Disease. www.mdausa.org. Accessed May 1, 2005.

151. Azmaipairashvili Z, Riddle EC, Scavina M, et al. Correction of cavovarus foot deformity in Charcot-Marie-Tooth Disease. *J Pediatr Orthop.* 2005;25:360–365.

152. Patzkó A, Shy ME. Update on Charcot-Marie-Tooth disease. *Curr Neurol Neurosci Rep.* 2011;11(1):78–88.

153. Shy ME, Patzkó A. Axonal Charcot-Marie-Tooth disease. *Curr Opin Neurol.* 2011;24(5):475–483. doi: 10.1097/WCO.0b013e32834aa331.

154. El Mhandi L, Millet GY, Calmels P, et al. Benefits of interval-training on fatigue and functional capacities in Charcot-Marie-Tooth disease. *Muscle Nerve.* 2008;37(5):601–610; doi: 10.1002/mus.20959.

155. Phillips MF, Robertson Z, Killen B, et al. A pilot study of a crossover trial with randomized use of ankle-foot orthoses for people with Charcot-Marie-tooth disease. *Clin Rehabil.* 2012;26(6):534–544.

156. Ramdharry GM, Day BL, Reilly MM, et al. Foot drop splints improve proximal as well as distal leg control during gait in Charcot-Marie-Tooth disease. *Muscle Nerve.* 2012;46(4):512–519.

157. Guillebastre B, Calmels P, Rougier PR. Assessment of appropriate ankle-foot orthoses models for patients with Charcot-Marie-Tooth disease. *Am J Phys Med Rehabil.* 2011;90(8):619–627;doi: 10.1097/PHM.0b013e31821f7172.

158. Bean J, Walsh A, Frontera W. Brace modification improves aerobic performance in Charcot-Marie-Tooth Disease: a single subject design. *Am J Phys Med Rehabil.* 2001;80:578–582.

159. Sackley C, Disler PB, Turner-Stokes L, et al. Rehabilitation interventions for foot drop in neuromuscular disease. *Cochrane Database Syst Rev.* 2009;8 (3):CD003908.

160. Chetlin RD, Mancinelli CA, Gutmann L. Self-reported follow-up post-intervention adherence to resistance exercise training in Charcot-Marie-Tooth disease patients. *Muscle Nerve.* 2010;42(3):456; doi: 10.1002/mus.21705.

161. Chetlin RD, Gutmann L, Tarnopolsky M, et al. Resistance training effectiveness in patients with Charcot-Marie-Tooth disease: recommendations for exercise prescription. *Arch Phys Med Rehabil.* 2004;85(8):1217–1223.

162. Burns J, Raymond J, Ouvrier R. Feasibility of foot and ankle strength training in childhood Charcot-Marie-Tooth disease. *Neuromuscul Disord.* 2009;19 (12):818–821. doi: 10.1016/j.nmd.2009.09.007.

163. Lindeman E, Spaans F, Reulen J, et al. Progressive resistance training in neuromuscular patients. Effects on force and surface EMG. *J Electromyogr Kinesiol.* 1999;9(6):379–384.

164. Kilmer DD. The role of exercise in neuromuscular disease. *Phys Med Rehabil Clin N Am.* 1998;9(1):115–125.

165. Mitsuhashi S, Kang PB. Update on the genetics of limb girdle muscular dystrophy. *Semin Pediatr Neurol.* 2012;19(4):211–218.

166. Neuromuscular Disease Center. Limb-Girdle Muscular Dystrophy (LGMD) Syndromes. http://neuromuscular.wustl.edu/musdist/lg.html#lgmd1f. Accessed February 22 2013.

10

Deficiência intelectual: enfocando a síndrome de Down

Dolores B. Bertoti
Mary B. Schreiner

Introdução
Revisão histórica
Definição
Incidência
Diagnóstico
    Avaliação do funcionamento intelectual
    Avaliação do nível de habilidade adaptativa
Classificação
    Classificação educacional
    Classificação médica
Etiologia e fisiopatologia
Comprometimentos primários
    Comprometimentos neuromotores
    Comprometimento do aprendizado
Avaliação fisioterapêutica e princípios de intervenção
    Elementos-chave da avaliação
    Avaliação sensorial e intervenção
Elementos-chave da intervenção fisioterapêutica
    Princípios gerais
    Características de aprendizado
    Intervenção para minimizar o
        comprometimento cognitivo
    Intervenção para minimizar
        comprometimentos físicos e funcionais
    A importância da intervenção focada
O conceito de equipe e colaboração
Um modelo de manejo para fisioterapeutas destinado
    à criança com síndrome de Down

Definições
História e incidência
Fisiopatologia e comprometimentos
    associados da criança com síndrome de
    Down
Neuropatologia
Deficits sensoriais
Doenças cardiopulmonares
Alterações musculoesqueléticas
Características físicas adicionais
Avaliação e intervenção fisioterapêuticas para a
criança com síndrome de Down
Alterações de aprendizado
Deficits motores associados
Atraso do desenvolvimento
Implicações da avaliação e intervenção
    fisioterapêuticas
Alterações musculoesqueléticas
Condicionamento cardiopulmonar
Implicações da avaliação da expectativa de vida
    e da intervenção fisioterapêutica
O indivíduo com deficiência intelectual a caminho e
ao longo da fase adulta: principais aspectos do
manejo
Resumo
Estudo de caso

Introdução

O fisioterapeuta exerce um papel desafiador, importante e multifacetado no manejo de crianças com deficiência intelectual. Esse desafio é inerente à apresentação clínica de crianças que exibem comprometimentos simultâneos e interativos nos domínios neuromotor, musculoesquelético, do desenvolvimento, cognitivo e afetivo. O fisioterapeuta deve ser capaz não só de avaliar corretamente a criança como também de atuar de maneira inovadora, desenvolvendo, implementando, modificando e compartilhando com pais e outros prestadores de serviços um plano de assistência preciso. Neste capítulo, nós oferecemos a abordagem destinada a auxiliar o fisioterapeuta com pouco tempo de experiência clínica a realizar avaliações, intervenções e manejo de crianças com deficiência intelectual. A estratégia apresentada tem origem em uma perspectiva funcional e delinea os efeitos interativos dos comprometimentos comumente associados a tal deficiência e o papel do fisioterapeuta no manejo desse comprometimento para promoção da melhor/máxima função possível para a criança em seu ambiente. O manejo fisioterapêutico para crianças com síndrome de Down é destacado como modelo de estratégia (Fig. 10.1).

Revisão histórica

A história da sociedade e o tratamento por ela dispensada às pessoas com deficiência intelectual têm apresentado uma relação interativa intrigante, interessante e ainda não desenvolvida em todas as suas potencialidades. Conforme as tendências sociais foram seguindo um caminho de mais educação e conhecimento, a qualidade dessas interações vagou ao longo de uma estrada de muita humilhação a tolerância e proteção, passando pela compreensão e aceitação, até chegar hoje a um caminho que promove inclusão integral e autodeterminação. Nas interações mais antigas de que se tem registro entre os dois grupos, as pessoas com deficiência intelectual eram ignoradas, recebiam pouco ou nenhum cuidado, e por vezes eram até mesmo abandonadas à morte.[1] A sociedade espartana acreditava na sobrevivência unicamente das pessoas mais adaptadas, e muitos indivíduos, incluindo aqueles com comprometimento físico e mental, eram abandonados para perecer.

Por outro lado, na Roma antiga e durante a Idade Média, não era incomum as pessoas saudáveis cuidarem de um "bufão" ou "bobo da corte" em troca da diversão que essas pessoas proporcionavam àqueles com quem conviviam e a seus convidados.[1] O trabalho artístico da Idade Média mostra pessoas que exibem as características físicas daquilo que hoje identificamos como síndrome de Down servindo de palhaços e bobos da corte.[2] No final da Idade Média, em particular na Europa, crenças supersticiosas levaram à execução de muitas pessoas consideradas "bruxas e feiticeiros". Indivíduos com deficiência intelectual ou outros tipos de incapacidade eram indubitavelmente incluídas nesses grupos.[1] A ideia de que pessoas com deficiência eram ameaças sociais persistiu ao longo de todo o século XIX, com a eventual tendência ao distanciamento da execução, mas ainda na direção da punição, aprisionamento e isolamento.[3]

No início do século XX, houve uma necessidade publicamente perceptível de abrigar e proteger as pessoas com deficiência intelectual contra a falta de compreensão, os abusos e a ira da sociedade. Em consequência, as pessoas percebidas como deficientes mentais eram isoladas em asilos, abrigos e fazendas comunitárias. Essas comunidades, porém, rapidamente se tornaram lotadas. A meta desse esforço público era claramente abrigar e não assistir nem educar.

O interesse na prestação de serviços para auxiliar pessoas com deficiência intelectual teve um começo difícil. No início dos anos 1800, Jean Marc Itard, um médico francês, ficou intrigado com um menino intelectualmente comprometido que capturara na floresta de Aveyron, na França. Seguindo a sua premissa então revolucionária de que o desempenho intelectual poderia ser afetado pela estimulação ambiental, Itard obteve êxito ao ensinar esse "menino selvagem de Aveyron". Embora o trabalho de Itard tenha ajudado o menino a melhorar ao longo de um período de 5 anos, os ganhos alcançados foram insuficientes para promover a aceitação do menino junto à sociedade parisiense daquela época. A sociedade franzia a testa para o menino e Itard acreditou, então, que falhara.[4]

Em 1840, Johann Jacob Guggenbuhl estabeleceu um centro na Suíça, onde seria aplicada uma abordagem então inovadora envolvendo o ensino em grupo para crianças com deficiência intelectual. Esse trabalho foi aclamado no mundo inteiro como uma reforma importante. Essa reforma influenciou o trabalho conduzido na Europa e nos Estados Unidos por Edouard Sequin, que era líder mundial no desenvolvimento de serviços educacionais e residenciais para pessoas com deficiência intelectual. Em 1876, Sequin foi eleito presidente da recém-formada Association of Medical Officers of the American Institutions for Idiotic and Feeble-Minded Persons. Posteriormente (1876), essa associação se transformou na American Association of Mental Deficiency (AAMD), que se autorrenomeou em 2006 e passou a se chamar American Association on Intellectual and Developmental Disabilities (AAIDD).[5]

Nos Estados Unidos, a organização social que acompanhou a Revolução Industrial reforçou esse conceito de assistência em grupo para crianças, bem como estimulou um sentido de responsabilidade social.[1] No decorrer dos anos 1800, os pequenos ganhos alcançados flutuaram com uma sensação de frustração e futilidade e houve um movimento em larga escala para abrigar os "incuráveis" em estabelecimentos amplos e lotados localizados em áreas isoladas.[2] Desse modo, a educação primeiramente promovida para ser usada com indivíduos portadores de deficiência grave, incluindo aqueles com deficiência intelectual, em geral era

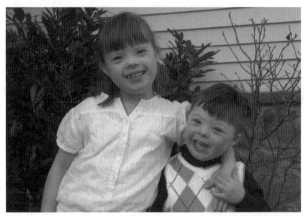

FIGURA 10.1 ▶ Apresentação de Angelo e Julianna, irmãos com síndrome de Down. Julianna foi adotada por sua família quando Angelo tinha 3 anos de idade.

fornecida por instituições amplas destinadas a proteger os indivíduos com deficiência do público e vice-versa.

Na metade do século XIX, teve início uma evolução interessante, denominada "educação especial". A notoriedade de pessoas famosas, como Samuel Gridley Howe e Horace Mann, tornou públicas as experiências de ensino de Laura Bridgman, uma menina cega que foi recebida na escola de cegos para ser educada e, em seguida, abrigada no Perkins Institute (Massachusetts, EUA). A descrição feita por Howe dos processos usados no instituto com Bridgman foi divulgada também em relatos escritos por Charles Dickens. Os artigos de Dickens foram amplamente lidos, favorecidos por sua popularidade à época e ajudaram a alimentar o movimento da educação especial.[6,7]

Esse modelo terapêutico, aplicado em contextos amplos e segregados, persistiu ao final da II Guerra Mundial, quando a ênfase na assistência destinada a pessoas com deficiência intelectual evoluiu para incluir "programação". Essa mudança para um plano de atividades resultou principalmente dos esforços empreendidos pela National Association for Retarded Citizens (NARC) e por outros grupos de defesa de profissionais ou de pais.[2] A crescente consciência acerca dos efeitos negativos da segregação residencial e das limitações dos programas existentes levaram a uma reavaliação crítica dos tipos existentes de assistência disponíveis para pessoas com deficiência intelectual. Influenciados pelo Movimento dos Direitos Civis, os anos 1960 representaram tempos de expansão de programas legislativos e alocação de fundos para todas as pessoas com deficiência. A discriminação contra e a segregação das pessoas com deficiência intelectual foram finalmente reconhecidas como ações negativas e indesejáveis.[2]

No início dos anos 1970, visitantes americanos em países escandinavos encontraram o conceito de "normalização", definido como o princípio de educar o máximo possível os indivíduos com deficiência no ambiente "normal" dos indivíduos sem deficiência.[8] Esse processo obviamente exigiu desenvolvimento significativo e uso de sistemas de suporte comunitários. Essa era se tornou conhecida como a era da "desinstitucionalização". Como exemplo, em 1972, a Association for Retarded Citizens ganhou uma causa referencial contra o Commonwealth of Pennsylvania, que proporcionou acesso ao ensino público para crianças com deficiência intelectual. Essa decisão estabeleceu que "É obrigação do Commonwealth inserir toda criança com deficiência mental em um programa de ensino público gratuito e oferecer treinamento apropriado à capacidade da criança... matrícula nas aulas da escola regular é preferível à matrícula nas aulas do ensino especial público, e a matrícula na escola especial pública é preferível à matrícula em qualquer outro tipo de programa de ensino e treinamento".[8] Casos de referência similares ocorreram nos estados de todo o país. Esse movimento de desinstitucionalização continuou nos anos 1980, e o interesse público foi ainda mais estimulado por uma série de investigações e publicações sobre as condições de diversas instituições. Transmissões televisionadas "expuseram abuso, negligência e falta de programação em Willowbrook, uma instituição estadual destinada a pessoas com deficiência intelectual, em Staten Island (EUA)".[9] Esses acontecimentos impulsionaram o interesse de Jacob Javits, um senador do estado de Nova York, a propor legislação para regulamentação das práticas nas instituições.[8] Desde aquela época, ocorreram muitas mudanças em consequência dos interesses públicos e dos educadores. A maioria das instituições do país que atendem à população de indivíduos com deficiência intelectual fechou as portas, enquanto outros tipos de estabelecimentos de ensino e de abrigo foram desenvolvidos. Os preparativos para a vida em comunidade são hoje a regra para a assistência e o suporte em longo prazo destinados às pessoas com deficiência intelectual.

A abordagem mais atual de programação no campo da deficiência intelectual é um modelo funcional integrado. A sociedade como um todo e, portanto, as incontáveis legislaturas e prestadores de serviços da sociedade moderna, vê deficiência intelectual ao lado de um paradigma variável, com uma definição mais funcional e foco na interação entre indivíduo, ambiente e intensidades e padrões dos suportes necessários. O termo que os leitores ouvirão com maior frequência agora é "suporte", incluindo o nível de suporte necessário para a função máxima do indivíduo com deficiência intelectual no ambiente.[9]

Definição

As deficiências intelectuais foram definidas pela Associação Americana de Psiquiatria (American Psychiatric Association, 2013) no *Diagnostic and Statistical Manual of Mental Disorders* (5ª edição), usando três critérios.[10] O primeiro dos três estabelece deficits nas habilidades mentais em geral, medidos apenas parcialmente em termos de QI, que tipicamente cai pelo menos dois desvios padrão abaixo do normal; ou seja, um escore inferior a 65-75 em um teste individualizado, padronizado, culturalmente apropriado e psicometricamente validado.[11] De modo mais específico, esse deficit na habilidade mental é refletido nas dificuldades funcionais de "raciocínio, solução de problemas, planejamento, pensamento abstrato, julgamento, aprendizado a partir da instrução e da experiência e conhecimento prático".[10] O segundo critério estabelece que um indivíduo com deficiência intelectual terá ao mesmo tempo deficits de funcionamento adaptativo, que são "o quão bem um indivíduo atende aos padrões da comunidade de independência pessoal e responsabilidade social, em comparação a outros indivíduos de idade e antecedentes socioculturais similares".[10] Por fim, esses dois critérios devem estar em evidência durante a infância ou na adolescência, considerada um período do desenvolvimento do indivíduo.[10]

Essa definição reflete a ênfase contínua sobre as dimensões do comportamento adaptativo, mas difere das definições antigas ao acrescentar que tais limitações resultam na necessidade de suporte contínuo. Por exemplo, um indivíduo com deficiência intelectual pode requerer suporte intermitente, limitado, extensivo ou abrangente para funcionar com competência em suas rotinas diárias.[12] A deficiência intelectual geralmente é considerada uma condição existente em um indivíduo, descrita por seu desempenho específico e não por um traço específico, embora seja influenciada por certas características ou capacidades do indivíduo. Preferencialmente, a deficiência intelectual descreve um *estado* de desempenho em que há comprometimento funcional. Essa distinção é central para entender como a atual definição amplia o conceito de deficiência intelectual e como desvia a ênfase da medida dos traços para conhecer o funcionamento real do indivíduo no dia a dia. Para qualquer indivíduo com deficiência intelectual, a descrição de seu estado atual de comportamento funcional requer conhecimento das capacidades individuais, bem como conhecimento do comportamento junto à estrutura e à expectativa do ambiente social e pessoal do indivíduo.

Incidência

Usando o identificador de pelo menos dois desvios padrão abaixo da média como parte da definição, considera-se que cerca de 3% da população dos Estados Unidos tenha deficiência intelectual, embora a prevalência real seja próxima de 1%, com a deficiência intelectual grave ocorrendo em cerca de 6 a cada 1.000 indivíduos.[10] De modo geral, os homens são diagnosticados mais frequentemente do que as mulheres, em especial na faixa branda (proporção de 1,6:1),[11] ainda que essa proporção varie em algumas síndromes genéticas associadas ao sexo.

Diagnóstico

Um diagnóstico de deficiência intelectual se baseia em critérios incorporados à definição, refletindo o nível de funcionamento intelectual, o nível de habilidade adaptativa.

Avaliação do funcionamento intelectual

A determinação de que a função intelectual de uma criança está significativamente abaixo da média é feita por meio da aplicação de um teste de inteligência padronizado, conduzido em geral por um psicólogo. O atendimento desse critério para o diagnóstico de deficiência intelectual é feito com base em dois ou mais desvios-padrão abaixo do QI igual a 100, considerado "normal", ou de um QI igual a 70 ou ≤75.[5,11] Os instrumentos mais comumente usados para avaliar o funcionamento intelectual em crianças são a Stanford-Binet Intelligence Scale,[13] uma das escalas Wechsler (como a Wechsler Intelligence Scale for Children-IV[14] ou a Wechsler Preschool and Primary Scale of Intelligence-III[15]) e a Kaufman Assessment Battery for Children.[16]

Esses testes geralmente são administrados por psicólogo escolar ou clínico treinado.

Avaliação do nível de habilidade adaptativa

Os comprometimentos do funcionamento adaptativo, em vez do QI baixo, geralmente são os sintomas observados em indivíduos com deficiência intelectual.[11] As habilidades adaptativas são as habilidades consideradas centrais ao funcionamento bem-sucedido na vida e frequentemente estão relacionadas à necessidade de suporte para aqueles que têm deficiência intelectual. As áreas adaptativas em que as limitações são especificamente exibidas são as seguintes: comunicação, autocuidado, vida domiciliar, habilidades sociais, uso da comunidade, autodireção, saúde e segurança, aprendizado funcional, lazer e trabalho. Para atender aos critérios diagnósticos de deficiência intelectual, é preciso que haja deficits em pelo menos duas áreas de funcionamento adaptativo, mostrando assim uma limitação generalizada do nível de habilidade adaptativa.[5,11] Para abordar o nível de comportamentos adaptativos, o profissional deve realizar uma avaliação funcional do comportamento da criança ao longo de todos os contextos ambientais. Há várias escalas disponíveis para medir o funcionamento adaptativo, como as Vineland Adaptive Behavior Scales[17] e a American Association on Intellectual Disabilities Adaptative Behavior Scale.[19] A Tabela 10.1 descreve as características do comportamento adaptativo geral de crianças e adultos com diferentes níveis de deficiência intelectual.[19]

Classificação

Em conformidade com os modelos de deficiência modernos,[20-22] os elementos-chave para definição da deficiência intelectual incluem *capacidades*, *ambiente*, *limitações funcionais* e *restrição de participação*. A classificação vigente é acompanhada da aplicação de novos critérios diagnósticos diretamente correlacionados com a necessidade de suporte. Os suportes necessários variam em paralelo com algumas dimensões: (1) pode haver necessidade de suporte em algumas áreas de habilidade adaptativa e não em outras; (2) os requerimentos de suporte podem ser tempo-limitados ou contínuos; e (3) as intensidades dos suportes necessários, os tipos de fontes de suporte e as funções de suporte serão específicas do indivíduo e do ciclo de vida. É importante notar que a necessidade de suporte pode variar entre os ambientes e também com o período de vida. Há basicamente quatro intensidades de suporte: intermitente, limitado, extensivo e abrangente. Os serviços de suporte podem chegar até a criança com deficiência intelectual a partir de quatro fontes: a própria criança (p. ex., habilidade de fazer escolhas); outras pessoas (p. ex., pais, professor); tecnologia (p. ex., dispositivos auxiliares); ou serviços de reabilitação (p. ex., fisioterapia, terapia ocupacional, fonoaudiologia).[5]

TABELA 10.1 ▶ Características de comportamento adaptativo de indivíduos com deficiência intelectual

Idade cronológica do indivíduo com deficiência intelectual

QI	Pré-escolar	Escolar	Adulto
50-55 a 70	Parece frequentemente sem comprometimento; desenvolve habilidades funcionais sociais e de comunicação	Habilidades acadêmicas de 6º ano possíveis; necessidade de suporte educacional especial para o ensino fundamental e médio	Pode aprender habilidades sociais e vocacionais
35-40 a 50-55	Habilidades sociais comprometidas; consegue se comunicar; pode precisar de supervisão	Pode desenvolver habilidades acadêmicas correspondentes até o 4º ano, com treinamento especial/modificação	Nenhuma habilidade ou semi-habilidade vocacional
20-25 a 35-40	Grave comprometimento da comunicação; habilidades motoras comprometidas	Pode aprender a se comunicar; hábitos básicos de saúde pessoal; habilidades acadêmicas limitadas	Precisa de suporte total e de supervisão para qualquer atividade de autossuporte
<20-25	Requer suporte total; é dependente para cuidados; desenvolvimento sensório-motor limitado	Certo grau de desenvolvimento motor; continua independente para cuidados; êxito limitado com treinamento	Habilidades motora e de comunicação limitadas; dependência continuada para cuidados

Atualizada pelos autores a partir da fonte original.[19]

Classificação educacional

As atuais práticas de ensino são moldadas pela definição de deficiência intelectual e pela necessidade de suporte. Os termos de colocação educacional modernos seguem uma abordagem mais funcional, destacando a necessidade de suporte e, assim, sendo descritivos das necessidades da criança para êxito educacional. Essa terminologia descritiva para programas de ensino por meio dos quais muitas crianças com deficiência intelectual podem ser atendidas, dependendo das necessidades prioritárias da criança, inclui suporte descrito do seguinte modo:

- Apoio para criança com autismo;
- Suporte de aprendizado;
- Suporte de habilidades de vida diária;
- Suporte emocional;
- Suporte visual;
- Suporte auditivo;
- Suporte de fala e linguagem;
- Suporte físico;
- Suporte de múltiplas deficiências.[23]

A fisioterapia no contexto educacional é considerada um serviço relacionado à educação especial e será discutida em outro capítulo do livro.

Classificação médica

No passado, a classificação médica tinha correlação estreita com os escores de QI. Mais recentemente, porém, os profissionais estão reconhecendo que as "medidas de QI são menos válidas no extremo inferior da faixa de QI" (APA, 2013, p.33). Em vez disso, a classificação usa os níveis de suporte necessário a certo indivíduo, adotando uma faixa de graus: leve, moderado, grave e profundo.[11,24,25]

Etiologia e fisiopatologia

Mais de 350 etiologias de deficiência intelectual foram identificadas.[26,27] Essas etiologias podem ser amplamente classificadas em causas pré-natal, perinatal e pós-natal. As causas etiológicas com exemplos são representadas na Tabela 10.2. Os distúrbios do movimento estão mais associados a algumas etiologias do que a outras. Muitas crianças também apresentam vários distúrbios associados, como alterações adicionais, auditivas ou visuais. Em cerca de 30 a 40% dos indivíduos com deficiência intelectual encontrados no contexto educacional ou no contexto clínico, não há nenhuma etiologia clara que possa ser determinada, mesmo com extensivos esforços de avaliação.[11]

Comprometimentos primários

Comprometimentos neuromotores

Muitos tipos de deficiência intelectual estão associados a comprometimentos neuromusculares, musculoesqueléticos e cardiopulmonares. A Tabela 10.3 detalha as condições de deficiência intelectual mais comuns e os comprometimentos neuromotores associados.[28-43] A maioria dos comprometimentos neuromusculares resulta de doença primária envolvendo o sistema nervoso central (SNC). Os comprometimentos secundários então incluem déficits que tipicamente preocupam o fisioterapeuta, como déficits de controle motor, coordenação, controle postural, produção de força, flexibilidade e equilíbrio.[44] A avaliação fisioterapêutica e o tratamento desses comprometimentos em crianças com deficiência intelectual são similares aos procedimentos usados em qualquer contexto pediátrico. O uso da Tabela 10.3 pode guiar o fisioterapeuta pediátrico na antecipação das preocupações de manejo típicas associadas a distúrbios ou deficiências intelectuais comuns.

TABELA 10.2 ▸ Classificação etiológica das deficiências intelectuais

Aparecimento pré-natal	Exemplos
1. Distúrbio cromossômico	Síndromes de Down, Turner ou Klinefelter
2. Distúrbios da síndrome	Neurofibromatose, distrofia muscular miotônica, Pader-Willi, esclerose tuberosa
3. Erros inatos do metabolismo	Fenilcetonúria, distúrbios de carboidrato, distúrbios de mucopolissacarídeos (p. ex., tipo Hurler), distúrbios de ácido nucleico (p. ex., síndrome de Lesch-Nyhan)
4. Distúrbios do desenvolvimento da formação do cérebro	Defeitos do fechamento do tubo neural (p. ex., anencefalia), hidrocefalia, porencefalia, microcefalia
5. Influências ambientais	Desnutrição intrauterina, fármacos, toxinas, álcool, narcóticos, doenças maternas
Causas perinatais	
6. Distúrbios intrauterinos	Insuficiência placentária, sepse materna, alterações no parto
7. Distúrbios neonatais	Hemorragia intracraniana, leucomalácia periventricular, convulsões, infecções, distúrbios respiratórios, traumatismo craniano, distúrbio metabólico
Causas pós-natais	
8. Lesões na cabeça	Hemorragia intracraniana, confusão, concussão
9. Infecções	Encefalite, meningite, infecções virais
10. Distúrbios desmielinizantes	Distúrbios pós-infecciosos e pós-imunização
11. Distúrbios degenerativos	Distúrbios sindrômicos (p. ex., síndrome de Rett), poliodistrofias (p. ex., ataxia de Fredreich), distúrbio dos gânglios basais, leucodistrofias
12. Distúrbios convulsivos	Espasmos infantis, epilepsia mioclônica
13. Distúrbios tóxico-metabólicos	Síndrome de Reye, intoxicação por chumbo, distúrbios metabólicos (p. ex., hipoglicemia)
14. Desnutrição	Proteico-calórica, alimentação IV prolongada
15. Privação ambiental	Desvantagem psicossocial, abuso/negligência infantil

American Association on Intellectual Disabilities (AAID) and International Classification of Functioning, Disability and Health (ICF). Geneva, Switzerland: World Health Organization; 2001.

As próprias deficiências intelectuais, vistas como comprometimentos adicionais ou variáveis, requerem alguma adaptação na avaliação e na aplicação do tratamento, por causa das limitações cognitivas específicas apresentadas pela criança.

Comprometimento do aprendizado

O aprendizado está comprometido em crianças com deficiência intelectual que apresentam comprometimento da habilidade de usar processos cognitivos avançados, administrar demandas simultâneas ou múltiplas e organizar com sucesso a informação complexa, com efeitos subsequentes sobre o desempenho na execução e no domínio das tarefas.[45] A memória fraca, a generalização limitada (i.e., incapacidade de realizar uma tarefa aprendida em ambientes diferentes) e a baixa motivação também podem comprometer o aprendizado de uma criança com deficiência intelectual.[46] O comprometimento da memória é visto na dificuldade para recordar instruções que envolvem múltiplas etapas ou para lembrar dos passos para concluir uma tarefa. Quando um indivíduo não consegue generalizar, a ocorrência de uma mudança no ambiente pode ser extremamente desafiadora. Por fim, a lenta velocidade e as falhas frequentes de aprendizado vivenciadas pelos indivíduos com deficiências intelectuais podem produzir um baixo nível de motivação e autodeterminação na aquisição de muitas habilidades necessárias à vida.

Os fisioterapeutas devem ser capazes de adaptar abordagens de avaliação e intervenção para acomodar o funcionamento intelectual comprometido. Nitidamente, a faixa de habilidades e deficits cognitivos encontrada em crianças com deficiência intelectual é indicativa de níveis variáveis de desempenho, funcionamento e potencial.[47] É tarefa e desafio do fisioterapeuta auxiliar a criança a maximizar seu potencial de funcionamento ótimo e de participação em diferentes ambientes.

▶ Avaliação fisioterapêutica e princípios de intervenção

Elementos-chave da avaliação

A avaliação significativa sempre enfoca o funcionamento da criança. Uma avaliação fisioterapêutica bem-sucedida e efetiva depende amplamente da abordagem da criança feita pelo fisioterapeuta. Quatro elementos importantes devem facilitar o processo de avaliação.

Primeiro, ao longo de toda a avaliação, o fisioterapeuta deve analisar aquilo que a criança consegue fazer e os

CAPÍTULO 10 ▸ DEFICIÊNCIA INTELECTUAL: ENFOCANDO A SÍNDROME DE DOWN 425

TABELA 10.3 ▸ Comprometimento neuromuscular, musculoesquelético e cardiopulmonar associado com condições selecionadas de deficiência intelectual

Condição	Neuromuscular	Musculoesquelético	Cardiopulmonar
Síndrome de Cri-du-chat[28]	Hipotonia no início da infância, às vezes hipertonia mais tardiamente	Anormalidades mínimas em membro superior, escoliose	Cardiopatia congênita comum
Infecção por citomegalovírus[29] (infecção pré-natal)	Hipertonia, convulsões, microcefalia	Secundário a alterações neuromusculares	Estenose mitral, estenose valvar pulmonar, defeito septal atrial
Síndrome de De Lange[30,31]	Espasticidade, convulsões, tremor intencional, microcefalia	Idade óssea diminuída, baixa estatura, mãos e pés pequenos, dedos da mão curtos, posicionamento proximal do polegar, clinodactilia do quinto dedo, outros defeitos de mão e de dedo da mão, extensão limitada do cotovelo	Alterações respiratórias neonatais, malformações cardíacas, infecções recorrentes no trato respiratório superior
Síndrome de Down[32,33]	Hipotonia, fraqueza muscular, reações posturais lentas, tempo de reação lento, atrasos motores crescentes com o avanço da idade	Hiperflexibilidade articular, frouxidão ligamentar, deformidades do pé, escoliose, instabilidade atlantoaxial (20%)	Cardiopatia congênita (40%), hipoplasia pulmonar com displasia pulmonar
Síndrome alcoólica fetal[31,34]	Disfunção motora fina, deficits visuais-motores, preensão fraca, ptose	Anormalidades articulares com anomalia de posição ou de função, hipoplasia maxilar	Murmúrio cardíaco, que frequentemente desaparece após o primeiro ano
Síndrome do X frágil[35,36]	Hipotonia, falta de coordenação e de planejamento motor, convulsões	Hiperextensão das articulações dos dedos da mão, mandíbula proeminente, escoliose	Prolapso da valva mitral
Síndrome de Hurler[27,31]	Hidrocefalia	Contraturas articulares, deformidades das mãos em garra, dedos da mão curtos, cifose toracolombar, fossas acetabular e glenoide rasas, ossos com formato irregular	Deformidades cardíacas, como ampliação cardíaca decorrente de hipertensão ventricular direita; morte frequentemente decorrente de insuficiência cardíaca
Síndrome de Lesch-Nyhan[37]	Hipotonia seguida de espasticidade, coreia e atetose/distonia; comportamento autolesivo compulsivo	Secundário a alterações neuromusculares	
Síndrome de Prader-Willi[38,39]	Hipotonia grave e alterações de alimentação na infância, alimentação em excesso e obesidade na infância, coordenação motora (grossa e fina) precária	Baixa estatura, mãos e pés pequenos	Pode estar associado com *cor pulmonale* (causa mais comum de morte)
Síndrome de Rett[40-43]	Hipotonia na infância e, a partir de então, hipertonia gradualmente crescente e ausência de habilidade adquirida; ataxia, apraxia, coreoatetose e/ou distonia, progressão da hipercinesia para bradicinesia com o avanço da idade, tempo de reação lento, movimentos manuais estereotipados (bater palmas, torcer, apertar), baba, desvios/movimentos de língua rítmicos involuntários, convulsões	Escoliose, cifose, contraturas articulares, deslocamento ou subluxação do quadril, deformidades em equinovaro	Padrões respiratórios imaturos, irregularidades respiratórias (p. ex., hiperventilação, apneia)
Síndrome de Williams[31,34] (faces de elfo)	Disfunção neurológica leve, coordenação motora precária	Hálux valgo	Cardiopatia congênita variável

Adaptada com permissão de McEwen I. Intellectual disabilities. In: Campbell SK, ed. *Physical Therapy for Children*. 4ª ed. Filadélfia, PA: WB Saunders; 2011.

processos subjacentes às habilidades e comportamentos observados.[48] Assim, o fisioterapeuta deve determinar não só as tarefas que a criança consegue realizar, mas também o motivo pelo qual a criança é capaz de executar algumas tarefas específicas e não outras. Os movimentos devem ser desmembrados em componentes, e os processos mentais, fisiológicos e físicos básicos devem ser analisados em relação a essas tarefas.

Em segundo lugar, os procedimentos avaliativos usados para crianças, em particular aquelas com deficiência intelectual, muitas vezes diferem dos procedimentos clínicos mais rígidos usados para adultos. Como em toda a pediatria, grande parte da informação pode ser reunida, por observação, ao interagir com a criança e durante as brincadeiras. Testes e procedimentos de avaliação padrão podem ser usados à medida que se estabelece uma conexão, dependendo do nível funcional da criança. Devido aos deficits de atenção e problemas associados apresentados pela criança com deficiência intelectual, a avaliação deve ser realizada com seriedade e de forma contínua. Consistente com a abordagem funcional para planejamento de intervenção e currículo, o fisioterapeuta deve realizar uma avaliação incluindo tantos *aspectos funcionais* quantos forem razoáveis, empregando material apropriado para a idade.

O terceiro elemento importante necessário a uma avaliação adequada está relacionado à orientação básica do fisioterapeuta. Como em outras áreas da fisioterapia, porém mais significativamente no caso das crianças com múltiplas deficiências intelectuais, o fisioterapeuta deve ser capaz de identificar não só a deficiência como também as habilidades da criança, ainda que sejam mínimas. O fisioterapeuta capacitado identificará até a menor das habilidades e comunicará efetivamente a importância dessas habilidades à criança, aos pais e a outros profissionais que estejam trabalhando com a criança. Um dos principais focos de intervenção envolve tentativas de potencializar essas habilidades. Essa *orientação e abordagem "positivas"* produzá efeito benéfico sobre a autoimagem da criança e sobre as pessoas que trabalham com a criança.[49] Se as nossas ações sugerem verdadeira preocupação e expectativa de progresso, por mais limitado que o progresso possa ser, o efeito dessa atitude deve incentivar a criança, os professores e os familiares a perseverar na busca pelos objetivos identificados.[49]

O quarto elemento importante da avaliação é a necessidade de que o fisioterapeuta sempre avalie concomitantemente *os processos sensoriais e a atenção.* As crianças vivenciam seu mundo por meio dos sentidos e do *feedback* recebido da estimulação sensorial e de suas tentativas de interação com o mundo. Elas assimilam a informação, executam a ação e consequentemente modificam as ações subsequentes. O fisioterapeuta deve saber por quais meios – ou mesmo se – a criança percebe o mundo, inclusive você, o avaliador, antes de dar continuidade à avaliação.

Avaliação sensorial e intervenção

O fisioterapeuta deve determinar a responsividade básica da criança antes de tomar decisões sobre a estratégia de interação apropriada para o restante da avaliação. Uma das primeiras educadoras, Kinnealy, distinguiu duas categorias amplas de comportamentos típicos de crianças com deficiências intelectuais com base em suas reações a vários estímulos sensoriais ou à estimulação ambiental.[50] Kinnealy descreveu que um grupo apresentava dificuldade para monitorar a intensidade da estimulação sensorial e, portanto, dificuldade para modular a resposta. O outro grupo apresentava percepção diminuída aos estímulos que chegavam a ele. Esse grupo necessitou de estimulação mais intensa para excitação ou deflagração de uma resposta. Essa alteração inicial de percepção de estímulo sensorial é um ponto de partida crítico que o fisioterapeuta deve determinar durante a primeira tentativa de interação com a criança.

Visual

Ao avaliar a percepção visual da criança, o fisioterapeuta deve notar a habilidade da criança de focar, rastrear e se orientar em direção a um estímulo visual. As respostas observáveis incluem dificuldade de rastrear ao longo da linha média e presença ou ausência de movimentos oculares em repouso (nistagmo). Durante a intervenção e integração nas atividades em sala de aula, as atividades de estimulação visual podem ser usadas para promover práticas de focalização e de rastreamento. Crianças com pouco controle da cabeça podem ter uma base de sustentação inadequada para os movimentos oculares. A intervenção para melhorar os mecanismos posturais pode melhorar a habilidade visual.[48] Os auxílios adaptativos para garantir o posicionamento apropriado do corpo devem ser usados conforme a necessidade. A estimulação vestibular também pode melhorar o foco e o processamento visual, porque os reflexos vestibulares combinados aos reflexos de endireitamento óptico e os reflexos tônico cervicais mantêm uma imagem estável sobre a retina, enquanto a cabeça e o corpo estão em movimento.[48] As vias vestíbulo-oculomotoras contribuem para os movimentos habilidosos dos olhos que podem ser usados para habilidades educacionais, incluindo leitura e escrita[5] (Fig. 10.2).

Auditiva

A resposta da criança aos estímulos auditivos pode variar de ausência de resposta, passando por simples orientação e movimentação em relação ao estímulo, a uma resposta de sobressalto.[48] Embora seja difícil avaliar a perda auditiva em crianças com deficiência intelectual ou com múltiplas deficiências, o encaminhamento para realização de avaliação audiológica completa é indicado sempre que

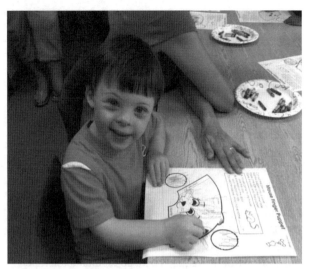

FIGURA 10.2 ▸ Angelo envolvido na prática de atividade visual-motora e motora fina.

houver a possibilidade de perda da audição. Os testes audiológicos podem ser usados para identificar uma perda auditiva, diferenciar perdas condutivas de perdas sensorioneurais e quantificar o grau de perda. A timpanometria (uma medida objetiva da função do tímpano) ajuda a identificar uma perda condutiva quando os testes comportamentais não são confiáveis. Os testes de resposta evocada pelo troncoencefálico traçam a passagem de um estímulo auditivo da orelha para o troncoencefálico. A surdez central ou cortical descreve falta de interpretação da informação auditiva decorrente de dano cerebral.

A estimulação vestibular é um componente de intervenção destinado a intensificar a integração auditiva. Embora o nervo vestibulococlear (VIII nervo craniano) tenha sido descrito como constituído por duas entidades separadas (vestibular e auditiva), seu desenvolvimento filogenético se deu como uma unidade e suas porções parecem estar funcionalmente relacionadas.[48] Há evidências clínicas claras de que as dificuldades de audição interferem nas respostas de equilíbrio. A estimulação vestibular não só pode melhorar as reações de equilíbrio como também, às vezes, intensificar a atenção e a integração auditiva.[51,52]

Tátil

O sistema tátil é o maior sistema sensorial e exerce papel fundamental tanto no comportamento físico como no comportamento emocional.[53,54] O sistema tátil se desenvolve mais cedo *in utero* e a habilidade de processar a estimulação tátil é importante para a organização neural. A sensação de toque é, na verdade, o "canal de expressão mais antigo e primitivo", além de ser um sistema primário para fazer contato com o ambiente externo.[54,55] Diante de uma ameaça, existe uma resposta predominante de alerta aumentado e aumento do estresse. Na ausência de desafio, porém, o indivíduo fica livre para explorar e manipular o ambiente.[56,57] Muitas crianças com distúrbios do desenvolvimento têm um sistema tátil desorganizado. Com o comprometimento neurológico, muitas crianças demonstram uma resposta adversa a certos tipos de estimulação tátil. Essa aversão aos estímulos táteis, chamada *defensividade tátil*, muitas vezes se manifesta por comportamentos como hiperatividade ou distraibilidade.[56] Crianças que apresentam defensividade tátil podem exibir reações de evitação ao redor das mãos, pés e face. Esse comportamento tem implicações evidentes na maneira como uma criança explora o ambiente, decodifica a sensação tátil e, assim, aprende. A defensividade tátil na área oral pode fazer a criança rejeitar alimentos texturizados ou aromatizados, preferindo alimentos mais moles e suaves.

A defensividade tátil pode refletir um "conjunto" generalizado do sistema nervoso pelo qual a criança interpreta estímulos como "perigo".[56] As funções táteis estavam entre os principais meios pelos quais a criança recebia informação sobre seu ambiente, para sua adequada adaptação. O distúrbio do desenvolvimento pode produzir comportamentos que parecem menos sofisticados e menos discriminatórios do que o normal. A defensividade tátil ou a hiper-responsividade podem se manifestar como mecanismos precariamente desenvolvidos para a interpretação da informação. Do ponto de vista clínico, a criança pode parecer ansiosa, emocionalmente lábil ou intimidada e incapaz de cooperar. O comportamento compensatório pode ser caracterizado pela retirada, irritabilidade ou distraibilidade.[56] Ayres sugeriu várias abordagens de intervenção destinadas a favorecer o aumento da organização do sistema tátil e o aumento da integração desse subsistema em interações ambientais efetivas. O sistema proprioceptor exerce papel cooperativo nesse esquema funcional.[56,57] O fisioterapeuta pode incorporar facilmente atividades apropriadas aos sistemas tátil e proprioceptor na intervenção. O toque pesado ou a sustentação de peso são atividades excelentes para diminuir a hipersensibilidade tátil e promover estabilidade articular proximal. O toque ou estímulo leve, que faz cócegas ou irrita a criança, deve ser evitado em favor de atividades que ofereçam pressão profunda e estabilidade.

A resposta da criança com deficiência intelectual à estimulação tátil deve ser observada e monitorada durante a avaliação e intervenção. O fisioterapeuta deve notar se a criança responde ao estímulo (i.e., o toque da mão do fisioterapeuta); se responder, ele terá de identificar o tipo de resposta. Se o estímulo é nocivo, a criança responde com careta ou se move ativamente para evitar o estímulo? Seria possível supor que a criança que se afasta ou se retira ativamente do estímulo nocivo não só está consciente do estímulo como também tem algum senso de propriocepção com o qual localiza e remove o estímulo. Por outro lado, o fisioterapeuta deve poder identificar a criança que é totalmente inconsciente da estimulação sensorial que ele, o fisioterapeuta, não consegue penetrar e alcançá-la de nenhum modo. Saber o nível de consciência da criança guiará o fisioterapeuta ao longo dos estágios subsequentes do processo de avaliação e intervenção.[46]

Vestibular

Ao lado do sistema tátil, o sistema vestibular é um dos sistemas sensoriais que mais cedo se desenvolve. Junto ao sistema vestibular, os tratos são totalmente mielinizados ao redor da 20ª semana de gestação.[56] A informação oriunda do sistema vestibular nos diz qual é a nossa posição exata em relação à gravidade e se nós estamos ou não nos movendo, bem como a velocidade e direção do movimento.[53] O sistema vestibular é tão sensível que as mudanças de posição e movimento exercem efeito poderoso sobre o cérebro, que pode mudar até mesmo com os ajustes mais sutis do movimento ou da postura.[56]

O sistema vestibular exerce efeito forte sobre o tônus muscular e o movimento. Essa influência é mediada pelos núcleos vestibulares lateral e medial e afeta a transmissão eferente para as fibras musculares intra e extrafusais. A influência vestibular geralmente exerce efeito facilitador sobre o motoneurônio-γ para o fuso muscular, podendo influenciar os motoneurônios-α que suprem o músculo esquelético. Ativando o eferente γ para o fuso muscular, o aferente que flui do fuso é mantido e regulado para auxiliar a função motora. Esse papel básico na função muscular e na mobilidade confere ao sistema vestibular importância no desenvolvimento e na manutenção do esquema corporal, que depende da interpretação do movimento.[56,57] Os impulsos que ascendem para o troncoencefálico e níveis corticais fazem sinapse com impulsos táteis, proprioceptivos, visuais e auditivos para promover tanto a percepção do espaço como a orientação do corpo nesse espaço.[53] A estimulação vestibular raramente entra no pensamento consciente ou na consciência, exceto quando o estímulo é tão intenso que chega a nos causar tontura. É importante saber se a criança reage de modo exagerado ao movimento ou se é ameaçada por ele, ou se tem dificuldade para atender e assimilar as experiências de movimento.[58] Com o conhecimento da resposta da criança à estimulação vestibular, é possível escolher atividades para melhorar o equilíbrio, estimular a experiência do movimento, ativar a contração muscular, promover consciência e contato visual e aumentar a consciência e percepção espacial. Entre os exemplos de equipamentos usados nessas atividades de movimento estão balanços, barris e triciclos.

Autoestimulação

A autoestimulação é uma área de preocupação para algumas crianças com deficiência intelectual. Esse comportamento pode assumir muitas formas, entre as quais o autoabuso. Exemplos de autoestimulação incluem a ação frequente de colocar objetos ou a mão na boca; girar; bater a cabeça; agitar a mão ou o braço; ranger de dentes; balançar e se morder. A avaliação do estado sensorial da criança pode identificar a causa da autoestimulação. A criança pode estar se autoestimulando para atender uma necessidade sensorial básica, ou pode estar sendo excessivamente estimulada e externalizando frustração ou incapacidade de enfrentar a sobrecarga sensorial.[47]

Nos programas educacionais, a tendência é desestimular a autoestimulação, especialmente quando a estimulação é abusiva ou socialmente inaceitável. Um estímulo sensorial apropriado deve ser substituído ou a criança pode substituir a forma de autoestimulação. Uma criança incapaz de lidar com os estímulos sensoriais no ambiente e que esteja sendo excessivamente estimulada precisar ter a estimulação sensorial graduada para possibilitar a tolerância.[47] Como em todas as outras áreas de avaliação e intervenção, o fisioterapeuta deve olhar além do comportamento, para os processos que o estejam iniciando. Antes que seja possível esperar por alguma modificação do comportamento, as anormalidades ou deficiências sensoriais subjacentes devem ser reconhecidas e submetidas à intervenção.

A maneira como a criança promove a autoestimulação pode sugerir estratégias que podem melhorar ou eliminar o comportamento. O balançar lento e rítmico pode ser o método que a criança distraída usa para se acalmar, enquanto o balançar violento e irregular pode ser o método usado pela criança hipotônica para promover a estimulação sensorial que aumentará a ativação muscular e o alerta. O tipo de comportamento também deve ser considerado em relação à idade do desenvolvimento da criança. A ação constante de colocar objetos ou as mãos na boca é socialmente inaceitável para uma criança em idade escolar. Entretanto, se o funcionamento dessa criança se dá em um nível menor de função e de desenvolvimento do que seria o nível determinado pela idade, a exploração oral é um componente primário do processo de aprendizado.[47] Em vez de restringir essa exploração e estimulação oral, é preciso oferecer à criança meios de promoção da estimulação oral, como escovação dental e alimentos de diversas texturas, com o intuito de facilitar a progressão para o próximo nível de desenvolvimento e de função.

Em resumo, o fisioterapeuta que avalia a deficiência intelectual da criança deve ter várias habilidades e precisa abordar a avaliação usando uma estratégia flexível, porém organizada. A avaliação deve incluir testes de desenvolvimento, avaliação funcional, avaliação musculoesquelética, postura e força, bem como a avaliação dos sistemas sensoriais. Como a principal meta da intervenção é intensificar a aquisição de habilidades do desenvolvimento e melhorar a função, é preciso realizar uma avaliação completa de todos os componentes sensoriais e motores do desenvolvimento. É difícil e recompensador avaliar um grupo tão complexo de áreas de habilidade e ainda ter um quadro conciso da criança como um todo.

Elementos-chave da intervenção fisioterapêutica

Princípios gerais

A intervenção e o manejo da criança com deficiência intelectual devem ser voltados ao desenvolvimento do potencial total da criança em todas as áreas de aprendizado: motor, cognitivo e afetivo. A habilidade da criança de responder de forma adequada e efetiva em termos de movimento, função intelectual e atitudes e sentimentos é a principal meta de longo alcance da intervenção. Esse conceito de intervenção se aplica à função total da criança. Um deficit de um tipo de comportamento pode influenciar todos os outros tipos. A criança que necessita de estabilidade motora também pode se beneficiar de estabilidade psicológica. As influências usadas para mudar a primeira também podem ter efeito sobre a outra e vice-versa.[49,60]

Há vários elementos importantes a serem lembrados ao delinear programas de intervenção efetivos para crianças com deficiência intelectual. O fisioterapeuta deve reconhecer a importância de escolher atividades que acomodem a idade mental da criança, mas que também sejam o mais apropriadas possível para a idade cronológica. As atividades contidas no programa de intervenção devem ser interessantes, divertidas e significativas. Como as crianças com deficiência intelectual costumam ter baixo alcance de atenção, devem ser escolhidas as atividades terapêuticas que atendam de forma mais efetiva e eficiente à meta identificada. Em vez de solicitar à criança para fazer exercícios padrão de fortalecimento, as atividades terapêuticas necessárias podem ser traduzidas em uma tarefa funcional ou brincadeira social, muitas vezes incluindo outros familiares. Essa abordagem não só sustenta o interesse, a cooperação e o entusiasmo como também enfatiza a transferência para outras atividades do dia a dia. Também pode promover o alcance de metas em outras áreas, como as de habilidades sociais, emocionais, de autoajuda e cognitivas. O fisioterapeuta deve ser criativo e integrar muitas abordagens diferentes para desenvolver uma abordagem de intervenção efetiva para uma criança em uma determinada situação em particular (Fig. 10.3).

A repetição e a consistência são aspectos decisivos de qualquer programa em que haja expectativa de aprendizado. O fisioterapeuta deve projetar várias atividades que ensinem a mesma tarefa-componente, só que de modos diferentes. Por exemplo, se a meta for melhorar a força de extensão do tronco, o fisioterapeuta pode empregar atividades como arremessos de basquete ou brincadeira com triciclo. Essas atividades são variadas e constituem métodos prazerosos de alcançar a mesma meta. Essa abordagem de planejamento de programa garante não só a necessária repetição de atividades como também oferece as dimensões de interesse e diversão para uma criança com limitação de compreensão ou de atenção.

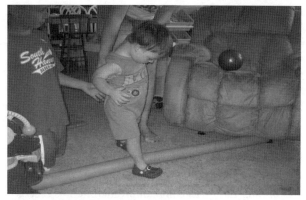

FIGURA 10.3 ▸ Angelo com 2 anos de idade, abrindo caminho entre os obstáculos ambientais e refinando o controle e equilíbrio posturais, guiado pelos familiares.

Uma das habilidades mais importantes (e uma das mais difíceis) a ser dominada pelo fisioterapeuta é a habilidade de delinear prioridades para a intervenção e de estabelecer planos efetivos e apropriados em longo prazo. É fácil o fisioterapeuta se sentir oprimido ao ser desafiado por uma criança com numerosos deficits em muitas áreas do desenvolvimento. Ao desenvolver planos de intervenção, é importante considerar a criança uma pessoa como um todo. Todas as peças do quebra-cabeças da avaliação devem se encaixar para fornecer ao fisioterapeuta um quadro composto de como a criança funciona ou não funciona em seu próprio mundo. As prioridades da programação devem ser esclarecidas, tendo em vista o desenvolvimento geral da criança nesse sentido funcional.[59]

Características de aprendizado

Alterações encontradas na criança com deficiência intelectual

Uma visão geral do desenvolvimento cognitivo se faz necessária para entender a limitação cognitiva da criança com deficiências intelectuais e delinear programas terapêuticos efetivos para superar tais limitações.

Teoria de Piaget do desenvolvimento intelectual

Jean Piaget, para explicar o desenvolvimento intelectual normal e anormal, dividiu o processo de desenvolvimento em quatro estágios: período sensório-motor (0 a 18 meses); estágio pré-operacional (2 a 7 anos); estágio de operações concretas (7 a 12 anos); e período de operações formais (acima de 12 anos).[61] Os delineamentos propostos pelos estágios de Piaget fornecem a base para a compreensão da sequência do desenvolvimento normal e das limitações típicas de cada estágio do desenvolvimento cognitivo. Utilizar a teoria de Piaget do desenvolvimento pode ser útil para compreender os vários graus de comprometimento cognitivo observados nas deficiências intelectuais.

As crianças aprendem principalmente através da exploração dos sentidos e pelo movimento durante o estágio sensório-motor, que Piaget explicou como um processo de equilíbrio. O desconhecido é apresentado como uma confrontação com o inexplicável e menos conhecido, e a criança aprende por suas próprias tentativas de manipular o ambiente com estratégias usadas para criar novos conhecimentos, chamados acomodações. A incapacidade de coordenar a atividade sensório-motora para alcançar certas metas é exibida por crianças com comportamentos que refletem habilidades cognitivas seriamente comprometidas, muitas das quais com comprometimentos físicos e sensoriais coexistentes. Crianças consideradas funcionais nesse estágio inicial exploram seu ambiente por meio de intensa experimentação, que pode até ser repetida várias vezes. As acomodações para controlar o ambiente, quando não rotineiramente conhecido, não podem ser generalizadas para situações novas. De fato, a maior parte do aprendizado envolve descobertas feitas por tentativa e erro. O estágio pré-operacional é caracterizado pelo desenvolvimento de linguagem e pelos primórdios do pensamento abstrato. Nesse estágio, as crianças podem usar símbolos para representar objetos que estejam ausentes e também podem ser capazes de classificar e agrupar objetos, ainda que de forma não proficiente. Uma criança com QI entre 35 e 55 pode não se desenvolver além desse estágio.[61]

Durante o estágio de operações concretas, começa a se desenvolver a habilidade de ordenar, classificar e relacionar a experiência com um todo organizado.[61] A criança consegue solucionar alguns problemas matemáticos e é capaz de ler bem. A criança consegue generalizar o aprendizado a situações novas e pode começar a reconhecer o ponto de vista de outra pessoa. Ainda existe a incapacidade de lidar com problemas hipotéticos ou abstratos. Indivíduos com comprometimentos cognitivos leves muitas vezes permanecem nesse nível de desenvolvimento.[61]

O estágio final de Piaget – operações formais – normalmente começa aos 12 anos de idade e continua por toda a vida. As habilidades de raciocínio e de suposição são características desse estágio. A criança com deficiências intelectuais raramente atinge esse nível do desenvolvimento. Do ponto de vista cognitivo, essas crianças tipicamente têm limitações de memória, conhecimento generalizado e pensamento abstrato, todos combinados a uma velocidade de aprendizado mais lenta.[24]

Intervenção para minimizar o comprometimento cognitivo

Conceitos concretos comparados a conceitos abstratos

Crianças com deficiência intelectual são menos capazes de compreender conceitos abstratos do que conceitos concretos. Ao trabalhar com crianças que têm deficiências intelectuais, o fisioterapeuta deve apresentar conceitos usando instruções que tenham significado e que sejam concretas. As atividades são melhor compreendidas quando são demonstradas, realizadas passivamente antes ou traduzidas em atividades funcionais familiares pertencentes ao dia a dia. Usar exemplos mostrando o passo a passo e ilustrações para representar as atividades ajuda a construir o entendimento das expectativas. A criança aprende a partir daquilo que lhe é dito, repetido, demonstrado, praticado e, por fim, de fato executado no ambiente "real". Os fisioterapeutas precisam conhecer o nível de desempenho a fim de planejar e conduzir o plano de intervenção.

Memória

Na pessoa com deficiência intelectual, a habilidade de recordar está relacionada ao tipo de tarefa de retenção envolvido. O uso da memória de curta duração é consistentemente difícil para a criança com deficiência intelectual.[62-64] Há um alto nível de distraibilidade causada por estímulos externos irrelevantes associados a esses deficits de memória de curta duração. Entretanto, essa alteração de memória de curta duração pode ser superada com repetições que intensifiquem o uso da memória de longa duração, uma área que tende a ser relativamente forte em crianças com deficiências intelectuais. Com esse conhecimento em mente, algumas das seguintes estratégias podem ser usadas durante as sessões de fisioterapia.

- Remover da área de atividade todo material irrelevante que cause distração. Não trabalhar com a criança em local onde haja distração por toda a parte; se necessário, usar biombos ou cortinas para isolar um pequeno espaço em uma área mais ampla e agitada;
- Apresentar cada componente da tarefa de forma clara e separadamente;
- Iniciar com tarefas simples e, então, progredir para tarefas mais difíceis;
- Explicar suas expectativas em relação à criança a cada estágio da intervenção;
- Tentar dar apoio à execução das tarefas fornecendo auxílios visuais ou modelar repetidamente a tarefa;
- Dar reforço positivo consistente e imediato;
- Repetir as instruções sempre que necessário;
- Checar com frequência a precisão do desempenho;
- Manter a criança informada quanto ao progresso e dar-lhe a oportunidade de demonstrar ou praticar a nova habilidade de modo independente.

A maioria dos educadores concorda que a prática, a revisão e o *overlearning* ajudam a criança com deficiência intelectual na retenção em longo prazo das habilidades. O fisioterapeuta pode promover o aprendizado e a retenção repetindo as instruções e os passos necessários para completar a habilidade pretendida. É importante proporcionar ampla oportunidade para a prática e o uso do material recém-aprendido. Os fisioterapeutas informam aos pais e aos professores sobre o progresso alcançado pela criança e devem incentivar a prática da tarefa recém-aprendida em casa ou na sala de aula. O aprendizado não ocorre nem é retido quando as sessões de fisioterapia constituem um segmento isolado da rotina da criança. Aqui, novamente, o uso de ilustrações e exemplos para estender o aprendizado poderia ser desenvolvido para a criança usar em casa ou na comunidade. A prática e a comunicação estendidas aos outros membros da equipe são essenciais.

Transferência de aprendizado

A *transferência de aprendizado* é a habilidade de aplicar informações recém-aprendidas a situações novas que tenham componentes similares aos da informação que acabou de ser aprendida.[63] O termo piagetiano para esse processo é "assimilação". O desafio do aprendizado foi compreendido e a criança inventou estratégias novas que se mostraram úteis para o desempenho junto ao ambiente. A literatura sobre transferência de aprendizado sugere que dois fatores, em particular, sejam considerados ao formular um plano de intervenção.

O *significado* é um elemento importante na transferência do aprendizado para a criança com comprometimento cognitivo. Uma tarefa com significado é mais fácil de aprender no contexto externo e mais fácil de transferir para um segundo contexto, em comparação a uma tarefa que não tem significado para o aprendiz. Esse conceito sustenta fortemente o uso de atividades funcionais durante a fisioterapia em oposição às "habilidades fragmentadas" sem significado.

Além disso, o aprendizado pode ser melhor transferido quando a tarefa inicial e a tarefa de transferência são *similares*. Por exemplo, se o fisioterapeuta está trabalhando na habilidade de empurrar e não na de puxar um dispositivo auxiliar, todas as tarefas da terapia (p. ex., empurrar em posição em prono, flexões em posição sentada e outras) podem ser mais prontamente transferidas para a tarefa de empurrar o dispositivo auxiliar. A *consistência* também ajuda a criança a enxergar a conexão entre as ferramentas terapêuticas e suas funções.

O conhecimento dos conceitos básicos de aprendizado e o conhecimento do desenvolvimento cognitivo são essenciais para o fisioterapeuta que trabalha com uma criança que tem deficiência intelectual. A utilidade das teorias piagetianas para a compreensão das boas práticas terapêuticas é clara: o aprendizado é sustentado ao longo do estágio de desafio, enquanto a criança está aprendendo a aplicar a estratégia. O processo é intensificado por meio de repetições e com o uso de auxílios visuais, com demonstrações da utilidade da habilidade de habilitação, todas dando suporte à acomodação, compreensão e, portanto, impulsionando a generalização da habilidade. A fisioterapia é uma situação de aprendizado, e algumas modificações na abordagem serão necessárias para acomodar as alterações de desempenho observadas na criança com deficiência intelectual.

Intervenção para minimizar comprometimentos físicos e funcionais

Os fisioterapeutas pediátricos concentram seus esforços nas intervenções projetadas para minimizar os comprometimentos musculoesqueléticos, neuromusculares e cardiopulmonares; diminuir as limitações funcionais e prevenir comprometimentos secundários.[44] A identificação precoce dessas alterações musculoesqueléticas, neuromusculares e cardiopulmonares, bem como a antecipação de seu reconhecimento como associados a diagnósticos específicos, dá ao fisioterapeuta a oportunidade de pensar sobre o manejo apropriado do tempo de vida da criança com deficiências intelectuais. Olhar rapidamente a Tabela 10.3 outra vez ajudará o fisioterapeuta a se familiarizar com alguns riscos musculoesqueléticos, neuromusculares ou cardiopulmonares específicos associados a tipos comuns de deficiências intelectuais. Neste capítulo, o foco no manejo fisioterapêutico da criança com síndrome de Down oferecerá ao fisioterapeuta pouco experiente uma estratégia para aplicar esse modelo de manejo a toda criança com qualquer tipo de diagnóstico de deficiência intelectual. As necessidades da criança mudam ao longo do tempo de vida e determinarão o nível de intervenção de suporte requerido pela fisioterapia. Embora este livro seja um recurso de fisioterapia pediátrica, o autor discutirá questões referentes ao manejo do tempo de vida relevantes para o cliente com deficiência intelectual no início e ao longo da fase adulta.

A importância da intervenção focada

As intervenções projetadas pelo fisioterapeuta devem ser orientadas pelos resultados da avaliação multifacetada e guiadas, também, pelos achados da avaliação funcional. Juntas, essas avaliações fornecerão ao fisioterapeuta e à equipe de intervenção o direcionamento para delinear intervenções focadas para o desenvolvimento de habilidades que possam ser aplicadas em vários ambientes.

Para garantir o aprendizado desejado, o fisioterapeuta é incentivado a projetar tarefas discretas que reflitam a participação da criança junto aos ambientes atuais e a estabelecer metas que aumentem os níveis de participação. Essas ações abordarão a necessidade da criança de atividades com significado, que tenham propósito e que sejam concretas, a fim de proporcionar naturalmente a motivação para o aprendizado. Conforme mencionado anteriormente, crianças com comprometimento cognitivo aprendem melhor por meio do ensino multimodal. Os fisioterapeutas são incentivados a usar essas técnicas ao ensinar novas tarefas e praticar aquelas previamente introduzidas. Para tanto, nós incentivamos o uso da metodologia "Practitioner's P's" ("os Ps do profissional"): *Plan* (planejar), *Present* (apresentar), *Picture* (ilustrar), *Practice* (praticar) e *Perform* (executar). Em primeiro lugar, é importante *planejar* os procedimentos para o aprendizado em passos discretos e específicos. Em seguida, o fisioterapeuta precisa *apresentar* a atividade de forma que seja compreendida pela criança, estando ciente de quaisquer necessidades de comunicação descobertas durante os estágios da avaliação. Em seguida à apresentação das tarefas a serem aprendidas durante a sessão, *ilustrar* a tarefa a ser executada também é essencial, o que pode ser feito com o uso de fotos tiradas da execução da habilidade específica, por meio da utilização de diagramas de figuras adesivas comercializados ou por um video. Outra forma seria o fisioterapeuta modelar a tarefa no formato passo a passo. O quarto passo é fazer a criança *praticar* a tarefa. Nessa parte da sessão, o fisioterapeuta guia a criança ao longo das etapas da tarefa usando a metodologia da mão na mão. O quinto e último passo para a criança é *executar* a tarefa. Colocando essa sequência em prática, o fisioterapeuta será incentivado a usar os métodos multimodais de forma mais rotineira.

▶ O conceito de equipe e colaboração

Ao trabalhar com a criança com deficiência intelectual, os fisioterapeutas devem ver a si mesmos e as metas de intervenção como parte de um plano de manejo total. Uma equipe interdisciplinar constitui a abordagem-padrão para crianças com necessidades especiais. O atual modelo de inclusão sustenta fortemente o conceito de equipe. Um dos principais valores de uma abordagem transdisciplinar consiste em agrupar conhecimentos de modo a possibilitar um curso de ação composto e relevante. Como a criança com deficiência intelectual apresentará atraso em muitas áreas do desenvolvimento, as habilidades de muitos profissionais podem ser usadas. Não há uma profissão exclusiva com o escopo de conhecimento necessário nem com os recursos para a prestação efetiva de assistência e educação ao longo da vida da criança com deficiência intelectual.

Para ser efetivo, cada profissional da equipe deve entender a mudança periódica de autoridade e ênfase no decorrer dos vários estágios do desenvolvimento. Às vezes, a fisioterapia pode ter importância fundamental, mas há outras situações em que o fisioterapeuta pode exercer papel de consultor ou conselheiro. O êxito da equipe em ajudar a criança a atingir seu potencial máximo depende de cada profissional oferecer o conhecimento necessário para avaliar problemas específicos quando apropriado. A comunicação entre os membros da equipe e o respeito pelo conhecimento exclusivo uns dos outros tornam o processo em equipe verdadeiramente colaborativo e, portanto, efetivo.

Os membros da equipe devem garantir que a consistência e o reforço estejam presentes no decorrer de todo o programa da criança. Por exemplo, se determinados sons estiverem sendo ensinados na terapia da fala, eles podem ser reforçados durante as sessões de fisioterapia. O fisioterapeuta e o professor de educação especial devem atuar em parceria com a criança. O fisioterapeuta é exclusivamente qualificado para auxiliar o professor a conhecer o impacto da função sensório-motora comprometida no alcance dos referenciais cognitivos. Por exemplo, considerar a criança com comprometimento grave do controle do movimento, controle razoável da cabeça e padrões de movimento preferidos dominados por padrões de controle motor precários e padrões de reflexos tônicos fortes. Conhecer o desenvolvimento normal do controle do movimento é inestimável para o professor ao trabalhar em uma habilidade cognitiva com a criança. Uma simples sugestão do fisioterapeuta de que a criança deveria estar deitada de lado e não em supino poderia permitir que a criança alcançasse e manipulasse um brinquedo ou utensílio. Esse tipo de abordagem cooperativa favorece as realizações da criança e minimiza a frustração do professor. O fisioterapeuta deve se comunicar e trabalhar com todos os membros da equipe sempre que for apropriado. O modelo atual de inclusão certamente favorece esse conceito de equipe colaborativa.

Os fisioterapeutas devem reconhecer a importância dos pais como parte da equipe terapêutica porque a transmissão do programa em casa é importante para alcançar a efetividade máxima. Os pais devem ser ensinados a trabalhar de modo efetivo com a criança para ajudá-la a alcançar as metas do programa em todas as áreas de intervenção e educação. Ao solicitar a participação dos pais em um programa de assistência domiciliar, os fisioterapeutas devem avaliar as habilidades dos pais e identificar potenciais problemas ou condições existentes em casa que possam vir a limitar a participação bem-sucedida deles. O encaminhamento a agências apropriadas pode ajudar os pais a aliviar ou resolver tais problemas ou condições. A natureza em longo prazo das alterações associadas à deficiência intelectual e o controle desses problemas requer comprometimento significativo da parte dos familiares (Fig. 10.4).

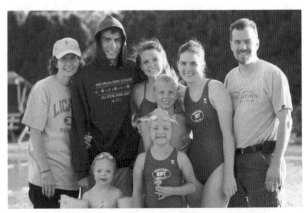

FIGURA 10.4 ▶ Uma família engajada em atividades físicas divertidas em comum, inclusive do interesse e dentro das capacidades de Angelo e de Julianna.

Um modelo de manejo para fisioterapeutas destinado à criança com síndrome de Down

Definições

A síndrome de Down é um distúrbio que resulta na presença de 47 cromossomos em vez de 46.[65] Comumente denominada trissomia do 21, a síndrome de Down resulta da divisão celular falha que afeta o 21º par cromossômico, por uma não disjunção (95%), translocação (3 a 4%) ou, menos comumente, uma manifestação em mosaico (1%).[65]

História e incidência

A síndrome de Down é a causa mais comum de deficiência intelectual encontrada com frequência pelos fisioterapeutas pediátricos. Nos Estados Unidos, cerca de 4 mil bebês com síndrome de Down nascem anualmente, a uma frequência que cresce com o aumento da idade materna, de 1 em 2.000 com a idade materna de 20 anos a 1 em 10 com a idade materna de 49 anos, com uma incidência geral de 1 em 800 a 1 em 1.000 bebês nascidos vivos.[66]

As evidências da síndrome de Down datam de registros antropológicos, oriundos de escavações realizadas no século XVII, de um crânio saxão exibindo muitas alterações estruturais associadas à síndrome de Down.[67] Os trabalhos artísticos produzidos ao longo da Idade Média representam crianças com características faciais que hoje são reconhecidas como aquelas da síndrome de Down. Apesar dessas antigas sugestões históricas, não há relatos documentados publicados de síndrome de Down até o século XIX. Essa falta de evidência pode ser devida à prevalência de doenças infecciosas e de desnutrição que ofuscou as pesquisas sobre alterações genéticas. Ademais, até além da metade do século XIX, é provável que muitas crianças nascidas com síndrome de Down tenham morrido no início da infância.[67]

Em 1846, Edouard Sequin descreveu um paciente com características sugestivas de síndrome de Down. Em 1866, John Langdon Down publicou uma descrição das características da síndrome reconhecida, que desde então passou a ser chamada por seu nome.[67] Foi somente após a metade da década de 1950 que os métodos usados para visualizar cromossomos permitiram a realização de exames mais precisos dos cromossomos humanos, levando à descoberta de Lejeune de que uma alteração no 21º par cromossômico, causando uma trissomia desse par, é a principal característica da síndrome de Down.[68]

Fisiopatologia e comprometimentos associados da criança com síndrome de Down

A síndrome de Down resulta em alterações neuromotoras, musculoesqueléticas e cardiopulmonares, que necessitam de tratamento de fisioterapia pediátrica. Como ocorre com qualquer etiologia de deficiência intelectual, a consciência das alterações e dos comprometimentos de determinada etiologia fornecerá ao fisioterapeuta um modelo de manejo do tempo de vida para a criança.

Neuropatologia

A neuropatologia primária do SNC em crianças com síndrome de Down é devida a várias anormalidades bem documentadas. O peso geral do cérebro em indivíduos com síndrome de Down equivale a 76% do normal, e o peso combinado do cerebelo e do troncoencefálico são ainda menores – 66% do normal. Há também microcefalia, e o cérebro é anormalmente arredondado e curto, com diâmetro A-P diminuído, especificamente chamado de microbraquicefalia.[69] O número de sulcos secundários está diminuído, resultando em simplicidade de padrões convolutos nos cérebros de crianças com síndrome de Down.[70] Várias distinções citológicas do cérebro incluem escassez de neurônios pequenos, defeito migratório envolvendo pequenos neurônios e sinaptogênese diminuída devido à morfologia sináptica alterada.[70] Há também anormalidades estruturais nas espinhas dendríticas nos tratos piramidais do córtex motor, que podem fundamentar a falta de coordenação motora encontrada com tanta frequência em crianças com síndrome de Down.[71] Entre 2 meses e 6 anos de idade, são encontradas evidências de falta de mielinização com atraso na conclusão da mielinização. Essas anormalidades podem explicar o atraso de desenvolvimento geral observado tipicamente em crianças com síndrome de Down.[72] Alguns estudos sustentam que até 8% das crianças com síndrome de Down também têm distúrbio convulsivo.[73]

Deficits sensoriais

Os deficits visuais e auditivos, bem como os comprometimentos da linguagem, são comuns em crianças com síndrome de Down e devem ser identificados na avaliação e intervenção fisioterapêuticas. Os deficits visuais incluem ainda catarata congênita, assim como aparecimento de, na fase adulta, miopatia (50%), hipermetropia (20%), estrabismo e nistagmo.[73] Outros achados oculares de menor importância clínica incluem a presença de manchas de Brushfield na íris e a clássica presença de dobras epicânticas.

Muitas crianças com síndrome de Down (60 a 80%) têm perda auditiva leve a moderada.[73] A otite média frequentemente contribui para a perda auditiva intermitente ou persistente em crianças com síndrome de Down.[65]

Doenças cardiopulmonares

Defeitos cardíacos congênitos estão presentes em 40% das crianças com síndrome de Down, mais comumente na forma de defeitos do canal atrioventricular e defeitos ventrículo-septais.[65] Apesar de geralmente serem reparados na infância, os defeitos cardíacos não corrigidos por volta dos 3 anos de idade estão altamente associados a maiores atrasos do desenvolvimento da habilidade motora.[74]

Alterações musculoesqueléticas

As crianças com síndrome de Down mostram muitas alterações musculoesqueléticas de interesse do fisioterapeuta. Observam-se deficits de crescimento linear, incluindo uma diminuição na velocidade normal de crescimento em termos de estatura (a maior deficiência ocorre entre os 6 e os 24 meses de idade),[75-77] diminuição do comprimento da perna[78] e redução de 10 a 30% no comprimento do metacarpo e das falanges. Também pode haver variações musculares, incluindo ausência do palmar longo e do supranumerário dos flexores do antebraço. Há também ausência de diferenciação de ventres musculares para os zigomáticos maior e menor, bem como para o levantador dos lábios superior, o que pode contribuir para a típica aparência facial da criança com síndrome de Down.[79]

As alterações musculoesqueléticas mais significativas, porém, são devidas em grande parte à hipotonia e à frouxidão ligamentar característica desse distúrbio. A frouxidão ligamentar é considerada decorrente de um deficit de colágeno, resultando comumente em pé plano, instabilidade patelar, escoliose (52%) e instabilidade atlantoaxial.[75,80,81] A subluxação atlantoaxial com risco de deslocamento atlantoaxial é causada pela frouxidão do ligamento odontoide com possível movimentação excessiva de C1 sobre C2 (12 a 20% de incidência).[82] A subluxação do quadril também é comum em crianças com síndrome de Down.

A hipotonia generalizada, encontrada em todos os grupos musculares, é uma das principais características encontradas em crianças com síndrome de Down, atuando como principal fator de contribuição para o atraso do desenvolvimento motor.[32] A deficiência da força da preensão, da força isométrica e da força do tornozelo foi demonstrada em estudos envolvendo crianças com síndrome de Down em idade escolar.[83,84]

Características físicas adicionais

A parte posterior da cabeça é discretamente achatada (braquicefalia), e as fontanelas frequentemente são maiores do que o normal e demoram mais para fechar. Pode haver áreas de perda de cabelo, e a pele costuma ser ressecada e manchada na infância e áspera em crianças mais velhas. A face da criança com síndrome de Down exibe contorno achatado, primariamente devido ao subdesenvolvimento dos ossos e dos músculos faciais e ao nariz pequeno. De forma típica, a ponte nasal é deprimida e as aberturas nasais podem ser estreitas. Os olhos são caracterizados pelas pálpebras estreitas e discretamente inclinadas, com os cantos marcados por dobras epicânticas. A boca é pequena, o palato é estreito e a língua pode assumir um formato sulcado ao final da infância. A dentição frequentemente é atrasada e pode ser irregular. O abdome pode ser um pouco protuberante secundariamente à hipotonia, enquanto o tórax pode exibir formato anormal secundário ao defeito cardíaco congênito. Mais de 90% das crianças com síndrome de Down desenvolvem hérnia umbilical. As mãos e os pés tendem a ser pequenos, e o quinto dedo é curvado para dentro. Em cerca de 50% das crianças com síndrome de Down, observa-se uma única prega ao longo da palma de uma ou de ambas as mãos (prega simiesca). Os dedos do pé geralmente são curtos, e na maioria das crianças com síndrome de Down, há um amplo espaço entre o primeiro e o segundo dedo do pé, com uma prega correndo entre ambos até a sola do pé.

Avaliação e intervenção fisioterapêuticas para a criança com síndrome de Down

A avaliação fisioterapêutica da criança com síndrome de Down deve considerar a criança a partir de múltiplas perspectivas. O fisioterapeuta deve estar consciente das comorbidades e permanecer especialmente alerta para aquelas tipicamente associadas com a síndrome de Down, como estado cardíaco, estabilidade atlantoaxial, sensibilidade auditiva e visual e presença de transtornos convulsivos. Pode haver dificuldades de fala, e o fisioterapeuta pode encontrar dificuldade para estabelecer comunicação efetiva durante a avaliação e subsequente intervenção. O fisioterapeuta também deve integrar as capacidades cognitivas da criança no processo de avaliação, incluindo a discussão de testes de inteligência formais, conforme a adequação, bem como entrevistas com os pais. Além disso, o fisioterapeuta pode realizar uma breve avaliação cognitiva como parte de uma bateria abrangente de testes de desenvolvimento. A avaliação inclui uma ou todas as medidas, se apropriado para a idade e o contexto em que a criança é avaliada: testes de desenvolvimento abrangentes, testes de componente das habilidades motoras grossa e fina (incluindo a avaliação observacional qualitativa do movimento), avaliação musculoesquelética, avaliação de reações automáticas e respostas posturais e, por fim, uma avaliação funcional. Esses procedimentos de avaliação pediátrica são discutidos em outra parte desta obra. A avaliação da criança com qualquer tipo de deficiência intelectual, inclusive a síndrome de Down, engloba a avaliação de comprometimentos musculoesqueléticos, neuromotores e cardiopulmonares associados com o diagnóstico específico (Tab. 10.3) e o conhecimento da coexistência de deficit cognitivo associado com deficiências intelectuais e o modo como esses deficits afetam a avaliação e a intervenção fisioterapêuticas.

Alterações de aprendizado

Em geral, tem-se constatado que crianças com deficiências intelectuais, como a síndrome de Down:

1. são capazes de aprender;
2. são beneficiadas por repetições frequentes na aprendizagem;
3. têm dificuldade com habilidades de generalização;
4. precisam de sessões de prática mais frequentes para manter as habilidades aprendidas;
5. precisam de mais tempo para responder; e
6. têm repertório mais limitado de respostas.[85]

Os níveis de comprometimento cognitivo vistos em crianças com síndrome de Down variam de profundo a leve; os comprometimentos leves a moderados são os mais comuns. Assim como para qualquer criança com deficits visuais ou auditivos coexistentes, os fisioterapeutas devem adaptar interação, avaliação e ensino para acomodar esses cocomprometimentos. Crianças com síndrome de Down tipicamente têm deficits de atenção e dificuldade com processamento de informação. Pesquisas também mostram uma miríade de alterações cognitivas específicas encontradas em crianças com síndrome de Down, incluindo dificuldades de processamento verbal sequencial, habilidades sócio-cognitivas, memória auditiva e planejamento motor.[47,86-88] Crianças com síndrome de Down parecem ter comprometimentos significativos nas interações verbal-motoras, com proficiência mínima de aprendizado quando o modo de resposta ou recepção exige habilidade auditiva ou vocal.[89] Os fisioterapeutas devem empregar demonstração visual frequente, prática e repetição, bem como abordagens sensoriais multimodais para melhor interagir com a criança. Ela pode ser beneficiada por demonstrações mão na mão para auxiliar no desenvolvimento de padrão de movimento. A criança com síndrome de Down tende mais a lembrar as regras e os padrões de uma nova atividade se exposta à estimulação de muitas modalidades – visual, cinestésica e verbal.

Deficits motores associados

A frouxidão ligamentar e a hipotonia muscular generalizada associadas à síndrome de Down contribuem para a maioria dos atrasos motores e comprometimentos musculoesqueléticos secundários, essencialmente preocupantes para os fisioterapeutas pediátricos. O grau de manifestação da hipotonia muscular será variável, contudo a maioria dos pesquisadores concorda que a condição é a característica mais frequentemente observada em crianças com síndrome de Down.[32] A distribuição da hipotonia envolve todos os principais grupos musculares, incluindo pescoço, tronco e os quatro membros.

Atraso do desenvolvimento

Do ponto de vista clínico, a hipotonia muscular tem sido altamente correlacionada com atraso do desenvolvimento, inclusive com atraso para alcançar os marcos referenciais motores grossos e finos,[74,90] e atraso em outras áreas do desenvolvimento, como aquisição da fala e desenvolvimento cognitivo.[91,92] Uma velocidade mais lenta de desenvolvimento de reações posturais foi observada em crianças com síndrome de Down.[93] Estudos adicionais conduzidos por Harris e por Rast e Shumway-Cook também demonstraram dificuldades de controle postural, controle antigravitacional, deficits de sinergia de resposta postural diante da introdução de perturbações do equilíbrio e, em consequência, desenvolvimento de estratégias de movimento compensatório à medida que as crianças com síndrome de Down tentavam aprender a se mover e a se autoestabilizar.[33,93,94] Esses pesquisadores atribuem as deficiências do movimento observadas em crianças com síndrome de Down primariamente às perturbações do controle postural e do equilíbrio.

Além do atraso do desenvolvimento, há evidências sugestivas de que a hipotonia muscular, a frouxidão ligamentar e as dificuldades posturais contribuem para certas alterações do movimento observadas em crianças com síndrome de Down. É exemplo o sentar em "W", em que a criança caracteristicamente afasta as pernas em um ângulo completo de 180 graus, em prono, e então avança para uma postura sentada empurrando com as mãos até sentar.[95] A aquisição da marcha é atrasada e imatura, caracterizada por uma base ampla e persistente e pelos dedos do pé voltados para fora.[95,96] Essas alterações de qualidade de movimento são provavelmente causadas por hipotonia muscular, frouxidão ligamentar e resultante ausência de rotação do tronco. Considera-se que a hipotonia contribui para um tempo de reação mais lento e para o *feedback* cinestésico deprimido. Crianças com comprometimentos motores apresentam risco de comprometimentos secundários por terem habilidade restrita de explorar o ambiente, o que pode comprometer a cognição, a comunicação e o desenvolvimento psicossocial.[97-99]

Implicações da avaliação e intervenção fisioterapêuticas

A avaliação deve incluir a aplicação de um teste abrangente ou componente para medir e rastrear o atraso do desenvolvimento. A avaliação qualitativa do movimento alertará o fisioterapeuta para as alterações de movimento e possíveis estratégias compensatórias emergentes. A intervenção deve incluir entendimento da perspectiva de sistemas dinâmicos funcionais: os parâmetros de controle que tendem a causar mudança de responsividade ao tentar influenciar o desenvolvimento de estratégias motoras.[100] A meta geral é antecipar o atraso motor grosso e fino e fornecer intervenções para minimizá-lo da seguinte forma:

- ensinando aos cuidadores as atividades de posicionamento e manipulação apropriadas para a fase inicial da infância, para a promoção do controle antigravitacional e da sustentação de peso;

- projetando atividades para incentivar o desenvolvimento da força muscular antigravitacional em todas as posições;
- enfatizando a extensão do tronco e a carga dos membros, que tende a aumentar o tônus muscular axial;
- incentivando a emergência de reações de endireitamento e posturais por meio do uso de rotação junto e durante o movimento;
- estimulando a exploração dinâmica, em vez de estática, do movimento;
- facilitando a emergência de marcos referenciais de desenvolvimento, quando cronologicamente apropriado, incluindo as posturas sentada e em pé sustentadas, quando o controle e o alinhamento do tronco puderem ser estabelecidos (Fig. 10.5);
- antecipando o atraso nas respostas de controle postural e proporcionando oportunidades funcionais para intensificar o desenvolvimento nas áreas de cognição, linguagem e socialização; e
- ensinando os pais e outros membros da equipe as atividades e escolhas de posição que intensificarão o desenvolvimento geral da criança.[101]

Alterações musculoesqueléticas

Além da hipotonia muscular generalizada, a frouxidão ligamentar é uma das principais características musculoesqueléticas da síndrome de Down, resultando comumente em pé plano, instabilidade patelar, escoliose (52%) e instabilidade atlantoaxial.[75,80,81] A relação atlantoaxial previamente notada é identificada por radiografias em plano sagital da coluna espinhal cervical, obtidas em três posições diferentes: flexão, neutra e extensão.[102-104] Um intervalo articular de 6 a 10 mm é considerado sintomático, enquanto um intervalo articular superior a 4,5 mm está associado a precauções. Os sinais iniciais de deslocamento atlantoaxial incluem alterações da marcha, retenção urinária, relutância em mover o pescoço e reflexos tendíneos profundos (RTP) aumentados.[82] Em casos de deslocamento com instabilidade atlantoaxial sintomática, recomenda-se a artrodese posterior ou a fusão de C1 e C2.[102] Além da instabilidade atlantoaxial, a escoliose toracolombar é também um comprometimento musculoesquelético da coluna vertebral visto com frequência em crianças e adolescentes com síndrome de Down, geralmente definido como de grau leve a moderado.[81]

Nos membros inferiores, a instabilidade do quadril, a instabilidade patelar e a deformidade do pé são as preocupações musculoesqueléticas mais comuns do fisioterapeuta responsável pelo tratamento da criança com síndrome de Down. A subluxação do quadril é secundária à displasia acetabular do desenvolvimento e aos ísquios afunilados longos que resultam em ângulos acetabular e ilíaco diminuídos, bem como em frouxidão do suporte ligamentar.[80] O pé plano e o metatarso primo varo são as principais deformidades do pé vistas em crianças com síndrome de Down.[81]

A frouxidão ligamentar torna qualquer articulação menos resistente ao traumatismo, desalinhamento ou forças irregulares. O alinhamento e o suporte são essenciais. A articulação atlantoaxial é menos resistente em especial à flexão sobreposta, em que o intervalo articular já é ampliado. Os fisioterapeutas devem evitar flexão, extensão, rotação e posições ou movimentos cervicais exagerados que possam causar oscilação ou forças indevidas. Cuidadosamente, a aproximação articular ou a compressão da espinha cervical devem ser realizadas em todas as crianças com síndrome de Down, porém essas atividades são contraindicadas para crianças com instabilidade atlantoaxial identificada. Os fisioterapeutas também devem ter cautela ao colocar uma criança em posição invertida ou em outras posições que aumentem o risco de queda sobre a cabeça.[82] No bebê e na criança com menos de 2 anos, o exame radiográfico não é confiável para detectar instabilidade atlantoaxial. É preciso ter cautela extrema e qualquer atividade que possa resultar em lesão espinhal cervical deve ser evitada. Os fisioterapeutas devem monitorar de perto as crianças com síndrome de Down quanto à ocorrência de alterações no estado neurológico, bem como se manter vigilantes na avaliação do risco de instabilidade atlantoaxial. A orientação aos pais deve incluir discussão sobre instabilidade atlantoaxial, sintomas de comprometimento neurológico, períodos e atividades mais perigosos e atividades a serem evitadas diante da identificação de instabilidade.[82]

O Committee on Sports Medicine of the American Academy of Pediatrics recomenda a obtenção de uma série inicial de radiografias da coluna espinhal cervical aos 2 anos de idade, bem como radiografias de seguimento na fase escolar, na adolescência e na fase adulta.[102] Os esportes e as

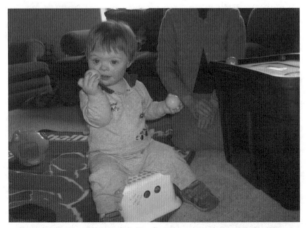

FIGURA 10.5 ▶ Incorporando brincadeira ao ambiente doméstico, conforme Angelo desenvolve e pratica o controle da postura e do equilíbrio.

atividades físicas de contato que podem resultar em lesão da coluna espinhal cervical podem ser contraindicados.[105] As atividades a seguir são consideradas inapropriadas para crianças com intervalos atlantoaxiais assintomáticos uniformes maiores que 4,5 mm: ginástica (cambalhotas), mergulho, salto em altura, futebol, nado borboleta, exercícios que impõem pressão sobre a cabeça e o pescoço e atividades de alto risco que envolvam possível traumatismo craniano e cervical.[102-106]

A triagem de escoliose deve ser parte rotineira do manejo da expectativa de vida da criança com síndrome de Down, especialmente durante os períodos de risco aumentado, como picos de crescimento, puberdade e ao longo de toda a adolescência. Os pais devem ser ensinados a realizar a triagem de rotina para escoliose. As atividades e os exercícios devem promover simetria e alinhamento.

A avaliação musculoesquelética também deve incluir a avaliação biomecânica do membro inferior e o tratamento ortótico (quando indicado) do pé plano. No caso do bebê, a avaliação da estabilidade do quadril é parte rotineira de uma avaliação fisioterapêutica com encaminhamento para avaliação ortopédica, se houver suspeita de instabilidade do quadril. A posição em pé com suporte com braços erguidos não deve ser instituída, a menos que a estabilidade e o alinhamento apropriado do quadril estejam estabelecidos.

A meta geral é manter o alinhamento e incentivar as forças de movimento normais a promover forças biomecânicas ideais para o melhor desenvolvimento musculoesquelético e a prevenção do desalinhamento e das instabilidades previstas. Entre as sugestões, estão:

1. uso de compressão alinhada ou forças de sustentação do peso para estimular o crescimento ósseo longitudinal, bem como a espessura e a densidade do osso e da diáfise;
2. sustentação de peso alinhada e com apoio, para promoção da formação e estabilidade articular; e
3. facilitação da cocontração muscular, produção de força e tônus muscular aumentado.

Comprometimentos neuromusculares	Implicação funcional
Hipotonia, baixa produção de força	Atraso motor, contração fraca Falta de movimento
Reações posturais automáticas lentas	Limitações do equilíbrio Tempo de reação lento Velocidade diminuída
Hipermobilidade articular	Instabilidade, ansiedade ao movimento
Instabilidade atlantoaxial, escoliose, deformidades do pé	Possível impedimento do acesso a atividades ou limitação do nível de participação nas atividades

Em resumo, o impacto desses deficits motores associados sobre o desenvolvimento e o funcionamento geral da criança muitas vezes requer fisioterapia. A maioria dessas alterações de movimento está fundamentada em uma doença do SNC ou em alterações musculoesqueléticas primárias. Esses deficits motores frequentemente levam a comprometimentos secundários de flexibilidade, estabilidade, produção de força, coordenação, controle postural, equilíbrio, resistência e eficiência geral. A intervenção específica usada dependerá das alterações identificadas e das consequências que podem ser previstas e, talvez, prevenidas.

Condicionamento cardiopulmonar

O condicionamento físico geral muitas vezes está abaixo dos níveis desejados em crianças com deficiência intelectual e, especificamente, em crianças com síndrome de Down.[107] Estas crianças apresentam risco de doença pulmonar restritiva com diminuição concomitante dos volumes pulmonares e tosse fraca, devido à fraqueza generalizada do tronco e dos membros.[108-110] A tosse diminuída pode contribuir para a alta incidência de infecções respiratórias. Os volumes pulmonares diminuídos, incluindo a capacidade vital e a capacidade pulmonar total, podem contribuir para a deficiência do sistema pulmonar em oxigenar o sangue venoso misto ou em remover o dióxido de carbono do mesmo sangue.[111] Se houver redução na quantidade máxima de oxigênio disponível para transporte, a energia disponível para as atividades diminui, levando ao declínio do nível de condicionamento físico.

Implicações da avaliação da expectativa de vida e da intervenção fisioterapêutica

As implicações para o manejo da expectativa de vida da criança com síndrome de Down são evidentes.

É necessário dar maior ênfase ao condicionamento físico, que pode aumentar a resistência cardiopulmonar e a força muscular. A programação deve começar com as crianças no ensino fundamental a fim de prevenir a lentidão nas atividades e o subsequente aparecimento de obesidade, bem como de perfis de risco aterosclerótico em longo prazo.[107] O conhecimento da melhora relatada pelos programas de treinamento para crianças com síndrome de Down sustenta a habilidade dessas crianças de responder à intervenção precoce.[112,113] Os fisioterapeutas exercem papel importante na área do condicionamento cardiopulmonar por meio da intervenção direta ou por consultas com professores de educação especial ou professores de educação física/recreativa. As metas gerais são incentivar a resistência cardiopulmonar, o condicionamento físico geral e a educação dos pais/cuidadores/clientes. A participação em esportes e atividades recreativas, como natação, dança e artes marciais, deve ser estimulada e apoiada a partir do início da infância (Fig. 10.6).

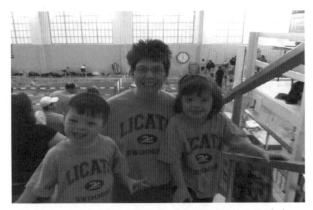

FIGURA 10.6 ▶ A mãe incentivando a participação em atividade recreativas em grupo, como natação, pelos múltiplos benefícios advindos do condicionamento físico e da socialização.

O indivíduo com deficiência intelectual a caminho e ao longo da fase adulta: principais aspectos do manejo

As deficiências intelectuais e a síndrome de Down representam, ambas, tipos de deficiência associada ao desenvolvimento. O Developmental Disabilities Assistance and Bill of Rights Amendment of 1987 define a "deficiência intelectual" como uma deficiência grave e crônica que se manifesta antes dos 22 anos de idade, é atribuível a um comprometimento mental e/ou físico, resulta em limitações funcionais significativas em pelo menos três atividades relevantes da vida e reflete uma necessidade de combinar e sequenciar serviços especiais individualizados de duração estendida ou vitalícia.[114,115] Com a aumentada sensibilidade às questões relacionadas ao tempo de vida e a recente disponibilização de revisões retrospectivas e de relatos de caso clínico de boa qualidade, a literatura moderna documenta os aspectos típicos do manejo da expectativa de vida. Ao mesmo tempo, a atual prática da fisioterapia foca a atenção no bem-estar e no manejo preventivo. É imperativo que os profissionais de hoje integrem ações preventivas, focadas no bem-estar e proativas, a um plano de tratamento do cliente. Como as pessoas com deficiência intelectual, incluindo a síndrome de Down, tipicamente aderem à intervenção na infância, o fisioterapeuta tende a ser o clínico que acompanha o cliente até e durante a fase adulta. Esta seção destacará alguns desafios típicos enfrentados por pessoas com deficiência intelectual e/ou com síndrome de Down com o avanço da idade.

Esses indivíduos hoje podem ter expectativa de vida aumentada e vivenciarão as mesmas alterações relacionadas à idade que ocorrem na população geral.[116,117] O processo de envelhecimento parece começar mais cedo em indivíduos com deficiência intelectual, talvez a partir dos 35 anos de idade, e geralmente por volta dos 55 anos.[117-120] O aparecimento e o impacto das alterações relacionadas à idade são influenciados pela gravidade das deficiências apresentadas pela pessoa e provavelmente exercem efeitos mais significativos se o indivíduo apresentar múltiplos co-comprometimentos.[116]

Uma revisão da literatura revela diversas características relacionadas ao processo de envelhecimento para integração ao manejo fisioterapêutico ao longo de todo o tempo de vida. Os fisioterapeutas devem estar alertas para as seguintes previsões: menopausa precoce com efeitos secundários relacionados, como o risco aumentado de osteoporose, disfunção tireoidiana, obesidade, diabetes melito, aparecimento tardio de distúrbio convulsivo, aumento do comprometimento visual ou auditivo, cardiopatia, depressão, demência e doença de Alzheimer.[121-125] A avaliação e a intervenção fisioterapêuticas devem incluir o manejo preventivo contra o aparecimento precoce de alguns desses distúrbios. Os métodos de avaliação podem requerer que os exames padronizados sejam modificados para uso com o indivíduo cognitivamente comprometido.[126] Conforme enfatizado ao longo de todo este capítulo, um dos principais focos da avaliação e da intervenção é a preservação da função independente e segura ou da assistência do cuidador, de acordo com a necessidade. Os fisioterapeutas precisam usar uma abordagem individualizada e multidimensional para atender a essas necessidades de amplo alcance dos adultos com deficiência relacionada ao desenvolvimento.[127]

Resumo

O fisioterapeuta é desafiado a usar várias habilidades no tratamento da criança com deficiência intelectual. As numerosas dificuldades complexas e persistentes encontradas pelas crianças com deficiências intelectuais muitas vezes requerem métodos inovadores de avaliação e intervenção fisioterapêuticas. É fácil entender por que os fisioterapeutas podem se sentir oprimidos frente a complexidade dessa população.

O presente capítulo tentou fornecer aos fisioterapeutas uma estratégia "usuário-acessível" para manejo de fisioterapia, incluindo avaliação e intervenção, destinada a *qualquer* criança diagnosticada com deficiência intelectual. Os fisioterapeutas são lembrados de que devem encarar a própria deficiência intelectual em si somente como uma descrição parcial do comprometimento do aprendizado da criança. O comprometimento do aprendizado total pode variar em termos de gravidade, com influência leve a profunda sobre as capacidades de aprendizado funcional da criança. Isso pode ser agravado por outros deficits sensoriais concomitantes, incluindo alterações organizacionais visuais, auditivas ou sensoriais. A avaliação e a intervenção fisioterapêuticas devem incorporar não só os princípios básicos da fisioterapia pediátrica como também o conhecimento dos princípios de ensino e aprendizado relacionados com a criança portadora de deficiência intelectual.

Há pelo menos 350 etiologias conhecidas de deficiência intelectual. O fisioterapeuta pode facilmente investigar qualquer uma dessas etiologias específicas para se tornar versado sobre qualquer tipo de comprometimento neuromuscular, musculoesquelético ou cardiopulmonar comumente associado. Essa abordagem investigativa enfocará as habilidades de avaliação do fisioterapeuta e vai alertá-lo quanto à presença de possíveis cocomprometimentos ou comorbidades. O conhecimento da doença primária e dos deficits motores associados auxiliam prontamente o fisioterapeuta no estabelecimento das metas e prioridades terapêuticas. O manejo fisioterapêutico efetivo da criança por expectativa de vida pode antecipar os riscos e as deformidades secundárias dessa criança, e essa informação deve ser compartilhada com os pais e outros membros da equipe. Este capítulo ilustrou a aplicação dessa estratégia investigativa no manejo de fisioterapia de crianças com síndrome de Down. Essa mesma estratégia pode ser aplicada a qualquer diagnóstico de deficiência intelectual encontrado na prática de fisioterapia pediátrica.

A comunicação das necessidades variáveis das crianças com deficiência intelectual aos pais e outros profissionais requer não só conhecimento técnico da parte do fisioterapeuta como também as habilidades de um ouvinte sensível e de um professor criativo. Por meio de uma abordagem transdisciplinar efetiva da criança e de seus familiares, nós podemos nos esforçar para ajudar a criança com deficiência intelectual a alcançar seu melhor nível de função na sociedade.

> ### Estudo de caso

Por Ann Marie Licata, PhD, professora assistente de educação, Alvernia University, e mãe de crianças com síndrome de Down

Este estudo de caso resumirá o uso da fisioterapia com duas crianças portadoras de síndrome de Down da mesma família.

"Calcanhar, dedo do pé, vamos lá." Ouvi nosso filho, Vicent, ecoar ao ajudar o irmão menor, Angelo, a dar passos ao longo do caminho até a caixa do correio, em uma cena típica de nosso dia a dia, pois trabalhamos unidos para ajudar Angelo e Julianna, os dois mais novos integrantes de nossa família. Angelo e Julianna nasceram com trissomia do 21, mais conhecida como síndrome de Down. Embora duas das seis crianças da família tenham recebido o mesmo diagnóstico médico, cada uma é um indivíduo dotado de seu charme particular, que ganha os corações não só dos familiares como daqueles que as encontram. Assim como suas personalidades, as histórias de desenvolvimento exclusivas de Angelo e de Julianna são enormemente diferentes, fornecendo rico contraste e relato reconfortante que conferem maior profundidade às experiências de nossa família e atestam a individualidade de todas as pessoas, portadoras ou não de síndrome de Down (Fig. 10.7).

A nossa história começa em um belo dia de outubro, no início da tarde, quando o nosso quinto filho, um menininho que recebeu o nome de Angelo, nasceu. Como mãe mais velha, contei cuidadosamente seus 10 dedos nos pés e nas mãos e conclui "perfeito". Ele alcançou um escore de Apgar forte, e nós ficamos exultantes por sermos pais de três meninos e duas meninas. Entretanto, mais tarde ainda naquele mesmo dia, nós nos surpreendemos bastante ao saber que o nosso menininho "perfeito" tinha síndrome de Down. Como educadora profissional, trabalhei com diferentes capacidades ao longo de minha carreira e dei suporte a muitas crianças com incapacidades e a seus familiares, mas jamais imaginei que seria a mãe de uma criança com necessidades especiais.

Uma vez recuperados da surpresa inicial que as notícias dessa natureza muitas vezes causam, nós imediatamente começamos a discernir os suportes de que Angelo viria a necessitar. Crianças nascidas com síndrome de Down tendem a apresentar preocupações relacionadas com o coração, olhos e orelhas. Nas primeiras 24 horas de vida, o coração de Angelo foi examinado e constatou-se sua normalidade. Passados vários dias, a audição também foi detectada dentro de uma faixa normal. Embora soubéssemos que a visão de Angelo devesse ser avaliada, essa tarefa somente foi realizada decorridos 3 meses de sua vida, mais uma vez com a afirmativa positiva de que ele tinha visão normal. Com essas preocupações médicas iniciais abordadas, nós então seguimos rapidamente para

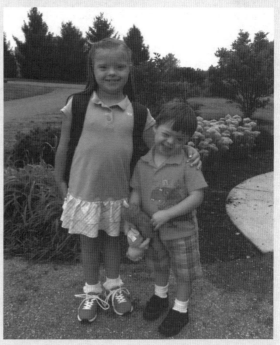

FIGURA 10.7 ▶ Julianna e Angelo, dois indivíduos únicos.

a consideração dos suportes de desenvolvimento geral de que Angelo necessitaria. Quando ele completou 2 semanas de idade, nós telefonamos para o escritório de intervenção inicial em busca de uma avaliação que determinasse a necessidade de serviços de suporte. Naquele momento, nós não sabíamos que o diagnóstico médico de síndrome de Down de Angelo automaticamente o qualificava para as terapias de que ele necessitava.

Por volta da quinta semana de vida de Angelo, ele foi avaliado por uma equipe e constatou-se a necessidade de dois serviços, incluindo a fisioterapia. Um processo de seleção nos permitiu escolher a pessoa que teria toda a nossa confiança, Nancy, a fisioterapeuta do Angelo. Com conhecimento bastante limitado sobre a aventura em que nossa família estava prestes a embarcar, Nancy começou as sessões semanais de terapia do Angelo, com duração de 1 hora e realizadas em nossa casa, iniciando o processo com um plano formal para o desenvolvimento dele, um plano de serviço familiar individualizado (IFSP, na sigla em inglês). Nós não percebemos as horas de esforço que seriam necessárias para ajudar Angelo a realizar as tarefas de desenvolvimento que para nós eram comuns, como rolar, sentar de modo independente, engatinhar e andar. Devido ao baixo tônus muscular e ao atraso motor de Angelo, a fisioterapeuta nos orientou sobre como ensinar ou treinar os músculos dele a fim de que se fortalecessem para poderem dar suporte e movimento conforme ele desejasse se mover (Fig. 10.8).

Nós confiávamos que ele conseguiria realizar aquelas tarefas, sabendo que seus atrasos no desenvolvimento motor estavam impedindo seu desenvolvimento cognitivo. Nancy explicou que o atraso de Angelo para engatinhar e andar também dificultaria sua habilidade de explorar o mundo ao seu redor. Nós sabíamos que ele atingiria esses marcos referenciais do desenvolvimento que dariam suporte ao seu desenvolvimento geral, mas a pergunta que nos incomodava era "quando?".

Como educadora profissional e mãe de mais quatro crianças que exibem desenvolvimento típico, pensei que sabia como as crianças cresciam e amadureciam. Foi somente quando Angelo começou a engatinhar e, depois, a andar inicialmente aos 2 anos de idade que os lembretes sutis de Nancy nos ajudaram a perceber que o desenvolvimento típico era realmente um milagre. Como eu pude não ter notado isso durante todos esses anos? Essa revelação era motivo de comemoração e, de fato, nós celebramos. As realizações de Angelo acerca dos marcos referenciais do desenvolvimento eram vistas como enormes vitórias – uma realização que proporcionava uma alegria muito maior do que qualquer outra que eu já tinha experimentado ou vivenciado com meus quatro filhos mais velhos. Mesmo agora, com 5 anos, nós comemoramos as pequenas vitórias ao longo do caminho, uma vez que Angelo recentemente aprendeu a habilidade de saltar e, sim, até de correr e jogar futebol (Fig. 10.9).

Ajudar-nos a reconhecer as alegrias e celebrações das realizações era parte daquilo que os fisioterapeutas de Angelo faziam naturalmente – construindo um relacionamento não só com Angelo mas também com toda a nossa família, Nancy nos deu a confiança de que precisávamos como pais de uma criança nascida com síndrome de Down. Ela incentivou nossas interações, nos conectou com nossos recursos e nos usou como recurso para outras famílias que necessitavam de suporte. Com frequência, ela buscava oportunidades para incluir os irmãos de Angelo nas sessões de fisioterapia, reconhecen-

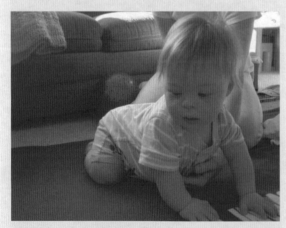

FIGURA 10.8 ▸ Angelo investiga ativamente e explora o ambiente de sua casa, enquanto o fisioterapeuta usa esse ambiente natural para favorecer o desenvolvimento.

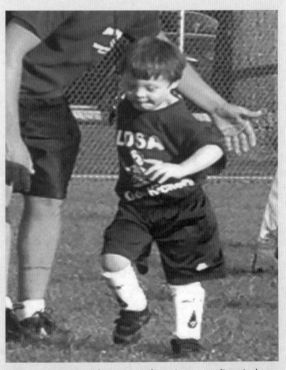

FIGURA 10.9 ▸ Angelo integrando o time e se divertindo no jogo de futebol!

do a importância do suporte de que ele precisava e o vínculo duradouro que Angelo estabelecera com cada um de nós. Essas interações semanais, embora não projetadas para essa finalidade, ajudaram os membros da nossa família a se aproximarem mais uns dos outros, formando uma unidade familiar única, mais forte do que jamais poderíamos ter imaginado (Fig. 10.4).

A conduta amigável de Nancy e seu genuíno interesse não só por Angelo e seu desenvolvimento mas por toda a nossa família foi além das sessões de fisioterapia marcadas de 1 hora de duração. Com frequência, ela trazia recortes de jornal sobre os feitos de crianças mais velhas na natação, construindo harmonia e estabelecendo um relacionamento que duraria por muito tempo. Nancy, assim como os outros fisioterapeutas de Angelo, nos dava suporte e incentivo como pais. Ela nos ajudou a reconhecer os pontos fortes que tínhamos como uma família e que meu marido Kenny e eu compartilhávamos como pais.

Durante os primeiros 2 anos da vida de Angelo, fomos abençoados com muitos cuidadores competentes que nos deram apoio ao longo da jornada. E o que Angelo também nos ajudou a perceber foi que havia outros como ele neste mundo, que precisavam de uma mãe e de um pai, especialmente por causa de sua deficiência. Angelo nos ajudou a vencer nossos temores ao considerar a possibilidade de ajudar outra criança a encontrar uma família – a nossa. Depois de pensar bastante, rezar e passar muitas noites em claro, a nossa família iniciou a jornada internacional, pouco após o segundo aniversário de Angelo, de adotar Julianna, a nossa filha que nasceu com síndrome de Down. Passados 9 meses, nós trouxemos nossa filha de 8 anos para casa, para seus cinco irmãos. A vinda dela para casa foi outra oportunidade de celebração para a nossa família.

Diferente de Angelo, Julianna não passou por nenhuma intervenção terapêutica quando era bebê. A princípio, ela viveu no berçário de um orfanato e, mais tarde, foi enviada para uma instituição de tratamento mental localizada em seu país. Apesar de sua falta de experiências educacionais, Julianna apresentava uma coordenação física incrível, quicando a bola melhor do que a maioria de seus colegas com desenvolvimento normal. Julianna rapidamente se autoensinou muitas das habilidades de desenvolvimento que poderia ter perdido, inclusive como alternar os pés ao descer uma escada, estalar os dedos e nadar. Como pais, nós observamos em primeira mão que dois indivíduos com síndrome de Down não se parecem; eles têm pontos fortes e necessidades muito diferentes (Fig. 10.10).

Angelo continua recebendo fisioterapia, bem como outros serviços de suporte que atendem as suas necessidades em seu estágio de vida atual. Julianna também recebe serviços e continua se esforçando no domínio físico, jogando futebol na equipe de um clube com colegas

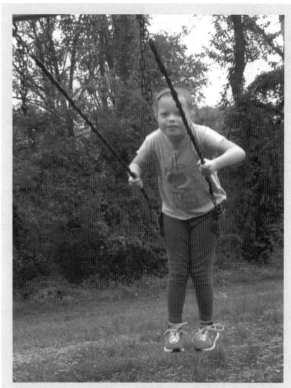

FIGURA 10.10 ▶ Julianna aprende a se impulsionar *sozinha* no balanço!

da mesma faixa etária e praticando natação competitiva. Suas habilidades diferem, assim como suas personalidades. A verdade é que dois indivíduos nunca são iguais, independentemente das condições ou rótulos que possam compartilhar.

Conforme os membros da nossa família vão ficando mais velhos, nós nos tornamos cada vez mais próximos uns dos outros, nos apoiando ao longo da jornada. A observação dos pontos fortes e das diferenças uns dos outros tem sido a norma em nossa casa, notando aquilo que torna cada um de nós singularmente especial. As nossas experiências de vida uns com os outros têm estabelecido uma conexão indestrutível entre nós. Os termos terapêuticos, jargões e habilidades que adquirimos através das nossas experiências, inicialmente com Angelo e agora com Julianna, nos ajudam a sermos gratos pelas alegrias simples da vida, reconhecendo não só que nossas vidas por si sós são um presente, mas que cada um de nós é um presente na vida do outro.

Agradecimentos

Nós gostaríamos de agradecer todos os indivíduos com deficiência intelectual que nos proporcionaram o privilégio de trabalho em conjunto. Vocês nos ensinaram muito mais do que jamais poderíamos ter ensinado a vocês! Com humildade profunda, nós agradecemos a força, o amor incondicional e a devoção que todos os familiares de crianças com deficiência intelectual nos ensinam. Em especial, nós estamos profundamente sensibilizados e agradecidos pela contribuição da nossa colega, Ann Marie Licata, por ter compartilhado sua história familiar no estudo de caso relatado neste capítulo. A história dessa família é fonte de inspiração para incontáveis famílias e fisioterapeutas.

Referências

1. Nichtern S. *Helping the Retarded Child.* New York, NY: Grosset and Dunlap; 1974.
2. Sebelist RM. Intellectual disabilities. In: Hopkins HL, Smith HD, eds. *Willard and Spackman's Occupational Therapy.* 9th ed. Philadelphia, PA: JB Lippincott; 1996.
3. National Institute on Intellectual Disabilities. *Orientation Manual on Intellectual Disabilities.* Ontario, Canada: York University; 1981.
4. Itard J. *The Wild Boy of Aveyron.* Englewood Cliffs, NJ: Prentice-Hall; 1962.
5. American Association on Intellectual Disabilities (AAID). 1719 Kalorama Road, NW, Washington, DC: 2009–2683.
6. Sorrells AM, Rieth HJ, Sindelar PT. *Critical Issues in Special Education: Access, Diversity, and Accountability.* Boston, MA: Pearson Education Inc; 2004.
7. Winzer MA. A tale often told: the early progression of special education. *Remedial Spec Educ.* 1998;19(4):212–219.
8. PARC v. Commonwealth of pennsylvania, 1972. In Heward WL. *Exceptional Children.* Upper Saddle River, NJ: Merrill Prentice Hall; 2003.
9. National Disability Rights Network. Protection & Advocacy for Individuals with Disabilities. About/Our History (Willowbrook). https://www.ndrn.org/about/26-our-history.html.
10. American Psychiatric Association. DSM-5 development. Intellectual Disability. Retrieved from http://www.dsm5.org/Pages/Default.aspx.
11. American Psychiatric Association. Diagnostic and Statistical Manual for Mental Disorders – DSM-5 definition. http://www.dsm5.org/Proposedrevision/Pages?proposedrevision.apex?rid=384.
12. Luckasson R, Coulter DL, Polloway EA, et al. *Mental Retardation: Definition, Classification, and Systems of Supports.* Washington, DC: American Association on Mental Retardation; 1992.
13. Roid GH. *Stanford-Binet Intelligence Scale.* 5th ed. Itasca, IL: Riverside; 2003.
14. Wechsler D. *Wechsler Intelligence Scale for Children-IV.* San Antonio, TX: Psychological Corp; 2003.
15. Wechsler D. *Wechsler Preschool and Primary Scale of Intelligence III.* San Antonio, TX: Psychological Corp; 2002.
16. Kaufman AS, Kaufman NL. *Kaufman Assessment Battery for Children.* Circle Pines, MN: American Guidance Service; 2003.
17. Sparrow SS. *Vineland Adaptive Behavior Scales.* Circle Pines, MN: American Guidance Service; 1984.
18. Adams GL. *Comprehensive Test of Adaptive Behavior.* Columbus, OH: Merrill; 1984.
19. Sloan W, Birch JW. A rationale for degrees of retardation. *Am J Ment Defic.* 1955;60:262.
20. Jette AM. Toward a common language for function, disability, and health. *Phys Ther.* 2006;86:5:726–734.
21. World Health Organization. *International Classification of Functioning, Disability, and Health.* Geneva, Switzerland: World Health Organization; 2001.
22. National Institutes of Health. *Draft V: Report and Plan for Rehabilitation Research.* Bethesda, MD: National Institutes of Health, National Center for Rehabilitation and Research; 1992.
23. Chinn PC, Drew CJ, Logan DR. *Intellectual Disabilities: A Life Cycle Approach.* St.Louis, MO: CV Mosby; 1979.
24. Algozzine B, Ysseldyke J. *Teaching Students with Mental Retardation: A Practical Guide for Every Teacher.* Thousand Oaks, CA: Corwin Press; 2006.
25. Brown I, Percy M. *A Comprehensive Guide to Intellectual and Developmental Disabilities.* Baltimore, MD: Paul H Brookes Publishing Company; 2007.
26. *International Classification of Diseases* (ICD). Ann Arbor, MI: World Health Organization; 1992.
27. Leonard H, Xingyan W. The epidemiology of mental retardation: challenges and opportunities in the new millennium. *Ment Retard Dev Disabil Res Rev.* 2002;8:117–134.

28. Nyhan WL, Sakati NO. *Genetic and Malformation Syndromes in Clinical Medicine.* Chicago, IL: Year Book Medical Publishers; 1976.
29. Baraitser M, Clayton-Smith J, Donnai D. *Clinical Dysmorphology.* Philadelphia, PA: Lippincott, Williams and Wilkins 2011.
30. Liu J, Krantz I. Cornelia de Lange syndrome, cohesin, and beyond. *Clin Genet* [serial online]. 2009;76(4):303–314. Available from: Academic Search Premier, Ipswich, MA. Accessed September 28, 2012.
31. Jones KL. *Smith's Recognizable Patterns of Human Malformation.* 5th ed. Philadelphia, PA: WB Saunders; 1996.
32. Harris SR, Shea AM. Down syndrome. In: Campbell SK, ed. *Pediatric Neurologic Physical Therapy.* 2nd ed. New York, NY: Churchill Livingstone; 1991.
33. Shumway-Cook A, Woollacott MH. Dynamics of postural control in the child with Down syndrome. *Phys Ther.* 1985;65(9):1315–1322.
34. Bloom AS, et al. Developmental characteristics of recognizable patterns of human malformation. In: Berg JM, ed. *Science and Service in Intellectual Disabilities: Proceedings of the Seventh Congress of the International Association for the Scientific Study of Mental Deficiency* (LASSMD). New York, NY: Methuen; 1985.
35. Keenan J, Kastner T, Nathanson R, et al. A statewide public and professional educational program on fragile syndrome. *Ment Retard.* 1992;30(6):355–361.
36. Rinck C. Fragile X syndrome. *Dialogue on Drugs, Behavior and Developmental Disabilities.* 1992;4(3):1–4.
37. Anderson LT, Ernst M. Self-injury in Lesch-Nyhan disease. *J Autism Dev Dis.* 1994;24:67–81.
38. Aughton DJ, Cassidy SB. Physical features of Prader-Willi syndrome in neonates. *Am J Dis Child.* 1990;144(11):1251–1254.
39. Dykens EM, Cassidy SB. Prader-Willi syndrome: genetic, behavioral and treatment issues. *Child Adolesc Psychiatric Clin N Am.* 1996;5:913–927.
40. Guidera KJ, Borrelli J Jr, Raney E, et al. Orthopaedic manifestations of Rett syndrome. *J Pediatr Orthop.* 1991;11(2):204–208.
41. Holm VA, King HA. Scoliosis in the Rett syndrome. *Brain Dev.* 1990;12(1):151–153.
42. Nomura Y, Segawa Y. Characteristics of motor disturbance in Rett syndrome. *Brain Dev.* 1990;12(1):27–30.
43. Stewart KB, Brady DK, Crowe TK, et al. Rett syndrome: a literature review and survey of patents and therapists. *Phys Occup Ther Pediatr.* 1989;9(3):35–55.
44. McEwen I. Intellectual disabilities. In: Campbell SK, ed. *Physical Therapy for Children.* 4th ed. Philadelphia, PA: WB Saunders; 2011.
45. Detterman DK, Mayer JD, Canuso DR, et al. Assessment of basic cognitive abilities in relation to cognitive deficits. *Am J Ment Retard.* 1992;97(3):251–286.
46. Turnbull A, Turnbull HR, Wehmeyer ML, et al. *Exceptional Lives.* Boston, MA: Pearson; 2013.
47. Horvat M, Croce R. Physical rehabilitation of individuals with intellectual disabilities: physical fitness and information processing. *Crit Rev Phys Rehabil Med.* 1995;7(3):233–252.
48. Montgomery PC. Assessment and treatment of the child with intellectual disabilities. *Phys Ther.* 1981;61:1265–1272.
49. Shields N, Bruder A, Taylor N, et al. Influencing physiotherapy student attitudes toward exercise for adolescents with Down syndrome. *Disabil Rehabil.* 2011;33(4):360–366.
50. Kinnealy M. Aversive and nonaversive responses to sensory stimuli in mentally retarded children. *Am J Occup Ther.* 1973;27:464–472.
51. deQuirds JB. Diagnosis of vestibular disorders in the learning disabled. *J Learn Disabil.* 1976;9:50–58.
52. Moore J. Cranial nerves and their importance in current rehabilitation techniques. In: Henderson A, Coryell J, eds. *The Body Senses and Perceptual Deficit.* Boston, MA: Boston University; 1973:102–120.
53. Ayres AJ. *Sensory Integration and the Child, 25th Anniversary Edition.* Los Angeles, CA: Western Psychological Services; 2005.
54. Collier G. *Emotional Expression.* Hillsdale, NJ: Lawrence Erlbaum Associates; 1985.
55. Royeen CB, Lane SJ. Tactile processing and sensory defensiveness. In: Fisher AG, Murray, EA, Bundy AC, eds. *Sensory Integration: Theory and Practice.* Philadelphia, PA: FA Davis Company; 1991.
56. Ayres AJ. *Sensory Integration and Learning Disorders.* Los Angeles, CA: Western Psychological Services; 1973.
57. Clark RG, Gilman S, Wilhaus-Newman S. *Essentials of Clinical Neuroanatomy and Neurophysiology.* 10th ed. Philadelphia, PA: FA Davis; 2002.
58. Westcott SL, Lowes LP, Richardson PK. Evaluation of postural stability in children: current theories and assessment tools. *Phys Ther.* 1997;77:629–645.

59. Batshaw NL. *Children with Disabilities.* 3rd ed. Baltimore, MD: Paul H. Brookes; 2013.

60. Harvey B. Down's syndrome: a biopsychosocial perspective. *Nursing Standard.* 2004;18(30):43–45.

61. Piaget J. Part I: Cognitive development in children-Piaget development and learning. *J Res Sci Teaching.* 2003;40(suppl 1):S8–S18.

62. Bird EKR, Chapman RS. Sequential recall in individuals with Down syndrome. *J Speech Hearing Res.* 1994;37:1369–1381.

63. Hale CA, Borkowski JG. Attention, memory, and cognition. In: Matson JL, Mulick JA, eds. *Handbook of Intellectual Disabilities.* New York, NY: Pergamon Press; 1991.

64. Urban M. Early observations of genetic diseases. *Lancet* [serial online]. 1999; 354:SIV21.

65. Dykens EM, Hodapp RM, Finucane BM. *Genetics and Mental Retardation Syndromes.* Baltimore, MD: Paul H Brookes Publishing Company; 2000.

66. National Down syndrome Society. Incidence of Down syndrome. Retrieved from: http://www.ndss.org/en/About-Down-Syndrome/Incidences-and-Maternal-Age.

67. Pueschel SM. Cause of Down syndrome. In: Pueschel SM, ed. *A Parent's Guide to Down Syndrome: Toward a Brighter Future.* Baltimore, MD: Paul H Brookes Publishing Co; 1990.

68. Lejeune J, Gauthier M, Turpin R. Les chromosomes humain en culture de tissus. *CR Acad Sci (D).* 1959;248:602.

69. Penrose LS. *Down's Anomaly.* London, UK: Churchill Livingstone; 1966.

70. Scott BS, Becker LE, Petit TL. Neurobiology of Down's syndrome. "Progress in neurobiology." *Prog Neurobiol.* 1983;21(3):199–237.

71. Marin-Padilla M. Pyramidal cell abnormalities in the motor cortex of a child with Down's syndrome. *J Comp Neurol.* 1976;67:63.

72. Wisniewski KF, Schmidt-Sidor B, et al. Postnatal delay of myelin formation in brains from Down's syndrome. *Clin Neuropathol.* 1989;6(2):55.

73. Pueschel SM. Medical concerns. In: Pueschel SM, ed. *A Parent's Guide to Down syndrome: Toward a Brighter Future.* Baltimore, MD: Paul H Brookes Publishing Co; 1990.

74. Zausmer EF, Shea A. Motor development. In: Pueschel SM, ed. *The Young Child with Down Syndrome.* New York, NY: Human Sciences Press Inc; 1984.

75. Shea AM. Growth and development in Down syndrome in infancy and early childhood: implications for the physical therapist. In: *Touch Topics in Pediatrics.* Lesson Alexandria, VA: American Physical Therapy Association; 1990.

76. Castells S, Beaulieu I, Torrado C, et al. Hypothalamic versus pituitary dysfunction in Down's syndrome as a cause of growth retardation. *J Intellect Disabil Res.* 1996;40:509–517.

77. Cronk CE, Crocker AC, Pueschel SM, et al. Growth charts for children with Down syndrome: 1 month to 18 years of age. *Pediatrics.* 1988;81(1):102–110.

78. Rarick GG, Seefeldt V. Observations from longitudinal data on growth and stature and sitting height of children with Down syndrome. *J Ment Defic Res.* 1974;18:63–78.

79. Bersu ET. Anatomical analysis of the developmental effects of aneuploidy in man: the Down syndrome. *Am J Med Genet.* 1980;5:399.

80. Dummer GM. Strength and flexibility in Down's syndrome. In: *American Association for Health, Physical Education, and Recreation: Research Consortium Papers: Movement Studies,* vol 1. book 3. Washington, DC: American Association for Health, Physical Education and Recreation; 1978.

81. Diamond LS, et al. Orthopedic disorders in patients with Down's syndrome. *Orthop Clin North Am.* 1981;12(1):57.

82. Gajdosik CG, Ostertag S. Cervical instability and Down syndrome: review of the literature and implications for physical therapists. *Pediatri Phys Ther.* 1996;8:1:31–36.

83. Morris AF, Vaughan SE, Vaccaro P. Measurements of neuromuscular tone and strength in Down syndrome children. *J Ment Defic Res.* 1982;26(pt 1):41–47.

84. MacNeill-Shea SH, Mezzomo JM. Relationship of ankle strength and hypermobility to squatting skills of children with Down syndrome. *Phys Ther.* 1985;65(11):1658–1661.

85. Orelove FP, Sobsey D. Designing transdisciplinary services. In: Orelove FP, Sobsey D, Silberman RK, eds. *Educating Children with Multiple Disabilities: A Transdisciplinary Approach.* Baltimore, MD: Paul H Brooks; 1991.

86. Marcel MM, Armstrong V. Auditory and visual sequential memory of Down syndrome and non-retarded children. *Am J Ment Defic.* 1982;87(1):86.

87. Edwards JM, Elliott D, Lee TD. Contextual interference effects during skill acquisition and transfer in Down's syndrome adolescents. *Adapt Phys Act Quart.* 1986;3(3):250.

88. Elliott D, Weeks DJ. A functional systems approach to movement pathology. *Adapt Phys Act Quart.* 1993;10:312.

89. Griffiths MI. Development of children with Down's syndrome. *Physiotherapy.* 1976;62:11–15.

90. Harris SR. Relationship of mental and motor development in Down's syndrome infants. *Phys Occup Ther Pediatr.* 1981;1:13.

91. Canning CD, Pueschel SM. Developmental expectations: an overview. In: Pueschel SM, ed. *A Parent's Guide to Down syndrome: Toward a Brighter Future.* 2nd ed. Baltimore, MD: Paul H Brookes Publishing Co; 2001.

92. Cicchetti D, Sroufe LA. The relationship between affective and cognitive development in Down's syndrome infants. *Child Dev.* 1976;47:920.

93. Haley SM. Postural reactions in children with Down syndrome. *Phys Ther.* 1986;66(1):17–31.

94. Rast MM, Harris SR. Motor control in infants with Down syndrome. *Dev Med Child Neurol.* 1985;27(5):682–685.

95. Lydic JS, Steele C. Assessment of the quality of sitting and gait patterns in children with Down's syndrome. *Phys Ther.* 1979;59(12):1489–1494.

96. Parker AW, Bronks R. Gait of children with Down syndrome. *Arch Phys Med Rehabil.* 1980;61(8):345–351.

97. Hays RM. Childhood motor impairments: clinical overview and scope of the problem. In: Jaffe KM, ed. *Childhood Powered Mobility.* Washington, DC: RESNA; 1987:1–10.

98. Affoltier FD. *Perception, Interaction and Language: Interaction of Daily Living: The Root of Development.* New York, NY: Springer-Verlag; 1991.

99. Kermonian R, et al. Locomotor experience: a facilitator of spatial cognitive development. *Child Dev.* 1988;59:908–917.

100. Ulrich BD, Ulrich DA, Collier DH, et al. Developmental shifts in the ability of infants with Down syndrome to produce treadmill steps. *Phys Ther.* 1995; 75:20–29.

101. Long TM, Cintas HL. *Handbook of Pediatric Physical Therapy.* 2nd ed. Baltimore, MD: Williams & Wilkins; 2001.

102. American Academy of Pediatrics, Committee on Sports Medicine. Atlantoaxial instability in Down syndrome. *Pediatrics.* 1984;74(1): 152–154.

103. Pueschel SM, Scola FH. Atlantoaxial instability in individuals with Down syndrome: epidemiologic, radiographic, and clinical studies. *Pediatrics.* 1987; 80(4):555–560.

104. Singer SJ, Rubin IL, Strauss KJ. Atlantoaxial distance in patients with Down syndrome: standardization of measurement. *Radiology.* 1987;164(3):871–872.

105. Giblin PE, Micheli LJ. The management of atlanto-axial subluxation with neurological involvement in Down's syndrome: a report of two cases and review of the literature. *Clin Orthop Relat Res.* 1979;(140):66–71.

106. Cooke RE. Atlantoaxial instability in individuals with Down syndrome. *Adap Phys Act Q.*1984;1:194–196.

107. Dichter CG, Darbee JC, Effgen SK, et al. Assessment of pulmonary function and physical fitness in children with Down syndrome. *Pediatr Phys Ther.* 1993;5(1):3–8.

108. Polacek JJ, Wang PY, Eichstaedt CB. *A Study of Physical and Health Related Fitness Levels of Mild, Moderate, and Down syndrome Students in Illinois.* Normal, IL: Illinois State University Press; 1985.

109. DeCesare J. Physical therapy for the child with respiratory dysfunction. In: Irwin S, Tecklin JS, eds. *Cardiopulmonary Physical Therapy.* 3rd ed. St. Louis, MO: Mosby–Yearbook; 1995.

110. Connolly BH, Michael BT. Performance of retarded children, with and without Down syndrome, on the Bruinicks Oseretsky Test of Motor Proficiency. *Phys Ther.* 1986;66(3):344–348.

111. Ruppel G. *Manual of Pulmonary Function Testing.* 3rd ed. St. Louis, MO: CV Mosby; 1982.

112. Skrobak-Kaczynski J, Vavik T. Physical fitness and trainability of young male patients with Down syndrome. In: Berg K, Eriksson BO, eds. *Children and Exercise IX.* Baltimore, MD: University Park Press; 1980.

113. Weber R, French R. *The Influence of Strength Training on Down syndrome Adolescents: A Comparative Investigation.* Texas, TX: Texas Women's University.

114. Herge E, Campbell JE. The role of the occupational and physical therapist in the rehabilitation of the older adult with mental retardation. *Top Geriatr Rehabil.* 2004;13(4):12–22.

115. Amadio AN, Lakin KC, Menke JM. *1990 Chartbook Services for People with Developmental Disabilities.* Minneapolis, MN: Center for Residential and Community Services; 1990.

116. Nochajski SM. The impact age-related changes on the functioning of older adults with developmental disabilities. *Phys Occupat Ther Geriatr.* 2000;18:5–21.

117. Lubin RA, Kiley M. Epidemiology of aging in developmental disabilities. In: Janicki MP, Wisniewski HM, eds. *Aging and Developmental Disabilities: Issues and Approaches.* Baltimore, MD: Paul H. Brookes Publishing Co; 1985:95–113.

118. Connolly BH. General effects of aging on persons with developmental disabilities. *Top Geriatr Rehabil.* 1998;13(3):1–18.

119. Campbell JE, Herge E. Challenges to aging in place: the elder adult with MR/DD. *Phys Occupat Ther Geriatr*. 2000;18:75–90.
120. Seltzer MM, Seltzer GB. The elderly mentally retarded: a group in need of service. *J Gerontol Soc Work*. 1985;8:99–119.
121. Gill CJ, Brown AA. Overview of health issues of older women with intellectual disabilities. *Phys Occup Ther Geriatr*. 2000;18:23–36.
122. Rapp C. Improved lifespan for persons with Down syndrome: implications for the medical profession. *Excep Parent*. 2004;34:70–71.
123. Finesilver C. Down syndrome. *RN*. 2002;65:43–49.
124. Platt LS. Medical and orthopaedic conditions in special Olympics athletes. *J Athlet Train*. 2001;36(1):74–80.
125. Post SG. Down syndrome and Alzheimer disease: defining a new ethical horizon in dual diagnosis. *Alzheimer Care Quart*. 2002;3(3):215–224.
126. Bruckner J, Herge E. Assessing the risk of falls in elders with mental retardation and developmental disabilities. *Top Geriatr Rehabil*. 2003;19:206–211.
127. Hotaling G. Rehabilitation of adults with developmental disabilities: an occupational therapy perspective. *Top Geriatr Rehabil*. 1998;13:73–83.

11

Transtornos do espectro do autismo e fisioterapia

Anjana Bhat
Deborah Bubela
Rebecca Landa

Definindo os TEA
Classificação ou subcategorias de TEA
Incidência
Etiologia e fatores de risco
Neuropatologia dos TEA
Diagnóstico e prognóstico
Comprometimentos
    Comprometimentos cognitivos
    Comprometimentos sensório-perceptivos
    Comprometimentos motores
Exame
    Obtenção da história
    Observações do desempenho natural

    Avaliação cognitiva
    Avaliação sensório-perceptiva
    Avaliação motora
    Síntese da avaliação
Intervenção
    Abordagem em equipe para tratamento de TEA
    Abordagens de tratamento sensório-motor
        para crianças com TEA
    Fisioterapia na intervenção inicial
    Fisioterapia nos sistemas escolares
    Atividades recreativas e uso de tecnologias
Conclusões
Estudo de caso

Os amplos objetivos deste capítulo são aumentar a consciência entre os fisioterapeutas acerca dos diversos comprometimentos multissistêmicos associados aos transtornos do espectro do autismo (TEA), entre eles os comprometimentos motores; propor avaliações que aumentarão o nosso conhecimento sobre a criança com TEA; e propor possíveis intervenções motoras para bebês, crianças e adolescentes com TEA que tenham suporte de evidências disponíveis.

Definindo os TEA

Os TEA constituem um distúrbio do neurodesenvolvimento em que os indivíduos apresentam ampla variedade de comprometimentos envolvendo as interações sociais, a comunicação verbal e não verbal, além de restrições em comportamentos e interesses.[1] Além disso, a maioria das crianças com TEA pode apresentar comprometimentos perceptivos-motores significativos que merecem avaliação e intervenção.[2,3]

Classificação ou subcategorias de TEA

Os critérios diagnósticos destacados no American Psychiatric Association's Diagnostic Statistical Manual-IV,
Text Revision (DSM-IV TR)[1] classificam os TEA em três subtipos, com base na gravidade dos sintomas: autismo, transtornos do desenvolvimento pervasivo não especificados (TDP-NE) e síndrome de Asperger (Tab. 11.1). O *autismo* é caracterizado por anormalidades marcantes de interação social e comunicação, bem como pela presença de estereotipias e de interesses incomuns, com emergência dos sintomas antes dos 3 anos de idade nos domínios de desenvolvimento da comunicação social e de representação imaginária. Os comprometimentos sociais qualitativos incluem principalmente comportamentos não verbais, como fixação do olhar, expressões faciais, postura corporal e gestos durante as interações sociais. Outras características do autismo incluem a falha em desenvolver relacionamentos com colegas, falta de compartilhamento espontâneo de interesses e prazeres e falta de reciprocidade social ou emocional. Os comprometimentos de comunicação incluem atraso ou ausência da linguagem falada, comprometimento da habilidade de iniciar ou manter uma conversa com outras pessoas, uso de linguagem repetitiva ou idiossincrática, além de ausência de brincadeiras de "faz de conta" espontâneas. Os interesses e comportamentos estereotipados e repetitivos restritos incluem um ou mais padrões estereotipados de interesse, aderência inflexível a

TABELA 11.1 ▶ Prevalência e comprometimentos diagnósticos decisivos para as várias subcategorias de indivíduos com TEA, bem como os primeiros sintomas apresentados por bebês com risco de TEA.

Fenótipo de autismo mais amplo (FAMA)
Prevalência: 25 a 50% dos bebês irmãos de crianças com TEA apresentam sintomas de FAMA.
Sintomas: atrasos de comunicação verbal e não verbal, atrasos sociais, atraso motor e/ou interesses sensoriais incomuns. Esses sintomas não são graves o suficiente nem envolvem simultaneamente sistemas de desenvolvimento o bastante para atender aos critérios diagnósticos de TEA.

Bebês e crianças em fase de engatinhar com TEA
Prevalência: 20% dos bebês irmãos de crianças com TEA; 1 em cada 110 crianças da população geral apresentarão TEA.
Sintomas: atrasos de comunicação verbal e não verbal, bem como atrasos sociais que atendem aos critérios diagnósticos de TEA a partir dos 14 meses de idade. Pode haver anormalidades/atraso motor, embora não sejam diagnósticos.

Crianças e adultos autistas
Prevalência: Fombonne e Tidmarsh oferecem uma estimativa de prevalência conservativa de que 10 em cada 10 mil crianças com TEA podem desenvolver autismo.[99]
Critérios diagnósticos: acentuado comprometimento da interação social e da comunicação junto a comportamentos e interesses restritos que aparecem antes dos 3 anos de idade.

Crianças e adultos com TDP-NE
Prevalência: não há estimativas de prevalência da TDP-NE. Essa categoria é considerada a que capta tudo, quando outros dois diagnósticos não são sugeridos, de modo que o restante das crianças pode cair nesta subcategoria.
Critérios diagnósticos: acentuado comprometimento da interação social, da comunicação, além de interesses e comportamentos restritos. Menos achados comportamentais específicos são requeridos para estabelecer o diagnóstico de TDP-NE.

Crianças e adultos com síndrome de Asperger
Prevalência: 2 em cada 10 mil crianças com TEA apresentam síndrome de Asperger.[99]
Critérios diagnósticos: comprometimento significativo da interação social e dos comportamentos restritos, bem como dos interesses, tipicamente detectado após a idade de 3 anos. Além disso, não há atrasos clinicamente significativos de linguagem expressiva nem de desenvolvimento cognitivo.

Adaptada de Bhat A, Landa R, Galloway J. Perspectives on motor problems in infants, children, and adults with autism spectrum disorders. Phys Ther. 2011;91(7):1116–1129 com permissão de American Physical Therapy Association. Este material está sujeito à lei de direitos autorais e todo tipo de reprodução e distribuição adicional requer autorização por escrito da APTA.

rotinas e rituais, maneirismos motores repetitivos e estereotipados e preocupação persistente com partes de objetos. O diagnóstico de *TDP-NE* é identificado quando a criança apresenta menos sintomas das características do autismo anteriormente descritas. Toda a gama de quociente de inteligência (QI) está representada nas crianças com autismo ou TDP-NE, e o nível de funcionamento varia de uma criança para outra. A *síndrome de Asperger* é caracterizada pelo comprometimento significativo da interação social e pela presença de comportamentos repetitivos e de interesses restritos e incomuns. Indivíduos com síndrome de Asperger não exibem atrasos clinicamente significativos na aquisição da linguagem expressiva nem no desenvolvimento cognitivo. É importante notar que o DSM-V, lançado recentemente, eliminou as referidas subcategorias diagnósticas; ele propõe que os clínicos estabeleçam um diagnóstico mais amplo de "distúrbio do espectro do autismo", possivelmente facilitando a todos os indivíduos o recebimento de serviços. Os clínicos e pesquisadores que criticam essas mudanças temem o impacto que isso pode ter sobre os indivíduos que já receberam diagnóstico de Asperger ou de TDP-NE. De modo geral, o impacto em longo prazo dessas alterações sobre os critérios diagnósticos ainda não se fez notar.

▶ Incidência

Conforme o último relatório do Centers for Disease Control, uma em cada 110 crianças na população geral será diagnosticada com TEA – uma incidência significativamente maior do que a 1 em 150 relatada em 2000.[4] A incidência dos TEA é cinco vezes mais comum em meninos (1 em 54) do que em meninas (1 em 252).[4] Os TEA se tornaram a condição pediátrica mais comumente diagnosticada nos Estados Unidos, com 36.500 novos casos anuais, somando um total de 730 mil casos.[4] As famílias de crianças com TEA incorrem em média em 3,2 milhões de dólares em gastos ao longo da vida, com estimados 34,8 bilhões de dólares de despesas sociais com todas as famílias de indivíduos com TEA.[5] De modo específico, a média dos gastos médicos com TEA é de 4,1 a 6,2 vezes maior do que as despesas médicas dos indivíduos sem TEA. Em adição aos gastos médicos, as intervenções comportamentais intensivas destinadas às crianças com TEA podem chegar a custar de 40 a 60 mil dólares por criança ao ano.[6] Tomados em conjunto, a incidência crescente e os gastos cada vez maiores do tratamento dos TEA constituem um alerta urgente aos clínicos, para que diagnostiquem e tratem

CAPÍTULO 11 ▸ TRANSTORNOS DO ESPECTRO DO AUTISMO E FISIOTERAPIA 447

esse distúrbio precocemente, a fim de melhorar os resultados futuros dos indivíduos com TEA.

Etiologia e fatores de risco

A neuropatologia do autismo tem início durante o período pré ou perinatal do desenvolvimento.[7] Apesar da inexistência de uma etiologia clara, estudos realizados com gêmeos apontam a genética como um dos fatores de risco.[8] Esses estudos demonstraram que, entre gêmeos idênticos, a ocorrência de TEA em uma criança aumenta em 36 a 95% a chance de a outra ter TEA.[8] Entre irmãos, se uma criança tem TEA, então a outra tem risco de 31% de desenvolver TEA.[8] Além disso, há relatos de que irmãos de crianças com TEA têm risco de 25 a 50% de desenvolverem outros atrasos de desenvolvimento que necessitam de intervenção (p. ex., anormalidades ou atrasos sociais, de linguagem, sensoriais ou motores).[9] Por isso, os pesquisadores muitas vezes conduzem o acompanhamento prospectivo de bebês irmãos de crianças com TEA, com o intuito de compreender o desenvolvimento inicial dos bebês com risco de TEA.[9] Outras populações com risco de desenvolvimento de TEA incluem os bebês prematuros,[10] bebês de pais de idade avançada[11] ou aqueles que foram expostos a certos medicamentos prescritos, como ácido valproico e talidomida, durante a gestação.[12]

Neuropatologia dos TEA

O desenvolvimento cerebral de indivíduos com TEA tipicamente passa por três estágios: (1) supercrescimento na fase de lactente e início da infância; (2) atraso e parada do crescimento no final da infância; e (3) degeneração na pré-adolescência e na fase adulta.[13-15] Constatou-se que a medida de circunferência da cabeça de crianças com 1 a 2 anos de idade que posteriormente desenvolveram autismo era significativamente maior do que em crianças com desenvolvimento típico.[13-15] No momento do nascimento, o tamanho da cabeça é quase igual ao valor considerado normal, o que indica que o supercrescimento cerebral pode ocorrer nos primeiros 2 anos de vida. O supercrescimento cerebral segue até o início da infância e é observado em crianças com autismo em média aos 4 anos de idade.[16] O período de supercrescimento cerebral afeta sobretudo os lobos frontais, lobos temporais e amígdala. Em particular, há hiperconectividade nas fibras neuronais de curto alcance e subconectividade nas fibras neuronais de longo alcance.[17] A falta de conectividade de longo alcance junto ao cérebro resulta na integração precária das funções sensório-motora, de comunicação social e cognitiva. Esses achados neuroanatômicos se alinham com a teoria do processamento de informação complexa do autismo, no sentido de que o aprendizado associativo básico ou as tarefas motoras simples permanecem intactos em crianças com TEA, enquanto as funções cognitivas complexas, como a função

executiva (FE) ou o planejamento motor complexo, estão comprometidas.[18] Além disso, um recente estudo com ressonância magnética funcional (RMf) revelou que crianças com autismo apresentaram ativação persistente do lobo frontal e ativação cerebelar reduzida durante a tarefa de mover o dedo.[19] Em contraste, indivíduos da mesma faixa etária com desenvolvimento típico apresentaram maior ativação cerebelar em comparação à ativação do lobo frontal, uma vez que o padrão motor tinha sido aprendido e se tornado automático.[19] Essa falta de transição na ativação neural a partir das regiões pré-frontais até o cerebelo poderia ser atribuída à falta de conexões neuronais de longo alcance entre as regiões cortical e subcortical, podendo ser a base neural da incoordenação e das dificuldades motoras relacionadas observadas em crianças com autismo.[18,19] Outros pesquisadores relataram deficits no funcionamento dos núcleos da base em indivíduos com síndrome de Asperger, demonstrada pelo menor comprimento do passo e maior cadência durante a caminhada.[20-22] Por fim, crianças com TEA podem ter sistemas de neurônios-espelho comprometidos encontrados no córtex frontoparietal.[23,24] Os sistemas de neurônios-espelho são um grupo de neurônios que se ativam durante a produção da ação, assim como durante a observação da ação, podendo atuar no aprendizado motor baseado na observação.[23] Esses comprometimentos podem explicar por que as crianças com TEA têm habilidades de imitação precárias e dificuldades de aprendizado motor e de habilidades sociais por meio da observação dos outros.[24]

Diagnóstico e prognóstico

A história do desenvolvimento de uma criança com TEA irá diferir com base na classificação diagnóstica. Crianças que desenvolvem autismo ou TDP-NE apresentarão atraso de linguagem em algum momento entre o segundo e o terceiro ano de vida.[25] Entretanto, os pais frequentemente relatam outros atrasos perceptivos-motores ou de linguagem em fases mais iniciais da vida.[26-29] A criança com síndrome de Asperger em geral apresenta desenvolvimento típico ou quase típico até aproximadamente os 5 ou 6 anos de idade. Posteriormente, os pais podem relatar dificuldades de interação social, apesar da linguagem típica e da capacidade intelectual de mediana a acima da média.

Os clínicos treinados conseguem diagnosticar os TEA usando uma ferramenta que é o padrão-ouro, conhecida como Autism Diagnostic Observation Schedule (ADOS)[30], além da entrevista do pai/mãe acompanhante, denominada Autism Diagnostic Interview-Revised (ADI-R).[31] O ADOS é uma avaliação qualitativa padronizada, com duração de 45 minutos a 1 hora, que examina a reciprocidade social da criança, bem como a comunicação não verbal e verbal, os interesses e os comportamentos estereotipados usando várias atividades baseadas em brincadeiras com um avaliador adulto. O ADOS pode ser aplicado a indivíduos com idade a partir de 12 meses até a fase adulta. Para cada item de codificação junto aos três domínios de interesse (social, comunicação e comportamentos repetitivos), a criança recebe escores que vão de 0 a 3, em que 0 significa desempenho típico ou quase típico. Um algoritmo diagnóstico é desenvolvido com base em um subgrupo de itens de codificação. Por exemplo, em crianças verbais, a soma de 10 itens de comunicação social e 4 itens de comportamento repetitivo fornece um escore total que varia de 0 a 28. Um escore igual a 9 ou superior é denominado autismo e um escore entre 7 e 9 é denominado espectro do autismo. Recentemente, escores de comparação foram desenvolvidos para descrever a gravidade do sintoma de uma criança com autismo. Os escores de comparação têm valor prognóstico, uma vez que podem ajudar a avaliar as melhoras em longo prazo subsequentes ao tratamento.

Outros diagnósticos diferenciais que devem ser considerados para crianças que apresentam uma gama de dificuldades sociais, de comunicação e sensório-motoras incluem o distúrbio de Rett, o transtorno desintegrativo da infância (TDI) e a síndrome do X frágil. O distúrbio de Rett é um distúrbio neurológico com origem genética definida. Ele envolve a substância cinzenta do cérebro, levando à diminuição do crescimento cerebral entre os 5 meses e os 4 anos de idade.[32] A condição ocorre somente na população feminina e leva à perda da função manual e à emergência de movimentos estereotipados em membros superiores no primeiro ano de vida.[1,32] Também se observa equilíbrio e coordenação corporal total precários, habilidades de linguagem comprometidas e baixo desenvolvimento psicomotor. Em contraste, o TDI se manifesta como TEA com desenvolvimento típico até que ocorra regressão do desenvolvimento com perda súbita das habilidades de linguagem antes dos 10 anos de idade.[1] Por fim, a síndrome do X frágil é um distúrbio genético nitidamente definido, encontrado em indivíduos do gênero masculino, com apresentação clínica similar a dos TEA, exceto pela possibilidade de confirmar a etiologia por testes genéticos.[1,33] Entre os achados físicos relevantes associados com a síndrome do X frágil estão o tamanho aumentado do corpo, da testa, da face e das orelhas, bem como o tônus muscular diminuído e a frouxidão articular aumentada.

⫸ Comprometimentos

Nesta seção, descreve-se os comprometimentos cognitivos, de comunicação social, sensorial-perceptivos e motores encontrados em bebês e crianças com TEA.

Comprometimentos cognitivos

Atenção e outras habilidades sociais

Crianças e adultos com TEA têm comprometimentos de atenção, como dificuldade para desviar a atenção e foco aumentado em objetos.[34,35] Esses comprometimentos podem contribuir para deficits funcionais, como ausência ou atraso de resposta a nomes e/ou atrasos de atenção conjunta (habilidade de desviar a atenção para o foco de atenção de um parceiro social).[36] As teorias de comprometimento social sugerem que crianças com autismo podem preferir os indícios não sociais aos indícios sociais e podem evitar o contato visual e o "cara a cara", devido à complexidade dos estímulos sociais.[37,38] Essas preferências básicas de atenção podem originar deficits sociais complexos, como dificuldades para compreender os estados mentais (emoções, intenções e desejos) de outras pessoas e a falta de empatia.[39] Durante o desenvolvimento, as crianças com TEA mostram atrasos para responder às tentativas dos outros de obter sua atenção. O compartilhamento espontâneo da atenção com as outras pessoas continua deficiente até o final da infância.[39]

Linguagem

A linguagem é nitidamente afetada em crianças com autismo; algumas crianças nunca chegam a adquirir a fala funcional.[40-42] Entre as deficiências de linguagem estão o comprometimento da linguagem pragmática, exemplificado pelo uso precário de indícios não verbais (como olhar fixo, expressões faciais, esperar a vez de falar e linguagem corporal) durante a comunicação com outros indivíduos, prosódia precária (i. e., ritmo, estresse e entonação durante a fala), fonologia precária (i. e., articulação de palavras) e formas linguísticas atípicas, como ecolalia (i.e., imitação imediata ou atrasada de palavras).[41,42]

Função executiva

A FE é definida como a habilidade de manter uma configuração de solução de problemas relacionada a uma meta que requer habilidades como planejamento, controle de impulso, inibição de resposta, busca organizada e flexibilidade nos processos do pensamento.[43] Em relação à inflexibilidade perceptiva, as crianças com TEA podem mostrar resistência à distração e incapacidade de desviar a atenção entre atividades ou estímulos.[34] Em termos de inflexibilidade motora, as crianças com TEA podem mostrar comportamentos repetitivos ou ter dificuldade para inibir movimentos.[1] Em termos de inflexibilidade em comunicação social, as crianças com TEA mostrarão falta de reciprocidade, levando a conversas unilaterais e falta de espera pela vez de falar durante a comunicação não verbal e verbal.[1]

Comprometimentos sensório-perceptivos

Os comprometimentos do processamento sensório-perceptivo podem ser classificados em distúrbios de modulação sensorial e percepção sensorial atípica.

Distúrbios de modulação sensorial

Os distúrbios da modulação sensorial são dificuldades que envolvem a regulação e organização da natureza e da intensidade das respostas a estímulos sensoriais específicos, incluindo estímulos táteis, olfativos, visuais, auditivos, proprioceptivos e vestibulares.[44] Crianças com TEA podem ser "sub-responsivas", de modo que são lentas ao responder ou podem falhar em responder ao nome ou reagir à dor.[44] As crianças "hiper-responsivas" podem dar respostas exageradas ou prolongadas a estímulos sensoriais, como cobrir as orelhas em resposta a sons altos ou ruídos de fundo.[44] As crianças que buscam sensação podem ansiar por estímulos sensoriais por períodos prolongados, realizando movimentos estereotipados de balançar o corpo ou oscilar os braços etc.[44] Vários questionários destinados aos pais têm sido usados para relatar aspectos de modulação sensorial, tais como o Short Sensory Profile e o Infant and Toddler Sensory Profile.[45] A gravidade dos comprometimentos de modulação sensorial parece estar diretamente correlacionada com a gravidade dos sintomas em geral e com o nível de funcionamento das crianças autistas.[46] Recentemente, padrões mistos de processamento sensorial também foram relatados em crianças com TEA na faixa etária de 3 a 10 anos: (1) "desatenção/atenção excessiva"; (2) "sensibilidade olfativa/tátil atípica"; e (3) "sensibilidade atípica ao movimento/respostas motoras fracas e de baixa intensidade".[47] Esses subgrupos incluem as crianças sub-responsivas e hiper-responsivas com TEA em domínios sensoriais específicos. O terceiro subgrupo incluiu crianças com TEA que tinham comprometimentos motores nítidos. Por exemplo, crianças com "sensibilidade atípica ao movimento" geralmente são hiper-responsivas a estímulos proprioceptivos e vestibulares, enquanto aquelas com "respostas de baixa energia/motoras fracas" podem apresentar dificuldades motoras grossas e finas.[47] Portanto, crianças com baixo desempenho nas seções de "sensibilidade ao movimento/baixa energia" do questionário de perfil sensorial podem apresentar risco aumentado de atraso motor e comprometimentos motores em longo prazo.

Percepção visual e auditiva atípica

Crianças com TEA apresentam processamento local intensificado em comparação ao processamento global da informação perceptual.[48] São incapazes de compreender as relações interelementos existentes entre as partes de uma manifestação complexa de estímulos e, portanto, incapazes de compreender o contexto geral e o significado de um quadro complexo ou de uma composição musical. O processamento local intensificado pode contribuir para sua percepção aumentada das informações visuais e auditivas. Por exemplo, durante as tarefas de busca visual envolvendo vários objetos aparentemente similares, as crianças com desenvolvimento típico empregam uma estratégia de busca seriada para encontrar o objeto estranho, enquanto as crianças com TEA encontrarão um fenômeno de *pop-out*, em que percebem cada objeto individual em paralelo e imediatamente identificam aquele que é discrepante.[49] De modo semelhante, crianças com TEA têm percepção aumentada da entonação, maior discriminação da entonação e memória mais eficiente para entonações musicais. Entretanto, essas crianças não têm a percepção da emoção embutida no conteúdo musical.[50,51] É interessante notar que evidências indicam que essas habilidades perceptivas podem ser desenvolvidas com o avanço da idade e podem permanecer intactas em adultos com TEA. Não surpreende que a educação musical e a musicoterapia são usadas com frequência como ferramentas de treinamento para favorecer as habilidades de comunicação social em crianças com TEA, devido as suas habilidades musicais avançadas.[52,53]

Comprometimentos motores

Embora os comprometimentos de comunicação social sejam considerados as principais características dos TEA, há evidências substanciais que sustentam a consideração dos comprometimentos motores como um deficit central dos TEA, por sua prevalência amplamente disseminada e sua correlação com outros comprometimentos de comunicação social.[3,54,55] Por exemplo, os amplos tamanhos de efeito calculados em uma recente metanálise sobre comprometimentos motores em indivíduos com TEA sugeriram que esse grupo tinha comprometimentos motores significativamente maiores do que os controles sadios.[55] Além disso, revisões recentes indicam comprometimentos nítidos das funções motoras dos membros superiores, da coordenação bilateral, da marcha e do equilíbrio, bem como do planejamento motor/práxis em bebês e crianças com TEA.[3,54,55] A Tabela 11.2 apresenta uma lista abrangente de comprometimentos motores.

Estereotipias motoras

Crianças e adolescentes com autismo podem ter diversas estereotipias motoras, incluindo comportamentos repetitivos, como balançar o corpo inteiro, rodar, saltar, pular e oscilar os braços. Os comportamentos relacionados com objetos, como cutucar, esfregar ou girar objetos, também são demonstrados comumente por crianças com TEA.[56] As crianças com TEA podem exibir a ação de cobrir os olhos ou as orelhas, por serem "hiper-responsivas" a certos estímulos visuais e auditivos desde muito novas.[56,57] Indivíduos com TEA também podem mostrar resistência à mudança e comportamentos compulsivos, como rotinas inflexíveis durante as atividades do dia a dia.[31,56] As estereotipias motoras frequentemente estão correlacionadas com o nível de funcionamento, enquanto a gravidade do autismo tem correlação com a presença aumentada de estereotipias nas crianças mais afetadas.[31,58] Os comporta-

TABELA 11.2 ▸ Comprometimentos motores em crianças e adultos com autismo

Comprometimentos/atrasos motores	Comprometimentos em crianças em idade escolar e adultos com TEA	Atrasos em bebês com risco de TEA e em crianças em fase de engatinhar e pré-escolares com TEA
Coordenação motora grossa	Coordenação precária de membros superiores e inferiores, incluindo coordenação bilateral e coordenação visual-motora.	Atrasos motores grossos envolvendo as habilidades de supinação, pronação e sentar durante o primeiro ano de vida. Atraso em começar a andar no segundo ano de vida. Atrasos motores grossos presentes em pré-escolares recém-diagnosticados com TEA.
Coordenação motora fina	Coordenação motora fina precária, como o desempenho na execução de tarefas que requerem destreza manual (p. ex., tarefa com o tabuleiro de pinos de Purdue).	Atraso do alcance e da preensão em bebês com risco de TEA. Persistência dos atrasos motores finos no segundo e terceiro anos de vida.
Estereotipias motoras	As estereotipias motoras são comuns em crianças mais velhas e adultos com TEA.	As estereotipias motoras, como bater objetos repetidamente ou a exploração sensorial incomum podem surgir no primeiro ano de vida, mas emergem mais com maior frequência no segundo ano de vida.
Posturais	Tanto o *feedforward* como o *feedback* do controle postural estão afetados em crianças e adultos com TEA. De modo geral, o controle postural deficiente persiste nos adultos com TEA.	Atrasos posturais em rolar, sentar etc. Posturas incomuns podem ser mantidas por períodos breves a longos em bebês que posteriormente desenvolveram TEA.
Imitação e práxis	Os comprometimentos da imitação estão presentes durante a imitação postural, gestual e oral. O desempenho de sequências de movimento complexas é precário durante a imitação, ao comando verbal e durante o uso de ferramenta, sugerindo dispraxia generalizada inespecífica à imitação.	

Adaptada de Bhat A, Landa R, Galloway J. Perspectives on motor problems in infants, children, and adults with autism spectrum disorders. Phys Ther. 2011;91(7):1116–1129 com permissão de American Physical Therapy Association. Este material está sujeito à lei de direitos autorais e todo tipo de reprodução e distribuição adicional requer autorização por escrito da APTA.

mentos repetitivos muitas vezes estão nitidamente presentes por volta dos 2 anos de idade, devido à dificuldade para distingui-los das estereotipias motoras típicas de bebês presentes no primeiro ano de vida.[55,57] Especificamente, as crianças em fase de engatinhar que posteriormente desenvolveram autismo mostraram movimentos mais atípicos da mão e dos dedos da mão, além de brincadeiras mais estereotipadas com objetos, como bater excessivamente ou se preocupar em girar os objetos ou determinada parte deles, em comparação às crianças em fase de engatinhar que apresentavam formas mais brandas de TEA, como TDP-NE.[59] É interessante observar que a reduzida exploração espontânea do movimento ou a limitação das mudanças de postura corporal são encontradas com frequência em bebês com risco de TEA.[60] Os comportamentos repetitivos também podem ser considerados um meio de a criança obter diferentes formas de estimulação visual ou cinestésica, podendo ser uma função dos comprometimentos de modulação sensorial encontrados em crianças com TEA.[44]

Coordenação motora e função dos membros superiores

Com base em várias medidas motoras padronizadas, as crianças em idade escolar e adolescentes com TEA muitas vezes apresentam comprometimentos da agilidade e da velocidade de corrida; da coordenação bilateral; da destreza manual; e da habilidade com bola.[61-64] Estudos antigos relataram maiores deficits motores em crianças com baixo QI em comparação às crianças com QI mediano e acima da média.[63,64] Entretanto, estudos recentes reconhecem que os comprometimentos motores são observados ao longo do espectro, incluindo crianças com TEA com QI baixo e alto.[2] Os comprometimentos de coordenação também são observados durante as atividades funcionais, como caminhada, alcance, escrita e comunicação gestual.[20,22,65-67] O uso precário de gestos manuais e corporais, como apontar, mostrar e alcançar os cuidadores, é de fato um dos principais comprometimentos sociais do autismo.[1] Além disso, a falta de gestos associados durante o relato de história, levando ao assincronismo entre gestos manuais e produção de linguagem, é codificada com a aplicação do ADOS, a ferramenta diagnóstica para TEA.[30]

Atraso motor

A incoordenação motora em crianças com TEA pode emergir a partir da infância. Estudos retrospectivos prospectivos acompanhando o desenvolvimento motor de bebês de alto risco que posteriormente desenvolveram TEA ou atrasos de linguagem relataram atrasos motores grossos e finos a partir dos 6 meses de idade.[26,27,68-70] Por exemplo, bebês que posteriormente desenvolvem TEA podem mostrar atraso nos marcos referenciais motores grossos, como segurar a cabeça, rolar, sentar, engatinhar e andar.[26-28] Também foi relatado que bebês que posteriormente apresentaram TEA têm atraso motor para alcançar, bater, bater palmas, empilhar blocos, rabiscar, apontar e girar a maçaneta da porta.[70] Além disso, essas habilidades manual-motoras de crianças autistas estão correlacionadas com a alteração da fluência da fala na idade escolar.[70] Os atrasos na motricidade fina foram mais detalhadamente estudados do que os atrasos na motricidade grossa, por suas relações com a comunicação não verbal. Há evidências recentes de que pré-escolares diagnosticados com TEA têm comprometimentos comparáveis de desempenho motor grosso e fino.[70] Portanto, é extremamente importante avaliar o desempenho motor inicial de bebês e de crianças em fase de engatinhar com risco de autismo, incluindo irmãos de autistas ou bebês prematuros.

Marcha e equilíbrio

Os padrões de caminhada de crianças com TEA foram descritos como "atáxicos" devido à inconsistência entre as passadas ou à natureza confusa "parkinsoniana" dos passos e à falta de oscilação alternada dos braços.[20,22] O andar na ponta do pé é frequentemente relatado pelos clínicos, ainda que pouco estudado pelos pesquisadores. Com base em testes padronizados, constatou-se que o equilíbrio estático e dinâmico está afetado em crianças com TEA.[61,71] Além disso, deficits dos mecanismos de *feedback* (em resposta às perturbações posturais) e de avanço (ajustes posturais antecipatórios) foram descritos em indivíduos com TEA, podendo contribuir para o equilíbrio precário observado durante as avaliações clínicas.[72] Ademais, bebês que posteriormente desenvolvem TEA mostram atraso na aquisição de posturas avançadas, como ficar em pé e sentar, em comparação aos bebês que se desenvolvem normalmente.[28,60] O início tardio do andar foi um dos principais atrasos motores grossos observados em crianças em fase de engatinhar que desenvolveram atrasos de linguagem em fases subsequentes da vida.[25] Há relatos de bebês de risco que tiveram demora no aparecimento dos sintomas do autismo e não apresentaram atraso motor no primeiro ano de vida.[73] A manifestação tardia dos sintomas de autismo pode se dar na forma de regressão do desenvolvimento durante o segundo e o terceiro ano de vida.[73] Dessa forma, é importante monitorar o desenvolvimento motor, bem como o desenvolvimento de comunicação social ao longo dos primeiros 3 anos de vida em bebês com risco de TEA.

Planejamento motor, práxis e imitação

A práxis se refere à habilidade do indivíduo de planejar, coordenar e executar sequências de movimento complexas.[74] Crianças com TEA muitas vezes apresentam dispraxia (dificuldade com planejamento, coordenação e execução de sequências de movimento) durante a realização de atividades oromotoras, motoras finas e motoras grossas.[75] Esses deficits tipicamente representam processamentos mais complexos e não estão apenas relacionados a anormalidades motoras básicas, como tônus anormal ou enfraquecimento muscular. Indivíduos com TEA geralmente adquirem a habilidade de realizar tarefas motoras simples, como alcançar os marcos referenciais motores básicos e as habilidades de andar e de alcançar, por exemplo, embora possam ocorrer atrasos. Entretanto, as tarefas motoras complexas, como a prática de esportes complicados, a escrita à mão e habilidades do dia a dia (p. ex., vestir-se e amarrar o cadarço do sapato) ou outras sequências de movimento associadas a metas mais amplas, persistem nas crianças em idade escolar com TEA. A práxis costuma ser medida durante a produção do gesto, em resposta ao comando verbal, à imitação ou durante o uso de ferramentas.[76] Crianças com TEA apresentaram erros similares em cada uma dessas condições, indicando um comprometimento generalizado da práxis, que não se limitava à imitação do movimento.[76] Estudos sobre imitação das ações oromotoras, motoras finas e motoras grossas junto a essa população constataram que crianças com TEA têm dificuldade com várias formas de imitação desde as primeiras fases da vida.[75,77-79] As habilidades de imitação precárias colocam as crianças com TEA em nítida desvantagem no aprendizado das habilidades do dia a dia em relação aos colegas da mesma faixa etária e aos cuidadores.

Força e tônus

O único estudo que avaliou a força muscular em crianças com TEA relatou que a força muscular era precária em crianças com TEA em comparação à força muscular de crianças com desenvolvimento típico.[80] A presença de reflexos anormais foi relatada em bebês que posteriormente desenvolveram TEA.[81] As anormalidades de tônus resultantes do hábito de andar na ponta do pé foram observadas em crianças com TEA.[81] A hipotonia também é relatada com frequência em estudos retrospectivos envolvendo bebês que posteriormente desenvolveram TEA, além de ser observada com frequência em crianças em idade escolar com TEA.[81,82] De fato, os clínicos muitas vezes relatam hipotonia muscular postural em crianças com TEA.

Resistência e níveis de atividade física

Crianças e adultos com TEA têm risco aumentado de desenvolvimento de obesidade, em vista dos baixos níveis de atividade física e da baixa resistência cardiorrespiratória.[83,84] Duas análises retrospectivas diferentes de bancos de dados de levantamentos, conduzidas nos Estados Unidos, relataram que 23,4% de crianças maiores e adolescentes com TEA eram obesos (índice de massa corporal [IMC] superior ao percentil 95), 19% estavam com sobrepeso (IMC superior ao percentil 85) e 35,7% apresentaram risco de sobrepeso.[85] Segundo relatos, a obesidade é igual ou 3 vezes mais provável em crianças com TEA do que na população geral.[83] Embora pouco se conheça sobre os fatores que levam à obesidade em crianças com TEA, sugere-se que dedicar menos tempo aos programas de atividade física e passar mais tempo praticando atividades sedentárias, como trabalhar no computador, podem ser fatores contribuidores.[84,86,87] Esse padrão poderia estar diretamente relacionado aos comprometimentos sociais apresentados pelas crianças autistas e a suas preferências pelo engajamento em atividades solitárias e relacionadas com tecnologia, como assistir à televisão ou jogar videogame. Crianças com TEA podem apresentar padrões dietéticos incomuns, devido aos hábitos alimentares restritos, que também são uma função do diagnóstico de TEA.[84,85] O uso em longo prazo de medicações anticonvulsivas, como valproato, tem sido envolvido na obesidade em crianças com transtornos do desenvolvimento.[88] Apesar das evidências significativas da ocorrência de atraso do desenvolvimento motor e incoordenação motora em crianças com TEA, nenhum estudo estabeleceu correlação direta entre o desempenho da habilidade motora ou a falta de participação em esportes organizados ou em atividades físicas e a obesidade em crianças com TEA. Como um todo, existe uma clara necessidade de melhorar a resistência e os níveis de atividade física em crianças e adultos com TEA, para melhorar sua qualidade de vida.

⟫ Exame

Os componentes de um exame para uma criança com autismo irão variar com base na idade, nível funcional e gama de comprometimentos da criança. Nesta seção, são oferecidas ideias para a correta obtenção da história, bem como para avaliações padronizadas e não padronizadas.

Obtenção da história

Após obter as informações básicas de identificação, incluindo data de nascimento, idade, sexo, altura, peso e destreza manual, deve ser feita a coleta da história do nascimento, incluindo história pré, peri e pós-natal, história familiar, história do desenvolvimento, história médica, história de tratamento, além do atual nível funcional da criança e das expectativas do cuidador e/ou da criança. A história pré, peri e pós-natal pode dar alguma ideia das etiologias do diagnóstico (ver seção "Etiologia e fatores de risco"). Ao obter a história familiar, deve-se questionar a existência de diagnóstico de TEA em outros membros da família, como irmãos ou parentes. Ao obter a história do desenvolvimento, é necessário perguntar sobre o desenvolvimento geral da criança (p. ex., se os marcos referenciais motor e de comunicação foram alcançados nas idades apropriadas). Especificamente, as idades em que são alcançados os marcos referenciais motores – como alcançar, sentar, engatinhar, ficar em pé e andar – são importantes na identificação do grau e da duração do atraso motor. Além

disso, as idades em que são alcançados os marcos referenciais de comunicação – como a produção de sons vocálicos, sons consonantais, balbucios variados, primeiras palavras, frases com 2 a 3 palavras e linguagem complexa – são importantes. Como parte da história médica, perguntar quando o diagnóstico foi estabelecido, as medicações prescristas à criança, presença de estereotipias motoras e quaisquer modificações dietéticas. Crianças com TEA podem ter alergias alimentares para as quais podem ter sido recomendadas dietas livres de glúten e de caseína. É especialmente importante conhecer essas restrições caso o uso de tratamentos elegíveis esteja sendo considerado para fins de recompensa. Em termos de história de tratamento, é importante saber sobre outros serviços que a criança recebeu ou está recebendo (p. ex., terapias comportamentais, treinamento de habilidades sociais, terapia da fala, terapia ocupacional ou musicoterapia), incluindo suas respectivas intensidades, frequências e durações, porque isso afetará diretamente a habilidade da família de se engajar na fisioterapia. É importante identificar o atual nível funcional da criança na realização de atividades do dia a dia, incluindo o nível de suporte do cuidador ao longo do dia. É importante fazer perguntas sobre as atuais dificuldades e habilidades de comunicação, cognição e sensório-motoras da criança. Por fim, mas não menos importante, pergunte quais são as expectativas do cuidador em relação à criança e quais são as expectativas da criança em relação a si mesma, nos casos em que a habilidade de comunicação da criança for adequada.

Observações do desempenho natural

As crianças frequentemente precisam de tempo para se acostumar aos estranhos. Assim, proporcionar um período de 10 a 15 minutos para que a criança possa explorar os brinquedos encontrados na sala de exame seria um ótimo quebra-gelo para ela. Durante esse período, o examinador poderia concluir a tomada da história e seguir para a observação do desempenho da criança na comunicação não verbal e verbal, comportamentos repetitivos e desempenho motor. Em termos de habilidades de comunicação não verbal, observe o uso que a criança faz dos gestos, as interações recíprocas e a espera da vez de falar, o uso da comunicação espontânea *versus* responsiva com o cuidador ou testador, bem como o vínculo existente entre a criança e o cuidador. Os gestos poderiam ser "instrumentais", como mostrar, apontar e dar, ou "descritivos", como as ações que descrevem verbos ou adjetivos em uma sentença. Em termos de habilidades de comunicação verbal, colete uma amostra de linguagem para saber o nível de comunicação verbal: especificamente, o número de palavras usadas nas frases e a adequação da linguagem, com base no nível de desenvolvimento da criança. A revisão da avaliação da fala pode dar uma noção específica maior do nível de linguagem da criança.

A complexidade e a variabilidade do desempenho da criança devem ser consideradas. A criança usa os objetos para os propósitos pretendidos e mostra algum tipo de imitação nos esquemas de execução? Alternativamente, a criança somente enfoca as características mecânicas dos objetos de manipulação? Por exemplo, uma criança com desenvolvimento típico brincando com trens constrói trilhos e finge transportar a carga até a estação, enquanto a criança com TEA pode se preocupar com o girar das rodas do trem. O avaliador também deve considerar se a criança demonstra curiosidade e variabilidade nas brincadeiras oferecidas pelo ambiente.

Em termos de habilidades motoras, observe a habilidade da criança de realizar as tarefas motoras esperadas para sua idade, prestando atenção ao controle do movimento e à sofisticação dos padrões de movimento. Observe as habilidades motoras finas da criança, como alcançar, fazer transferências, usar as mãos em atividades simétricas e assimétricas, bem como as habilidades motoras grossas, como os padrões básicos do andar, equilibrar-se em uma perna (equilíbrio estático) e se equilibrar ao caminhar sobre superfícies estreitas (equilíbrio dinâmico). As habilidades motoras complexas, como bater palmas, marchar, saltar, passar por cima, galopar, saltitar etc. (combinação dupla e múltipla de membros) dão uma noção sobre as habilidades de coordenação bilateral da criança. Para crianças com baixo nível funcional, poderia ser melhor observá-las durante a execução de tarefas funcionais, como subir escadas e quicar uma bola, para fazer inferências sobre as habilidades de equilíbrio e coordenação. Instruções simples, como "você pode fazer isso", aliadas à brincadeira de imitação poderiam oferecer indícios visuais apropriados para a conclusão da tarefa. Note: se algumas atividades fizerem parte de uma avaliação padronizada, então não terão de ser repetidas.

Avaliação cognitiva

As habilidades intelectuais da criança com TEA são avaliadas por meio de diversas avaliações cognitivas, tipicamente aplicadas por psicólogos clínicos ou educadores. Por exemplo, o Stanford-Binet Intelligence Test (SBIT) pode ser aplicado a indivíduos na faixa etária de 2 a 85 anos, para avaliar o QI não verbal e verbal. O Kaufman Brief Intelligence Test (KBIT) costuma ser aplicado a indivíduos na faixa etária de 4 a 90 anos e no contexto escolar, pois pode ser administrado por diversos profissionais. A Wechsler Intelligence Scale for Children (WISC) fornece informação similar para crianças na faixa etária de 6 a 16 anos. Embora o KBIT seja amplamente usado por vários profissionais e constitua uma medida rápida do QI, não é considerado confiável quando usado na avaliação do QI em crianças não verbais. Para entender as habilidades verbais e não verbais de uma criança, seria fundamental obter relatórios sobre as medidas de QI, quando disponíveis. Entretanto, na ausência dessas medidas, introduzir a criança ao seguimento de comandos simples de 1 a 2 etapas para que traga alguma coisa até você ou ainda as habilidades de conversação da criança podem lhe fornecer informação sobre as habilidades atuais da criança. Em segundo lugar, observe a criança quanto à desatenção e à hiperatividade durante o desempenho, porque isso determinará quanto tempo a criança consegue se envolver ativamente com você durante as sessões de avaliação e tratamento.

Avaliação sensório-perceptiva

Primeiro, exclua a hipótese de comprometimentos auditivos e visuais perguntando ao cuidador durante a tomada da história, bem como revisando os relatos de avaliação médica e de avaliação da fala e da linguagem. Os registros da criança podem incluir testes de audição, como a audiometria de resposta auditiva evocada do troncoencefálico (ERA) ou teste de tônus puro conduzidos pelo otorrinolaringologista/fonoaudiólogo. Em segundo lugar, obtenha relatos do cuidador que indiquem se a criança tem problemas de modulação sensorial, como hipo ou hiper-responsividade a vários estímulos sensoriais. Algumas crianças podem estar usando protetores de ouvido para minimizar os níveis de ruído presentes no ambiente. Podem ser usados questionários destinados aos pais, como o Infant and Toddler Sensory Profile ou o Short Sensory Profile.[45] Um Sensory Integration and Praxis Test (SIPT)[89] detalhado é tipicamente aplicado pelo terapeuta ocupacional à equipe. A revisão desse relatório oferecerá ideias para sustentar as respostas sensoriais da criança durante as sessões de terapia.

Avaliação motora

O desempenho motor pode ser avaliado por meio da obtenção de respostas dos pais a questionários motores, aplicação de medidas do desempenho motor padronizadas e/ou adequadas ao desenvolvimento e da observação dos níveis atuais de função motora da criança durante atividades funcionais do dia a dia, bem como por meio de avaliações funcionais padronizadas. A Tabela 11.3 traz uma lista completa de questionários e avaliações para crianças com TEA.

Questionários motores/entrevistas com os pais

Entre os instrumentos motor-relacionados estão o Movement Assessment Battery for Children (ABC) – versão questionário ou o Developmental Coordination Disorders Questionnaire (DCDQ).[90] A aplicação típica dura cerca de 15 a 30 minutos. Esses questionários transmitem aos terapeutas as impressões dos pais e/ou do professor sobre aquilo que a criança consegue fazer em termos de habilidades motoras grossas e finas, bem como as atividades estáticas e dinâmicas que ocorrem nos ambientes de casa e da escola. Outros fatores que podem afetar o desempenho mo-

TABELA 11.3 ▸ Dados de confiabilidade e validade de avaliações motoras para TEA.

Para crianças mais velhas e jovens	Para bebês e crianças em fase de engatinhar
Movement Assessment Battery for Children (MABC) Validade concomitante com o teste de Bruininks: 0,76 Confiabilidade interavaliador: 0,96 Confiabilidade de teste-reteste: 0,77	Subtestes de habilidade motora grossa e fina de Mullen Scales of Early Learning (MSEL) Validade: ≥0,5 Confiabilidade: ≥0,65
Bruininks-Oseretsky Test of Motor Proficiency (BOTMP) Validade concomitante com MABC: 0,88 Confiabilidade: 0,90	Alberta Infant Motor Scale (AIMS) Validade concomitante com PDMS-2: >0,9 Confiabilidade interavaliador: 0,99 Confiabilidade de teste-reteste: 0,99
Peabody Motor Developmental Scales (PDMS)-2 Validade concomitante com BSID: alta a muito alta Confiabilidade de teste-reteste: 0,73 a 0,89 ao longo dos subtestes	
	AOSI tem um componente de controle motor que é preditivo de TEA aos 3 anos de idade Confiabilidade interavaliador: 0,7 a 0,9 Confiabilidade de teste-reteste: 0,7
Baterias de práxis e imitação Bateria de apraxia Florida modificada Confiabilidade interavaliador: 0,85 a 0,95	
Testes de integração sensorial e práxis Validade concomitante: 0,46 a 0,71 para alguns subtestes Confiabilidade interavaliador: moderada a alta	

Adaptada de Bhat A, Landa R, Galloway J. Perspectives on motor problems in infants, children, and adults with autism spectrum disorders. Phys Ther. 2011;91(7):1116–1129 com permissão de American Physical Therapy Association. Este material está sujeito à lei de direitos autorais e todo tipo de reprodução e distribuição adicional requer autorização por escrito da APTA.

tor de uma criança, como a atenção, a ansiedade etc., também são considerados junto a esses instrumentos. O DCDQ permite comparar o desempenho motor de uma criança com o desempenho motor de crianças com distúrbios de coordenação do desenvolvimento, para avaliar a gravidade do comprometimento motor. A Children's Assessment of Participation and Enjoyment (CAPE)[91] é uma medida útil para examinar como os indivíduos na faixa etária de 5 a 21 anos participam das atividades do dia a dia externamente às atividades escolares obrigatórias. A medida avalia se a criança tem oportunidades e interesse em se engajar em qualquer uma das 55 diferentes atividades, incluindo informação sobre: (1) com quem ela tipicamente realiza a atividade (p. ex., pais, amigos); (2) onde a criança realiza a atividade (p. ex., em casa, na casa de um amigo); e (3) quanto tempo eles desfrutam a atividade. Cada atividade é apresentada para a criança/jovem em um cartão contendo um esboço da atividade e uma frase (em palavras) que a descreve. Em geral, os questionários motores refletem o cuidador e a criança em termos de interesses e de habilidades motoras, podendo ser uma medida útil para determinar os temas de atividade que seriam relevantes e motivadores para a criança.

Avaliação padronizada

Existem múltiplas medidas do desempenho motor geral, como Peabody Developmental Motor Scales, Move-

ment ABC ou Bruininks-Oseretsky Test of Motor Proficiency (BOTMP), que incluem subtestes para quantificar o desempenho da criança em vários domínios motores, incluindo a coordenação motora grossa e fina, equilíbrio, força etc.[55] O tempo de aplicação típico é de cerca de 1 a 1,5 hora para a conclusão da avaliação inteira. Por exemplo, o BOTMP-2 tem oito subtestes: velocidade da corrida e agilidade, equilíbrio, coordenação bilateral, força, coordenação de membros superiores, velocidade de resposta, controle visual-motor e destreza e velocidade dos membros superiores.[92] Fornece escores brutos, padrão e percentis para os subtestes, bem como para a avaliação geral. Uma versão resumida da avaliação integral também é fornecida para conduzir uma avaliação inicial do desempenho motor em cerca de meia hora.

Os comprometimentos motores são observados em crianças com TEA com níveis variáveis de função cognitiva. Desse modo, uma limitação nítida de todas as avaliações motoras é a nossa incapacidade de discernir se o desempenho motor precário reflete um comprometimento motor primário ou um artefato de falha compreensão. Isso é válido especialmente no caso de crianças com TEA que não só têm limitações de compreensão verbal comprovadas como também apresentam dificuldades para imitar ações. Existe uma clara necessidade de desenvolver ainda mais as medidas motoras observacionais durante a realização de tarefas funcionais no caso das crianças não verbais e com baixo nível funcional.

Triagem do desenvolvimento

As crianças submetidas à triagem para TEA com menos de 3 anos de idade passam por triagem para atraso do desenvolvimento e sinais específicos de autismo. As ferramentas de triagem requerem cerca de 15 minutos para serem concluídas e podem incluir questionários gerais destinados aos pais, como o Ages and Stages Questionnaire (ASQ),[93] ou questionários para pais específicos para autismo, como o Modified Checklist for Autism in Toddlers (MCHAT).[94] Recentemente, pesquisadores desenvolveram uma ferramenta observacional multissistemas chamada Autism Observation Schedule for Infants (AOSI), aplicada em casos de bebês com risco de TEA; ela inclui um componente motor.[95]

Avaliações do desenvolvimento

As avaliações de desenvolvimento de multidomínios, como a Bayley Scales of Infant Development (BSID)[96] ou a Mullen Scales of Early Learning (MSEL),[97] poderiam ser usadas para determinar o desempenho motor e cognitivo geral da criança. Um único domínio pode demorar cerca de 15 a 20 minutos para ser concluído, enquanto uma avaliação inteira poderia demorar mais de 1 hora. A BSID pode ser usada para crianças desde o nascimento até a idade de 3 anos. A MSEL está regulamentada para crianças na faixa etária que vai do nascimento até 5 anos. Ambas têm subdomínios para motor grosso, motor fino, recepção visual, linguagem receptiva e linguagem expressiva. Os escores brutos, escores escalares, escores compostos e escores percentis podem ser calculados para cada subteste, bem como para o desenvolvimento geral. As avaliações de domínio único, como a Alberta Infant Motor Scale, também podem ser usadas para avaliar os atrasos motores grossos usando escores de subescala brutos ou escores percentis gerais. A Vineland Adaptive Behavior Scale (VABS)[98] consiste em uma entrevista com o cuidador e na obtenção de uma medida observacional ou na aplicação de um questionário aos pais/cuidador com o objetivo de ajudar a avaliar os indivíduos em toda a gama de habilidades funcionais, desde a idade pré-escolar até os 18 anos. Essa medida avalia comportamentos adaptativos, incluindo a habilidade de superar as mudanças ambientais, aprender novas habilidades do dia a dia e demonstrar independência. O teste mede cinco domínios: "Comunicação", "Habilidades do dia a dia", "Socialização", "Habilidades motoras" e "Comportamento mal-adaptativo". O domínio "Comunicação" avalia as habilidades de comunicação receptiva, expressiva e escrita da criança. O domínio "Habilidades do dia a dia" mede o comportamento pessoal, bem como as habilidades de interação doméstica e comunitária. O domínio "Socialização" abrange as brincadeiras e o tempo de lazer, os relacionamentos interpessoais e várias habilidades de superação. O domínio "Habilidades motoras" mede as habilidades motoras grossas e finas.

Avaliação da práxis e da imitação

A imitação e a práxis podem ser medidas usando a Modified Florida Apraxia Battery[99] ou os subtestes do SIPT.[89] Ambas as medidas tipicamente avaliam a práxis em três níveis: durante a imitação, após o comando verbal ou durante o uso da ferramenta. Os gestos ou ações variam de motoras finas a motoras grossas, simples a complexas, com significado a sem significado. As respostas motoras da criança recebem escores para erros espaciais, temporais e de inversão. Adicionalmente, o SIPT é uma medida padronizada e normalizada para examinar várias habilidades sensório-motoras, entre as quais a coordenação motora, a integração sensorial e a práxis em crianças na faixa etária de 4 a 9 anos. Especificamente, os subtestes de práxis postural, práxis ao comando verbal, práxis de sequenciamento, coordenação motora bilateral e cinestesia poderiam ser relevantes. Note que entre as medidas padronizadas para imitação o SIPT é a única normalizada.

Avaliação da força e do tônus

O tônus anormal é observado com frequência em bebês que posteriormente desenvolveram TEA e em crianças com TEA. A hipotonia, por exemplo, foi relatada em bebês que posteriormente desenvolveram autismo e é encontrada com frequência em crianças autistas. Afeta mais comumente a postura e o equilíbrio da criança autista e é avaliada durante a observação da postura e do movimento da criança. Observe, por exemplo, a ocorrência de postura "desleixada" ou lordótica, cotovelos ou joelhos hiperestendidos, andar na ponta do pé etc. A força nem sempre é avaliada em crianças autistas. Apenas um estudo relatou enfraquecimento muscular nos músculos da mão de crianças com autismo.[80] Dessa forma, é importante considerar a medida da força de pinça e de preensão usando dinamometria de mão e dedos, especialmente quando a criança tem dificuldades motoras finas significativas, como escrita à mão precária.

Avaliação do nível de atividade física

Essa avaliação pode ser subjetivamente realizada, por meio de diários de atividade ou de levantamentos de autorrelato, ou objetivamente realizada, por meio da utilização de pedômetros, acelerômetros etc. Os pais deverão registrar a informação para as crianças pequenas ou para aquelas incapazes de fazer o registro, enquanto os adolescentes podem fornecer autorrelatos confiáveis. Enquanto as medidas subjetivas são propensas a erros devido à tendenciosidade de recordações, as medidas objetivas são caras e poderiam ser entediantes para crianças com TEA com problemas sensoriais associados.

Avaliação funcional

O desempenho funcional pode ser medido usando o Pediatric Evaluations of Disability Inventory (PEDI)[100] ou a School Functional Assessment (SFA).[101] O PEDI é uma medida padronizada para avaliação das capacidades funcionais e do desempenho nas áreas de autocuidado, mobilidade e função social. É projetado para avaliar crianças na faixa etária de 6 meses a 7 anos ou crianças mais velhas cujas habilidades funcionais estejam aquém das habilidades funcionais de uma criança de 7 anos com desenvolvimento normal. Os escores são atribuídos com base na observação ou no relato dos pais/cuidadores. O PEDI permite calcular escores de desempenho padrão e pontuado. Os resultados do PEDI podem ser usados para monitorar o desempenho de uma criança ao longo do tempo e desenvolver planos de intervenção. A SFA[101] é um instrumento critério-referenciado usado para quantificar e monitorar o desempenho de uma criança em atividades não acadêmicas no contexto da educação infantil e do ensino fundamental – jardim da infância até a 6ª série. Os membros da equipe educacional familiarizados com a criança completam a atribuição de escores nas três áreas: participação, suporte de tarefas e desempenho em atividades. Esse instrumento fornece valores de corte de critério que ajudam a estabelecer a elegibilidade para os serviços de educação especial e a monitorar o desempenho da criança ao promover a colaboração da equipe.

Síntese da avaliação

a. Transmitir instruções referentes à avaliação de forma que a criança consiga compreender. Usar esquemas ilustrados, comandos verbais simplificados, instrução mão na mão, modelos visuais, intervalos e recompensas para garantir não só a complacência da criança mas também que ela entenda suas instruções e demonstre aquilo que lhe for solicitado (ver estratégias específicas na Tabela 11.4).
b. Identificar os comprometimentos cognitivos que governam as atividades motoras planejadas. Por exemplo, o nível de foco de atenção (i. e., desatenção ou atenção hiperfocada), presença de hiperatividade e nível intelectual (i. e., não verbal, verbal porém tardio, verbal/hiperverbal e idade-apropriado).
c. Identificar os comprometimentos de modulação sensorial que afetarão o engajamento da criança no plano de intervenção.
d. Identificar os principais comprometimentos motores da criança – coordenação, equilíbrio, práxis etc. - e planejar atividades abrangentes. Priorizar metas, dependendo das necessidades mais urgentes da criança e de

sua família. É muito provável que a família seja solicitada a participar de múltiplas terapias e tenha pouco tempo para treinar muitas atividades motoras.

▶ Intervenção

Embora o desempenho motor seja relativamente preservado em comparação com as habilidades de comunicação social, os comprometimentos motores múltiplos listados nas seções anteriores podem contribuir significativamente para as limitações funcionais das crianças com TEA. Os atrasos motores iniciais, os deficits motores que se mantêm em fases mais tardias da vida e suas ramificações em longo prazo merecem a atenção de especialistas da área motora, como os fisioterapeutas, que podem contribuir para os programas de tratamento geral de crianças com TEA. É difícil separar a interface dinâmica dos movimentos, o processamento sensorial, a comunicação e a interação social conforme a criança interage com seu ambiente e com seus cuidadores. Bhat, Landa e Galloway sugeriram que os comprometimentos motores levarão à exploração diminuída do movimento, a dificuldades para acompanhar os colegas da mesma faixa etária durante as brincadeiras e à perda de oportunidades durante as interações sociais.[55] Juntos, esses problemas limitarão a iniciação e a manutenção dos relacionamentos sociais, contribuindo para o atraso da aquisição das habilidades sociais e comprometimentos sociais em longo prazo.[55]

Apesar da relação implícita e explícita entre as habilidades motoras e o desenvolvimento normal, a maioria das intervenções para autismo enfoca a intensificação da comunicação social e das habilidades acadêmicas das crianças com TEA. Ao longo dos anos, várias intervenções evoluíram para abordar as necessidades sensoriais e motoras de crianças com TEA. Embora essas intervenções sejam praticadas com frequência, relativamente poucos estudos empíricos sustentam o uso dessas intervenções para melhorar o desempenho sensório-motor, o engajamento social e a qualidade de vida em longo prazo.[55,102] A maioria dos estudos de intervenção sensório-motora envolve amostras pequenas ou casos únicos ou ainda séries de caso. Além disso, as pesquisas que envolvem essa população também são desafiadas pela variabilidade entre as crianças com TEA e pela complexidade dos múltiplos fatores que afetam os resultados do tratamento.

Abordagem em equipe para tratamento de TEA

Crianças com TEA apresentam múltiplas variações de desenvolvimento complexas que são melhor alcançadas por meio da abordagem em equipe. Dada a variabilidade de apresentação associada ao espectro do autismo, os programas individualizados com diferentes tipos de terapias são fundamentais para atender às necessidades exclusivas de cada criança com TEA. Os membros da família forne-

CAPÍTULO 11 ▸ TRANSTORNOS DO ESPECTRO DO AUTISMO E FISIOTERAPIA   457

TABELA 11.4 ▸ Estratégias para estruturação das sessões de tratamento fisioterapêutico para crianças autistas	
Princípios	**Estratégias específicas**
1. Estruturando o ambiente	1. Usar exatamente a quantidade certa de espaço para as atividades motoras a serem realizadas. 2. Usar o mesmo espaço para garantir a previsibilidade. 3. Limitar os materiais àqueles necessários à sessão. 4. Remover ou esconder outros agentes de distração presentes no recinto. 5. Exibir a planilha de regras, lista de atividades ou esquemas ilustrados, para descrever as expectativas em relação às criança e a estrutura das sessões, sempre que apropriado. 6. Seguir uma rotina previsível. Você pode variar a rotina da criança, caso seja a meta do tratamento. Começar com pequenas (*versus* grandes) alterações na rotina. Ao realizar essas alterações, esteja sensível aos seus efeitos sobre a criança. 7. Promover transições com o uso de esquemas ilustrados ou usando comandos gestuais ou verbais previsíveis. Por exemplo, dizer "bom trabalho!"' ou cumprimentar com um "*hi-five*" no final de cada triagem. Em cada sessão, se as atividades forem quebradas nos temas aquecimento, corpo inteiro e caminhada, usar então ilustrações para definir essas atividades e fazer a criança avançar no esquema ilustrado do quadro ou fazê-la checar a atividade a partir de uma lista disponível. Isso ajuda a criança a seguir a sessão.
2. Instruções para a atividade	Usar os vários meios de comunicação disponíveis para a criança. Por exemplo, para uma criança verbal, é apropriado dar instruções verbais. Entretanto, para uma criança não verbal, pode ser necessário usar linguagem de sinais/comunicação gestual, esquemas ilustrados visuais e comandos verbais breves.
3. Incitar/modelar/ *feedback*	1. Modelos podem ser o fisioterapeuta, colegas, paraprofissionais ou cuidadores ligados à criança. A criança poderá ser beneficiada por movimentos paralelos e/ou espelhados, de modo que você precisará determinar aquilo que funciona melhor para ela e para as ações conduzidas. 2. Quando possível, usar atividades em grupo, as quais são valiosas para o aprendizado do monitoramento social. Também pode minimizar a ansiedade da criança, que não é colocada no centro das atenções. Por outro lado, os colegas que causam distração podem aumentar a ansiedade em algumas crianças. É importante julgar aquilo que atenderá as necessidades individuais da criança. As atividades em grupo e individuais proporcionam experiências distintas importantes para a criança. 3. Garantir que a criança esteja prestando atenção, antes de começar a dar as suas instruções. Ela pode usar a visão central/periférica para prestar atenção em você." 4. Começar dizendo "(o nome da criança) faz isso?" e mostrar a ação em seguida. Se a criança não se mover corretamente, então poderá ser fornecido um *feedback* de mão na mão. Determinar se isso favorece o desempenho da criança solicitando que ela repita a ação sozinha. Algumas crianças podem não gostar do *feedback* mão na mão ou podem não melhorar o desempenho se receberem esse tipo de *feedback*. 5. Usar apoios externos para esclarecer as metas da atividade.
4. Repetição	1. A prática é importante para o aprendizado motor e deve ser incentivada durante a sessão e no decorrer das sessões. 2. Os cuidadores devem praticar as mesmas atividades entre as sessões de fisioterapia. 3. A generalização para um espaço diferente e um cuidador diferente será favorecida pela prática.
5. Engajamento ativo	1. É importante permitir atividades que envolvam movimento livre e improvisação. 2. Esperar é decisivo para que a criança explore espontaneamente e solucione problemas de forma ativa. Depois de transmitidas as instruções iniciais, permitir que a criança se mova livremente (sem incitar demais). 3. A incitação pode ser usada na segunda triagem da mesma atividade. Para crianças com baixo nível funcional, será necessário uma incitação maior. 4. Permitir que a criança escolha um tema ou conjunto de atividades para a sessão. Incentivá-la a se mover de modo diferente de você. Promover criatividade e espontaneidade de movimento.
6. Progressão	1. Em termos de progressão, é importante criar o desafio certo para a criança. É importante permitir o êxito. Você deve optar por aumentar a complexidade das atividades ao longo das sessões ou em uma sessão para uma dada atividade. Notar que o aprendizado por tentativa e erro é importante, por isso a criança não tem que alcançar 100% de sucesso. Se a criança não for desestimulada por seu desempenho motor, então não haverá problemas em adicionar mais complexidade à atividade. Por outro lado, se a criança se frustrar facilmente com o fracasso, então é importante criar um ambiente seguro para ela, que possibilite o sucesso e evite excesso de *feedback* e de incitação. 2. Procurar comportamentos negativos, como acessos de raiva, falta de complacência e comportamentos autolesivos. Se forem observados, peça então para a criança se comunicar de forma adequada – verbalizando ou sinalizando para que a atividade seja interrompida. Isso implicará que a tarefa é difícil para a criança e deve ser simplificada.
7. Reforço/ recompensas	1. Várias recompensas poderiam ser fornecidas. 2. Reforços verbais e gestuais, na forma de "bom trabalho!" e "*hi-fives*". 3. Fazer pausas na atividade, para a criança praticar suas atividades sensoriais prediletas – girar, contenção ou pressão profunda ou ainda brincadeira livre. 4. Adesivos ou brinquedos pequenos. Fornecer, se as ideias mencionadas parecerem não funcionar. 5. Alimentos. Fornecer, se as ideias mencionadas parecerem não funcionar. Isto pode ser mais apropriado para crianças com baixo nível funcional. É importante que o lanche seja saudável, caso contrário afetará a condição de saúde geral e o bem-estar da criança.

cem informação essencial sobre o comportamento da criança, seu nível funcional atual e sobre as áreas de interesse que podem ser utilizadas no desenvolvimento do programa. A família, ao lado de profissionais treinados, identifica as habilidades e comportamentos a serem desenvolvidos. Os educadores especiais e psicólogos ajudam a compreender e a abordar os desafios cognitivos e comportamentais apresentados por crianças com TEA. Os fonoaudiólogos ajudarão a criança com TEA a se comunicar com os familiares, educadores e cuidadores por meios verbais ou alternativos, bem como a adquirir habilidades de comunicação não verbal e verbal. Os terapeutas ocupacionais e os fisioterapeutas podem fornecer uma noção e a programação para abordagem do processamento sensório-perceptual e para melhora do desempenho. Outros profissionais da área da saúde podem fornecer informação sobre a saúde da criança, que é decisiva para o planejamento do programa. Os esforços coordenados desses profissionais treinados aliados aos dos familiares e de outros cuidadores podem promover interações estruturadas e consistentes para a criança com TEA, que promoverão o engajamento social positivo e significativo, bem como o aprendizado de habilidades importantes.

Abordagens de tratamento sensório-motor para crianças com TEA

O padrão das abordagens de assistência terapêutica para crianças autistas inclui a Applied Behavioral Analysis (ABA),[102,103] o Treatment and Education of Autistic and Related Communication-handicapped Children (TEACCH),[104,105] o Picture Exchange Communication System (PECS)[106] e a terapia de integração sensorial (IS)[107], além de outras que carecem de evidências científicas substanciais que sustentem o seu uso.

Análise do comportamento aplicada

A ABA é o atual padrão de intervenção para crianças com autismo. É aceita como maneira efetiva de minimizar comportamentos negativos e, ao mesmo tempo, melhorar a comunicação apropriada e os comportamentos pró-sociais, bem como ensinar novas habilidades para crianças com TEA.[102,103] As metas mais amplas dos programas de ABA são reforçar comportamentos desejáveis e minimizar comportamentos indesejáveis. Atinge-se essa meta ao quebrar uma tarefa complexa em uma série de etapas simples e fornecer reforço de maneira previsível em resposta ao êxito da criança em atender aos critérios estabelecidos para cada etapa. As tradicionais práticas de ABA de treinamento de triagem discreta são realizadas em um contexto 1:1 controlado, usando um formato de prática bloqueada, com utilização de materiais desenvolvidos por adultos e de tarefas com várias repetições.[108,109] Essas abordagens tradicionais foram alvo de críticas significativas,

por não promoverem interações reais envolvendo atividades preferidas pela criança e centralizadas na criança. Os modelos de ABA mais contemporâneos, como as abordagens de ensino incidentais, promovem espontaneidade em contextos motivadores envolvendo recompensas naturais junto a ambientes reais.[110,111] Essas abordagens promovem atividades da preferência da criança e selecionadas pela criança, para aumentar a repetição e sustentar o engajamento. Os princípios da ABA são tipicamente aplicados às habilidades acadêmicas, sociais, de comunicação e vocacionais. Os fisioterapeutas podem incorporar os princípios de análise de tarefa, repetição e reforço positivo empregando abordagens contemporâneas para promover a aquisição de habilidades motoras específicas, atividades do dia a dia ou conjuntos de habilidades vocacionais específicas. A comunicação entre todos os membros da equipe é importante para estabelecer critérios aceitáveis, uso de reforços e esquema de reforçamento.

Nesta seção, nós comparamos as estratégias da ABA aos princípios de aprendizado motor que muitas vezes são usados nas intervenções fisioterapêuticas. Especificamente, os princípios de análise e repetição/prática de tarefa, *feedback*, reforçamento e generalização são similares ao longo das duas abordagens terapêuticas. Entretanto, o valor para o aprendizado de tentativa e erro e para os comportamentos autoproduzidos pode ser diferente. Em primeiro lugar, a análise de tarefa é um componente decisivo tanto da ABA como do aprendizado motor.[102,112] Ambas as abordagens promovem a quebra de atividades complexas em partes mais simples e a prática de cada parte individual, bem como do todo. Crianças com TEA conseguem aprender relações simples de causa-e-efeito,[38] bem como habilidades motoras simples, de forma implícita, por meio de uma abordagem de "aprender na prática".[113,114] Por exemplo, se uma criança está praticando polichinelos, você pode quebrar a atividade em múltiplas etapas e praticá-la em partes. A repetição com o engajamento inerente nos programas ABA contemporâneos equivale aos altos níveis de prática autoproduzida promovidos pelas teorias de aprendizado motor correntes. A repetição é essencial ao domínio de comportamentos proficientes. Ambas as abordagens também promovem o uso de reforço positivo com a conclusão bem-sucedida da tarefa. Enquanto as teorias de aprendizado motor limita-se aos reforços verbais e gestuais, os programas de ABA tradicionais também promovem o uso de reforços materialísticos, como brinquedos e produtos comestíveis. Entretanto, as abordagens de ABA contemporâneas promovem o uso de "acesso às atividades desejadas", como o reforço, e desestimulam o uso de reforços materiais. Por exemplo, a proficiência melhorada com a prática de polichinelos poderia ser um reforço de ocorrência natural e uma motivação intrínseca para a criança. As atividades projetadas devem criar o nível apropriado de desafio, de modo a permitir que a criança alcance o sucesso. O programa de intervenção pode incluir gradualmente atividades mais complexas com base no nível de habilidade da criança e pode ser praticado em ambientes variados, para maximizar a generalização. As atividades não só devem ser apropriadas do ponto de vista do desenvolvimento como também devem ser intrinsecamente motivadoras, ajustadas para atender às necessidades funcionais da criança e de seus familiares, e capazes de servir a um propósito para toda a vida.

Incitar ou fornecer *feedback* também é comum para as abordagens de ABA e de aprendizado motor. As teorias de aprendizado motor propõem que as ações sejam reforçadas quando a meta final é enfatizada pelo imediato *feedback* visual, cinestésico ou verbal.[112] Embora os programas de ABA promovam o uso de incitamento graduado, incluindo instruções visuais, verbais e de mão na mão, as teorias de aprendizado motor promovem o uso de *feedback* interno (autoproduzido) e externo (fornecido no ambiente/pelo cuidador). Crianças com TEA são capazes de usar *feedback* proprioceptivo e visual, contudo ainda não é sabido se elas têm preferência por um ou outro.[115] Glazebrook et al. (2009) indicaram que as crianças com TEA demoraram mais para processar a informação apresentada por canais visuais do que por canais proprioceptivos.[115] Esses achados podem indicar que a orientação física por meio da ação, quando tolerada pela criança, pode ser mais efetiva do que o fornecimento de *feedback* visual. Há evidências de que a modelagem visual usando mapas bidimensionais de cada etapa ou *vídeo-feedback* computadorizado também podem promover o desenvolvimento de habilidade.[116] Por exemplo, você poderia mostrar os componentes de uma sequência de ações de polichinelos em partes ou oferecer indícios verbais-chave dos componentes faltantes ou, ainda, conduzir manualmente a criança pela ação. Crianças com TEA também têm dificuldade para entender as metas de movimento.[117] Portanto, é importante acoplar o *feedback* fornecido à meta final apropriada da tarefa para promover o aprendizado motor. Por exemplo, para as duas posturas-chave na sequência de um polichinelo, você pode usar indícios verbais como um "lápis" para a postura de mãos para baixo e pés unidos e "foguete" para a postura de mãos para cima e pés separados. Isso ajudaria a melhorar a compreensão da criança sobre aquilo que se espera dela.

Um princípio que é claramente diferente entre as abordagens da ABA e de aprendizado motor é o valor atribuído ao aprendizado por tentativa e erro. Nossas observações sobre os programas de ABA baseados na escola sugerem que eles promovem sobretudo o ensino imediato e sem erros. Em contraste, os princípios do aprendizado motor promovem a exploração autoproduzida ativa, em que os erros são permitidos e a espontaneidade é incentivada. De fato, o aprendizado por tentativa e erro é considerado vital para a maior generalização das habilidades motoras. Dessa forma, os fisioterapeutas devem ser cuidadosos ao proporcionar oportunidades para a exploração do movimento espontâneo, como o movimento livre e não ime-

diato, que geralmente está ausente nas crianças com TEA. A teoria dos sistemas dinâmicos de controle do movimento lembra aos clínicos que a criança com TEA, com suas qualidades exclusivas, está inserida em um ambiente que foi moldado para diminuir ou aumentar a complexidade das atividades motoras. Ao usar o ambiente para criar o desafio precisamente adequado para a criança, lembre-se de esperar que a criança responda de forma espontânea antes de começar a incitar ou a fornecer *feedback* e reforçamento. As recomendações específicas para a implementação das estratégias de ABA na sessão de tratamento fisioterapêutico são listadas na Tabela 11.4.

Terapia de integração sensorial

A informação sensório-perceptual, incluindo os estímulos táteis, visuais e auditivos criados no ambiente da criança, podem ter efeitos profundos sobre a criança com TEA. A criança envolvida em uma resposta do tipo "lutar ou fugir" não estará aberta ao aprendizado. Por isso, é importante que a criança se sinta segura e confortável junto ao ambiente de tratamento. Crianças com TEA comprovadamente processam a estimulação sensorial diferentemente das crianças com desenvolvimento normal, apresentando padrões atípicos já no primeiro ano de vida.[46,68] Os distúrbios de modulação sensorial de hiper ou hipossensibilidade muitas vezes estão presentes em crianças e adultos com TEA.[46] Várias técnicas de terapia de IS foram propostas para abordar os comprometimentos sensoriais de crianças com TEA.[46] Primeiro, a clássica terapia de IS propõe o enfoque direto do processamento neurológico da informação sensorial por meio de promoção de atividades somatossensoriais e vestibulares buscadas e controladas pela criança, com o objetivo de permitir que a criança module, organize e integre melhor os estímulos ambientais.[118] Os estudos empíricos que investigam esse método terapêutico consistem no delineamento de caso ou de série de casos com fraca evidência de eficácia terapêutica.[119] Essa forma de tratamento tem sido criticada, com clamores por um tratamento baseado em evidências mais sólidas.[107] Em segundo lugar, a "dieta sensorial" fornece atividades sensório-baseadas, mais adulto-estruturadas, passivamente aplicadas e cognitivamente focadas do que a terapia de IS tradicional, para atender às necessidades individuais da criança.[119,120] A "dieta" pode incluir atividades como escovação com escova cirúrgica, compressão articular e pressão profunda. Entretanto, há poucas evidências empíricas sustentando o uso de dietas sensoriais para crianças com TEA.[119,120] Em terceiro lugar, as técnicas de estimulação sensorial específicas têm sido usadas para promover comportamentos positivos, minimizar as estereotipias e modular a excitação. A pressão profunda comumente é usada para deflagrar um efeito calmante e é aplicada por meio do toque terapêutico ou com dispositivos como a máquina do abraço (um dispositivo gerador de pressão profunda), artigos de vestuário compressores ou vestimenta pesada.[121,122] Entretanto, há um número limitado de estudos que sustentam seu uso. Crianças que receberam terapia de toque com uma frequência de 15 minutos ao dia, 2 dias por semana durante 4 semanas apresentaram melhora da responsividade aos sons e da comunicação social.[121] Estudos que investigaram a máquina do abraço, usada a uma frequência de 2 vezes por semana, 20 minutos por sessão, ao longo de um período de 6 semanas, demonstraram uma queda estatisticamente significativa dos escores em uma escala de tensão, além de redução marginal da ansiedade.[122] Ao implementar essas técnicas sensoriais, especialmente as técnicas guiadas por adultos, é importante monitorar os níveis de estresse da criança como forma de acessar os efeitos desses programas.[46,119]

Tratamento e educação para crianças autistas e crianças com deficits relacionados à comunicação

O TEACCH (na sigla em inglês) enfatiza uma organização muito estruturada do ambiente aliada a uma sequência de atividades que proporciona certo grau de flexibilidade no contexto de uma rotina previsível.[105] De modo específico, o espaço do ambiente de ensino é organizado de forma exclusiva; os horários de atividade são usados para aumentar a organização e a previsibilidade; são usadas estações de trabalho para promover atividades independentes e meta-dirigidas; e indícios visuais apropriados são oferecidos para a conclusão bem-sucedida de tarefas. Uma triagem controlada constatou que as crianças que participaram de programas baseados no TEACCH por 4 meses junto aos programas do dia a dia típicos apresentaram melhoras significativamente maiores do que seus colegas da mesma faixa etária que somente participaram dos programas do dia a dia.[104] Ideias específicas sobre o estruturamento do ambiente no contexto do tratamento fisioterapêutico são listadas na Tabela 11.4.

Sistema de intercâmbio de imagens

O PECS (na sigla em inglês) facilita a comunicação usando técnicas elaboradas de intercâmbio de imagens. É usado com frequência para fornecer indícios visuais para o aprendizado de palavras e ajuda a estruturar o esquema de horários diários da criança.[106] Especificamente, os esquemas ilustrados podem ser usados ao longo do dia ou durante uma atividade, para informar a criança sobre as atividades e também sobre as transições entre as atividades. Evidências sugerem que o uso do PECS estende a duração da comunicação espontânea não verbal e verbal, bem como favorece a generalização de habilidades em crianças na faixa etária de 18 meses a 12 anos.[71,123] A Tabela 11.4 apresenta mais detalhes específicos sobre como incorporar esquemas ilustrados a uma sessão de tratamento fisioterapêutico.

Outras abordagens

Existem outras abordagens que promovem o desenvolvimento de habilidades sensório-motoras, mas as evidências que sustentam seu uso são fracas.[71,124] A atividade "floortime", de Greenspan e Wieder, tem o objetivo de intensificar as relações socioemocionais e o desenvolvimento cognitivo.[71] A intervenção para o desenvolvimento de relacionamento (RDI, na sigla em inglês)[125] de Gutstein e Sheely e o ensino responsivo (ER) de Mahoney et al. abordam os comprometimentos de processamento auditivo, de linguagem, de planejamento motor, de sequenciamento, de modulação sensorial e de processamento visual em crianças com TEA.[124,126] Atualmente, as evidências empíricas existentes são limitadas e pesquisas têm sido conduzidas para sustentar as reinvidicações de uso dessas intervenções.[127]

Fisioterapia na intervenção inicial

O Infant Sibling Research Consortium confirma a falta de evidências para orientação de uma programação ideal na infância. Eles recomendam a adoção de contextos de atividade social recíproca, cuidador-facilitada, em particular as interações sociais iniciadas pelo bebê que requerem engajamento ativo da criança com o cuidador.[128] Recomendam também a promoção de comunicação social e de sistemas motores de bebês de alto risco. Além disso, defendem as intervenções individualizadas baseadas nos atrasos observados no bebê. Dadas essas recomendações, uma abordagem multissistemas mediada pela manipulação do cuidador é recomendada. Bebês com risco de TEA podem receber várias experiências sociais, baseadas em objetos e posturas que facilitam os padrões de movimento geral e específico, o afeto positivo, bem como as verbalizações.[55] Nos primeiros 6 meses de vida, os pais podem fornecer indícios por meio de reforço verbal, bem como pela manipulação física do bebê.[129] Similarmente, os indícios baseados em objeto podem ser fornecidos por brinquedos de causa e efeito.[129,130] Os pais devem incentivar o alcance com as mãos e os pés oferecendo objetos que estejam próximos dos braços ou das pernas da criança, bem como as habilidades de exploração de objetos e locomotora apropriadas para a idade. Durante as interações baseadas em objeto, os cuidadores devem incorporar contextos triádicos em que comportamentos sociais relevantes, como a atenção compartilhada (ou seja, compartilhar a atividade-objeto com os cuidadores), sejam incentivados.[38] As experiências posturais podem ser fornecidas colocando passivamente ou movendo ativamente a criança para as posturas que nela parecem estar atrasadas.[131]

Se a criança foi diagnosticada com TEA ou apresentar alguma consideração que leve a esse diagnóstico antes de completar 3 anos de idade, a intervenção inicial deve ser recomendada. Essa intervenção tipicamente é conduzida em casa ou em outro ambiente natural, com as metas família-dirigidas destacadas no Individualized Family Service Plan. Esse tipo de modelo de intervenção é centralizado nas atividades funcionais e maximiza a probabilidade de generalização para situações de ocorrência natural.

Fisioterapia nos sistemas escolares

Nos Estados Unidos, o sistema de ensino público é responsável pelas crianças diagnosticadas com TEA a partir dos 3 anos de idade, que requerem serviços de educação especial. Além dos familiares, a equipe educacional pode ser constituída pelo professor do ensino regular, professor de educação especial, fonoaudiólogo, psicólogo, terapeuta ocupacional, fisioterapeuta e enfermeiro da escola, dependendo das necessidades da criança para o engajamento no programa educacional. As metas do programa serão desenvolvidas pela equipe especificamente para o aluno e destacadas no Plano de Educação Individualizado (*Individualized Education Plan*, IEP). O serviço de fisioterapia direto e/ou por consulta é apropriado para muitos estudantes com TEA.

O Individuals with Disabilities Education Act (IDEA) requer que os estudantes recebam um programa educacional no ambiente menos restritivo. Devido à gama de habilidades e comportamento, os contextos apropriados para crianças com TEA variam de programas especializados e salas de aula independentes até a inclusão total nas salas de aula regulares. Assim como os outros estudantes que recebem serviços de educação especial, o planejamento de transição para alunos com TEA começa formalmente a partir dos 14 anos de idade. Por volta dos 16 anos, um plano formal deve ser incluído no IEP. O estudante, seus pais, os educadores e todas as agências da comunidade envolvidas devem estar engajados no desenvolvimento de um plano de transição abrangente que possa incluir a preparação para o ensino secundário ou para um emprego competitivo, sustentado ou abrigado, dependendo dos interesses, habilidades e comportamento do estudante.[127] Todos os membros da equipe educacional podem atuar na preparação do aluno com TEA para a integração à comunidade da forma mais independente possível.

Atividades recreativas e uso de tecnologias

Apesar da escassez de evidências empíricas que sustentem terapias alternativas, como a musicoterapia,[53] hipoterapia,[132] hidroterapia[133] e ioga,[134] especificamente para crianças com TEA, essas atividades podem ser consideradas meios de envolvimento com a comunidade e de preparação para atividades de condicionamento por toda a vida para algumas crianças com TEA. As atividades comunitárias de ioga, música, dança e artes marciais podem servir de alternativas adicionais de atividades físicas, caso haja necessidade de modificação e seja possível fazer aco-

modações para criar um ambiente de aprendizado positivo. Consideração especial deve ser dada à segurança, ao interesse, ao nível de habilidade e à tolerância da criança aos estímulos ambientais. Os terapeutas podem ser úteis para fazer recomendações no sentido de promover experiências positivas com essas atividades alternativas.

Crianças com TEA têm predileção pelo uso de tecnologias avançadas, o que levou ao uso dessas tecnologias de forma significativa para a promoção de habilidades sociais, comunicativas e motoras em crianças com TEA.[135] Especificamente, as tecnologias computacionais, como *Wii boards*,[135] Dance Dance Revolution,[135] e as tecnologias robóticas[136,137] poderiam ser usadas para favorecer as habilidades sociais e motoras, assim como o condicionamento físico em crianças com TEA. As atuais evidências que sustentam sua utilização são limitadas. Entretanto, sempre que apropriado, essas tecnologias poderiam ser empregadas nos ambientes de casa e da escola, para proporcionar a prática requerida, generalização para outros ambientes, padronizar as atividades e motivar intrinsecamente a criança durante a atividade.

Conclusões

Neste capítulo, mostrou-se evidências de diferenças qualitativas e quantitativas de desenvolvimento motor entre crianças e adolescentes com TEA e aqueles sem autismo. Comprometimentos significativos de coordenação motora, controle postural, imitação e práxis estão presentes em indivíduos com TEA. Essas áreas de necessidade podem ser abordadas aplicando os princípios fundamentais de aprendizado motor vigentes e as teorias de sistemas dinâmicos, aliados aos princípios da ABA, TEACCH e PECS, por meio da intervenção direta e/ou de consulta a familiares, cuidadores e educadores. Também forneceu-se aos clínicos estratégias específicas para implementação de várias abordagens terapêuticas junto à sessão de fisioterapia. Dada a heterogeneidade das manifestações exibidas pelas crianças com TEA, cada criança deve ser considerada individualmente com relação às habilidades motoras, respostas sensoriais, comunicação social e cognição. O fisioterapeuta pode dar uma contribuição valiosa para a equipe que trabalha com a criança com TEA, fornecendo informação sobre as habilidades sensório-motoras da criança, recomendando atividades para abordar as necessidades motoras exclusivas do indivíduo e sugerindo modificações para a promoção da habilidade da criança de aprender no contexto de seus ambientes típicos, na escola e em casa. As sugestões podem assumir a forma de mudança de expectativas; modificação das atividades de sala de aula para minimizar respostas sensoriais negativas e abordar dificuldades motoras; ensino de estratégias compensatórias; e promoção de engajamento mais ativo com os cuidadores em diversas situações de aprendizado.

Estudo de caso

Chris – um menino autista de 4 anos de idade

Chris é um menino de 4 anos de idade que vive com os pais em uma casa de tamanho médio, localizada em uma área residencial. Ele frequenta o programa de educação infantil local, onde recebe serviços de suporte de educação especial. Chris foi diagnosticado com autismo aos 30 meses de idade.

História

A mãe de Chris relatou uma gestação a termo e um parto sem nenhum problema notável. Entretanto, existe uma história familiar de TEA, porque o tio do menino recebeu o mesmo diagnóstico. Chris sentou de modo independente aos 9 meses, andou sem auxílio aos 16 meses, mas continuou por vários meses caindo com frequência enquanto andava. Com 20 meses, sua mãe solicitou uma avaliação urgente com o pediatra e, eventualmente, com um especialista, pois estava preocupada com um aparente atraso de linguagem e com o comportamento "diferente" do menino em relação ao comportamento dos filhos de suas amigas. Embora nem sempre atendesse quando as pessoas o chamavam pelo nome ou falavam com ele, Chris parecia ser bastante sensível a sons, como *timers* de cozinha, barulho de construção etc., como demonstravam os acessos de cólera que a ocorrência desses sons induzia. Ele ficava longos períodos sentado apenas observando objetos que se moviam, como um ventilador, e o fazia tão intensamente que era difícil para ele sair desse estado. Aos 20 meses, Chris ainda não pronunciava palavras, mas balbuciava, resmungava ou chorava para expressar angústia. Ele não manifestava suas necessidades nem seus sentimentos por gestos, como apontar alguma coisa que queria ou mostrar os brinquedos com que brincava. Quando iam encontrar outras crianças para brincar, Chris não interagia e costumava se afastar do local onde as outras crianças estavam brincando, às vezes se escondendo atrás das poltronas. Ele ligava repetidamente os brinquedos que tinham luzes que piscavam. Sua mãe estava muito preocupada, porque Chris só comia macarrão com queijo e molho de maçã, recusando-se até mesmo a provar a maioria das outras comidas.

A programação de zero-a-três-anos foi iniciada pouco depois que o diagnóstico foi estabelecido. Os serviços educacionais, de fala e de terapia ocupacional foram fornecidos regularmente, até o terceiro aniversário de Chris. Seus pais insistiram em frequentar serviços de fisioterapia para melhorar os problemas motores grossos que eles percebiam. Por esse motivo, esses serviços posteriormente foram adicionados ao programa de Chris. A equipe de intervenção precoce ensinou aos familiares estratégias para promoção de comunicação social e habilidades motoras, modulação das respostas sensoriais, engajamento de Chris na rotina da família e planejamento da transição para o programa de educação infantil.

Condição atual

Atualmente, Chris está matriculado no programa de educação infantil matinal, na escola local. Com base nas recomendações da programação de zero-a-três-anos e na avaliação inicial feita pela equipe educacional, Chris recebe instrução educacional especializada, incluindo suporte paraprofissional 1:1, além de serviços de terapia da linguagem e da fala direta, terapia ocupacional e fisioterapia associados às atividades escolares típicas. Seu programa educacional individualizado aborda as habilidades de linguagem receptiva e expressiva, interação social, desenvolvimento sensório-motor e autoajuda. Os pais e a equipe educacional se reúnem uma vez por mês para discutir o progresso de Chris e coordenar esforços para maximizar a consistência das expectativas e interações.

Linguagem e interação social

Chris demonstra fala ecolálica, ou seja, ele repete algumas palavras pronunciadas pelos adultos ou em programas de televisão. A equipe inteira modela respostas verbais apropriadas para situações, nitidamente enfatizando e elogiando Chris quando ele imita a resposta correta. Ele realiza pouquíssimas interações espontâneas com colegas da mesma faixa etária e tende a se engajar em atividades que não envolvem interação com outros. Os professores e terapeutas o colocaram como par dos colegas menos "ameaçadores" para participação em brincadeiras e atividades acadêmicas e obtiveram resultados favoráveis. Chris gosta de passar o tempo com outras crianças. Ele é capaz de permanecer no local desejado e de se concentrar na tarefa que tem em mãos, com suporte. Chris mostra sinais de ansiedade (aumento das estereotipias e vocalizações altas) durante as transições entre atividades e lugares. Um esquema ilustrado é usado para ajudá-lo a se orientar em relação aos seus horários diários. Todas as aulas e serviços relacionados estão representados no esquema. Também há quadros ilustrados disponíveis para representar atividades junto a cada centro e para permitir escolhas. Ele olha consistentemente para o esquema ilustrado, a fim de determinar a próxima etapa de sua rotina e parece fazer as transições mais facilmente em resposta à notificação prévia fornecida pelas ilustrações do que se nenhum ou poucos avisos fossem fornecidos. Um sistema de ilustração similar é usado para as diferentes rotinas de casa. Recentemente, Chris começou a apontar de forma espontânea para ilustrações

CAPÍTULO 11 ▸ TRANSTORNOS DO ESPECTRO DO AUTISMO E FISIOTERAPIA 463

de objetos que por vezes lhe interessam. Quando Chris realiza com sucesso o comportamento desejado, as pessoas envolvidas com a programação dão recompensas que foram previamente aceitas por seus pais e educadores. Cada membro da equipe está ciente do plano e fornece reforço para um trabalho bem feito, bem como tempo extra no carrinho (a atividade preferida de Chris) pela conclusão bem-sucedida das atividades que lhe foram solicitadas.

Desenvolvimento sensório-motor

Chris desenvolveu o comportamento estereotipado de balançar e, às vezes, girar. Por vezes, ele costuma agitar e ficar olhando para as mãos. Ele ainda fica angustiado com sons altos, muitas vezes cobrindo as orelhas e intensificando o movimento de balançar. Essas respostas também ocorrem quando um adulto ou colega o toca. Chris prefere brincar com o computador e com brinquedos que emitem luzes.

Na hora de formar o círculo, ele se senta e permanece sentado apenas por alguns minutos antes de querer levantar e se mover rapidamente pela sala de aula. No parquinho, ele gosta de atividades que proporcionam movimento, como os balanços, escorregadores e brinquedos de girar. Às vezes é difícil para Chris terminar essas atividades. Na educação física, Chris tipicamente corre pelo espaço; seu comportamento se intensifica e ele por vezes tenta se esconder embaixo dos colchões empilhados contra a parede.

Chris deambula sem auxílio físico pelo interior e exterior da escola. Ele precisa de supervisão e de indicação de segurança e direção. Seu padrão de marcha geralmente é caracterizado pelo andar na ponta dos pés. Ele consegue correr e mudar de direção, mas seu planejamento motor está nitidamente afetado. Ele não consegue executar ações que envolvem as múltiplas etapas necessárias para usar um *stepper*, um *scooter* ou uma bicicleta. Ele não demonstra ações envolvendo múltiplos membros, como galopar, saltitar ou ficar em pé em uma perna, e ele geralmente não responde à solicitação de imitar as demonstrações do fisioterapeuta/terapeuta ocupacional. Chris não consegue subir nem descer escadas sem se apoiar no corrimão e parece que lhe falta equilíbrio em situações que requerem uma base de apoio estreita. Seu tônus muscular discretamente diminuído é demonstrado pela frouxidão ligamentar e pela dificuldade de manter posições antigravitacionais por longos períodos.

O desempenho de Chris no Movement ABC indicou que ele se encontra no 9º percentil para "Destreza manual", no 5º percentil para "Alcançar e pegar" e no 1º percentil para "Equilíbrio". Usando o "Perfil sensorial", os pais e os educadores forneceram informação sobre as respostas de Chris a estímulos sensoriais. Com base nas respostas, foram identificadas diferenças definidas com hipersensibilidade nas seguintes áreas: "Sensibilidade tátil", "Sensibilidade de paladar/olfato", "Filtragem auditiva" e "Sensibilidade visual/auditiva".

Com base nas observações realizadas ao longo do dia escolar, nas informações oriundas de todos os membros da equipe e nos resultados de testes padronizados, o fisioterapeuta e o terapeuta ocupacional têm atuado em parceria fazendo recomendações de estratégias que ajudam a regular as respostas sensoriais e a promover o desenvolvimento motor grosso e fino. O terapeuta ocupacional e o paraprofissional constataram que Chris tende a se sentar mais próximo nas atividades realizadas em círculo, quando um estímulo de pressão profunda é aplicado. O uso de um cobertor pesado sobre o colo também parece estender os períodos de permanência tranquila na posição sentada. Chris tende a se engajar mais em atividades de educação física quando a aula é conduzida em um recinto menor do que o ginásio. A equipe atualmente está em processo de coletar dados sobre tempo na execução da tarefa e sinais de ansiedade exibidos ao vestir uma roupa pesada, dando atenção especial ao desempenho durante a educação física.

Atualmente, um tempo determinado é adicionado à rotina de Chris para que ele use o balanço no *playground*. Desde o início dessa estimulação vestibular, as estereotipias de balanço e agitação diminuíram. Uma cadeira de balanço é disponibilizada no centro de escuta/história e Chris geralmente tem permissão para usá-la por breves períodos, como recompensa por concluir suas atividades terapêuticas/acadêmicas. Um cavalo de balanço ocasionalmente é incluído como opção de atividade motora grossa na hora do recreio. Ele tem um carrinho em que ele coloca vários objetos e que empurra em casa e na escola. Os pais e a equipe da escola desenvolveram um plano para as horas pós-escolares, que permite que Chris brinque em seu balanço e corra no jardim, mediante supervisão, depois que ele chega em casa.

O fonoaudiólogo e o terapeuta ocupacional estão trabalhando com os pais de Chris para introduzir sistematicamente texturas e sabores em sua dieta, com o intuito de expandir seu repertório de opções alimentares. A mãe de Chris se empenha nessa tarefa, acrescentando lanches de várias texturas que podem ser experimentados sob a supervisão dos prestadores de serviço treinados relacionados.

O fisioterapeuta recomendou uma triagem para uso de botas de cano alto, com o objetivo de melhorar o padrão de marcha de Chris com a obtenção de resultados positivos. Foram notados, de modo consistente, pé chato e batida de calcanhar ocasional. O equilíbrio, a coordenação e o planejamento motor grosso estão sendo abordados em seu programa de fisioterapia. Ele é incentivado a andar em diferentes superfícies de deambulação, que variam em textura, tamanho, nível, complacência e estabilidade. Nas superfícies mais difíceis, o desempenho de Chris melhora quando o fisioterapeuta lhe fornece algum suporte manual, segurando-o cuidadosamente e protegendo-o. Como forma de transferência, um profissional da escola caminha com Chris ao longo dos trilhos da estrada de ferro que circundam o *playground*, todo dia, na hora do recreio, fornecendo proteção e um pouco de suporte manual.

O planejamento motor é abordado por meio do engajamento na atividade de lançar e pegar usando pufes e bolas que variam quanto ao tamanho, textura e complacência. São escolhidos alvos que, ao serem atingidos com sucesso, acendem luzes ou se movem. Atividades similares são realizadas na escola e em casa, na hora de brincar. Ele também está aprendendo a usar equipamento de exercício, como *stepper* e um triciclo, mas precisa de instrução clara e suporte físico para concluir a atividade. O profissional da escola tipicamente dá suporte ao fisioterapeuta durante essas atividades.

Habilidades de autoajuda

Chris precisa de ajuda para lidar com o vestuário e a higiene, tanto na escola como em casa. Ele usa fralda, porque não avisa quando precisa usar o banheiro. Ele consegue usar as mãos ou utensílios para se alimentar e também consegue usar de modo independente um copo com canudo para beber. Sua dieta é limitada a algumas opções de alimentos preferidos.

O PEDI foi feito com observação e relato dos pais e da equipe educacional, resultando em escore normativo padrão de "Autocuidado" menor que 10 ("Assistência de cuidador" menor que 10), de "Mobilidade" igual a 20,4 ("Assistência de cuidador" igual a 60,7) e de "Função social" menor que 10 ("Assistência de cuidador" menor que 10).

A família identificou o asseio e o banho como tarefas particularmente difíceis, as quais Chris parece verdadeiramente temer. A equipe da escola planeja realizar a SFA no próximo ano.

A família e os educadores identificaram a lavagem das mãos e o uso do toalete como prioridades. O professor de educação especial, o terapeuta ocupacional e o fisioterapeuta desmembraram cada tarefa em etapas concretas e desenvolveram instruções específicas para cada uma. As etapas foram descritas em um esquema ilustrado fixado em um local próximo à pia em que ele lava as mãos. Todos na escola e em casa que ajudam Chris a lavar as mãos e ir ao toalete seguem o esquema ilustrado, do modo especificado e usando a mesma terminologia, fazem elogios no decorrer da execução da tarefa e o recompensam quando ele conclui a tarefa com êxito. A participação apropriada nas habilidades de autoajuda

também é reforçada por meio das histórias incluídas no currículo escolar.

A informação colaborativa e os esforços da família, dos educadores, dos cuidadores e da equipe médica são fundamentais para otimizar a programação para crianças com TEA. A probabilidade de a criança adquirir importantes habilidades funcionais para a vida toda é maior quando:

a. As atividades são significativas para a criança e seus familiares e servem a uma função em longo prazo.
b. As atividades são individualizadas para o nível de habilidade da criança.
c. O programa atende e respeita a habilidade da criança de obter informação junto aos cuidadores, em seu ambiente.
d. As pessoas que interagem com a criança com TEA são consistentes quanto as suas expectativas e à implementação do programa.

Referências

1. Association Psychiatric Association. *Diagnostic and Statistical Manual of Mental Disorders (DSM-IV-TR)*. 4th ed. Washington, DC: 2000.
2. Jansiewicz E, Goldberg M, Newschaffer C, et al. Motor signs distinguish children with high functioning autism and Asperger's syndrome from controls. *J Autism Dev Disord*. 2006;36(5):613–621.
3. Fournier K, Hass C, Naik S, et al. Motor coordination in autism spectrum disorders: a synthesis and meta-analysis. *J Autism Dev Disord*. 2010;40(10):1227–1240.
4. Centers for Disease Control. Prevalence of autism spectrum disorders—Autism and Developmental Disabilities Monitoring Network (ADDM), United States, 2006. *MMWR Surveill Summ*. 2009;58(10):1–20.
5. Ganz M. *Understanding Autism*. Boca Raton, Florida: Taylor & Francis; 2006.
6. Centers for Disease Control and prevention. Facts about ASDs. http://www.cdc.gov/NCBDDD/autism/facts.html. Accessed 2012.
7. Bauman M, Kemper T. Neuroanatomic observations of the brain in autism: a review and future directions. *Int J Dev Neurosci*. 2005;23(2–3):183–187.
8. Sumi S, Taniai H, Miyachi T, et al. Sibling risk of pervasive developmental disorder estimated by means of an epidemiologic survey in Nagoya, Japan. *J Hum Genet*. 2006;51(6):518–522.
9. Zwaigenbaum L, Thurm A, Stone W, et al. Studying the emergence of autism spectrum disorders in high-risk infants: methodological and practical issues. *J Autism Dev Disord*. 2007;37(3):466–480.
10. Guinchat V, Thorsen P, Laurent C, et al. Pre-, peri-, and neonatal risk factors for autism. *Acta Obstet Gynecol Scand*. 2012;91(3):287–300.
11. Sandin S, Hultman C, Kolevzon A, et al. Advancing maternal age is associated with increasing risk for autism: a review and meta-analysis. *J Am Acad Child Adolesc Psychiatry*. 2012;51(5):477–486.
12. Narita M, Oyabu A, Imura Y, et al. Nonexploratory movement and behavioral alterations in a thalidomide or valproic acid-induced autism model rat. *Neurosci Res*. 2010;66(1):2–6.
13. Courchesne E, Redcay E, Kennedy D. The autistic brain: birth through adulthood. *Curr Opin Neurol*. 2004;17(4):489–496.
14. Dementieva Y, Vance D, Donnelly S, et al. Accelerated head growth in early development of individuals with autism. *Pediatri Neurol*. 2005;32(2):102–108.
15. Dawson G, Munson J, Webb SJ, et al. Rate of head growth decelerates and symptoms worsen in the second year of life in autism. *Biol Psychiatry*. 2007;61(4):458–464.
16. Sparks B, Friedman S, Shaw D, et al. Brain structural abnormalities in young children with autism spectrum disorder. *Neurology*. 2002;59(2):184–192.
17. Casanova M, Buxhoeveden D, Switala A, et al. Minicolumnar pathology in autism. *Neurology*. 2002;58(3):428–432.

18. Williams D, Goldstein G, Minshew N. Neuropsychologic functioning in children with autism: further evidence for disordered complex information processing. *Child Neuropsychol.* 2006;12(4–5):279–298.

19. Mostofsky S, Powell S, Simmonds D, et al. Decreased connectivity and cerebellar activity in autism during motor task performance. *Brain.* 2009;132(pt 9):2413–2425.

20. Hallett M, Lebiedowska M, Thomas S, et al. Locomotion of autistic adults. *Arch Neurol.* 1993;50(12):1304–1308.

21. Rinehart N, Bradshaw J, Brereton A, et al. A clinical and neurobehavioural review of high-functioning autism and Asperger's disorder. *Aust N Z J Psychiatry.* 2002;36(6):762–770.

22. Vilensky J, Damasio A, Maurer R. Gait disturbances in patients with autistic behavior: a preliminary study. *Arch Neurol.* 1981;38(10):646–649.

23. Cattaneo L, Rizzolatti G. The mirror neuron system. *Arch Neurol.* 2009;66 (5):557–560.

24. Dapretto D, Pfeiffer P, Scott A, et al. Understanding emotions in others: mirror neuron dysfunction in children with autism spectrum disorders. *Nat Neurosci.* 2006;9(1):28–30.

25. Landa R, Garrett-Mayer E. Development in infants with autism spectrum disorders: a prospective study. *J Child Psychol Psychiatry.* 2006;47(6):629–638.

26. Bhat A, Galloway J, Landa R. Relationship between early motor delay and later communication delay in infants at risk for autism. *Infant Behav Dev.* 2012; 35(4):838–846.

27. Flanagan J, Landa R, Bhat A, et al. Head lag in infants at risk for autism: a preliminary study. *Am J Occup Ther.* 2012;66(5):577–585.

28. Ozonoff S, Young G, Goldring S, et al. Gross motor development, movement abnormalities, and early identification of autism. *J Autism Dev Disord.* 2008; 38(4):644–656.

29. Paul R, Fuerst Y, Ramsay G, et al. Out of the mouths of babes: vocal production in infant siblings of children with ASD. *J Child Psychol Psychiatry.* 2011; 52(5):588–598.

30. Lord C, Rutter M, DiLavore PC, et al. *Autism Diagnostic Observation Schedule (ADOS).* Los Angeles, CA: Western Psychological Services; 1999.

31. Lord C, Rutter M, Le Couteur A. Autism diagnostic interview-revised (ADI-R): a revised version of diagnostic interview for caregivers of individuals with pervasive developmental disorders. *J Autism Dev Disord.* 1994;24(5):659–685.

32. Genetics Home Reference. Rett syndrome. http://ghr.nlm.nih.gov/condition/rett-syndrome. Accessed 2011.

33. Genetics Home Reference. Fragile X syndrome. 2007; http://ghr.nlm.nih.gov/condition/fragile-x-syndrome. Accessed June 8, 2012.

34. Townsend J, Harris N, Courchesne E. Visual attention abnormalities in autism: delayed orienting to location. *J Int Neuropsychol Soc.* 1996;2(6):541–550.

35. Wainwright J, Bryson S. Visual-spatial orienting in autism. *J Autism Dev Disord.* 1996;26(4):423–438.

36. Mundy P, Thorp D. *New Developments in Autism: The Future is Today.* London, England: Jessica Kingsley Publishers; 2007.

37. Dawson G, Webb S, McPartland J. Understanding the nature of face processing impairment in autism: insights from behavioral and electrophysiological studies. *Dev Neuropsychol.* 2005;27(3):403–424.

38. Bhat A, Galloway JC, Landa R. Visual attention patterns during social and non-social contexts of learning in infants at risk for autism and typically developing infants. *J Child Psychol Psychiatry.* 2010;51(9):989–997.

39. Mundy P, Sigman M. Joint attention, social competence, and developmental psychopathology. *Dev Psychopathol.* 2006;1:293–332.

40. Mundy P, Sigman M, Kasari C. A longitudinal study of joint attention and language development in autistic children. *J Autism Dev Disord.* 1990;20(1):115–128.

41. Eigsti I-M, de Marchena A, Schuh J, et al. Language acquisition in autism spectrum disorders: a developmental review. *Res Autism Spectrum Disord.* 2011; 5:681–691.

42. Tager-Flusberg H, Paul R, Lord C. *Language and communication in autism.* In: Cohen D, Volkmar F, eds. *Handbook of Autism and Pervasive Developmental Disorders.* 3rd ed. New York, NY: John Wiley & Sons Inc; 1997:195–225.

43. Ozonoff S, Pennington B, Rogers S. Executive function deficits in high-functioning autistic individuals: relationship to theory of mind. *J Child Psychol.* 1991;32(7):1081–1105.

44. Ben-Sasson A, Hen L, Fluss R, et al. A meta-analysis of sensory modulation symptoms in individuals with autism spectrum disorders. *J Autism Dev Disord.* 2009;39(1):1–11.

45. Tomchek S, Dunn W. Sensory processing in children with and without autism: a comparative study using the short sensory profile. *Am J Occup Ther.* 2007;61(2):190–200.

46. Baranek G, Parham L, Bodfish J. *Sensory and motor features in autism: assessment and intervention.* In: Volkmar FR, Paul R, Klin A, et al., eds. *Handbook of Autism and Pervasive Developmental Disorders.* Hoboken, NJ: Wiley; 2005: 831–857.

47. Lane A, Young R, Baker A, et al. Sensory processing subtypes in autism: association with adaptive behavior. *J Autism Dev Disord.* 2010;40(1):112–122.

48. Bölte S, Holtmann M, Poustka F, et al. Gestalt perception and local-global processing in high-functioning autism. *J Autism Dev Disord.* 2007;37(8):1493–1504.

49. Gernsbacher M, Stevenson J, Khandakar S, et al. Why does joint attention look atypical in autism? *Child Dev Perspect.* 2008;2(1):38–45.

50. Heaton P. Pitch memory, labelling, and disembedding in autism. *J Child Psychol Psychiatry.* 2003;44(4):543–551.

51. Bhatara A, Quintin E, Levy B, et al. Perception of emotion in musical performance in adolescents with autism spectrum disorders. *Autism Res.* 2010;3 (5):214–225.

52. Whipple J. Music in intervention for children and adolescents with autism: a meta-analysis. *J Music Ther.* 2004;41(2):90–106.

53. Wigram T, Gold C. Music therapy in the assessment and treatment of autistic spectrum disorder: clinical application and research evidence. *Child Care Heatlh Dev.* 2006;32(5):535–542.

54. Dzuik M, Gidley Larson J, et al. Dyspraxia in autism: association with motor, social, and communicative deficits. *Dev Med Child Neurol.* 2007;49(10):734–739.

55. Bhat A, Landa R, Galloway JC. Perspectives on motor problems in infants, children, and adults with autism spectrum disorders. *Phys Ther.* 2011;91 (7):1116–1129.

56. Bodfish J, Symons F, Parker D, et al. Varieties of repetitive behavior in autism: comparisons to mental retardation. *J Autism Dev Disord.* 2000;30(3):237–243.

57. Loh A, Soman T, Brian J, et al. Stereotyped motor behaviors associated with autism in high-risk infants: a pilot videotape analysis of a sibling sample. *J Autism Dev Disord.* 2007;37(1):25–36.

58. Walker D, Thompson A, Zwaigenbaum L, et al. Specifying PDD-NOS: a comparison of PDD-NOS, Asperger syndrome, and autism. *J Am Acad Child Adolesc Psychiatry.* 2004;43(2):172–180.

59. Chawarska K, Klin A, Paul R, et al. Autism spectrum disorder in the second year: stability and change in syndrome expression. *J Child Psychol Psychiatry.* 2006;48(2):128–138.

60. Nickel L, Thatcher A, Iverson J. Postural development in infants with and without risk for autism spectrum disorders. Paper presented at: 9th Annual International Meeting for Autism Research; 2010; Philadelphia, Pennsylvania.

61. Ghaziuddin M, Butler E. Clumsiness in autism and Asperger syndrome: a further report. *J Intellect Disabil Res.* 1998;42(pt 1):43–48.

62. Green D, Baird G, Barnett A, et al. The severity and nature of motor impairment in Asperger's syndrome: a comparison with specific developmental disorder of motor function. *J Child Psychol Psychiatry.* 2002;43(5):655–668.

63. Miyahara M, Tsujii M, Hori M, et al. Brief report: motor incoordination in children with Asperger syndrome and learning disabilities. *J Autism Dev Disord.* 1997;27(5):595–603.

64. Szatmari P, Archer L, Fisman S, et al. Asperger's syndrome and autism: differences in behavior, cognition, and adaptive functioning. *J Am Acad Child Adolesc Psychiatry.* 1995;34(12):1662–1671.

65. Mari M, Castiello U, Marks D, et al. The reach–to–grasp movement in children with autism spectrum disorder. *Philos Trans R Soc Lon B Biol Sci.* 2003; 358(1430):393–403.

66. Glazebrook CM, Elliott D, Lyons J. A kinematic analysis of how young adults with and without autism plan and control goal-directed movements. *Motor Control.* 2006;10(3):244–264.

67. Fuentes C MS, Bastian A. Children with autism show specific handwriting impairments. *Neurology.* 2009;73(19):1532–1537.

68. Baranek G. Autism during infancy: a retrospective video analysis of sensorymotor and social behaviors at 9-12 months of age. *J Autism Dev Disord.* 1999; 29(3):213–224.

69. Bryson S, Zwaigenbaum L, Brian J, et al. A prospective case-series of high-risk infants who developed autism. *J Autism Dev Disord.* 2007;37(1):12–24.

70. Gernsbacher M. Infant and toddler oral- and manual-motor skills predict later speech fluency in autism. *J Child Psychol Psychiatry.* 2008;49(1):43–50.

71. Greenspan SI, Wieder S. Developmental patterns and outcomes in infants and children with disorders in relating and communicating: a chart review of 200 cases of children with autistic spectrum diagnoses. *J Dev Learn Disord.* 1997; 1:87–141.

72. Minshew N, Sung K, Jones B, et al. Underdevelopment of the postural control system in autism. *Neurology.* 2004;63(11):2056–2061.

73. Landa R, Gross A, Stuart E, et al. Developmental trajectories in children with and without autism spectrum disorders: the first 3 years. *Child Dev.* 2013; 84(2):429–442.

74. Dewey D. What is developmental dyspraxia? *Brain Cogn.* 1995;29(3):254–274.

75. Demyer M, Hingtgen I, Jackson R. Infantile autism revisited: a decade of research. *Schizophr Bul.* 1981;7:388–451.

76. Mostofsky SH, Dubey P, Jerath VK, et al. Developmental dyspraxia is not limited to imitation in children with autism spectrum disorders. *J Int Neuropsychol Soc.* 2006;12(3):314–326.

77. Charman T, Baron-Cohen S. Brief report: Prompted pretend play in autism. *J Autism Dev Disord.* 1997;27(3):325–332.

78. Rogers SJ, Bennetto L, McEvoy R, et al. Imitation and pantomime in high-functioning adolescents with autism spectrum disorders. *Child Dev.* 1996;67(5): 2060–2073.

79. Stone W, Yoder P. Predicting spoken language level in children with autism spectrum disorders. *Autism.* 2001;5(4):341–361.

80. Kern J, Geier D, Adams J, et al. Autism severity and muscle strength: a correlation analysis. *Res Autism Spectr Disord.* 2011;5(3):1011–1015.

81. Teitelbaum P, Teitelbaum O, Nye J, et al. Movement analysis in infancy may be useful for early diagnosis of autism. *Proc Nat Acad Sci.* 1998;95(23):13982–12987.

82. Adrien J, Lenoir P, Martineau J, et al. Blind ratings of early symptoms of autism based upon family home movies. *J Am Acad Child Adolesc Psychiatry.* 1993;32(3):617–626.

83. Tyler C, Schramm S, Karafa M, et al. Chronic disease risks in young adults with autism spectrum disorder: forewarned is forearmed. *Am J Intellect Dev Disabil.* 2011;116(5):371–380.

84. Curtin C, Anderson S, Must A, et al. The prevalence of obesity in children with autism: a secondary data analysis using nationally representative data from the National Survey of Children's Health. *Br Med Counc Pediatr.* 2010; 10(1):11.

85. Bandini L, Anderson S, Curtin C, et al. Food selectivity in children with autism spectrum disorders and typically developing children. *J Pediatr.* 2010; 157(2):259–264.

86. Matson M, Matson J, Beighley J. Comorbidity of physical and motor problems in children with autism. *Res Dev Disabil.* 2011;32(6):2304–2308.

87. Chen A, Kim S, Houtrow A, et al. Prevalence of obesity among children with chronic conditions. *Obesity.* 2009;18(1):210–213.

88. Rimmer J, Yamaki K, Lowry B, et al. Obesity and obesity-related secondary conditions in adolescents with intellectual/developmental disabilities. *J Intellect Disabil Res.* 2010;54(9):787–794.

89. Ayres J. *Sensory Integration and Praxis Tests (SIPT).* Los Angeles, CA: Western Psychological Services; 1996.

90. Henderson SE, Sugden DA. *Movement Assessment Battery for Children.* London, UK: Psychological Corporation; 1992.

91. King G, Law M, King S, et al. *Children's Assessment of Participation and Enjoyment (CAPE) Manual.* San Antonio, TX: Hartcourt Assessment; 2004.

92. Bruininks R. *The Bruininks-Oseretsky Test of Motor Proficiency (BOTMP) Manual.* Circle Pines, MN: American Guidance Service; 1978.

93. Squires J, Bricker D. *Ages & Stages Questionnaires, Third Edition (ASQ-3).* Baltimore, MD: Brookes Publishing; 2009.

94. Robins DL, Fein D, Barton ML, Green JA. The modified checklist for autism in toddlers: an initial study investigating the early detection of autism and pervasive developmental disorders. *J Autism Dev Disord.* 2001;31(2):131–144.

95. Bryson S, Zwaigenbaum L, McDermott C, et al. The autism observation scale for infants (AOSI):scale development and reliability data. *J Autism Dev Disord.* 2008;38(4):731–738.

96. Bayley N. *Bayley Scales of Infant and Toddler Development—Third Edition.* San Antonio, TX: Pearson Assessment; 2005.

97. Mullen E. *Mullen Scales of Early Learning.* Circle Pines, MN: American Guidance Service; 1995.

98. Volkmar F, Sparrow S, Goudreau D, et al. Social deficits in autism: an operational approach using the Vineland adaptive behavior scales. *J Am Acad Child Adolesc Psychiatry.* 1987;26(2):156–161.

99. Rothi L, Gonzalez R, Heilman K. Limb praxis assessment. In: Hove E, ed. *Apraxia: The neuropsychology of action.* Erlbaum, UK: Psychology Press/Taylor & Francis; 1997:61–73.

100. Haley SM, Coster WJ, Ludlow LH, et al. *Pediatric Evaluation of Disability Inventory (PEDI).* San Antonio, TX: Psychological Corporation; 1992.

101. Coster W, Deeney T, Haltiwanger J, et al. School function assessment (SFA). San Antonio, TX: The Psychological Corporation; 1998.

102. Landa R. Early communication development and intervention for children with autism. *Ment Retard Dev Disabil Res Rev.* 2007;13(1):16–25.

103. Sallows G, Graupner T. Intensive behavioral treatment for children with autism: four-year outcome and predictors. *Am J Ment Retard.* 2005;110(6):417–438.

104. Ozonoff S, Cathcart K. Effectiveness of a home program intervention for young children with autism. *J Autism Dev Disabil.* 1998;28:25–32.

105. Mesibov GB, Shea V, Schopler E. *The TEACCH Approach to Autsim Spectrum Disorder.* New York, NY: Kluwer Academic/Plenum; 2005.

106. Bondy A, Frost A. Communication strategies for visual learners. In: Lovaas OI, ed. *Teaching Individuals with Developmental Delays: Basic Intervention Techniques.* Austin, TX: Pro-Ed; 2003:291–304.

107. Bundy AC, Murray EA. Sensory integration: a Jean Ayre's theory revisited. In: Bundy AC, Murray EA, Lane S, eds. *Sensory Integration: Theory and Practice.* Philadelphia, PA: FA Davis; 2002.

108. Lovaas OI. Behavioral treatment and normal educational and intellectual functioning in young autistic children. *J Consul Clin Psychol.* 1987;55:3–9.

109. McEachin JJ, Smith T, Lovaas OI. Long-term outcome for children with autism who received early intensive behavioral treatment. *Am J Men Retard.* 1993;97:359–372.

110. Stahmer A, Ingersoll B. Inclusive programming for toddlers with autistic spectrum disorders: outcomes from the children's toddler school. *J Positive Behav Interven.* 2004;6(2):67–82.

111. Pierce K, Schreibman L. Increasing complex social behaviors in children with autism: effects of peer-implemented pivotal response training. *J Appl Behav Anal.* 1995;28(3):285–295.

112. Shumway-Cook A, Woollacott M. *Motor Control: Translating Research in Clinical Practice.* 3rd ed. Philadelphia, PA: Lippincott Williams & Wilkins; 2007.

113. Gidley Larson JC, Bastian AJ, Donchin O, et al. Acquisition of internal models of motor tasks in children with autism. *Brain.* 2008;131(11):2894–2903.

114. Mostofsky SH, Bunoski R, Morton SM, et al. Children with autism adapt normally during a catching task requiring the cerebellum. *Neurocase.* 2004;10(1):60–64.

115. Glazebrook C, Gonzalez D, Hansen S, et al. The role of vision for online control of manual aiming movements in persons with autism spectrum disorders. *Autism.* 2009;13:411–433.

116. Maione I, Mirenda P. Effects of video modeling and video feedback on peer-directed social language skills of a child with autism. *J Positive Behav Interven.* 2006;8:106–118.

117. Fabbri-Destro M, Cattaneo L, Boria S, et al. Planning actions in autism. *Experiment Brain Res.* 2009;192(3):521–525.

118. Miller L, Anzalone M, Lane S, et al. Concept evolution in sensory integration: a proposed nosology for diagnosis. *Am J Occup Ther.* 2007;61(2):135–140.

119. Baranek G. Efficacy of sensory and motor interventions for children with autism. *J Autism Dev Disord.* 2002;32(5):397–422.

120. Stagnitti K, Raison P, Ryan P. Sensory defensiveness syndrome: a paediatric perspective and case study. *Aust Occup Ther J.* 1999;46:175–187.

121. Field T, Lasko PM, Henteleff T, et al. Brief report: autistic children's attentiveness and responsivity improve after touch therapy. *J Autism Dev Disord.* 1997; 27:33–339.

122. Edelson SM, Goldberg M, Edelson MG, et al. Behavioral and physiological effects of deep pressure on children with autism: a pilot study evaluating the efficacy of Grandin's Hug Machine. *Am J Occup Ther.* 1999;53:143–152.

123. Yoder PJ, Stone WL. Randomized comparison of two communcation interventions for preschoolers with autism spectrum disorders. *J Consul Clin Psychol.* 2006;74(3):426–435.

124. Mahoney G, Perales F. Relationship-focused early intervention with children with pervasive developmental disorders and other disabilities; a comparative study. *J Dev Behav Pediatr.* 2005;26:77–85.

125. Gutstein SE, Sheeley RK. *Relationship Development Intervention with Children, Adolescents, and Adults.* New York, NY: Jessica Kingsley; 2002.

126. Mahoney G, McDonald J. *Responsive teaching: Parent-mediated developmental intervention.* Baltimore, MD: Paul H. Brookes; 2003.

127. Myers SM, Johnson CP. Management of children with autism spectrum disorders. *Pediatrics.* 2007;120:1162–1182.

128. Zwaigenbaum L, Bryson S, Lord C, et al. Clinical assessment and management of toddlers with suspected autism spectrum disorder: insights from studies of high-risk infants. *Pediatrics.* 2009;123(5):1383.

129. Heathcock J, Lobo M, Galloway J. Movement training advances the emergence of reaching in infants born at less than 33 weeks of gestational age: a randomized clinical trial. *Phys Ther.* 2008;88(3):1–13.

130. Lobo MA, Galloway JC, Savelsbergh GJP. General and task-related experiences affect early object interaction. *Child Dev.* 2004;75(4):1268–1281.

131. Lobo M, Galloway J. Experience matters: The relationship between experience, exploration, and the emergence of means-end performance. *Child Dev.* 2008;79(6):1869–1890.

132. Bass M, Duchowny C, Llabre M. The effect of therapeutic horse-back riding on the social functioning of children with autism. *J Autism Dev Disord*. 2009; 39:1261–1267.

133. Pan C. The efficacy of an aquatic program on physical fitness and aquatic skills in children with and without autism spectrum disorders. *Res Autism Spectr Disord*. 2011;5(1):657–665.

134. Koenig K, Buckely-Reen A, Garg S. Efficacy of the get ready to learn yoga program among children with ASDs: a pretest-posttest control group design. *Am J Occup Ther*. 2012;66(5):538–546.

135. Getchell N, Miccinello D, Blom M, et al. Comparing energy expenditure in adolescents with and without autism while playing nintendo—Wii Games. *Games Health J*. 2012;1(1):58–61.

136. Diehl JJ, Schmitt LM, Villano M, et al. The clinical use of robots for individuals with autism spectrum disorders: a critical review. *Res Autism Spectr Disord*. 2011;6(1):249–262.

137. Robins B, Dautenhahn K, te Boekhorst R, et al. *Effects of repeated exposure to a humanoid robot on children with autism*. Paper presented at: Universal Access and Assistive Technology; 2004; Cambridge, UK.

12

Equipamentos adaptativos e auxílios ambientais para crianças com incapacidade

Emilie J. Aubert

Papel do equipamento adaptativo
Precauções de uso do equipamento adaptativo
    Mau uso
    Mau planejamento
    Uso de equipamentos comparado à facilitação
        da função
    Problemas de segurança
    Problemas psicossociais
Como determinar as necessidades de equipamentos
da criança
    Exame e avaliação da criança
    Avaliação da família, casa e escola
Escolha dos equipamentos
    Como comprar o equipamento
    Como alugar ou emprestar o equipamento
    Como confeccionar o equipamento
Equipamentos para posicionamento
    Para sentar
    Para ficar em pé
    Para decúbito lateral
    Considerações gerais sobre posicionamento
Equipamentos para mobilidade
    Pranchas orbitais

    Dispositivo pré-cadeira de rodas
    Cadeiras de rodas
    Triciclos
    Bicicletas
    Treinadores de marcha ou andadores de apoio
    Outros auxílios à mobilidade
Como transportar crianças com incapacidades
Equipamentos para bebês e crianças pequenas
    Crianças hospitalizadas
    Bebês e crianças pequenas sem
        comprometimento físico
Atividades da vida diária
    Uso do sanitário e banho
    Alimentação
    Brincadeiras
Tecnologias de acesso
    Sistemas de comunicação
    Controles ambientais
***Design* universal**
    Tablets, iPad, *Androids* e dispositivos
        semelhantes
Resumo

A capacidade funcional das pessoas no dia a dia não ocorre no vazio. A funcionalidade depende do contexto. A funcionalidade, conforme definida pela Organização Mundial da Saúde (OMS) na Classificação Internacional de Funcionalidade, Incapacidade e Saúde (CIF), resulta da interação do indivíduo com o ambiente social e físico.[1] Além disso, a incapacidade, ou seja, não conseguir realizar uma tarefa de habilidade em um determinado contexto, é uma "experiência humana universal".[1]

Crianças com incapacidades tendem a necessitar de ajuda para interagir com o ambiente. Essa ajuda pode ser prestada por familiares, professores, colegas e profissionais de saúde, como fisioterapeutas e terapeutas ocupacionais. Os fisioterapeutas e terapeutas ocupacionais sabem esti-

mular a criança a desenvolver habilidades funcionais em diversos ambientes e transferi-las para ambientes até então desconhecidos, por meio de tratamento direto e orientação, frequentemente incorporando equipamentos adaptativos ao plano de tratamento. O uso de equipamento adaptativo é uma estratégia de intervenção que reconhecidamente melhora a funcionalidade e diminui elementos negativos do ambiente ou do contexto que possam atuar como barreiras à participação da criança.[2]

Os fisioterapeutas dispõem de muitos produtos para ajudar crianças com incapacidades a melhorar seu posicionamento, mobilidade, atividades da vida diária (AVD) e interação com vários ambientes. Esses dispositivos são denominados, genericamente, equipamentos adaptativos.

A maioria dos equipamentos adaptativos pode ser classificada em tecnologias assistivas, alternativas ou aumentativas.[3] A tecnologia assistiva inclui dispositivos usados para facilitar a realização de uma certa função, melhorar ou mantê-la.[4] São exemplos de tecnologia assistiva: dispositivos como talheres modificados que são mais fáceis de segurar na mão com amplitude de movimento limitada, braços extensíveis que permitem acesso a itens fora de alcance por várias razões e órteses que estabilizam uma determinada articulação para permitir a deambulação segura e eficiente, com menor gasto de energia.

A tecnologia alternativa proporciona um meio substituto para chegar ao mesmo fim em termos de função, como usar uma cadeira de rodas para se locomover na comunidade em vez de caminhar.

Um dispositivo aumentativo complementa uma função inadequada, mas a função da criança continua independente, como ocorre no caso de uma criança com disartria cuja família compreende sua fala, mas que precisa de um dispositivo gerador de fala para ser compreendida por pessoas estranhas ao seu círculo habitual.[3]

O equipamento adaptativo também pode ser classificado em itens de baixa, média ou alta tecnologia.[3,5] Exemplos de dispositivos de baixa tecnologia são pegadores de lápis ou de talheres, lousas para comunicação com apontador de cabeça ou de boca; já os interruptores, computadores, digitalizadores de palavras e brinquedos motorizados são exemplos de dispositivos de média tecnologia. Equipamentos de alta tecnologia usam dispositivos eletrônicos e microcircuitos complexos, incluindo dispositivos para anotações, computadores com *software* de voz, dispositivos de comunicação eletrônica que usam o movimento do olhar para iniciar a fala digital e cadeiras de rodas motorizadas.[3,5-7]

Todos os anos são desenvolvidos e lançados muitos produtos novos, feitos de vários materiais, na tentativa de atender às necessidades de crianças com incapacidades; além disso, pode-se obter equipamento confeccionado sob medida para as necessidades específicas de uma determinada criança. A grande variedade de produtos e materiais disponíveis e o mercado em constante mudança e expansão representam um desafio para o terapeuta que procura dar sugestões úteis aos pais a respeito de equipamentos. Como podem os estudantes, recém-formados ou fisioterapeutas ainda inexperientes no tratamento de crianças se familiarizarem com esses produtos e se sentirem confiantes em orientar as famílias que precisam de equipamento adaptativo para seus filhos? Que condições devem ser avaliadas antes da decisão sobre o equipamento adaptativo? Qual é o papel real do equipamento adaptativo para crianças com incapacidades físicas? E existem riscos ou contraindicações do equipamento adaptativo? Este capítulo responde a essas perguntas e sua meta principal é fornecer ao estudante e ao terapeuta com pouca experiência em pediatria uma base teórica que facilite a tomada de deci-

são sobre o equipamento adaptativo, independentemente da familiaridade com qualquer tipo específico de equipamento. São abordados os tipos comuns de equipamento, como pranchas ortostáticas pronas, dispositivos para decúbito lateral e cadeiras de rodas, além de métodos práticos para tomada de decisões clínicas. Embora existam algumas diretrizes objetivas e científicas para nortear a decisão sobre o equipamento adaptativo, a escolha do equipamento para a criança quase sempre é mais uma arte do que uma ciência. Como fisioterapeutas, nossa meta é tentar atender às necessidades das crianças com incapacidades pelo uso de uma abordagem crítica para documentar sucessos e fracassos, na esperança de, no futuro, transformar essa arte em uma ciência.

❯❯ Papel do equipamento adaptativo

O equipamento adaptativo tem se tornado cada vez mais necessário como adjunto ao tratamento direto. Realisticamente, nenhuma criança pode receber o manuseio constante necessário durante o dia inteiro para evitar padrões motores e posturas anormais ou para apoio a uma funcionalidade mais independente. Embora o fisioterapeuta possa ensinar aos familiares, aos cuidadores e aos professores os métodos de manuseio da criança que incentivam o desenvolvimento e a funcionalidade ideais, deve-se dar tempo à criança para se mover, explorar e relaxar sem auxílio constante. O aumento do custo dos cuidados pessoais e o maior número de crianças que necessitam de intervenção terapêutica indicam a necessidade de alternativas ao manuseio direto do paciente.

Uma dessas alternativas é o uso criterioso de equipamento adaptativo para facilitar o posicionamento correto durante o tempo livre e independente da criança. O equipamento adaptativo também pode reforçar e proporcionar o uso de posições, movimentos e habilidades ensinadas à criança durante as sessões de tratamento. Da mesma forma, o uso do equipamento correto também pode evitar posições ou movimentos anormais ou indesejados.

Os benefícios conhecidos do uso de equipamento adaptativo incluem melhora da função, maior independência funcional, maior controle do ambiente que cerca a pessoa, maior senso de autonomia e autodeterminação, maior motivação, melhores interações sociais, melhora da atenção visual, percepção e cognição, e melhora da capacidade dos pais, cuidadores e professores de prestar auxílio funcional à criança.[8] O equipamento adaptativo pode facilitar o desempenho da criança em habilidades que, de outra forma, ela não conseguiria exercer, promovendo, dessa maneira, seu desenvolvimento motor, sensorial, cognitivo, perceptivo, emocional e social.[8-13]

O equipamento adaptativo pode ajudar a melhorar o desempenho da criança acima de sua capacidade. A capacidade se refere à função física que a criança consegue realizar, geralmente dentro de um ambiente específico e sem uso de auxílios.[1,14-16] Por exemplo, uma criança que não consegue andar não tem a capacidade de deambular e pode, portanto, se arrastar como forma primária de locomoção independente. No entanto, embora o rastejamento possa ser uma forma apropriada de locomoção em casa, certamente não o é em muitos ambientes comunitários. Portanto, o desempenho dessa criança (o que ela realmente faz em vários locais e situações)[1,14-16] está aquém da sua capacidade. Nesse caso, a criança consegue se locomover de modo independente em casa, mas não na comunidade. As necessidades de locomoção dessa criança na comunidade poderiam ser atendidas se ela tivesse uma cadeira de rodas. Dessa forma, ela pode conseguir se locomover de modo independente na comunidade, elevando assim seu nível de desempenho para um ponto mais próximo ao seu nível de capacidade. Alternativamente, talvez o desempenho da criança possa melhorar se ela aprender a caminhar usando um equipamento de auxílio à marcha com apoio dos membros superiores, como um andador. Isso poderia também melhorar seu desempenho em termos de locomoção independente em vários ambientes, inclusive em casa.[1,15,16]

O desempenho motor da criança pode exceder sua capacidade demonstrada, avaliada por um teste padronizado, ou seu desempenho pode ficar aquém da sua capacidade, em razão de barreiras ambientais. Além disso, entre crianças com o mesmo diagnóstico e capacidade motora grossa semelhante pode haver diferentes níveis de desempenho, dependendo do ambiente. Em um estudo de 2004 sobre crianças com paralisia cerebral, Tieman et al. propuseram diferentes razões para as discrepâncias entre a capacidade e o desempenho de uma determinada criança em vários contextos. O desempenho pode variar dependendo do contexto por ser impraticável usar certas capacidades em determinados contextos ou em razão de expectativas da sociedade, como no exemplo citado, relativo ao rastejamento como modo primário de locomoção na comunidade. Limitações de tempo podem ter impacto no desempenho da criança em um determinado contexto; a criança pode optar por um nível inferior de função ou uma função menos independente (como ser empurrada na cadeira de rodas) por ser mais rápido. Maiores exigências de um ambiente em relação a outro, como distâncias mais longas ou superfícies irregulares, também poderão afetar e, talvez, diminuir o desempenho.[14]

Além dos benefícios terapêuticos diretos de melhorar a habilidade da criança para realizar certas funções de modo mais independente, o equipamento adaptativo pode desempenhar um importante papel na ajuda aos pais e cuidadores no atendimento diário da criança em casa. Alguns dispositivos são particularmente benéficos por aumentarem a independência da criança, facilitando assim os cuidados, enquanto outros, como assentos portáteis e cadeiras de rodas manuais, podem não aumentar a mobilidade independente da criança, mas sim diminuir o esforço físico do cuidador.[4]

Um estudo feito na Noruega em 2005 por Ostensjo et al. mostrou que quanto mais graves eram as limitações motoras grossas, maior era a necessidade, por parte da criança e da família, de dispositivos de auxílio e modificações do ambiente. Os dispositivos de mobilidade, tais como cadeiras motorizadas, andadores e bicicletas adaptadas proporcionaram maiores benefícios para o desempenho funcional e independência da criança, reduzindo, consequentemente, a carga de trabalho do cuidador.[4]

Embora os assentos adaptativos tenham ajudado a diminuir a necessidade de assistência do cuidador para alimentação, os pais nesse estudo consideraram que muitas modificações que afetavam o autocuidado da criança tinham impacto negativo nas atividades dos cuidadores, com pouca vantagem para a criança em termos de independência funcional. Com ou sem dispositivo de auxílio, muitas crianças precisam da ajuda do cuidador para as AVD de autocuidado, como se alimentar, usar o banheiro, vestir-se e tomar banho. Frequentemente, mesmo quando há pequenas melhoras nas habilidades de autocuidado, existe um efeito negativo para o cuidador, porque a criança leva mais tempo para executar sozinha atividades como, por exemplo, alimentar-se. Isso pode causar frustração nos pais que, por fim, ajudam mais a criança ou simplesmente executam a tarefa para ganhar tempo. Uma exceção a essa experiência negativa dos cuidadores é a vantagem dos dispositivos de autocuidado para uso do banheiro. Um melhor posicionamento no uso do banheiro aumenta o conforto da criança. O posicionamento adequado durante o uso do banheiro pode não ter influência sobre a independência da criança nessas atividades, mas pode beneficiar a criança e o cuidador por melhorar as funções intestinais e urinárias da criança e até aumentar a probabilidade de treinamento para uso do banheiro no momento apropriado.[4]

Com frequência, elevadores e guinchos não são considerados particularmente úteis pelas famílias, até que a criança fique mais velha e se torne muito pesada para ser erguida pelos pais. Essa preferência inicial por erguer a criança fisicamente, em vez de empregar algum dispositivo mecânico, em geral é consequência de limitações de tempo do cuidador.[4]

Embora o equipamento adaptativo deva ser prescrito com a meta de alcançar o máximo de benefícios com o mínimo de restrição, essa abordagem ideal pode não ser viável, ocasionalmente. Por exemplo, algumas famílias podem não estar dispostas a adaptar as rotinas de todos os outros membros da casa para atender às necessidades de apenas um deles. Além disso, pode não ser possível alcançar as metas ideais em decorrência de barreiras arquitetônicas que impeçam o uso de certos dispositivos adaptativos. Quando existem barreiras (comportamentais, arquitetônicas ou financeiras), o terapeuta deve analisar as necessidades de curto prazo da família e as de longo prazo da criança antes de tomar uma decisão ou fazer uma recomendação. As decisões sobre o uso de equipamento adaptativo devem ser tomadas em conjunto pelo fisioterapeuta e pela família. Além disso, a opinião da criança também deve ser considerada, se ela já puder participar desse processo de decisão. Sempre que se recomenda um equipamento adaptativo, seu uso deve ser monitorado para garantir que as metas terapêuticas sejam atingidas e as necessidades da família atendidas.

⯈ Precauções de uso do equipamento adaptativo

O equipamento adaptativo pode ser perigoso? Essa é uma pergunta difícil de responder, especialmente porque a maioria dos equipamentos é projetada para ser, essencialmente, isenta de riscos. Podem surgir problemas, dependendo do modo como o equipamento é usado pelos vários cuidadores. Embora um tipo particular de equipamento possa ter sido prescrito, ajustado e corretamente explicado, seu mau uso ou uso excessivo pode causar consequências indesejadas e comprometer a segurança da criança.

Mau uso

O equipamento adaptativo quase sempre é estático e, a despeito dos benefícios de um ou outro dispositivo, ele pode não criar um ambiente propício à exploração ou aprendizado de novos movimentos e transições de uma posição para outra. O desenvolvimento motor grosso da criança normal requer aprendizado prático – fazer, movimentar, sentir. Os estímulos sensoriais, particularmente vestibulares, proprioceptivos e táteis, são necessários para produzir respostas motoras ideais, não só efetivas, mas também variadas. O posicionamento estático que decorre do uso excessivo de certos equipamentos adaptativos pode retardar o desenvolvimento motor, pois modifica os impulsos sensoriais, reduzindo a atividade motora espontânea e limitando as oportunidades da criança se mover e explorar o ambiente.

Um plano de uso terapêutico de um equipamento adaptativo bem-feito deve levar em conta não apenas seus benefícios potenciais, mas também seus possíveis efeitos deletérios. O movimento, por sua própria natureza, é dinâmico e requer uma hábil coordenação de grupos musculares agonistas e antagonistas para compor padrões normais de movimento. Alguns tipos de equipamento adaptativo são estáticos, tendendo a fixar a criança em um determinado padrão que, embora seja terapêutico, nega-lhe a oportunidade de experimentar o padrão antagonista ou competitivo. Por exemplo, um dispositivo para apoio ao decúbito lateral permite que a criança brinque quando colocada em posição neutra, orientação pela linha mediana. Mas embora uma orientação neutra, pela linha mediana, seja uma meta apropriada, é importante ressaltar que uma orientação assimétrica não é inerentemente má ou indesejável. A orientação assimétrica é um precursor normal da mudança de transferência de peso, da flexão lateral e da rotação intra-axial, e não deveria ser completamente excluída das possibilidades de posicionamento da criança por excesso de dependência do dispositivo de decúbito lateral. O terapeuta é responsável por ensinar padrões de movimento e posições equilibrados. A pessoa responsável por posicionar a criança precisa estar ciente dos benefícios das várias posições e evitar hábitos posturais constantes e imutáveis, que possam interferir no desenvolvimento de movimentos e posturas equilibrados pela criança.

O uso inapropriado de equipamentos que colocam a criança em posturas estáticas também podem levar a outras complicações, como contraturas articulares ou lesões de pele, qualquer uma das quais pode acabar exigindo intervenção cirúrgica. Qualquer pessoa que seja responsável pela criança precisa entender as metas terapêuticas do uso do equipamento e monitorá-lo para maximizar os benefícios e minimizar os efeitos prejudiciais.

Mau planejamento

A idade e o nível de desenvolvimento da criança são os primeiros fatores a considerar no planejamento das necessidades de equipamentos. No entanto, um mau planejamento do crescimento pode levar à aquisição de equipamentos que não atendem às necessidades da criança no curto e/ou no longo prazos. Com as dificuldades cada vez maiores de se obter reembolso de equipamentos caros para crianças com incapacidade física, o terapeuta deve prever e planejar cuidadosamente considerando o crescimento, as mudanças acarretadas pelo desenvolvimento e a aquisição de novas habilidades pela criança. O terapeuta inexperiente pode não considerar que as necessidades da criança se modificam. Uma criança que requer posicionamento sentado durante os primeiros anos pode receber uma cadeira cara, que irá permitir esse posicionamento e um bom uso dos membros superiores para desempenho motor fino. No entanto, apesar das vantagens iniciais dessa cadeira, ela pode não ser apropriada para a mobilidade futura e atividades de socialização. Prever as necessidades da criança levando em conta seu crescimento, desenvolvimento, educação e alternativas de recreação (p. ex., cadeira de rodas para esportes) é uma tarefa monumental, mas para a qual muitas vezes as seguradoras e agências locais de serviços de saúde exigem a participação de fisioterapeutas.

Os terapeutas devem aprender como as diversas agências e prestadores de serviços tendem a conciliar necessidades futuras e padrões de reembolso com as necessidades atuais da criança. Alguns prestadores de serviços preferem pagar inicialmente por dispositivos mais baratos que possam ser substituídos com maior frequência, mesmo que um dispositivo mais caro pudesse ter, no longo prazo, uma melhor relação custo-benefício. Outros prestadores de serviços preferem gastar mais inicialmente, em dispositivos que durem três a cinco anos. Essas considerações devem ser contempladas cuidadosamente. As consequências de um erro de cálculo nessas decisões podem ser, entre outras, uma criança mal adaptada, em um dispositivo que não serve para ela e que não atende às suas necessidades atuais ou só servirá por um curto período. Nesses casos, o terapeuta deve então explorar alternativas mais complexas, como emprestar ou adaptar um equipamento antigo, até que os pacientes possam receber um novo. Mais adiante, neste capítulo, abordaremos a possibilidade de crescimento de várias partes dos equipamentos. É claro que, além da idade e do grau de desenvolvimento atual da criança, as mudanças decorrentes do crescimento e do desenvolvimento são aspectos cruciais a considerar na escolha do equipamento adaptativo.

Uso de equipamentos comparado à facilitação da função

Uma das preocupações ao se recomendar um equipamento adaptativo é a opção pelo seu uso em vez da facilitação do desenvolvimento de habilidades independentes. Como já foi dito, dispositivos de posicionamento podem impedir um desenvolvimento equilibrado, em razão de sua natureza estática. Infelizmente, alguns terapeutas e pais acreditam que, com tantas opções disponíveis, o equipamento equivale à terapia. A criança é, então, "conectada" a vários tipos de equipamentos ao longo do dia, sendo transferida da cadeira, para o assento veicular e deste para a prancha ortostática. Com a criança quase permanentemente "contida" em algum equipamento, estes se tornam substitutos do manuseio ou do posicionamento da criança pelos pais ou pelo fisioterapeuta. Essa situação pode ser prejudicial para a relação entre os pais e a criança, bem como constituir uma barreira à aquisição continuada de habilidades pela criança. Os equipamentos não substituem o tratamento. Os equipamentos podem restringir o aprendizado de mudanças posturais ativas e movimentos exploratórios, dois aspectos preponderantes no desenvolvimento motor normal. Em certos casos, crianças que não usam qualquer equipamento adaptativo podem ter melhor desempenho em resposta a instruções verbais, *feedback* e manuseio do que uma criança extensivamente equipada. Essa sugestão não significa negar o valor dos equipamentos necessários para maximizar os efeitos terapêuticos e funcionais; em vez disso, trata-se de reconhecer que, assim como o equipamento apropriado pode ser útil para satisfazer às necessidades gerais da criança, seu uso excessivo ou mau uso pode ser prejudicial.

Problemas de segurança

Garantir o uso correto e seguro dos equipamentos é uma prioridade. Os cuidadores e a criança, quando em idade apropriada, podem ser educados quanto aos métodos corretos de colocar, retirar e usar os equipamentos. Itens estratégicos, como códigos de cores e numeração das fitas, para garantir que sejam ligadas aos pontos corretos e na sequência apropriada, evitam erros na colocação do dispositivo. Isso é particularmente útil quando há muitos cuidadores além dos pais, como avós, babás, enfermeiros, professores e auxiliares.

Outra questão específica é a segurança dos equipamentos para mobilidade. Equipamentos que dão capacidade de locomoção a uma criança que não pode se locomover exigem que se atente para o ambiente onde o equipamento será usado, bem como para as habilidades cognitivas e de discernimento da criança. Se o equipamento possibilita que a criança tenha acesso a uma área da casa onde ela antes não podia ir, essa área está adequadamente protegida para a criança? Quando usa uma cadeira de rodas motorizada em vez de manual, a criança tem discernimento suficiente para utilizá-la com segurança dentro do seu ambiente, ou seja, de modo seguro para ela e para os outros?

Todo equipamento adaptativo para crianças deve ser frequentemente inspecionado para que seja assegurada sua integridade para uso contínuo e seguro. Eventuais reparos necessários devem ser executados com finalidade preventiva, para evitar o risco de um defeito súbito ou avaria do equipamento que possa causar lesão ou perda abrupta da função.

Para prevenir ainda mais circunstâncias inseguras e lesões, o equipamento deve sempre ser usado do modo certo e para a finalidade a que se destina e para a qual foi fabricado. Embora o terapeuta inexperiente possa achar que algumas diretrizes de uso seguro de equipamentos pareçam meras questões de bom senso e de conhecimento geral, é responsabilidade do terapeuta não partir desse pressuposto. Ao contrário, as precauções e o uso seguro são aspectos fundamentais da orientação à família, à criança, se sua idade for apropriada, e a outros cuidadores e supervisores, acerca do uso correto e seguro da tecnologia assistiva.

Quando se encomenda um equipamento sob medida, é indispensável incluir componentes apropriados de segurança. Seja o equipamento feito sob medida, seja comprado no comércio, seus itens de segurança, como cintos de segurança, travas e freios, devem ser sempre utilizados durante o uso e nunca desativados ou desconectados.

Problemas psicossociais

Equipamentos adaptativos cuidadosamente selecionados e ajustados podem oferecer muitas oportunidades e aumentar a independência da criança, mas também podem ter desvantagens psicossociais. Os equipamentos, especialmente os de maior porte, muitas vezes atraem a atenção para a incapacidade da criança e, portanto, para suas diferenças em relação às outras crianças. Crianças tendem a ser muito francas, às vezes até ofensivas. O equipamento adaptativo, ou qualquer coisa que afaste a criança de seus colegas, pode ser um desafio social e emocional para a criança que sofre com alguma incapacidade.

Além desse afastamento social e psicológico, o equipamento adaptativo pode afastar a criança fisicamente das outras. Uma criança que está sempre envolvida em dispositivos de plástico, vinil, madeira e metal costuma receber menos abraços e contato físico afetuoso. Isso pode ocorrer simplesmente pelas barreiras físicas impostas pelo equipamento, mas também pode resultar do fato de que adultos e crianças se sentem intimidados pelo equipamento, com receio de causar algum problema caso se aproximem demais da criança.

No lado positivo, equipamentos que aumentem a mobilidade e a independência funcional da criança, como dispositivos motorizados e prancha ortostática integrada a cadeira de rodas[12] comprovadamente levam a melhores resultados em todos os tipos de atividades motoras e favorecem o desenvolvimento cognitivo, perceptivo-motor e psicossocial da criança.[11-13,17,18]

⯈ Como determinar as necessidades de equipamentos da criança

O terapeuta principal, aquele que cuida da criança diariamente, de modo continuado, deve já ter metas de curto e longo prazos, estabelecidas para a criança. Em algum momento, pode ficar claro para o terapeuta que a criança necessita de algum equipamento adaptativo para alcançar determinadas metas funcionais. Às vezes, pode ser útil encaminhá-la a uma clínica, instituição ou terapeuta diferente, para determinar as necessidades e equipamentos apropriados, se houver limitações nas instalações nas quais a criança é tratada ou por falta de experiência do fisioterapeuta que trabalha com a criança, em termos de uso e recomendações de equipamentos. Quer a criança seja encaminhada a um hospital infantil, uma clínica de cadeira de rodas em um centro médico ou mesmo diretamente a um fornecedor de equipamentos, a oferta do aparelho apropriado depende, principalmente, de informações precisas e detalhadas sobre a criança e seu ambiente.[19] Se possível, o terapeuta principal deve estar presente durante a avaliação do equipamento para dar uma ideia exata das necessidades da criança. Se a presença do fisioterapeuta não for possível, o encaminhamento deve incluir um relatório detalhado, com uma avaliação das necessidades da criança e recomendações sobre os equipamentos.

A avaliação inicial da criança pode incluir um exame completo em posição estática, uma avaliação do movimento, uma entrevista com a criança (quando apropriado para o nível de desenvolvimento) e com os pais, uma revisão das condições ambientais e uma avaliação da criança em relação a uma peça específica de equipamento.[19] Se houver restrições de tempo, a avaliação pode se concentrar em um tipo específico de equipamento ou necessidade funcional (p. ex., sentar-se) e outras avaliações poderão ser necessárias relativas a outras necessidades de equipamentos. Uma vez encomendado e recebido o equipamento apropriado, o terapeuta principal deve examinar a criança com o equipamento para se certificar de que ele se adapta à criança e cumpre as metas identificadas. Além disso, a criança– se seu desenvolvimento permitir –, e os cuidadores que a ajudam a usar o equipamento devem ser instruídos quanto ao seu uso correto.

Exame e avaliação da criança

Os parâmetros a serem considerados ao avaliar a necessidade de equipamento adaptativo da criança são semelhantes aos da maioria das outras avaliações. A meta dessa avaliação, no entanto, é orientar o terapeuta para identificar as opções mais apropriadas de equipamentos disponíveis. Foram desenvolvidas diversas ferramentas de avaliação de tecnologia assistiva.[15,20-25] Dependendo da ferramenta, avalia-se a criança, a família, a casa, a escola e outros ambientes naturais, além da condição atual de saúde da criança e seu histórico clínico. Muitos tipos de ferramentas de avaliação estão disponíveis via Internet. O terapeuta pode consultar algumas delas e usá-las integral ou parcialmente, como orientação. Embora cada criança seja um caso único, o uso da ferramenta de avaliação pode reforçar o processo de tomada de decisões clínicas. Os itens específicos a seguir resumem o que se deve considerar na avaliação e no exame físico da criança.

Amplitude de movimento

A amplitude de movimento (AM) é importante para a escolha da maioria dos equipamentos, porque a acomodação do paciente neles dependerá de uma adequada AM e da mobilidade articular. O dispositivo que estiver sendo considerado ditará os movimentos e amplitudes necessários para se obter sucesso.

As amplitudes de movimento cruciais a serem verificadas para uso de vários dispositivos adaptativos incluem uma boa rotação da cabeça e pescoço para trazer a cabeça até a linha mediana, rotação do tronco que permita alcançar simetria, um mínimo de 90 graus de flexão do quadril e do joelho para permitir a função de sentar e pés plantígrados (dorsiflexão/flexão plantar neutras), para ficar em pé e para usar os estribos ou apoiar os pés no chão quando em posição sentada. Se a criança tiver contraturas em flexão do joelho ou quadril, deve-se cuidar para que o dispositivo em questão acomode a contratura preservando, ao mesmo tempo, um bom alinhamento funcional. Por exemplo, uma prancha ortostática, supina ou vertical (ver adiante neste capítulo) não facilita um bom alinhamento da descarga de peso se as contraturas forem muito acentuadas. Em certos casos, pode ser necessária correção cirúrgica das contraturas em flexão do quadril e do joelho antes de encomendar uma prancha ortostática para uso em longo prazo.

Tônus, controle motor e força muscular

O tônus, o controle motor e a força dos músculos merecem atenção especial ao escolher um equipamento. É preciso determinar o grau de força e o controle motor necessário para uso funcional do dispositivo. Por exemplo, o uso de uma cadeira de rodas manual requer força, controle motor e coordenação dos membros superiores. Se a criança não tiver bom funcionamento dos membros superiores, ou se esses funcionarem de modo assimétrico, a cadeira de rodas manual padrão não é uma escolha apropriada para garantir sua função independente. Um dispositivo motorizado que não exija a força e nem o controle motor necessário para o dispositivo manual pode ser mais útil para essa criança. A cadeira motorizada também tem opções de controle que não exigem qualquer uso dos membros superiores. Uma avaliação detalhada e específica por um técnico experiente pode ajudar o terapeuta a identificar métodos alternativos de manuseio ideal do equipamento. Ao escolher um dispositivo motorizado, a força e o controle motor dos membros superiores ou de outras partes do corpo como alternativas de controle do dispositivo são apenas alguns dos aspectos a se considerar. É preciso, também, avaliar as habilidades cognitivas, sensório-motoras e de adaptação da criança, conforme abordaremos adiante neste capítulo.

O tônus muscular da criança é um fator particularmente importante nas decisões sobre equipamentos para pacientes com comprometimento sensório-motor, como as crianças com diagnóstico de paralisia cerebral. Dispositivos de posicionamento, como prancha ortostática, auxiliadores para decúbito lateral, assentos e cadeiras especiais costumam ter um efeito modificador do tônus muscular dessas crianças. Por exemplo, a orientação da criança em relação à gravidade pode ter uma influência significativa no tônus muscular quando ela tenta ficar em posição ereta. Essa influência pode indicar uma prancha ortostática prona como uma melhor escolha do que uma prancha vertical ou supina, para aquela criança em especial. O terapeuta precisa avaliar os padrões de movimento e considerar o menor ou maior tônus muscular, o tônus predominante e as discinesias (movimentos bizarros, involuntários e incontroláveis). A criança tem hipotonia ou hipertonia, e qual o grau? As discinesias são leves, moderadas ou graves? O paciente tem controle cortical, traduzido por habilidade de iniciar voluntariamente um padrão de movimento? O corpo da criança exibe tentativas de compensar, voluntariamente ou não, a posição e/ou o movimento desconfortável?

Seguem exemplos da relação entre o tônus e a adequação do equipamento à criança. A criança posicionada em uma prancha ortostática prona com inclinação muito acentuada para a frente em relação à vertical pode apresentar um tônus extensor anormal, na tentativa de compensar e obter uma posição mais ereta contra a força da gravidade. Por outro lado, uma criança colocada na prancha ortostática prona pode apresentar aumento do tônus flexor, influenciado por um reflexo tônico do labirinto na posição prona. Na criança com hipertonia extensora, a maior retração da escápula com hiperextensão do pescoço pode surgir, secundária ao posicionamento da criança na prancha ortostática supina ou sentada, supina e reclinada. Esses padrões interferem no funcionamento ideal dos membros superiores. Outras crianças com hipertonia extensora podem tentar contrabalançar a tendência de extensão do corpo na posição sentada protraindo a cintura escapular, inclinando para trás a pelve e mantendo a cabeça para a frente. Qualquer posição que a criança apresente precisa ser avaliada quanto às causas contribuintes, inclusive eventual compensação.

Reflexos

A mudança de posição em relação à gravidade também afetará a criança cujos padrões motores são influenciados por reflexos primitivos. As posições prona e supina podem aumentar ou diminuir o impacto do reflexo tônico labiríntico na postura ou nos movimentos da criança. O decúbito lateral pode facilitar o reflexo tônico da região lombar assimétrico. Como a facilitação inadequada de reações patológicas ou primitivas pode levar ao bloqueio do padrão evolutivo normal, cada peça de equipamento deve ser avaliada quanto ao seu efeito sobre os reflexos. Por exemplo, alguns dispositivos usados para mobilidade, como triciclos e bicicletas, podem agravar um reflexo tônico cervical assimétrico persistente. Quando a criança empurra o pedal com o pé direito, a cabeça se volta para o lado direito, para aumentar a eficácia da pedalada. A criança reverte esse padrão ao pedalar com o pé esquerdo. Somente em circunstâncias não usuais o terapeuta deveria escolher uma técnica que incentivasse o uso obrigatório de reflexos primitivos. O uso de dispositivos que restringem ou inibem a influência de reflexos primitivos é mais comum, pois oferecem uma oportunidade para o desenvolvimento de padrões motores mais normais e simétricos.

Sensibilidade

Crianças com mielomeningocele ou outras patologias que comprometem a função sensitiva representam um enorme desafio para o terapeuta que busca desenvolver um programa de uso de equipamento adaptativo. As prioridades da criança com mielomeningocele incluem um equipamento que lhe permita sentar-se de modo seguro, sem pressão sobre a região lombar, e ficar em posição ereta. O terapeuta deve ter uma perfeita noção da sensibilidade do paciente para poder alcançar essas metas. O paciente e a família devem ser consultados quanto à sensibilidade, já que costumam estar muito atentos à perda sensorial e às possíveis áreas de risco. Essa questão vale especialmente para a criança de mais idade. Deve-se dar especial atenção à pele que recobre a lesão da medula espinhal e às proeminências ósseas, incluindo as tuberosidades isquiática, o trocanter maior, o sacro, os côndilos tibiais e femorais, as tuberosidades das tíbias, a cabeça da fíbula e os maléolos. Essas proeminências ósseas também precisam ser monitoradas na criança com sensibilidade intacta, mas capacidade limitada de se reposicionar por falta de controle motor, fraqueza ou espasticidade severa.

Habilidades cognitivas, sensório-motoras e sociais/emocionais

Muitos fisioterapeutas não são treinados especificamente para avaliar a cognição, algumas habilidades sensório-motoras ou o desenvolvimento social/emocional da criança; por isso, essas áreas costumam ser ignoradas. Essa é uma grave omissão no paciente pediátrico, cujo prognóstico funcional com uso de equipamentos adaptativos frequentemente depende menos da capacidade física e mais da função cognitiva, das habilidades psicossociais e sensório-motoras, incluindo percepção, planejamento motor e tempo de reação. Os estímulos e o desenvolvimento sensoriais são componentes do desenvolvimento de habilidades motoras e cognitivas no processo evolutivo normal da criança.[26] Embora o QI não seja considerado um bom determinante da habilidade do uso de dispositivos motorizados para mobilidade, por exemplo, outras habilidades cognitivas são essenciais, como a capacidade de julgamento, de resolução de problemas, compreensão de causa e efeito, direção e relações espaciais.[13,17] A motivação, a inteligência e a percepção normal frequentemente compensam até mesmo um grave comprometimento físico. A recíproca é verdadeira. Limitações da cognição, da percepção ou das habilidades sociais/emocionais podem resultar em um funcionamento abaixo do que seria previsto com base apenas na condição física. A fim de traçar metas realistas para a criança, o fisioterapeuta precisa conhecer tudo sobre ela e integrar ao plano terapêutico as informações obtidas dos professores, assistentes sociais, terapeutas ocupacionais e psicólogos.

Habilidades funcionais

Avaliar habilidades funcionais requer a integração de todas as informações disponíveis, para que se possa tentar determinar por que a criança se comporta de uma certa maneira. O fisioterapeuta precisa descobrir quais funções a criança é capaz de desempenhar e de que forma, quais funções ela não consegue realizar e por qual motivo isso ocorre, e por que a criança não consegue fazer mais. Por exemplo, algumas crianças tendem a se mover em saltos em vez de se arrastar. É importante saber se essa tendência a se mover aos saltos é meramente um hábito que foi desenvolvido e que não tem qualquer base física ou se é secundária a um forte reflexo tônico cervical simétrico,

fraqueza muscular dos extensores dos quadris e/ou dos joelhos, ou ambos. A definição das intervenções da fisioterapia apropriadas se baseia nesse tipo de análise e conhecimento.

Um processo de raciocínio semelhante deve ser usado para decidir se a criança necessita ou não de equipamentos. Por exemplo, se uma criança de 2 anos de idade não rola pelo chão nem explora o ambiente, seria apropriado para ela um dispositivo de mobilidade assistida? O terapeuta precisa, antes de tudo, avaliar por que a criança não se movimenta nem explora o ambiente. Será que a criança tem uma incapacidade cognitiva que limita sua curiosidade natural em relação a explorar o ambiente? Será que a criança tem medo de se movimentar por apresentar comprometimento visual, auditivo ou outros problemas sensoriais? Será que ela tem um reflexo tônico cervical assimétrico acentuado que atua como limitação física ao movimento de rolar? Será que o tônus muscular anormal de alguns segmentos do corpo atua como barreira ao movimento? Será que a criança é colocada em certos dispositivos, em casa, que limitam sua oportunidade de desenvolver uma mobilidade independente? Uma vez determinado por que a criança tem atraso do desenvolvimento das habilidades motoras e menor mobilidade, aí então pode-se fazer recomendações realistas quanto ao equipamento. Somente quando a criança tem graves limitações da mobilidade, sem expectativas de mobilidade não assistida no curto ou médio prazo, é que se deve optar imediatamente por um equipamento adaptativo para diminuir o problema.

A criança que tem deficits cognitivos importantes pode não usar o equipamento oferecido porque lhe falta motivação para explorar seu ambiente. Para que a criança com comprometimento visual ou auditivo aprenda a manipular seu ambiente, é preciso, primeiramente, tratar o comprometimento sensorial específico para melhorar os métodos de exploração desse ambiente. Se a criança necessita de experiência em explorar o ambiente por falta de oportunidade, o terapeuta deve lhe proporcionar o máximo possível de liberdade de movimentos e de mobilidade sem equipamentos, e educar a família acerca da importância de oferecer à criança oportunidades de se movimentar. Embora os equipamentos possam, eventualmente, desempenhar um papel em cada uma dessas situações, o equipamento adaptativo não deve ser o primeiro recurso terapêutico a ser empregado. O equipamento adaptativo deve suplementar e complementar a função com o mínimo possível de restrição da criança.

A criança fisicamente limitada pode apresentar grande melhora das habilidades cognitivas, da interação social e da independência quando sua mobilidade é melhorada.[11-13] O uso sensato de equipamentos adaptativos ou dispositivos de auxílio deve promover a melhora da mobilidade sem aumentar reflexos ou padrões motores anormais nas crianças com comprometimento sensório-motor.

As avaliações de AM, tônus muscular, controle muscular, força, reflexos, sensibilidade, percepção, cognição, habilidades sociais/emocionais e funcionais são componentes obrigatórios do exame da criança. Somente quando esses parâmetros são levados em consideração e se compreende por que a criança exibe um determinado comportamento motor é que as metas e intervenções terapêuticas apropriadas para a criança podem ser planejadas, incluindo recomendações sobre equipamento adaptativo.

Avaliação da família, casa e escola

Depois que a criança foi avaliada, as metas foram estabelecidas e o equipamento apropriado foi identificado, pelo menos teoricamente, o terapeuta deve avaliar a família, a casa e o ambiente escolar. Foi demonstrado que o ambiente doméstico, as oportunidades em casa e as expectativas dos pais influenciam no desenvolvimento da criança, incluindo seu desenvolvimento motor.[27-30] Portanto, faz sentido supor que o desenvolvimento de uma criança incapacitada também seja influenciado por esses fatores. Além disso, adquirir, aprender a usar e habituar-se a um equipamento adaptativo são processos muito influenciados pelo ambiente doméstico e outros ambientes naturais da criança e da família. As metas gerais da fisioterapia em uma criança que usa um equipamento adaptativo precisam ser compatíveis com as metas dos cuidadores em casa e na escola. Isso é essencial para permitir que a criança participe bem das atividades em ambos os ambientes.[2] Como o equipamento adaptativo é frequentemente usado não apenas em casa e na escola, mas também em vários outros locais, às vezes surgem problemas em decorrência das necessidades conflitantes e disparidades de opinião dos cuidadores em cada ambiente. Esses conflitos acerca dos equipamentos adaptativos de auxílio podem surgir, particularmente, no caso de crianças institucionalizadas, porque elas necessitam da colaboração de vários cuidadores diferentes que se revezam na equipe.

É possível obter informações úteis perguntando aos familiares sobre suas expectativas acerca do aparelho a ser considerado. Essa oportunidade para que os membros da família expressem suas opiniões promove o diálogo entre a família e o terapeuta, e permite que o terapeuta determine se as metas da família são realistas ou se serão necessárias algumas concessões. Os dados objetivos sobre a família e o domicílio incluem as seguintes categorias e perguntas:

1. *Disposição física do domicílio.*
   - A criança vive em casa ou apartamento?
   - Quantos degraus há no domicílio?
   - Existe um acesso fácil do exterior até a casa (ou seja, sem escadas, ou com elevador etc.)?
   - Qual é o tamanho dos quartos?

   - A estrutura e o tamanho do domicílio são adequados aos equipamentos que serão usados em casa, particularmente os equipamentos para mobilidade?
   - Há espaço para uso e armazenamento do equipamento?
   - Qual é a largura das portas e corredores?
   - O piso é acarpetado?
   - Os banheiros, banheiras e vasos sanitários são acessíveis?

2. *Fatores comunitários.* O terapeuta deve determinar se a família vive em uma comunidade urbana, periférica ou rural, de modo a avaliar a disponibilidade e as opções de transporte e socialização na comunidade. A disponibilidade de veículos próprios e/ou transporte público é importante quando o terapeuta está considerando o tipo de equipamento de mobilidade a ser adquirido. Questões como o peso do equipamento de mobilidade, sua versatilidade em diferentes superfícies e a facilidade de transportá-lo são importantes aspectos a considerar.

3. *Fatores socioeconômicos.* O custo do equipamento pode ter um grande impacto na decisão final relativa ao equipamento adaptativo para a criança incapacitada. Na decisão de compra de um equipamento adaptativo, o terapeuta, frequentemente em conjunto com um assistente social, precisa verificar se há cobertura de seguro-saúde, outros sistemas de pagamento por terceiros, agentes financiadores na comunidade e possíveis opções de locação. Antes mesmo de encomendar o equipamento, é essencial determinar sua disponibilidade e a origem dos recursos. É preciso levar em conta fatores como o tamanho da família, sua rotina diária e o tempo que pode ser dedicado à criança com necessidades especiais, bem como pessoas que possam, alternativamente, ajudar a família. Por fim, a adesão ao uso sugerido do equipamento adaptativo poderá ser a principal questão a considerar na decisão de aquisição de um equipamento. Se for baixa a expectativa realista de que a criança venha a se beneficiar do fato de possuir o equipamento ou de que a família use o equipamento, não haverá muita justificativa para sua compra.

4. *Outros fatores culturais.* Além dos fatores socioeconômicos, outros fatores culturais precisam ser considerados e respeitados.[31] Cada vez mais, fisioterapeutas e outros profissionais de saúde se deparam com pacientes e clientes de culturas diferentes. É imperativo que os fisioterapeutas se tornem não apenas sensíveis quanto às diferenças culturais, mas também competentes nesse aspecto. A seguir, elencamos algumas questões culturais que precisam ser abordadas quando se fala na aquisição de equipamentos para crianças:
   - Quem na família toma as decisões?
   - Existem suscetibilidades culturais quanto a receber ajuda financeira para adquirir o equipamento?

FISIOTERAPIA PEDIÁTRICA

- O equipamento em vista pode violar alguma crença religiosa da família?
- Se houver barreiras linguísticas, a família e a criança entendem a necessidade do equipamento e o processo de aquisição deste?
- As diferenças linguísticas poderão interferir no treinamento da criança e da família quanto ao uso apropriado do equipamento? Esse problema pode ser contornado?
- A estrutura do domicílio pode ser adaptada para uso fácil e seguro do equipamento em questão?
- Existem crenças culturais que impeçam o uso de certos equipamentos? Por exemplo, em algumas culturas, um bebê nunca é colocado no chão.[32-35] Por isso, um dispositivo de posicionamento usado no chão pode ser inaceitável para a família. Outro exemplo é que, em certas culturas, tecnologias como eletricidade ou computadores não são usadas. Essas crenças podem afetar o uso de cadeiras de rodas motorizadas, equipamentos de sucção para uso domiciliar e alguns auxílios à comunicação.[36,37]

Todas essas questões obviamente se aplicam à obtenção de um equipamento para qualquer criança. No entanto, elas precisam de atenção especial no caso de uma criança cuja cultura difira consideravelmente da cultura dominante na comunidade. É responsabilidade do terapeuta aprender o suficiente sobre o ambiente cultural da criança para poder intervir de modo competente e efetivo, incluindo fazer recomendações de equipamento adaptativo.

Ao avaliar qual o tipo de equipamento a criança necessita, o fisioterapeuta precisa considerar o ambiente escolar no qual ela poderá passar a maior parte do dia. É importante determinar se a criança frequenta uma escola especial para crianças incapacitadas ou uma escola e/ou sala de aula regular. Em uma escola especial, os professores e outros membros da equipe geralmente são muito abertos a sugestões e estão bem equipados para lidar com quaisquer dispositivos. Muitas vezes, são esses professores que dão início ao processo de busca ou aquisição do equipamento e eles se mostram dispostos a aprender e a trabalhar com a criança.

Seja na escola especial ou regular da comunidade, a criança e a família poderão enfrentar algumas barreias à aquisição e uso do equipamento adaptativo. Se o terapeuta puder prever alguns desses potenciais problemas, poderão ser evitados conflitos entre a família e a equipe da escola, e o processo será mais tranquilo e, provavelmente, mais satisfatório para todos os envolvidos. Naturalmente, a meta principal é atender às necessidades da criança de modo suficiente e otimizar seu desempenho funcional em todos os ambientes que ela frequenta.

Uma revisão da literatura, feita por Copley e Ziviani em 2004, descreve alguns dos pontos de atrito previsíveis quando se trata do uso de tecnologia assistiva no ambiente escolar; são eles:[8]

1. Falta de uma avaliação multidisciplinar; falta de uma avaliação do ambiente natural da criança; ou falta de reavaliações periódicas da criança e do equipamento.
2. Não inclusão da criança e da família no processo de tomada de decisão e na escolha do equipamento.
3. Falta de um planejamento adequado para uso do equipamento adaptativo no ambiente escolar da criança, incluindo falta de metas realistas, não inclusão do equipamento específico no Programa de Educação Individualizado (PEI) ou falta de definição específica sobre a interação entre o equipamento adaptativo e o cumprimento das metas educacionais.
4. Educação inadequada da equipe da escola acerca do equipamento, das necessidades da criança ou das metas específicas do uso do equipamento.
5. Alto custo do equipamento adaptativo; alto custo de manutenção do equipamento, incluindo reparos, atualização tecnológica, substituição e mudanças exigidas pelo crescimento da criança.
6. Falta de recursos ou de fontes de recursos financeiros.
7. Demora na chegada do equipamento depois de encomendado e demora dos reparos, ambos fatores que podem deixar a criança sem o equipamento necessário.
8. Falta de agilidade no atendimento da assistência técnica do equipamento.
9. Limitações gerais de tempo, incluindo o período para treinamento da equipe, para aprendizado do uso do equipamento, para obtenção do equipamento e para serviços de manutenção.
10. Treinamento formal e experiência educacional insuficientes com equipamento adaptativo dos terapeutas ocupacionais e fisioterapeutas.
11. Resistência dos professores e/ou rejeição da tecnologia adaptativa, particularmente dos dispositivos de alta tecnologia para comunicação.
12. Incompatibilidade entre *hardware* e *software*; falta de *software* disponível para atender diretamente às necessidades específicas da criança.
13. Problemas específicos do dispositivo, incluindo não portabilidade, lentidão de operação ou necessidade de muito espaço para armazenamento.
14. Armazenagem do equipamento em local de difícil acesso.
15. Equipamento compartilhado por várias crianças e, portanto, nem sempre disponível para uma delas.

Os autores Copley e Ziviani também fazem sugestões para a solução de muitas dessas barreiras. Recomendamos ao leitor que consulte essa excelente revisão, embora alguns dos seus aspectos já estejam ultrapassados; e outras publicações mais recentes sobre medidas práticas para prevenir e resolver esses problemas comuns.[8]

Quando a criança é matriculada em uma escola regular, os professores e outros membros da equipe podem relutar em aceitar o equipamento adaptativo em razão de sua limitada experiência com esses dispositivos. Essa relutância pode estar relacionada à saúde e às necessidades evolutivas da criança, mas também a preocupações com tempo, espaço, riscos e aceitação dos dispositivos dentro de uma sala de aula onde a maioria das crianças não tem qualquer incapacidade. Frequentemente, é necessário fazer concessões com bom senso para atender às necessidades físicas, educacionais, emocionais e sociais da criança incapacitada.

A lei dos EUA de 2004 sobre melhorias educacionais para pessoas incapacitadas (chamada IDEA), em sua sessão B, prevê tecnologia assistiva e serviços de tecnologia assistiva considerados necessários para que a criança tenha acesso à educação. O PEI deve incluir o dispositivo específico e suas características, as metas educacionais para uso do dispositivo e os serviços específicos de tecnologia assistiva necessários para que a criança alcance as metas do PEI, bem como critérios definitivos de resultados para mensuração do progresso da criança. Qualquer equipamento que seja incluído no PEI precisa ser custeado pela escola, a menos que os pais decidam comprar o dispositivo.[6,38] A lei IDEA é apresentada com mais detalhes no Capítulo 21.

Exemplos de equipamentos que podem ser recomendados para uso na sala de aula por crianças com comprometimento físico e incapacidade incluem:

1. Cadeiras especiais, dispositivos para sentar ou adaptações da carteira escolar convencional.
2. Cadeira de rodas com prancheta.
3. Cavalete na carteira ou para cadeira de rodas.
4. Armações e mesas para ficar em pé, e pranchas ortostáticas.
5. Dispositivos que integram prancha e cadeira de rodas.
6. Assentos em cunha para as cadeiras.
7. Assentos em cunha ou almofadas roliças para posicionar a criança no chão junto aos colegas da mesma idade, por exemplo, em uma roda de leitura.

O fisioterapeuta pode ser um recurso valioso para os professores e outros educadores, dando sugestões e ajudando a adquirir equipamentos que possam melhorar a experiência escolar da criança. Frequentemente, um equipamento adaptativo pode fazer toda a diferença entre uma criança se sentir incluída ou excluída dos trabalhos e atividades em sala de aula.[12]

⯈ Escolha dos equipamentos

Quando a avaliação da criança estiver concluída e as metas estabelecidas, pode-se determinar os tipos de equipamentos disponíveis ou, alternativamente, se é prático mandar fazer um equipamento para a criança. Equipamentos podem ser comprados, alugados, emprestados ou, em certos casos, quando apenas algumas simples adaptações forem necessárias, confeccionados pela família ou por ou-

tras pessoas que tenham essa habilidade e que conheçam bem a criança.

Como comprar o equipamento

Muitas empresas fabricam dispositivos e equipamentos seguindo conceitos idênticos. Os critérios a serem empregados na escolha de um dispositivo específico incluem:

1. *Dimensões do dispositivo.* O dispositivo não só deve ser adequado quando adquirido, como também, se possível, deve ter flexibilidade para algum grau de crescimento futuro da criança. Alguns equipamentos têm um sistema integrado para estendê-lo ou aumentá-lo. O terapeuta precisa determinar para a empresa fabricar o tamanho que é mais adequado a cada criança.
2. *Disponibilidade de opcionais.* Existem peças que ajudam a melhorar o ajuste e a especificidade do dispositivo? Esses opcionais têm boa relação custo-benefício, são fáceis de ajustar e são duráveis?
3. *Reputação do fabricante.* O produto é coberto por garantia? A empresa tem histórico de prestar serviços de assistência técnica quando surgem problemas com o equipamento? Esse serviço é prontamente disponível e há equipamento para teste de uso? Um representante da empresa oferece instruções ao terapeuta e a outros profissionais da equipe sobre o modo ideal de uso do dispositivo?
4. *Entrega imediata.* Há produto em estoque nos fornecedores locais ou lojas de equipamentos médicos? Há um acúmulo de pedidos não atendidos que poderá atrasar a entrega do equipamento? O produto é feito sob medida?
5. *Custo.* O preço é razoável ou há alternativas menos caras com os mesmos benefícios?
6. *Estética.* O dispositivo é aceitável, do ponto de vista estético, pela criança e pela família, ou poderia causar rejeição por esse motivo?
7. *Peso, tamanho e facilidade de manuseio.* O dispositivo é fácil de usar e pode ser guardado? Ele pode ser transportado, se necessário? Ele pode ser dobrado ou desmontado de modo a facilitar o transporte ou armazenagem?

As brochuras ou catálogos obtidos do fabricante ou fornecedor contêm a maior parte dessas informações. A maioria dos fornecedores de equipamento adaptativo também tem páginas na Internet com descrições continuamente atualizadas de equipamentos e informações sobre novos equipamentos e preços. Fornecedores locais com grande experiência nos equipamentos podem ajudar a responder muitas perguntas. Os fisioterapeutas dos hospitais locais ou da comunidade podem recomendar fornecedores ou vendedores específicos. O terapeuta não deve se sentir obrigado a comprar de um fornecedor ou vendedor em particular. Embora um vendedor possa conhecer tudo sobre cadeiras de rodas, outro pode ter mais experiência com dispositivos de posicionamento ou equipamentos de auxílio às AVD.

Como pagar pelos equipamentos

O custo dos equipamentos adaptativos e outros dispositivos de auxílio às AVD pode ser um obstáculo para que a criança alcance seu máximo potencial funcional. As limitações de espaço e de locais para armazenagem na maioria dos domicílios evidenciam o fato de que não é prático uma criança ter todo tipo de equipamento interessante disponível. Além disso, alguns dispositivos de auxílio podem ter um período limitado de utilidade para uma determinada criança, em razão do seu crescimento, progresso ou, em alguns casos, retrocesso. No entanto, o principal fator limitante da aquisição de equipamentos adaptativos, na maioria dos casos, é provavelmente o custo.[39]

O acesso a recursos financeiros para custear o tratamento médico de crianças com ou sem necessidades especiais, bem como os requisitos para pleitear esse acesso variam muito de um estado para outro nos EUA. Da mesma forma, a capacidade da família de obter atendimento médico ou adquirir equipamentos para a criança pode depender do acesso a seguro-saúde privado ou público. É fato conhecido que a criação de um filho com necessidades especiais e condições clínicas complexas, que requer cuidados médicos por toda a vida, tem custo mais elevado do que a criação de filhos sem patologias crônicas, comprometimentos ou incapacidades.[40,41] No entanto, segundo dados de 2005 a 2006, nos EUA, os altos custos da criação de um filho com necessidades especiais de saúde são amenizados se a família tiver acesso a uma clínica de atendimento médico primário com um forte componente de coordenação dos cuidados. Famílias com acesso a esse tipo de coordenação dos serviços tiveram significativamente menor risco de incorrer em despesas pessoais com seguro-saúde privado ou público e, quando essas despesas ocorreram, tenderam a ser 32 e 15% menores, respectivamente, comparadas às das famílias sem acesso a serviços desse tipo.[40] Mitchell e Gaskin estudaram o acesso à assistência médica para crianças com necessidades especiais cobertas pelo Medicaid, comparando a modalidade de remuneração por serviços prestados à opção de plano de saúde. Os planos de saúde deixaram menos áreas de necessidade sem atendimento, e as crianças desse grupo mostraram tendência a um atendimento mais consistente por um médico generalista do que as crianças da coorte de remuneração por serviços prestados.[42]

Quando se consideram os custos de saúde vitalícios das famílias que têm filhos com necessidades especiais, é fácil perceber como um equipamento adaptativo, que pode ser muito caro, pode ser difícil de se obter, manter e substituir quando a criança cresce ou seu corpo se modifica. Muitas crianças que sofrem de patologias e deficiências congênitas exigem novos equipamentos com frequência, ao longo de muitos anos da vida, associados a outras despesas médicas sempre crescentes e exorbitantes.

O fisioterapeuta e o terapeuta ocupacional devem trabalhar em conjunto com a criança, família, médico e outros profissionais de saúde, como o coordenador da clínica de atendimento primário (muitas vezes o próprio médico generalista), um profissional especializado em tecnologia assistiva e os professores. O processo de aquisição do equipamento precisa incluir a priorização das necessidades e, às vezes, a opção por um dispositivo menos complexo ou menos custoso, ou mesmo o sacrifício de algumas adaptações para permitir que a família adquira outro dispositivo que atende a uma segunda necessidade funcional.

Embora seja possível optar por aluguel, empréstimo, troca e confecção do equipamento, em alguns casos a compra é a melhor ou a única opção. Nesse caso, como a família poderá pagar pelo equipamento? Que recursos estão disponíveis para ajudar os pais a pagarem pelo equipamento adaptativo?

Há vários recursos disponíveis para o pagamento de um equipamento adaptativo, mas eles variam dependendo de certas condições e qualificações. Resumidamente, os seguintes recursos poderão ser acionados para comprar ou ajudar na compra de um equipamento para a criança, em alguns casos até os 21 anos de idade:[38,43-46]

1. Seguro-saúde privado[44]
   - Se o equipamento for necessário por razões médicas;
   - Se for prescrito por um médico;
   - Se a apólice de seguros da família cobrir equipamento adaptativo;
   - Dependendo da apólice; algumas limitam o número de dispositivos ao longo da vida ou a frequência de reposição.
2. IDEA[44]
   - Segundo a seção B da lei IDEA, o equipamento constante do PEI da criança é pago pelo distrito escolar;
   - Segundo a seção C, o distrito paga pelo equipamento se ele estiver incluído no IFSP – Infant Family Service Plan (Plano Individual de Serviços da Família);
   - A seção C não prevê pagamento se houver outros recursos disponíveis, públicos ou privados;
   - Se as leis estaduais ou federais disserem que os pais devem contribuir com algo no Programa de Primeira Infância, talvez segundo uma tabela regressiva, os pais poderão ter de pagar parte do custo; no entanto, não pode ser negado o equipamento ou serviço à criança se os pais não puderem pagar.
3. Medicaid (Cláusula XIX)[44]
   - Para famílias de baixa renda; as condições de elegibilidade ao Medicaid são determinadas por esta-

do; a idade para que a criança seja elegível também varia entre os estados;

- A elegibilidade financeira é geralmente baseada em algum percentual do nível de pobreza pela regra federal;
- Financiado conjuntamente, pelos governos estadual e federal; a cobertura varia por estado;[44]
- O estado *deve* custear segundo padrões federais mínimos, mas *pode* decidir custear um valor acima do mínimo;
- O equipamento *precisa* ser necessário do ponto de vista médico;
- A contribuição federal cobre a tecnologia assistiva; cada estado, a seu critério, *poderá* pagar pelos equipamentos médicos duráveis (EMD);
- O estado *poderá* exigir uma autorização prévia (AP) para os serviços.[47]

4. Programa de Triagem, Diagnóstico e Tratamento Precoces e Periódicos (EPSDT – Early and Periodic Screening, Diagnosis and Treatment)[44]

- Incluído em todos os programas Medicaid estaduais, exigido pelo governo federal;
- Exige que o estado ofereça o benefício a pacientes de 0 a 21 anos de idade;
- Serviços de fisioterapia e EMD não incluídos no plano padrão Medicaid do estado *podem* ser revisados quanto à possibilidade de cobertura pelo Medicaid segundo a apólice EPSDT;[47]
- A família deve preencher os requisitos financeiros do estado para se candidatar ao Medicaid;
- Cobre tecnologia assistiva, mas é um recurso que muitas vezes não é considerado.

5. Plano estadual Katie Beckett Waiver/TEFRA – Tax Equity and Fiscal Responsability Act (lei de responsabilidade fiscal e ativos fiscais)[47]

- Programa de renúncia para assistência médica a crianças não qualificadas para o Medicaid em razão da renda familiar;
- O decreto de renúncia teve por objetivo permitir o tratamento domiciliar e na comunidade, em vez da internação, para crianças que necessitam institucionalização prolongada para tratamento;
- Para haver elegibilidade, somente a renda da criança é considerada;
- As políticas variam de um estado para outro; não disponível em todos os estados.*

6. Programa de Seguro-Saúde para Crianças (CHIP – Children's Health Insurance Program) [antes chamado SCHIP][46]

- Oferece cobertura de saúde a crianças de famílias com renda muito alta para entrar no Medicaid, mas que não podem pagar por cobertura privada;
- Financiado em conjunto pelos governos estadual e federal, e o governo federal contribui na mesma proporção que o estado;
- Administrado pelos estados.

7. Programas Estaduais de Empréstimo de Tecnologia Assistiva (TA).

- Programa de empréstimo disponível em muitos estados, por meio da lei da tecnologia assistiva de 2004.
- Baixas taxas de juros e longos prazos de pagamento.

8. National AT Reuse Center.[44,48,49]

- Centros espalhados pelo país de venda de equipamento reciclado seguro.

9. Organizações e clubes comunitários filantrópicos e de serviço e organizações nacionais.

- Organizações locais de serviços comunitários como Lions, Masons, Shriners Hospital for Children, Kiwanis Clubs, Civitan, Rotary Clubs, Knights of Columbus, igrejas, sinagogas e mesquitas locais;[43,44]
- Organizações nacionais como Easter Seal Society, Associação de Distrofia Muscular, United Way, Associação de União contra a Paralisia Cerebral, Associação de Artrite Juvenil e March of Dimes.

10. Projetos estaduais de tecnologia assistiva[44,50]

A seção de pediatria da Associação Americana de Fisioterapia (APTA – American Physical Therapy Association) publicou um boletim com uma lista das várias fontes de informações adicionais, para terapeutas, sobre como custear equipamento adaptativo.[43]

Muitas fontes de recursos, especialmente os seguros privados, exigem uma prescrição médica para pagar pela tecnologia assistiva.[44,51] Independentemente da exigência de prescrição, obter uma no início do processo em geral ajuda a garantir que tudo transcorra mais facilmente e aumenta a probabilidade de se obter financiamento. Às vezes, em instituições educacionais, os cuidados dispensados à criança ficam fragmentados por discordância entre os profissionais de saúde acerca do papel do médico da criança em termos de recomendação ou prescrição de terapias de reabilitação e EMD. Isso ocorre particularmente em estados que permitem que os fisioterapeutas atendam a pacientes sem necessidade de encaminhamento. Entretanto, no interesse da criança, é fundamental que todos os envolvidos no seu atendimento e educação trabalhem juntos para otimizar o potencial da criança. A colaboração entre os terapeutas e médicos da criança, incluindo a prescrição escrita do médico quanto ao equipamento adaptativo, pode melhorar a coordenação dos cuidados, evitando duplicidade de serviços, recomendações conflitantes e gastos desnecessários.[51]

Além da prescrição, frequentemente é necessário um atestado médico comprobatório da necessidade do equipa-

---

* No momento da publicação deste livro, menos da metade dos estados ofereciam TEFRA ou Katie Beckett Waiver para crianças.[45]

mento adaptativo encomendado. O atestado deve ser escrito pelo profissional licenciado ou credenciado que realizou a avaliação da criança (médico, fisioterapeuta ou terapeuta ocupacional). Novamente, o trabalho em conjunto é a melhor opção.[51] Se o atestado não tiver sido escrito pelo médico, ele deve ser acompanhado da prescrição médica. Se os recursos para custeio do equipamento forem negados, deve ser encaminhada uma carta de apelação. Na Internet existem exemplos de atestados médicos sobre a necessidade de tecnologia assistiva e cartas de apelação.[52-54]

Com a idade, a criança poderá ter maior necessidade de equipamentos adaptativos, enquanto os recursos disponíveis podem diminuir, particularmente no nível da escola pós-secundária.[55,56] Essa redução de recursos tem origem em vários fatores, incluindo apólices de seguro-saúde que negam ou limitam o reembolso de certos serviços (como por exemplo equipamento adaptativo), limitações de idade para participação em programas governamentais de atendimento à criança, limitações de idade para figurar como dependente em apólices de seguro-saúde, e mudanças na elegibilidade ao Medicaid com a idade, relativamente a recursos financeiros.[56] Essas práticas não só limitam o acesso de crianças mais velhas a equipamentos adaptativos, como também frequentemente dificultam ainda mais sua transição para a idade adulta. Um dos projetos do American Academy of Pediatrics (AAP) Committee on Child Health Financing (Comitê de Apoio Financeiro à Saúde Infantil da Academia Americana de Pediatria) busca suprir alguns dos problemas de custeio de tecnologia assistiva para a criança mais velha e o adulto jovem. A AAP emitiu um documento de políticas no qual defende que os benefícios de saúde para crianças se estendam até os 26 anos. Essa política recomenda que todos os planos de saúde públicos e privados estendam seus benefícios a crianças do nascimento até os 26 anos de idade, incluindo "serviços e dispositivos de habilitação e reabilitação" e "aluguel, compra, manutenção e serviços de EMD."[57(p189)]

Os problemas que cercam o custeio de equipamento adaptativo precisam continuar sendo discutidos, estudados e pesquisados por fisioterapeutas e outros profissionais envolvidos no atendimento a crianças com incapacidades, particularmente tendo em vista as mudanças na política de saúde. Como sugerem os defensores do atual modelo de clínica médica de cuidados primários, crianças com incapacidade de longo prazo e problemas médicos complexos merecem "estratégias terapêuticas e educacionais apropriadas, que incluem: ...tecnologia assistiva e adaptativa."[58(p1111)]

Como alugar ou emprestar o equipamento

Alguns equipamentos de uso em curto prazo podem ser alugados. No entanto, se forem necessárias características específicas sob medida, a probabilidade de encontrar um dispositivo exato e apropriado será menor. Com fre-

quência, é possível fazer concessões quanto a certas opções de equipamentos, se o aluguel for, comprovadamente, a melhor opção em termos de custo-benefício. Mas comprometer o ajuste correto e a segurança em nome da relação custo-benefício não deve ser uma opção.

Algumas comunidades possuem o que se chama de uma "biblioteca" ou "armário" de equipamentos para empréstimo. Esses locais, geralmente administrados por organizações ou agências sem fins lucrativos, contêm estoques de equipamentos usados em boas condições, que já não estão em uso. Tais equipamentos são disponibilizados a crianças e famílias que podem tomá-los emprestados pelo tempo que for necessário, em geral até que a criança cresça demais para o equipamento.

Além disso, graças à Internet, atualmente já não é raro que os pais façam contato com outros pais, por meio das redes sociais, páginas pessoais ou grupos de apoio, e peçam um equipamento adaptativo que já não esteja em uso. As famílias que possuem esses dispositivos fora de uso quase sempre querem vendê-los ou doá-los, ou então trocá-los por outro equipamento de que necessitem. No entanto, as mesmas exceções e precauções mencionadas acerca do aluguel de equipamentos também são válidas para o empréstimo ou compra de equipamento usado, seja de organizações ou indivíduos.

Como confeccionar o equipamento

Atualmente, há inúmeras opções de equipamentos disponíveis no mercado à escolha dos terapeutas, famílias e crianças. Não só existe uma ampla variedade de tipos de equipamentos que ajudam a criança a ter um bom desempenho funcional em diferentes ambientes, como também há muita competição entre os fabricantes e fornecedores quanto às variações patenteadas em torno de um mesmo tipo de equipamento. Consequentemente, diminuiu muito a necessidade de se confeccionar um equipamento em vez de adquiri-lo no mercado. Apesar disso, às vezes é prático confeccionar uma peça simples em vez de comprar o equipamento, especialmente quando os recursos financeiros são limitados e precisam ser reservados para equipamentos de alta complexidade.

A decisão de confeccionar um equipamento baseia-se em muitas variáveis que devem ser cuidadosamente analisadas, incluindo quem irá confeccionar o equipamento, o custo de montagem, quem pagará por ele e questões de responsabilidade. Algumas perguntas bem dirigidas podem ajudar o terapeuta a tomar uma decisão sobre recomendar ou não um equipamento adaptativo "feito em casa".

O fisioterapeuta pretende confeccionar o equipamento ou servir de consultor para quem irá montá-lo? Outras pessoas que podem confeccionar equipamentos para crianças são marceneiros (profissionais ou amadores), organizações de voluntários com habilidades apropriadas e os pais da criança.

Faz sentido, economicamente, confeccionar o equipamento? É preciso levar em conta itens como ferramentas, necessidade de espaço, materiais para montagem, tempo para planejar e desenhar, bem como tempo para medir e montar. Na tomada de decisão, as vantagens do equipamento feito em casa sob medida devem ser aferidas/comparadas com as despesas de desenho, planejamento e montagem do dispositivo. Não seria melhor adaptar um dispositivo à venda no comércio?

Os pais pagarão pelos custos ou terão cobertura do seguro-saúde para o equipamento feito em casa?

Quem pagará por erros potencialmente caros se o equipamento não se ajustar corretamente ou não for apropriado para a criança depois de pronto?

Quem assumirá a responsabilidade pelo uso correto, seguro e pelo desempenho do equipamento confeccionado por um terapeuta, alguém que o faça por *hobby* ou um voluntário? Essas são importantes considerações no mundo atual, em que fabricantes são responsáveis pelo uso seguro de seus produtos. Se uma criança sofrer um dano ou lesão durante o uso de um equipamento não comercializado, a pessoa que fabricou o equipamento poderá ser responsabilizada legal e financeiramente.

Os materiais comumente usados para confeccionar equipamentos em casa incluem madeira, plástico ABS, espuma de polietileno, canos de PVC e papelão triplo. O papelão triplo é uma chapa de papelão corrugado de grande espessura, porém leve, firme e barato. Ele é fácil de usar, embora precise ser cortado com serra elétrica, colado com pistola e exija o manejo de ferramentas manuais, como martelo, chave de fenda e estilete. Embora não seja à prova d'água, o papelão triplo pode ser tratado com tinta látex acrílica ou tecido para selagem e preservação. O papelão triplo é menos durável que a madeira, o que o torna mais apropriado para equipamentos de teste ou de uso temporário, ou para crianças que estejam crescendo rapidamente (Fig. 12.1). Assim como a madeira, o papelão triplo é um material sólido e firme e pode precisar de acolchoamento para maior conforto. Muitos terapeutas consideram o papelão triplo útil para confeccionar cadeiras sob medida que precisam se adaptar com precisão à criança. Nas Figuras 12.2 e 12.3 pode-se ver uma poltrona de apoio disponível no comércio e uma semelhante, feita com papelão triplo. Embora a escolha do desenho, a mensuração da criança e do papelão triplo sejam tarefas trabalhosas, a montagem, em si, com papelão triplo é um processo rápido. O trabalho com esse material é barulhento, faz muita sujeira e pode ser perigoso, em razão das ferramentas. Recomenda-se o uso de um local apropriado. Assim como no caso da madeira, familiares e voluntários podem ser recrutados para trabalhar com o papelão triplo. Geralmente é necessário um treinamento especial e muitos pais relutam em se envolver por medo de cometerem erros ou não conseguirem o resultado desejado. Um pouco de apoio sensato e incentivo ao membro da família envolvido pode ajudar a vencer a relutância, e essa pessoa pode se tornar

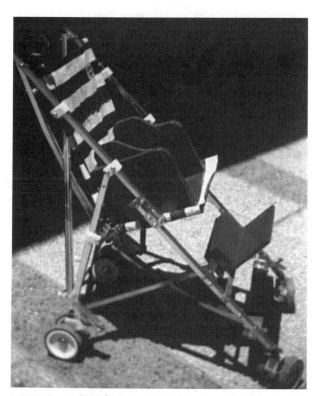

FIGURA 12.1 ▸ Carrinho tipo guarda-chuva com divisória e estribo em papelão triplo.

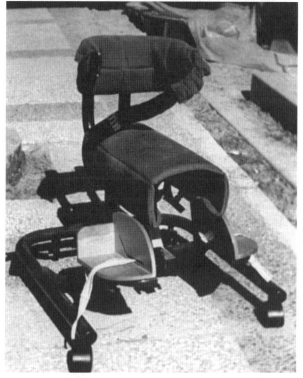

FIGURA 12.2 ▸ Cadeira acolchoada (*bolster*) disponível no mercado.

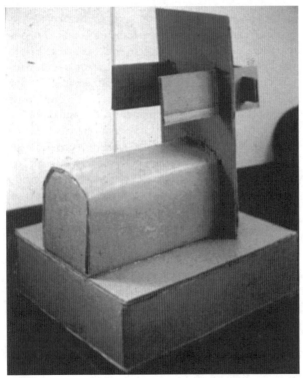 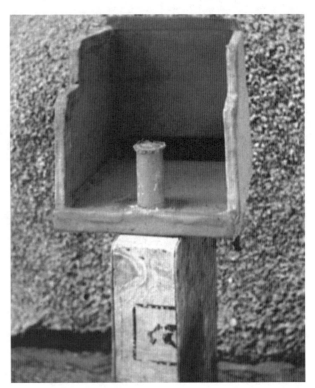

FIGURA 12.3 ▶ Alternativa em papelão triplo à cadeira mostrada na Figura 12.2.

FIGURA 12.4 ▶ Encaixe de assento em papelão triplo.

um membro essencial da equipe envolvida na confecção do equipamento adaptativo para a criança. A Figura 12.4 mostra um apoio de assento feito de papelão triplo.

Apesar das potenciais dificuldades, alguns terapeutas ainda preferem confeccionar, eles mesmos, os equipamentos ou pedir a um dos pais que o faça. Essa opção pode ser particularmente útil para crianças pequenas, em fase de crescimento rápido, ou para crianças com necessidades apenas temporárias. Em cada um desses casos, uma peça de equipamento simples, feita em casa, poderá satisfazer às necessidades de curto prazo do paciente. A criança pode usar o equipamento assim confeccionado até que ela cresça demais para ele, quando então outra peça poderá ser feita ou, se o crescimento for agora mais lento, o equipamento poderá ser substituído por uma versão comercializada. No passado, uma das principais razões para a confecção de equipamentos era que os dispositivos à venda no mercado muitas vezes deixavam a desejar no atendimento aos problemas peculiares de cada criança. No entanto, esse atendimento às necessidades específicas para melhorar a função tornou-se prioridade dos profissionais de reabilitação, incluindo os que projetam e fabricam equipamento adaptativo. Essa ênfase recente resultou em dispositivos mais variados e melhores disponíveis no mercado.

▶ Equipamentos para posicionamento

Já abordamos os usos gerais dos equipamentos como coadjuvantes ao tratamento, porém, também é possível ampliar os benefícios quando são usados equipamentos apropriados e mudanças de posição frequentes. Entre esses benefícios estão a inibição temporária do tônus e dos movimentos patológicos, a redução temporária de reflexos anormais, redução de assimetrias, melhora da circulação, melhora da saúde óssea, do funcionamento dos membros superiores, prevenção de contraturas de tecidos moles e úlceras por pressão, além de melhor desenvolvimento pessoal-social, cognitivo e da comunicação. Abordaremos agora algumas das questões envolvidas no uso de equipamentos para apoio a várias atividades da criança, bem como ao posicionamento sentado, em pé e em decúbito lateral.

Para sentar

Considerações gerais

A posição sentada é a ideal para o funcionamento dos membros superiores e, portanto, é importante para a criança e para o adulto. Manter-se em posição sentada é uma meta alcançada pela maioria das crianças com desenvolvimento típico antes de um ano de idade, e essa posição será necessária ao longo de toda a vida para muitas funções.

Ao observar crianças pré-escolares ou no jardim de infância, fica claro que uma das metas dos professores é que as crianças permaneçam sentadas por períodos razoáveis de tempo, para atividades em grupo. Nos primeiros anos da vida escolar, crianças com menos de 7 anos de idade também requerem frequentes mudanças de posição. Elas preferem brincar e fazer atividades em decúbito ventral, de pé em frente a uma mesa, e em outras posições que permitam facilmente a execução de movimentos transicionais e mudanças de postura. A posição sentada com funcionalidade ideal só se estabelece depois que a criança aprende a permanecer sentada por longos períodos. A posição sentada é definida como "...uma posição na qual o peso do tronco é transferido para a área de apoio, sobretudo para as tuberosidades isquiátias e tecidos circundantes".[59] Um bom alinhamento na posição sentada melhora a funcionalidade geral, proporcionando uma base de apoio segura e adequada, inibindo o tônus anormal, garantindo uma base estável a partir da qual os membros superiores possam funcionar favorecendo a percepção do ambiente. Também há benefícios sociais significativos decorrentes da postura sentada ereta com possibilidade de movimentação.

Embora existam publicações sobre a habilidade de sentar durante a infância, muitas contêm relatos derivados da experiência clínica e dados empíricos, e não estudos científicos controlados. O resultado dessa carência de documentação científica é a falta de padronização da avaliação e da oferta de dispositivos adaptativos para a posição sentada. Conflitos sobre o valor das diversas opções de posicionamento poderiam ser resolvidos completamente e com mais facilidade se houvesse base científica para cada opção. Dada a escassez literária sobre a aquisição da capacidade de sentar pela criança, a literatura do adulto foi revisada e aplicada ao grupo pediátrico.

A primeira consideração ao escolher uma cadeira ou outro dispositivo de sentar é a finalidade pretendida. Cadeiras podem ter funções específicas. Uma cadeira com encosto reclinado é desconfortável para a pessoa fazer uma refeição, enquanto uma cadeira com encosto reto, sem acolchoamento, não serve para relaxar. Assim também o fisioterapeuta precisa considerar a função ao recomendar cadeiras para crianças com necessidades especiais.

A habilidade da criança para se sentar sem ajuda de dispositivos define a finalidade básica da cadeira ou da cadeira de rodas. Uma criança que *se senta sem ajuda das mãos* precisa de uma cadeira que lhe dê uma base estável e confortável de apoio para atividades funcionais. A finalidade da cadeira de rodas para essa criança é permitir a mobilidade, além de estabilidade. Uma criança que depende dos membros superiores para apoio no momento de se sentar sozinha, ou seja, *que depende das mãos para sentar-se*, precisa de um assento que efetivamente estabilize, alinhe e sustente a pelve e o tronco, de modo que ela possa usar os braços e as mãos para habilidades funcionais e não para sustentá-la na posição sentada. Uma criança incapaz de se sustentar de qualquer forma que seja, de modo a não sentar-se sozinha, ou seja, que *só pode se sentar com apoio externo*, precisa de um assento mais completo que dê apoio ao seu corpo como um todo.[5]

Muitos terapeutas são de opinião que é sempre preferível um assento feito sob medida, especialmente a cadeira de rodas. Como alternativa a uma cadeira totalmente personalizada deve-se considerar os parâmetros a seguir, estabelecidos para adultos e modificados para crianças, seja pela escolha de uma cadeira convencional, um assento adaptativo disponível no mercado, uma cadeira feita sob medida ou uma cadeira de rodas.

Assento

Altura

A altura do assento da cadeira deve permitir que os pés fiquem totalmente apoiados no chão ou no estribo. A altura deve ser tal que, com os pés totalmente apoiados no chão, os quadris fiquem flexionados pelo menos 90 graus. Uma flexão do quadril ligeiramente maior é ainda mais desejável, para evitar que a criança entre na postura de extensão. O apoio confortável dos pés deve evitar a pressão excessiva da borda anterior do assento sobre a fossa poplítea.[59,60]

Profundidade

O assento deve ser suficientemente curto para permitir a flexão dos joelhos sem fazer pressão sobre a área poplítea e sem deixar o corpo escorregar. Esse escorregamento ocorre quando a criança faz um movimento de báscula da pelve para trás de modo que os joelhos possam ser flexionados sobre a borda de um assento demasiadamente profundo. O escorregamento faz com que a criança fique sentada sobre o sacro, que é por onde ela transfere o peso do corpo para a cadeira, em vez de se apoiar nas tuberosidades isquiáticas. Além disso, a postura normal sentada requer uma báscula anterior da pelve, enquanto o escorregamento causado por um assento demasiadamente profundo provoca báscula posterior da pelve. O assento deve ser suficientemente profundo para permitir o máximo de distribuição do peso.[60] Se ele for muito curto, o peso recairá sobre uma área menor do corpo, aumentando, assim, a pressão por centímetro quadrado sobre a parte posterior das coxas e acentuando o risco de lesão da pele. Além disso, um assento muito curto diminui a flexão do quadril para menos de 90 graus, porque a porção distal das coxas não estão apoiadas no assento. Essa maior extensão do quadril pode fazer a criança escorregar da cadeira. Na criança com hipertonia dos extensores, a maior extensão do quadril também pode desencadear um aumento do tônus extensor em todo o corpo. Uma boa regra prática para determinar a profundidade do assento para crianças é deixar um dedo de largura entre a borda do assento e a fossa poplítea. Não se esqueça de que, à medida que a criança cresce, o fêmur fica mais longo, e o espaço entre a borda do assento e as fossas poplíteas, naturalmente, aumentará.

Acolchoamento

O assento acolchoado ajuda a reduzir a pressão sobre a superfície de 6 mm² de cada tuberosidade isquiática, que normalmente apoia a maior parte do peso da pessoa sentada, melhorando, assim, a tolerância à posição sentada.[61,62] No entanto, superfícies muito macias aumentam a dificuldade para mudança de posição enquanto a pessoa está sentada, e essa falta de variação postural pode causar tensão nas costas e lesão da pele. Akerblom considerava a liberdade de movimento na posição sentada o requisito mais importante de uma cadeira confortável.[61] Ele desenhou uma cadeira que permitia várias posturas (isto é, tronco afastado do encosto, sentar com apoio lombar, ou reclinar para trás com apoios lombar e torácico). Essas opções reduzem a tensão muscular e aumentam a tolerância.[61]

Encosto

A musculatura do tronco e os ligamentos espinhais precisam ser levados em consideração na posição sentada, para evitar desconforto na região dorsal. Os ligamentos longitudinais anterior e posterior do tronco oferecem o melhor grau de apoio quando o dorso está em posição neutra. O aumento da lordose normal pode estirar o ligamento longitudinal anterior, enquanto uma cifose exagerada estira o ligamento longitudinal posterior e pode causar protrusão posterior de discos intervertebrais com degeneração. Essas alterações causam dor lombar e podem dificultar a extensão torácica e lombar adequadas, necessárias para que a pessoa se levante da posição sentada. O encosto da cadeira deve permitir que a pessoa se movimente enquanto estiver sentada, para compensar a fadiga muscular e aliviar a pressão. No entanto, o encosto também deve proporcionar um suporte adequado ao tronco, de modo a evitar a fadiga muscular. Se houver apoio ao peso do tronco, o trabalho muscular para a pessoa se sentar será menor. A altura do encosto precisa ser apropriada a cada criança, individualmente. A criança que necessita de apoio extensivo da cabeça, pescoço e tronco, precisa de um encosto alto, que se estenda acima da cabeça. Essa criança também poderá se beneficiar de um encosto reclinável, que proporcionará alívio esporádico aos músculos, combatendo a fadiga.[63] Na maioria dos casos, a altura do encosto não precisa ultrapassar os ombros. O encosto que chega apenas até o ombro garante liberdade para mudança de posição e melhor mobilidade.[64] Na verdade, para pacientes com excelente estabilidade e equilíbrio do tronco, o encosto da cadeira de rodas frequentemente alcança apenas o ângulo inferior da escápula. Esse encosto mais curto permite bastante mobilidade da parte superior do tronco, uso dos membros superiores e liberdade geral de movimentos na cadeira de rodas. Encostos mais curtos são geralmente observados em cadeiras de rodas usadas por jovens muito ativos e atletas em cadeira de rodas.[65] Ainda neste capítulo, abordaremos outras considerações sobre o uso da cadeira de rodas. Finalmente, o apoio da curvatura lombar e o espaço para a protrusão do sacro e das nádegas são elementos a considerar em uma cadeira ou assento eficaz.

Ângulo entre o assento e o encosto

O ângulo entre o assento e o espaldar da cadeira será, sem dúvida, mais confortável se ficar entre 95 e 110 graus. No entanto, esse ângulo pode fazer com que a pessoa escorregue para a frente, em particular nos casos de pacientes com hipertonia dos extensores do quadril e da musculatura dorsal. O uso de uma almofada em cunha com a parte mais alta voltada para a frente pode ajudar a compensar esse problema. Segundo Bergan, a criança pode receber o melhor *feedback* sensorial da cadeira quando sua orientação espacial consiste em se sentar com uma ligeira inclinação para trás.[66] O termo "*dump*", descrito por Bergan, se refere ao assento da cadeira de rodas, indica que a parte posterior do assento está mais próxima do chão que a parte anterior, proporcionando a orientação espacial ligeiramente inclinada para trás. O *dump* da cadeira de rodas do adulto é geralmente de uma polegada (2,5 cm), mas para crianças um *dump* de duas polegadas (5 cm) é mais apropriado. O *dump* pode ser obtido ou acentuado, em qualquer cadeira, usando-se uma almofada em cunha, conforme já descrito, ou pode ser feito na cadeira[63] diminuindo-se para menos de 90 graus o ângulo entre o assento e o espaldar.

As necessidades ortopédicas e biomecânicas de toda criança precisam ser levadas em conta no planejamento de uso de equipamentos para sentar. Embora a maioria dos terapeutas adote uma abordagem empírica ou do tipo "tentativa e erro" para determinar uma boa posição sentada para cada criança, quase todos concordam que uma pelve estável é a pedra fundamental da posição sentada, especialmente no caso de crianças com transtornos do desenvolvimento. Uma vez que a pelve esteja bem alinhada, o tronco, a cabeça e os membros terão uma base mais estável. Quase sempre isso significa que serão necessários menos dispositivos de auxílio e opções na cadeira de rodas para uma funcionalidade ideal.

As opções, adaptações e tipos específicos de cadeiras e assentos são demasiadamente numerosos para que possamos abordar todos aqui, além de estarem em constante evolução. No entanto, garantir que a descarga de peso recaia sobre as tuberosidades isquiáticas, manter uma ligeira lordose lombar, posicionar o quadril e os joelhos em flexão de pelo menos 90 graus e manter os pés plantígrados são princípios comuns que devem estar presentes nos dispositivos para sentar oferecidos a crianças com comprometimentos e incapacidades. Dependendo do diagnóstico da criança e do seu quadro clínico individual, pode haver variações desses conceitos básicos.

Apoio de braço

Os braços da cadeira devem ser posicionados de modo a apoiar aproximadamente 50% do peso dos braços da criança. Os braços da cadeira também são usados para a criança sentar e levantar, sair da cadeira para outro dispositivo, e para fazer exercícios regulares e frequentes de se erguer nos braços da cadeira de modo a aliviar a pressão sobre as nádegas. Braços de cadeira muito baixos ou muito altos diminuem a vantagem mecânica da flexão do cotovelo quando o indivíduo faz exercícios de flexão sentado ou nos traslados.

Considerações sobre a posição sentada em diagnósticos e comprometimentos específicos

Os critérios e limites descritos para a posição sentada se aplicam a todos os tipos de sistemas de sentar e a todos os diagnósticos e comprometimentos. A ênfase pode mudar dependendo do diagnóstico e do comprometimento, mas os conceitos são os mesmos.

Equipamentos de sentar para crianças com paralisia cerebral e distúrbios neuromusculares semelhantes precisam levar em conta os efeitos dos vários componentes da cadeira ou cadeira de rodas sobre o tônus muscular, os reflexos anormais e a função. O aumento do tônus extensor nos membros inferiores, com maior adução e rotação medial do quadril, que parece acompanhar o efeito elástico da maioria dos assentos e encostos de cadeiras de rodas convencionais, é um problema comum desse tipo de dispositivo quando usado por crianças com paralisia cerebral. Um assento e um encosto firmes podem reduzir esse efeito elástico.

Muitos fisioterapeutas defendem que a flexão do quadril deve ser ligeiramente maior que 90 graus quando a criança com paralisia cerebral estiver sentada. A maior flexão do quadril que resulta do aumento do *dump* do assento propende a combater a tendência à forte extensão decorrente da hipertonia. A redução do tônus extensor diminui o risco de báscula posterior da pelve compensatória, que pode resultar em aumento da cifose dorsal, protração da escápula e hiperextensão do pescoço. Evitar essas posturas por meio de um bom posicionamento do quadril facilita a função dos membros superiores e o equilíbrio entre a flexão e a extensão dos músculos cervicais. Essa alteração pode ter consequências positivas para a deglutição, a respiração e a estabilidade, além do controle motor do pescoço e do tronco. A flexão do quadril acima de 90 graus também pode diminuir a probabilidade dos membros inferiores da criança entrarem em um padrão de extensão e impedir que a criança escorregue da cadeira.

Além de alterar o ângulo do quadril, a própria cadeira pode ser inclinada no sentido anterior ou posterior em relação ao chão, conforme descrito anteriormente, até que sejam alcançados os resultados desejados em termos posturais. Alguns aspectos importantes desses ajustes – seja por *dump* ou inclinação – são o alinhamento da pelve para obter estabilidade na posição sentada e os efeitos dos vários ângulos do quadril e do próprio assento sobre o tônus. Nwaobi et al., usando eletromiografias, constataram que a orientação do corpo e da cabeça em relação à gravidade desempenha um importante papel de controle da atividade extensora em crianças com hipertonia dos extensores.[67] A percepção e o funcionamento das mãos também ficam alterados à medida que os ângulos e posições são mudados. Por isso, é necessária uma abordagem individualizada para examinar os efeitos de cada mudança de posição, e assim determinar a disposição ideal do equipamento de sentar para crianças.

Uma vez definidos os vários ângulos do quadril, do assento e da cadeira e obtida a estabilidade da pelve da criança com paralisia cerebral, o terapeuta precisa então considerar o tronco, a cabeça e o pescoço, bem como os membros inferiores. Para melhorar a estabilidade, deve-se procurar manter a flexão dos joelhos em 90 graus e o peso bem apoiado nos pés. Excesso de peso que incide sobre a superfície plantar pode ocasionar um reflexo primitivo de apoio plantar em extensão nas crianças com comprometimento neuromotor, o que reduzirá significativamente a estabilidade. O alinhamento do tronco deve buscar o máximo de simetria, permitindo, ao mesmo tempo, o movimento e o ajuste postural ativo. O apoio de cabeça só deve ser usado se necessário para melhorar o posicionamento ou para proteger a criança durante o transporte. A meta final da posição sentada deve ser alinhar a criança sem restringir seus movimentos e permitir os ajustes posturais que ela possa tentar efetuar. Quando o tônus postural do paciente melhora e ele adquire novas habilidades deve-se reavaliar o dispositivo de sentar.

Os problemas da posição sentada diferem em crianças com quadros progressivos ou não progressivos de fraqueza, paresia ou paralisia, como se observa na distrofia muscular, na atrofia muscular espinhal, na mielomeningocele ou na lesão traumática da medula espinhal. A altura dos apoios de braço, o tipo de encosto, o *dump*, a inclinação e a reclinação são fatores importantes para o sucesso dos traslados, para que o paciente possa se erguer com eficiência na cadeira de rodas a fim de aliviar a pressão, e para os movimentos de sentar-se e levantar-se da cadeira. A possibilidade de reclinar a cadeira ou cadeira de rodas é particularmente útil para crianças com fraqueza progressiva ou extrema porque é mais fácil garantir períodos de descanso na posição deitada. Isso vale tanto para alívio geral da fadiga quanto para mudar e, às vezes, limitar a influência gravitacional sobre vários músculos. Além disso, à medida que a força muscular diminui, nas doenças progressivas, o desequilíbrio muscular do tronco pode levar a uma postura sentada assimétrica, que pode ser aliviada por almofadas estrategicamente colocadas para melhor posicionamento, apoios de braço em altura apropriada e pranchas ou mesinhas acopladas para favorecer e garantir a simetria postural na posição sentada. A criança com mielomeningocele ou lesão traumática da medula espinhal pode se beneficiar de almofadas no assento e da possibilidade de executar movimentos de alívio da pressão, já que sofre de deficits sensoriais próprios da sua condição.

O uso dos mesmos dispositivos de sentar para todos os grupos de pacientes com incapacidade tem efeitos negativos potenciais. Esses efeitos incluem menor mobilidade articular secundária a um posicionamento estático, quebra da integridade da pele em razão do uso prolongado da cadeira, limitação da capacidade de mudar de posição, correndo, assim, o risco de lesão da pele nos casos de crianças com comprometimento da sensibilidade, e menor mobilidade funcional independente por excesso de uso da cadeira ou dispositivo semelhante.

Dispositivos de sentar que facilitam/acomodam posturas específicas

Existem várias cadeiras especializadas disponíveis no mercado ou que podem ser confeccionadas para problemas particulares da posição sentada. Cadeiras que incorporam os princípios básicos da posição sentada, conforme abordado neste capítulo, podem ter adaptações especiais que facilitam ou acomodam uma postura específica.

Dois exemplos de cadeiras especializadas disponíveis são a cadeira de canto e a cadeira acolchoada (*bolster*). A cadeira de canto (Fig. 12.5) tem apoios laterais para a parte superior do tronco. Esses apoios posicionam a criança em protração da cintura escapular, uma estratégia que tende a diminuir a espasticidade dos extensores em crianças com problemas de tônus, como as que sofrem de paralisia cerebral. As cadeiras acolchoadas tipo *bolster* têm um assento especial para acomodar as pernas da criança (ver Figs. 12.2 e 12.3). Essas cadeiras também ajudam a inibir a hipertonia dos extensores em crianças com paralisia cerebral, por flexionar e abduzir o quadril.

Muitas outras cadeiras especializadas e apoios para sentar podem ser encontrados nos catálogos e páginas de internet dos fabricantes de equipamentos. Os produtos estão sempre em evolução e, frequentemente, surgem opções no mercado de dispositivos que atendem às necessidades específicas da criança.

Para ficar em pé

A postura em pé, ereta, é a base para muitas atividades funcionais, além de permitir a locomoção bípede. Ficar em pé e sustentar o peso do corpo nos membros inferiores também pode promover uma boa circulação, reforçar a densidade mineral óssea, a resistência respiratória, a função gastrintestinal, a saúde do tegumento, manter/melhorar a AM dos membros inferiores, modular a espasticidade, permitir o funcionamento dos membros superiores, o acesso a objetos na vertical e a interação social com outras pessoas.[12,68-70] Para a criança com opções e oportunidades limitadas de se movimentar, um equipamento adaptativo apropriado para ficar em pé oferece mais uma alternativa de posicionamento ao longo do dia, ajudando a reduzir ou prevenir deformidades ósseas.[12]

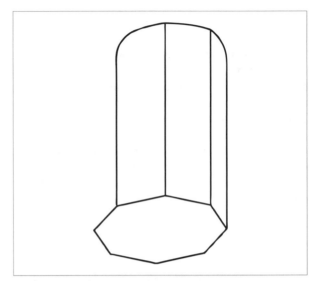

FIGURA 12.5 ▸ Cadeira de canto. Os lados angulados ajudam a protrair a cintura escapular, inibindo a hipertonia dos extensores.

Vários tipos de equipamentos para auxílio à postura em pé estão disponíveis no mercado. Alguns tipos de prancha ortostática permitem o movimento de sentar e levantar, alguns podem ser usados tanto para ficar em pé quanto para locomoção e alguns tipos de prancha ortostática têm rodas que permitem a um adulto trasladar a criança facilmente de um local para outro. Esses dispositivos podem ser estáticos ou dinâmicos. Alguns permitem que a criança se posicione ereta ou semiereta.

A postura em pé dinâmica é considerada mais eficaz para aumentar o efeito de carga sobre os ossos longos e, assim, manter ou aumentar a densidade mineral óssea.[68-70] Essa postura pode ser obtida de várias maneiras. Algumas pranchas ortostáticas têm uma plataforma podal vibratória que produz um estímulo constantemente variável nos ossos de apoio de peso. Outras pranchas ortostáticas têm plataformas que podem se deslocar horizontal e verticalmente para simular as mudanças na base de sustentação de peso que ocorrem quando a carga recai sobre um e outro membro durante a marcha. Embora seja mantido um apoio apropriado para o corpo, algumas pranchas ortostáticas permitem um movimento de balanço, criando um ambiente dinâmico de sustentação do peso. As pranchas ortostáticas móveis criam um estímulo dinâmico do tipo vibratório ao se deslocarem sobre várias superfícies e passagens.

Pranchas ortostáticas pronas

As pranchas ortostáticas pronas são frequentemente usadas por crianças que precisam, mas não conseguem, ficar em pé ou quase em pé com as mãos livres. A criança é colocada em posição de decúbito ventral sobre o dispositivo, com total apoio do tronco, nádegas e membros inferiores. O ângulo da prancha é então aumentado até a posição vertical, respeitando-se a tolerância da criança e segundo as metas do terapeuta. Quando a prancha chega ao seu ângulo máximo, geralmente pouco menos de 90 graus em relação ao chão, tem-se a situação ideal de sustentação do peso nos membros inferiores e pés. Também se pode adotar a posição ereta de joelhos. A Figura 12.6 mostra uma prancha ortostática prona. O paciente se beneficia das alterações fisiológicas associadas à sustentação do peso, da liberdade de usar as mãos na posição em pé e das oportunidades de percepção e interação social proporcionadas pela postura ereta. À medida que se diminui o ângulo da prancha ortostática prona para uma posição menos vertical, reduzem-se os benefícios da sustentação de peso nos membros inferiores, e o peso recairá cada vez mais sobre as estruturas anteriores do tronco.

Além de deslocar o peso do corpo para os membros inferiores, a prancha ortostática prona pode ser usada para facilitar o uso das habilidades funcionais dos membros superiores. A criança pode experimentar e praticar funções de sustentação de peso nos membros superiores se a prancha ortostática prona estiver aproximadamente 45 graus ou menos acima da horizontal, o que permite atividades que exijam troca de peso nos membros superiores, apoio unilateral de peso e alcance de objetos, além de sustentação de peso com ambos os braços. À medida que se aumenta o ângulo de inclinação da prancha ortostática, os membros superiores ficam cada vez mais livres para se movimentarem, e a criança pode chegar a ficar com as mãos inteiramente livres na posição ereta. Oportunidades de experimentar essa liberdade das mãos na posição em pé são importantes para otimizar o uso dos braços em situações de interação social.

O uso da prancha ortostática prona também pode favorecer o controle e a força dos músculos do pescoço e do tronco. As demandas sobre esses músculos exercidas pelo peso corporal e pela força gravitacional variam significativamente com a mudança de ângulo da prancha ortostática. Por exemplo, à medida que o paciente se aproxima da posição ereta, diminui o esforço dos extensores cervicais necessário para o endireitamento da cabeça. O terapeuta precisa avaliar a qualidade dos movimentos da criança na prancha ortostática prona. Nessa avaliação, deve-se incluir as funções da cabeça, do pescoço, das escápulas e membros superiores, assim como o alinhamento do tronco e o posicionamento dos membros inferiores. Hiperextensão do pescoço, retração exagerada das escápulas com mem-

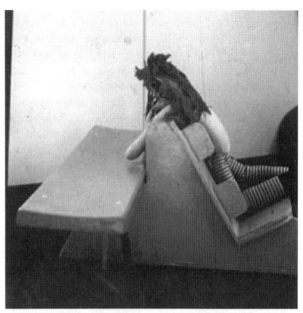

FIGURA 12.6 ▸ Prancha ortostática prona em papelão triplo revestida com tinta esmalte e usada para ajoelhar.

bros superiores em posição de guarda alta, má simetria e desalinhamento do tronco por desequilíbrio muscular são todos problemas posturais comuns secundários à colocação da criança na prancha ortostática prona.

O terapeuta precisa ter em mente o alinhamento adequado dos membros inferiores para sustentação do peso ao considerar o uso de uma prancha ortostática prona para uma criança em particular. A sustentação correta do peso para a posição em pé normal requer uma pressão dinâmica que incide sobre os calcanhares, com o centro de gravidade passando ligeiramente posterior à articulação do tornozelo; essa posição não é viável na prancha ortostática prona, por isso seu uso deve ser cuidadosamente avaliado. A prancha ortostática prona é útil quando os benefícios fisiológicos forem a sustentação do peso como principal meta ou para acomodar o paciente em pé com as mãos livres. Quando se considera o desenvolvimento de habilidades e o condicionamento pré-deambulação, o uso da prancha ortostática prona pode ser inapropriado e contraproducente.

Quando a prancha ortostática prona for introduzida no programa de tratamento da criança, todo esse programa deverá ser reavaliado. Embora possa parecer que ela está se adaptando bem à prancha ortostática prona durante uma hora por dia, seu uso excessivo poderá causar alterações indesejáveis, principalmente na criança com hipertonia. O tônus extensor aumentado é um exemplo dessas alterações, às vezes observado com o uso prolongado da prancha ortostática prona. O aumento do tônus pode afetar um posicionamento adequado já alcançado na posição sentada e diminuir o desempenho funcional em casa e na escola. Esse efeito negativo poderá exigir ajustes no tempo que a criança passa na prancha ortostática prona, ou uma abordagem diferente do posicionamento na prancha, ou então será necessário um tipo diferente de prancha ortostática.

Um dos benefícios importantes da prancha ortostática prona é dar oportunidade à criança de interagir com outras crianças em atividades recreativas ou na escola. Poder fazer atividades sobre uma carteira escolar ou brincar em uma caixa de areia elevada junto com outras crianças são fatores de importante benefício social e emocional. A prancha ortostática prona geralmente tem rodas para que um adulto possa deslocar a criança para diversos lugares e para diferentes atividades na posição em pé. Essa é uma vantagem especialmente útil na sala de aula. A prancha ortostática prona pode ser incorporada a uma prancha ortostática multipostural.

Pranchas ortostáticas supinas

A prancha ortostática supina é uma alternativa à prancha ortostática prona e pode ser melhor para atender às necessidades da criança cuja meta é conseguir ficar em posição ereta. Assim como a mesa basculante padrão, a prancha ortostática supina permite a sustentação do peso pelo tronco e membros inferiores, sendo o grau de sustentação do peso proporcional ao ângulo da superfície de apoio. A criança fica presa pelo tronco, quadril e joelhos, devendo esses pontos ficarem tão próximos quanto possível do alinhamento vertical em pé. Uma vez atendidos esses critérios, a prancha ortostática supina é levada até a posição de 90 graus na vertical. Diferentemente da prancha ortostática prona, a prancha ortostática supina não provê sustentação do peso nos membros superiores, e, nos membros inferiores, este se dá por meio dos calcanhares e não do antepé. Isso faz da prancha ortostática supina uma opção melhor quando se deseja trabalhar o alinhamento da sustentação visando à deambulação. A prancha ortostática supina também proporciona à criança os numerosos benefícios da postura ereta com sustentação do peso corporal, como os da prancha ortostática prona, e permite que a criança perceba o ambiente e interaja com ele na posição em pé. Variantes da prancha ortostática supina podem ser vistas nas Figuras 12.7 e 12.8.

Como todo dispositivo adaptativo, a prancha ortostática supina exige uma cuidadosa avaliação da criança para identificar compensações, algumas das quais podem ser patológicas. Os desvios comuns observados com o uso da prancha ortostática supina incluem cifose torácica com protrusão da cabeça, hiperextensão da coluna cervical e assimetria secundária ao desequilíbrio do controle muscular. Se a criança tiver baixa tolerância à posição ereta e for reclinada podem surgir mais evidências de assimetria dos reflexos cervicais tônicos e pode aparecer o reflexo de Moro. Esses reflexos anormais podem ocorrer em posição supina ou semirreclinada, em qualquer criança com atividade reflexa primitiva mal integrada, e a criança irá corrigir no sentido da força de gravidade (pró-gravitacional).

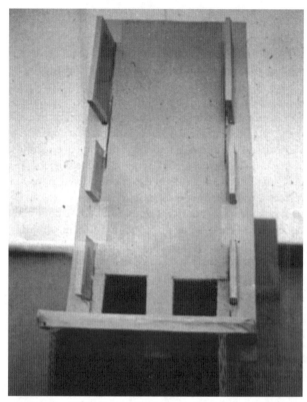

FIGURA 12.7 ▶ Prancha ortostática supina feita em papelão triplo.

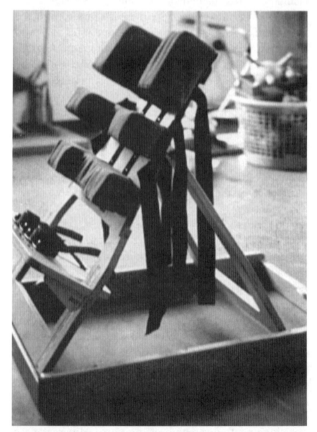

FIGURA 12.8 ▶ Prancha ortostática supina feita em madeira. Acolchoada para dar conforto; desenhada e totalmente confeccionada pelos pais.

Como o desenvolvimento normal requer aquisição da capacidade de controle antigravitacional, a maior atividade reflexa na posição supina ou semissupina pode ser contraproducente. O funcionamento dos membros superiores da criança na prancha ortostática supina requer uma bandeja ou prancheta especial, o que restringe a participação da criança em atividades de grupo. A prancha ortostática supina se tornou cada vez mais popular nos últimos anos. Assim como ocorre com outros tipos de equipamento adaptativo, é necessária uma avaliação periódica para se determinar, de modo individualizado, os benefícios e riscos associados ao seu uso prolongado pela criança. A prancha ortostática supina pode ser incorporada a uma prancha ortostática multipostural.

Pranchas ortostáticas com opção de sentar e levantar

Em algumas pranchas ortostáticas, a criança pode ser transferida da cadeira de rodas para uma posição sentada na prancha e esta, por ser motorizada, pode elevar a criança até a posição em pé. Esse dispositivo facilita que a criança chegue à posição em pé, com ou sem assistência, e diminui os riscos potenciais para a criança durante as difíceis passagens da cadeira para a prancha ortostática.

Mesa ortostática

As mesas ortostáticas tradicionais, também disponíveis, embora sejam equipamentos estáticos, podem perfeitamente atender às necessidades do programa de treino ortostático da criança. Mesas ortostáticas já são montadas como um todo e, portanto, não são compatíveis com uso sobre outras superfícies, como balcões, mesas ou lousas escolares. Outra desvantagem da mesa ortostática é que ela geralmente exige que um adulto coloque a criança em pé no dispositivo.

Dispositivos que integram prancha e cadeira de rodas

Consistem na integração de uma prancha ou auxílio para a posição em pé à cadeira de rodas pessoal da criança. Podem ser controlados manualmente ou motorizados e podem ser acoplados a uma cadeira de rodas manual ou motorizada. A vantagem da prancha-cadeira de rodas é que a criança pode ficar em pé sem precisar ser transferida para outro dispositivo.[12] A criança pode ficar em pé mais frequentemente e de modo aleatório, pode ter mais independência para adotar a postura em pé, alcançar objetos em diferentes alturas e ter maior alcance vertical, além de outros benefícios da postura ereta. Além disso, eliminam-se os riscos das transferências da cadeira para uma prancha, e tanto a criança quanto a família têm menos um equipamento com o qual se preocupar.[12]

As pranchas e cadeiras de rodas integradas permitem exercer carga sobre os membros inferiores de modo dinâmico, além dos benefícios da sustentação de peso dinâmico durante a mudança de posição sentada para em pé e vice-versa. Essa carga dinâmica também ocorre quando a criança adota diferentes posições em pé/semieretas, em razão da mudança de alinhamento postural e da variação da sustentação do peso em diferentes posições. A criança pode se movimentar no ambiente em pé na cadeira de rodas-prancha, obtendo, assim, mais oportunidades funcionais e aproveitando os efeitos da carga dinâmica produzida pelas vibrações do movimento sobre diferentes superfícies e passagens.[12]

Para decúbito lateral

Pranchas de decúbito lateral

As pranchas de decúbito lateral são particularmente úteis para crianças pequenas ou crianças maiores com atraso no desenvolvimento funcional, que necessitam de uma alternativa às posições sentada, deitada no leito ou no chão. As pranchas de decúbito lateral podem ser confeccionadas de modo elaborado ou podem ser dispositivos bem simples, feitos com travesseiros, faixas e outros itens facilmente disponíveis. A Figura 12.9 mostra uma prancha de decúbito lateral confeccionada. Quando se usa uma prancha desse tipo, o objetivo é colocar a criança em decúbito lateral de acordo com os seguintes critérios:

1. O tronco deve ficar o mais simétrico possível.
2. A cabeça deve ser sustentada em alinhamento neutro com o tronco.
3. Os membros de sustentação de peso (membros superiores e inferiores que tocam a superfície) devem estar levemente flexionados.
4. Os membros que não estão apoiando peso devem ficar com os movimentos livres. Essa posição favorece as atividades lúdicas na linha média, dissociação entre os membros e alinhamento neutro e simétrico da cabeça e do tronco. É também uma posição neutra com relação à maioria das atividades reflexas anormais. Em geral se usam tiras ou faixas para sustentar o tronco, a pelve e, ocasionalmente, o membro inferior dedicado

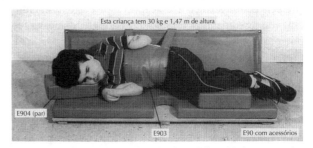

FIGURA 12.9 ▸ Prancha para decúbito lateral disponível no mercado.

à sustentação de peso. Travesseiros ou rolos normalmente mantêm a coxa em posição neutra para abdução/adução e rotação interna/externa do quadril. O dispositivo deve acomodar a criança deitada em qualquer dos lados, a menos que alguma circunstância impeça que a criança se deite em um dos lados. É necessário reavaliar a criança frequentemente para evitar compensações durante ou depois de usar a prancha de decúbito lateral.

5. Os problemas potenciais são a hiperextensão do pescoço para encostar no apoio de cabeça e a flexão/retração do ombro no lado livre. Esses problemas podem ocorrer com crianças que tenham hipertonia dos extensores. Ao usar uma prancha de decúbito lateral, o terapeuta deve ter cuidado ao alinhar a criança que sofre de hiperextensão crônica do pescoço ou que tem uma traqueostomia. Um mau posicionamento, em qualquer desses casos, pode causar obstrução das vias aéreas e comprometer a ventilação da criança.

Embora a prancha de decúbito lateral permita um fácil manuseio dos brinquedos e objetos, já que uma das mãos está estabilizada contra a superfície em bom alinhamento na linha mediana, a posição não é ideal para desenvolvimento da percepção, porque a criança precisa brincar com os objetos no plano horizontal contra um fundo visual do ambiente que está na vertical. Isso significa que os brinquedos estão girados 90 graus em relação ao campo visual funcional comum. Esse aspecto curioso não contraindica o uso da prancha de decúbito lateral, a menos que a criança tenha dificuldades evidentes ou suspeitas em termos de percepção ou cognição. A maioria das crianças compensa esse problema com facilidade, especialmente se os lados de decúbito forem alternados, e gostam dessas mudanças de posição.

Considerações gerais sobre posicionamento

Embora não tenhamos apresentado uma lista completa de dispositivos de posicionamento, os exemplos fornecidos ilustram os aspectos a se considerar na escolha e uso de um equipamento com essa finalidade, os benefícios dos vários dispositivos de posicionamento e algumas possíveis consequências negativas. As consequências negativas podem ser minimizadas pela reavaliação periódica da criança e pela educação da família e da equipe de atendimento. Quando os cuidadores estão cientes dos efeitos negativos potenciais do equipamento, aumenta a probabilidade de prever ou reconhecer precocemente sinais desses efeitos.

Fisioterapeutas que trabalham com crianças e equipamento adaptativo serão requisitados para que indiquem a frequência, duração do uso e a tolerância ao equipamento. Infelizmente, é raro haver uma resposta uniforme a essas perguntas. A tolerância depende de variáveis que mudam a cada dia. Em vez de sugerir um período específico de uso, o terapeuta pode preferir se orientar pelos sinais de fadiga do paciente. Esses sinais de alerta incluem a dificuldade de manter a postura desejada, acentuação da assimetria, queixas de desconforto, expressão facial de desconforto ou desagrado e pedidos verbais para mudar de posição ou sair do equipamento. O terapeuta pode recomendar que um dispositivo seja usado até que algum desses sinais de alerta apareça ou até que seja alcançado um limite máximo de tempo. Dependendo da criança e do tipo de equipamento, 20 a 30 minutos é um período máximo recomendado para uma criança que consegue fazer muito poucos ajustes posturais, se conseguir fazê-los. Para a criança que consegue fazer ajustes posturais durante sua permanência no equipamento, variando a distribuição do apoio de peso, por exemplo, uma hora é provavelmente o limite máximo. Pode ser interessante incentivar a criança a tentar aumentar de forma gradual sua tolerância, ao longo de várias semanas ou meses, embora reconhecendo que esta poderá sofrer pequenas variações diárias. Variações diárias do nível de atividade são normais em qualquer pessoa, portanto devem ser aceitas também na criança com incapacidade física.

Manter um posicionamento único por tempo prolongado é contraindicado. Além da fadiga, outros efeitos negativos do posicionamento prolongado incluem úlceras por pressão, rigidez articular e menor amplitude de movimento passivo e ativo, por hipertonia e/ou pela imobilidade.

≫ Equipamentos para mobilidade

Além de auxiliarem no posicionamento, os equipamentos adaptativos podem complementar a locomoção independente da criança, se houver, ou permitir mobilidade à criança que, de outra forma, não seria capaz de se locomover. Alguns dispositivos, como a prancha orbital ("*skate*"), a pré-cadeira de rodas e outros usados no chão, só são apropriados para uso em casa ou na sala de aula. Outros dispositivos, como as cadeiras de rodas, possibilitam à criança se movimentar em ambientes externos.

Pranchas orbitais

A prancha orbital é uma prancha reta, acolchoada, com rodas (Fig. 12.10). Deitada em decúbito ventral sobre a prancha, a criança se impulsiona usando as mãos contra o chão. Esses *skates* são especialmente úteis para crianças pré-escolares ou crianças pequenas, que não conseguem se mover em decúbito ventral, o que limita sua capacidade de brincar no chão e explorar o ambiente. Em certos casos, esse dispositivo pode ser incorporado a uma prancha ortostática prona, de modo que a criança possa se mover no chão e depois se elevar na prancha ortostática sem mudar de equipamento.

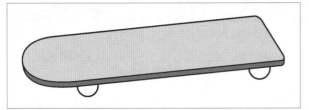

FIGURA 12.10 ▸ A prancha *scooter* é um dispositivo de mobilidade com rodinhas que permite à criança se locomover pelo chão junto com colegas.

Dispositivo pré-cadeira de rodas

Esses dispositivos permitem que crianças de 18 meses a 5 anos de idade brinquem no chão com outras crianças. Às vezes chamados *carts*, são dispositivos de autopropulsão nos quais a criança se senta com as pernas estendidas e promove o impulso movendo as rodas grandes com os membros superiores, como se faz com uma cadeira de rodas manual. Existem vários dispositivos desse tipo à venda no mercado (Fig. 12.11). Às vezes esse tipo de dispositivo é usado para uma criança pré-escolar que irá, inevitavelmente, precisar de uma cadeira de rodas, para que ela comece a aprender a se locomover em um dispositivo de rodas que ela necessite usar as mãos para dar impulso.

Cadeiras de rodas

Ao designar uma cadeira de rodas para um paciente, é preciso entender e aplicar todos os critérios discutidos até aqui sobre bom alinhamento e postura na posição sentada. Também é importante conhecer as opções disponíveis ao adquirir uma cadeira de rodas e que concessões precisarão ser feitas para a escolha de certas opções.

Antes de prosseguirmos, vale ressaltar que a indústria de cadeiras de rodas evolui constantemente. Por isso, um vendedor ou representante competente e bem informado, além de um especialista em tecnologia assistiva credenciado, são importantes para a equipe de reabilitação. O representante pode fornecer informações sobre mudanças e inovações no EMD e discutir adaptabilidade, durabilidade, custo e características da sua cadeira de rodas e outros equipamentos comparativamente aos dos concorrentes. A consulta a um pedido típico de cadeira de rodas pediátrica talvez facilite a discussão sobre opções (ver o Quadro 12.1). Essas fichas geralmente são preenchidas pelo fornecedor, pelo paciente e/ou sua família e pelo fisioterapeuta, todos trabalhando juntos para atender às necessidades do paciente.

A primeira decisão no processo de busca de uma cadeira de rodas para mobilidade da criança é determinar se essa criança precisa de mobilidade independente ou dependente de auxílio.[71] A mobilidade exclusivamente dependente de auxílio deve ficar reservada para crianças que, por qualquer razão, não conseguem alcançar um nível de mobilidade independente com a cadeira de rodas, seja ela

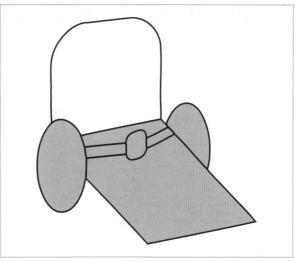

FIGURA 12.11 ▸ A pré-cadeira de rodas permite mobilidade no chão e ensina a criança a usar os membros superiores para impulsionar a cadeira de rodas.

manual ou motorizada. A mobilidade dependente pode ser uma meta para crianças incapazes de operar uma cadeira de rodas manual ou motorizada por insuficiência funcional dos membros superiores, limitações do controle motor fino, falta de discernimento, deficiência de habilidades cognitivas ou comprometimento físico/incapacidades múltiplas e graves. Algumas crianças podem ser dependentes de ajuda para mobilidade em razão de barreiras sociais ou ambientais, como falta de recursos para comprar uma cadeira de rodas motorizada, falta de meios para transportar a cadeira motorizada ou dificuldades no acesso à casa. Os equipamentos para crianças com mobilidade dependente incluem o carrinho motorizado, cadeiras de viagem ou de transporte, cadeira de rodas manual e cadeira de rodas reclinável e inclinável.[71] Como a meta de melhorar a função independente da criança é uma prioridade, as opções que permitem algum grau de mobilidade independente devem ser examinadas antes da decisão por um dispositivo de mobilidade dependente.

Se a criança puder alcançar mobilidade independente sobre rodas com uma cadeira de rodas apropriada, essa meta tem maior probabilidade de ser alcançada com uma cadeira de rodas manual ou motorizada? As razões para a opção por uma cadeira motorizada incluem: (1) fraqueza acentuada nos membros superiores, (2) paresia, paralisia ou discinesias que impeçam a propulsão manual da cadeira de rodas, (3) controle inadequado dos membros superiores, (4) fadiga extrema, (5) comprometimento respiratório, (6) necessidade de frequentar ambientes externos ou comunitários mais desafiadores, (7) alto custo metabólico de impulsionar a cadeira de rodas manual e (8) preocupação com lesões por uso excessivo (*overuse*) decorrentes da impulsão manual da cadeira de rodas no longo prazo.[11,13,17,18,72-76] Profissionais de saúde bem intencionados podem sugerir que a cadeira de rodas motorizada seja uma causa de ganho de

QUADRO 12.1 ▸ Modelo de pedido de cadeira de rodas pediátrica

Válido a partir de 5 de julho de 1993 **PEDIDO**

Data: _____ N. do pedido: _____
Comprador: _____ Cliente: _____

Faturar para:
Nome _____
Endereço para correspondência _____
Cidade _____ Estado _____ CEP _____
Telefone (____) _____

☐ **Entregar em:**
Nome _____
Endereço _____
Cidade _____ Estado _____ CEP _____
Telefone (____) _____ Aos cuidados de _____

QUICKIE 2 ☐ *Adulto* ☐ *Criança*

COR	☐ *Azul*	☐ *Preto*	☐ *Vermelho*	☐ *Roxo noturno*	☐ *Prata*
	☐ *Branco*	☐ *Turquesa*	☐ *Rosa*	☐ *Amarelo*	☐ *Lavanda*
	☐ Azul safira	☐ Diamante negro	☐ Vermelho candy		

DIMENSÕES DA ESTRUTURA
Largura da estrutura ☐ *11"** ☐ *12"* ☐ *13"* ☐ *14"* ☐ *15"* (Largura do assento: ½" mais estreito)
☐ *16"* ☐ *17"* ☐ *18"* ☐ *19"* ☐ *20"* (*11" de largura com forração)

Profundidade do ☐ 10" ☐ 11" ☐ *12"* ☐ 13"
assento flexível ☐ 14" ☐ 15" ☐ *16"* ☐ 17"[1] ☐ 18"[1]

Almofada ☐ *2"* ☐ *3"* ☐ *4"*
☐ Assento rígido[3] ☐ Omitir almofada ☐ Omitir tecido do assento

ENCOSTO (Manoplas padrão) ☐ *Baixo (8 ½"-12")*[17] ☐ *Médio (12"-15 ½")*[17] ☐ *Alto (15 ½"-19")*[17]
Opções de encosto ☐ 8° inclinado (médio e alto)[17] ☐ Sem manoplas[17] ☐ Profundidade ajustável[18,11]
☐ Omitir ajuste de prof. encosto rígido e acessórios ☐ Omitir ajuste de prof. encosto rígido incluir acessórios
☐ Manoplas de stroller ajustáveis e retráteis (Disp. apenas com ajuste de prof. do encosto) ☐ Encosto rígido[3,17]
☐ Almofada para encosto[17] ☐ Forração (Disp. para estruturas de 14"-20" de largura e encosto de altura média ou alta)[17]
☐ Omitir forração no encosto[17] ☐ Omitir haste e forração nas costas[17]

ESPECIFICAÇÕES DA ESTRUTURA
Comprimento da estrutura ☐ Criança ☐ *Reg* ☐ Longa ☐ Hemi[5] ☐ Longa hemi (17"-18" de prof.)[5]

Tipo de ☐ *60°* ☐ *70°* ☐ *90°* ☐ *70° V*[19] ☐ Hemi (60°) ☐ Omitir ganchos
gancho ☐ Articulada – adulto (15"-20" de largura)[2]
☐ Articulada – criança (11"-16" de largura; padrão com estribo de 2" tubos ext. e estribos dobráveis e ajust.)[2]
☐ Proteção anti-impacto – plástico ☐ Proteção anti-impacto – neoprene

Estribos ☐ *Aglomerado*[9] ☐ Cobertura plástica ☐ Reversa ☐ Perfil elevado[6]
☐ Espuma[4] ☐ Ângulo de ajuste[9] ☐ Ajust. angulado perfil elevado[9] ☐ Omitir estribos
☐ 90° ajust. dobrável[4,8] ☐ 90°/90° apoio para os pés[4,7] ☐ Estendido[9]
☐ Alças de calcanhar ☐ Omitir presilhas de perna

Hastes externas ☐ *Curto* (14"-16 ½"; não disp. com apoio de perna articulado) ☐ *Médio* (16 ½"-19") ☐ *Longo* (19"-21 ½")
para apoio em pé[20] ☐ Omitir hastes externas

RODÍZIOS ☐ *8" pneumáticas* ☐ 8" poliuretano ☐ 5" poliuretano perfil baixo
☐ 6" pneumáticas ☐ 6" poliuretano ☐ Aro de alumínio para rodízio

Opções de rodízios ☐ Parafuso da haste do garfo mais longo de ¾" ☐ Parafuso da haste do garfo mais longo de 1 ½"
☐ Pinos de travamento dos rodízios ☐ Omitir rodízios ☐ Haste de rodízio removível[21]

APOIOS DE ☐ *Acolchoado rebatível*[17] ☐ Omitir apoios de braço
BRAÇO ☐ Adulto – alt. ajust. c/acolchoado padrão (10") ☐ Adulto – altura ajustável c/ acolchoado completo (14")
☐ Criança – alt. ajust. c/acolchoado padrão (10") ☐ Criança – altura ajustável c/ acolchoado completo (14")

Manoplas de *stroller* ☐ Manoplas de *stroller* (reg.)[10,17] ☐ Manoplas de *stroller* (altas)[10,17]

PLACA AXIAL ☐ *Padrão* ☐ Amputado[11] ☐ Porcas de soltura do eixo (4)
☐ Propulsão unilateral (adicionar outra ficha de pedido)

RODAS TRASEIRAS
Aro ☐ Mag[12] ☐ *Raios* ☐ Omitir rodas traseiras/eixos

Tamanho ☐ 20" ☐ 22" ☐ *24"* ☐ 26" (Haste padrão de encaixe de ¾" c/ rodas de 26")

Pneu ☐ *Pneumático* ☐ Poliuretano grosso[12] ☐ Câmara sem ar[12]
☐ Poliuretano fino[13] ☐ Kevlar[13] ☐ Câmara de alta pressão (24" e 26" apenas)[18]

Aro de propulsão ☐ *Alumínio* ☐ Cobertura plástica ☐ Abas longas ☐ Omitir aro de propulsão

Projeções ☐ Vertical[14] 20"/22" 24"/26"
☐ Oblíqua ☐ 6 ☐ 8 ☐ 10 ☐ 12

TRAVAS DE RODAS ☐ *Altas – de empurrar* ☐ Baixas ☐ Omitir
☐ Altas – de puxar ☐ Não instalar

Opções de ☐ 6" manoplas ext. ☐ 9" manoplas ext.
travas de rodas ☐ Trava de catraca (não disp. c/ pneus de poliuretano e câmara de alta pressão ou estruturas tamanho infantil)

ACESSÓRIOS
☐ Hastes antitombamento
☐ Altura do braço (Altura ajust.)
☐ *Caddy*
☐ Prendedor de muletas
☐ Estabilizador total
☐ Presilha de perna
☐ Presilha de perna – dupla
☐ Calotas
☐ Prancha de transferência
☐ *Kit* de ferramentas
Mochila e bolsa para assento (especificar cor)
☐ Adulto _____
☐ Criança _____
☐ Bolsa para assento _____
Roupas (especificar cor e tamanho)
☐ Camisa de manga longa _____
☐ Suéter _____
☐ Camisa polo _____
☐ Camiseta _____
☐ Casaco _____
☐ Bolsa com alça _____
☐ Chapéu _____
☐ Estojo para óculos _____

Tirantes de elevação
☐ Q2 baixos[10,17]
☐ Q2 médios[10,17]
☐ Q2 longos[10,17]

Presilhas de posicionamento
☐ Longas de Velcro® (67")
☐ Curtas de Velcro® (57")
☐ Longas de fivela (64")
☐ Curtas de fivela (54")

Proteção lateral
☐ Tecido – Criança
☐ Tecido – Regular
☐ Plástico - Criança[15]
☐ Plástico - Regular[15]

Pintura de acabamento
☐ Cor: _____

Bandeja para cadeira de rodas
☐ PP 10"-12"
☐ P 13"-14"
☐ M 15"-17"
☐ G 18"-20"

Special _____
_____
_____
_____
_____
_____
_____

Itens em *negrito/itálico* são padrão
1. Disponível somente na estrutura longa.
2. Não disp. c/travas de roda altas de empurrar.
3. 8° inclinado não disponível: 11"-15" de larg., 10"-15" prof. apenas.
4. Não disponível com alças de calcanhar: presilha de perna única padrão.
5. Hemiganchos somente.
6. Só disponível em ganchos de 60° e hemiganchos.
7. Disponível apenas nas estruturas com 11"-16" de largura.
8. Disponível apenas nas estruturas com 11"-16" de largura e ganchos de 90°.
9. Disponível apenas na largura de 14"-20".
10. Omitir manoplas.
11. Não disponível com apoio de braço rebatível; ajuste de altura disponível pelo preço do rebatível.
12. Não disponível em rodas de 26".
13. Somente disponível em rodas de 24".
14. Não disponível com pneus de poliuretano fino.
15. Não disponível com apoios de braço de altura ajustável.
16. Não disponível com rodas de mag.
17. Não disponível com encosto ajustável em prof.
18. Padrão com encosto de 20" de altura e manoplas de stroller.
19. Disponível apenas em estruturas de 16"-20" de largura e estribos de aglomerado.
20. Não disponível com ganchos de 90° ou descanso de perna articulado – crianças.
21. Não disponível com pinos de travamento de rodízios; não disponível com fecho de travamento na haste de ¾" ou 1 ½".

Especificações sujeitas a alterações sem aviso prévio.

---

peso ou perda de força muscular da criança, em decorrência da falta de exercício físico. Essa não é uma boa justificativa para escolher uma cadeira manual. Como já foi mencionado, a escolha de um dispositivo primário de mobilidade deve ser determinada pela meta de proporcionar o grau ideal de independência. A criança que usa um dispositivo de mobilidade motorizado deve fazer exercícios para evitar fraqueza e ganho de peso por desuso, mas sua capacidade de locomoção na comunidade não deve ser ligada aos hábitos de exercício físico.[13]

O desenho da cadeira de rodas é o primeiro aspecto a considerar na escolha de uma cadeira manual. Para mobilidade independente, existem duas opções básicas de cadeira de rodas manual: a cadeira de rodas de estrutura rígida e a cadeira de rodas dobrável (estrutura em X). A maioria das pessoas já viram uma cadeira de rodas dobrável e tende a escolher esse tipo por parecer mais fácil de transportar no carro e guardar em casa. Embora a cadeira rígida não possa ser dobrada, as rodas são removíveis e as costas abaixam, resultando em uma estrutura semelhante a uma pequena caixa. A cadeira rígida proporciona mais estabilidade e facilidade de rolagem e é sempre a primeira escolha para esportes e recreação. Em muitos casos, uma vez que a criança se ajuste, a família acabará percebendo que a cadeira rígida é tão manuseável quanto a cadeira dobrável tradicional. Uma desvantagem da cadeira de rodas rígida é sua limitada possibilidade de ajuste ao crescimento da criança; por isso, ela muitas vezes deixa de ser considerada no caso dos pacientes pediátricos. Se estiver bem ajustada, a cadeira rígida pode ser usada por vários anos.[†]

Para crianças sem mobilidade independente com cadeira de rodas manual em razão de qualquer um dos problemas já descritos, pode-se considerar um dispositivo motorizado. Deve-se consultar um fornecedor e um especialista credenciado a respeito das alternativas, que incluem cadeira de rodas motorizada, *scooters* de três ou quatro rodas e o Segway®. O *scooter* (Fig. 12.12) é muito mais barato que uma cadeira de rodas motorizada padrão (seu custo é de 6 a 14 mil reais enquanto a cadeira custa de 16 a 48 mil reais).[‡] Ele pode ser desmontado em componentes mais leves e mais fáceis de levar no carro ou em transportes públicos e é relativamente fácil aprender sua operação e manutenção. Além disso, os *scooters* costumam ser preferidos pela criança e pelos pais por sua melhor aceitação pelas outras crianças. Qualquer sistema de sentar, desde um simples assento padrão em plástico até o mais elaborado sistema de assento de cadeira de rodas feito sob medida, pode ser adaptado ao *scooter*. Vale ressaltar que o paciente precisa ter capacidade de uso de ambas as mãos e algum grau de alcance para segurar o guidão do *scooter*, pressionar o acelerador e guiar. Além disso, a criança precisa ter pelo menos um razoável equilíbrio na posição sentada.

A cadeira de rodas motorizada tradicional é extremamente pesada, não é facilmente desmontável em seus componentes básicos e em geral requer uma *van* para ser transportada e rampas ou um acesso sem degraus à casa. Além disso, geralmente ela é bastante sofisticada em termos eletrônicos, o que pode significar frequentes ajustes e sintonia fina. No entanto, ela aceita sistemas de controle ambientais e tecnologia de comunicação adicional, permite

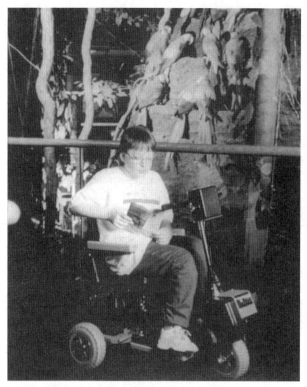

FIGURA 12.12 ▸ *Scooter* de três rodas.

mudanças de posição (p. ex., reclinação, balanço) e pode ser operada por meio de diversos botões e outros tipos de controle. A cadeira de rodas motorizada tradicional demanda um período de tentativa e erro até que o paciente esteja perfeitamente adaptado e treinado, e pode haver necessidade de manutenção mais intensiva.

O Segway® é um dispositivo motorizado relativamente novo para uso por algumas pessoas com incapacidades. É um meio de transporte individual, que consiste em um dispositivo de duas rodas, estabilizado dinamicamente e alimentado por baterias de grande porte.[77] Embora não tenha sido projetado originalmente para pessoas incapacitadas, adolescentes, adultos jovens e idosos com problemas de incapacidade, além de outros grupos, constataram que o Segway® é um bom veículo que permite acesso seguro a pequenos espaços internos e externos, mesmo quando o terreno é acidentado.[77-81] Além disso, para alguns pacientes que já frequentam a faculdade é um meio seguro e eficiente de se locomover pelo *campus* sem ser claramente percebido como deficiente físico. O Segway® original exige que a pessoa seja capaz de ficar em pé sobre o equipamento, mas novos acessórios vêm sendo desenvolvidos, inclusive assentos.[82] O *scooter* ou o Segway® podem ser uma escolha para pessoas mais idosas, com capacidade mínima de deambulação, que precisam de algum dispositivo de auxílio para longas distâncias. A cadeira de rodas motorizada tradicional é geralmente reservada para o indivíduo que precisa de um sistema de mobilidade mais extensivo para uso permanente. Especialistas em cadeira de

---

[†] Atualmente, já existe a cadeira de rodas rígida modificada, que combina as características de rigidez com alguma flexibilidade para o crescimento. Para mais informações, contate um fornecedor qualificado.

[‡] Os preços variam enormemente, dependendo dos tipos de assento e de posicionamento necessários e dos opcionais eletrônicos.

rodas motorizada devem ser consultados caso seja considerada essa opção.

Mobilidade motorizada para crianças pequenas

No passado, os dispositivos de mobilidade motorizados eram reservados a crianças maiores, com base na premissa errônea de que a criança precisaria ter um desenvolvimento cognitivo mais avançado para aprender a controlar uma cadeira de rodas motorizada. No entanto, um estudo conduzido por Botos et al. em 2001 mostrou que crianças com QI abaixo de 55 podiam ser treinadas para usar uma cadeira de rodas motorizada.[17] A partir do estudo de Botos e outros trabalhos, o conceito atual é de que a aptidão para usar uma cadeira motorizada depende de outras habilidades cognitivas que não o QI, como por exemplo a compreensão dos conceitos de causa e efeito, direção, relações espaciais e resolução de problemas.[13,17,72,83-85] Essas habilidades cognitivas começam a se desenvolver muito cedo, no primeiro ano de vida, e a mobilidade independente é um poderoso estímulo ao desenvolvimento cognitivo e psicossocial da criança.[13,17,72,73,84-88]

Crianças de apenas 11 meses de idade mostraram ser capazes de controlar uma cadeira de rodas motorizada.[13,89] Outros estudos revelaram que crianças de 14 meses,[72] 20 meses,[11] e 36 meses[86] podem aprender a usar uma cadeira de rodas motorizada. Huang e Galloway descrevem um carrinho de brinquedo motorizado modificado, que é uma alternativa inovadora e de baixo custo para o primeiro contato da criança pequena com um dispositivo de mobilidade motorizado. Esses brinquedos de baixa tecnologia à venda no mercado são fáceis de serem encontrados e podem proporcionar um ótimo aprendizado para crianças menores de 3 anos de idade em termos de mobilidade independente.[87] O desenvolvimento integrado das funções de locomoção, cognição e percepção-motricidade no lactente na primeira infância e os estudos feitos com crianças bem pequenas e incapacitadas justificam a consideração da mobilidade motorizada para essas crianças como meio para alcançar a locomoção independente.

Sugestões de ajustes e opcionais para a cadeira de rodas

Uma vez escolhido um estilo de cadeira de rodas, seja manual ou motorizada, será preciso determinar seu tamanho, modelo e opcionais. O fisioterapeuta deve considerar os seguintes critérios para cadeira de rodas, bem como os princípios de uma boa postura sentada já abordados neste capítulo:

1. A largura do assento deve permitir o crescimento e deve ter espaço para acomodar roupas de inverno, em locais de clima muito frio. A maioria dos fornecedores considera apropriada uma folga de 2,5 cm de cada lado.

Muita folga dificulta impulsionar a cadeira de rodas manual de modo eficiente, especialmente quando ela tem braços. Na maioria dos modelos pediátricos, as medidas variam com intervalos de 2,5 cm de modo a servirem para qualquer criança. No caso da cadeira de rodas dobrável, o crescimento na largura é permitido pela troca da armação cruzada e do forro da cadeira de rodas. Não há possibilidade de ajuste para crescimento na cadeira de rodas rígida. Quase todas as crianças usam um assento rígido ao qual se acrescenta uma almofada, para evitar o efeito pênsil do assento estofado. Existem almofadas de vários tipos – de espuma, gel ou infláveis. As almofadas são usadas não apenas para proteger a pele do atrito, particularmente sobre as proeminências ósseas, mas também para mudar a posição e o alinhamento do paciente na cadeira. O uso de uma almofada mais alta rebaixa, em termos funcionais, o encosto e os braços da cadeira de rodas, os estribos ficam baixos em relação ao paciente e muda o alcance efetivo dos braços do paciente em relação às rodas da cadeira. Essa técnica é frequentemente empregada para prolongar em vários meses o uso da cadeira por um paciente que esteja crescendo em altura, mas ainda não tenha problemas com a largura do assento. Quando se mede uma cadeira, é importante lembrar-se de levar em conta as alterações que serão introduzidas pelo uso da almofada (Fig. 12.13).

2. A profundidade do assento deve permitir uma flexão confortável do joelho sem pressão sobre a fossa poplítea. Um fundo de assento rígido colocado entre as hastes muitas vezes acomoda um bom crescimento da criança. A extensão do assento fica para fora das hastes e vai sendo empurrada para dentro à medida que a criança cresce. Entretanto, o alinhamento mais eficiente em termos de gasto energético do paciente que usa a cadeira de rodas manual é aquele em que o trocanter maior fica sobre o eixo das rodas traseiras e somente 40% do peso combinado da cadeira de rodas e do seu ocupante recaem sobre as rodas dianteiras.[75,76,90] Por isso não faz sentido colocar almofadas nas costas da criança para diminuir temporariamente a profundidade do assento ou usar extensões para acomodar um aumento excessivo da profundidade. Existem placas de ajuste axial que mudam as dimensões na horizontal e na vertical, mas a extensão da modificação depende de vários fatores, incluindo o tamanho da estrutura da cadeira. Outras recomendações sobre a profundidade do assento da cadeira de rodas já foram abordadas anteriormente neste capítulo, quando falamos sobre os princípios gerais da posição sentada.

3. Como já foi dito, o *dump* da cadeira de rodas pode ser resolvido com uma almofada em cunha, colocando-se a parte mais alta para a frente e a mais baixa na junção do assento com o espaldar. Outra maneira de aumentar o *dump* é inclinar o assento e o encosto da cadeira

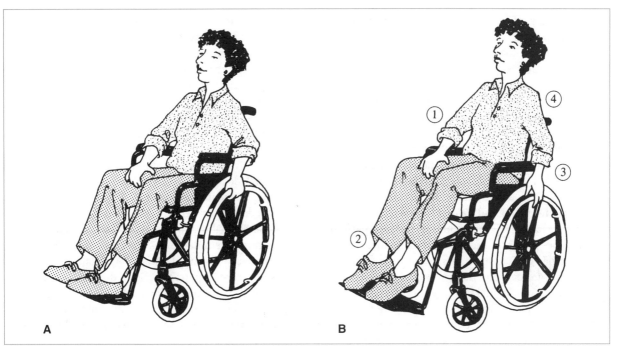

FIGURA 12.13 ▸ **A:** Paciente acomodado sem almofada. **B:** O uso da almofada muda: (*1*) a posição do braço no apoio de braço; (*2*) o comprimento relativo da perna; (*3*) o comprimento do braço relativamente à roda e (*4*) a extensão do encosto (diminui).

ligeiramente para trás em relação à base das rodas e ao chão. Essa mudança faz com que a gravidade pressione o corpo da criança para trás na cadeira, evitando que ela deslize para a frente. Essa abordagem exige que a cadeira de rodas – seja ela manual ou motorizada – tenha um sistema de inclinação que mantenha a relação assento-encosto, mas mude o ângulo desse conjunto em relação ao chão.[63] Esses sistemas, sejam eles operados manualmente ou automatizados, permitem que a criança tenha frequentes mudanças de posição do corpo, enquanto mantém o alinhamento postural ideal. A inclinação da cadeira de rodas proporciona um posicionamento assistido pela força gravitacional e, conforme demonstrado, é eficaz para resolver diversos problemas que podem comprometer o conforto, a saúde e o bem-estar da criança, incluindo problemas associados à fisiologia, alinhamento, biomecânica, transferências e prevenção de deformidades.[63] Quando se usa um sistema de inclinação, é preciso ter atenção especial para evitar exercer pressão sobre as fossas poplíteas.[59] Uma cadeira de rodas reclinada não mantém o ângulo assento-encosto como ocorre com o sistema de inclinação, mas reclinar a cadeira é uma opção para crianças que precisam mudar de posição frequentemente e/ou descansar em posição de semidecúbito. Para crianças que necessitam de frequentes períodos de descanso, a cadeira de rodas que reclina permite esse repouso em qualquer local e reduz os riscos de frequentes transferências da cadeira de rodas para a cama e vice-versa. Uma cadeira que reclina automaticamente permite que a criança se coloque na posição de descanso de modo independente e sempre que quiser durante o dia.

4. Se não comprometer o bom posicionamento ou alinhamento, um encosto pênsil pode melhorar a mobilidade, aumentar a tolerância à posição sentada e diminuir o peso da cadeira de rodas, eliminando os encaixes e extensões pesados. A melhor altura do encosto para o máximo de independência na propulsão da cadeira de rodas manual é abaixo das escápulas, o que permite liberdade de movimentos, como já explicado. No entanto, algumas crianças precisam do suporte adicional de um encosto mais alto e até de um apoio de cabeça, e essas cadeiras precisam ser equipadas com costas rígidas. O dilema surge quando o apoio de cabeça só é necessário durante o transporte, como, por exemplo, no ônibus escolar. As normas de segurança para automóveis exigem o uso de apoios de cabeça.[91] As crianças, muitas vezes, conseguem melhor funcionalidade sem o apoio de cabeça e só precisam dele durante o transporte (ou seja, têm razoável controle da cabeça quando em posição estática, mas apresentam fadiga ou começam a ter problemas com o movimento excessivo). É difícil encaixar um apoio de cabeça em um encosto do tipo pênsil. Portanto, a necessidade de um apoio de cabeça removível geralmente implica o uso de um encosto rígido na cadeira de rodas. Em certos casos, essa combinação pode ser uma barreira à habitual mobilidade independente e eficiente em termos de energia da criança. O problema pode ser resolvido transportando-se a criança em um assento ou cadeira de rodas veicular apropriados, evitando assim a necessidade de

encaixar um apoio de cabeça na própria cadeira de rodas da criança.

5. A escolha e a colocação dos estribos e descansos de perna da cadeira de rodas dependem dos comprometimentos da criança, do seu tamanho e do tamanho da estrutura da cadeira de rodas e das rodas. Estão disponíveis estribos individuais para cada um dos pés, ou estribos inteiriços, para os dois pés. Embora seja ideal a flexão de 90 graus dos joelhos para apoio do peso com o pé totalmente apoiado, nem sempre essa posição é viável. Os fornecedores de equipamentos são capacitados para determinar as opções disponíveis, considerando o tamanho da estrutura e das rodas, bem como o paciente. Estribos multiangulados permitem variações para acomodar os pés da criança, quer ela use ou não calçados especiais. Na maioria dos casos, é desejável que os apoios de perna sejam removíveis, para facilitar a transferência da criança e diminuir o peso da cadeira quando ela é desmontada para transporte. Se a cadeira for reclinável, serão necessários apoios de perna elevatórios. Entretanto, esses apoios só devem ser usados se forem necessários por razões médicas, porque o peso adicional pode dificultar a manobra da cadeira. Além disso, não é bom que as pernas estejam elevadas quando a criança fica sentada na cadeira de rodas por períodos prolongados, salvo indicação médica. A elevação dos apoios de perna desloca o peso do corpo para trás, aumentando o peso que recai diretamente sobre as tuberosidades isquiáticas e, assim, o risco de lesão da pele. Se forem necessários apoios de perna apenas para manter os pés colocados sobre os estribos, uma alternativa é uma faixa de contenção na panturrilha para os casos de estribo único ou circulares ou cordões para fixar os calcanhares na parte posterior de cada estribo. Também é possível utilizar tiras presas com velcro nos tornozelos da criança para manter os pés sobre os estribos, mas estas não devem ser usadas se a criança for capaz de sair da cadeira sozinha. Se forem usadas faixas de contenção nos pés da criança, estas devem ser colocadas na altura do tornozelo e não no antepé nem nos artelhos, já que essa posição pode provocar aumento da espasticidade nas crianças que têm esse problema nos membros inferiores.

6. O tamanho das rodas é fundamental para se obter o máximo de eficiência com o mínimo dispêndio de energia na propulsão da cadeira. O ideal é que o cotovelo fique em 100 a 120 graus de extensão quando a criança segura o aro de propulsão no ponto mais alto.[75,92,93] Esse ângulo ideal do cotovelo depende não apenas do diâmetro da roda, como também da altura do assento, incluindo a altura da almofada apropriada para a cadeira de rodas, da posição dos apoios de braço e da colocação do eixo traseiro. Rodas pneumáticas permitem um rolamento mais macio (além de absorverem um pouco do impacto), mas exigem muito mais manuten-

ção para manterem a calibragem adequada. Pneus pouco inflados aumentam o esforço necessário para propulsão manual. Nas crianças pequenas, de menor peso, nem sempre se justifica o uso de pneus, considerando a manutenção extra necessária, mas para crianças maiores e mais pesadas, o uso da cadeira em terrenos acidentados é bem melhor com pneus.

7. A estabilidade da cadeira de rodas manual depende da altura do centro de massa da pessoa (em função da altura do indivíduo e da altura do assento da cadeira de rodas), da posição do eixo das rodas traseiras relativamente ao centro de gravidade, e da largura da base, ou seja, da distância entre as duas rodas traseiras no chão. Pode-se melhorar a estabilidade lateral pelo aumento da cambagem das rodas traseiras. A cambagem é a orientação vertical das rodas. Angulando-se as rodas para dentro na parte superior, a distância entre elas no chão aumenta, o que alarga a base de apoio e aumenta a estabilidade lateral. Esse aumento da cambagem também facilita a propulsão manual da cadeira de rodas. A única desvantagem da cambagem das rodas traseiras é que ela aumenta a largura da cadeira de rodas, tornando mais difícil, de modo geral, sua passagem por portas e pequenos espaços.[71]

8. O tamanho das rodas dianteiras é um ponto fundamental de decisão. Na cadeira de estrutura pequena, a capacidade de ajuste horizontal do eixo traseiro se perde se as rodas dianteiras forem muito grandes, porque o intervalo entre essas e as rodas traseiras será mínimo. Rodas pequenas facilitam as manobras, mas ficam presas em frestas, sulcos e similares. Recomendam-se as menores rodas possíveis que permitam manejar a cadeira de rodas no terreno onde ela for usada com maior frequência. As opções variam de rodas com diâmetros de 2 a 8 polegadas (5 a 20 cm).[65]

9. Os descansos de braço podem melhorar o alinhamento simétrico do corpo e impedir que a criança caia da cadeira. A altura dos descansos de braço deve ser confortável, permitir uma redução do apoio de peso sobre os ombros e fácil acesso às rodas para propulsão.[75,93] Em essência, o tipo de apoio de braço deve ser ditado pela facilidade de manejo da cadeira. Muitos usuários de cadeira de rodas experientes preferem a cadeira sem braços; no entanto, os motoristas de ônibus escolares, pais e cuidadores costumam confiar nos braços da cadeira como auxílio na transferência dessa para dentro e para fora dos veículos. Braços removíveis podem proporcionar os benefícios dos apoios de braço quando forem necessários, mas podem ser retirados para facilitar certos tipos de transferências e para mover a cadeira de rodas para bem próximo de uma mesa ou carteira escolar.

10. As travas de rodas (freios) devem ser posicionadas de modo a facilitar ao máximo o manejo da cadeira e podem ser acionadas empurrando-as ou puxando-as, con-

forme a preferência e habilidades do paciente. Muitos fabricantes oferecem opções de freios altos ou baixos.

11. O cinto de segurança é essencial na cadeira de rodas pediátrica. O cinto deve estar preso no ângulo entre o assento e o encosto de ambos os lados, e deve fechar sobre a parte inferior da pelve da criança. Ele não deve passar sobre a criança vindo do meio do encosto da cadeira de rodas.

12. Dispsitivos antitombamento também são obrigatórios nas cadeiras pediátricas, especialmente para crianças pequenas e novatas no uso da cadeira de rodas.

13. Mesinhas ou bandejas de colo são particularmente úteis para as crianças, sobretudo as de idade escolar. A mesinha, se usada, deve ser perfeitamente adaptada à cadeira, para não aumentar sua largura total. Mesinhas de acrílico transparente ou material semelhante são preferíveis a pranchas opacas. A transparência da mesa favorece uma imagem corporal positiva, permitindo que a criança veja seus membros inferiores e a parte inferior do tronco. Da mesma forma, a possibilidade de outras pessoas verem a criança toda através da prancha tende a ter impacto positivo sobre as interações da criança com as pessoas à sua volta.

14. Cadeiras de rodas manuais para crianças pequenas e/ou de pouca idade, que têm mobilidade independente sobre rodas, podem ter como anexo um cabo de extensão para que os pais ou cuidadores possam empurrar a criança, se necessário, numa cadeira de rodas que é baixa para eles. Também podem ser equipadas com freios e travas de rodas operadas pela pessoa auxiliar para maior segurança.

15. Cadeiras de rodas manuais leves e ultraleves são as preferidas para crianças, a menos que o peso da criança dificulte a propulsão de uma cadeira de rodas mais leve. O peso da cadeira de rodas durante o uso depende da forma como ela é construída, do peso dos seus acessórios e opcionais, e do peso da criança, e terá impacto sobre o gasto de energia da criança. O peso também é um fator importante quando se precisa erguer a cadeira de rodas para transporte em veículos. Em um estudo de caso de duas crianças com espinha bífida e mielomeningocele, publicado por Meiser e McEwen em 2007, foi relatado que as crianças e os pais preferiam a cadeira rígida ultraleve à cadeira de rodas leve dobrável.[94]

Crianças com necessidades especiais, como por exemplo, com uma deformidade que precise ser acomodada na cadeira, serão beneficiadas por uma cadeira de rodas sob medida, que pode ser confeccionada de várias maneiras. Um dos métodos usa um produto líquido semelhante à espuma. A criança se senta ou se recosta em um recipiente cheio desse líquido, que então envolve a deformidade e, depois de alguns minutos ele se solidifica. Uma vez endurecida, a espuma é acolchoada conforme necessário e revestida (Fig. 12.14).

Depois de completada a prescrição da cadeira de rodas, o terapeuta da criança e o especialista certificado devem estar convencidos de que as decisões tomadas foram as melhores para aquela criança. Qualquer problema inesperado deve ser discutido com terapeutas mais experientes, outro fornecedor ou um representante do fabricante. Os terapeutas devem se lembrar sempre de que o equipamento é caro e, mais importante ainda, que irá afetar a qualidade de vida da criança nos 3 a 5 anos seguintes.

Triciclos

Para algumas crianças pequenas, triciclos são um jeito funcional e divertido de se locomover. Triciclos especialmente adaptados estão disponíveis no mercado, ou se pode comprar um triciclo padrão e modificá-lo. As modificações podem incluir um guidão verticalizado (para inibir a hipertonia dos flexores do tronco e facilitar a extensão antigravitacional do tronco em crianças com distúrbios do tônus), rolos de abdução, suportes para as costas e presilhas para os pés. As presilhas são geralmente aplicadas no ângulo entre o pé e a perna, e não sobre os artelhos, da mesma forma que as presilhas de tornozelo dos estribos de cadeira de rodas. Essa posição evita o estímulo à sola do pé, que poderia causar flexão plantar descontrolada e aumento do tônus extensor anormal nos membros inferiores e no tronco. Embora sejam, às vezes, desajeitados para transporte, os triciclos são apropriados para uso na comunidade e podem ser um auxílio importante à independência da criança e à sua interação com outras crianças.

Bicicletas

Bicicletas proporcionam mobilidade funcional e oportunidades de recreação para crianças mais velhas. Bicicletas adaptadas estão disponíveis no mercado e muitas podem ser, posteriormente, modificadas. As adaptações mais comuns dos assentos incluem cintos de segurança e apoios para as costas, modificações dos pedais e freios, e modificações das rodas que incluem a colocação de uma terceira ou quarta roda. O método de propulsão da bicicleta também pode ser modificado, incluindo a pedalada manual. Para algumas crianças, bicicletas adaptadas permitem mobilidade em distâncias mais longas, conservação de energia e oportunidades de exercício. Como a bicicleta é um meio de transporte e recreação de crianças sem incapacidade, o uso da bicicleta pode ajudar a criança em tratamento a se integrar mais facilmente com seus colegas.

Treinadores de marcha ou andadores de apoio

O treinador de marcha, também chamado andador de apoio, é um dispositivo para crianças que precisam de maior suporte para caminhar do que o obtido com o uso de andadores tradicionais, articulados ou com guia. As

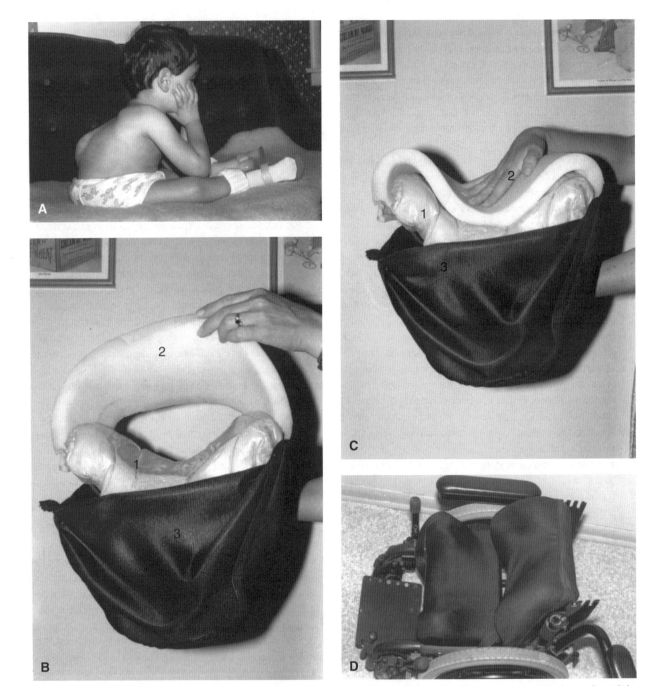

FIGURA 12.14 ▶ **A:** Criança com mielomeningocele e giba dorsal pode necessitar de uma cadeira de rodas com encosto feito sob medida. **B:** (*1*) Espuma solidificada que se adapta às costas da criança durante a confecção; (*2*) espuma macia para maior proteção contra pressões; (*3*) forração do encosto da cadeira de rodas. **C:** (*1*) Espuma solidificada; (*2*) espuma macia; (*3*) forração do encosto da cadeira de rodas. **D:** Cadeira de rodas terminada, com encosto sob medida.

crianças que usam esses dispositivos geralmente precisam de apoio parcial do peso do corpo, suporte para o tronco e para os antebraços para poderem caminhar.[68] Os treinadores de marcha podem ser usados por períodos prolongados, para oferecer um meio de deambulação independente, ou podem ser uma etapa no desenvolvimento da marcha independente, com menos suporte, como um andador rolante ou muletas canadenses.[68,95] Em 2011, em uma pesquisa de âmbito nacional com profissionais clínicos, Low et al. constataram que muitos profissionais usavam andadores de apoio para crianças, e de um terço a metade das crianças progrediam para deambulação com um andador com guia.[68,95] Vários equipamentos para treino de marcha estão à venda no mercado.[96-98]

Os andadores de apoio não são apenas um meio de deambulação independente para algumas crianças, mas têm outras vantagens: viabilizam a posição ereta para interação social e uso dos membros superiores, e proporcionam benefícios da sustentação do peso nos membros inferiores (abordados anteriormente neste mesmo capítulo). Os benefícios da sustentação de peso são considerados importantes porque essa sustentação é dinâmica e deriva da carga intermitente, uma estratégia que, segundo relatado, melhora a densidade mineral óssea cortical.[69,70,99]

Outros auxílios à mobilidade

Diversos outros auxílios à mobilidade podem ser usados, dependendo dos problemas e grau de comprometimento da criança. Alguns auxílios à mobilidade usados por adultos também servem para crianças; são eles:

1. Muletas axilares, de plataforma ou canadenses.
2. Bengalas (em J, em T, quadripé).
3. Andadores (com rodas, com rodas reversas, de plataforma, com manoplas voltadas para cima).
4. Órteses gerais para o membro inferior (órtese supramaleolar [OSM], tornozelo e pé [OTP], joelho, tornozelo e pé [OJTP], quadril, joelho, tornozelo e pé [OQJTP]).
5. Órteses especializadas (parapódio, órtese de marcha recíproca).
6. Elevadores manuais ou motorizados para transferência de crianças que não andam.[100]
7. Elevadores para cadeira de rodas.[100]
8. Cadeira de rodas para esportes e para todo terreno.

⫸ Como transportar crianças com incapacidades

O uso de contenções apropriadas à idade e a colocação da criança sentada no banco de trás do veículo (tenha ela ou não necessidades especiais) reduz significativamente as lesões graves em acidentes automobilísticos.[101,102] A AAP recomenda que todas as crianças abaixo de 13 anos viajem no banco de trás. Desde 2011, a AAP recomenda que as crianças sejam colocadas em assentos veiculares infantis (cadeirinhas), voltados para trás, até os 2 anos de idade ou até que atinjam a altura e o peso máximos para esse tipo de assento; a partir daí, elas podem passar a usar a cadeirinha voltada para a frente até chegar ao limite de altura e peso prescrito pelo fabricante. A AAP recomenda ainda que, quando a criança alcançar o limite de tamanho para a cadeirinha voltada para a frente, ela use um assento de elevação para posicionamento do cinto de segurança do próprio carro até chegar aos 8 anos de idade e ter aproximadamente 1,45 m de altura, segundo as instruções do fabricante. A criança que aos 8 anos ainda não tiver alcançado a altura indicada deve continuar usando o assento de elevação até que tenha altura suficiente para o cinto. A AAP publica uma lista atualizada dos assentos veiculares infantis juntamente com recomendações para escolher o assento apropriado e para seu uso correto e seguro.[102] Crianças que precisam ficar deitadas durante o transporte em razão de comprometimentos ou incapacidades devem ser colocadas em um berço para carro à prova de choque.[102]

Nos Estados Unidos, contenções de segurança veicular para transporte de bebês e crianças pequenas são obrigatórias em todos os 50 estados. Apesar dessa exigência, continua havendo problemas por não uso dessas contenções. Um estudo conduzido em 2007 por Korn et al. em Israel mostrou frequente mau uso ou não uso de contenções de segurança nos veículos da família para crianças com necessidades especiais complexas, tanto físicas quanto comportamentais. Os motivos de uso incorreto ou mau uso das contenções incluem o alto custo dos equipamentos, recusa da criança, choro, falta de conhecimento dos pais sobre a importância, adequação e modificações técnicas das contenções para crianças com necessidades especiais e indisponibilidade de contenções apropriadas.[103] Esse estudo enfatiza a necessidade de educação dos pais e de fabricação de contenções aprovadas, projetadas para acomodar crianças com problemas físicos complexos. Embora um estudo de O'Neil et al. em 2009 tenha relatado um maior percentual de uso das contenções em comparação ao estudo israelense, frequentes erros de uso e mau uso dessas contenções ainda ocorriam, em quase 73% dos casos estudados.[104] Diferenças demográficas e culturais entre as duas populações de estudo podem explicar a diferença de proporções de não uso. Não obstante, o grau de mau uso em ambos os estudos indica a necessidade de educação do público e do desenvolvimento continuado de sistemas de segurança veicular para crianças com necessidades especiais médicas, físicas e comportamentais.

Os pais podem pedir orientação ou sugestões sobre os assentos veiculares seguros e adequados ao fisioterapeuta que esteja familiarizado com os problemas e necessidades da criança. O fisioterapeuta que possui treinamento especializado em sistemas de segurança veicular e sua aplicação a crianças incapacitadas terá maior capacidade de orientar os pais. As diretrizes da AAP sobre contenções de segurança para crianças com necessidades especiais de saúde, publicadas inicialmente em 1999 e reafirmadas em 2006, incluem um assento veicular infantil padrão que atenda aos padrões de segurança veicular federais se possível; o uso de toalhas enroladas para apoio lateral no assento de segurança, se necessário, sem interferir com o sistema de cintos da cadeirinha; não modificar as contenções da cadeirinha; desativar os *air bags* se a criança precisar ser levada no banco da frente; recuar o banco da frente o máximo possível se a criança precisar ser levada na frente; acomodar todos os equipamentos médicos sob o assento da criança ou no chão do carro; e ter um adulto que acompanhe a criança no banco de trás se ela estiver medicamente frágil.[104] Modificações simples, como adicionar à cadeirinha padrão um rolo de abdução, uma pequena almofada em cunha ou apoios laterais são possíveis em um assento de carro comum, desde que não comprometam a integridade da cadeirinha nem a segurança.

Embora uma cadeirinha padrão preparada de modo adequado possa ser usada para atender às necessidades de segurança da criança, quando o comprometimento é mais complexo deve-se usar um assento de segurança com características médicas especiais. Esses assentos são geralmente mais caros do que as cadeirinhas convencionais, mas precisam ser usados se o assento veicular padrão não garantir a segurança da criança.[104] Atualmente, estão disponíveis diversos tipos de contenções veiculares para crianças com necessidades especiais de saúde: Britax Traveller Plus EL, Special Tomato MPS Car Seat, Roosevelt Car Seat, Snug Seat Pilot Special Needs Booster, Hippo (Spica Cast) Car Seat, Recaro Monza Reha Adaptive Car Seat, Columbia Medical Spirit Adjustable Positioning System (APS) Car Seat.[105] O fisioterapeuta deve conferir com os fornecedores de equipamento adaptativo quais dos assentos atendem às necessidades específicas de cada criança com incapacidade.

Se a criança for transportada em uma cadeira de rodas, ela precisará de um apoio de cabeça,[91] e a cadeira de rodas deve ser fixada com um dispositivo de amarração de quatro pontos. Mesinhas e outros equipamentos acoplados à cadeira de rodas devem ser removidos e fixados separadamente. Outra opção é transferir a criança da sua cadeira de rodas para uma cadeira de rodas aprovada para uso em veículos de transporte.[106,107] No entanto, nem sempre essas cadeiras estão disponíveis para a criança que delas necessita.

Se a criança puder ser transferida da cadeira de rodas para um assento de segurança do ônibus, essa deve ser a opção. Para a criança que viaja no assento do ônibus escolar equipado com cintos de segurança, há coletes que podem ser vestidos pela criança e fixados por tirantes a uma haste especialmente instalada no ônibus que serve de contenção para a parte superior do corpo enquanto o cinto de segurança protege a parte inferior.[106,108]As diretrizes federais de segurança para ônibus escolares que transportam crianças com necessidades especiais estão disponíveis na página de Internet da autoridade nacional de trânsito (National Highway Traffic Safety Administration).[109,110]

Equipamentos médicos, como respiradores, são frequentemente transportados junto à criança. Quaisquer equipamentos médicos, incluindo cadeiras de rodas não ocupadas, também precisam ser fixados dentro do veículo, para segurança de todos os seus ocupantes, seja no transporte público ou privado.[106,111]

Equipamentos para bebês e crianças pequenas

Ao considerar as necessidades de um bebê e de uma criança pequena, e as opções de equipamentos disponíveis, é preciso lembrar que essas crianças menores frequentemente não têm um diagnóstico, ou podem ter um atraso de desenvolvimento que talvez não resulte em incapacidade prolongada. Crianças que estejam em desenvolvimento normal e que precisem ficar hospitalizadas por longo tempo por doenças cardíacas, pulmonares, gastrintestinais e outras podem se beneficiar do uso de equipamentos que favoreçam o desenvolvimento motor.

Carrinhos e cadeiras altas convencionais podem ser usados por muitos bebês e crianças pequenas com algum tipo de incapacidade. Também existem cadeirões e carrinhos adaptativos especialmente projetados para essas crianças. No entanto, eles devem ser usados de modo parcimonioso pela criança com comprometimento sensório-motor, para não bloquear nem desencorajar o desenvolvimento das habilidades funcionais da criança. Cadeiras para alimentação geralmente proporcionam uma postura estável e simétrica que permite a função motora oral ideal, endireitamento e controle da cabeça, além de liberdade de movimento dos membros superiores. Uma boa postura para qualquer bebê no momento da alimentação inclui uma posição semiereta ou sentada ereta, com ligeira flexão de tronco e pescoço, para evitar hiperextensão e auxiliar a deglutição.

Os conceitos de sentar e posicionamento já discutidos neste capítulo aplicam-se aos carrinhos e cadeirões. Por exemplo, uma criança pequena que seja capaz de se sentar no cadeirão ou no carrinho deve ser posicionada com o joelho em flexão de 90 graus e um apoio para facilitar a simetria do tronco e o uso das mãos na linha média. Os carrinhos tradicionais do tipo guarda-chuva ou com assento de tecido deformável favorecem a adução e a rotação interna do quadril e a báscula posterior da pelve, que não são componentes de um bom alinhamento postural na posição sentada e não são adequados a muitos bebês e crianças com incapacidades. Alguns carrinhos atuais do tipo guarda-chuva possuem assento e costas rígidos, o que não provoca esses desvios posturais descritos.

As intervenções de fisioterapia para bebês e crianças pequenas devem se concentrar no incentivo ao desenvolvimento normal de padrões motores controlados, e os dispositivo de auxílio *não devem* predominar. O terapeuta que trabalha com crianças pequenas deve recomendar aos pais que facilitem os movimentos e evitem posicionamentos estáticos quando a criança estiver brincando sozinha. À medida que crescem, algumas dessas crianças já não têm qualquer incapacidade, enquanto outras desenvolvem manifestações adicionais, tornando mais evidente o diagnóstico. As crianças desse último grupo provavelmente necessitarão de equipamentos e tratamento continuado, e devem ser avaliadas sempre que apropriado, como já foi dito.

Crianças hospitalizadas

O desenvolvimento motor normal é um processo integrado que requer estímulos sensoriais e liberdade para responder a esses estímulos com reações motoras gerais, exploração e brincadeiras. Padrões normais de motricidade se desenvolvem quando os músculos agonistas e antagonistas aprendem a cooperar de modo sinérgico e equilibrado. Como os equipamentos podem desorganizar ou interferir nesse processo por limitarem ou restringirem tanto os estímulos sensoriais quanto os movimentos, quase sempre se desaconselha o uso de equipamentos por bebês e crianças pequenas.

A movimentação da criança hospitalizada frequentemente é limitada por monitores, dispositivos de telemetria e equipamento médico terapêutico. Seria contraproducente para o desenvolvimento motor da criança adicionar ainda mais aparelhos a esses dispositivos necessários por razões médicas. O objetivo para a criança hospitalizada geralmente é proporcionar a liberdade de movimentos ideal dentro dos limites impostos pelas intervenções e equipamentos médicos. A fisioterapia da criança hospitalizada deve incentivar as atividades que forem seguras e facilitar padrões motores que, dadas as limitações externas, a criança tenha dificuldade para iniciar. À medida que o estado de saúde da criança melhora, ou quando ela volta para casa, o uso dos equipamentos ainda deve ser limitado, exceto se forem indicados para promover controle físico ou segurança.

Crianças dependentes de ventilação mecânica representam um grupo pequeno mas crescente de pacientes com importantes necessidades de uso de equipamentos. Cada vez mais, o fisioterapeuta é solicitado a prestar assistência no planejamento de alta e tratamento de crianças dependentes de ventilação mecânica. Os avanços tecnológicos prolongaram a expectativa de vida de muitas crianças com doenças crônicas, incluindo, por exemplo, as que têm mielomeningocele com malformação de Arnold-Chiari sintomática. Ventiladores portáteis e apoio financeiro de entidades externas ajudaram a transformar essas crianças que antes ficavam cronicamente hospitalizadas em membros ativos da comunidade. Elas voltam para casa, frequentam a escola e participam de atividades sociais e recreativas em suas comunidades. Essa participação requer um sistema de transporte para equipamentos essenciais de suporte à vida, que podem incluir um ventilador mecânico portátil e sua bateria, umidificador, cilindro de oxigênio, equipamento de aspiração das vias aéreas com sondas e cateteres, bolsa válvula máscara de ventilação (ressuscitador manual), estoques de descartáveis e outros itens.

Para essa população, deve-se adotar uma abordagem inovadora que contemple suas necessidades evolutivas, ortopédicas e respiratórias. É essencial encontrar um fornecedor interessado em trabalhar com a família e designar o equipamento adequado às necessidades peculiares a cada criança. Muito esforço do tipo "tentativa e erro" pode ser despendido na resolução dos problemas acarretados pelo peso dos ventiladores mecânicos, pontos de equilíbrio não habituais, dificuldades de manejo e a necessidade da criança de ficar próxima a esses dispositivos. Os dois sistemas mostrados nas Figuras 12.15 e 12.16 foram projetados para atender às necessidades específicas da criança e da família. A Figura 12.15 mostra um carrinho duplo (stroller), disponível no mercado, reforçado para abrigar o ventila-

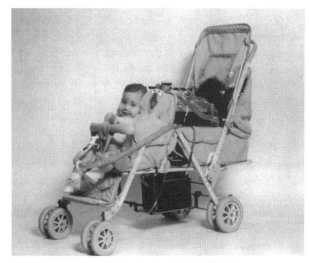

FIGURA 12.15 ▸ Carrinho duplo (stroller) disponível no mercado.

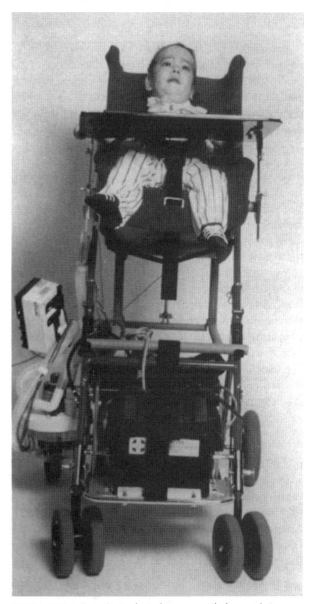

FIGURA 12.16 ▸ Snug Seat adaptado para ventilador mecânico.

504 FISIOTERAPIA PEDIÁTRICA

dor mecânico no assento traseiro e a bateria encaixada no meio entre os assentos. A criança pode ficar reclinada ou sentar-se ereta com o uso de um dispositivo de mobilidade econômico e apropriado para a idade, agradável do ponto de vista estético e manejável. A Figura 12.16 mostra um ventilador mecânico portátil adaptado para um Snug Seat, com a bateria no estribo frontal e o ventilador atrás do assento. A criança é posicionada de modo a garantir o acesso fácil ao equipamento abaixo dela e permitir que os cuidadores realizem procedimentos de aspiração e outros. O Snug Seat inclina 45 graus e permite ajustes fáceis para mudanças posturais ou crescimento. À medida que a criança cresce e evolui para uma provável mobilidade independente, cadeiras de rodas manuais ou motorizadas podem ser adaptadas para seu uso.[§]

Bebês e crianças pequenas sem comprometimento físico

Vamos agora falar sobre os itens frequentemente usados por bebês e crianças pequenas que não têm comprometimento físico, incluindo balanços, pula-pula (*jumper*), andadores e minibancadas. É comum as famílias comprarem esses produtos sem ter conhecimento suficiente de suas vantagens e desvantagens.

Os balanços são provavelmente o item mais benigno dos quatro dispositivos que mencionamos. Há pouca evidência de que os balanços sejam inseguros no primeiro ano de vida, desde que sejam usados sob supervisão. O balanço proporciona estímulo vestibular por meio do movimento linear. A estimulação vestibular é importante para desenvolvimento do equilíbrio normal e das respostas posturais, especialmente nos dois primeiros anos de vida. O ritmo regular do balanço também pode ter efeito calmante para o bebê. Embora os balanços sejam agradáveis e convenientes para a criança e a família, eles devem ser usados com bom senso, evitando-se limitar as oportunidades da criança de se mover e explorar o ambiente. Além disso, a incidência crescente de plagiocefalia postural em bebês tem relação com a pressão exercida sobre a parte posterior do crânio. Deve-se limitar a contenção desnecessária da criança em dispositivos que exercem pressão prolongada sobre o crânio, como balanços e carrinhos de bebê.

O *jumper* é um dispositivo que fica suspenso em batentes de portas por longos cabos, molas e presilhas. Atualmente, já existem modelos isolados, que ficam presos ao seu próprio suporte. O *jumper* permite à criança balançar-se para cima e para baixo, estendendo as pernas e dando impulso no chão. Embora a criança possa ter prazer com a estimulação vestibular produzida durante essa atividade, é preciso ter cautela. A criança deve ficar sob constante supervisão para se evitar que ela caia ou se choque contra o

batente da porta, ou a estrutura de suporte do brinquedo, ou que fique enredada nos cabos ou molas ao tentar alcançar um brinquedo. Mesmo um uso moderado do *jumper* pode levar a padrões de hiperextensão com componentes de forte rotação interna do quadril e flexão plantar do tornozelo. Muitas crianças acabam desenvolvendo, como consequência, a marcha na ponta dos pés. Além disso, a grande carga de impacto repetitivo nos membros inferiores da criança pode ser prejudicial às cartilagens articulares e placas epifisárias ou de crescimento. Além desses perigos potenciais, o *jumper*, assim como outros dispositivos, atrapalha o desenvolvimento das habilidades motoras normais por eliminar oportunidades de transição de um padrão para outro e restringir a liberdade de movimentos e o aprendizado de novas sequências motoras. Por razões de segurança e para reduzir o potencial de aparecimento de padrões motores anormais, os fisioterapeutas geralmente desaconselham o uso desse brinquedo por qualquer criança.

Andadores sempre foram usados para crianças com dificuldades de deambulação porque os pais acreditam, equivocadamente, que esses dispositivos ajudam na habilidade de marcha. Além de serem perigosos, os andadores para bebês não favorecem o desenvolvimento da marcha normal e podem, na verdade, prejudicar o desenvolvimento motor.[112] Ridenour estudou os efeitos do uso regular e frequente de andadores sobre a locomoção bípede de bebês. Ela mostrou que os andadores modificam a mecânica de locomoção do bebê de várias maneiras. Bebês que usavam andadores cometiam diversos erros mecânicos, embora continuassem experimentando sucesso na locomoção bípede.[113] Os padrões de locomoção do andador não são nem normais e nem vantajosos. Crianças que usam esses andadores têm mau alinhamento para sustentação de peso e mantêm o tronco e os membros inferiores em considerável estado de flexão. Elas também apresentam frequente assimetria, por se inclinarem no andador, e costumam caminhar na ponta dos pés. Adicionalmente, um estudo conduzido em 1986 por Crouchman constatou atraso na locomoção prona de muitos bebês normais que passaram muito tempo no andador;[114] Garrett et al. relataram achados semelhantes em 2002.[112] Bebês que passam boa parte do dia em contentores de vários tipos provavelmente não recebem estimulação neuro-sensorial adequada para a idade,[26] ou seja, não passam tempo suficiente de decúbido ventral, tentando encontrar suas próprias soluções para se moverem. As minibancadas, substituindo os andadores, também colocam a criança em postura desvantajosa, dependendo da altura relativa da criança e do assento, e o uso desse brinquedo também favorece maus hábitos semelhantes. No entanto, elas são mais seguras para a criança por não terem rodinhas.

Essas observações sugerem que andadores e minibancadas podem ter efeitos adversos sobre o desenvolvimento motor, embora esses efeitos adversos possam ser de curta duração, uma vez que o uso do dispositivo seja desconti-

---

§ Nosso agradecimento especial à DME Shoppe e a Joe Thieme (Naperville, IL) por criar esses dispositivos e muitos outros semelhantes.

nuado.[99,112-115] Mais estudos são necessários para confirmar os achados acerca do andador e da minibancada e seu efeito no desenvolvimento de habilidades motoras, em particular a marcha, mas a maioria dos fisioterapeutas desaconselha o andador para qualquer bebê e certamente para bebês com deficits neurológicos suspeitos ou comprovados e outros comprometimentos físicos. Os terapeutas desaconselham o uso de andadores em razão dos riscos inerentes a esses dispositivos e também porque seu uso pode favorecer posturas e comportamentos motores capazes de interferir ou atrasar o desenvolvimento das habilidades motoras normais. As minibancadas, se for o caso, só devem ser usadas por curtos períodos, e aconselha-se aos pais que se certifiquem de que a bancada seja compatível com o tamanho e as habilidades da criança.

Jumpers, andadores e minibancadas já foram implicados em milhares de acidentes com muitos casos fatais. Em 1993, mais de 23 mil lesões relacionadas a andadores, a maioria em crianças de 5 a 15 meses, foram tratadas nos serviços de emergência dos hospitais dos EUA, segundo a U.S. Consumer Product Safety Commission (Comissão de Segurança de Produtos para o Consumidor).[92,116] Um estudo conduzido em 2006 por Shields e Smith revelou 197.200 lesões relacionadas a andadores em crianças abaixo dos 15 meses, nos Estados Unidos, no período de 1990 a 2001.[117] Em 1994, foi desenvolvida uma minibancada de exercício, com desenho semelhante ao do andador original, porém sem rodinhas. Desde então, o número de lesões e mortes relacionadas ao uso de andadores diminuiu drasticamente, mas continua existindo o uso de andadores de segunda mão, fabricados anteriormente, com consequentes lesões.[117]

Embora a incidência de lesões associadas a produtos para bebês tenha caído, nos Estados Unidos, nos últimos 20 anos, acidentes com lesão continuam a ocorrer. No período de 2001 a 2011, houve mais de 43 mil casos de lesões em crianças de menos de 5 anos associadas ao uso de andadores, *jumpers* e minibancadas.[118] O número de lesões é provavelmente maior se considerarmos os casos nunca relatados ou tratados em clínicas particulares ou em casa, sem dar entrada na emergência do hospital. Durante o período de 1989 a 1993, houve 11 mortes relacionadas ao uso do andador.[92,116] De 2001 a 2009, houve 13 casos de morte associados a andadores, *jumpers* e minibancadas, de crianças abaixo dos 5 anos de idade.[118] A maioria dos acidentes com andadores ocorreu decorrente de seu tombamento, queda de escadas, fechamento inesperado do andador por defeito de fabricação e casos em que a criança ficou com os dedos presos no andador. As lesões incluíram abrasões, lacerações, fraturas, queimaduras, intoxicações, traumatismo craniano grave e morte.[92]

❯❯ Atividades da vida diária

Embora não seja a ênfase deste capítulo, é preciso mencionar resumidamente as atividades da vida diária (AVD).

As AVD não são problemas tão relevantes para bebês e crianças pequenas com algum tipo de comprometimento, mas passam a ser cada vez mais importantes à medida que essas crianças crescem e se tornam mais aptas a se cuidarem. Como a família geralmente cuida das AVD da criança pequena, é fácil negligenciar essas atividades como meta terapêutica, o que se estende para as etapas futuras da vida da criança.

Uso do sanitário e banho

Equipamentos para AVD, particularmente para uso do sanitário e banho, devem ser avaliados segundo diretrizes semelhantes às que se aplicam a outros tipos de equipamentos, como já descrito. Um bom posicionamento no uso do vaso sanitário aumenta o conforto da criança. A falta de equipamentos ou de um posicionamento apropriado pode criar uma barreira ao funcionamento saudável do intestino e da bexiga e atrasar o treinamento para uso do vaso sanitário.[4]

Os critérios para uma boa postura sentada também se aplicam ao posicionamento da criança no vaso sanitário. Os vasos sanitários podem ser modificados pela adição de rolos de abdução, manoplas verticais (para manter a criança simétrica e diminuir a hipertonia dos flexores), encostos de canto e apoios de pé. É essencial para um bom posicionamento no vaso sanitário que a criança mantenha o quadril e os joelhos flexionados a 90 graus, os pés totalmente apoiados no chão, nos apoios de pé ou em uma banqueta. Essa posição ajuda a limitar a espasticidade dos extensores em crianças que sofrem de hipertonia, além de ajudar a relaxar a musculatura abdominal e fazer a criança se sentir segura. Se a criança se sente segura, confiante e relaxada, o uso do vaso sanitário será mais rápido e fácil.

Embora para certas crianças o bom posicionamento no uso do vaso sanitário se limite simplesmente ao uso de uma banqueta, muitas necessitam de suporte adicional e adaptações mais complexas. Existem vários equipamentos e dispositivos de auxílio ao uso do vaso sanitário, desde uma privada especial para uso à beira do leito até adaptações da cadeira de rodas para facilitar a transferência ao vaso sanitário. É importante consultar catálogos e *sites* de equipamentos e conversar com fornecedores sobre os dispositivos mais apropriados para cada paciente.

Na escolha de um assento para banheira, deve-se considerar os princípios gerais de uma boa postura sentada, além da facilidade de manejo na banheira e a segurança da criança como principais objetivos. Embora existam muitos assentos de banheira, é difícil encontrar itens que sejam totalmente satisfatórios do ponto de vista prático e quanto à segurança para todas as crianças, principalmente à medida que elas crescem e ficam mais pesadas. Os fornecedores devem disponibilizar assentos de banheira para inspeção e testes de uso simulado. A família precisa decidir qual o assento de banheira proporciona a solução mais adequada e segura, dependendo dos aspectos ambientais particulares do domicílio e necessidades físicas da criança.

Alimentação

Manter bem nutrida uma criança que tem algum tipo de comprometimento físico e está crescendo pode ser um grande desafio para os pais e um motivo de grande frustração para ambos, família e criança. Assim como no caso do banho e do uso do vaso sanitário, um bom posicionamento é a primeira regra na alimentação da criança, seja ela independente ou necessite de ajuda para comer. A aplicação dos princípios básicos da boa postura sentada, já discutidos anteriormente, seja em um cadeirão tradicional, na cadeira comum da cozinha ou sala de jantar, ou em um assento adaptativo, pode: 1) permitir que a criança se alimente sozinha, (2) facilitar a alimentação da criança pelo cuidador e (3) limitar a necessidade de muitos outros dispositivos de auxílio à alimentação. Esses dispositivos podem ser encontrados em catálogos e *sites* de materiais para reabilitação.

Brincadeiras

Brinquedos são as ferramentas de "trabalho" da criança. Brincar com brinquedos favorece o desenvolvimento sensório-motor, cognitivo, psicossocial e motor da criança. Com frequência, crianças que têm comprometimentos necessitam de ajuda para se posicionarem para brincar. As posturas para brincar devem ser variadas e apropriadas ao grau de desenvolvimento da criança; o apoio à postura pode ser dado pelo adulto ou por um equipamento simples.

Crianças com certos tipos de comprometimento podem não conseguir brincar com muitos produtos disponíveis no mercado. Com um pouco de criatividade, muitos brinquedos podem ser adaptados para essas crianças, às vezes mudando o mecanismo de ligar-desligar ou modificando o brinquedo para facilitar a pegada pela criança. Além da possibilidade de adaptação, a escolha dos brinquedos deve levar em conta o nível evolutivo da criança e suas habilidades. Pais e terapeutas não devem deixar de buscar na Internet ou em catálogos apropriados brinquedos especialmente projetados para crianças com necessidades especiais. Além disso, com a ênfase crescente no chamado *design* universal, cada vez mais os brinquedos encontrados nas lojas convencionais são e serão, no futuro, apropriados à idade e às habilidades de crianças com vários tipos de deficiências. O terapeuta pode ajudar os pais a encontrarem os melhores brinquedos para seus filhos. Afinal, oferecer à criança brinquedos e objetos adequados é um aspecto importante da sua educação e que ajuda o aprendizado em todos os domínios do seu desenvolvimento.

Tecnologias de acesso

Tecnologias de acesso são descritas como "Tecnologias que traduzem as intenções do usuário com grave comprometimento físico em interações funcionais, como por exemplo, comunicação e controle do ambiente".[119(p204)] Uma solução de acesso específica consiste em uma tecnologia, um usuário e uma interface de usuário, uma tarefa e um ambiente ou local de acesso que geralmente muda ao longo do dia. No passado, a interface de usuário para as tecnologias de acesso disponíveis era um interruptor mecânico, ativado por mudanças de posição, inclinação, força ou pressão do ar e controlado por um movimento físico específico do usuário. Esses comandos mecânicos são confiáveis, fáceis de encontrar e de operação relativamente simples. No entanto, o usuário precisa ter, no mínimo, um movimento consistente para controlar um interruptor mecânico, e este geralmente é montado de tal modo que não pode ser controlado pelo uso de várias partes do corpo, o que o torna uma opção não ideal para pessoas que sofrem de fadiga física ou mental.[119]

Em 2008, uma revisão da literatura sobre tecnologias de acesso identificou diversas tecnologias emergentes para pessoas com comprometimento grave de múltiplas funções; essas tecnologias incluem sensor infravermelho, eletromiografia de superfície, oculografia, uso dos movimentos oculares ou do olhar para mover o cursor do computador, visão computadorizada, um sistema de controle dos movimentos do cursor que usa uma câmera para captar um traço facial especificado do usuário, atividade eletrodérmica, e eletroencefalografia, eletrocorticografia e registros intracorticais, que são tipos de interfaces cérebro-computador. Comandos ativados por voz e reconhecimento de fala também são tecnologias que continuam evoluindo.[119]

A modificação do ambiente no qual a pessoa usa o equipamento adaptativo (p. ex., rampas, elevadores, barras de segurança) pode otimizar sua interação com esse ambiente.[4,120] Em algumas publicações, a combinação de tecnologia assistiva com intervenções ambientais é identificada pela sigla em inglês AT-EI.[120]

Sistemas de comunicação

Os sistemas de comunicação são um subgrupo das tecnologias de acesso. Embora a maior parte deste capítulo tenha sido voltada para equipamentos adaptativos no que diz respeito a posicionamento, mobilidade e AVD (ou seja, necessidades físicas da criança), é importante falarmos resumidamente sobre dispositivos de comunicação. Tais dispositivos podem ser equipamentos usados pela criança surda ou com deficiência auditiva ou com deficiência primária da fala, visão parcial, cegueira ou comprometimento motor.

Como fisioterapeutas, precisamos nos familiarizar com equipamentos de comunicação por dois motivos. O primeiro se pauta no fato de que nossa interação com crianças no ambiente terapêutico requer, necessariamente, que tenhamos capacidade de nos comunicar com elas. Essa breve sinopse tem a intensão de familiarizar o leitor, de modo geral, com os vários tipos de dispositivos de comunicação que podem ser encontrados. O segundo motivo para que o fisioterapeuta entenda os sistemas de comunicação adaptativos é que muitas dessas estratégias exigem movimentos controlados como parte da interface de usuário. Conhecer esses sistemas pode ajudar o fisioterapeuta a resolver problemas motores e, assim facilitar o uso bem-sucedido de um dispositivo de comunicação pela criança. Os fisioterapeutas podem também trabalhar em estreita cooperação com um fonoaudiólogo para desenvolver na criança o controle motor apropriado ao sistema de comunicação.

Crianças com deficiência auditiva podem precisar de aparelhos auditivos, telefones com amplificação, ou sistemas de amplificação do som em sala de aula. Elas também usam sistemas de comunicação gestual, que serão descritos adiante, como a linguagem de sinais, que não exige tecnologia adaptativa.

Dispositivos que usam sinais visuais ou vibratórios para alertar a pessoa deficiente auditiva de que o telefone, a campainha, o alarme de incêndio, o despertador ou a buzina de um automóvel estão soando são importantes auxílios, tanto do ponto de vista funcional quanto de segurança. Usar o telefone para se comunicar com pessoas, deficientes auditivas ou não, pode incluir um dispositivo de telecomunicações para surdos ou tecnologia de reprodução em vídeo via conexão telefônica ou de Internet.[5,6]

Pessoas com comprometimento visual usam dispositivos de aumento, audiolivros e audiojornais, sistemas de leitura computadorizada que digitalizam materiais impressos e produzem fala sintetizada ou saída eletrônica em braille, e leitores braille. Os leitores braille evoluíram de dispositivos mecânicos para dispositivos computadorizados ou semelhantes a computadores que permitem editar, ler o material para a pessoa e exibir o texto em palavras e/ou em braille.[5,6]

As estratégias de comunicação aumentativa são classificadas em gestuais, assistidas por gestos ou neuroassistidas.[121]

Estratégias gestuais

São recursos não auxiliados por instrumentos e, portanto, sem necessidade de equipamento adaptativo. As mensagens são transmitidas visualmente por movimentos, em geral da face e dos membros superiores. Sorrir, acenar, balançar a cabeça e outros movimentos da cabeça e dos olhos, assim como gestos manuais são geralmente usados como estratégias de comunicação gestual.

Além disso, vários sistemas de comunicação gestual podem ser usados. Esses incluem a linguagem de sinais americana (ASL), a linguagem de sinais dos nativos americanos (Amer-Ind), a língua brasileira de sinais (Libras), a comunicação por piscadas de olho e o código Morse gestual.[5,121-124]

Estratégias assistidas por gestos

Essas estratégias de comunicação exigem equipamento adaptativo, que pode ser uma lousa ou uma tabela de símbolos, ativadas por gestos ou movimentos. O usuário desse tipo de dispositivo seleciona, com seus gestos, os componentes necessários para transmitir suas mensagens.[6,121,122]

Os gestos podem ser movimentos de cabeça, membros superiores ou dos olhos. Se forem usados movimentos de cabeça, será necessário um ponteiro de cabeça. O uso de movimentos indiretos ocorre quando a tela ou tabela é controlada por um comando eletrônico ativado por contrações musculares, e inclui o uso de microcomputadores. Os movimentos usados para ativar comandos mecânicos incluem movimentos dos dedos, da cabeça, dos pés e das sobrancelhas. Os comandos podem ser controlados por *joysticks*, teclas, superfícies de toque, peras de borracha e tubos acionados por sopro ou sucção. Dispositivos com sensores de infravermelho podem ser usados com movimentos para selecionar símbolos visuais, como por exemplo no caso de um módulo de transmissão infravermelho acoplado a um ponteiro de cabeça ou a óculos.[119]

A comunicação assistida por gestos pode consistir simplesmente em conjuntos de símbolos visuais, como fotografias, desenhos, o alfabeto e palavras impressas em um quadro. Essa classificação das estratégias de comunicação também inclui diversos sistemas específicos de símbolos, como Picsyms, Sigsymbols, Blissymbols e Rebuses.[6,121,122] Quadros de comunicação computadorizada conhecidos como auxílios à comunicação por saída de voz (na sigla em inglês, VOCA) usam interfaces gestuais para selecionar diretamente palavras, imagens ou símbolos, empregando comandos ativados por toque, manejo de *joysticks*, ponteiros de cabeça, direção do olhar e outros. A saída pode ser uma fala sintetizada ou digital.[5,6]

Os dispositivos de comunicação assistida por gestos estão disponíveis no mercado. No entanto, geralmente são mais eficazes do ponto de vista funcional quando desenvolvidos sob medida para a criança. Atualmente, já existem programas de computador para criar tabelas de imagens personalizadas.[6]

Estratégias neuroassistidas

Essas estratégias de comunicação assistidas também usam uma tela ou quadro, mas ao contrário da comunicação assistida por gestos, que depende da manipulação gestual de um mecanismo de comando, nesse caso a tela é ativada por sinais fisiológicos ou bioelétricos emitidos pelo corpo. Esse tipo de dispositivo é mais indicado para crianças com comprometimento motor grave, que não conseguem controlar adequadamente os movimentos corporais para produzir gestos. São usadas as mesmas telas dos sistemas gestuais, mas os comandos são controlados por eletrodos de superfície colocados no couro cabeludo (eletroencefalograma) ou em um músculo selecionado (eletromiograma).[121] Também são tecnologias neuroassistidas as técnicas em evolução de eletrocorticografia e registros intracorticais, ambas interfaces cérebro-computador que usam eletrodos implantados no cérebro. A tecnologia eletrodérmica usa eletrodos na pele para detectar mudanças de condutividade cutânea através do sistema nervoso autônomo.[119]

Controles ambientais

A pessoa com incapacidade precisa viver em diversos ambientes. Por isso, a capacidade de realizar certas funções da vida diária deve ser considerada relativa ao contexto. Às vezes, um ambiente específico torna a pessoa incapaz de interagir de forma efetiva com ele e de controlar esse ambiente, tornando seu funcionamento mais difícil ou mesmo impossível. A impossibilidade de a pessoa trabalhar em um determinado contexto por barreiras arquitetônicas ou comportamentais na sociedade é hoje considerada uma incapacidade pela OMS.[125] Os contextos ambientais nos quais a criança precisa desempenhar suas funções variam, dependendo da criança, da sua idade, interesses e hábitos culturais da família. De modo geral, as crianças precisam desempenhar suas funções em casa, nos locais de recreação e na escola; e o adolescente mais velho talvez precise também atuar em ambiente de trabalho.

Os sistemas de controle ambiental são outro subgrupo de tecnologias de acesso. A tecnologia assistiva apropriada para um ambiente pode precisar ser modificada para funcionar em outro. Alternativamente, o ambiente pode ser modificado para otimizar a interação da pessoa com ele, por meio de dispositivos como rampas, elevadores e barras de segurança.[4,120] A mudança do ambiente pode exigir adaptações arquitetônicas e/ou do terreno e pode usar tecnologias de acesso ambientais. A eliminação de barreiras funcionais arquitetônicas e territoriais foge ao escopo deste capítulo. No entanto, consideramos fundamental e apropriada uma introdução sobre as tecnologias de controle ambiental.

Dependendo da idade, a criança necessitará de uma razoável habilidade para controlar seu ambiente doméstico e de recreação. A possibilidade de controlar a iluminação ambiente, a televisão e o rádio, os aparelhos de cozinha, brinquedos, a temperatura ambiente, portas, janelas e persianas pode contribuir muito para a independência e a autocon-

fiança da criança. Pode haver controles separados para cada dispositivo ou eles podem ser todos integrados em uma unidade de controle ambiental, um aparelho único com comandos que controlam várias funções no ambiente, como luzes, aparelhos de cozinha, cortinas e persianas.[5]

Os controles podem ser de alta, média e baixa tecnologia. Os controles ambientais podem ter diversas interfaces de usuário, incluindo movimento da mão, dedos, ponteiro de boca para selecionar diretamente um comando; varredura eletrônica, que permite à pessoa escolher entre várias opções; e acesso codificado, que usa um sinal ativado por código para disparar os comandos.[5] Embora as tecnologias de acesso descritas, incluindo as novas interfaces cérebro-computador, tenham sido usadas até agora principalmente para comunicação, elas têm potencial para serem também meios de controle do ambiente.[119]

⟫ *Design* universal

Design universal é um conceito que se refere ao desenvolvimento de produtos e ambientes que possam ser usados de modo universalizado, por pessoas com ou sem deficiências. A ideia se baseia no entendimento de que todas as pessoas podem usufruir da utilidade de certos tipos de equipamentos e ambientes em sua vida diária.[5,6] Rampas, elevadores, portas automáticas, audiolivros, e programas de fala no computador são exemplos das aplicações práticas do *design* universal em nossa sociedade. À medida que cresce a importância e o número de adeptos desse conceito, também se expandem os benefícios para pessoas com algum tipo de incapacidade, permitindo seu acesso a mais ambientes e melhores interações com outras pessoas.

Tablets, iPad, Androids e dispositivos semelhantes

A crescente indústria de equipamentos de alta tecnologia, como *tablets*, iPads, Androids, *smartphones*, e *e-readers* é uma prova do quanto o *design* universal está presente em nossa cultura atual. Esses dispositivos são desenvolvidos e produzidos para facilitar, agilizar e ampliar o acesso a meios de comunicação, conhecimento e entretenimento para pessoas com ou sem deficiências. Crianças com deficiências e incapacidades vêm usando cada vez mais esses dispositivos de alta tecnologia, principalmente para comunicação e entretenimento. Alguns deles, no entanto, podem ser usados para controle ambiental, sendo de extrema utilidade na sala de aula. Esses dispositivos são portáteis, facilmente disponíveis, relativamente baratos e adaptáveis às necessidades e habilidades individuais da criança. Além disso, o uso de dispositivos comuns de alta tecnologia realça as semelhanças entre crianças com e sem incapacidades. Para a criança, o uso dos mesmos dispositivos que seus colegas têm, em vez de equipamentos médicos, pode ser fonte de motivação e sensação de controle.

Resumo

A compra, confecção e uso de equipamentos adaptativos pode ser um aspecto complexo e demorado da fisioterapia pediátrica. Esses processos são ainda mais complicados pela falta de evidências sólidas que ajudem na escolha objetiva do equipamento apropriado. As opções disponíveis são tão numerosas e mudam tanto, constantemente, que mesmo o fisioterapeuta mais experiente não terá certeza de ter esgotado todas as alternativas antes de fazer sua escolha. A abordagem mais segura e realista à escolha de dispositivos adaptativos para crianças parte de um conceito teórico baseado em: (1) avaliação cuidadosa da criança, (2) avaliação dos ambientes que a criança frequenta e (3) avaliação da família e outros cuidadores. As metas e habilidades da criança devem ser acordadas antes que se possa atender às necessidades terapêuticas com vários tipos de equipamentos. De posse dessas informações, o terapeuta poderá desenvolver um programa de tratamento que inclua o uso seguro e efetivo de equipamentos, sem efeitos negativos indesejados. Uma vez consideradas as necessidades e metas da criança, os detalhes específicos dos inúmeros equipamentos disponíveis se tornam menos confusos e intimidadores. A frequente reavaliação do terapeuta garante que a criança seja sempre beneficiada pelo uso do equipamento adaptativo. A contribuição de professores, auxiliares, pais e da própria criança constitui um valioso *feedback* sobre o uso do equipamento. A abordagem proposta neste capítulo fornece ao terapeuta uma base para documentar as necessidades da criança, selecionar ou confeccionar o equipamento mais adequado, avaliar seus efeitos e reavaliar periodicamente as condições da criança.

Qualquer pessoa que compre ou confeccione equipamentos regularmente deve manter registros dos dispositivos, fabricantes e fornecedores usados. Esses registros devem conter informações sobre a facilidade de ajuste, desgaste do dispositivo (sua resistência ao longo do tempo), aceitação ou críticas por parte dos pacientes e familiares, e eficiência do serviço de atendimento ao cliente, incluindo o tempo decorrido entre a solicitação do pedido e a entrega do equipamento. Esses registros são uma boa fonte de dados para futuras recomendações e pedidos. Além disso, eles podem servir de base para levantamentos quantitativos sobre a eficácia e as deficiências de diversos dispositivos adaptativos. A compilação desses dados poderá servir para ajudar os profissionais a evoluírem de uma arte para uma ciência, no que concerne aos equipamentos adaptativos.

Estar sempre atualizados quanto aos recentes desenvolvimentos e tendências no campo do equipamento adaptativo é essencial para otimizar o desempenho funcional das crianças que os fisioterapeutas avaliam e tratam. A literatura profissional e a Internet estão entre os melhores recursos para ajudar os terapeutas a gerarem ideias sobre o uso de auxílios e equipamentos adaptativos além de se manterem informados.

Referências

1. World Health Organization. Towards a common language for functioning, disability and health ICF. http://www.who.int/classifications/icf/training/icfbeginnersguide.pdf. Accessed December 16, 2012.
2. Murchland S, Parkyn H. Promoting participation in schoolwork: assistive technology use by children with physical disabilities. *Assist Technol.* 2011;23:93–105.
3. Desch LW, Gaebler-Spira D. Prescribing assistive-technology systems: focus on children with impaired communication. *Pediatrics.* 2008;121:1271–1280.
4. Ostensjo S, Carlberg EB, Vollestad NK. The use and impact of assistive devices and other environmental modifications on everyday activities and care in young children with cerebral palsy. *Disabil Rehabil.* 2005;27(14):849–861.
5. Peterson JM, Hittie MM. *Inclusive Teaching: The Journey Towards Effective Schools for All Learners.* 2nd ed. Upper Saddle River, NJ: Pearson Education Inc; 2010.
6. Dell AG, Newton DA, Petroff JG. *Assistive Technology in the Classroom: Enhancing the School Experiences of Students with Disabilities.* 2nd ed. Boston, MA: Pearson Education Inc; 2012.
7. George Mason University. Assistive technology initiative. Equity and diversity services. http://ati.gmu.edu/what_ati.cfm. Accessed July 11, 2013.
8. Copley J, Ziviani J. Barriers to the use of assistive technology for children with multiple disbilities. *Occup Ther Inter.* 2004;11(4):229–243.
9. Angelo DH. Impact of augmentative and alternative communication devices on families. *Augmentative Alt Commn.* 2000;16:37–47.
10. Carpe A, Harder K, Tam C, et al. Perceptions of writing and communication aid use among children with a physical disability. *Assist Technol.* 2010;22:87–98.
11. Jones MA, McEwen IR, Hansen L. Use of power mobility for a young child with spinal muscular atrophy. *Phys Ther.* 2003;83:253–262.
12. Arva J, Paleg G, Lange M, et al. RESNA position on the application of wheelchair standing devices. *Assist Technol.* 2009;21:161–168.
13. Rosen L, Arva J, Furumasu J, et al. RESNA position on the application of power wheelchairs for pediatric users. *Assist Technol.* 2009;21:218–226.
14. Tieman BL, Palisano RJ, Gracely EJ, et al. Gross motor capability and performance of mobility in children with cerebral palsy: a comparison across home, school, and outdoors/community settings. *Phys Ther.* 2004;84(5):419–429.
15. Kerfeld CI, Dudgeon BJ, Engel JM, et al. Development of items that assess physical function in children who use wheelchairs. *Pediatr Phys Ther.* 2013;25:158–166.
16. Mieres AC, Lam J. Commentary on development of items that assess physical function in children who use wheelchairs. *Pediatr Phys Ther.* 2013;25:167.
17. Bottos M, Bolcati C, Sciuto L, et al. Powered wheelchairs and independence in young children with tetraplegia. *Dev Med Child Neurol.* 2001;43(11):769–777.
18. Butler C, Okamoto GA, McKay TM. Powered mobility for very young disabled children. *Dev Med Child Neurol.* 1983;25:472–474.
19. Isaacson M. Best practices by occupational and physical therapists performing seating and mobility evaluations. *Assistive Technol.* 2011;23:13–21.
20. Wisconsin Assistive Technology Initiative. AT assessment forms. http://www.wati.org/?pageLoad=content/supports/free/index.php. Accessed July 26, 2013.
21. Georgia Project for Assistive Technology. AT consideration checklist. http://www.gpat.org/Georgia-Project-for-Assistive-Technology. Accessed Oct 6, 2013.
22. University of Kentucky Assistive Technology (UKAT) project. UKAT toolkit. http://edsrc.coe.uky.edu/www/ukatii/. Accessed July 26, 2013.
23. Patient reported outcomes measurement information system (PROMIS). Dynamic tools to measure health outcomes from the patient perspective. http://www.nihpromis.org. Accessed April 11, 2012.
24. Cella D, Yount S, Roghrock N, et al. The patient-reported outcomes measurement information system (PROMIS): progress of an NIH roadmap cooperative group during its first two years. *Med Care.* 2007;45(5)(suppl 1):S3–S11.
25. Wheelchair seating and assessment guide. New York. 2009. https://www.emedny.org/providermanuals/DME/PDFS/Wheelchair%20evaluation%20template%203-09.pdf. Accessed October 6, 2013.
26. Marshall J. Infant neurosensory development: considerations for infant child care. *Early Childhood Educ J.* 2011;39:175–181.

27. Rodrigues LP, Saraiva L, Gabbard C. Development and construct validation of an inventory for assessing the home environment for motor development. *Res Q Exer Sport.* 2005;76(2):140–148.

28. Abbott AL, Bartlett DJ, Kneale Fanning JE, et al. Infant motor development and aspects of the home environment. *Pediatr Phys Ther.* 2000;12:62–67.

29. Venetsanou F, Kambas A. Factors affecting preschoolers' motor development. *Early Childhood Educ J.* 2010;37:319–327.

30. Bartlett DJ, Fanning JK, Miller L, et al. Development of the daily activities of infants scale: a measure supporting early motor development. *Dev Med Child Neurol.* 2008;50(8):613–617.

31. Kelly Y, Sacker A, Schoon I, et al. Ethnic differences in achievement of developmental milestones by 9 months of age: the millennium cohort study. *Dev Med Child Neurol.* 2006;48(10):825–830.

32. Mayson TA, Harris SR, Bachman CL. Gross motor development of Asian and European children on four motor assessments: a literature review. *Pediatr Phys Ther.* 2007;19:148–153.

33. National Science Foundation. http://www.nsf.gov/discoveries/disc_summ.jsp?cntn_id=103153. Accessed April 27, 2013.

34. Tripathi R, Joshua AM, Kotian MS, et al. Normal motor development of Indian children on Peabody developmental motor scales- 2 (PDMS-2). *Pediatr Phys Ther.* 2008;20:167–172.

35. Countries and their Cultures. http://www.everyculture.com/index.html. Accessed April27, 2013.

36. Banks MJ, Benchot RJ. Unique aspects of nursing care for Amish children. *MCN Am J Matern Child Nurs.* 2001;26(4):192–196.

37. Weyer SM, Hustey VR, Rathbun L, et al. A look into the Amish culture: what should we learn? *J Transcult Nurs.* 2003;14(2):139–145.

38. American Physical Therapy Association Section on Pediatrics. Fact sheet: assistive technology and the individualized education program. 2007. www.pediatricapta.org. Accessed June 1, 2013.

39. Judge SL. Accessing and funding assistive technology for young children with disabilities. *Early Childhood Educ J.* 2000;28(2):125–131.

40. Porterfield SL, DeRigne L. Medical home and out-of-pocket medical costs for children with special health care needs. *Pediatrics.* 2011;128:892–900.

41. Shattuck PT, Parish SL. Financial burden in families of children with special health care needs: variability among states. *Pediatrics.* 2008;122:13–18.

42. Mitchell JM, Gaskin DJ. Do children receiving supplemental security income who are enrolled in Medicaid fare better under a fee-for-service or comprehensive capitation model? *Pediatrics.* 2004;114:196–204.

43. American Physical Therapy Association Section on Pediatrics. Fact sheet: resources on reimbursement for pediatric physical therapy services and durable medical equipment. 2007. www.pediatricapta.org. Accessed June 1, 2013.

44. The Early Childhood Technical Assistance Center. Assistive technology funding sources. http://ectacenter.org/topics/atech/funding.asp. Accessed July 28, 2013.

45. Catalyst center. The TEFRA Medicaid and state plan option and Katie Beckett waiver for children: making it possible to care for children with significant disabilities at home. http://hdwg.org/catalyst/tefraindicator. Accessed July 28, 2013.

46. Children's Health Insurance Program. State and federal funding for CHIP. http://www.medicaid.gov/CHIP/CHIP-Program-Information.html. Accessed July 28, 2013.

47. Reimbursement Committee of the Section on Pediatrics, APTA. Fact sheet: what providers of pediatric physical therapy services should know about Medicaid. 2009. www.pediatricapta.org. Accessed October 17, 2012.

48. Pass It On Center–The National AT Reuse Center. http://www.passitoncenter.org/Home.aspx. Accessed July 28, 2013.

49. Pass It On Center–The National AT Reuse Center. Reuse locations. http://passitoncenter.org/locations/search.aspx. Accessed July 28, 2013.

50. AbleData. State assistive technology projects resource center. http://www.abledata.com/abledata.cfm?pageid=113573&top=16050&ksectionid=19326. Accessed July 28, 2013.

51. Sneed RC, May WL, Stencel C. Policy versus practice: comparison of prescribing therapy and durable medical equipment in medical and educational settings. *Pediatrics.* 2004;114:e612–e625.

52. Rifton. Components of a letter of medical necessity. http://www.rifton.com/adaptive-mobility-blog/letter-of-medical-necessity-tram-transfer-mobility-device/. Accessed June 12, 2013.

53. Rifton. Sample letter of medical necessity for a medical feeding chair. http://www.rifton.com/adaptive-mobility-blog/sample-ot-letter-medical-necessity-rifton-feeding-chair/. Accessed June 12, 2013.

54. National Assistive Technology Technical Assistance Partnership. What should be in a letter of medical necessity? http://www.resnaprojects.org/nattap/goals/other/healthcare/mednec.html. Accessed June 12, 2013.

55. Johnson KL, Dudgeon B, Kuehn C, et al. Assistive technology use among adolescents and young adults with spina bifida. *Am J Public Health.* 2007;97:330–336.

56. Reiss J, Gibson R. Health care transition: destinations unknown. *Pediatrics.* 2002;110:1307–1314.

57. Committee On Child Health Financing. Scope of health care benefits for children from birth through age 26. *Pediatrics.* 2012;129(1):185–189.

58. Cooley WC. Providing a primary care medical home for children and youth with cerebral palsy. *Pediatrics.* 2004;114;1106–1113.

59. Marks A. On making chairs more comfortable—how to fit the seat to the sitter. *Fine Woodworking.* 1981;31:11.

60. Keegan J. Alterations in the lumbar curve related to posture and sitting. *J Bone Joint Surg.* 1973;35A:7.

61. Akerblom B. *Chairs and sitting.* Paper presented at: the Symposium on Human Factors in Equipment Design; 1954; Sweden.

62. Knutsson B, Lindh K, Telhag H. Sitting: an electromyographic and mechanical study. *Acta Orthop Scand.* 1966;37:415–426.

63. Dicianno BE, Arva J, Lieberman JM, et al. RESNA position on the application of tilt, recline, and elevating legrests for wheelchairs. *Assist Technol.* 2009;21:13–22.

64. Keegan J. Evaluation and improvement of seats. *Industr Med Surg.* 1962;31:137–148.

65. Batavia M. *The Wheelchair Evaluation: A Clinician's Guide.* 2nd ed. Sudbury, MA: Jones and Bartlett Publishers; 2010.

66. Bergan A. *Positioning the Client with Central Nervous System Deficits: the Wheelchair and Other Adapted Equipment.* 2nd ed. New York, NY: Valhalla Press; 1985.

67. Nwaobi O, Brubaker C, Cusick B, et al. Electromyographic investigation of extensor activity in cerebral palsy children in different seating positions. *Dev Med Child Neurol.* 1983;25:175–183.

68. Low SA, Westcott McCoy S, Beling J, et al. Pediatric physical therapists' use of support walkers for children with disabilities: a nationwide survey. *Pediatr Phys Ther.* 2011;23:381–389.

69. Damcott M, Blochlinger S, Foulds R. Effects of passive versus dynamic loading interventions on bone health in children who are nonambulatory. *Pediatr Phys Ther.* 2013;25:248–255.

70. Paleg GS, Smith BA, Glickman LB. Systemic review and evidence-based clinical recommendations for dosing of pediatric supported standing programs. *Pediatr Phys Ther.* 2013;25:232–247.

71. Olson DA, DeRuyter F. *Clinician's Guide to Assistive Technology.* St. Louis, MO: Mosby; 2002.

72. Jones MA, McEwen IR, Neas BR. Effects of power wheelchairs on the development and function of young children with severe motor impairments. *Pediatr Phys Ther.* 2012;24:131–140.

73. Guerette P, Furumasu J, Tefft D. The positive effects of early powered mobility on children's psychosocial and play skills. *Assist Technol.* 2013;25(1):39–48.

74. DiGiovine C, Rosen L, Berner T, et al. RESNA position on the application of ultralight manual wheelchairs. 2012. http://resna.org/resources/position-papers/UltraLightweightManualWheelchairs.pdf. Accessed Jul 13, 2013.

75. Boninger ML, Baldwin M, Cooper RA, et al. Manual wheelchair pushrim biomechanics and axle position. *Arch Phys Med Rehabil.* 2000;81(5):608–613.

76. Lin J, Shinohara M. The effects of wheelchair configuration on propulsion efficiency. RESNA Annual Conference; 2013. Available at: http://www.RESNA.org. Accessed Aug 6, 2013.

77. Segway. Segway technology and advanced development. http://www.segway.com/about-segway/segway-technology.php. Accessed July 12, 2013.

78. Weiss TC. Segway-a legal personal assistive device? http://www.disabled-world.com/assistivedevices/mobility/segway.php. Accessed July 12, 2013.

79. Sawatzky B, Denison I, Langrish S, et al. The Segway personal transporter as an alternative mobility device for people with disabilities: a pilot study. *Arch Phys Med Rehabil.* 2007;88:1423–1428.

80. Sawatzky B, Denison I, Tawashy A. The Segway for people with disabilities: meeting clients' mobility goals. *Am J Phys Med Rehabil.* 2009;88(6):484–490.

81. Wagstaff BL. Make way for segways: mobility disabilities, segways, and public accommodations. *George Mason Law Rev.* 2013;20(2):247–359. Available at: http://www.georgemasonlawreview.org/doc/Wagstaff_Website.pdf. Accessed July 12, 2013.

82. Segway seat: the glideseat. http://www.glideseat.com/. Accessed July 12, 2013.

83. Furumasu J, Guerette P, Tefft D. Relevance of the pediatric powered wheelchair screening test for children with cerebral palsy. *Dev Med Child Neurol.* 2004;46(7):468–474.

84. Tefft D, Guerette P, Furumasu J. Cognitive predictors of young children's readiness for powered mobility. *Dev Med Child Neurol.* 1999;41:665–670.

85. O'Shea R, Boyniewicz K. Commentary on effects of power wheelchairs on the development and function of young children with severe motor impairments. *Pediatr Phys Ther.* 2012;24:140.

86. Ragonesi CB, Chen X, Agrawal S, et al. Power mobility and socialization in preschool: follow-up case study of a child with cerebral palsy. *Pediatr Phys Ther.* 2011;23:399–406.

87. Huang H, Galloway JC. Modified ride-on toy cars for early power mobility: a technical report. *Pediatr Phys Ther.* 2012;24:149–154.

88. Campos D, Goncalves VG, Guerreiro MM, et al. Comparison of motor and cognitive performance in infants during the first year of life. *Pediatr Phys Ther.* 2012;24:193–198.

89. Ragonesi CB, Galloway JC. Short-term, early intensive power mobility training: case report of an infant at risk for cerebral palsy. *Pediatr Phys Ther.* 2012; 24:141–148.

90. Ambrosio F, Boninger ML, Koontz AM, et al. *A model-based criterion for assessing appropriateness of wheelchair setup.* Paper presented at: RESNA 27th International Annual Conference; 2004; Orlando, Florida. Available at: http://www.RESNA.org. Accessed Aug 6, 2013.

91. U.S Government Printing Office. Standard No. 202a; Head restraints; mandatory applicability begins on September 1 2009. http://www.gpo.gov/fdsys/granule/CFR-2010-title49-vol6/CFR-2010-title49-vol6-sec571-202a/content-detail.html. Accessed July 20, 2013.

92. Brubaker C. Ergonomic considerations. *J Rehabil R D [Clin Suppl].* 1990;27:37–48.

93. Rehabilitation Engineering and Assistive Technology Society of North America. RESNA position on the Application of Ultralight Manual Wheelchairs. 2012. http://resna.org/resources/position-papers/UltraLightweightManualWheelchairs.pdf. Accessed March 20, 2013.

94. Meiser MJ, McEwen IR. Lightweight and ultralight wheelchairs: propulsion and preferences of two young children with spina bifida. *Pediatr Phys Ther.* 2007;19(3):245–253.

95. LoveLace-Chandler V, Early D. Commentary on "Pediatric physical therapists' use of support walkers for children with disabilities: a nationwide survey." *Pediatr Phys Ther.* 2011;23:390.

96. Mulholland Positioning Systems Inc. http://mulhollandinc.com/category/gait_trainers/. Accessed February 19, 2013.

97. Rifton. Rifton pacer gait trainers. www.Rifton.com/Pacer. Accessed February 19, 2013.

98. Flaghouse Giant Leaps Special Needs Products. www.flaghouse.com. Accessed October 3, 2012.

99. Pin T, Eldridge B, Galea MP. A review of the effects of sleep position, play position, and equipment use on motor development in infants. *Dev Med Child Neurol.* 2007;49(11):858–867.

100. Vander Loop L. How to safely move your child: lift system options. http://cp-familynetwork.org/blogs/how-to-safely-move-your-child-lift-system-options. Accessed January 8, 2013.

101. Berg MD, Cook L, Corneli HM, et al. Effect of seating position and restraint use on injuries to children in motor vehicle crashes. *Pediatrics.* 2000;105:831–835.

102. Car seats: information for families for 2013. http://www.healthychildren.org/English/safety-prevention/on-the-go/pages/Car-Safety-Seats-Information-for-Families.aspx. Accessed April 3, 2013.

103. Korn T, Katx-Laurer M, Meyer S, et al. How children with special needs travel with their parents: observed versus reported use of vehicle restraints. *Pediatrics.* 2007;119(3):e637–e642.

104. O'Neil J, Yonkman J, Talty J, et al. Transporting children with special health care needs: comparing recommendations and practice. *Pediatrics.* 2009;124 (2):596–603.

105. Carseats and seatbelt guards. http://www.especialneeds.com/pediatrics-seating-mobility-carseats-seatbelt-guards.html. Accessed January 8, 2013.

106. Committee on Injury and Poison Prevention. School bus transportation of children with special health care needs. *Pediatrics.* 2001;108(2):516–518.

107. RESNA. RESNA's position on wheelchairs used as seats in motor vehicles. Available at: http://resna.org/resources/position-papers/RESNAPositionon-WheelchairsUsedasSeatsinMotorVehicles.pdf. Accessed July 2, 2013.

108. eSpecial needs. Britax Traveller Plus EL http://www.especialneeds.com/special-needs-carseat-britax-standard-traveller-plus.html. Accessed July 20, 2013.

109. National Highway Traffic Safety Administration. Summary of vehicle occupant protection laws Ninth Edition. 2011. http://nhtsa.gov. Accessed May 2, 2013.

110. National Highway Traffic Safety Administration. Transporting students with special needs for school bus drivers. http://nhtsa.gov. Accessed May 2, 2013.

111. Bull M, Agran P, Laraque D, et al. Transporting children with special health care needs. *Pediatrics.* 1999;104(4, pt 1):988–992.

112. Garrett M, McElroy AM, Staines A. Locomotor milestones and babywalkers: cross sectional study. *Br Med J.* 2002;324:1494.

113. Ridenour M. Infant walkers: developmental tool or inherent danger? *Percept Mot Skills.* 1982;55:1201–1202.

114. Crouchman M. The effects of babywalkers on early locomotor development. *Dev Med Child Neurol.* 1986;28:757–761.

115. Kauffman I, Ridenour M. Influence of an infant walker on onset and quality of walking pattern of locomotion: an electromyographic investigation. *Percept Mot Skills.* 1977;45:1323–1329.

116. Consumer Product Safety Commission. Baby walkers: advance notice of proposed rulemaking. *Fed Reg.* 1994;59:39306–39311.

117. Shields BJ, Smith GA. Success in the prevention of infant walker-related injuries: an analysis of national data, 1990–2001. *Pediatrics.* 2006;117:452–459.

118. Consumer product safety commission. Nursery products: injury statistics. http://www.cpsc.gov/en/Research--Statistics/Toys-and-Childrens-Products/Nursery-Products/. Accessed May 4, 2013.

119. Tai K, Blain S, Chau T. A review of emerging access technologies for individuals with severe motor impairments. *Assist Technol.* 2008;20(4):204–219.

120. Hammel J. Technology and the environment: supportive resource or barrier for people with developmental disabilities? *Nurs Clin N Am.* 2003;38:331–349.

121. Silverman F. *Communication for the Speechless.* 3rd ed. Needham Heights, MA: Allyn & Bacon; 1995.

122. Musslewhite CR, Ruscello DM. Transparency of three communication symbol systems. *J Speech Hearing Res.* 1984;27:436–443. Available at: http://www.asha.org/. Accessed January 11, 2012.

123. O'Brien M. Hand talk—preserving a language legacy. http://www.nsf.gov/. Accessed January 11, 2013.

124. National Federation of the Blind. Communication methods. 2013. http://nfb.org/deaf-blind-resources. Accessed January 11, 2013.

125. Barbotte E, Guillemin F, Chau N, et al. Prevalence of impairments, disabilities, handicaps and quality of life in the general population: a review of recent literature. *Bul World Health Org.* 2001;79:1047–1055.

Parte III

Distúrbios musculoesqueléticos

13

Tratamento ortopédico

Michael Dilenno

Desenvolvimento musculoesquelético
Exame musculoesquelético
   Histórico
   Triagem postural
   Amplitude de movimento
   Força
   Alinhamento do membro inferior (rotacional e
     angular)
Classificação dos erros no desenvolvimento
   morfológico
Deficiências congênitas de membro
   Tratamento conservador e cirúrgico das
     deficiências congênitas de membro
   Treinamento com prótese
Deformidades pré-natais
   Torcicolo muscular congênito
   Metatarso aduzido congênito e deformidade

     do pé torto
   Displasia do desenvolvimento do quadril
   Artrogripose múltipla congênita
Deformidades pós-natais
   Deformidades rotacionais
Displasias
   Osteogênese imperfeita
   Síndromes de hipermobilidade articular
Processos patológicos
   Doença de Legg-Calvé-Perthes
   Epifisiólise ou escorregamento da epífise da
     cabeça femoral
   Tíbia vara (doença de Blount)
   Discrepância de comprimento de membros
   Escoliose (idiopática)
Resumo

Na fisioterapia pediátrica, o termo *ortopedia* é usado com frequência para fazer referência a um grupo específico de diagnósticos pediátricos. Na profissão de fisioterapia, a ortopedia se refere a uma subespecialidade da prática. À medida que a profissão foi ampliando o enfoque na especialização e na certificação de conselho, a ortopedia pediátrica começou a emergir como subespecialidade dentro de uma especialidade. Muitas profissões da área médica tendem à compartimentalização da profissão e dos pacientes atendidos por sistemas corporais, como as crianças com incapacitação ortopédica ou as crianças com incapacitação neurológica. Essa prática se presta à especialização ou ao desenvolvimento da *expertise* clínica em uma área bem definida. Entretanto, essa prática também pode fragmentar a assistência prestada aos pacientes e até o modo de pensar dos profissionais envolvidos.

Os vários sistemas corporais estão entrelaçados, de modo que influências normais ou atípicas em um sistema quase sempre têm impacto sobre os outros sistemas corporais. Isso é especialmente válido para crianças pequenas com sistemas musculoesqueléticos imaturos e suscetíveis a influências externas e internas. A ação dos músculos que atuam no sistema neurológico normal é necessária ao desenvolvimento das articulações, bem como ao estabelecimento do formato e dos contornos dos ossos das crianças. Quando os sistemas neurológico ou muscular são alterados ou comprometidos, frequentemente há desenvolvimento de comprometimentos esqueléticos secundários.

O presente capítulo discute o crescimento e desenvolvimento do sistema musculoesquelético da criança, bem como a avaliação musculoesquelética pediátrica; introduz um sistema de classificação baseado na morfogênese, e fornece uma visão geral dos diagnósticos ortopédicos pediátricos comumente encontrados pelos fisioterapeutas pediátricos. Neste capítulo, o termo *ortopédico* aparece no título e o foco são os diagnósticos específicos. Entretanto, os efeitos de forças normais e atípicas sobre um sistema musculoesquelético imaturo e os comprometimentos secundários que podem se desenvolver, bem como a discussão dos componentes de uma avaliação musculoesquelética pediátrica podem ser aplicados a muitas crianças atendidas em fisioterapia pediátrica. Por exemplo, a maioria das crianças com diagnóstico primário de origem neurológica apresenta comprometimentos do sistema musculoesquelético que podem ter impacto sobre o funcionamento geral.

Desenvolvimento musculoesquelético

A formação do sistema musculoesquelético ocorre durante o período embrionário (segunda a oitava semana após a concepção). Os brotamentos de membro surgem a partir de células mesenquimais e aparecem na quarta semana, com o membro superior se desenvolvendo 2 dias após o desenvolvimento do membro inferior. As células mesenquimais começam a se diferenciar em cartilagem em 4 a 5 dias após a formação do brotamento do membro. A formação de um esqueleto cartilaginoso ocorre rapidamente e é concluída durante o primeiro mês de vida fetal (3 meses após a concepção). O molde cartilaginoso então começa a ser substituído por osso com o aparecimento dos centros de ossificação primários na diáfise dos ossos longos. Os centros de ossificação secundários aparecem próximo do final do desenvolvimento fetal e permanecem até a puberdade, quando o crescimento esquelético é concluído.[1,2]

A formação das articulações começa quando o molde cartilaginoso está sendo formado. Uma área de células indiferenciadas achatadas é formada entre duas áreas de cartilagem. A área achatada se transforma em três camadas, e as camadas periféricas mantêm contato com a cartilagem e eventualmente se transformam na cápsula articular. A camada intermediária cavita e forma a cavidade articular. A cartilagem original na interface da cápsula articular permanece e se transforma na cartilagem articular.[1,2]

Os membros são suscetíveis a anormalidades morfológicas significativas durante o período embrionário, quando há o desenvolvimento dos brotamentos de membro. Por exemplo, a exposição do embrião aos agentes farmacológicos durante a formação dos brotamentos de membro pode resultar em deficiências congênitas de membro. Durante o período fetal, o tamanho das estruturas aumenta e a cartilagem começa a ser substituída por formação óssea. Contudo, o remodelamento ósseo é mínimo. Durante esse período, o feto é mais suscetível às anormalidades morfológicas menores resultantes das restrições de posicionamento e de forças mecânicas anormais.[2] Por exemplo, o torcicolo ou o pé torto podem resultar de restrições de posicionamento em fases tardias da gestação. No pós-natal, o remodelamento ósseo ocorre de forma intensa e a uma velocidade de 50% ao ano em bebês e crianças em fase de engatinhar, tornando-se gradualmente mais lento até a fase adulta, quando passa a ser de 5% ao ano.

O comprimento dos ossos aumenta com a continuidade do processo de ossificação endocondral iniciado durante o período fetal. A ossificação endocondral muitas vezes é denominada crescimento epifisário, porque o crescimento longitudinal se dá na placa epifisária. Os aumentos de diâmetro ou espessura do osso ocorrem pelo crescimento por aposição ou deposição de osso novo em cima de osso antigo. Esses dois tipos de crescimento ósseo respondem de modo diferente à carga mecânica e às forças associadas à descarga de peso e tração muscular. O crescimento por aposição é estimulado por forças compressivas aumentadas. Descarga de peso aumentado ocasiona aumento da espessura e da densidade da diáfise da tíbia.[3,4] Entretanto, descarga de peso diminuído, como ocorre na imobilização, acarreta atrofia óssea.[3]

A resposta de crescimento epifisário às forças mecânicas depende da direção, magnitude e curso temporal da força. As forças compressivas intermitentes aplicadas paralelamente à direção do crescimento causam crescimento ósseo longitudinal. No entanto, forças compressivas constantes de excessiva ou alta magnitude retardam o crescimento ósseo.[5] Uma força compressiva pode ser aplicada de modo não uniforme ao longo da fise, resultando em retardo do crescimento apenas em um dos lados. O crescimento irregular gera angulação da fise e altera a direção do crescimento.[3] Forças ou cargas mecânicas aplicadas perpendicularmente ao crescimento longitudinal do osso ocasionam alteração da direção ou desvio do crescimento ósseo. O crescimento novo é defletido e resulta em deslocamento da epífise, se a carga for mantida. Uma sobrecarga torsional sobre a fise deflete as colunas de cartilagem em torno da circunferência da fise, em sentido horário ou anti-horário. O osso novo então cresce a partir da fise seguindo um padrão em espiral que resulta em deformidade torsional.

Em resumo, o crescimento e desenvolvimento do sistema musculoesquelético dependem da interação normal de diversos fatores, incluindo hormônios, nutrição e forças mecânicas.[5,6] O sistema musculoesquelético é vulnerável a forças mecânicas e pressões anormais. Alterações do curso temporal, da direção ou da magnitude de forças podem ter efeitos deletérios sobre o crescimento e desenvolvimento do sistema musculoesquelético. As deformidades congênitas e comprometimentos musculoesqueléticos secundários observados em crianças com diagnósticos neurológicos são exemplos da vulnerabilidade do sistema musculoesquelético imaturo às forças extrínsecas anormais. Entretanto, a imaturidade do sistema musculoesquelético de uma criança também pode conferir vantagem e é usada com frequência como lógica para muitas intervenções terapêuticas que serão discutidas ao longo deste capítulo.

Exame musculoesquelético

Um exame musculoesquelético meticuloso deve ser parte de uma avaliação abrangente de crianças atendidas pelo fisioterapeuta. Dependendo do histórico ou diagnóstico, certos aspectos do exame musculoesquelético devem ser realizados enquanto outros são omitidos. Contudo, para as crianças com diagnóstico que inclui envolvimento de diversas articulações ou sistemas, um exame musculoesquelético completo deve ser realizado, começando pela triagem postural seguida de um exame mais aprofundado dependente dos achados da triagem inicial. O exame deve ser concluído no devido tempo e de forma organizada, seguindo a ordem destacada nas próximas seções. Essa ordem pode ser alterada de acordo com o conforto e a interação da criança.

Histórico

Um histórico abrangente deve ser obtido junto aos pais e à criança, se esta for capaz de transmitir informações ao examinador. O histórico deve incluir informação sobre o aparecimento da queixa apresentada, se há dor, o que agrava ou alivia a dor, quaisquer alterações de alinhamento, atividade ou participação percebidas, e uma comparação com as rotinas normais. Ao conversar com os pais, o fisioterapeuta deve observar a postura da criança, brincadeiras, movimentos espontâneos e atividades que sejam relevantes para a postura da criança, assimetrias observadas e dificuldades relacionadas com as habilidades adequadas para a idade. No caso das crianças maiores, as questões relacionadas com a maturação sexual, incluindo o estadiamento puberal de Tanner para indivíduos de ambos os sexos, bem como a idade no momento do início da menstruação devem ser consideradas para o fornecimento de informação referente ao desenvolvimento e idade óssea.[7]

Triagem postural

Durante a triagem postural, o terapeuta examina o alinhamento esquelético em várias posições, incluindo as vistas anterior, posterior e lateral, dependendo da idade da criança. Esse processo deve incluir o alinhamento da cabeça, da coluna e de membros inferiores, bem como o comprimento dos membros e a posição dos membros superiores. O terapeuta avalia a típica posição da cabeça, lordose cervical, cifose torácica, lordose lombar, tórax escavado (*pectis excavatum*) ou cariniforme (*carinatum*) e inclinação pélvica anterior ou posterior em relação à idade da criança, a partir de uma vista lateral. A partir da vista posterior, o fisioterapeuta verifica visualmente a simetria do ombro, escápulas, alinhamento pélvico e assimetrias laterais de costela, como o arqueamento de costela, que indicariam alguma deformidade rotacional da coluna. Uma vista anterior pode ajudar a identificar assimetrias de altura de mamilo, posição lateral da costela e alinhamento pélvico.

O alinhamento do membro inferior também deve ser submetido à triagem a partir de uma vista sagital, bem como das vistas posterior e anterior. O terapeuta observa a simetria da altura pélvica; as variações rotacionais dos membros inferiores, como os joelhos ou pés apontando para dentro ou para fora; e um posicionamento em valgo ou varo dos joelhos, antepé ou retropé. A partir de uma vista sagital, o fisioterapeuta avalia o posicionamento pélvico e o alinhamento do quadril, joelho e tornozelo.

O comprimento do membro deve ser revisto em posições com e sem descarga de peso, usando os referenciais ósseos aceitos da espinha ilíaca anterossuperior e do maléolo medial. A espinha ilíaca posterossuperior também pode ser incluída para determinar a presença de anteversão ou retroversão de osso ilíaco. A triagem postural direcionará o fisioterapeuta para o ponto de enfoque na próxima parte de uma avaliação musculoesquelética mais aprofundada.

Amplitude de movimento

Embora as técnicas goniométricas usadas para medir a amplitude de movimento (AM) ativa ou passiva em crianças e adultos sejam similares, é preciso ter em mente vários fatores ao avaliar a AM em crianças. Existem diferenças de valores de AM associadas à idade entre adultos, crianças e crianças pequenas. Por exemplo, um recém-nascido a termo exibirá contraturas de flexão de quadril e joelhos secundárias ao posicionamento intrauterino.

Antes da obtenção de qualquer medida goniométrica, é preciso verificar atentamente se a criança está relaxada e permanece calma. Os movimentos devem ser lentos para limitar a ansiedade e evitar deflagrar o reflexo de estiramento em crianças com tônus muscular aumentado. Movimentos lentos também devem ser usados diante da suspeita/presença de dor e com crianças que apresentam ossos mais frágeis ou fraturas recentes.

Estudos goniométricos confiáveis conduzidos em crianças devem guiar os fisioterapeutas no uso de medidas goniométricas para documentação da AM. Vários pesquisadores investigaram a confiabilidade da medida goniométrica do quadril, joelho e tornozelo de crianças com paralisia cerebral. Nesses estudos, houve alta confiabilidade intra-avaliador, contudo, a confiabilidade interavaliadores variou de moderada a alta ao longo dos estudos.[8,9,10,11] Uma confiabilidade melhorada é observada com protocolos quantitativos restritos e quando o mesmo terapeuta avalia alterações ocorridas na AM ao longo do tempo.

Os testes de comprimento muscular também devem ser incluídos na avaliação da movimentação articular geral. Os testes específicos e seus respectivos procedimentos não diferem dos procedimentos-padrão usados na população adulta. O comprimento do músculo flexor do quadril é avaliado pelo teste de Thomas ou pelo teste de extensão do quadril em decúbito ventral. O comprimento dos músculos isquiotibiais em geral é avaliado em adultos com o uso do teste da elevação da perna reta, porém, a medida do ângulo poplíteo (AP) costuma ser usada na pediatria (Fig. 13.1). A medida do AP pode ser usada na presença de uma contratura de flexão de joelho e, portanto, é útil para crianças com envolvimento de diversas articulações.[12] A dorsiflexão

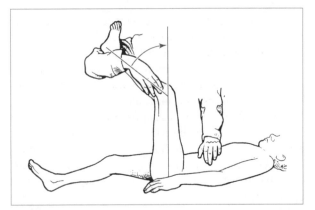

FIGURA 13.1 ▸ Medida do ângulo poplíteo. A criança está em decúbito dorsal, com o quadril flexionado a -90 graus, e o joelho é lentamente estendido até a resistência ser sentida. O ângulo entre a face anterior da parte inferior da perna e uma linha vertical correspondente à coxa é registrado como medida de contratura dos isquiotibiais.

do tornozelo deve ser medida com o joelho flexionado e em extensão, para determinar a contribuição do sóleo e do gastrocnêmio para as limitações. É preciso ter o cuidado de manter a articulação subtalar neutra durante a medição, a fim de minimizar a contribuição da dorsiflexão do mediopé para uma medida exagerada do retropé.

A mobilidade articular geral deve ser medida usando técnicas como o escore Beighton, para determinar a presença de hipermotibilidade articular generalizada.[12a]

Força

Uma avaliação precisa da força requer consideração cautelosa da população pediátrica, todavia, fornece informação relevante sobre os deficits e alterações ocorridas com o passar do tempo. Existem vários métodos disponíveis para avaliação da força, cujo uso pode depender da idade e da habilidade da criança. Para bebês e crianças com menos de 3 a 4 anos de idade, a avaliação da força é mais frequentemente realizada por meio da observação do movimento e da função. O movimento compensatório, alinhamento dinâmico precário ou movimento assimétrico entre os lados podem ser indicativos de fraqueza muscular. A criança deve ser capaz de seguir as instruções do procedimento do teste para garantir a obtenção de resultados precisos, tanto com o uso do teste muscular manual (TMM), como da dinamometria.[13] A força também pode ser medida de forma confiável usando equipamentos isocinéticos aliados a certo grau de modificação de posicionamento para acomodação de regiões pequenas ou uso dos pontos de fixação de membro pediátricos, conforme observado no sistema Biodex 4.[14,15]

O TMM tem as mesmas deficiências inerentes em ambas as populações, pediátrica e adulta. Os graus "bom" e "normal" são muito subjetivos e não dizem respeito a nenhuma das alterações que podem ocorrer em uma criança ao longo do tempo, secundariamente à maturação. A dinamometria manual tem se mostrado um método confiável e sensível de avaliar a força em várias populações de crianças.[16-18] Gajdosik determinou que a dinamometria manual poderia ser usada de modo confiável com crianças que apresentam desenvolvimento típico na faixa etária de 2 a 5 anos, contanto que elas possam seguir instruções e compreender o comando de empurrar, bem como concordar em participar do processo.[19] Os valores normativos e de percentis para a força de felexão e extensão isocinética do joelho foram publicados por vários autores, para crianças na faixa etária de 6 a 13 anos.[20,21] Aliadas ao desempenho funcional, essas medidas de força fornecem dados objetivos adicionais a serem considerados ao determinar a disposição da criança para voltar aos esportes recreativos ou competitivos.

Alinhamento do membro inferior (rotacional e angular)

O desenvolvimento esquelético normal inclui alterações rotacionais ou torcionais e de alinhamento dos ossos e articulações. Esses processos do desenvolvimento normal podem ser alterados secundariamente à tração muscular anômala ou à ação de forças de descarga de peso. Em consequência, os comprometimentos que exercem impacto sobre a função muitas vezes resultam da combinação de forças anormais em um sistema esquelético em desenvolvimento. Os ossos permanecem suscetíveis às forças deformantes até o fim do crescimento. Dessa forma, é possível que a gravidade dos comprometimentos aumente com o passar do tempo.

Staheli et al. desenvolveram um perfil rotacional para avaliar o alinhamento do membro inferior e ajudar a determinar qual componente do membro contribui para a variação rotacional. O perfil rotacional consiste em seis medidas: (1) ângulo de progressão do pé (APP), (2) rotação medial do quadril, (3) rotação lateral do quadril, (4) ângulo coxa-pé (ACP), (5) ângulo do eixo transmaleolar, e (6) configuração do pé. Os valores normais foram estabelecidos para as primeiro cinco medidas e podem ser usados para determinar se a variação está dentro da ampla faixa normal ou se há indicação para intervenção.[22]

Perfil rotacional

Ângulo de progressão do pé

O APP é definido como o ângulo entre o eixo longitudinal do pé e a linha de progressão da marcha da criança. O APP fornece a soma geral da rotação da criança durante a marcha, mas não identifica os fatores contribuidores. Um sinal positivo denota posicionamento dos dedos do pé para fora, enquanto um sinal negativo denota o posicionamento dos dedos do pé para dentro. O APP pode ser medido de modo objetivo pelo uso de diversas medidas de impressão do pé, incluindo impressões feitas com tinta ou giz sobre os pés, ou tapetes de marcha comercializados a preços mais elevados. Muitas vezes, na clínica, o APP é avaliado de forma subjetiva para que o clínico tenha uma visão geral da rotação da criança durante a marcha. Os procedimentos listados nas próximas seções ajudam o clínico a identificar os fatores que contribuem para o perfil rotacional geral da criança (Fig. 13.2A).

Rotação do quadril

A rotação medial e lateral do quadril em decúbito ventral é avaliada para determinar a torção femoral. A criança é posicionada em decúbito ventral, com o quadril neutro e o joelho flexionado a 90 graus, para então serem obtidas medidas goniométricas de rotação medial e lateral do quadril. As limitações do tecido mole podem influenciar a medida final da rotação do quadril, bem como o grau de torção femoral. A rotação de quadril medial normal é inferior a 60 a 65 graus (Fig. 13.2B, C).

A literatura também descreve um segundo teste de torção femoral denominado teste de Ryder. A criança senta ou deita em decúbito ventral, com os joelhos flexionados a 90 graus, na borda de uma mesa. O trocanter maior é palpado enquanto a perna é rodada. Quando o trocanter maior é palpado mais lateralmente, o que deveria corresponder ao colo do fêmur em paralelo com a mesa de exames, o ângulo de rotação do quadril (tipicamente medial) é medido por goniometria. A medida da rotação medial do quadril deve corresponder ao grau de anteversão femoral, embora a comparação dos dados com os achados de tomografia computadorizada (TC) sugira que o teste pode subestimar a medida em até 20 graus.[8,23]

Ângulo coxa-pé

A criança deve ser posicionada em decúbito ventral, com o quadril estendido, o joelho flexionado em 90 graus e o pé em posição de repouso natural, sem tentar alinhá-lo. É medido o ângulo formado a partir da bissecção do eixo da coxa e eixo do pé. O ACP é usado para determinar a variação rotacional da tíbia e do retropé. Se o pé estiver posicionado com os dedos voltados para fora, o valor do teste será positivo. Se o pé estiver posicionado com os dedos voltados para dentro, o valor será negativo (Fig. 13.2D).

Eixo transmaleolar

A criança é posicionada em decúbito ventral, conforme descrito anteriormente. É traçada uma linha perpendicular ao eixo, passando entre os maléolos lateral e medial. Em seguida, é medido o ângulo formado entre a linha perpendicular e o eixo da coxa. Esse ângulo avalia a contribuição da tíbia distal para o perfil rotacional (Fig. 13.2E).

A contribuição do pé também deve ser incluída ao avaliar as variações rotacionais. A identificação do alinhamento do retropé e do antepé na articulação subtalar neutra determinará se há contribuição de desvios em varo ou valgo do retropé ou antepé, retropé equino com hipermobilidade mediotarsal ou metatarso aduzido para o APP.

Alinhamento angular

Se a triagem postural inicial revelou suspeita de desvios de alinhamento de membro inferior, como postura em varo ou valgo, deve ser obtida uma medida angular objetiva. Os valores esperados de joelho varo ou valgo serão diferentes, dependendo da idade da criança. O joelho varo é medido com a criança em decúbito dorsal, as pernas estendidas e a patela voltada para cima, com os maléolos mediais se tocando. A distância entre os côndilos femorais é medida. O joelho valgo é medido na mesma posição, porém com os joelhos se tocando. A distância entre os maléolos é medida.[24] A contribuição das variações angulares deve ser delineada a partir das variações rotacionais.

As áreas que podem ser incluídas na avaliação musculoesquelética são a avaliação do tônus muscular, teste de sensibilidade e nível de habilidade do desenvolvimento. Uma avaliação do tônus muscular pode revelar hiper ou hipotonia de grupos musculares específicos e desequilíbrio de forças musculares ao redor de articulações específicas. Com o passar do tempo, essas forças musculares desequilibradas podem produzir danos que causam dor ou interferem nas habilidades funcionais da criança.

O teste de sensibilidade é realizado com crianças do mesmo modo que com adultos, e incorpora a mesma lógica para inclusão de testes. O teste sensorial é indicado quando há suspeita de envolvimento de nervo, como ocorre nas fraturas ou após a amputação ou aplicação de fixador externo.

A avaliação do nível de desenvolvimento de uma criança é indicada se houver suspeita de que a condição ortopédica esteja retardando ou interferindo no desenvolvimento, como se observa nas displasias e torcicolo. Para a criança que deambula, isso inclui uma avaliação da marcha. A avaliação da marcha é similar à avaliação de um adulto e pode ser realizada por meio de observação clínica sistemática ou com medidas mais objetivas, que variam da análise de vídeo ao laboratório de marcha instrumental. Ao avaliar a marcha, a idade da criança deve ser considerada, e o conhecimento das características da caminhada inicial deve ser incorporado à avaliação (ver marcha, no Cap. 5).

⟩⟩ Classificação dos erros no desenvolvimento morfológico

A terminologia adotada pela Organização Mundial da Saúde (OMS), Classificação Internacional de Funcionali-

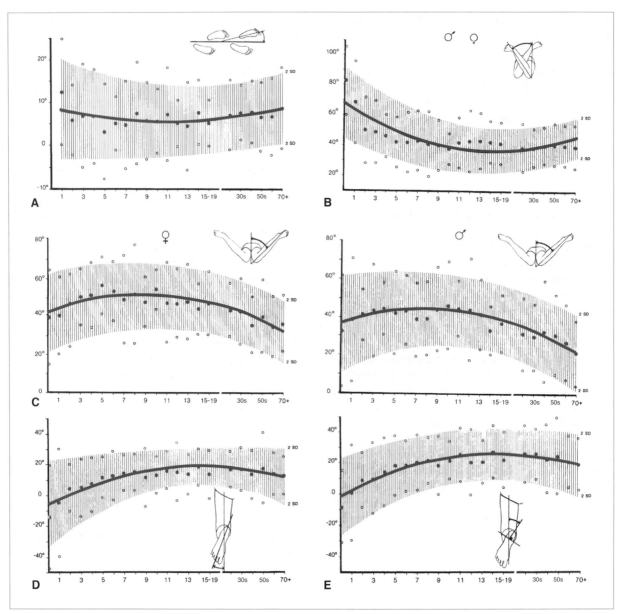

FIGURA 13.2 ▶ As cinco medidas do perfil rotatório de Staheli representadas no gráfico como valores médios adicionados ou subtraídos de 2 desvios-padrões (DP) para cada faixa etária. A linha escura indica os valores médios conforme vão sendo alterados em função da idade, enquanto as áreas sombreadas indicam as faixas normais. **A:** Ângulo de progressão do pé (APP). **B:** Rotação lateral do quadril em homens e mulheres. **C:** Rotação medial do quadril em mulheres e homens (separados). **D:** Ângulo coxa-pé (ACP). **E:** Ângulo do eixo transmaleolar.

dade, Incapacidade e Saúde (CIF)[25], será usada neste capítulo ao discutir os vários diagnósticos e seu impacto sobre a capacidade funcional da criança. O modelo CIF também inclui fatores ambientais e pessoais que serão diferentes de uma criança para outra, e que não estão relacionados ao diagnóstico da criança nem à sua condição de saúde, mas podem exercer impacto sobre seus níveis de atividade ou participação.

Para ilustrar o modelo CIF, uma criança com osteogênese imperfeita (OI) será usada como exemplo. Em uma criança com OI, a fisiopatologia é a anormalidade no tecido conjuntivo em nível celular. Um dos comprometimentos resultantes é a fragilização dos ossos que se tornam suscetíveis às forças deformantes e fraturas. A criança pode sofrer diversas fraturas de membro inferior, o que ocasiona desalinhamento, baixa estatura, enfraquecimento e marcha lenta e laboriosa. A marcha lenta e laboriosa é uma limitação de atividade que pode tornar a criança incapaz de acompanhar os colegas nas brincadeiras ou na escola. Entre as restrições de participação, está a impossibilidade da criança comparecer a creches frequentadas por crianças da mesma idade ou brincar ao ar livre na hora do recreio, em virtude do temor do risco aumentado de fraturas. Fatores ambientais, como o receio do professor ou uma área de recreio lotada, contribuem para a diminuição de participação da criança.

A classificação de Spranger da morfogênese também será usada para introduzir e discutir diversos diagnósticos que se enquadram na categoria de ortopedia pediátrica. Esse sistema de classificação fornece uma estrutura que permite entender a fisiopatologia que resulta em um diagnóstico em particular, os comprometimentos que podem se desenvolver conforme a criança cresce, o impacto dos comprometimentos sobre as atividades e níveis de participação da criança, e como a fisioterapia pode repercutir. Ao entender a fisiopatologia, o leitor será capaz de identificar os comprometimentos que podem estar presentes ou se desenvolver, bem como o impacto da fisioterapia na prevenção ou limitação dos comprometimentos, com a meta final de minimizar as limitações de atividade e restrições de participação para a criança.

A classificação de Spranger dos distúrbios morfogenéticos consiste em quatro divisões: malformações, rupturas, deformações e displasias.[26] As malformações são defeitos morfológicos que envolvem um órgão ou parte do corpo, a partir de um processo de desenvolvimento intrinsecamente anormal. Como a anormalidade é intrínseca desde o momento da concepção, o órgão ou parte do corpo jamais teve o potencial de se desenvolver normalmente. Entre os exemplos de malformações, estão as deficiências longitudinais de membro, palato e lábio fendidos, e defeitos septais cardíacos.

As rupturas consistem em defeitos morfológicos de um órgão ou parte do corpo, que decorrem da quebra extrínseca de um processo de desenvolvimento originalmente normal. O desenvolvimento normal é interrompido no nível celular por um fator externo, como um teratógeno, traumatismo ou infecção. As deficiências transversais de membro historicamente observadas com o uso de talidomida exemplificam uma ruptura.

As deformidades são anormalidades na formação, forma ou posição de uma parte do corpo, causadas por forças mecânicas. As forças deformadoras podem ser extrínsecas ao feto, como uma limitação intrauterina, ou intrínsecas a ele, como a hipomotilidade fetal resultante de doença neuromuscular. Entre os exemplos de deformação estão o torcicolo e o metatarso aduzido. As deformidades podem ser delineadas em deformidades pré e pós-natais *versus* processos patológicos. Entre os exemplos de deformidades pós-natais, estão as deformidades em varo de tíbia e variações rotacionais Os processos patológicos geralmente são deformidades decorrentes de uma agressão à fise ou a outra área do osso. Esses processos incluem os diagnósticos de doença de Legg-Calvé-Perthes, Epifisiólise ou Escorregamento da epífise da cabeça femoral e discrepâncias de comprimento de membros resultantes de ação de lesões ou forças anormais sobre a placa de crescimento. As deformidades muitas vezes podem ser amenizadas com a aplicação de forças na direção oposta do mecanismo deformador. A aplicação de forças deve acompanhar corretamente o curso temporal da maturação esperada do sistema musculoesquelético, com o objetivo de permitir o crescimento e remodelamento normais.

A divisão final da classificação de Spranger é a displasia, que resulta de uma organização anormal de células em tecidos, o que leva à diferenciação tecidual anormal. A OI e a síndrome de Ehlers-Danlos (SED) são exemplos de displasias. Elas geralmente envolvem sistemas do corpo, com presença de diversos comprometimentos que levarão a limitações de atividade e, possivelmente, restrições de participação.

Deficiências congênitas de membro

Usando o sistema de classificação da International Society for Prosthetics and Orthotics (ISPO), as deficiências congênitas de membro são descritas como longitudinais ou transversais (Fig. 13.3A, B).[27] As deficiências longitudinais de membro são descritas como redução ou ausência de um ou mais elementos no eixo longo do membro. Pode haver elementos esqueléticos normais distais ao(s) osso(s) afetado(s).[27] Uma deficiência longitudinal de membro é um exemplo de malformação em que ocorre um defeito morfológico de órgão ou região mais ampla do corpo quando a organogênese é interrompida. Qualquer combinação de envolvimento de membro esquelético é possível, mas certas entidades distintas são mais comumente vistas do que outras. Para este capítulo, a deficiência longitudinal congênita do rádio será usada como exemplo de envolvimento de membro superior e deficiência focal femoral proximal (DFFP), como exemplo de uma deficiência longitudinal de membro de membro inferior. Ambas as condições são exemplos de malformações congênitas e são mais frequentes (maior incidência), além de também exemplificarem as crianças com deficiências tipicamente atendidas pelos terapeutas.

A deficiência radial longitudinal, muitas vezes denominada comumente como mão torta radial, ocorre com uma incidência de 1 em cada 100 mil bebês nascidos vivos, com envolvimento bilateral presente em 50% das crianças. As deficiências radiais podem ser definidas como a falha de formação de partes do tecido ósseo do membro superior, incluindo o rádio, ossos carpais, metacarpais, falanges do primeiro dedo e musculatura tenar.[28,29] Heikel classificou as deficiências radiais em quatro tipos, que variam quanto à gravidade desde o tipo I (aparecimento tardio da fise radial distal) ao tipo IV (ausência total do rádio).[30] O tipo IV é a apresentação mais comum.[24] Do ponto de vista clínico, crianças com deficiência radial de tipo IV apresentam antebraço encurtado que mede no máximo 50% do comprimento do antebraço contralateral, contratura em extensão do cotovelo e desvio radial da mão com ausência ou deficiência do polegar.

A incidência da DFFP é de 1 em cada 50 mil bebês nascidos vivos e a condição é bilateral em 15% das crianças.[31]

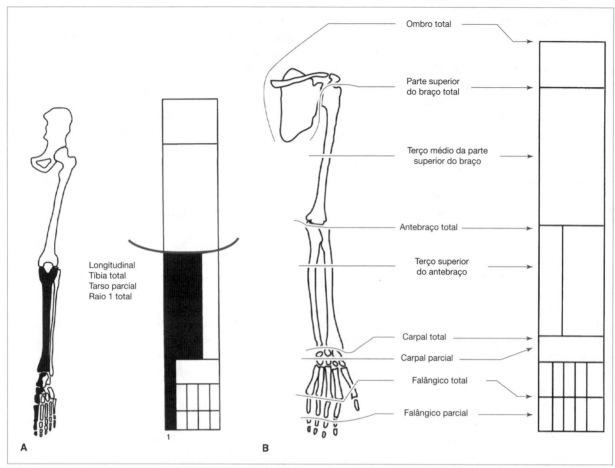

FIGURA 13.3 ▶ **A:** Exemplo de deficiência longitudinal do membro inferior. **B:** Exemplo de deficiências transversas em vários níveis do membro superior.

Aitken foi o primeiro a descrever e classificar quatro classes de gravidade de DFFP, com a classe A exibindo o menor envolvimento e a classe D sendo a forma mais grave (Fig. 13.4).[32] A DFFP inclui ausência ou hipoplasia do fêmur proximal com graus variáveis de envolvimento do acetábulo, cabeça do fêmur, patela, tíbia, fíbula, ligamentos cruzados e pé. Clinicamente, bebês com DFFP apresentam a coxa anormalmente curta mantida em flexão, abdução e rotação lateral do quadril (Fig. 13.5). As contraturas por flexão de quadril e joelho muitas vezes estão presentes concomitantemente com a instabilidade anteroposterior do joelho e uma diferença significativa de comprimento da perna, com o pé da perna envolvida muitas vezes na altura do joelho oposto.

Nas deficiências transversais de membro, o membro se desenvolve normalmente até um nível em particular, além do qual os elementos esqueléticos inexistem.[27] As deficiências de membro transversais são um exemplo de ruptura pela classificação de morfogênese de Spranger, e têm aparência semelhante à de um membro residual após a amputação cirúrgica. A maioria das deficiências transversais são unilaterais e um cenário frequente é a deficiência transversal de antebraço (Fig. 13.6).[28] Esse tipo de deficiência transversal ocorre com maior frequência na população feminina, com uma predominância do lado esquerdo de 2:1.[33]

Tratamento conservador e cirúrgico das deficiências congênitas de membro

Crianças com deficiências de membro longitudinais muitas vezes necessitam de diversos procedimentos cirúrgicos para obter a função máxima do membro envolvido. Os procedimentos cirúrgicos podem incluir transferências de tendão, realinhamento ou reposicionamento da mão e/ou dos dedos da mão, e osteotomias para membro superior, incluindo comumente uma combinação de amputação, fusão, alongamento de membro e osteotomias para deformidades de membro inferior. A correção cirúrgica raramente é requerida para crianças com deficiências de membro transversais.

Membro superior: deficiência radial longitudinal

Pouco após o nascimento, a mão da criança deve ser imobilizada em série com talas ou órteses, ou engessada para alongar os tecidos moles encurtados e realinhar a mão

Tipo		Cabeça do fêmur	Acetábulo	Segmento femoral	Relação entre componentes do fêmur e do acetábulo na maturidade esquelética
A	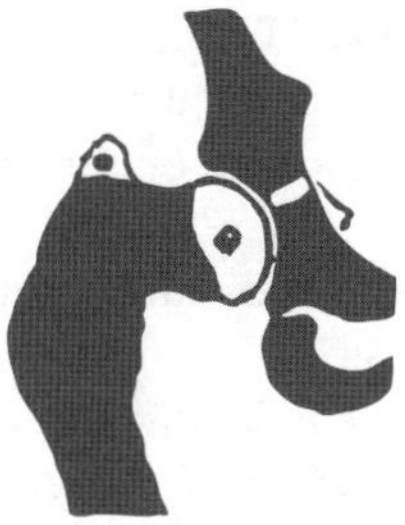	Presente	Normal	Curto	Conexão óssea entre componentes do fêmur Cabeça do fêmur no acetábulo Angulação vara subtrocantérica, frequentemente com pseudartrose
B	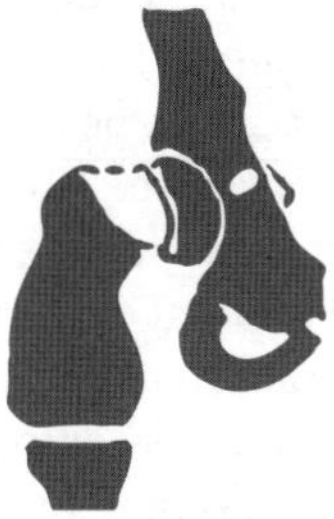	Presente	Adequada ou moderadamente displásica	Curto, geralmente proximal ao tufo ósseo	Ausência de conexão óssea entre a cabeça e a diáfise Cabeça do fêmur no acetábulo
C	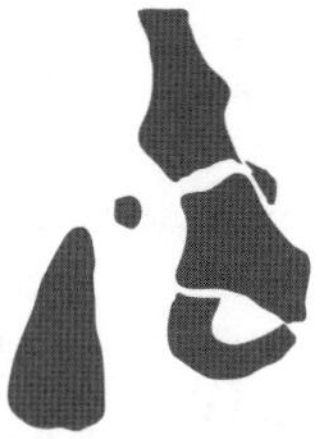	Ausente ou representada por ossículo	Displasia grave	Curto, em geral proximalmente afunilado	Pode ser uma conexão óssea entre a diáfise e o ossículo proximal Ausência de relação articular entre o fêmur e o acetábulo
D	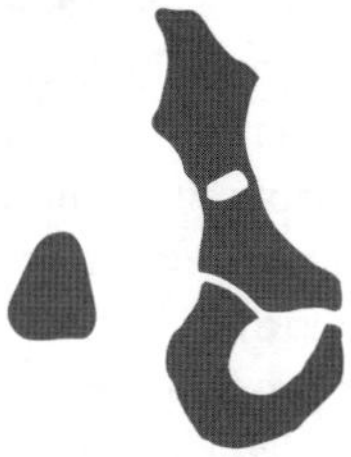	Ausente	Ausente Ampliação do forame obturado Pelve quadrada em casos bilaterais	Curto, deformado	(nenhuma)

FIGURA 13.4 ▸ Classificação de Aitken de deficiência focal femoral proximal.

o mais centralmente possível sobre a porção distal do antebraço. Ao mesmo tempo, as metas terapêuticas também devem enfocar o aumento da AM do cotovelo, em especial sua flexão. O alongamento dos tecidos moles se faz necessário antes da realização de qualquer procedimento cirúrgico. Entre 6 meses e 1 ano de idade, a centralização da mão com frequência é realizada por um cirurgião ortopedista. O objetivo da centralização é estabilizar o punho centralizado na ulna distal e, ao mesmo tempo, manter sua movimentação funcional.[34]

No pós-operatório, a mão da criança é imobilizada com talas ou órteses na posição recém-alinhada sobre a ulna distal. A complacência com o uso do dispositivo é decisiva para o êxito em longo prazo da centralização cirúrgica. Ele deve ser usado ao longo do dia e à noite, durante a fase de cicatrização. Após a conclusão da fase inicial de cicatrização, uma órtese deve ser usada à noite até que a maturidade esquelética seja alcançada. Quando isso aconte-

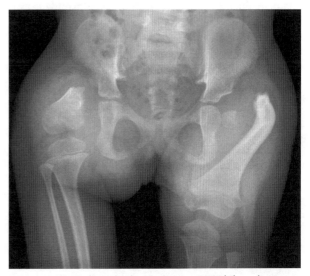

FIGURA 13.5 ▸ Radiografia de criança com DFFP bilateral apresentando envolvimento assimétrico de cada fêmur, tíbia e fíbula.

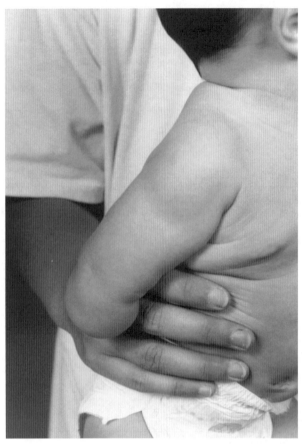

FIGURA 13.6 ▶ Criança com deficiência congênita transversal de membro abaixo do cotovelo.

cer, a ulna terá sofrido adaptação epifisária para acomodar o carpo centralizado, a fim de garantir a estabilidade da posição do punho, e o uso de uma órtese noturna se tornará desnecessária.[34]

A centralização da mão é contraindicada em crianças maiores ou adolescentes que se adaptaram à posição de sua mão, quando houver também uma deformidade grave da mão que limitaria a função manual, e quando a flexão do cotovelo é inferior a 90 graus. A flexão adequada do cotovelo é necessária antes da cirurgia, a fim de permitir que a criança continue conseguindo aproximar a mão da boca após o realinhamento da mão.

Membro inferior: DFFP

A intervenção cirúrgica para crianças com DFFP é variável, deve ser individualizada e pode incluir uma combinação qualquer de procedimentos de amputação, reconstrução, fusão ou alongamento de membro. A cirurgia aborda os problemas de instabilidade da articulação do quadril e discrepância de comprimento de membros – dois problemas que interferem na capacidade funcional geral da criança. Muitas crianças necessitam de diversos procedimentos cirúrgicos. É preciso considerar antecipadamente o desenvolvimento de um plano cirúrgico em longo prazo para educação familiar e para condensar as cirurgias em um procedimento, quando possível. A cirurgia geralmente não é recomendada para crianças com DFFP bilateral, por apresentarem comprimento de membros igual ou quase igual, e por serem capazes de deambular com ou sem o uso de próteses.[24,35,36]

As opções cirúrgicas podem ser divididas em procedimentos que envolvem amputação e reconstrução para eventual ajuste de prótese, e procedimentos que envolvem técnicas de alongamento de membro. Os três cenários cirúrgicos típicos incluem: amputação de pé com reconstrução proximal, giroplastia (*rotationplasty*) e alongamento do membro. Em seguida à amputação do pé com reconstrução proximal, o membro da criança é semelhante e funciona como uma amputação acima do joelho. O uso de uma prótese sobre um membro residual existente é uma abordagem terapêutica não cirúrgica que tem sido associada a maior satisfação do paciente, em comparação ao observado com os procedimentos do tipo amputação.[37] Giroplastia é uma técnica cirúrgica que permite à criança ser funcional de modo similar às crianças com amputação abaixo do joelho. Esse procedimento complexo envolve significativa reconstrução de membro, incluindo o realinhamento de 180 graus da parte inferior da perna. Como resultado, o tornozelo da criança então passa a funcionar como uma articulação de joelho, com a flexão plantar do tornozelo atuando como extensão do joelho e a dorsiflexão do tornozelo atuando como flexão do joelho (Fig. 13.7).[24,38] O alongamento de membro pode ser indicado para os casos em que mais de 60% do comprimento femoral previsto estiver presente[35,39] ou quando é prevista uma discrepância de comprimento femoral inferior a 15 cm. Uma descrição em profundidade dos procedimentos de alongamento de membro é fornecida adiante, neste mesmo capítulo, na seção sobre discrepâncias de comprimento de membro.

Antes da intervenção cirúrgica, a fisioterapia deve ser iniciada no início da infância para melhorar a AM no quadril envolvido, promover atividades de desenvolvimento (incluindo a simetria de habilidades e descarga de peso nos momentos adequados para a idade) e auxiliar no desenvolvimento das habilidades de equilíbrio apropriadas para a idade.

No pós-operatório, as intervenções agudas de fisioterapia dependerão do procedimento e envolverão a melhora ou manutenção da AM, força e equilíbrio na preparação para o treino da prótese. As atividades de AM e alongamento do tornozelo (que então se torna o joelho funcional) que se seguem à giroplastia são essenciais para garantir o movimento apropriado da prótese e o alinhamento funcional do membro inferior. A amplitude máxima de flexão plantar é necessária para promover a extensão do joelho na prótese. Sentar e outras atividades que envolvem a flexão do joelho irão requerer quase 20 graus de dorsiflexão do tornozelo. O fortalecimento desses grupos mus-

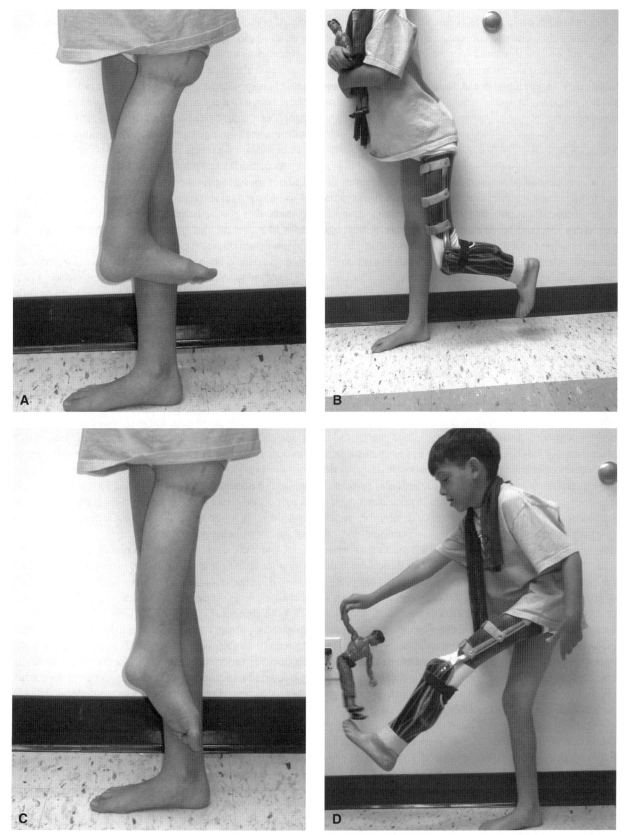

FIGURA 13.7 ▸ Menino de 11 anos submetido ao procedimento de giroplastia (*rotationplasty*). **A:** Dorsiflexão do tornozelo. **B:** A dorsiflexão do tornozelo produz flexão da prótese do joelho. **C:** Flexão plantar do tornozelo. **D:** A flexão plantar do tornozelo produz extensão da prótese do joelho.

culares também é importante. A força da dorsiflexão e flexão plantar do tornozelo confere estabilidade à postura e potência à prótese durante a marcha. A literatura recente relatou resultados satisfatórios em termos de função e qualidade de vida, em longo prazo, todavia, com desvios persistentes de marcha após a realização dos procedimentos de giroplastia.[40]

Treinamento com prótese

A intervenção de fisioterapia deve começar antes do ajuste da prótese inicial. Durante a infância, a fisioterapia pode ser iniciada semanalmente ou em consultas, dependendo das necessidades da criança e da família. Bebês com deficiência longitudinal de membro têm contraturas ou limitações de AM que devem ser abordadas antes da cirurgia ou do ajuste da prótese. O bebê com deficiência radial requer alongamento dos tecidos moles, incluindo exercícios passivos e imobilização com tala ou órtese antes da cirurgia. O bebê com DFFP necessita de exercícios de AM para aumentar a extensão do quadril e movimentos de adução antes da cirurgia ou do ajuste da prótese. Bebês com deficiências transversais de membro raramente exibem contraturas.

Os bebês com deficiências congênitas de membro também devem ser monitorados quanto às habilidades de desenvolvimento. A simetria das habilidades é enfatizada, assim como as habilidades de descarga de peso pelos membros superiores e inferiores. As habilidades de descarga de peso iniciais promovem a estabilidade articular proximal que pode ser necessária posteriormente para usar a prótese. Crianças com deficiência transversal de membro superior geralmente passam pelo ajuste com prótese por volta dos 6 meses de idade, quando começam a executar atividades com as duas mãos. Crianças com deficiências de membro inferior em geral passam pelo ajuste com prótese entre 8 e 10 meses de idade, quando então começam a praticar as habilidades de descarga de peso.

Quando um bebê ou criança recebe uma prótese pela primeira vez, o ajuste, alinhamento e função geral são avaliados. A criança e sua família devem assistir a uma demonstração correta das técnicas de colocação/remoção, receber orientação referente a um esquema de horários para utilização, assistir a uma demonstração de como checar a pele quanto à vermelhidão ou possíveis lesões que interfiram na integridade da pele. A meta inicial é fazer o bebê/criança em fase de engatinhar aderir ao uso da prótese e intensificar gradualmente o tempo de uso ao longo do dia. A prótese em geral é removida para sonecas e deve ser retirada na hora de dormir, à noite.

Treinamento com prótese de membro superior

A primeira prótese do bebê tem um dispositivo terminal que é mole e esteticamente atraente, contudo não funcional (Fig. 13.8). Um dispositivo terminal mais funcional é adicionado quando a criança começa a se engajar em brincadeiras bimanuais. Os dispositivos terminais funcionais são a abertura voluntária ou o fechamento voluntário. Os dispositivos terminais de abertura voluntária se abrem quando a criança consegue alcançar à frente com o braço, enquanto os dispositivos de fechamento voluntário mimetizam o alcance, preensão e fechamento quando a criança alcança à frente para pegar um objeto.

As metas iniciais para bebês/crianças em fase de engatinhar são usar a prótese, ajustar-se ao seu peso e começar a usá-la para sustentação na posição de decúbito ventral ou sentada e com as habilidades bimanuais. Por volta dos 15 a 18 meses de idade, deve ser iniciado o treinamento do uso de um dispositivo terminal ativo (Fig. 13.9). A criança é ensinada a abrir o dispositivo terminal, segurar um objeto e então soltar o objeto.[41] Se a criança tiver uma prótese acima do cotovelo, o cotovelo estará travado quando a criança começar a aprender a controlar o dispositivo terminal, de modo que a criança somente aprenderá um movimento de cada vez. A criança com deficiência de membro acima do cotovelo ativa o dispositivo terminal por meio de movimentos escapulares e de um cabo conectado ao dispositivo terminal.

Alguns clínicos e pais podem optar por submeter a criança em fase de engatinhar ao ajuste com dispositivo mioelétrico alimentado por fonte externa. Inicialmente, a criança é submetida ao ajuste com uma mão mioelétrica que se abre quando um eletrodo é ativado pela contração muscular do antebraço. Por volta dos 3 a 4 anos de idade, a mão mioelétrica da criança pode ser convertida a dois eletrodos, de modo que a abertura e o fechamento da mão sejam controlados pela criança.[42]

Conforme a criança evolui, o uso do dispositivo terminal deve incluir a manipulação de pequenos objetos e o uso da prótese como uma mão auxiliar para segurar papel ao escrever ou desenhar, segurar o guidão de um triciclo, se alimentar e se vestir. As expectativas devem ser razoáveis, porque a criança usará a mão sem envolvimento como mão dominante. Ao redor da idade escolar, a criança deve ser independente para executar as atividades de autocuidado, incluindo vestimenta, higiene e alimentação. As atividades devem sempre enfocar a independência em relação às atividades apropriadas para a idade. Quando a criança estiver no ensino médio, é possível que queira participar de várias atividades, incluindo esportes, direção de carro e participação em eventos sociais. Existem várias opções de dispositivos terminais para promover a participação em diversos esportes e facilitar a condução de veículos e o controle da direção, bem como dispositivos terminais estéticos disponíveis para os momentos sociais, quando a estética pode ser mais importante do que a função. A criança, o adolescente e o adulto jovem sempre devem participar da discussão sobre as metas terapêuticas e as opções de prótese.

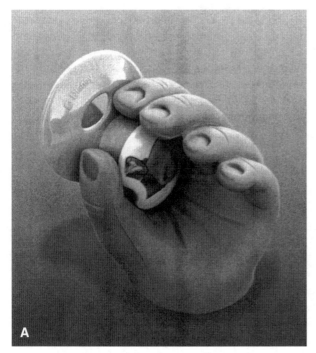
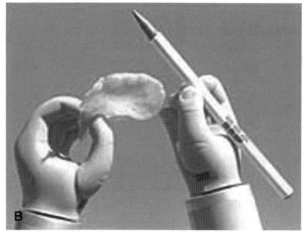
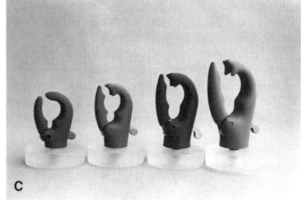

FIGURA 13.8 ▸ Opções de dispositivo terminal. **A:** Passive Infant Alpha Hand (TRS, Boulder, CO). **B:** L'il E-Z Hand, promove preensão quando o polegar é movido (TRS, Boulder, CO). **C:** Mão em fechamento voluntário ADEPT (TRS, Boulder, CO).

Treinamento com prótese de membro inferior

O bebê ou criança em fase de engatinhar com menos de 2 anos de idade pode ser ajustado a uma prótese na ausência da articulação do joelho. As metas do treino inicial com prótese são a tolerância da prótese e a iniciação das atividades em pé com descarga de peso. A prótese irá interferir no método usado pela criança para se mover pelo chão e necessitará de um período de ajuste pela criança. As atividades em pé iniciais devem incluir transições para adotar e sair da posição em pé com suporte, atividades de transferência de peso em preparação para a marcha e reações de equilíbrio, bem como de proteção. O treino de marcha pode ser iniciado com o uso de um dispositivo auxiliar. Esse dispositivo costuma ser descartado voluntariamente pela criança ao se tornar desnecessário. Durante os primeiros anos pré-escolares, uma prótese com joelho deve ser introduzida na criança. Há várias opções de prótese de joelho disponibilizadas para conferir estabilidade adicional durante os primeiros anos.

Muitas clínicas atualmente usam próteses de joelho articuladas para crianças em fase de engatinhar, em suas próteses iniciais. A prótese de joelho permite os movimentos mais típicos observados nas crianças em fase de engatinhar, como engatinhar, agachar e ajoelhar, além de promover um

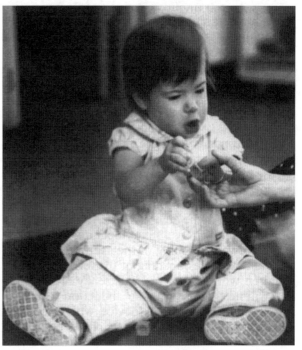

FIGURA 13.9 ▸ A criança usa uma prótese abaixo do cotovelo no lado esquerdo, com um gancho em fechamento voluntário ADEPT. O terapeuta está ajudando a criança a operar o dispositivo terminal.

padrão de marcha mais próximo ao normal (Fig. 13.10).[43,44] Antigamente, era difícil ajustar uma prótese articulada à tíbia de uma criança em fase de engatinhar, contudo, os avanços ocorridos no projeto das próteses permitiram que os protéticos superassem essa dificuldade.

O crescimento deve ser considerado quando se trata de crianças e próteses de membro inferior. A cada 6 meses, bebês e crianças em fase de engatinhar podem crescer demais e perder a prótese. Por esse motivo, muitos protéticos ajustarão a criança a uma prótese que acomode certo grau de crescimento, estadiarão a introdução de componentes e usarão componentes que possam ser substituídos conforme o crescimento da criança. Para crianças em fase de engatinhar, podem ser adicionados espaçadores para aumentar o comprimento da prótese e para prolongar seu ajuste e utilização. Entretanto, as crianças normalmente precisarão substituir a prótese a cada 9 a 12 meses, em virtude de questões como o crescimento e durabilidade.

Algumas crianças maiores podem necessitar de uma segunda prótese ou de componentes distais adicionais para atividades específicas, como atividades esportivas ou aquáticas.

▶ Deformidades pré-natais

Uma deformação consiste em uma forma, conformação ou posição anormal de uma parte do corpo, causada por forças mecânicas. As deformidades são respostas normais do tecido às forças mecânicas anormais que podem ser extrínsecas ou intrínsecas ao feto. A restrição intrauterina é um exemplo de força extrínseca, enquanto a hipomobilidade fetal secundária a um comprometimento do sistema nervoso, como a mielomeningocele, exemplifica uma força intrínseca. Com a remoção da força causadora de deformação, espera-se que ocorra o desenvolvimento ou maturação normal da parte do corpo.

O presente capítulo discute o torcicolo muscular congênito (TMC) como exemplo de deformação extrínseca, e o pé torto como exemplo de deformação extrínseca ou intrínseca. Esses dois diagnósticos também podem estar associados a outros fatores causais, e as forças mecânicas anormais são apenas um dos possíveis fatores contribuidores. A displasia do desenvolvimento do quadril (DDQ) exemplifica uma deformação que provavelmente surge no período pré-natal, continua a evoluir sob a ação de forças deformantes inalteradas e pode ser detectada somente bem mais tarde no pós-natal. Por fim, esta seção discute a artrogripose como exemplo de deformação intrínseca que tem início muito precocemente durante o desenvolvimento fetal e, em consequência, ocasiona deformidades significativas no nascimento e mais tarde, no decorrer da vida.

Torcicolo muscular congênito

O termo "torcicolo" tem origem na palavra em latim para "pescoço torcido". O TMC é uma forma comum que envolve encurtamento unilateral do músculo esternocleidomastóideo (ECM). O bebê com TMC apresenta flexão ipsilateral da cabeça e flexão lateral do pescoço na direção do músculo ECM encurtado, com rotação contralateral da cabeça e rotação do pescoço em afastamento do músculo ECM encurtado. A assimetria facial e a plagiocefalia (achatamento do crânio) muitas vezes se desenvolvem de forma secundária ao posicionamento assimétrico persistente da cabeça. A Tabela 13.1 resume a apresentação clínica típica observada na cabeça, pescoço e face com TMC de cada lado. Embora o músculo ECM possa ser o músculo primário envolvido, há encurtamento secundário de ou-

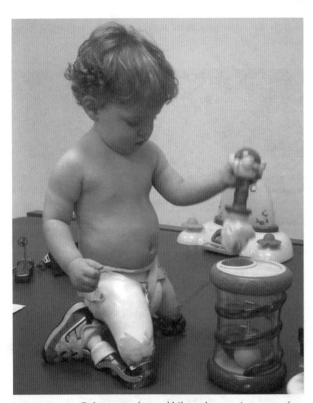

FIGURA 13.10 ▶ Prótese transfemoral bilateral para crianças em fase de engatinhar, com articulação de joelho, para promoção das habilidades deambulatórias e das atividades de brincar no chão apropriadas para a idade.

TABELA 13.1 ▶ Características da cabeça e pescoço com TMC		
Torcicolo ECM esquerdo		Torcicolo ECM direito
Esquerdo	Flexão lateral da cervical	Direito
Direito	Rotação cervical	Esquerdo
Esquerdo	Achatamento frontal	Direito
Direito	Achatamento occipital	Esquerdo
Esquerdo	Retração mandibular	Direito
Direito	Inclinação pseudofacial	Esquerdo

tros músculos cervicais, como os escalenos, levantador da escápula ou fibras descendentes do trapézio (Fig. 13.11).

O TMC geralmente é notado nas primeiras 2 a 3 semanas após o nascimento, com uma incidência relatada de 0,4 a 1,9%.[45] A etiologia do TMC é incerta. Uma massa ou tumor fibrótico é observada com frequência ou palpada no ventre do músculo ECM e aparece nas primeiras semanas subsequentes ao nascimento, para então desaparecer gradualmente. A causa exata do tumor fibrótico no músculo ECM é desconhecida. Pesquisadores levantaram a hipótese de que a oclusão de vasos sanguíneos com lesão anóxica resultante no músculo ECM pode produzir as alterações fibróticas observadas no músculo. O mau posicionamento intrauterino e o traumatismo do nascimento foram considerados os supostos fatores causais.[46] Bebês com TMC apresentam maior incidência de apresentação pélvica[47] e diagnósticos musculoesqueléticos congênitos associados, como a displasia de quadril e as deformidades do pé.[47,48]

Vários autores propõem que a fibrose do músculo ECM está presente em todas as crianças com TMC e varia ao longo de um *continuum* de massa não palpável a uma massa firme palpável.[47,48] Em consequência, o TMC muitas vezes é classificado em três grupos clínicos: (1) tumor esternocleidomastóideo (TECM), quando uma massa definitiva ou tumor é palpável no músculo ECM; (2) torcicolo muscular (TM), quando há contratura do músculo ECM na ausência de massa palpável; e (3) torcicolo posicional (TP), quando não há contratura do músculo ECM nem massa palpável.[49,50]

O programa "Back to Sleep", iniciado pela American Academy of Pediatrics em 1992, com o objetivo de diminuir a incidência de síndrome da morte súbita infantil (SMSI), recomendava que os bebês dormissem em decúbito dorsal.[51] Desde o início desse programa, as taxas de incidência de SMSI declinaram em mais de 50%, porém, as incidências de plagiocefalia e TP aumentaram drasticamente.[52-54] O torcicolo associado à plagiocefalia posicional se desenvolve como um comprometimento secundário à plagiocefalia. Isso é o oposto direto do que se observa com o TMC, em que a plagiocefalia se desenvolve de forma secundária ao posicionamento assimétrico persistente da cabeça. Por fim, o tratamento do TP seguiria uma abordagem bastante similar à abordagem adotada para outras formas de TMC.

Uma revisão completa de sistemas e uma triagem de desenvolvimento são essenciais durante o exame inicial, para excluir as causas não musculares de torcicolo. Quase 20% dos casos de torcicolo envolvem uma condição subjacente mais grave, por isso é importante considerar um diagnóstico diferencial expandido.[55] A colaboração de um médico especialista e exames de diagnóstico por imagem podem ser necessários para excluir as hipóteses de instabilidade rotatória atlantoaxial, hemivértebras, subluxação

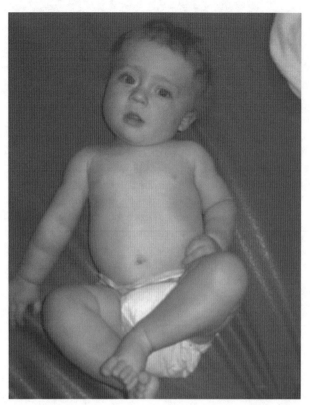

FIGURA 13.11 ▶ Bebê com torcicolo muscular congênito. Observe a assimetria facial na região da mandíbula. (Reproduzida com permissão de Taylor JL, Norton ES. Developmental musculartorticollis: outcomes in young children treated by physical therapy. *Pediatr Phys Ther*. 1997;9(4):173–178).

cervical, tumores de fossa posterior, malformações de Chiari, anormalidades oculares e vestibulares, e síndrome de Grisel, relacionadas à infecção nasofaríngea recorrente.

Tratamento conservador

O tratamento conservador do TMC geralmente é recomendado para bebês de até 12 meses de idade. O tratamento conservador com intervenção direta do fisioterapeuta inclui alongamento passivo prolongado do músculo ECM, exercícios ativos pra melhorar a AM cervical com exercícios de fortalecimento subsequentes, e atividades de desenvolvimento simétrico para correção da posição da cabeça, pescoço e membro superior do bebê. A educação consistente do cuidador e um programa de exercício domiciliar (PED) são essenciais para o êxito. O alongamento passivo do músculo ECM pode ser alcançado por meio de técnicas de posicionamento e manipulação.[47,48] O alongamento deve ser suave e de baixa intensidade, aumentando gradualmente em duração, para prevenir microtraumatismos e fibrose adicional.[50,56] As respostas de dor, como o choro, podem indicar a intensidade exagerada do alongamento. A estabilização do ombro deve ser considerada para o lado envolvido do músculo ECM, para abordar o envolvimento de outro músculo cervical durante o alongamento.

O exercício de AM cervical ativa, incluindo a rotação para o lado envolvido, pode ser introduzido em casos de crianças com menos de 3 a 4 meses de idade que consigam seguir visualmente objetos ou responder a estímulos para atender ao lado envolvido. Para crianças com mais de 4 meses, a AM cervical ativa e o fortalecimento devem ser introduzidos por meio de reações de equilíbrio e endireitamento,[47,48] e por brincadeiras relacionadas com o desenvolvimento que promovam a descarga de peso, transferência de peso e alcance com membro superior. A intensidade pode ser avançada com o aumento gradual do movimento ativo da cabeça contra a gravidade e a duração ou quantidade de descarga de peso com membro superior unilateral durante a facilitação da brincadeira. O posicionamento na linha média da cabeça e do tronco deve ser enfatizado à medida que a criança avança da posição sentada com apoio para a posição sentada independente e a posição em pé. O alinhamento do cíngulo do membro superior neutro também deve ser promovido com a progressão do decúbito ventral com apoio para o decúbito ventral independente, posição em quatro apoios e atividades de alcance.

É preciso enfatizar intensivamente a educação do cuidador durante cada sessão, reservando tempo para a observação das atividades de PED. "Tummy time" é o termo usado para estimular as brincadeiras em decúbito ventral, com o intuito de facilitar o movimento cervical ativo e a brincadeira relacionada com o desenvolvimento. É importante abordar as recomendações referentes à posição e ao alongamento, bem como incorporá-las às atividades do dia a dia, como troca de fraldas, alimentação, soneca, brincadeiras e uso de equipamentos, como assentos de carro, balanços para crianças e cadeira de alimentação para bebês. Por exemplo, os cuidadores que usam mamadeira para alimentar a criança devem ser incentivados a usar o lado que promove rotação para o lado envolvido, ou o alongamento suave prolongado pode ser obtido de um modo melhor enquanto o bebê estiver tirando uma soneca.

Cheng relatou que os fatores preditivos mais importantes de resposta bem-sucedida ao alongamento manual são o grupo clínico, deficit de rotação cervical e idade no momento da apresentação inicial.[49] O tipo TP, os deficits de rotação cervical de menos de 15 graus, e a idade inferior a 1 mês no momento da apresentação foram associados ao sucesso maior dos protocolos de alongamento. Vários estudos adicionais demonstraram o êxito do tratamento conservador durante o primeiro ano.[47,48,56] Nenhum desses estudos incluiu um grupo controle para ajudar a determinar a duração e a maturação na resolução do TMC. Um algoritmo de estratégia terapêutica baseado na idade e na AM cervical foi desenvolvido por Van Vlimmeren et al., com base nas evidências atualmente disponíveis na literatura.[50]

Dispositivos ortóticos

A plagiocefalia resultante do posicionamento deve ser tratada no início da infância, com órtese craniana, para corrigir a assimetria craniofacial. Existem poucos dispositivos em forma de faixa ou capacete comercializados e disponibilizados por vendedores locais e especialistas em ortótica certificados, como a órtese Symmetry Through Active Remolding (STARband®), o sistema Dynamic Orthotic Cranioplasty (DOC band®) e outros capacetes confeccionados com moldes personalizados (Fig. 13.12). Os dispositivos de remodelamento craniano aplicam pressão sobre as proeminências anterior e posterior do crânio, mas permitem o crescimento nas áreas achatadas. Uma órtese craniana geralmente é recomendada para bebês com idade entre 3 e 4 meses, mas não é indicada para crianças com mais de 12 meses. A faixa ou o capacete inicialmente são usados por 23 a 24 horas/dia e, tão logo a simetria seja alcançada, passam a ser usados somente durante o sono.

É difícil tirar conclusões sobre o uso de capacetes ou órteses de remodelamento craniano para correção da plagiocefalia, uma vez que a população nem sempre é definida e os estudos muitas vezes não diferenciam entre plagiocefalia resultante de TMC ou plagiocefalia posicional.[57,58] A variabilidade é evidente em termos de duração da intervenção com capacete versus sem capacete e as medidas de resultados e escores. Existe o consenso de que os capacetes promovem o remodelamento craniano mais rapidamente do que as intervenções conservadoras sem uso de capacete, embora o benefício alcançado em longo prazo possa não superar o custo excessivo associado aos dispositivos.

Uma órtese cervical pode ser benéfica para bebês e crianças pequenas com torcicolo que não estejam respondendo ao tratamento conservador. O objetivo do aparelho ortótico é ajudar a manter a AM cervical ou limitar a ca-

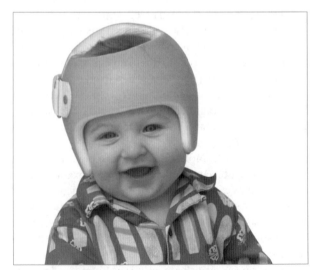

FIGURA 13.12 ▶ Bebê usando órtese craniana STARband, para correção de plagiocefalia. (Foto cedida como cortesia de Orthomerica Products© Inc; 2013.)

pacidade de inclinar na direção do lado envolvido. O colar OTT (órtese tubular para torcicolo) é um colar tubular mole com suportes rígidos de comprimentos variados que são posicionados para alongar os músculos desejados e limitar o movimento na direção oposta. O colar OTT é recomendado para bebês com pelo menos 4 meses de idade, que apresentem inclinação consistente da cabeça de pelo menos 5 graus durante mais de 80% do dia e realizem todos os movimentos com a cabeça inclinada. Os candidatos apropriados ao uso do colar OTT também devem exibir pelo menos 10 graus de flexão lateral do pescoço na direção do lado não envolvido ou demonstrar habilidade de flexionar lateralmente a cabeça para longe do lado envolvido.[59] Colares macios de espuma modificados ou manufaturados podem ser usados por bebês incapazes de se ajustar a um colar OTT. Os dispositivos ortóticos cervicais somente devem ser usados quando a criança estiver acordada e sob supervisão.

A assimetria facial persistente, inclinação intermitente da cabeça acompanhada de fadiga ou doença, e assimetria funcional semelhante à hemiplegia, porém normal ao exame neurológico, têm sido observadas em crianças com resolução total, o que indica a complexidade desse distúrbio, bem como as possíveis implicações de longa duração.[47]

Tratamento cirúrgico

O tratamento cirúrgico é indicado para bebês com TMC que não apresentam resposta após 6 meses de tratamento conservador, que mostram inclinação residual da cabeça e que exibem deficits de rotação passiva e flexão lateral do pescoço superior a 15 graus, com uma faixa estreita ou tumor.[49] A necessidade de intervenção cirúrgica também pode ser prevista com base na classificação do TMC, deficit de rotação cervical e idade no momento da apresentação inicial. Cheng et al. acompanharam 821 bebês com TMC classificado como TECM, TM e TP. Houve necessidade de cirurgia para 8% dos bebês do grupo TECM, 3% dos bebês no grupo TM, e nenhum bebê no grupo TP. Bebês com mais de 15 graus de deficit de rotação cervical e com idades mais avançadas no momento da apresentação foram mais propensos a necessitar de cirurgia.[49]

A intervenção cirúrgica geralmente envolve liberação do músculo distalmente, em um ou em ambos os lados da cabeça, dependendo da gravidade. Também pode haver indicação para a excisão de uma porção do músculo.[24] No pós-operatório, a fisioterapia é indicada para alcançar e manter a AM cervical e para o fortalecimento da musculatura para manter o recém-alcançado alinhamento da cabeça.

A AM que falha em melhorar, a piora da assimetria craniana e crianças com mais de 9 meses no momento da apresentação são motivo de preocupação durante os programas de tratamento. Quando não tratado, o TMC pode levar a assimetrias faciais e cranianas aumentadas secundárias ao crescimento anormal de tecidos moles, incluindo o músculo ECM e a fáscia circundante mais os vasos. O desenvolvimento de escoliose cervical com curvatura torácica compensatória, bem como comprometimento ocular e vestibular foram relatados em casos de TMC não resolvido.[24,46]

Metatarso aduzido congênito e deformidade do pé torto

O metatarso aduzido é caracterizado pela adução do antepé em relação ao mediopé e retropé. A borda lateral do pé é convexa, com a curva que começa na base do quinto metatarsal resultando no clássico formato de "feijão".[60] O metatarso aduzido é um exemplo de deformação causada pelo posicionamento intrauterino e está associada com outras deformidades posicionais, como TMC e displasia do quadril.[61]

O metatarso aduzido é classificado como grau I leve com correção clínica do pé além da borda lateral, grau II moderado com correção do pé na borda lateral reta, ou grau III grave sem correção para a linha média.[62] O metatarso aduzido grave também pode ser denominado metatarso em varo e pode incluir a subluxação medial da articulação tarsometatarsal.[24]

O metatarso aduzido de graus I e II se resolvem de forma espontânea, na ausência de tratamento, por volta dos 4 a 6 meses de idade, e correspondem a cerca de 95% dos casos.[63-65] Bebês com metatarso aduzido moderado ou grave devem ser tratados com imobilização por engessamento seriado até que se consiga um antepé flexível com alinhamento apropriado.[63] Pode ser necessário estender a altura do engessamento seriado acima do joelho, a fim de controlar qualquer rotação tibial.

O pé torto, ou talipe equinovaro congênito, é uma deformidade complexa que envolve a flexão plantar do tornozelo, retropé em varo, além de adução e pronação do antepé. A incidência é de 1 a cada 1 mil bebês nascidos vivos, contudo, a etiologia é indeterminada.[60] O posicionamento intrauterino pode ser um fator causal nas formas mais brandas ou quando há comprometimento neuromuscular primário, como mielomeningocele ou artrogripose. Nestes últimos casos, o movimento fetal diminuído ou ausente secundário ao comprometimento neuromuscular primário poderia levar a um posicionamento fetal anormal prolongado e à resultante deformidade de pé torto no nascimento.

Nas formas graves de talipe equinovaro congênito, há deformidades patológicas na anatomia e alinhamento de estruturas ósseas e cartilaginosas do pé. Os músculos também são hipoplásicos, conferindo uma aparência geral diminuída ao pé e à parte inferior da perna no lado envolvido. A etiologia pode ser um defeito nas células mesenquimais que formam o molde para modelamento cartilaginoso de estruturas do retropé, indicando uma displasia e não uma

FISIOTERAPIA PEDIÁTRICA

deformidade.[24] Mais recentemente, as relações da anormalidade genética e cromossômica com o pé torto idiopático estão sendo desvendadas.[66,67]

A meta do tratamento para pé torto congênito é restaurar o alinhamento e corrigir a deformidade tanto quanto possível, bem como proporcionar um pé móvel para a função normal e descarga de peso. O tratamento inicial é iniciado pouco após o nascimento. O método terapêutico de Ponseti apresentou êxito significativo na redução ou eliminação da necessidade de cirurgia corretiva extensa.[68] Esse método consiste em engessamento seriado com manipulação para corrigir a adução e pronação do antepé, bem como o retropé varo, aliada à tenotomia percutânea do tendão do calcâneo para correção do equino. O aparelho de gesso se estende para a região acima do joelho, para abordar a torção tibial medial que geralmente acompanha a deformidade do pé. O uso pós-correção de aparelho por tempo prolongado, por até 4 anos, é necessário para manter a correção.[68] O engessamento deve ser usado até o pé alcançar cerca de 70 graus de hiperabdução e, em seguida, por mais 3 semanas, para permitir a cicatrização do tendão do calcâneo. Crianças tratadas pelo método de Ponseti apresentam retardo mínimo para alcançar os marcos referenciais de habilidade motora grossa, incluindo a deambulação.[69]

A correção cirúrgica geralmente é realizada antes dos 6 meses de idade, para limitar a extensão das deformidades secundárias a partir do desenvolvimento. O procedimento cirúrgico depende da idade da criança e da gravidade da deformidade, mas normalmente inclui as liberações de tecido mole de estruturas tensas ou transferência do tibial anterior para promoção do realinhamento do pé e do tornozelo.

Displasia do desenvolvimento do quadril

O termo "displasia do desenvolvimento do quadril" (DDQ) é usado em referência a um amplo espectro de anormalidades do quadril em bebês e crianças pequenas, que decorrem de anormalidades de crescimento e desenvolvimento da articulação. A etiologia da DDQ mais provavelmente inclui diversos fatores, como mau posicionamento e fatores mecânicos no útero, como um espaço intrauterino pequeno, frouxidão ligamentar induzida por hormônio, genética e fatores culturais ou ambientais. Os maiores fatores de risco de DDQ são a posição pélvica, o sexo feminino, o primíparo, e um histórico familiar positivo de DDQ. A incidência dessa condição é muito variável e depende de fatores ambientais, da idade no momento do diagnóstico e dos critérios de inclusão para o diagnóstico de DDQ.[24] Entretanto, a incidência de DDQ aumenta em bebês com outras malformações congênitas, como torcicolo ou metatarso aduzido.[61-70]

No início do desenvolvimento fetal, o acetábulo é bastante profundo e a cabeça do fêmur é esférica. Em consequência, a cabeça do fêmur é bem coberta pelo acetábulo e o quadril, que é uma articulação estável. Com o crescimento e desenvolvimento fetais, o diâmetro do acetábulo aumenta e se torna mais raso, fornecendo menor cobertura para a cabeça do fêmur. O acetábulo raso, a cabeça do fêmur menos arredondada e os valores aumentados de anteversão femoral estão presentes normalmente no nascimento e resultam em um quadril bastante instável. No período pós-natal imediato, a profundidade do acetábulo aumenta em relação ao diâmetro, produzindo uma articulação do tipo "esferoide" mais estável. O movimento aumentado disponível para o recém-nascido cria forças modeladoras que aprofundam o acetábulo no decorrer do crescimento. O crescimento acetabular mais significativo ocorre durante os primeiros 18 meses, enquanto o crescimento acetabular mínimo ocorre após os 3 anos de idade.[2]

Qualquer interferência no crescimento e desenvolvimento normais da articulação do quadril pode ocasionar DDQ. A interferência pode incluir forças anormais resultantes do posicionamento e espaço confinado no útero, posicionamento que restringe movimentos normais de chute no pós-natal, e tração muscular ausente ou anômala no útero e no pós-natal. O curso temporal desses fatores tem impacto sobre a gravidade das alterações articulares. A DDQ, que decorre do mau posicionamento tardiamente no último trimestre, mostra menos alterações anatômicas e responde com rapidez à intervenção, em comparação com o bebê cujo desenvolvimento do quadril tenha sido afetado no início da vida fetal. A DDQ em um recém-nascido pode ser classificada como subluxável, deslocável, subluxada ou deslocada (Tab. 13.2).

Avaliação

A triagem de recém-nascidos para DDQ inclui o teste de Ortolani e as manobras de Barlow (Fig. 13.13A, B). Esses dois testes são mais confiáveis quando realizados antes dos 2 meses de idade e quando o bebê está calmo e sem chorar, para facilitar o relaxamento do tecido mole. Conforme o bebê cresce, o quadril instável permanece no acetábulo ao longo de todo o desenvolvimento normal ou

TABELA 13.2 ▸ Classificação do quadril do recém-nascido	
Classificação	Critérios
Normal	Sem instabilidade da articulação do quadril.
Subluxável	Cabeça do fêmur no acetábulo, embora possa ser parcialmente deslocada para fora, a partir da região sob o acetábulo.
Deslocável	Cabeça do fêmur no acetábulo, mas pode ser totalmente deslocada usando a manobra de Barlow.
Subluxado	A cabeça do fêmur encontra-se parcialmente fora do acetábulo, mas pode ser reduzida.
Deslocado	A cabeça do fêmur está totalmente fora do acetábulo.

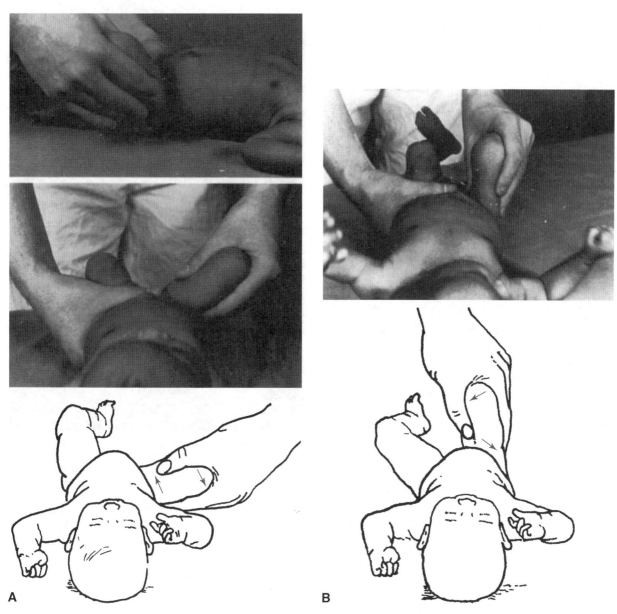

FIGURA 13.13 ▶ **A:** Manobra de Ortolani. Partindo de uma posição em flexão e adução, o quadril é abduzido. O examinador sente um golpe conforme a cabeça do fêmur se move para dentro do acetábulo. A outra mão do examinador estabiliza a pelve do bebê. **B:** Teste de Barlow. O examinador segura o quadril do bebê em flexão e abdução leve. O quadril do bebê é aduzido com a aplicação concomitante de pressão na direção posterior. A luxação da cabeça do fêmur que ocorre com a compressão indica a instabilidade do quadril.

permanece fora do acetábulo e é impedido de mudar de lugar. Portanto, as manobras de Ortolani e Barlow são bem menos confiáveis para bebês com mais de 2 a 3 meses de idade.[24,63] Entre os sinais adicionais que podem ser notados no período de recém-nascido, estão a assimetria da coxa ou dobras glúteas, limitação da AM em abdução do quadril ou AM em abdução do quadril assimétrica, e comprimentos femorais desiguais evidentes, denominados sinal de Galeazzi. Esses sinais se tornam fortes indicadores de DDQ no bebê mais maduro, quando as manobras de Ortolani e Barlow se tornam pouco confiáveis. Em crianças maiores e que deambulam, a DDQ geralmente é diagnosticada por um padrão de marcha anormal. Crianças com DDQ unilateral exibem sinal de Trendelenburg positivo, enquanto as crianças com DDQ bilateral andam claudicando.[24,63]

Quando a avaliação levanta a suspeita de DDQ, o bebê é encaminhado para fazer exames de ultrassom ou radiografia, dependendo de sua idade. O ultrassom é usado para bebês pequenos, quando a ossificação da cabeça do fêmur é mínima e não seria detectada por radiografia. Toda vez que um bebê é encaminhado para a fisioterapia, seja qual for o diagnóstico, é necessário avaliar a estabilidade do quadril. Se houver fatores de risco, como apresentação pélvica ou outras deformidades congênitas, e sua avaliação resultar normal, é possível que o bebê ainda possa ser beneficiado pelo encaminhamento para ultrassom, para excluir a possibilidade de DDQ.

Tratamento

O objetivo do tratamento é fazer a cabeça do fêmur retomar a sua relação normal dentro do acetábulo e manter essa relação até a reversão das alterações anormais.[70] Quanto antes o tratamento for iniciado, menos alterações anormais estarão presentes nas estruturas da articulação do quadril e menos tempo será necessário para as estruturas retomarem suas relações normais. Os regimes terapêuticos irão variar discretamente entre os estabelecimentos e conforme a preferência do médico, porém, os mesmos conceitos gerais são seguidos no tratamento de bebês e crianças com DDQ.

Recém-nascido até 6 meses

A meta do tratamento é manter a cabeça do fêmur dentro do acetábulo. Uma órtese, normalmente o suspensório de Pavlik, é usado para manter o quadril do bebê em posição flexionada e abduzida.

O suspensório de Pavlik consiste em um suspensório de ombro, com duas alças anteriores e duas alças posteriores, ganchos para as pernas e botas para segurar os pés (Fig. 13.14). No suspensório de Pavlik, o quadril do bebê é flexionado em 90 a 100 graus, de modo a posicionar a cabeça do fêmur no acetábulo. Com o bebê em decúbito dorsal, o quadril cai em abdução, sem ser forçado. A posição abduzida alonga os músculos adutores do quadril e permite que a cabeça do fêmur deslize sobre a borda posterior para dentro do acetábulo. As alças anteriores e posteriores permitem a flexão ativa e abdução do quadril, mas limitam a extensão e adução do quadril. Dessa forma, o suspensório de Pavlik tem um componente dinâmico que promove movimento ativo e modelamento da articulação do quadril.

O suspensório de Pavlik é usado 23 a 24 horas por dia até que o quadril se torne estável. O uso do suspensório em período integral é mantido depois que a estabilidade é alcançada e, então, é instituído um período de desmame do suspensório. O progresso da criança deve ser monitorado estreitamente, para detectar complicações ou tomar decisões sobre tratamentos alternativos, caso a estabilidade do quadril não esteja se desenvolvendo.

As complicações que podem se desenvolver com o uso do suspensório de Pavlik incluem a necrose avascular da cabeça do fêmur, a paralisia do nervo femoral e luxação inferior.[24,71] Essas complicações podem ser evitadas mediante monitoramento regular do quadril da criança, educação dos pais ou do cuidador, e ajuste apropriado do suspensório. Em muitos centros, o fisioterapeuta trabalha com o ortopedista e orienta a família sobre o modo correto de colocar e tirar o suspensório de Pavlik. Em um estabelecimento ambulatorial, é possível que você trate um bebê que apre-

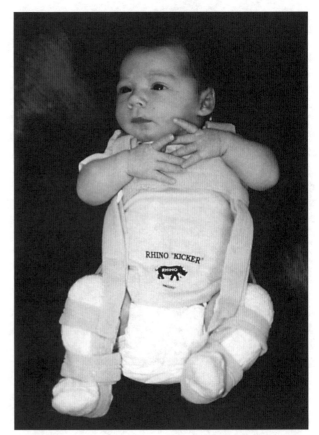

FIGURA 13.14 ▸ O suspensório de Pavlik mantém o quadril do bebê em flexão e permite o movimento ativo do quadril em abdução. (Foto cedida como cortesia de RhinoPediatric Orthopedic Design, Inc.)

senta outro comprometimento e que esteja usando um suspensório de Pavlik. É imperativo que o fisioterapeuta tenha conhecimento sobre o ajuste do suspensório de Pavlik e reconheça os sinais de desajuste ao trabalhar com esses bebês.

6 a 12 meses de idade

Após os 6 meses de idade, pode se tornar mais difícil reposicionar a cabeça do fêmur no acetábulo. É possível tentar usar a tração por certo tempo para reposicionar o quadril e, então, instituir o uso do suspensório de Pavlik. Se a criança deambula, uma órtese de abdução pode ser mais prática do que o suspensório de Pavlik. A redução fechada sob anestesia pode ser necessária com a aplicação de engessamento para quadril, para manter o quadril na posição estabelecida.[24]

Após 12 meses de idade

Em raros casos, o quadril da criança poderá ser reposicionado sem intervenção cirúrgica. Os métodos conservadores, como a tração domiciliar, seguidos de redução fechada podem ser experimentados antes de instituir um procedimento cirúrgico. A correção cirúrgica pode incluir a liberação de estruturas de tecido mole ou a osteotomia do fêmur proximal para permitir que a cabeça do fêmur se reposicione dentro do acetábulo. Crianças maiores podem necessitar da remoção de uma parte da diáfise femoral, para diminuir as forças sobre a cabeça do fêmur quando esta é reposicionada no acetábulo, osteotomia femoral ou osteotomia acetabular, para ajudar a reposicionar a cabeça do fêmur.[24,63]

Artrogripose múltipla congênita

A artrogripose múltipla congênita (AMC), também denominada contratura congênita múltipla (CCM), é um distúrbio não progressivo caracterizado por diversas contraturas articulares e fraqueza ou desequilíbrio musculares. A incidência relatada de AMC varia de 1 em 3 mil a 1 em 4 mil bebês nascidos vivos.[72,73] O distúrbio está relacionado à escassez de movimento no início do desenvolvimento fetal, o que leva a diversas contraturas no nascimento. A etiologia exata é desconhecida, embora seja provavelmente multifatorial, com causas de mutação genética atualmente sendo reveladas. A AMC está associada com diversos distúrbios neurogênicos ou miopáticos que exibem um defeito na unidade motora, incluindo as células do corno anterior, raízes, nervo periférico, placas motoras terminais ou músculos, resultando em fraqueza e diminuição do movimento fetal no início do desenvolvimento. A imobilidade fetal acarreta diversas contraturas articulares, fibrose muscular e fibrose de estruturas periarticulares.[73,74]

Há muita variabilidade entre os bebês com AMC, entretanto, as características clínicas comuns em geral estão presentes. Essas características incluem: (1) membros sem achados significativos, com formato frequentemente cilíndrico e ausência de dobras cutâneas, (2) articulações rígidas com contraturas significativas, (3) luxação de articulações, em especial o quadril, (4) atrofia e até ausência de grupos musculares, e (5) sensibilidade intacta, embora possa haver diminuição ou ausência dos reflexos tendíneos profundos (RTP).[73] As contraturas do bebê em geral são simétricas e normalmente incluem a rotação medial do ombro, extensão ou flexão do cotovelo, flexão do punho com desvio ulnar, flexão do quadril com rotação medial ou lateral, extensão ou flexão do joelho, e deformidades em equinovaro de pés (Fig. 13.15).[24]

Tratamento

A intervenção requer diversas disciplinas que trabalhem pela mesma meta e seguindo o mesmo curso temporal. A meta da intervenção é alcançar o nível funcional máximo em cada criança. As técnicas terapêuticas incluem o alongamento passivo por posicionamento, engessamento e imobilização com tala ou órtese, atividades de fortalecimento, habilidades de desenvolvimento, procedimentos cirúrgicos e uso de equipamento adaptado ou de reabilitação. A família é decisiva no planejamento das metas de

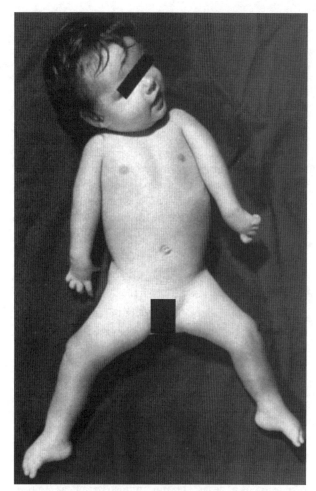

FIGURA 13.15 ▸ Artrogripose múltipla congênita em um bebê. Os ombros estão internamente rodados e aduzidos, enquanto os cotovelos e punhos estão extendidos. O quadril está flexionado, em rotação lateral e abduzido, enquanto os pés mostram talipe equinovaro.

longo prazo para a criança e na assistência com a transferência de atividades.

Primeira infância

O posicionamento e os exercícios de alongamento passivo devem ser iniciados logo após o nascimento. O engessamento seriado começa nos primeiros meses, para as deformidades de pé (ver a seção que trata de pé torto), contraturas de flexão de joelho e contraturas de flexão de punho. É preciso ter cautela para alongar somente até a faixa final e manter o alongamento com gesso ou tala. O alongamento agressivo forçado de uma articulação rígida pode causar dano à cápsula articular e aos tecidos moles circundantes.[24] Quaisquer ganhos de AM devem ser mantidos com imobilização por tala ou órtese de posicionamento, caso contrário, haverá recidiva da contratura.

Em geral, entre 6 e 12 meses de idade, as contraturas residuais nos pés e joelhos são cirurgicamente corrigidas.[63] A correção cirúrgica envolve liberação da cápsula articular e dos tecidos moles. A correção cirúrgica é mantida por imobilização por tala, exercícios de fortalecimento e movimento funcional ativo. Por exemplo, uma criança que tenha passado por liberação bilateral de estruturas posteriores do tornozelo para correção de uma deformidade em equinovaro deve contar com um imobilizador por tala manufaturado para manter a AM, além de iniciar um programa permanente com o uso de dispositivo para posicionamento vertical ou dispositivo auxiliar para deambulação.

As metas da intervenção para os membros superiores da criança devem ser bem planejadas. Para uma função ótima e independência com as habilidades de autocuidado, a criança deve ser capaz de flexionar e estender os cotovelos. Se isso for impossível, o tratamento deve ser voltado para garantir que seja possível flexionar um cotovelo para realizar as atividades de alimentação, e para que o outro cotovelo tenha capacidade de extensão para realização das atividades de alcance e toalete.

Nessa faixa etária, a criança deve desenvolver algumas habilidades de mobilidade. Muitas vezes, há dificuldade para rolar secundariamente as contraturas de membro inferior. Algumas crianças podem aprender a se mover rápido pelo chão sobre a barriga ou de costas, inicialmente. A maioria das crianças consegue aprender a sentar, mas continua tendo dificuldade para conseguir se sentar de modo independente. A mobilidade no chão, a partir da posição sentada, deve ser incentivada. Engatinhar apoiando-se nas mãos e joelhos costuma ser difícil, e as crianças muitas vezes aprendem a se deslocar rapidamente usando o arrasto das nádegas. Dar um impulso para ficar em pé é um movimento que pode ser limitado por contraturas de membro inferior. As técnicas cirúrgicas devem seguir uma sequência temporal, a fim de preparar a criança para ficar em pé quando estiver pronta do ponto de vista do desenvolvimento. As atividades de pré-deambulação devem ser iniciadas antes de a criança completar 1 ano.

12 meses até a idade pré-escolar

A meta do tratamento nesta faixa etária é desenvolver o nível máximo de independência com as habilidades de mobilidade e autocuidado. A deambulação é possível para muitas crianças com AMC e deve ser considerada uma meta viável, até provarem o contrário. As habilidades de membro superior enfocam atividades de alimentação e vestuário. A manutenção da AM adquirida é essencial, assim como dos ganhos contínuos de AM. Exercícios de fortalecimento por meio de atividades apropriadas para a idade, bem como treino de mobilidade específico são incorporados ao programa.

Idade escolar

O período correspondente à idade escolar muitas vezes destaca os comprometimentos funcionais que uma criança com AMC pode apresentar. A velocidade de deambulação da criança pode ser lenta, em comparação à de seus pares, enquanto a dificuldade motora fina pode interferir na velocidade de escrita e na clareza. O equipamento de adaptação e de reabilitação pode ser necessário para ajudar a criança a alcançar a função independente no contexto escolar e manter a interação social com os colegas.

Deformidades pós-natais

As deformidades também podem ocorrer no pós-natal, de forma secundária à imaturidade do sistema musculoesquelético da criança em crescimento e em desenvolvimento. O efeito do crescimento sobre o sistema musculoesquelético pode ser usado para corrigir deformidades pré-natais, como se observa na lógica do tratamento para TMC ou metatarso aduzido. Entretanto, o efeito do crescimento também pode produzir deformidades adicionais no pós-natal, se uma força for anormal ou não oposta.

Deformidades rotacionais

A variação do perfil rotacional de uma criança que ocorre com o crescimento e desenvolvimento normais gera muitas questões para os pais, além das visitas subsequentes ao ortopedista ou fisioterapeuta. A criança com variação rotacional apresenta marcha com os dedos do pé voltados para dentro ou para fora. Esclarecer aquilo que constitui uma variação rotacional normal verdadeira, quando a rotação se transforma em deformidade, bem como realizar a avaliação e a intervenção apropriadas se faz necessário para responder às perguntas dos pais, identificar os problemas reais e possivelmente causar impacto sobre tais problemas. Os fatores causadores do posicionamento dos dedos do pé para dentro ou para fora devem ser avaliados, enquanto os componentes rotacionais devem ser medidos usando o perfil rotacional de Staheli, destacado no início deste capítulo. O perfil rotacional de Staheli inclui o APP como medida geral; a AM de rotação do quadril para avaliação da torção femoral; o ACP para avaliação de torção tibial e do retropé; o ângulo do eixo transmaleolar (ETM) para avaliar a tíbia distal; e a configuração do pé. As medidas podem então ser comparadas com valores normativos, para determinar se a criança está dentro da faixa normal para sua idade, e qual(is) componente(s) do membro inferior está(ão) contribuindo para o padrão de marcha com os dedos do pé voltados para dentro ou para fora (ver Fig. 13.2).

O APP apresenta sua maior variabilidade na primeira infância, antes do nivelamento a uma média de 10 graus, com uma faixa de –3 a 20 graus na infância. A AM de rotação do quadril é dividida em rotação medial e lateral do quadril, sendo uma medida clínica usada para avaliar a torção femoral. A soma das rotações medial e lateral do quadril é igual a aproximadamente 100 graus, sendo um pouco maior em bebês.[75] A rotação lateral do quadril é maior do que a rotação medial em bebês secundária ao tensionamento de tecidos moles a partir do posicionamento intrauterino. A anteversão femoral está presente na primeira infância, mas é menos perceptível por causa do posicionamento de rotação lateral do bebê. A anteversão femoral geralmente é perceptível em crianças pequenas, todavia continua a declinar na primeira infância e ao longo de toda a infância. A anteversão femoral persistente pode ser classificada como uma deformidade rotacional quando os seguintes valores estão presentes: leve, se a rotação medial for de 70 a 80 graus e a rotação lateral for de 10 a 20 graus; moderada, se a rotação medial for de 80 a 90 graus e a rotação lateral for de 0 a 10 graus; e grave, se a rotação medial for maior que 90 graus e não houver rotação lateral.[22,75] O ACP aumenta a partir de um ângulo negativo na primeira infância para um ângulo positivo ao longo do restante da infância. O ângulo do ETM também aumenta a partir da primeira infância e no decorrer de todo o resto da infância. A tíbia apresenta rotação medial na primeira infância secundariamente ao posicionamento intrauterino. A "derrotação" da tíbia no sentido de valores normais de torção tibial lateral na fase adulta ocorre naturalmente ao longo do crescimento e desenvolvimento.

Bebês e crianças pequenas exibem maior anteversão femoral e torção tibial medial, que diminui gradativamente no decorrer do crescimento e desenvolvimento normais. Uma marcha com os dedos do pé voltados para dentro é mais comum durante o segundo ano após a criança começar a andar. Se os valores medidos estiverem fora de dois desvios-padrão do valor considerado normal, significa que existe uma deformidade rotacional. A intervenção somente é necessária se a deformidade interferir na função ou tiver potencial de interferir na função ou no desenvolvimento.[75] Contudo, se uma deformidade rotacional for esteticamente desagradável para a criança, adolescente ou para os pais, a intervenção também pode ser considerada, ainda que seja desnecessária do ponto de vista médico.[75]

Antigamente, o tratamento incluía exercício, uso de aparelho, modificações em calçados e correção ortopédica. As modificações de sapato são inefetivas para a correção de problemas que envolvem os dedos do pé direcionados para dentro, e dispositivos como a barra de Denis Browne ou os cabos de torcer na verdade podem causar deformidades secundárias de joelho.[24,64] As órteses de quadril, joelho, tornozelo e pé (OQJTP), bem como as órteses de joelho, tornozelo e pé (OJTP), feitas a partir de uma estrutura de um novo material à base de polímero leve, e as articulações que permitem mais planos de movimentos podem proporcionar benefícios clínicos. No entanto, as evidências até então existentes são pouco confiáveis. A cirurgia ortopédica que consiste na osteotomia femoral ou tibial pode ser indicada para crianças que apresentam deformidades maiores que 3 desvios-padrão dos valores normais (i. e., anteversão femoral >50 graus), e quando a deformidade interferir na função ou causar preocupações estéticas.

Displasias

A displasia consiste em uma organização anormal de células dentro de um tecido, que leva à diferenciação tecidual anormal.[6,26] Crianças nascidas com displasia exibem envolvimento amplamente disseminado, porque a diferenciação tecidual anormal ocorre independentemente do tecido presente.

Osteogênese imperfeita

A OI é um distúrbio congênito da síntese de colágeno tipo I, que afeta todos os tecidos conjuntivos do corpo. Sua incidência relatada depende dos critérios usados para OI e varia de 1 em 15 mil a 1 em 100 mil.[76,77] O envolvimento musculoesquelético é difuso e inclui osteoporose com fraturas excessivas até mesmo ao nascer, encurvamento de ossos longos, deformidades da coluna, fraqueza muscular e frouxidão ligamentar.[76-79] Além do envolvimento musculoesquelético, outras características clínicas das crianças com OI podem ser a esclera azulada nos olhos, dentinogênese imperfeita, perda da audição, deficiência de crescimento, anormalidades cardiopulmonares, facilidade de contusão, sudorese excessiva e articulações frouxas ou deslocadas (Fig. 13.16).[76,77]

Em 1979, Sillence descreveu pela primeira vez os tipos I a IV de OI, com base em achados genéticos, clínicos e

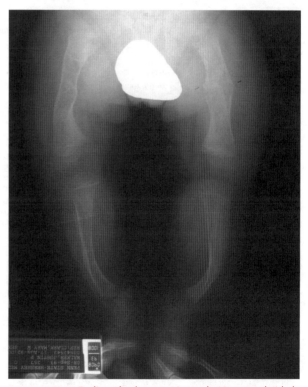

FIGURA 13.16 ▸ Radiografia de uma criança de 13 meses de idade com OI tipo III. Observe a baixa densidade óssea, os sítios de fratura antigos, o encurvamento dos ossos e o comprimento do fêmur em relação à tíbia.

radiográficos, sem considerar a possibilidade de envolvimento molecular.[76,80] Recentemente, a complexidade genética da OI está se tornando mais transparente, com a identificação de mais de cerca de 2 mil mutações diferentes envolvendo o colágeno tipo I.[80] A International Skeletal Dysplasia Society recomendou o uso dos tipos de Sillence para classificar a gravidade da OI ou a apresentação fenotípica. Além disso, essas classificações não devem incluir referências moleculares diretas para eliminação da tipagem, que somente reflete as variantes genéticas recém-descobertas, que têm poucas características distintivas na clínica.[81] A Tabela 13.3 destaca as características específicas dos tipos I a VIII de OI.

Binder et al.[79] desenvolveram um sistema de classificação baseado no tamanho corporal e nas proporções dos membros e seus resultados funcionais esperados (Tab. 13.4). Em consequência, as intervenções de fisioterapia podem então ser voltadas para as potenciais deformidades musculoesqueléticas que no momento estiverem interferindo nas habilidades funcionais esperadas da criança,

ou na prevenção das deformidades a partir do desenvolvimento.

Tratamento

Farmacológico

Vários suplementos farmacológicos e vitamínicos foram estudados em uma tentativa de minimizar a fragilidade dos ossos de crianças com OI. Agentes como calcitonina, fluoreto, hormônios e as vitaminas C e D são comprovadamente inefetivos na prevenção de fraturas.[82] Cálcio e vitamina D podem ser inefetivos isoladamente, mas podem sustentar maior eficácia quando aliados a terapias à base de fármacos bisfosfonatos.[80]

Medicações pertencentes à família dos bisfosfonatos, como pamidronato, alendronato e ácido zoledrônico, têm sido administradas em crianças e adultos com OI, para melhorar a densidade óssea. Os bifosfonatos atuam inibindo a atividade dos osteoclastos e têm sido usados por mu-

TABELA 13.3 ▸ Classificação da OI				
Tipo[a]	Gravidade	Herança	Características	Estado da mobilidade
I	Forma mais branda	Autossômica dominante	Esclera azulada, dentinogênese imperfeita, menos fraturas ósseas e deformidade progressiva, estatura discretamente baixa ou altura normal	Deambulador – pode usar dispositivo ortótico
II	Letal no período perinatal	Autossômica dominante	Fragilidade óssea grave com diversas fraturas de costela e de osso longo ao nascer. Os ossos estão "enrugados"; as costelas podem estar "granulosas"	Não aplicável
III	Forma grave	Autossômica dominante ou recessiva	Esclera azulada ou normal, dentinogênese imperfeita, fragilidade óssea variável, porém frequentemente grave, deformidade esquelética progressiva, escoliose, estatura muito baixa	Variável; pode ser deambulador com dispositivo auxiliar e dispositivos ortóticos; pode usar cadeira de rodas para mobilidade total ou parcial
IV	Moderada	Autossômica dominante	Esclera cinza ou normal, dentinogênese imperfeita, fragilidade óssea moderada, escoliose, estatura moderadamente baixa	Frequentemente independente em casa e na comunidade, com ou sem dispositivo auxiliar
V	Moderada	Autossômica dominante	Esclera e dentes normais, luxação frequente da cabeça do rádio e calcificação da membrana interóssea do antebraço, fragilidade óssea moderada a grave, baixa estatura discreta a moderada	Deambulador
VI	Moderada	Autossômica recessiva	Esclera e dentes normais, fraturas por compressão vertebral frequentes; um número de fraturas maior do que o visto no tipo IV, porém ao nascer; escoliose, estatura moderadamente baixa	Pode ser deambulador ou usar cadeira de rodas
VII	Moderada	Autossômica recessiva	Esclera branca, dentes normais, fragilidade óssea moderada com fraturas ao nascer, úmero muito curto e fêmur com coxa vara, estatura discretamente baixa	Pode ser deambulador ou usar cadeira de rodas
VIII	Grave a letal no período perinatal	Autossômica recessiva	Grave deficiência de crescimento e desmineralização óssea	Variável a não aplicável

[a] Os tipos I a IV são baseados no sistema de classificação Sillence. Os tipos V a VIII são tipos expandidos, clinicamente distinguíveis por histologia óssea ou herança recessiva.

TABELA 13.4 ▸ Classificação funcional para OI e foco da reabilitação			
Tipo	Características físicas	Expectativas funcionais	Foco das intervenções de reabilitação
A	Grupo com envolvimento mais grave Cabeça grande em relação ao corpo, estatura muito baixa, encurvamento de ossos longos com contraturas e perda da estabilidade articular Pode haver escoliose grave e/ou fraturas por compressão vertebral	Dependente para AVD, exceto para alimentação Pode usar cadeira de rodas manual; maior propensão ao uso de cadeira de rodas motorizada	Posicionamento, incluindo sistemas de assento moldados, atividades de fisioterapia aquática Mobilização do tecido mole para aumentar a AM do ombro e da articulação MCF, bem como técnicas de mobilização de tecidos moles para aliviar lombalgia
B	Estatura gravemente baixa, alta incidência de encurvamento femoral, escoliose, contraturas por flexão do quadril Força mínima geralmente em 3	Ficar em pé e/ou deambular com dispositivos auxiliares e aparelhos ortopédicos Independência parcial com as AVD. Contraturas de quadril e ombros, e supinação limitada do antebraço que interfere na função	Exercícios de postura e AM ativa, voltados para a limitação de contraturas Fortalecimento com ênfase nos abdominais, extensores e abdutores do quadril, e quadríceps. Resistência por meio de natação e ciclismo, atividades de desenvolvimento por sequência normal Muitas crianças não irão engatinhar e sim deslocar-se na posição sentada
C	Menor deficiência de crescimento, alinhamento precário de MI com contraturas em abdução e rotação lateral do quadril Frouxidão articular com MI em valgo e pronação dos pés Força ≥3, baixa resistência	Deambulação na comunidade com ou sem dispositivos ortóticos Independência nas AVD	Exercícios de fortalecimento com pesos *proximalmente* ao membro Exercício de condicionamento para melhorar a resistência e a deambulação em longa distância Pode usar dispositivos ortóticos para alinhamento, mas todos devem ser articulados

AVD, atividades da vida diária; MI, membro inferior; MCF, metacarpofalângica; AM, amplitude de movimento.
De Binder H, Conway A, Gerber LH. Rehabilitation approaches to children with osteogenesis imperfecta: a ten-year experience. *Arch Phys Med Rehabil.* 1993;74:386–390.

lheres em pós-menopausa, para minimizar a osteoporose. Os bifosfonatos podem ser administrados por via oral ou intravenosa, em períodos cíclicos. A administração intravenosa (IV) é comprovadamente efetiva para melhorar a densidade óssea, em especial do corpo vertebral; diminuir a incidência de fraturas; minimizar lombalgias; melhorar a sensação de bem-estar; e melhorar a força de preensão, a mobilidade e as habilidades de autocuidado, além da deambulação.[83-86] Os benefícios da densidade óssea máxima são obtidos com a administração de pamidronato durante os primeiros 2 a 4 anos de tratamento, porém, a terapia de manutenção é sugerida até o término do crescimento ósseo.[80] A administração oral pode não ser tão efetiva quanto a administração IV. Entretanto, evidências significativas sustentam que a administração oral de bifosfonatos é efetiva para melhorar a densidade óssea.[84,87,88] Evidências moderadas a fortes sugerem a eficácia dos bifosfonatos orais na redução da incidência de fraturas, melhora do estado funcional de alguns indivíduos e melhora da qualidade de vida de crianças com OI de tipos I, III e IV.[82,84,87] Futuramente, os estudos sobre os bifosfonatos deverão incluir análises adicionais sobre a duração da administração de medicações nas crianças, se os resultados alcançados podem ser revertidos com a suspensão da medicação, e quais grupos devem receber quais medicações. Outras abordagens novas atualmente investigadas são a eficácia da terapia genética no silenciamento de mutações alélicas;

transplante de medula óssea; e transplante seletivo de células-tronco mesenquimais para tratamento da OI.

Ortopédico

As fraturas são tratadas com imobilização com tala leve ou uso de aparelho de gesso de fibra de vidro para imobilização. O período de imobilização deve ser curto, a fim de minimizar a desmineralização óssea que normalmente ocorre com a inatividade. Fraturas frequentes podem acarretar desmineralização adicional, novas fraturas e deformidade óssea, especificamente o arqueamento de ossos longos. A tração muscular sobre ossos longos também pode causar arqueamento anterior significativo dos ossos longos do membro inferior. A osteotomia, garras intramedulares flexíveis e fixação de haste intramedular por encaixe podem ser usadas para corrigir as deformidades de arqueamento ou estabilizar as fraturas.[76,80] As correções cirúrgicas facilitam o uso de órteses e programas permanentes, além de fornecerem suporte para ossos para diminuir a incidência de fraturas.

Reabilitação

Vários profissionais do Children's Hospital Medical Center (Washington, DC) e do National Institutes of Health desenvolveram e revisaram um protocolo de reabilitação para crianças com OI.[78,79,89] Grande parte dessa informação atualmente é publicada em um livro que contém explicações claras dos exercícios, desde o início da infância até a conquista da independência na adolescência.[90] Em vista da ampla variabilidade existente entre crianças com OI, o protocolo é destinado a servir de diretriz e deve ser individualizado para cada criança e família. As metas estabelecidas para a criança com OI grave são: (1) prevenir deformidades da cabeça, coluna vertebral e membros; (2) evitar o comprometimento cardiorrespiratório evitando o posicionamento constante em decúbito dorsal; e (3) maximizar a habilidade da criança de se movimentar ativamente.[78] Essas metas são baseadas na teoria de que os programas de fortalecimento muscular e descarga de peso para membros superiores e inferiores promovem o uso ativo antecipado dos membros e podem levar ao aumento da mineralização óssea e a deformidades musculoesqueléticas menos graves.[78,89]

É essencial que todos os pais e cuidadores recebam instrução sobre como lidar com bebês com OI. Ao segurar o bebê, é preciso manter sua cabeça e tronco totalmente sustentados. Para bebês com OI grave, os cuidadores podem se sentir mais confortáveis ao segurar a criança em um travesseiro. O posicionamento cuidadoso de um bebê com OI deve ser feito desde os primeiros dias subsequentes ao nascimento, com orientação de um fisioterapeuta com conhecimento sobre o assunto. O objetivo do posicionamento é alinhar a cabeça, tronco e membros do bebê, bem como protegê-lo para evitar choques contra superfícies rígidas durante a atividade. Enfatiza-se a orientação em linha média da cabeça, bem como as mudanças de posição para prevenção do desenvolvimento de inclinação lateral da cabeça e deformação do crânio. O movimento ativo é incentivado, assim como exercícios de fortalecimento iniciais. Atividades de manipulação cuidadosas podem ser realizadas com movimentos no plano sagital ou frontal. Os movimentos rotacionais devem ser evitados, para prevenir fraturas rotacionais.

As atividades de fortalecimento progridem do movimento ativo para as brincadeiras com chocalhos e brinquedos leves. O movimento ativo pode ser adicionalmente estimulado na água, seja na hora do banho ou com um programa de natação na presença de um dos pais. Exercícios ativos e assistivos ou resistivos podem ser incorporados à medida que a criança se torna um pouco maior. Também é enfatizado o desenvolvimento do controle da cabeça e de endireitamento da cabeça em diversas posições, porque as crianças com OI costumam ter cabeça muito grande. As atividades de desenvolvimento, como as habilidades em decúbito ventral e rolar, são incentivadas. Sentar-se de modo independente é incentivado quando apropriado do ponto de vista do desenvolvimento, assim como certos tipos de mobilidade no chão. Crianças incapazes de desenvolver as habilidades de sentar de modo independente devem passar por ajustes para uso de assento moldado

personalizado, com o intuito de promover o alinhamento da cabeça e do tronco, bem como de dar à criança a oportunidade de brincar em posição ereta. Ao longo da progressão do desenvolvimento, o aumento ou manutenção da AM e da força, especialmente do cíngulo pélvico, é incorporado às atividades.

As crianças devem passar por ajustes com órteses quando tiverem desenvolvido habilidades de equilíbrio e de sentar-se de modo independente, e estiverem começando a dar impulsos para ficar em pé. Crianças incapazes de sentar-se de modo independente, que desenvolveram controle da cabeça, devem passar por ajustes para uso de suporte para posicionamento em pé. Os avanços recentes ocorridos na área de *design* de equipamentos de suporte para posicionamento em pé podem eliminar a necessidade de suportes personalizados. As órteses recomendadas no protocolo são contensores ou OQJTPs do tipo "*clamshell*".[78,90] As órteses do tipo "*clamshell*" são similares às OQJTPs padrão, exceto quanto à presença de uma armação em forma de concha destinada à sustentação da coxa e da parte inferior da perna. O treino de marcha começa com o uso de um dispositivo auxiliar e pode ou não avançar para a deambulação independente sem dispositivo auxiliar. Com a deambulação e o posicionamento vertical, a atenção deve ser dirigida para o cíngulo pélvico. Muitas vezes, há desenvolvimento de contraturas em flexão de quadril, e as crianças com OI normalmente necessitam de fortalecimento contínuo dos abdutores e extensores do quadril.[90]

As crianças que não desenvolvem deambulação funcional independente devem passar por ajuste para uso de cadeira de rodas manual ou elétrica, conforme apropriado. O posicionamento continua sendo decisivo em qualquer sistema de adequação postural, dando atenção ao alinhamento da cabeça e do tronco.

Em um relato de acompanhamento de 10 anos, Binder et al. enfatizaram a importância de a reabilitação enfocar as necessidades funcionais da criança.[79] Essas estratégias essenciais de reabilitação são destacadas na Tabela 13.4. Binder et al. relataram progresso das habilidades funcionais em todos os grupos de crianças com OI, variando da melhora do controle da cabeça até a deambulação na comunidade. Esse progresso aparentemente está relacionado com a gravidade da doença, mas deve ser esperado para todas as crianças com OI quando as metas abordam as necessidades funcionais. Os fatores que comprometem a independência incluem as contraturas articulares e fraqueza muscular em crianças com formas graves de OI, e capacidades de resistência em crianças com formas menos graves de OI.

Estudos recentes mostram que crianças com OI podem participar de programas de exercícios supervisionados por fisioterapeuta, demonstrando melhora do desempenho aeróbio e muscular com diminuição da fadiga.[91] O destreinamento observado após a conclusão desses programas enfatiza a necessidade de programas de exercício contínuos, desenvolvidos e monitorados com segurança pelo terapeuta, incluídos em uma rotina semanal. O uso de sistemas de vibração corporal total (VCT, na sigla em inglês) tem sido incorporado a programas de treino, para melhorar a potência e força muscular em adultos sadios e com comprometimento motor, apresentando resultados mais amplos do que aqueles alcançados com o treino sem VCT.[92,93] O sistema VCT tem mostrado resultados promissores em termos de melhora da mobilidade, melhora da função e diminuição da necessidade de dispositivos auxiliares entre crianças com OI.[93] Os custos atuais dos equipamentos tornam proibitivo o tratamento fora do contexto clínico ou científico, mas o desenvolvimento adicional de sistemas tecnológicos ou de jogos domiciliares provavelmente mudará isso.

Síndromes de hipermobilidade articular

A Síndrome de Ehlers-Danlos (SED) é outro distúrbio da síntese de colágeno, primariamente do tipo V, associado a uma taxa de incidência de 1:10 mil.[94,95] Trata-se de um grupo clínica e geneticamente heterogêneo de distúrbios do tecido conjuntivo, caracterizados por hipermobilidade articular, hiperextensibilidade cutânea e fragilidade tecidual.[94-96] Antigamente dividida em 14 variações distintas, a SED hoje está classificada em 7 tipos gerais aceitos (Tab. 13.5).[95] Entretanto, o tipo clássico e de hipermobilidade representa 90% de todos os casos e envolve principalmente queixas ortopédicas.[96]

Em 1967, Kirk descreveu pela primeira vez uma condição similar conhecida como síndrome da hipermobilidade articular benigna (SHAB). A SHAB também é caracterizada pela frouxidão articular generalizada com queixas musculoesqueléticas. A síndrome é denominada "benigna" em função da ausência de um distúrbio genético, musculoesquelético ou reumático específico.[97] As abordagens de exame e tratamento para SED e SHAB são indistinguíveis.

Exame

Os procedimentos de exame para pacientes com SED e SHAB devem incluir uma escala de hipermobilidade e um perfil rotacional de membro inferior. Embora existam diversas escalas de hipermobilidade, o escore Beighton é usado com frequência no contexto clínico. O escore Beighton é um componente do Beighton Criteria integral, usado para diagnosticar as síndromes de hipermobilidade[98] (Tab. 13.6). Outras áreas de interesse específicas incluem os ombros, tornozelos e pés. As queixas de hipermobilidade muitas vezes são acompanhadas de dor articular e muscular difusa, bem como fadiga generalizada aliada à dor na mão e fadiga ao escrever por tempo prolongado.

Tratamento

O foco e as estratégias da intervenção dependerão da idade do paciente e da gravidade do envolvimento articu-

TABELA 13.5 ▸ Classificação da SED		
Classificação atual	Classificação antiga	Apresentação clínica
Clássica	SED I e SED II	Hipermobilidade articular Hiperextensibilidade cutânea Cicatrizes atróficas Textura aveludada suave
Hipermóvel	SED III	Hipermobilidade articular Hiperestensibilidade cutânea leve Textura aveludada +/– suave
Vascular	SED IV	Pele fina Vulnerabilidade a contusões Nariz pinçado Aparência de envelhecimento prematuro Ruptura de artérias de médio e grande calibre no útero e intestino
Cifoescoliótica	SED VI	Hipermobilidade articular Escoliose progressiva Fragilidade escleral com ruptura Fragilidade tecidual Dilatação aórtica Prolapso da valva atrioventricular esquerda (ou prolapso da valva mitral – PVM)
Artrocalásia	SED VII A SED VII B	Hipermobilidade articular grave Subluxações articulares Luxação congênita do quadril Hiperestensibilidade cutânea Fragilidade tecidual
Dermatosparaxia	SED VII C	Fragilidade cutânea grave Elasticidade cutânea diminuída Vulnerabilidade a contusões Hérnias Ruptura prematura de membranas fetais
Sem classificação	SED V SED VIII SED X, SED XI SED IX SED, forma progeroide	Características clássicas Características clássicas e doença periodontal Características clássicas discretas, PVM, instabilidade articular Características clássicas, cornos occipitais, envelhecimento prematuro

lar. A maioria dos programas deve incluir uma combinação das quatro seguintes áreas: exercício terapêutico assistido; autocuidado e manejo domiciliar; treino funcional para recreação, escola ou trabalho; e órteses e equipamentos adaptativos.[12a]

Exercício terapêutico

Os programas de exercício terapêutico devem incluir uma combinação de fortalecimento, educação neuromus-

TABELA 13.6 ▶ Critérios de Beighton para hipermobilidade articular

Critérios principais	Um escore Beighton de 4/9 ou mais (atual ou histórico) Dor articular com duração superior a 3 meses, que afeta pelo menos quatro articulações
Critérios menores	Escore Beighton igual a 1, 2 ou 3/9 (0, 1, 2 ou 3, para indivíduos com idade 50+) Dor (>3 meses) em 1-3 articulações ou lombalgia (>3 meses), espondilose, espondilólise/espondilolistese Luxação/subluxação em mais de uma articulação ou em uma única articulação em mais de uma ocasião Inflamação de tecido mole com >3 lesões (p. ex., epicondilite, tenossinovite, bursite) Sintomas Marfan-símile (alto, magro, razão largura/altura >1,03; razão entre os segmentos superior:inferior <0,89; aracnodactilia [positividade para sinais de polegar de Steinberg/punho de Walker]) Pele anormal: estrias, hiperestensibilidade, pele fina, cicatrização papirácea Sinais oculares: pálpebras caídas, miopia ou obliquidade ocular antimongoloide Veias varicosas ou hérnia ou prolapso uterino/retal
Escore Beighton	1,2 – extensão passiva da 5ª articulação MCF >90 graus (direita e esquerda) 3,4 – aposição passiva do polegar ao antebraço (direita e esquerda) 5,6 – hiperextensão do cotovelo >10 graus (direita e esquerda) 7,8 – hiperextensão do joelho >10 graus (direita e esquerda) 9 – flexão do tronco em pé, com os joelhos estendidos e as palmas aplainadas no chão
Critérios diagnósticos positivos	2 critérios principais 1 critério principal e 1 critério menor 4 critérios menores

cular, estabilização neuromuscular e alongamento, em geral somente do retropé. A estabilização e fortalecimento escapular e da articulação do ombro (glenoumeral) são importantes para combater subluxações recorrentes. Essa redução das subluxações também melhora a estabilidade proximal para facilitar o uso funcional da mão e do braço sem dor recorrente. Entretanto, esse nível de realização pode ser difícil para crianças mais novas, e as metas de melhora podem ser adiadas até a criança se tornar capaz de seguir instruções mais complexas. O fortalecimento do pé e do tornozelo promoverão estabilidade e preservarão a função do pé. A AM total do retropé deve ser conseguida, porque frequentemente há desenvolvimento de rigidez do calcâneo em consequência do colapso do mediopé. O fortalecimento abdominal e do tronco para estabilização proximal e lombar geral com frequência se faz necessário, porque a lombalgia é queixa comum. O trabalho com o punho e a mão deve enfocar o fortalecimento da musculatura intrínseca pequena, na ausência de hiperextensão articular, para facilitar o uso da mão na execução de tarefas motoras finas, especialmente na escola e no trabalho.

Autocuidado

Os pacientes requerem educação sobre a necessidade de estabilidade e proteção articular. Devem ser evitadas as posições na amplitude máxima, como inclinar sobre os cotovelos hiperestendidos e ficar em pé por longos períodos com o quadril e os joelhos hiperestendidos para proporcionar conforto.[12a] Também é comum que os pacientes com hipermobilidade apresentem "truques" articulares, como contorção ou estalos de ombro. Entretanto, esses movimentos podem resultar em microtraumatismo, exacerbando ainda mais os sintomas de dor. As limitações da aula de ginástica incluem: permissão para períodos de descanso, não executar cambalhotas, flexões, atividades de se pendurar com os braços, exercícios cronometrados ou alongamentos sem supervisão, que muitas vezes são feitos em aulas longas. Além disso, deve ser considerada a modificação da atividade, em vez de sua eliminação.

Treino funcional

Pacientes com SED e SHAB apresentam risco aumentado de lesões ligamentares e por uso repetitivo, porque os músculos realizam uma dupla função constante de estabilizadores e movimentadores de articulação.[99] O treino irá variar em função da idade da criança, mas pode incluir brincadeiras recreativas ou organizadas, atividades escolares ou de trabalho. Os pacientes requerem avaliação de tarefas funcionais específicas, com recomendações para modificação, otimização da boa mecânica corporal, e prescrição de exercício para prevenção de lesão.

Órteses e equipamento adaptador

As necessidades primárias de dispositivos e equipamentos estão relacionadas com as mãos, tornozelos e pés. Essas crianças são beneficiadas por canetas/lápis com cabo mais longo ou por canetas/lápis acoplados com borracha alongadora do cabo. Algumas crianças são beneficiadas pelo uso antecipado de computador ou laptop para fazer anotações. O uso acadêmico mais amplamente disseminado dos tablets eletrônicos pode proporcionar alívio ainda maior dos sintomas da mão.

O pé e o tornozelo devem ser protegidos o quanto antes, a fim de prevenir a deformidade estrutural associada à pronação excessiva. Um exame biomecânico do pé deve ser realizado com o pé em posição neutra da articulação subtalar, para garantir que a mobilidade do retropé seja medida com precisão e somente então seja feita a prescrição de órtese. O aparelho deve conferir suporte máximo com o mínimo de controle anatômico possível, para facilitar a máxima atividade muscular e desenvolvimento ósseo. Crianças com SED e SHAB apresentam desempenho satisfatório com o uso de calçados ortóticos semipersonalizados e órteses do tipo University of California Biomechanics Lab (UCBL), para hipermobilidade leve a moderada do pé, e também órteses supramaleolares leves para casos graves.

Processos patológicos

Os processos patológicos constituem uma ampla categoria de condições que são anormais e podem exercer impacto sobre o sistema musculoesquelético em desenvolvimento e crescimento da criança. Esses processos variam quanto à origem e podem incluir causas vasculares, infecciosas, metabólicas, mecânicas, traumáticas ou estruturais.

Doença de Legg-Calvé-Perthes

A doença de Legg-Calvé-Perthes é uma condição autolimitante que envolve o quadril, iniciada pela necrose avascular da cabeça do fêmur. A causa precisa da necrose avascular que rompe o fluxo sanguíneo para a epífise da cabeça do fêmur é desconhecida. Os microtraumatismos, sinovite transiente, infecção, anormalidades que envolvem a via do fator de crescimento insulina-símile I, irregularidades vasculares congênitas ou do desenvolvimento, e agressões vasculares trombóticas foram sugeridos como causadores de necrose avascular. Entretanto, evidências recentes são fortemente sugestivas de disfunção e anormalidades vasculares.[100,101] A doença ocorre normalmente entre 3 e 13 anos de idade, com os meninos sendo afetados com uma frequência 3 a 5 vezes maior do que as meninas. Entretanto, a doença de Legg-Calvé-Perthes é observada mais comumente em meninos de 4 a 10 anos de idade que, apesar de pequenos para a idade, são ativos. A apresentação bilateral é observada em 10 a 20% das crianças com a doença.[24]

A doença de Legg-Calvé-Perthes progride ao longo de quatro estágios claramente definidos: (1) inicial, (2) fragmentação, (3) reossificação e (4) curado.[102] Durante a fase inicial, uma parte ou toda a cabeça do fêmur se torna necrótica e o crescimento ósseo cessa. O osso necrótico é reabsorvido e fragmentado, e nesse momento tem início a revascularização da cabeça do fêmur. Durante esse segundo estágio, a cabeça do fêmur muitas vezes se torna deformada e o acetábulo se torna achatado em resposta à deformação da cabeça do fêmur. Com a revascularização, a cabeça do fêmur começa a apresentar reossificação. À medida que a cabeça do fêmur cresce, ocorre remodelamento da cabeça do fêmur e do acetábulo.[100,102] O estágio da doença no momento do diagnóstico, o sexo da criança e sua idade no momento do aparecimento da condição exercem impacto sobre o resultado final e a congruência da articulação do quadril.

Existem vários sistemas de classificação destinados a ajudar a prever os resultados alcançados por crianças com doença de Legg-Calvé-Perthes. Herring et al. desenvolveram um sistema de classificação baseado no envolvimento da face lateral da cabeça do fêmur. Esses pesquisadores constataram que essa classificação de pilar lateral apresentava confiabilidade boa a excelente entre os usuários.[102] A classificação A, B, C original, que progride do mínimo ao máximo de deterioração de pilar lateral, é a mais amplamente usada. As modificações realizadas para inclusão de uma quarta categoria limítrofe B/C não apresentaram a mesma reprodutibilidade.[103]

Do ponto de vista clínico, as crianças com doença de Legg-Calvé-Perthes apresentam um caroço e dor referida na virilha, coxa ou joelho.[24,104] Se a condição não for detectada, pode haver desenvolvimento de limitações da AM do quadril com restrições na rotação medial e abdução do quadril, é possível que haja contratura em flexão do quadril, e uma marcha do tipo Trendelenburg é observada com frequência.[104] Espasmo muscular dos adutores do quadril e do iliopsoas também podem ser notados. Crianças que se apresentam ao fisioterapeuta com os sintomas precedentes e uma etiologia desconhecida devem ser encaminhadas a um ortopedista pediátrico.

Tratamento

As metas do tratamento são aliviar os sintomas de dor e espasmo muscular, prevenir ou minimizar a deformação da cabeça do fêmur, conter a cabeça do fêmur no acetábulo durante o remodelamento ósseo, e restaurar a AM. O tratamento para alívio da dor inclui medicações anti-inflamatórias, tração e descarga parcial de peso com uso de muletas. A minimização da deformidade e a contenção da cabeça do fêmur podem ser alcançadas com o uso de tração, dispositivos ortóticos (p. ex., gesso de Petrie, órtese de Scottish-Rite, órtese em "A" [Figs. 13.17 a 13.19]) ou procedimentos cirúrgicos (p. ex., osteotomia femoral ou inominada).

Se um dispositivo ortótico é usado como método de contenção da cabeça do fêmur, pode ser necessário por período prolongado (até 1 a 2 anos). Durante o uso da órtese e após a cicatrização, a fisioterapia muitas vezes é justi-

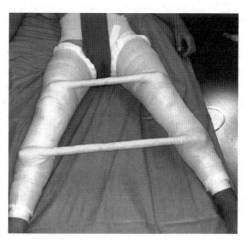

FIGURA 13.17 ▸ Gesso de Petrie.

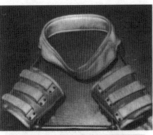
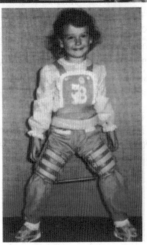

FIGURA 13.18 ▶ Órtese de Scottish-Rite. A haste de abdução contém uma articulação giratória que permite a movimentação recíproca das pernas.

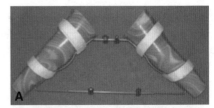
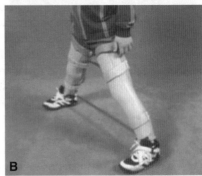

FIGURA 13.19 ▶ Órtese em "A". Moldada de forma personalizada em: (A) aproximadamente 30 graus de abdução bilateral do quadril; e (B) leve flexão do quadril. (Rich MM, Schoenecker PL. Management of Legg–Calvé–Perthes disease using an A-frame orthosis and hip range of motion: a 25-year experience. *J Pediatr Orthop.* 2013;33:112–119.)

ficada para abordagem das limitações de AM e deficits de força. Após a remoção do dispositivo ortótico, as crianças podem continuar a caminhar com marcha do tipo Trendelenburg, por causa do enfraquecimento dos extensores e abdutores do quadril. Após a intervenção cirúrgica, a fisioterapia enfoca o treino da marcha e a restauração da AM e da força do quadril. A AM e a força do joelho e do tornozelo também são continuamente abordadas, em virtude da imobilidade em longo prazo.

Embora existam diversos métodos de tratamento para a doença de Legg-Calvé-Perthes, a tomada de decisão e os resultados estão mais correlacionados com fatores como a idade no momento do aparecimento da condição, a quantidade total de envolvimento da cabeça do fêmur, a classificação de pilar lateral de Herring, e o estágio da doença no momento do diagnóstico. Crianças com menos de 6 anos de idade alcançam resultados satisfatórios independentemente do protocolo de tratamento, e a cirurgia pode ser desnecessária.[104-106] Crianças com menos de 8 anos de idade no momento do aparecimento da condição e que apresentam envolvimento mínimo da face lateral da cabeça do fêmur alcançam resultados muito favoráveis, seja qual for o tipo de tratamento recebido.[105,106] No entanto, crianças com mais de 8 anos no momento do aparecimento da condição e que apresentam envolvimento moderado da face lateral da cabeça do fêmur apresentam resultados melhores com intervenção cirúrgica.[105] Crianças que apresentam colapso total da face lateral da cabeça do fêmur, envolvimento mais total da cabeça do fêmur ou estão em estágios mais tardios da doença no momento do diagnóstico tipicamente alcançam resultados mais precários.[104-106]

A literatura recente sugere um protocolo específico que demonstrou resultados excelentes ao longo de um período de 25 anos.[107] Esse protocolo incluiu uma tenotomia adutora, conforme a necessidade, para alcançar 35 a 40 graus de abdução do quadril; uso de gesso de Petrie por 6 semanas, seguido de uso de órtese em "A" personalizada por 20 a 24 horas por dia, por até 3 anos; e instituição de um PED de AM de quadril praticado duas vezes por dia. Houve desenvolvimento de uma boa congruência esférica de quadril, com uma frequência geral de 93% dos 240 quadris estudados apresentando congruência. Isso incluiu também 78% dos quadris com classificação de Herring B e C. Durante o período de uso do aparelho, as crianças tiveram permissão para deambular usando o aparelho e mantiveram o horário escolar normal, demonstrando assim limitações mínimas à participação nas atividades da vida diária.

Epifisiólise ou escorregamento da epífise da cabeça femoral

O escorregamento da epífise da cabeça femoral (EECF) é tipicamente descrita como uma condição em que a cabeça do fêmur desliza ou é deslocada de seu alinhamento normal com o colo do fêmur. Entretanto, é de fato causada pelo deslocamento do colo do fêmur, em geral anterior e superiormente.[108] Considera-se que a fraqueza e as sobrecargas excessivas que incidem sobre a placa de crescimento contribuem para o deslocamento da cabeça do fêmur. As forças de cisalhamento aumentadas podem ser produzidas pela obesidade e por problemas estruturais, como retroversão femoral e obliquidade fisária.[108,109] A testosterona em meninos e os desequilíbrios hormonais em meninos e meninas, bem como os estirões de crescimento podem contribuir para o enfraquecimento ou instabilidade da placa de crescimento.[108,109] A EECF é o problema de quadril mais comum em adolescentes, porém, sua incidência varia de acordo com a idade, sexo e raça. A incidência é maior em indivíduos do sexo masculino e na população afro-americana, estando frequentemente associada ao início da puberdade.[108,109] A ocorrência bilateral tem sido relatada em pelo menos 50% dos adolescentes.[108-110]

A EECF é classificada pela capacidade de descarregar peso, duração dos sintomas e achados radiográficos. Pacientes com EECF estável (que representa mais de 90% dos casos) conseguem descarregar peso com ou sem suporte, ao contrário dos pacientes com EECF instável.[108] A EECF aguda é definida pelo aparecimento súbito de sintomas dolorosos com duração inferior a 3 semanas, enquanto a EECF crônica é caracterizada pelo aparecimento gradual de sintomas estendendo-se por mais de 3 semanas. O terceiro tipo é a EECF aguda-crônica, com histórico de dor leve que dura mais de 3 semanas, além de uma exacerbação súbita e recente dos sintomas.[109] A classificação de acordo com a gravidade do deslocamento da cabeça do fêmur é definida da seguinte forma:

A. Grau I, deslocamento da cabeça do fêmur de até 1/3 da largura do colo do fêmur;
B. Grau II, deslocamento maior que 1/3 e menor que 1/2;
C. Grau III, deslocamento maior que 1/2 (Fig. 13.20).[24,108]

A apresentação clínica de adolescentes com EECF inclui dor na virilha, região medial da coxa ou joelho; claudicação; rotação lateral da perna; e AM limitada do quadril, especialmente a flexão, abdução e rotação medial.[64,108] A rotação lateral é observada quando se tenta flexionar o quadril afetado. De início agudo, a dor costuma ser intensa e o adolescente não consegue descarregar peso com o membro inferior afetado. O histórico pode incluir um aparecimento traumático ou gradual. Se um adolescente não diagnosticado procura a fisioterapia manifestando os sintomas precedentes, o terapeuta deve considerar seu encaminhamento imediato a um ortopedista pediátrico para *check-up* adicional.

Tratamento

As metas do tratamento incluem estabilização da placa de crescimento para prevenção de deslocamento adicional e prevenção de complicações, incluindo necrose avascular, condrólise e osteoartrite inicial.[24,108,109] A estabilização fisária é conseguida por meio de fixação cirúrgica com pinos *in situ*.[110,111] Isso também pode incluir a fixação profiláctica de uma região sem envolvimento do quadril, especialmente em crianças mais novas.[108,110] A osteocondroplastia artroscópica adicional pode ser usada para tratar o impacto acetabular femoral, que ocorre em todo quadril com EECF.[111] Procedimentos mais significativos, como as osteotomias, são requeridos para casos avançados e complicados. O tratamento não cirúrgico, incluindo repouso no leito, tração e engessamento, não é bem-sucedido, e os resultados obtidos em longo prazo podem incluir AM limitada do quadril, dor e necessidade de procedimentos cirúrgicos no início da osteoartrite.

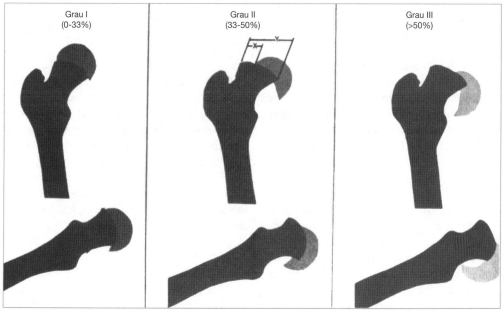

FIGURA 13.20 ▸ Classificação dos três graus de EECF.

A fisioterapia inclui treino de marcha com dispositivo auxiliar no pós-operatório. Em geral, recomenda-se para o paciente a ausência de descarga de peso durante o período de recuperação aguda, porém, frequentemente há aumentos em 4 a 6 semanas. A força e AM bilaterais ao longo dos membros inferiores devem ser mantidas por meio de exercícios de cadeia aberta e alongamento, respectivamente, durante a fase de ausência de descarga de peso. É preciso ter cuidado para manter a AM total do joelho e do tornozelo, que podem diminuir a partir de quantidades mínimas de imobilidade do membro inferior e cirurgia prévia. Em virtude da associação com obesidade, o fortalecimento da musculatura abdominal e do tronco é importante como trabalho preparatório antes do retorno às atividades com apoio de peso bilateral e treino de marcha pós-agudo. Após os avanços do apoio de peso, as intervenções devem enfocar o aumento da força do membro inferior, para restaurar os padrões de marcha adequados e a atividade funcional. O progresso do fortalecimento pode ser lento e complicado pelo peso excessivo ou por uma diminuição pré-mórbida do nível de atividade.

Tíbia vara (doença de Blount)

A tíbia vara ou doença de Blount é um distúrbio do crescimento da face medial da tíbia proximal, incluindo a epífise, fise e metáfise.[24,112] A tíbia vara é classificada em três tipos, relacionados com a idade no momento do aparecimento da condição:

1. Infantil, menos de 3 anos de idade, é o mais comum;
2. Adolescente, entre 6 e 13 anos de idade, muitas vezes está relacionado ao fechamento parcial da placa de crescimento após traumatismo ou infecção;
3. Aparecimento tardio, entre 6 e 15 anos de idade, observado principalmente em indivíduos do sexo masculino obesos e afrodescendentes.[113]

As alterações radiográficas diagnósticas incluem a angulação aguda em varo na metáfise, embicação da metáfise tibial medial, encunhamento da epífise medial, ampliação da placa de crescimento e presença de ilhas de cartilagem dentro ou perto da ponta metafisária (Fig. 13.21A-B).[114,115] Esse distúrbio do crescimento é considerado resultante da ação de forças de cisalhamento e de compressão excessivas e assimétricas ao longo da placa de crescimento tibial proximal.[24]

A criança com tíbia vara se apresenta com uma postura de pernas encurvadas. A tíbia vara infantil, que é tipicamente bilateral, deve ser distinguida do joelho varo fisiológico normal e da torção tibial medial. O joelho varo fisiológico diminui gradualmente até surgir o alinhamento em valgo do joelho, entre 2,5 e 3 anos de idade. Crianças em fase de engatinhar que apresentam tíbia vara costumam ser obesas, muitas vezes começam a andar precocemente e podem exibir desvio lateral do joelho durante a postura de apoio.[24,115,116] A tíbia vara se torna mais grave, enquanto o joelho varo fisiológico diminui com o crescimento e desenvolvimento da criança. Outros diagnósticos a serem excluídos são as diversas displasias esqueléticas, raquitismo ou deficiência de vitamina D, ou uma fratura que envolveu a placa de crescimento da tíbia medial proximal. A tíbia vara juvenil ou adolescente pode resultar de infecção ou traumatismo que tenha interrompido o crescimento da tíbia medial proximal.

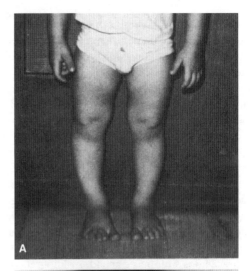
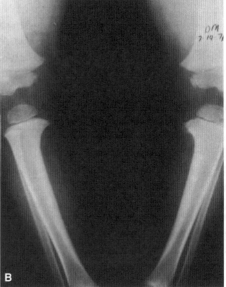

FIGURA 13.21 ▶ **A:** Criança de 2 anos com deformidade em varo com apoio de peso. **B:** A mesma criança aos 2 anos de idade e progressão da doença de Blount. Observe a angulação em varo e a formação de bico (proeminência) na metáfise tibial medial.

Tratamento

O tratamento depende da idade da criança e do estágio da doença. Langenskiöld diferenciou a tíbia vara em seis estágios, com base nas diretrizes para prognóstico e intervenção.[114] O estágio I ocorre entre 18 meses e 3 anos de idade, sendo caracterizado pela embicação da metáfise medial e retardo do crescimento da epífise medial da tíbia. Os estágios evoluem quanto à gravidade até o estágio VI. Este último estágio é observado entre 10 e 13 anos de idade, sendo caracterizado pela fusão da face medial da fise, enquanto o crescimento prossegue lateralmente.[24,114]

As opções de tratamento incluem dispositivos ortóticos ou procedimentos cirúrgicos. A intervenção ortótica é recomendada para crianças com menos de 2 a 3 anos de idade, que apresentem achados radiográficos consistentes com o estágio I ou II.[115,117] Desse grupo, as crianças com deformidade angular menor e doença unilateral costumam responder melhor ao uso de aparelho.[117] Uma OQJTP ou OJTP usada na extensão total do joelho é recomendada principalmente enquanto a criança apoia peso.[115,117] O ajuste apropriado e o ajuste para correção do valgo devem ser avaliados a cada 2 a 4 meses. A intervenção de fisioterapia pode incluir a orientação da família sobre a colocação da órtese, remoção, horários de uso, bem como a inspeção da pele durante o uso do aparelho. O treino de marcha com ou sem dispositivo auxiliar pode ser justificado.

Após os 4 anos de idade, as alternativas cirúrgicas produzem resultados melhores do que os dispositivos ortóticos.[112,115,116] Apesar da gravidade, do estágio da doença e da idade do paciente no momento da apresentação, há definitivamente duas categorias cirúrgicas de osteotomia tibial:[116] osteotomia tibial com correção angular total com o uso de fixação interna ou externa; ou osteotomia tibial com correção angular gradual com o uso de dispositivo de fixação externa monolateral de correção multiaxial (CMA, na sigla em inglês); ou um dispositivo circular, como a armação de Ilizarov ou Taylor Spatial (ver Fig. 13.22).[112,116] As correções graduais são realizadas pelo paciente efetivamente responsável por girar os parafusos nos dispositivos de fixação externa, com uma frequência diária estabelecida, para corrigir as deformidades angulares. Recentemente, os dispositivos CMA demonstraram resultados comparáveis aos resultados promovidos pelos dispositivos de armação circular, porém, sua aplicação é mais fácil e seu uso melhorou a AM dos pacientes, além de diminuir a interferência na mobilidade geral.[112] Os procedimentos de crescimento orientado, como hemiepifisiodese, grampeamento ou colocação de placa com banda de tensão ("placa-8"), não são indicados para correção da deformidade angular relacionada com a doença de Blount.[118]

A intervenção de fisioterapia inclui o fortalecimento de membro inferior, AM de joelho e tornozelo, e treino de marcha. A perda da flexão do joelho, extensão terminal e AM em dorsiflexão do tornozelo podem retardar o progresso com as atividades funcionais durante os procedimentos de correção gradual, se um alongamento consistente não for realizado no PED. A infecção é uma das complicações mais comuns.[112] Pacientes e seus familiares precisarão de educação sobre cuidados com a pele e com

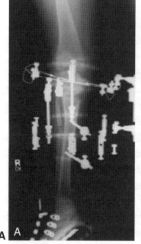
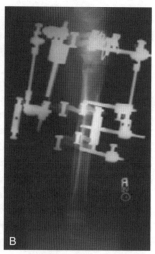
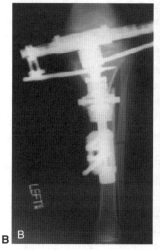
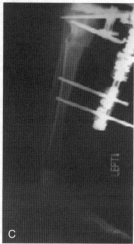

FIGURA 13.22 ▸ **A:** Instalação de Ilizarov no membro inferior direito. **B:** Tíbia esquerda com dispositivo CMA. (Reproduzida com permissão de Clarke SE, McCarthy JJ, Davidson RS. Treatment of Blount disease: a comparison between the multiaxial correction system and other external fixators. *J Pediatr Orthop.* 2009;29:103–109.)

os pinos quando forem usados dispositivos de fixação externa para prevenção de infecções no sítio dos pinos, bem como para a mobilidade tecidual. As intervenções de AM e fortalecimento podem ser complicadas em pacientes obesos com limitação pré-mórbida da mobilidade articular e da força muscular.

Discrepância de comprimento de membros

Uma discrepância de comprimento de membros pode ser causada pelo encurtamento ou supercrescimento de um ou mais ossos da perna. A desigualdade dos comprimentos das pernas pode resultar de condições congênitas, como as deficiências de membro ou hemi-hipertrofia, infecções ou fraturas que lesionam a fise, distúrbios neuromusculares, tumores ou traumatismo que resultem em supercrescimento e processos patológicos. As lesões fisárias costumam ser assimétricas e acarretam deformidades angulares, bem como o encurtamento do membro afetado. As diferenças de comprimento da perna variam de 1 a 10 cm ou mais.

As medidas devem ser obtidas quando houver suspeita de diferença de comprimento da perna. Medidas funcionais podem ser obtidas ao colocar blocos de altura conhecida sob a perna mais curta, até os referenciais pélvicos bilaterais ficarem alinhados, considerando a inexistência de deformidade pélvica. A medida clínica pode ser feita com o paciente em decúbito dorsal, medindo a partir da espinha ilíaca anterossuperior até o maléolo medial. A confiabilidade dessa medida é afetada pelas assimetrias do tecido mole, excesso de tecido adiposo e identificação de referenciais ósseos.[119] Medidas mais precisas se fazem necessárias para prever a discrepância do comprimento das pernas que deverá estar presente na maturidade, avaliar as opções de tratamento e prever o momento da intervenção cirúrgica, se necessário. Para ajudar a prever o crescimento futuro e as opções de tratamento, o ortopedista usa métodos radiográficos para obter medidas precisas e determinar a idade óssea, e usa gráficos de crescimento ou modelos de previsão matemática para estimar o futuro crescimento esquelético da criança.[120] O comprimento da perna geralmente é avaliado com o uso de raio X, tomografia computadorizada ou escanometria.[119]

Discrepâncias significativas de comprimento de perna maiores que 2 cm são de interesse estético e também funcional. A marcha é menos eficiente e desajeitada, e muitas vezes há desenvolvimento de compensações posturais da perna, pelve e coluna vertebral. As compensações posturais podem não acarretar deformidade estrutural, mas podem causar desconforto na fase adulta. Entre os mecanismos compensatórios funcionais estão a caminhada na ponta dos dedos do pé ou a supinação de pé e tornozelo no lado encurtado, ou ainda o arqueamento, circundução, flexão persistente do joelho ou pronação de pé e tornozelo no lado mais comprido.[120]

Tratamento

O tratamento depende da idade da criança, expectativa de crescimento do membro remanescente, gravidade da diferença de comprimento de perna e preferências da família e da criança. A intervenção geralmente não é indicada para diferenças de comprimento de perna menores que 2 cm.[24] O uso de uma palmilha dentro do calçado ou de um salto de calcanhar externo confeccionado sob encomenda são as opções indicadas para diferenças de 1 a 2 cm. As opções de tratamento cirúrgico são sugeridas para discrepâncias maiores que 2 a 2,5 cm.[120] Esses procedimentos se enquadram em uma das duas categorias a seguir: encurtamento do membro mais longo ou alongamento do membro mais curto. Todavia, as abordagens podem ser combinadas.

Os procedimentos de encurtamento são indicados para discrepâncias de comprimento de perna da ordem de 2 a 5 cm.[24,64,120] O encurtamento de membro comumente é obtido ao submeter o membro mais longo à epifisiodese. Os métodos de ablação fisária permanente incluem perfuração percutânea ou curetagem via placa de crescimento. Alternativamente, métodos "temporários" podem ser adotados com colocação de grampos ou fixação de banda de tensão ("placa-8") na metáfise e epífise, ao longo dos lados medial e lateral das placas de crescimento do fêmur distal e/ou da tíbia proximal. A abordagem da "placa-8" medial-lateral não se mostrou tão efetiva quanto o uso medial ou lateral para condições angulares. A implantação percutânea de parafuso transfisário é uma técnica mais moderna, que está se tornando uma abordagem padrão.[120] A maioria dos médicos opta pelo alongamento do membro mais curto, quando há uma discrepância maior que 5 cm.

Se o adolescente atingiu a maturidade esquelética, então a epifisiodese não é uma opção. Nesses casos, o encurtamento do membro mais longo é realizado pela osteotomia, envolvendo a remoção de uma parte do osso para igualar os comprimentos das pernas. O limite máximo para remoção no fêmur é 5 a 6 cm, enquanto na tíbia esse limite é 2 a 4 cm. As desvantagens do encurtamento por osteotomia são a redução da altura geral do indivíduo, possibilidade de as proporções corporais serem esteticamente desagradáveis, quantidade de alinhamento limitada, e o fato de a perna sem envolvimento ser submetida à cirurgia, que pode ter impacto sobre o desempenho e eficiência muscular.

As técnicas de alongamento de membro são direcionadas para a perna envolvida e possibilitam o alinhamento de discrepâncias maiores que 5 cm.[24] As técnicas de alongamento de membro são baseadas no conceito de osteogênese de distração, que implica a formação de osso novo à medida que dois segmentos ósseos vão sendo lentamente separados. Apesar da técnica cirúrgica ou do aparato usado, os procedimentos são mais bem-sucedidos quando se baseiam nos princípios biológicos de Ilizarov e na Lei de tensão-estresse (Law of tension-stress).[121] Esses princípios foram nomeados em homenagem ao médico que os propôs, e incluem a minimização do distúrbio ósseo, retardo da distração, taxa e frequência da distração, bem como número e sítio de osteotomias.

Uma corticotomia minimiza o distúrbio ósseo apenas pelo corte do córtex ósseo e, ao mesmo tempo, preserva o periósteo e a artéria alimentadora na cavidade medular intacta. Adiar a distração em 5 a 10 dias, dependendo da idade da criança, permite que o processo de osteogênese esteja suficientemente iniciado antes de os segmentos serem afastados. A taxa de distração é de cerca de 1 mm/dia, mas o processo deve ser fragmentado a uma frequência de aumentos de 0,25 mm a cada 6 horas, para impulsionar o processo de osteogênese. O paciente ou sua família realiza a distração girando parafusos ou botões nos intervalos estabelecidos, ao longo do dia. As corticotomias podem ser realizadas na região metafisária ou diafisária, mas tendem a ser mais bem-sucedidas e com menos complicações quando são feitas na região metafisária. Embora dois sítios de corticotomia simultâneos localizados na mesma tíbia possam produzir resultados satisfatórios, isso não é recomendado no fêmur.

A técnica de Wagner original, que já fora popular nos Estados Unidos, não seguia a maioria desses princípios e estava associada a altas taxas de complicação.[121] Uma osteotomia diafisária completa foi realizada com a colocação de um fixador externo de armação monolateral. A distração foi imediatamente iniciada a uma taxa de 1,5 a 2 mm/dia, realizada em um único intervalo. Após a realização de uma distração completa, um autoenxerto ósseo de crista ilíaca foi implantado e plaqueado para sustentar a falha óssea, e o fixador externo foi removido. Após a incorporação do enxerto ao osso, as placas foram removidas. O processo todo envolveu três procedimentos operatórios e não poderia ser usado para corrigir deformidades angulares ou rotacionais.

Ilizarov introduziu um fixador externo de armação circular com hastes telescópicas, com o intuito de aplicar seus princípios biológicos durante um procedimento de alongamento metafisário (Fig. 13.23).[121] Entretanto, os princípios de Ilizarov são aplicados com sucesso com o uso dos dispositivos modernos previamente discutidos com a doença de Blount. O Taylor Spatial Frame (TSF) é outra armação circular acoplada a hastes telescópicas, enquanto os dispositivos Limb Reconstruction System (Orthofix®) e Multiaxial Correction System (Biomet®) são armações monolaterais usadas com sucesso em procedimentos de alongamento de membro. Uma vez alcançado o comprimento desejado, o dispositivo fixador externo é mantido no local por cerca de 1 mês para cada 1 cm de distração, até a fase de consolidação óssea ser concluída.[121] Todos esses sistemas são usados também para corrigir componentes angulares e rotacionais de discrepâncias de perna. Os pinos podem ser removidos durante um procedimento ambulatorial. As desvantagens do Ilizarov e da TSF são os diversos sítios de pinos e o volume do aparato. O tempo total requerido para obter o comprimento desejado e manter o fixador no lugar constituem as desvantagens de todos os sistemas externos.

O Intramedullary Skeletal Kinetic Distractor (Orthofix®) é um dispositivo internamente implantado usado para alongamento de membro. O paciente controla o processo de alongamento por meio de movimentos rotatórios da parte inferior da perna. Esses sistemas eliminam os problemas espaciais e a duração estendida das armações externas. Dror Paley introduziu o procedimento de alongamento com haste H, que combina fixadores externos tradicionais a uma haste intramedular, para diminuir o tempo total de instalação do fixador externo e o tempo de cicatrização óssea.[122] Esse procedimento comprovadamente resulta em maior incidência de retropé equino tratável, provavelmente em virtude do alongamento acelerado.[122]

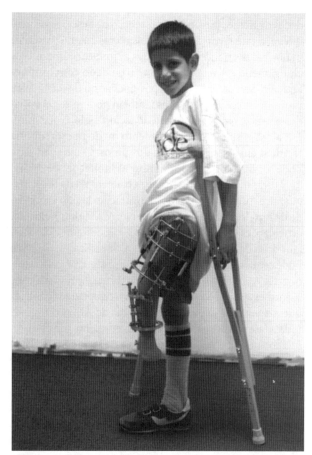

FIGURA 13.23 ▸ Menino de 9 anos diagnosticado com DFFP, que atualmente está sendo submetido ao alongamento com Ilizarov. Esse alongamento produzirá um braço com nível mais longo quando ele usar sua prótese, e também aproximará mais a altura de seus joelhos.

Os procedimentos de alongamento de membro trazem um conjunto próprio de problemas para a criança, seus familiares e os profissionais envolvidos na assistência prestada à criança. Os familiares devem ser capazes de marcar diversos compromissos ao longo de determinado período, cuidar diariamente dos pinos e realizar programas de exercício. Entre os problemas que podem ser encontrados ao longo do curso de um procedimento de alongamento, estão a infecção nos sítios dos pinos, rigidez articular, subluxação ou luxação (especialmente da tíbia proximal), pseudoartrose e fraturas. Surgem limitações da AM secundariamente ao encurtamento dos tecidos moles e à taxa de crescimento do tecido mole, em comparação com o observado no osso.

Fisioterapia

A intensidade da fisioterapia varia conforme as cinco fases do processo: latência, distração, consolidação, remoção do fixador e cicatrização, e reabilitação. Imediatamente após a cirurgia, durante o período de latência ou de distração retardada, o fisioterapeuta é envolvido nas atividades de treino de marcha e promoção de descarga de peso inicial, o que favorece ainda mais o crescimento ósseo na maioria das crianças submetidas a um procedimento de alongamento. A instrução sobre o cuidado com os pinos também deve ser iniciada no pós-operatório imediato, para prevenir infecções. Os pinos também podem ser envolvidos em gaze para compressão do tecido mole, o que diminui a dor resultante de movimento ou de microrruptura tecidual em torno dos sítios dos pinos. O alongamento pode ser iniciado para minimizar as limitações de AM.

Durante a fase de distração, a fisioterapia deve ser frequente e focada na AM e no alongamento aliado à atividade de fortalecimento correspondente. A AM diminuída das articulações do joelho e do tornozelo é comum e deve ser abordada de maneira consistente. A imobilização com tala pode ser usada durante essa fase, especialmente para o tornozelo. A AM do quadril pode se tornar limitada a uma menor extensão. É importante que o terapeuta reconheça que a manutenção da mesma medida de AM ao longo de toda a fase de distração na verdade representa um comprimento aumentado da musculatura e do tecido mole, e isso deve ser considerado como progresso de uma intervenção de AM bem-sucedida. Os terapeutas devem considerar a instalação de pinos de fixação, especialmente na coxa e ao redor do joelho. A típica instalação de pino lateral, sobretudo distalmente no fêmur, contribuirá para a empalação do tecido mole do complexo tensor da fáscia lata e trato iliotibial, limitando assim a AM alcançável do joelho. Como resultado, podem ocorrer perdas de AM durante a fase de distração. Contudo, a intervenção agressiva ainda se faz necessária durante o processo de alongamento. O fortalecimento pode incluir com segurança modalidades como estimulação elétrica e hidroterapia. A movimentação limitada e a atrofia muscular também podem contribuir para a aderência muscular. A mobilização tecidual deve ser usada para facilitar o movimento do tecido mole e melhorar a movimentação articular.

Durante a fase de consolidação, as atividades de fortalecimento e mobilização devem ser continuadas, enquanto a AM previamente alcançada deve ser ao menos mantida. Essa fase deve incluir supervisão formal do programa ou monitoramento semanal pelo terapeuta. Entretanto, as restrições de segurança podem requerer o uso de um PED abrangente, em vez de sessões de terapia supervisionada. Um aparelho de gesso é colocado após a remoção do fixador, para proteger o osso novo durante a cicatrização continuada. Durante essa fase, um PED é suficiente para promover alongamento permissível continuado e fortalecimento de articulações não imobilizadas.

A fase de reabilitação pode durar até 1 ano. Durante essa fase, o alongamento agressivo é avançado para alcançar o máximo possível de AM funcional. Engessamento flexível e órtese dinâmica são realizados com frequência como formas auxiliares para abordagem da flexão ou extensão do joelho e de contraturas por flexão plantar do tor-

nozelo. O estado da AM costuma regredir, de modo que o terapeuta deve permanecer firme e usar técnicas de mobilização de tecido mole para manter o progresso. As atividades de fortalecimento são avançadas conforme os músculos e tecido mole vão sendo ainda mais alongados. As atividades funcionais e a normalização da marcha podem ser implementadas à medida que a cicatrização óssea evolui e aumentam a força e a AM musculares. As reações posturais e o treino de equilíbrio devem ser abordados conforme o corpo se acomoda ao comprimento do membro, aos limites de estabilidade, à base de sustentação e ao centro de gravidade novos.

Escoliose (idiopática)

A escoliose é uma curvatura lateral da coluna vertebral que ultrapassa 10 graus. O termo "idiopático" denota que a escoliose é de origem desconhecida – a forma mais comum de escoliose. A escoliose idiopática pode ser adicionalmente delineada pela idade no momento do aparecimento: infantil, que ocorre em crianças de 0 a 3 anos de idade; juvenil, ocorre entre 3 e 10 anos de idade; e adolescente, que se desenvolve após 10 anos de idade.[123] Esta seção do capítulo enfoca a escoliose idiopática adolescente (EIA). Entretanto, o terapeuta pediátrico deve ter em mente o fato de que nem toda escoliose é idiopática. Por isso, é necessário excluir as causas congênitas ou neurológicas. A incidência de escoliose idiopática maior que 10 graus é de cerca de 2%; maior que 20 graus, aproximadamente 1%; e maior que 40 graus, igual a 0,4%. Esses valores demonstram a natureza incomum das curvaturas amplas.[124,125]

A escoliose é definida como estrutural ou não estrutural. As curvas estruturais são fixas e não são corrigidas com tração nem inclinação lateral do tronco. As curvas estruturais têm um componente rotatório que se torna visível quando o tronco é flexionado para a frente. As curvas não estruturais são corrigidas com a inclinação lateral do tronco e sua etiologia frequentemente é uma obliquidade pélvica, discrepância de comprimento de membro ou fatores médicos (p. ex., tumor ou espasmo muscular). A escoliose estrutural é ainda identificada pela localização e direção do ápice da curva. Por exemplo, uma curva com o ápice na região torácica e a convexidade voltada para a direita seria rotulada como uma curva torácica à direita. A maioria das curvas é composta por uma curva primária e uma curva compensatória. A curva compensatória é uma tentativa do corpo de manter a cabeça e o tronco em alinhamento vertical. No exemplo anterior, da curva torácica à direita, pode haver curvas compensatórias menores nas regiões cervical ou lombar, com suas convexidades voltadas para a esquerda (Fig. 13.24A). Mais de 90% das EIA são torácicas à direita ou lombares à esquerda, e uma apresentação atípica deve ser motivo de investigação adicional.[123]

A escoliose é acompanhada de diversas alterações estruturais e sua gravidade está relacionada com a gravida-

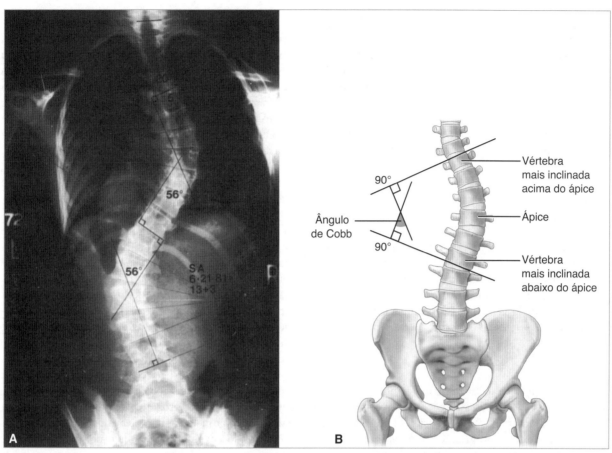

FIGURA 13.24 ▸ **A:** Escoliose, torácica direita, lombar esquerda. **B:** O grau de curvatura é medido usando o método de Cobb. As vértebras finais, ou vértebras que mais se inclinam na direção da concavidade, são identificadas. São traçadas linhas que se estendem da placa terminal das vértebras do topo e de baixo, para cada curva. Linhas perpendiculares às linhas da placa terminal são então traçadas. O grau de curvatura é definido como o ângulo de intersecção da placa terminal e linhas perpendiculares.

de da curvatura.[24] Ocorrem alterações na coluna vertebral em crescimento em resposta às forças de compressão e distração que são alteradas na presença de uma curvatura. As vértebras adquirem formato de cunha, mais amplo no lado convexo e comprimido no lado côncavo, enquanto os músculos no lado côncavo se tornam encurtados. O corpo vertebral gira na direção do lado convexo, de modo que o processo espinhoso gira na direção do lado côncavo. Como as costelas estão presas às vértebras torácicas, estas últimas podem sofrer rotação. A rotação das costelas produz uma protuberância da costela, que é notada no teste de inclinação para a frente (Fig. 13.25). A escoliose torácica também pode diminuir a cifose normal, que exemplifica adicionalmente a natureza tridimensional do distúrbio.

Triagem

As triagens escolares de escoliose são obrigatórias em muitos estados americanos, mas têm sido fonte de controvérsias com as recentes recomendações conflitantes feitas por dois dos principais grupos de políticas em saúde.[123] A triagem deve ser direcionada para meninas com 10 anos e, outra vez, com 12 anos, e para meninos com 13 ou 14 anos de idade. A triagem deve incluir as vistas anterior e posterior do tronco, com remoção da blusa, e um teste de inclinação para a frente de Adams (Fig. 13.25).[123] Nas vistas anterior e posterior, o examinador procura assimetrias pélvica ou de altura dos ombros, mamilos ou escápulas; pregas glúteas ou inguinais assimétricas; e curvatura da

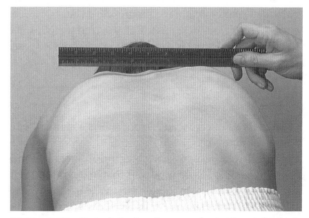

FIGURA 13.25 ▸ Teste de inclinação para a frente. A protuberância da costela (gibosidade) fica visível com a inclinação para a frente.

coluna vertebral. O adolescente então é orientado a se inclinar para a frente, mantendo os joelhos estendidos e permitindo que os braços pendam na direção do chão. Durante o teste de inclinação para a frente, o examinador procura assimetrias no contorno das costas (gibosidade de costela clássica), indicando o componente rotatório da curvatura.

Quando a escoliose é detectada, o adolescente deve ser encaminhado a um ortopedista. A medida precisa da curvatura é realizada por vários métodos. Um método de medida comum é a radiografia e o ângulo de Cobb (Fig. 13.24A-B). Para limitar a exposição radiográfica, outros métodos de medida incluem a topografia de Moiré e a Integrated Shape Imaging System 2 (ISIS2).[126] A topografia de Moiré é uma técnica fotogramétrica que representa visualmente padrões de sombra que identificam assimetrias. O ISIS2 usa imagens de computador nos planos transverso, frontal e sagital para desenvolver os contornos do tronco do adolescente.[126] A meta da medida é determinar a linha de base e monitorar a progressão da curva.

Tratamento da escoliose

A intervenção terapêutica é baseada no sexo, idade e maturidade esquelética do adolescente, bem como na gravidade da curvatura.[123,127] As crianças em pré-puberdade quase sempre exibem progressão de curvatura, sobretudo quando apresentam inicialmente uma curvatura maior que 20 graus. Meninas com idade óssea de 15 anos e meninos com idade óssea de 17 anos que apresentam curvas menores que 30 graus geralmente dispensam tratamento.[123] Curvas menores que 25 graus podem ser observadas com regularidade para monitorar a progressão da curva. Curvas entre 25 e 40 graus devem ser tratadas com métodos não cirúrgicos. Adolescentes com curvas maiores que 40 graus são candidatos à intervenção cirúrgica.[123,127]

Tratamento conservador

A meta da intervenção não operatória é manter a curvatura durante o crescimento, em vez de corrigir a curvatura, ainda que seja possível obter um alinhamento melhor.[127] Os métodos de intervenção não operatória têm incluído exercício, estimulação elétrica e órteses. As evidências que sustentam os efeitos benéficos do exercício terapêutico ou da estimulação elétrica na redução ou alteração da progressão de uma curvatura são inconsistentes e há falta de estudos controlados de suporte.[123] O exercício continua sendo indicado para manter a força dos músculos quando uma órtese é usada.

O manejo com órtese tem sido usado no tratamento da escoliose há muitos anos. Um estudo controlado randomizado publicado recentemente foi interrompido precocemente em virtude da eficácia do aparelho.[128] A maioria dos dispositivos ortóticos opera com base no princípio da compressão de três pontos contra o ápice da curva, podendo também incorporar um componente de tração. A cinta de Milwaukee foi uma das primeiras órteses a serem desenvolvidas para escoliose. Essa cinta incorpora uma parte externa para o tronco de molde personalizado, com hastes metálicas presas a um colar que sustenta o queixo e o occipício. Apesar de efetiva, já não é um aparelho de escolha, por questões estéticas significativas e pela preferência do paciente.

Órteses do tipo toracolombar sacral (OTLS) (Fig. 13.26), bem mais finas e leves, que eliminam o componente do queixo e occipício da cinta de Milwaukee, são o padrão-ouro para a maioria das curvas. A cinta Boston ou variações similares são as OTLS mais comumente usadas na América do Norte.[128] Os coxins de estabilização pélvica e compressão lateral estão presentes em uma OTLS. Os adolescentes geralmente são instruídos a usar a órtese até atingirem a maturidade óssea ou a menos que a curva continue progredindo e haja indicação para cirurgia. O tempo de uso recomendado é pelo menos 18 horas. Dados controlados publicados demonstram a correlação positiva existente entre o índice de sucesso e o tempo médio de uso aumentado.[128]

O fisioterapeuta fornece orientação para colocação e remoção da órtese, desenvolvimento de um horário de uso, cuidados com a pele e programa de exercícios para manutenção da AM e da força durante a utilização da órtese. Os exercícios devem enfocar a manutenção da flexibilidade e da força muscular do tronco. Com o uso da órtese, pode haver desenvolvimento de contraturas por flexão do quadril. O alongamento rotineiro dos flexores do quadril deve ser instituído quando o uso da órtese é iniciado. A força muscular deve ser mantida durante o uso da órtese, a fim de preparar a musculatura do tronco para o momento em que a órtese for descontinuada. Os exercícios devem in-

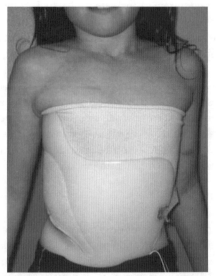

FIGURA 13.26 ▸ Cinta de Boston (órtese toracolombar sacral [OTLS]). (Sponseller PD. Bracing for adolescent idiopathic scoliosis in practice today. *J Pediatr Orthop.* 2011;31:S53–S60.)

cluir o fortalecimento da musculatura abdominal, músculos glúteos (p. ex., agachamentos e afundo) e musculatura paravertebral, por meio de programas tradicionais de estabilização lombar e do *core*.

Tratamento operatório

A intervenção cirúrgica é justificada quando a curvatura é maior que 40 graus, se a curva estiver progredindo com o tratamento conservador, ou se houver descompensação da coluna vertebral ou da cavidade torácica.[123,127] A meta da cirurgia é obter o máximo de correção possível e estabilizar a coluna, além de manter a correção ao longo do tempo. A classificação de Lenke, que considera o tipo de curva, a relação entre o alinhamento lombar e sacral, e o perfil de curva sagital, foi desenvolvida para guiar as decisões de tratamento cirúrgico para o cirurgião ortopedista.[127]

Existem duas abordagens cirúrgicas principais: anterior e posterior. A abordagem anterior segue pela cavidade torácica e tem sido associada a uma morbidade aumentada, em virtude da função pulmonar diminuída.[127] A abordagem posterior está se tornando a opção de escolha para EIA. Essa opção tem sido adicionalmente favorecida pelo desenvolvimento e progressão da tecnologia de parafuso com pedículo. Os parafusos com pedículo conferem fixação sólida através da maioria das vértebras. Os parafusos são então conectados por hastes, possibilitando a correção da deformidade em todos os três planos. Ou seja, a curva primária no plano frontal, rotação vertebral no plano transverso, e restauração ou estabilização da cifose ou lordose no plano sagital. Abordagens recentes são dirigidas para a correção cirúrgica da curva estrutural primária, permitindo que as curvas compensatórias flexíveis sejam autocorrigidas ao longo do tempo.[127] Essa abordagem preserva ao máximo possível a movimentação natural da coluna, limitando os efeitos prejudiciais prévios da ancoragem desnecessária da parte lombar da coluna vertebral. Os parafusos com pedículo e a fixação de haste de segmento mais curto têm substituído a maioria dos procedimentos com ganchos, fios e haste de Harrington, proporcionando resultados satisfatórios e menos complicações.

Fisioterapia

De modo ideal, a fisioterapia tem sido envolvida no pré-operatório, com exercícios de fortalecimento de tronco e de AM, bem como na instrução sobre mobilidade no leito. A instrução sobre exercícios de respiração profunda e tosse deve ser iniciada no pré-operatório e aderida no pós-operatório imediato. O adolescente é sempre incentivado a iniciar antecipadamente a mobilização, inclusive com treino de transferências e de marcha, para acelerar a cicatrização e a recuperação. Alterações de equilíbrio, vestibulares e de campo visual devem ser consideradas durante o treino de marcha, uma vez que a altura e posição da cabeça podem ser imediatamente alteradas e elevadas após o endireitamento da coluna. Os prazos para a mobilização inicial e a deambulação dependem da técnica cirúrgica, da preferência do cirurgião e de haver ou não necessidade de órtese de suporte. Contudo, em alguns casos, é possível iniciá-las já no primeiro dia de pós-operatório. A fisioterapia é uma das intervenções mais importantes para adolescentes com EIA, independentemente de ter sido usado tratamento conservador ou cirúrgico.

Resumo

O crescimento e desenvolvimento, bem como os distúrbios que envolvem o sistema musculoesquelético de uma criança foram discutidos neste capítulo. O sistema musculoesquelético imaturo da criança é suscetível à ação de sobrecargas e forças anormais. Os fisioterapeutas devem permanecer alertas com relação a essas forças e suas possíveis consequências sobre o sistema musculoesquelético em desenvolvimento. Muitos diagnósticos ortopédicos discutidos neste capítulo resultam do efeito de forças anômalas sobre a criança em desenvolvimento e dos defeitos morfológicos ocorridos durante o desenvolvimento fetal. Entretanto, os princípios do exame e das intervenções discutidas, bem como os procedimentos de avaliação destacados, podem ser aplicados a qualquer criança atendida pelo fisioterapeuta e não só às crianças com diagnóstico de origem ortopédica. Embora seja difícil identificar as causas subjacentes, estimar o risco de deformidade adicional ou de progressão da doença, assim como desenvolver um plano de assistência baseado em evidência e apoiado em sua avaliação completa é desafiador, mas trata-se também de um aspecto muito gratificante da fisioterapia pediátrica.

Referências

1. Crelin ES. Development of the musculoskeletal system. *Clin Symp*. 1981;33:2–36.
2. Walker JM. Musculoskeletal development: a review. *Phys Ther*. 1991;71:878–889.
3. Arkin AM, Katz JF. The effects of pressure on epiphyseal growth. *J Bone Joint Surg Am*. 1956;38:1056–1076.
4. Storey E. Growth and remodeling of bone and bones. *Dent Clin North Am*. 1975;19:443–454.
5. LeVeau BF, Bernhardt DB. Developmental biomechanics: effect of forces on the growth, development and maintenance of the human body. *Phys Ther*. 1984;64:1874–1882.
6. Dunne KB, Clarren SK. The origin of prenatal and postnatal deformities. *Pediatr Clin North Am*. 1986;33:1277–1297.
7. Puberty and the Tanner Stages. www.childgrowthfoundation.org/CMS/FILES/Puberty_and_the Tanner_Stages.pdf. Accessed November 10 2013.
8. Stuberg WA, Metcalf WK. Reliability of quantitative muscle testing in healthy children and in children with Duchenne muscular dystrophy using a hand-held dynamometer. *Phys Ther*. 1988;68:977–982.
9. Allington N, Leroy N, Doneux C. Ankle joint range of motion measurements in spastic cerebral palsy children: intraobserver and interobserver reliability and reproducibility of goniometry and visual estimation. *J Pediatr Orthop Part B*. 2002;11:236–239.
10. McWhirk LB, Glanzman AM. Within-session inter-rater reliability of goniometric measures in patients with spastic cerebral palsy. *Pediatr Phys Ther*. 2006;18:4:262–265.

11. Glanzman AM, Swenson AE, Kim H. Intrarater range of motion reliability in cerebral palsy: a comparison of methods. *Pediatr Phys Ther.* 2008;20:4:369–372.

12. Bleck EE. *Orthopedic Management in Cerebral Palsy.* Philadelphia, PA: JB Lippincott; 1987.

12a. Russek LN. Examination and treatment of a patient with hypermobility syndrome. *Phys Ther.* 2000;80(4):386–398.

13. Kendall FP, McCreary EK. *Muscles: Testing and Function.* Baltimore, MD: Williams & Wilkins; 1993.

14. Merlini L, Dell'Accio D, Granata C. Reliability of dynamic strength knee muscle testing in children. *J Sports Phys Ther.* 1995;22:73–76.

15. Tsiros MD, Grimshaw PN, Shield AJ, et al. The Biodex isokinetic dynamometer for knee strength assessment in children: advantages and limitations. *Work.* 2011;39(2):161–167.

16. Effgen SK, Brown DA. Long-term stability of hand-held dynamometric measurements in children who have myelomeningocele. *Phys Ther.* 1992;72:458–465.

17. Hinderer K, Gutierrez T. Myometry measurements of children using isometric and eccentric methods of muscle testing (Abstract). *Phys Ther.* 1988;68:817.

18. Stuberg WA, Koehler A, Wichita M, et al. Comparison of femoral torsion assessment using goniometry and computerized tomography. *Pediatr Phys.* 1989;1:115–118.

19. Gajdosik CG. Ability of very young children to produce reliable isometric force measurements. *Pediatr Phys Ther.* 2005;17(4):251–257.

20. Holm I, Fredriksen P, Fosdahl M, et al. A normative sample of isotonic and isokinetic muscle strength measurements in children 7 to 12 years of age. *Acta Paediatrica.* 2008;97(5):602–607.

21. Wiggin M, Wilkinson K, Habetz S, et al. Percentile values of isokinetic peak torque in children six through thirteen years old. *Pediatr Phys Ther.* 2006; 18(1):3–18.

22. Staheli LT, Corbett M, Wyss C, et al. Lower-extremity rotational problems in children. *J Bone Joint Surg.* 1985;67A:39–47.

23. Cusick BD, Stuberg WA. Assessment of lower-extremity alignment in the transverse plane: implications for management of children with neuromotor dysfunction. *Phys Ther.* 1992;72:3–15.

24. Tachdjian MO. *Pediatric Orthopedics.* 2nd ed. Philadelphia, PA: WB Saunders Co.; 1990.

25. World Health Organization. *International Classification of Functioning, Disability, and Health.* Geneva, Switzerland: World Health Organization; 2001.

26. Spranger J, Benirschke JG, Hall W, et al. Errors of morphogenesis: concepts and terms. *J Pediatr.* 1982;100:160–165.

27. Day HJB. The ISO/ISPO classification of congenital limb deficiency. *Prosth Orthot Int.* 1991;15:67–69.

28. Wright PE, Jobe MT. Congenital anomalies of the hand. In: Canlae ST, Beaty JH, eds. *Operative Pediatric Orthopedics.* Philadelphia, PA: Mosby–Year Book; 1991:253–330.

29. Swanson AB, Barsky AJ, Entin MA. Classification of limb malformations on the basis of embryological failures. *Surg Clin North Am.* 1968;48:1169–1179.

30. Heikel HVA. Aplasia and hypoplasia of the radius. *Acta Orthop Scand (Suppl).* 1959;39:1.

31. Morrissy RT, Giavedoni BJ, Coulter-O'Berry C. The limb-deficient child. In: Lovell WW, Winter RB, eds. *Pediatric Orthopedics.* 5th ed. Philadelphia, PA: Lippincott Williams & Wilkins; 2001:1217–1272.

32. Aitken GT. Proximal focal deficiency: definition, classification and management. In: *Proximal Femoral Focal Deficiency: A Congenital Anomaly.* Washington, DC: National Academy of Sciences; 1969:1–22.

33. Shurr DG, Cook TM. *Prosthetics and Orthotics.* East Norwalk, CT: Appleton & Lange; 1990:183–193.

34. Bayne LG, Klug MS. Long-term review of the surgical treatment of radial deficiencies. *J Hand Surg Am.* 1987;12:169–179.

35. Herzenberg JE. Congenital limb deficiency and limb length discrepancy. In: Canale ST, Beaty JH, eds. *Operative Pediatric Orthopedics.* Philadelphia, PA: Mosby–Year Book; 1991:187–252.

36. Kruger LM. Lower-limb deficiencies: surgical management. In: Bowker JH, Michael JW, eds. *Atlas of Limb Prosthetics: Surgical, Prosthetic, and Rehabilitation Principles.* Philadelphia, PA: Mosby–Year Book; 1981:795–834.

37. Kant P, Koh SH, Neumann V, et al. Treatment of longitudinal deficiency affecting the femur: comparing patient mobility and satisfaction outcomes of Syme amputation against extension prosthesis. *J Pediatr Orthop.* 2003;23:236–242.

38. Krajbich JL. Rotationplasty in the management of proximal femoral focal deficiency. In: Herring JA, Birch JG, eds. *The Child with a Limb Deficiency.* Rosemont, IL: American Academy of Orthopedic Surgeons; 1998:87.

39. Gillespie R. Principles of amputation surgery in children with longitudinal limb deficiencies of the femur. *Clin Orthop Rel Res.* 1990;256:29–38.

40. Ackman J, Altiok H, Flanagan A, et al. Long-term follow-up of Van Nes rotationplasty in patients with congenital proximal focal femoral deficiency. *Bone Joint J.* 2013;95-B:192–198.

41. Gover AM, McIvor J. Upper limb deficiencies in infants and young children. *Infants Young Child.* 1992;5:58–72.

42. Cummings DR. Pediatric prosthetics, current trends and future possibilities. *Phys Med Rehabil Clin N Am.* 2003;11:653–679.

43. Wilk B, Karol L, Halliday S, et al. Transition to an articulating knee prosthesis in pediatric amputees. *J Prosthet Orthot.* 1999;11:69–74.

44. Coulter-O'Berry C. Physical therapy considerations in pediatric acquired and congenital lower limb amputees. In: Smith DG, Michael JW, Bowker JH, eds. *Atlas of Amputations & Limb Deficiencies: Surgical, Prosthetic and Rehabilitation Principles.* 3rd ed. Rosemont, IL: American Academy of Orthopedic Surgeons; 2004:831.

45. Suzuki S, Yamamura T, Fujita A. Aetiological relationship between congenital torticollis and obstetrical paralysis. *Int Orthop.* 1984;8:175–181.

46. Bredenkamp JK, Hoover LA, Berke GS, et al. Congenital muscular torticollis. *Arch Otolaryngol Head Neck Surg.* 1990;116:212–216.

47. Binder H, Eng GD, Gaiser JF, et al. Congenital muscular torticollis: results of conservative management with long-term follow-up in 85 cases. *Arch Phys Med Rehabil.* 1987;68:222–225.

48. Emery C. The determinants of treatment duration for congenital muscular torticollis. *Phys Ther.* 1994;74:921–929.

49. Cheng JCY, Wong MWN, Tang SP, et al. Clinical determinants of the outcome of manual stretching in the treatment of congenital muscular torticollis in infants. *J Bone Joint Surg.* 2001;83A(5):679–687.

50. Van Vlimmeren LA, Helders PJM, Van Adrichem LNA, et al. Torticollis and plagiocephaly in infancy: therapeutic strategies. *Pediatr Rehabil.* 2006;9(1):40–46.

51. American Academy of Pediatrics. Changing concepts of sudden infant death syndrome: implications for infant sleeping environment and sleep position. *Pediatrics.* 2000;105:650–656.

52. Kane AA, Mitchell LE, Craven KP, et al. Observations on a recent increase in plagiocephaly without synostosis. *Pediatrics.* 1996;97:877–885.

53. Persing J, James H, Swanson J, et al. Prevention and management of positional skull deformities in infants. *Pediatrics.* 2003;112:199–202.

54. De Chalain TM, Park S. Torticollis associated with positional plagiocephaly: a growing epidemic. *J Craniofac Surg.* 2005;16(3):411–418.

55. Ballock RT, Song KM. The prevalence of nonmuscular causes of torticollis in children. *J Pediatr Orthop.* 1996;16(4):500–504.

56. Taylor JL, Norton ES. Developmental muscular torticollis: outcomes in young children treated by physical therapy. *Pediatr Phys Ther.* 1997;9(4):173–178.

57. Vles JSH, Colla C, Weber JW, et al. Helmet versus nonhelmet treatment in nonsynostotic positional posterior plagiocephaly. *J Craniofac Surg.* 2000; 11(6):572–574.

58. Lipira AB, Gordon S, Darvann TA, et al. Helmet versus active repositioning for plagiocephaly: a three-dimensional analysis. *Pediatrics.* 2010;126:e936–e945.

59. Jacques C, Karmel-Ross K. The use of splinting in conservative and post-operative treatment of congenital muscular torticollis. *Phys Occup Ther Pediatr.* 1997;17:81–90.

60. Hensinger RN, Jones ET. Developmental orthopedics: the lower limb. *Dev Med Child Neurol.* 1982;24:95–116.

61. Dunn PM. Congenital postural deformities. *Br Med Bull.* 1976;32:71–76.

62. Furdon SA, Donlon CR. Examination of the newborn foot: positional and structural abnormalities. *Advances in Neonatal Care.* 2002;2(5):248–258.

63. Beaty JH. Congenital anomalies of the lower and upper extremities. In: Canale ST, Beaty JH, eds. *Operative Pediatric Orthopedics.* Philadelphia, PA: Mosby–Year Book; 1991:73–186.

64. Staheli LT. *Fundamentals of Pediatric Orthopedics.* Philadelphia, PA: Lippincott-Raven; 1992.

65. Hart ES, Grottkau BE, Rebello GN, et al. The newborn foot: diagnosis and management of common conditions. *Orthop Nurs.* 2005;24(5):313–321.

66. Weymouth KS, Blanton SH, Bamshad MJ, et al. Variants in genes that encode muscle contractile proteins influence risk of isolated clubfoot. *Am J Med Genet Part A.* 2011;155:2170–2179.

67. Alvarado DM, Aferol H, McCall K, et al. Familial isolated clubfoot is associated with recurrent chromosome 17q23.1q23. 2 microduplications containing TBX4. *Am J of Hum Genet.* 2010;87(1):154–160.

68. Morcuende JA, Dolan LA, Dietz FR, et al. Radical reduction in the rate of extensive corrective surgery for clubfoot using the Ponseti method. *Pediatrics*. 2004;113:376–380.

69. Sala DA, Chu A, Lehman WB, et al. Achievement of gross motor milestones in children with idiopathic clubfoot treated with the Ponseti method. *J Pediatr Orthop*. 2013;33(1):55–58.

70. Hensinger RN. Congenital dislocation of the hip, treatment in infancy to walking age. *Orthop Clin North Am*. 1987;18:597–616.

71. Mubarak MD, Garfin S, Vance R, et al. Pitfalls in the use of the Pavlik harness for treatment of congenital dysplasia, subluxation, and dislocation of the hip. *J Bone Joint Surg Am*. 1981;63:1239–1247.

72. Darin N, Kimber E, Kroksmark A, et al. Multiple congenital contractures: birth prevalence, etiology, and outcome. *J Pediatr*. 2002;140:61–67.

73. Thompson GH, Bilenker RM. Comprehensive management of arthrogryposis multiplex congenita. *Clin Orthop Rel Res*. 1985;194:6–14.

74. Banker BQ. Neuropathic aspects of arthrogryposis multiplex congenita. *Clin Orthop Rel Res*. 1985;194:30–43.

75. Staheli LT. Torsional deformity. *Pediatr Clin North Am*. 1986;33(6):1373–1383.

76. Forlino A, Cabral WA, Barnes AM, et al. New perspectives on osteogenesis imperfecta. *Nat Rev Endocrinol*. 2011;7(9):540–557.

77. Basel D, Steiner RD. Osteogenesis imperfecta: recent findings shed new light on this once well-understood condition. *Genet Med*. 2009;11(6):375–385.

78. Binder H, Hawks L, Graybill G, et al. Osteogenesis imperfecta: rehabilitation approach with infants and young children. *Adv Pediatr*. 1984;65:537–541.

79. Binder H, Conway A, Gerber LH. Rehabilitation approaches to children with osteogenesis imperfecta: a ten-year experience. *Arch Phys Med Rehabil*. 1993;74:386–390.

80. Amor MB, Rauch F, Monti E, et al. Osteogenesis imperfecta. *Ped Endocrinol Rev*. 2013;10(S2):397–405.

81. Cundy T. Recent advances in osteogenesis imperfecta. *Calcif Tissue Int*. 2012;90:439–449.

82. Seikaly MG, Kopanati S, Salhab N, et al. Impact of alendronate on quality of life in children with osteogenesis imperfecta. *J Pediatr Orthop*. 2005;25(6):786–791.

83. Plotkin H, Rauch FH, Bishop NJ, et al. Pamidronate treatment of severe osteogenesis imperfecta in children under 3 years of age. *J Clin Endocrinol Metab*. 2000;85:1846–1850.

84. Castillo H, Samson-Fang L. Effects of bisphosphonates in children with osteogenesis imperfecta: an AACPDM systematic review. *Dev Med Child Neurol*. 2008;51:17–29.

85. Vourimies I, Toiviainen-Salo S, Hero M, et al. Zoledronic acid treatment in children with osteogenesis imperfecta. *Horm Res Paediatr*. 2011;75:346–353.

86. Land C, Rauch F, Montpetit K, et al. Effect of intravenous pamidronate therapy on functional abilities and level of amulation in children with osteogenesis imperfecta. *J Pediatr*. 2006;148:456–460.

87. Ward LM, Rauch F, Whyte MP, et al. Alendronate for the treatment of pediatric osteogenesis imperfecta: a randomized placebo-controlled study. *J Clin Endocrinol Metab*. 2011;96:355–364.

88. Sakkers R, Kok D, Englebert RH, et al. Skeletal effects and functional outcome with olpadronate in children with osteogenesis imperfecta: a 2 year randomized, placebo-controlled study. *Lancet*. 2004;363:1427–1431.

89. Gerber LH, Binder H, Weintrob J, et al. Rehabilitation of children and infants with osteogenesis imperfecta. *Clin Orthop Rel Res*. 1990;251:254–262.

90. Cintas HL, Gerber LH. *Children with Osteogenesis Imperfecta: Strategies to Enhance Performance*. Gaithersburg, MD: Osteogenesis Imperfecta Foundation Inc; 2005.

91. Van Brussel M, Takken T, Uiterwaal CSPM, et al. Physical training in osteogenesis imperfecta. *J Pediatr*. 2008;152:111–116.

92. Osawa Y, Oguma Y, Ishii N. The effects of whole-body vibration on muscle strength and power: a meta-analysis. *J Musculoskelet Neuronal Interact*. 2013;13(3):342–352.

93. Semler O, Fricke O, Vezyroglou K, et al. Results of a prospective pilot trial on mobility after whole body vibration in children and adolescents with osteogenesis imperfecta. *Clin Rehab*. 2008;22:387–394.

94. Mitchell AL, Schwarze U, Jennings JF, et al. Molecular mechanisms of classical ehlers-danlos syndrome. *Hum Mutat*. 2009;30:995–1002.

95. Childs SG. Musculoskeletal manifestations of ehlers-danlos syndrome. *Orthop Nursing*. 2010;29(2):133–139.

96. Voermans NC, van Alfen N, Pillen S, et al. Neuromuscular involvement in various types of ehlers-danlos syndrome. *Ann Neurol*. 2009;65:687–697.

97. Kirk JA, Ansell BM, Bywaters EG. The hypermobility syndrome. Musculoskeletal complaints associated with generalized joint hypermobility. *Ann Rheum Dis*. 1967;26:419–425.

98. Grahame R. The revised (Beighton 1998) criteria for the diagnosis of benign joint hypermobility syndrome (BJHS). *J Rheumatol*. 2000;27:1777–1779.

99. Wolf JM, Cameron KL, Owens BD. Impact of joint laxity and hypermobility on the musculoskeletal system. *J Am Acad Orthop Surg*. 2011;19:463–471.

100. Kim HKW. Legg-Calve-Perthes disease: etiology, pathogenesis and biology. *J Pediatr Orthop*. 2011;31(2 suppl):S141–S146.

101. Perry DC, Green DJ, Bruce CE, et al. Abnormalities of vascular structure and funtion in children with perthese disease. *Pediatrics*. 2012;130:e126–e131.

102. Kim HKW, Herring JA. Pathophysiology, classifications, and natural history of perthes disease. *Orthop Clin N Am*. 2011;42:285–295.

103. Rajan R, Chandrasenan J, Price K, et al. Legg-Calve-Perthes disease: intraobserver and intraobserver reliability of the modified herring lateral pillar classification. *J Pediatr Orthop*. 2013;33:120–123.

104. Nguyen NT, Klein G, Dogbey G, et al. Operative versus nonoperative treatments for legg-calve-perthes disease: a meta-analysis. *J Pediatr Orthop*. 2012;32:697–705.

105. Herring JA, Kim HT, Browne R. Legg-Calve-Perthes disease. Part II: prospective multicenter study of the effect of treatment on outcome. *J Bone Joint Surg*. 2004;86A(10):2121–2134.

106. Terjesen T, Wiig O, Svenningsen S. The natural history of perthes' disease: risk factors in 212 patients followed for 5 years. *Acta Orthop*. 2010;81(6):708–714.

107. Rich MM, Schoenecker PL. Management of legg-calve-perthes disease using an A-frame orthosis and hip range of motion: a 25 year experience. *J Pediatr Orthop*. 2013;33:112–119.

108. Gholve PA, Cameron DB, Millis MB. Slipped capital femoral epiphysis update. *Curr Opin Pediatr*. 2009;21:39–45.

109. Loder RT, Aronsson DD, Dobbs MB, et al. Slipped capital femoral epiphysis. *Instr Course Lect*. 2001;50:555–570.

110. Riad J, Bajelidze G, Gabos PS. Bilatateral slipped capital femoral epiphysis: predictive factors for contralateral slip. *J Pediatr Orthop*. 2007;27:411–414.

111. Millis MB, Novais EN. In situ fixation for slipped capital femoral epiphysis: perspectives in 2011. *J Bone Joint Surg Am*. 2011;93(suppl 2):46–51.

112. Clarke SE, McCarthy JJ, Davidson RS. Treatment of blount disease: a comparison between the multaxial correction system and other external fixators. *J Pediatr Orthop*. 2009;29(2):103–109.

113. Langenskiold A. Tibia vara: a critical review. *Clin Orthop Relat Res*. 1989;246:195–207.

114. Langenskiöld A. Tibia vara: osteochondrosis deformans tibiae: a survey of 23 cases. *Acta Chir Scand*. 1952;103:1–8.

115. Zionts LE, Shean CJ. Brace treatment of early infantile tibia vara. *J Pediatr Orthop*. 1998;18(1):102–109.

116. Gilbody J, Thomas G, Ho K. Acute versus gradual corretion of idiopathic tibia vara in children: a systematic review. *J Pediatr Orthop*. 2009;29:110–114.

117. Richards BS, Katz DE, Sims JB. Effectiveness of brace treatment in early infantile Blount's disease. *J Pediat Orthop*. 1998;18(3):374–380.

118. Wiemann JM, Tryon C, Szalay EA. Physeal stapling versus 8-plate hemiephiphysiodesis for guided correction of angular deformity about the knee. *J Pediatr Orthop*. 2009;29:481–485.

119. Sabharwal S, Kumar A. Methods for assessing leg length discrepancy. *Clin Orthop Relat Res*. 2008;466:2910–2922.

120. Friend L, Widmann RF. Advances in management of limb length discrepancy and lower limb deformity. *Curr Opin Pediatr*. 2008;20:46–51.

121. Birch JG, Samchukov ML. Use of the Ilizarov method to correct lower limb deformities in children and adolescents. *J Am Acad Orthop Surg*. 2004;12:144–154.

122. Sun XT, Easwar TR, Manesh S, et al. Complications and outcome of tibial lengthening using the Ilizarov method with and without a supplementary intramedullary nail: a case-matched comparative study. *J Bone Joint Surg (Br)*. 2011;93-B:782–787.

123. Hresko MT. Idiopathic scoliosis in adolescents. *N Engl J Med*. 2013;368:834–841.

124. Yawn BP, Yawn RA, Hodge D, et al. A population-based study of school scoliosis screening. *JAMA*. 1999;282:1427–1432.

125. Rogala EJ, Drummond DS, Gurr J. Scoliosis: incidence and natural history, a prospective epidemiological study. *J Bone Joint Surg Am*. 1978;60:173–177.

126. Berryman F, Pynsent P, Fairbank J, et al. A new system for measuring three-dimensional back shape in scoliosis. *Eur Spine J*. 2008;17(5):663–672.

127. Hoashi JS, Cahill PJ, Bennett JT, et al. Adolescent scoliosis: classification and treatment. *Neurosurg Clin N Am*. 2013;24:173–183.

128. Weinstein SL, Dolan LA, Wright JG, et al. Effects of bracing in adolescents with idiopathic scoliosis. *N Engl J Med*. 2013;369:1512–1521.

14

Lesões esportivas em crianças e adolescentes

Elliot M. Greenberg
Eric T. Greenberg

Introdução
Diferenças anatômicas e fisiológicas do atleta esqueleticamente imaturo
  Composição óssea
  Propriedades musculares
Princípios do exame
  Histórico
  Exame físico
Membro superior
  Princípios do exame e tratamento
  O atleta arremessador jovem
  Lesões do cotovelo
  Outras patologias do ombro
  Outras lesões do cotovelo
  Lesões do antebraço, punho e mão
Lesões de pelve, quadril e coxa
  Princípios do exame
  Lesões específicas de pelve, quadril e coxa
Lesões do joelho
  Princípios do exame
  Lesões ligamentares
  Lesões intra-articulares
  Lesões por uso excessivo (*overuse*)
Lesões da parte inferior da perna ou periostite medial de tíbia
  Síndrome do *stress* do medial tibial (canelite)

Lesões do tornozelo
  Entorses do tornozelo
  Fraturas do tornozelo
  Impacto no tornozelo
Lesões do pé
  Lesões por uso excessivo
  Lesões traumáticas
  Anormalidades ósseas
  Lesões do antepé
Lesões da coluna vertebral
  Exame geral
  Espondilólise e espondilolistese
  Outras patologias da coluna vertebral
  Princípios gerais do tratamento
Concussão relacionada ao esporte
  Fisiopatologia
  Sinais e sintomas
  Fatores de risco
  Diagnóstico e avaliação
  Tratamento e retomada das atividades
  Considerações especiais
  Prevenção
Atleta do sexo feminino
  Considerações especiais
  A tríade da mulher atleta
Resumo

⋙ Introdução

Atualmente, estima-se que quase 38 milhões de crianças e adolescentes participem de esportes juvenis a cada ano nos Estados Unidos.[1] A participação nos esportes permite às crianças aprender sobre trabalho em equipe, competitividade e espírito esportivo. Ao mesmo tempo, isso ajuda a desenvolver condicionamento físico, promover a autoestima, estabelecer as bases de um estilo de vida ativo saudável e, o mais importante, proporciona diversão aos jovens. A participação em qualquer esporte traz o ris-

co inerente de lesão e, com a crescente popularidade dos esportes juvenis, há o aumento concomitante da incidência de lesões esportivas juvenis. A cada ano, mais de 3,5 milhões de crianças requerem tratamento médico para lesões relacionadas com esportes.[1] Os atletas pediátricos e adolescentes diferem dos atletas adultos em vários aspectos e demandam uma abordagem terapêutica especializada. O objetivo deste capítulo é familiarizar o leitor com as diferenças fisiológicas existentes entre crianças e adultos, descrever os padrões de lesão específicos comumente observados em atletas jovens, destacar a reabilitação dessas lesões e identificar estratégias para promover a prevenção de lesões junto a essa população.

Diferenças anatômicas e fisiológicas do atleta esqueleticamente imaturo

Composição óssea

As diferenças anatômicas e fisiológicas existentes entre crianças e adultos em termos de crescimento ósseo e desenvolvimento conduzem a padrões alterados de lesão. A presença de placas de crescimento epifisário ou fises é uma característica exclusiva do paciente esqueleticamente imaturo, e as lesões na fise comumente são devidas a sua inerente vulnerabilidade (ver Fig. 14.1).[2] As fraturas fisárias geralmente são causadas por quedas, mas também podem ser resultantes de uso excessivo. Essas fraturas comumente são classificadas pelo uso do esquema de Salter-Harris, que descreve cinco tipos distintos de fraturas. Uma descrição por escrito detalhada e um esquema visual são destacados no Quadro 14.1 e na Figura 14.2.

As fraturas fisárias resultam no risco de fechamento fisário precoce, criando um membro mais curto ou uma deformidade de membro angular, à medida que o paciente avança rumo à maturidade esquelética. As fraturas de tipo I e II tipicamente estão associadas a um risco menor para distúrbio do crescimento. Entretanto, o monitoramento pelo ortopedista ao longo do tempo é tipicamente recomendado para todas as fraturas fisárias.

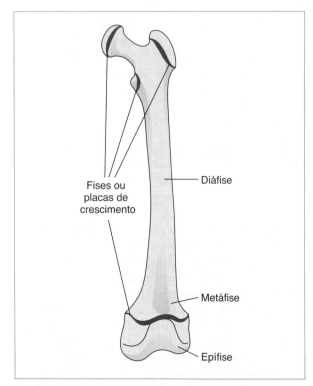

FIGURA 14.1 ▸ Esquema representativo de um osso pediátrico.

QUADRO 14.1 ▸ Classificação de Salter-Harris	
Tipo I	A linha de fratura se estende pela placa fisária.
Tipo II	A linha de fratura se estende pela placa fisária e metáfise.
Tipo III	A linha de fratura se estende desde a superfície articular, passa pela epífise e atravessa a fise, causando deslocamento de uma parte da epífise.
Tipo IV	A linha de fratura se estende desde a superfície articular, passa pela epífise, placa fisária e metáfise, produzindo fragmentação da fratura.
Tipo V	Lesão por esmagamento da placa de crescimento.

Perron AD, Brady WJ, Keats TA. Principles of stress fracture management – the whys and hows of an increasingly common injury. *Stress Fract Manage*. 2001;110(3):115–124.

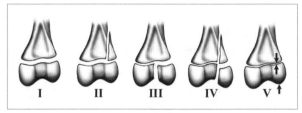

FIGURA 14.2 ▸ Classificação de fraturas de Salter-Harris.

A presença de centros de crescimento secundários, conhecidos como apófises, também é exclusividade de pacientes esqueleticamente imaturos. A apófise consiste em uma proeminência que contém cartilagem de crescimento localizada nos ossos, que serve de sítio de fixação para tendões musculares.[3] As lesões apofisárias são decorrentes da ação de forças de tração intensas aplicadas dos músculos ao complexo ósseo. Na criança esqueleticamente imatura, a interface óssea é a ligação mais fraca do complexo musculoesquelético e, portanto, mais propensa a lesões. A apofisite decorre dos efeitos cumulativos de microtraumatismos repetidos a esses centros de crescimento, ocasionando irritação crônica e inflamação na interface osso-cartilagem.[3] A flexibilidade músculo-tendão diminuída, comum durante o estirão de crescimento que ocorre na adolescência, foi associada ao risco aumentado de desenvolvimento de lesão por apofisite.[4] Se a força tênsil for intensa o bastante, poderá criar uma fratura por avulsão, em que toda a apófise é separada do osso subjacente.

As diferenças fisiológicas também conferem aos pacientes pediátricos uma vantagem de cicatrização óssea em comparação aos adultos. Os ossos das crianças são mais vascularizados, permitindo maior disponibilização de fatores de cicatrização após a lesão. Além disso, o periósteo do osso em crianças é mais delgado e mais forte do que nos adultos, tornando-o menos propenso ao rompimento total durante a lesão. Esses fatores levam a taxas melhores de cicatrização óssea após fraturas.

A osteocondrite dissecante (OCD) é uma lesão do osso subcondral que muitas vezes resulta em amolecimento da cartilagem articular, fibrilação e fragmentação, podendo resultar em corpos livres na articulação. Foi demonstrado que o potencial de cicatrização é melhor em jovens com lesões de OCD do que em indivíduos que atingiram a maturidade esquelética.[5] A patogênese da OCD não é totalmente conhecida. Entretanto, muitos concordam que a incidência de sobrecargas repetitivas sobre o osso subcondral ocasiona microtraumatismo cumulativo em uma região com suprimento sanguíneo precário, o que acarreta dano.[6,7] Essa hipótese de patologia é sustentada por achados de estudo que demonstram incidências maiores de lesões de OCD juvenil em populações altamente ativas.[5] Os homens são mais afetados do que as mulheres, e o joelho é a articulação mais comumente acometida.[8] O tratamento da OCD dependerá da gravidade da lesão, de sua localização e do grau de maturidade esquelética. O tratamento conservador consiste em um período prolongado de repouso ou imobilização, seguido de reabilitação e retomada gradual das atividades esportivas, no decorrer de 3 a 6 meses. O tratamento cirúrgico geralmente é recomendado para lesões instáveis e lesões que não responderam ao tratamento conservador.[5] Além disso, pacientes adolescentes que se aproximam da maturidade esquelética apresentam capacidade de cicatrização diminuída, e o tratamento cirúrgico antecipado geralmente é defendido para manter a integridade da articulação.[8] Várias técnicas cirúrgicas foram desenvolvidas para tentar substituir defeitos da cartilagem articular. Os procedimentos de serragem, artroplastia por abrasão e microfratura tentam recrutar células pluripotentes dos elementos medulares. As células recrutadas eventualmente se diferenciam em fibrocartilagem, a qual restaura a superfície articular, embora seja mais fraca do que a cartilagem tipicamente encontrada na articulação. Os princípios de reabilitação específicos para a articulação afetada serão abordados em detalhes adiante, neste mesmo capítulo.

Propriedades musculares

Em determinado momento, foi sugerido que, em virtude da falta de andrógenos circulantes, as crianças em pré-puberdade seriam incapazes de responder com aumentos de força muscular a um programa de treino de resistência. Entretanto, relatos recentes evidenciaram que as crianças podem apresentar ganhos de força com programas de treino apropriados. O mecanismo fisiológico dos ganhos de força em crianças é diferente daquele que atua nos adultos. Parece que os ganhos de força observados em crianças na pré-puberdade estão mais relacionados com a melhora do controle neuromuscular, como aumento da ativação da unidade motora e/ou da coordenação, e não com hipertrofia muscular verdadeira.[9] Em resumo, a literatura científica sustenta a segurança e eficácia do treino de força para crianças, desde que adequadamente supervisionado por adultos.

Foi demonstrado que a flexibilidade muscular diminui durante o estirão de crescimento que ocorre na adolescência, podendo resultar em potencial aumentado de lesão.[4] Um programa regular de alongamento estático é efetivo para promover ganhos de flexibilidade muscular. É defendida a incorporação de um programa de flexibilidade generalizado antes ou depois da atividade atlética, com o objetivo de minimizar o potencial de lesão neste grupo de alto risco.[10]

Princípios do exame

O exame do atleta pediátrico ou adolescente englobará obtenção do histórico, revisão de sistemas, palpação, teste de desempenho muscular, amplitude de movimento (AM), flexibilidade e exames especiais. Apesar destes testes serem componentes comuns da maioria das avaliações ortopédicas, os exames destinados ao atleta infantil diferem dos exames que fazem parte de uma avaliação típica no adulto. As lesões pediátricas específicas requerem seleção de testes e medidas alternativas, embora as diferenças de maturidade emocional também influenciem no exame.

Histórico

O processo de obtenção do histórico é muito importante e tem várias funções. Os detalhes referentes ao mecanismo da lesão e a resposta aguda à lesão podem fornecer ao examinador muitos indícios sobre a natureza da lesão (uso excessivo *versus* traumatismo) e o tecido envolvido, além de ajudarem a iniciar o planejamento terapêutico. Adicionalmente, o processo de obtenção do histórico pode servir como um momento para ajudar a criança a relaxar e a se familiarizar com o terapeuta que conduz o tratamento. Isso pode ajudar a diminuir a ansiedade do paciente e propiciar um exame físico mais efetivo. Durante o questionamento do histórico, o paciente pediátrico ou adolescente comumente acaba esquecendo ou encobrindo detalhes que podem ser relevantes para o examinador. Usar perguntas bastante específicas, empregando terminologia específica para a idade, geralmente é útil para obter um histórico completo. As recordações dos pais acerca de especificidades da lesão, quando disponíveis, também devem ser investigadas.

A determinação do histórico específico do esporte do atleta também é importante para julgar fatores que possam contribuir para um treino excessivo (*overtraining*), bem como para iniciar o planejamento das metas de resultados do tratamento. O clínico deve abordar quais esportes os pacientes praticam, as posições em que jogam, o nível de domínio (recreativo ou elite), se estão na época de temporada, o volume de prática, o tempo de participação em determinado esporte, se os pacientes participam dos esportes o ano todo, e se estão participando de outros regimes de treino externos.

Exame físico

Uma revisão completa de todos os procedimentos de exame físico foge ao escopo deste livro. O profissional deve estar familiarizado com os procedimentos de exame padrão, como AM, avaliação da flexibilidade, teste muscular manual (TMM), e testes específicos de lesões especiais mais comuns. Esta seção enfocará os elementos do exame específicos para a população esportiva pediátrica. Os testes especiais específicos para lesões pediátricas serão abordados durante a discussão de cada lesão. Entretanto, o leitor interessado em obter descrições detalhadas desses testes deve consultar textos específicos sobre testes especiais.

A frouxidão ligamentar generalizada é uma condição em que a maioria das articulações sinoviais de um indivíduo tende a ter AM além do normal.[11] Essa condição é encontrada comumente na população pediátrica e diminui com o avanço da idade. Há uma tendência à predisposição familiar, e as meninas são mais comumente afetadas.[11] A determinação da frouxidão ligamentar é importante, porque pode afetar a tomada de decisão clínica e tem papel na patogênese da lesão em certas condições, como dor patelofemoral, luxações patelares e instabilidade do ombro. A escala de frouxidão ligamentar de Beighton-Horan é a avaliação mais frequentemente utilizada. O índice inclui o exame da extensão do quinto dedo da mão, oposição do polegar ao antebraço, além de flexão de tronco e quadril. Um ponto é atribuído com base no desempenho dessas tarefas, com uma pontuação máxima igual a 9. O escore composto permite saber o nível de frouxidão presente, com um escore de 5 a 9 tipicamente usado para indicar alto grau de frouxidão.[11] Consulte no Quadro 14.2 a descrição detalhada de cada teste.

O teste de desempenho muscular para a população de atletas requer mais detalhes do que aqueles fornecidos pelo TMM ou pela dinamometria isoladamente. Os testes de movimento funcional, como o agachamento com uma perna ou o teste de descida de degrau lateral, fornece ao examinador grande parte da informação necessária sobre a atuação do sistema neuromusculoesquelético como uma unidade. No membro inferior, as contribuições biomecânicas da rotação medial (RM) femoral, adução femoral, RM tibial e pronação do pé levam a uma posição de joelho valgo dinâmico que foi associada a lesões de joelho, como as rupturas do ligamento cruzado anterior (LCA) e a disfunção patelofemoral.[12,13] Durante os testes funcionais, o clínico observa para determinar se o paciente consegue manter o posicionamento correto do tronco, pelve e membros inferiores durante o movimento (Fig. 14.3). O indivíduo deve ser capaz de manter o equilíbrio estável com o tronco ereto. No plano frontal, o joelho deve ser mantido alinhado ao segundo metatarsal (i. e., sem valgo dinâmico). No plano sagital, a projeção do joelho para a frente, à frente dos dedos do pé, deve ser limitada. Esquemas de classificação descritiva específicos foram desenvolvidos e se mostraram adequadamente confiáveis.[14] No entanto, segundo a experiência do autor, a descrição por escrito das estratégias compensatórias muitas vezes é adequada e pode até se mostrar mais útil, no contexto de repetição de testes, para avaliar melhoras específicas. O clínico também deve buscar informação sobre a dor associada ao movimento e se há quaisquer sintomas mecânicos.

Em atletas com lesões que envolvem níveis inferiores de dor, pode ser necessário aplicar testes funcionais mais agressivos para sobrecarregar seus sistemas adequadamente e identificar comprometimentos. Esses atletas tipicamente sofrem de síndromes de uso excessivo e relatam o aparecimento da dor após a prática da atividade durante alguns minutos ou mais. O salto em queda vertical é um teste clínico que permite a identificação de alinhamento de membro inferior patológico durante a execução de tarefas mais específicas do esporte.[15] Para esse teste, o paciente se posi-

---

QUADRO 14.2 ▸ Escala de frouxidão ligamentar de Beighton-Horan

Um ponto é atribuído a cada frouxidão ligamentar positiva, até o total máximo de 9 pontos:
- Hiperextensão do cotovelo direito e esquerdo >15 graus (2 pontos)
- Hiperextensão do joelho direito e esquerdo >15 graus (2 pontos)
- Polegar ao punho, direita e esquerda (2 pontos)
- Hiperextensão do quinto dedo, direita e esquerda >90 graus (2 pontos)
- Tocar o chão com as palmas das mãos, mantendo a perna estendida (1 ponto)

Beighton P, Grahame R, Bird H. Assessment of hypermobility. In: *Hypermobility of Joints*. 3ª ed. London, UK: Springer Verlag; 1999: p. 9–22.

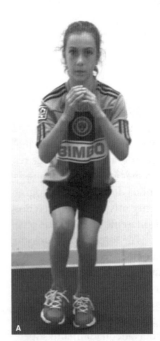
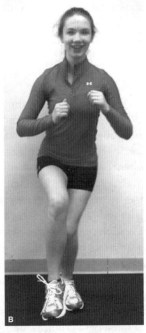

FIGURA 14.3 ▸ **Avaliação funcional de agachamento com uma perna. A:** Alinhamento do membro inferior e controle neuromuscular satisfatórios durante o agachamento com uma perna. **B:** Controle precário do membro inferior durante a adução femoral, rotação medial femoral, joelho em valgo dinâmico e pronação do pé.

ciona em cima de uma caixa que mede cerca de 30 cm de altura, sendo instruído a saltar direto da caixa para o chão e imediatamente realizar um salto vertical máximo elevando ambos os braços acima da cabeça. O clínico avalia o grau de joelho em valgo, a falta de controle pélvico ou do tronco, e a qualidade geral do movimento (Fig. 14.4). Foi demonstrado que esse teste é preditivo para identificação de atletas do sexo feminino com risco de lesão no LCA, podendo ainda ser útil como ferramenta para identificação de falhas biomecânicas mais sutis que possam contribuir para as lesões por uso excessivo.[15]

Os corredores representam um grupo especializado de pacientes e requerem análise detalhada da mecânica da corrida. Embora não haja consenso quanto ao estilo "perfeito" de corrida, estudos identificaram fatores biomecânicos que podem predispor os corredores a certas lesões. A análise da corrida é mais facilmente realizada em esteira. O atleta deve ser observado de frente, por trás e pela lateral. Ao observar pela lateral, o clínico deve notar a cadência do atleta (passos por minuto), posição do tronco, grau de flexão do joelho com carga, comprimento da passada, padrão de batida do pé (antepé *versus* retropé) e distância do pé em contato com o solo em relação ao centro de massa do corpo (Fig. 14.5). Posteriormente, o clínico deve identificar se há inclinação anormal do tronco, instabilidade pélvica durante a fase de apoio, presença de joelho em valgo dinâmico, posição do pé em contato com o solo (grau de supinação e relação com a linha média), além de quantidade e tempo de pronação do pé durante o apoio (Fig. 14.6).

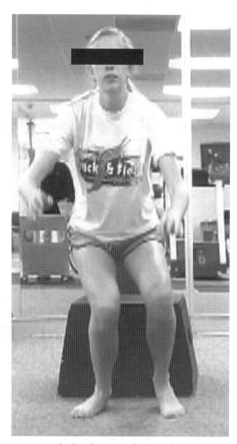

FIGURA 14.4 ▸ Queda de salto vertical. Controle neuromuscular precário, aceitação de peso assimétrica e colapso em valgo dinâmico direito durante a cadeia cinética inferior.

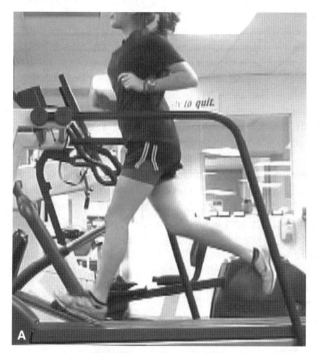
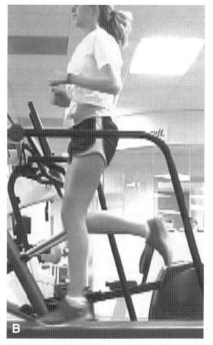

FIGURA 14.5 ▸ **Avaliação de corrida em vista lateral. A:** Padrão de batida com o retropé, passada larga e contatando o suporte no sentido da parte anterior para a base, com o joelho estendido; inclinando-se para a frente a partir do quadril. **B:** Padrão de batida com o antepé, contatando a parte mais próxima à base do suporte, e maior ângulo de flexão do joelho; postura ereta.

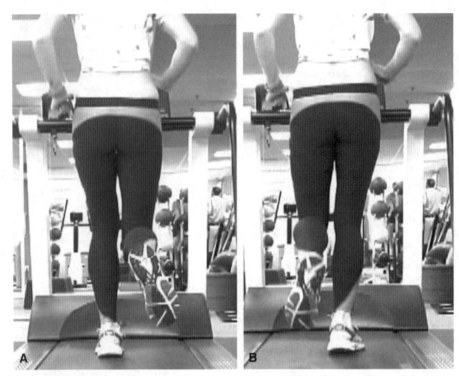

FIGURA 14.6 ▶ Avaliação de corrida em vista posterior. **A:** Manutenção da pelve nivelada durante o apoio médio esquerdo, com alinhamento satisfatório do membro inferior. **B:** Queda contralateral da pelve esquerda, dedos do pé excessivamente para fora e alinhamento precário do membro inferior durante o apoio médio direito.

As anormalidades identificadas durante a análise da corrida podem levar ao exame mais detalhado da força, AM ou flexibilidade, e ajudarão a guiar o tratamento.

Os testes funcionais de membro superior permitem que o clínico analise o desempenho do atleta em tarefas específicas e determine se há falhas biomecânicas. Os testes de membro superior geralmente são menos definidos na literatura. Um teste comumente descrito é o teste de estabilidade de membro superior de cadeia cinética fechada.[16] No teste, são colocadas duas linhas no chão, separadas entre si por uma distância aproximada de 91 cm. O paciente assume posição de flexão com uma mão em cada pedaço de fita. Os atletas têm 15 segundos para alcançar do outro lado do corpo e tocar a fita sob o ombro oposto, tantas vezes quanto conseguirem. O número de toques pode ser comparado com dados normativos para participantes de idade e esporte similares. Entretanto, o volume de dados normativos disponíveis para a população pediátrica é reduzido. O clínico também pode usar esse teste para procurar quaisquer padrões compensatórios que possam indicar fraqueza na cadeia cinética. A incapacidade de manter uma postura neutra da coluna durante a permanência na posição de flexão pode estar relacionada à fraqueza muscular central. A presença de escápulas aladas ou assimetrias no posicionamento do ombro também é comum nos padrões compensatórios. Os testes funcionais específicos do esporte, como o lançamento para um jogador de beisebol, também podem ser incluídos como parte do exame. Por causa das altas velocidades envolvidas nesse movimento, pode ser necessário e útil realizar avaliações de vídeo com repetição em câmera lenta ou *softwares* de análise de movimento.

A avaliação de toda a cadeia cinética é necessária para quase todas as lesões tratadas pelo fisioterapeuta do esporte. A maioria das atividades esportivas envolvem a transferência de energia a partir dos membros inferiores, passando através do tronco e seguindo para outro segmento distal, como a mão (no lançamento) ou pé (para chutar uma bola). Os deficits de função da cadeia cinética foram associados a uma ampla gama de lesões por uso excessivo e lesões traumáticas em membro superior, membro inferior e tronco. A avaliação abrangente deve incluir uma avaliação do equilíbrio com um único membro, da estabilidade do eixo e da função da musculatura do quadril, mesmo que o paciente apresente uma lesão aparentemente não relacionada, sobretudo se a etiologia da lesão for o uso excessivo. A reabilitação incompleta de quaisquer deficits de cadeia cinética pode predispor esse paciente a lesões repetitivas ou a resultados abaixo do ideal.

▶ Membro superior

Princípios do exame e tratamento

Em geral, o exame do ombro de um atleta deve começar com um exame postural detalhado. Em particular, o examinador deve observar a posição escapular em repouso, o grau de cifose torácica e o volume ou o aspecto da musculatura em geral. Uma cifose torácica excessiva tipicamente está associada a uma posição de protração escapular e rotação descendente. Esses fatores foram associados a mobilidade diminuída do ombro, maior probabilidade de patologia do ombro e comprometimento da ativação muscular.[17] Ao avaliar o volume muscular, o clínico pode conseguir identificar áreas de atrofia muscular que podem levar imediatamente a investigações adicionais durante os testes de desempenho muscular específicos. É importante notar que não é incomum o ombro dominante de um atleta estar discretamente abaixado em relação ao membro contralateral. Como já discutido, o paciente deve passar por triagem para frouxidão ligamentar generalizada e testes específicos de patologias especiais devem ser usados para excluir ou confirmar diagnósticos específicos. Esses testes são destacados no Apêndice B.

A disfunção escapular é um problema clínico comum em muitos atletas; a estabilidade e o movimento escapulares normais são essenciais ao funcionamento ideal do ombro.[18] O clínico deve observar o paciente por trás enquanto ele(a) eleva ou abaixa ativamente os dois ombros. As escápulas devem ser observadas, julgadas quanto ao grau anormal de movimento ou padrão alterado de mobilidade. Vários métodos de observação visual para determinação de discinesia escapular foram descritos e se mostraram confiáveis para distinguir movimentos típicos de atípicos.[19-21] Se houver discinesia escapular, as estruturas anatômicas circundantes devem ser avaliadas para determinar a causa. Isso deve incluir avaliação da mobilidade da região torácica da coluna vertebral e flexibilidade do peitoral menor, latíssimo do dorso e redondo maior. Além disso, devem ser realizados o teste de desempenho muscular isolado dos músculos estabilizadores da escápula (serrátil anterior, partes transversa e ascendente do trapézio) e o teste de função do manguito rotatório.

O exame da AM do ombro também é um conceito essencial que deve ser avaliado. Foi demonstrado que os atletas de esportes que envolvem levantamentos acima da cabeça, em particular os arremessadores, tendem a desenvolver características de AM de ombro singulares. Quando submetido a medições a 90 graus de abdução, o arremessador tipicamente demonstrará RM limitada com grau excessivo de rotação lateral (RL), em comparação ao estreitamento do ombro que ocorre sem arremesso. Esse perfil exclusivo de AM é considerado normal e reflete as alterações teciduais adaptativas ocorridas em virtude da sobrecarga produzida pelo arremesso. Entretanto, se houver uma diferença relativa maior que 20 graus de perda de RM entre as laterais, considera-se então que o paciente desenvolveu uma condição patológica que pode contribuir para a lesão do ombro, conhecida como deficit de rotação medial glenoumeral (GIRD, na sigla em inglês). O GIRD foi associado aos deficits de comprimento tecidual poste-

rior no ombro, bem como a alterações do alinhamento ósseo. O clínico deve tentar identificar rigidez tecidual posterior que possa contribuir para essa patologia por meio do teste de adução cruzada do corpo, alcance do nível da coluna por trás e grau de frouxidão capsular glenoumeral posterior.[17] Além disso, o conceito de movimento rotacional total (MRT) é importante. O arco total de RM+RL deve ser de até 5 graus no ombro não arremessador. Quaisquer diferenças devem levar novamente à pronta avaliação adicional de estruturas anatômicas para identificar a causa da assimetria.

O exame do cotovelo, punho e mão deve incluir a AM geral, avaliação de força e palpação cuidadosa das estruturas envolvidas. Testes especiais específicos da lesão podem ajudar a confirmar a suspeita diagnóstica e devem ser conduzidos perto do final do exame físico, seja qual for a natureza desses procedimentos.

Os clínicos devem saber que muitas patologias de membro superior, tanto traumáticas como por uso excessivo, podem envolver disfunção de localizações anatômicas remotas que alterariam a função corporal e contribuiriam para os sintomas manifestados pelo atleta. Esse conceito comumente é conhecido como interdependência regional.[22] Por exemplo, a mecânica do lançamento envolve transferência de energia da parte inferior do corpo e tronco para o membro superior. Dada a natureza integrada dessa atividade, uma avaliação inclusiva também deve abordar quaisquer limitações de toda a cadeia cinética que possa alterar a biomecânica e contribuir para a lesão. Pode haver necessidade de avaliar e abordar o equilíbrio, a estabilidade do eixo, a força de quadril/perna e AM, em um plano terapêutico abrangente.

Assim como ocorre com todas as outras áreas de manejo da fisioterapia, os achados da avaliação inicial guiarão as decisões terapêuticas. É importante que o atleta seja instruído e monitorado continuamente para garantir a execução correta de seus exercícios. Um erro comum é permitir que o atleta execute exercícios de membro superior em posição de protração escapular, que reforçaria a mecânica patológica. A demonstração visual, os indícios táteis e o *feedback* de espelho são medidas excelentes para ajudar a garantir a execução correta.

Os músculos estabilizadores escapulares têm papel de resistência, promovendo o alinhamento correto da escápula para uma função glenoumeral ideal. Os terapeutas devem ter em mente esse papel fisiológico dos músculos ao desenvolver programas de reabilitação e implementar um programa de estabilização escapular que enfatize tempos mais prolongados e repetições, em oposição aos exercícios com cargas altas. Se forem identificados deficits de rigidez tecidual posterior durante o exame, o clínico deve implementar exercícios direcionados para o tecido restringido. Conforme demonstrado na Figura 14.7, o espreguiçamento, o alongamento em RM com toalha atrás das costas, e a adução cruzada do corpo são formas efetivas de aumentar

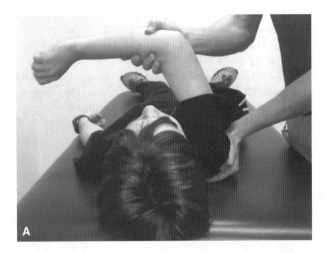
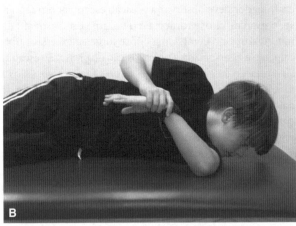
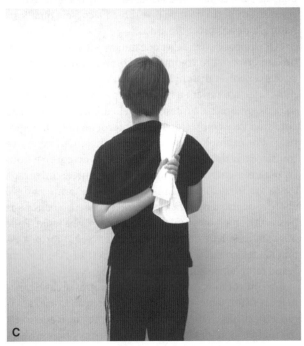

FIGURA 14.7 ▸ **Métodos de alongamento dos tecidos moles da parte posterior do ombro. A:** Adução horizontal do ombro com bloqueio escapular. **B:** Alongamento do dorminhoco. **C:** Alongamento com rotação medial usando toalha.

a flexibilidade do tecido mole posterior. Se a rigidez capsular posterior for limitada, devem ser implementadas mobilizações da articulação do ombro (glenoumeral).

O ombro é requerido para uso acima da cabeça em muitas demandas de esportes. Tendo isso em mente, o clínico deve avançar a reabilitação do atleta a partir das posições menos provocativas, com elevação inferior a 90 graus, para as atividades mais específicas do esporte que envolvem atividade acima da cabeça. Similarmente, o programa de exercícios também deve ser adaptado para atender às demandas musculares das sobrecargas impostas pelo esporte praticado pelo atleta. O manguito rotador, por exemplo, é responsável pela desaceleração do ombro após a liberação da bola em um lançamento. O programa de reabilitação deve incluir exercícios que enfoquem o controle excêntrico a partir de posições similares. Durante as fases tardias da reabilitação do ombro, é importante trabalhar com o atleta no desenvolvimento de conhecimento funcional das demandas de seu esporte ou posição.

Conforme o atleta arremessador recupera a função, é possível iniciar um programa de retomada de lançamentos. Tipicamente, esses programas variam por posição, consistindo em muitas fases e progredindo ao longo de várias semanas. De forma característica, incluem aquecimento, lançamento a distâncias progressivamente maiores e períodos de repouso significativos entre as rodadas de arremesso em uma dada sessão. A referência de Axe et al.[23] é recomendada ao leitor interessado na descrição detalhada de um programa de retomada dos arremessos.

O atleta arremessador jovem

O beisebol é o esporte mais popular entre crianças e adolescentes nos Estados Unidos. Embora o beisebol seja inerentemente um esporte muito seguro, a sobrecarga biomecânica imposta ao longo do braço arremessador aliada à natureza repetitiva dos arremessos predispõe esses atletas a padrões específicos de lesão. As próximas seções resumem os diagnósticos mais frequentes entre lançadores pediátricos. É preciso notar que, embora esta seção seja direcionada para os atletas arremessadores, outros atletas de esportes que envolvem movimentos acima da cabeça, como tênis, vôlei ou natação, tendem a apresentar esses diagnósticos.

Ombro de juniores

O ombro de juniores é uma lesão por uso excessivo causada por torque rotatório e sobrecarga ao longo da fise umeral proximal, levando a uma fratura tipo I de Salter.[3,7] As imagens de radiografias podem mostrar ampliação da fise umeral proximal, todavia podem não ser definitivas. Clinicamente, o paciente se queixará de dor no ombro relacionada ao arremesso ou à atividade. Essa dor pode se resolver após o repouso, mas volta com rapidez ao retomar a atividade. O paciente tipicamente apresentará sensibilidade à palpação sobre a fise. O tratamento inicial para o ombro de juniores é o descanso dos arremessos por 6 a 12 semanas.[24] O tratamento de fisioterapia pode ser iniciado durante esse período de relativo repouso. A reabilitação deve ser estruturada ao longo do *continuum*, como previamente discutido, com as fases mais tardias da reabilitação incluindo exercícios pliométricos e simulação de retomada dos arremessos. A revisão e educação da mecânica adequada do arremesso, os tipos sugeridos de arremesso, a frequência adequada de intervalos e o volume de arremessos devem ser revistos por terem sido identificados como fatores de risco de lesão de ombro em atletas arremessadores jovens.[7] As últimas recomendações para contagem de arremesso, progressão do tipo de arremesso e intervalos de repouso são resumidas nas Tabelas 14.1 a 14.3.

Lesão labral superior anteroposterior

A lesão labral superior anteroposterior (SLAP, na sigla em inglês) ocorre em adolescentes como consequência de traumatismo e uso excessivo. As lesões traumáticas tipicamente estão relacionadas a quedas sobre um braço estendido ou a lesões por tração. Os atletas arremessadores são particularmente vulneráveis às lesões SLAP por uso excessivo, por causa das sobrecargas intensas impostas ao ombro por lançamentos repetitivos feitos por cima da cabeça. Várias teorias relacionadas à fisiopatologia das lesões por SLAP em arremessadores foram propostas e incluem (1) uma lesão traumática a partir da tração do tendão do bíceps durante a fase de desaceleração do arremesso; (2) a contratura da cápsula posterior do ombro em uma migração posterossuperior da cabeça do úmero; e (3) um mecanismo *"peel back"*, em que o tendão do bíceps impõe forças de torsão ao lábio posterossuperior durante a fase de armação do arremesso.[25] As lesões SLAP podem resultar

TABELA 14.2 ▶ Períodos de repouso recomendados para arremessadores jovens[a]

Até 14 anos de idade	15-18 anos de idade	Dias
1-20	1-30	0
21-35	31-45	1
36-50	46-60	2
51-65	61-75	3
≥66	≥76	4

[a] 2012 Little League Pitch Count Limits and Mandatory Rest Rules
http://www.stopsportsinjuries.org/blog/entryid/96/warnings-signsfor-youth-sports-burnout.aspx
Prevention and Emergency Management of Youth Baseball and Softball Injuries. American Orthopaedic Society for Sports Medicine; 2005.
Little League Baseball. www.littleleague.org/Assets/old_assets/media/pitchcount_faq_08.pdf
American Sports Medicine Institute. www.asmi.org

TABELA 14.1 ▶ Recomendações para contagem de arremessos para arremessadores jovens[a]

Idade (anos)	Número máximo de arremessos por dia
7-8	50
9-10	75
11-12	85
13-16	95
17-18	105

[a] 2012 Little League Pitch Count Limits and Mandatory Rest Rules
Stop Sports Injuries. www.stopsportsinjuries.org/blog/entryid/96/warnings-signs-for-youth-sports-burnout.aspx
Prevention and Emergency Management of Youth Baseball and Softball Injuries. American Orthopaedic Society for Sports Medicine; 2005.
Little League Baseball. www.littleleague.org/Assets/old_assets/media/pitchcount_faq_08.pdf
American Sports Medicine Institute. www.asmi.org

TABELA 14.3 ▶ Progressão do tipo de arremesso recomendado para arremessadores jovens

Tipo de arremesso	Idade (anos)
Bola rápida	8 ± 2
Slider	16 ± 2
Changeup	10 ± 3
Forkball	16 ± 2
Bola curva	14 ± 2
Knuckleball	15 ± 3
Screwball	17 ± 2

Stop Sports Injuries. www.stopsportsinjuries.org/blog/entryid/96/warnings-signs-for-youth-sports-burnout.aspx
Prevention and Emergency Management of Youth Baseball and Softball Injuries. American Orthopaedic Society for Sports Medicine; 2005.
Little League Baseball. www.littleleague.org/Assets/old_assets/media/pitchcount_faq_08.pdf
American Sports Medicine Institute. www.asmi.org

na frouxidão ligamentar do ombro, cuja integridade estrutural está comprometida. De forma típica, o paciente se queixará de uma vaga dor no ombro com a execução de atividades acima da cabeça ou no sentido transversal do corpo. As queixas de estalos, cliques ou aprisionamento também são comuns. Numerosos exames físicos para detecção das lesões SLAP foram descritos, dentre os quais o teste de compressão ativa de O'Brien, teste de deslizamento anterior, teste de RL em supinação resistida e teste da manivela. O diagnóstico clínico das lesões é desafiador, uma vez que a maioria dos estudos demonstrou que esses testes apresentam alto grau de sensibilidade, mas carecem de especificidade.[25]

O tratamento inicial das lesões SLAP consiste normalmente em um período de repouso seguido de reabilitação. O programa de reabilitação em geral enfocará a restauração da mecânica escapular normal, o fortalecimento dos estabilizadores escapulares e da musculatura do manguito rotador, a estabilização dinâmica e a consciência proprioceptiva. O GIRD tipicamente acompanha as lesões SLAP e deve ser abordado do mesmo modo. Se o atleta for incapaz de retomar seu nível de atividade anterior após um curso apropriado de tratamento conservador, a intervenção cirúrgica então é recomendada, uma vez que essa lesão tende a causar limitações contínuas. Diversas técnicas cirúrgicas foram descritas, variando do debridamento simples à refixação labral.[25] A reabilitação pós-operatória será variável, dependendo da lesão existente e do procedimento realizado. Contudo, o princípio preponderante aplicável a todos os programas de reabilitação de SLAP é a proteção do tecido cicatricial. A AM avançará lentamente, após um período inicial de imobilização, e as atividades de reabilitação abrangentes evoluirão de modo gradativo.

Lesões do cotovelo

As lesões do cotovelo, especialmente entre arremessadores, parecem estar em alta. Uma revisão recente sobre lesões de cotovelo esportivas pediátricas constatou que, a cada ano, 50 a 70% dos jogadores de beisebol adolescentes desenvolvem dores de cotovelo, com o uso excessivo sendo considerado o principal fator causal.[26] Arremessos com mecânica precária e frequentes demais, muitas vezes com repouso inadequado, foram considerados fatores de risco significativos de lesões de cotovelo pediátricas.[7] Os arremessos excessivos podem não ocorrer durante um único jogo, mas frequentemente são a soma dos arremessos feitos durante a prática em casa ou ao participar de diversos jogos em equipe na mesma temporada. A mecânica do movimento de arremesso impõe um grau significativo de sobrecarga a todo o cotovelo. Durante as fases de armação tardia e aceleração inicial do movimento de arremesso, há imposição de sobrecargas por tensão em valgo ao longo da porção medial do cotovelo, enquanto a face lateral do cotovelo sofre ação de forças compressoras. No decorrer

da desaceleração, atuam forças de cisalhamento ao longo do cotovelo, conforme o antebraço é totalmente pronado e o cotovelo se estende. As lesões mediais do cotovelo comumente encontradas em arremessadores pediátricos incluem a lesão de cotovelo de juniores, apofisite do epicôndilo medial e fraturas por avulsão do epicôndilo medial. Entre as lesões de cotovelo laterais, estão a doença de Panner e a OCD do capítulo.

Cotovelo de juniores

O cotovelo de juniores consiste em uma lesão por tração da fise epicondilar medial, causada por forças de distração em valgo durante as fases de armação final e aceleração inicial do arremesso. Os jogadores tipicamente se queixam de dor na região medial do cotovelo durante as atividades de arremesso. Em retrospectiva, jogadores ou técnicos podem notar um período de precisão ou velocidade decrescente do arremesso, que antecede o aparecimento dos sintomas. Em cotovelos altamente irritáveis, a dor pode estar presente durante as atividades normais, como a escrita ou o levantamento de objetos. As radiografias podem revelar ampliação da apófise ou uma fratura por avulsão em casos mais graves. Em geral, são recomendadas vistas comparativas do membro contralateral, por causa da variação do tamanho dos centros de crescimento normais entre os indivíduos.[3] O tratamento consiste em descansar dos arremessos e modificar a atividade até a resolução da dor, que pode demorar de 3 a 6 semanas. A reabilitação enfoca o fortalecimento e a resistência escapular e do manguito rotador, abordando quaisquer limitações da AM do ombro, fortalecimento muscular do antebraço e punho livres de dor localizada, fortalecimento da musculatura abdominal e do quadril, e otimização da mecânica do arremesso. Um programa de intervalo de retomada dos arremessos pode ser iniciado após a resolução de todos os comprometimentos. Durante esse período, o atleta deve ser monitorado quanto ao retorno de quaisquer sintomas e o programa deve ser devidamente ajustado.

A influência da fase de armação sobre uma lesão é um tópico de considerável discussão. Estudos recentes correlacionaram frequência alta dessa fase e a biomecânica precária ao risco aumentado de lesões de cotovelo, do que ao tipo de armação de arremesso.[7] O terapeuta deve enfatizar para o atleta, seus pais e técnicos a importância da instrução inicial nos volumes e na mecânica do arremesso adequado. A bola rápida (*fastball*) deve servir de base para todos os arremessadores jovens, e a mecânica dessa armação deve ser dominada logo no início da carreira de um arremessador.[27] O volume aumentado de prática e desarranjo da mecânica durante as tentativas de aprender quebras de arremesso pode colocar o atleta em situação de risco aumentado de lesões por uso excessivo, como o cotovelo de juniores. A mudança de velocidade (*changeup*) é recomendada como uma armação secundária segura que pode somente ser adicionada depois que a mecânica da bola rápida é dominada. A bola curva pode então ser adicionada às fases tardias da participação do atleta no beisebol (Tab. 14.3).

Apofisite do epicôndilo medial

Pode haver desenvolvimento de apofisite no epicôndilo medial em decorrência da ação de forças tênseis repetitivas sobre a fixação da musculatura medial do cotovelo. Os sintomas geralmente consistem em dor que acompanha a atividade, dor ao teste muscular resistido e dor à palpação. No caso da apofisite do epicôndilo medial, o exame clínico é similar ao do cotovelo de juniores, podendo haver necessidade de exames de imagem para estabelecer o diagnóstico diferencial. O tratamento é consistente com programas previamente destacados de modificação da atividade e resolução progressiva dos comprometimentos notados na avaliação.

Fratura por avulsão do epicôndilo medial

Uma sobrecarga em valgo aguda ao epicôndilo medial pode resultar em fratura por avulsão.[28] Essa lesão é vista com mais frequência em arremessadores de beisebol e ginastas. O tratamento não cirúrgico de fraturas minimamente deslocadas consiste em um período de imobilização seguido de reabilitação. Recentemente, alguns relatos favorecem o tratamento cirúrgico dessas lesões, em consequência do conhecimento ampliado sobre os efeitos prejudiciais que a instabilidade medial do cotovelo pode exercer nos esportes de alta demanda.[28]

Lesão do ligamento colateral ulnar do cotovelo

As rupturas do ligamento colateral ulnar (LCU) são um tipo de lesão observada em atletas arremessadores esqueleticamente maduros de alto nível.[28] Entretanto, relatos recentes indicam que as rupturas do LCU e sua reconstrução cirúrgica estão sendo encontrados com frequência crescente em atletas jovens.[29] Evidências relacionadas a essa tendência alarmante incriminam o acúmulo de traumatismos decorrentes do uso excessivo do mesmo braço por arremessadores jovens para fazer os arremessos. Um alto volume de arremessos, além de arremessos com fadiga do braço e mecânica precária deste movimento parecem expor o atleta ao maior risco de desenvolvimento de lesão do LCU.[7,30] O paciente se queixará de dor na região medial no cotovelo notada tipicamente durante ou logo após uma rodada de arremessos. Uma triagem prolongada de repouso inicialmente pode resolver os sintomas, contudo a dor retorna de imediato com a retomada dos arremessos de alta velocidade. A reconstrução cirúrgica, comumente conhecida como cirurgia de "Tommy John", somente é considerada após a falha de pelo menos 6 meses de tratamento conservador.[28] Os procedimentos cirúrgicos são similares àqueles usados em adultos e têm como meta a retomada dos arremessos em geral em 6 meses de pós-operatório. Os resultados dos estudos são limitados em crianças, porém índices de sucesso similares foram encontrados em atletas adultos e universitários.[31]

Doença de Panner

A doença de Panner geralmente ocorre em crianças na faixa etária de 4 a 8 anos e consiste na necrose avascular autolimitante do núcleo de ossificação em desenvolvimento do capítulo umeral.[28] Está associada à degeneração e necrose do capítulo, seguida de regeneração e recalcificação. É um distúrbio autolimitante e de origem não traumática. O tratamento consiste em repouso evitando sobrecarga em valgo e imobilização para alívio da dor. Os resultados tipicamente são bons, com a retomada total da atividade sendo comum após o tratamento.

Osteocondrite dissecante

A OCD tipicamente afeta atletas adolescentes envolvidos em atividades de alta demanda e repetitivas realizadas acima da cabeça ou com carga.[6] A OCD é mais comum em jovens de 12 a 17 anos praticantes de beisebol, ginástica, esportes com raquete, futebol ou levantamento de peso.[6] A patogênese da OCD é parcialmente conhecida, mas é provável que decorra de lesões cumulativas por microtraumatismos repetitivos em uma região com suprimento sanguíneo tênue.[6,7] Durante as fases de armação tardia e aceleração inicial do arremesso de beisebol, a articulação radiocapitelar lateral é submetida à ação de forças compressoras significativas, e as exposições repetitivas podem levar à fadiga óssea subcondral. O atleta normalmente se queixa de dor na região lateral do cotovelo e, ao exame físico, apresenta inchaço, AM diminuída e sensibilidade à palpação sobre a articulação radiocapitelar.

O tratamento conservador envolve repouso total do cotovelo em relação às forças agressoras por até 6 meses. A reabilitação pode começar com exercícios suaves de AM e fortalecimento quando o paciente for assintomático. Exames repetidos de imagem e clínicos ajudarão a determinar a prontidão do paciente para retornar aos esportes.[6] A retomada gradual da atividade total pode ocorrer após 6 a 12 meses.[28]

Existem várias técnicas cirúrgicas para lesões de OCD que falham em responder às medidas conservadoras. O procedimento mais comum é a remoção de fragmentos soltos por meio da microfratura ou serragem da lesão.[6,28] Para procedimentos de microfratura, a reabilitação pós-operatória normalmente começa após 6 semanas de imobilização ou uso protegido. A retomada do esporte pode começar em 3 a 6 meses, mas também pode ser adiada, dependendo das metas a serem alcançadas em termos de necessidade de força, AM e resistência muscular.

Outras patologias do ombro

Instabilidade multidirecional

A instabilidade multidirecional (IMD) crônica do ombro em atletas jovens pode ser causada por luxação traumática aguda ou frouxidão capsular subjacente. A IMD normalmente está associada com frouxidão ligamentar generalizada, e o envolvimento bilateral é comum. Os sintomas manifestados em geral consistem em dor bilateral nos ombros acompanhada de sensação de soltura ou instabilidade durante a prática de atividades como levantamentos acima da cabeça, natação, tênis e arremessos. O paciente também pode notar subluxação no ombro durante as atividades normais do dia a dia, como rolar na cama ou erguer uma mochila.

O exame clínico revela aumento da translação glenoumeral durante os testes de mobilidade passiva, com um sinal de sulco positivo e deslizamento anteroposterior aumentado durante o teste de carga e troca. As lesões associadas, como a síndrome do impacto ou as rupturas de labrum, devem ser investigadas. Os exames de imagem geralmente não são indicados para IMD, exceto para excluir outros possíveis diagnósticos.[3] Pacientes com IMD frequentemente apresentam discinesia escapular e enfraquecimento dos músculos do manguito rotador e na estabilização da escápula. A fisioterapia é a estratégia de manejo inicial preferida para a IMD.[32] A educação do paciente no sentido de evitar posições provocativas e luxações subsequentes é um componente essencial para o êxito da reabilitação. Os exercícios devem enfocar a normalização da mecânica escapular, a recuperação da força do manguito rotador e atividades de estabilização dinâmica do ombro. Esses exercícios devem ser realizados em posições de cadeia aberta e fechada, com o intuito de maximizar o controle ativo da cabeça do úmero na cavidade glenoidal. O paciente deve iniciar essas atividades com o braço em posição de baixo nível de tensão e carga limitada, enquanto o terapeuta garante que a escápula esteja na posição desejada. A progressão deve incluir posições de alta demanda acima da cabeça e peso corporal aumentado em cadeia fechada, incorporando ao mesmo tempo os princípios do exercício para maximização da resistência muscular local. O treino de retorno ao esporte deve incluir exercícios que repliquem as forças a serem resistidas pelo ombro durante a atividade esportiva. Exemplificando, os atletas arremessadores seriam beneficiados pelas atividades pliométricas de cadeia aberta, enquanto um programa de pugilismo incluiria atividades com carga envolvendo o membro superior, em cadeia fechada, mais agressivos.

Luxação traumática do ombro

As luxações traumáticas agudas de ombro são mais comuns na direção anterior, e os atletas do sexo masculino envolvidos em esportes de contato apresentam risco aumentado. O mecanismo de lesão típico é uma queda sobre o braço com o ombro em posição de abdução ou rotação lateral. Geralmente, é feita uma redução fechada e são obtidas radiografias para excluir a hipótese de fratura associada e confirmar o reposicionamento articular. O exame neurovascular deve ser realizado antes e depois do reposicionamento, dada a possível ocorrência de lesão secundária a estruturas vasculares ou neurais. Observa-se um alto risco de lesões associadas, incluindo a lesão de Hill-Sachs, fratura na margem glenoidal, avulsão ou ruptura do lábio glenoidal anteroinferior (lesão de Bankart) e fratura por avulsão capsular. Diante da suspeita dessas lesões, pode haver indicação para a realização de exames de imagem de ressonância magnética (IRM) avançada, angiografia por ressonância magnética (ARM) ou varredura de tomografia computadorizada (TC). É importante identificar as patologias associadas e direcionar o tratamento adequado porque os atletas jovens apresentam alto risco de luxações recorrentes, com alguns estudos relatando taxas de incidência de até 90%.[33]

O manejo não cirúrgico inclui descanso ou imobilização com tipoia por 1 a 3 semanas. Inicialmente, a reabilitação deve enfocar o controle da dor, AM suave e ativação muscular. Uma posição de 90 graus de abdução e RL deve ser evitada até as fases tardias da reabilitação. O tratamento progredirá com base nos sintomas e na estabilidade. Os princípios de progressão e retorno ao treino esportivo são similares àqueles discutidos para IMD.

Como lesões secundárias e instabilidade recorrente são comumente observadas depois que uma luxação ocorre pela primeira vez, vários procedimentos artroscópicos e abertos podem ser personalizados conforme a patologia intra-articular específica do paciente. O tratamento pós-operatório varia dependendo do procedimento específico realizado. Entretanto, a maioria dos protocolos compartilha um período de imobilização com duração de 4 a 6 semanas. A reabilitação avançará com enfoque na restauração da AM, força, normalização do movimento escapular e estabilização dinâmica do ombro. As técnicas de AM agressivas são contraindicadas por violarem o procedimento de estabilização realizado e levarem à instabilidade recorrente. No decorrer da reabilitação, o paciente avança lentamente para posições 90/90 e acima da cabeça, com mais sobrecarga, usando os princípios já discutidos. O retorno aos esportes de contato ocorre normalmente após 6 meses.

Separação da articulação acromioclavicular

A separação da articulação acromioclavicular (AC) também ocorre nessa população e muitas vezes é causada por uma queda sobre o ombro. Essas lesões geralmente são tratadas de modo não cirúrgico e obtêm resultados satisfatórios.[34] A articulação AC pode não recuperar sua configuração normal após a lesão, cujo resultado pode ser um "inchaço" perceptível. Essa anormalidade é estética e não afeta a função. Ocasionalmente, esse inchaço pode se tornar doloroso com a irritação direta produzida pelo equipamento (p. ex., as ombreiras usadas no futebol americano). Um bandagem funcional simples pode ser confeccionada para aliviar a pressão. A reabilitação é bastante descomplicada e deve enfocar a recuperação da mobilidade perdida do ombro, bem como o fortalecimento indolor.

Fraturas da clavícula

As fraturas da clavícula geralmente resultam de quedas sobre o ombro. A maioria das fraturas claviculares em crianças ocorre sem deslocamento ou com deslocamento mínimo, por conta do periósteo espesso, e pode ser tratada sem cirurgia.[35] O tratamento das fraturas de clavícula ainda é controverso, todavia, relatos recentes na literatura favorecem a fixação cirúrgica de fraturas totalmente deslocadas, cominutivas ou do tipo aberto.[35,36] O tratamento não cirúrgico consiste em 2 a 4 semanas de imobilização com tipoia para ombro ou bandagem "em forma de oito", seguido de exercícios de AM e fortalecimento. A reabilitação geralmente é mínima e o retorno à atividade esportiva em geral ocorre em 6 a 8 semanas. Em seguida ao tratamento cirúrgico, o paciente é imobilizado com tipoia por 3 semanas e, após esse período, é possível iniciar os exercícios de AM e fortalecimento. O retorno aos esportes pode ser feito após 12 semanas, caso haja evidência radiográfica e clínica de cicatrização.[36]

Outras lesões do cotovelo

As lesões atléticas pediátricas de cotovelo incluem as fraturas traumáticas e luxações, bem como as lesões por uso excessivo já discutidas. As lesões traumáticas geralmente resultam de quedas e são comuns em esportes como ginástica, *snowboarding* e futebol. Uma fratura ou luxação do cotovelo pode representar uma emergência médica, em vista da possibilidade de comprometimento vascular ou neural associado. As lesões comumente encontradas serão resumidas na próxima seção.

Fraturas supracondilares do cotovelo

As fraturas supracondilares são comuns em crianças e estão associadas ao risco de dano neurovascular secundário. Esse dano pode levar a deficits funcionais de longo prazo no membro superior e, dessa forma, requer tratamento imediato.[37] O tratamento é baseado na gravidade do deslocamento da fratura e na identificação de quaisquer lesões associadas. A imobilização não cirúrgica é normalmente recomendada para fraturas não deslocadas, enquanto a maioria dos outros padrões de lesão requer fixação cirúrgica.[37] A rigidez e a perda da extensão do cotovelo são uma grande preocupação após o tratamento inicial das fraturas supracondilares, podendo demorar até 1 ano para que a AM do cotovelo se aproxime do normal. Os pacientes com lesões mais graves, com fraturas tratadas com cirurgia e aqueles mais jovens são os que têm maior dificuldade para recuperar o movimento.[38] O terapeuta deve iniciar os exercícios de AM progressiva do cotovelo e de fortalecimento do membro superior assim que for liberado pelo cirurgião. Métodos como imobilização dinâmica ou imobilização seriada podem ser necessários para recuperar o movimento em casos difíceis.

Fraturas do côndilo lateral

As fraturas do côndilo lateral são menos frequentes do que as fraturas supracondilares umerais, mas têm um mecanismo de lesão similar. As fraturas minimamente deslocadas estáveis têm sido tratadas de forma bem-sucedida com imobilização por engessamento. Entretanto, a fixação cirúrgica se faz necessária para a maioria das lesões deslocadas.[39] A cicatrização das fraturas de côndilo lateral é mais lenta do que nas fraturas supracondilares, podendo requerer um tempo maior de imobilização. Assim como nas fraturas supracondilares, a rigidez do cotovelo é uma séria preocupação após o tratamento inicial, e o tratamento fisioterápico será similar.

Fratura de Monteggia

A fratura-luxação de Monteggia descreve uma luxação da cabeça do rádio com fratura ulnar concomitante. Essa lesão rara é responsável por menos de 1% das fraturas de cotovelo pediátricas.[40] As complicações das fraturas de Monteggia podem incluir paralisia do nervo interósseo posterior, paralisia do nervo radial e deformação ulnar. Não há consenso quanto à estratégia terapêutica ideal para as fraturas de Monteggia no que se refere ao tratamento cirúrgico *versus* não cirúrgico. O tratamento conservador com redução fechada e imobilização apresentou resultados satisfatórios. Por outro lado, a redução aberta e fixação interna (RAFI) pode ser indicada diante da impossibilidade de realizar uma redução anatômica.[40] Os prazos de reabilitação são baseados no método de tratamento e cicatrização, e serão orientados pelo cirurgião.

Lesões do antebraço, punho e mão

As fraturas de antebraço são decorrentes de quedas e podem ocorrer na porção distal, proximal ou na diáfise média do rádio ou da ulna. Em crianças, as fraturas da diáfise do antebraço geralmente são tratadas com redução fechada e imobilização por engessamento. Entre as indicações para cirurgia, estão as fraturas abertas, fraturas instáveis, fraturas com falha de redução fechada e, às vezes, no tratamento de adolescentes mais velhos.[41]

Fraturas do antebraço distal

As fraturas do antebraço distal são mais comuns no rádio distal, em virtude da arquitetura óssea na articulação com o punho. As fraturas de metáfise distal do rádio raramente necessitam de cirurgia e são tratadas com imobilização por engessamento por 4 a 6 semanas.[42] A maioria das lesões da fise distal do rádio é classificada como do tipo Salter-Harris II, e seu tratamento não cirúrgico em geral é bem-sucedido. A lesão na fise pode acarretar interrupção do crescimento com consequente deformidade angular, requerendo monitoramento intensivo pelo médico. As fraturas em toro ou em alça de balde ocorrem na junção diafisária-metafisária, com osso trabecular impactado na face dorsal do rádio, criando uma saliência característica visualizada nas radiografias.[43] Similar a outras lesões no antebraço, o tratamento conservador é o método mais indicado.

Punho do ginasta

O punho do ginasta é uma queixa comum entre ginastas e o termo se refere a uma lesão por uso excessivo causada pela sobrecarga mecânica do rádio distal.[44] O punho está sujeito a grandes quantidades de sobrecargas estáticas e dinâmicas a que os ginastas estão sujeitos, em virtude do uso regular do membro superior para sustentar o peso corporal durante atividades como acrobacias. Os sintomas incluem dor sobre o rádio distal com o punho em extensão, especialmente em posições com apoio de peso. A detecção antecipada é importante para prevenir a lesão fisária ou o fechamento fisário precoce, com resultante deformidade do punho.[44] Normalmente, a modificação da atividade com restrição das atividades dolorosas é requerida por um período mínimo de 4 semanas. Se houver dor na realização de atividades normais da vida diária, o uso de uma braçadeira poderá ajudar na resolução dessa dor. A reabilitação deve enfocar a abordagem dos deficits locais e sistêmicos que possam produzir sobrecarga aumentada ao longo do punho. O ginasta deve ser aconselhado quanto à retomada progressiva das atividades com apoio de peso e sobre a variação do treino para minimização do risco de lesão recorrente.

Fraturas do escafoide

As fraturas do escafoide são as fraturas do osso carpal mais comumente encontradas, no entanto correspondem a apenas 0,45% de todas as fraturas de membro superior pediátricas.[45] O mecanismo de lesão mais comum é uma queda sobre uma mão estendida. Apesar de raras, o diagnóstico e o tratamento das fraturas do escafoide são importantes por causa da probabilidade de pseudartrose ou necrose avascular associada ao tratamento inadequado.[46] O paciente com fratura do escafoide normalmente se queixa de uma dor na lateral do punho que aumenta de intensidade com o desvio radial e a extensão do punho. A sensibilidade pontual é típica com a palpação do escafoide na fossa radial, localizada entre os tendões abdutores longo e curto do polegar. O tratamento em geral consiste em imobilização por engessamento do polegar com ataduras, durante 6 semanas, seguida de reabilitação. Se a fratura for instável ou se houver desenvolvimento de pseudartrose, a fixação cirúrgica pode ser indicada.[47] As fraturas do escafoide por vezes são difíceis de diagnosticar, porque a fratura pode não ser evidenciada nas radiografias iniciais. Em virtude das sérias consequências do erro diagnóstico, uma fratura do escafoide suspeita é normalmente imobilizada por 2 semanas e, em seguida, reexaminada.[46]

Fratura do gancho do hamato

As fraturas do gancho do hamato podem ocorrer durante a prática de esportes como beisebol, golfe ou hóquei. O mecanismo típico da lesão consiste em uma oscilação mal calculada ao impactar um objeto sólido, com consequente translação de forças excessivas ao longo do hamato.[47] Haverá sensibilidade aguda sobre o gancho do hamato e a dor normalmente estará presente ao segurar uma raquete ou taco. O tratamento conservador consiste em imobilização por engessamento durante 6 semanas, porém, a excisão cirúrgica do fragmento da fratura pode ser necessária.[47]

Fratura do pugilista

Uma fratura do pugilista envolve o istmo do quinto metacarpal e advém normalmente de um golpe com o punho fechado em um objeto imóvel. O efeito dos pontos de fixação musculares resulta na angulação volar da cabeça do quinto metacarpal.[48] O tratamento em geral consiste em redução fechada com imobilização por engessamento durante 3 a 6 semanas.

Fraturas de dedos da mão

As fraturas de dedos da mão e as lesões dos tendões desses dedos também ocorrem durante as práticas esportivas. Em geral, a maioria das fraturas em dedos da mão ocorridas em pacientes pediátricos pode ser tratada de modo fechado, com expectativa de excelentes resultados.[49] O dedo em martelo é uma lesão em que o tendão extensor dos dedos sofre avulsão a partir da falange distal, com consequente incapacidade de estender a articulação interfalângica distal (IFD) do dedo. Isso normalmente decorre de uma força de flexão inesperada, como ao comprimir o dedo com uma bola ou escorregar em uma superfície. O dedo de *jersey* é uma avulsão do flexor profundo dos dedos (FPD) desde a falange distal. Essa lesão ocorre mais comumente no dedo anular e pode resultar da contração forçada do FPD quando o atleta agarra a camiseta (*jersey*) de um atleta oponente. O tratamento para essas lesões de dedo em martelo ou dedo de *jersey* consiste normalmente em imobilização.

Lesões de pelve, quadril e coxa

Princípios do exame

As lesões de pelve, quadril e coxa em atletas jovens podem resultar de eventos traumáticos isolados, uso excessivo e origens idiopáticas. A pelve é composta por uma série de ossos, incluindo o ísquio, ílio, púbis, sacro e fêmur, bem como suas articulações. Esses ossos servem de sítios de fixação para diversos músculos e ligamentos. O conhecimento dessa anatomia é fundamental para compreender e diagnosticar a lesão. Diante da queixa de dor no quadril, pelve, coxa ou joelho, deve ser conduzido um exame minucioso para excluir a hipótese de outros processos patológicos, bem como de outras condições ortopédicas e não ortopédicas (Quadro 14.3).

No diagnóstico e tratamento das lesões de quadril e pelve, é importante obter um histórico detalhado. Os mecanismos de lesão, a localização e a descrição da dor, além das atividades agravantes auxiliarão a garantir o correto diagnóstico e direcionamento do exame. A inspeção do inchaço difuso ou localizado e da contusão ajudará a identificar locais de traumatismo. A palpação cuidadosa, prestando atenção ao inchaço localizado, dor e sensibilidade, é essencial e deve incluir referenciais ósseos, sítios de fixação muscular e tecidos moles adjacentes. Os testes de AM ativa e passiva do quadril em todos os planos ajudarão a identificar quaisquer limitações, em comparação com o membro contralateral. O teste de tensão tecidual muscular seletivo e os testes de desempenho muscular ajudarão a discernir o envolvimento de tecidos contráteis e a capacidade desses tecidos de funcionar adequadamente. É importante rastrear as articulações adjacentes, incluindo a porção torácica inferior e a porção lombar da coluna vertebral, bem como o joelho, a fim de excluir a hipótese de uma potencial contribuição distante de dor no quadril.

Lesões específicas de pelve, quadril e coxa

Apofisite pélvica

Durante os período de crescimento rápido, o esqueleto imaturo do atleta pediátrico apresenta risco de lesões por uso excessivo. O crescimento ósseo ultrapassa a capacidade do tecido muscular de aumentar de comprimento e se alongar suficientemente, intensificando assim a ação das forças tênseis ao longo das apófises pélvicas, o ponto mais fraco na unidade musculotendínea de um atleta em crescimento.[50] O tensionamento repetitivo do músculo ao longo da apófise causará microtraumatismo, além de fraqueza progressiva e inflamação junto ao ponto de fixação muscular cartilaginosa. Com a progressão da lesão, há a discreta ampliação da apófise, podendo expor o atleta ao risco aumentado de lesão por avulsão.

Os sítios mais comuns de apofisite pélvica são a espinha ilíaca anteroinferior (EIAI), espinha ilíaca anterossuperior (EIAS) e o túber isquiático. O trocanter menor, a crista ilíaca e o trocanter maior são localizações igualmente possíveis de apofisite, embora encontradas com menos frequência.[3] O sítio de apofisite depende da idade esquelética e da maturidade do atleta, uma vez que a apófise se fundirá ao longo de algumas faixas etárias e, assim, não mais causará patologia (ver Tab. 14.4). O tipo de atividade realizada pode predispor os atletas à apofisite em determinados locais. Os jogadores de futebol, por exemplo, frequentemente desenvolvem apofisite na EIAI a partir das contrações balísticas do reto femoral realizadas com os chutes repetitivos.

A dor entorpecente e de localização definida que acompanha a atividade no local de envolvimento é a queixa comum dos pacientes com apofisite. A dor costuma piorar com a atividade aumentada e diminui com o repouso. A progressão para a dor que acompanha as atividades do dia a dia, como na combinação de caminhada e subida de escada, com ou sem claudicação, pode ocorrer na ausência de repouso adequado. O exame demonstrará a presença de sensibilidade na apófise com possível inflamação. O tensionamento da fixação muscular na apófise reproduzirá os

---

QUADRO 14.3 ▸ Diagnóstico diferencial de dor no quadril

Causas de dor no quadril em atletas
Fratura/lesão apofisária
Fratura por sobrecarga
Deslizamento da epífise da cabeça do fêmur, artrite séptica/inflamatória, doença de Legg-Calvé-Perthes
Impacto acetabular femoral, rupturas labiais acetabulares, corpo solto
Síndrome do estalo do quadril, tendinite ou bursite
Distensão muscular
Luxação traumática do quadril
Osteíte púbica, osteomielite, hérnia esportiva
Aprisionamento de nervo
Radiculopatia lombar

TABELA 14.4 ▸ Localizações de apofisite do quadril

Sítio de apofisite	Pontos de fixação muscular	Idade da ossificação
EIAS	Sartório, tensor da fáscia lata	14-16
EIAI	Reto femoral	14-16
Túber isquiático	Grupo dos posteriores da coxa	21-25
Crista ilíaca	Tensor da fáscia lata, músculos abdominais profundos	16-18
Trocanter maior	Glúteos máximo e médio, grupo rotador externo do quadril	14-16
Trocanter menor	Iliopsoas	14-16

sintomas do atleta. Isso pode ser feito por meio do alongamento ou da contração forçada do músculo de interesse. Em virtude do crescimento rápido, a inflexibilidade muscular bilateral generalizada muitas vezes é observada com a AM limitada no lado envolvido. A distinção entre as fraturas de avulsão pode ser feita com exame físico e diagnóstico por imagem, uma vez que as radiografias obtidas quando há apofisite geralmente são normais.

O tratamento de uma apofisite pélvica começa com repouso, modificação da atividade e controle da dor e da inflamação. A descarga de peso é permitida enquanto não causar dor e o atleta demonstrar marcha não antálgica. Em alguns casos com dor significativa, pode haver necessidade de um período breve de descarga de peso protegida com muletas. Depois que a dor estiver controlada, o foco do tratamento muda para a melhora da flexibilidade muscular e da AM. O fortalecimento da musculatura lombopélvica circundante e do membro inferior é igualmente fundamental para restaurar o equilíbrio pélvico e o controle do membro inferior. O retorno ao esporte deve ser feito de modo progressivo, dependendo dos sintomas e da qualidade do movimento, podendo demorar até 6 semanas para retomar a participação total e irrestrita.[51]

Fraturas por avulsão pélvica

As fraturas por avulsão podem ocorrer com a progressão de uma apofisite não tratada na pelve, e são encontradas em localizações similares. Ocorrem de forma mais comum em atletas jovens, na faixa etária de 14 a 25 anos, como resultado de lesão aguda com mecanismo de lesão distinto. A contração forte e violenta de um músculo contra seu sítio de fixação apofisária, especialmente durante a fase excêntrica de uma atividade esportiva em que há geração de forças mais intensas, contribui para a falha e subsequente avulsão.[52]

O atleta muitas vezes lembra do evento isolado e do momento da lesão e relata ter sentido ou ouvido um "estalo". Os sintomas incluem sensibilidade e inchaço sobre o sítio da avulsão. A descarga de peso em geral é dolorosa e resulta em marcha antálgica. A contusão associada também é característica das fraturas por avulsão. Assim como ocorre durante a lesão, a dor é deflagrada pela contração muscular intensa do grupo muscular associado. Na maioria dos casos, as radiografias podem confirmar o diagnóstico quando há suspeita de avulsão. Algumas avulsões menores que não aparecem nas radiografias podem ser diagnosticadas por varredura de TC. A IRM também é disponibilizada para lesões em tecidos moles e avulsões parciais, mas deve ser usada se houver outras hipóteses mais sérias.[3,53]

O tratamento das fraturas por avulsão pélvica depende do grau de ampliação e deslocamento da apófise. Lesões com menos de 2 cm de deslocamento responderão a um curso de tratamento conservador. O atleta é mantido em relativo descanso da atividade durante as primeiras 3 semanas e pode ser incluído um período rápido de descarga de peso protegida. Uma vez que a dor tenha atenuado e decorrido tempo suficiente para a cicatrização óssea, a próxima preocupação é a retomada do movimento livre de dor. É iniciado um curso breve de fortalecimento muscular e, quando este é restaurado, o retorno progressivo às atividades específicas do esporte pode ser iniciado em 6 a 8 semanas após a lesão, desde que não haja outras complicações.[52]

A RAFI cirúrgica da avulsão tem sido mais efetiva do que o tratamento conservador quando há evidência de deslocamento maior que 2 cm, de deslocamento completo do fragmento ou de envolvimento do túber isquiático.[52]

Síndrome do ressalto do quadril

A síndrome do ressalto do quadril é caracterizada pelo "estalo" audível e/ou palpável do quadril, causado pelo movimento dos tendões sobre as proeminências ósseas. Em geral, é acompanhada de dor e replicada de modo consistente com a realização de certos movimentos do quadril. A síndrome do ressalto do quadril é classificada em externa e interna. A nomenclatura estalo de quadril "intra-articular" atualmente é considerada inadequada, por causa do aprimoramento da precisão, descrição e diagnóstico da patologia intra-articular do quadril.[54] O estalo é ouvido com frequência em artistas performáticos, maratonistas e corredores de barreiras.

O atrito do trato iliotibial (TIT) e/ou da face anterior do glúteo máximo ao atravessar o trocanter maior causa síndrome do ressalto do quadril externa. Uma parte espessada do TIT, localizada posteriormente ao trocanter maior, atravessará a porção anterior do trocanter na flexão do quadril. Quando o quadril é estendido, o TIT retorna à sua posição posterior, contribuindo para a geração de estalos e cliques repetitivos.[54] Entre o TIT e o trocanter maior, repousa a bolsa trocantérica maior, que pode se tornar inflamada com os estalos repetidos, resultando em bursite trocantérica. Também é provável que haja desenvolvimento de tendinopatia, degeneração e rupturas do tendão do glúteo médio em consequência da irritação mecânica em seu ponto de fixação óssea.[54]

Existem dois tipos diferentes de manifestação da síndrome do ressalto do quadril externa em atletas. A síndrome verdadeira é caracterizada por dor na parte lateral do quadril e sensibilidade ao redor do trocanter maior, que ocorre com flexões e extensões repetitivas do quadril. O estalo é localizado em todo o trocanter maior ao levantar-se de uma cadeira, na subida de escadas e na prática de atividades de atletismo. O atleta também pode relatar estalos ao descrever um "quadril deslocado". A sensação frequentemente pode ser repetida com atividades que envolvem inclinação pélvica e em geral é indolor. Essa forma de estalo não costuma contribuir para a alteração do desempenho ou da participação atlética.[54] O ultrassom dinâmico ajudará a identificar e confirmar o fenômeno de estalo.[50]

O tratamento do estalo do quadril externo geralmente é conservador e varia dependendo do nível de irritabilidade. Quando o estalo é indolor, as técnicas para tecidos moles e o alongamento do TIT, tensor da fáscia lata e glúteo máximo auxiliarão a minimizar o atrito e melhorar a função. A modificação da atividade e o controle da dor têm importância primordial no estalo de quadril externo sintomático. Conforme o nível de irritabilidade junto ao tecido diminui, é possível avançar as técnicas de tecidos moles e alongamento. Em ambos os casos, a normalização do controle, estabilidade e equilíbrio do tronco é necessária para a recuperação total. Com a falha de um curso de tratamento conservador, a liberação cirúrgica se torna indicada e efetiva.[55]

O estalo de quadril interno ocorre comumente em dançarinos e outros artistas performáticos. O fenômeno do estalo surge com a subluxação crônica do tendão do iliopsoas, desde a porção lateral até a medial, enquanto o quadril é trazido de uma posição flexionada, abduzida e em rotação lateral para a posição de extensão com RM.[56] O estalo de quadril interno pode estar presente e ser assintomático em cerca de 10% da população.[54]

O atleta com queixas de estalo de quadril interno sintomático descreve uma sensação de pancada audível, profunda e frequentemente dolorosa na parte anterior da virilha. Os sintomas são reproduzíveis com facilidade mediante flexões e extensões repetidas, ou com a movimentação de uma posição de flexão, abdução e RL do quadril para uma posição de extensão com RM do quadril.[57] Apesar de menos provável, os sintomas também podem ser relatados como uma dor posteriormente localizada nas nádegas e região sacroilíaca (SI) por causa da origem do tendão do iliopsoas na porção lombar da coluna vertebral. O exame deflagra o estalo mediante a palpação da parte anterior do quadril durante a realização de movimentos extremos. Quando o estalo ocorre, o atleta tende a se tornar apreensivo por causa da replicação da dor. A compressão direta do tendão do iliopsoas pode minimizar o fenômeno do estalo e ajudar a diagnosticar a condição de estalo do quadril interno. O ultrassom dinâmico e a bursografia do tendão do iliopsoas podem identificar o fenômeno do estalo e quaisquer alterações patológicas associadas do tendão do iliopsoas e de sua bursa.[58] Embora a artrografia por IRM não possa detectar o fenômeno de estalo dinâmico, pode ser útil na detecção da lesão intra-articular do quadril. Isso pode ser importante quando consideramos que cerca da metade daqueles que se queixam de síndrome do estalo do quadril interna tem alguma patologia intra-articular associada.[59] O tratamento dessa síndrome tem escopo similar ao tratamento da síndrome do ressalto do quadril externa. A modificação da atividade e o controle da dor são as metas principais para a redução da irritabilidade. Pode haver necessidade de modalidades físicas, medicação e injeção. Alongamento e mobilização do tecido mole para o iliopsoas ou as estruturas anteriores do quadril são usados para normalizar a mobilidade. Os exercícios podem ser direcionados para melhorar o controle do tronco, sua estabilidade e o posicionamento do membro inferior.[54] Mais uma vez, diante da falha das medidas conservadoras, respostas positivas foram associadas às intervenções de liberação cirúrgica e alongamento muscular.[60]

Fratura por estresse femoral

As fraturas por estresse do colo do fêmur são associadas com frequência a atletas fisicamente ativos e maratonistas. A sobrecarga de compressão anormal ao longo da face medial do colo do fêmur representa as duas variedades de fraturas. O microtraumatismo durante o estresse repetitivo produzido pelas passadas sucessivas dos maratonistas geralmente é o mecanismo por trás desse tipo de fratura por sobrecarga. Fatores como regimes de treino precários, constituição óssea, suprimento vascular e alinhamento anatômico foram associados às fraturas por estresse do colo do fêmur. Atletas do sexo feminino têm risco até quatro vezes maior de lesão óssea por sobrecarga, em comparação aos atletas do sexo masculino.[61] Esse risco é ainda maior em mulheres com anomalias menstruais, como amenorreia, menarca tardia, transtornos alimentares e osteoporose.[62,63]

Atletas com fraturas de fêmur por estresse apresentarão dor na coxa, joelho ou virilha cuja intensidade aumenta com a prática de atividades na descarga de peso. Os sintomas frequentemente diminuem ou são aliviados após um período de inatividade e repouso. Estratégias compensatórias de marcha são usadas com frequência para diminuir a aceitação de carga sobre o membro envolvido. A sensibilidade ao longo da porção proximal do fêmur e virilha são achados consistentes, aliados às limitações de AM do quadril, sobretudo de flexão do quadril e rotação medial. As radiografias iniciais podem não detectar fraturas por estresse durante as primeiras 2 semanas, contudo as imagens subsequentes podem demonstrar esclerose ou evidência de fratura. A IRM é mais sensível para o diagnóstico inicial.

O tratamento da suspeita de fratura de fêmur por estresse com descarga de peso protegido e uso de muletas deve ser instituído imediatamente, independentemente de evidências radiográficas. Uma fratura por compressão lateral é tratada de modo conservador, com descarga de peso protegida. Espera-se um curso lento e progressivo de tratamento, que deve ser monitorado com repetições frequentes dos exames de imagem. As fraturas laterais por tensão estão associadas ao risco aumentado de deslocamento e requerem intervenção cirúrgica e fixação. Nos casos em que o tratamento não é instituído antecipadamente, é provável que haja desenvolvimento de complicações de pseudartrose, necrose avascular da cabeça do fêmur, artrite de aparecimento precoce e deformidade. Consultas nutricionais e psicológicas também são recomendadas para os casos com suspeita de transtorno alimentar.[64] Somente depois que o atleta estiver livre de dor, exibir evidências radiográficas de cicatrização óssea e mantiver resultados satisfatórios de exames clínicos, deverão ser iniciadas as atividades específicas do esporte ou a progressão gradual da corrida. Esse processo em geral demora vários meses.

Impacto femoroacetabular e rupturas labiais

O impacto femoroacetabular (IFA) é um diagnóstico recentemente reconhecido como fonte de dor e sequela de patologia no quadril em atletas jovens. O IFA consiste no ponto de apoio e aproximação da cabeça ou do colo do fêmur com a margem acetabular. Essa patologia tende mais a ser encontrada em indivíduos do sexo masculino e foi associada a osteoartrite do quadril, deslizamento da epífise da cabeça do fêmur e fratura do colo do fêmur.[65] O IFA pode resultar de uma lesão excêntrica, de uma lesão em pinça ou de uma combinação de ambas. As lesões excêntricas são produzidas quando a cabeça do fêmur com formato anormal invade repetidamente o acetábulo impossibilitado de acomodar esse osso de morfologia óssea alterada. Mais comumente encontradas em atletas jovens do sexo masculino, as forças de cisalhamento aumentadas resultantes podem causar lesões labiais e condrais no acetábulo anterossuperior.[66] As lesões em pinça ocorrem com a cobertura excessiva da borda acetabular e o consequente aparecimento de um ponto de contato com a cabeça e o colo do fêmur na flexão do quadril. Esse tipo de lesão é mais comum em atletas mais velhas e do sexo feminino, levando eventualmente ao desenvolvimento de patologia ao longo do lábio anterior e/ou do acetábulo posteroinferior. A atuação do lábio do quadril é mais parecida com a do menisco no joelho, e uma lesão ocasionará a diminuição da absorção de choques, da lubrificação articular, da distribuição da pressão e da estabilidade da articulação do quadril.

Pacientes com IFA se queixam de sensação dolorosa profunda no quadril e na virilha, dor e estalo associado que é reproduzido com a execução de movimentos isolados ou combinados de flexão, adução e RM do quadril. O atleta afetado costuma descrever a localização da dor fazendo um "C" com a mão ("sinal do C"), colocando o polegar posteriormente e os outros dedos anteriormente, em torno da face lateral do quadril. O atleta pode se queixar de dor após descarga de peso por tempo prolongado, ao fazer cortes e giros, praticar atividades de impacto e posições prolongadas que envolvam flexão de quadril (p. ex., sentar). Conforme a condição evolui, a dor vai se tornando mais constante e debilitante, e passa a afetar uma área maior dos tecidos adjacentes, incluindo o lábio, as superfícies articulares e a musculatura circundante. O exame clínico muitas vezes revela uma limitação da AM na RM, especialmente com o quadril flexionado e aduzido, além de resultados positivos em testes provocativos para impacto de quadril. A reprodução da dor do atleta com uma combinação de fle-

xão e RM do quadril é considerada um resultado positivo para impacto anterior do quadril. O impacto posteroinferior do quadril é testado por meio da reprodução da dor com a extensão e RL do quadril.[67] Embora esses testes provocativos também tenham sido considerados sugestivos de ruptura de lábio do quadril, há ainda testes de sobrecarga labial específicos. O lábio anterior é submetido à sobrecarga com a movimentação do quadril a partir de uma posição de flexão, RL e abdução para posições em extensão, RM e adução. A movimentação do quadril a partir da posição em flexão, adução e RM para a posição em extensão, abdução e RL é diagnóstica de rupturas labiais posteriores.[68] Embora as radiografias consigam detectar anormalidades ósseas e alterações adaptativas, a IRM é mais comumente usada na detecção de IFA.[69,70] Se houver suspeita de ruptura labial ou de dano condral, a artrografia por RM é o exame diagnóstico de escolha, com sensibilidade e especificidade de 90 e 91%, respectivamente.[71,72]

A tentativa de tratamento conservador é realizada nos casos de IFA e de rupturas labiais, embora geralmente seja inefetivo em termos de promoção de alívio da dor em longo prazo. O tratamento inclui um período de repouso, modificação da atividade, modalidades de controle da dor e da inflamação, além de exercícios de fortalecimento e controle motor do tronco.[73] São feitas tentativas de recuperar a AM com atividades de fortalecimento e mobilização articular. Entretanto, dada a natureza mecânica da dor, as medidas cirúrgicas são mais efetivas para recuperar a função em populações atléticas altamente ativas. A intervenção cirúrgica envolve remodelamento aberto ou artroscópico da lesão associada e pode ser feita ao mesmo tempo que o debridamento labial, reparo direto, osteotomia e/ou condroplastia. A fisioterapia que se segue às intervenções cirúrgicas depende do procedimento realizado. Nos procedimentos artroscópicos mais simples, como o debridamento labial, o atleta pode ter permissão para usar descarga de peso conforme a tolerância imediata. Inicialmente, são enfocados o controle da dor, o controle da inflamação e a normalização da marcha. A progressão para os exercícios e as intervenções destinadas a restaurar a AM, o funcionamento muscular e os padrões falhos de movimento é feita durante as fases subagudas. Os exercícios que tensionam a musculatura anterior do quadril, como as elevações de perna reta, abdominais e saltos para a frente, devem ser evitados no início do processo de reabilitação a fim de diminuir a probabilidade de tendinopatia flexora do quadril.[74] O retorno lento e gradual ao esporte deve ser iniciado assim que o atleta estiver livre de comprometimento significativo, assimetria ou dor nos testes provocativos, durante o exame clínico.

Distensões musculares

As distensões musculares não são vistas comumente em atletas jovens que, em vez disso, tendem mais a sofrer lesões por avulsão de apófise. Entretanto, no adolescente mais velho cujas apófises estão começando a ossificar, as distensões musculares devem ser consideradas como possível diagnóstico diferencial. As distensões musculares podem ocorrer nos mesmos locais que as lesões apofisárias. As distensões musculares mais comuns no quadril e na coxa incluem as distensões de adutor, de flexor do quadril e dos posteriores da coxa. As distensões comumente decorrem do alongamento extremo ou de contrações excêntricas forçadas do grupo muscular envolvido, contribuindo para a ocorrência de sobrecarga e microrrupturas.[75] Essas lesões ocorrem com frequência nos esportes de alta velocidade, incluindo corrida, futebol americano e futebol, além das atividades que requerem amplos arcos de movimento, como dançar ou chutar. As lesões podem ocorrer no ventre muscular ou na junção musculotendínea. A localização da lesão está relacionada com os tempos esperados de cicatrização. Por exemplo, as distensões distais nos posteriores da coxa tendem a seguir um curso mais breve e previsível de recuperação do que as lesões ao tendão proximal.[75] A classificação das distensões musculares ajuda a determinar a gravidade da lesão e se baseia na dor, fraqueza e perda de movimento. As distensões musculares são classificadas em graus: 1 (dano muscular mínimo), 2 (quantidade moderada de microrrupturas) ou 3 (ruptura muscular total). Essa classificação será útil no prognóstico e tratamento da lesão.

Atletas com distensões musculares agudas relatarão aparecimento súbito de dor atribuível a um evento ou atividade específico. Podem relatar sensação de tração ou um "estalo" no local da unidade musculotendínea envolvida. A dor estará presente no músculo ou ao longo da junção musculotendínea, em geral limitando a participação continuada do atleta no esporte. Contusões e inchaço sobre o músculo lesionado podem estar presentes nas fases mais agudas e subagudas. Uma marcha antálgica também pode estar presente durante as tentativas de aliviar a carga sobre o membro envolvido. O exame físico e a palpação do tecido muscular podem identificar espasmos musculares e algum defeito palpável no ventre do músculo. Sobrecarregar o tecido com contração ativa e alongamento extremo ajudará a confirmar o diagnóstico. As limitações de AM e força ocorrem com frequência após as distensões musculares. A IRM pode auxiliar o diagnóstico e ajudar a definir a extensão da distensão muscular, mas geralmente é reservada para lesões mais graves.[75,76] As radiografias em geral não são indicadas, mas podem ser úteis na diferenciação entre lesões por avulsão e distensões musculares verdadeiras. Fontes adicionais de dor devem ser consideradas quando houver suspeita de distensão envolvendo a musculatura da coxa, quadril e pelve. Uma tensão neural adversa ao longo do trato isquiático, por exemplo, resultante de aderências e cicatrizes produzidas por lesões recorrentes nos músculos posteriores da coxa, pode contribuir para o aparecimento de dor na região posterior da

coxa e replicar os sintomas de uma distensão verdadeira no local. Lesões combinadas que envolvem diversos grupos musculares, como os músculos posteriores da coxa e os adutores, são possíveis por sua estreita proximidade e funções relacionadas.[75] As contusões que envolvem a crista ilíaca ou o trocanter maior, chamadas "ponteiros do quadril", são causadas por golpes diretos e ocorrem comumente em adolescentes que se aproximam da maturidade esquelética. Dessa forma, uma avaliação completa e minuciosa se faz necessária para determinar a natureza verdadeira das queixas do atleta.

Há uma alta taxa de recorrência de distensão muscular na população atlética. Considera-se que a recorrência resulte da fraqueza persistente do músculo lesionado, extensibilidade diminuída da unidade musculotendínea decorrente de tecido cicatricial residual, e alterações adaptativas dos padrões biomecânicos e motores dos movimentos do esporte subsequentemente à lesão original.[75] O objetivo principal do tratamento das distensões musculares é fazer o atleta retornar ao nível prévio de funcionamento e, ao mesmo tempo, diminuir a probabilidade de reincidência da lesão.

Para as rupturas totais de grau 3, mais graves, o reparo ou a refixação cirúrgica são justificados. Entretanto, a maioria das distensões dos posteriores da coxa de graus 1 e 2 responderão ao tratamento conservador. O tratamento inicial das distensões musculares agudas deve seguir um curso similar. O princípio PRICE (*protection* [proteção], *rest* [repouso], *ice* [gelo], *compression* [compressão], *elevation* [elevação]) deve ser usado para auxiliar no controle da dor e na cicatrização tecidual. A proteção do músculo lesionado é fundamental nesse momento. O alongamento muscular no tecido lesionado deve ser evitado, a fim de permitir a regeneração muscular e diminuir a probabilidade de formação de cicatriz. Em vez disso, deve ser incentivada a prática de atividades de AM livres de dor nos segmentos articulares associados. A dor deve ser evitada e pode haver necessidade de usar muletas ou alterar a marcha (passadas menores pela distensão da musculatura dos posteriores da coxa) até o atleta conseguir deambular sem sentir dor e de forma natural. Podem ser iniciados exercícios terapêuticos para a musculatura lombopélvica, do quadril e do joelho, ao mesmo tempo que devem ser evitadas a contração isolada do músculo lesionado ou outras atividades dolorosas. Conforme o atleta progride, é necessário prestar atenção à normalização da AM e se preocupar com a força muscular. As atividades de controle neuromuscular, equilíbrio e estabilidade do tronco também passam a ser enfocadas. O treino muscular excêntrico também deve ser incentivado para aumentar a proteção e o controle neuromuscular durante as atividades de alongamento muscular.[75] A progressão específica do esporte pode ser iniciada assim que o atleta apresentar resultados satisfatórios no exame físico, ausência de dor durante o alongamento muscular, força normal baseada na simetria em relação ao membro contralateral e controle adequado durante as atividades funcionais.

A injeção de corticosteroides tem sido usada na população adulta, no tratamento das distensões musculares, sem nenhum efeito colateral em longo prazo. Esse tratamento é usado principalmente para atletas profissionais, mas não deve ser uma opção de tratamento para a população adolescente.[77]

Luxação traumática do quadril

A luxação traumática do quadril é uma lesão de alta velocidade e alto impacto que ocorre durante a prática de esportes como futebol americano, esqui e *motocross*. A maioria das luxações de quadril ocorre na direção posterior, como resultado da ação de uma força de alta energia e posteriormente direcionada sobre o joelho flexionado. Podem ocorrer fraturas associadas combinadas à luxação como resultado do contato da cabeça do fêmur contra a parede acetabular posterior. Com essa lesão, o atleta sente dor intensa ao posicionar a perna em flexão, adução e RM. O apoio de peso e o movimento do membro são improváveis, em função da gravidade da dor. A luxação do quadril é uma situação emergencial e justifica atenção médica imediata. A redução articular em campo não é realizada com frequência por causa da proximidade e potencial dano às estruturas neurovasculares. Em vez disso, recomenda-se a imobilização e o transporte imediato para um local de atendimento médico, para que seja possível realizar a redução dentro de algumas horas após a ocorrência da lesão. As radiografias-padrão revelarão o quadril luxado e deverão coincidir com a realização de exames de IRM e/ou TC para avaliação do potencial de lesão associada. Após o reassentamento e a obtenção de repetidas radiografias, o atleta é tratado sem descarga de peso por 6 semanas. Após esse período, os exames de imagem são repetidos tendo em vista o risco de desenvolvimento de necrose avascular ou condrólise. Com um curso adequado de recuperação, incluindo normalização da força e mobilidade do quadril, o retorno ao atletismo pode ser iniciado em 12 semanas após a obtenção de resultados satisfatórios de exame físico.[77]

Deslizamento da epífise da cabeça do fêmur

O deslizamento da epífise da cabeça do fêmur (DECF) é um dos distúrbios de quadril mais prevalentes durante a adolescência. O DECF ocorre com a intensificação das forças de cisalhamento mecânicas ao longo da fise da cabeça do fêmur, resultando no deslizamento posterior da epífise proximal, e raramente está associado a eventos traumáticos distintos. O DECF é mais prevalente em rapazes, especialmente naqueles com índice de massa corporal (IMC) aumentado e crescimento rápido recente. Entre as meninas, a maior incidência ocorre por volta dos 9 anos de ida-

de; entre os meninos, o pico de incidência é aos 11 anos. O aparecimento de DECF em geral se manifesta com um distúrbio endócrino associado.[78] Apesar do conhecimento sobre os fatores de risco e sintomas do DECF, o diagnóstico ainda é frequentemente negligenciado ou adiado. O diagnóstico precoce do DECF ajuda a diminuir a probabilidade de desenvolvimento de patologia de quadril subsequente, incluindo condrólise, necrose avascular da cabeça do fêmur e osteoartrite.[79]

O DECF deve ser considerado um diagnóstico diferencial para qualquer adolescente que apresente claudicação significativa. A dor pode ser descrita como de aparecimento insidioso e gradual na virilha, coxa ou porção medial do joelho, cuja intensidade aumenta com a atividade física. Entretanto, uma dor mais difusa no quadril ou na coxa assim como a ausência total de dor podem coincidir em um adolescente com DECF. Nos casos agudos, o membro pode assumir uma posição em repouso de extensão, adução e RL. Nos casos mais crônicos de deslizamento, o membro tenderá a cair em RL do quadril com a combinação dolorosa e limitada de flexão e RM. A avaliação radiográfica ou clínica do membro contralateral também pode ser indicada, uma vez que foi relatada uma incidência de envolvimento bilateral de 20 a 80%.[80]

O tratamento do DECF é cirúrgico, com fixação aberta da epífise imediatamente em seguida ao diagnóstico. Os deslizamentos mais estáveis tendem a se comportar melhor no pós-operatório, com menos deformidades e comorbidades. Após a fixação, o atleta é tratado com descarga de peso protegida com muletas por 6 a 8 semanas. A fisioterapia é iniciada tendo como metas a maximização da AM, da força e resistência musculares, do equilíbrio e da propriocepção. A maioria dos atletas tem permissão para retornar progressivamente aos esportes, tão logo estejam livres de dor e apresentem simetria de força e função no membro. Entretanto, há na literatura quem defenda a restrição ao retorno à prática de esportes de contato até a fusão completa da fise. Os casos mais graves de DECF, associados à perda de movimento, rigidez e dor, podem requerer procedimentos como artrodese ou osteotomia. Esses atletas terão dificuldade para retomar a participação esportiva de alto nível.[81]

Doença de Legg-Calvé-Perthes

A doença de Legg-Calvé-Perthes (DLCP), ou Perthes, é o epônimo dado à osteonecrose idiopática da epífise da cabeça do fêmur, que geralmente se manifesta em meninos de 4 a 8 anos de idade. Entretanto, os diagnósticos bilaterais são vistos mais comumente em meninas e correspondem a 8 a 24% de todos os casos.[79] A ausência de fluxo sanguíneo e subsequente necrose na cabeça do fêmur promove uma cascata de eventos que resultam em comprometimento do crescimento e desenvolvimento da articulação do quadril. O aparecimento precoce, o rápido diagnóstico e a intervenção antecipada são favoráveis para a disponibilização de mais tempo para o crescimento e remodelamento ósseo.

Crianças com DLCP apresentam início insidioso de claudicação, em geral na ausência de dor associada. Todavia, com o exercício, pode haver relato de dor leve no quadril, virilha, coxa e/ou joelho. As limitações de RM e mobilidade em abdução do quadril classicamente estão associadas à DLCP. A realização de um *checkup* hematológico e a obtenção de radiografias são úteis para determinar a presença de infecção e a existência e/ou grau de progressão da doença.

As metas principais do tratamento da DLCP incluem a manutenção da mobilidade do quadril, diminuição da dor que acompanha a descarga de peso e contenção da epífise do fêmur no acetábulo. O tratamento continua sendo altamente controverso. Entretanto, em crianças com doença grave, a intervenção cirúrgica parece ser preferível em comparação ao tratamento não cirúrgico, porque a cirurgia melhora o formato e a esfera da cabeça do fêmur, proporcionando maior cobertura acetabular.[79] Os dois métodos cirúrgicos mais comumente usados para contenção incluem a osteotomia em varo femoral e a osteotomia de Salter. Uma vez que a cabeça do fêmur demonstre sinais de cicatrização, o atleta mais do que provavelmente estará apto a retomar os esportes e atividades de impacto, ainda que em um nível de participação limitado.

Lesões do joelho

Princípios do exame

Assim como a maioria dos outros procedimentos de exame específicos do corpo, um histórico detalhado fornece ao examinador uma boa noção da lesão e guia o diagnóstico diferencial. O mecanismo de lesão, por aparecimento traumático ou insidioso, e as forças resultantes transferidas para a articulação durante a lesão fornecem indícios de qual estrutura do joelho pode ter sido envolvida. A intensidade e o curso temporal de qualquer edema também devem ser determinados. Um inchaço mais agudo indica lesão em estrutura ricamente vascularizada. Com o aparecimento insidioso, a resposta sintomática à atividade deve ser explorada em detalhes. Uma criança pode exigir um questionamento mais específico sobre a dor que acompanha a atividade, em comparação a um adulto, uma vez que as crianças normalmente não fornecem muitos detalhes em questionários com perguntas abertas. A área dolorida deve ser identificada e, nos casos em que o paciente não possa verbalizar a extensão da dor, às vezes é útil fazê-lo apontar com o dedo a área mais dolorida. Os pais e o paciente devem ser interrogados quanto a quaisquer lesões ortopédicas prévias ou fatores predisponentes (p. ex., sentar em "W" quando criança) que possam ter impacto sobre o funcionamento atual.

O exame físico deve incluir testes especiais que confirmem ou excluam patologias específicas, testes de AM e testes musculares. Como já discutido neste mesmo capítulo, é importante realizar testes funcionais de membro inferior para identificação de controle precário de membro e comprometimentos de equilíbrio ou força funcional. A avaliação da marcha também fornece informação valiosa. Pode ser útil rever o padrão de marcha sem que os pacientes tenham consciência da avaliação, caso contrário os pacientes podem andar de forma "não natural" enquanto são observados. Outra técnica útil consiste em distrair os pacientes, pedindo-lhes para fazer contagens decrescentes ou contar uma história enquanto estiverem andando. As anormalidades de marcha, como desvio do tronco, movimentação pélvica, diminuição do apoio de peso, RM femoral excessiva, joelho em valgo e movimentos anormais do pé, devem ser sempre notadas e usadas para guiar os exames adicionais.

Lesões ligamentares

Lesões do LCA

As lesões do LCA estão entre as lesões associadas à atividade mais graves e frequentes em crianças que praticam esportes.[4] Na criança esqueleticamente imatura, pode haver falha do complexo LCA em diferentes sítios. Podem ocorrer rupturas intra-articulares, mas também pode haver falha em forma de fratura por avulsão no sítio de inserção do LCA na eminência intercondilar. As fraturas por avulsão da inserção tibial raramente ocorrem após a maturidade esquelética. Foi proposto que a maior quantidade de cartilagem na área da tibial, com a interface osso-tendão sendo mais frágil do que o próprio ligamento em si, leva à falha óssea e não à falha ligamentar.[82] Essa lesão com perda da continuidade do LCA resulta em instabilidade do complexo do joelho. O mecanismo de lesão é similar ao das rupturas de LCA, com a falha ocorrendo normalmente durante uma manobra de desaceleração ou giro em torno de um eixo com o joelho em valgo, hiperextensão ou sob a ação de forças rotacionais.[83] O paciente em geral apresenta rápido desenvolvimento de ampla quantidade de derrame articular (hemartrose), diminuição da AM do joelho e diminuição da capacidade de descarregar peso. Em virtude da resultante perda de integridade do complexo do LCA, pode haver frouxidão articular com aumento da translação anterior da tíbia sobre o fêmur, que pode ser avaliada com o teste de Lachman ou teste da gaveta anterior. Pode ser necessário obter radiografias ou realizar exame de IRM para classificar a lesão e determinar a extensão de qualquer dano secundário.[83]

O tratamento se baseia no grau de fragmentação ou deslocamento. As fraturas minimamente deslocadas podem ser tratadas sem cirurgia, com imobilização em gesso por 6 a 8 semanas.[82,83] Existem várias opções de fixação artroscópica ou por cirurgia aberta, cujo uso varia dependendo da preferência do cirurgião e das especificidades da lesão. Os objetivos da reabilitação são restaurar a AM do joelho, a força, o equilíbrio, a coordenação e a estabilidade dinâmica do joelho como forma de preparação para o retorno aos esportes.

As rupturas de LCA intrassubstância são encontradas com maior frequência na população esqueleticamente imatura.[84] A lesão no LCA ocorre tipicamente durante a prática de esportes ou atividades que envolvem corrida, cortes, saltos ou manobras de giro em torno de um eixo. Os esportes que impõem alto risco de lesão do LCA são o futebol, basquete, vôlei e futebol americano. O paciente mais jovem com ruptura de LCA terá histórico e achados de exame físico similares aos de um paciente adulto. Os pacientes afetados comumente descrevem uma sensação de "recuo" do joelho e possivelmente relatarão terem ouvido um "estalo" no momento da lesão. Igualmente típicos são a hemartrose, AM diminuída no joelho e frouxidão aumentada nos testes de Lachman ou da gaveta anterior. Dispositivos especializados, como o artrômetro KT-1000[TM], podem ajudar a quantificar o grau de translação entre a tíbia e o fêmur. As crianças tendem a apresentar uma translação articular mais acentuada do que os adultos, e a comparação com o lado não lesionado é necessária para uma avaliação precisa.

As sequelas naturais da deficiência do LCA no joelho em atletas jovens normalmente incluem instabilidade recorrente do joelho, dano intra-articular cumulativo (rupturas de menisco ou defeitos osteocondrais) e níveis diminuídos de atividade.[82,85] Em função da proximidade do LCA com as fises do fêmur distal e da tíbia proximal, há risco de dano associado a realizações das técnicas cirúrgicas de reconstrução do LCA típicas em adultos. O dano à fise poderia levar à discrepância de comprimento de membros ou à deformação angular, com a continuação do crescimento esquelético. As técnicas de reconstrução de LCA específicas pediátricas minimizam esse risco e são bem-sucedidas em termos de restauração da estabilidade do complexo do joelho. Com o desenvolvimento dessas técnicas inovadoras, os cirurgiões estão mais propensos a favorecer a reconstrução cirúrgica em vez do tratamento conservador.[86-88]

A reabilitação pós-operatória imediata deve enfocar o controle do derrame, a manutenção da extensão total do joelho, a recuperação da AM em flexão, e a restauração da ativação do quadríceps. A progressão da reabilitação incorpora o fortalecimento do membro inferior em cadeia aberta e fechada. Inicialmente, a extensão do joelho em cadeia aberta permanece dentro dos limites seguros de 90 a 40 graus de flexão do joelho, para proteger o enxerto de LCA contra a tensão excessiva, mas pode evoluir para a amplitude total após 8 a 10 semanas. Foi demonstrado que a estimulação elétrica neuromuscular (EENM) melhora a recuperação da força no quadríceps após a cirurgia.[89] Contudo, alguns pacientes pediátricos podem apresentar tolerância precária a essa modalidade, de modo que seu uso deve ser considerado caso a caso. Devem ser incorporadas atividades integradas para membro inferior, com o uso de exercícios de equilíbrio, treino com perturbação e exercícios de propriocepção. Além disso, a estabilização do eixo e o fortalecimento do quadril devem ser incluídos como parte de um programa de reabilitação inclusivo.

A progressão para atividades que envolvem corrida e saltos bilaterais normalmente começa por volta de 3 a 4 meses de pós-operatório. Após esse período, exercícios pliométricos com uma perna só, atividades de agilidade e condicionamento geral devem ser avançados, com o retorno à participação nos esportes ocorrendo em 6 a 12 meses de pós-operatório.[82,90] Uma fusão de critérios baseados no tempo e em testes de desempenho funcional tem sido defendida para determinar a aptidão dos atletas para o treino de alto nível e retorno aos esportes.[91] As exigências típicas são um índice de simetria de membro igual a 90% no teste de força do quadríceps, e 90% de simetria em uma sequência de testes ao pular corda com uma perna só.[82,90,92]

Prevenção da lesão no LCA

Atletas adolescentes do sexo feminino constituem a população de maior risco de lesão do LCA sem contato, com taxas de incidência de lesão que variam de 2 a 9 vezes acima do observado na população correspondente do sexo masculino.[91,93,94] Similarmente, as tendências mostram que o risco de lesão do LCA para qualquer atleta adolescente, seja qual for o sexo, aumenta de modo estável a partir dos 10 anos de idade e ao longo de toda a adolescência.[95] Foi demonstrado que os padrões alterados de movimento de membro inferior, como o joelho em valgo dinâmico, a RM femoral e a flexão limitada do quadril/joelho durante os movimentos de salto e parada, aumentam a sobrecarga sobre o LCA e também a probabilidade de ruptura.[12,93] Os deficits de força ou de controle neuromuscular no adolescente em fase de crescimento, sobretudo nas meninas, predispõem a esses padrões patológicos e a um risco aumentado de lesão. Esse reconhecimento levou ao desenvolvimento de programas de prevenção de lesão delineados para treinar de novo o atleta por meio do aprimoramento do controle dinâmico dos membros. A eficácia desses programas de prevenção de lesão foi estudada e comprovada para atletas envolvidos em diversos esportes de alto risco.[94,96,97] Existem vários programas de prevenção da lesão do LCA que são bem delineados e prontamente disponibilizados, como Sportsmetrics[TM] ou Prevent Injury Enhance Performance (PEP).

Lesões do ligamento colateral medial

As lesões do ligamento colateral medial (LCM) em geral ocorrem a partir de uma sobrecarga em valgo no joelho. O mecanismo da lesão comumente relatado consiste em outra queda do atleta sobre a face lateral do próprio joelho, que ocorre com frequência em esportes como futebol americano, futebol e basquete. O atleta normalmente apresentará um pequeno derrame e sensibilidade localizada na região medial do joelho, ao longo do LCM.[98] No paciente jovem com fises abertas, deve ser levantada a suspeita de uma possível avulsão do LCM em seu ponto de fixação tibial. Como regra geral, a suspeita de lesões por avulsão deve ser considerada em pacientes mais jovens e esqueleticamente imaturos, enquanto os adolescentes mais maduros apresentam maior probabilidade de sofrerem lesão no tecido mole do LCM.[98] O exame clínico ajudará a discernir entre essas duas lesões, porém os exames de imagem provavelmente serão necessários. O paciente com lesão no LCM apresentará sensibilidade à palpação ao longo do ligamento, enquanto o paciente com lesão por avulsão apresentará maior sensibilidade na região próxima à fixação distal na tíbia. Testes especiais, como o teste de estresse em valgo a 30 graus e 0 grau de flexão, também ajudarão a determinar o grau de frouxidão, as estruturas envolvidas e a gravidade da lesão. As lesões no LCM são classificadas em graus 1, 2 e 3, dependendo do grau de frouxidão presente, sensação final e grau de rompimento da fibra. Esse sistema de classificação é usado comumente para graduar a maioria das entorses ligamentares em todo o corpo, e está detalhado no Quadro 14.4.

As lesões do LCM normalmente respondem bem ao tratamento conservador.[99] Um aparelho articulado para joelho pode ser usado logo após a lesão para proteção contra as forças em valgo. Defende-se a reabilitação imediata com foco em AM, descarga de peso antecipado e sem dor, fortalecimento, equilíbrio e atividades de estabilidade dinâmica. As lesões de graus 1 e 2 em geral dispensam a reabilitação prolongada, com tempo médio de retorno ao esporte de 1 a 3 semanas e 4 a 6 semanas, respectivamente.[100] As lesões de grau 3 são mais complexas e podem requerer 9 a 12 semanas de reabilitação.[101]

Lesões do ligamento cruzado posterior

O ligamento cruzado posterior (LCP) atua como contenção primária à translação posterior da tíbia sobre o fêmur. Esse ligamento é lesionado normalmente a partir de um golpe direto na face anterior do joelho, como ocorre na queda sobre o joelho flexionado durante uma atividade ou com o choque do joelho no painel do carro durante um acidente. As lesões isoladas no LCP são incomuns. O paciente com LCP rompido demonstrará frouxidão posterior ao exame físico. Testes especiais, como o teste da gaveta posterior ou *sag sign (sinal de arco)*, ajudarão a identificar instabilidade; o teste do mostrador de relógio é útil para determinar o envolvimento isolado do LCP ou de diversos ligamentos.[102]

A maioria das lesões no LCP é tratada de modo conservador. Evitar atividade é necessário, e pode ser recomendado um breve período de imobilização. A reabilitação inicial enfoca a resolução dos comprometimentos relacionados com a lesão aguda, como dor, derrame e anormalidade de marcha. Os exercícios de AM em extremos de flexão causam aumento da sobrecarga ao longo do LCP e devem ser evitados por várias semanas após a lesão, porque esse movimento pode atrasar a cura. Similarmente, os exercícios de cadeia aberta para os músculos posteriores da coxa são contraindicados porque também podem sobrecarregar o complexo do LCP.[102] Uma extensiva ênfase é dada ao treino de propriocepção ou estabilização dinâmica e fortalecimento do quadríceps. A duração da reabilitação pode variar de 2 a 6 meses. Assim como na reabilitação do LCA, as medidas de desempenho funcional, como os testes de força do quadríceps e de salto funcional, devem ser usadas para determinar a aptidão para participação nos esportes.

Lesões do ligamento colateral lateral

As lesões do ligamento colateral lateral (LCL) raramente são observadas em atletas pediátricos. Uma lesão no LCL em geral é acompanhada de lesão em todo o canto posterolateral (CPL) do joelho e resulta de um golpe de alta energia aplicado sobre a face medial do joelho em extensão.[98] Mais uma vez, o ligamento não é a ligação mais fraca no atleta pediátrico, e uma avulsão óssea do LCL a partir da fíbula pode parecer a frouxidão associada à lesão do LCL. Pode haver necessidade de cirurgia para fixação de uma fratura deslocada dessa natureza.

Lesões intra-articulares

Lesões de menisco

A maioria das lesões de menisco em crianças com menos de 10 anos de idade ocorre no contexto de uma malformação congênita conhecida como menisco discoide.[103,104] Essa malformação possui formato semelhante ao de um disco, em vez do formato semilunar normal, e tende mais a desenvolver rupturas. Os meniscos discoides são mais comuns na porção lateral. Nos Estados Unidos, foi relatada uma prevalência geral de meniscos discoides da ordem de 3 a 5%, com taxas de incidência similares entre homens

QUADRO 14.4 ▸ Escala de gradação de entorse ligamentar	
Grau	Descrição
1	Dor com teste de sobrecarga sem frouxidão articular associada
2	Dor com teste de sobrecarga com excursão articular aumentada; presença de ponto terminal distinto
3	Ruptura ligamentar completa com excursão excessiva; sem ponto terminal distinto

e mulheres.[104,105] As crianças em idade pré-escolar mais novas que apresentam menisco discoide podem ser assintomáticas e se queixarem apenas de uma sensação de estalo no joelho. Os estalos no joelho sintomáticos acompanhados de dor geralmente estarão presentes nas crianças com idade mais adiantada, em fase pré-primária. Essa dor pode ser acompanhada de derrame intermitente, sensibilidade na linha articular, resultado positivo no teste de McMurray e anormalidades de marcha. Pode haver instabilidade ao longo de todo o menisco, no qual uma proeminência palpável pode ser visualizada na linha articular durante a flexão e extensão do joelho.

O tratamento do menisco discoide assintomático em geral consiste apenas em observação. Embora a probabilidade de desenvolvimento de rupturas de menisco seja maior, atualmente não é sabido se a intervenção cirúrgica nessa população diminuiria esse risco.[103] A intervenção cirúrgica é recomendada para casos de menisco discoide sintomático. O remodelamento artroscópico do menisco é normalmente realizado com o uso de um procedimento chamado saucerização.[104] Quaisquer rupturas de menisco associadas são tratadas com meniscectomia parcial ou reparo. Os procedimentos de estabilização são realizados para variantes discoides instáveis. Os programas de reabilitação e o tempo esperado para haver recuperação total variarão de acordo com o procedimento realizado. Um período de limitação de apoio de peso ou de restrição da AM pode ser necessário e será determinado pelo cirurgião responsável pelo tratamento.

As rupturas de menisco traumáticas, na ausência de malformação congênita de menisco, geralmente ocorrem em crianças maiores ou adolescentes como resultado de lesão por torção esportiva. O menisco da criança em desenvolvimento é mais vascular do que o menisco do adulto e, por esse motivo, apresenta maior capacidade de cicatrização.[103] Por vezes, é difícil estabelecer o diagnóstico clínico por meio do exame físico, enquanto os testes especiais têm confiabilidade diagnóstica limitada.[106] Durante o exame de uma ruptura de menisco, os achados mais consistentes são o histórico de lesão por torção, derrame e sensibilidade na linha articular. Outros exames especiais, como o teste de McMurray, a distração ou compressão de Apley e o teste de Thessaly ou de Ege, também podem auxiliar no diagnóstico. O paciente pode apresentar a queixa de que o joelho está se tornando "emperrado" ou "preso", se houver um fragmento de menisco bloqueando o movimento entre a tíbia e o fêmur. Um exame de IRM frequentemente é realizado para auxiliar o diagnóstico. Entretanto, é preciso notar que a IRM tem menor precisão diagnóstica para rupturas de menisco em crianças do que em adultos.[103]

O tratamento das rupturas de menisco varia dependendo da localização da ruptura no menisco, de sua orientação e do grau de deslocamento do fragmento rompido. Conforme mencionado, algumas características do menisco do paciente esqueleticamente imaturo proporcionam maior potencial de cicatrização, em comparação ao observado nos adultos, de modo que a maioria das rupturas ocorridas em crianças é tratada com reparo e não por meniscectomia. No pós-operatório, o paciente normalmente será tratado sem ou com descarga de peso parcial por 4 a 6 semanas, auxiliado por aparelho articulado para joelho. A AM do joelho em flexão também é limitada em geral a 0 a 90 graus durante as primeiras 4 a 6 semanas, com a flexão progressiva sendo permitida além desse ponto. A reabilitação deve continuar com a abordagem dos deficits de força, coordenação e controle do membro. O retorno aos esportes geralmente ocorre por volta de 3 a 4 meses de pós-operatório.

Osteocondrite dissecante no joelho

Conforme discutido, a OCD é uma condição em que o dano ao osso subcondral causa dano secundário à cartilagem articular sobrejacente. O joelho é a articulação mais comumente envolvida, com a face lateral do côndilo femoral medial sendo o sítio mais comumente afetado no joelho.[8] Pacientes com OCD em geral se queixam de dor associada à atividade na parte anterior do joelho. O diagnóstico diferencial deve incluir dor patelofemoral, condromalacia patelar e síndrome da plica, que podem estar associadas a sintomas semelhantes. Com o joelho em graus variáveis de flexão, o examinador pode notar uma área distinta de sensibilidade pontual no côndilo femoral medial, onde a lesão está localizada. O sinal de Wilson é um teste especial já descrito, que pode ter valor diagnóstico limitado.[107] Se a lesão progrediu para instabilidade, é mais provável que sejam observados sintomas mecânicos como crepitação, derrame do joelho e marcha anormal.[108] As radiografias normalmente fazem parte do *checkup* diagnóstico inicial do paciente com suspeita de lesão de OCD. Quando possível, o exame de IRM ou outro exame de imagem avançado em geral é usado para obter mais informação e aprimorar a tomada de decisão para o tratamento.[109]

O tratamento variará dependendo da extensão da lesão. O tratamento não cirúrgico é defendido para lesões estáveis. No protocolo de tratamento clássico, o paciente não descarrega peso com o joelho imobilizado em aparelho por um período de 6 semanas.[108] Recentemente, alguns autores defenderam que não há necessidade de imobilização nem de restrições de descarga de peso. Nesses casos, o paciente tem permissão para apoiar totalmente o peso, mas deve evitar quaisquer esportes ou atividades de impacto por um período de 6 a 8 semanas.[109] Seja qual for o cenário, a aderência é tipicamente um aspecto preocupante e pode haver necessidade de educação considerável acerca dos riscos em longo prazo associados ao tratamento impróprio da OCD. Após esse período de imobilização ou modificação da atividade, a reabilitação é iniciada e se concentra nos deficits de força, AM e outros deficits de cadeia cinética que exercem impacto sobre o controle do membro inferior. A retomada da prática de corrida, saltos e esportes geralmente pode ser iniciada em cerca de 3 meses, com a introdução progressiva de atividade e monitoramento contínuo do reaparecimento de sintomas. Ao iniciar o treino pliométrico, é necessário enfatizar o correto alinhamento do membro inferior e a absorção do impacto durante a aterrissagem do salto.

O manejo cirúrgico é comumente recomendado para lesões instáveis ou para aquelas que não cicatrizam com a adoção de medidas conservadoras. Existem várias opções de tratamento cirúrgico, entre as quais procedimentos de exercícios de ante ou retroversão, remoção de fragmentos, fixação interna, microfratura, implantação de condrócito autólogo ou transplante de aloenxerto ou autoenxerto osteocondral.[108,109] Os protocolos de reabilitação variarão de acordo com o procedimento realizado. Entretanto, os protocolos típicos exigirão um período inicial de imobilização e restrições a descarga de peso. A reabilitação é similar quanto ao escopo da maioria dos outros procedimentos pós-operatórios para joelho que abordam deficits locais na região do joelho, bem como outros deficits de cadeia cinética notados. De forma típica, o retorno ao esporte somente ocorrerá após 6 a 9 meses de pós-operatório.

Luxações de patela agudas e fraturas osteocondrais

A maioria das luxações de patela é causada por manobras na vertical ou de giro em torno de um eixo, que geralmente são realizadas nas mudanças rápidas de direção durante as práticas esportivas. O paciente perceberá o joelho "recuar" e ocasionalmente poderá se lembrar de ver a patela localizada na face lateral do joelho. A recolocação em geral é feita por meio do endireitamento simples da perna envolvida. O joelho apresentará inchaço, em geral sensibilidade, e a AM normalmente será limitada. O deslocamento lateral da patela pode evocar um sinal de apreensão. Será necessário obter radiografias ou IRM para excluir a possibilidade de fraturas osteocondrais. Se nenhum dano osteocondral for notado, as luxações agudas de patela em geral são tratadas de modo conservador, com imobilização em extensão por 4 semanas e, em seguida, AM progressiva e reabilitação. Se o paciente continuar apresentando luxações de patela recorrentes, a intervenção cirúrgica pode ser indicada. A reconstrução do ligamento patelofemoral medial (LPFM) é um procedimento observado com frequência e que foi associado a resultados funcionais satisfatórios.[110] O apoio de peso é protegido inicialmente com o joelho travado em extensão. A AM antecipada e a ativação do quadríceps são enfatizadas. A reabilitação abrangente em seguida à reconstrução do LPFM se sobrepõe consideravelmente aos princípios discutidos após a reconstrução do LCA, com retorno aos esportes em cerca de 6 a 12 meses.

As fraturas osteocondrais ocorrem normalmente com a luxação de patela lateral aguda, estando localizadas com mais frequência na face patelar medial e/ou no côndilo femoral lateral. Durante a recolocação da patela, a superfície patelar medial corta a tróclea/côndilo femoral lateral, danificando a superfície articular.[111] Embora seja difícil quantificar a frequência dessa lesão, há relatos de que a ocorrência com luxações da patela chega a 25 a 75%.[111] A apresentação do paciente com fratura osteocondral será similar à de uma luxação patelar aguda. Entretanto, pode haver crepitação palpável durante o movimento ou um bloqueio ósseo mecânico ao movimento, por causa de um fragmento solto. As radiografias nem sempre podem detectar a lesão, e a IRM normalmente é o exame de imagem de escolha.[111] O tratamento cirúrgico é indicado para a maioria dos casos de fraturas osteocondrais deslocadas com fixação artroscópica ou remoção do fragmento. Um procedimento de recobertura, como a microfratura, é realizado quando o fragmento é removido.[111] O procedimento de microfratura estimula a medula óssea e isso causa sangramento, além da consequente formação de coágulo de fibrina que eventualmente se diferencia em fibrocartilagem para reparar o defeito.[112] Para proteger o tecido cicatricial, a maioria dos cirurgiões recomenda um período de descarga de peso protegida e restrição de AM no pós-operatório, com base na localização da lesão e no procedimento realizado. A reabilitação será similar àquela usada para outros distúrbios de joelho similares anteriormente discutidos. O prazo estimado para o retorno aos esportes é de 4 a 6 meses.[111]

Lesões por uso excessivo (*overuse*)

A dor na porção anterior do joelho é uma queixa comum entre os atletas esqueleticamente imaturos e pode ter diversas causas, muitas das quais relacionadas ao uso excessivo. Os diagnósticos comumente encontrados que podem causar dor na porção anterior do joelho são a síndrome da dor patelofemoral (SDPF), doença de Osgood-Schlatter (DOS), doença de Sinding-Larsen-Johansson (DSLJ), prega sinovial inflamada e tendinopatia patelar.

Síndrome da dor patelofemoral

A SDPF é um diagnóstico amplo que se refere à dor na articulação patelofemoral e estruturas adjacentes. A SDPF é a causa mais comum de todas as lesões por uso excessivo do joelho.[3] As alterações biomecânicas na função do membro inferior ocasionam sobrecarga anormal ao longo da articulação patelofemoral e sobrecarga tecidual, com consequente geração de dor na parte anterior do joelho. A interação entre vários fatores intrínsecos e extrínsecos é considerada responsável pela SDPF. Anormalidades estruturais, como anteversão femoral, displasia troclear femoral e patela bipartida podem contribuir para o desenvolvimento da síndrome. Os fatores implicados como relacionados à SDPF são as limitações de flexibilidade no quadríceps, músculos posteriores da coxa, flexores do quadril, TIT e complexo gastrocnêmio-sóleo, bem como os deficits de controle neuromuscular/força no glúteo médio, glúteo máximo e quadríceps.[113] Os fatores extrínsecos relacionados à SDPF incluem os erros de treino, como repouso inadequado, progressão rápida do volume de treino e uso de calçados inadequados.

O paciente geralmente se queixa de uma dor entorpecente que se estende por baixo ou em torno da patela e aumenta com a prática de atividades como agachamento, subida/descida de escadas, corrida ou permanência prolongada na posição sentada. Conforme mencionado, fatores proximais e distais podem contribuir para o desenvolvimento da síndrome, levando assim à necessidade de realizar um exame físico abrangente. É preciso prestar atenção especial na força dos músculos glúteo médio e glúteo máximo, bem como na resultante coordenação durante o controle do membro em cadeia fechada, dada a existência de um corpo de evidências que demonstra que esses deficits têm ampla participação no desenvolvimento da SDPF.[113-115] Fatores distais, como pronação excessiva do pé e dorsiflexão limitada do tornozelo, também podem contribuir para a biomecânica envolvida na SDPF e devem ser devidamente avaliados.[116] O controle do membro pode ser avaliado usando teste da descida de degrau excêntrica, que pode ajudar a identificar deficits de controle do membro. Localmente, a mobilidade e o alinhamento da patela devem ser avaliados buscando evidências de inclinação anormal e mobilidade patelar restrita ou exagerada. A superfície articular da patela deve ser palpada, porque em geral está dolorida na SDPF. A dor deflagrada pela compressão da articulação patelofemoral também deve ser notada (teste da trituração). O diagnóstico da síndrome dispensa a obtenção de radiografias que, todavia, podem ser úteis para excluir qualquer outro possível diagnóstico ou aspectos relacionados.[3]

O tratamento deve enfocar primeiro a remoção das forças agressoras durante as atividades do dia a dia. O descanso relativo das atividades dolorosas durante os esportes deve ser defendido, podendo ser necessário repouso total em casos graves. Todos os exercícios de fisioterapia devem ser estreitamente monitorados e livres de dor. A correção de problemas biomecânicos deve ser a meta principal de todas as intervenções. A supervisão atenta e o *feedback* são requeridos durante os exercícios funcionais, para garantir o alinhamento adequado do membro inferior. A natureza multifatorial da SDPF determina um plano terapêutico diversificado e extenso. Foi demonstrado que o treino de força, flexibilidade, equilíbrio, fortalecimento do eixo, exercícios de controle neuromuscular e intervenção ortótica são úteis no tratamento da SDPF.[113,117] Tratamento auxiliares, como o uso de aparelho ou enfaixamento patelofemoral, podem ser efetivos para aliviar a dor, bem como para melhorar a capacidade do paciente de participar de exercícios corretivos. Se o paciente falhar em responder ao tratamento conservador e os sintomas continuarem limitando a função, o tratamento cirúrgico poderá ser considerado. Foram descritos procedimentos de liberação lateral e realinhamento patelar para correção da SDPF. A reabilitação a partir desses procedimentos costuma ser extensiva, com o paciente tendo de se ausentar por período prolongado dos esportes.

Apofisite

A DOS e a DSLJ são lesões por uso excessivo comuns, que causam dor na parte anterior do joelho. Ambas são causadas por forças de tração a partir da contração muscular, acarretando aumento da sobrecarga ao longo da apófise. Essas forças repetitivas levam a microtraumatismos cumulativos, inflamação e dor.[3] A DOS representa uma lesão no tuberosidade tibial, enquanto a DSLJ representa uma apofisite no polo inferior da patela. Os sintomas normalmente se manifestam entre 9 e 15 anos de idade, em jovens que participam de atividades que envolvem corridas e saltos em excesso. Os sintomas incluem dor contínua na parte anterior do joelho, a qual é agravada com a prática de atividade ou compressão direta, como ocorre no ajoelhamento. Haverá sensibilidade à palpação no local da apofisite (tuberosidade tibial ou polo inferior da patela), o que ajudará no diagnóstico diferencial. Os testes contráteis dos pontos de fixação no músculo afetado também produzirão dor. As radiografias são úteis para excluir quaisquer hipóteses diagnósticas adicionais, como a de fraturas por avulsão.

A DOS e a DSLJ são processos autolimitantes cujos sintomas são resolvidos com a maturidade esquelética. O tratamento agudo consiste em descanso das atividades agravantes, aplicação de gelo e possível administração de anti-inflamatórios não esteroides (AINEs). O tratamento deve enfocar a normalização da flexibilidade do membro inferior, em especial nos grupos musculares do quadríceps e dos posteriores da coxa. O fortalecimento do quadríceps, dos abdutores do quadril e dos rotadores externos pode ajudar a melhorar a eficiência e o alinhamento do membro inferior durante as atividades funcionais, devendo então ser empregado. Os exercícios não devem provocar sintomas.

Tendinopatia patelar

Os adolescentes mais maduros com placas de crescimento fundidas são mais propensos ao desenvolvimento de tendinopatia por uso excessivo, ao contrário de apofisite. A tendinopatia patelar ou "joelho do saltador" é encontrada comumente em adolescentes jogadores de basquete, vôlei e corredores. Trata-se de uma síndrome de uso excessivo mecânico resultante dos efeitos cumulativos de microtraumatismos repetitivos no tendão patelar.[3] Os pacientes relatam dor na parte anterior do joelho, agravada pela atividade. O teste contrátil do quadríceps será doloroso e é comum haver sensibilidade à palpação ao longo do tendão patelar.

O tratamento consiste em repouso relativo, evitando quaisquer atividades dolorosas, melhora da flexibilidade, treino de força e melhora do controle dinâmico do membro inferior. O fortalecimento excêntrico é um tratamento efetivo para tendinopatia patelar e deve ser incorporado a um plano de reabilitação abrangente.[118,119] A falta de flexibilidade nos músculos quadríceps e posteriores da coxa foi implicada como fator de risco de síndromes de uso excessivo do membro inferior. Por esse motivo, um programa de flexibilidade em longo prazo deve ser defendido para prevenção da lesão.[120]

Síndrome da plica

Pregas ou plicas são faixas de tecido no revestimento sinovial do joelho, que surgem a partir dos resquícios do desenvolvimento embrionário do joelho.[121] Embora as pregas possam ser encontradas em diversos locais, a prega medial é mais comumente sintomática. Uma prega medial deve ser considerada uma variante normal em anatomia, porque sua presença nem sempre produz sintomas. Uma prega pode se tornar sintomática ao se atritar ao longo do côndilo femoral com o movimento, causando inflamação e subsequente dor anteromedial no joelho. O paciente ocasionalmente se queixará de episódios de "pseudo" travamento ou de uma sensação de estalo com a flexão/extensão do joelho, o que dificulta o diagnóstico.[122] A palpação de uma prega sintomática é importante para o exame clínico, embora possa ser difícil.[122] A prega geralmente é sentida como uma faixa tensa e dolorida, que segue da patela medial até o côndilo femoral e está orientada perpendicularmente à patela. O tratamento é similar ao tratamento discutido para a SDPF, envolvendo modificação da atividade, controle da inflamação, restauração da flexibilidade, fortalecimento indolor e ênfase do controle dinâmico do membro. Se as medidas conservadoras falharem, a excisão artroscópica pode ser recomendada.

⯈ Lesões da parte inferior da perna ou periostite medial de tíbia

A parte inferior da perna se refere à área da tíbia, fíbula e todos os tecidos circundantes. O termo "canelite" é um termo genérico usado para descrever a dor na porção inferior da perna. Entretanto, a dor na porção inferior da perna pode ser devida a diversas lesões que envolvem os tecidos da região. Em atletas, a parte inferior da perna é suscetível a lesões dos tipos traumática e por uso excessivo. Os diagnósticos diferenciais comuns da dor na parte inferior da perna incluem a síndrome da tensão tibial medial, fratura por sobrecarga da fíbula e/ou tíbia, síndrome do compartimento por esforço crônica, síndrome do compartimento aguda, tendinopatia e distensões musculares, e fratura traumática da tíbia e/ou fíbula.

Síndrome do *stress* do medial tibial (canelite)

Síndrome da tensão tibial medial

A síndrome da tensão tibial medial (STTM) é a causa mais comum de dor na parte inferior da perna. É caracterizada por dor e inflamação ao longo do plano anteromedial do terço distal a central da tíbia, associadas a atividades de corrida e salto. Embora não seja totalmente conhecida, a STTM a princípio era considerada devida ao uso excessivo dos músculos sóleo e/ou tibial posterior, contribuindo para a subsequente reação periosteal ao longo da borda medial da tíbia. Cargas altas e repetitivas e a rápida pronação do pé contribuirão para o aparecimento de microrrupturas no tecido mole e pontos de fixação periosteal. Entretanto, Moen recentemente sugeriu que a STTM é causada por sobrecarga óssea, resultando em um córtex osteopênico e em edema de medula óssea, todavia sem causar periostite.[123] Os fatores que contribuem para a STTM incluem uma diminuída AM de RM do quadril, AM de flexão plantar excessiva, mobilidade excessiva do mediopé, atenuação precária de choques, alterações rápidas da intensidade do exercício, fraqueza ou desequilíbrio na região inferior da perna, e IMC alto.[123,124]

Um atleta com STTM se queixa de dor e sensibilidade no terço distal a central da parte inferior da perna, ao longo da borda posteromedial da tíbia. Inicialmente, o atleta pode relatar dor com o início da corrida, a qual diminui conforme a corrida continua. Entretanto, conforme os sintomas pioram, a dor persiste ao longo de toda a duração da corrida, podendo se estender para outras atividades. O exame físico pode demonstrar fraqueza e desequilíbrios na região dos músculos da parte inferior da perna, a saber, o tibial posterior e flexor longo do hálux. As deformidades biomecânicas da cadeia cinética inferior que contribuem para a pronação compensatória excessiva do pé são igualmente prováveis. Os exames de imagem diagnósticos ajudarão a discernir entre STTM e fratura por sobrecarga tibial. Inicialmente, as radiografias planas resultarão normais. Varreduras ósseas podem confirmar o diagnóstico de STTM ao mostrarem uma área longitudinal difusa de captação, em oposição a uma linha transversal focal indicativa de fratura por sobrecarga. A IRM ainda é o teste mais sensível e específico para diagnosticar e discernir entre STTM e fratura por sobrecarga.

O tratamento da STTM começa com um período de descanso ativo das atividades dolorosas, como corrida e saltos. As atividades de baixo impacto, como natação, ciclismo e outras modalidades de treino cardiovascular, são recomendadas para manter os níveis de condicionamento e minimizar os efeitos do descondicionamento. As modalidades de controle da dor, incluindo aplicação de gelo, técnicas de enfaixamento compressivo e administração de AINEs, podem ser úteis para aliviar os sintomas. Um programa de reabilitação deve consistir em um treino de flexibilidade e força da musculatura da parte inferior da perna, com foco especial no complexo gastrocnêmio-sóleo. O tratamento também deve restaurar o equilíbrio e o controle dinâmico da cadeia cinética inferior e do tronco. Além disso, uma avaliação funcional completa deve ser realizada para identificar quaisquer fatores contribuidores presentes durante os movimentos específicos do esporte. Usar calçados com suporte adequado para o pé e/ou intervenção ortótica pode ser útil durante as fases iniciais do tratamento para controle da pronação excessiva do pé. Com o manejo apropriado, pode demorar de 6 a 8 semanas para o paciente voltar a correr e praticar atividades de impacto. O retorno às corridas é feito por meio de um programa progressivo de corrida. A distância, frequência e intensidade da corrida não devem ser aumentadas de modo simultâneo nem ser mais do que 10% por semana, sendo necessário considerar o nível de condicionamento do paciente, a resposta à dor e as metas.

Fratura por sobrecarga tibial

As fraturas por sobrecarga da tíbia são comuns com a prática de atividades que incluem a sustentação repetitiva de carga sobre a parte inferior da perna, tais como corrida, basquete, ginástica e dança. As fraturas por estresse são fraturas ósseas causadas pela sobrecarga óssea repetitiva e pela incapacidade de atender às demandas dos níveis de força. Os fatores que contribuem para a fratura por sobrecarga tibial são os regimes de treino inadequados, saúde óssea precária, IMC alto, alturas de arco longitudinal medial anormalmente altas ou baixas, e pronação excessiva do pé.[125] Dada a alta incidência da condição entre maratonistas, certas características da mecânica da corrida foram estudadas e associadas à fratura por sobrecarga tibial. Tais características incluem altas taxas de carga vertical, batida do calcanhar ao contato com o chão, comprimento de passada aumentado, cadência diminuída e alta aceleração tibial.[126-128]

As fraturas por sobrecarga da tíbia causam dor localizada, aguda e cortante na superfície tibial. Isso pode ocorrer em qualquer ponto ao longo da extensão da tíbia, mas em geral ocorre ao longo do terço central a superior do córtex anterior. Dor e sensibilidade focal são relatadas ao longo do sítio de fratura e podem estar associadas a um espessamento palpável. Em geral não há dor no início da atividade, contudo a dor piorará gradualmente com a continuidade da atividade, podendo, de modo eventual, ocorrer em repouso. O diagnóstico pode ser confirmado com exames de imagem diagnósticos. Inicialmente, as radiografias planas podem resultar normais, mas exibirão cicatrização periosteal ou formação de calo identificando uma área de cicatrização óssea. A varredura óssea é inespecífica,

embora demonstre uma captação focal ao longo da tíbia anterior. A IRM é mais específica e pode auxiliar melhor o diagnóstico, bem como a determinação da gravidade da fratura por sobrecarga tibial.

O tratamento inicial das fraturas por sobrecarga tibial consiste no descanso relativo e na limitação da atividade, com o objetivo de promover a cicatrização óssea. As atividades indolores de descarga de peso, ativação muscular e flexibilidade podem ser iniciadas. Nos casos em que a descarga de peso for dolorosa, o uso de botas para caminhada ou a restrição do apoio de peso podem ser justificados. Se houver sinais de cicatrização radiográfica, será possível implantar a sustentação de peso progressivo e um programa de flexibilidade e fortalecimento mais avançado. Conforme a força é normalizada, o treino específico do esporte pode ser iniciado com ênfase na qualidade do movimento e no retorno progressivo. O novo treino da marcha da corrida com metas de sustentação de carga torsional e vertical limitantes também tem sido efetivo no tratamento das fraturas por sobrecarga tibial.[126,128] Quando o atleta falha em melhorar e há persistência de limitação contínua, ou ainda um longo histórico ou comprometimento da saúde óssea, a realização de um *checkup* médico abrangente pode ser justificada. Isso inclui exames de sangue e consulta com nutricionista.

Síndrome compartimental

A parte inferior da perna compreende quatro compartimentos: anterior, lateral, posterior superficial e posterior profundo. Cada compartimento engloba os tecidos muscular, vascular e nervoso, todos encapsulados por uma membrana facial.

A síndrome compartimental aguda é uma condição emergencial que resulta de traumatismo agudo na parte inferior da perna. Há aumento da pressão intracompartimental, causada pelo inchaço do tecido mole, que contribui para o aparecimento de dor localizada, parestesia e fraqueza. A suspeita de síndrome compartimental aguda exige atenção imediata. A fasciotomia é realizada para aliviar a pressão do compartimento e prevenir o dano tecidual permanente.

A síndrome compartimental por esforço crônica (SCEC) ou síndrome do compartimento induzida por exercício não é uma situação emergencial, mas pode ser funcionalmente incapacitante para atletas e é encontrada com frequência em maratonistas. A dor resulta da isquemia muscular que ocorre com o exercício, em consequência de pressões intracompartimentais significativamente elevadas. Durante o exercício, as contrações musculares aumentadas podem levar ao aumento do volume e do fluxo sanguíneo no compartimento afetado da parte inferior da perna. A fáscia circundante normalmente se adapta e expande para atender às demandas do volume muscular aumentado. Entretanto, na SCEC, a fáscia contentora não tem capacidade de expansão e isso leva à constrição do fluxo sanguíneo e acarreta isquemia. O resultado são queixas de dor e rigidez, com ou sem comprometimento neurovascular. A localização e apresentação dos sintomas será variável, dependendo do compartimento afetado. Os compartimentos anterior e lateral são os mais comumente afetados, porém qualquer um dos quatro compartimentos da parte inferior da perna pode apresentar envolvimento.

Um atleta com SCEC comumente relatará dor contínua, rigidez e/ou sensação de aperto na região da parte inferior da perna, junto à distribuição do compartimento afetado. O atleta em geral relata primeiro rigidez ou cãibra, mas isso pode evoluir para alteração da sensibilidade e fraqueza motora. Os sintomas geralmente são previsíveis, exacerbados por determinado tempo e intensidade de exercício, e aliviados logo após a cessação da atividade. O diagnóstico da síndrome é confirmado com testes de pressão intracompartimentais. O tratamento conservador baseado na modificação da atividade, massagem e mobilização do tecido mole, alongamento e fortalecimento muscular, assim como a prescrição de ortóticos, tem alcançado pouco sucesso no controle da SCEC.[129] Por outro lado, estão surgindo pesquisas relacionadas com o sucesso da alteração da mecânica e da técnica de corrida para tratamento da SCEC de compartimento anterior.[130] Quando o tratamento conservador falha, a fasciotomia cirúrgica dos compartimentos envolvidos é recomendada e muitas vezes permite que o atleta retorne à atividade total em 8 a 12 semanas.[124]

Lesões do tornozelo

O tornozelo é o local mais comum de lesões atléticas, correspondendo a 20 a 30% de todas as lesões musculoesqueléticas.[131] A articulação do joelho engloba as três articulações principais. A articulação talocrural é a articulação óssea entre a fíbula e tíbia distal e a superfície proximal do tálus, sendo quase totalmente responsável pela dorsiflexão e flexão plantar do tornozelo. A articulação subtalar abrange as articulações talocalcânea e talocalcaneonavicular. Inversão e eversão ocorrem de forma predominante na articulação subtalar. É importante notar que, apesar da dominância de um movimento que ocorre em determinada articulação, a mobilidade acontece de forma simultânea em todos os três planos de movimento por causa da orientação do eixo articular. Dessa forma, o movimento triplanar na região do tornozelo frequentemente é descrito como "supinação" – ou uma combinação de flexão plantar, inversão e adução – e como "pronação", ou uma combinação de dorsiflexão, eversão e abdução.

Os diagnósticos diferenciais mais frequentes para dor no tornozelo são entorse lateral do tornozelo, entorse da sindesmose, fratura fisária distal, subluxação do fibular longo, fratura osteocondral do domo talar, fratura de Maisonneuve ou uma combinação de ruptura de sindesmose distal e fratura fibular proximal, e impacto sobre o seio tarsal.

Entorses do tornozelo

A estabilidade lateral do tornozelo é devida principalmente ao complexo do ligamento lateral, que consiste no ligamento talofibular anterior (LTFA), ligamento calcaneofibular (LCF) e ligamento talofibular posterior (LTFP). Esses três ligamentos auxiliam na restrição da inversão excessiva do tornozelo, com o LTFA também resistindo à translação anterior do tálus. Os ligamentos mediais do tornozelo são constituídos pelo ligamento deltoide, mais grosso e forte, e são responsáveis pela restrição da eversão do tornozelo, pronação e deslocamento anterior do tálus. A tíbia e a fíbula estão conectadas distalmente pelos ligamentos tibiofibulares distais posterior e anterior, e pelo ligamento interósseo distal. Juntas, constituem a porção distal da membrana interóssea que atravessa toda a extensão das diáfises e contribui para a estabilidade da parte inferior da perna e para a transmissão da força.

Oitenta e cinco por cento de todas as patologias do tornozelo são devidas a entorses agudas do tornozelo, e envolvem com mais frequência a lesão nos ligamentos laterais. O mecanismo da lesão geralmente é o excesso de inversão e flexão plantar. As entorses do ligamento deltoide também são conhecidas como entorses por eversão, por causa do mecanismo da lesão. As entorses sindesmóticas, comumente chamadas "entorses altas do tornozelo", em geral ocorrem ao mesmo tempo que as entorses mediais do tornozelo, causadas pela eversão forçada e RL do tornozelo, provocando ampliação da articulação tibiofibular distal. As lesões na região medial do tornozelo ou ao longo da sindesmose tibiofibular são menos comuns por causa de sua força inerente.[132]

Ao examinar uma lesão de tornozelo, a inspeção cuidadosa da posição do pé no momento da ocorrência da lesão, a localização da sensibilidade e o teste de mobilidade ajudam a reconhecer os ligamentos lesionados. O atleta muitas vezes relata uma lesão distinta com dor súbita ou "estalo". Nas entorses mais graves, a dor impedirá a continuidade da participação na atividade atlética. Inicialmente, o atleta apresentará dor, inchaço e equimose em todo o tornozelo, bem como no pé e dedos do pé. É preciso notar que, em função da gravidade, o inchaço e a contusão podem nem sempre corresponder ao sítio da lesão. A descarga de peso também pode ser limitada e dolorosa.

O exame físico deve incluir palpação cuidadosa ao longo dos ligamentos do tornozelo para ajudar a discernir os ligamentos envolvidos. A AM será limitada, sobretudo nos movimentos que sobrecarregam o ligamento envolvido. O teste de sobrecarga ligamentar isolado também pode ser benéfico no diagnóstico da instabilidade do tornozelo. O teste de estresse ligamentar lateral inclui os testes da gaveta anterior e da inclinação talar. O teste da gaveta anterior avalia a estabilidade do LTFA. O teste de inclinação talar avalia a integridade do LCF. O teste de Kleiger, ou RL e eversão forçada do pé, e o teste do aperto sobrecarregam o ligamento deltoide do tornozelo medial e os ligamentos sindesmóticos, respectivamente. Todos os testes devem ser realizados bilateralmente para comparar a quantidade de excursão, provocação da dor e apreciação de um ponto terminal distinto no tornozelo não lesionado. No estágio agudo, o tornozelo frequentemente está edemaciado e dolorido demais para que os testes sejam realizados com precisão. O teste muscular resistivo realizado na faixa mediana geralmente é indolor, exceto nos casos com lesão associada em uma unidade musculotendínea, como a distensão do tendão fibular concomitante com lesão lateral do tornozelo.

Como ocorre para qualquer lesão aguda, o tratamento das entorses de tornozelo inicialmente segue os princípios PRICE: proteção, repouso, gelo (*ice*), compressão e elevação do membro envolvido (Tab. 14.5). Alguns dias de repouso e imobilização podem ser necessários para permitir a regressão da dor e do inchaço. Entretanto, foi demonstrado que a mobilidade articular imediata e a descarga de peso são mais favoráveis para o retorno funcional, em comparação à imobilização prolongada.[133]

A gravidade da ruptura ligamentar afetará o delineamento do plano terapêutico. As entorses de tornozelo de grau 1 podem responder mais rápido do que as entorses de graus 2 ou 3. Em virtude da maior probabilidade de recorrência de entorse do tornozelo após uma lesão prévia,[133] um programa de reabilitação é recomendado para todos as entorses de tornozelo, com o intuito de auxiliar a restauração da mobilidade, propriocepção e desempenho muscular. As atividades de AM podem ser iniciadas nas fases agudas da lesão, começando com flexão plantar e dorsiflexão do tornozelo. A progressão para inversão e eversão do plano frontal pode ser iniciada nas faixas indolores limitadas, e monitorada pela resposta à dor, para facilitar o remodelamento tecidual e a cicatrização ligamentar. As atividades que envolvem descarga de peso em plano reto devem seguir uma progressão similar, eventualmente desafiando o atleta em atividades multiplanares e unilaterais em diversas superfícies. A atenção diligente para com a ativação muscular, o recrutamento e o *timing* devem ser considerados fundamentais, em função do aumento associado da latência muscular que se segue às entorses de tornozelo laterais.[134] No caso da instabilidade contínua e do comprometimento funcional do tornozelo após um curso de reabilitação, em especial nas lesões de grau 3 que envolvem ruptura ligamentar total, a reconstrução cirúrgica dos estabilizadores do tornozelo pode ser justificada e proporciona resultados favoráveis.

Fraturas do tornozelo

Ao avaliar o tornozelo pediátrico com lesão aguda, é importante discernir entre entorse ligamentar e lesão na placa de crescimento decorrente da fraqueza inerente da fise. As fraturas de tornozelo esportivas ocorrem por ação de forças de desaceleração ou rotação sobre um pé fixo. Em crianças com menos de 12 anos cujo sistema esquelético ainda é imaturo, uma fratura de fise da fíbula distal é altamente provável com uma lesão lateral do tornozelo.[135] A fratura não deslocada de Salter-Harris tipo I é a que mais comumente ocorre nas fises fibulares distais. A dor à palpação é localizada sobre a placa de crescimento fisária que, por sua vez, está localizada a uma distância aproximada equivalente à largura de um dedo acima da parte distal do maléolo lateral (Fig. 14.8). O tratamento é feito com imobilização por engessamento durante 3 semanas, seguida de um programa de reabilitação similar àquele usado para a entorse lateral do tornozelo. As radiografias planas podem auxiliar no diagnóstico da fratura do tornozelo. Foi demonstrado que as regras de Ottawa para o tornozelo são sensíveis para detectar fraturas no pé de crianças com mais de 5 anos de idade e devem ser usadas no processo de tomada de decisão clínica e diagnóstico de lesões traumáticas do tornozelo em crianças.[136,137] (Quadro 14.5).

As fraturas triplanares e as fraturas de Tillaux ocorrem conforme o atleta se aproxima da maturidade esquelética, em geral ao redor dos 15 e 17 anos, respectivamente, em meninas e meninos. Ambas as fraturas resultam de placas de crescimento parcialmente fechadas. A placa de crescimento primeiro se fundirá centralmente e, em seguida, ocorrerá o fechamento medial e o lateral, deixando a porção lateral vulnerável a lesões. A fratura triplanar ocorre em três planos: coronal, sagital e transverso. A fratura de Tillaux é uma fratura de Salter-Harris tipo III do segmento anterolateral não fundido da epífise tibial distal, causada pela avulsão do segmento epifisário ao nível do LTFA.[135] A RL forçada do pé é o mecanismo comum de lesão. Ambas as fraturas são tratadas com imobilização por engessamento da perna inteira, sem descarga de peso, por 3 a 4 semanas, seguida de uso de aparelho de gesso curto na perna, que permita caminhar, por mais 3 a 4 semanas. Uma vez removido o gesso, a fisioterapia pode ser iniciada para recuperar a normalidade da força e da mobilidade do membro inferior inteiro.

As fraturas osteocondrais do domo talar podem resultar de entorse do tornozelo, se o tálus invadir o maléolo

TABELA 14.5 ▸ Princípios PRICE de manejo de lesão aguda	
Princípio	Opções de manejo
Proteção	Imobilização, aparelho, bota de caminhar, enfaixamento
Repouso	Modificação de atividade, alteração da descarga de peso, treino cruzado
Gelo	Banho de gelo localizado, compressa fria, massagem com gelo
Compressão	Bandagens *Ace wrap*, aplicação de fita em trama de cesto aberta, acolchoamento com feltro, mangas compressoras
Elevação	Elevação da área lesionada acima do nível do coração, para promoção de drenagem linfática

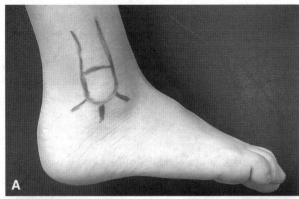
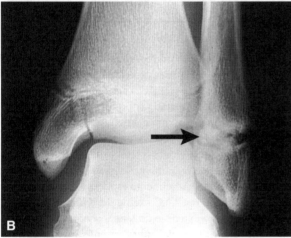

FIGURA 14.8 ▶ **A:** Localização da fise fibular distal e ligamentos laterais do tornozelo. **B:** Localização da fise fibular distal (seta) com fratura Salter-Harris II associada na tíbia distal.

QUADRO 14.5 ▶ Regras de Ottawa para tornozelo

Uma série de exames de raio X somente é necessária se houver dor na região maleolar acompanhada de qualquer um dos seguintes achados:
1. Sensibilidade óssea na borda posterior ou na ponta do maléolo lateral
2. Sensibilidade óssea na borda posterior ou na ponta do maléolo medial
3. Incapacidade de descarregar peso tanto imediatamente como na sala de emergência

medial ou lateral durante a ocorrência da lesão. A lesão ao osso e à cartilagem sobrejacente pode produzir um fragmento solto e doloroso no espaço articular e, assim, limitar o movimento. As fraturas osteocondrais são difíceis de diagnosticar durante o estágio agudo de uma entorse de tornozelo, quando grande parte do tecido circundante está inflamada. A dor persistente após a entorse, acompanhada de edema contínuo e travamento ou estalo intermitente, pode ser sugestiva de fratura osteocondral.[135] As intervenções de engessamento e ortóticas são os tratamentos usados para lesões de menor gravidade em atletas jovens, que proporcionam um ambiente controlado para cicatrização condral. Entretanto, as lesões mais graves podem requerer intervenção cirúrgica com perfuração artroscópica, remoção de corpo solto, colocação de pino, ou enxerto ou transferência de cartilagem.

Impacto no tornozelo

O impacto no tornozelo pode ser a fonte de dor anterior, anterolateral ou posterior. O impacto anterior é visto com frequência no futebol americano, basquete e dança, sendo causado muitas vezes pela formação de um osteófito na tíbia distal em decorrência de uma mecânica anormal da articulação do tornozelo. Conforme o tornozelo é forçado em dorsiflexão máxima, o osteófito entra em contato com o tálus e causa dor. O impacto na região anterolateral do tornozelo costuma ser uma área de dor crônica que persiste após a ocorrência de uma entorse do tornozelo. As possíveis causas são o impacto sobre o ligamento tibiofibular, impacto sobre a sinóvia ou fratura osteocondral.[135] A dor é relatada na área entre a fíbula e a lateral do tálus lateral, junto aos seios tarsais ou perto do LTFA. O tratamento inclui repouso, AINEs, uso de aparelho, mobilização articular e possível debridamento artroscópico.

O impacto posterior é descrito como uma dor na região posterior do tornozelo que surge com o posicionamento do pé em flexão plantar e acomete com frequência bailarinos ou atletas que se posicionam repetidamente na ponta dos pés. A dor é causada por uma protrusão óssea, como um osso trígono, que é um pequeno osso redondo localizado atrás da articulação do tornozelo. Um osso trígono é encontrado em cerca de 5 a 15% dos tornozelos normais assintomáticos, perto do tálus posterior. Quando o osso trígono falha em se fundir ao tálus, pode invadir o tecido mole durante a flexão plantar forçada na amplitude máxima.[135] O tratamento consiste em repouso, AINEs e excisão cirúrgica do ossículo.

▶ Lesões do pé

Lesões por uso excessivo

Doença de Sever

A causa de dor no pé e no calcanhar em atletas jovens variará dependendo da maturidade esquelética. A tendinite do calcâneo e a fascite plantar são observadas com maior frequência em atletas esqueleticamente maduros. Entretanto, em atletas esqueleticamente imaturos, a dor não traumática ao longo do calcâneo posterior é provavelmente devida à doença de Sever. Essa doença é uma apofisite por tração do calcâneo no sítio de fixação do tendão do calcâneo, fáscia plantar e músculos intrínsecos do pé. Isso ocorre durante os períodos de crescimento esquelético rápido em atletas com 9 a 12 anos de idade.[138] A dor é relatada ao longo do calcanhar e aumentará durante a prática de esportes como futebol, ginástica e basquete, com corridas e saltos repetidos. A dor em geral é bilateral, mas também pode ocorrer unilateralmente e em conjunto com a tendinite do calcâneo.

O atleta jovem com doença de Sever se queixará de uma dor penetrante ou entorpecente ao longo da apófise do calcâneo. Um paciente com histórico de alterações rápidas recentes nos níveis de atividade, erros de treino, modificação de calçados e desenvolvimento esquelético rápido será consistente com doença de Sever. A compressão suave das bordas laterais do calcâneo frequentemente replica os sintomas dolorosos. A avaliação musculoesquelética muitas vezes encontra restrições de comprimento muscular relacionadas com o complexo músculo tríceps sural, pronação excessiva do pé e possível inchaço. Nos casos mais graves, a descarga de peso e a caminhada também apresentarão assimetria e dor.[3]

O tratamento da doença de Sever começa com modalidades de controle da dor, incluindo modificação da atividade, aplicação de gelo e administração de AINEs. Essa condição é benigna e autolimitante, sem consequências em longo prazo. Dessa forma, a continuidade das atividades atléticas normais deve ser permitida, desde que tolerada. Por outro lado, a presença de assimetrias de marcha e corrida, dor em repouso e dor debilitante persistente pós-esporte devem excluir a participação do atleta em atividades que causem dor, em virtude do risco de lesões adicionais. As intervenções são destinadas a restaurar a flexibilidade e o comprimento da musculatura comprometida, bem como o fortalecimento da musculatura da panturrilha e do pé. A incorporação ao calçado do atleta de um adaptador em gel para levantamento do calcanhar também pode ser apropriada para eliminar a carga sobre o tendão do calcâneo e amortecer o calcanhar. Na presença de um arco longitudinal medial excessivamente caído, o uso temporário de ortóticos pode ajudar a eliminar a carga sobre o tendão do calcâneo e a apófise. A condição geralmente se resolve em poucas semanas ou meses, com o tratamento apropriado. Em casos persistentes, engessamento e imobilização podem ser necessários.

Doença de Iselin

A doença de Iselin, de modo semelhante à doença de Sever, é uma apofisite por tração no quinto metatarsal proximal. Essa condição é vista em crianças de 10 a 12 anos. A tração no sítio de inserção do músculo fibular curto na face proximal do quinto metatarsal e face lateral do pé contribuirá para a inflamação, irritação e dor em adolescentes praticantes de esportes que envolvem corrida e saltos repetitivos.[3]

Ao exame, o atleta pode apresentar inchaço localizado e sensibilidade ao longo da fise proximal do quinto metatarsal. A dor pode aumentar com o apoio de peso. Os testes resistivos em eversão, em que há tensionamento do fibular curto, replicam os sintomas na amplitude máxima de flexão plantar, dorsiflexão e inversão.

O tratamento da doença de Iselin é similar ao tratamento da doença de Sever. Um breve período de modificação da atividade e modalidades de controle da dor são as opções iniciais de tratamento de escolha. O tratamento também deve incluir flexibilidade dos eversores e flexores plantares do tornozelo, fortalecimento geral do tornozelo e atividades proprioceptivas. Nos casos mais brandos, o atleta pode retornar à atividade sem restrições em 3 a 6 semanas. Todavia, nos casos em que o atleta se mostra irresponsivo e a dor limita a atividade funcional, um breve período de imobilização pode ser justificável, com aumento do tempo de recuperação.[3]

Tendinite e fascite plantar

O diagnóstico de tendinite, ainda que não tão comum em atletas jovens e esqueleticamente imaturos, pode contribuir para a dor e a incapacitação. A tendinite do calcâneo é normalmente relatada como uma dor ao longo do tendão do calcâneo, proximal à margem superior do calcâneo, vista com frequência em bailarinos, corredores, jogadores de basquete e outros atletas de campo. Entre os fatores causais estão os aumentos rápidos de duração e intensidade do treino, crescimento esquelético rápido e pronação excessiva do pé.[139] O exame deve incluir palpação ao longo de toda a extensão do tendão, começando proximalmente e continuando inferiormente até o coxim do calcanhar, notando a área de sensibilidade máxima. Inchaço, AM de dorsiflexão diminuída e dor que acompanha a flexão plantar resistida são achados comuns. Saltos e levantamentos de calcanhar em uma perna só são atividades que reproduzem a dor no tendão do calcâneo.

As intervenções devem começar com repouso, aplicação de gelo, AINEs, alongamento suave dos músculos gastrocnêmio e sóleo, e modificação dos calçados. O uso temporário de um levantador de calcanhar ou ortótico pode ajudar a eliminar a carga sobre o tendão e deverá ser descontinuado gradualmente à medida que a dor regride. Conforme os sintomas se tornam menos agudos, o fortalecimento dos flexores plantares é iniciado em posições livres de apoio de peso e evolui para posturas com descarga de peso. No tratamento da tendinopatia do calcâneo mais crônica, os exercícios com apoio de peso excêntricos que envolvem os flexores plantares são comprovadamente efetivos.[140] Os exercícios de equilíbrio, propriocepção e fortalecimento de todo o membro inferior e *core* são também recomendados para controlar a pronação compensatória excessiva do pé. As atividades de impacto são lentamente adicionadas com retorno gradual ao treino específico do esporte e à corrida.

Outras regiões do pé e do tornozelo são suscetíveis à tendinite. O tratamento segue um curso similar, incluindo modificação da atividade, controle da dor, normalização da mobilidade e fortalecimento. A atividade pode ser gradualmente aumentada, de forma progressiva, tão logo os sintomas sejam resolvidos, com base na qualidade do movimento e na sensação dolorosa. A tendinite tibial posterior pode ser vista em corredores, patinadores e ginastas. A dor é localizada no aspecto posterior do maléolo medial. A tendinite do flexor longo do hálux é observada comumente em atletas que usam as pontas dos dedos do pé repetidamente, como dançarinos que atuam "em ponta", ginastas e corredores. A dor pode ser relatada junto à face plantar do pé e/ou ao longo da face posterior do maléolo medial. A tendinite fibular é observada em patinadores, dançarinos e corredores. A localização típica da dor é a região posterior ao maléolo lateral.

Lesões traumáticas

Lesão de Lisfranc (mediopé)

A articulação tarsometatarsal era mais comumente conhecida antes como articulação de Lisfranc. Essa articulação auxilia a estabilidade óssea intrínseca do pé. As bases dos três metatarsais intermediários e os cuneiformes constituem o arco transverso do pé. As lesões nesse complexo articular incluem entorses ligamentares e/ou fraturas-luxação, com o ligamento que se estende da base do segundo metatarsal até o cuneiforme medial sendo mais comumente lesionado. Apesar de estarem com frequência associadas a acidentes com veículos motorizados de alta energia, as lesões de Lisfranc também são observadas no esporte, como resultado de ação de uma carga axial de baixa energia sobre o pé em flexão plantar com o joelho ancorado no chão. Isso ocorre frequentemente no futebol americano, quando um jogador está em decúbito ventral sobre o chão e outro jogador cai em cima do calcanhar dele. As lesões de Lisfranc podem ocorrer com frequência por causa da sobrecarga de abdução excessiva do mediopé, em que o antepé é abduzido em torno de um retropé fixo. Esse mecanismo comumente está associado a esportes que requerem o uso de um estribo ou alça no pé, como equitação e *windsurf*.[141]

Pode ser difícil identificar uma lesão de Lisfranc por causa da instabilidade frequentemente sutil. As lesões mais graves, como a fratura-luxação, se manifestam com deformação visível do pé. Um atleta com lesão de Lisfranc muitas vezes se queixa de dor no dorso do pé subsequente a um mecanismo específico de lesão. O edema do antepé e a contusão ao longo do arco plantar são achados essenciais da lesão de Lisfranc. A descarga de peso causa dor que aumenta quando o paciente é solicitado a se levantar na ponta dos dedos do pé.[142] O exame físico revela sensibilidade à palpação ao longo das articulações tarsometatarsais e lacunas entre o hálux e o segundo dedo do pé, em comparação ao observado no membro contralateral. O teste de mobilidade replicará a dor à abdução e à pronação do antepé, enquanto o retropé é mantido fixo. A mobilidade do primeiro e segundo metatarsais em todos os planos, alia-

da à associação existente entre ambos, deve ser avaliada por meio da observação de existência de dor e/ou subluxação articular. É importante discernir entre entorse ligamentar estável e ruptura total, que contribuirá para a instabilidade grosseira do mediopé.[141] As radiografias obtidas com o atleta em pé, sobrecarregando as articulações tarsometatarsais, são úteis para estabelecer o diagnóstico, uma vez que as chapas obtidas sem apoio de peso podem não captar instabilidades pequenas e aparentar normalidade.[143]

As lesões de Lisfranc estáveis são tratadas de modo conservador. O atleta é imobilizado com uma bota de controle de movimento do tornozelo (CAM, na sigla em inglês), por 6 a 10 semanas, e tem permissão para descarregar peso de acordo com a tolerância à dor. A fisioterapia é recomendada para auxiliar na restauração da normalidade da marcha, equilíbrio, mobilidade e força. Uma palmilha inteira muitas vezes é útil durante a transição da bota CAM para um calçado de suporte. A recuperação completa demorará cerca de 4 meses, embora algumas lesões possam impossibilitar o retorno do atleta ao nível prévio de participação no esporte. As lesões de Lisfranc instáveis, mesmo as sutis, são tratadas com cirurgia.[141]

Anormalidades ósseas

Coalescência tarsal

A coalescência tarsal é uma malformação congênita em que dois ou mais ossos tarsais falham em se diferenciar, resultando em uma união cartilaginosa, fibrosa ou óssea. Isso ocorre com frequência bilateralmente, envolvendo as articulações calcaneonavicular e talocalcânea. Os sintomas que restringem a mobilidade do mediopé e do retropé começam a se manifestar durante a segunda ou terceira década da vida, com as tentativas de ossificação da coalescência. As fraturas na coalescência resultarão em dor subsequente à fusão das articulações associadas.

Um atleta com coalescência tarsal normalmente se queixa do aparecimento insidioso de dor no pé ou no tornozelo. A dor costuma ser exacerbada pela prática de esportes que requerem cortes, giros, mudança de direção e corrida em superfícies irregulares. As entorses de tornozelo recorrentes e crônicas também são relatadas por causa da falta de mobilidade do pé disponível, sobrecarregando assim os tecidos circundantes. O exame físico muitas vezes revela um tipo de pé fixo em hiperpronação. A limitada mobilidade articular acessória do mediopé e/ou retropé é um achado essencial da coalescência tarsal. Uma suspeita de coalescência tarsal pode ser mais precisamente confirmada com exames de imagem de TC.

O tratamento para coalescência tarsal é voltado para o controle do movimento do pé, com o intuito de diminuir o estresse sobre as articulações em fusão. O uso de ortóticos é recomendado para auxiliar a sustentação do pé e controlar a mobilidade excessiva. O fortalecimento da musculatura intrínseca e extrínseca é útil para a sustentação dinâmica do pé e do complexo do tornozelo, assim como as atividades de flexibilidade da articulação do tornozelo, para diminuição da mobilidade compensatória da articulação subtalar. A dor avançada pode responder de modo mais favorável à imobilização agressiva em aparelho de gesso. Se o tratamento conservador falhar, o encaminhamento para cirurgia antes da ossificação articular é recomendado, sendo eficiente para a resolução da dor e restauração da mobilidade.

Navicular acessório

O navicular acessório consiste na formação congênita de um ossículo adjacente ao osso navicular ou no tendão tibial posterior. Também conhecida como navicular *secundum*, essa condição nem sempre é assintomática no momento do diagnóstico. Entretanto, em casos problemáticos, o atleta apresentará dor localizada e inflamação ao longo da tuberosidade do navicular e arco medial. Os esportes e atividades de alto impacto costumam ser dolorosos, em especial quando o atleta usa chuteiras ou calçados apertados. A dor muitas vezes é replicada com a inversão resistiva do pé, por causa de um dos locais de fixação do músculo tibial posterior. As radiografias e imagens de TC ajudarão a confirmar o diagnóstico.

Há opções de tratamento conservador e cirúrgico disponíveis para navicular acessório. A modificação da atividade, o uso de AINEs e intervenções com ortóticos que controlam o movimento excessivo do mediopé são as principais opções não cirúrgicas. Entretanto, os casos mais dolorosos podem requerer um período de imobilização mais agressiva com bota CAM ou engessamento. O uso de amortecimento no calçado ao longo da tuberosidade do navicular também ajudará a controlar a dor por aliviar a pressão direta ao longo da proeminência óssea. A excisão cirúrgica do ossículo é recomendada para os casos em que a dor continua limitando a atividade após as tentativas de tratamento conservador.

Lesões do antepé

Fraturas de antepé

Em crianças, as fraturas metatarsais geralmente resultam de traumatismo direto, com o quinto metatarsal sendo lesionado com mais frequência.[144] As fraturas por sobrecarga metatarsais são raras em crianças, mas podem ser vistas em dançarinos e corredores, em função das cargas repetitivas.[145] Os sítios de fratura incluem as fises, localizadas distalmente no segundo e quinto metatarsais; diáfises metatarsais; e estiloide do quinto metatarsal. São relatados dor localizada, sensibilidade e inchaço sobre o sítio da fratura, podendo incluir também deformação nos casos de deslocamento da fratura. As radiografias planas do pé au-

xiliarão no diagnóstico das fraturas agudas. As regras de Ottawa para o pé são sensíveis para detectar fraturas no pé em crianças com mais de 5 anos de idade e devem ser usadas no processo de decisão clínica e no diagnóstico de lesões traumáticas de pé em crianças.[136,137] (Quadro 14.6)

As fraturas não deslocadas são tratadas de modo conservador, com imobilização e redução fechada com engessamento de parte da perna para caminhada, bota CAM ou calçados de caminhada para pós-operatório, durante 4 a 6 semanas. O tratamento das fraturas deslocadas pode requerer cirurgia. Tão logo haja evidência de cicatrização óssea, a fisioterapia poderá ajudar a normalizar a marcha, melhorar o equilíbrio e tratar os efeitos adversos da imobilização prolongada.

Além das fraturas de diáfise e fise, uma fratura de diáfise proximal do quinto metatarsal é chamada fratura de Jones. Em virtude do suprimento sanguíneo diminuído para essa área, há maior risco de pseudartrose e reincidência de fratura.[146] Os atletas mais próximos da maturidade esquelética, na faixa etária de 15 a 21 anos, são os mais afetados. Essa lesão, vista com frequência em jogadores de basquete e corredores, é causada pela hiperinversão do pé ou por carga de alto impacto ao longo do quinto metatarsal. Os sintomas são a sensibilidade à palpação sobre a diáfise proximal do quinto metatarsal, inchaço localizado e diminuição da capacidade de descarregar peso. O tratamento das fraturas de Jones em atletas tem sido bastante discutido e varia dependendo da estabilidade da fratura, do processo de cicatrização e das metas funcionais do atleta. O tratamento conservador normalmente é mais demorado do que o tratamento para fraturas básicas. O atleta permanece engessado e sem apoiar peso por 6 semanas, passando em seguida a usar engessamento, aparelho ou ortótico com suporte de peso por mais 6 semanas. Em casos de pseudartrose ou em atletas de alto nível, a RAFI cirúrgica com emprego de várias técnicas pode ser indicada.[146,147] O retorno ao esporte deve ser permitido tão logo o atleta demonstre cicatrização radiográfica do sítio de fratura e tenha progredido para um programa de fisioterapia abrangente.

Dedo de turfa

O dedo de turfa consiste em uma lesão em hiperextensão da primeira articulação metatarsofalângica (MTF), que ocasiona dano às estruturas capsuloligamentares planta-

---

QUADRO 14.6 ▸ Regras de Ottawa para os pés

Uma série de radiografias do pé somente é necessária se houver dor na região do mediopé acompanhada de qualquer um dos seguintes achados:

1. Sensibilidade óssea na base do quinto metatarsal
2. Sensibilidade óssea no navicular
3. Incapacidade de descarregar peso tanto imediatamente como na sala de emergência

res. O mecanismo de lesão consiste na hiperextensão forçada do hálux, sobretudo durante as partidas realizadas em superfícies artificiais duras, como nos jogos de futebol, basquete e futebol americano. Trata-se de uma entorse ligamentar cuja gravidade é classificada com graus de 1 a 3, conforme previamente descrito. O paciente apresentará dor ao longo da superfície plantar do dedo do pé, aliada a uma possível contusão e edema. A dor é replicada com a extensão ativa ou passiva do hálux.

O tratamento é iniciado com as modalidades PRICE e deverá evoluir com base na gravidade da lesão. As entorses menores muitas vezes podem ser enfaixadas, permitindo que o atleta continue a participar dos esportes com ou sem período de descanso. As lesões mais graves, de grau 3, frequentemente são tratadas com alguns dias de uso de muletas e palmilha com placa de molas de aço nos calçados, para limitar e proteger o hálux contra hiperextensão. A mobilidade inicial da primeira articulação MTF é recomendada por causa da alta incidência de perda de mobilidade em longo prazo (*hallux rigidus*). O atleta pode voltar a jogar em 6 semanas, tão logo realize a extensão total do hálux na ausência de dor.

Lesões da coluna vertebral

A lombalgia é uma queixa frequente de atletas jovens. As características da coluna vertebral em desenvolvimento predispõem esses atletas a padrões de lesões que diferem daqueles observados em adultos. Embora seja comum observar patologias de disco em adultos, elas são relativamente raras em atletas jovens. De modo similar, as crianças tendem mais a apresentar lesão por sobrecarga repetitiva associada à patologia na parte interarticular (espondilólise), e a presença dos centros de crescimento as torna vulneráveis ao desenvolvimento de lesões apofisárias.[148] Os atletas jovens com lombalgia são mais propensos a sofrer lesões estruturais e isso leva à necessidade de realizar avaliação completa, inclusive com exames de imagem.[148,149]

Exame geral

O exame começa com a obtenção de um histórico completo, por meio da aplicação de perguntas abertas que permitam determinar se houve um aparecimento traumático, o mecanismo específico da lesão, as lesões anteriores e o comportamento dos sintomas. O clínico também deve fazer perguntas aos atletas sobre o histórico esportivo específico, incluindo os esportes de que participam, o grau de participação, o volume de prática, o tempo de participação em certo esporte, se praticam o esporte durante o ano inteiro e como são os regimes de treino externo. O aparecimento sintomático, a duração, a resposta a certas atividades e o histórico de participação em esportes/treino ajudarão o clínico a diferenciar os possíveis diagnósticos e a melhorar a tomada de decisão clínica para o tratamento.

A postura deve ser avaliada pela frente, por trás e pela lateral. O clínico deve notar as anormalidades posturais que podem contribuir para as forças biomecânicas alteradas durante a função. Elas podem incluir escoliose, ombros curvados, cifose torácica excessiva, hiperlordose lombar ou inclinação pélvica anterior. A AM também deve ser avaliada em todos os planos de movimento (flexão, extensão, flexão lateral e rotação), e o clínico deve observar não só a amplitude de movimento disponível como também a qualidade do movimento e a resposta sintomática durante ou após cada movimento. É importante avaliar a flexibilidade nos membros inferiores e superiores, porque a mobilidade diminuída nessas estruturas pode predispor o atleta à sobrecarga aumentada ao longo da coluna vertebral durante a atividade. O clínico deve garantir que a AM do ombro e do quadril seja avaliada, bem como a flexibilidade dos flexores do quadril, quadríceps, músculos posteriores da coxa e adutores.

A palpação deve identificar áreas de sensibilidade localizada na coluna vertebral ou na articulação sacroilíaca (SI), bem como as áreas de sensibilidade ou espasmo muscular no tecido mole adjacente. A mobilidade segmentar das vértebras torácicas e lombares deve ser avaliada, procurando áreas de hiper- ou hipomobilidade. Testes especiais devem ser usados para ajudar a confirmar ou excluir certas patologias que possam estar presentes na porção lombar da coluna, articulação SI ou quadril.

Espondilólise e espondilolistese

Espondilólise

A espondilólise é uma fratura na parte interarticular da porção lombar da coluna vertebral, que envolve mais comumente o segmento L5.[150] A espondilólise é uma lesão comum em atletas jovens, tendo sido indicado por um estudo que 47% dos atletas jovens com queixa de lombalgia tinham essa fratura.[148] Ela costuma ser indicada como uma fratura por sobrecarga e é tipicamente causada pela tensão repetitiva em uma área da coluna vertebral durante sobrecargas de hiperextensão e rotação. Alguns atletas, como ginastas, patinadores artísticos e dançarinos, são mais propensos ao desenvolvimento de espondilólise, porque as demandas dos esportes que praticam os predispõem a esses padrões de lesão típicos. A idade, em média, em que a espondilólise ocorre é 15 a 16 anos. Os exames de imagem diagnósticos normalmente são usados para estabelecer o diagnóstico correto. As radiografias são obtidas primeiro e permitem visualizar a fratura através da parte interarticular, a qual é conhecida como "fratura do cão escocês".[151] Entretanto, as radiografias têm demonstrado baixa sensibilidade para detecção de lesões espondilolíticas e, por esse motivo, geralmente é recomendada a realização de exames de imagem diagnósticos adicionais.[152] A tomografia computadorizada por emissão de fóton único (SPECT, na sigla em inglês) é um procedimento de imagem de alta sensibilidade e baixa especificidade, que permitirá aumentar a captação em áreas com metabolismo ósseo aumentado, como uma fratura ou reação ao estresse articular.[152] A imagem de TC proporciona visualização satisfatória da anatomia óssea e pode ser usada em casos com SPECT positiva para estabelecer o diagnóstico correto. A TC é a modalidade de exame de imagem mais precisa para detecção da espondilólise. Entretanto, entre as suas desvantagens estão a alta exposição à radiação e a diminuída capacidade de detectar as reações iniciais à sobrecarga em presença da linha de fratura. Recentemente, a IRM se tornou uma alternativa atraente à TC, em virtude da inexistência de exposição à radiação e por sua capacidade de avaliar edema ósseo nas partes, além de permitir a visualização de tecidos moles.[152] A utilidade diagnóstica da IRM na identificação da espondilólise varia na literatura que, na maior parte, se refere à TC como o padrão-ouro.[152,153] Mesmo assim, a IRM pode fornecer informação valiosa durante o processo diagnóstico na ausência de exposição à radiação ionizante, e é possível que os clínicos passem a usá-la com frequência cada vez maior.

Espondilolistese

A espondilolistese descreve o deslizamento anterior de um corpo vertebral sobre outro. Isso ocorre comumente ao nível de L5-S1 e com frequência é classificado segundo uma escala de graus I a IV, representando a quantidade de deslocamento anterior em relação à largura do corpo vertebral (ver Quadro 14.7). A espondilolistese de graus I e II responde bem ao tratamento conservador, e a participação nos esportes comprovadamente não aumenta o grau de deslizamento.[154] A participação nos esportes é mais controversa nas espondilolisteses de graus III e IV.

Os achados do exame clínico guiam o tratamento do paciente, e os princípios do exame geral anteriormente discutidos serão aplicáveis. Além disso, é preciso notar que a maioria dos pacientes com espondilólise ou espondilolistese normalmente apresentará dor com a extensão da coluna e movimentos combinados de rotação e extensão. Nesses pacientes, a dor muitas vezes é agravada pela atividade, em especial por aquelas que envolvem o posicionamento da coluna vertebral em extensão. Um sinal de "deslocamento externo" dos processos espinhosos adjacentes pode ser palpado se houver espondilolistese.

A base do tratamento da espondilólise e da espondilolistese gira em torno da minimização das forças agresso-

ras, de modo a possibilitar que o paciente se livre da dor. O paciente pode usar uma OTLS (órtese toracolombar sacral) ou uma cinta para ajudar a aliviar a dor por meio de imobilização parcial, proteção contra a extensão da coluna ou postura hiperlordótica. O uso de cinta é controverso, mas alguns estudos demonstraram melhora das taxas de cicatrização óssea com o uso da cinta no início do tratamento.[155,156] Conforme já discutido, o terapeuta deve examinar a coluna vertebral para identificar áreas de hiper ou hipomobilidade que possam concentrar a sobrecarga do movimento em uma área isolada. Por causa do efeito da musculatura tensa do membro inferior sobre o movimento lombopélvico, o exame atento da flexibilidade também se faz necessário. Além disso, o clínico deve examinar os movimentos funcionais exigidos pela atividade esportiva praticada pelo paciente e determinar a existência de correlação entre qualquer movimento disfuncional e sobrecarga patológica na coluna. Os treinos de resistência e fortalecimento da musculatura do eixo são necessários durante a reabilitação, e esses princípios serão discutidos adiante, neste mesmo capítulo.

Outras patologias da coluna vertebral

Síndrome do uso excessivo do elemento posterior

A síndrome do uso excessivo do elemento posterior se refere a um conjunto de condições que envolvem tendões musculares, ligamentos, articulações de faceta e cápsulas articulares, que gera dor na região lombar.[150] Os sintomas podem ser similares aos da espondilólise, e os exames de imagem são importantes no diagnóstico diferencial. O tratamento em geral consiste em repouso, modificação da atividade e reabilitação para abordagem da flexibilidade, força e deficits de controle motor. Uma experiencia com cinta pode ser útil para aliviar a dor.

Apofisite

A apofisite é outra causa comum de dor na coluna vertebral de atletas jovens. Do ponto de vista clínico, a condição é marcada pela dor mecânica que é irritada com movimentos repetidos da coluna e melhora com repouso. Na coluna vertebral, a apófise consiste em um anel não palpável junto às placas vertebrais terminais. A apofisite também pode ocorrer na crista ilíaca. Quando isso ocorre, os pacientes normalmente apresentam sensibilidade à palpação ao longo dessa região e podem sentir dor com a contração resistida dos músculos oblíquos.

Stingers

As lesões na porção cervical da coluna vertebral podem ocorrer a partir da participação esportiva. Um "*stinger*" ou "*burner*" é uma lesão por tração do plexo braquial,

QUADRO 14.7 ▸ Sistema de gradação da espondilolistese	
Grau I	0-25% da largura do corpo vertebral
Grau II	25-50% da largura do corpo vertebral
Grau III	50-75% da largura do corpo vertebral
Grau IV	75-100% da largura do corpo vertebral

que geralmente envolve as raízes nervosas de C5 e C6, que ocorrem com mais frequência em colisões de atletas.[157] O atleta muitas vezes se queixa de uma ferroada ou queimação dolorida acompanhada de parestesias no membro superior afetado. Pode haver fraqueza muscular com a abdução do ombro, RL e flexão. Os sintomas em geral são resolvidos com rapidez, possibilitando o retorno do atleta aos jogos sem perda significativa de tempo de participação nas atividades. Quando os sintomas persistem por mais de 24 horas, é recomendável fazer um *checkup* diagnóstico adicional que inclua exames de imagem. Para as lesões mais graves, o tratamento consiste em repouso de suporte em tipoia e adoção de modalidades de alívio da dor até a resolução dos sintomas, quando então a perda de força exige reabilitação. A decisão de retornar aos esportes é baseada em exames de imagem normais e resultados satisfatórios no exame clínico de força. O papel dos testes eletromiográficos geralmente é mínimo, uma vez que não há ferramentas válidas para diagnosticar o *stinger*, nem indicadores de recuperação para a tomada de decisão referente ao retorno às atividades.[157]

Princípios gerais do tratamento

Muitas lesões na coluna vertebral compartilham princípios de reabilitação comuns. As exigências funcionais da coluna são algo paradoxais. A coluna requer alto grau de mobilidade para o desempenho de tarefas funcionais, ao mesmo tempo que há uma necessidade de estabilidade. Ao tratar a coluna vertebral, o terapeuta deve se lembrar dessas exigências enquanto cuida dos deficits que podem inibir a função em qualquer campo.

A interdependência regional é evidente na reabilitação da coluna, enquanto os deficits de flexibilidade, força ou controle neuromuscular presentes nos membros superiores ou inferiores podem contribuir para a lombalgia do atleta. De modo similar, quaisquer áreas de hipomobilidade nos segmentos vertebrais acima ou abaixo da lesão devem ser examinadas para garantir a contribuição adequada de movimento ao longo de toda a coluna como uma unidade.

A estabilização do eixo é um componente essencial da reabilitação da coluna do atleta jovem. Deve ser desenvolvido um programa de exercício inclusivo que tenha como alvo os músculos de estabilização do *core* importantes, como os músculos multífidos, transverso do abdome, eretores da espinha, oblíquos interno/externo e glúteos. O terapeuta e o atleta devem incorporar os conceitos de treino de estabilização do *core* às atividades funcionais que replicam as demandas do esporte no paciente. Willardson defende que o desenvolvimento da resistência da musculatura do eixo, não necessariamente da força, seja a meta principal da reabilitação.[158] Os músculos estabilizadores lombares são compostos sobretudo de fibras musculares de tipo 1 e apenas cargas relativamente baixas são neces-

sárias para melhorar seu desempenho.[159] Assim, o clínico deve incorporar exercícios com períodos maiores de "retenção" ou mais repetições de movimento, em oposição ao treino com carga elevada e pouca repetição. Por fim, como muitas atividades esportivas são realizadas em pé ou envolvem suporte com um único membro, o treino de equilíbrio deve ser incorporado como parte de um programa de reabilitação inclusivo.

As diretrizes para o retorno à atividade após a lesão da coluna são difíceis de generalizar, em virtude da natureza altamente variável das atividades atléticas. Em geral, a retomada da atividade deve ser feita de forma gradual, começando com atividades com menos sobrecargas e indolores. As atividades podem ser gradualmente avançadas com monitoramento da resposta às demandas aumentadas do esporte. Em função da natureza prolongada de muitas lesões da coluna, o atleta pode precisar de um tempo maior para retornar ao nível basal de condicionamento antes de estar pronto para reassumir a participação integral nos esportes.

Concussão relacionada ao esporte

Entre 1,7 e 3,8 milhões de lesões por concussão relacionadas ao esporte ocorrem nos Estados Unidos, a cada ano, representando 5 a 9% de todas as lesões esportivas.[160,161] Cerca de 50% de todas as concussões não são relatadas nem diagnosticadas.[161] As concussões esportivas constituem um problema crescente, que afeta atletas de todas as idades, e os números tendem a aumentar com a maior consciência. As lesões por concussão em atletas jovens na faixa etária de 5 a 19 anos estão se tornando mais frequentes e representam 30% de todas as concussões relacionadas ao esporte relatadas. Embora esse tipo de lesão seja mais comum nos esportes de contato, como futebol americano, rúgbi, futebol e hóquei, todos os atletas apresentam risco em potencial de sofrer uma concussão.

Fisiopatologia

A American Medical Society for Sports Medicine (AMSSM) define a concussão, também denominada lesão cerebral traumática leve (LCTL), como "um distúrbio transiente da função cerebral traumaticamente induzido, causado por um complexo processo fisiopatológico".[161] Trata-se de uma forma menos grave de lesão cerebral, em geral autolimitada em termos de duração e resolução dos sintomas. As concussões são causadas por um golpe direto na cabeça, face, pescoço ou em qualquer parte do corpo, que ocasiona forças rotacionais e lineares excessivas transmitidas ao cérebro. As lesões de "golpe" definem as lesões produzidas quando o crânio estacionário é atingido por um objeto em movimento a alta velocidade (p. ex., a cabeça acertada por uma bola de beisebol). Por outro lado, as lesões de "contragolpe" decorrem da desaceleração súbita do crânio em movimento a alta velocidade (p. ex., a cabeça ao atingir o chão ou a trave de um gol).

Quando o cérebro sofre concussão, ocorre lesão axonal microscópica em conjunto com uma complexa cascata de eventos iônicos, metabólicos e fisiopatológicos.[161] Para recuperar o equilíbrio iônico e o metabolismo cerebral normal, o cérebro precisa de mais energia. Entretanto, o dano às mitocôndrias e a diminuição do fluxo cerebral contribuem para diminuir a disponibilização de energia e isso ocasiona a diminuição da função cerebral geral.[161] Se houver uma segunda lesão durante esse período de função diminuída, antes da recuperação completa, o cérebro apresentará risco ainda maior de sofrer alterações metabólicas celulares e defeitos cognitivos significativos. Esse achado é mais pronunciado em jovens com cérebro imaturo ainda em desenvolvimento, expondo essa população a um risco aumentado de concussões repetidas antes da completa recuperação dos sintomas.[161]

Sinais e sintomas

Os sinais e sintomas de concussão costumam variar de um indivíduo para outro (Tab. 14.6). A cefaleia é o sinal mais comum de concussão, seguida de tontura.[161] A perda da consciência ocorre em 10% das concussões, mas não é confiável como fator preditivo da gravidade. A maioria dos sintomas é inespecífica para concussão e pode mimetizar outras condições, entre as quais o comprometimento cardíaco, gastrenterite aguda, transtorno do deficit de atenção e depressão. Sendo assim, é útil determinar se os sintomas estavam presentes antes da lesão por concussão, para que seja possível determinar com maior precisão a resolução dos sintomas. Em 80 a 90% das concussões, os sintomas são resolvidos em 7 dias após a lesão.[161] Embora a resolução dos sintomas concussivos seja subjetiva, é possível que o comprometimento cognitivo total continue presente quando da realização de testes neuropsicológicos adicionais.

TABELA 14.6 ▶ Sinais e sintomas de concussão

Físicos	Cognitivos	Emocionais
Cefaleia	"Névoa" mental	Irritabilidade
Fadiga, náusea, vômito	"Os sinos tocaram"	Tristeza
Tontura, perturbação do equilíbrio	Sensação de esgotamento	Mais emotividade
Problemas visuais	Dificuldade de concentração	Nervosismo
Sensibilidade à luz, a ruídos	Comprometimento da memória	
Entorpecimento, zumbido	Confusão	
Sonolência	Respostas retardadas	
Distúrbios do sono	Perda da consciência	

Fatores de risco

O histórico de concussão prévia expõe o atleta a um risco de 2 a 5 vezes maior de sofrer outra concussão.[161] Um número maior de concussões, a maior gravidade da concussão e a duração dos sintomas são, todos, preditivos de recuperação prolongada. Em esportes com regras similares, as atletas do sexo feminino apresentam maior risco de concussão do que os atletas do sexo masculino. O tipo de esporte e a posição também estão correlacionados com um risco aumentado. Exemplificando, os atletas com envolvimento frequente em situações de alta velocidade e contato, como os *quarterbacks*, *running backs*, *wide receivers* e *defensive backs* do futebol americano, apresentam risco aumentado de lesão, se comparados aos jogadores de outas posições, como os *linemen* (homens de linha). Um histórico de enxaquecas, incapacitação de aprendizado, transtornos de deficit de atenção e transtornos do humor pode estar associado à disfunção cognitiva aumentada e a um período de recuperação prolongado após uma concussão, podendo potencialmente complicar o diagnóstico e o tratamento.[161]

Há diferenças fisiológicas entre os cérebros de um adulto e de um jovem. Ao lidar com um cérebro imaturo, é importante entender o risco aumentado inerente de concussão combinado a uma lesão catastrófica e a tempos de recuperação prolongados associados. Por exemplo, um estudo relatou que atletas na faixa etária de 13 a 16 anos demoravam mais para retomar os níveis basais de sintomas e função neurocognitiva normal, em comparação aos atletas de 18 a 22 anos de idade.[160]

Diagnóstico e avaliação

Um profissional de saúde com treinamento e conhecimentos especiais sobre reconhecimento e avaliação de concussões está mais bem qualificado para estabelecer o diagnóstico clínico. As concussões são graduadas de modo retrospectivo, após a resolução dos sintomas. Dessa forma, graduar uma concussão no momento da lesão é considerado uma prática não confiável que foi abandonada. O diagnóstico deve incluir avaliações neurológicas, de equilíbrio e cognitivas abrangentes. Uma lista de checagem graduada serve de ferramenta de avaliação objetiva para avaliação dos sintomas associados à concussão, ao mesmo tempo que rastreia a gravidade, longevidade e alterações ocorridas no decorrer de reavaliações seriadas. Outras ferramentas de avaliação incluem o escore de sintoma basal, testes de equilíbrio, ferramentas de avaliação adicionais e exames neurofisiológicos (NF) computadorizados. Algumas medidas secundárias comumente usadas são os escores de sintoma, Maddocks Questions, Standardized Assessment of Concussion (SAC) e Balance Error Scoring System (BESS).[161] É importante ter em mente que certos testes são mais apropriados em momentos diferentes no decorrer da recuperação. Os testes de equilíbrio normalmente resultam normais após 3 dias e isso faz com que esses testes sejam úteis para o manejo secundário do atleta, porém menos úteis para fins de acompanhamento posterior. A realização de testes basais antes da participação no esporte pode ajudar a identificar indivíduos de alto risco e permitir a comparação subsequentemente à lesão. Essa abordagem é algo controversa, porque o papel dos testes basais pré-lesão continua indefinido e ainda precisa ser validado.[161] Entretanto, os testes basais podem ser mais benéficos para aqueles com histórico de concussão prévia, condições médicas que geram confusão e praticantes de esportes de alto risco. Os testes devem ser realizados de forma rotineira, com tentativas de controlar certas variáveis como a idade do atleta, nível de fadiga, humor e ambiente de testes, entre outros fatores.

Testes neurofisiológicos

Os testes NF para atletas começaram a ser realizados na década de 1980, e seu papel foi recentemente ampliado com a disponibilização dos computadores. Os testes NF são medidas objetivas do comportamento cerebral e são mais sensíveis do que o exame clínico para detecção de comprometimentos cognitivos sutis. No entanto, os testes NF devem ser usados como auxiliares da avaliação clínica e também como um componente de um plano abrangente de tratamento de concussão, em vez do uso isolado. Os testes NF avaliarão vários domínios da função cognitiva, como memória, velocidade do processamento cognitivo e tempo de reação.[161,162] Dois testes são comumente usados: o teste do lápis e papel, e o teste computadorizado. Pela facilidade da aplicação e custo-benefício, tem havido uma tendência ao uso do teste computadorizado.

Está comprovado que o teste NF apresenta sensibilidade moderada para detecção de deficits cognitivos pós-concussivos,[163] sendo ainda recomendado e usado para atletas de alto risco com e sem histórico de concussão prévia. Os testes NF auxiliam o processo de tomada de decisão referente ao retorno aos esportes, especialmente no caso de atletas que negam sintomas pelo desejo de voltar às atividades antes do tempo previsto. Entretanto, a validade da ferramenta ainda tem de ser determinada, por demonstrar deficits cognitivos mais prolongados do que o período em que o atleta permanece sintomático, e deve ser usado para fins de monitoramento na hipótese de uma concussão.[161]

Tratamento e retomada das atividades

A primeira etapa do tratamento da concussão geralmente ocorre no momento da lesão. O nível de consciência deve ser avaliado. Em um atleta irresponsivo, a avaliação das vias aéreas, respiração e função cardíaca tem importância principal. Uma vez estabelecida, a avaliação física da porção cervical da coluna vertebral e outras lesões mais sé-

rias deve ser realizada. Na hipótese de suspeita ainda mais remota de lesão na região cervical da coluna, o atleta deve ser imobilizado e transferido ao departamento de emergência para ser submetido a exames de imagem avançados e cuidados. Outros motivos para o transporte emergencial imediato incluem um estado mental em deterioração, achados neurológicos focais e piora dos sintomas. Somente após a exclusão de situação de emergência médica e cognitiva grave será possível realizar o exame de concussão secundária, incluindo sintomas, cognição e equilíbrio.

Se os testes auxiliares parecerem normais e não houver suspeita de concussão, o atleta terá permissão para retomar a atividade. Avaliações seriadas devem ser realizadas durante e em seguida ao evento, para garantir a tomada de uma decisão correta. Se houver suspeita de concussão, o atleta não deve retomar a atividade no mesmo dia. O atleta deverá então ser monitorado adicionalmente, por determinado período, para reconhecimento da deterioração do estado mental, da cognição e/ou da consciência. Antigamente, a recomendação era manter o atleta com concussão acordado ao longo da noite, para garantir a manutenção da consciência. Entretanto, essa recomendação foi abandonada, porque foi constatado que dormir é importante para o descanso e recuperação do cérebro.[161] Por causa do risco teórico de sangramento, o uso de aspirina e AINEs geralmente é evitado. Outras medicações que mascaram os sintomas também devem ser evitadas.

Os atletas com concussão devem ser acompanhados por um médico. O tratamento principal inclui repouso físico e cognitivo. As atividades e os ambientes que exacerbam os sintomas devem ser evitados e moderados. Ambientes escuros e tranquilos ajudam a minimizar a cefaleia e os sintomas de fonofobia e fotofobia. Os atletas jovens necessitarão de acomodações na escola, incluindo uma carga de trabalho reduzida e mais tempo para realizar as provas. Na maioria dos casos, o atleta deve ter permissão para faltar ou comparecer em período parcial na escola.

O andamento do retorno aos jogos deve ser individualizado, gradual e progressivo. O processo deve ser iniciado quando o atleta estiver livre dos sintomas em repouso e apresentar resultado normal ao exame neurológico, em comparação com as medidas basais, incluindo as funções de equilíbrio e cognição. É somente então que o atleta deverá iniciar um retorno em etapas e sob supervisão médica (Quadro 14.8). A progressão pode demorar desde alguns dias até semanas para ser concluída, dependendo da gravidade da concussão e da resposta individualizada às demandas físicas. Se o atleta desenvolver sintomas em dado momento no decorrer da progressão, a atividade agravante deve ser interrompida, os sintomas devem diminuir e, eventualmente, pode ser necessário voltar à fase anterior da progressão. Um profissional da assistência médica licenciado e com treinamento específico em manejo de concussões deve ser consultado para permissão médica, antes da liberação para atividade irrestrita.

QUADRO 14.8 ▸ Progressão da atividade após a concussão

Protocolo de retorno aos jogos em etapas

Nível de atividade	Exemplos
Sem atividade/repouso	Ambientes escuros, acomodações na escola, sem TV nem rádio
Atividade aeróbia leve	Bicicleta estacionária, aparelho elíptico, caminhada rápida
Exercício específico do esporte	Cestas de basquete, bastão oscilante, corrida, treino de resistência submáxima
Habilidades de treino sem contato	Habilidades da prática, movimentos complexos do esporte
Prática/habilidades com contato	Incorporação de jogos ao vivo e/ou habilidades de contato na prática
Retorno aos jogos	Lutas por bola seguidas de jogos

Considerações especiais

Síndrome do segundo impacto

Um atleta jovem que volta a jogar antes da resolução dos sintomas apresenta risco de sintomas persistentes, concussão mais grave, inchaço cerebral e síndrome do segundo impacto (SSI). A SSI consiste na perda da autorregulação do suprimento sanguíneo, o que leva à ampliação vascular, aumento da pressão intracraniana, herniação cerebral e subsequente coma e/ou morte.[161] A SSI não é totalmente conhecida, mas é normalmente observada em indivíduos com menos de 18 anos. Por esse motivo, o tratamento da concussão em atletas jovens deve ser feito com cuidado, garantindo a resolução dos sintomas e o retorno aos níveis basais de todas as funções cerebrais, para somente então permitir o retorno do atleta às atividades.

Síndrome pós-concussão

A síndrome pós-concussão é definida por sinais e sintomas de uma concussão que persistem por mais tempo do que o esperado, como semanas ou meses. Os sintomas são similares àqueles que inicialmente se seguem à concussão, todavia costumam ser mais vagos e inespecíficos, complicando o diagnóstico. Os fatores associados à probabilidade aumentada de desenvolvimento de síndrome de pós-concussão não estão totalmente esclarecidos. Entretanto, em comparação com outras formas de concussão, as relacionadas ao esporte tendem menos a resultar na condição.

O repouso é o tratamento essencial para a síndrome da pós-concussão. À medida que o tempo progride e os sintomas continuam, outras opções de tratamento multifatorial podem ser exploradas. Estas incluem terapia cognitiva; programas de neurorreabilitação integrada; programas de exercício progressivo supervisionado; e programas para transtornos do sono. O papel do fisioterapeuta pode envolver a supervisão do programa de exercício progressivo, incluindo fazer o atleta se exercitar até a manifestação dos sintomas e, em seguida, se exercitar a 80% desse limiar sintomático em dias alternados. A repetição do teste de limiar deve ser realizada regularmente, sendo a progressão um processo lento e estável que permite a manifestação dos sintomas.

Prevenção

A educação e a consciência são as principais características da prevenção à concussão. A modificação e imposição de regras instituídas para diminuir o risco de concussão devem ser observadas com rigor. Foi demonstrado que jogos justos e o respeito para com adversários e técnicos diminuem a probabilidade de concussão em esportes como o hóquei.[161] Técnicos, pais, educadores e árbitros devem ser educados acerca dos sinais e sintomas de uma concussão, a fim de proporcionar uma melhor detecção e avaliação da lesão. Esses indivíduos também podem ajudar a garantir a segurança dos atletas jovens ao ensinar técnicas específicas do esporte corretas, enfatizar o controle corporal e movimentos apropriados, ensinar comportamentos atléticos adequados e limitar o número de exposições de contato na prática.

O equipamento de proteção adequado deve ser usado sempre durante as competições, e os atletas devem ser monitorados quanto ao tamanho e ajuste corretos. Isso inclui capacetes, ombreiras e protetores bucais. Apesar da falta de dados que sugiram que o uso dessas peças de equipamento pode minimizar o risco de concussão e LCTL, foi comprovado que seu uso é uma forma efetiva de limitar lacerações de couro cabeludo, fraturas cranianas, sangramentos intracranianos e lesões dentais.[161]

O fortalecimento da musculatura cervical foi estudado para determinar sua efetividade em termos de prevalência de concussões. Alguns acreditam que a força aumentada da musculatura cervical poderia tornar o atleta capaz de atenuar melhor as forças de aceleração associadas a um golpe forçado na cabeça. Entretanto, dada a natureza imprevisível de uma concussão esportiva, nenhuma associação entre força da musculatura cervical e concussão foi identificada.[161]

⟩⟩ Atleta do sexo feminino

Considerações especiais

À medida que a atleta avança rumo à maturidade sexual, ocorrem alterações fisiológicas e anatômicas que a deixam vulnerável à lesão. Anteriormente, neste mesmo capítulo, notamos que as atletas adolescentes são 2 a 9 vezes mais propensas a rompimentos do LCA sem contato do que os atletas adolescentes da mesma faixa etária.[91] Além disso, atletas do sexo feminino são mais propensas ao desenvolvimento de outras patologias do joelho, como a síndrome patelofemoral ou as luxações de patela. A pelve mais ampla, a anteversão femoral aumentada, o aumento da frouxidão ligamentar, o aumento do posicionamento em valgo do joelho e padrões de disparo neuromuscular aumentados foram considerados fatores relacionados à incidência aumentada de lesões de joelho na população feminina. As medidas de joelho em valgo dinâmico durante uma tarefa que envolva saltos são comprovadamente preditivas de lesões de joelho.[12] Os programas de novo treinamento neuromuscular que enfocam a redução do joelho em valgo dinâmico, melhora da flexão do joelho durante a aterrissagem, e diminuição das forças de impacto no solo têm sido efetivos em termos de minimização do risco dessa lesão.[94] Os clínicos devem enfocar a identificação de atletas do sexo feminino que exibam os padrões de movimento biomecanicamente arriscados, bem como fornecer instruções e treinamento para ajudar a diminuir a possibilidade de lesão.

A tríade da mulher atleta

A tríade da mulher atleta se refere a um conjunto de três entidades clínicas: disfunção menstrual, baixa disponibilidade de energia a partir de uma ingesta calórica diminuída (com ou sem transtorno alimentar) e densidade mineral óssea diminuída.[164] Os índices de prevalência dos fatores individuais envolvidos na tríade variam amplamente na população atlética, contudo estudos demonstraram que 23 a 70% das atletas podem ser afetadas.[164] Em geral, há uma taxa maior de sua presença em esportes que requerem classes de peso e naqueles que enfatizam a estética, como balé e ginástica. É importante notar que os três fatores da tríade não necessariamente devem ocorrer juntos na atleta para que esta desenvolva sequelas de saúde negativas.

A disfunção menstrual na atleta inclui um amplo espectro de distúrbios, porém a amenorreia é o mais comumente discutido; definida como ausência de menstruação por 3 meses ou mais, pode ser subclassificada nos tipos primário ou secundário. O tipo primário se refere a um atraso em termos de idade em que se dá o início da menarca. O tipo secundário diz respeito à perda das menstruações após o início da menarca. A menarca tardia ou alterada pode levar à densidade óssea diminuída associada à tríade da mulher atleta. Normalmente, o maior acúmulo de massa óssea ocorre durante os anos da adolescência, mas o desenvolvimento ósseo comprometido durante esse período pode ter consequências graves. Em curto prazo, a baixa densidade óssea expõe a atleta a um risco aumentado de fraturas por sobrecarga, enquanto as consequências em longo prazo podem incluir a aquisição de um pico abaixo do ideal de massa óssea e o risco aumentado de osteoporose prematura.[164]

A disponibilidade de energia se refere à quantidade de ingesta dietética requerida para suprir as necessidades do gasto calórico de um atleta. A baixa disponibilidade de energia pode resultar de um transtorno alimentar diagnostica-

do, como anorexia nervosa, bulimia nervosa ou transtorno alimentar não especificado (TANE).[164] Entretanto, a baixa disponibilidade de energia pode ocorrer também na ausência de um transtorno diagnosticado nos casos em que o déficit calórico advém de escolhas dietéticas precárias ou da falta de conhecimento nutricional. Os efeitos adversos da alimentação desordenada podem incluir disfunção cardíaca, problemas gastrintestinais, perda de cabelo, diminuição do desempenho nos esportes e diminuição da concentração.

O tratamento da tríade da mulher atleta consiste em uma abordagem em equipe multidisciplinar, que envolve médico, nutricionista, psiquiatra, técnico do time e a família da atleta. Um fisioterapeuta ou treinador esportivo pode integrar a equipe de tratamento para resolução dos comprometimentos, com o intuito de ajudar a atleta a retornar ao esporte. As metas principais do tratamento são restaurar o ciclo menstrual normal, aumentar a densidade mineral óssea e melhorar a saúde psicológica em relação à imagem corporal e ao desempenho nos esportes.

A prevenção da tríade da mulher atleta deve ser considerada de importância fundamental. O reconhecimento precoce da tríade permite a rápida intervenção e limita o dano resultante. A triagem dos sintomas durante os exames físicos pré-participação esportiva é uma oportunidade excelente para fazer o reconhecimento inicial e deve ser incentivada. Além disso, a educação dos técnicos, jogadores e familiares acerca do reconhecimento dos sinais e fatores de risco pode levar à intensificação do relato dos problemas e ao tratamento antecipado (Tab. 14.7).

Resumo

O desenvolvimento de bons hábitos de exercício nas fases iniciais da vida estabelece estilos de vida mais saudá-

TABELA 14.7 ▶ Tríade da mulher atleta

Sinais e sintomas da tríade da mulher atleta	Sinais e sintomas de transtorno alimentar
Perda de peso	Continuação da dieta apesar da perda de peso
Ausência ou irregularidade de períodos	Preocupação com alimentos, peso e/ou exercício
Fadiga e diminuição da capacidade de concentração	Idas frequentes ao banheiro durante e após as refeições
Fraturas por sobrecarga com ou sem lesão significativa	Uso de laxantes
Tempos de cura mais longos	Sempre usa roupas folgadas
Lesões musculares	Cabelos ou unhas quebradiças Mãos e pés frios Cavidades dentais e erosão do esmalte do dente decorrente de vômitos frequentes Irregularidades cardíacas e dor torácica Baixa frequência cardíaca e baixa pressão arterial

veis no decorrer da fase adulta. Houve um aumento drástico na participação dos jovens em esportes recreativos e competitivos ao longo dos últimos anos. As opções são incontáveis para a maioria das crianças, e ginástica, dança, natação, esportes de campo, corrida, *skateboarding*, escalada, andar de bicicleta e pular corda atuam como modos de atividade física. Os esportes podem proporcionar às crianças benefícios psicológicos, sociais e físicos. Entretanto, os esportes também podem aumentar o risco inerente de aquisição de lesões. O número aumentado de exposições, métodos de treino inadequados e a especialização esportiva precoce são os fatores atribuídos à ocorrência de lesões atléticas entre jovens. A adoção de estratégias preventivas adequadas e a educação dos pais, técnicos e profissionais da assistência médica permitirá que crianças e adolescentes participem de esportes e atividades recreativas de uma forma mais segura e prazerosa.

Os atletas jovens participarão de esportes similares àqueles praticados pelos atletas adultos, contudo há diferenças anatômicas, fisiológicas e psicológicas entre adultos e crianças. Apesar da natureza similar dos eventos esportivos, é importante compreender que os atletas esqueleticamente imaturos são vulneráveis à aquisição de diferentes tipos de lesões musculoesqueléticas. O fisioterapeuta que trabalha com essas crianças deve considerar essas diferenças durante a reabilitação de atletas jovens. A consciência acerca das necessidades especiais do atleta jovem permitirá que o profissional da assistência médica estabeleça o diagnóstico e administre o tratamento médico apropriado, aumentando a probabilidade de um retorno seguro à participação integral e irrestrita aos esportes após a lesão.

Referências

1. Mickalide A, Hansen L. *Coaching Our Kids to Fewer Injuries: A Report on Youth Sports Safety.* Washington, DC: Safe Kids World Wide; 2012.
2. Musgrave DS, Mendelson SA. Pediatric orthopedic trauma: principles in management. *Crit Care Med.* 2002;30(11)(suppl):S431–S443.
3. Hoang QB, Mortazavi M. Pediatric overuse injuries in sports. *Adv Pediatr.* 2012;59(1):359–383.
4. Caine D, Maffulli N, Caine C. Epidemiology of injury in child and adolescent sports: injury rates, risk factors, and prevention. *Clin Sports Med.* 2008;27(1):19–50, vii.
5. Wall E, Von Stein D. Juvenile osteochondritis dissecans. *Orthop Clin North Am.* 2003;34(3):341–353.
6. Baker CL 3rd, Romeo AA, Baker CL, Jr. Osteochondritis dissecans of the capitellum. *Am J Sports Med.* 2010;38(9):1917–1928.
7. Ray TR. Youth baseball injuries: recognition, treatment, and prevention. *Curr Sports Med Rep.* 2010;9(5):294–298.
8. Kocher MS, Tucker R, Ganley TJ, et al. Management of osteochondritis dissecans of the knee: current concepts review. *Am J Sports Med.* 2006;34(7):1181–1191.
9. Ozmun JC, Mikesky AE, Surburg PR. Neuromuscular adaptations following prepubescent strength training. *Med Sci Sports Exerc.* 1994;26(4):510–514.
10. Carter CW, Micheli LJ. Training the child athlete for prevention, health promotion, and performance: how much is enough, how much is too much? *Clin Sports Med.* 2011;30(4):679–690.
11. Boyle KL, Witt P, Riegger-Krugh C. Intrarater and Interrater reliability of the Beighton and Horan joint mobility index. *J Athl Train.* 2003;38(4):281–285.
12. Hewett TE, Myer GD, Ford KR, et al. Biomechanical measures of neuromuscular control and valgus loading of the knee predict anterior cruciate ligament

injury risk in female athletes: a prospective study. *Am J Sports Med.* 2005; 33(4):492–501.
13. Powers CM. The influence of altered lower-extremity kinematics on patellofemoral joint dysfunction: a theoretical perspective. *J Orthop Sports Phys Ther.* 2003;33(11):639–646.
14. Chmielewski TL, Hodges MJ, Horodyski M, et al. Investigation of clinician agreement in evaluating movement quality during unilateral lower extremity functional tasks: a comparison of 2 rating methods. *J Orthop Sports Phys Ther.* 2007;37(3):122–129.
15. Myer GD, Ford KR, Khoury J, et al. Development and validation of a clinic-based prediction tool to identify female athletes at high risk for anterior cruciate ligament injury. *Am J Sports Med.* 2010;38(10):2025–2033.
16. Roush JR, Kitamura J, Waits MC. Reference values for the Closed Kinetic Chain Upper Extremity Stability Test (CKCUEST) for collegiate baseball players. *N Am J Sports Phys Ther.* 2007;2(3):159–163.
17. McClure P, Greenberg E, Kareha S. Evaluation and management of scapular dysfunction. *Sports Med Arthrosc.* 2012;20(1):39–48.
18. Ludewig PM, Reynolds JF. The association of scapular kinematics and glenohumeral joint pathologies. *J Orthop Sports Phys Ther.* 2009;39(2):90–104.
19. Kibler WB, Uhl TL, Maddux JW, et al. Qualitative clinical evaluation of scapular dysfunction: a reliability study. *J Shoulder Elbow Surg.* 2002;11(6):550–556.
20. McClure P, Tate AR, Kareha S, et al. A clinical method for identifying scapular dyskinesis. part 1: reliability. *J Athl Train.* 2009;44(2): 160–164.
21. Uhl TL, Kibler WB, Gecewich B, et al. Evaluation of clinical assessment methods for scapular dyskinesis. *Arthroscopy.* 2009; 25(11):1240–1248.
22. Wainner RS, Whitman JM, Cleland JA, et al. Regional interdependence: a musculoskeletal examination model whose time has come. *J Orthop Sports Phys Ther.* 2007;37(11):658–660.
23. Axe M, Hurd W, Snyder-Mackler L. Data-based interval throwing programs for baseball players. *Sports Health.* 2009;1(2):145–153.
24. Wasserlauf BL, Paletta GA Jr. Shoulder disorders in the skeletally immature throwing athlete. *Orthop Clin North Am.* 2003;34(3):427–437.
25. Knesek M, Skendzel JG, Dines JS, et al. Diagnosis and management of superior Labral Anterior Posterior tears in throwing athletes. *Am J Sports Med.* 2012;41(2):444-460.
26. Greiwe RM, Saifi C, Ahmad CS. Pediatric sports elbow injuries. *Clin Sports Med.* 2010;29(4):677–703.
27. Fortenbaugh D, Fleisig GS, Andrews JR. Baseball pitching biomechanics in relation to injury risk and performance. *Sports Health.* 2009;1(4):314–320.
28. Kramer DE. Elbow pain and injury in young athletes. *J Pediatr Orthop.* 2010; 30(2):S7–S12.
29. Fleisig GS, Weber A, Hassell N, et al. Prevention of elbow injuries in youth baseball pitchers. *Curr Sports Med Rep.* 2009;8(5):250–254.
30. Fleisig GS, Andrews JR. Prevention of elbow injuries in youth baseball pitchers. *Sports Health.* 2012;4(5):419–424.
31. Petty DH, Andrews JR, Fleisig GS, et al. Ulnar collateral ligament reconstruction in high school baseball players: clinical results and injury risk factors. *Am J Sports Med.* 2004;32(5):1158–1164.
32. Guerrero P, Busconi B, Deangelis N, et al. Congenital instability of the shoulder joint: assessment and treatment options. *J Orthop Sports Phys Ther.* 2009; 39(2):124–134.
33. Dumont GD, Russell RD, Robertson WJ. Anterior shoulder instability: a review of pathoanatomy, diagnosis and treatment. *Curr Rev Musculoskelet Med.* 2011;4(4):200–207.
34. Shah RR, Kinder J, Peelman J, et al. Pediatric clavicle and acromioclavicular injuries. *J Ped Orthop.* 2010;30:S69–S72 10.1097/BPO.1090b1013e3181ba 1099e1094.
35. Caird MS. Clavicle shaft fractures: are children little adults? *J Pediatr Orthop.* 2012;32(suppl 1):S1–S4.
36. Pandya NK, Namdari S, Hosalkar HS. Displaced clavicle fractures in adolescents: facts, controversies, and current trends. *J Am Acad Orthop Surg.* 2012; 20(8):498–505.
37. Howard A, Mulpuri K, Abel MF, et al. The treatment of pediatric supracondylar humerus fractures. *J Am Acad Orthop Surg.* 2012;20(5):320–327.
38. Spencer HT, Wong M, Fong YJ, et al. Prospective longitudinal evaluation of elbow motion following pediatric supracondylar humeral fractures. *J Bone Joint Surg Am.* 2010;92(4):904–910.
39. Song KS, Waters PM. Lateral condylar humerus fractures: which ones should we fix? *J Pediatr Orthop.* 2012;32(suppl 1):S5–S9.
40. Leonidou A, Pagkalos J, Lepetsos P, et al. Pediatric Monteggia fractures: a single-center study of the management of 40 patients. *J Pediatr Orthop.* 2012; 32(4):352–356.

41. Weiss JM, Mencio GA. Forearm shaft fractures: does fixation improve outcomes? *J Pediatr Orthop.* 2012;32(suppl 1):S22–S24.

42. Stutz C, Mencio GA. Fractures of the distal radius and ulna: metaphyseal and physeal injuries. *J Ped Orthop.* 2010;30:S85–S89. 10.1097/BPO.1090b1013e3181c1099c1017a.

43. van Bosse HJ, Patel RJ, Thacker M, et al. Minimalistic approach to treating wrist torus fractures. *J Pediatr Orthop.* 2005;25(4):495–500.

44. DiFiori JP, Caine DJ, Malina RM. Wrist pain, distal radial physeal injury, and ulnar variance in the young gymnast. *Am J Sports Med.* 2006;34(5):840–849.

45. Elhassan BT, Shin AY. Scaphoid fracture in children. *Hand Clin.* 2006;22(1):31–41.

46. Evenski AJ, Adamczyk MJ, Steiner RP, et al. Clinically suspected scaphoid fractures in children. *J Pediatr Orthop.* 2009;29(4):352–355.

47. Prosser R, Herbert T. The management of carpal fractures and dislocations. *J Hand Ther.* 1996;9(2):139–147.

48. Haughton D, Jordan D, Malahias M, et al. Principles of hand fracture management. *Open Orthop J.* 2012;6:43–53.

49. Cornwall R. Pediatric finger fractures: which ones turn ugly? *J Pediatr Orthop.* 2012;32(suppl 1):S25–S31.

50. Patel DR, Lyne ED. Overuse injuries of the hip, pelvis and thigh. In: Patel DR, Greydanus DE, Baker RJ, eds. *Pediatric Practice Sports Medicine.* New York, NY: The McGraw-Hill Companies; 2009.

51. Soprano JV, Fuchs SM. Common overuse injuries in the pediatric and adolescent athlete. *Clin Pediatr Emergency Med.* 2007;8(1):7–14.

52. Porr J, Lucaciu C, Birkett S. Avulsion fractures of the pelvis—a qualitative systematic review of the literature. *J Can Chiropr Assoc.* 2011;55(4):247–255.

53. Anderson K, Strickland SM, Warren R. Hip and groin injuries in athletes. *Am J Sports Med.* 2001;29(4):521–533.

54. Ilizaliturri VM Jr, Camacho-Galindo J, Evia Ramirez AN, et al. Soft tissue pathology around the hip. *Clin Sports Med.* 2011;30(2):391–415.

55. Provencher MT, Hofmeister EP, Muldoon MP. The surgical treatment of external coxa saltans (the snapping hip) by Z-plasty of the iliotibial band. *Am J Sports Med.* 2004;32(2):470–476.

56. Byrd JWT. Snapping hip. *Oper Tech Sports Med.* 2005;13(1):46–54.

57. Allen WC, Cope R. Coxa saltans: the snapping hip revisited. *J Am Acad Orthop Surg.* 1995;3(5):303–308.

58. Cardinal E, Buckwalter KA, Capello WN, et al. US of the snapping iliopsoas tendon. *Radiology.* 1996;198(2):521–522.

59. Byrd JWT. Evaluation and management of the snapping Iliopsoas tendon. *Tech Orthopaedic.* 2005;20(1):45–51.

60. Taylor GR, Clarke NM. Surgical release of the 'snapping iliopsoas tendon'. *J Bone Joint Surg Br.* 1995;77(6):881–883.

61. Brunet ME, Cook SD, Brinker MR, et al. A survey of running injuries in 1505 competitive and recreational runners. *J Sports Med Phys Fitness.* 1990;30(3):307–315.

62. Lassus J, Tulikoura I, Konttinen YT, et al. Bone stress injuries of the lower extremity: a review. *Acta Orthop Scand.* 2002;73(3):359–368.

63. Bennell K, Matheson G, Meeuwisse W, et al. Risk factors for stress fractures. *Sports Med.* 1999;28(2):91–122.

64. Goolsby MA, Barrack MT, Nattiv A. A displaced femoral neck stress fracture in an amenorrheic adolescent female runner. *Sports Health.* 2012;4(4):352–356.

65. Fraitzl CR, Kafer W, Nelitz M, et al. Radiological evidence of femoroacetabular impingement in mild slipped capital femoral epiphysis: a mean follow-up of 14. 4 years after pinning in situ. *J Bone Joint Surg Br.* 2007;89(12):1592–1596.

66. Imam S, Khanduja V. Current concepts in the diagnosis and management of femoroacetabular impingement. *Int Orthop.* 2011;35(10):1427–1435.

67. Philippon MJ, Stubbs AJ, Schenker ML, et al. Arthroscopic management of femoroacetabular impingement: osteoplasty technique and literature review. *Am J Sports Med.* 2007;35(9):1571–1580.

68. Huffman GR, Safran M. Tears of the acetabular labrum in athletes: diagnosis and treatment. *Sports Med Arthroscopy Rev.* 2002;10(2):141–150.

69. Crawford JR, Villar RN. Current concepts in the management of femoroacetabular impingement. *J Bone Joint Surg Br.* 2005;87(11):1459–1462.

70. Ito K, Minka MA II, Leunig M, et al. Femoroacetabular impingement and the cam-effect. A MRI-based quantitative anatomical study of the femoral head-neck offset. *J Bone Joint Surg Br.* 2001;83(2):171–176.

71. Ferguson TA, Matta J. Anterior femoroacetabular impingement: a clinical presentation. *Sports Med Arthroscopy Rev.* 2002;10(2):134–140.

72. Czerny C, Hofmann S, Neuhold A, et al. Lesions of the acetabular labrum: accuracy of MR imaging and MR arthrography in detection and staging. *Radiology.* 1996;200(1):225–230.

73. Samora JB, Ng VY, Ellis TJ. Femoroacetabular impingement: a common cause of hip pain in young adults. *Clin J Sport Med.* 2011;21(1):51–56.

74. Groh MM, Herrera J. A comprehensive review of hip labral tears. *Curr Rev Musculoskelet Med.* 2009;2(2):105–117.

75. Heiderscheit BC, Sherry MA, Silder A, et al. Hamstring strain injuries: recommendations for diagnosis, rehabilitation, and injury prevention. *J Orthop Sports Phys Ther.* 2010;40(2):67–81.

76. Koulouris G, Connell DA, Brukner P, Schneider-Kolsky M. Magnetic resonance imaging parameters for assessing risk of recurrent hamstring injuries in elite athletes. *Am J Sports Med.* 2007;35(9):1500–1506.

77. Cline S. Acute Injuries of the hip, pelvis and thigh. In: Patel DR, Greydanus DE, Baker RJ, eds. *Pediatric Practice Sports Medicine.* New York, NY: The McGraw-Hill Companies; 2009.

78. Wells D, King JD, Roe TF, et al. Review of slipped capital femoral epiphysis associated with endocrine disease. *J Pediatr Orthop.* 1993;13(5):610–614.

79. Kocher MS, Tucker R. Pediatric athlete hip disorders. *Clin Sports Med.* 2006;25(2):241–253, viii.

80. Riad J, Bajelidze G, Gabos PG. Bilateral slipped capital femoral epiphysis: predictive factors for contralateral slip. *J Pediatr Orthop.* 2007;27(4):411–414.

81. Uglow MG, Clarke NM. The management of slipped capital femoral epiphysis. *J Bone Joint Surg Br.* 2004;86(5):631–635.

82. Hinton RY, Sharma KM. Anterior cruciate ligament injuries. In: Micheli LJ, Kocher MS, eds. *The Pediatric and Adolescent Knee.* Philadelphia, PA: Saunders Elsevier; 2006.

83. Anderson CN, Anderson AF. Tibial eminence fractures. *Clin Sports Med.* 2011;30(4):727–742.

84. Moksnes H, Engebretsen L, Risberg MA. Management of anterior cruciate ligament injuries in skeletally immature individuals. *J Orthop Sports Phys Ther.* 2012;42(3):172–183.

85. Lawrence JT, Argawal N, Ganley TJ. Degeneration of the knee joint in skeletally immature patients with a diagnosis of an anterior cruciate ligament tear: is there harm in delay of treatment? *Am J Sports Med.* 2011;39(12):2582–2587.

86. Wojtys EM, Brower AM. Anterior cruciate ligament injuries in the prepubescent and adolescent athlete: clinical and research considerations. *J Athl Train.* 2010;45(5):509–512.

87. Milewski MD, Beck NA, Lawrence JT, et al. Anterior cruciate ligament reconstruction in the young athlete: a treatment algorithm for the skeletally immature. *Clin Sports Med.* 2011;30(4):801–810.

88. Vavken P, Murray MM. Treating anterior cruciate ligament tears in skeletally immature patients. *Arthroscopy.* 2011;27(5):704–716.

89. Kim KM, Croy T, Hertel J, et al. Effects of neuromuscular electrical stimulation after anterior cruciate ligament reconstruction on quadriceps strength, function, and patient-oriented outcomes: a systematic review. *J Orthop Sports Phys Ther.* 2010;40(7):383–391.

90. Greenberg EM, Albaugh J, Ganley TJ, et al. Rehabilitation considerations for all epiphyseal acl reconstruction. *Int J Sports Phys Ther.* 2012;7(2):185–196.

91. Logerstedt DS, Snyder-Mackler L, Ritter RC, et al. Knee stability and movement coordination impairments: knee ligament sprain. *J Orthop Sports Phys Ther.* 2010;40(4):A1–A37.

92. Noyes FR, Barber SD, Mangine RE. Abnormal lower limb symmetry determined by function hop tests after anterior cruciate ligament rupture. *Am J Sports Med.* 1991;19(5):513–518.

93. Myer GD, Chu DA, Brent JL, et al. Trunk and hip control neuromuscular training for the prevention of knee joint injury. *Clin Sports Med.* 2008;27(3):425–448, ix.

94. Hewett TE, Ford KR, Myer GD. Anterior cruciate ligament injuries in female athletes: part 2, a meta-analysis of neuromuscular interventions aimed at injury prevention. *Am J Sports Med.* 2006;34(3):490–498.

95. DiStefano LJ, Blackburn JT, Marshall SW, et al. Effects of an age-specific anterior cruciate ligament injury prevention program on lower extremity biomechanics in children. *Am J Sports Med.* 2011;39(5):949–957.

96. Mandelbaum BR, Silvers HJ, Watanabe DS, et al. Effectiveness of a neuromuscular and proprioceptive training program in preventing anterior cruciate ligament injuries in female athletes: 2-year follow-up. *Am J Sports Med.* 2005;33(7):1003–1010.

97. Hewett TE, Myer GD, Ford KR, et al. The 2012 ABJS Nicolas Andry Award: the sequence of prevention: a systematic approach to prevent anterior cruciate ligament injury. *Clin Orthop Relat Res.* 2012;470(10):2930–2940.

98. Shea KG, Apel PJ, Pfeiffer R. Injury of the medial collateral ligament, posterior cruciate ligament, and posterolateral complex in skeletally immature patients. In: Micheli LJ, Kocher MS, eds. *The Pediatric and Adolescent Knee.* Philadelphia, PA: Saunders Elsevier; 2006.

99. Miyamoto RG, Bosco JA, Sherman OH. Treatment of medial collateral ligament injuries. *J Am Acad Orthop Surg.* 2009;17(3):152–161.

100. Derscheid GL, Garrick JG. Medial collateral ligament injuries in football. Nonoperative management of grade I and grade II sprains. *Am J Sports Med.* 1981;9(6):365–368.

101. Indelicato PA, Hermansdorfer J, Huegel M. Nonoperative management of complete tears of the medial collateral ligament of the knee in intercollegiate football players. *Clin Orthop Relat Res.* 1990(256):174–177.

102. McAllister DR, Petrigliano FA. Diagnosis and treatment of posterior cruciate ligament injuries. *Curr Sports Med Rep.* 2007;6(5):293–299.

103. Kramer DE, Micheli LJ. Meniscal tears and discoid meniscus in children: diagnosis and treatment. *J Am Acad Orthop Surg.* 2009;17(11):698–707.

104. Stanitski CL. Discoid meniscus. In: Micheli LJ, Kocher MS, eds. *The Pediatric and Adolescent Knee.* Philadelphia, PA: Saunders Elsevier; 2006.

105. Jordan MR. Lateral meniscal variants: evaluation and treatment. *J Am Acad Orthop Surg.* 1996;4(4):191–200.

106. Konan S, Rayan F, Haddad FS. Do physical diagnostic tests accurately detect meniscal tears? *Knee Surg Sports Traumatol Arthrosc.* 2009;17(7):806–811.

107. Conrad JM, Stanitski CL. Osteochondritis dissecans: Wilson's sign revisited. *Am J Sports Med.* 2003;31(5):777–778.

108. Ganley TJ, Flynn JM. Osteochondritis dissecans of the knee. In: Micheli LJ, Kocher MS, eds. *The Pediatric and Adolescent Knee.* Philadelphia, PA: Saunders Elsevier; 2006.

109. Pascual-Garrido C, Moran CJ, Green DW, et al. Osteochondritis dissecans of the knee in children and adolescents. *Curr Opin Pediatr.* 2013;25(1):46–51.

110. Buckens CF, Saris DB. Reconstruction of the medial patellofemoral ligament for treatment of patellofemoral instability: a systematic review. *Am J Sports Med.* 2010;38(1):181–188.

111. Kramer DE, Pace JL. Acute traumatic and sports-related osteochondral injury of the pediatric knee. *Orthop Clin North Am.* 2012;43(2):227–236, vi.

112. Lewis PB, McCarty LP 3rd, Kang RW, et al. Basic science and treatment options for articular cartilage injuries. *J Orthop Sports Phys Ther.* 2006;36(10):717–727.

113. Davis IS, Powers CM. Patellofemoral pain syndrome: proximal, distal, and local factors, an international retreat, April 30-May 2, 2009, Fells Point, Baltimore, MD. *J Orthop Sports Phys Ther.* 2010;40(3):A1–A16.

114. Robinson RL, Nee RJ. Analysis of hip strength in females seeking physical therapy treatment for unilateral patellofemoral pain syndrome. *J Orthop Sports Phys Ther.* 2007;37(5):232–238.

115. Dierks TA, Manal KT, Hamill J, et al. Proximal and distal influences on hip and knee kinematics in runners with patellofemoral pain during a prolonged run. *J Orthop Sports Phys Ther.* 2008;38(8):448–456.

116. Barton CJ, Bonanno D, Levinger P, et al. Foot and ankle characteristics in patellofemoral pain syndrome: a case control and reliability study. *J Orthop Sports Phys Ther.* 2010;40(5):286–296.

117. Bolgla LA, Boling MC. An update for the conservative management of patellofemoral pain syndrome: a systematic review of the literature from 2000 to 2010. *Int J Sports Phys Ther.* Jun 2011;6(2):112–125.

118. Peers KH, Lysens RJ. Patellar tendinopathy in athletes: current diagnostic and therapeutic recommendations. *Sports Med.* 2005;35(1):71–87.

119. Larsson ME, Kall I, Nilsson-Helander K. Treatment of patellar tendinopathy—a systematic review of randomized controlled trials. *Knee Surg Sports Traumatol Arthrosc.* 2012;20(8):1632–1646.

120. Witvrouw E, Bellemans J, Lysens R, et al. Intrinsic risk factors for the development of patellar tendinitis in an athletic population. A two-year prospective study. *Am J Sports Med.* 2001;29(2):190–195.

121. Bellary SS, Lynch G, Housman B, et al. Medial plica syndrome: a review of the literature. *Clin Anat.* 2012;25(4):423–428.

122. De Carlo M, Armstrong B. Rehabilitation of the knee following sports injury. *Clin Sports Med.* 2010;29(1):81–106, table of contents.

123. Moen MH, Bongers T, Bakker EW, et al. Risk factors and prognostic indicators for medial tibial stress syndrome. *Scand J Med Sci Sports.* 2012;22(1):34–39.

124. Patel DR, Lyne ED. Overuse injuries of the leg, ankle, and foot. In: Patel DR, Greydanus DE, Baker RJ, eds. *Pediatric Practice Sports Medicine.* New York, NY: The McGraw-Hill Company; 2009.

125. Beck BR. Tibial stress injuries. An aetiological review for the purposes of guiding management. *Sports Med.* 1998;26(4):265–279.

126. Crowell HP, Davis IS. Gait retraining to reduce lower extremity loading in runners. *Clin Biomech (Bristol, Avon).* 2011;26(1):78–83.

127. Lieberman DE, Venkadesan M, Werbel WA, et al. Foot strike patterns and collision forces in habitually barefoot versus shod runners. *Nature.* 2010;463 (7280):531–535.

128. Heiderscheit BC, Chumanov ES, Michalski MP, et al. Effects of step rate manipulation on joint mechanics during running. *Med Sci Sports Exerc.* 2011; 43(2):296–302.

129. Diebal AR, Gregory R, Alitz C, et al. Effects of forefoot running on chronic exertional compartment syndrome: a case series. *Int J Sports Phys Ther.* 2011; 6(4):312–321.

130. Diebal AR, Gregory R, Alitz C, et al. Forefoot running improves pain and disability associated with chronic exertional compartment syndrome. *Am J Sports Med.* 2012;40(5):1060–1067.

131. Sharma P, Maffulli N. Tendon injury and tendinopathy: healing and repair. *J Bone Joint Surg Am.* 2005;87(1):187–202.

132. McCollum GA, van den Bekerom MP, Kerkhoffs GM, et al. Syndesmosis and deltoid ligament injuries in the athlete. *Knee Surg Sports Traumatol Arthrosc.* 2013;21(6):1328–1337.

133. Tiemstra JD. Update on acute ankle sprains. *Am Fam Physician.* 2012;85 (12):1170–1176.

134. Knight AC, Weimar WH. Effects of previous lateral ankle sprain and taping on the latency of the peroneus longus. *Sports Biomech.* 2012;11(1):48–56.

135. Chambers HG. Ankle and foot disorders in skeletally immature athletes. *Orthop Clin North Am.* 2003;34(3):445–459.

136. Runyon MS. Can we safely apply the Ottawa ankle rules to children? *Acad Emerg Med.* 2009;16(4):352–354.

137. Plint AC, Bulloch B, Osmond MH, et al. Validation of the Ottawa ankle rules in children with ankle injuries. *Acad Emerg Med.* 1999;6(10):1005–1009.

138. Pontell D, Hallivis R, Dollard MD. Sports injuries in the pediatric and adolescent foot and ankle: common overuse and acute presentations. *Clin Podiatr Med Surg.* 2006;23(1):209–231.

139. Rowe V, Hemmings S, Barton C, et al. Conservative management of midportion Achilles tendinopathy: a mixed methods study, integrating systematic review and clinical reasoning. *Sports Med.* 2012;42(11):941–967.

140. Alfredson H, Cook J. A treatment algorithm for managing Achilles tendinopathy: new treatment options. *Br J Sports Med.* 2007;41(4):211–216.

141. Watson TS, Shurnas PS, Denker J. Treatment of Lisfranc joint injury: current concepts. *J Am Acad Orthop Surg.* 2010;18(12):718–728.

142. Mantas JP, Burks RT. Lisfranc injuries in the athlete. *Clin Sports Med.* 1994; 13(4):719–730.

143. Nunley JA, Vertullo CJ. Classification, investigation, and management of midfoot sprains: Lisfranc injuries in the athlete. *Am J Sports Med.* 2002;30(6):871–878.

144. Zwitser EW, Breederveld RS. Fractures of the fifth metatarsal; diagnosis and treatment. *Injury.* 2010;41(6):555–562.

145. Niemeyer P, Weinberg A, Schmitt H, et al. Stress fractures in the juvenile skeletal system. *Int J Sports Med.* 2006;27(3):242–249.

146. Hunt KJ, Anderson RB. Treatment of Jones fracture nonunions and refractures in the elite athlete: outcomes of intramedullary screw fixation with bone grafting. *Am J Sports Med.* 2011;39(9):1948–1954.

147. Murawski CD, Kennedy JG. Percutaneous internal fixation of proximal fifth metatarsal jones fractures (Zones II and III) with Charlotte Carolina screw and bone marrow aspirate concentrate: an outcome study in athletes. *Am J Sports Med.* 2011;39(6):1295–1301.

148. Micheli LJ, Wood R. Back pain in young athletes. Significant differences from adults in causes and patterns. *Arch Pediatr Adolesc Med.* 1995;149(1):15–18.

149. Rodriguez DP, Poussaint TY. Imaging of back pain in children. *AJNR Am J Neuroradiol.* 2010;31(5):787–802.

150. Purcell L, Micheli L. Low back pain in young athletes. *Sports Health.* 2009;1 (3):212–222.

151. Leone A, Cianfoni A, Cerase A, et al. Lumbar spondylolysis: a review. *Skeletal Radiol.* 2011;40(6):683–700.

152. Kim HJ, Green DW. Spondylolysis in the adolescent athlete. *Curr Opin Pediatr.* 2011;23(1):68–72.

153. Yamaguchi K Jr, Skaggs D, Acevedo D, et al. Spondylolysis is frequently missed by MRI in adolescents with back pain. *J Child Orthop.* 2012;6(3):237–240.

154. Muschik M, Hahnel H, Robinson PN, et al. Competitive sports and the progression of spondylolisthesis. *J Pediatr Orthop.* 1996;16(3):364–369.

155. Sairyo K, Sakai T, Yasui N, et al. Conservative treatment for pediatric lumbar spondylolysis to achieve bone healing using a hard brace: what type and how long?: Clinical article. *J Neurosurg Spine.* 2012;16(6):610–614.

156. Sys J, Michielsen J, Bracke P, et al. Nonoperative treatment of active spondylolysis in elite athletes with normal X-ray findings: literature review and results of conservative treatment. *Eur Spine J.* 2001;10(6):498–504.

157. Weinberg J, Rokito S, Silber JS. Etiology, treatment, and prevention of athletic "stingers". *Clin Sports Med.* 2003;22(3):493–500, viii.

158. Willardson JM. Core stability training: applications to sports conditioning programs. *J Strength Cond Res.* 2007;21(3):979–985.
159. Arokoski JP, Valta T, Airaksinen O, et al. Back and abdominal muscle function during stabilization exercises. *Arch Phys Med Rehabil.* 2001;82(8):1089–1098.
160. Zuckerman SL, Lee YM, Odom MJ, et al. Recovery from sports-related concussion: days to return to neurocognitive baseline in adolescents versus young adults. *Surg Neurol Int.* 2012;3:130.
161. Harmon KG, Drezner JA, Gammons M, et al. American medical society for sports medicine position statement: concussion in sport. *Br J Sports Med.* 2013;47(1):15–26.
162. Ellemberg D, Henry LC, Macciocchi SN, et al. Advances in sport concussion assessment: from behavioral to brain imaging measures. *J Neurotrauma.* 2009; 26(12):2365–2382.
163. Fazio VC, Lovell MR, Pardini JE, et al. The relation between post concussion symptoms and neurocognitive performance in concussed athletes. *NeuroRehabilitation.* 2007;22(3):207–216.
164. Nazem TG, Ackerman KE. The female athlete triad. *Sports Health.* 2012;4(4): 302–311.

15

Artrite idiopática juvenil

Susan E. Klepper

Critérios para diagnóstico e classificação da AIJ	**Avaliação, diagnóstico, prognóstico e plano de assistência**
Incidência e prevalência da AIJ	**Intervenção**
Etiologia e patogênese	Coordenação, comunicação e documentação
Patologia	Intervenções procedimentais
Metas gerais do tratamento na AIJ	Questões relacionadas com a participação escolar
Terapias farmacológicas	Educação e suporte para pacientes e familiares
Prognóstico e resultados	**Resumo**
Exame e avaliação de fisioterapia	**Estudo de caso**
Exame de atividades e participação	
Exame de estruturas e funções corporais	

A artrite idiopática juvenil (AIJ) é a mais comum das doenças reumáticas da infância. É caracterizada por inflamação articular, mas pode exercer impacto sobre diversos sistemas corporais, causando comprometimento, limitações de atividade e restrições de participação social na criança em crescimento.

O propósito deste capítulo é descrever o papel do fisioterapeuta no tratamento de crianças e adolescentes com AIJ. A primeira seção descreve os critérios para diagnóstico e classificação da AIJ, prevalência e incidência, etiologia, patologia e tratamento farmacológico. A segunda seção apresenta uma estrutura, com base no *Guide to Physical Therapist Practice* e no modelo da Classificação Internacional de Funcionalidade, Incapacidade e Saúde (CIF) da Organização Mundial da Saúde (OMS), para o exame físico realizado pelo fisioterapeuta, avaliação e plano de assistência (PA). São discutidas as avaliações padronizadas e medidas de resultado desenvolvidas para a AIJ. A terceira seção descreve intervenções para abordar problemas comuns em AIJ. As evidências da eficácia das intervenções, quando disponíveis, são apresentadas. As questões relacionadas com a participação em casa, na escola e na comunidade são discutidas. Um estudo de caso ilustra o tratamento dispensado pelo fisioterapeuta a uma criança mais madura com AIJ.

Outras condições reumáticas pediátricas que podem resultar em artrite incluem as doenças do tecido conjuntivo, como escleroderma, dermatomiosite juvenil, lúpus eritematoso sistêmico e várias formas de vasculite. Os reumatologistas também tratam distúrbios não inflamatórios em crianças, como a hipermobilidade benigna, síndromes de dor crônica difusa e localizada, e distúrbios hereditários do tecido conjuntivo. Os princípios que guiam o tratamento dispensado pelo fisioterapeuta à criança com artrite crônica são aplicáveis a esses outros diagnósticos.

Critérios para diagnóstico e classificação da AIJ

A Tabela 15.1 compara três sistemas historicamente usados para diagnosticar e classificar a artrite na infância, incluindo os critérios do American College of Rheumatology (ACR) para artrite reumatoide juvenil (ARJ); os critérios da European League Against Rheumatism (EULAR) para artrite crônica juvenil (ACJ); e os critérios da International League of Associations for Rheumatology (ILAR) para AIJ. O termo "AIJ" e o sistema de classificação ILAR são aceitos universalmente e foram adotados neste capítulo.

A AIJ é definida como uma artrite de etiologia desconhecida, que surge antes dos 16 anos de idade e dura pelo menos 6 semanas. O sistema ILAR inclui sete tipos distintos de aparecimento da doença, e mais um oitavo tipo "indiferenciado", que inclui sinais e sintomas que não se ajustam em um tipo de doença ou se sobrepõem a mais de uma

TABELA 15.1 ▸ Comparação de sistemas de classificação de artrite da infância

Características	ACR (ARJ)	EULAR (ACJ)	ILAR (AIJ)
Base da classificação	Clínica (aparecimento e curso)	Clínica (somente o aparecimento) e sorológica (FR)	Clínica (aparecimento e curso) e sorológica (FR)

Tipos de manifestação inicial	Três
	ARJ sistêmica (sARJ)
	ARJ poliarticular (poliARJ)
	ARJ pauciarticular (pauciARJ)
		Seis
		ACJ sistêmica (sACJ)
		ACJ poliarticular (poliACJ)
		ARJ
		ACJ pauciarticular (pauciACJ)
		APsJ
		SAJ
			Sete
			sAIJ
			poliarticular FR– (poliAIJ FR–)
			poliarticular FR+ (poliAIJ FR+)
			oligoAIJ
			    persistente
			    estendida
			artrite psoriática (APsJ)
			AAE
			Indiferenciada

ACR, American College of Rheumatology; EULAR, European League Against Rheumatism; ILAR, International League of Associates for Rheumatology; FR, fator reumatoide.

característica.[1] A Tabela 15.2 lista os critérios de classificação e exclusão, com base nos sinais e sintomas que se manifestam durante os primeiros 6 meses de doença, frequências, idade no momento do aparecimento e distribuição entre os sexos de cada tipo de AIJ.[2] Na ausência de um teste de laboratório específico para AIJ, o diagnóstico é baseado na apresentação clínica que pode mudar ao longo do tempo. A meta final dos critérios de classificação é que cada tipo de doença seja o mais homogêneo possível e mutuamente exclusivo das demais categorias.

A AIJ de manifestação sistêmica (sAIJ) pode surgir em qualquer idade, ocorrendo com a mesma proporção em ambos os gêneros, e representando cerca de 4 a 17% de todas as crianças com AIJ. O principal critério de diagnóstico é uma febre que atinge o pico de 39 °C, uma a duas vezes ao dia, normalmente durante a tarde ou à noite, com rápido retorno ao normal ou levemente abaixo do normal, com duração mínima de 2 semanas. Observa-se uma erupção cutânea migratória, de tonalidade salmão, localizada sobre o tronco ou nos membros. Enquanto febris, as crianças podem estar bastante debilitadas, mas se sentem bem quando não estão com febre. Outros sinais sistêmicos que podem preceder o aparecimento da artrite em meses ou até anos são a pleurite, pericardite, miocardite, linfadenopatia generalizada e ampliação do fígado ou baço. Os exames laboratoriais para fator reumatóide (FR) e anticorpos antinucleares (AAN) resultam, ambos, negativos. A artrite objetiva pode estar presente no início ou pode demorar semanas para aparecer. Os diagnósticos diferenciais mais comuns para sAIJ incluem infecção sistêmica, malignidades, febre reumática, doença do tecido conjuntivo, enteropatia inflamatória e outras condições inflamatórias autoimunes.

O curso clínico da doença é variável. Os sintomas sistêmicos podem ocorrer em episódios repetidos, desaparecer após vários meses e até anos ou manter o quadro clínico sistêmico persistente. Algumas crianças se recuperam totalmente com artrite em algumas articulações, enquanto outras seguem um curso progressivo, com artrite persisten-

te em um número crescente de articulações.[3] Um pequeno percentual (5 a 8%) desenvolve uma grave complicação, conhecida como síndrome da ativação do macrófago (SAM), caracterizada pela combinação repentina de febre com sintomas neurológicos e sistêmicos que podem ameaçar a vida. O diagnóstico antecipado e o tratamento da síndrome são essenciais para prevenir ou minimizar os efeitos desse envolvimento multissistêmico.

A AIJ de manifestação poliarticular (poliAIJ) é definida como uma artrite que envolve pelo menos cinco articulações durante os primeiros 6 meses da doença. A Figura 15.1 mostra as mãos de uma criança com poliAIJ. O aparecimento geralmente é insidioso, com aumento progressivo do número de articulações envolvidas. Os sintomas sistêmicos em geral são leves e incluem febre baixa, ampliação leve a moderada do baço e do fígado, e linfadenopatia. Uma pleurite ou pericardite clinicamente evidente é observada com pouca frequência. A classificação ILAR reconhece dois tipos de poliAIJ: FR+ e FR–. Crianças com poliAIJ FR+ atendem aos critérios mencionados e apresentam resultado positivo no teste para FR em pelo menos duas ocasiões separadas por um intervalo mínimo de 3 meses. Esse tipo ocorre em 2 a 7% de todas as crianças com AIJ e afeta principalmente adolescentes do sexo feminino. O curso da doença é similar ao observado em adultos com artrite reumatoide (AR) FR+, com poliartrite erosiva, agressiva, simétrica e de aparecimento precoce nas pequenas articulações das mãos e pés, potencial para desenvolvimento das deformações clássicas da botoeira e do pescoço de cisne, artrite na região da coluna cervical e artrite na articulação temporomandibular.[4-6] Pode haver envolvimento dos joelhos e tornozelos associado com artrite nos pés. Nódulos reumatóides são encontrados no cotovelo e antebraço.

A poliAIJ FR– é definida pela ocorrência de artrite em pelo menos cinco articulações durante os primeiros 6 meses de doença e na ausência de FR-IgM. Essa condição afeta 11 a 28% de todas as crianças com AIJ, sendo mais frequente em meninas do que em meninos. Aparentemente,

CAPÍTULO 15 ▸ ARTRITE IDIOPÁTICA JUVENIL 605

TABELA 15.2 ▸ Critérios de classificação, frequência, idade no momento da manifestação inicial e proporção entre os sexos para as categorias de AIJ estabelecidas pela ILAR[11]

Tipo de doença na AIJ	Critérios diagnósticos	Frequência (%)*	Idade no momento da manifestação inicial	Proporção entre os sexos
Artrite sistêmica	Artrite em ≥1 articulação, com ou precedida de febre por ≥2 semanas, a qual é documentada como diária por ≥3 dias, e acompanhada de um ou mais dos seguintes achados: 1. Erupção cutânea eritematosa evanescente 2. Linfadenopatia generalizada 3. Fígado ou baço aumentado 4. Serosite Exclusões[†]: a,b,c,d	4-17	<16 anos	F=M
Oligoartrite	Artrite em 1-4 articulações, durante os primeiros 6 meses de doença; duas categorias são reconhecidas: 1. Persistente: afeta até quatro articulações ao longo do curso da doença 2. Estendida: no total, afeta mais de quatro articulações após os primeiros 6 meses de doença Exclusões[†]: a,b,c,d,e	27-56	Pico: 2-4 anos	F>M (3:1)
Poliartrite (FR+)	Artrite que afeta 5 ou mais articulações durante os primeiros 6 meses de doença; FR do tipo IgM detectado em pelo menos dois testes, com intervalo mínimo de 3 meses, durante os primeiros 6 meses da doença Exclusões: a,b,c,e	2-7	Final da infância até o início da adolescência	F>M (2:1)
Poliartrite (FR–)	Artrite que afeta 5 ou mais articulações durante os primeiros 6 meses de doença; teste para FR resulta negativo Exclusões: a,b,c,d,e	11-28	Pico inicial: 2-4 anos Pico tardio: 6-12 anos	F>M (2:1)
Artrite psoriática	Artrite e artrite psoriática *t* aliada a pelo menos dois dos seguintes achados: 1. Dactilite 2. Escavação da unha ou anormalidades de onicólise 3. Psoríase em parente de primeiro grau Exclusões: b,c,d,e	2-11	Pico inicial: 2-4 anos Pico tardio: 9-11 anos	F>M
AAE	Artrite e entesite, *ou* artrite ou entesite associada a pelo menos dois dos seguintes achados: 1. Presença ou histórico de sensibilidade na articulação sacroilíaca e/ou dor lombossacral inflamatória 2. Presença de antígeno HLA-B27 3. Aparecimento de artrite em indivíduo do sexo masculino com mais de 6 anos de idade 4. Uveíte anterior aguda 5. Histórico de SA, AAE, sacroileíte com enteropatia inflamatória, síndrome de Reiter ou uveíte anterior aguda em parente de primeiro grau Exclusões: a,d,e	3-11	Final da infância ou adolescência	M:2-1
Indiferenciado	Artrite que não atende aos critérios de uma das categorias anteriormente descritas, ou que atende aos critérios de mais de uma categoria	11-21		

* As frequências relatadas são baseadas no percentual de todos os tipos de doença AIJ, conforme relatado em Ravelli A, Martini A., 2007[2]

[†] Os critérios de exclusão refletem o princípio da classificação da ILAR de que todas as categorias de AIJ são mutuamente exclusivas

a. Psoríase ou histórico de psoríase no paciente ou em um parente de primeiro grau

b. Artrite em indivíduo do sexo masculino com positividade para HLA-B27, que tem início após o 6º aniversário

c. SA, AAE, sacroileíte com enteropatia inflamatória, síndrome de Reiter ou uveíte anterior aguda, ou histórico de um desses distúrbios em parente de primeiro grau

d. Presença de FR do tipo IgM em pelo menos duas ocasiões, com intervalo mínimo de 3 meses

e. Presença de AIJ sistêmica no paciente

ocorrem dois períodos de manifestação de pico: aos 2 a 4 anos de idade e aos 6 a 12 anos.[2] Pesquisas atuais sugerem a possível existência de três subgrupos desse tipo de doença. O primeiro subgrupo é similar à AIJ oligoarticular de início precoce com artrite assimétrica, todavia, com rápido aumento do número de articulações envolvidas. A segunda forma é similar à AR do adulto FR–, que surge na idade escolar e apresenta sinovite evidente de pequenas e

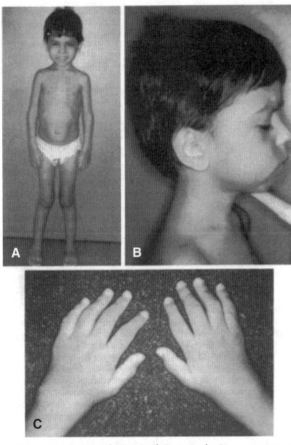

FIGURA 15.1 ▶ **A:** Aparência geral. **B:** Articulação temporomandibular. **C:** Mãos de uma criança com AIJ de manifestação poliarticular.

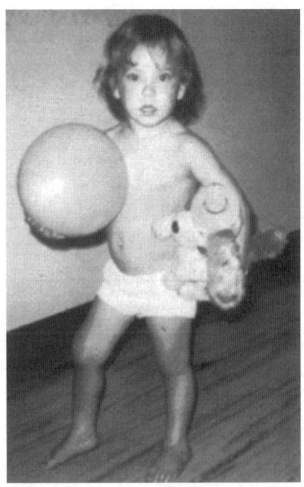

FIGURA 15.2 ▶ Criança com artrite assimétrica que resulta em DCMI.

grandes articulações, além de resultado variável. A terceira forma inclui uma sinovite seca com rigidez, aliada à tendência de contraturas por flexão e uma potencial destruição articular.[2]

A AIJ oligoarticular (oligoAIJ) é definida pela ocorrência de artrite em quatro articulações ou menos durante os primeiros 6 meses de doença, e representa o maior grupo (27 a 56%) de crianças com AIJ.[2]

A artrite é tipicamente assimétrica e afeta sobretudo os membros inferiores; a articulação dos joelhos são frequentemente envolvidas, seguida dos tornozelos e cotovelos. A Figura 15.2 mostra uma criança com artrite assimétrica que resulta em discrepância do comprimento de membro inferior (DCMI). O envolvimento do quadril é raro e as pequenas articulações das mãos e dos pés geralmente são preservadas, embora isso não se aplique a todas as crianças. No início, a doença pode surgir em uma articulação, com frequência o joelho, e o médico deve excluir a hipótese de infecção ou traumatismo como causa.

Cerca de 30% das crianças com oligoAIJ desenvolvem iridociclite, uma inflamação ocular insidiosa e muitas vezes assintomática, que leva à cegueira funcional se não for tratada. Os pacientes positivos para AAN apresentam maior risco de desenvolvimento de doença ocular, na maioria dos casos em 5 a 7 anos após o aparecimento da artrite. Algumas crianças com poliAIJ FR– e artrite psoriática (APs) também podem desenvolver iridociclite, especialmente se forem AAN+.[2] As crianças devem passar por triagem periódica realizada por um oftalmologista, aplicando o exame da lâmpada de fenda. A frequência da triagem é determinada pelo risco esperado de doença ocular e pode variar desde a cada 3 a 4 meses até 1 vez por ano.[2,7]

Os critérios ILAR identificam dois grupos separados de crianças com oligoAIJ: persistente e estendido. A oligoAIJ persistente é definida em uma criança que continua a apresentar envolvimento de até quatro articulações após os primeiros 6 meses de doença. Os resultados médicos e funcionais para essas crianças tipicamente são muito bons, contudo, o risco de doença ocular persiste. A oligoAIJ estendida é definida por uma artrite que afeta mais de quatro articulações após os primeiros 6 meses de doença, embora haja envolvimento de um número total menor de articulações do que na poliAIJ. A presença de artrite no tornozelo, punho ou mão; artrite simétrica; artrite em duas a quatro articulações; e presença de um alto título de AAN ou de uma elevada taxa de sedimentação eritrocitária podem ser fatores preditivos de oligoAIJ estendida.[8]

Os demais tipos de doença foram previamente agrupados na categoria de espondiloartrite ou espondiloartropatia juvenil (EpAJ). Embora o protótipo da EpA em adultos seja a espondilite anquilosante (EA), as crianças inicialmente apresentam menos lombalgia e mais artrite no quadril e periferia aliada com entesite.[9,10] Os critérios ILAR reconhecem três tipos de doença na EpAJ: artrite relacionada à entesite (ARE) e APs, cada qual com frequência de 2 a 11% de todas as crianças com AIJ; e artrite indiferenciada, uma categoria que inclui crianças que não atendem a critérios para um tipo de doença individual ou atendem a critérios para mais de um tipo de doença. Esse grupo representa 11 a 21% de todas as crianças com AIJ.[10]

O termo *entesite* descreve a inflamação das enteses, que são os sítios de fixação de tendões, ligamentos ou cápsulas articulares aos ossos. A Figura 15.3 mostra os sítios mais comuns de sensibilidade associados com entesite nos joelhos, tornozelos e pés. Os critérios de inclusão e exclusão de ARE são mostrados na Tabela 15.2. Um diagnóstico de ARE requer a presença de artrite e entesite *ou* artrite ou entesite mais duas das seguintes condições: presença ou histórico de sensibilidade na articulação sacroilíaca e/ou lombalgia inflamatória; presença do antígeno HLA-B27; aparecimento de artrite em indivíduos do sexo masculino com mais de 6 anos de idade; uveíte anterior aguda; histórico de parente de primeiro grau com EA, ARE, sacroileíte com enteropatia inflamatória, síndrome de Reiter ou uveíte anterior aguda.[11] Finalmente, 10 a 20% das crianças diagnosticadas com EA manifestam sintomas da doença antes dos 16 anos de idade e podem ser consideradas como acometidas por "EA de aparecimento juvenil".[12] As crianças que atendem aos critérios de EA juvenil antes de completarem 16 anos seriam diagnosticadas como tendo EA.[10] Embora os critérios para ARE não abordem duas características aceitas da EpA em adultos, a artrite reativa e a doença do intestino irritável (DII), uma criança com DII que atenda aos critérios para ARE não seria excluída desse diagnóstico.[13]

A artrite psoriática juvenil (APsJ) acomete crianças com menos de 16 anos de idade que apresentam artrite e psoríase, ou pela presença de artrite e mais duas das seguintes condições: dactilite, escavamento da unha ou onicólise, e histórico familiar de psoríase em um parente de primeiro grau. A dactilite representa os efeitos combinados de artrite e tenossinovite, sendo caracterizada pelo inchaço de um ou mais dedos que se estende além das margens articulares (Fig. 15.4). As crianças FR+ ou que apresentam sinais de outra forma de AIJ estão excluídas dessa categoria. A artrite pode preceder a psoríase em vários anos, e a doença inicialmente pode parecer mais semelhante à oligoAIJ assimétrica do que a EpA em adultos.

▶ Incidência e prevalência da AIJ

As taxas relatadas de prevalência e incidência de AIJ variam amplamente de acordo com as diferenças de delineamento dos estudos. Na América do Norte e na Europa, a prevalência variou de 132 por 100 mil em estudos baseados na população, e 12 por 100 mil em estudos baseados na clínica.[14] Os relatos de prevalência ao redor do mundo variaram de 0,07 a 4,01 casos por 1 mil.[15] As estimativas mais recentes do National Arthritis Data Workgroup, publicadas a partir do senso de 2005 dos Estados Unidos, indicam que existem 294 mil crianças com alguma forma de artrite da infância.[16,17] Em todo o mundo, as taxas de incidência de todas as artrites da infância variam de 0,008 a

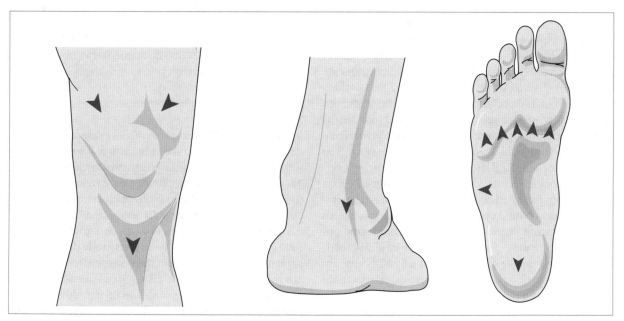

FIGURA 15.3 ▶ Sítios mais comuns de sensibilidade associada com entesite nos joelhos, tornozelos e pés.

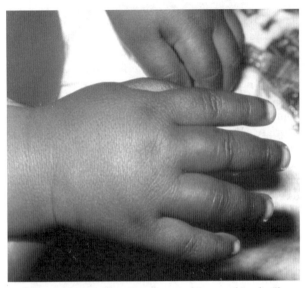

FIGURA 15.4 ▶ A dactilite representa os efeitos combinados da artrite e da tenossinovite, sendo caracterizada pelo inchaço de um ou mais dedos que se estende além das margens da articulação. (Cortesia de Thomas D. Thacher, MD.)

0,226 casos por 1 mil crianças em risco.[15] Estudos representativos das populações de norte-americanos e de europeus brancos estimaram entre 2 a 20 casos novos por 100 mil crianças em risco a cada ano.[18]

Estudos baseados na clínica constataram que a prevalência da AIJ por grupo racial na América do Norte é de 32 por 100 mil caucasianos, 40 por 100 mil nativos norte-americanos (NNA), 26 por 100 mil afro-americanos, e 26 por 100 mil "indivíduos de outras raças".[14,19] Não foram encontradas diferenças significativas de percentual de pacientes com AIJ sistêmica (sAIJ) entre os grupos raciais. A proporção com oligoAIJ foi maior do que para poliAIJ entre pacientes caucasianos.

A distribuição entre os gêneros e a idade no momento do aparecimento da condição variam conforme o tipo de doença. Meninos e meninas são igualmente afetados, na sAIJ. Entretanto, as meninas superam numericamente os meninos na oligoAIJ (3:1) e na poliAIJ (2,8:1). Os meninos estão mais representados na EA juvenil, enquanto mais meninas estão representadas na EpAJ. O pico da idade no momento do aparecimento da condição varia de acordo com o tipo de doença. Um estudo que envolveu 300 crianças com ARJ relatou o pico da idade no aparecimento da condição entre 1 e 3 anos no grupo total e para meninas com pauciARJ ou poliARJ.[20] Dois picos de período de aparecimento da condição foram observados em meninos: um aos 2 anos de idade para meninos com poliARJ; e outro entre 8 e 10 anos para meninos diagnosticados posteriormente com EpA. Para a EpAJ, houve um período de pico durante os anos pré-escolares, sobretudo em meninas, com um segundo pico durante o meio até o final da infância. O aparecimento da EA juvenil geralmente ocorre no final da infância ou na adolescência.

▶ Etiologia e patogênese

A etiologia e a patogênese exatas da AIJ não são totalmente conhecidas. Entretanto, é consenso que essas doenças são distúrbios do sistema imunológico que resultam em inflamação de articulações e outros tecidos corporais. O aparecimento da condição parece ocorrer em hospedeiros com predisposição genética diante de um estímulo que pode ser uma infecção viral ou bacteriana. Embora alguns pais relatem o aparecimento da condição nos filhos após um trauma físico, não está claro se essa ocorrência é a causa ou apenas chama a atenção para a doença. Fatores etiológicos diferentes podem ser responsáveis por cada tipo de aparecimento da condição, ou um único patógeno pode produzir padrões clínicos distintos ao interagir com as características e vulnerabilidades específicas da criança.

A presença de alteração imunológica, imunorregulação anormal e produção de citocinas pró-inflamatórias pode ajudar a explicar o aparecimento e a persistência da inflamação na AIJ. As anormalidades de célula T e a patologia da sinóvia inflamada nas articulações afetadas sugerem a existência de uma patogênese mediada por células. As anormalidades humorais são evidenciadas pela presença de diversos anticorpos, imunocomplexos e ativação do complemento. Apesar das evidências crescentes, a predisposição genética para o desenvolvimento de muitas dessas condições não é totalmente compreendida. Um estudo que envolveu mais de 3 mil crianças com artrite constatou que havia concordância entre irmãos com ARJ em termos de idade no momento do aparecimento da condição, manifestações clínicas e curso da doença.[21] Embora muitas características genéticas suspeitas estejam dentro do complexo principal de histocompatibilidade (CPH), região do cromossomo 6, é possível que a patogênese envolva interações entre diversos genes. A correlação entre as especificidades do HLA e os vários tipos de AIJ pode estar associada ao risco e a efeitos protetores que estão relacionados com a idade para cada tipo de manifestação inicial e para alguns tipos de curso.[22]

▶ Patologia

A Figura 15.5 ilustra as alterações causadas pela inflamação dentro e em torno de uma articulação sinovial. Os sinais cardinais da inflamação articular incluem inchaço, dor por sobrecarga na amplitude final e rigidez. As alterações dentro da articulação incluem hipertrofia vilosa, hiperplasia do endotélio vascular e derrame intra-articular (IA), com inchaço e distensão da cápsula articular. A articulação pode parecer ampliada em virtude do supercrescimento ósseo causado pelo fluxo sanguíneo aumentado nos tecidos inflamados. A distensão da cápsula articular por ação do aumento do conteúdo de líquido sinovial, o estiramento dos tecidos periarticulares e o espasmo muscular protetor resultam em dor e rigidez. A presença e a

Nutrição e artrite idiopática juvenil

Megan Johnston Mullin, MS, RD, LDN
Nutricionista clínica
Children's Hospital of Philadelphia

Impacto sobre o estado nutricional

Crianças que sofrem de AIJ, assim como de qualquer doença crônica, apresentam risco aumentado de desenvolvimento de inadequações nutricionais e falhas de crescimento. Existem vários fatores que podem exercer impacto sobre o estado nutricional de crianças com AIJ.

Possíveis fatores que influenciam o estado nutricional	Implicações	Intervenções
Gasto energético aumentado	Especialmente em crianças com AIJ sistêmica, em consequência de inflamação e febre	Em caso de ingesta precária ou baixo ganho de peso – aumentar calorias/proteína: • Aditivos ricos em calorias (óleos, manteiga etc.) • Concentrar a fórmula para bebês • Moduladores/suplementos orais Em caso de preocupação com mastigação/deglutição – modificar texturas Considerar suplementos de multivitaminas e minerais ou suplementação das necessidades individuais de nutrientes, conforme a necessidade Evitar grandes sacrifícios ou lutas com alimentos: • Educar os pais sobre: os papéis exercidos pelos pais e pelas crianças em termos de alimentação apropriada; como fornecer refeições e lanches em horários consistentes e em um ambiente tranquilo e afetuoso • Considerar a alimentação por tubos
Movimento/atividade física limitada	Causar de incapacidade em consumir calorias adequadamente, desgaste muscular ou ganho de peso	Em caso de baixo ganho de peso ou ingesta oral precária, seguir as diretrizes para aumento da ingesta calórica (ver acima) Em caso de ganho de peso excessivo ou risco de obesidade: • Incentivar o aumento da atividade física • Limitar a ingesta de alimentos ricos em caloria/gordura • Limitar sucos e bebidas com adição de açúcar • Incentivar o consumo de frutas, verduras, grãos integrais, carnes magras e derivados do leite com baixo teor de gordura
Anorexia	Causada por dor crônica e/ou medicação	Tentar controlar a dor e minimizar os efeitos colaterais das medicações Maximizar a ingesta calórica (ver acima) Outras estratégias para melhorar a ingesta: • Incentivar refeições pequenas e frequentes • Evitar pratos quentes com odores fortes • Usar alimentos coloridos e alimentos com aromas apetitosos, para tornar as refeições mais atraentes.
Modismos e charlatanismo em alimentação	Dietas de jejum, experimentais ou de eliminação podem causar deficiências nutricionais	Identificar potenciais deficiências nutricionais Educar o paciente e seus familiares sobre fontes alimentícias ricas Suplementos de vitaminas/minerais, conforme a necessidade
Interações farmacológicas (medicações comumente usadas: salicilatos [aspirina], tolmetina, naproxeno, ibuprofeno, metotrexato, corticosteroide)	Possíveis efeitos colaterais gastrintestinais: diminuição da absorção de vitamina C e folato; aumento ou diminuição do apetite; perda ou ganho de peso; intolerância à glicose	Tentar minimizar os efeitos adversos gastrintestinais das medicações Identificar deficiências nutricionais Educar o paciente e seus familiares sobre fontes alimentícias ricas Fornecer suplementação conforme a necessidade Seguir as diretrizes para promoção de ganho ou perda de peso (ver acima) Em caso de intolerância à glicose: • Padrão de alimentação/horário das refeições consistentes • Limitar sucos/evitar bebidas com adição de açúcar • Planejar refeições saudáveis, balanceadas e evitar o excesso de carboidratos

Leituras sugeridas

Behrman RE, Nelson WE, Vaughn VC. Nelson textbook of pediatrics. 13ª ed. In: *Immunology, Allergy, And Related Diseases: Juvenile Rheumatoid Arthritis*. Filadélfia, PA: WB Saunders Company; 1987:515–523.

Ekvall SW. Pediatric nutrition in chronic diseases and developmental disorders-prevention, assessment, and treatment. In: Lovell D, Henderson C, eds. *Juvenile Rheumatoid Arthritis*. Nova York, NY: Oxford University Press; 1993:263–267.

Lea F. Modern nutrition in health and disease. 8ª ed. In: Bollet AJ, ed. *Nutrition and Diet in Rheumatic Disease*. Vol. 2. Chicago, IL: Waverly Company; 1994:1362–1372.

---

duração da rigidez matinal muitas vezes indicam a atividade da doença.

As células sinoviais se multiplicam e formam um supercrescimento em massa chamado *pannus*, que se espalha sobre a cartilagem articular, tornando-a mole e fraca.

As enzimas degradadoras liberadas a partir da matriz cartilaginosa no líquido sinovial rompem ainda mais a rede de fibras de cartilagem normal. Posteriormente, observam-se aderências IA e osteófitos. As superfícies articulares se tornam irregulares e há comprometimento de congruên-

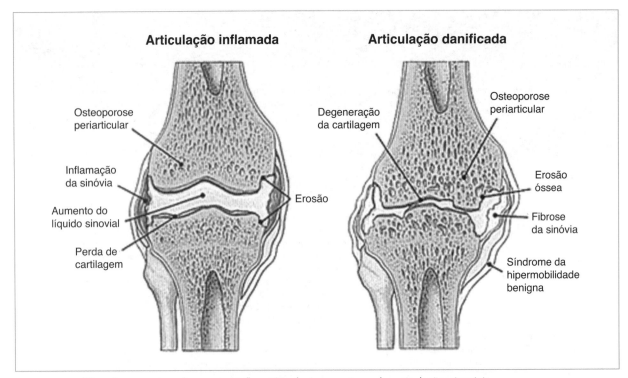

FIGURA 15.5 ▶ Alterações causadas pelo processo inflamatório dentro e em torno das articulações sinoviais.

cia, alinhamento e estabilidade articulares conforme ocorre a erosão na cartilagem articular e no osso subcondral. A fibrose dos tendões e ligamentos extracapsulares resulta em contraturas articulares. Pode haver subluxação no punho e nas pequenas articulações das mãos e dos pés. Pode ocorrer subluxação posterior da tíbia e no fêmur em presença de contraturas por flexão do joelho de longa duração. Desequilíbrio muscular, fraqueza do músculo quadríceps e comprometimento da mobilidade da patela contribuem para a rigidez e instabilidade articulares.

Entre as alterações radiográficas iniciais, estão o inchaço do tecido mole e a ampliação do espaço articular em consequência de derrames, perda óssea justa-articular e osso periosteal novo, em especial nas falanges, metacarpais e metatarsais. Na doença persistente, as radiografias podem mostrar estreitamento do espaço articular, erosões marginais e osteófitos resultantes do estreitamento e perda de cartilagem articular. A anquilose fibrosa ou óssea pode ocorrer com inflamação grave ou persistente. As alterações patológicas que ocorrem nas articulações apofisária e sacroilíaca de crianças com espondilite anquilosante juvenil (EAJ) incluem a ossificação endocondral e capsular. Nos primeiros estágios da doença, a superfície das articulações sacroilíacas sofre pouca modificação. A inflamação subcondral resulta em tecido de granulação com poucas células inflamatórias e ausência de formação de *pannus*. Um equilíbrio entre sinovite erosiva e ossificação capsular ou ligamentar ocorre com frequência nas articulações sinoviais, embora o processo de ossificação geralmente seja dominante nas articulações de baixa mobilidade.

Os efeitos negativos da EAJ sobre a saúde óssea são bem conhecidos e incluem baixa densidade mineral óssea volumétrica (DMOv) e diminuição da força óssea, em comparação com o observado em crianças sadias.[23,24] Burnham et al. encontraram diminuição significativa da área de corte transversal muscular (ACTm) e da força óssea em pacientes com poliAIJ e EpA, na faixa etária de 5 a 22 anos, em comparação com controles saudáveis. A DMOv trabecular era significativamente menor nesses dois grupos, bem como no grupo sAIJ. A baixa força óssea também foi observada em crianças com ACTm normal. A artrite persistente grave atuou como fator preditivo significativo desses deficits e também aumenta o risco de fratura e falha em atingir o pico ideal de massa óssea na adolescência e na fase de adulto jovem. Outros fatores de risco de desenvolvimento ósseo precário na AIJ são amadurecimento puberal tardio, desnutrição, atrofia e fraqueza musculares, atividade física (AF) com assimetria na descarga de peso e uso prolongado de corticosteroides sistêmicos.[25] Os músculos periarticulares podem atrofiar como resultado da inibição de reflexo devido ao inchaço e dor, desuso e desnutrição proteico-energética.[26] O tecido mole diminui quando as articulações são mantidas em posições flexionadas para acomodar o inchaço e diminuir a dor, contribuindo para a complacência e instabilidade articulares durante a sustentação de carga com movimento, e aumentando o risco de alterações degenerativas.

As anormalidades de maturação esquelética, com distúrbios do crescimento locais e generalizadas, são comuns em crianças com ARJ. O fluxo sanguíneo aumentado para a articulação durante a doença ativa leva ao supercrescimento ósseo visto com mais frequência na cabeça do úmero e cabeça do rádio dos membros superiores, e na cabeça do fêmur, côndilo femoral medial e região proximal da tíbia nos membros inferiores. A doença ativa também pode resultar em fechamento precoce de epífises, como ocorre em mãos e pés pequenos de crianças com poliAIJ. Outro exemplo é a micrognatia, ou subcrescimento da mandíbula, que decorre de artrite crônica nas articulações temporomandibulares (Fig. 15.6).

A entesite é caracterizada por inflamação inespecífica e osteíte localizada, em que o tecido de granulação substitui a fixação óssea e cartilaginosa normal do ligamento e do tendão ao osso (ver Fig. 15.3). Durante a fase de cicatrização, pode haver formação de esporões ósseos, por exemplo, na inserção da fáscia plantar no calcâneo. A entesite no ponto de fixação das fibras externas do anel fibroso às faces anterolaterais do corpo vertebral pode resultar em sindesmófito.

Metas gerais do tratamento na AIJ

As metas gerais do tratamento na AIJ são: (1) suprimir a inflamação usando a terapia farmacológica mais efetiva com efeitos colaterais mínimos; (2) preservar a estrutura e funções articulares; (3) promover independência e competência nas atividades de vida diária; e (4) fornecer educação e suporte à criança e a seus familiares. O tratamento da criança frequentemente é administrado em um centro terciário, por uma equipe multidisciplinar que inclui reumatologista pediatra, enfermeiro de reumatologia, terapeuta ocupacional (TO), fisioterapeuta, assistente social ou psicólogo, e especialistas de laboratório e imagem. Pode haver necessidade de consultas ocasionais com outros especialistas. A família da criança, orientada pelo pediatra, presta tratamento diário para a saúde da criança. As crianças podem receber o fisioterapeuta ou o terapeuta ocupacional em casa, na escola ou no ambulatório clínico.

Terapias farmacológicas

A meta da terapia farmacológica na AIJ é eliminar todos os sinais da doença ativa com o mínimo possível de toxicidade, para preservar a estrutura e funções articulares, prevenir deformação e promover atividades adequadas à idade. A doença inativa é definida pela ausência de articulações com artrite ativa e de sintomas sistêmicos atribuíveis à AIJ. O ACR define a artrite ativa como condição em que "uma articulação apresenta inchaço não decorrente de ampliação óssea ou, na ausência de articulações inchadas, presença de limitação da movimentação articular acompanhada de dor ao movimento (DAM) e/ou sensibilidade." Os achados isolados de DAM, sensibilidade ou limitação do movimento (LM) podem ser encontrados na ausência de doença ativa, como resultado de traumatismo ou dano articular causado por uma artrite então considerada inativa. O Quadro 15.1 mostra os critérios preliminares para a doença inativa e remissão clínica na AIJ.[27] O Quadro 15.2 mostra o conjunto central do ACR de medidas de resultado que foram validadas e usadas em triagens clínicas para AIJ.[28] Medidas adicionais incluem a avaliação global da dor e da artrite na criança feita pelos pais com o uso de escalas visuais análogas de dor (EVA) de 100 mm separadas, e uma avaliação do desconforto feita pela

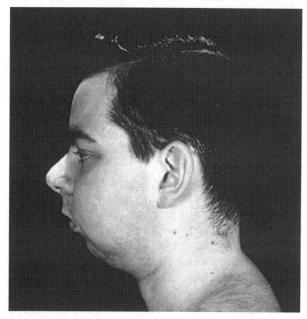

FIGURA 15.6 ▶ Micrognatia, ou subcrescimento da mandíbula, que resulta da artrite crônica das articulações temporomandibulares.

QUADRO 15.1 ▶ Critérios preliminares para doença inativa e remissão clínica na doença inativa da AIJ*

1. Ausência de articulações com artrite ativa*
2. Ausência de febre, erupções, serosite, esplenomegalia ou linfadenopatia generalizada decorrente de AIJ
3. Ausência de uveíte ativa
4. Valores normais de velocidade de sedimentação eritrocitária (VSE) ou PCR (proteína C reativa)
5. A avaliação global feita pelo médico mostra ausência de atividade de doença baseada na atividade

Remissão clínica

1. Remissão clínica com uso de medicações: os critérios para doença inativa devem ser atendidos por um período mínimo de 6 meses consecutivos, enquanto o paciente estiver usando medicações.
2. Remissão clínica sem uso de medicações: os critérios para doença inativa devem ser atendidos por um período mínimo de 12 meses consecutivos, enquanto o paciente não estiver usando nenhuma medicação antiartrítica.

* Conforme definido pelo ACR, uma articulação com inchaço não causado por ampliação óssea ou, na ausência de inchaço, movimento limitado com dor ou movimento e/ou sensibilidade.[27]

QUADRO 15.2 ▸ Conjunto central de medidas de resultado na AIJ[27]

- Avaliação global feita pelo médico da atividade da doença em EVA de 10 cm, fundamentada pelas palavras "remissão" e "muito grave" (MD global)
- Avaliação global do bem-estar geral feita pelos pais ou pelo paciente, em EVA de 10 cm, fundamentada pelas palavras "muito bem" e "muito ruim" (pais/paciente global)
- Capacidade funcional
- Número de articulações com amplitude de movimento limitada (CA-LDM)
- Número de articulações com artrite ativa (NAAA)
- Velocidade de sedimentação eritrocitária (VSE)

criança com o uso de uma escala afetiva facial.[4] A definição de melhora com intervenção é baseada na resposta ACR Pedi 30, que requer melhora mínima de 30% em relação à linha de base em pelo menos 3/6 variáveis, com piora máxima de 30% de até uma variável. As respostas ACR Pedi 50 e 70 requerem melhora de 50 e 70%, respectivamente, em 3/6 variáveis e piora máxima de 30% em até uma variável. Uma exacerbação da doença é definida pela piora ≥40% de duas entre seis variáveis de resposta centrais (VRC) na ausência de melhora concomitante ≤30% em mais de uma das outras VRC.[26]

A terapia é dirigida para as características e o curso da doença na criança.[4,29,30] Para crianças com doença persistente grave com risco de incapacitação significativa, pode ser usado o tratamento antecipado e agressivo com uma combinação de fármacos. As diretrizes do ACR de 2011 para farmacoterapia na AIJ são definidas pelo grupo de tratamento, tratamento farmacológico corrente, atividade da doença e características do prognóstico desfavorável.[31] Um resumo das diretrizes é disponibilizado na internet: http://www.rheumatology.org/Practice/Clinical/Guidelines/Juvenile_Idiopathic_Arthritis_(Members_Only)/.

Os anti-inflamatórios não esteroides (AINEs) são a terapia de primeira linha mais frequentemente usada para controlar a inflamação, e pode ser usada como monoterapia para crianças com oligoAIJ. Vários AINEs aprovados para uso na AIJ, incluindo naproxeno, ibuprofeno, meloxicam e indometacina, são disponibilizados em formulações líquidas, facilitando a administração para crianças menores. Os AINEs abaixam a febre e inibem a inflamação, além de produzirem efeito analgésico, mas não alteram o curso da doença. São necessárias 8 semanas de terapia para determinar a efetividade de um AINE. Os AINEs em geral são bem tolerados, embora algumas crianças possam apresentar efeitos colaterais, como dor de estômago e cefaleia. O monitoramento de rotina das possíveis toxicidades é necessário para todas as crianças.

As injeções de glicocorticoides IA são usadas para induzir remissão da doença em crianças que têm uma ou duas articulações com artrite persistente irresponsiva a uma triagem de AINEs. Em algumas crianças com oligoAIJ, essa pode ser a primeira linha de terapia. Sherry et al. relataram crianças que receberam injeções de esteroide IA em articulações de membro inferior nos primeiros 2 meses após o aparecimento da doença e que apresentaram incidência significativamente menor de DCMI, uma das principais causas de anormalidades durante a marcha na AIJ.[32] Brostrom et al. também observaram diminuição da dor e melhora dos parâmetros de marcha após a administração de injeções de esteroide IA no membro inferior em 18 crianças com poliAIJ.[33] Os efeitos das injeções de esteroide IA costumam ser imediatos e duradouros. Zulian et al. relataram que 70% dos pacientes não apresentaram recorrência da artrite nas articulações injetadas no exame de acompanhamento de 1 ano. E, decorridos 2 anos, 40% continuavam sem sintomas.[34] A hexacetonida de triancinolona é a medicação preferida por muitos reumatologistas.[35] Uma articulação pode ser injetada até 3 vezes em 1 ano se os sinais e sintomas da doença voltarem.

A absorção sistêmica do esteroide a partir de diversas injeções administradas em uma única sessão pode resultar em uma aparência "cushingoide" (fácies de lua cheia). Entretanto, isso geralmente é temporário. Outros problemas em potencial, incluindo vazamento de esteroide e atrofia subcutânea, podem ser minimizados por meio da adoção subsequente de técnicas de administração cuidadosas. Os terapeutas devem consultar o médico responsável pelo tratamento sobre as precauções relacionadas com a descarga de peso após a injeção IA no membro inferior.

A maioria das crianças com poliAIJ grave necessitará de um fármaco antirreumático modificador de doença (ARMD) ou de um agente biológico para que a doença seja devidamente controlada. O metotrexato (MTX), que é o ARMD prescrito com mais frequência na AIJ, é usado há mais de 25 anos com segurança e eficácia comprovadas. O MTX geralmente é administrado em dose única, por via oral, de 10 a 15 mg/m^2 por semana, embora doses de até 30 mg/m^2 possam ser usadas em crianças com doença refratária. Uma injeção subcutânea pode ser útil para crianças que desenvolvem distúrbio grastrointestinal com a dose oral. Em estudos controlados, foi comprovado que o MTX retarda a progressão da artrite e é mais efetivo do que o placebo ou outro ARMD.[36-38] Em um estudo, 86% das crianças com poliAIJ alcançaram uma resposta ACR Pedi 70 após 2 anos de tratamento com MTX, em comparação ao tratamento com outro ARMD. Embora possa demorar várias semanas para o MTX alcançar um efeito terapêutico, as crianças com artrite grave podem necessitar de tratamento em curto prazo com corticosteroides para controle imediato da doença. Quando administrado com ácido fólico, o MTX é bem tolerado e seguro em crianças com AIJ. As precauções gerais incluem evitar o uso de vacinas vivas durante o uso de MTX. Os pacientes devem se abster do álcool, e as mulheres em idade fértil devem ser aconselhadas a evitar a gravidez, em função do potencial de dano fetal nos primeiros estágios da gestação. A toxicidade hepática por MTX não foi relatada em crianças com

AIJ, enquanto a toxicidade pulmonar é rara. As contagens sanguíneas e enzimas hepáticas são monitoradas a cada 4 a 6 semanas. Se a criança apresentar elevação transitória das enzimas hepáticas, o MTX pode ser descontinuado até a normalização dos valores.[4] Pesquisas estão sendo conduzidas para determinar o melhor momento de parar o tratamento com MTX, uma vez que a criança tenha alcançado a remissão clínica, com o objetivo de equilibrar o risco de recidiva com o potencial de efeitos adversos associado ao uso prolongado.[38] Outro ARMD, a sulfassalazina, é comprovadamente mais efetiva do que um placebo para suprimir a atividade da doença em algumas crianças com oligoAIJ, porém, o risco de toxicidade é alto. As contagens sanguíneas e os níveis de transaminase são monitorados antes e, com frequência, durante a terapia.[4]

Crianças irresponsivas ao MTX isolado podem ser tratadas com um agente biológico que tenha como alvo componentes específicos da cascata inflamatória, de forma isolada ou combinado ao MTX. Os agentes usados com mais frequência são dirigidos contra o fator de necrose tumoral-α (TNF-α, na sigla em inglês), uma citocina responsável por muitos efeitos adversos de inflamação. O anti-TNF-α usado com maior frequência é o etanercepte (ETN), administrado como injeção. Dados de segurança e eficácia de um estudo de 8 anos que envolveu 318 crianças com AIJ sob tratamento contínuo com ETN isolado ou combinado com MTX não demonstraram efeitos adversos sérios resultantes da terapia. O evento adverso grave mais comum observado após 4 anos de terapia com ETN foi a exacerbação da doença.[39] Vários estudos sustentam os benefícios adicionais da terapia com ETN, incluindo a melhora do crescimento físico e da qualidade de vida (QV) de crianças com AIJ.[40-42] Outras terapias biológicas anti-TNF-α usadas na artrite inflamatória incluem o infliximabe (Remicade) e adalimumabe (Humira). O adalimumabe administrado por injeção subcutânea, aprovado pelo FDA em 2008 para uso na AIJ depois de um estudo randomizado multicentros que envolveu 190 crianças com poliAIJ ativa ter demonstrado resposta ACR Pedi 50 e 70 em 86 e 77% das crianças, respectivamente, após 100 semanas de tratamento.[43] Apesar de ainda não ter a aprovação do FDA para uso na AIJ, o infliximabe intravenoso é usado com frequência "off-label" pelos reumatologistas, que têm experiência pessoal com o uso da medicação e por causa dos dados que mostram sua eficácia.[4] Foi demonstrado que dois agentes biológicos dirigidos para componentes distintos do sistema imunológico promovem redução significativa da atividade da doença em crianças com AIJ irresponsivas ao ETN. Esses agentes incluem o abatacepte, para poliAIJ grave, e os fármacos anakinra e tocilizumabe, para sAIJ. As terapias biológicas são caras, a administração por via oral não está disponível e faltam estudos em longo prazo sobre os potenciais efeitos adversos. Como esses agentes inibem o sistema imunológico, há risco aumentado de infecção e resposta à vacinação. Antes de iniciar qualquer terapia biológica, é preciso que a vacinação da criança esteja atualizada, e todas as vacinas vivas devem ser evitadas durante o uso dessas medicações. O tratamento é temporariamente descontinuado em caso de infecção ou exposição à varicela. Apesar dessas limitações, as terapias biológicas exercem impacto drástico e positivo sobre as vidas das crianças com AIJ.

Os glicocorticoides sistêmicos são reservados para crianças com sAIJ grave. Apresentam efeitos anti-inflamatórios potentes, mas não alteram o curso nem a duração da doença. O uso prolongado está associado a efeitos adversos graves, incluindo a síndrome de Cushing, deficits de crescimento generalizados, osteoporose e fratura, diabetes melito, obesidade, miopatia por esteroide e suscetibilidade aumentada à infecção. Esteroides orais em dose baixa ou em dias alternados, ou ainda a terapia com pulsos periódicos de esteroides intravenosos, podem ser usados na poliAIJ grave irresponsiva a outros tratamentos. Os glicocorticoides tópicos são usados para tratar a irite aguda e a uveíte crônica.

Prognóstico e resultados

Os relatos de prognóstico e resultados funcionais na AIJ são inconsistentes e por vezes conflitantes, por causa das diferenças de delineamento dos estudos e de período de tempo examinado. A maioria dos estudos relata que crianças com oligoAIJ persistente têm os melhores prognósticos de resultado de doença, embora continuem apresentando alto risco de doença ocular e necessitem de exames oftalmológicos regulares. Em contraste, crianças com poliAIJ muitas vezes desenvolvem doença persistente, demoram mais para alcançar a remissão clínica e têm menor probabilidade de remissão de 10 anos.[44] Desse grupo, as crianças FR+ com poliAIJ têm pior prognóstico para remissão clínica. Um estudo conduzido em 2002, que envolveu 392 pacientes, relatou que as probabilidades de remissão após 10 anos do aparecimento da doença, por tipo de doença, foram 47% para oligoAIJ, 37% para sAIJ, 23% para poliAIJ FR– e 6% para poliAIJ FR+.[45] Em um estudo mais recente, 437 pacientes com AIJ foram acompanhados por 4 anos e pouquíssimos episódios (6%) de remissão clínica na ausência de medicações foram sustentados por mais de 5 anos.[46] Os fatores preditivos de resultado precário incluem a positividade para FR, doença simétrica, artrite grave ou estendida no momento do aparecimento da doença, sinais iniciais da doença no punho ou quadril, e persistência da doença ativa.[44,47,48] Crianças e adolescentes que não alcançam a remissão por volta dos 16 anos de idade têm alta probabilidade de doença ativa na fase adulta.

Ao longo da última década, os relatos de resultados funcionais em AIJ também são inconsistentes, embora a maioria dos estudos tenha concluído que crianças com oligoAIJ persistente têm limitações físicas mínimas, enquanto aqueles com poliAIJ FR+ desenvolvem limitações funcionais significativas que exercem impacto negativo sobre a QV.[49]

Um estudo que envolveu adultos jovens com histórico de ARJ relatou que 40% dos pacientes não tinham limitações físicas, enquanto 33% dos pacientes com poliAIJ e sAIJ apresentavam incapacitação moderada a grave. Em comparação com as estatísticas nacionais para o grupo da mesma idade, um número menor de pacientes do sexo feminino com ARJ concluiu o ensino superior, e as taxas de desemprego entre os adultos jovens com ARJ eram maiores.[50] Um estudo multicentros amplo, conduzido em 32 países, constatou que os fatores preditivos mais fortes de baixa qualidade de vida relacionada à saúde (QVRS) foram os escores elevados para incapacidade física e dor.[51] Os achados desse estudo foram sustentados por um estudo subsequente conduzido por Amine et al.[49]

Em contraste com esses relatos, vários estudos sugerem que os resultados funcionais em longo prazo alcançados por essa população, incluindo a condição educacional e ocupacional, bem como a QVRS autorrelatada ou relatada pelos pais, melhoraram nos últimos anos e agora são similares ao observado em crianças saudáveis da mesma idade.[2,52-54] Os relatos sobre o efeito do tipo e da duração da doença sobre os resultados funcionais têm sido inconsistentes, com alguns estudos relatando ausência de impacto significativo do tipo, gravidade ou duração da doença sobre a condição educacional ou ocupacional, enquanto outros indicaram menor QVRS em pacientes com oligoAIJ estendida e poliAIJ.[55,56]

A maioria desses estudos é do tipo transversal e avalia o resultado funcional em um determinado ponto no tempo. O único estudo longitudinal realizado examinou a função física em 227 crianças com AIJ, no período de 1987 a 2002, com o uso de uma medida de incapacitação estabelecida pelos pais validada para AIJ. Cada paciente foi acompanhado por um período mínimo de 1 ano, e um dos pais completou o questionário pelo menos 2 vezes no decorrer do período mencionado. Embora o grau de incapacitação funcional tenha variado amplamente entre os pacientes durante o período de estudo, após um período médio de acompanhamento por 3,4 anos, 75% dos pacientes não apresentavam incapacitação, enquanto apenas 3% tinham incapacitação grave, sugerindo que a maioria das crianças com AIJ tinham prognóstico razoável em longo prazo, em termos de capacidade funcional. Os fatores preditivos basais de um resultado funcional precário em longo prazo incluíam a idade inferior a 7 anos no momento do aparecimento da doença; contagem de articulações (CA) fragilizadas >8; CA limitada >10; e nível inicial de incapacitação na categoria leve à moderada ou na categoria grave. Os autores sugerem que as crianças que se adequam a esse perfil clínico poderiam necessitar de tratamento mais agressivo para prevenir a progressão da doença e a incapacidade física.[57]

Entre os estudos, o prognóstico relatado para AAE também é inconsistente.[10] Um estudo verificou que a presença de HLA-B27, evidência de artrite em vez de artralgia, e o aparecimento da doença após os 5 anos de idade eram preditivos de EpA.[58] Dois outros estudos relataram um resultado mais precário na EpA do que na oligoAIJ ou poliAIJ FR–, e um resultado similar ao observado na poliAIJ FR+.[59,60] Os fatores preditivos de resultado precário incluíram fatores de risco genéticos para EA e artrite de tornozelo ou quadril nos primeiros 6 meses de doença.[59] O aparecimento da doença antes dos 16 anos de idade está associado com doença de quadril mais grave, diferentemente do observado em adultos, que demonstram doença mais grave na região da coluna vertebral. A presença de HLA-B27 parece estar associada com a idade mais avançada no momento do aparecimento da doença e com um curso clínico mais prolongado nos primeiros 3 anos, em indivíduos do sexo masculino.[61] A frequência da entesite aumenta ao longo do curso da doença, e as crianças devem ser monitoradas quanto às perdas sutis de movimentação articular e extensibilidade tecidual no tórax e na parte lombar da coluna vertebral.[62]

Exame e avaliação de fisioterapia

O Quadro 15.3 mostra os componentes da avaliação de fisioterapia. Uma abordagem de cima para baixo, que começa com as atividades e a participação da criança, permite que o terapeuta enfoque o exame físico nas áreas que exercem maior impacto sobre a participação da criança em casa, na escola e na comunidade. O terapeuta deve estar alerta para as alterações na mobilidade e integridade articulares ou a perda de volume e força musculares, que

---

QUADRO 15.3 ▸ Componentes do exame de fisioterapia na AIJ

- Observação clínica
- Histórico médico
- Exame das atividades e participação da criança em contextos típicos da vida (escolar, doméstico, comunitário), por meio da aplicação de questionários padronizados, entrevista informal ou observação da criança ao realizar atividades
- Exame das habilidades motoras grossas da criança em atividades diárias, brincadeiras e esportes
- Revisão de sistemas
  - Sistema tegumentar
    » Examinar a pele quanto à presença de erupções, nódulos
    » Examinar as unhas quanto à presença de escavação, onicólise
  - Sistema musculoesquelético
    » Estado e integridade da articulação
    » Amplitude de movimento da articulação
    » Extensibilidade do tecido mole
    » Massa muscular
    » Força e resistência muscular
    » Alinhamento postural
  - Sistema cardiopulmonar
    » Frequência cardíaca em repouso e durante o exercício
    » Capacidade aeróbia ou desempenho no teste de campo
  - Sistemas diversos
    » Dor
    » Padrão e parâmetros de marcha
    » Controle postural

sinalizam a exacerbação da doença ou a ocorrência de dano articular. A idade da criança e seu desenvolvimento cognitivo e emocional também devem ser considerados, além da quantidade de suporte e de recursos disponíveis para a família.

Exame de atividades e participação

O impacto da AIJ sobre as atividades e a participação diária de uma criança depende do tipo, curso e gravidade da doença. A artrite em membro inferior pode causar dificuldade na realização de transições de levantar do chão para ficar em pé, na comunidade, na deambulação na escola, ao subir/descer escadas, e nas atividades recreativas. As crianças em que o aparecimento da doença ocorreu precocemente podem apresentar deficits motores sutis, incluindo comprometimento do equilíbrio, da coordenação, da agilidade e da velocidade.[63] A artrite crônica, dor e rigidez na região cervical da coluna e nos membros superiores podem causar problemas com atividades de vida diária (AVD), tais como, escrever, carregar livros e outras AVD instrumentais.

A personalidade da criança e seu impulso para ser independente, bem como as expectativas dos cuidadores e amigos exercem impacto sobre o desempenho funcional da criança e sua adaptação a doenças crônicas. As interrupções frequentes no dia letivo da criança, como resulta-do de idas à enfermaria para receber medicação ou períodos de repouso, além de atrasos e faltas em consequência da doença ou de consultas médicas podem ter impacto negativo sobre a educação da criança. A participação na educação física (EF) e em esportes pode ser limitada ou inconsistente por causa das exacerbações da doença. Pode ser difícil ter acesso a serviços para abordagem desses problemas no contexto escolar.[64]

A Tabela 15.3 lista as medidas padronizadas usadas em AIJ. Os questionários de autorrelato ou de relato dos pais por representação deles, incluindo o Childhood Health Assessment Questionnaire (CHAQ), Pediatric Outcomes Data Collection Instrument (PODCI) e o Activities Scale for Kids (ASK), medem a capacidade da criança (aquilo que ela *era capaz de fazer*) durante um determinado período de tempo (p. ex., nas últimas 1 a 2 semanas). O ASK também mede o desempenho da criança (aquilo que ela *realmente fez* durante o período de tempo definido). Apenas uma única medida, a Juvenile Arthritis Functional Assessment Scale (JAFAS), avalia a capacidade funcional da criança ou aquilo que ela de fato faz sob condições padronizadas.

O CHAQ é a medida de incapacidade usada com maior frequência na AIJ, tendo sido traduzida e validada em mais de 40 idiomas.[65,66] O CHAQ original, mostrado no Quadro 15.4, é dirigido para crianças e jovens na faixa etária de 1 a 19 anos, e inclui 30 atividades organizadas em oito categorias. Uma criança com idade ≥9 anos ou os pais que

Nível de CIF	Instrumento	Resultado medido	Referência
A&P, C	CHAQ	AVDB, AID, dor, estado geral de saúde	Singh et al., 1994[65,67,68]
A&P	ASK	AVDB, AID, brincadeiras, transferências	Young et al.*
A&P, C	PODCI	AVDB, AID, dor, estado geral de saúde	American Academy of Orthopedic Surgeons (AAOS)§
A	JAFAS	AVDB, AID (desempenho observado nas atividades sob condições padronizadas)	Lovell et al., 1989[69]
A&P, C	JAQQ	AVDB, AID, dor, QVRS	Duffy et al., 1997[70]
A&P, C	PedsQL	AVDB, AID, dor, QVRS	Varni et al., 2002[71]
QV	Escala QOML	QVRS geral	Gong et al.[72]
C	GROMS	AM articular	Epps et al., 2002[79]
C	pEPM-ROM	AM articular	Len et al., 1999[80]
C	CA-AM	Perda de AM articular	Klepper et al., 1992[83]
C	CA-Inchaço	Derrames articulares	
C	CA-DM	Dor articular por sobrecarga	
C	CA-S	Sensibilidade articular	

CIF, Classificação Internacional de Funcionalidade, Incapacidade e Saúde da Organização Mundial da Saúde; A, atividade; P, participação; C, comprometimento; CHAQ, Childhood Health Assessment Questionnaire; ASK, Activities Scale for Kids; PODCI, Pediatric Outcomes Data Collection Instruments; JAFAS, Juvenile Arthritis Functional Assessment Scale; JAQQ, Juvenile Arthritis Quality of Life Questionnaire; PedsQL, Pediatric Quality of Life Inventory; QOML, Quality of My Life; GROMS, Global Range of Motion Score; pEPM-ROM, Escola Paulista de Medicina Range of Motion – pediátrica; CA-LDM, contagem de articulações-limitação do movimento; CA-DM, contagens de articulações-dor ao movimento; CA-S, contagem de articulações-sensibilidade; AVDB, atividades de vida diária básicas; AID, atividades instrumentais diárias; QVRS, qualidade de vida relacionada à saúde.
* Disponível em: http://www.activitiesscaleforkids.com/
§ Disponível em: http://www.aaos.org/research/outcomes/outcomes_peds.asp

QUADRO 15.4 ▸ Questionário de avaliação de saúde*

Nesta seção, estamos interessados em aprender como a doença da criança afeta sua capacidade funcional no dia a dia. Por favor, sinta-se livre para adicionar comentários na parte posterior desta página. Nas perguntas a seguir, verifique a única resposta que melhor descreva as atividades habituais da criança (com base na média de um dia inteiro) *ao longo da última semana*. Se a criança teve dificuldade para fazer determinada atividade ou não consegue fazê-la por ser nova demais, e NÃO por ser *restringida pela artrite*, por favor, marque a alternativa "não aplicável". *Considere somente as dificuldades ou limitações decorrentes da artrite.*

	Sem nenhuma dificuldade	Com alguma dificuldade	Com muita dificuldade	Incapaz de fazer	Não aplicável
Vestuário e aparência Seu(sua) filho(a) consegue:					
▪ Vestir-se, inclusive amarrar os cadarços e abotoar a roupa?	_____	_____	_____	_____	_____
▪ Lavar os cabelos?	_____	_____	_____	_____	_____
▪ Remover as meias?	_____	_____	_____	_____	_____
▪ Aparar as unhas dos dedos das mãos/pés?	_____	_____	_____	_____	_____
Levantar-se Seu(sua) filho(a) consegue:					
▪ Levantar-se de uma cadeira baixa ou do chão?	_____	_____	_____	_____	_____
▪ Deitar-se e sair da cama ou ficar em pé no berço?	_____	_____	_____	_____	_____
Alimentação Seu(sua) filho(a) consegue:					
▪ Cortar a própria carne?	_____	_____	_____	_____	_____
▪ Levar uma xícara ou copo à boca?	_____	_____	_____	_____	_____
▪ Abrir uma nova caixa de cereais?	_____	_____	_____	_____	_____
Caminhada Seu(sua) filho(a) consegue:					
▪ Andar ao ar livre, em terrenos planos?	_____	_____	_____	_____	_____
▪ Subir cinco degraus?	_____	_____	_____	_____	_____

* Verifique quaisquer auxílios ou dispositivos que a criança costuma usar em qualquer uma das atividades supramencionadas:

_____	Bengala	_____	Dispositivos usados para vestir roupa (abotoadeira, zíper, calçadeira de cabo longo etc.)
_____	Andador	_____	Lápis reforçado ou utensílios especiais
_____	Muletas	_____	Cadeira especial ou reforçada
_____	Cadeira de rodas	_____	Outros (especificar:_____)

* Verificar as categorias em que a criança geralmente precisa de ajuda de outra pessoa por causa da artrite

_____	Vestuário e aparência	_____	Alimentação
_____	Levantar-se	_____	Caminhada

	Sem nenhuma dificuldade	Com alguma dificuldade	Com muita dificuldade	Incapaz de fazer	Não aplicável
Higiene Seu(sua) filho(a) consegue:					
▪ Lavar e secar o corpo inteiro?	_____	_____	_____	_____	_____
▪ Tomar banho em banheira (entrar e sair da banheira)?	_____	_____	_____	_____	_____
▪ Sentar e levantar do vaso sanitário ou do penico?	_____	_____	_____	_____	_____
▪ Escovar os dentes?	_____	_____	_____	_____	_____
▪ Escovar/pentear os cabelos?	_____	_____	_____	_____	_____
Alcance Seu(sua) filho(a) consegue:					
▪ Alcançar e descer um objeto pesado, como um brinquedo grande ou livros, a partir de uma altura logo acima da cabeça dele(a)?	_____	_____	_____	_____	_____
▪ Inclinar para baixo para pegar roupas ou pedaços de papel que estão no chão?	_____	_____	_____	_____	_____
▪ Vestir um suéter por cima da cabeça?	_____	_____	_____	_____	_____
▪ Virar o pescoço para olhar para trás por cima do ombro?	_____	_____	_____	_____	_____

(continua)

CAPÍTULO 15 ▸ ARTRITE IDIOPÁTICA JUVENIL   617

QUADRO 15.4 ▸ *(continuação)* Questionário de avaliação de saúde*	Sem nenhuma dificuldade	Com alguma dificuldade	Com muita dificuldade	Incapaz de fazer	Não aplicável
Preensão Seu(sua) filho(a) consegue:					
▪ Escrever ou rabiscar com caneta ou lápis?	_____	_____	_____	_____	_____
▪ Abrir a porta do carro?	_____	_____	_____	_____	_____
▪ Abrir garrafas previamente abertas?	_____	_____	_____	_____	_____
▪ Girar torneiras, para abrir e fechar?	_____	_____	_____	_____	_____
▪ Empurrar e abrir uma porta, depois de girar a maçaneta?	_____	_____	_____	_____	_____
Atividades Seu(sua) filho(a) consegue:					
▪ Transmitir recados e fazer compras?	_____	_____	_____	_____	_____
▪ Entrar e sair do carro, de um carrinho de brinquedo ou do ônibus escolar?	_____	_____	_____	_____	_____
▪ Andar de bicicleta ou triciclo?	_____	_____	_____	_____	_____
▪ Fazer as tarefas domésticas (p.ex., lavar a louça, jogar fora o lixo, passar aspirador de pó na casa, fazer tarefas de jardinagem, arrumar a cama, limpar o quarto)?	_____	_____	_____	_____	_____
▪ Correr e brincar?	_____	_____	_____	_____	_____

* Verifique quaisquer *auxílios* ou *dispositivos* que a criança costuma usar em qualquer uma das atividades supramencionadas:

_____	Assento de vaso sanitário elevado	_____	Barra de apoio na banheira
_____	Assento de banheira	_____	Utensílios de cabo longo para alcançar
_____	Abridor de garrafa (para garrafas já abertas)	_____	Utensílios de cabo longo no banheiro

* Verificar as categorias em que a criança geralmente precisa de ajuda de outra pessoa *por causa da artrite*

_____	Higiene	_____	Segurar e abrir coisas
_____	Alcance	_____	Dar recados e fazer tarefas

Dor

Nós também estamos interessados em saber se a criança foi ou não afetada pela dor por causa da doença.

▪ Qual é a intensidade da dor que seu(sua) filho(a) sentiu em consequência da doença *na última semana*? Faça uma marca ao longo da linha abaixo, para indicar a gravidade da dor.

Sem dor   Dor muito forte

0   100

Estado de saúde

1. Considerando todas as formas pelas quais a artrite afeta a criança, classifique como ela tem reagido na escala a seguir, fazendo uma marca na linha.

Muito bem   Muito mal

0   100

2. Seu(sua) filho(a) apresenta rigidez de manhã?   _____ Sim   _____ Não
   Se a resposta for SIM, qual é a duração aproximada da rigidez (na última semana)?   Horas/minutos _____

* Adaptado de Singh G, Athreya B, Fries JF, et al. Measurement of health status in children with juvenile rheumatoid arthritis. *Arthritis Rheum.* 1994;37:1761–1769.

são responsáveis por uma criança pequena podem ser os respondedores que pontuam cada afirmativa com base no grau de dificuldade (0 = sem dificuldade; 1 = pouca dificuldade; 2 = muita dificuldade; 3 = incapaz de fazer) que a criança enfrentou ao realizar a tarefa na semana anterior. Um item é pontuado como "não aplicável" quando a criança é nova demais para realizar a tarefa. O item com maior pontuação em cada seção determina o escore da catego-

ria. Quando o entrevistado relata a necessidade de dispositivo auxiliar ou assistência de outra pessoa para realizar qualquer tarefa da categoria, o escore mínimo para a categoria é 2. O índice de incapacitação (IIN) global, calculado como a média de oito escores de categoria, tem uma faixa de valores que vai de 0 a 3, com os escores maiores indicando maior incapacidade. Alguns estudos empregam uma faixa de escores de IIN para classificar níveis de incapacidade: 0 = sem incapacidade; 0-0,5 = leve; 0,6-1,5 = moderada; e >1,5 = grave.[65] Dempster et al. relataram que uma diminuição mínima de 0,13 no IIN apresentava correlação significativa com a avaliação feita por um dos pais sobre a melhora clínica das capacidades funcionais da criança, enquanto um aumento mínimo de 0,75 tinha correlação com a avaliação feita pelos pais sobre o declínio funcional.[67]

A intensidade da dor ao longo da semana anterior é classificada em uma EVA de 15 cm, fixada no lado esquerdo com uma face "feliz" e as palavras "sem dor", e no lado direito com uma face "triste" e as palavras "pior dor". O índice de desconforto varia de 0 a 3, com os escores mais altos indicando dor mais intensa. Uma segunda EVA é usada para relatar a condição de saúde geral, os escores mais altos indicam estado de saúde mais precário.

Uma importante limitação da escala de avaliação CHAQ é o foco na incapacidade e não no espectro inteiro da função física da criança. Com o escore 0 sendo a melhor pontuação possível, o IIN CHAQ peca por um efeito de teto, em que os escores frequentemente se aglomeram no extremo inferior da escala. Isso a torna menos sensível aos indicadores sutis da verdadeira capacidade funcional da criança.

Duas versões revisadas do CHAQ, $VAS_{CHAQ-38}$ e $CAT_{CHAQ-38}$, foram propostas por Lam et al. para tratar desses problemas.[68] Cada uma contém oito itens adicionais dirigidos a tarefas mais desafiadoras fisicamente, elimina os domínios separados e as dúvidas sobre auxílios ou assistência, e calcula o IIN como forma simples de pontuação de todos os 38 itens. Ambas as versões fornecem as seguintes instruções ao entrevistado: "Esta seção perguntará o quão bem você foi capaz de realizar atividades por si só, na última semana, em comparação com a maioria das outras crianças da sua idade." No $VAS_{CHAQ-38}$, a criança responde colocando uma marca em uma EVA de 10 cm fixada no extremo esquerdo, onde está a afirmação "Muito pior do que a maioria das outras crianças da minha idade", e no lado direito, onde está escrito "Muito melhor do que a maioria das outras crianças da minha idade". O $Cat_{CHAQ-38}$ retém o sistema de escores 0-3 original do CHAQ. O Quadro 15.5 mostra os oito itens adicionais incluídos nas versões revisadas.

O JAFAS é a única medida de capacidade física projetada para crianças com artrite.[69] A criança é observada e cronometrada ao executar 10 tarefas diárias comuns (abotoar uma camisa/blusa, vestir uma camiseta por cima da cabeça, calçar meias, cortar alimentos usando faca e garfo, deitar e sair da cama, levantar da posição sentada no chão para ficar em pé, pegar um objeto que está no chão, caminhar 15 m e subir um lance de escadas). O tempo gasto pela criança para completar cada tarefa é comparado com um critério-padrão baseado em um grupo controle sadio. Os itens recebem pontuação 0 quando o tempo é igual ou menor do que o grupo controle; 1 quando o tempo é maior do que o critério padrão; e 2 se a criança não conseguir completar a tarefa. A administração e atribuição de escores demoram 10 minutos, com requisitos mí-

---

QUADRO 15.5 ▸ Oito itens adicionais incluídos em CAT_{CHAQ38} e VAS_{CHAQ38}[68]

1. Eu acho que poderia ter feito atividades de escalada sem ajuda.
2. Eu acho que poderia ter praticado esportes de equipe com os outros alunos da minha classe.
3. Eu acho que poderia ter praticado alguns esportes sozinho.
4. Eu acho que poderia ter praticado esportes de equipe em ligas competitivas.
5. Eu acho que poderia ter mantido o equilíbrio ao participar de jogos violentos.
6. Eu acho que poderia ter feito atividades que geralmente me agradam, por tempo prolongado e sem me cansar.
7. Eu acho que poderia ter participado de uma corrida.
8. Eu acho que poderia ter trabalhado com cuidado usando as minhas mãos.

---

nimos de treino e equipamento. A escala e as instruções para aplicação do teste são fornecidas no artigo original.[69]

Várias medidas foram desenvolvidas para avaliar a condição de saúde e a QV de crianças com artrite. Três das medidas usadas com mais frequência são a Juvenile Arthritis Quality of Life Questionnaire (JAQQ),[70] Pediatric Quality of Life Inventory (PedsQL) Rheumatology Module 3.0,[71] e Quality of My Life (QOML) Questionnaire.[72] O questionário QOML consiste em duas EVA separadas que medem a QV geral e a QVRS em crianças e adolescentes. A escala de QV faz a seguinte pergunta: "De modo geral, a minha vida é…", enquanto a escala de QVRS pergunta: "Considerando a minha saúde, a minha vida é…". Aqueles que respondem (criança ou pai/mãe como responsável) registram suas respostas em cada pergunta na EVA de 100 mm. Os escores variam de 0 ("o pior") a 100 ("o melhor"). Pacientes e pais também completam uma medida ordinal de 5 pontos de alteração da QV (muito pior, um pouco pior, a mesma, um pouco melhor, muito melhor) desde a última consulta. Um estudo conduzido por Gong et al. relatou a diferença clinicamente importante mínima (DCIM) que indica uma melhora de 7 mm para QV geral e de 11 mm para a escala de QVRS. O DCIM indicativo de deterioração foi –33 mm para QV e –38 mm para QVRS.[72]

Duas avaliações referenciadas na norma que podem ser úteis na AIJ incluem a Peabody Developmental Motor Scales-2 (PDMS-2) e o teste de proficiência motora de Bruininks-Oseretsky (Bruininks-Oseretsky Test of Motor Proficiency-2) (BOT-2). A School Function Assessment (SFA)[73] (avaliação da função na escola) e a lista de checagem escolar informal mostrada no Apêndice A pode fornecer informação sobre a função da criança na escola.

Exame de estruturas e funções corporais

Movimento e integridade articulares

A Figura 15.7 mostra um formato usado para gravar os achados de um exame de articulação, incluindo o inchaço ou derrame articular, sensibilidade articular, dor por sobrecarga e limitação do movimento.[74] Os sinais de inflamação articular ativa são inchaço, sensibilidade ou dor por sobrecarga. O movimento articular limitado isoladamente não indica doença ativa, mas pode ser resultado de doença de longa duração. Os derrames articulares são detectadas ao demonstrar a flutuação do líquido sinovial a partir de uma área da articulação para outra (Fig. 15.8). Ao examinar os dedos das mãos e dos pés, os dedos sensores devem ser colocados proximalmente à base da falange média e dorsalmente aos ligamentos colaterais para detectar os movimentos do líquido sinovial. Pequenos derrames na articulação do joelho podem ser detectados deflagrando o sinal do bojo. Isso é feito golpeando na direção ascendente ao longo da face medial da articulação, para esvaziar a bolsa sinovial, seguida do golpeamento para cima ou para baixo na lateral da articulação, enquanto a outra mão é usada para detectar uma protuberância de líquido com o reenchimento da bolsa. A articulação é pontuada como normal, se não houver nenhuma indicação clara de derrame.

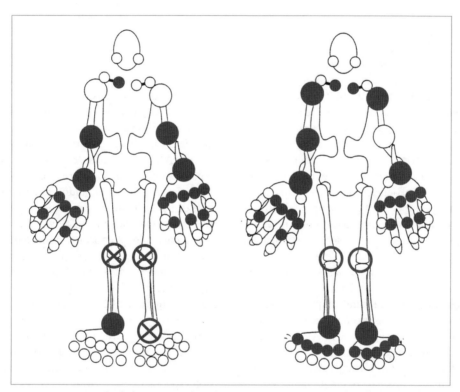

FIGURA 15.7 ▸ Exemplo de formato visual usado para registrar a contagem de articulações ativas em uma criança com doença poliarticular. A figura da esquerda mostra as articulações que contêm derrame (*círculo sólido*) ou inchaço de tecido mole (X). A figura da direita mostra articulações com sensibilidade ou dor por sobrecarga (*círculo sólido*). (Wright V, Smith E. Physical therapy management of the child and adolescent with arthritis. In: Walker J, Helewa A, eds. *Physical Therapy in Arthritis*. Filadélfia, PA: W. B. Saunders; 1996:211–244, com permissão.)

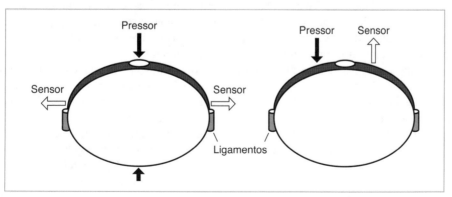

FIGURA 15.8 ▸ Dois modos de detectar derrames articulares. (Smythe H, Helewa A. Assessment of joint disease. In: Walker J, Helewa A, eds. *Physical Therapy in Arthritis*. Filadélfia, PA: W. B. Saunders; 1996:129–148, com permissão de H. Smythe, MD, FRC[C].)

A compressão firme diretamente sobre a linha articular pode deflagrar *sensibilidade* articular. Na doença ativa, a sensibilidade sentida com a aplicação de pressão sobre a linha articular deve ser maior do que aquela deflagrada pela compressão sobre o osso adjacente à articulação. A quantidade de pressão aplicada para detecção de sensibilidade articular é aproximadamente 20% menor do que aquela necessária para causar dor ao apertar o tríceps ou os músculos da região inferior da panturrilha. Para avaliar a *dor por sobrecarga*, o terapeuta move o membro até o final da amplitude disponível e aplica pressão levemente excessiva.

Um exame de movimento articular fornece informação basal valiosa sobre a integridade e a função articulares. Pedir para a criança realizar uma série de movimentos funcionais direciona a atenção do fisioterapeuta para as áreas problemáticas. Em crianças muito novas, o movimento ativo pode ser deflagrado por meio de jogos, como "Simão diz" (jogo de memória visual). Se a triagem sugerir dor ou limitação de movimento, será necessário usar uma medida goniométrica padrão. A checagem dos movimentos articulares acessórios pode ajudar a determinar a causa da disfunção da articulação comprometida. Limitação do movimento, dor e crepitação sugerem dano articular. As radiografias mostrarão dano articular na artrite de longa duração, entretanto, o ultrassom é mais sensível para identificar a doença subclínica.[75] O exame de imagem de ressonância magnética (IRM) é mais sensível do que um exame clínico ou do que as variáveis de resultado centrais, em termos de detecção de dano ao quadril na AIJ.[76]

Os padrões comuns de comprometimento articular e as subsequentes restrições de atividade na AIJ são mostrados na Tabela 15.4. Apesar da tendenciosidade existente em relação à artrite nas grandes articulações, as pequenas articulações das mãos e dos pés frequentemente são envolvidas na poliAIJ. A artrite de quadril ocorre em 30 a 50% das crianças, principalmente naquelas com sAIJ e poliAIJ, e muitas vezes é preditiva de incapacitação mais significativa.[48,77] A dor associada com artrite de quadril é tipicamente referida na virilha, nádegas, coxa medial ou joelho. A criança pode exibir claudicação ao caminhar em virtude da dor ou da fraqueza do musculo glúteo médio. As contraturas por flexão do quadril ocorrem subsequentemente à inflamação articular ativa, conforme a criança mantém a articulação flexionada para aliviar a pressão e a dor. As contraturas de quadril também podem ocorrer secundariamente à artrite do joelho ou à DCMI.

O joelho é a articulação envolvida com mais frequência na oligoAIJ, porém, a artrite de joelho é comum em todos os tipos de doença. A mobilidade articular limitada, o espasmo dos músculos isquiotibiais e o encurtamento do tensor da fáscia lata (TFL) e do trato iliotibial (TIT) contribuem para a perda da extensão do joelho e para as alterações no alinhamento postural e na marcha. A sinovite crônica causa supercrescimento do côndilo femoral, resultando na deformação em valgo do joelho. O encurtamento do TFL e do TIT exacerbam esse comprometimento.

A artrite do tornozelo e do pé ocorre em todos os tipos de AIJ, muitas vezes resultando em limitação da dorsiflexão (DF) e da movimentação subtalar. Embora a eversão do calcâneo e a pronação do antepé sejam comuns, muitas crianças exibem antepé cavo e perda da eversão subtalar. As disfunções de pé na poliAIJ são subestimados e exercem impacto significativo sobre a marcha. Entre os comprometimentos, estão hálux valgo, hálux rígido, dedos em martelo e dedos sobrepostos. Metatarsalgia e subluxação das articulações metatarsofalângicas (MTF) causam dor durante a posição ortostática e a marcha.

A artrite na região da cintura escapular resulta em dor, restrição do movimento e biomecânica alterada na rotação, flexão e abdução do ombro. As contraturas por flexão do cotovelo são comuns, ocorrem no início do curso da doença e muitas vezes são acompanhadas pela supinação limitada do antebraço. A artrite do punho também é vista na poliAIJ com doença de longa duração. A gravidade e o padrão de deformação variam com base na idade e na maturação esquelética. Quando a doença surge em um paciente de pouca idade, a subluxação do punho e o subcrescimento da ulna resultam em desvio ulnar. Em jovens com idade a partir de 12 anos, um padrão de desvio radial é mais comum. A artrite persistente nas articulações das mãos e a tenossinovite resultam em dor e limitação do movimento nas articulações carpometacarpais (CMC), metacarpofalângicas (MCF) e interfalângicas proximais (IFP).

É possível registrar a movimentação articular no formato de gráfico-padrão ou na figura mostrada na Figura 15.7. Medidas goniométricas específicas devem ser usadas para os exames iniciais e de acompanhamento feitos pelo fisioterapeuta. Os terapeutas devem estar familiarizados com várias escalas padronizadas usadas em exames clínicos para medir a movimentação articular, ainda que esses recursos raramente sejam usados no contexto clínico. O Articular Severity Index (ASS) atribui escores de LM global para cada articulação, calculando a média com base nos lados direito e esquerdo, incluindo o uso de uma escala ordinal (0 = ausência de LM; 1 = LM de 1 a 25%; 2 = LM de 26 a 50%; 3 = LM de 51 a 75%; 4 = LM de 76 a 100%) para registrar a movimentação articular.[78] O Global Range of Motion Score (GROMS) inclui todas as articulações e fornece um escore único para os movimentos articulares globais em crianças com artrite.[79] Um escore reduzido de GROMS de 10 articulações inclui somente as articulações que os especialistas julgam essenciais para a função e que são frequentemente envolvidas na AIJ. A escala pediátrica Escola Paulista de Medicina Range of Motion (pEPM-ROM) inclui 10 movimentos articulares julgados como os mais acometidos em crianças com artrite, bem como os mais importantes para funções essenciais.[80]

CAPÍTULO 15 ▸ ARTRITE IDIOPÁTICA JUVENIL   621

TABELA 15.4 ▸ Padrões comuns de comprometimentos das articulações e do tecido mole na AIJ

Região cervical da coluna vertebral
- Mais comum na poliAIJ e sAIJ
- Perda da extensão, rotação
- Perda da lordose normal
- Pode desenvolver torcicolo em presença de assimetria
- A inflamação crônica pode levar ao estreitamento do espaço articular com irritação da raiz nervosa
- Fusão das articulações zigapofisárias – frequentemente ocorre primeiro em C2-C3, mas pode progredir para outros níveis
- Displasia dos corpos vertebrais
- Pode haver instabilidade da articulação C1-C2, porém de forma menos comum do que a AR no adulto

Articulações temporomandibulares
- Mais comum na poliAIJ; menos comum na oligoAIJ
- Restrição na abertura da boca; dor ao mastigar
- Maior perda funcional quando há limitação da extensão da articulação da coluna cervical
- Assimetria da mandíbula quando há envolvimento unilateral
- Subcrescimento da mandíbula (micrognatismo)
- Maloclusão dos dentes
- Pode requerer tratamento ortodôntico

Complexo do ombro
- Mais comum na poliAIJ
- A limitação da AVDB e RM glenoumoral é notada primeiro; flexão do ombro limitada
- Encurtamento dos abdutores peitorais e escapulares
- Supercrescimento da cabeça do úmero com formato irregular
- Cavidade glenoidal rasa com risco aumentado de subluxação
- A perda funcional aumenta quando há artrite no cotovelo e no punho

Região toracolombar da coluna vertebral
- Mais comum na AAE; artrite sacroilíaca comum na EAJ
- O movimento pode ser limitado devido a espasmos na região dos extensores da coluna ou encurtamento dos flexores de quadril
- Escoliose secundária à DCMI
- Cifose associada com artrite no pescoço e no ombro
- Lordose lombar excessiva secundária à contratura por flexão do quadril
- A terapia com esteroide sistêmica prolongada contribui para o desenvolvimento de osteoporose, encurvamento dos corpos vertebrais e pequenas fraturas por compressão

Quadril
- Ocorre na poliAIJ e sAIJ; causa primária de incapacidade funcional
- Perda da extensão, RM e AVDB
- Enfraquecimento do glúteo médio e da RL do quadril; pode causar anormalidades da marcha (Marcha de Trendelenburg)
- A contratura por flexão pode ser mascarada pelo aumento da lordose lombar
- Pode haver dor intensa à descarga de peso; a dor pode ser referida na virilha, nádegas, parte medial da coxa e joelho
- Supercrescimento da cabeça femoral
- Osteoporose
- A limitação da descarga de peso na criança contribui para o desenvolvimento precário da articulação do quadril, com um acetábulo raso e anormalidades de crescimento trocantéricas
- Subluxação lateral da cabeça do fêmur, agravada por adutores do quadril curtos
- Potencial de protrusão acetabular (*protrusio acetabuli*) e NAV na doença grave persistente
- Potencial de reparo da cartilagem articular com fibrocartilagem durante a remissão da doença, com melhora da mobilidade e descarga de peso em MMII.

Cotovelo
- Ocorre em todos os tipos
- Envolvido no início do curso clínico da doença
- Perda da extensão, supinação do antebraço
- Supercrescimento da cabeça do rádio restringindo a AM
- Envolvimento da articulação radioulnar proximal
- Possível aprisionamento do nervo ulnar

Punho
- Ocorre em todos os tipos; ocorre no início do curso clínico da doença
- Maturação carpal acelerada
- Subcrescimento da ulna, pode haver migração dorsal da ulna
- Fusão radial e intercarpal
- Perda rápida da extensão; encurtamento dos flexores do punho; subluxação volar
- O punho repousa em flexão e desvio ulnar
- Na poliAIJ FR+ ou de aparecimento mais tardio, o punho pode sofrer desvio radial
- A doença radioulnar distal causa perda da supinação e pronação do antebraço
- Tenossinovite flexora

Mão
- Envolvimento mais tardio na poliAIJ e sAIJ do que na oligoAIJ; as pequenas articulações da mão são menos comumente afetadas na EAJ
- Fusão epifisária prematura e anormalidades de crescimento
- Subluxação MCF e CMC
- Tenossinovite flexora
- Perda da flexão MCF, extensão terminal
- Contraturas IFP mais comuns do que as IFD
- Diminuição acentuada da força de preensão
- Deformidade em botoeira menos comum do que as deformidades em pescoço de cisne

Joelho
- Articulação mais comumente envolvida no início de todos os subtipos da doença
- Rápido enfraquecimento e atrofia do quadríceps, perda da mobilidade patelar
- Contratura por flexão; pode causar contratura por flexão do quadril secundária
- Perda da flexão do quadril
- O supercrescimento do fêmur distal contribui para a DCMI na doença unilateral
- Joelho em valgo agravado por músculos isquiotibiais curtos, TFL e TIT
- Subluxação tibial posterior secundária à artrite prolongada ou alongamento excessivo dos músculos isquiotibiais encurtados
- Risco de fratura do fêmur associada com osteoporose

Tornozelo e pé
- Ocorre em todos os tipos da doença
- O crescimento alterado causa modificações ósseas nos tarsais, com potencial de fusão
- Anormalidades de crescimento decorrentes do fechamento antecipado das epífises
- Perda precoce do movimento de inversão do tornozelo, eversão; perda mais tardia de DF, FP, especialmente se houver limitação da posição ortostática e da marcha
- Valgo ou varo de retropé excessivos
- Pronação ou supinação excessiva do antepé
- Perda da extensão nas articulações MTF, com subsequente perda de partida na posição de apoio terminal
- Subluxação MTF
- Hálux valgo; dedos do pé em martelo
- Sobreposição de IF
- A entesite no calcanhar ou joelho é comum na ARE

ABD, abdução; NAV, necrose avascular; CMC, carpometacarpal; DCMI, discrepância do comprometimento de membro inferior; DF, dorsiflexão; IFD, interfalângica distal; ARE, artrite relacionada à entesite; IF, interfalângica; TIT, trato iliotibial; EAJ, espondilite anquilosante juvenil; RL, rotação lateral; MCF, metacarpofalângica; RM, rotação medial; MTF, metatarsofalângica; oligoAIJ, AIJ de manifestação oligoarticular; IFP, interfalângica proximal; FP, flexão plantar; poliAIJ, AIJ de manifestação poliarticular; FR+, fator reumatoide positivo; AM, amplitude de movimento; sAIJ, AIJ de manifestação sistêmica; TFL, tensor da fáscia lata.

Os dados desta tabela são resumidos de Cassidy JT, Petty RE, eds. *Textbook of Pediatric Rheumatology*. 4ª ed. Filadélfia, PA: W. B. Saunders; 2001. Essa lista não é inclusiva, assim como nem todas as características listadas ocorrem em todas as crianças com artrite.

Estrutura e função musculares

Os comprometimentos de estrutura e função musculares são documentados em crianças e adolescentes com AIJ. No estágio agudo, os músculos que sustentam as articulações afetadas mostram espasmo protetor e podem ser hiper-reativos ao alongamento, embora sua capacidade de dar suporte à articulação esteja diminuída. A atrofia e a fraqueza da musculatura periarticular são mais evidentes na doença subaguda e crônica. Os fatores que contribuem para esses comprometimentos incluem a produção de citocinas pró-inflamatórias, alterações de hormônios anabólicos, metabolismo proteico anormal, elevado metabolismo energético em repouso e inibição induzida pela dor da atividade da unidade motora.[14,45,46] O aparecimento precoce e a doença persistente comprometem o desenvolvimento muscular próximo às articulações inflamadas, mas também em áreas distantes, que pode persistir até mesmo após a remissão clínica.[47-50,81-90]

Os padrões comuns de fraqueza muscular incluem a extensão e abdução do quadril, extensão do joelho, dorsiflexão e flexão plantar do tornozelo, abdução e flexão do ombro, flexão e extensão do cotovelo, extensão do punho e preensão. A musculatura enfraquecida do tornozelo exerce impacto negativo sobre a marcha na AIJ.[33,81,83] Brostrom et al., usando um dinamômetro isocinético fabricado sob encomenda para medir a força do tornozelo, afirmam que meninas com AIJ apresentavam redução de 40% na flexão plantar (FP) e redução de 50% na força da dorsiflexão, comparado com crianças sadias de idade e sexo compatíveis.[33] A proporção FR:força de dorsiflexão foi similar em ambos os grupos, sugerindo que a doença afeta igualmente ambos os grupos musculares. Crianças com AIJ também apresentam desempenho precário nas medidas padronizadas de força de flexão do tronco, comparado com o grupo controle da mesma idade, sexo e tamanho, e conforme as normas baseadas no sexo e na idade.[83]

Dois estudos recentes examinaram a capacidade aeróbia na AIJ. Van Brussel et al. relataram que 94% de sua amostra (N = 62, faixa etária de 7 a 16 anos) apresentavam valores significativamente menores de média e pico de capacidade anaeróbia (65 e 67%, respectivamente), em comparação com os valores previstos.[84] Os deficits foram maiores em meninas e estavam presentes tanto em crianças em remissão clínica sem medicação como naquelas com doença ativa. Os maiores comprometimentos ocorreram em crianças com poliAIJ FR+. Nas crianças com oligoAIJ, os valores não diferiram significativamente do previsto. Lelieveld et al. confirmaram esses achados em adolescentes mais maduros. As fortes correlações negativas existentes entre capacidade aeróbia, função física e bem-estar geral sugerem que o maior grau de condicionamento muscular contribui para que o indivíduo se sinta melhor e seja capaz de realizar as atividades de vida diária com mais facilidade.[85]

O volume, a força e a resistência musculares devem ser avaliados na consulta inicial e nas consultas de acompanhamento. As medidas de circunferência de membro (panturrilha e coxa) documentam quaisquer assimetrias de volume muscular e alterações ocorridas ao longo do tempo. Os testes musculares manuais (TMM) podem ser usados para medir a força isométrica em crianças maiores, apesar da confiabilidade questionável para graus acima de 3 (regular). Os dinamômetros manuais ou isocinéticos fornecem medidas mais objetivas e confiáveis de força em crianças com artrite.[88-90] A Figura 15.9 mostra um esfigmomanômetro modificado usado como alternativa ao dinamômetro manual comercial. O aparelho enrolado é colocado distalmente, o mais longe possível do membro, sem cruzar uma articulação dolorida. O examinador comprime o aparelho com a mão aberta. O paciente faz força contra o aparelho, enquanto o examinador aumenta gradualmente a pressão durante 5 segundos. A força da preensão também pode ser medida ao solicitar que a criança aperte o esfigmomanômetro.[74]

As medidas de força dinâmica em grupo muscular funcional fornecem informação sobre as atividades de vida diária da criança. É dada atenção especial à musculatura antigravitacional e aos músculos comprovadamente enfraquecidos em crianças com artrite. Em crianças de pouca idade, a força é estimada ao observar as habilidades motoras apropriadas para a idade. Em crianças mais maduras, a força pode ser avaliada pelo uso de pesos livres para determinar a repetição máxima (RM) para um grupo muscular. Uma RM de 6 a 10 (carga máxima que a criança pode erguer com a AM disponível, com configuração apropriada,

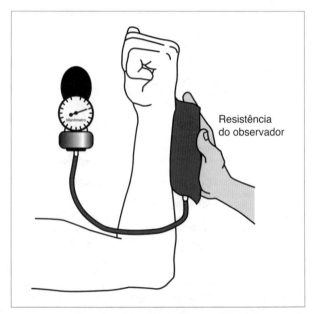

FIGURA 15.9 ▶ Uso de esfigmomanômetro modificado para medir a força isométrica do tríceps. (Walker J, Helewa A, eds. *Physical Therapy in Arthritis*. Filadélfia, PA: W. B. Saunders; 1996: 129–148, com permissão de H. Smythe, MD, FRC[C].)

para 6 a 10 repetições) é suficiente como medida de força para estabelecer uma linha de base, um protocolo de treino e avaliar o progresso.[91] Os testes isométricos realizados em diversos ângulos articulares fornecem uma estimativa da força dinâmica e podem indicar fraqueza muscular em pontos específicos da AM. A resistência muscular é medida ao solicitar que a criança realize o máximo possível de repetições, mediante levantamento de um percentual especificado (em geral, 60 a 80%) de 6 ou 10 RM. Os testes de força e resistência são realizados em dias diferentes, para evitar a fadiga. Uma atividade de aquecimento leve precede os testes.

Capacidade aeróbia e desempenho

Um amplo corpo de evidências mostra que o condicionamento aeróbio é menor em crianças com AIJ do que em crianças sadias compatíveis (Quadro 15.6).[84-87,92-94] Em um estudo recente, van Brussel et al. mediram o pico de captação de oxigênio (VO_{2pico}) durante um teste de esforço progressivamente graduado em cicloergômetro.[84] O VO_{2pico} estava significativamente reduzido (75% dos valores preditivos para controles sadios) em 95% da amostra de 62 crianças com AIJ, na faixa etária de 6,7 a 15,9 anos. Lelieveld et al. confirmaram seus achados em uma amostra de adolescentes com AIJ, na faixa etária de 16 a 18 anos.[85] Esses estudos sustentaram uma metanálise anterior, que havia indicado uma média de VO_{2pico}/kg de massa corporal 22% menor em crianças com AIJ, em comparação com controles sadios da mesma idade e sexo, e com valores de referência.[92] Em um dos estudos revisados, Giannini e Protas também relataram crianças com AIJ que apresentaram valores mais baixos de pico de carga de trabalho e de pico de frequência cardíaca (FC_{pico}) durante o exercício, bem como tempo de exercício menor, em comparação com controles compatíveis.[93] A frequência cardíaca durante o exercício submáximo também foi maior em crianças com AIJ, sugerindo que estas trabalham em um percentual mais alto do pico de capacidade de exercício, em comparação com

as crianças sadias. Isso pode explicar parcialmente a fadiga relatada com frequência por crianças com AIJ.

Testes de campo relacionados com o desempenho também são usados para estimar o condicionamento aeróbio em crianças com artrite crônica. Klepper et al.[83] relataram que crianças com poliAIJ alcançaram pontuações significativamente menores no teste de caminhada-corrida de 9 minutos, em comparação aos controles sadios compatíveis. Diferentemente dos controles, muitas crianças com AIJ não conseguiram manter um ritmo de corrida estável. Os escores do teste não apresentaram correlação significativa com a CA ativa nem com o escore de gravidade articular (EGA), sugerindo que o desempenho pode ter sido limitado por outros comprometimentos, incluindo o baixo condicionamento aeróbio e muscular, baixa motivação ou inexperiência nos testes de corrida cronometrada ou de distância.

A causa do comprometimento do condicionamento aeróbio é multifatorial. Os fatores fisiológicos relacionados com o processo patológico, incluindo dor, anemia branda e baixa eficiência mecânica, que decorrem da atrofia e fraqueza muscular, da fraqueza e da rigidez articular, podem exercer impacto sobre a disposição e capacidade da criança em ser ativa. Esses comprometimentos exercem impacto particularmente sobre as crianças que desenvolvem AIJ ainda muito jovens e sobre aquelas com doença ativa persistente. Entretanto, há ainda evidência de que a hipoatividade, seja secundária aos sintomas da doença ou a um estilo de vida sedentário, contribui para o condicionamento precário. Vários estudos conduzidos com crianças em idade escolar encontraram que nem a CA nem o EGA apresentam correlação significativa com o condicionamento aeróbio.[83,89,93] No entanto, estudos que usam o sistema de classificação de AIJ e os critérios PRINTO para atividade e remissão da doença relatam diferenças de condicionamento aeróbio baseadas no sexo e no tipo de doença, mas não relataram diferenças em termos de atividade da doença. Os maiores deficits de VO_{2pico} foram encontrados em meninas e crianças com poliAIJ FR+, enquanto nenhum comprometimento foi encontrado em crianças com oligoAIJ.[84,85] Deficits significativos foram observados em crianças com doença em remissão clínica sem medicações, bem como em crianças com doença ativa. Parece que, na AIJ, o condicionamento aeróbio não melhora sem intervenção direta, mesmo que o estado patológico melhore.

O condicionamento aeróbio deve ser avaliado antes da participação da criança em um programa de condicionamento físico. Os resultados do teste podem guiar a intervenção e ajudar a monitorar a resposta da criança ao tratamento geral da doença. Trabalhos recentes conduzidos por Takken et al. relataram uma correlação significativa e forte (r = 0,95; p <0,001) entre o pico de carga de trabalho (W_{pico} [W = *workload*, na sigla em inglês]) e VO_{2pico} em crianças com AIJ durante um teste de esforço progressivo em cicloergômetro.[95] Isso sugere que VO_{2pico} pode ser pre-

QUADRO 15.6 ▸ Comparação de variáveis fisiológicas e de desempenho em crianças com e sem artrite	
Variável	Crianças com artrite *versus* crianças sadias
VO_2 de pico	↓
Pico de frequência cardíaca (FC_{pico})	↓
FC submáxima	↑
Pico de carga de trabalho	↓
Pico de potência anaeróbia	↓
Condicionamento baseado no desempenho	↓
Massa e força muscular	↓

visto a partir de W_{pico}, do peso e do sexo com o uso da seguinte equação:

$$VO_{2pico} (L/min) = (0,008 \times W_{pico} [Watts]) + (0,005 \times peso [kg]) + (-0,138 \times gênero [1 = masculino, 2 = feminino]) + 0,588$$

Alternativamente, testes de campo simples e econômicos, como 1 milha ou 9MRW, fornecem indicação do desempenho aeróbio da criança em comparação com os critérios de condicionamento de saúde baseados na idade e no sexo publicados. O teste de caminhada de 6 minutos (6MWT, na sigla em inglês) é outro teste relacionado ao desempenho desenvolvido para avaliar o condicionamento aeróbio em adultos com doença cardiopulmonar grave, mas que vem sendo cada vez mais usado para avaliar a capacidade de caminhada funcional em crianças sadias, bem como naquelas com mobilidade limitada ou distúrbios de saúde crônicos. Nesse teste, a criança é orientada a caminhar continuamente para trás e para a frente ao longo de um caminho reto, com o objetivo de cobrir a máxima distância possível em 6 minutos. A American Thoracic Society (ATS) publicou diretrizes-padrão para administração de testes.[96] Também foram publicados os valores de referência ou equações preditivas da distância de 6MW (6MWD, na sigla em inglês) em crianças sadias que vivem nos Estados Unidos.[97] Lelieveld et al. encontraram uma baixa correlação entre 6MWD e VO_{2pico} em crianças com AIJ, o que indica que o teste é falho para medida substituta de VO_{2pico} nessa população.[98] Entretanto, outro estudo relatou que crianças com AIJ trabalharam a 80 a 85% do pico de VO_2 e da FC durante o teste, o que indica que se trata de um teste de esforço submáximo intensivo em crianças com AIJ.[99] A FC pós-caminhada pode ser usada para determinar a intensidade do esforço para programas de treino aeróbio.

Dor

A dor aguda ocorre na artrite ativa e durante alguns procedimentos médicos de rotina. A dor crônica é comum, mesmo com a melhora do controle médico da doença.[100] Anthony e Schanberg constataram que um alto percentual de crianças com AIJ relataram dor durante as consultas clínicas, e muitas classificaram a intensidade da dor na faixa mais alta da escala de medidas.[101] Dados sobre 462 crianças, oriundos do Cincinnati Juvenile Arthritis Databank, indicaram que 60% das crianças relataram dor no início da doença; 50% tinham dor após 1 ano de acompanhamento; e 40% relataram dor após 5 anos.[102] A dor é especialmente comum na poliAIJ e exerce impacto significativo sobre as atividades de vida diária. Schanberg et al. estudaram 41 crianças que completaram diariamente atividades cotidianas por um período de 2 meses, para avaliação dos sintomas referidos pelos pacientes e a funcionalidade.[103] Mais de 60% relataram ter dor, descrevendo-a como "aguda",

"contínua", "ardente" e "desconfortável" na maioria dos dias; 31% relataram ter dor intensa. Os sintomas estavam significativamente associados com a participação diminuída em atividades escolares e sociais. A dor muitas vezes está associada com perturbação do sono, fadiga e QV inferior.[104]

A fonte de dor crônica na AIJ é multifatorial. Crianças com AIJ parecem ter tolerância e limiar de dor mais baixos, comparado às crianças sadias. Uma causa pode ser a ativação prolongada dos sistemas nociceptivos central e periférico, acarretando alterações no processamento da dor e sensibilidade aumentada a estímulos nocivos.[105-107] Outros fatores que podem contribuir para a classificação da dor feita pela criança incluem os históricos de dor na família, flutuações de humor, eventos estressantes, mecanismos de enfrentamento e estado geral de saúde.

A avaliação da dor deve ser abrangente e contínua, e deve incluir um histórico de dor, autorrelato para crianças com mais de 4 anos, relato dos pais e observações comportamentais. No caso de crianças muito novas, o terapeuta deve estar alerta para os comportamentos de dor validados na AIJ, incluindo uso de aparelho, proteção, atrito, rigidez e flexão.[108] O Quadro 15.7 lista os instrumentos de autorrelato considerados úteis para crianças, incluindo a Oucher, Wong-Baker Faces Pain Rating Scale, e a Poker Chip Tool.[109-111] A criança também pode indicar a distribuição e a intensidade da dor em um mapa corporal, usando cores diferentes para representar os níveis de intensidade da dor (Fig. 15.10). Crianças com idade mínima de 5 anos podem relatar a intensidade da dor em escala numérica, escala de avaliação gráfica de palavras, ou EVA. O Varni/Thompson Pediatric Pain Questionnaire (PPQ) é

QUADRO 15.7 ▶ Instrumentos de avaliação da dor pediátrica úteis para crianças com AIJ	
Instrumento (referências)	Descrição
Escala Oucher[109]	■ Faixa etária: 3-12 anos ■ Mede a intensidade da dor ■ Inclui seis faces e uma escala de 0 a 100, de feliz a muito triste, com escores de 0 a 5
Faces	■ Conveniente para crianças com idade a partir de 3 anos
RatingScale[110]	■ A escala inclui seis faces que vão de feliz a muito triste, com escores de 0 a 5; gravar o número correspondente à face escolhida pela criança ■ A criança escolhe a face que melhor representa aquilo que está sentindo ■ Mede a intensidade da dor e o afeto ■ Quatro fatias vermelhas, com cada uma representando uma "parte que dói"
Poker Chip Tool[111]	■ Mede a intensidade a partir de 1 parte dolorida a 4 partes doloridas ■ Usado para crianças de 3-4 anos ■ Correlação com Oucher

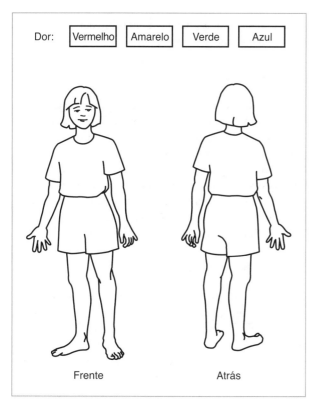

FIGURA 15.10 ▸ Exemplo de figura de contorno corporal e escala de classificação usada para avaliar a intensidade e a localização da dor em crianças.

uma avaliação abrangente da dor com relatos da criança e dos pais. Entretanto, por ser extensa, é usada principalmente em pesquisa.[112]

Crescimento e alinhamento postural

Altura, peso, constituição corporal e postura devem ser incluídos na avaliação de fisioterapia inicial e de acompanhamento, para monitorar os efeitos da doença sobre o crescimento e o alinhamento esquelético. Entre os problemas em potencial, estão a postura da cabeça para a frente, cifose, lordose lombar excessiva, escoliose, contraturas por flexão de membro inferior, joelho valgo e deformações do tornozelo e do pé. Pode ocorrer torcicolo em crianças com artrite na região cervical da coluna vertebral.

As diferenças de comprimento da perna podem causar obliquidade pélvica e aparência de escoliose na posição em pé. O comprimento da perna deve ser examinado em decúbito dorsal, medindo da espinha ilíaca anterossuperior (EIAS) até o maléolo medial. Os comprimentos do fêmur e da tíbia devem ser medidos separadamente se a criança tiver contratura por flexão do quadril ou do joelho. Quando forem encontradas diferenças, o alinhamento da coluna deve ser verificado novamente após a colocação de pequenos calços de espessura conhecida sob a perna mais curta, para nivelar a pelve. A mobilidade da região lombar da coluna vertebral deve ser examinada em crianças com AAE com o uso do teste de Schober modificado (Fig. 15.11). Com a criança em pé, com os pés juntos e apontando para a frente, é traçada uma linha entre as covinhas de Vênus, para marcar a junção lombossacral. Marcas são feitas sobre a coluna, uma 5 cm abaixo e outra 10 cm acima dessa linha, e a distância entre as duas marcas é medida. O aumento da distância entre as marcas desde a linha de base até a posição de máxima de flexão para a frente é usado como indicador de mobilidade da lombar. Um aumento inferior a 6 cm é considerado anormal. A avaliação da postura sentada também é importante para determinar as potenciais causas de dor e fadiga musculares durante as atividades funcionais. Usualmente, sentar em uma posição "afundada", caracterizada pela inclinação posterior da pelve, cifose torácica e cabeça posicionada para a frente, contribui ao longo do tempo para o encurtamento dos músculos torácicos anteriores e superalongamento dos estabilizadores escapulares, resultando em limitação do movimento e/ou ombro doloroso durante atividades que envolvem o membro superior.

Marcha

As alterações de marcha em crianças com AIJ são comuns.[82,113-115] O padrão de marcha dessas crianças é descrito com frequência como "cauteloso". Em comparação com controles sadios, as crianças com AIJ apresentam menor velocidade da marcha e do ritmo, bem como menor comprimento do passo e da passada. Os deficits cinemáticos incluem aumento da inclinação pélvica anterior ao longo do ciclo da marcha; diminuição do pico da extensão do quadril e da abdução do quadril durante a fase de apoio, assim como do pico de extensão do joelho no final do apoio do membro isolado; aumento da dorsiflexão do tornozelo ao longo do ciclo da marcha; e diminuição da flexão plantar no contato inicial, na partida e ao longo da fase de oscilação. Os dados sobre a força de reação contra o solo durante a marcha na AIJ indicam batida de calcanhar mais baixa e menor força de partida.[115]

As alterações positivas na cinemática da marcha e nas funções musculares que se seguem às injeções de esteroides IA em crianças com AIJ sustentam a crença de que a dor, rigidez, fraqueza muscular e comprometimento da

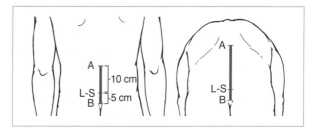

FIGURA 15.11 ▸ Teste de Schober modificado para mobilidade da parte lombar da coluna. (Modificada de Oatis CA. *Kinesiology: The Mechanics and Pathomechanics of Human Movement*. Baltimore, MD: Lippincott Williams & Wilkins; 2004.)

mobilidade articular contribuem para as alterações da marcha.[33,114] Hartmann et al. especularam que a limitada extensão do quadril e a flexão plantar do tornozelo ao final da posição de apoio podem contribuir para o encurtamento do comprimento do passo em crianças com AIJ, e recomendam a intervenção voltada para a minimização desses comprometimentos e melhora da mobilidade articular.[115] A dor e as deformidades do pé decorrentes da artrite de longa duração também exercem impacto negativo sobre o padrão de marcha e as atividades. Dekker et al. encontraram uma forte associação entre os comprometimentos relacionados com o pé (doença ativa, movimentação articular limitada e dor), as limitações de atividade e as restrições de participação em 31 de 34 crianças com AIJ.[116] A média da idade da amostra foi 12,4±3,7 anos, 76% tinham poliAIJ e a duração média da doença era 1,5 ano. Com o uso do questionário Juvenile Arthritis Foot Disability Index (JAFI), 88% dos participantes relataram alguns problemas de pé; 82% relataram limitações da atividade; e 62% relataram algum tipo de restrição na participação escolar e social relacionada com os comprometimentos do pé. Esses achados reforçam a necessidade da triagem padronizada para os comprometimentos relacionados com o pé na AIJ.[117]

A avaliação observacional da marcha com o uso de um formulário de registros padronizado pode fornecer informação útil. A criança deve ser observada caminhando com e sem sapatos, embora caminhar descalço muitas vezes seja doloroso para algumas crianças. São observados a simetria da marcha, o comprimento do passo e da passada, e o alinhamento do membro inferior na batida do calcanhar, apoio médio, apoio final e oscilação. Dados obtidos a partir de um tapete de marcha instrumental fornecem um registro permanente do padrão de marcha da criança. Uma alternativa de baixo custo é a análise da impressão do pé em papel Kraft, com as solas dos pés da criança pintadas com tinta.[118] A velocidade e o ritmo podem ser calculados pela cronometragem da caminhada. Um vídeo da marcha da criança fornece um registro permanente e é útil para monitorar a alteração. Uma avaliação completa deve incluir caminhada em superfícies de nível, inclinada, com escada e com meio-fio, bem como durante a corrida. O uso de quaisquer dispositivos auxiliares para mobilidade deve ser observado.

Avaliação, diagnóstico, prognóstico e plano de assistência

A CIF fornece uma estrutura para ajudar o fisioterapeuta a sintetizar os achados obtidos com o exame e o histórico médico, identificar problemas prioritários, formular hipóteses sobre as causas desses problemas, e desenvolver metas terapêuticas (Fig. 15.12). São considerados o tipo e o curso clínico da doença, os problemas atuais e previstos, bem como os fatores pessoais e ambientais. Como poucos estudos fornecem evidências fortes da efetividade de quaisquer intervenções em particular, o fisioterapeuta muitas

vezes tem de pesquisar na literatura sobre outras áreas para determinar as melhores intervenções.

Intervenção

O Quadro 15.8 lista as metas gerais da intervenção na AIJ. O tratamento deve ser apropriado para a idade da criança, bem como para o seu nível de desenvolvimento cognitivo e psicossocial. As atividades físicas e os exercícios devem ser graduados com base na atividade e gravidade da doença. Brincadeiras baseadas no desenvolvimento podem ser usadas para incentivar as crianças a serem ativas. Entretanto, as articulações com doença ativa ou mobilidade limitada requerem atenção direta.

Coordenação, comunicação e documentação

A coordenação de serviços e a comunicação entre aqueles que prestam assistência à criança podem ser um desafio. Muitas vezes, crianças com AIJ recebem cuidados específicos da doença de uma equipe de reumatologia pediátrica em uma clínica terciária que pode estar a horas de distância da casa da criança. O fisioterapeuta clínico pode realizar a avaliação clínica inicial e desenvolver um plano de assistência ao lado da criança e de seus familiares. Crianças com doença bem controlada e sem comprometimentos físicos sérios frequentemente recebem um programa de exercícios domiciliar (PED), que contém sugestões de como controlar os sintomas da doença e participar de atividades adequadas para a idade. Aquelas que requerem fisioterapia contínua ou periodicamente podem receber serviços em casa, em uma clínica local ou na escola. Ao trabalhar com a família, comunidade ou escola, o terapeuta pode obter informação junto à equipe de reumatologia sobre o diagnóstico, estado da doença, medicações e precauções adotadas para a criança. O enfermeiro clínico geralmente está na melhor posição para facilitar a comunicação entre os prestadores de assistência médica. Os relatórios periódicos de progresso de fisioterapia ajudam a equipe de reumatologia a monitorar a resposta da criança às terapias médicas, função física e adesão às recomendações para exercícios. Os terapeutas podem encontrar formulários que guiam a tomada inicial do histórico e o exame físico, bem como para documentar o acompanhamento, no livro *Occupational and Physical Therapy for Children with Rheumatic Diseases: a clinical handbook* [Terapia ocupacional e fisioterapia para crianças com doenças reumáticas: um manual clínico], de Kuchta e Davidson (Quadro 15.9).

Intervenções procedimentais

Tratamento da dor e medidas de conforto

A primeira linha de intervenção para tratar a dor na AIJ é o controle adequado da doença com o uso de uma ou mais

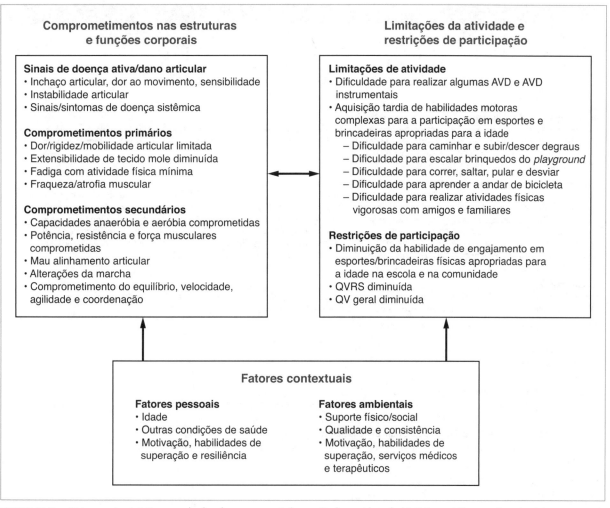

FIGURA 15.12 ▸ O terapeuta sintetiza os achados do exame e a informação fornecida pelo histórico médico e pela entrevista com os pais e a criança; analisa os dados e formula hipóteses acerca da relação entre estado patológico, comprometimentos e limitações funcionais. AVDB, atividades de vida diária básicas; QVRS, qualidade de vida relacionada à saúde; AID, atividades instrumentais diárias; QV, qualidade de vida.

QUADRO 15.8 ▸ Metas gerais da intervenção de fisioterapia

Minimização dos comprometimentos em estruturas e funções corporais
- Manter/melhorar a amplitude de movimento articular
- Manter/melhorar a massa, força e resistência musculares
- Manter/melhorar o condicionamento relacionado com a saúde
- Diminuir a fadiga, melhorar a resistência para a atividade física
- Reduzir os desvios posturais/melhorar o alinhamento postural

Manter/melhorar as atividades e a participação da criança em casa, na escola e na comunidade
- AVD básicas e instrumentais
- Mobilidade funcional
- Habilidades motoras grossas para brincadeiras, atividades recreativas e esportes apropriados para a idade

- Fornecer informação e suporte para a criança e seus cuidadores
- Fornecer informação sobre os efeitos da artrite nos sistemas corporais
- Explicar os benefícios do exercício diário e fornecer instruções e ilustrações claras
- Fornecer informação para ajudar a criança a controlar a dor e a rigidez
- Consultar os funcionários da escola para garantir a participação integral da criança
- Auxiliar a criança e sua família a estabelecerem metas alcançáveis e significativas
- Incentivar a criança e os cuidadores a participarem ativamente do regime médico e terapêutico

---

das medicações sistêmicas previamente discutidas. As injeções de esteroides IA são efetivas para diminuir a inflamação, a dor e o inchaço em articulações individuais. Crianças que apresentam dor crônica mesmo com a doença devidamente controlada podem ser beneficiadas por tratamentos não farmacológicos que proporcionem alívio temporário, certo grau de controle sobre os sintomas da doença à criança e aos seus pais, e potencialmente aumentem a adesão às recomendações para a prática de exercício. Uma banheira ou ducha de água aquecida pode minimizar a ri-

QUADRO 15.9 ▶ Recursos para crianças com artrite, suas famílias e profissionais médicos especializados em artrite

Organizações

Arthritis Foundation (AF)
1330 West Peachtree Street
Atlanta, GA 30309
1-800-238-7800
www.arthritis.org

Juvenile Arthritis (JA) Alliance
Essa comunidade virtual de pais, voluntários, profissionais da saúde e indivíduos afetados pela AJ está conectada ao *website* da AF. Fornece recursos e oportunidades para seus membros se conectarem e compartilharem uns com os outros. Uma conferência nacional anual reúne famílias e profissionais da saúde para educação e recreação.
http://www.arthritis.org/juvenile-arthritis.php

American College of Rheumatology/Association of Rheumatology Health Professionals
A Association of Rheumatology Health Professionals (ARHP) é uma seção multidisciplinar do ACR que fornece educação e recursos para todos os profissionais de saúde que cuidam de indivíduos com doenças reumáticas. Os produtos e programas educacionais incluem a coleção de *slides*, estudos de caso de reabilitação *on-line* e programas de treinamento. O Annual Scientific Meeting reúne pesquisadores internacionais, clínicos e educadores, com o propósito de compartilhar as últimas pesquisas e informações clínicas relacionadas com o tratamento de crianças e adultos com doença reumática. O Pediatric Rheumatology Symposium (PRSYM) acontece a cada 3 anos e é dedicado exclusivamente às necessidades de pesquisadores e clínicos da área de reumatologia pediátrica.
www.rheumatology.org

Acampamentos
Várias divisões estaduais da AF patrocinam acampamentos residenciais de verão para crianças com artrite ou outras doenças reumáticas. Nos Estados Unidos, a divisão local da AF deve ser contatada para obter informação.

Programas de Exercícios e Vídeos da Arthritis Foundation
Programa de Exercícios no Solo da Arthritis Foundation
Programa de Exercícios em Piscina Aquecida
Assuma o Controle com o Combo Exercícios/Thera-Band
Tai Chi (DVD)

Programas de Exercícios Aquáticos para Crianças
A National AF, em conjunto com a repartição nacional da YMCA, desenvolveu um programa recreativo aquático para crianças com AJ. Nos EUA, a divisão local da AF fornece mais informações.

Programa de Exercícios de Flexibilidade para Crianças Pequenas
Esse vídeo usa uma história para engajar crianças pequenas em exercícios de AM destinados à manutenção da flexibilidade articular e do tecido mole.
Carmen D.
Scottish Rite Hospital for Children
2222 Welborn
Dallas, TX 75219

Publicações para pais e crianças

Raising a Child With Arthritis: A Parent's Guide
Arthritis Foundation, 2008

Kids Get Arthritis Too Newsletter
Publicação periódica da Arthritis Foundation

Your Child with Arthritis—A Family Guide for Caregiving
Autores: Tucker Lori B., DeNardo Bethany A., Stebulis Judith A., Schaller Jane G. Baltimore: John's Hopkins University Press, 1996

It's Not Just Growing Pains
Autores: Thomas J. A. Lehman, MD: Oxford University Press, 2004

The Official Patient's Sourcebook on Juvenile Rheumatoid Arthritis
A Revised and Updated Directory for the Internet Age
Editores: James N. Parker, MD
Philip M. Parker, PhD
ICON Health Publications, 2002
ICON Group International, Inc.
4370 La Jolla Village Drive, 4th Floor
San Diego, CA 02122

Publicações para clínicos
Kutcha G, Davidson I. *Occupational and Physical Therapy for Children with Rheumatic Diseases: a clinical handbook.* Nova York: Radcliffe Publishing, 2008.
http://www.radcliffehealth.com/shop/occupational-and-physical-therapy-children-rheumatic-diseases-clinical-handbook.

gidez matinal. O exercício em uma piscina aquecida alivia a dor e melhora a mobilidade. Por outro lado, a aplicação superficial ou profunda de calor diretamente sobre as articulações inflamadas é contraindicada, porque o calor aplicado ao nível local aumenta as temperaturas IA e pode intensificar a atividade das enzimas degradadoras de cartilagem.[119,120] Em contraste, o frio aplicado localmente diminui a temperatura IA e é usado para minimizar a dor articular e o espasmo muscular.[121] O frio aliado ao repouso, aplicação de gelo, compressão e elevação (RICE, na sigla em inglês) imediatamente após uma lesão diminui a inflamação, o inchaço e a dor. Colocar uma toalha seca ou umedecida em água quente entre a fonte de frio e a pele permite que o frio penetre lentamente, sem provocar ardência.

Equilibrar repouso e exercício se faz necessário para controlar a dor e manter a mobilidade articular. Estudos sugerem que crianças com AIJ sentem alivio do quadro álgico após participarem de programas de exercícios praticados na água ou no chão.[122,123] O sono restaurador também é essencial para o controle da dor, uma vez que o sono precário e a fadiga exercem impacto negativo sobre o funcionamento ao longo do dia.[104,124] Entre as medidas simples para melhorar o sono e diminuir a rigidez matinal, estão a prática de exercícios de mobilização articular ativa antes de ir para a cama, usar um saco de dormir para manter a temperatura corporal durante a noite, e usar talas de repouso para sustentar as articulações em posição funcional. As luvas de alongamento promovem compressão suave e podem aliviar a dor e a rigidez no punho e na mão. Um travesseiro ajuda a diminuir a dor cervical. Um estudo constatou que crianças que recebiam massagem dos pais antes de irem para a cama relataram maior alívio da dor e sobrecarga do que os indivíduos do grupo controle.[125]

As técnicas cognitivo-comportamentais, como relaxamento muscular progressivo (RMP), respiração meditativa, hipnose, imagens orientadas, *biofeedback* eletromiográfico (EMG) e modificação dos comportamentos da dor, podem ajudar a criança a controlar a dor. As reduções da intensidade da dor autoavaliada e a expressão dos comportamentos de dor foram relatadas em crianças que participam de programas de controle da dor com inclusão de RMP, *biofeedback* EMG, respiração meditativa e imagens orientadas.[126,127] A distração e as brincadeiras imaginativas são úteis para as crianças. Crianças com dor intensa podem requerer um programa multidisciplinar para dor.

Cirurgia e fisioterapia pós-operatória

Os procedimentos cirúrgicos seletivos oportunos podem aliviar a dor e restaurar a saúde e a função articulares em crianças, quando as medidas conservadoras falham. Crianças mais maduras com dano articular podem necessitar de cirurgia reconstrutora para aliviar a dor e restaurar a função. A decisão de realizar a cirurgia é tomada por uma equipe interdisciplinar, com base em uma análise dos riscos e benefícios. O fisioterapeuta está envolvido na avaliação e planejamento pré-operatórios, bem como na reabilitação pós-operatória.

As liberações de tecido mole (LTM) são realizadas para tratar as contraturas articulares irresponsivas às medidas conservadoras. A pressão IA diminuída e a mobilidade articular aumentada melhoram a nutrição articular e a cicatrização da cartilagem articular por fibrocartilagem. Os procedimentos mais comuns incluem as tenotomias do adutor e do psoas para redução de contratura por flexão do quadril, fasciotomia do TIT, alongamento dos músculos isquiotibiais, e capsulotomia posterior para alívio de contratura por flexão do joelho. O tratamento pós-operatório tem o objetivo de preservar o comprimento muscular e a movimentação articular por meio de imobilização por tala e exercícios para manutenção da AM. Após uma LTM no quadril, a articulação é posicionada em abdução e extensão com imobilização por tala. Em seguida à LTM para contraturas por flexão do joelho, a articulação é posicionada em extensão. Entretanto, a imobilização é mantida dentro do mínimo, a fim de evitar perda de movimento, enquanto os exercícios para manutenção de AM são iniciados durante as primeiras 48 horas, exceto se houver problemas de cicatrização da ferida. O treino de marcha é iniciado assim que possível. Os exercícios de fortalecimento podem ser iniciados tão logo a inflamação do tecido mole seja resolvida. Para manter a AM após a alta hospitalar, a criança deve permanecer deitada em decúbito ventral durante alguns períodos do dia, além de evitar permanecer na posição sentada por tempo prolongado. O uso de talas pode ser descontinuado após cerca de 8 semanas, porém, a criança deve continuar na fisioterapia por vários meses, a fim de alcançar resultados satisfatórios.

A osteotomia supracondilar pode ser realizada em conjunto com as LTM para contratura grave por flexão no joelho, ou quando há deformidade em valgo e evidência de dano articular. Uma artrotomia geralmente é realizada ao mesmo tempo quando há malformação ou supercrescimento da patela que está fixa ao côndilo femoral, limitando a movimentação articular.[128] No pós-operatório, a perna é imobilizada em gesso cilíndrico com descarga imediata de peso. O gesso é removido quando há evidência de consolidação óssea adequada.

A sinovectomia raramente é realizada na AIJ, em virtude do risco de dor pós-operatória, bem como de espasmo e de resultados precários em longo prazo. Entretanto, o procedimento pode ser combinado com as LTM para tratar as contraturas por flexão de quadril. Também pode ser realizada uma artroscopia para tratar a sinovite aguda do joelho, quando o derrame e o supercrescimento da sinóvia inflamada estimulam a epífise adjacente, resultando no alongamento do membro.[128] A tenossinovectomia pode ser indicada para uma criança com artrite grave na mão, para prevenir a ruptura de tendão ou diminuir a compressão do nervo a partir da proliferação sinovial.

A artrodese pode ser considerada quando a criança tem dor incapacitante e alto risco de anquilose articular natural, por exemplo, na artrite avançada do punho, articulações interfalângicas, articulações do tornozelo ou subtalares. O tratamento pós-operatório inclui imobilização em gesso, exercício e posicionamento de articulações adjacentes para manutenção da mobilidade. Após a cirurgia do membro inferior, a criança tem permissão para ficar em pé e andar com muletas ou andador. A imobilização é mantida até serem obtidas evidências radiográficas de fusão bem-sucedida. A epifisiodese, ou suspensão cirúrgica temporária da placa de crescimento, pode ser útil em certos casos de crianças com supercrescimento ósseo que leva à DCMI.[129]

Crianças com dano articular irreversível podem ser candidatas à artroplastia articular total (AAT). Vários fatores são considerados na tomada de decisão sobre a realização de AAT em uma criança com AIJ, incluindo a idade da criança, maturidade esquelética, condição física, função do membro superior e capacidade da criança e de seus familiares de completarem a reabilitação pós-operatória demorada e intensiva. De modo ideal, a cirurgia é adiada até as epífises terem se fundido ou haver pouca chance de crescimento adicional do membro, ainda que a AAT possa ser necessária em crianças mais novas com dano articular grave, dor incapacitante e perda de função.[130] As próteses de quadril porosas e feitas sob medida tipicamente são usadas para acomodar os ossos menores em crianças com AIJ e permitem a fixação biológica, uma vez que as próteses cimentadas são mais suscetíveis ao afrouxamento que ocorre após vários anos. O curso temporal dos procedimentos é extremamente importante para uma criança que necessita de substituição de diversas articulações. Em crianças com artrite grave de membro superior, a fusão de um punho danificado ou dolorido pode ser necessária primeiramente para permitir que a criança use muletas após a cirurgia de quadril ou joelho. Quando há necessidade de substituir o quadril e os joelhos, as articulações do quadril em geral são operadas primeiro. Ambas as partes do quadril são substituídas ao mesmo tempo, se houver dano bilateral grave do quadril.[131]

A fisioterapia pré-operatória inclui um programa de condicionamento para melhorar a força, AM e vigor geral, além do treino de marcha com muletas ou andador. A criança e seus pais também recebem instruções sobre as precauções pós-operatórias para proteção do implante durante as atividades cotidianas. O tratamento pós-operatório para artroplastia total do quadril (ATQ) é influenciado pela abordagem cirúrgica e pelo tipo de implante usado. A descarga de peso protegida durante várias semanas é necessária para implantes não cimentados. Com uma abordagem cirúrgica posterior, a criança evolui da caminhada com muletas ou andador para a caminhada com bengala. Para proteger os músculos abdutores após uma abordagem lateral anterior, a criança precisa usar um dispositivo auxiliar na marcha durante 6 a 8 semanas e evitar a abdução ativa do quadril por 12 semanas.[132] O programa pós-operatório inclui exercícios de mobilização articular ativa com as devidas precauções para evitar a flexão do quadril além de 90 graus, adução além da posição neutra e rotação medial. Um travesseiro de espuma de abdução é usado por 6 semanas, alternando com uma máquina de MPC (movimento passivo contínuo) e posicionamento em decúbito ventral. Os exercícios isométricos submáximos dos extensores e abdutores do quadril e do quadríceps podem ser iniciados antecipadamente. A criança também deve praticar transferências e AVD. Assentos de banheiro elevados e auxílios para colocação de roupas são usados para ajudar a criança a manter as precauções para o quadril. O treino de marcha com dispositivo auxiliar pode ser iniciado durante a primeira semana. O exercício ativo em águas rasas e a deambulação com água na altura do tórax podem ser benéficos, tão logo a cicatrização da ferida esteja completa. As precauções para o quadril geralmente são mantidas durante os primeiros 2 a 3 meses de pós-operatório, embora isso possa variar de acordo com o cirurgião. As atividades que geram carga de alto impacto sobre os membros inferiores devem ser evitadas.

A artroplastia total do joelho (ATJ) geralmente é feita com o uso de uma prótese cimentada e pode ser acompanhada de LTM para resolução de alguma contratura por flexão; liberação do retináculo lateral para prevenção de deformidade em valgo adicional; e recobertura do lado de baixo da patela. A terapia pós-operatória começa com exercícios de AM no segundo dia. Uma máquina de MPC pode ser usada imediatamente e, nos demais momentos, é usada uma tala em extensão. O posicionamento em decúbito ventral também é incentivado para preservação da extensão do joelho. A meta é alcançar a AM do joelho, desde a extensão total até 100 graus de flexão. Um programa para fortalecimento da musculatura do membro inferior é iniciado com exercícios isométricos e de levantamento do membro inferior estendido. Os exercícios aquáticos e de bicicleta ergométrica, usando limitador de amplitude no pedal para controlar a flexão do joelho, também podem ser úteis. A descarga de peso total com imobilizador de joelho é iniciada no segundo dia de pós-operatório. A deambulação sem uso de dispositivos auxiliares é permitida quando a criança apresenta pelo menos 90 graus de flexão do joelho, bem como força e resistência adequadas no membro inferior. Parvizi et al. estudaram o resultado clínico alcançado em longo prazo com ATJ em 13 crianças (25 joelhos) com AIJ, adotando o Knee Society Score (KSS), que mede a dor e a função. Cada escala tem no máximo 100 pontos, com os escores maiores indicando menos dor e melhor função.[130] O KSS para dor melhorou de 27,6 no pré-operatório para 88,3 durante o último período de acompanhamento, decorridos 10,7 anos após a cirurgia. Os escores para função melhoraram de 14,8 no pré-operatório para 39,2 no acompanhamento. O arco geral de flexão do joelho também melhorou, passando de uma média de 70 graus para 81 graus no momento do acompanhamento.

As complicações mais comuns com a ATQ incluem infecção, luxação e afrouxamento biológico dos componentes, especialmente no caso da ATQ cimentada. Resultados melhores foram relatados para procedimentos não cimentados realizados em crianças com AIJ, até mesmo para aquelas com doença ativa e crianças com idade mínima de 12 anos no momento da cirurgia.[133] O resultado obtido com AAT pode ser dificultado por vários fatores presentes na criança com AIJ, tais como ossos menores, extensão da osteoporose e presença de desalinhamento esquelético. Do mesmo modo, as alterações periarticulares significativas anteriores à AAT podem dificultar a recuperação da AM total nas articulações envolvidas e nas articulações adjacentes. Procedimentos adicionais podem ser necessários para melhorar os resultados em longo prazo, incluindo LTM, transferências de tecido mole e correção de deformidades esqueléticas.

Exercício

O exercício diário é essencial para manter a saúde da articulação, remediar comprometimentos e alcançar condicionamento físico relacionado com a saúde (CFRS). O Quadro 15.10 ilustra os componentes de um programa de condicionamento físico graduado para acomodar a ativi-

dade da doença. As recomendações de exercícios específicos são revisadas a seguir.

Exercício de amplitude de movimento e alongamento

As técnicas para preservar ou aumentar a mobilidade articular e a extensibilidade do tecido mole incluem exercícios de AM, posicionamento e imobilização com tala. Todas as articulações com artrite e as articulações adjacentes devem ser movimentadas ao longo da amplitude disponível, com 3 a 5 repetições, de preferência 2 vezes ao dia. A AM ativa (AMA) é ideal para preservar a função muscular, bem como a mobilidade articular. A mobilização articular ativa assistida é usada quando a criança é incapaz de realizar a mobilização articular ativa. A mobilização articular passiva é evitada na doença ativa, para prevenir o superalongamento e o traumatismo tecidual. Brincadeiras que provocam padrões de movimento funcional de tronco e de membros são úteis para crianças muito novas.

O posicionamento diário em decúbito ventral, durante pelo menos 30 minutos, permite o alongamento prolongado com baixa carga dos flexores do quadril e do joelho. A criança pode deitar em decúbito ventral no leito ou em outra superfície firme, com as pernas estendidas e os pés pendurados na beirada. Um travesseiro colocado sob o

QUADRO 15.10 ▸ Recomendações para estadiamento da atividade física e do exercício na AIJ			
	Estado patológico		
Tipo de exercício	Doença aguda	Doença subaguda e crônica	Doença inativa/remissão clínica com/sem medicações
AM/flexibilidade	AMA ou AMAA diária de todas as articulações ativas e articulações adjacentes ■ 1-2 reps., 1-2 x/dia	AMA de todas as articulações ativas e articulações adjacentes ■ 1-2 reps., 1x/dia ■ Exercício de flexibilidade ativa ■ Posições de ioga modificadas	AMA de todas as articulações ativas e articulações adjacentes
Atividade aeróbia	Equilibrar repouso para articulações ativas com AF de baixa intensidade e baixo impacto, a fim de manter a resistência física e diminuir a carga sobre as articulações inflamadas ■ Exercício em piscina aquecida ■ Triciclo ou bicicleta	Intensificar a AF com apoio de peso para promover a saúde óssea e o fortalecimento muscular do membro inferior ■ Caminhada, dança de baixo impacto ■ Usar suportes articulares, talas, órteses, conforme a recomendação	Acumular 60 min/dia de AF moderada a vigorosa ■ Dança aeróbia, "step" aeróbio, Tai chi, ciclismo, natação, pular corda*
Treino neuromuscular ■ Minimizar a atrofia muscular ■ Força muscular ■ Resistência muscular ■ Potência muscular ■ Controle neuromuscular ■ Propriocepção ■ Controle postural ■ Coordenação ■ Agilidade ■ Velocidade	Uma série de 1-6 reps. de contrações musculares isométricas submáximas, realizadas em diversos pontos na AM indolor (executada várias vezes/dia) ■ Uma rep. inclui "aumentar" a contração por 2 s, segurar por 6 s, "diminuir" por 2 s ■ 20 s de repouso entre as reps.	Exercícios dinâmicos ■ Deve conseguir realizar 8-10 reps. contra a ação da gravidade, em boa forma e sem dor, antes de adicionar resistência ■ Usar movimentos funcionais ■ Para ⇧ a resistência muscular, realizar 15-20 reps. sem adição de resistência ■ Usar carga leve, 0,5-2,5 kg (garrafas cheias de água ou areia, cargas manuais ou de punho, faixas elásticas)	Treino de resistência ■ Determinar o peso inicial, com base em 6-10 RM ou número-alvo de reps. ■ Incluir atividades em cadeia fechada para promoção da saúde óssea e melhora da propriocepção Incluir exercícios de coordenação, velocidade e agilidade que promovam as habilidades motoras para a participação segura em esportes e atividades físicas apropriadas para a idade

abdome mantém a pelve nivelada, enquanto um rolo de toalha pequeno colocado sob a testa posiciona a região da coluna cervical para acomodar a limitada rotação do pescoço. As talas de repouso comerciais ou fabricadas sob encomenda podem sustentar as articulações inflamadas, manter o alinhamento articular apropriado e aplicar um suave alongamento com baixa carga aos tecidos moles. A Figura 15.13 mostra talas de repouso para as mãos e os joelhos. Uma "capa" posterior mantém o joelho estendido e o comprimento dos músculos isquiotibiais durante a noite. Isso pode minimizar a rigidez e permitir que a criança tenha mais facilidade para mudar de posicionamento, da sedestação para o ortostatismo.

O alongamento manual suave para alongar os tecidos moles encurtados pode ser iniciado assim que a artrite estiver devidamente controlada. Embora haja pouca evidência da efetividade de regimes de alongamento específicos na AIJ, pesquisas com adultos indicam que é necessário manter um alongamento estático no final da AM disponível, por 30 a 60 segundos, para aumentar a extensibilidade muscular.[134] Isso pode alongar os tecidos antes de o membro ser colocado na tala. As técnicas de alongamento neuromuscular que promovem inibição autogênica ou recíproca de músculos encurtados, incluindo contração-relaxamento, contração agonista e uma combinação de ambos, são úteis para tratar a limitação do movimento articular. A intensidade de resistência aplicada varia conforme a tolerância da criança.

As técnicas de alongamento e exercícios de AM devem ser graduados de acordo com o estado patológico de cada articulação. É importante contar com a cooperação da criança para minimizar a dor e o espasmo muscular reflexo. A imersão em água aquecida na banheira antes do alongamento facilita o relaxamento e a extensibilidade tecidual. O alongamento passivo agressivo é evitado, em virtude do risco de dano às áreas epifisárias na interface tendão-osso. O uso de um braço de alavanca longo ao alongar os músculos isquiotibiais enrijecidos pode causar subluxação posterior da tíbia. O alongamento é sempre combinado com exercício ativo para incentivar o uso ativo dos músculos no novo comprimento em repouso, bem como para usar ativamente a articulação ao longo da nova AM.

A avaliação radiológica é necessária para examinar o espaço articular disponível e excluir a anquilose antes de instituir qualquer programa de redução de contraturas articulares. As abordagens conservadoras que promovem alongamento estático progressivo de baixa carga incluem o uso seriado de gesso ou tala e talas dinâmicas. As talas seriadas feitas sob encomenda são convenientes porque permitem ao terapeuta moldar e modificar a tala de acordo com a necessidade para acomodar a AM da criança. Entretanto, como essas talas podem ser facilmente removidas, sua efetividade depende da adesão da criança. Em contrapartida, os gessos seriados requerem quantidade significativa de tempo e habilidade para serem aplicados, além

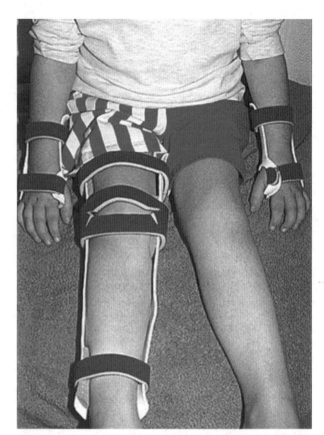

FIGURA 15.13 ▶ Talas de repouso feitas sob encomenda para mãos e joelhos.

de não poderem ser modificados, mas também não podem ser removidos pela criança. Os protocolos variam entre as clínicas. Entretanto, normalmente, a criança usa o gesso por 48 a 72 horas e, após esse período, é retirado e bivalvado. Durante as próximas 1 a 2 semanas, o gesso é usado por 18 a 24 horas diárias, sendo removido somente para as sessões de exercício. O exercício ativo em piscina aquecida ajuda a criança a mover a articulação em sua nova AM. Se a criança ainda apresentar mobilidade articular limitada, um novo gesso é aplicado e o processo é repetido até alcançar a AM funcional total.[135]

É possível encomendar talas dinâmicas comercializadas que se adaptem a articulações específicas. A tensão pode ser controlada pelo fisioterapeuta e ajustada conforme a tolerância do paciente. A Figura 15.14 mostra um aparelho com articulação de joelho acoplada a uma trava discoide, que permite ao fisioterapeuta ajustar o grau de extensão conforme a criança ganha movimento. A maioria dos pacientes tolerará a tala dinâmica por períodos de 1 hora ao longo do dia. Entretanto, esse tipo de tala em geral não é usado em articulações com artrite aguda.

Exercício para melhorar o desempenho muscular

As evidências que sustentam o treino de força na AIJ são limitadas a vários estudos não randomizados peque-

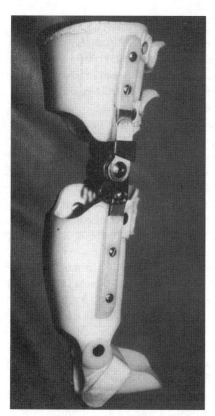

FIGURA 15.14 ▶ Exemplo de articulação de joelho com trava discoide.

resistência usadas durante os movimentos multidirecionais simulavam desafios imprevistos durante as brincadeiras e sessões práticas. Os resultados incluíam melhora do controle em posição unipodal, melhora da simetria do membro inferior durante a marcha e aterrissagem, e melhora da proporção de força isocinética entre os flexores e extensores de membro inferior.

Os exercícios de fortalecimento têm como alvo os músculos que sustentam as articulações com artrite, embora quaisquer deficits específicos identificados durante a avaliação devam ser abordados. O modo e o volume total de exercícios são graduados pela a idade, estado geral, condição de articulações individuais e função muscular atual da criança. Durante a doença ativa, a principal preocupação é manter o volume, a força e a resistência musculares, prevenir deformidades e ajudar a criança a manter as atividades cotidianas normais. O exercício isométrico é usado quando o movimento é doloroso. A resistência pode ser fornecida manualmente ou por um objeto estável externo, faixa não elástica ou faixas elásticas pesadas colocadas proximal à articulação. As contrações isométricas máximas prolongadas são evitadas, pois pode aumentar a pressão IA e comprimir o fluxo sanguíneo por meio de músculos exercitados.[139] A criança pode ser ensinada a regular a intensidade primeiro contraindo a musculatura ao máximo e, em seguida, soltando levemente e mantendo uma contração submáxima por cerca de 6 segundos, exalando durante a contração e inalando durante a fase de relaxamento. O *biofeedback* EMG pode ajudar a criança a isolar o grupo muscular e a aprender a regular a intensidade da contração. Como os ganhos de força obtidos com o exercício isométrico são específicos para o ângulo articular, as contrações isométricas devem ser realizadas a cada 15 a 20 graus, ao longo de toda a AM. Cinco a 10 repetições diárias podem ser suficientes para manter a força muscular.[140]

O exercício de resistência dinâmica é iniciado tão logo a doença esteja medicamente controlada e a criança possa mover o membro contra a gravidade, por 8 a 10 repetições, sem dor.[140] O treino inclui contrações concêntricas e excêntricas, bem como tentativas de encontrar o equilíbrio apropriado entre grupos musculares agonistas e antagonistas. Para aumentar a força dinâmica, é possível fornecer resistência externa com o peso da parte do corpo, pesos livres leves ou faixas elásticas. Crianças e aqueles com comprometimentos musculoesqueléticos devem usar pesos mais leves e realizar 2 a 3 séries de 10 a 15 repetições de cada exercício para desenvolver força e resistência musculares. A intensidade do exercício é baseada na quantidade de peso que a criança pode mover ao longo da AM, por 6 a 10 repetições, sem desconforto e mantendo a forma correta do exercício. A progressão é determinada pelo desempenho da criança na reavaliação periódica. Quando as faixas elásticas são usadas, primeiro são usadas as faixas mais leves, progredindo então para faixas mais re-

nos. Esses estudos sugerem que crianças com artrite medicamente controlada podem melhorar a função muscular com o treino de resistência progressiva individualizado, sem que haja exacerbação dos sintomas da doença.[136-138] Oberg et al. observaram aumento da força do quadríceps em crianças com AIJ após um programa de 3 meses de exercícios de solo e aquáticos combinados, com frequência de 2 vezes por semana durante 40 minutos.[136] Um estudo conduzido por Fisher et al., publicado somente como resumo, relatou melhoras significativas da força e resistência do quadríceps e dos músculos isquiotibiais, velocidade de contração e desempenho de tarefas cronometradas, após um programa de 8 semanas (3x/semana) de treino de força isocinética que envolveu 19 crianças com AIJ, na faixa etária de 6 a 14 anos.[137] O regime foi individualizado e progrediu com base nos testes iniciais e na resposta da criança ao treino. No grupo controle que não se exercitou, a função muscular declinou ao longo do mesmo período.

O treino neuromuscular especializado também é comprovadamente efetivo em termos de melhora do controle neuromuscular. Myer et al. descreveram esse tipo de programa em um estudo de caso único de uma menina de 10 anos com oligoAIJ quiescente, que desejava retomar as competições de basquete.[138] O regime incluiu caminhada em esteira para melhorar a simetria funcional muscular de membro inferior, fortalecimento progressivo de membro inferior e do *core*, para melhorar o controle postural e a cinestesia durante os saltos e aterrissagens. As faixas de sistivas à medida que a força aumenta, desde que não haja dor articular nem outros sinais de doença ativa. O treino de resistência com frequência de 2 vezes por semana parece ser suficiente para que crianças em pré-puberdade alcancem ganhos de força muscular.[91] Entretanto, crianças com AIJ podem ser beneficiadas por sessões mais curtas, com frequência de 3 vezes por semana, reservando 1 ou 2 dias entre as sessões para recuperação. As sessões de treinamento começam com um aquecimento de atividade aeróbia leve e terminam com um relaxamento/resfriamento.

A prescrição deve incluir diagramas de todos os exercícios a serem realizados. Um recurso útil é o Quick-Fit for Kids (SPRI Products, Inc., Buffalo Grove, IL), que inclui instruções e diagramas claros e reprodutíveis de cada exercício. As metas são estabelecidas em colaboração com a criança e os pais, incluindo aumento de força, diminuição da fadiga e melhora do desempenho nas atividades. O treino em padrões de movimento funcional aumenta a transferência de ganhos de peso para as atividades diárias. A reavaliação periódica do desempenho da criança na atividade fornece informação sobre o impacto do treino.

Condicionamento aeróbio

Uma revisão Cochrane de 2008 encontrou apenas três ECR (estudos controlados randomizados) publicados que investigaram os efeitos do treino aeróbio na AIJ.[141] Esses estudos compararam a fisioterapia de solo aos exercícios aquáticos e de solo combinados, treino aquático *versus* assistência médica padrão e exercícios de solo de alta intensidade ao *qigong*, uma forma de programa de relaxamento suave similar ao tai chi.[124,142,143] Todos os três estudos relataram ausência de efeitos adversos do exercício, mas nenhum encontrou melhora significativa da VO_{2pico} após o treino aeróbio. As possíveis causas mencionadas pelos autores incluíram a baixa frequência dos exercícios, intensidade insuficiente, falta de adesão às sessões de centro ou falha na execução dos exercícios em casa. Entretanto, vários estudos não randomizados detectaram melhoras significativas de outros indicadores de função aeróbia, incluindo escores mais altos de distância da corrida (exercício de solo), VO_2 submáxima menor, aumento do tempo de exercício (aquáticos e aquáticos combinados com solo) e diminuição do tempo de recuperação da FC (aquático). A maioria dos estudos também relata diminuição dos sinais e sintomas de doença após o treino. Vários artigos de revisão que trazem uma visão geral de estudos sobre exercício e recomendações para crianças com doenças reumáticas podem ser úteis para os clínicos no planejamento de um programa de exercícios para essa população.[144-147] De acordo com a literatura, a recomendação para crianças com AIJ que apresentam comprometimento do condicionamento aeróbio é treinar pelo menos 2 vezes por semana, a uma intensidade de 60 a 85% da $FC_{máx}$, por 45 a 60 minutos por sessão, durante pelo menos 6 a 12 semanas.[144]

As crianças que não toleram uma sessão de 30 minutos podem começar com sessões curtas e frequentes de atividade, aumentando a duração conforme o aumento da resistência. A criança pode monitorar a intensidade do exercício pela contagem da frequência da pulsação por 6 a 10 segundos, usando monitor de FC portátil ou estimando a intensidade do exercício em uma escala de avaliação do esforço percebido (AEP).

O modo de exercício específico parece ser menos importante do que a intensidade, duração e frequência. Entretanto, os exercícios com descarga de peso devem ser incentivados para manter ou melhorar a densidade óssea. Uma revisão de 2007, sobre oito estudos randomizados, relatou a melhora da densidade óssea em crianças sadias subsequente a atividades de impacto repetitivo (pular corda), realizadas 2 a 3 vezes por semana, durante 8 a 16 semanas.[148] Recentemente, Sandstedt et al. encontraram uma resposta similar em um estudo controlado com crianças e jovens com AIJ, na faixa etária de 8 a 21 anos.[149] Os participantes foram aleatoriamente designados para os grupos de exercício físico (N = 33) ou grupo controle (N = 21). O programa de exercício consistia em pular corda 100 vezes com os dois pés, exercícios para o *core* e treino de força para a parte superior do corpo (3 séries de 10 repetições, com carga de 0,5 a 2 kg), a uma frequência de 3 vezes/semana, durante 12 semanas. Vinte e oito dos 33 participantes completaram o programa de exercício sem dificuldade, com uma taxa de adesão de 70%. A densidade mineral óssea aumentou significativamente no grupo de exercício, em comparação ao grupo controle, após 3 meses. Um estudo recente conduzido por Brussel et al. sugeriu que o treino anaeróbio (treino de alta intensidade com intervalo) poderia ser tão útil quanto o exercício aeróbio para crianças com AIJ.[150] A série de exercícios sugerida consistia em 15 sessões (15 a 30 segundos/sessão) de *sprints* "máximos" de bicicleta, com 1 a 2 minutos de repouso ativo (pedalar com baixa resistência) entre as sessões. Uma única sessão de treino poderia incluir 3 a 5 sessões com períodos de repouso ativo de 5 minutos entre as séries. Os autores alertam para o fato de esse tipo de treino físico ainda não ter sido estudado na AIJ. No entanto, melhoras do condicionamento e da função física foram relatadas em crianças com outras condições crônicas.

As atividades destinadas a melhorar a propriocepção, o controle postural e a coordenação devem ser incorporadas ao programa. É essencial ensinar à criança a forma correta de executar o exercício e monitorar com frequência. A dor relatada pela criança deve ser cuidadosamente avaliada quanto à causa específica. Logo no início do programa, é possível que haja uma dor muscular de aparecimento tardio que deverá se resolver com o passar do tempo. As lesões por uso excessivo acompanhadas de inchaço e dor articulares devem ser tratadas com frio, elevação e repouso, e o programa de exercício deve ser modificado para minimizar as potenciais lesões. Vários programas de exercício desenvolvidos pela Arthritis Foundation (AF) para adultos podem ser convenientes para crianças maiores com AIJ (Quadro 15.10). Alguns vídeos comerciais de exercícios para crianças sadias podem ser úteis na AIJ. Entretanto, o fisioterapeuta deve revisar os programas para determinar sua conveniência para uma criança com AIJ. Os fisioterapeutas também podem desenvolver um vídeo de exercícios individualizados para a criança usar em casa. Atualmente, nós usamos dois vídeos desenvolvidos em nosso centro para promover um programa de condicionamento geral destinado a crianças com AIJ.

Manutenção de um estilo de vida ativo: recreação e esportes

Diversos estudos relatam que crianças e adolescentes com AIJ se engajam em AF menos vigorosas e em menos esportes organizados do que os colegas sadios da mesma idade.[87,94,151-153] Associações significativas entre o nível de AF e VO_{2pico}, mas não com a atividade da doença, sugerem uma possível relação de causa-efeito que indica a direção da intervenção.[152,153] O Center for Disease Control and Prevention (CDCP) recomenda 60 minutos de AF moderada a vigorosa (AFMV) na maioria dos dias da semana, para todas as crianças alcançarem e manterem saúde ideal. Essas recomendações se aplicam a crianças com AIJ, embora o tipo e a intensidade da atividade possam precisar ser graduados de acordo com o estado da doença e as habilidades físicas da criança. As atividades de baixo impacto, como natação, caminhada, dança, ioga modificada, tai chi e ciclismo, são as escolhas mais apropriadas quando uma criança tem artrite ativa em articulações que apoiam peso. As bicicletas podem ser adaptadas para minimizar a sobrecarga sobre as articulações do membro inferior, por meio do ajuste da altura do assento para que o joelho seja posicionado a um ângulo de 10 a 15 graus de flexão quando o pé da criança estiver no ápice do movimento descendente.[154] O exercício em piscina aquecida (31 a 33 ºC) é recomendado ao longo do ano para crianças com mobilidade no solo limitada ou dolorida. As temperaturas mais baixas (28 a 30 ºC) da água da piscina são mais convenientes para o exercício aeróbio.

Os esportes se tornam mais importantes à medida que as crianças chegam à idade escolar. A participação segura e bem-sucedida depende da competência motora da criança, bem como da resistência física. Vários estudos relatam retardo do desenvolvimento motor de crianças com AIJ.[64,155] O mais recente, conduzido por van der Net et al. (2008), examinou o desenvolvimento motor e as habilidades funcionais em crianças com AIJ em idade pré-escolar (IPE) e no início da fase escolar (IFE), com o uso de testes referenciados na norma padronizados.[156] Esses pesquisadores constataram que em 45% do grupo IPE, todos com poliAIJ, os escores estavam mais do que 2 desvios padrão (DP) abaixo da média nas escalas Bayley do Infant Motor Develop-

ment. A pontuação média para o grupo IFE na Movement Assessment Battery for Children estava dentro da faixa normal. Entretanto, 12% apresentavam retardo grave e 20% estavam sob risco de retardo do desenvolvimento. As habilidades funcionais avaliadas no Pediatric Evaluation of Disability Inventory indicaram que 70% do grupo IFE alcançaram pontuação maior que –2 DP na escala de mobilidade, sugerindo que os deficits de habilidade motora se tornam mais evidentes à medida que aumentam as demandas por competência motora. Habilidades motoras precárias podem limitar a capacidade da criança de participar de esportes adequados para a idade e contribuir para que a criança desenvolva sentimentos de ser menos competente fisicamente do que os colegas da mesma idade.

As crianças em idade escolar devem ser incentivadas a participar da aula de EF. O terapeuta pode consultar o instrutor para adaptar atividades para a criança. Cambalhotas e "plantar bananeira" devem ser evitadas, a fim de prevenir lesões na região cervical da coluna espinhal. Crianças com artrite no punho e na mão devem evitar apoiar peso nas mãos. Crianças com artrite leve a moderada podem participar de esportes sem exacerbação da doença. Por outro lado, a carga de alto impacto sobre as articulações inflamadas ou danificadas deve ser evitada.[156] Esportes com alto potencial de colisão, incluindo futebol americano, hóquei e boxe, devem ser desestimulados. A Figura 15.15 ilustra um fluxograma que o fisioterapeuta deve usar para determinar se o esporte ou atividade recreativa preferidos da criança se "adaptam" bem às suas capacidades físicas e motoras. A atividade deve ser analisada para determinar seu potencial de colisão ou contato, as demandas por esforço aeróbio e muscular, AM e habilidade neuromuscular. Um programa de exercício projetado para remediar problemas específicos pode diminuir o risco de lesão da criança. Se a criança escolher jogar em determinado time, é preciso que os técnicos saibam o diagnóstico e as considerações sobre segurança, permitindo que se façam intervalos ocasionais durante a prática e durante os jogos. O fisioterapeuta pode desenvolver um regime de condicionamento pré-temporada e outro de temporada, caso não exista nenhum.

Atividades de autocuidado

Uma meta primária para a criança com AIJ é alcançar a independência em atividades apropriadas para a idade, em todos os ambientes. A ênfase nas crianças é baseada nas AVD e nas habilidades motoras para brincar. Embora essas habilidades continuem sendo importantes, as crianças maiores se tornam mais interessadas em esportes e outras atividades sociais. Para um adolescente ou adulto jovem, a independência pode girar em torno da habilidade de dirigir, socializar com amigos e conseguir um emprego.

O papel do terapeuta é: (1) avaliar as habilidades funcionais da criança usando uma das avaliações padronizadas descritas; (2) proporcionar educação e treinamento

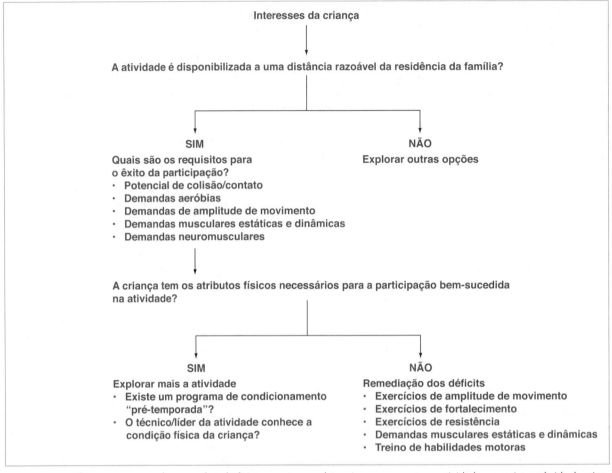

FIGURA 15.15 ▶ Fluxograma que pode ser usado pelo fisioterapeuta para determinar se o esporte ou atividade recreativa preferida da criança se "ajustam" bem às suas capacidades físicas e habilidades motoras.

direto nas atividades de autocuidado, mobilidade e habilidades motoras; (3) sugerir dispositivos auxiliares apropriados, modificações ambientais e equipamento adaptativo, bem como treinar a criança a usá-los e (4) consultar os funcionários da escola e sugerir adaptações para o programa educacional da criança. Uma criança com limitações físicas mínimas pode precisar apenas de conselho sobre o método mais eficiente de realizar tarefas, enquanto uma criança com limitações graves pode precisar de instrução para usar o equipamento adaptativo ou modificações ambientais para promoção de independência. Os auxílios para colocar roupas e fazer a higiene que podem ser úteis incluem fechos de Velcro® em roupas e calçados, cadarços elásticos, uma haste para vestir, uma abotoadeira, uma calçadeira de cabo longo e uma escova de banho. Colocar alças em itens de vestuário, utensílios para alimentação, gavetas e material de escrita permitirá que a criança seja independente na realização dessas atividades. A criança com extensão limitada do pescoço pode precisar usar canudo para beber em um copo.

Os pais e as crianças necessitam de informação sobre proteção articular para minimização da dor, fadiga muscular e forças mecânicas potencialmente deformadoras sobre articulações vulneráveis durante a atividade. Quando possível, as crianças devem usar articulações amplas para realizar tarefas, por tolerarem melhor a sobrecarga do que as articulações pequenas. Por exemplo, a criança pode transportar objetos grandes sobre os antebraços, em vez de segurá-los com as mãos, e usar uma mochila posicionada perto do centro de gravidade do corpo, ou ainda uma mochila com rodas para carregar os livros da escola. Diagramas, demonstração e prática de técnicas de proteção articular podem melhorar a adesão.[157] Talas de mão e de punho funcionais podem diminuir a dor associada a atividades que envolvem aperto, preensão ou manipulação. As talas também podem ser úteis para minimizar forças mecânicas deformadoras durante o uso da mão.

A introdução de modificações simples em casa pode aumentar a independência da criança. Entre essas modificações, estão a substituição das maçanetas de porta tradicionais e torneiras por alavancas, o uso de um assento de sanitário elevado, e a instalação de barras de segurança na banheira ou no chuveiro, além de corrimões adicionais nas escadarias. A criança também deve ter acesso fácil e seguro à banheira, toalete e pia. Modificações mais substanciais podem ser necessárias caso a criança use cadeira de rodas em casa, incluindo a ampliação de locais de passagem e adição de uma rampa ou elevador para cadeira de rodas na entrada da casa.

Mobilidade funcional

A descarga de peso contínua e a caminhada são necessárias para aumentar a densidade óssea, melhorar a força muscular e prevenir contraturas em uma criança com AIJ. Ficar em pé, perambular e caminhar são atividades que devem ser incentivadas na idade esperada. Crianças pequenas devem caminhar em casa e na área de lazer externa, bem como a curtas distâncias na comunidade. Os calçados devem se ajustar bem e proporcionar amortecimento e suporte às articulações do pé. Saltos altos, plataformas e bordas são desestimuladas, porque podem impor sobrecarga adicional aos tornozelos e pés, e aumentar o risco de queda. Os tênis com sola flexível, arco de apoio eficiente e encaixe de calcanhar fundo frequentemente são boas escolhas para a maioria das crianças. Um calçado com encaixe de hálux amplo e profundo pode ser necessário para crianças com deformidades de pé, como o hálux valgo, dedos do pé em martelo ou dedos do pé em garra. Uma palmilha de extensão total com disponibilidade imediata ou um coxim metatarsal podem aliviar a pressão e a dor nas articulações que apoiam peso. Entretanto, um estudo conduzido por Powell et al. sustenta o uso de órteses para pé feitas sob encomenda para crianças com artrite ativa no tornozelo e no pé.[158] Esses pesquisadores designaram ao acaso 40 crianças e jovens, na faixa etária de 5 a 19 anos, com artrite nas articulações do tornozelo, subtalar e/ou metatarsal para um dentre três grupos de intervenção: ortóticos semirrígidos feitos sob encomenda com colunas funcionais de absorção de choque; palmilhas pré-fabricadas com disponibilidade imediata, feitas de neoprene plano com espessura aproximada de 3 mm; ou calçados atléticos esportivos de suporte, com arco de apoio longitudinal medial e solas que absorvem choques, usados individualmente. Todas as crianças receberam calçados esportivos novos no início do estudo. As medidas de resultado obtidas na linha de base e após 3 meses de intervenção incluíram a dor autorrelatada (EVA de 1 cm), tempo de caminhada de 50 minutos e autoadministração do Foot Function Index (FFI), que mede dor, limitações de atividade e incapacitação, bem como da Physical Functioning Scale do PedsQL. Os avaliadores foram cegados para a alocação dos grupos. As crianças incluídas no grupo dos ortóticos feitos sob encomenda apresentaram melhora significativamente maior da dor geral, velocidade de caminhada, todas as subescalas do FFI, e funcionamento físico, em comparação com os outros dois grupos.

Deve ser realizada uma avaliação detalhada do quarto inferior, com ênfase no pé e no tornozelo, com o objetivo de determinar a prescrição de ortótico. É preciso avaliar a AM nas articulações do tornozelo, subtalar e mediotarsal,

além dos dedos do pé. As deformidades que exercem impacto sobre o ajuste e o conforto dos calçados incluem os dedos do pé em martelo, dedos do pé em garra e dedos sobrepostos. O exame dos sapatos e da sola do pé da criança ajuda a identificar pontos de pressão a partir do apoio de peso ou alinhamento impróprio. A palpação do pé também pode localizar problemas como tenossinovite, entesite ou fascite plantar. O tipo de órtese varia dependendo de as deformidades serem fixas ou flexíveis. As deformidades flexíveis podem ser tratadas com uma órtese que mantém a articulação em alinhamento anatômico correto. As deformidades fixas requerem órteses acomodativas. Por exemplo, um paciente que apresenta hálux rígido com perda da extensão do hálux pode necessitar da adição de uma barra metatarsal à sola do calçado, para criar um meio mecânico de rolagem na marcha.

Poucas crianças com AIJ requerem dispositivo auxiliar para deambulação. Entretanto, quando são observadas alterações no padrão de marcha, ou quando a criança se recusa a andar, a causa deve ser determinada e abordada imediatamente. A DCMI, encontrada com mais frequência em crianças com oligoAIJ, deve ser corrigida dentro de aproximadamente 6 mm, a fim de prevenir compensações posturais como flexão do joelho do membro mais longo, obliquidade pélvica ou escoliose. Uma criança com dor ou fraqueza muscular em uma perna pode usar bengala no lado oposto, para descarregar o membro envolvido. Um andador pode ser necessário para a criança que apresenta comprometimentos bilaterais significativos de membro inferior. A fixação de plataforma pode ser adicionada para a criança que também apresenta limitação do movimento do membro superior, ainda que raramente seja necessária.

Algumas crianças precisarão usar aparelho auxiliar com rodas para percorrer longas distâncias na escola ou na comunidade e preservar energia. Os triciclos ou bicicletas com rodas auxiliares são opções eficientes para crianças pequenas. As crianças maiores podem usar cadeira de rodas esportiva leve ou *scooter* motorizada para se deslocar pela escola, *campus* universitário ou comunidade. Algumas crianças com artrite no membro superior têm facilidade para manobrar a cadeira de rodas com os pés. A criança deve ser incentivada a sair da cadeira de rodas várias vezes ao longo do dia, ficar em pé e andar de acordo com sua tolerância, para preservar a função muscular e prevenir contraturas. As cadeiras de rodas motorizadas geralmente são reservadas para crianças com incapacitação grave.

Questões relacionadas com a participação escolar

Ausências frequentes por causa da doença ou consultas médicas agendadas, ou a diminuição da atenção em consequência de dor, rigidez e fadiga podem causar problemas de desempenho escolar.[159,160] A lista de checagem escolar (Apêndice A) pode ser usada para identificar problemas escolares. O fisioterapeuta pode fornecer informação aos funcionários da escola sobre o potencial impacto da AIJ no desempenho escolar e sugerir adaptações para o programa educacional. As acomodações poderiam incluir um segundo conjunto de livros para casa, ferramentas de escrita adaptadas, um *laptop* para fazer anotações e uma mesa portátil (cavalete) para crianças com artrite na região cervical da coluna espinhal. Pode haver necessidade de modificar a programação da criança, incluindo consultas à enfermaria para tomar medicação ou períodos de descanso ao longo do dia, permitir que a criança se levante e se mova periodicamente para prevenir a rigidez associada à permanência por longos períodos em sedestação e usar o elevador para transitar entre os andares.

Algumas escolas disponibilizam esses serviços e modificações de forma voluntária, contudo, uma avaliação formal pela escola e o desenvolvimento de um Programa de Educação Individualizado – PEI (Individualized Education Plan – IEP) podem ser necessários. Crianças com artrite podem se qualificar para receber serviços relacionados, em conformidade com o Individuals with Disability Act (IDEA) ou com a Seção 104 do Vocational Rehabilitation Act. O aconselhamento educacional e vocacional é benéfico para adolescentes e deve ser iniciado antes dos 16 anos de idade, com o objetivo de preparar para a transição ao ensino superior ou para o trabalho.[161]

Educação e suporte para pacientes e familiares

As demandas impostas à família quando a criança está doente podem ser esmagadoras. O tratamento bem-sucedido da AIJ depende em grande parte da habilidade da criança e dos cuidadores de administrarem o regime médico e terapêutico. O terapeuta exerce papel importante em auxiliar os pais e a criança a conhecerem os efeitos da doença e os benefícios da medicação, exercício e outros procedimentos terapêuticos. Os materiais educacionais destinados aos familiares devem ser culturalmente apropriados e escritos no idioma preferido dos pais. Os materiais destinados às crianças devem ser apropriados para o desenvolvimento cognitivo e emocional da criança. O Quadro 15.10 mostra os recursos disponibilizados para crianças com artrite, seus familiares e os profissionais que cuidam delas. Os PED devem ser individualizados para serem voltados às necessidades da criança, e limitados a não mais que sete exercícios simples com duração de 20 a 30 minutos. O livro *Raising a Child with Arthritis: A Parent's Guide* traz ilustrações e instruções para AM e exercícios posturais.[162] Os exercícios podem ser incorporados às atividades diárias para crianças pequenas. As crianças mais velhas devem ser incentivadas a expressar suas metas pessoais e a participar do desenvolvimento no programa de exercício. A reavaliação periódica e a progressão da prescrição do exercício fornecem um *feedback* encorajador para a criança e seus pais.

A efetividade do tratamento é altamente dependente da adesão ao plano pela criança e seus cuidadores. Estudos indicam que a adesão às medicações é maior do que aos exercícios e está associada com atividade diminuída da doença. A adesão moderada a alta ao exercício está associada a um melhor funcionamento físico, menos dor e percepção parental de melhora global. A adesão parental ao exercício parece ser maior para crianças mais novas. A falta de tempo e a falha em enxergar os benefícios das atividades prescritas contribuem para a menor adesão ao exercício entre crianças maiores e adolescentes.[163-165] A participação ativa na administração da assistência médica prestada à criança pode ser intensificada quando os pais e a criança conhecem os efeitos da doença e os benefícios da medicação, exercício e outros procedimentos terapêuticos.

Transição para a assistência médica do adulto

A autoadministração efetiva da assistência médica precisa se tornar especialmente importante no final da adolescência, uma vez que as estimativas indicam que apenas 30 a 60% dos adolescentes com AIJ entram na fase adulta com a doença em remissão clínica e muitos continuam a relatar dor e limitações de atividade como resultado da AIJ. Hilderson et al. acompanharam 44 pacientes com AIJ, que tinham mais de 16 anos de idade, haviam deixado a assistência pediátrica e não participavam de um programa de assistência transicional (PAT) estruturado. A maioria dos pacientes (56,8%) com doença persistente e limitações de atividade associadas ainda recebia assistência reumatológica especializada, 13,6% eram acompanhados por um profissional geral, e 29,6% haviam terminado o acompanhamento médico. Deste último grupo, 16,7% tinham incapacidades funcionais e 42% relataram dor persistente. Os autores enfatizaram a necessidade de programas de assistência interdisciplinar por meio do acompanhamento de crianças com AIJ, bem como de transição estruturada da assistência pediátrica para a assistência médica do adulto.[166] Um estudo multicentro conduzido por McDonagh et al. sustenta o uso de um PAT individualizado projetado para refletir os estágios do desenvolvimento da adolescência. Esses pesquisadores observaram uma melhora significativa das avaliações de QVRS dos adolescentes e dos pais, conhecimento sobre artrite e satisfação com a assistência de reumatologia. Apesar de estatisticamente não significativa, também foi observada a melhora dos comportamentos de saúde independentes (administração de medicações e consultas médicas independentes) no decorrer dos 12 meses de avaliação.[167]

Crianças maiores e adolescentes que participam do estabelecimento de metas e tomada de decisões sobre a própria assistência médica sentem maior senso de controle. Um estudo conduzido por Stinson et al. descreveu o modo como os adolescentes desenvolviam habilidades efetivas de autogerenciamento no decorrer de um processo duplo, que incluía "deixar ir" pelos adultos que controlam a própria assistência médica e "ganhar o controle" do tratamento da própria doença.[168] Os subtemas comumente expressos pelos participantes incluíram "conhecimento e consciência em relação à doença, ouvir e desafiar os prestadores de assistência, comunicar-se com o médico, controlar a dor e controlar as emoções".[168] Entre os adolescentes, é consenso universal a necessidade de mais informação e a crença de que as intervenções baseadas na *web* poderiam melhorar a acessibilidade a essa informação. Um estudo conduzido por Lelieveld et al. sustenta essa crença. Esses pesquisadores constataram que um programa baseado na Internet dirigido às crianças com AIJ, na faixa etária de 8 a 12 anos e com baixo nível de AF, era seguro, viável e efetivo para melhorar os níveis de AF, resistência e adesão às recomendações de AF.[169]

Resumo

Este capítulo apresenta informações sobre os distúrbios heterogêneos englobados pelo termo AIJ. Essas condições são classificadas com base nos sinais e sintomas observados durante os primeiros 6 meses após o aparecimento da doença, embora o diagnóstico exato possa permanecer obscuro por algum tempo. Sete tipos de doença são reconhecidos: sistêmica, poliartrite FR–, poliartrite FR+, oligoartrite persistente, oligoartrite estendida, AAE e EpA. Uma oitava categoria, *indiferenciada*, inclui os sinais e sintomas da doença que não se ajustam em nenhuma outra ou que se ajustam a mais de um tipo específico de doença. Embora a etiologia exata da AIJ não seja totalmente conhecida, grandes passos continuam sendo dados. A maioria das crianças com AIJ é beneficiada pelo diagnóstico antecipado e tratamento médico apropriado para controlar o processo inflamatório. Entretanto, alguns indivíduos com doença grave e persistente apresentam comprometimentos significativos, incluindo dor e inchaço articular, AM limitada, bem como atrofia e fraqueza musculares. Os comprometimentos secundários no condicionamento aeróbio e tolerância ao exercício são comuns e podem contribuir para as limitações de atividade e restrições de participação. O prognóstico em longo prazo depende da idade da criança no momento do aparecimento da doença, tipo e curso da doença, e qualidade e consistência da assistência médica. A meta do tratamento é fazer com que a criança consiga levar uma vida o mais normal possível. Os fisioterapeutas exercem papel importante na equipe multidisciplinar, ajudando a criança e sua família a alcançar essa meta.

Estudo de caso

Sara

Sara é uma menina de 13 anos com poliAIJ FR– com duração de 8 anos. Após vários anos com atividade de doença leve, Sara passou a apresentar inchaço em diversas articulações, mais notavelmente em ambos os joelhos e no tornozelo direito. Sara se queixa de dor e rigidez matinal com duração de 30 a 60 minutos, bem como dor cervical ao longo do dia. Ela vive com os pais, um irmão mais velho e uma irmã, e cursa o 8º ano em uma escola pública local.

Histórico médico

Sara foi diagnosticada com AIJ poliarticular aos 5 anos de idade. Seus pais descreveram os sinais da doença, incluindo rigidez e irritabilidade ao despertar, "saliências" nos cotovelos e canelas, e padrão de marcha alterado, que permaneceram evidentes durante pelo menos um ano antes do diagnóstico. Em sua primeira consulta com o reumatologista pediátrico, Sara tinha doença ativa na maioria das articulações dos membros e na região cervical da coluna espinhal. Nódulos reumatoides foram encontrados na superfície extensora da ulna e da crista tibial, bilateralmente. Originalmente, Sara foi tratada com naproxeno. Entretanto, decorridos 6 meses, durante os quais ela continuou tendo doença ativa, foi iniciado um curso de MTX administrado por via oral, 1 vez por semana. Naquele momento, os sinais de doença sistêmica não estavam evidentes.

Durante os anos subsequentes, Sara continuou a apresentar exacerbações da doença em ambos os joelhos, quadris e tornozelo direito, que foram tratados com injeções de esteroide IA. Após cada injeção, Sara relatava alívio significativo da dor e conseguia retomar as atividades normais. Aos 11 anos, foi determinado que a AIJ de Sara sofreria remissão clínica com a medicação. Há 6 meses, porém, houve exacerbação da doença, com aumento da dor articular, rigidez matinal e uma fadiga que afetou seu comparecimento na escola e a participação na EF e nos esportes.

Queixas atuais

Hoje, Sara está em visita clínica para revisar suas medicações e o PED. Ela toma MTX, mas perde pelo menos 30% da dose prescrita de napoxeno. Ela admite ter pouca adesão ao PED, afirmando que o programa não funciona. De acordo com a mãe de Sara, ela tem faltado na escola ou se atrasado pelo menos 1 vez por semana, há vários meses, em virtude dos sintomas da doença. Sara não atende às exigências da escola para a prática de esportes ou participação em EF, por causa da AIJ. Ela passa pela fisioterapia e pela terapia ocupacional, 1 vez por semana, na escola e por várias acomodações, conforme um plano 504. Essas incluem fechaduras nas saídas da escola, um conjunto de livros para ler em casa, um *laptop* para fazer as anotações de classe, além de tempo extra para exames escritos e uma dispensa da EF quando não conseguir participar. Sara também não é obrigada a seguir a política de presença da escola.

O reumatologista confirmou que Sara tinha artrite ativa em ambos os punhos, joelhos e tornozelo direito. A mobilização articular ativa e a mobilização articular passiva limitam-se a região da coluna cervical, punhos, quadril, joelho direito e tornozelo. Ela apresentava deformações dos dedos em ambos os pés. Ele adicionou ETN uma vez por semana ao regime de medicação de Sara, e foram continuados os usos de MTX 1 vez/semana e naproxeno, 2 vezes/dia. As injeções de esteroide IA foram agendadas para sua próxima consulta (em 1 semana) e ela foi encaminhada ao fisioterapeuta para avaliação e revisão do PED, e também ao TO para revisão das talas de punho e para receber sugestões de equipamento adaptativo para melhorar a função da mão. Além disso, Sara foi encaminhada ao pediatra para receber assistência na administração de suas próprias necessidades de assistência médica.

Objetivos de Sara

Sara expressou duas preocupações principais: (1) ela teria a doença para sempre e jamais conseguiria realizar as mesmas atividades realizadas pelos colegas; (2) ela não conseguiria acompanhar fisicamente as demandas da universidade. Ela estabeleceu que suas metas eram ser como as outras crianças, fazer parte de uma equipe esportiva, como a de basquete ou futebol, e praticar caminhada e esquiar com a família.

Exame de fisioterapia

Perguntas orientadoras do exame

1. Existem limitações de atividade específicas que exercem impacto negativo sobre a participação de Sara e em sua QV geral, e que a impedem de alcançar suas metas atuais?
2. Existem comprometimentos específicos que contribuem para esses problemas?

Achados de atividade e participação

Para responder à primeira pergunta, foram usadas várias avaliações padronizadas validadas para crianças com AIJ. O questionário QOML inclui duas EVA de 100 mm que medem a QV geral e a QVRS; escores mais altos são indicativos de melhor QV.[73] Sara avaliou sua QV geral e QVRS como 40/100 mm. Usando uma escala categórica de 5 pontos (muito melhor a muito pior), Sara avaliou sua vida como "muito pior" do que estava em sua última consulta clínica, há 3 meses, indicando que a AIJ exercia impacto negativo em sua QV.

Sara também concluiu o CAT_{CHAQ38}. O Índice de Incapacidade (IIN), calculado como pontuação média em todos os 38 itens, tem uma faixa de 0 a 3, em que os escores mais altos indicam maior incapacidade.[69] Seu IIN foi 1,50 e sugeriu incapacidade moderada. Sara pontuou as tarefas a seguir como "incapaz de fazer" durante a semana anterior: "jogar na equipe esportiva com colegas da sala de aula", "participar de uma corrida" e "realizar atividades por tempo prolongado sem cansar". Durante a última semana, a dor foi pontuada como 60/100 mm em EVA (escores mais altos indicam dor mais intensa).

Para responder a segunda pergunta, várias medidas foram realizadas, incluindo uma revisão de sistemas, análise observacional de marcha e dois compostos de BOT-2, coordenação corporal (equilíbrio e coordenação bilateral) e força e agilidade (velocidade da corrida e agilidade e força). As tabelas a seguir mostram os escores de Sara no BOT-2.

Perfil de escore composto (média normativa em escore padrão = 50; DP = 10)

Composto	Escore padrão	IC90%	Comparação com valores normativos	Categoria descritiva
Coordenação corporal	36	32-40	> –1 DP	Abaixo da média
Força e agilidade	37	33-41	> –1 DP	Abaixo da média

Perfil de subteste (média normativa em escore de escala = 15; DP = 5)

Subteste	Escore de escala	IC90%	Comparação com valores normativos	Categoria descritiva
Coordenação bilateral	14	12-16	–1 DP	Média
Equilíbrio	3	0-5	> –2 DP	Bem abaixo da média
R&A	8	6-10	> –1 DP	Abaixo da média
Força	8	5-11	> –DP	Abaixo da média

Achados de estruturas e função corporais

1. Sinais de doença articular ativa
   - Ambos os punhos, joelhos e tornozelos têm derrames com perda dos contornos articulares; também havia inchaço em torno do tendão do calcâneo direito.
   - Sensibilidade à palpação e retirada discreta foram notadas nas articulações mencionadas e no tendão do calcâneo direito.

2. AM: todas as articulações mostraram movimentação articular passiva dentro dos limites normais (DLN), com as seguintes exceções:
   - Rotação da parte cervical da coluna e flexão lateral para qualquer lado: limitada em 50%.
   - Flexão do ombro direito: –20 graus (0-160 graus)
   - Extensão do cotovelo: –20 graus (D), 30 graus (E)
   - Extensão do punho: (D) –25 graus (0-45 graus); (E) –15 graus (0-55 graus)
     - Posição em repouso do punho/mão D: desvio ulnar, MCF, flexão IFP (alinhamento corrigido com movimento passivo)
   - Pelve em posição de inclinação anterior; parte lombar da coluna em lordose excessiva
   - Extensão do quadril (teste de Thomas modificado): –10 graus (D) e (E)
   - Teste de Ober: tensor da fáscia lata curto (D)
   - Extensão do joelho, medida em pronação: –10 graus (D); –5 graus (E)
     - Teste de comprimento dos músculos dos isquiotibiais (em posição supina); –45 graus (D); –35 graus (E)
     - Escore *sit-and-reach* do Prudential Fitnessgram (PF): 8″, abaixo do padrão de condicionamento de saúde (PCS) mínimo de 10″ para a idade e o gênero[180]
   - Pés e tornozelos
     - FP do tornozelo (D): 0 a 30 graus; (D) FD do tornozelo com o joelho estendido: 0 grau
     - Eversão do retropé: 0 grau à (D) e (E); inversão DLN
     - Pé cavo (D) e (E)
3. Força muscular
   - Força bruta (GB): membro inferior = 4/5; membro superior 3+/5
   - Resistência funcional do músculo FP do tornozelo: consegue realizar oito elevações de calcanhar bilaterais
   - Força de preensão medida com esfigmomanômetro modificado: 60/20 mmHg (D) e 80/20 mmHg (E). De acordo com Smythe e Helewa,[74] uma elevação de 20 mmHg em relação à linha de base de 20 mmHg é igual a uma força aproximada de 5 lb (2,27 kg). A força de preensão de Sara, medida em libras, era 10 lb (D) e 15 lb (E), consideravelmente abaixo da faixa de valores relatada para meninas de 13 anos sadias e com desenvolvimento típico (39-79 lb [D], 25-76 lb [E])[170]
   - Escore do teste de abdominais em FP (força e resistência abdominal): 8, abaixo do PCS mínimo de 18; escore do teste modificado de levantamento em FP (força e resistência da parte superior do corpo): 1, abaixo do PCS mínimo de 4.[171]
4. Desempenho aeróbio/tolerância ao exercício
   - 6MWD: 550 m, menos do que a distância média de 663±50,8 m (IC95%: 651-675) relatada para meninas de 12 a 15 anos[172]
   - FC pós-caminhada (170 bpm) aproximadamente 82% da $FC_{máx}$ relacionada à idade, indicando esforço bom e fornecendo uma FC-alvo para o treino de exercícios
   - Fadiga autoavaliada ao longo da última semana: 50 em uma EVA de 100 mm
5. Constituição corporal: medidas de índice de massa corporal e espessura da dobra cutânea DLN para a idade
6. Padrão de marcha: análise da impressão do pé com vídeo
   - Velocidade decrescente da caminhada: 75 cm/s, em comparação com 138,8±4,7 cm/s relatada para meninos e meninas de 12,6 anos combinados[173]
   - Comprimento diminuído do passo em membro inferior direito, em comparação ao esquerdo
   - Maior parte do peso transmitida à região lateral do pé, ao longo da fase de apoio
   - Falta de partida no final da fase de apoio: diminuição da AM em FP ativa do tornozelo, além de diminuição da extensão do quadril

Avaliação e diagnóstico

Perguntas orientadoras

1. Quais comprometimentos contribuem para a atividade atual de Sara e os problemas de participação?
2. Quais comprometimentos devem ser abordados para prevenir ou minimizar problemas secundários?
3. Sara conta com quais forças e recursos que possam lhe dar suporte em termos de QV geral?

As duas primeiras colunas da tabela a seguir listam a atividade prioritária e os problemas de participação identificados por Sara e seus pais, com base na informação obtida com CHAQ, JAQQ e a entrevista. A terceira coluna lista os comprometimentos considerados contribuidores para esses problemas.

- A artrite ativa contribui para a dor, sensibilidade e AM limitada, tanto a ativa como a passiva
- A movimentação articular limitada e o encurtamento do tecido mole contribuem para os padrões de movimento comprometidos, fadiga e dor durante as atividades físicas
- Fraqueza muscular, fadiga e potência precária dos músculos contribuem para deficits motores grossos
- O comprometimento da mobilidade articular e do desempenho muscular contribuem para alterações na marcha

- Comprometimento da propriocepção, coordenação e velocidade podem contribuir para um controle muscular e estabilidade postural precários durante as atividades físicas desafiadoras
- Falta de adesão às medicações prescritas e ao PED, aliada à participação limitada de Sara em seu cuidado com a saúde contribuem para a precariedade do controle da doença e do resultado funcional

Restrições de participação	Limitações de atividade	Comprometimentos
▪ Faltas e atrasos frequentes na escola ▪ Participação inconsistente na EF ▪ Incapaz de participar de esportes com amigos ou familiares	▪ Dificuldade para transitar da posição sentada no chão para a posição ortostática ▪ Dificuldade para negociar passos ▪ Dificuldade com atividades que envolvam alcançar, agarrar e manipular ▪ Dificuldade para realizar atividades (habilidades motoras complexas) de EF e esportes	**Musculoesquelético** ▪ Artrite ativa (dor e inchaço articulares) ▪ AM articular limitada/↓ extensibilidade do tecido mole ▪ Fraqueza muscular (preensão manual, *core* do tronco e músculos do membro inferior) **Cardiopulmonar** ▪ Condicionamento aeróbio comprometido ▪ Condicionamento anaeróbio comprometido (velocidade/potência) **Neuromuscular/ multissistêmico** ▪ Desvios da marcha: velocidade de caminhada lenta, passo irregular, comprimento da passada - Dor no membro inferior e no pé ao caminhar - Controle postural precário (estado estável na base de sustentação estreita; antecipatório) - Coordenação bilateral precária/velocidade de movimento

Forças e recursos

Embora a adesão de Sara ao regime médico e terapêutico tenha sido inadequada, atualmente ela parece mais interessada em controlar seu estado patológico e melhorar a saúde e a capacidade funcional. Seus pais são bastante solidários, e a escola parece estar disposta a acomodar suas necessidades por meio de solicitações de modificação em seu programa educacional.

Prognóstico

Perguntas orientadoras

1. O que melhoraria a participação ativa de Sara em seu cuidado de saúde?

2. Qual é o melhor PA com relação às medicações e à reabilitação?

Pergunta 1: a equipe de reumatologia acredita que o controle inadequado da doença e a adesão precária ao regime terapêutico contribuíram para o desenvolvimento dos problemas que Sara apresenta. Para a equipe, a adesão melhoraria se Sara estivesse mais envolvida com seu próprio cuidado de saúde. Sara afirmou que desejava participar das aulas de EF e práticas esportivas com os amigos e familiares. Ela também estava preocupada com a necessidade de ajustar as dificuldades físicas e profissionais associadas com a universidade, a partir do próximo ano. O pediatra infantil a ajudou a entender como ela poderia alcançar suas metas, se sua AIJ fosse mais bem controlada com o uso regular de medicação e com a adesão ao regime de exercícios.

Pergunta 2: a equipe acreditava que a artrite e o estado funcional de Sara melhorariam após a administração das injeções IA, da adição de etanercepte (Enbrel™) e da melhor adesão à prescrição de AINEs e do regime de exercícios diários.[31] Sara assumiu um contrato de 6 meses, listando suas metas, objetivos da terapia e um PA voltado para o cumprimento desse compromisso. Uma reavaliação interina foi agendada com antecedência de 3 meses. O contrato incluiu: (1) seguir totalmente o regime de medicação, (2) realizar os exercícios de fortalecimento e AM em casa, e (3) participar de um programa de condicionamento aeróbio delineado pelo fisioterapeuta. Sara concordou ainda em usar talas de repouso para a mão, todas as noites, durante o sono. Ela e seus pais concordaram em aderir a uma triagem de 3 meses de fisioterapia e terapia ocupacional, 2 vezes por semana, tendo como metas melhorar a AM e a força. Seus pais então assinaram a permissão para o fisioterapeuta e o TO consultarem o instrutor de EF da escola, para discutir as modificações de atividade que possibilitariam a participação segura de Sara na aula de EF.

Resultados esperados (metas a serem alcançadas em 6 meses, progredindo para as metas observadas na consulta de acompanhamento de 3 meses):

- A adesão melhorada à medicação deve resultar em melhora do controle da doença, diminuição da dor articular, melhora da função física e QVRS.[164-166]
  - Meta: Sara mostrará melhora de pelo menos 75% na adesão ao esquema de medicação, com base nos registros de um diário cujas entradas devem ser verificadas pelos pais.
  - Meta: Sara demonstrará melhora da capacidade de realizar as atividades necessárias e desejadas, com

base em uma redução ≥0,13 de seu IIN CAT$_{CHAQ38}$ autorrelatado.[67]

- Meta: o escore autorrelatado de QVRS de Sara mostrará melhora com base em um aumento ≥11 mm no escore de QOML EVA.[72]

- O padrão de marcha de Sara melhorará após a administração de injeções articulares e instituição de terapia de suporte.
  - Meta: Sara demonstrará aumento da velocidade da caminhada e da simetria dos passos, bem como do comprimento da passada, com base na análise observacional da marcha e no registro da impressão do pé.

- Evidências disponíveis sugerem que Sara pode melhorar o condicionamento físico relacionado ao desempenho por meio da adoção de um regime de condicionamento físico realizado 2 vezes por semana.[144,174]
  - Meta: o 6MWD de Sara sofrerá uma elevação de pelo menos 48 metros, que é a mudança detectável mínima (MDM) relatada para crianças sadias sob 6MWT.[97]
  - Meta: Sara demonstrará diminuição da fadiga com a atividade física, com base em um autorrelato usando uma EVA de 100 mm, em que os valores mais altos correspondiam à fadiga mais intensa.

- Os exercícios diários de AM e flexibilidade devem melhorar a AM articular e a extensibilidade do tecido mole, resultando em diminuição da rigidez e da dor.
  - Meta: Sara apresentará melhora da mobilização articular passiva, com base na medida goniométrica dos ombros, quadril, joelhos e tornozelos.

- A melhora do estado físico deve permitir que Sara aumente a participação em atividades físicas com a família e os amigos. Sara registrará o progresso em um diário.
  - Meta: Sara participará ativamente de pelo menos 75% de todas as atividades de EF a cada semana, com ou sem modificações.
  - Meta: Sara participará de pelo menos uma AF recreativa com a família ou amigos a cada semana, por no mínimo 1 hora.

Plano de intervenção

Subsequentemente à administração das injeções IA nos joelhos, punho direito e tornozelo direito, Sara permanecia 1 dia sem apoiar peso. Após 1 semana de AF modificada, ela retomou todas as atividades típicas.

Coordenação, comunicação e documentação

A equipe de reumatologia trabalhou com Sara e seus pais para determinar técnicas que melhorassem sua ade-

são ao plano de tratamento. O enfermeiro forneceu instruções a Sara e a seus pais, de modo a garantir a correta administração das injeções semanais de etanercepte, bem como os razões para seguir exatamente a prescrição de tomar o AINE. O fisioterapeuta forneceu instruções por escrito e oralmente, fez demonstrações e ilustrações dos exercícios a Sara. O TO confeccionou novas talas de repouso para punho/mão e forneceu a Sara dispositivos auxiliares para melhorar sua habilidade de realizar as AVD. O especialista em vida infantil ajudou Sara a estabelecer um esquema para tomar as medicações e desenvolver um diário, onde deverão ser registradas as medicações, o uso de talas e as atividades de PED, EF e recreação. Cada seção desse diário inclui um espaço reservado para Sara fazer seus comentários. Ela foi incentivada a contatar a equipe quando tiver dúvidas sobre o programa ou os sintomas. Com a permissão de Sara e de seus pais, a equipe enviou à escola uma cópia das avaliações realizadas pelo fisioterapeuta e pelo terapeuta ocupacional, e solicitou que o instrutor de EF consultasse o fisioterapeuta clínico para ajustar as atividades com o intuito de aumentar a participação de Sara.

Educação do paciente

A fiosioterapeuta clínica discutiu os achados do exame físico com Sara e seus pais. Ela discutiu o impacto da artrite sobre as articulações e músculos, as potenciais fontes de dor e rigidez, e os problemas secundários, incluindo a baixa tolerância ao exercício e o comprometimento das habilidades motoras. Ela explicou que os atuais problemas funcionais de Sara provavelmente estavam relacionados à limitação da mobilidade articular e da extensibilidade do tecido mole, dor e baixo condicionamento aeróbio e muscular. Ela explicou que a intervenção seria direcionada para a minimização desses comprometimentos. O programa terapêutico também incluiria a prática das atividades que Sara tinha dificuldade para realizar.

Intervenções procedimentais

- Fisioterapia direta, por 30 a 45 minutos, 2 vezes por semana, e instrução em PED.

Intervenções para o comprometimento da mobilidade articular e da função muscular

Terapia direta: instrução inicial para manutenção do controle do tronco e da parte lombar da coluna, por meio do engajamento da musculatura abdominal durante todas as atividades.

1. AMAA para flexão do ombro, abdução do plano escapular, rotação medial e lateral, prestando atenção

à posição escapular, movimento e ritmo escapulou-meral

2. Exercícios de progressão escapular em decúbito ventral; progredir para exercícios escapulares na posição em pé e contra a parede; progredir para o uso de pesos manuais leves, quando Sara puder realizar exercícios sem dor ou movimentos compensatórios
3. AMAA e AMA para o serrátil anterior; progredir para exercício contra resistência
4. Instrução em exercício isométrico para melhorar a estabilidade cervical
5. Alongamento do latíssimo do dorso encurtado, rotadores laterais do ombro e cápsula posterior, flexores do quadril, músculos isquiotibiais, gastrocnêmio direito usando inibição autogênica e recíproca
6. Alongamento do TFL direito
7. Treino de fortalecimento para os extensores do quadril, rotadores externos profundos e abdutores
   - Iniciar com AMA para ensinar a técnica correta para cada grupo muscular
   - Progredir para o exercício de resistência graduada usando pesos leves ou faixas elásticas
   - Exercício de cadeia cinética fechada (CCF), incluindo agachamentos graduados, saltos para a frente (afundo) e treino de "step" para melhorar a força, resistência e controle da musculatura do membro inferior
8. Treino de marcha para melhorar o apoio de peso com o membro inferior, o passo e o comprimento da passada

Intervenções para abordagem de habilidades motoras comprometidas

1. Atividades para melhorar a propriocepção, agilidade e coordenação, tão logo a AM articular e a força muscular melhorem e a dor diminua
2. Treino de marcha para aumentar a velocidade da caminhada, usando caminhadas com tempo marcado
3. Treino específico para a atividade ou o esporte, para garantir a participação segura em atividades físicas e esportes recreativos

Programa de exercício domiciliar

1. Exercícios de movimentação articular ativa diários, concentrados na parte cervical da coluna, ombros, punhos, quadril, joelhos e tornozelos, usando ilustrações de *Raising a Child with Arthritis*
2. Atividade aeróbia diária (à escolha de Sara), aumentando gradualmente a duração para 30 minutos por dia no mínimo, bem como a intensidade para pelo menos 75% da $FC_{máx}$ baseada na idade

Recomendações/encaminhamentos

1. Encaminhamento ao especialista em ortóticos, para obter palmilhas feitas sob encomenda que acomodem a deformidade do pé cavo e diminuam a dor sob as articulações MTF
2. Recomendação para uso de colar cervical semirrígido ao andar de ônibus escolar ou de carro, e uso de cavalete para mesa para minimizar a tensão cervical ao ler

Reavaliação

Sara foi vista pelo fisioterapeuta clínico na consulta de acompanhamento de reumatologia de 3 meses. Ela relatou que passava pela fisioterapia 2 vezes por semana, na escola, antes do início das aulas, e pela terapia ocupacional, 1 vez por semana, em horário escolar. Além disso, Sara também participa de todas as aulas de EF a cada semana e participa de cerca de 50% das atividades com algumas modificações. O instrutor de EF da escola e o fisioterapeuta estão trabalhando juntos para melhorar as habilidades motoras grossas de Sara e adaptar as atividades difíceis para permitir sua participação ao lado dos colegas de classe.

Achados da reavaliação

Atividades e participação

1. O IIN CAT_{CHAQ38} de Sara caiu de 1,50 para 1,30, excedendo a melhora mínima clinicamente importante de ≥0,13
2. Sua QVRS autorrelatada melhorou de 40 para 70 mm, e relatou que sua vida melhorou um pouco desde a última consulta

Estruturas e funções corporais

1. Sinais de doença articular ativa
   - Inchaço leve notado no joelho direito, sem sensibilidade nem dor à movimentação passiva
2. AM, flexibilidade e alinhamento articular
   - Ausência de alteração na AMA da região cervical da coluna espinhal, todavia sem queixas de DAM
   - Movimentação articular passiva do ombro (D): 0 a 170 graus, com dor por sobrecarga na amplitude final
   - DF de punho: 0 a 60 graus (D), 0 a 60 graus (E)
   - Limitação da extensão passiva do quadril: 5 graus
   - Extensão do joelho (examinado em pronação): −5 (D); DLN (E)

- Movimentação articular passiva do tornozelo (D): FP = 0 a 40 graus; DF com o joelho em extensão = 0 a 5 graus
- Eversão passiva do calcâneo aumentada: 0 a 5 graus
3. Postura em pé
   - Sara continuou em pé, apresentando inclinação pélvica anterior aumentada e lordose lombar, embora conseguisse corrigir isso quando solicitado, engajando a musculatura abdominal.
   - Descalça, Sara continuou em pé com a maior parte do peso sobre a borda lateral do pé; quando usa tênis com as órteses internas feitas sob encomenda, o peso dela é transferido de forma mais uniforme sobre a superfície plantar do pé.
4. Força e flexibilidade musculares
   - Força de preensão: 100/20 mmHg (20 lb) (D); 140/20 mmHg (30 lb) (E)
   - Melhora dos escores em EF relatados pelo fisioterapeuta da escola de Sara
     - Teste de abdominal: aumentou de 8 para 12 (PCS = 18)
     - Teste da puxada modificado: aumentou de 1 para 5 (PCS ≥4)
     - Teste de *sit-and-reach*: aumentou de 8" para 9" (PCS = 10")
5. 6MWD aumentou de 550 m para 610 m, excedendo a MDM de 48 m
6. Aumento da velocidade da marcha de 75 cm/s para 110 cm/s. O padrão de marcha apresentou melhora do contato do calcanhar, distribuição mais uniforme do peso sobre a superfície plantar do pé durante o apoio médio, melhora da partida no lado medial do antepé e da extensão do quadril no apoio terminal, além de aumento do comprimento do passo.

Resultados

1. Uma revisão do diário de medicação e atividades de Sara indicou melhora da adesão ao regime de medicação e ao PED; isso teve o suporte dos pais de Sara, bem como diminuiu os sinais de artrite ativa e melhorou a AM na maioria das articulações.
2. Melhoras na pior dor autorrelatada, que caiu de 60 mm para 40 mm, e da pior fadiga, que diminuiu de 50 mm para 20 mm, ao longo da semana anterior, nas EVA, refletindo a melhora do controle sobre a doença.
3. Melhora dos escores em FP, velocidade de caminhada e 6MWD, sugerindo aumento da resistência em consequência da melhora da adesão ao programa de exercícios de Sara.
4. Melhoras clinicamente significativas da funcionalidade e da QV, sustentando a melhora do estado de saúde e da capacidade de controlar sua condição.

Plano

Com base na condição física melhorada de Sara, a terapeuta clínica recomendou a continuação da fisioterapia direta na escola, enfatizando a intensificação do condicionamento aeróbio, da força e da proficiência motora grossa. A terapeuta também sugeriu que o fisioterapeuta da escola e o instrutor de EF trabalhassem juntos com Sara no treino específico para basquete, a fim de permitir que ela participasse de um time interno na escola. A reavaliação foi agendada para sua próxima consulta, agendada com antecedência de 3 meses.

Referências

1. Prakken B, Albani S, Martini A. Juvenile idiopathic arthritis. *Lancet*. 2011; 377:2138–2149.
2. Ravelli A, Martini A. Juvenile idiopathic arthritis. *Lancet*. 2007;369:767–778.
3. Cassidy JT, Levinson JE, Bass JC, et al. A study of classification criteria for a diagnosis of juvenile rheumatoid arthritis. *Arthritis Rheum*. 1986;29:274–281.
4. Kahn P. Juvenile idiopathic arthritis—an update on pharmacotherapy. *Bul NYU Hosp Jt Dis*. 2011;69(3):264–276.
5. Weiss JA, Ilowite NT. Juvenile idiopathic arthritis. *Arthritis Rheum Dis Clin N Am*. 2007;33(3):441–470.
6. Cannizzano E, Schroeder S, Muller LM, et al. Temporomandibular joint involvement in children with juvenile idiopathic arthritis. *J Rheumatol*. 2011; 38(3):510–515.
7. American Academy of Pediatrics section on rheumatology and section on ophthalmology: guidelines for ophthalmologic examinations in children with juvenile rheumatoid arthritis. *Pediatrics*. 1993;92:295–296.
8. Al-Matar MJ, Petty RE, Tucker LB, et al. The early pattern of joint involvement predicts disease prognosis in children with oligoarticular (pauciarticular) juvenile rheumatoid arthritis. *Arthritis Rheum*. 2002;46(10):2708–2715.
9. Rosenberg AM, Petty RE. A syndrome of seronegative enthesopathy and arthropathy in children. *Arthritis Rheum*. 1982;25:1041–1047.
10. Colbert RA. Classification of juvenile spondyloarthritis: enthesitis-related arthritis and beyond. *Nat Rev Rheumatol*. 2010;6(8):477–485.
11. Petty RE, Southwood TR, Manners P, et al. International league of associations for rheumatology classification of juvenile idiopathic arthritis: second revision, Edmonton, 2001. *J Rheumatol*. 2004;31:390–392.
12. Gomez KS, Raza K, Jones SD, et al. Juvenile onset ankylosing spondylitis—more girls than we thought? *J Rheumatol*. 1997;24:735–737.
13. Tse Sm, Laxar RM. Juvenile spondyloarthropathy. *Curr Opin Rheumatol*. 2003;15:374–379.
14. Oen K, Cheang M. Epidemiology of chronic arthritis in childhood. *Semin Arthritis Rheum*. 1996;26:575–591.
15. Manners PJ, Bower C. Worldwide prevalence of juvenile arthritis—why does it vary so much? *J Rheumatol*. 2002;29:1520–1530.
16. Helmick GG, Felson DT, Lawrence RC, et al. Estimates of the prevalence of arthritis and other rheumatic conditions in the United States. *Arthritis Rheum*. 2008;58:15–25.
17. Sacks JJ, Helmick CG, Luo YH, et al. Prevalence and annual ambulatory health care visits for pediatric arthritis and other rheumatologic conditions in the United States in 2001–2004. *Arthritis Rheum*. 2007;57:1439–1445.
18. Cassidy JT, Petty RE. *Textbook of Pediatric Rheumatology*. 4th ed. Philadelphia, PA: W.B. Saunders; 2001.
19. Hochberg MC, Linet MS, Sills EM. The prevalence and incidence of juvenile rheumatoid arthritis in an urban black population. *Am J Public Health*. 1983; 73:1202–1203.
20. Sullivan DB, Cassidy JT, Petty RE. Pathogenic implications of age onset in juvenile rheumatoid arthritis. *Arthritis Rheum*. 1975;18:251–255.
21. Clemans LE, Albert E, Ansell BM. Sibling pairs affected by chronic arthritis of childhood: evidence for a genetic predisposition. *J Rheumatol*. 1985;12:108–113.
22. Murray KJ, Moroldo MB, Donnelly P, et al. Age-specific effects of juvenile rheumatoid arthritis-associated HLA alleles. *Arthritis Rheum*. 1999;42:1843–1853.

23. Burnham JM, Shultz J, Dubner SE, et al. Childhood onset arthritis is associated with an elevated risk of fracture: a population-based study using the General Practice Research Database. *Ann Rheum Dis.* 2006;1074–1079.

24. Burnham JM, Shultz J, Dubner SE, et al. Bone density, structures, and strength in juvenile idiopathic arthritis. *Arthritis Rheum.* 2008;58(8):2518–2527.

25. Kotaniemi A, Savolainen A, Kroger H, et al. Weight-bearing physical activity, calcium intake, systemic glucocorticoids, chronic inflammation, and body constitution as determinants of lumbar and femoral bone mineral in juvenile chronic arthritis. *Scand J Rheumatol.* 1999;28:19–26.

26. Henderson C, Lovell D. Assessment of protein-energy malnutrition in children and adolescents with juvenile rheumatoid arthritis. *Arthritis Care Res.* 1989;2(4):108–113.

27. Wallace CA, Ravelli A, Huang B, et al. Preliminary calidation of clinical remission criteria using the OMERACT filter for select categories of juvenile idiopathic arthritis. *J Rheumatol.* 2006;33(4):1789–1795.

28. Gianinni EH, Ruperto N, Ravelle A, et al. Preliminary definition of improvement in juvenile arthritis. *Arthritis Rheum.* 1997;40(70):1202–1209.

29. Kahn P, Imundo L. Juvenile rheumatoid arthritis and spondyloarthropathy syndromes. In: Burg F, Ingelfinger J, Polin R, et al, eds. *Current Pediatric Therapy.* Philadelphia, PA: Saunders Elsevier; 2006.

30. Haskers PJ, Laxer RM. Medical treatment of juvenile idiopathic arthritis. *JAMA.* 2005;294(13):1671–1684.

31. Beukelman T, Patkar NM, Saag KG, et al. American College of Rheumatology recommendation for the treatment of juvenile idiopathic arthritis: initiation and safety monitoring of therapeutic agents for the treatment of arthritis and systemic features. *Arthritis Care Res.* 2001;63(4):465–482.

32. Sherry DD, Stein LD, Reed Am, et al. Prevention of leg length discrepancy in young children with pauciarticular juvenile rheumatoid arthritis by treatment with intra-articular steroids. *Arthritis Rheum.* 1999;42:2330–2334.

33. Brostrom E, Hagelberg S, Haglund-Akerlind Y. Effect of joint injections in children with juvenile idiopathic arthritis: evaluation of 3-D gait analysis. *Acta Paediatr.* 2004;93:906–910.

34. Zulian F, Martini G, Gobber D, et al. Triamcinolone acetonide and hexacetonide intra-articular treatment of symmetrical joints in juvenile idiopathic arthritis: a double-blind trial. *Rheumatol (Oxford).* 2004;43(10):1288–1291.

35. Huppertz JI, Tschammler A, Horowitz AE, et al. Intra-articular corticosteroids for chronic arthritis in children: efficacy and effects on cartilage and growth. *J Pediatr.* 1995;127(2):317–321.

36. Gianinni EH, Brewer EJ, Kuzmina N, et al. Methotrexate in resistant juvenile rheumatoid arthritis. Results of the U.S.A.–U.S.S.R. double-blind, placebo-controlled trial. The Pediatric Rheumatology Collaborative Study Group and The Cooperative Children's Study Group. *N Engl J Med.* 1992;326(16):1043–1049.

37. Gianinni EH, Cassidy JT, Brewer EJ, et al. Comparative efficacy and safety of advanced drug therapy in children with juvenile rheumatoid arthritis. *Semi Arthritis Rheum.* 1993;23(1):34–46.

38. Foell D, Frosch M, Schulze zuk Wiesch A, et al. Methotrexate treatment in juvenile idiopathic arthritis: when is the right time to stop? *Ann Rheum Dis.* 2004;63(2):206–208.

39. Lovell DJ, Reiff A, Ilowite NT, et al. Safety and efficacy of up to eight years of continuous etanercept therapy in juvenile rheumatoid arthritis. *Arthritis Rheum.* 2008;58(5):1496–1504.

40. Vojvodich PF, Hansen JB, Andersson U, et al. Etanercept treatment improves longitudinal growth in prepubertal children with juvenile idiopathic arthritis. *J Rheumatol.* 2007;34(12):2481–2485.

41. Robinson RF, Hahata MC, Hayes JR, et al. Quality of life measurements in juvenile rheumatoid arthritis patients treated with etanercept. *Clin Drug Investig.* 2003;23(8):511–518.

42. Gianinni EH, Iliowite NT, Lovell DJ, et al. Effects of long term etanercept treatement on growth in selected categories of juvenile idiopathic arthritis. *Arthritis Rheum.* 2010;62(11):3259–3264.

43. Lovell DJ, Ruperto N, Goodman S, et al. Adalimumab with or without methotrexate in juvenile rheumatoid arthritis. *N Engl J Med.* 2008;359(8):810–820.

44. Ravelli A. Toward an understanding of the long-term outcome of juvenile idiopathic arthritis. *Clin Exp Rheumatol.* 2004;22(3):271–275.

45. Oen K. Long-term outcomes and predictors of outcomes for patients with juvenile idiopathic arthritis. *Best Pract Res Clin Rheumatol.* 2002;16:347–360.

46. Wallace CA, Huang B, Bandeira M, et al. Patterns of clinical remission in select categories of juvenile idiopathic arthritis. *Arthritis Rheum.* 2005;52:3554–3562.

47. Ravelli A, Martini A. Early predictors of outcome in juvenile idiopathic arthritis. *Clin Exp Rheumatol.* 2003;21(5)(suppl 31):S89–S93.

48. Spencer CH, Berstein BH. Hip disease in juvenile rheumatoid arthritis. *Curr Opin in Rheumatol.* 2002;4:536–541.

49. Amine B, Rostom S, Benhouazza K, et al. Health related quality of life survey about children and adolescents with juvenile idiopathic arthritis. *Rheumatol Int.* 2009;29:275–279.

50. Oen K, Malleson PN, Cabral DA, et al. Disease course and outcome of juvenile rheumatoid arthritis in a multi-center cohort. *J Rheumatol.* 2002;29:1989–1999.

51. Oliveria S, Ravelli A, Pistoria A, et al. Proxy health-related quality of life of patients with juvenile idiopathic arthritis: the Pediatric Rheumatology International Trials Organization (PRINTO) multinational quality of life study. *Arthritis Rheum.* 2007;57(1):35–43.

52. Arkela-Kautiainen M, Haapassari J, Kautiainen H, et al. Favorable social functioning and health-related quality of life of patients with juvenile idiopathic arthritis in early adulthood. *Arthritis Rheum.* 2005;65(6):875–880.

53. Boiu S, Marniga E, Bader-Meunier B. Functional status in severe juvenile idiopathic arthritis in the biologic treatment era: on assessment in a French paediatric rheumatology referral centre. *Rheumatol.* 2012;51:1285–1292.

54. Halberg M, Herneff G. Improvement of functional ability in children with juvenile idiopathic arthritis by treatment with etanercept. *Rheumatol Int.* 2009;30:229–238.

55. Gerhardt CA, McGoren KD, Vannatta K, et al. Educational and occupational outcomes among young adults with juvenile idiopathic arthritis. *Arthritis Care Res.* 2008;59(10):1385–1396.

56. Ringold A, Wallace CA, Rivara FP. Health-related quality of life, physical function, fatigue, and disease activity in children with established polyarticular juvenile idiopathic arthritis. *J Rheumatol.* 2009;36:130–1336.

57. Magni-Maazemi S. A longitudinal analysis of physical functional disability over the course of juvenile idiopathic arthritis. *Ann Rheum Dis.* 2008;67:1159–1164.

58. Cabral DA, Oen KG, Petty RE. SEA syndrome revisited: a long-term follow-up of children with a syndrome of seronegative entheosopathy and arthropathy. *J Rheumatol.* 1992;19:1282–1285.

59. Selvang AM, Lien G, Sorskaar D, et al. Early disease course and predictors of disability in juvenile rheumatoid arthritis and juvenile spondyloarthropathy: a 3-year prospective study. *J Rheumatol.* 2005;32:1122–1130.

60. Flato B, Hoffman-Vold AM, Reif A, et al. Long-term outcome and prognostic factors in enthesitis-related arthritis: a case control study. *Arthritis Rheum.* 2006;54:3573–3582.

61. Lillemore B, Damgard M, Andersson-Gare B, et al. HLA B27 predicts a more extended disease with increasing age at onset in boys with juvenile idiopathic arthritis. *J Rheumatol.* 2008;35:2055–2061.

62. Burgos-Vargas R, Clark J. Axial involvement in the seronegative enthesopathy and arthropathy syndrome and its progression to ankylosing spondylitis. *J Rheumatol.* 1989;16:192–197.

63. Morrison CD, Bundy RC, Fisher AG. The contribution of motor skills and playfulness to the play performance of preschoolers. *Am J Occup Ther.* 1991;45:687–694.

64. Lineker SC, Badley EM, Dalby DM. Unmet service needs of children with rheumatic diseases and their parents in a metropolitan area. *J Rheumatol.* 1996;23:1054–1058.

65. Singh G, Athreya B, Fries J, et al. Measurement of health status in juvenile rheumatoid arthritis. *Arthritis Rheum.* 1994;37:1761–1769.

66. Ruperto N, Ravelli A, Pistorio A, et al. Cross-cultural adaptation and psychometric evaluation of the Childhood Health Assessment Questionnaire (CHAQ) and the Child Health Questionnaire (CHQ) in 32 countries. Review of the general methodology. *Clin Exp Rheumatol.* 2001 Jul–Aug;19 (4 Suppl 23):S1–9.

67. Dempster H, Porpera M, Young N, et al. The clinical meaning of functional ourcome scores in children with juvenile arthritis. *Arthritis Rheum.* 2001;44:1768–1774.

68. Lam C, Young N, Maruahn J, et al. Revised versions of the Childhood Health Assessment Questionnaire (CHAQ) are more sensitive and suffer less from a ceiling effect. *Arthritis Care Res.* 2004;51:881–889.

69. Lovell DJ, Howe S, Shear E. Development of a disability measurement tool for juvenile rheumatoid arthritis: the Juvenile Arthritis Functional Assessment Scale. *Arthritis Rheum.* 1989;32:1390–1395.

70. Duffy CM, Arsenault HL, Duffy KN, et al. The Juvenile Arthritis Quality of Life Questionnaire—development of a new responsive index for juvenile rheumatoid arthritis and juvenile spondyloarthritides. *J Rheumatol.* 1997;24(4):738–746.

71. Varni J, Seid M, Smith Knight T, et al. The PedsQL in pediatric rheumatology: reliability, validity, and responsiveness of the Pediatric Quality of Life Inventory generic core scales and rheumatology module. *Arthritis Rheum.* 2002;46:714–725.

72. Gong GUK, Young NI, Dempster H, et al. The quality of my life questionnaire: minimal clinically important difference for pediatric patients. *J Rheumatol.* 2007;34:581–587.

73. Coster W, Deeney T, Haltiwanger J, et al. *School Function Assessment.* Boston, MA: Harcourt Brace & Co; 1998.

74. Smythe H, Helewa A. Assessment of joint disease. In: Walker J, Helewa A, eds. *Physical Therapy in Arthritis.* Philadelphia, PA: WB Saunders; 1996.

75. Janow GL, Panghaal V, Frinh A, et al. Detection of active disease in juvenile idiopatic arthritis: sensitivity and specificity of the physical exam vs ultrasound. *J Rheumatol.* 2011;38(12):2671–2674.

76. Nistala K, Babar J, Johnson K, et al. Clinical assessment and core outcome variables are poor predictors of hip arthritis diagnosis by MRI in juvenile idiopathic arthritis. *Rheumatol(Oxford).* 2007;46(4):699–702.

77. Bekkering WP, ten Cate R, van Suijlekom-Smit LW, et al. The relationship between impairments in joint function and disabilities in independent function in children with systemic idiopathic arthritis. *J Rheumatol.* 2001;28:1099–1105.

78. Brewer EJ, Gianinni EH. Standard methodology for segment I, II, and III pediatric rheumatology collaborative study group studies. I. Design. *J Rheumatol.* 1982;9:109–113.

79. Epps H, Hurley M, Utley M. Development of a single score to assess global range of motion in juvenile idiopathic arthritis. *Arthritis Care Res.* 2002;47:398–402.

80. Len C, Ferraz M, Goldenberg J, et al. Pediatric Escola Paulista de Medicina range of motion scale: a reduced joint count score for general use in juvenile rheumatoid arthritis. *J Rheumatol.* 1999;26:909–913.

81. Hendrengren E, Knutson LM, Haglund-Akerlind Y, et al. Lower extremity isometric torque in children with juvenile rheumatoid arthritis. *Scand J Rheumatol.* 2001;30:69–76.

82. Lechner DE, McCarthy CF, Holden MK. Gait deviations in patients with juvenile rheumatoid arthritis. *Phys Ther.* 1987;67:1335–1341.

83. Klepper S, Darbee J, Effgen S, et al. Physical fitness levels in children with polyarticular juvenile rheumatoid arthritis. *Arthritis Care Res.* 1992;5:93–100.

84. van Brussel M, Lelieveld OT, van der Net JJ, et al. Aeroibc and anaerobic capacity in children with juvenile idiopathic arthritis. *Arthritis Care Res.* 2007;57:891–897.

85. Lelieveld OT, van Brussel M, Takken T, et al. Aerobic and anaerobic capacity in adolescents with juvenile idiopathic arthritis. *Arthritis Care Res.* 2007;57:898–904.

86. Fan J, Wessel J, Ellsworth J. The relationship between strength and function in females with juvenile rheumatoid arthritis. *J Rheumatol.* 1998;3:1399–1405.

87. Takken T, van der Net J, Helders P. Relationship between functional ability and physical fitness in juvenile rheumatoid arthritis. *Scand J Rheumatol.* 2003;32:174–178.

88. Dunn W. Grip strength of children aged 3 to 7 years using a modified sphygmomanometer: comparison of typical children and children with rheumatic disease. *Am J Occup Ther.* 1993;47:421–428.

89. Giannini MJ, Protas EJ. Comparison of peak isometric knee extensor torque in children with and without juvenile arthritis. *Arthritis Care Res.* 1993;6:82–88.

90. Wessel J, Kaup C, Fin J, et al. Isometric strength measurements in children with arthritis: reliability and relation to function. *Arthritis Care Res.* 1999;12:238–246.

91. Faigenbaum AD, Milliken LA, Laud Rl, et al. Comparison of 1 and 2 days per week of strength training in children. *Res Q Exerc Sport.* 2002;73(4):416–424.

92. Takken T, Hemel A, van der Net JJ, et al. Aerobic fitness in children with juvenile idiopathic arthritis. *J Rheumatol.* 2002;29:2643–2647.

93. Giannini MJ, Protas EJ. Aerobic capacity in juvenile rheumatoid arthritis patients and healthy children. *Arthritis Care Res.* 1992;4:131–135.

94. Hebestreit H, Muller-Scholden J, Huppertz HI. Aerobic fitness and physical activity in patients with HLA-B27 positive juvenile spondyloarthropathy that is inactive or in remission. *J Rheumatol.* 1998;25:1626–1633.

95. Helders PJ, Klepper SE, Takken T, et al. Juvenile idiopathic arthritis. In: Campbell SK, Palisano RJ, Orlin MN, eds. *Physical Therapy for Children.* St. Louis, MO: Elsevier Saunders; 2012.

96. American Thoracic Society. ATS statement: guidelines for the six-minute walk test. *Am J Respir Crit Care Med.* 2002;166:111–117.

97. Klepper SE, Muir N. Reference values on the 6-minute walk test for children living in the United States. *Ped Phys Ther.* 2011;23:32–40.

98. Lelieveld OT, Takken T, van der Net JJ, et al. Validity of the 6-minute walking test in juvenile idiopathic arthritis. *Arthritis Care Res.* 2005;53:304–307.

99. Paap E, van der Net JJ, Helders PJ, et al. Physiologic response of the six-minute walk test in children with juvenile idiopathic arthritis. *Arthritis Care Res.* 2005;53:351–356.

100. Kimura Y, Walco G. Treatment of chronic pain in pediatric rheumatic disease. *Nature Clinical Practice Rheumatol.* 2007;3(4):210–218.

101. Anthony KK, Schanberg L. Pain in children with arthritis: a review of the current literature. *Arthritis Rheum (Arthritis Care Res).* 2003;49:272–279.

102. Lovell DJ, Walco GW. Pain associated with juvenile rheumatoid arthritis. *Pediatr Clin N Am.* 1989;36:1015–1027.

103. Schanberg L, Anthony KK, Gil KM, et al. Daily pain and symptoms in children with polyarticular arthritis. *Arthritis Rheum.* 2003;48:1390–1397.

104. Aviel YB, Stremler R, Bensler SM, et al. Sleep and fatigue and the relationship to pain, disease activity and quality of life in juvenile idiopathic arthritis and juvenile dematomyositis. *Rheumatol.* 2011;50:2051–2060.

105. Hogeweg JA, Kuis W, Huygen AC, et al. The pain threshold in juvenile chronic arthritis. *Br J Rheumatol.* 1995;4:61–67.

106. Thatsum M, Zachariae R, Scholer M, et al. Cold pressor pain: comparing responses of juvenile rheumatoid arthritis patients and their parents. *Scand J Rheumatol.* 1997;26:272–279.

107. Hogeweg JA, Kuis W, Oostendorp RA, et al. General and segmental reduced pain thresholds in juvenile chronic arthritis. *Pain.* 1995;62:11–17.

108. Jaworski TM, Bradley LA, Heck LW, et al. Development of an observational method for assessing pain behaviors in children with juvenile rheumatoid arthritis. *Arthritis Rheum.* 1995;38:1142–1151.

109. Beyer JE, Denyes MJ, Villarruel AM. The creation, validation, and continuing development of the Oucher: a measure of pain intensity in children. *J Pediatr Nurs.* 1992;7:335–346.

110. Wong DL, Baker CM. Pain in children: comparison of assessment scales. *Pediatr Nurs.* 1988;14:9–17.

111. Hester NO, Foster R, Kristensen K. Measurement of pain in children: generalizability and validity of the pain ladder and the poker-chip tool. In: Tyler DC, Kane EJ, eds. *Advances in Pain Research and Therapy.* New York, NY: Raven Press; 1990.

112. Varni JW, Thompson KL, Hanson V. The Varni/Thompson pediatric pain questionnaire. I. Chronic musculoskeletal pain in juvenile rheumatoid arthritis: an empirical model. *Pain.* 1987;28:27–38.

113. Frigo C, Bardare M, Corona F, et al. Gait alteration in patients with juvenile idiopathic arthritis: a computerized analysis. *J Orthopedic Rheumatol.* 1996;9:82–90.

114. Brostrom E, Haglund-Akerlind Y, Hagelberg S, et al. Gait in children with juvenile chronic arthritis. Timing and force parameters. *Scand J Rheumatol.* 2002;31:317–323.

115. Hartman M, Kreupointner F, Haefner R, et al. Effects of juvenile idiopathic arthritis on kinematics and kinetics of the lower extremities call for consequences in physical activity recommendations. *Int J Pediatr.* 2010; pii 835984. Available at: http://www.ncbi.nlm.nih.gov/pubmed/20862334. Accessed October 19, 2012.

116. Dekker M, Hoeksma AF, Dekker JHM, et al. Strong relationships between disease activity, foot-related impairments, activity limitations and participation restrictions in children with juvenile idiopathic arthritis. *Clin Exp Rheumatol.* 2012;28:905–911.

117. Hendry G, Gardner-Medwin J, Watt GF, et al. A survey of foot problems in juvenile idiopathic arthritis. *Musculoskeletal Care.* 2008;6(4):221–232.

118. Adams MA. *Clinical Gait Measurement with Pedographs.* 1st ed. Bellevue, WA: Pickle Point Press; 2005.

119. Oosterweld FG, Rasker JJ. Effects of local heat and cold treatment on intra-articular temperature of arthritis knees. *Arthritis Rheum.* 1994;37:1578–1582.

120. Wiltink A, Nijweide PJ, Oosterbon WA, et al. Effect of therapeutic ultrasound on endochondral ossification. *Ultrasound Med Biol.* 1995;21:121–127.

121. Oosterweld FG, Rasker JJ. Treating arthritis with locally applied heat and cold. *Semin Arthritis Rheum.* 1994;24(2):82–90.

122. Bacon MC, Nicholson C, Binder H, et al. Juvenile rheumatoid arthritis: aquatic exercise and lower extremity function. *Arthritis Care Res.* 1991;4:102–105.

123. Takken T, van der Net JJ, Helders PJ. Do juvenile idiopathic arthritis patients benefit from an exercise program? A pilot study. *Arthritis Care Res.* 2001;45:81–85.

124. Zamir G, Press J, Tal A, et al. Sleep fragmentation in children with juvenile rheumatoid arthritis. *J Rheumatol.* 1998;25:1191–1197.

125. Field T, Hernandez-Reif M, Seligman S, et al. Juvenile rheumatoid arthritis: benefits of massage therapy. *J Pediatr Psychol.* 1997;22:607–617.

126. Lavigne JV, Ross CK, Barry SL, et al. Evaluation of a psychological treatment package for treating pain in juvenile rheumatoid arthritis. *Arthritis Care Res.* 1992;5:101–110.

127. Walco GA, Varni JW, Ilowite NT. Cognitive-behavioral pain management in children with juvenile rheumatoid arthritis. *Pediatrics.* 1992;89:1075–1079.

128. Swann M. The surgery of juvenile chronic arthritis. *Clin Orthop Rel Res*. 1990; 259:70–75.
129. Skytta ET, Savolainen HA, Kautiainen HJ, et al. Long-term results of leg length discrepancies treated with temporary epiphyseal stapling in children with juvenile chronic arthritis. *Clin Exp Rheumatol*. 2003;21:669–671.
130. Parvizi J, Lajam CM, Trousdale RT, et al. Total knee arthroplasty in young patients with juvenile rheumatoid arthritis. *J Bone Joint Surg*. 2003;85:1090–1094.
131. Emery HM, Bayer SL, Sisung CE. Rehabilitation of the child with a rheumatic disease. *Pediatr Clin North Am*. 1995;42:1263–1285.
132. Nestor BJ, Figgie MP, Wright FV, et al. Surgical management of juvenile rheumatoid arthritis. In: Melvin J, Wright FV, eds. *Rheumatologic Rehabilitation: Pediatric Rheumatic Diseases*. Bethesda, MD: AOTA; 2003.
133. Odent T, Journeau P, Prier AM, et al. Cementless hip arthroplasty in juvenile idiopathic arthritis. *J Pediatri Orthop*. 2005;25(4):465–470.
134. Bandy WD, Irion JM. The effect of time of static stretch on the flexibility of the hamstring muscles. *Phys Ther*. 1994;74:845–852.
135. Melvin J, Wright FV. Procedure for serial casting of contractures form juvenile arthritis. In: Melvin J, Wright FV, eds. *Rheumatologic Rehabilitation: Pediatric Rheumatic Diseases*. Bethesda, MD: AOTA; 2003.
136. Oberg T, Karszina B, Gare A, et al. Physical training of children with juvenile chronic arthritis. *Scand J Rheumatol*. 1994;23:92–95.
137. Fisher NM, Venkatraman JT, O'Neil K. The effects of resistance exercises on muscle function in juvenile arthritis. *Arthritis Rheum*. 2001;44(suppl 9):S276.
138. Myer G, Brunner HI, Melson PG, et al. Specialized neuromuscular training to improve neuromuscular function and biomechanics in a patient with quiescent juvenile rheumatoid arthritis. *Phys Ther*. 2005;85:791–802.
139. James MJ, Cleland LG, Gaffney RD, et al. Effect of exercise on 99mTc-DTPA clearance from knees with effusions. *J Rheumatol*. 1994;21:501–504.
140. Minor MA, Westby MD. Rest and exercise. In: Robbins L, Burckhardt C, Hannan M, et al., eds. *Clinical Care in the Rheumatic Diseases*. 2nd ed. Atlanta, GA: American College of Rheumatology; 2001.
141. Takken T, van Brussel M, Engelbert RH, et al. Exercise therapy in juvenile idiopathic arthritis: a Cochrane review. *European J Phys Rehabil Med*. 2008;44:287–297.
142. Epps H, Ginnelly L, Utley M, et al. Is hydrotherapy cost-effective? A randomized controlled trial of combined hydrotherapy programmes compared with physiotherapy land techniques in children with juvenile idiopathic arthritis. *Health Technol Assess*. 2005;9:1–5.
143. Singh-Grewal D, Schneiderman-Walker J, Wright V, et al. The effects of vigorous exercise training on physical function in children with arthritis: a randomized controlled, single-blinded trial. *Arthritis Care Res*. 2007;57:1202–1210.
144. Klepper SE. Exercise in pediatric rheumatic diseases. *Curr Opin in Rheumatol*. 2008;20:619–624.
145. Gualano B, Sa Pinto AL, Perondi B, et al. Evidence for prescribing exercise as treatment in pediatric rheumatic diseases. *Autoimmun Rev*. 2010;9:569–573.
146. Long AR, Rouster-Stevens KA. The role of exercise therapy in the management of juvenile idiopathic arthritis. *Curr Opin in Rheumatol*. 2010;22:213–217.
147. Takken T. Exercise testing and training in children with juvenile idiopathic arthritis and dermatomyositis: state of the art. *Annals of the Rheum Dis*. 2006; V:25.
148. Gannoti ME, Nahorniak M, Gorton GE, et al. Can exercise influence low bone mineral density in children with juvenile rheumatoid arthritis? *Pediatr Phys Ther*. 2007;19:128–139.
149. Sandstedt E, Fasth A, Fors H, et al. Bone health in children and adolescents with juvenile idiopathic arthritis and the influence of short-term physical exercise. *Pediatr Phys Ther*. 2012;24:155–162.
150. van Brussel M, van Doren L, Timmons BW, et al. Anaerobic to Aerobic power ratio in children with juvenile idiopathic arthritis. *Arthritis Care Res*. 2009; 61(6):787–793.
151. Takken T, van der Net JJ, Kuis W, et al. Physical activity and health-related physical fitness in children with juvenile idiopathic arthritis. *Annals of Rheum Dis*. 2003;62(9):885–889.
152. Lelieveld OT, Armbrust W, van Leeuwen MA, et al. Physical activity in adolescents with juvenile idiopathic arthritis. *Arthritis Care Res*. 2008;57:898–904.

153. Tarakci E, Yelden I, Mutlu EK, et al. The relationship between physical activity level, anxiety, depression, and functional ability in children and adolescents with juvenile idiopathic arthritis. *Clin Rheumatol*. 2011;30:1415–1420.
154. Scull S, Athreya B. Childhood arthritis. In: Goldberg B, ed. *Sports and Exercise for Children with Chronic Health Conditions*. Champaign, IL: Human Kinetics; 1995.
155. van der Net J, van der Torre P, Engelbert RH, et al. Motor performance and functional ability in preschool and early school aged children with juvenile idiopathic arthritis: a cross-sectional study. *Pediatr Rheumatol Online J*. 2008; 16(6):2. Available at: http://www.ncbi.nlm.nih.gov/pmc/?term=2246124.
156. Kirchheimer JC, Wanivenhaus A, Engel A. Does sport negatively influence joint scores in patients with juvenile rheumatoid arthritis: an 8-year prospective study. *Rheumatol Int*. 1993;12:239–242.
157. Carmen D, Browne R. Joint protection education for children with arthritis: can handouts replace professional instruction? *Arthritis Rheum*. 1996;39:S1714.
158. Powell M, Seid M, Szer IS. Efficacy of custom foot orthotics in improving pain and functional status in children with juvenile idiopathic arthritis. *J Rheumatol*. 2005;32:943–950.
159. Whitehouse R, Shape J, Sullivan D, et al. Children with juvenile rheumatoid arthritis at school. *Clin Pediatr*. 1989;28:509–514.
160. Stoff E, Bacon M, White P. The effects of fatigue, distractibility, and absenteeism on school achievement in children with rheumatic disease. *Arthritis Care Res*. 1989;2:54–59.
161. Lovell DJ, Athreya B, Emery HM, et al. School attendance and patterns, special needs in pediatric patients with rheumatic disease. *Arthritis Care Res*. 1990;3:196–203.
162. Arthritis Foundation: *Raising a Child with Arthritis*. 2012. Available at: http://www.afstore.org/Products-By-Topic/Juvenile-Arthritis/RAISING-A-CHILD-WITH-ARTHRITIS.
163. Feldman DE, deCivita M, Dobkin PL, et al. Effects of adherence to treatment on short-term outcomes in children with juvenile idiopathic arthritis. *Arthritis Rheum*. 2007;57(6):905–912.
164. Feldman DE, deCivita M, Dobkin PL, et al. Perceived adherence to prescribed treatment in juvenile idiopathic arthritis over a one year period. *Arthritis Care Res*. 2007;57:226–233.
165. April KT, Feldman DE, Zunzunequi MV, et al. Association between treatment adherence and health-related quality of life in children with juvenile idiopathic arthritis: perspectives of both child and parent. *Patient Prefer Adherence*. 2008;2:121–128.
166. Hilderson D, Corstjens F, Moons P, et al. Adolescents with juvenile idiopathic arthritis: who cares after age 16? *Clin Exp Rheumatol*. 2010;28:790–797.
167. McDonagh JE, Southwood TR, Shaw KL, et al. The impact of a coordinated transitional care programme on adolescents with juvenile idiopathic arthritis. *Rheumatol(Oxford)*. 2007;46:161–168.
168. Stinson JN, Toomey PC, Stevens BJ, et al. Asking the experts: exploring the self-management needs of adolescents with arthritis. *Arthritis Care Res*. 2008; 59(1):65–72.
169. Lelieveld OT, Armbrust W, Geertzen JH, et al. Promoting physical activity in children with juvenile idiopathic arthritis through an internet-based program: results of a pilot randomized controlled trial. *Arthritis Care Res*. 2012;62(5):697–703.
170. Mathiewetz V, Wiemer DM, Fedman SM. Grip and pinch strength: norms for 6 to 9 year olds. *Am J Occup Ther*. 1986;40:705–711.
171. Prudential Fitnessgram: Cooper Institute; available at Human Kinetics: http://www.humankinetics.com/products/all-products/The-FitnessgramActivitygram-Test-Administration-Manual-Updated-4th-Edition
172. Geiger R, Strasak A, Treml B, et al. Six-minute walk test in children and adolescents. *J Pediatr*. 2007;150:395–399.
173. Lythgo N, Wilson C, Galea M. Basic gait and symmetry measures for primary school aged children and young adults whilst walking barefoot and with shoes. *Gait Posture*. 2009;30:502–506.
174. Tarakci E, Yeldan I, Baydogan N, et al. Efficacy of a land-based home exercise programme for patients with juvenile idiopathic arthritis: a randomized, controlled, single-blind study. *J Rehabil Med*. 2012;44:962–967.

Apêndice A

Lista de checagem de participação e atividade escolar

Crianças com artrite ou outros distúrbios musculoesqueléticos podem ter dificuldade para realizar certas atividades necessárias ou desejadas na escola. Essas limitações de atividade podem exercer impacto negativo sobre a participação da criança nos programas escolares. A lista a seguir inclui muitas das tarefas típicas realizadas na escola. Marque qualquer atividade que você/seu(sua) filho(a) tenha dificuldade para realizar e acrescente também outras atividades cuja execução seja difícil.

Comparecimento na escola

__ Tenho dificuldade para chegar na escola a tempo, porque:
- Sofro de rigidez ou dores de manhã
- Estou cansado(a) demais para me aprontar para a escola
- Preciso de ajuda para me vestir

__ Frequentemente falto, me atraso ou tenho que deixar a escola mais cedo, porque:
- Não me sinto bem
- Tenho horário marcado com o médico
- Estou cansado(a)

Atividades em sala de aula

__ Tenho problemas para tirar/colocar meu casaco, chapéu, luvas, botas etc.

__ Tenho dificuldade para usar uma caneta, lápis ou giz de cera na escola, porque:
- Meu braço ou minhas mãos (dedos ou punho) doem ou se cansam
- A caneta, lápis, giz de cera são pequenos demais para segurar

__ Tenho dificuldade para escrever no quadro negro

__ Tenho dificuldade para levantar a mão para fazer ou responder perguntas

__ Meu corpo fica rígido quando permaneço sentado(a) por tempo prolongado

__ Meu(s) professor(es) não me permite(m) ficar em pé nem andar quando meu corpo fica rígido

__ Fico cansado ao longo do dia e preciso repousar

__ Tenho dificuldade para terminar a lição de casa a tempo

__ Tenho dificuldade para escrever rápido em uma prova ou para fazer anotações durante a aula

__ Minha escola não tem os recursos que, em casa, me ajudam a fazer as coisas (talas, cavalete para escrever, almofada de cadeira, outros)

Educação física/recesso

__ Tenho dificuldade para abrir meu armário no ginásio

__ Tenho dificuldade para trocar de roupas para a educação física

__ Tenho dificuldade para tomar banho após a aula de educação física

__ Tenho dificuldade para caminhar tão rápido quanto as outras crianças até o *playground*

__ Tenho dificuldade para fazer as mesmas coisas que as outras crianças da minha classe fazem no ginásio/*playground*

__ Meu professor de educação física teme permitir que eu faça as mesmas coisas que as outras crianças

__ Meu professor de educação física não entende que eu não posso fazer algumas coisas que as outras crianças fazem. (Listar as coisas que você tem dificuldade para fazer.)

Circular pela escola

__ Tenho dificuldade para circular pela escola (frequentemente chego atrasado[a] para a atividade seguinte), porque:
- As salas de aula estão muito distantes

- A lanchonete ou o ginásio estão muito longe
__ Tenho dificuldade para permanecer em filas por tempo prolongado, como na lanchonete ou durante as reuniões
__ Tenho dificuldade para carregar meus livros, bandeja de almoço ou outras coisas ao caminhar na escola
__ Tenho dificuldade para abrir a caixa de leite, lancheira ou usar garfo e faca durante o almoço
__ Tenho dificuldade para abrir portas pesadas
__ Tenho dificuldade para subir/descer escadas
__ Tenho dificuldade para usar o banheiro na escola
__ Tenho dificuldade durante os treinamentos de incêndio, terremoto e outras emergências
__ Frequentemente perco as excursões por ter dificuldade para andar longas distâncias

▶ Outros problemas

__ Meu(s) professor(es) não entende(m) os problemas que enfrento em consequência da minha condição

__ Meu(s) professor(es) destaca demais a minha condição e isso faz eu me sentir diferente
__ As outras crianças debocham de mim ou dizem coisas que me magoam
__ Não quero que ninguém saiba que tenho artrite (outra condição)
__ Uso talas de mão, mas não quero usá-las na escola
__ Eu às vezes esqueço de tomar meu remédio, que está guardado na sala do enfermeiro

Adicione outros problemas relacionados à escola que você/seu(sua) filho(a) tem, em consequência da artrite ou de outra condição médica: _____
_____
_____
_____
_____

Klepper S, Lopez R, Winn R, 2004.

Apêndice B

Lista de checagem de transição de reumatologia para adolescentes

Esta lista de checagem ajudará você a se preparar para a mudança para a assistência de adultos. Você pode alcançar a independência em relação à sua saúde e ao futuro ao participar ativamente da sua terapia e planejar a transição para a etapa seguinte: terapia em centro e com reumatologista de adulto.

	Plano para começar	Precisa praticar	Já consegue fazer de modo independente	Comentários e contatos
Descrever e entender a sua condição crônica				
Discutir preocupações, quaisquer questões sobre transferência de assistência				
Participar de grupo de apoio, acampamento e programas para adolescentes. Interagir com adolescentes, adultos jovens "modelos"				
Entender as diferenças entre assistência pediátrica e para adultos, verbalizar expectativas relacionadas com o avanço				
Preparar preguntas e conversar durante a consulta médica				
Participar de "consultas para adolescentes"; consultas parciais, na ausência dos pais				
Tomar medicações, praticar exercícios, seguir corretamente o tratamento				
Manter um "diário" de informações – medicação, doses, nomes de profissionais e números de telefone, além do rastreamento de informação médica relevante				
Telefonar para solicitar renovação de prescrição, resultados laboratoriais e agendamento de consultas; manter números de contatos no celular				
Telefonar para relatar alteração na doença, novos sintomas, preocupações				
Conhecer o seguro e ter planos para cobertura médica contínua após a transferência				
Continuar com as consultas de assistência primária – planejar a assistência primária após a transferência				
Entender e obter informação sobre saúde reprodutiva e horários marcados				
Ter independência para autocuidado, tarefas; quando necessário, usar aparelhos para AVD; atuar como voluntário, trabalhar em meio período				
Discutir como as drogas, o álcool e o cigarro afetam a doença, gravidez e toxicidades da medicação				
Entrar em contato com recursos/agências, i. e. reabilitação vocacional, condução, departamento da faculdade para estudantes com incapacitação, auxílio financeiro, outros: _____				
Discutir e fazer planos para o momento da transferência de assistência				
Escolher um médico de adultos – marcar horário de consulta				

Reumatologista de adulto:_____ Endereço:_____

_____ Telefone:_____ Data da primeira consulta:_____

Comentários:_____

Patricia A. Rettig, MSN, RN, CRNP, The Children's Hospital of Philadelphia, revisado 10/jan/10.

Recursos de transição de assistência de saúde

Acesse o website da Health Care Transition: http://hctransitions.ichp.edu/

A lista de endereços para correspondência a seguir é um serviço disponibilizado pela Division of Policy and Program Affairs, do Institute for Child Health Policy (www.ichp.edu).

Arthritis Foundations
Atlanta, Georgia 30357-0669
(800)283-7800
A. Folheto Decision Making for Teenagers with Arthritis
B. JA Alliance/AF National and Regional Conferences for families and professionals

On TRAC – Taking Responsibility for Adolescent/Adult Care
British Columbia Children's Hospital
Room 2 D20 4480 Oak Street
Vancouver, B.C.
Canada 3V4
(604)875-3472
A. Bibliografia anotada
B. *Workshops*, treinamento e consultas

RAP Journal for teens with JIA
Resource Handbook for Parents of Adolescents with JIA
Janet McDonagh MD e Karen Shaw MD, Rheumatology
Institute of Child Health
Diana, Princess of Wales children's Hospital
Steelhouse Lane
Birmingham, B4 6NH UK
Tel: 0121 333 8743

Parent Training and Information Center
PACER Center, Inc.
4826 Chicago Avenue South
Minneapolis, MN 55412
(612)827-2966
A. Speak Up for Health – guia para os pais
B. Living Your Own Life – guia para adolescentes, escrito por jovens e adultos com doenças crônicas ou incapacitações

Parte IV

Outros distúrbios clínicos/cirúrgicos

16
Oncologia pediátrica

Victoria Gocha Marchese

Tipos comuns de câncer pediátrico
    Leucemia
    Tumores do sistema nervoso central
    Linfoma
    Tumores neuroblásticos
    Sarcoma
    Retinoblastoma
    Tumor de Wilms
Fatores relacionados à doença e à intervenção
    médica que influenciam a prática da fisioterapia
    Quimioterapia
    Radioterapia
    Cirurgia
    Transplante de medula óssea e de células-
        -tronco periféricas

Exame e avaliação de fisioterapia
    Revisão de sistemas
    Histórico médico e social
    Testes e medidas
    Estrutura e função corporal
        (comprometimentos)
    Atividade (limitações de atividade)
    Participação (restrições de participação)
Diagnóstico, prognóstico e plano de cuidado
    Intervenção fisioterapêutica
    Coordenação, comunicação e documentação
    Instrução do paciente/cliente
    Intervenção de procedimento
Sobrevivência
Estudos de caso

A cada ano, mais de 11 mil crianças e adolescentes são diagnosticados com câncer nos Estados Unidos.[1] Graças ao aprimoramento das intervenções médicas e exames diagnósticos, as taxas de sobrevivência de adultos jovens que tiveram câncer na infância se aproxima de 80%.[2] Estima-se que 328 mil sobreviventes de câncer na infância vivam, hoje, nos Estados Unidos, o que significa que cerca de 1 em cada 570 adultos na faixa de 20 a 34 anos seja sobrevivente de câncer na infância.[3] Dessa forma, mais do que nunca, hoje existem mais adultos jovens que vivem com os efeitos em curto e longo prazos do câncer e das intervenções médicas usadas para salvar suas vidas. Conforme os números de crianças com câncer e de sobreviventes aumenta, também se torna maior a necessidade de que os fisioterapeutas ampliem seus conhecimentos sobre detecção precoce, intervenções terapêuticas para os tipos comuns de câncer pediátrico e efeitos colaterais em curto e longo prazos do câncer e de seu tratamento. Como fisioterapeutas, temos a responsabilidade de conhecer o *continuum* do cuidado prestado aos nossos pacientes, desde a suspeita do diagnóstico de câncer até a prestação dos tipos adequados de intervenção fisioterapêutica, a fim de educar nossos pacientes sobre as complicações em longo prazo que eles poderão desenvolver, uma vez que essas complicações estão incluídas no escopo da prática de fisioterapia, principalmente nas áreas dos sistemas musculoesquelético, neuromuscular, tegumentar e cardiopulmonar.

Os fisioterapeutas estão em posição exclusiva para auxiliar os pacientes ao prestar assistência para câncer e usar seus conhecimentos avançados de pesquisa, considerando a nossa instrução e treinamento nas áreas funcionais mais adversamente impactadas pela doença e seu tratamento. Essas áreas incluem a prevenção da doença, educação e intervenção, com enfoque em diversos comprometimentos, entre os quais a amplitude de movimento (AM), força, planejamento motor, equilíbrio e coordenação, fadiga, indicação de dispositivos auxiliares, próteses e órteses, além da mobilidade funcional. A meta definitiva é melhorar a qualidade de vida do paciente e sua capacidade de participar das atividades em família e na comunidade.

O câncer consiste no crescimento descontrolado de células funcionalmente defeituosas. À medida que se tornam mais numerosas, essas células tendem a se amontoar em torno das células sadias ou a formarem massas sólidas, o que leva à manifestação dos sinais e sintomas da doença. De forma típica, o câncer se desenvolve em um sítio primário, mas pode formar *metástases* ou se espalhar para outras áreas do corpo. O termo *câncer* é usado com frequência para se referir a vários tipos de câncer. Em crianças, os tipos mais comuns de famílias de tumores são leucemia, tumores cerebrais, linfomas, tumor de Wilms, neuroblastoma, retinoblastoma, rabdomiossarcoma, osteossarcoma e sarcoma de Ewing.[1] Em contraste, os adultos desenvolvem mais frequentemente cânceres de próstata, mama, pulmão, cólon e reto.[4]

Tipos comuns de câncer pediátrico

Leucemia

A leucemia é o tipo mais prevalente de câncer pediátrico, correspondendo a 25% de todos os casos de câncer em jovens com menos de 15 anos.[5] O nome da doença é derivado de *leucócito* (célula branca do sangue) e do sufixo grego *emia*, que indica uma condição sanguínea. Os leucócitos normais são essenciais para ajudar o corpo a remover substâncias estranhas, como vírus, bactérias e fungos. A leucemia, um distúrbio maligno do sangue e da medula óssea, responsável pela formação do sangue, é caracterizada pela superprodução de leucócitos anormais. Há vários tipos diferentes de leucemia que, de modo peculiar, são classificados pelo tipo de célula que origina as células cancerosas (linfoide ou mieloide) e pela velocidade da replicação celular, rápida (aguda) ou lenta (crônica).

A leucemia pediátrica mais comum é a leucemia linfoblástica aguda (LLA), também conhecida como leucemia linfocítica aguda ou leucemia linfoide aguda. A LLA corresponde a 72% de todos os casos de leucemia em jovens com menos de 15 anos[5], sendo mais mais frequente em crianças de 2 a 3 anos de idade. A LLA é considerada aguda porque os linfócitos imaturos se proliferam com rapidez e quando não é tratada a tempo, a doença é fatal. Entretanto, com a intervenção médica apropriada, as taxas de sobrevivência para crianças com LLA atualmente se aproximam de 94%.[6]

A segunda leucemia pediátrica mais comum é a leucemia mieloide aguda (LMA), também conhecida como leucemia mielocítica, mielógena ou não linfoblástica; corresponde a cerca de 15 a 20% de todos os casos de leucemia em jovens com menos de 15 anos.[7] A LMA consiste na proliferação rápida de células mieloides imaturas. A taxa de sobrevivência para crianças com LMA é menos favorável do que para crianças com LLA; entretanto, recentemente, essas taxas subiram para quase 71%.[6] Em contraste com as leucemias agudas, a leucemia crônica é menos comum em crianças, correspondendo a menos de 5% dos casos de leucemia pediátrica.[8]

Considera-se que fatores genéticos desempenham um papel importante na causa de leucemia aguda. Por exemplo, crianças com síndrome de Down, síndrome de Klinefelter e neurofibromatose são mais propensas a desenvolver leucemia do que as crianças que não sofrem dessas condições.[9-12] Outro possível fator no desenvolvimento da leucemia aguda é a exposição à radiação ionizante e a certos compostos químicos tóxicos.[5,7]

Os sinais e sintomas de leucemia são tipicamente causados pela superprodução de um tipo celular específico que se amontoa em torno das células sadias normais, causando anemia, trombocitopenia e neutropenia, e produzindo os efeitos colaterais identificáveis da leucemia, como fadiga, contusão, sangramento, infecção, dor óssea, febre e aumento do tamanho do baço e de linfonodos.[5,7]

A intervenção médica para crianças com leucemia inclui quimioterapia com multiagentes, que pode ser fornecida por 2 a 3 anos, dependendo do tipo de leucemia e do protocolo indicado. Normalmente, apenas quando há recidiva de LLA, ou seja, quando as células cancerosas voltam, que o transplante de célula-tronco é indicado. Entretanto, para crianças com LMA, o transplante de célula-tronco muitas vezes é o tratamento de primeira escolha, desde que haja um doador disponível.[6,7]

Tumores do sistema nervoso central

Os tumores do sistema nervoso central (SNC) são os tumores sólidos mais frequentes em crianças e constituem

TABELA 16.1 ▶ Tumores comuns do SNC pediátrico[6,13-15]				
Tipo de tumor	Histologia	Localização	Ocorrências no SNC (%)	Pico da idade de incidência
Astrocitoma (astrocitoma pilocítico juvenil, astrocitoma anaplásico, glioblastoma multiforme)	Astrócitos (células gliais)	Cerebelo, cérebro, tálamo ou hipotálamo	52	5
Meduloblastoma	Neuroepitelial	Cerebelo	20	1-10
Tumor neuroectodérmico primitivo (neuroblastoma cerebral, meduloblastoma cerebral)	Neuroepitelial	Cérebro	20	1-10
Gliomas do troncoencefálico	Células gliais	Mesencéfalo/ponte/bulbo	10	5-10
Ependimoma	Ependimal	Quarto ventrículo	6	<5

o segundo tipo de câncer pediátrico mais comumente diagnosticado (Tab. 16.1).[13] Esses tumores representam 25% das malignidades da infância e são mais frequentes nas crianças durante a primeira década da vida.[13] Os tipos mais comuns de tumores do SNC encontrados em crianças e adolescentes são o astrocitoma, os tumores neuroectodérmicos primitivos (incluindo o meduloblastoma), os gliomas do troncoencefálico, os ependimomas e o craniofaringioma.[6,13] Os sinais e sintomas de tumores cerebrais em crianças variam amplamente, de acordo com o tamanho e a localização do tumor. Podem incluir cefaleias, convulsões, sonolência, disfasia (comprometimento da fala), disfagia (dificuldade de deglutição), comprometimento visual, alterações do comportamento, vômitos súbitos, falta de coordenação, fraqueza muscular, comprometimento do equilíbrio e parestesia.[6,14,15]

A intervenção médica em crianças com tumores cerebrais depende do tipo e localização do tumor, podendo incluir cirurgia, radioterapia e quimioterapia.[13] As taxas de sobrevivência de crianças com tumores no SNC dependem de tipo, tamanho e localização do tumor. Crianças e adolescentes com câncer de SNC exibem taxa de sobrevivência geral de 74%.[13]

Linfoma

O terceiro tipo mais comum de câncer em crianças é o linfoma, incluindo o linfoma de Hodgkin e o linfoma não Hodgkin (LNH). Os linfomas representam 8% de todos os cânceres pediátricos.[1] Essas malignidades surgem nas células linfoides e têm seus próprios subtipos biológicos.[16] O linfoma de Hodgkin é mais comum em crianças e adolescentes, enquanto o LNH é mais prevalente em crianças menores.[1] Os sinais e sintomas de linfoma de Hodgkin incluem adenopatia supraclavicular indolor ou adenopatia cervical, tosse não produtiva, fadiga, anorexia, perda de peso discreta e prurido.[16] O LNH pode ser classificado em quatro subcategorias:[16]

1. Linfoma de Burkitt e linfoma do tipo Burkitt (linfoma de pequenas células não clivadas).
2. Linfoma linfoblástico.
3. Linfoma difuso de grandes células B.
4. Linfoma anaplásico de grandes células.

Os sinais e sintomas clínicos do LNH podem incluir alterações nos hábitos intestinais; náusea; vômitos; inchaço abdominal, facial, cervical ou dos membros superiores; disfagia dolorosa; e dispenia.[17] A taxa de sobrevivência de crianças e adolescentes com linfoma de Hodgkin é 91% para a doença em estágio inicial, e acima de 80% para a doença avançada. Para aquelas com LNH, a taxa de sobrevivência é de quase 80%.[6,17] O tratamento médico do linfoma normalmente inclui quimioterapia e radioterapia.[16,17]

Tumores neuroblásticos

Os tumores neuroblásticos incluem o neuroblastoma, o ganglioneuroblastoma e o ganglioneuroma.[18] Esses tumores se desenvolvem a partir das células primordiais da crista neural e representam 50% das malignidades da infância.[6] Dois terços das crianças diagnosticadas com neuroblastoma têm menos de 5 anos de idade.[3] Os neuroblastomas comumente se desenvolvem nas glândulas suprarrenais, no sistema nervoso simpático, nos gânglios abdominais e nos gânglios simpáticos do tórax ou do pescoço.[1,18] Os sinais e sintomas do neuroblastoma dependem em grande parte da localização do tumor. Eles incluem a presença de uma massa rígida, fixa e apalpável localizada na área do pescoço ou abdome, além de dor e paralisia, caso o tumor envolva a medula espinhal ou nervos periféricos.[18] Cirurgia, quimioterapia e radioterapia são usadas como tratamento médico para casos de neuroblastoma. A taxa de sobrevivência de crianças com neuroblastoma depende da idade no momento do diagnóstico, do estágio da doença e da histologia tumoral.[3,18] Quanto menor for a idade da criança no momento do diagnóstico, maiores são as chances de sobrevivência. Crianças com menos de 1 ano de idade no momento do diagnóstico exibem taxa de sobrevivência de 90%. A taxa de sobrevivência de 5 anos de crianças com 1 a 4 anos de idade no momento do diagnóstico de neuroblastoma é de cerca de 68%. Crianças com 5 a 9 anos de idade no momento do diagnóstico têm taxa de sobrevivência de 52%, enquanto aquelas com idade de 10 a 14 anos ao serem diagnosticadas apresentam taxa de sobrevivência de 66%.[3]

Sarcoma

A palavra *sarcoma* designa um tumor maligno que surge a partir de células de origem mesenquimal. Essas células tipicamente maturam em músculo esquelético, músculo liso, tecido adiposo, tecido fibroso, osso e cartilagem.[19] A intervenção médica para sarcoma pode incluir quimioterapia neoadjuvante (pré-operatória) e adjuvante (pós-operatória), cirurgia e/ou radioterapia. A meta principal do tratamento médico é melhorar a sobrevivência do paciente e preservar ao máximo a função do membro afetado. Os fatores usados para determinar o tipo de intervenção médica incluem tamanho, localização e resposta do tumor à quimioterapia pré-cirurgica, bem como a contenção da doença junto ao sítio primário.[20]

Osteossarcoma

Também chamado sarcoma osteogênico, o osteossarcoma é o tumor ósseo mais comum em adolescentes.[21] Ocorrem com maior frequência em ossos longos, principalmente na área da metáfise do fêmur distal, tíbia proximal ou úmero proximal.[21] Os adolescentes são os que apresentam maior risco de desenvolvimento de osteossarcoma e isso parece ser devido aos estirões de crescimento rápido que ocorrem nessa fase.[21] O sintoma primário do osteossarcoma é a dor no sítio envolvido, com ou sem presença de massa palpável ou diminuição da AM.[6,21] A intervenção médica para sarcomas inclui quimioterapia neoadjuvante, quimioterapia adjuvante e cirurgia – preservação de membro (salvamento), amputação ou rotoplastia (Figs. 16.1 a 16.4). Os fatores usados para determinar a forma de cirurgia incluem: tamanho, localização e resposta do tumor à quimioterapia pré-cirurgica, bem como a contenção da doença no sítio primário.[20] As taxas de sobrevivência para crianças com osteossarcoma metastático (30%) não são tão favoráveis quanto as das crianças com doença localizada (75%).[6]

Sarcoma de Ewing

O sarcoma de Ewing é o segundo tipo mais comum de malignidade óssea em crianças e adolescentes.[22] Considera-se que o sarcoma de Ewing se origina a partir das células da crista neural. Entretanto, os sarcomas de Ewing são considerados tumores primariamente de osso ou de tecido mole.[22] Os sítios comuns de sarcoma de Ewing são a coluna vertebral, pelve, costela e ossos longos, como fêmur, tíbia e fíbula.[22] Cerca de 56% dos pacientes que desenvolvem sarcoma de Ewing têm 10 a 20 anos de idade.[22] Os sinais e sintomas são dor e/ou inchaço no local do tumor.[22] A intervenção médica para crianças com sarcoma de Ewing inclui cirurgia, quimioterapia e radioterapia. O prognóstico do sarcoma de Ewing em crianças varia amplamente, dependendo da localização do tumor. A taxa de sobrevivência geral de 5 anos para crianças com sarcoma de Ewing localizado é aproximadamente 70%.[1] A taxa de sobrevivência é menor para pacientes que desenvolvem doença metastática (15 a 30%).[1]

Rabdomiossarcoma

O rabdomiossarcoma, o sarcoma de tecido mole mais comum em neonatos a crianças de 14 anos de idade, está em sexto lugar entre os cânceres mais comuns em crianças e adolescentes.[1,19] Os sítios mais prevalentes para rab-

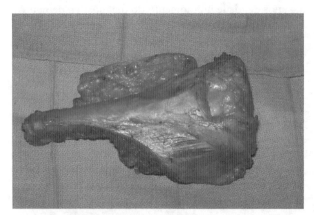

FIGURA 16.1 ▸ Osteossarcoma extirpado.

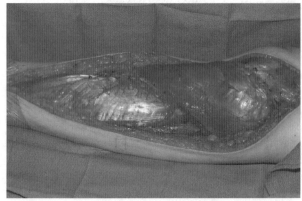

FIGURA 16.3 ▸ Retalho de músculo gastrocnêmio cobrindo a prótese interna, antes do fechamento da ferida cirúrgica.

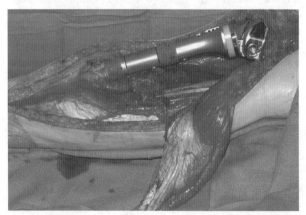

FIGURA 16.2 ▸ Prótese interna colocada durante a cirurgia.

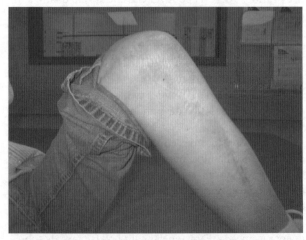

FIGURA 16.4 ▸ Membro inferior cirurgicamente reparado, decorridos cerca de 3 meses do reparo, apresentando fechamento satisfatório da ferida.

domiossarcoma são a cabeça e o pescoço, seguidos dos órgãos urinários e reprodutores, membros e tronco.[6,19] Os sinais e sintomas incluem o aparecimento de uma massa ou o distúrbio de uma função corporal normal, como a obstrução e o aumento de secreção causados por um tumor na nasofaringe.[19] O tratamento médico para crianças com rabdomiossarcoma inclui a remoção cirúrgica do tumor, quimioterapia e radioterapia.[19] Assim como para os outros sarcomas, a taxa de sobrevivência para crianças com rabdomiossarcoma depende do tamanho, localização e composição celular do tumor, do grau de sucesso da remoção cirúrgica e se o tumor está contido em um dado sítio. Jovens com menos de 15 anos de idade no momento do diagnóstico têm taxa de sobrevivência de 5 anos de 65%, em contraste com aqueles na faixa etária de 15 a 19 anos, cuja taxa de sobrevida é 47%.[1,3]

Retinoblastoma

O retinoblastoma, uma malignidade da retina que se origina de células precursoras multipotentes, representa apenas cerca de 3% dos casos de câncer em jovens com menos de 15 anos. Por outro lado, o retinoblastoma corresponde a 13% dos cânceres em bebês.[3,6,23] A doença pode ser ou não hereditária, e a forma hereditária se manifesta principalmente em bebês.[23] A forma não hereditária ocorre quando o gene desenvolve de forma espontânea uma nova mutação, sendo mais prevalente em crianças do que em bebês.[23] Em média, a idade em que o retinoblastoma ocorre é 2 anos e o envolvimento unilateral é mais frequente, estando presente em 3 a cada 4 crianças.[1] Os dois sinais e sintomas mais comuns de retinoblastoma são a leucocória (ausência do reflexo vermelho normal do olho) e o estrabismo (cruzamento dos olhos).[23] A intervenção médica para crianças com retinoblastoma é bastante multifacetada e pode incluir enucleação (remoção do olho), radioterapia com feixe externo, radioterapia da placa, fotocoagulação a *laser*, crioterapia, termoterapia e quimioterapia sistêmica.[23] A taxa de sobrevivência de 5 anos para bebês e crianças com retinoblastoma atualmente excede 95%.[6]

Tumor de Wilms

O tumor de Wilms, também chamado nefroblastoma, é a malignidade renal mais comum em crianças.[24] Crianças com menos de 6 anos são mais propensas a ter tumor de Wilms, em comparação a crianças maiores. A condição em geral é diagnosticada entre 3 e 4 anos de idade.[1,24] Os sinais e sintomas primários do tumor de Wilms são a presença de inchaço ou de uma massa no abdome, febre, anemia e hipertensão.[24] A intervenção médica para tumor de Wilms consiste em ressecção cirúrgica, quimioterapia e radioterapia.[24] A taxa de sobrevivência de 5 anos para crianças com tumor de Wilms é 92%.[2]

Fatores relacionados à doença e à intervenção médica que influenciam a prática da fisioterapia

Quando um paciente apresenta sinais e sintomas sugestivos de câncer, o médico solicita exames diagnósticos específicos. Um hemograma completo é realizado com bastante frequência para avaliar a função da medula óssea. Os valores sanguíneos normais listados na Tabela 16.2 são apenas uma faixa geral, porque esses valores sofrem variação discreta conforme o sexo e a idade da criança.[25] As faixas listadas como aceitáveis para a liberação de exercícios físicos são apenas uma diretriz. Como as crianças com câncer muitas vezes apresentam contagens sanguíneas baixas, é altamente recomendável que o fisioterapeuta entre em contato com o médico da criança e discuta esses parâmetros. Os fisioterapeutas que atuam junto aos principais centros de oncologia infantil, com a aprovação dos médicos, podem continuar a prestar serviços de fisioterapia mesmo que a criança tenha contagens sanguíneas baixas. Por exemplo, o fisioterapeuta pode incentivar a prática de exercícios de AM ativa suave ou de uma atividade de arremesso leve para o paciente cuja contagem plaquetária seja inferior a 20.000 μg/L, ou ainda uma caminhada leve para uma criança com concentração de hemoglobina <8 g/100 mL, em vez de proibir o exercício. Portanto, o padrão de cuidado deve incluir atividades estruturadas com parâmetros guiados pelos níveis de contagem sanguínea previamente acordados.

Um aspirado ou biópsia de medula óssea é obtido por meio da inserção direta de uma agulha dentro do osso, em geral o osso da crista ilíaca. A amostra então é examinada microscopicamente para detectar a presença de células cancerosas. Uma punção lombar é realizada pela inserção de uma agulha dentro da área das vértebras lombares; o líquido cerebrospinal é retirado para determinar se foi envolvido pelo câncer. Os fisioterapeutas devem entender que uma criança submetida à aspiração da medula óssea ou à punção lombar pode passar por desconforto com o movimento ou sentir dor nessas áreas durante alguns dias, e levar isso em consideração ao realizar o exame fisioterapêutico e planejar o programa de intervenção da sessão. Por exemplo, se um paciente tem dificuldade para fazer a transição da posição sentada para a posição em pé, é importante que o fisioterapeuta se questione e investigue se essa dificuldade se deve à uma real fraqueza dos membros inferiores ou se a causa é a dor no quadril ou área dorsal inferior, problema o qual se resolverá em questão de poucos dias.

Os exames de radiografia, ultrassom, tomografia computadorizada (TC) ou imagem de ressonância magnética (IRM) são realizados quando o paciente apresenta dor ou inchaço em um membro. A análise dos resultados dos exames de imagem é útil para identificar a localização do tu-

TABELA 16.2 ▸ Contagem sanguínea, sintomas e diretrizes de exercício[26]				
	Hemácias (eritrócitos)	Plaquetas (trombócitos)	Hemoglobina	Leucócitos
Função	Transporte de CO_2 e O_2	Coagulação sanguínea	Transporte de CO_2 e O_2	Defesa contra infecção
Valores normais	Homem: $4,7\text{-}5,5\times10^6/\mu L$ Mulher: $4,1\text{-}4,9\times10^6/\mu L$	$150.000\text{-}350.000/\mu L$	$10\text{-}13$ g/100 mL	$4.500\text{-}11.000/mm^3$
Nome do valor baixo	Anemia	Trombocitopenia	Anemia	Infecção bacteriana, viral e/ou fúngica
Sintomas de valores baixos	Palidez, fadiga	Contusões, petéquias	Palidez, fadiga	Infecção
Diretrizes de exercício	Ver Hemoglobina	Sem exercício: <20.000 Exercício leve: 20.000-50.000 Exercício resistido: >50.000	Sem exercício: <8 Exercício leve: 8-10 Exercício resistido: >10	Sem exercício: <5.000 Exercício leve: >5.000 Exercício resistido: >5.000

mor; entretanto, ainda há necessidade de realizar exames adicionais, como o exame de uma amostra de biópsia obtida por agulha, para determinar o tipo de tumor com base nas características morfológicas da célula. Essa informação é importante para o fisioterapeuta, porque a localização do tumor pode exercer impacto sobre os tecidos circundantes, de modo a causar contraturas articulares ou modificar a condição de apoio de peso do membro inferior do paciente, limitando assim a deambulação e a mobilidade funcional.

Antes de prescrever um curso de tratamento médico, o oncologista determinará o grau e o estágio do tumor pela identificação do tipo específico ao nível celular, sua localização exata e se o câncer se espalhou para outras áreas do corpo. O grau do tumor, que indica seu grau de malignidade, é determinado com base na aparência microscópica das células tumorais, na tendência do tumor de se espalhar e em sua velocidade de crescimento. Um sistema usado com frequência na determinação do grau do câncer é o sistema estabelecido pela Organização Mundial da Saúde (OMS).[15] O sistema começa com grau I (um tumor de crescimento lento e aparência discretamente anormal) e termina com grau IV (um tumor de reprodução mais rápida e com células indiferenciadas).[15] As classificações de estadiamento são usadas para descrever se a doença está contida no sítio primário e, se não estiver, a extensão de sua disseminação. Embora a causa exata do câncer frequentemente seja desconhecida, fatores genéticos e ambientais foram associados a muitos cânceres pediátricos comuns. É importante que o oncologista conheça esses fatores genéticos, que também podem afetar o tipo de intervenção escolhida para o paciente. O fisioterapeuta também deve entender os sistemas de gradação e estadiamento, para ajustar o programa de intervenção da fisioterapia e planejar a assistência em torno das necessidades específicas da criança. Por exemplo, se a criança tem osteossarcoma de membro inferior e, durante o treino de marcha a criança apresenta falta de ar com aumento do esforço respiratório, o terapeuta deve saber se há metástases pulmonares para adaptar a sessão à necessidade da criança.

Os cânceres pediátricos normalmente são tratados com diversas modalidades, como a cirurgia, quimioterapia, radioterapia ou transplante de células-tronco. A intervenção médica é baseada no tipo de câncer e na extensão da doença. O tratamento tem diferentes fases: indução, consolidação e manutenção. Durante a fase de indução, o paciente recebe altas doses de quimioterapia e possivelmente outras modalidades, como radioterapia, com a meta de alcançar a remissão o mais rápido possível (ausência de células cancerosas). Para eliminar quaisquer células cancerosas remanescentes, os pacientes continuam recebendo doses altas de quimioterapia durante a fase de consolidação. Ao longo da fase de manutenção, os pacientes recebem doses menores de quimioterapia com o objetivo de prevenir a recidiva da doença.

Quimioterapia

Os agentes quimioterápicos são compostos químicos usados para interferir nas células cancerosas em divisão rápida com consequente morte celular. A quimioterapia com multiagentes é usada para prevenir a resistência a um fármaco e permite a administração de doses maiores. A quimioterapia é a intervenção principal para muitos tipos de cânceres, como leucemia e linfoma, e muitas vezes é combinada com outras modalidades de tratamento, como cirurgia e radioterapia. Por exemplo, crianças com osteossarcoma ou sarcoma de Ewing costumam receber quimioterapia neoadjuvante por cerca de 10 a 12 semanas, antes da cirurgia, para ajudar a reduzir o tumor.[26,27] Elas também recebem quimioterapia adjuvante para auxiliar a eliminação de quaisquer células cancerosas que tiverem se espalhado para outras áreas do corpo.

Os agentes quimioterápicos são administrados de várias formas, incluindo as vias intravenosa, oral e intramuscular. A maioria não atravessa prontamente a barreira hematoencefálica, portanto, para atingir a doença no SNC, esses agentes são injetados diretamente no líquido cefalorraquidiano, em geral através de um cateter inserido na área lombar ou no cérebro.[28] Esse modo de administração, que

Agentes quimioterápicos	Efeitos colaterais comuns		Tipos de câncer comuns
	Curto prazo	Longo prazo	
Vincristina	Hipertensão, dificuldades motoras, depressão do SNC, neuropatia periférica, alopecia, constipação, anorexia, dor mandibular, dor na perna, fraqueza, parestesia, dormência, mialgia, cãibra	Neuropatia periférica, prejuízo da coordenação motora grossa e fina	Leucemia, doença de Hodgkin, neuroblastoma, linfomas, tumor de Wilms e rabdomiossarcoma
Cisplatina	Bradicardia, náusea, vômitos, supressão da medula óssea, ototoxicidade, neuropatia periférica	Ototoxicidade, nefrotoxicidade	Osteossarcoma, doença de Hodgkin e linfoma não Hodgkin, tumores cerebrais
Metotrexato	Mal-estar, fadiga, tontura, alopecia, fotossensibilidade, náusea, vômitos, diarreia, anorexia, mucosite, glossite, mielossupressão, artralgia, osteopenia	Osteoporose, fratura óssea, infertilidade, toxicidade renal, hepatotoxicidade, deficits neuropsicológicos-cognitivos	Leucemia, osteossarcoma, linfoma não Hodgkin
Dexametasona	Hipertensão, suscetibilidade aumentada à infecção, miopatia, apetite aumentado, alterações mentais	Supressão do crescimento, desmineralização óssea, osteonecrose	Leucemia, tumores cerebrais e outros tipos de malignidade
Ifosfamida	Sonolência, tontura, polineuropatia, alopecia, dermatite, náusea, vômito, anorexia, diarreia, constipação, mielossupressão	Cardiotoxicidade, nefrotoxicidade	Doença de Hodgkin e linfoma não Hodgkin, leucemia linfocítica aguda e crônica, sarcoma
Doxorrubicina	Alopecia, náusea, vômitos, mucosite, diarreia, supressão da medula óssea	Cardiotoxicidade, miocardite	Linfoma, leucemia, sarcoma de tecido mole, neuroblastoma, osteossarcoma

TABELA 16.3 ▸ Agentes quimioterápicos específicos e efeitos colaterais comuns pertinentes à fisioterapia[35-49]

é chamado intratecal, normalmente é usado para administração de metotrexato.

Os agentes quimioterápicos podem causar efeitos colaterais secundários (Tab. 16.3).[29-41] Nem todos os agentes produzem os mesmos efeitos adversos, do mesmo modo como estes também não ocorrem no mesmo período de tempo. Fármacos como a vincristina, por exemplo, comprovadamente causam neuropatia sensorial/motora periférica, que afeta principalmente as mãos e os pés dentro de algumas semanas de uso.[29,40,42-45] O primeiro de todos os sinais clínicos e mais comum relacionado à toxicidade da vincristina é a diminuição do reflexo do tendão do calcâneo, que pode ocorrer com 1 mês de quimioterapia. A indicação principal de neuropatia periférica é o pé caído, a diminuição da força de dorsiflexão do tornozelo e da AM ativa, e a dor neuropática.[35,40,46] Entretanto, a ordem em que a manifestação clínica se dá pode variar. O fisioterapeuta pode observar fraqueza da musculatura intrínseca das mãos e dos pés do paciente, seguida de fraqueza dos tibiais anteriores. Alternativamente, esse paciente pode exibir dor neuropática sem nenhum sinal de fraqueza muscular. Assim que a dose de vincristina é diminuída ou sua administração é suspensa, os sintomas de neurotoxicidade em geral diminuem; entretanto, alguns pesquisadores relatam deficits residuais nas habilidades motoras grossas.[34,43] Fármacos como metotrexato causam problemas como mielossupressão já na primeira semana de administração, além de problemas neuropsicológicos com deficits de memória e comprometimentos de coordenação visuoespacial e motora.[47-49] A mielossupressão é um processo em

que a atividade medular óssea está diminuída, acarretando baixa produção de plaquetas, hemácias e leucócitos, e aumento correspondente do risco de sangramento, fadiga e infecção.

Radioterapia

A radioterapia usa radiação ionizante para quebrar a estrutura do DNA das células tumorais e assim limitar a capacidade dessas células de continuarem a se reproduzir. Ela é aplicada por um feixe de radiação externo ou pela colocação interna de material radioativo próximo ao tumor. Esse tratamento costuma ser usado de forma isolada ou, mais frequentemente, combinado a outros tratamentos como cirurgia e quimioterapia.[50,51] Quando administrada antes da remoção cirúrgica de um tumor, pode produzir o encolhimento da massa tumoral, diminuindo assim a quantidade de dano aos tecidos sadios circundantes.[52] A radiação é usada após a cirurgia para destruir quaisquer células que possam ter se espalhado a partir do sítio primário.[52] A irradiação corporal total também é combinada à quimioterapia para destruir a medula óssea da criança como forma de preparação para o recebimento de um transplante de célula-tronco. Essa intervenção pode causar numerosos efeitos colaterais de curto e longo prazos (Tab. 16.4), que estão relacionados sobretudo à área e aos tecidos circundantes que receberam a radiação.[50-57] Os efeitos colaterais da radiação são particularmente graves em bebês e crianças que ainda estão em fase de crescimento e podem ter seus sistemas neuropsicológico e musculoesquelético afetados.

TABELA 16.4 ▸ Efeitos da radiação em curto e longo prazo[50-57]

Curto prazo	Longo prazo	Implicação para os fisioterapeutas
Pele	Fibrose	Dor
Vermelhidão	Fratura patológica	AM diminuída
Bolhas	Anormalidades de crescimento ósseo	Força diminuída
Queda de pelos	Osteonecrose/necrose avascular	Resistência diminuída
Fibrose	Osteoporose	Mobilidade funcional diminuída
Fadiga	Complicações cardíacas	Equilíbrio diminuído
Deficits cognitivos	Hipertensão	Diminuição da função neuropsicológica
	Disfunção da tireoide	Precisão motora, integração sensorial
		Memória, concentração
		Diminuição da qualidade de vida e da participação nas atividades em comunidade e em família

Cirurgia

Os procedimentos cirúrgicos normalmente realizados no paciente pediátrico com câncer incluem biópsia de tumor, colocação de linha central e válvula, e ressecção tumoral, com ou sem reconstrução cirúrgica extensiva.

Biópsia tumoral

Normalmente, antes de qualquer intervenção médica, é realizada a biópsia de uma porção do tumor ou a aspiração da medula óssea. Esses procedimentos são realizados sob anestesia geral, sedação consciente ou anestesia local. Infelizmente, com alguns tumores cerebrais, sobretudo os tumores de troncoencefálico, é impossível obter uma biópsia por causa do alto risco de dano ao tecido circundante.

Colocação de linha central e válvula

Como a maioria das crianças recebe agentes de quimioterapia por via intravenosa por período prolongado, pode haver necessidade de colocação cirúrgica de um cateter interno que conduza diretamente a um vaso sanguíneo importante próximo ao coração. Essas linhas com frequência são chamadas linha central, cateter de Broviac ou de Hickman. O cateter de Broviac é um cateter externo que leva a um vaso importante, como a jugular externa ou interna. Um cateter interno é inserido no mesmo vaso importante, mas permanece sob a pele e é acessado com uma agulha toda vez que a criança precisa receber medicação ou coletar sangue. Uma linha central que é puxada acidentalmente constitui uma emergência médica em função do risco de infecção e sangramento. Dessa forma, precauções especiais se fazem necessárias para manter a área em torno do cateter limpa, seca e protegida contra lesões.

A colocação cirúrgica de uma válvula ventriculoperitoneal muitas vezes se faz necessária quando um tumor cerebral resulta em elevação da pressão intracraniana. É importante que os fisioterapeutas conheçam os sinais e sintomas de pressão intracraniana aumentada decorrente da presença de um tumor cerebral ou de mau funcionamento da vál-

vula: cefaleias, vômitos, diplopia, distúrbios da consciência, papiledema e alterações da função motora.[14]

Ressecção cirúrgica

A maioria dos tumores sólidos necessitará de ressecção cirúrgica. Entretanto, alguns são amplos demais para serem extirpados ou estão localizados onde a ressecção seria arriscada. Entre os exemplos, estão o glioma do troncoencefálico ou o neuroblastoma que se estende para dentro da medula espinhal. Entretanto, para os tumores malignos, a ressecção cirúrgica é tipicamente a escolha ideal. Para aumentar a probabilidade de não haver recidiva nem disseminação tumoral para outras áreas do corpo, o cirurgião direcionará todos os esforços no sentido de extirpar totalmente o tumor com uma margem limpa de tecido isenta de células cancerosas. Como nem sempre é possível saber se houve espalhamento de células além do sítio tumoral primário, quimioterapia e radioterapia também podem ser fornecidas ao paciente.

Outros procedimentos cirúrgicos

Para pacientes com tumor de tecido mole ou tumor ósseo em membro inferior ou superior, são disponibilizadas algumas opções cirúrgicas, como amputação, rotoplastia e procedimentos de preservação de membro.[58-60] Os procedimentos de preservação de membro podem incluir o uso de um dispositivo endoprotético personalizado, reconstrução de aloenxerto ou reconstrução de autoenxerto, ou ainda o uso combinado de endopróteses e enxertos ósseos.[20] Para crianças que não atingiram a maturidade esquelética, é possível reconstruir o membro inferior com o uso de endoprótese expansível ou epifisiodese contralateral.[20] O uso de endoprótese expansível, como a prótese Repiphysis®, é uma escolha comum.[58] Uma vez implantada a prótese expansível, o cirurgião pode alongar a perna da criança sem abrir o sítio cirúrgico. O uso desse procedimento não invasivo diminui o risco de infecção e o tempo necessário para cicatrização. Em curto prazo, as limitações do procedimento de preservação de membro (Tab.

TABELA 16.5 ▶ Efeitos adversos em curto e longo prazo dos procedimentos de preservação de membro, amputação e rotoplastia					
Procedimentos de preservação de membro		Amputação		Rotoplastia	
Curto prazo	Longo prazo	Curto prazo	Longo prazo	Curto prazo	Longo prazo
Cicatrização lenta da ferida Infecção AM precária Aumento do gasto energético	Diversas revisões cirúrgicas Discrepância do comprimento das pernas Fraturas Infecção AM articular precária Aumento do gasto energético Conversão em amputação Reincidência local	Cicatrização lenta da ferida Infecção Cobertura inadequada da ferida Aumento do gasto energético Dor neuropática	Problemas de imagem corporal Bolhas cutâneas Vermelhidão Dor do membro fantasma Dor muscular Aumento do gasto energético	Cicatrização lenta da ferida Infecção Aumento do gasto energético	Problemas de imagem corporal Discrepância do comprimento das pernas Aumento do gasto energético

16.5) incluem a cicatrização lenta da ferida por causa do uso de agentes quimioterápicos, o aumento do risco de infecção e a redução da AM articular precária[61,62] (Fig. 16.5). Entre os efeitos adversos de longo prazo, estão a necessidade de revisões cirúrgicas frequentes por causa do afrouxamento da prótese, a discrepância de comprimento das pernas, o aumento do risco de fraturas e infecção, AM articular precária, problemas extensivos que requerem amputação, e recidiva do tumor local.[20,58,61-63] Assim, é importante que o fisioterapeuta faça planos para esses tipos de complicações e, quando possível, institua medidas preventivas, como exercícios para evitar contraturas e orientações a respeito do tipo de atividade física indicada, recomendando atividades que diminuam o desgaste da prótese e o risco de fratura, como o ciclismo e a natação, e contraindicando a prática de atividades de grande impacto como a corrida e esportes de contato.

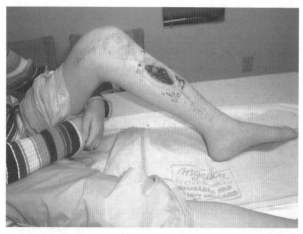

FIGURA 16.5 ▶ Paciente após 3 meses da realização de um procedimento de preservação de membro para osteossarcoma na tíbia proximal, apresentando problemas de fechamento da ferida.

Amputação

Esse procedimento cirúrgico resulta na remoção de parte de um membro. A extensão da parte removida do membro depende da localização, do tipo e tamanho do tumor. A amputação normalmente é realizada diante da impossibilidade de fazer uma excisão ampla o suficiente para obter margens limpas, ou quando a cirurgia é tão extensiva que o membro se torna não funcional.[61] Após decidir que a criança necessita de amputação, o cirurgião envida todos os esforços no sentido de proporcionar ao paciente um membro residual que permita o uso funcional de uma prótese. Em curto prazo, as complicações de uma amputação podem incluir sofrimento psicológico relacionado com a modificação drástica da imagem corporal, cicatrização lenta do sítio cirúrgico se a criança estiver recebendo quimioterapia, cobertura inadequada da ferida, dor neuropática, sensação de membro fantasma e aumento do gasto energético para realização das atividades funcionais.[61] Em longo prazo, as complicações incluem sofrimento psicológico relacionado à modificação drástica da imagem corporal; bolhas e vermelhidão na pele, ou contusões no membro residual resultantes de alterações de crescimento ou de peso; sensação e dor em membro fantasma; dor musculoesquelética; e aumento do gasto energético para realização das atividades da vida diária.[61]

Rotoplastia

Esse procedimento cirúrgico às vezes é realizado em vez de uma amputação, mas ainda é considerado uma forma de amputação.[61] A rotoplastia não é o padrão de tratamento em muitos hospitais infantis, nos Estados Unidos. Esse procedimento remove um tumor femoral e, ao mesmo tempo, preserva o feixe neurovascular e a porção distal da parte inferior da perna e o pé. A parte inferior da perna é rotacionada em 180 graus e presa ao fêmur proximal, de modo a permitir que o pé atue como articulação do joelho funcional e superfície de apoio de peso para uma prótese. O membro residual resultante dispensa diversas revisões cirúrgicas e é mais longo do que o membro residual resultante de uma amputação feita abaixo do joelho.[20] Esse membro mais comprido proporciona ao paciente a chance de desenvolver maiores habilidades funcionais.[64] Além disso, os pacientes submetidos à rotoplastia podem participar de atividades recreativas e esportes, do mesmo modo como os pacientes submetidos à amputação.[65,66] Em curto prazo, a cicatrização da ferida é precária, e tanto em curto como em longo prazo a aparência do membro é estranha. Pesquisadores estudaram a qualidade de vida de pacientes submetidos à rotoplastia e determinaram que esses pacientes não apresentam redução da adaptação psicossocial, em comparação com a população sadia.[67,68]

Transplante de medula óssea e de células-tronco periféricas

O transplante de medula óssea (TMO) ou o transplante de células-tronco do sangue periférico (TCTP) é realizado em crianças com leucemia (LLA recidivante ou leucemia mielógena crônica) ou outras doenças hematológicas (p. ex., anemia aplásica, imunodeficiência combinada grave [IDCG] e anemia falciforme) com envolvimento da medula óssea. O propósito é substituir a medula óssea do paciente com sua própria medula óssea ou com uma medula óssea doada capaz de produzir células sadias. A medula óssea normalmente é colhida por meio da inserção repetida de uma agulha calibrosa dentro do osso (p. ex., crista ilíaca) do doador e retirada de medula. As células-tronco, que são as células mais imaturas capazes de se diferenciar em células maduras, são obtidas pela coleta de sangue do doador por meio de um processo chamado aférese. Existem três formas comuns de TMO ou TCTP:

1. Transplante alogênico de doador histocompatível.
2. Transplante autólogo de células do próprio paciente.
3. Transplante singênico de um irmão gêmeo idêntico.

O protocolo em uso e as políticas vigentes na instituição onde o transplante é feito determinarão se a criança receberá TMO ou TCTP. Atualmente, o procedimento mais frequente é o TCTP. Algumas instituições também realizam transplantes de sangue de cordão umbilical.

As crianças que recebem TMO ou TCTP recebem primeiramente quimioterapia combinada para alcançar um estado de remissão (ausência de células cancerosas identificáveis no corpo). Em seguida, a criança é internada para iniciar a fase de condicionamento. Durante cerca de 1 semana, a criança recebe agentes quimioterápicos (p. ex., tiotepa) e irradiação corporal total, dependendo de sua idade e do protocolo de tratamento. A meta da fase de condicionamento é promover a completa supressão da medula óssea. Como há queda das contagens de leucócitos, hemácias e plaquetas da criança, esta requer cuidados especiais durante esse período para prevenir infecções e hemorra-

gia. A criança então recebe uma infusão de medula óssea ou células-tronco periféricas. Por cerca de 6 semanas, a criança permanece na sala de isolamento equipada com sistemas de pressão positiva e filtragem do ar, que ajudam a prevenir infecções. A pega do enxerto, processo em que a medula doada começa a produzir células sadias, normalmente demora 10 a 17 dias.[69] Entretanto, até o corpo passar a produzir suas próprias células, a criança precisará tomar antibióticos para prevenir infecções e receber transfusões de hemácias e plaquetas. As crianças podem necessitar de transfusões de hemácias e plaquetas por até 6 meses e podem não ter leucócitos em quantidade adequada para enfrentar infecções por 6 a 12 meses.[69] Assim, os fisioterapeutas devem estar a par dos níveis de contagens sanguíneas do paciente para planejar a sessão de fisioterapia.

Os receptores de transplante não produzem células de medula óssea sadias durante determinado período. Sendo assim, o receptor apresenta risco aumentado de infecção, sangramento e fadiga grave. As crianças que recebem transplante alogênico podem desenvolver alguma forma de doença do enxerto *versus* hospedeiro (DEVH), um processo em que a medula transplantada (enxerto) começa a atacar os órgãos do paciente (hospedeiro). Existem dois tipos de DEVH: aguda e crônica. A DEVH aguda pode ter início já no primeiro mês subsequente ao transplante, quando ocorre o processo de pega do transplante. A DEVH aguda afeta mais comumente a pele, intestino e fígado, e o paciente apresenta erupção e prurido na pele, além de descoloração; ressecamento e aparecimento de úlceras na boca; diarreia; e perda de peso. A DEVH crônica ocorre nos meses subsequentes ao recebimento do transplante pelo paciente e afeta a pele e o trato gastrintestinal. Complicações específicas incluem alterações na pigmentação e textura da pele; possível desenvolvimento de contraturas articulares; ressecamento e formação de úlceras na boca; dificuldade para deglutir e má absorção, que podem levar a criança a perder peso; doença hepática crônica; e problemas oculares, como ressecamento, dor e sensibilidade à luz.[70] Os fármacos prednisona, ciclosporina e metotrexato comumente são administrados nos pacientes para prevenção da DEVH ou para minimizar a gravidade da reação.[70] As complicações de longo prazo incluem aquelas previamente listadas para quimioterapia e radioterapia. Os fisioterapeutas devem avaliar e fornecer intervenção para crianças com DEVH, a fim de auxiliar na prevenção do desenvolvimento de contraturas articulares, diminuição da força muscular e mobilidade funcional.

O resgate da célula-tronco é um processo pelo qual as células-tronco da própria criança são extraídas e armazenadas. A criança então consegue receber altas doses de agentes quimioterápicos, após as quais recebe uma transfusão de suas próprias células. Esse procedimento permite que os pacientes com câncer, como meduloblastoma e neuroblastoma, recebam diversas rodadas de doses altíssimas de quimioterapia.

Exame e avaliação de fisioterapia

Revisão de sistemas

Como os pacientes com câncer frequentemente apresentam fadiga antes do início do exame de fisioterapia, é importante que o terapeuta identifique de imediato as áreas preocupantes e concentre o exame nessas áreas-alvo. A revisão de sistemas é útil como forma de guiar o exame de fisioterapia. Logo que vê o paciente, independentemente de isso acontecer no quarto do paciente no hospital, em uma clínica, na sala de aula ou na casa da criança, o fisioterapeuta consegue identificar os aspectos decisivos. Ter em mente uma lista de pontos essenciais é útil em termos de velocidade e profundidade:

1. Musculoesquelético: evidências de contraturas articulares ou pé caído.
2. Neuromuscular: sinais de dor como padrão de marcha antálgica, caretas faciais, reações de proteção da área, aumento ou diminuição do tônus muscular, paralisia facial, dificuldade para escutar quando os terapeutas dizem "olá"; deficits neurocognitivos que limitarão a capacidade da criança de obedecer comandos; ou comprometimento do equilíbrio.
3. Cardiovascular e pulmonar: batimento das asas do nariz, aumento do esforço respiratório ou da frequência respiratória.
4. Tegumentar: a cor da pele facial demonstra concentração de hemoglobina possivelmente baixa ou problemas de função hepática, como uma contusão, por exemplo, que sinaliza uma baixa contagem de plaquetas.

Histórico médico e social

A obtenção de um histórico médico e social detalhado é um dos principais componentes de qualquer exame de fisioterapia. Esse processo ajuda o fisioterapeuta a selecionar os tipos de perguntas a serem feitas ao paciente, direciona os tipos específicos de exames e medidas escolhidos e, por fim, orienta o plano de tratamento. Se estiver disponível, a ficha médica do paciente é ideal para obter as seguintes informações, antes de encontrar com o paciente:

1. Diagnósticos.
2. Grau e estágio da doença.
3. Histórico médico, incluindo o crescimento e desenvolvimento do paciente.
4. Tratamento médico vigente, incluindo os tipos de agentes quimioterápicos que o paciente está recebendo e outros tratamentos médicos.
5. Os atuais valores sanguíneos, ou seja, as concentrações de hemoglobina, contagens de leucócitos, hemácias e plaquetas.

Entretanto, os fisioterapeutas nem sempre têm sorte suficiente de ter acesso ao prontuário médico do paciente antes da consulta. Se a criança ou seu cuidador não puder fornecer ao terapeuta as informações pertinentes, então é mais apropriado chamar o médico ou o enfermeiro.

Após obter a informação médica necessária, é importante que o terapeuta estabeleça uma conexão com a criança e sua família. Isso ocorre quando o terapeuta pergunta sobre o histórico social da criança. Com quem a criança vive? A criança tem irmãos? Qual foi o último ano escolar concluído pela criança? Quais esportes ou outras atividades de lazer são apreciados pela criança? O terapeuta usará as respostas a essas perguntas como base para discutir as áreas em que a criança está tendo dificuldade em casa, na escola ou no hospital. Muitas vezes, somente depois que o terapeuta inicia o exame é que a criança e seus familiares percebem o grau de dificuldade que a criança realmente está enfrentando para fazer uma tarefa específica, como subir no ônibus escolar ou tropeçar com frequência ao andar na grama ou em superfícies irregulares.

Testes e medidas

Antes de o terapeuta conduzir qualquer exame ou medição, é importante planejar a sessão. Para garantir um exame minucioso e abrangente, o terapeuta pode usar um modelo para incapacitação, como a Classificação Internacional de Funcionalidade, Incapacidade e Saúde da OMS (funções/estruturas corporais, atividade e participação), ou o modelo do National Center for Medical Rehabilitation Research (fisiopatologia, comprometimento, limitação funcional, incapacitação e limitações sociais).[71] Neste capítulo, o modelo da OMS será usado como referência. Segundo a OMS, o termo *função e estrutura corporal* se refere às funções fisiológicas dos sistemas corporais, incluindo as funções psicológicas e partes anatômicas do corpo, como órgãos e membros mais seus componentes. *Atividade* se refere à execução de uma tarefa ou ação pelo indivíduo, enquanto *participação* se refere ao envolvimento em uma situação da vida.[71] O modelo da OMS considera as interações entre os três componentes do modelo e os fatores pessoais e ambientais individuais da criança. Cada criança necessitará de um exame individualizado baseado em diagnósticos específicos e efeitos colaterais comuns da intervenção médica que a criança recebeu ou está recebendo. A Tabela 16.6 destaca as áreas essenciais de enfoque em cada categoria. Para pacientes individuais, algumas áreas serão mais aplicáveis e requererão testes adicionais.

Estrutura e função corporal (comprometimentos)

Musculoesquelético

O componente musculoesquelético do exame é importante para crianças com câncer, que muitas vezes têm pro-

TABELA 16.6 ▸ Testes e medidas recomendadas

Função e estrutura corporais		Atividade	Participação
Musculoesquelética	**Tegumentar**	**Deambulação**	**Qualidade de vida**
AM	Pele	Qualidade do padrão da marcha	Escola
Goniômetro	Temperatura		Trabalho
AM funcional	Cor	Assistência requerida	Brincadeira
	Textura	Muletas de antebraço	
Força muscular		Muletas auxiliares	Esporte
Teste muscular manual	Ferida	Andador	Casamento
Goniômetro portátil	Cicatrização	Cadeira de rodas	Viagem
Habilidades funcionais	Drenagem	Órteses	Cuidados paliativos
	Odor	Próteses	Conversa
Alinhamento postural		Guia manual	
	Mobilidade da cicatriz		Questionários
Neuromuscular	**Cardiopulmonar**	Habilidades de locomoção e desenvolvimento	SF-36
			PedsQL
Dor	Resistência	Andar	
Escala FLACC	Testes de caminhada/corrida de 2, 6,	Sentar-levantar	
Escala FACES	9 minutos	Levantar-sentar	
Escala visual analógica		Impulso para levantar	
	Taxa de esforço percebido	Rastejar	
Tipo de dor	Índice de gasto fisiológico	Engatinhar	
Neuropática	Frequência cardíaca	Rolar	
Nociceptiva	Frequência respiratória	Subir escadas	
Tônus muscular e controle motor	Assimetria cervical e torácica	Testes padronizados	
Ataxia	Batimento de asas nasais	Peabody Developmental Motor	
Espasticidade	Respirador ventral	Scales	
Hipotonicidade	Esforço respiratório aumentado	Pediatric Evaluation of Disability	
Clônus		Inventory	
Paresia			
		Equilíbrio e coordenação	
Exame visual		Apoio unipodálico	
Visão		Subir e descer escadas	
Rastreio		cronometrado	
		Levantar e ir cronometrado	
Diplopia		Começar/parar com indicação	
Coordenação olho-mão		oral	
		Andar em tandem	
Sensibilidade		Andar em superfícies irregulares	
Toque leve		(grama, morros)	
Dormência aguda		Atividades de dupla tarefa	
Discriminação entre dois pontos			
Integração sensorial			

blemas de AM, força e alinhamento postural. Ao realizar o exame de AM, o terapeuta deve prestar atenção particularmente nas articulações situadas acima e abaixo de qualquer área onde um procedimento cirúrgico recente tenha sido realizado. As crianças costumam proteger a área localizada ao redor do sítio cirúrgico, movidas por medo ou dor. Imediatamente após uma ressecção de tumor cerebral, por exemplo, uma criança pode apresentar AM diminuída na porção cervical da coluna ou pode inclinar a cabeça lateralmente para compensar deficits visuais. Durante alguns dias após a colocação de uma linha central, a criança pode evitar a flexão total do ombro ou a AM do tronco pelo fato de a área torácica estar dolorida. Após a realização de um procedimento agressivo de preservação de membro no fêmur distal ou na tíbia proximal, pode haver limitação da AM do quadril, do joelho e do tornoze-lo. Outro fator importante a ser considerado ao testar a AM de uma criança é o tipo de quimioterapia que ela está recebendo ou recebeu, uma vez que agentes como a vincristina causam diminuição da AM ativa de dorsiflexão do tornozelo. Com o passar do tempo, essa AM diminuída pode evoluir para contratura. Portanto, o terapeuta desejará enfocar o tornozelo e a força de preensão manual em pacientes que estejam recebendo vincristina.

Ao realizar o componente de força do exame, o terapeuta deve considerar os níveis de contagem sanguínea da criança. Para crianças com baixa contagem plaquetária, o típico teste muscular manual e a dinamometria são inadequados. Entretanto, o terapeuta pode observar as habilidades funcionais de força da criança durante a realização de atividades como caminhar, subir escadas e executar movimentos de transição, como sentar e levantar.

Neuromuscular

Ao examinar o sistema neuromuscular de uma criança (i. e., conduzir testes de dor, tônus muscular, equilíbrio, controle motor, visão, sensibilidade e integração sensorial), é importante que o terapeuta considere a complexa interface do sistema neuromuscular com todos os outros sistemas corporais, o ambiente e a tarefa. Se uma criança com glioma do troncoencefálico apresenta rigidez ou tônus muscular aumentado ou diminuído nos membros superior e inferior direito, o terapeuta deve considerar como esse comprometimento afeta a AM passiva e ativa da criança, a força muscular isolada, a propriocepção, as habilidades funcionais e as atividades da vida diária, ao mesmo tempo que considera as habilidades cognitivas, a idade, o suporte familiar e a motivação da criança.

É importante que o fisioterapeuta determine se a criança está sentindo dor e, se estiver, que identifique sua localização, intensidade, qualidade, início/duração, e fatores agravantes/aliviadores. A dor é mensurável em todos os indivíduos, em qualquer idade. Dependendo da idade e das habilidades cognitivas do paciente, há várias ferramentas disponíveis: (1) a escala FLACC (**F**ace, pernas [*Legs*], **A**tividade, **C**horo, **C**onsolabilidade) para bebês e crianças de até 5 anos; (2) a escala FACES para pacientes de 5 a 13 anos de idade; e (3) as escalas numéricas de autorrelato (0 a 10) ou uma escala visual análoga para crianças com mais de 13 anos. Uma criança pode apresentar dor nociceptiva e/ou dor neuropática. A dor nociceptiva, comumente descrita como dor contínua ou dor latejante, é tipicamente causada por dano ósseo, articular, muscular, cutâneo ou de tecido conectivo decorrente da própria doença em si, de medicações (p. ex., esteroides) ou de cirurgia. Ao contrário, a dor neuropática normalmente é descrita como queimação, formigamento ou perfuração, e é causada por lesão a um nervo decorrente de cirurgia, agentes quimioterápicos ou radioterapia.[72-74]

Tegumentar

O exame do sistema tegumentar fornece ao terapeuta muita informação sobre a criança. A cor e a textura da pele isoladamente podem fornecer ao terapeuta informação que levará à realização de exames adicionais. Por exemplo, palidez sugere anemia; icterícia, disfunção hepática; pele ressecada e pruriginosa, DEVH; pele fria, má circulação; pele quente, infecção; drenagem com odor fétido, infecção; bolhas, equipamentos ortóticos mal ajustados; pele avermelhada/com bolhas, queimaduras por radiação; e úlceras, feridas por pressão. Os fisioterapeutas desejarão examinar a mobilidade de uma cicatriz e observar quaisquer aderências cicatriciais. Esses profissionais exercem papel decisivo na identificação e no manejo de problemas tegumentares que as crianças com câncer podem apresentar. O fisioterapeuta deve dedicar tempo ao exame completo do sistema tegumentar, documentar os achados, bem como comunicar e coordenar o plano de tratamento com o médico.

Cardiopulmonar

Crianças com câncer podem apresentar complicações cardiopulmonares decorrentes dos efeitos da quimioterapia, radiação, repouso prolongado no leito, fadiga generalizada ou anormalidades esqueléticas causadas por tumor, cirurgia ou radioterapia. Dessa forma, o fisioterapeuta deve realizar exames respiratório, esquelético (caixa torácica) e de resistência abrangentes. Um bom ponto de partida é a observação da criança, que revelará aumento do esforço respiratório, batimento de asas nasais, aumento da frequência respiratória e assimetrias esqueléticas que afetam o sistema cardiorrespiratório. Avaliações mais detalhadas incluirão o uso de oxímetro de pulso que possibilitará a obtenção da frequência cardíaca em repouso da criança antes de ela se submeter a um exame de resistência e o cálculo da sua faixa de frequência cardíaca desejada.

A idade e as habilidades da criança guiarão o tipo de testes de resistência escolhidos pelo terapeuta. Para bebês e crianças em fase de engatinhar, os testes de resistência podem incluir a observação da cor da pele, sinais vitais e padrões respiratórios enquanto a criança brinca. Para testar crianças maiores e adolescentes, há métodos mais estruturados disponíveis, como o teste em esteira em vários níveis, testes de *step*, testes de corrida/caminhada (incluindo testes de 2, 6 e 9 minutos).[75,76] Enquanto a criança realiza os testes de resistência, o terapeuta pode monitorar as frequências cardíaca e respiratória da criança. Existem ferramentas disponíveis para examinar a energia requerida para a execução de tarefas específicas. O índice de gasto fisiológico é uma forma objetiva de calcular o gasto energético de uma criança. A classificação da escala de esforço percebido é uma escala subjetiva do grau de dificuldade funcional relatado pela criança.[77-82]

Atividade (limitações de atividade)

Deambulação e locomoção

Crianças com câncer podem ter dificuldade de deambulação e locomoção resultante da doença e dos efeitos do tratamento. Esses deficits podem ocorrer em virtude dos efeitos de fármacos como a vincristina, que causa pé caído, fraqueza decorrente de impacto em raiz nervosa, dor óssea por acúmulo de blastócitos na medula óssea, ou alterações estruturais decorrentes de procedimento de preservação ou amputação de membro. O terapeuta primeiro identificará o modo primário de mobilidade da criança, esteja ela andando, engatinhando ou usando cadeira de rodas. Em segundo lugar, o terapeuta identificará a quantidade de assistência ou o tipo de dispositivo auxiliar requerido pelo paciente para realizar a tarefa. Em terceiro lugar, o terapeuta examinará a qualidade do padrão de marcha ou outros modos de mobilidade.

Equilíbrio e coordenação

Os deficits de equilíbrio e coordenação são comuns em crianças com tumor no SNC ou no sistema nervoso periférico, ou que sofreram efeitos colaterais de quimioterapia ou radioterapia, alterações cirúrgicas do sistema esquelético ou fraqueza por inatividade prolongada. Conforme afirmado previamente na seção neuromuscular, os terapeutas devem considerar outros sistemas (p. ex., visão, audição, sensação, tônus muscular e cognição) e fatores ambientais ao examinar as habilidades de equilíbrio e coordenação de uma criança. Alguns testes comuns (Tab. 16.6) incluem abertura ou fechamento dos olhos, apoio em um só membro, subida/descida cronometrada de escadas, ação cronometrada de levantar e ir, atividades de tarefa dupla, e caminhada em tandem.[83,84]

Participação (restrições de participação)

O componente mais importante do exame é a identificação do modo como as limitações de estrutura/função corporal e de atividade da criança estão afetando sua vida e a de seus familiares em casa, no trabalho, na escola ou nas brincadeiras. Essa identificação pode ser feita por meio de comunicação oral, observação e aplicação de questionários estruturados. Dois questionários específicos de pediatria comumente usados são o PedsQL e o Short Form 36.[85,86] É comum o terapeuta perguntar às crianças e a seus pais como as coisas estão indo em casa e receber como resposta "estão bem". Entretanto, é papel do fisioterapeuta enfocar a criança e seus familiares em tarefas específicas, como ir para/sair do leito, jantar com a família à mesa, tomar banho, ir às compras com os amigos, ir à escola, subir escadas na escola, caminhar até a sala de aulas na escola, e participar de atividades esportivas. Também é importante discutir com a criança e seu cuidador o nível de envolvimento da criança nas atividades, porque a criança pode se sentir isolada, solitária e abandonada ao retornar à escola.[87]

⯈ Diagnóstico, prognóstico e plano de cuidado

O diagnóstico e prognóstico de fisioterapia para o câncer pediátrico serão variáveis dependendo do tipo específico de câncer, da intervenção médica e da dinâmica familiar. Os diagnósticos de fisioterapia a seguir são comuns para pacientes com câncer: dor (neuropática/nociceptiva), fadiga, AM diminuída, força diminuída, resistência diminuída, retardos de desenvolvimento, fechamento precário da ferida, diminuição da mobilidade funcional e diminuição da participação em atividades da comunidade (Tab. 16.7). Para cada paciente, o plano de cuidado e as metas

exigirão consideração individual, dependendo das circunstâncias exclusivas de cada criança. O papel do fisioterapeuta é auxiliar as crianças com câncer na prevenção das complicações secundárias do câncer e intervenções médicas; promover a saúde, o bem-estar, o condicionamento e o desenvolvimento normal; limitar o grau de incapacitação; promover a reabilitação; e restaurar a função em pacientes com doença crônica e irreversível.[88] Para cumprir esse papel, o fisioterapeuta deve oferecer intervenção fisioterapêutica a crianças com câncer dando a mesma ênfase aos comprometimentos de estrutura/função corporal, limitações de atividade e restrições de participação.[89] A linha do tempo para a intervenção de fisioterapia, bem como as metas para a criança e seu cuidador dependerão individualmente da criança e também do diagnóstico e prognóstico médico.

Intervenção fisioterapêutica

Há evidências esmagadoras que sustentam a necessidade de serviços de fisioterapia para crianças com câncer. Além disso, nossa experiência clínica demonstra claramente que a intervenção fisioterapêutica para crianças com câncer é benéfica em todos os níveis de cuidado, desde as limitações de função/estrutura corporal, passando pelas limitações de atividade até as limitações de participação. Apesar dos casos documentados de crianças com câncer que tiveram complicações de AM, força, resistência, diminuição do equilíbrio e atividades funcionais, os efeitos de um programa de fisioterapia abrangente para crianças com câncer não está totalmente documentado na literatura. Os poucos estudos existentes relacionados especificamente com a intervenção de fisioterapia destinada a crianças com câncer enfocam sobretudo as crianças com leucemia. Com base nos resultados desses estudos, as crianças que atualmente recebem intervenção médica para LLA apresentam melhora significativa na força do membro inferior e na AM de dorsiflexão do tornozelo, quando participam de um programa de fisioterapia.[35,43,90] Além disso, a literatura também sustenta os seguintes benefícios do exercício para adultos com câncer: melhora das concentrações de hemoglobina, diminuição da duração da neutropenia e da trombocitopenia, diminuição da gravidade da diarreia e da dor, diminuição da duração da internação, menos relatos de náusea, menor sofrimento emocional, aumento do peso corporal correspondente à massa magra, melhora do desempenho físico, melhora da capacidade funcional, melhora do índice de qualidade de vida, melhora da flexibilidade, diminuição da fadiga, melhora da concentração e aumento da massa esquelética.[91-102]

Coordenação, comunicação e documentação

Em virtude das necessidades rapidamente variáveis das crianças com câncer, é importante que o fisioterapeuta de-

TABELA 16.7 ▸ Possíveis diagnósticos de fisioterapia baseados no diagnóstico médico

Diagnóstico médico	Diagnóstico de fisioterapia	Possíveis causas
Leucemia/linfoma	Dor	Neuropatia periférica, dor óssea por acúmulo de blastócitos na medula óssea, articulação e osso, principalmente em consequência de osteonecrose
	Sensibilidade diminuída	Neuropatia periférica, compressão de raiz nervosa
	Força diminuída	Neuropatia periférica, esteroides, inatividade
	AM diminuída	Neuropatia periférica, osteonecrose
	Resistência diminuída e fadiga	Inatividade, quimioterapia, radioterapia, transplante de células-tronco
	Diminuição da mobilidade funcional	Diminuição da força, resistência, dor
	Diminuição da participação nas atividades da comunidade	Perda da autoconfiança, medo, outras preocupações sociais, como amizades e comprometimentos previamente listados, limitação de acomodações com acesso para deficientes
Tumor do SNC e do sistema nervoso periférico	Dor	Impacto do tumor (colisão com a medula espinhal ou com raiz de nervo periférico), neuropatia periférica ou dor cirúrgica
	Sensibilidade diminuída	Neuropatia periférica, dano ao SNC
	Força diminuída	Impacto do tumor, dor cirúrgica, medo, imobilidade, inatividade
	AM diminuída	Sítio de incisão cirúrgica, diminuição do controle motor, tônus muscular anormal
	Diminuição do equilíbrio e da coordenação	Controle motor precário, ataxia, paralisia/paresia, diminuição da visão, disfunção vestibular
	Diminuição da mobilidade funcional	Deficits visuais, diminuição da força muscular e da resistência
	Diminuição da participação nas atividades da comunidade	Comprometimentos previamente listados e limitação de acomodações com acesso para deficientes
Tumores de osso e de tecido mole	Dor	Impacto do tumor, dor cirúrgica, dor neuropática, quimioterapia, osteoporose
	Sensibilidade diminuída	Dano cirúrgico a nervo, quimioterapia
	Força diminuída	Imobilidade, dano a nervo, metástases para o SNC
	AM diminuída	Imobilidade, dano a nervo, aderências de cicatriz
	Ferida aberta	Falha de fechamento do sítio de incisão, infecção

dique tempo para coordenar, comunicar e documentar apropriadamente todos os aspectos do cuidado de fisioterapia. Esses processos requerem abordagens diferentes, dependendo da localização dos serviços, como os serviços internos, ambulatoriais e escolares. Seja qual for a localização dos serviços, frequentemente é difícil coordenar os horários das consultas em torno do cochilo da criança, um procedimento que requer sedação e outros compromissos médicos; identificar as contagens sanguíneas da criança antes da fisioterapia; e falar com o médico ou enfermeiro quando da observação de alterações. Para maximizar a sessão de fisioterapia, é imperativo que o fisioterapeuta assuma a responsabilidade em todas essas três áreas.

Instrução do paciente/cliente

Um papel fundamental do fisioterapeuta é fornecer informação, ensinar, motivar, inspirar e instruir os pacientes, seus cuidadores e seus irmãos. O cumprimento desse papel é essencial à otimização dos benefícios dos serviços de fisioterapia. Dessa forma, uma das responsabilidades do fisioterapeuta é dar autoridade à criança e aos seus familiares para exercer papel ativo na promoção da melhora da saúde e do bem-estar da criança. O fisioterapeuta deve discutir com a criança e seus familiares as atividades que são de seu interesse e incentivar positivamente as atividades que a criança consegue fazer.

As intervenções fisioterapêuticas devem ser apropriadas para a idade e, o mais importante, devem ter significado para a criança e seu cuidador. A instrução de fisioterapia para uma criança com câncer pode consistir em mostrar a ela como sair do leito pela primeira vez após uma cirurgia; ajudá-la a aprender como usar corretamente um dispositivo auxiliar, órtese ou prótese; ou ajudá-la a realizar exercícios terapêuticos específicos. O fisioterapeuta pode fornecer instruções oralmente ou por orientação manual, demonstração visual ou folhetos impressos. Por meio da colaboração da criança, da família e do terapeuta, são geradas ideias sobre como a criança e seus familiares podem participar de atividades juntos, com o objetivo de melhorar o desempenho, funcionamento e, por fim, a qualidade de vida da criança.

Intervenção de procedimento

Cada sessão de intervenção entre o terapeuta e uma criança com câncer é singular, em função da complexidade da doença, intervenção médica e necessidades individuais da criança e de seus familiares. Uma sessão de fisioterapia pode requerer modificações pelo fato de a criança apresentar baixa contagem sanguínea, febre, dor, cefaleia, vômitos, diarreia, fadiga generalizada ou drenagem a partir de uma ferida, ou ainda por causa de uma solicitação específica da criança. Sendo assim, o fisioterapeuta deve estar preparado para modificar a sessão de intervenção com base nas necessidades da criança naquele momento, tendo em mente as metas em curto e longo prazos da terapia. As intervenções fisioterapêuticas (Tab. 16.8) podem incluir o controle não farmacológico da dor, exercício terapêutico, exercício aeróbio, treino de marcha ou ajuste para dispositivo auxiliar, cadeira de rodas, órtese ou prótese. De modo mais significativo, os fisioterapeutas pediátricos devem ser criativos.

TABELA 16.8 ▸ Intervenções fisioterapêuticas sugeridas		
Área de enfoque	**Intervenção**	**Frequência**
Dor	Modalidades Gelo, calor, massagem Posicionamento Aparelho auxiliar Dor neuropática Meias de compressão Compressão profunda Medicações prescritas por médico Gabapentina, elavil, morfina	Conforme necessidade
Fortalecimento	Exercícios terapêuticos Atividades funcionais Subir escadas Agachamentos	3-5 dias/semana
Alongamento	Máquina de CPM Talas, faixas, equipamentos ortóticos Alongamento manual, autoalongamento	5 dias/semana a diariamente
Aeróbio/resistência	Andar Esteira Bicicleta Degrau (step) Natação Dança	5 dias/semana
Técnicas manuais	Movimento direcionado manualmente Tratamento do neurodesenvolvimento (NDTA) Movimento autodirecionado	Conforme necessidade
Princípios de aprendizado motor	Conhecimento do desempenho Conhecimento dos resultados Prática direcionada Prática aleatória	Conforme necessidade

Sobrevivência

Segundo as estimativas, há 328 mil sobreviventes de câncer infantil nos Estados Unidos, dos quais 80% sobreviveram pelo menos 5 anos após receberem o diagnóstico, por causa dos avanços significativos ocorridos no tratamento médico desses cânceres.[103] Com esse aumento da expectativa de vida, 3 em cada 5 desses sobreviventes de câncer da infância apresentarão efeitos adversos tardios como resultado do câncer em si ou do tratamento recebido.[104] Os efeitos tardios são as complicações ou eventos adversos que ocorrem em meses ou anos após a conclusão do tratamento e podem ter impacto sobre qualquer sistema orgânico do corpo. Em longo prazo, os sobreviventes muitas vezes desenvolvem comprometimentos, leves a graves, que envolvem os sistemas musculoesquelético (fraqueza muscular, osteonecrose, osteoporose, discrepância de comprimento das pernas), neuromuscular (neuropatia periférica, dor, controle motor precário), cardiopulmonar (miocardiopatia, fibrose pulmonar, fadiga, tolerância diminuída ao exercício, obesidade) e tegumentar (fibrose, dermatite por radiação), além de disfunção neurocognitiva (deficiência mental com comprometimentos variados, problemas de memória, distúrbios de atenção).[105,106] Tanto o risco de desenvolvimento de efeitos tardios como a gravidade desses efeitos aumentam com o passar do tempo decorrido desde a conclusão do tratamento. O reconhecimento precoce desses efeitos tardios é importante para selecionar o tratamento mais adequado, minimizando assim os comprometimentos associados aos efeitos tardios.

O acompanhamento de longo prazo por uma equipe multidisciplinar é essencial para a prestação da assistência necessária para otimizar a saúde e a qualidade de vida dos sobreviventes de câncer na infância. Infelizmente, o acompanhamento de longo prazo muitas vezes não é fornecido nem acessado por esses sobreviventes. Médicos e fisioterapeutas devem fazer o monitoramento rotineiro desses sobreviventes para identificar o aparecimento de efeitos adversos tardios e iniciar as intervenções terapêuticas apropriadas. É essencial que os fisioterapeutas obtenham um histórico médico detalhado relatado pelo paciente, família ou médico, referente ao diagnóstico, tratamentos e medicações recebidas durante a prestação de assistência relacionada ao câncer, a fim de avaliar e tratar de forma mais adequada quaisquer efeitos tardios identificados. Os relatos indicam que apenas 72% dos sobreviventes de câncer na infância são capazes de descrever com precisão o próprio diagnóstico, enquanto apenas 35% compreendem a gravidade e o risco de comprometimentos que podem surgir como resultado do tratamento.[106,107]

O *Children's Oncology Group* desenvolveu diretrizes que fornecem ao fisioterapeuta conselhos sobre o modo adequado de realizar triagens e tratar essa população crescente de sobreviventes de câncer infantil, em uma tentativa de lhes proporcionar assistência consistente e diminuir os riscos à saúde enfrentados por essas pessoas em longo prazo. Essas diretrizes, assim como o "*Health Links*" (educação do paciente sobre tópicos específicos da diretriz), são disponibilizados em www.survivorshipguidelines.org.[108] Pesquisas demonstraram a efetividade da educação e intervenção precoces, e têm demonstrado a efetividade do exercício e das intervenções de fisioterapia na moderação de muitos dos efeitos tardios relatados pelos sobreviventes.[109-113] Em resumo, os sobreviventes de câncer na infância e seus familiares podem ser beneficiados pelas intervenções fisioterapêuticas conforme transitam do diagnóstico pelo tratamento ativo até a sobrevivência.

Estudos de caso

Estudo de caso 1 – Leucemia linfoblástica aguda

Histórico

Emily, uma menina de 3 anos, foi levada pelos pais ao pediatra com contusões excessivas acompanhadas de relatos de querer ser carregada no colo para não ter de andar. A menina não tinha histórico médico anterior significativo e, até 3 semanas antes, desempenhava todas as habilidades apropriadas para sua idade. Seu hemograma indicava alta contagem de leucócitos. A análise do aspirado de medula óssea e do líquido cefalorraquidiano, obtido por punção lombar, mostrou superprodução de blastócitos e envolvimento do SNC. A doença de Emily foi diagnosticada como LLA e ela foi encaminhada para um hospital localizado a cerca de 60 minutos da cidade onde morava para receber tratamento. Emily foi inscrita em um protocolo de risco padrão para receber quimioterapia combinada (prednisona, dexametasona, vincristina, daunorrubicina, doxorrubicina, L-asparaginase, metotrexato, ciclofosfamida e citarabina). A quimioterapia deverá durar cercar de 2,5 anos e será administrada em quatro fases principais: indução, terapia preventiva do SNC, consolidação e reindução com terapia de manutenção. Hoje, as contagens sanguíneas de Emily estavam discretamente baixas (leucócitos = 4,6 [faixa normal = 4,9 a 12,9/mm³]; hemácias = 3,2 [faixa normal = 3,9 a 5,3/mm³]; hemoglobina = 10 [faixa normal = 11,5 a 14]; plaquetas = 98.000 [faixa normal = 190.000 a 490.000]) (faixas de valores sanguíneos normais adotadas no St. Jude Children's Research Hospital para crianças de 3 anos).

Emily vive em casa com a mãe, o pai e dois irmãos mais velhos. Ela gosta de brincar com suas bonecas, andar de bicicleta e ir ao *playground*. Antes do diagnóstico, ela frequentava a pré-escola 2 horas por dia, 3 dias por semana. Sua mãe trabalha fora e o pai é contador.

Os pais de Emily relatam que há 8 semanas a filha não comparece à pré-escola.

Emily foi encaminhada ao departamento de fisioterapia 3 semanas após o diagnóstico inicial, com o objetivo de aumentar sua mobilidade funcional. Seus pais estavam bastante preocupados porque Emily não estava andando.

Avaliação de sistemas pela fisioterapia

Emily é brilhante e estava bastante confortável conversando com o fisioterapeuta, enquanto seu pai a segurava. Ela parecia recear o movimento. Seu tônus muscular parecia estar dentro dos limites normais a discretamente baixos. A visão, audição e sensibilidade aparentemente estavam intactas. Ela não parecia sentir dor enquanto seu pai a segurava, e estava levemente pálida com algumas contusões em processo de cicatrização. A frequência respiratória e o padrão de respiração pareciam normais em repouso.

Exames e medidas de fisioterapia

Emily apresentava AM ativa (AMA) total no pescoço, tronco, membros superiores e membros inferiores. Sua força foi avaliada enquanto ela brincava com brinquedos e, grosso modo, era igual a 4 (escala de 0 a 5). Emily rastreava com os olhos à direita/esquerda/para cima/para baixo.

Ela seguia instruções ditas com tom de voz normal. Sua sensibilidade estava dentro dos limites normais (DLN), tendo sido medida com toque leve, e seu tônus muscular também estava DLN. Emily não sentia dor (medida pela escala FLACC) enquanto brincava sentada. Entretanto, ao ficar em pé, apresentou dor nos membros inferiores (5 pontos na escala FLACC). O tom da pele de Emily estava levemente pálido e apresentava três áreas amplas de contusão em processo de cicatrização. A pele em torno da linha central estava limpa e seca. Emily apresentava resistência diminuída, que era indicada pelo aumento do esforço respiratório e das frequências cardíacas e respiratórias durante a execução de algumas tarefas funcionais, como a transição sentar-levantar e a deambulação.

Emily deambulou de modo independente a uma distância de 60 cm, devagar, com passos curtos, e então começou a chorar. Ela ficou parada de modo independente, com a mão sobre um banco, depois deambulou para a direita e para a esquerda por uma distância de 90 cm. Emily se transferiu da posição sentada em um banco para a posição em pé, com assistência moderada, e da posição em pé para a posição sentada no chão, passando pelo agachamento com a mão sobre o joelho, necessitando de assistência mínima para se equilibrar. Ela engatinhou com as mãos e joelhos por uma distância de

1,20 m e de modo independente. Ela não aceitou subir um degrau.

Diagnóstico de fisioterapia

- Dor nociceptiva causada pela produção aumentada de blastócitos na medula óssea e artralgia por doses altas de metotrexato e citarabina intratecal.
- Força diminuída por inatividade.
- Resistência diminuída por inatividade.
- Diminuição da mobilidade funcional em consequência de dor, força limitada e náusea.
- Participação diminuída em brincadeiras e não comparecimento à escola.

Prognóstico de fisioterapia

A expectativa para Emily é a recuperação total a partir de seus diagnósticos de fisioterapia. Após receber quimioterapia por mais algumas semanas, as dores decorrentes da doença inicial deverão desaparecer. No decorrer dos 3 meses subsequentes, Emily apresentará aumento de força e resistência, de modo a poder participar das atividades familiares.

Metas determinadas com Emily e seus familiares

- Em 1 semana, deambular de modo independente em andador com rodas.
- Em 4 semanas, deambular de modo independente sem assistência, fazer transições sentar-levantar de modo independente, subir e descer três degraus de escada segurando o corrimão com uma mão.
- Em 6 semanas, subir e descer três degraus de escada de modo independente, saltar de modo independente com ambos os pés se distanciando 30 cm do chão.
- Metas em curso, incluindo orientar os familiares que auxiliam Emily de modo independente no programa de exercícios.

Plano de cuidado

Emily receberá fisioterapia 3 vezes por semana durante as primeiras 2 semanas. Ela tem uma internação agendada por 1 semana durante o recebimento da quimioterapia. A frequência da fisioterapia será diminuída para 2 vezes por semana por 2 semanas e, subsequentemente, para 1 vez por semana. Assim que estiver deambulando de modo independente e desempenhando as habilidades motoras grossas apropriadas para a idade, Emily passará a receber os serviços de fisioterapia conforme a necessidade. O plano de serviços de fisioterapia para Emily envolverá a educação dela e de seus familia-

res nas seguintes áreas: atividades para recuperar a função, estimulação para o desenvolvimento normal, retomada das atividades importantes para Emily e sua família, como ir ao parque e andar de bicicleta juntos, além da abordagem de preocupações futuras, como o desenvolvimento de neuropatia periférica ou osteonecrose. O fisioterapeuta pode concluir que Emily poderia ser beneficiada pelo encaminhamento à terapia ocupacional, que auxiliaria com as habilidade motoras finas ou atividades da vida diária, enfocando as habilidades de desenvolvimento apropriadas para sua idade.

Instrução de fisioterapia relacionada ao paciente

- Atividade: AM de dorsiflexão passiva do tornozelo e instrução dos familiares acerca dos sinais e sintomas de neuropatia periférica decorrente de vincristina (pé caído, tropeços, força de preensão precária) – Frequência: 5 vezes por semana. Intensidade: alongamento leve. Duração: segurar por 30 segundos.
- Atividade: exercícios de fortalecimento – Frequência: 5 vezes por semana. Intensidade: atividades divertidas, funcionais e de fortalecimento, como agachamento para pegar um brinquedo do chão; lançar uma bola sobre a cabeça, com as mãos partindo da altura do umbigo; pintar uma figura apoiada sobre a mesa da cozinha, enquanto permanece em pé e realiza agachamentos para pegar marcadores de diferentes cores; e flexões de tornozelo enquanto ouve música. Duração: ao longo do dia, porque ela não tolerará longos períodos de exercício realizados de uma vez só; por isso, a recomendação é de 3 séries de 10 repetições.
- Atividade: deambulação com andador – Frequência: quando ela precisar transitar de uma atividade para outra. Intensidade: começar com distâncias curtas e aumentar gradativamente, conforme a tolerância da criança. Duração: ao longo do dia.
- Atividade: exercício aeróbio, andar de triciclo – Frequência: 7 dias por semana. Intensidade: lenta e controlada. Duração: começar com 5 minutos e aumentar para 10 minutos, conforme a tolerância. Ela deve usar um capacete (Fig. 16.6).

Intervenção de procedimento fisioterapêutico

O fisioterapeuta ajudará Emily a realizar o alongamento em dorsiflexão do tornozelo e fará a revisão dos procedimentos para garantir o alinhamento apropriado com os pais de Emily. O terapeuta incentivará Emily a praticar jogos como basquete, que exigirá transições da posição em pé para o agachamento para pegar a bola, andar até a cesta e lançar a bola na cesta. Essa atividade ajudará Emily com as habilidades de deambulação e fortalecimento dos membros inferiores e superiores. Enquanto Emily anda de triciclo, o terapeuta deverá monitorar sua frequência cardíaca com oxímetro de pulso e observar visualmente a frequência respiratória, cor da pele e padrão respiratório. Durante a sessão de fisioterapia, o terapeuta poderá determinar o progresso feito por Emily em termos de AM, força, resistência e mobilidade funcional, e então fazer as sugestões recomendadas para ela e seus familiares sobre como modificar o programa de exercícios domiciliar ou de internação.

Episódio de cuidado

Decorridos 3 meses do recebimento do diagnóstico inicial de LLA, Emily alcançara todas as metas previamente estabelecidas. Entretanto, após 1 mês, ela desenvolveu neuropatia periférica, conforme sugerido por tropeços frequentes enquanto andava e corria. O exame de fisioterapia indicou que Emily apresentava diminuição de força nos músculos intrínsecos dos pés e das mãos, e nos dorsiflexores do tornozelo. Os médicos de Emily diminuíram a dose de vincristina para minimizar os efeitos da neuropatia periférica, enquanto o fisioterapeuta forneceu órteses bilaterais tornozelo-pé rígidas para ajudar a prevenir quedas e proteger o alinhamento da estrutura do tornozelo. Emily continuou a realizar os exercícios de fortalecimento e alongamento em dorsiflexão do tornozelo, conforme previamente recomendado. Decorridos 14 meses do diagnóstico de LLA, ela desenvolveu dor intensa no pé direito. A mãe de Emily estava muito preocupada porque esse foi o sintoma inicial de LLA. Entretanto, isso não sinalizou o retorno da leucemia, mas era um sintoma de necrose avascular que se desenvolveu no calcâneo de Emily. O médico modificou a dose de corticosteroide de Emily e recomendou que ela voltasse a usar o andador por algumas semanas. Após 1 mês, Emily não mais precisava do andador para deambular e não sentia dor, exceto quando andava longas distâncias. Ao concluir a intervenção médica, Emily não precisava mais usar órteses tornozelo-pé. Ela tinha osteopenia decorrente dos efeitos da quimioterapia com metotrexato e corticosteroides. Atualmente, Emily frequenta o jardim da infância, anda de bicicleta e brinca com os colegas sem dificuldades. Ela continua correndo devagar e de forma irregular, mas há esperança de que sua corrida venha a melhorar.

Estudo de caso 2 – Osteossarcoma

Histórico

John, um menino de 14 anos sem histórico médico significativo, chegou ao pediatra com uma dor na perna que surgiu após uma lesão adquirida no jogo de futebol. O médico de John o encaminhou ao departamento de fisioterapia para tratamento de distensão dos músculos isquiotibiais à esquerda, três vezes por semana durante 6 semanas. Decorridas 2 semanas, o fisioterapeuta percebeu que a condição de John não estava melhorando e chamou o médico. Este solicitou uma varredura de TC do membro inferior esquerdo de John e os resultados dos exames de imagem indicaram uma massa ampla. O médico então solicitou uma biópsia da massa e, com base nos resultados, diagnosticou a condição de John como um osteossarcoma do fêmur distal esquerdo. John não apresentava sinais de doença metastática. Ele vive em uma metrópole que conta com um conhecido hospital infantil, onde foi agendado o início de sua quimioterapia neoadjuvante com duração de 3 meses (ifosfamida, carboplatina e doxorrubicina). John foi a uma sessão de fisioterapia para revisar o treino para utilização de muletas canadenses para não realizar descarga de peso em membro inferior esquerdo. A fisioterapia anterior consistia em treino para utilização de muletas auxiliares e exercícios de AMA do joelho esquerdo. Uma linha central foi cirurgicamente instalada. Decorridas 10 semanas de quimioterapia, John foi reavaliado por seu cirurgião ortopedista e pelo oncologista. John, seus familiares e os médicos concordaram que o procedimento adequado seria a colocação da endoprótese expansível visando à preservação de membro, considerando que John ainda está em fase de crescimento. Após o procedimento cirúrgico, o médico solicitou que o fisioterapeuta fornecesse a John um aparelho de movimento passivo contínuo (CPM, na sigla em inglês), na sala de recuperação de cirurgia. O médico também solicitou que os serviços de fisioterapia fossem iniciados no 1º dia de pós-operatório, para trei-

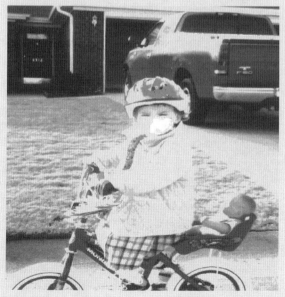

FIGURA 16.6 ▶ Emily brincado ao ar livre, em sua bicicleta.

674 FISIOTERAPIA PEDIÁTRICA

no de mobilidade funcional, exercícios terapêuticos de AM do joelho esquerdo e educação da família.

No primeiro dia de pós-operatório, o hemograma de John (leucócitos = 10,2 [faixa normal = 4,2 a 12,2/mm^3]; hemácias = 4,75 [faixa normal = 4,5 a 5,3/mm^3]; hemoglobina = 14,2 [faixa normal = 12,5 a 16,5]; plaquetas = 250.000 [faixa normal = 170.000 a 430.000]) (faixas de valores sanguíneos normais adotadas no St. Jude Children's Research Hospital para um adolescente de 16 anos) mostrava valores adequados para a realização da fisioterapia.

Histórico social

John vive em casa com a mãe e dois irmãos mais novos. Ele cursa o 8º ano na escola e gosta de jogar futebol e basquete, além de andar de moto. A mãe de John trabalha em período integral fora de casa, e ele vê o pai somente uma vez em alguns meses.

Revisão de sistemas de fisioterapia

Quando o fisioterapeuta chegou ao quarto do hospital, John estava no leito. Um cateter de Foley, uma linha venosa central e uma bomba para controle da dor haviam sido instalados. Ele estava recebendo analgésico através de um cateter epidural na área espinhal da porção lombar da coluna para ajudar a controlar a dor no membro inferior. Sua mãe e os dois irmãos estavam presentes. John estava alerta e orientado, mas relutava em iniciar a fisioterapia.

Exames e medidas de fisioterapia

John apresentava AM ativa total no pescoço, membros superiores e membro inferior direito. O CPM de John fora ajustado para 0 a 45 graus de movimento após a cirurgia, na noite anterior, e os parâmetros não foram mudados. O terapeuta retirou a perna esquerda de John da máquina de CPM e realizou exercícios suaves de AM passiva. O quadril e o tornozelo esquerdos apresentam AM preservada, porém o o joelho esquerdo permitia somente 50 graus de flexão. Ele tinha diminuição da mobilidade do tronco consequente à colocação do cateter epidural. Sua força era de 5/5, medida via teste muscular manual, nos membros superiores bilateralmente e no membro inferior direito. A força de John no membro inferior esquerdo era limitada pela dor e pelo temor ao movimento. Com assistência moderada para suporte do membro inferior esquerdo, John flexionava o lado esquerdo do quadril em 90 graus e fazia a dorsiflexão ativa do tornozelo esquerdo até a posição neutra.

John seguiu as orientações ditas com tom de voz normal e apresentava ausência da sensibilidade ao toque leve bilateralmente nos membros inferiores, em virtude dos efeitos da epidural. A dor no membro inferior esquerdo relatada por John foi classificada como igual a 3 em uma escala de autorrelato de 0 a 10. Sua incisão estava coberta com curativos.

John necessitava de assistência mínima para proteção da epidural durante a transferência da posição de decúbito dorsal para a posição sentada no leito e de de assistência máxima para sustentar o membro inferior esquerdo para se posicionar na beirada do leito. O fisioterapeuta colocou no membro inferior esquerdo de John um aparelho articulado que era travado em extensão antes de tirá-lo do leito. Com o aparelho travado em extensão total do joelho, John foi transferido da posição sentada na beirada do leito para a posição em pé, apoiado nas muletas canadenses. Ele necessitou de assistência mínima para se equilibrar e de assistência máxima para apoiar o membro inferior esquerdo mantendo-o sem apoio de peso. John deambulou 1,5 m até uma cadeira em seu quarto e fez transferência da posição em pé para a posição sentada com assistência máxima para apoiar o membro inferior esquerdo.

Diagnóstico de fisioterapia

- Dor nociceptiva a partir do sítio cirúrgico
- Dor neuropática a partir de dano a nervo durante a cirurgia
- Força diminuída a partir de alteração do alinhamento da tração muscular
- Aumento do gasto energético com atividades funcionais, como andar
- Diminuição da mobilidade funcional em consequência de dor, limitação da força e equilíbrio, e náusea decorrente da anestesia
- Diminuição da participação na escola, esportes e socialização com amigos

Prognóstico de fisioterapia

A expectativa é de melhora da força e da mobilidade funcional de John. Ele pode continuar sem extensão total do joelho, em consequência às alterações do alinhamento biomecânico da estrutura do joelho.

Metas estabelecidas com John e sua família

John fará transferências da posição de decúbito dorsal para a posição sentada, de modo independente (no mesmo dia em que o cateter epidural for removido). John fará transferências da posição sentada para a posição em pé usando muletas canadenses e sem apoio de peso com o membro inferior esquerdo, usando assistência para ficar em pé (3 dias). John e sua mãe conseguirão usar a máquina de CPM de maneira independente, bem como colocar e retirar o aparelho do membro inferior. John andará de modo independente por uma distância de 15 m usando muletas canadenses e sem apoio de peso sobre o membro inferior esquerdo (4 dias). John descerá e subirá 12 degraus de escada segurando o corrimão com uma mão e se apoiando com a outra em uma muleta canadense, sem apoio de peso sobre o membro inferior esquerdo, com proteção de contato para segurança (6 dias).

Plano de cuidado

John receberá fisioterapia diariamente enquanto estiver na unidade de internação. Após a transferência para sua casa, ele retornará à fisioterapia ambulatorial 5 vezes por semana durante 1 mês, e então será acompanhado uma vez por semana para modificação de seu programa de exercícios domiciliar.

Instrução relacionada ao cliente de fisioterapia

O fisioterapeuta fornecerá a John e sua mãe instruções sobre o uso de seu equipamento, exercícios e segurança.

- Atividade: instrução sobre o uso da máquina de CPM e como aumentar a AM em 10 graus/dia.
- Atividade: instrução sobre colocação e retirada do aparelho de membro inferior que John deve usar ao sair do leito e durante a deambulação.
- Atividade: instrução sobre exercícios de AM ativa de membro inferior esquerdo.
- Atividade: treino de transferências.
- Atividade: treino de marcha sem apoio de peso sobre o membro inferior esquerdo.

Intervenção de procedimento fisioterapêutico

O fisioterapeuta fornecerá a John orientação manual, pistas táteis e instrução oral para alcançar seus objetivos.

Episódio de cuidado

John recebeu alta do hospital no 5º dia de pós-operatório e, 2 dias depois, iniciou a fisioterapia ambulatorial. Ele descreveu sua dor como tendo classificação 6 em uma escala numérica de 0 a 10. Isso levou o fisioterapeuta a chamar a equipe de dor para trabalhar com John. A equipe então aumentou a medicação analgésica de curta duração. Ele adiou a retomada da quimioterapia por 3 semanas após a cirurgia, para que houvesse tempo suficiente para a cicatrização da incisão cirúrgica. Dessa forma, o fisioterapeuta teve de checar o computador a cada sessão,

a fim de avaliar as contagens sanguíneas de John e determinar a intervenção fisioterapêutica apropriada para aquele dia. Exemplificando, se a contagem de plaquetas de John estivesse abaixo de 50.000, ele não usaria pesos no treino de força, considerando a probabilidade aumentada de hemorragia. Em vez disso, ele realizaria os exercícios de AM ativa para alongar o joelho esquerdo.

Decorridas 6 semanas de fisioterapia ambulatorial, que incluiu exercícios de alongamento e fortalecimento, John alcançou 100 graus de flexão passiva e 92 graus de flexão ativa do joelho esquerdo. Ele tinha uma defasagem de extensão do joelho de aproximadamente 20 graus. A AM ativa total de John em seu joelho esquerdo era de 20 a 92 graus de flexão do joelho.

A força de seu membro inferior esquerdo era 5/5 de flexão/extensão e abdução/adução de quadril; 4-/5 de rotação medial do quadril; 4/5 de rotação lateral do quadril; 3+/5 de extensão do joelho; 4-/5 de flexão do joelho; e 5/5 de dorsiflexão/flexão plantar/inversão/eversão do tornozelo. O ortopedista de John aprovou o apoio de peso total sobre o membro inferior esquerdo. Dessa forma, treino de marcha e exercícios para ajudar John a transferir carga sobre o membro inferior esquerdo foram adicionados às sessões de fisioterapia que continuaram a enfocar a AM, a força e o apoio do peso.

John usou a máquina de CPM por 6 semanas, somente à noite. Quando não estava praticando os exercícios durante o dia, usava o aparelho do joelho destravado para continuar a trabalhar na promoção do aumento da AM de flexão do joelho. Depois de terminar de usar a máquina de CPM, John passou a usar seu aparelho de joelho à noite, travado em extensão total, para ajudá-lo na prevenção do desenvolvimento de contraturas de flexão de joelho, uma vez que ele ainda tinha AM de extensão de joelho ativa total.

Após 1 mês de fisioterapia com frequência de 5 vezes por semana, as sessões de John foram diminuídas para 1 vez por semana, porque ele já se mostrava independente em seu programa de exercícios e apresentava sinais de progresso. Ele atingiu 110 graus de flexão ativa do joelho e continuaram faltando 10 graus de extensão ativa do joelho para atingir a extensão total. Ele deambulava com leve desvio lateral do tronco para a esquerda. Entretanto, com pistas orais, ele conseguia deambular com o tronco posicionado na linha média. Ele conseguia subir e descer 12 degraus de escada, alternando os pés para pisar devagar e segurando o corrimão com a mão para obter o mínimo de apoio. John passou a usar o aparelho de membro inferior apenas para dormir à noite e usava um aparelho pequeno de joelho durante o dia, para obter estimulação tátil e proporcionar conforto ao membro inferior esquerdo.

Passados 8 meses da cirurgia, John concluiu a quimioterapia. Ele e o fisioterapeuta perceberam que sua flexão de tronco à esquerda havia aumentado. John havia crescido no decorrer desses 8 meses e, como resultado, sua prótese precisava de alongamento. Depois que a prótese foi alongada, o membro inferior esquerdo de John ficou dolorido e ele necessitou de exercícios suaves de AM de joelho, além de ter de usar muletas por 2 dias. Em seguida, ele retomou seu funcionamento normal pré-alongamento de prótese.

Após 12 meses da cirurgia, John passou a visitar o fisioterapeuta uma vez a cada 3 meses, para consultas de *checkup*. Ele voltou a frequentar a escola e planejava nadar com a equipe de natação do colégio.

Referências

1. American Cancer Society. www.cancer.org. Accessed 2013.
2. Scheurer ME, Bondy ML, Gurney JG. Epidemiology of childhood cancer. In: Pizzo PA, Poplack DG, eds. *Principles and Practices of Pediatric Oncology*. 6th ed. Philadelphia, PA: Lippincott Williams & Wilkins; 2011:2–16.
3. National Cancer Institute. www.cancer.gov. Accessed 2013.
4. Jemal A, Murray T, Samuels A, et al. Cancer Statistics, 2003. *CA Cancer J Clin*. 2003;53:5–26.
5. Margolin JF, Rabin KR, Steuber CP, et al. Acute lymphoblastic leukemia. In: Pizzo PA, Poplack DG, eds. *Principles and Practices of Pediatric Oncology*. 6th ed. Philadelphia, PA: Lippincott Williams & Wilkins; 2011:518–565.
6. St. Jude Children's Research Hospital. www.stjude.org. Accessed February 2013.
7. Cooper TM, Hasle H, Smith FO. Acute myelogenous leukemia, myeloproliferative and myelodysplastic disorders. In: Pizzo PA, Poplack DG, eds. *Principles and Practices of Pediatric Oncology*. 6th ed. Philadelphia, PA: Lippincott Williams & Wilkins; 2011:566–610.
8. Altman AJ, Fu C. Chronic leukemias of childhood. In: Pizzo PA, Poplack DG, eds. *Principles and Practices of Pediatric Oncology*. 6th ed. Philadelphia, PA: Lippincott Williams & Wilkins; 2011:611–637.
9. McBride ML. Childhood cancer and environmental contaminants. *Can J Public Health*. 1998;89(suppl 1):S53–S62, S58–S68.
10. Muts-Homshma S, Muller H, Geracost J. Klinefelter's syndrome and acute non-lymphocytic leukemia. *Blut*. 1981;44:15.
11. Shearer P, Parham D, Kovnar E, et al. Neurofibromatosis type I and malignancy: review of 32 pediatric cases treated at a single institution. *Med Pediatr Oncol*. 1994;22:78–83.
12. Woods W, Roloff J, Lukens J, et al. The occurrence of leukemia in patients with Schwachman syndrome. *J Pediatr*. 1981;99:425.
13. Blaney SM, Haas-Kogan D, Pussaint TY, et al. Tumors of the central nervous system. In: Pizzo PA, Poplack DG, eds. *Principles and Practices of Pediatric Oncology*. 6th ed. Philadelphia, PA: Lippincott Williams & Wilkins; 2011:717–808.
14. Thapar K, Taylor MD, Laws ER, et al. Brain edema, increased intracranial pressure, and vascular effects of human brain tumors. In: Kaye AH, Laws ER, eds. *Brain Tumors: An Encyclopedic Approach*. London, England: Churchill Livingston; 2001:189–215.
15. American Brain Tumor Association. www.abta.org. Accessed February 2013.
16. Metzger M, Krasin MJ, Hudson MM, et al. Hodgkin lymphoma. In: Pizzo PA, Poplack DG, eds. *Principles and Practices of Pediatric Oncology*. 6th ed. Philadelphia, PA: Lippincott Williams & Wilkins; 2011:638–662.
17. Gross TG, Perkins S. Malignant non-hodgkin lymphomas in children. In: Pizzo PA, Poplack DG, eds. *Principles and Practices of Pediatric Oncology*. 6th ed. Philadelphia, PA: Lippincott Williams & Wilkins; 2011:663–682.
18. Brodeur BM, Hogarty MD, Mosse YP, et al. Neuroblastoma. In: Pizzo PA, Poplack DG, eds. *Principles and Practices of Pediatric Oncology*. 6th ed. Philadelphia, PA: Lippincott Williams & Wilkins; 2011:886–922.
19. Wexler LH, Meyer WH, Helman LJ. Rhabdomyosarcoma. In: Pizzo PA, Poplack DG, eds. *Principles and Practices of Pediatric Oncology*. 6th ed. Philadelphia, PA: Lippincott Williams & Wilkins; 2011:923–953.
20. Hosalkar HS, Dormans JP. Limb sparing for pediatric musculoskeletal tumors. *Pediatr Blood Cancer*. 2004;42:295–310.
21. Gorlick R, Bielack S, Teot L, et al. Osteosarcoma: biology, diagnosis, treatment and remaining challenges. In: Pizzo PA, Poplack DG, eds. *Principles and Prac-*

tices of Pediatric Oncology. 6th ed. Philadelphia, PA: Lippincott Williams & Wilkins; 2011:1015–1044.
22. Hawkins DS, Bolling T, Dubois S, et al. Ewings sarcoma. In: Pizzo PA, Poplack DG, eds. *Principles and Practices of Pediatric Oncology*. 6th ed. Philadelphia, PA: Lippincott Williams & Wilkins; 2011:987–1014.
23. Margolin JF, Rabin KR, Seuber CP, et al. Retinoblastoma. In: Pizzo PA, Poplack DG, eds. *Principles and Practices of Pediatric Oncology*. 6th ed. Philadelphia, PA: Lippincott Williams & Wilkins; 2011:809–837.
24. Fernandez C, Geller JI, Ehrilich PF, et al. Renal tumors. In: Pizzo PA, Poplack DG, eds. *Principles and Practices of Pediatric Oncology*. 6th ed. Philadelphia, PA: Lippincott Williams & Wilkins; 2011:861–885.
25. Ghasemi Z, Martin T. *Laboratory values in the intensive care unit*. Newsletter of the acute care/hospital clinical practice section. Alexandria, VA: American Physical Therapy Association; 1995.
26. Meyers PA, Schwartz CL, Krailo M, et al. Osteosarcoma: a randomized, prospective trial of the addition of ifosfamide and/or muramyl tripeptide to cisplatin, doxorubicin, and high-dose methotrexate. *J Clin Oncol*. 2005;23(9):2004–2011.
27. Womer RB, West DC, Krailo MD, et al. Randomized controlled trial of interval-compressed chemotherapy for the treatment of ewing sarcoma: a report from the Children's Oncology Group. *J Clin Oncol*. 2012;30(33):4148–4154.
28. Adamson PC, Bagatell R, Balis FM, et al. General principles of chemotherapy. In: Pizzo PA, Poplack DG, eds. *Principles and Practices of Pediatric Oncology*. 6th ed. Philadelphia, PA: Lippincott Williams & Wilkins; 2011:279–355.
29. Vainionpaa L, Kovala T, Tolonen U, et al. Vincristine therapy for children with acute lymphoblastic leukemia impairs conduction in the entire peripheral nerve. *Pediatr Neurol*. 1995;13:314–318.
30. Mattano LA, Sather HN, Trigg ME, et al. Osteonecrosis as a complication of treating acute lymphoblastic leukemia in children: a report from the Children's Cancer Group. *J Clin Oncol*. 2000;18(18):3262–3272.
31. Kaste SC, Jones-Wallace D, Rose SR, et al. Bone mineral decrements in survivors of childhood acute lymphoblastic leukemia: frequency of occurrence and risk factors for their development. *Leukemia*. 2001;15:728–734.
32. Galea V, Wright MJ, Barr RD. Measurement of balance in survivors of acute lymphoblastic leukemia in childhood. *Gait Posture*. 2004;19:1–10.
33. Lehtinen SS, Huuskonen UE, Harla-Saari AH, et al. Motor nervous system impairment persists in long-term survivors of childhood acute lymphoblastic leukemia. *Cancer*. 2002;94:2466–2473.
34. Wright MJ, Halton JM, Martin RF, et al. Long-term gross motor performance following treatment for acute lymphoblastic leukemia. *Med Pediatr Oncol*. 1998;31:86–90.
35. Wright MJ, Hanna SE, Halton JM, et al. Maintenance of ankle range of motion in children treated for acute lymphoblastic leukemia. *Pediatr Phys Ther*. 2003;15:146–152.
36. Lesink PG, Ciesielski KT, Hart TL, et al. Evidence for cerebellar-frontal subsystem changes in children treated with intrathecal chemotherapy for leukemia: enhanced data analysis using an effect size model. *Arch Neurol*. 1998;55:1561–1568.
37. Langer T, Martus P, Ottensmeier H, et al. CNS late-effects after ALL therapy in childhood. Part III: neuropsychological performance in long-term survivors of childhood ALL: impairments of concentration, attention, and memory. *Med Pediatr Oncol*. 2002;38:320–328.
38. Reimers TS, Ehrenfels S, Mortensen EL, et al. Cognitive deficits in long-term survivors of childhood brain tumors: identification of predictive factors. *Med Pediatr Oncol*. 2003;40:26–34.
39. Fletcher BD. Effects of pediatric cancer therapy on the musculoskeletal system. *Pediatr Radiol*. 1997;27:623–636.
40. Vainonpaa L. Clinical neurological findings of children with acute lymphoblastic leukemia at diagnosis and during treatment. *Eur Pediatr*. 1993;152:115–119.
41. Yonemoto T, Tatezaki S, Ishii T, et al. Marriage and fertility in long-term survivors of high grade osteosarcoma. *Am J Clin Oncol*. 2003;26:513–516.
42. Bradley WG, Lassman LP, Pearce GW, et al. The neuromyopathy of vincristine in man clinical, electrophysiological and pathological studies. *J Neurol Sci*. 1970;10:107–131.
43. Wright MJ, Halton JM, Barr RD. Limitation of ankle range of motion in survivors of acute lymphoblastic leukemia in childhood: a cross-sectional study. *Med Pediatr Oncol*. 1999;32:279–282.
44. Tanner KD, Reichling DB, Gear RW, et al. Altered temporal pattern of evoked afferent activity in a rat model of vincristine-induced painful peripheral neuropathy. *Neuroscience*. 2003;118:809–817.
45. Jew R, ed. *The Children's Hospital of Philadelphia Formulary 2001–2002*. Hudson, OH: Lexi-Comp Inc.

46. Gocha Marchese V, Chiarello LV, Lange BJ. Strength and functional mobility in children with acute lymphoblastic leukemia. *Med Pediatr Oncol*. 2003;40:230–232.

47. Wheeler DL, Vander Griend RA, Wronski TJ, et al. The short- and long-term effects of methotrexate on the skeleton. *Bone*. 1995;16:215–221.

48. Harten G, Stephani U, Henze G, et al. Slight impairment of psychomotor skills in children after treatment of acute lymphoblastic leukemia. *Eur J Pediatr*. 1984;142:189–197.

49. Mattano L. The skeletal remains: porosis and necrosis of bone in the marrow transplantation setting. *Pediatr Transplant*. 2003;7:71–75.

50. Krasin MJ, Rodriguez-Galindo C, Billups CA, et al. Definitive irradiation in multidisciplinary management of localized Ewings sarcoma family of tumors in pediatric patients: outcome and prognostic factors. *Int J Radiat Oncol Biol Phys*. 2004;60:830–838.

51. Oberlin O, Rey A, Anderson J, et al. Treatment of orbital rhabdomyosarcoma: survival and late effects of treatment—results of an international workshop. *J Clin Oncol*. 2001;19:197–204.

52. Davis AM, O'Sullivan B, Turcotte BR, et al. Function and health status outcomes in a randomized trial comparing preoperative and postoperative radiotherapy in extremity soft tissue sarcoma. *J Clin Oncol*. 2002;20:4472–4477.

53. Grossi M. Management and long-term complications of pediatric cancer. *Pediatr Clin N Am*. 1998;45:1637–1651.

54. Cooper JS, Fu K, Marks J, et al. Late effects of radiation therapy in the head and neck region. *Int J Radiat Oncol Biol Phys*. 1995;31:1141.

55. Jentzsch K, Ginder H, Cramer H, et al. Leg function after radiotherapy for Ewings sarcoma. *Cancer*. 1981;47:1267–1278.

56. Williams KY, Cox RS, Donaldson SS. Radiation induced height impairment in pediatric Hodgkin's disease. *Int J Radiat Oncol Biol Phys*. 1993;28:85–92.

57. Nysom K, Holm K, Michaelsen KF, et al. Bone mass after allogeneic BMT for childhood leukaemia or lymphoma. *Bone Marrow Transplant*. 2000;25:191–196.

58. Neel MD, Wilkins RM, Rao BN, et al. Early multicenter experience with a non-invasive expandable prosthesis. *Clin Orthop Rel Res*. 2003;415:72–81.

59. Rougraff BT, Simon MA, Kneisl JS, et al. Limb salvage compared with amputation for osteosarcoma of the distal end of the femur. A long-term oncological, functional, and quality-of-life study. *J Bone Joint Surg Am*. 1994;76:649–656.

60. Tunn PU, Schmidt-Peter P, Pomraenke D, et al. Osteosarcoma in children. *Clin Orthop Rel Res*. 2004;421:212–217.

61. Nagarajan R, Neglia JP, Clohisy DR, et al. Limb salvage and amputation in survivors of pediatric lower-extremity bone tumors: what are the long-term implications? *J Clin Oncol*. 2002;20:4493–4501.

62. Renard AJ, Veth RP, Scchreuder HWB, et al. Function and complications after ablative and limb-salvage therapy in lower extremity sarcoma of bone. *J Surg Oncol*. 2000;73:198–205.

63. Jeys LM, Grimer RJ, Carter SR, et al. Risk of amputation following limb salvage surgery with endoprosthetic replacement, in a consecutive series of 1261 patients. *Int Orthop*. 2003;27:160–163.

64. McClenaghan BA, Krajbich JI, Prone AM, et al. Comparative assessment of gait after limb-salvage procedure. *J Bone Joint Surg Am*. 1989;71:1178–1182.

65. Fuchs B, Sims FH. Rotationplasty about the knee: surgical technique and anatomical considerations. *Clin Anat*. 2004;17:345–353.

66. Fuchs B, Kotajarvi BR, Kaufman KR, et al. Functional outcome of patients with rotationplasty about the knee. *Clin Orthop Rel Res*. 2003;415:52–58.

67. Veenstra KM, Sprangers MAG, Van Der Eyken JW, et al. Quality of life in survivors with Van Ness-Borggreve rotationplasty after bone tumour resection. *J Surg Oncol*. 2000;73:192–197.

68. Hillman A, Hoffman C, Gosheger G, et al. Malignant tumor of the distal part of the femur or the proximal part of the tibia: endoprosthetic replacement or rotationplasty: functional outcome and quality-of-life measurements. *J Bone Joint Surg*. 1999;81:462–468.

69. Horwitz EM. Bone marrow transplantation. In: Steen G, Mirro J, eds. *Childhood Cancer: A Handbook from St. Jude Children's Research Hospital*. Cambridge, MA: Perseus Publishing; 2000:155–165.

70. Bain LJ. *A Parent's Guide to Childhood Cancer (The Children's Hospital of Philadelphia)*. New York, NY: Dell Publishing; 1995:89–100.

71. World Health Organization. International Classification of Functioning, Disability, and Health. http://www.who.int/classifications/icf/en/. Accessed January, 2005.

72. Schechter NL, Berde CB, Yaster M. *Pain in Infants, Children, and Adolescents*. 2nd ed. Philadelphia, PA: Lippincott Williams & Wilkins; 2003.

73. Jensen MP, Karoly P, Braver S. The measurement of clinical pain intensity: a comparison of six methods. *Pain*. 1986;27:117–126.

74. Wong DL, Hockenberry-Eaton M, Wilson D, et al. *Wong's Essentials of Pediatric Nursing*. 6th ed. St. Louis, MO: Mosby; 2001.

75. Jackson AS, Coleman AE. Validation of distance run tests for elementary school children. *Res Q*. 1976;47:86–94.

76. Steele B. Timed walking tests of exercise capacity in chronic cardiopulmonary illness. *J Cardiopulm Rehabil*. 1996;16:25–33.

77. *Health Related Physical Fitness: Test Manual*. Reston, VA: American Alliance for Health, Physical Education, Recreation and Dance; 1980.

78. Butler P, Engelbrecht M, Major RE, et al. Physiological cost index of walking for normal children and its use as an indicator of physical handicap. *Dev Med Child Neurol*. 1984;26:607–612.

79. Nene AV. Physiological cost index of walking in able-bodied adolescents and adults. 1993;7:319–326.

80. Chin T, Sawamura S, Fujita H, et al. The efficacy of physiological cost index (PCI) measurement of a subject walking with an Intelligent Prosthesis. *Prosthet Orthot Int*. 1999;23:45–49.

81. Marchese VG, Ogle S, Womer RB, et al. An examination of outcome measures to assess functional mobility in childhood survivors of osteosarcoma. *Pediatr Blood Cancer*. 2004;42:41–45.

82. Grant S, Aitchison T, Henderson E, et al. A comparison of the reproducibility and the sensitivity to change of visual analogue scales, Borg scales, and Likert scales in normal subjects during submaximal exercise. *Chest*. 1999; 116:1208–1217.

83. Habib Z, Westcott S. Assessment of anthropometric factors on balance tests in children. *Pediatr Phys Ther*. 1998;10:101–108.

84. Zaino CA, Gocha Marchese V, Westcott SL. Timed up and down stairs test: preliminary reliability and validity of a new measure of functional mobility. *Pediatr Phys Ther*. 2004;16:90–98.

85. Varni JW, Seid M, Kurtin PS. Reliability and validity of the pediatric quality of life inventory version 4.0 generic core scales in healthy and patient populations. *Med Care*. 2001;39:800–812.

86. Ware JE, Snow KK, Kosinski M, et al. *SF-36 Health Survey Manual and Interpretation Guide*. Lincoln, NE: Quality Metric Inc; 2000.

87. Eiser C, Vance YH. Implications of cancer for school attendance and behavior. *Med Pediatr Oncol*. 2002;38:317–319.

88. American Physical Therapy Associaton. Guide to physical therapist practice. Second edition. *Phys Ther*. 2001;81:9–744.

89. Marchese VG, Chiarello LA. Relationships between specific measures of body function, activity, and participation in children with acute lymphoblastic leukemia. *Rehabil Oncol*. 2004;22:5–9.

90. Marchese VG, Chiarello LA, Lange BJ. Effects of physical therapy intervention for children with acute lymphoblastic leukemia. *Pediatr Blood Cancer*. 2004;42:127–133.

91. Dimeo FC, Tilmann MHM, Bertz H, et al. Aerobic exercise in the rehabilitation of cancer patients after high dose chemotherapy and autologous peripheral stem cell transplantation. *Cancer*. 1997;79:1717–1722.

92. Dimeo FC, Stieglitz RD, Novelli-Fischer U, et al. Effects of physical activity on the fatigue and psychological status of cancer patients during chemotherapy. *Cancer*. 1999;85:2273–2277.

93. Dimeo FC, Fetscher S, Lange W, et al. Effects of aerobic exercise on the physical performance and incidence of treatment-related complication after high-dose chemotherapy. *Blood*. 1997;90:3390–3394.

94. Winningham ML, MacVicar MG, Bondoc M, et al. Effects of aerobic exercise on body weight and composition in patients with breast cancer on adjuvant chemotherapy. *Oncol Nurs Forum*. 1989;16:683–689.

95. MacVigar MG, Winningham ML, Nickel JL. Effects of aerobic interval training on cancer patients' functional capacity. *Nurs Res*. 1989;38:348–351.

96. Young-McCaughan S, Sexton D. A retrospective investigation of the relationship between aerobic exercise and quality of life in women with breast cancer. *Oncol Nurs Forum*. 1991;18:751–757.

97. Courneya KS, Keats MR, Turner AR. Physical exercise and quality of life in cancer patients following high dose chemotherapy and autologous bone marrow transplantation. *Psychooncology*. 2000;9:127–136.

98. Courneya KS, Friedenreich CM, Sela RA, et al. The group psychotherapy and home-based physical exercise (group-hope) trial in cancer survivors: physical fitness and quality of life outcomes. *Psychooncology*. 2003;12:357–374.

99. Hayes S, Davies PSW, Parker T, et al. Quality of life changes following peripheral blood stem cell transplantation and participation in a mixed-type, moderate-intensity, exercise program. *Bone Marrow Transplant*. 2004;33:553–558.

100. Hayes S, Davies PSW, Parker T, et al. Total energy expenditure and body composition changes following peripheral blood stem cell transplantation and participation in an exercise program. *Bone Marrow Transplant*. 2003;31:331–338.

101. Mock V, Burke MB, Sheehan P, et al. A nursing rehabilitation program for women with breast cancer receiving adjuvant chemotherapy. *Oncol Nurs Forum*. 1994;21:899–907.

102. Courneya KS, Friedenreich CM. Relationships between exercise during treatment and current quality of life among survivors of breast cancer. *J Psychosoc Oncol*. 1997;15:35–56.

103. The childhood cancer survivor study: an overview. The National Cancer Institute website. http://www.cancer.gov/cancertopics/coping/ccss. Accessed February 2013.

104. Children's Oncology Group. www.childrensoncologygroup.org. Accessed February 2013.

105. Marchese VG, Miller M, Niethamer L, et al. Factors affecting childhood cancer survivors' choice to attend a specific college: a pilot study. *Rehabil Oncol*. 2012;30(1):3–11.

106. Landier W, Bhatia S. Cancer survivorship: a pediatric perspective. *Oncologist*. 2008;13(11):1181–1192.

107. Armenian SH, Meadows AT, Bhatia S. Late effects of childhood cancer and its treatment. In: Pizzo PA, Poplack DG, eds. *Principles and Practice of Pediatric Oncology*. 4th ed. Philadelphia, PA: Lippincott Williams and Wilkins; 2011:1368–1387.

108. Children's Oncology Group. Long-term follow-up guidelines for survivors of childhood, adolescent, and young adult cancers. www.survivorshipguidelines.org. Accessed February 2013.

109. Ness KK, Leisenring WM, Huang S, et al. Predictors of inactive lifestyle among adult survivors of childhood cancer: a report from the childhood cancer survivor study. *Cancer*. 2009;115(9):1984–1994.

110. Ness KK, Morris EB, Nolan VG, et al. Physical performance limitations among adult survivors of childhood brain tumors. *Cancer*. 2010;116(12):3034–3044.

111. Wampler MA, Galantino ML, Huang S, et al. Physical activity among adult survivors of childhood lower-extremity sarcoma: a report from the Childhood Cancer Survivor Study. *J Cancer Surviv*. 2012;6:45–53.

112. Järvelä L, Niinikoski H, Lähteenmäki P, et al. Physical activity and fitness in adolescent and young adult long-term survivors of childhood acute lymphoblastic leukaemia. *J Cancer Surviv*. 2010;4(4):339–345.

113. Mulrooney DA, Dover DC, Li S, et al. Twenty years of follow-up among survivors of childhood and young adult myeloid leukemia: a report from the Childhood Cancer Survivor Study. *Cancer*. 2008;112(9):2071–2079.

17

Reabilitação da criança com queimaduras

Suzanne F. Migliore

Epidemiologia
Etiologia
    Abuso e negligência infantil
Prevenção
Estruturas e funções da pele
Classificação das queimaduras
    Profundidade da queimadura
    Tamanho da queimadura
    Mecanismo da lesão
    Classificações menor, moderada e maior
Fisiopatologia
    Dimensões da lesão
    Cicatrização da ferida de queimadura
Hipertrofia e contração da cicatriz
Centro de queimadura
Equipe de queimadura
Tratamento inicial e médico
Revisão de sistemas
    Sistema pulmonar
    Sistema cardiovascular
    Sistema renal
    Sistema circulatório
    Sistema musculoesquelético
Nutrição

Controle da dor
Tratamento da ferida de queimadura
    Intervenções não cirúrgicas
    Tratamento cirúrgico
    Autoenxertos cultivados e substitutos
        dérmicos
Exame de fisioterapia
    Exame/avaliação
Intervenções
    Controle da dor
    Cuidado da ferida
    Imobilização e posicionamento
    Engessamento
    Amplitude de movimento
    Massagem
    Deambulação
    Exercício
    Tratamento da cicatriz
    Instruções relacionadas ao paciente/cliente
Resultados
Acampamento de queimaduras
Resumo
Estudos de caso

O propósito deste capítulo é fornecer uma descrição básica do cuidado de queimaduras em crianças e discutir o papel do fisioterapeuta nas intervenções na criança com lesão térmica – desde a fase aguda até o período da reabilitação.

Os exames e intervenções terapêuticas nas lesões térmicas são específicos. Por certo o tratamento apropriado para adultos com lesões de queimadura não é necessariamente aplicável a crianças com as mesmas lesões e vice-versa. Além disso, o tratamento para um bebê de 9 meses pode ser diferente do tratamento para uma criança de 3 anos que, por sua vez, pode diferir da abordagem usada para uma criança de 10 anos. As informações apresenta-das podem ser aplicadas pelo fisioterapeuta pediátrico ao longo do *continuum* da assistência.

O papel do terapeuta é amplamente discutido. O papel específico do terapeuta é definido, em parte, pelo contexto individual e também pode depender da abordagem e das técnicas médico-cirúrgicas adotadas no estabelecimento.

Epidemiologia

De acordo com o *Centers for Disease Control and Prevention* (CDC), as lesões não intencionais são classificadas como a primeira causa de morte de crianças e jovens na faixa etária de 1 a 18 anos. As lesões adquiridas pelo contato com fogo ou queimaduras foram classificadas em quarto lugar entre as principais causas de lesões fatais não intencionais.[1] Em 2011, o CDC relatou mais de 140 mil lesões não fatais relacionadas com fogo ou queimadura nos Estados Unidos.[2] Além disso, as lesões por contato com fogo/relacionadas com queimadura listadas como lesões relacionadas com violência/intencionais foram classificadas no topo das 10 principais causas de lesões não fatais em crianças na faixa etária que vai do nascimento até os 9 anos.[3]

A organização *National Safe Kids* publica informações sobre queimadura e segurança contra escaldadura para crianças e cuidadores. Também realiza buscas de dados estatísticos referente a lesões e mortes relacionadas com fogo, uma vez que o programa da organização busca colaborar para a conscientização da prevenção. Em 2008, 366 crianças com menos de 14 anos de idade morreram por consequência de lesões relacionadas a fogo ou queimaduras. Adicionalmente, em 2010, as crianças com menos de 14 anos foram vítimas de 40% dos casos de lesões relacionadas a fogos de artifício, com as queimaduras sendo responsáveis por mais da metade de todas as lesões relacionadas a fogos de artifício.[4]

Etiologia

As causas das queimaduras são numerosas, incluem lesões por agentes térmicos atribuídos a incêndios residenciais, acidentes automobilísticos, brincadeiras que envolvem fósforos, manipulação inadequada de bombinhas e escaldaduras causadas por acidentes na cozinha ou no banheiro. As queimaduras químicas ocorrem por contato, ingestão, inalação ou injeção de ácidos, álcalis ou vesicantes. As queimaduras elétricas ocorrem quando há contato com fiação elétrica, cabos elétricos ou linhas elétricas de alta voltagem defeituosos.[5]

O mecanismo de lesão térmica está correlacionado com a idade da criança. Por exemplo, crianças em fase de engatinhar podem sofrer queimadura por escaldadura ao derrubarem líquidos quentes (p. ex., derrubar água fervente de um fogão ou chá quente de uma mesa), além da possibilidade de sofrerem queimaduras de escaldadura não intencional decorrente de acidentes em banheiras, quando o aquecedor de água de casa está ajustado para uma temperatura alta demais. A água corrente quente é responsável por quase 25% de todas as queimaduras por escaldadura em crianças e está correlacionada com mais mortes e internações do que qualquer outro tipo de queimadura com líquidos quentes.[4] A água corrente pode causar queimadura de espessura total em menos de 5 segundos, na temperatura de 60 °C. Líquidos quentes como café, chá, sopa ou chocolate podem atingir temperaturas suficientemente quentes para causar queimaduras por escaldadura.[6]

Crianças em fase de engatinhar também correm risco de queimaduras elétricas, porque podem colocar objetos ou a própria mão em tomadas elétricas desprotegidas ou mastigar fios de produtos elétricos. As queimaduras com chamas produzidas por brincar com fósforos ou por contato com objetos quentes (ferro/fogão/chapinha) são mais frequentes em crianças em idade escolar. Conforme a criança cresce e se torna mais aventureira, o mecanismo de lesão de queimadura se correlaciona com os riscos assumidos por essas crianças e adolescentes.

Os meninos apresentam maior risco de lesões e morte relacionadas com queimaduras em comparação às meninas. Crianças com menos de 4 anos de idade e aquelas com deficiência apresentam risco maior de queimadura. As taxas de mortalidade por lesões de queimadura para americanos nativos e afro-americanos são 2 a 3 vezes maiores do que para as crianças caucasianas.[4]

Lorch et al., em 2011, estudaram a etiologia das lesões por queimadura em bebês levados ao atendimento de emergência. Esses pesquisadores constataram que o número de meninos ultrapassava o de meninas (55 e 45%, respectivamente), enquanto o de afro-americanos representava 47% dos pacientes atendidos. Nesse estudo, a maioria das queimaduras ocorreu em casa e, mais frequentemente, na cozinha. As queimaduras por escaldadura foram as mais comuns (líquidos quentes no banho ou na cozinha), seguidas das por contato resultantes do toque em eletrodoméstico quente, como fogão, ferro de passar roupas ou aquecedor.[7]

Shah et al., em 2011, estudaram a epidemiologia e o perfil de queimaduras pediátricas a partir de uma busca junto ao banco de dados do registro nacional de queimaduras. Esses pesquisadores também observaram que as escaldaduras eram o mecanismo mais comum de lesões causadas por líquidos quentes, óleos de cozinha ou banho-maria. Como item alimentício único, identificaram que o macarrão quente (feito em micro-ondas) era responsável pela grande maioria das queimaduras revisadas. Observaram ainda que as crianças com mais de 10 anos eram mais propensas a sofrer queimaduras com gasolina, elétricas e decorrentes de acidentes automobilísticos. O abuso não acidental ou o abuso infantil foi responsável por 6,7% de todas as queimaduras revisadas.[8]

Abuso e negligência infantil

De acordo com o *National Clearinghouse on Child Abuse and Neglect*, no ano de 2011, mais de 740 mil crianças confirmaram ser vítimas de abuso infantil nos Estados Unidos. Em geral, a incidência nacional de vítimas infantis continuou seguindo uma tendência descendente.[9] O *National Center for Injury Prevention and Control* relacionou as lesões intencionais de queimadura/fogo entre as nove causas principais de lesões não fatais em crianças com menos de 9 anos de idade, no ano de 2007.[3] Shah et al. observaram que crianças com menos de 1 ano eram mais propensas a sofrer queimaduras por causas não acidentais atribuídas às demandas de um recém-nascido de pais inexperientes (que tiveram o primeiro filho) ou solteiros.[7]

Até 8% dos bebês e crianças admitidas em hospitais em consequência de queimaduras são vítimas de abuso. A suspeita surge quando as lesões não estão relacionadas a respingos, observam-se demarcações lineares (p. ex., distribuição de luvas/meias) ou aparecem somente nas nádegas (i. e., imersão em água quente). As queimaduras por contato com formatos simétricos também podem significar queimaduras intencionais (p. ex., linhas circulares consistentes com um queimador de fogão). Crianças com queimaduras infligidas são mais propensas a ter queimaduras em ambas as mãos, pés e pernas, e a apresentar maior envolvimento da área de superfície corporal total (ASCT, sigla referente à extensão da queimadura).[10] Para tentar distinguir entre queimadura acidental e queimadura intencional, é preciso observar o padrão, a localização e a profundidade da queimadura. Entre os padrões de queimadura suspeitos, estão as por escaldadura no períneo, nádegas e membros inferiores, em especial aquelas com linhas precisamente definidas entre áreas de pele queimadas e não queimadas.[11] No contexto hospitalar, a suspeita de abuso ou negligência é investigada por uma equipe interdisciplinar que inclui médicos, enfermeiros, assistentes sociais, psicólogos e fisioterapeutas. No caso de uma criança, os fatores a serem considerados que podem indicar abuso ou negligência são:

- A criança é trazida para tratamento por um adulto não aparentado;
- Uma demora inexplicável de 12 horas ou mais em buscar tratamento;
- Afeto parental inadequado: os pais parecem desatentos à criança; falta de empatia; parecem estar sob influência de álcool ou drogas;
- Atribuição de culpa pela lesão a um irmão do paciente ou ao próprio paciente;
- Histórico de lesão inconsistente com sua descrição;
- de lesão inconsistente com a capacidade de desenvolvimento do paciente;
- Histórico de lesão acidental ou não acidental ao paciente ou aos seus irmãos;
- Histórico de falha de desenvolvimento;
- Relatos históricos da lesão diferentes a cada entrevista;
- Lesão localizada nos genitais, períneo e nádegas (por causa da frequência com que cada lesão ocorre em relação ao treinamento em higiene);
- Lesão de membros em "imagem espelhada" (Fig. 17.1);
- Afeto inapropriado da criança; a criança parece arredia e com afeto abatido;
- Evidências de lesões não relacionadas (p. ex., cicatrizes, contusões, vergões, fraturas).

Nos Estados Unidos, todos os estados têm leis que obrigam alguns profissionais, incluindo os fisioterapeutas e terapeutas ocupacionais, a relatar casos suspeitos de abuso infantil. O fisioterapeuta ajudará a determinar o abuso ao conduzir um exame completo e avaliar o mecanismo da queimadura, tamanho, localização e profundidade da lesão.

Prevenção

Dada a alta incidência e o padrão comum de distribuição dos tipos de lesões por queimadura entre crianças de várias faixas etárias, esforços preventivos têm sido dirigidos no sentido de educar pais, crianças e outros sobre como essas lesões ocorrem e como podem ser evitadas. A *National SAFE KIDS Campaign* foi a primeira organização nacional dedicada à prevenção das lesões infantis. Essa campanha foi fundada em 1988 e conta com mais de 600 coalisões e divisões *SAFE KIDS* em todo o território dos Estados Unidos. Os esforços de prevenção de lesões na área das lesões térmicas inclui a distribuição de alarmes de fumaça e assistência na emenda dos códigos de encanamento para incorporação da tecnologia "antiescaldadura" e temperatura máxima da água de 49 °C. Outras dicas de prevenção incluem o uso dos queimadores traseiros do fogão e virar os cabos das panelas para dentro, a fim de evitar que as crianças pequenas os puxem e derrubem as panelas. Para crianças maiores, é imperativo cozinhar com segurança, incluindo o uso do micro-ondas. O treinamento em segurança pelos pais pode incluir proibir as crianças de usarem o micro-ondas até terem altura suficiente para alcançar os objetos, usar luvas protetoras para remover os itens e abrir os recipientes devagar após removê-los do micro-ondas. Para outras áreas domiciliares, os pais devem considerar o uso de uma tela robusta em torno do fogão ou da churrasqueira externa, manter velas longe de qualquer coisa inflamável, e deixar fósforos e líquidos inflamáveis fora do alcance das crianças.[12]

A prevenção de lesões comumente é chamada "os três E": **e**ducação, **e**ngenharia (incluindo alterações ambientais) e **e**xecução da lei. Essas iniciativas de prevenção leva-

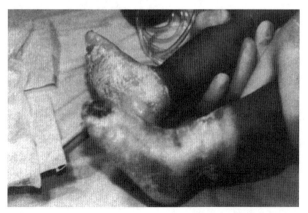

FIGURA 17.1 ▸ Queimaduras em "imagem espelhada" bilateralmente, em ambos os pés e parte inferior das pernas, exibindo um padrão consistente com abuso por imersão em água quente.

ram a alterações nas leis referentes a roupas de dormir para crianças, uso de detector de fumaça e ajuste dos parâmetros dos aquecedores de água para menos de 49 ºC.[13]

Entre as várias sugestões para prevenção de lesões por queimadura na infância estão:

- Ajustar os parâmetros de temperatura máxima da água para 49 ºC;
- Manter os fios de cafeteiras e xícaras com líquidos quentes fora do alcance de crianças pequenas;
- Manter as crianças pequenas em local seguro durante o preparo e ao servir as refeições;
- Virar os cabos das panelas para a parte traseira do fogão e usar os queimadores traseiros, sempre que possível;
- Supervisionar as crianças na banheira e verificar a temperatura da água com termômetro de cristal líquido, antes de colocar a criança na banheira;
- Manter as crianças pequenas em local seguro ao usar eletrodomésticos, como ferro de passar roupas ou chapinha; deixar esses itens esfriarem fora do alcance das crianças;
- Desestimular o uso de andadores para bebês;
- Colocar protetores de segurança em tomadas elétricas;
- Ensinar às crianças que os fósforos são ferramentas e não brinquedos;
- Ensinar as crianças maiores e os adolescentes sobre: (1) os perigos dos fios de alta voltagem; e (2) os perigos e o uso seguro da gasolina e outros líquidos inflamáveis;
- Ensinar as crianças sobre os perigos dos fogos de artifício.

Além disso, outros esforços preventivos com foco em regulamentações federais que obrigam o uso de tecidos e materiais antichamas em artigos como roupas de dormir infantis e colchões, para diminuir o número e a gravidade das queimaduras resultantes da ignição desses itens. Em abril de 1996, a *Consumer Product Safety Commission* reduziu o padrão de inflamabilidade das roupas de dormir infantis, que foi efetivado em 1º de janeiro de 1997. Entretanto, a partir de junho de 2000, todas as roupas de dormir manufaturadas ou importadas deveriam ser obrigatoriamente resistentes a chamas ou de ajuste confortável, além de conter um rótulo de aviso.[14]

Estruturas e funções da pele

A pele, assim como o coração e os pulmões, é um órgão vital do corpo. De fato, a pele é o maior órgão do corpo, com espessura que varia de 0,5 mm nas pálpebras a 4 mm nas palmas das mãos e solas dos pés.[15] Ela é composta por uma camada mais superficial e delgada (20 a 400 µ), a epiderme, e de outra mais profunda e espessa (440 a 2.500 µ),[14] a derme. A derme pode ser dividida em duas camadas, a derme papilar mais superficial e a derme reticular mais profunda. A classificação da profundidade da queimadura será determinada pelas estruturas envolvidas. Na camada basal da epiderme estão os grânulos de melanina que são responsáveis pela tonalidade da pele. A derme é vascular, e a epiderme, apesar de avascular, tem suas camadas mais profundas nutridas por um líquido oriundo da derme (Fig. 17.2). Glândulas sudoríparas, folículos pilosos e glândulas sebáceas estão contidos na pele. As

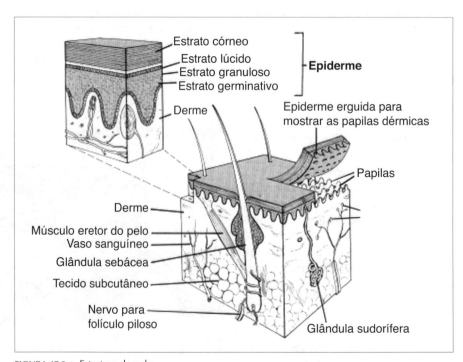

FIGURA 17.2 ▶ Estrutura da pele.

unhas estão localizadas nos dedos das mãos e dos pés. Os nervos sensoriais e as fibras simpáticas que seguem para os vasos, músculos levantadores dos pelos e glândulas sudoríferas são abundantes na pele.[15] Ela ajuda a regular a temperatura corporal, preserva os líquidos corporais, protege contra infecção (ao atuar como barreira e por possuir certas propriedades bactericidas), protege contra radiação e atua como barreira que ajuda a proteger órgãos vitais e outras estruturas corporais contra líquidos e objetos externos. Como as terminações nervosas percebem o toque, a dor e a temperatura, a pele auxilia como sensibilidade protetora e discriminatória. A pele também auxilia na produção de vitamina D. A pele e seus anexos podem ajudar a revelar raça, idade, sexo e condição de saúde de um indivíduo. Os sulcos existentes na pele das pontas dos dedos da mão conferem a cada indivíduo um conjunto exclusivo de impressões digitais. A facial, com flutuações de fluxo sanguíneo (p. ex., rubor) e com a ação dos músculos subjacentes, pode expressar as emoções do indivíduo. Sempre que a pele é significativamente danificada ou destruída, essas funções podem ser comprometidas. Como a pele é um órgão, seu dano ou destruição resulta em efeitos locais e sistêmicos.[15]

Classificação das queimaduras

As queimaduras podem ser classificadas pela profundidade do envolvimento tecidual e pelo tamanho, por meio do percentual de ASCT e pelo mecanismo de lesão. Para fins de triagem, as queimaduras também são classificadas em menores, moderadas ou maiores.

Profundidade da queimadura

As queimaduras podem ser classificadas de acordo com a profundidade da pele danificada ou destruída (Fig. 17.3). As queimaduras superficiais (antigamente chamadas de queimaduras de primeiro grau) são comumente queimaduras solares. Esse tipo de queimadura é curado sem formar cicatriz nem produzir alterações pigmentares. As queimaduras mais profundas são classificadas como de espessura parcial (antigamente conhecidas como queimaduras de segundo grau) ou queimaduras de espessura total (antigamente chamadas de queimaduras de terceiro grau). As queimaduras de espessura parcial podem ser superficiais ou profundas. As de espessura parcial superficiais envolvem a epiderme e a derme papilar. Unhas, pelos, glândulas produtoras de óleo e suor, assim como os nervos, são poupados. São queimaduras dolorosas, avermelhadas e frequentemente acompanhadas de bolhas. As queimaduras de espessura parcial superficiais demoram no máximo 2 semanas para serem curadas e não formam cicatriz.[16]

As queimaduras de espessura parcial profundas lesionam estruturas profundas situadas no interior da derme reticular. Entre as estruturas afetadas, estão as unhas, os folículos pilosos e a função das glândulas sebáceas. Exibem aspecto encerado esbranquiçado e são flexíveis. Podem ser insensíveis ao toque leve e dolorosas à pressão intensa. Quando infectadas, ressecam ou têm comprometimento circulatório, as queimaduras de espessura parcial profundas podem se converter em feridas de espessura total. As queimaduras de espessura parcial profundas são curadas espontaneamente a partir das células epiteliais dos anexos dérmicos remanescentes. Entretanto, o tempo necessário para cura pode variar de 3 a 6 semanas ou mais, e esse tipo de queimadura é curado com formação de tecido cicatricial que pode hipertrofiar e contrair. Embora as queimaduras de espessura parcial profundas se curem espontaneamente sem colocação de enxerto de pele, o tempo de cicatrização prolongado aliado com frequência a resultados funcionais e estéticos precários, além de outros motivos listados adiante, levam muitos cirurgiões a optar pela excisão e aplicação de enxertos de pele nessas feridas, sempre que possível e indicado.

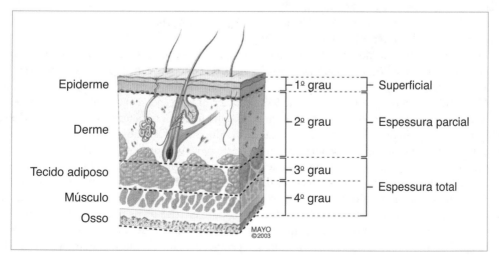

FIGURA 17.3 ▸ Profundidade da lesão de queimadura.

Por definição, as queimaduras de espessura total destroem toda a espessura da pele. Essas queimaduras podem exibir coloração vermelho-cereja, branca ou marrom, com aspecto de couro, podendo haver veias trombóticas visíveis. Os pelos podem ser facilmente extraídos em consequência da morte dos folículos pilosos.[16] Como os nervos são destruídos, esse tipo de queimadura é anestesiada ao toque (Isso não significa que não há dor. A ativação dos nervos ao redor da periferia da queimadura, exposição da ferida ao ar com a remoção do tecido morto, ou manipulação da ferida podem causar dor extrema.) A cura de queimaduras de espessura total exige a realização de enxerto de pele. Mesmo com a enxertia, esse tipo de queimadura pode acarretar contração e hipertrofia da cicatriz. A Figura 17.4 mostra queimaduras de espessuras parcial e total profundas no ombro e no tórax.

A profundidade real da ferida talvez não possa ser determinada com facilidade e precisão no primeiro dia, nem mesmo pelo clínico mais experiente. As lesões de queimadura costumam apresentar profundidades variáveis de envolvimento e geralmente não têm profundidade uniforme. Fatores como o modo como a lesão foi produzida, a espessura da pele corporal na área da queimadura e se a vítima usava ou não roupas influenciam a profundidade da lesão. A pele de bebês e crianças pequenas é mais fina do que a pele dos adultos. Assim, por exemplo, um líquido quente que não causa queimadura de espessura parcial superficial em um adulto pode causar uma lesão mais profunda em um bebê ou em criança em fase de engatinhar. Saber a profundidade da queimadura é importante na determinação da triagem, reanimação, tratamento e fechamento da ferida, bem como prognóstico.

Tamanho da queimadura

As queimaduras também são classificadas de acordo com o tamanho ou com a ASCT queimada. A ASCT é considerada igual a 100%. Existem três modos amplamente aceitos de determinar a extensão da área de superfície corporal envolvida. O primeiro modo é o método palmar, em que a palma da mão do indivíduo é estimada como igual a 1% da ASCT. Um segundo método, mais tradicionalmente usado na triagem de adultos, é a "regra dos nove". De acordo com essa regra, em um adulto, a cabeça representa 9% da ASCT, cada membro superior conta como 9%, o tronco representa 36%, cada membro inferior representa 18% e aos genitais são atribuídos 1%. Entretanto, a cabeça de uma criança (em especial a de um bebê) é proporcionalmente maior em relação ao corpo, se comparada à cabeça de um adulto, enquanto os membros inferiores de uma criança são menores em proporção ao corpo, se comparados aos membros inferiores de um adulto. Por exemplo, a cabeça de um bebê com menos de 1 ano de idade é contada como igual a 18%, enquanto cada membro inferior representa 13,5%. Por causa dessas diferenças, versões

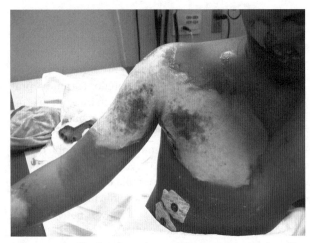

FIGURA 17.4 ▸ Queimaduras de espessuras parcial e total profundas no membro superior direito e no tronco. Nas áreas escuras, a ausência de preenchimento capilar e a falta de sensação dolorosa são sinais de lesão de espessura total.

modificadas da "regra dos nove" são usadas para calcular a ASCT queimada em crianças. A medida mais precisa ao longo das diversas faixas etárias e uma das que foram modificadas para a população pediátrica é o gráfico de Lund e Browder.[16] Esse gráfico atribui diferentes percentuais às partes do corpo de acordo com a idade do paciente. O uso de um diagrama de corpo e do percentual compatível com a idade apropriado permitirá que a triagem e os cuidados de emergência iniciais sejam mais precisos.[17] O formulário de exame mostrado na Figura 17.5 exibe diagramas de corpo e percentuais de área de superfície associados ao gráfico de Lund e Browder.

A importância da precisão na estimativa do tamanho da queimadura tem implicações para a reposição hídrica no tratamento médico agudo e para a morbidade e mortalidade gerais, por causa da ampla resposta inflamatória e hipermetabólica. É preciso considerar as proporções de tamanho corporal variáveis da criança em fase de crescimento.[18]

Mecanismo da lesão

Um terceiro modo de classificar as queimaduras é de acordo com o mecanismo da lesão: escaldadura, contato, ignição, chama, agente químico, radiação ou eletricidade. Determinar o agente ou método causal pode ser relevante para fornecer o tratamento apropriado. Quando um indivíduo sofre queimadura química, por exemplo, é necessário saber qual agente químico que causou a queimadura para aplicar o antídoto correto, bem como para determinar a necessidade de lavagem com água em abundância, que não necessariamente seria realizada em caso de queimadura elétrica ou de queimadura por chama. Reconhecer o mecanismo de lesão e correlacioná-lo com a apresentação da queimadura ajudará a excluir a hipótese de abuso infantil.

AVALIAÇÃO DE QUEIMADURA

(IMPRESSÃO DO PRONTUÁRIO DO PACIENTE)

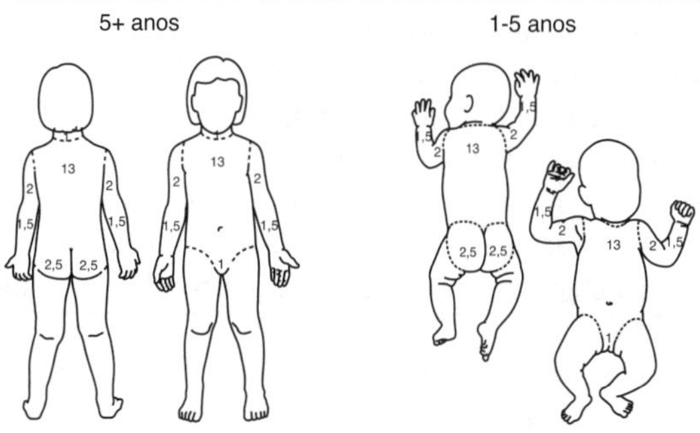

5+ anos   1-5 anos

CAUSA DA QUEIMADURA: _____

DATA DA QUEIMADURA: _____

HORÁRIO DA QUEIMADURA: _____ PESO: _____

Gráfico de Lund e Browder

Área: *Para todas as partes do corpo, exceto tronco, nádegas e genitais, o número na tabela representa apenas a superfície anterior ou posterior do corpo. É preciso dobrar o número, se ambas as superfícies, anterior e posterior, estiverem queimadas.		Idade/anos				% da área de superfície corporal queimada: _____		
	0-1	1-4	5-9	10-15	ADULTO	ESPESSURA PARCIAL	ESPESSURA TOTAL	TOTAL
*Cabeça	9,5%	8,5%	6,5%	5%	3,5%			
*Pescoço	1%	1%	1%	1%	1%			
Tronco – parte anterior	13%	13%	13%	13%	13%			
Tronco – parte posterior	13%	13%	13%	13%	13%			
Nádega direita	2,5%	2,5%	2,5%	2,5%	2,5%			
Nádega esquerda	2,5%	2,5%	2,5%	2,5%	2,5%			
Genitais	1%	1%	1%	1%	1%			
*Braço direito	2%	2%	2%	2%	2%			
*Braço esquerdo	2%	2%	2%	2%	2%			
*Antebraço direito	1,5%	1,5%	1,5%	1,5%	1,5%			
*Antebraço esquerdo	1,5%	1,5%	1,5%	1,5%	1,5%			
*Mão direita	1,25%	1,25%	1,25%	1,25%	1,25%			
*Mão esquerda	1,25%	1,25%	1,25%	1,25%	1,25%			
*Coxa direita	2,25%	3,25%	4,25%	4,25%	4,75%			
*Coxa esquerda	2,25%	3,25%	4,25%	4,25%	4,75%			
*Perna direita	2,5%	2,5%	2,75%	3%	3,5%			
*Perna esquerda	2,5%	2,5%	2,75%	3%	3,5%			
*Pé direito	1,75%	1,75%	1,75%	1,75%	1,75%			
*Pé esquerdo	1,75%	1,75%	1,75%	1,75%	1,75%			
					TOTAL			

Assinatura: _____

Data: _____

FIGURA 17.5 ▸ Gráfico de Lund e Browder para estimativa do tamanho de queimadura.

Classificações menor, moderada e maior

As queimaduras podem ser classificadas em menores, moderadas ou maiores, conforme as diretrizes estabelecidas pela *American Burn Association* (ABA) para fins de triagem. Uma queimadura menor para um adulto pode ser de espessura parcial envolvendo menos de 15% da ASCT; esse paciente pode ser tratado em ambulatório. Para uma criança, uma queimadura menor pode ser uma queimadura de espessura parcial envolvendo menos de 10% da ASCT, todavia a internação pode ser considerada para esse paciente. A ABA recomenda que indivíduos com as lesões a seguir sejam encaminhados para os centros de queimadura:

- Queimaduras parciais maiores que 10% da ASCT;
- Queimaduras na face, mãos, pés, genitais, períneo ou articulações principais;
- Queimaduras de espessura total em indivíduos de qualquer faixa etária;
- Queimaduras elétricas;
- Queimaduras químicas;
- Lesão de queimadura em pacientes com distúrbio médico preexistente que possa dificultar o tratamento;
- Queimaduras em crianças internadas em hospital sem equipe ou equipamento qualificados;
- Lesão de queimadura em pacientes que necessitarão de intervenção especial social, emocional ou de reabilitação.[19]

≫ Fisiopatologia

Dimensões da lesão

Seja qual for o mecanismo da lesão, cada ferida consiste em três zonas identificadas de modo concêntrico, ao redor da porção central da lesão. A área mais central da queimadura é a zona de coagulação, que é a área submetida ao maior contato com a fonte de calor. As células localizadas nessa zona foram permanentemente danificadas. Estendendo-se para fora, está a zona de estase. As células localizadas nessa zona recebem fluxo sanguíneo diminuído e respondem à reposição hídrica para salvamento do tecido viável. A zona mais externa da lesão da queimadura é a zona de hiperemia. As células dessa zona são as menos danificadas e devem se recuperar em 10 dias.[16]

Cicatrização da ferida de queimadura

A cicatrização da ferida de queimadura pode ser classificada em três fases: inflamação, proliferação e maturação/remodelamento.

Fase inflamatória

Uma vez produzida a lesão, a ruptura de estruturas epidérmicas e dérmicas sinaliza para que o processo de cicatrização seja iniciado. As plaquetas entram em contato com o tecido lesionado, há deposição de fibrina, mais plaquetas são capturadas e um trombo é formado. Há também vasoconstrição que, combinada ao trombo, forma um bloqueio entre o tecido lesionado e a circulação sistêmica, promovendo assim a hemostasia. Os principais objetivos da fase inflamatória consistem na promoção da hemostasia e na quebra e remoção de debris celulares, extracelulares e de patógenos que, por sua vez, sinalizarão o início do processo de reparo. As citocinas e fatores de crescimento atraem células de resposta e ajudam a regular o processo de reparo.[20]

Fase proliferativa

A fase proliferativa, que é dominada pela atividade de fibroblastos, sucede a fase inflamatória. As metas dessa fase são auxiliar a cicatrização da ferida e restaurar a integridade da pele. Os principais processos envolvidos nesse segundo estágio são a angiogênese, síntese de colágeno e contração da ferida. O colágeno é depositado no sítio da ferida a partir de 48 horas após a queimadura. O colágeno tipo I é observado em 4 a 7 dias após a lesão, há formação de tecido de granulação conforme as células endoteliais migram para a ferida, que continuam até que o epitélio esteja totalmente reconstituído. As células migram da periferia para o centro da ferida (i. e., a ferida cicatriza de fora para o meio).[20] A reconstituição do epitélio é mais rápida quando a camada de estrato granuloso da epiderme está intacta, como nas queimaduras de espessura parcial superficiais. A ferida de queimadura permanecerá nessa fase até que a nova epitelização esteja concluída ou a lesão seja tratada cirurgicamente (p. ex., coberta com enxerto de pele).

Fase de maturação/remodelamento

A fase de maturação ou remodelamento é a fase final da cicatrização da ferida. Essa fase final na verdade começa com a formação do tecido de granulação, na fase proliferativa inicial. Durante a fase de remodelamento da cicatrização da ferida de queimadura, há síntese e lise de colágeno, criando assim o tecido cicatricial. Durante a fase de remodelamento, o colágeno é reorganizado em uma área mais compacta. Um desequilíbrio na síntese de colágeno ocasionará uma cicatriz hipertrófica ou do tipo queloide (discutida adiante).[20]

≫ Hipertrofia e contração da cicatriz

Conforme mencionado anteriormente, existem duas sequelas comuns, apesar de muitas vezes evitáveis, das queimaduras de espessuras parcial e total profundas: a hipertrofia da cicatriz e a contração da cicatriz. Essas condições podem impedir o funcionamento físico e psicológico do paciente. A hipertrofia da cicatriz consiste em uma área de tecido cicatricial saliente, espessa, geralmente endurecida e muitas vezes de aspecto nodoso (Fig. 17.6), que decorre de um desequilíbrio de síntese e lise de colágeno. A cicatriz hipertrófica é saliente, contudo sem ultrapassar os limites originais da ferida. A cicatriz do tipo queloide é saliente e se estende além dos limites da ferida original. Os fatores que podem predizer a formação de cicatriz incluem a profundidade da ferida, o tempo de cicatrização prolongado, a presença de feridas em indivíduos que têm mais pigmentos na pele, e a maior propensão dos jovens à formação de cicatriz, em comparação aos idosos.[21]

Hunt[22] afirmou que a tensão aumentada, promotora de deposição de colágeno e inibidora da lise de colágeno, pode contribuir para a formação de cicatrizes hipertróficas, evidenciada pelo aparecimento de cicatrizes hipertróficas em áreas de movimento (p. ex., articulações) (Fig. 17.7).

Chan et al. (2012) investigaram a correlação do tempo necessário para a pega do enxerto de pele com cicatrização hipertrófica. Esses pesquisadores reconheceram que, além da idade do paciente e do mecanismo de lesão da queimadura, os fatores que exerceram um papel na formação da cicatriz hipertrófica foram raça, predisposição genética, sítio e profundidade da queimadura. Outras complicações, como fase inflamatória prolongada ou colonização da ferida, também intensificaram o processo de cicatrização. Em modelos suínos, foi realizada a colocação de enxerto de pele de espessura dividida, e a conclusão foi que cirurgia antecipada do enxerto em queimaduras dérmicas profundas produzia resultados melhores em termos de histologia e resultados clínicos satisfatórios da cicatriz. Observou-se que a prática cirúrgica consistia em retardar a colocação do enxerto em até 14 a 21 dias após a lesão, porém este estudo defendeu a colocação antecipada do enxerto, uma vez que os melhores resultados de cicatriz foram obtidos nos enxertos de pele feitos dentro de 14 dias pós lesão.[23]

A contração da cicatriz consiste na tração ou encurtamento do tecido cicatricial, que pode resultar em perda de movimento articular ou da mobilidade da pele. A contratura da pele é o encurtamento fixo do tecido cicatricial, que pode ser amenizado somente com cirurgia. A contração pode ser atribuída aos miofibroblastos, que são células dotadas de propriedades contráteis encontradas na ferida de queimadura em processo de cicatrização.[21] A contração da cicatriz não localizada sobre uma articulação pode levar à desfiguração, sobretudo quando essa contração envolve a face. A contração da cicatriz sobre uma articulação pode levar à perda da amplitude de movimento (AM) articular ou causar desvios posturais e de padrão de marcha. Por causa da força contrátil do tecido cicatricial, que resulta em perda da mobilidade da pele, a perda da AM também pode resultar do tecido cicatricial em contração adjacente à articulação, embora não a abranja.[21] Aquilo que inicialmente é apenas perda de movimento decorrente da contração da cicatriz poderá levar ao encurtamento gradual das cápsulas articulares, músculos, tendões e ligamentos, se não for corrigido a tempo.

Os processos de contração e hipertrofia da cicatriz começam quase ao mesmo tempo que a ferida de queimadura começa a cicatrizar, ainda que no início possam não ser prontamente visíveis. A formação de colágeno começa dentro de 24 horas após a produção da lesão de queimadura. Há uma alta taxa de síntese de colágeno na ferida[24] e essa atividade retoma seu ritmo normal em 6 a 12 meses.[25] A cicatriz inicialmente é avermelhada por conter um suprimento sanguíneo aumentado que, em geral, desaparece com o passar do tempo. Quando a cicatriz deixa de apresentar atividade hipertrófica e contrátil, passa a ser considerada madura. O período de maturação da cicatriz, na maioria das crianças, é de cerca de 12 a 18 meses. Para adultos, esse período pode ser menor. Enquanto a cicatriz está ativa, em particular durante os primeiros 6 meses, os processos de hipertrofia e contração podem ser controlados ou corrigidos por abordagens não cirúrgicas, como pressão, imobi-

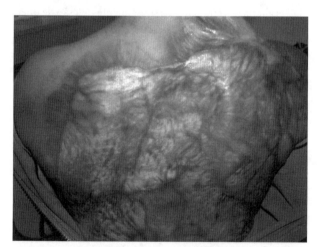

FIGURA 17.6 ▸ Cicatrização hipertrófica ao longo das costas de paciente, subsequente ao transplante de enxertos de pele de espessura dividida.

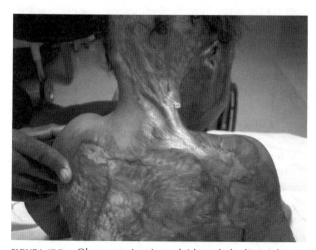

FIGURA 17.7 ▸ Observe a cicatriz queloide no lado direito do pescoço. Repare na formação semelhante a uma faixa.

lização e exercícios de AM, que serão discutidos adiante. Conforme a maturação da cicatriz evolui, esses tratamentos se tornam menos efetivos em modificar a cicatriz. Depois que a cicatriz amadurece, a maioria dos tratamentos não cirúrgicos se torna ineficaz, e a cirurgia, quando indicada, talvez seja a única alternativa de tratamento.

Centro de queimadura

Em 1999, a ABA publicou diretrizes para o desenvolvimento e operação de centros de queimadura e, em 2006, houve a atualização das diretrizes para verificação dos centros de queimadura. O centro precisa atender a padrões rigorosos e participar das revisões no local e contínuas da ABA. A previsão era de que, a partir de 2013, haveria mais de 60 centros de queimadura nos Estados Unidos.[26]

Equipe de queimadura

Em suas diretrizes para os centros de queimadura, a ABA especifica quais profissionais devem compor a equipe, bem como os especialistas e profissionais que devem prestar atendimento por telefone ou permanecer à disposição para consultas (Os critérios estabelecem que "a fisioterapia e a terapia ocupacional devem estar representadas na equipe de funcionários do centro de queimadura"). Segundo as diretrizes da ABA, cada centro de queimadura estabelece sua própria equipe, e os papéis específicos de cada profissional podem variar de acordo com a instituição ou conforme as necessidades individuais de determinado paciente ou a fase de cicatrização em particular, embora geralmente exista uma equipe central.[26] A equipe de queimaduras pediátricas com frequência inclui um cirurgião, um enfermeiro, um terapeuta ocupacional, um fisioterapeuta motor, um assistente social, um fisioterapeuta respiratório, um nutricionista, um terapeuta de vida infantil, um capelão de hospital, um planejador de altas, vários especialistas (pediatra, pneumologista, psiquiatra, cirurgião plástico, especialista em controle de infecções etc.) e, o mais importante, a criança e sua família. Como muitas crianças não têm um núcleo familiar tradicional, muitas vezes é necessário determinar quem, na perspectiva da criança, constitui a família.

Tratamento inicial e tratamento médico

O tratamento inicial e o tratamento médico do paciente pediátrico com queimadura depende, em parte, da profundidade, tamanho e localização da queimadura; da presença de outras lesões concomitantes, como lesões por inalação de fumaça; da idade da criança; e da condição de saúde pré-morbidade da criança. A lesão em si deflagrará respostas fisiológicas que, por sua vez, afetarão os requisitos do tratamento.

Revisão de sistemas

Sistema pulmonar

Estabelecer e manter vias aéreas e respiração adequadas são a primeira preocupação ao tratar um paciente com lesão térmica. Se o paciente inalou vapor ou gases nocivos, pode haver necessidade de intubação, porque pode desenvolver broncoespasmo e edema das vias aéreas superiores,[27] resultando possivelmente na obstrução das vias respiratórias em questão de horas. O oxigênio é administrado nos casos em que o paciente inalou altos níveis de monóxido de carbono. O tubo endotraqueal pode ser removido após o desaparecimento do edema, geralmente após alguns dias.[27] Os pacientes com lesões mais extensas nas vias aéreas ou no pulmão necessitarão de tratamento contínuo ou com maior grau de envolvimento.

Sistema cardiovascular

As alterações circulatórias subsequentes à lesão de queimadura já foram discutidas e são denominadas *choque de queimadura*. A perda de líquido, a permeabilidade capilar aumentada e a vasodilatação causam diminuição do volume circulatório e diminuem o débito cardíaco. A reposição hídrica adequada é essencial para recuperar o débito cardíaco normal. A reposição de líquidos inadequada pode acarretar perfusão tecidual precária, disfunção de órgão e morte.[16]

Reposição hídrica

Em virtude do processo inflamatório e da permeabilidade capilar aumentada em pacientes com queimaduras de espessuras parcial ou total profundas, há saída de líquido do sangue e esse líquido se dispersa nos espaços intersticiais. Pacientes com queimaduras correspondentes a menos de 10 a 20% da ASCT, dependendo de outras considerações, podem compensar fisiologicamente esse deslocamento de líquido por meio de medidas como vasoconstrição e retenção urinária.[27] Pacientes com queimaduras que envolvem um percentual maior de ASCT desenvolvem choque hipovolêmico e podem ir a óbito se não forem tratados. A reposição da perda de líquido circulante é denominada *reposição hídrica*. Os líquidos não podem ser administrados por via oral a pacientes com áreas de queimadura mais amplas, por causa do ílio paralítico (obstrução intestinal) secundário ao choque. Líquidos que contêm eletrólitos similares aos do soro, e coloide são fornecidos por via intravenosa. Pacientes com queimaduras menores podem conseguir tomar líquidos por via oral. Entretanto, as crianças em particular podem se indispor a beber e, em consequência, necessitarão de líquidos intravenosos. Em alguns dias, com a reposição adequada de líquidos, o líquido presente nos espaços intersticiais volta para os espaços intravasculares e o paciente então apresentará diurese, sinalizando que a reposição foi bem-sucedida.[27] Após a reposição hídrica, o paciente talvez continue necessitando de reposição de líquidos, porque também há perda de líquido através da ferida da queimadura e o paciente pode não se dispor a tomar líquidos em quantidade suficiente por via oral.

Um cateter urinário é colocado em pacientes com queimaduras amplas, para monitorar o débito urinário durante a reposição. Pacientes com queimaduras perineais também podem requerer cateterismo para manter as bandagens secas ou proteger enxertos de pele recém-colocados durante a fase de colocação de enxerto de pele.

Sistema renal

Como resultado da perda de líquido a partir dos espaços intravasculares, pode ocorrer vasoconstrição renal que pode causar insuficiência renal decorrente do fluxo sanguíneo renal e filtração glomerular diminuída. Com as lesões de queimadura elétrica, pode haver dano tecidual extenso com consequente liberação de mioglobina, a qual pode obstruir os rins e, assim, acarretar insuficiência renal.

Sistema circulatório

A pele com queimadura de espessura total é inelástica. Por causa da resposta do corpo à lesão e à reposição hídrica, o paciente se tornará edematoso. Essa é uma resposta sistêmica que também ocorre nas partes sem queimadura do corpo. No caso das queimaduras circunferenciais dos membros, a combinação de pele inelástica e edema crescente pode produzir um efeito torniquete, resultando no comprometimento da circulação para os membros distais. Se o tratamento não for iniciado, pode haver isquemia e dano ou necrose teciduais. Os sinais de comprometimento incluem palidez, diminuição da temperatura da pele, preenchimento capilar lentificado, dormência/formigamento e, no caso das queimaduras de tronco, diminuição da excursão da parede torácica. Pressões de compartimento superiores a 30 mmHg também indicam a necessidade de intervenção cirúrgica. O cirurgião traumatologista tentará aliviar a pressão realizando uma escarotomia, que consiste em uma incisão cirúrgica feita ao longo do tecido queimado. Essas incisões geralmente seguem pelas regiões lateral e medial do membro afetado. No tórax, são feitas incisões longitudinais ao longo das linhas axilares anteriores e uma incisão transversal é feita ao nível costal.[16] A Figura 17.8 mostra sítios comuns de escarotomia.

Em 2009, Orgill e Piccolo lançaram diretrizes para clínicos que tratam de queimaduras relacionadas com as terapias de escarotomia e descompressão. Esses pesquisadores fizeram uma revisão da literatura sobre cuidados da queimadura que sustenta a implementação de técnicas de descompressão após a aquisição de uma lesão por queimadura para aliviar a necrose tecidual adicional e preservar a função dos nervos. Se a pressão ainda não for aliviada por escarotomia, é possível que essas incisões tenham de ser estendidas, e a fáscia, liberada por fasciotomia.[28]

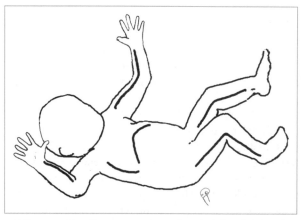

FIGURA 17.8 ▸ Este diagrama mostra onde as incisões cirúrgicas (escarotomia) são realizadas em pacientes com comprometimento do fluxo sanguíneo decorrente de queimaduras de espessura total circunferenciais. As incisões são feitas lateral e/ou medialmente, com o paciente em posição anatômica verdadeira, como ilustrado.

Sistema musculoesquelético

Em função da associação entre as lesões por fogo e por traumatismo, não é incomum a presença de uma lesão de queimadura com fratura concomitante. O exame da lesão musculoesquelética muitas vezes é adiado enquanto as lesões potencialmente prejudiciais à vida são avaliadas. Pacientes irresponsivos ou incapazes de relatar dor específica podem apresentar risco de ter fraturas ou outras lesões musculoesqueléticas que escaparam aos exames primário ou secundário. O terapeuta pode ser o primeiro clínico a descobrir uma lesão musculoesquelética não diagnosticada. As crianças propensas a terem lesões musculoesqueléticas são aquelas envolvidas em acidentes automobilísticos que resultaram em incêndio ou aquelas que saltaram de um edifício em chamas. Ambas, queimaduras e fraturas, podem causar edema dos tecidos moles, requerendo assim uma escarotomia em caso de comprometimento circulatório (ver Sistema circulatório). O manejo não operatório de fraturas inclui o uso de tala ou de tração. O uso de engessamento circunferencial é desestimulado por causa do edema e da impossibilidade de examinar adequadamente as feridas. A fixação interna também é benéfica, porque intensifica a velocidade da cicatrização da fratura. A cirurgia para fixação interna deve ser realizada em 48 horas após a lesão, caso contrário, há a possibilidade de colonização bacteriana. A fixação cirúrgica da fratura possibilitará minimizar a dor no sítio de fratura e as intervenções de fisioterapia.[29]

Nutrição

Em resposta à lesão por queimadura, o paciente entra em estado hipermetabólico e as necessidades nutricionais e calóricas geralmente aumentam bastante. A resposta hipermetabólica e inflamatória causada por uma queimadura é demonstrada pelo aumento dos níveis de proteína, citocinas pró-inflamatórias e hormônios catabólicos. Esses achados aumentam as necessidades de energia e isso pode resultar em desgaste muscular consequente ao estado catabólico. Se essa resposta pós-traumática for prolongada, poderá resultar em disfunção de diversos órgãos e a morte. A elevação da temperatura ambiente e a suplementação nutricional têm sido eficientes na modulação das respostas hipermetabólicas.[30] A nutrição adequada é necessária para prevenir o desgaste e promover a cicatrização da ferida. A criança com queimadura pode não se dispor a comer por causa da lesão e por estar em um ambiente estranho. A gravidade ou a localização das lesões podem dificultar ou impossibilitar a alimentação. Um paciente com uma queimadura maior pode ter dificuldade para consumir o volume de comida necessário à obtenção de calorias em quantidade suficiente. Além disso, o paciente será proibido de se alimentar nos dias agendados para procedimentos cirúrgicos. Por causa desses fatores, o paciente pode receber uma ampla porção de nutrição via enteral (por sonda) ou através de infusões por veia periférica. A nutrição enteral é a via preferida de suporte nutricional, porque proporciona a manutenção da integridade da mucosa gastrintestinal (GI) ao levar nutrientes para dentro do trato. Uma avaliação nutricional deve ser realizada quando da admissão após uma lesão térmica. Essa avaliação inclui a revisão dos históricos médico, nutricional e de medicação, bem como dos dados laboratoriais, além do exame físico do paciente. O clínico avaliará os níveis plasmáticos de proteínas, mais especificamente de albumina e pré-albumina. A faixa normal para albumina sérica é 3,5 a 5 g/dL. Níveis baixos de albumina podem significar baixo potencial de cicatrização. A pré-albumina é uma proteína de transporte do hormônio da tireoide. Os níveis séricos normais de pré-albumina variam de 16 a 40 mg/dL, com valores abaixo de 16 mg/dL associados com desnutrição. A meia-vida da pré-albumina é 2 a 3 dias e isso a torna eficiente como fator preditivo do estado nutricional.[31]

Controle da dor

A dor associada à queimadura é uma das queixas mais relevantes de pacientes. A intensidade da dor pode variar em função da resposta inflamatória e das alterações dos níveis de mediadores inflamatórios. Nas queimaduras de espessura parcial, as terminações nervosas continuam íntegras e causam dor significativa, enquanto as queimaduras de espessura total são menos dolorosas em virtude do dano às terminações nervosas. As intervenções médicas e terapêuticas, como trocas de curativo, limpeza da ferida e fisioterapia, podem causar dor. Tengvall et al. (2010) fizeram um estudo retrospectivo sobre as lembranças de dor causadas pelas lesões de queimadura e foi constatado que os pacientes apresentaram memória da dor ao longo de toda a recuperação, desde a lesão inicial, passando pela assistência recebida no hospital ou centro de queimadura, até a transição de volta para casa com quaisquer novas limitações físicas.[32]

Em 2003, Martin-Herz et al. investigaram as práticas de controle da dor pediátrica em centros de queimadura norte-americanos. Os resultados do estudo foram comparados aos de um estudo concluído em 1982, que revelou que 17% das unidades de queimadura existentes recomendavam o uso de analgésicos não opiáceos, enquanto 8% não usavam analgésicos na prestação dos cuidados de feridas pediátricas.[33] O levantamento mais recente mostrou a ocorrência de alterações significativas no uso de opiáceos durante as trocas de curativo de queimadura pediátrica. A morfina pareceu ser o "padrão-ouro" para medicação da criança antes, durante e após procedimentos dolorosos.[34] Medicações psicotrópicas combinadas com opiáceos eram usadas por 25% dos que responderam ao levantamento. O controle da dor de fundo (*background pain*) e o controle da dor incidental (*breakthrough pain*) também foram mais bem alcançados com o uso de morfina IV. Apenas 8% dos centros respondentes afirmaram fazer uso rotineiro de um serviço voltado para a dor baseado em anestesia para auxiliar no controle da dor.[35]

Em 2010, Bayat et al. estudaram a analgesia e a sedação para crianças submetidas ao tratamento de feridas de queimadura. Esses pesquisadores identificaram os diferentes tipos de dor associados aos cuidados da ferida de queimadura e observaram ainda os diferentes tipos de dor de queimadura em crianças. Estas incluíam a dor de fundo, que era relativamente constante desde o momento da lesão até o período de cicatrização inicial. Em seguida, foi incluída a dor de procedimento, que foi descrita como sensação de ardência ou ferroada durante a limpeza da ferida e nas trocas de curativo, incluindo frequentemente ansiedade e sofrimento. O próximo tipo de dor incluído foi a dor incidental, que consistia na piora da dor de fundo em consequência de diminuição dos níveis sanguíneos de analgesia, com possível necessidade de medicação adicional ou uso de uma bomba de analgesia controlada pelo paciente (ACP). O último tipo de dor examinada pelos pesquisadores foi a dor pós-cirúrgica que, apesar de duradoura, é menos intensa do que a dor do procedimento.[36] As medicações usadas para sedação ou analgesia de procedimento devem ter ação de início rápido, efeitos colaterais limitados e possibilitar a retomada de atividades e da ingesta oral após o procedimento. Entre as medicações comuns, podem ser incluídos os anti-inflamatórios não esteroides (AINEs), opiáceos (morfina, oxicodona, fentanil), benzodiazepínicos (para sedação e ansiedade) e quetamina (para sedação e amnésia/analgesia).[36]

Os serviços prestados pelos especialistas em vida infantil e musicoterapeutas podem ser úteis para a abordagem não farmacológica, bem como para a preparação da criança para o procedimento. A dor e a ansiedade da criança devem ser consideradas e tratadas adequadamente ao longo de todas as fases da cicatrização. As técnicas de distração específicas da idade podem ser observadas na Tabela 17.1.

A medicação para coceira também deve ser considerada, porque ela pode ser fonte de desconforto e dor, podendo limitar a tolerância do paciente às intervenções. Os anti-histamínicos foram as medicações comumente prescritas para coceira. Os próprios opiáceos em si podem causar coceira, por isso é importante documentar atentamente a sua ocorrência e se ela tem ou não relação com a cicatrização da ferida de queimadura ou com a medicação.[35]

Além das medicações específicas e técnicas de controle da dor, o estabelecimento e cada profissional devem adotar uma abordagem de tratamento cuja meta seja cuidar do paciente com queimadura de modo a causar o mínimo de dor possível. Algumas sugestões para minimização da dor do paciente são mencionadas ao longo desse capítulo.

Tratamento da ferida de queimadura

Os objetivos principais do tratamento da ferida são proporcionar um ambiente ideal para a cicatrização, propiciar um leito tecidual sadio para recebimento de enxerto de pele, e proteger o tecido cicatricial ou um enxerto recém-colocado. Essas metas são alcançadas principalmente por meio da remoção do tecido morto, manutenção da ferida limpa e minimização da invasão bacteriana, prevenção do ressecamento da ferida ou de um novo enxerto de pele, e proteção do tecido recém-cicatrizado ou do(s) enxerto(s) de pele recente(s) contra abrasões mecânicas que possam causar rompimento. Há intervenções cirúrgicas e não cirúrgicas que englobam o tratamento de feridas de queimadura em geral. Antes da limpeza de qualquer ferida ou da troca de curativo, a criança deve ser pré-medicada.

Intervenções não cirúrgicas

Limpeza da ferida

Hidroterapia

A hidroterapia é usada em alguns centros de queimadura como parte do tratamento da ferida. Para tanto, é possível usar duchas, imersão ou uma mesa de pulverização. O propósito dessa intervenção é ajudar a remover o agente antimicrobiano tópico antigo, limpar a ferida, debridá-la superficialmente (pela ação do agitador), intensificar a circulação para promover sua cicatrização e proporcionar um ambiente para exercício. O fluxo turbulento de água pode ser usado na presença de uma ferida altamente necrótica

TABELA 17.1 ▸ Controle não farmacológico da dor	
Faixa etária	Motivadores de participação/técnicas de distração
<2 anos	Contar com a ajuda dos pais; chocalhos, soprar bolhas, cantar, vídeos
2-7 anos	Cantar, olhar um livro, vídeos, varinha mágica
7-11 anos	Permitir a participação, conforme indicado; ouvir música com fones de ouvido, vídeos, álbum de figurinhas adesivas
≥11 anos	Fornecer informação precisa sobre a intervenção; música, vídeos, *video game*, quadro de recompensas

(p. ex., queimadura de estrada). As desvantagens do uso da hidroterapia são a possibilidade de disseminar a infecção, aumentar o tempo necessário para uma troca de curativo, aumentar os custos (por causa dos profissionais adicionais necessários para a realização do procedimento e limpeza do equipamento), aumentar o edema (em especial quando um membro é colocado em uma posição desfavorável), além de os pacientes, em particular as crianças, poderem considerá-la traumática, sobretudo nos casos em que a banheira foi o mecanismo de lesão original. Em virtude das desvantagens da hidroterapia, alguns centros de queimadura limitam seu uso a feridas específicas ou a certas fases da cicatrização, ou ainda usam chuveiros de mão para ajudar a lavar a ferida.

Em 2010, Davison et al. revisaram o uso da hidroterapia nos centros de queimadura norte-americanos. Os resultados desse estudo mostraram uma queda no uso da hidroterapia, que em 1990 chegava a 95% dos centros de queimadura, para 83%. Com a tendência à excisão antecipada do tecido morto e o aumento da incidência das infecções nosocomiais, o uso da hidroterapia por imersão diminuiu de 81 para 45%, com a substituição pelos métodos de ducha.[37]

Trocas de curativo

A maioria dos pacientes com queimadura é submetida à troca das bandagens (também denominadas curativos), que pode ser diária ou em dias intervalados, dependendo do curativo usado. Até mesmo as crianças muito jovens podem participar da remoção de seus próprios curativos e isso pode ajudar a minimizar a dor, além de proporcionar algum senso de controle e independência em situações em que, de outro modo, elas poderiam se sentir impotentes. Como uma parte da dor sentida durante uma troca de curativo é causada pela exposição do ferimento ao ar, esse tempo de exposição deve ser limitado, o que ajudará a prevenir o ressecamento do tecido e também limitará a exposição a bactérias. Para minimizar o tempo requerido para troca de um curativo, as bandagens devem ser preparadas com antecedência para que, no devido momento, sejam rapidamente aplicadas. Os profissionais de assistência médica que desejem observar a ferida do paciente devem estar presentes no momento da troca de curativo, de modo a evitar que o paciente fique esperando-os com a ferida descoberta. Se o paciente desejar e for apropriado, a presença dos pais durante a troca de curativo pode ser benéfica tanto para eles como para a criança. Entretanto, em alguns casos, as crianças podem chorar mais na presença do pai ou da mãe, por esperarem que os pais as "salvem" da troca de curativo.

Em alguns centros de queimadura, os terapeutas são responsáveis ou podem auxiliar na troca diária de curativo tanto de pacientes internos como de pacientes ambulatoriais. (Também é possível que o terapeuta, antes ou durante a terapia ambulatorial, precise trocar as bandagens do paciente.) Durante uma troca de curativo, as bandagens usadas são removidas e a ferida pode ser superficialmente debridada (remoção do tecido inviável). Ao mesmo tempo, a ferida é limpa e examinada, a AM é medida sem curativos para estabelecer o grau de AM que deve ser trabalhado pelo paciente ao longo do período de terapia restante no dia.

Agentes tópicos

Em uma lesão de queimadura, a barreira protetora da pele é perdida e a ferida se torna hospedeira de bactérias. Os agentes antimicrobianos tópicos exercem papel vital no sentido de ajudar a minimizar a colonização bacteriana da ferida, diminuir a perda de vapor, evitar a dessecação e controlar a dor.[38] Vários agentes antimicrobianos tópicos podem ser empregados, dependendo da ferida específica e dos organismos a serem controlados.

A sulfadiazina de prata (Silvadene) é o agente tópico mais comumente usado.[5] O Silvadene é um creme branco e opaco, indolor à aplicação, que penetra na escara e tem amplo espectro antibacteriano.[38] O Silvadene não pode ser usado por pacientes com alergia à sulfa e também foi comprovado que sua aplicação em queimaduras que envolvem amplas áreas de superfície causa neutropenia.[38] O acetato de mafenida (Sulfamylon) é outro agente tópico disponibilizado na forma de líquido ou creme, que causa dor à aplicação, exibe excelente penetração da escara e tem um amplo espectro antibacteriano. O acetato de mafenida é usado sobre queimaduras na orelha externa para diminuição da condrite supurativa.[38] O Sulfamylon pode ser usado sobre queimaduras de espessura parcial resistentes ao Silvadene e para aumentar a penetração/separação da escara. O Sulfamylon é contraindicado para uso em pacientes com acidose metabólica.[5] Outros agentes tópicos usados no tratamento de feridas de queimadura incluem o nitrato de prata, que proporciona ampla cobertura antibacteriana e é aplicado em forma de solução em sítios de ferida de queimadura e de colocação de enxerto. Os produtos à base de petróleo, como neomicina e bacitracina,

são usados em queimaduras superficiais ou em áreas onde a pele é muito delgada (p. ex., pálpebras, escroto).[38]

O curativo Acticoat é outra opção aos cremes antimicrobianos tópicos. Foi demonstrado que o Acticoat é mais efetivo do que o Silvadene e o nitrato de prata conta organismos gram-negativos e gram-positivos. O Acticoat consiste em gazes triplas com *rayon* absorvente e um núcleo de poliéster. A cobertura do Acticoat não adere à ferida e é flexível. A criança deve ser submetida ao debridamento antes da colocação do Acticoat. Uma camada espessa de gazes úmidas é colocada em volta do Acticoat e, em seguida, coberta com gazes secas. As trocas diárias de curativo incluem soltar os curativos de gazes, inspecionar o Acticoat quanto à ocorrência de deslizamentos a partir do leito da ferida, e recolocar as gazes úmidas e secas. Uma vez aderido, o Acticoat é mantido no lugar até que haja reconstituição do epitélio. Esse processo diminuirá o risco de infecção (a partir da limpeza diária da ferida) e o desconforto associado às trocas de curativo.[39]

O AQUACEL Ag Hydrofiber é um curativo tópico que retém umidade usado no tratamento agudo de queimaduras. É totalmente constituído de carboximetilcelulose, que forma um gel ao entrar em contato com o exsudato da queimadura. Esse gel proporciona um ambiente úmido para a cicatrização, ao mesmo tempo que controla quantidades moderadas de exsudato da queimadura.[40] Essa hidrofibra com 1,2% de íons de prata libera prata no curativo por até 2 semanas. Pode ser aplicada sobre queimaduras agudas e mantida até que haja cicatrização, diminuindo assim a dor e a duração da internação.[41] Caruso et al. conduziram um estudo clínico randomizado comparando AQUACEL Ag e sulfadiazina de prata no tratamento de queimaduras de espessura parcial. Em comparação com a sulfadiazina de prata, o AQUACEL Ag foi associado a menos dor e ansiedade durante as trocas de curativo. Os pacientes que usaram curativos tradicionais de sulfadiazina de prata mostraram maior flexibilidade e facilidade de movimento durante o uso, em comparação aos pacientes que usaram AQUACEL Ag. De modo geral, nesse estudo, o grupo do AQUACEL Ag demonstrou maiores benefícios com menos trocas de curativo, tempo de cuidados de enfermagem menor e menos medicações opiáceas pré-procedimento.[42] Esses benefícios nitidamente sustentam a implementação do uso do AQUACEL no contexto pediátrico, em que a minimização da dor e a duração diminuída da internação são as metas gerais do tratamento dos pacientes. Al-Ahdab e Al-Omawi relataram o uso do AQUACEL Ag em um recém-nascido com queimaduras por escaldadura. Os pesquisadores escolheram o AQUACEL Ag porque foi comprovado que esse curativo é menos doloroso, uma vez que requer um número menor de trocas. A efetividade do curativo se fez notar pela rápida cicatrização das queimaduras de espessura parcial observadas no recém-nascido de seu estudo, bem como pela ausência de infecção da ferida.[34]

Curativos funcionais

Os curativos não devem inibir excessivamente o movimento. O polegar, por exemplo, não deve ser envolvido junto à palma da mão, assim como as bandagens não devem restringir a expansão torácica. Entretanto, as bandagens podem ser usadas para ajudar a posicionar o paciente. As bandagens volumosas, por exemplo, podem ser usadas no lugar das talas para sustentar os dedos da mão e os punhos de bebês e crianças que engatinham.

Adicionalmente, aplicar um agente antimicrobiano tópico nas gazes e em seguida colocar essas gazes na ferida (em vez de aplicar o agente tópico diretamente na ferida e depois colocar as gazes por cima) também ajudará a minimizar a dor durante a troca de curativo. Uma gaze não aderente, como o Exu-Dry, Adaptic ou Xeroform, diminuirá a dor associada à remoção do curativo. Uma bandagem volumosa é usada para prender o agente tópico e manter o curativo não aderente no lugar. Uma tela tubular então é colocada sobre a bandagem volumosa, para mantê-la no lugar. Essa tela pode ser cortada/tecida em muitos estilos (p. ex., luvas, camiseta, meias) para partes específicas do corpo. A Figura 17.9 mostra um curativo funcional para mão, que permite à criança usá-la para brincar ou realizar as atividades da vida diária (AVD).

É preciso haver aderência ao posicionamento com aplicação de curativo. As queimaduras ao longo de articulações ou nas mãos ou pés requerem atenção especial para com a aplicação do curativo. O posicionamento é usado para proteger as feridas de queimadura, diminuir o edema e opor a contração da ferida e da cicatriz ao colocar o tecido em posição de alongamento. Por exemplo, as queimaduras ao longo da fossa cubital devem ser envolvidas e imobilizadas em extensão. As queimaduras nas superfícies plantar/dorsal do pé e da panturrilha devem ser envolvidas e imobilizadas em dorsiflexão neutra.[33]

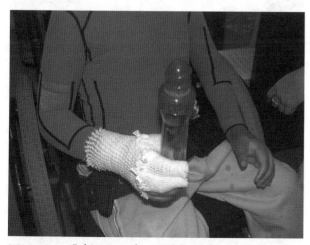

FIGURA 17.9 ▸ Enfaixamento funcional de uma queimadura na mão. Os curativos individuais para cada dedo facilitam o movimento e o desempenho das atividades da vida diária.

Curativos biológicos

Os avanços ocorridos no campo do tratamento das feridas de queimadura cercam a invenção e os aprimoramentos ocorridos na área dos curativos biológicos ou sintéticos. O Biobrane é um curativo sintético que pode ser usado em queimaduras de espessura parcial superficiais, sobre autoenxertos ou sítios doadores, e no tratamento da necrólise epidérmica tóxica (NET). Consiste em um tecido de *nylon* combinado a uma membrana de silicone que contém colágeno incorporado. Esse tecido permanece em contato com a ferida da queimadura e adere até que ocorra a reconstituição do epitélio. Esse curativo é colocado sobre feridas de queimadura na sala cirúrgica, preso com grampos ou suturas e, uma vez aderido à ferida, dispensa o uso de outros curativos.[43]

Tratamento cirúrgico

Uma vez realizadas as estimativas do tamanho e da profundidade da queimadura, e depois de iniciado o tratamento da ferida de queimadura, outra forma de tratamento adicional pode ser a cirurgia.

Como a queimadura de espessura parcial superficial cicatriza em cerca de 2 semanas com a pele normal, as metas do cirurgião, nesses casos, são manter a ferida livre de infecção, fornecer nutrição e líquidos adequados, e controlar a dor até a cicatrização da ferida. Dependendo do tamanho e da localização da queimadura de espessura parcial superficial, da idade do paciente e da habilidade dos pais, muitas dessas queimaduras podem ser tratadas em ambulatório e sem cirurgia.

Uma queimadura de espessura parcial profunda pode cicatrizar sem intervenção cirúrgica, apenas com fornecimento de tratamento médico e cuidado adequado da ferida. A progressão das queimaduras de espessura parcial profundas geralmente seguem um entre dois caminhos. Um caminho inclui a formação de uma escara com aspecto de película que se separa das bordas da ferida e permite que os brotamentos epiteliais refaçam a superfície da ferida. No outro caminho, após a separação da escara, a ferida cicatriza por tecido de granulação. A presença de tecido de granulação aumentará o risco de cicatrização hipertrófica. Essa situação, aliada às queimaduras de espessura parcial profundas que envolvem uma ampla parte da ASCT, aumenta as chances de intervenção cirúrgica com colocação de enxerto, em um procedimento denominado excisão tangencial e enxerto.[5] Essa excisão e transplante de enxerto pode ser feita na primeira semana após a lesão de queimadura, de modo ideal em 2 a 5 dias (denominada *excisão e enxerto precoce*). A excisão e enxerto precoce também pode ser aplicada a outras feridas, em particular nas de espessura total, que podem ser excisadas para a fáscia. A excisão tangencial e enxerto de feridas de espessura parcial profundas realizada durante a primeira semana abrevia a duração da internação do paciente, minimiza a dor, diminui a incidência de infecção e melhora os resultados estéticos e funcionais (pela minimização do desenvolvimento de tecido cicatricial hipertrófico e da contração da cicatriz).[44]

Existem desvantagens associadas à excisão tangencial e enxerto precoce de feridas de espessura parcial profundas, todavia, nem todos os pacientes são indicados para esse procedimento. A excisão e enxerto precoce de queimaduras de espessura parcial profundas geralmente envolve uma perda significativa de sangue no intraoperatório, que pode requerer transfusão substancial. Esse procedimento pode não ser recomendável para pacientes com condição médica instável ou aqueles com lesão por inalação.[45] Quando uma queimadura envolve um percentual significativo da ASCT e, em particular, quando a área de lesão consiste em queimaduras de espessuras parcial e total profundas com número limitado de sítios doadores de enxerto de pele, a excisão e enxerto de queimaduras muitas vezes é adiada ou se deixa essas feridas cicatrizarem espontaneamente.

Enxerto de pele e sítio doador

Existem tipos diferentes de enxertos, dependendo da fonte de pele. O autoenxerto é a pele cirurgicamente raspada de uma parte não queimada do corpo do próprio paciente (chamada sítio doador) e colocada sobre a área queimada. A remoção da pele a ser usada para enxerto é chamada coleta. O autoenxerto pode ser impossibilitado nos casos com possível presença de infecção ou quando a ASCT afetada é ampla. Nesses casos, é possível usar enxertos alternativos, incluindo xenoenxertos e aloenxertos. Um xenoenxerto é a coleta da pele de porco que pode ajudar a proteger e facilitar a cicatrização de queimaduras de espessura parcial, bem como o debridamento de feridas exsudativas. O aloenxerto consiste em um enxerto de pele obtido de cadáver, que é coletado dentro de 24 horas após a morte e preservado por criopreservação (em um banco de pele). Esses enxertos são usados com frequência na preparação para o autoenxerto, para testar a "receptividade" do leito da ferida a um autoenxerto.[46]

Com um autoenxerto, é possível coletar pele com espessura parcial ou espessura total. Se uma area de pele com espessura total obtido de um sítio doador não queimado for colocado sobre uma área de queimadura, esta cicatriza, porém uma ferida de dimensões similares à da área queimada é produzida no sítio doador. Os enxertos de pele de espessura total (EPET) (635 a 732 μm de espessura) são usados principalmente na cirurgia reconstrutiva, sobre pontos de compressão ou em qualquer local que necessite de espessura extra de pele. Mais comumente, apenas uma parte da pele com espessura parcial ou dividida (cerca de 203 μm de espessura) é coletada (EPED, enxerto de pele de espessura dividida). Algumas áreas do corpo são preferidas para servirem de sítios doadores, por causa da espessura, textura ou tonalidade da pele; por serem áreas que apresentarão cicatrização mais eficiente; e por estarem localizadas em uma região geralmente escondida. Entre os sítios doadores preferidos, estão a região lateral das coxas e nádegas. Entretanto, quando essas áreas sofrem queimaduras ou em indivíduos com queimaduras extensas, é possível usar a pele de quase todo o corpo. Um sítio doador de espessura dividida é similar a uma queimadura de espessura parcial superficial, cuja cicatrização ocorre dentro de 14 dias por reconstituição do epitélio. Depois que o paciente é anestesiado, a pele é raspada a partir do sítio doador com auxílio de uma faca elétrica – conhecida como dermátomo – com parâmetros ajustados de acordo com a espessura da pele extirpada. O procedimento é chamado enxerto em lâmina, quando a pele é colocada "do jeito que está" sobre a área queimada excisada (também chamada sítio receptor ou sítio de enxerto) (Fig. 17.10). Alternativamente, a pele pode ser colocada em um *skin mesher* (tecedor de pele) antes de ser aplicada no sítio receptor. O *mesher* corta pequenas fendas no enxerto que, então, pode ser alongado ou expandido antes da colocação no sítio receptor. Esse tipo de enxerto é conhecido como enxerto em malha expandido (Fig. 17.11). O principal propósito da colocação da malha é permitir que o enxerto de pele cubra uma área maior do que a que poderia ser coberta com o uso de um enxerto em lâmina. A quantidade de expansão de enxerto alcançada é expressa como uma razão tamanho expandido: tamanho não expandido. Por exemplo, um enxerto em malha expandido que cobre uma área 1,5 vezes maior do que seu tamanho original ou *unmeshed* (não tecido) é chamado de enxerto em malha de 1,5:1. Uma das vantagens do enxerto em malha é que, em com-

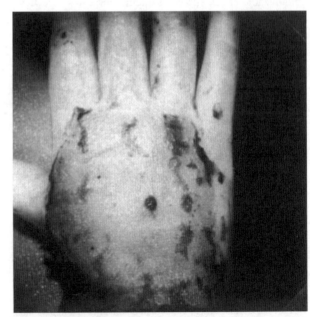

FIGURA 17.10 ▸ Exemplo de um enxerto em lâmina no dorso da mão.

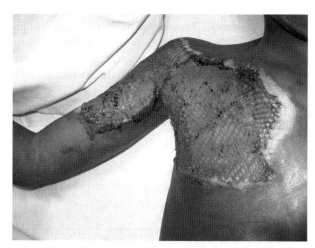
FIGURA 17.11 ▸ Enxerto em malha de pele de espessura dividida.

paração a um enxerto em lâmina, há uma probabilidade menor de hematomas ou acúmulo de líquido seroso sob o enxerto que possa torná-lo não aderente. Uma desvantagem do enxerto em malha, em particular de um enxerto em malha de grande proporção, é a cicatrização que ocorre junto aos interstícios ou orifícios, a qual pode sofrer hipertrofia e contrair. O padrão em malha permanente do enxerto também pode ser esteticamente não atraente.[47] Como os enxertos em lâmina proporcionam um resultado estético melhor, com menos contração e hipertrofia, constituem o tipo de enxerto de escolha para queimaduras que envolvem menos de 30% da ASCT que não esteja excessivamente colonizada por bactérias e outros micróbios. Os enxertos em lâmina também devem ser usados na face, pescoço e mãos, sendo muitas vezes preferidos para outras áreas funcionais do corpo, como os pés e as axilas. O cirurgião pode prender o enxerto com grampos cirúrgicos, suturas ou Steri-strips (suturas adesivas). O enxerto geralmente requer 4 a 7 dias para se tornar aderente ou "pegar". Durante esse período, a área que recebe o enxerto é protegida com curativos volumosos. Se o sítio de enxerto estiver localizado sobre uma articulação, esta geralmente é imobilizada com tala durante esse período inicial, e o exercício é descontinuado pelo mesmo período. O movimento ou as forças de cisalhamento podem resultar na perda do enxerto. Infecção, nutrição inadequada, um leito de enxerto precário ou o debridamento inadequado são outros fatores que podem contribuir para a perda do enxerto ou para uma "pega" de enxerto aquém do ideal.

Uma vez cicatrizados, os sítios doadores podem ser "coletados de novo", de 3 ou 4 vezes em caso de queimaduras que envolvem uma ampla parte da ASCT. A coleta de pele sobre superfícies irregulares pode ser conseguida injetando salina para contornar essas áreas.[48]

Para que o enxerto de pele possa ser colocado, a pele queimada necrosada, chamada *escara*, deve ser removida. Esse processo geralmente é feito por cirurgia, embora também seja possível usar o debridador enzimático em feridas de espessura parcial. A excisão cirúrgica em geral é estendida até o nível do tecido viável. A excisão da escara pode ser feita imediatamente antes da colocação do enxerto de pele ou, dependendo da profundidade e da extensão da ferida, é possível fazê-la antes, em uma cirurgia à parte. Se uma ferida de espessura total excisada não receber enxerto durante o mesmo procedimento, haverá desenvolvimento de tecido de granulação que ajudará a preparar o sítio para o enxerto.

No caso de uma queimadura que envolve um amplo percentual da ASCT, mesmo que haja disponibilidade de diversos sítios doadores, o cirurgião pode decidir não colocar enxerto em toda a área de queimadura de uma vez só, por causa do estresse causado pela cirurgia ao paciente, em particular se este apresentar comprometimento ou instabilidade médica. Se os enxertos não "pegarem", não só uma extensa parte da ASCT permanecerá queimada como os sítios doadores se transformarão em feridas adicionais que necessitam de cicatrização, além da impossibilidade de reutilizar os sítios doadores por um período aproximado de 10 dias.

Autoenxertos cultivados e substitutos dérmicos

Ao longo das duas últimas décadas, avanços ocorridos no campo das técnicas cirúrgicas e da cicatrização de feridas melhoraram o resultado e aumentaram a sobrevivência dos pacientes queimados. Dois desses avanços aumentaram a sobrevivência de indivíduos com queimaduras em massa sem sítios doadores em número suficiente: autoenxertos cultivados e substitutos dérmicos.

Na década de 1980, os autoenxertos epiteliais cultivados (AEEC) ou queratinócitos eram o recurso de última geração para o fechamento de feridas em indivíduos com queimaduras graves. No caso dos AEEC, um pequeno pedaço de pele sem queimadura, medindo cerca de 6,45 cm^2, é coletado do paciente e cultivado em laboratório. Em algumas semanas, haverá pele suficiente para cobrir um corpo inteiro e essa pele pode ser transplantada no paciente de onde a amostra original foi obtida. Entretanto, a pele cultivada usada no autoenxerto apresenta desvantagens. O fechamento da ferida deve ser adiado até o crescimento da pele, e a taxa de aderência do enxerto varia de 15 a 80%, dependendo da ocorrência de infecção no sítio de enxerto.[49] Os regimes-padrão de fisioterapia, em particular aqueles que envolvem AM e mobilização, devem ser alterados ou, em muitos casos, ter a implantação adiada. Sood et al. (2009) conduziram um estudo retrospectivo envolvendo pacientes pediátricos com nevos congênitos e queimaduras, que necessitaram de AEEC para cobertura da ferida. Foram estudados 29 jovens com mais de 18 anos, todos sobreviventes, e pacientes com queimaduras que ocupavam em média mais de 50% da ASCT. O índice de sucesso de "pega" do AEEC final foi superior a 75%, com duração média da internação igual a 99 dias. As contraturas foram a principal complicação em longo prazo encontrada na maioria das crianças. O AEEC se mostrou uma opção de cobertura de ferida durável para amplas queimaduras da ASCT.[49]

Vários substitutos dérmicos ou análogos de derme atualmente nos são disponibilizados, após décadas de pesquisa. Um desses substitutos, o Integra (Integra LifeSciences Corp., Plainsboro, NJ) é uma derme artificial composta por duas camadas: uma camada de substituição dérmica constituída por colágeno de tendão bovino e uma camada de substituição epidérmica constituída de silicone.[33] O Integra é colocado sobre a ferida excisada. A camada porosa de substituição dérmica serve de matriz para a infiltração de elementos a partir do leito da ferida, que constroem uma neoderme. Enquanto a neoderme do próprio paciente está sendo construída, o colágeno bovino é dissolvido. Durante o período de construção da neoderme (cerca de 2 semanas), a camada epidérmica de silicone atua controlando a perda de umidade a partir da ferida. Depois que a construção da neoderme é concluída, o cirurgião remove a camada de silicone e a substitui por autoenxertos muito delgados oriundos do paciente. Um dos principais benefícios do Integra é a ausência de formação de cicatriz associada ao seu uso. Outros benefícios são:

- a disponibilidade imediata para uso;
- a provisão de cobertura para ferida pós-excisão;
- deambulação e reabilitação antecipadas;
- adiamento do autoenxerto da neoderme, se necessário;
- cicatrização mais rápida e melhor resultado estético dos sítios doadores, graças ao uso de autoenxerto ultrafino; e
- capacidade de salvar alguns sítios doadores para uso em áreas esteticamente sensíveis.[50]

Uma desvantagem do Integra é a falta de folículos pilosos e glândulas sudoríferas. Contudo, a função sensorial retorna no mesmo nível e no mesmo curso temporal que o autoenxerto de EPED normal.[51] O Integra é caro, mas pode ser justificável se seu uso puder diminuir a morbidade e a mortalidade, bem como melhorar o resultado. Além disso, o alto custo do produto pode compensar os custos menores associados, por poder acelerar o fechamento da ferida e diminuir as necessidades do paciente de reabilitação e reconstrução futura.

A pele transplantada com aloenxerto (AlloDerm, LifeCell Corp., The Woodlands, TX) constitui outro produto de substituição da derme. É aplicada somente após a remoção da epiderme antigênica e das células antigênicas da derme. O AlloDerm deixa uma matriz dérmica que aceita um EPED ultrafino. O uso combinado de Alloderm com EPED ultrafino está associado a menos cicatrização e contração, em comparação ao uso isolado de EPED, e a combinação de enxertos ultrafinos com AlloDerm resulta em cicatrização mais rápida com menor formação de cicatriz nos sítios doadores.[33] A tonalidade do AlloDerm com EPED é muito semelhante à da pele circundante. Como ocorre com o Integra, o alto custo do AlloDerm pode ser compensado pelos custos menores de uma internação abreviada e por necessidades diminuídas de reabilitação ou de futuras cirurgias reconstrutoras.

Exame de fisioterapia

O fisioterapeuta exerce um papel decisivo na reabilitação do paciente com queimadura pediátrica. As metas do terapeuta para a criança com queimadura são:

- auxiliar o tratamento da ferida de queimadura;
- manter ou aumentar a AM ativa e passiva;
- controlar os contornos de tecido mole;
- manter e aumentar a força e a resistência;
- promover o desenvolvimento e a função normais;
- inibir perda de movimento, deformação, formação de cicatriz hipertrófica e contraturas.

O fisioterapeuta está envolvido no *continuum* da assistência prestada a crianças com lesões térmicas, desde a fase aguda até as fases de reabilitação e de reconstrução. O terapeuta integra uma equipe de queimadura e consulta os demais membros da equipe, incluindo o paciente e seus familiares, ao prestar intervenções e auxiliar o plano de tratamento.

Exame/avaliação

Dependendo do contexto em que o fisioterapeuta estiver trabalhando, a lesão térmica estará em diferentes fases de cicatrização (p. ex., inflamação, proliferação e maturação). Você pode examinar uma queimadura nova, uma que tenha passado por excisão e enxerto, uma que esteja em processo de cicatrização pós-enxerto, ou uma na fase de início da cicatrização, meses após a lesão original.

Histórico

Seja durante a revisão do quadro do paciente ou ao conduzir uma entrevista detalhada com o paciente/pais do paciente, existem peças-chave de informação necessárias. Elas incluem a data da lesão, o mecanismo de lesão, os artigos de vestuário usados pela criança no momento da lesão, a ação praticada imediatamente na cena antes da chegada do serviço de emergência, e as intervenções médico-cirúrgicas recebidas pela criança. As circunstâncias da lesão e o padrão da queimadura serão úteis para a equipe excluir a hipótese de abuso infantil. Saber o que a criança estava vestindo pode dar uma noção melhor da aparência da queimadura. Por exemplo, saber que o paciente usava roupas que não eram antifogo ou uma fralda que poupou a área da virilha ajudará o terapeuta a fazer uma avaliação completa. Se havia roupas, elas foram removidas? Considerando que há muitos remédios caseiros para queimaduras, é importante perguntar aos familiares qual foi o primeiro auxílio prestado na cena. Houve derramamento de água sobre a área? Alguma pomada ou outra substância foi aplicada na queimadura? Muitas pessoas ainda colocam gelo, óleo, pomada ou até mesmo manteiga sobre as queimaduras, porque esses "remédios" foram transmitidos de geração a geração. Entretanto, essas substâncias podem afetar o processo de cura e influenciar a avaliação da queimadura. Uma história social e ambiental também deve ser obtida. Qual é o tipo de estrutura em que a criança vive e qual meio de transporte ela usa são perguntas que devem ser feitas para ajudar a elaborar o plano de alta inicial. A criança sofreu a queimadura em um incêndio doméstico? A casa está inabitável ou a família necessita de assistência para garantir a segurança da habitação antes da alta? Para o paciente no contexto da reabilitação, o retorno e a reintegração ao contexto escolar precisam ser planejados com antecedência, para auxiliar professores e alunos com relação às expectativas quanto ao retorno. É igualmente relevante documentar qualquer histórico médico anterior ou histórico de desenvolvimento que possa influenciar a recuperação ou as intervenções de fisioterapia do paciente.

Revisão de sistemas

Cardiovascular/pulmonar

As alterações circulatórias que se seguem a uma lesão térmica são denominadas choques da queimadura. O débito cardíaco diminui por causa das perdas de líquido, vasodilatação e diminuição do volume circulante. A reposição hídrica é essencial à recuperação dos valores de repouso normais de débito cardíaco.[16] Crianças com pelos chamuscados na face ou couro cabeludo, edema oral e bolhas, rouquidão e escarro carbonáceo exibem sinais e sintomas de lesão por inalação e requerem monitoramento mais estreito de sua condição respiratória. Frequentemente, necessitam de oxigênio a 100% ou até intubação para proteger suas vias aéreas e fornecer suporte respiratório adequado.[16] O fisioterapeuta que atua no contexto de assistência aguda deve conhecer os sinais vitais normais, a saturação de oxigênio e os efeitos das intervenções sobre esses parâmetros. Lesões térmicas graves resultarão em uma função pulmonar diminuída que pode persistir por vários anos. A fase respiratória obstrutiva inicial muitas vezes se desenvolve em padrão restritivo, observado nas provas de função pulmonar.[52] Outros fatores que podem influenciar a função pulmonar são as queimaduras de parede torácica e a necessidade de traqueostomia. Suman et al.[52] relataram função pulmonar aumentada em crianças submetidas a intervenções de tolerância ao exercício, recomendando-as como componente de um programa de intervenção ambulatorial abrangente para crianças após lesões térmicas.

Neuromuscular

Dependendo da profundidade da queimadura, pode haver comprometimento circulatório como resultado da formação de edema. O paciente apresenta risco de desenvolvimento de síndrome do compartimento (ver Escarotomia), que pode afetar a viabilidade de nervos e músculos.[16] A criança também apresenta risco de compressão de nervo periférico em consequência de imobilização e posicionamento inadequado (p. ex., compressão de nervo fibular com membros inferiores em rotação externa).

Musculoesquelético

Se o paciente se envolveu em um acidente automobilístico com incêndio ou saltou de uma residência em chamas, existe o risco de fratura. É possível que as fraturas inicialmente não sejam detectadas se o paciente estiver irresponsivo e o levantamento inicial de traumatismo se concentrar na lesão térmica. Com uma queimadura profunda na mão, pode haver exposição dos tendões flexores ou extensores com necessidade de atenção cautelosa para prevenção de ruptura de tendão. A ossificação heterotópica é uma complicação mais frequente no cotovelo de crianças após lesões térmicas. Outras articulações que podem ser afetadas em consequência da imobilização são o quadril e o ombro, mesmo que não sejam afetados diretamente pela lesão térmica. Na fase aguda, uma ramificação da ossificação heterotópica é a dor, e a limitação da função ocorre mais adiante na recuperação da criança. A intervenção cirúrgica muitas vezes se faz necessária para melhorar a AM e as AVD, como alimentação e autocuidado.[53]

Tegumentar

Conforme discutido anteriormente, o exame do sistema tegumentar deve incluir a estimativa da profundidade da queimadura e a ASCT envolvida. O fisioterapeuta pode usar um diagrama de corpo para fazer anotações nas áreas com queimadura, bem como sítios de enxerto ou cicatrizes presentes. O gráfico de Lund e Browder deve ser usado para determinar a ASCT. Identificar estruturas da pele, bem como o tipo tecidual, preenchimento capilar e mecanismo de lesão ajudará a determinar a profundidade da queimadura (ver Estimativa da profundidade da queimadura).

Para uma criança, em seguida ao enxerto de pele, após a remoção dos curativos pós-operatórios, o exame da aderência do enxerto pode ser descrito em percentual de "pega" do enxerto. Por exemplo, para um EPED que aderiu completamente e na ausência de sinais de ferida aberta, a pega do enxerto é igual a 100%.

As ferramentas de classificação de cicatrização podem ser úteis em um exame/avaliação mais abrangente das cicatrizes de queimadura. A Vancouver Scar Scale (VSS) é uma dessas ferramentas (Fig. 17.12). Essa ferramenta de

DEPARTAMENTO DE TERAPIA OCUPACIONAL DO VANCOUVER GENERAL HOSPITAL

AVALIAÇÃO DE CICATRIZ DE QUEIMADURA
NOME DO PACIENTE:

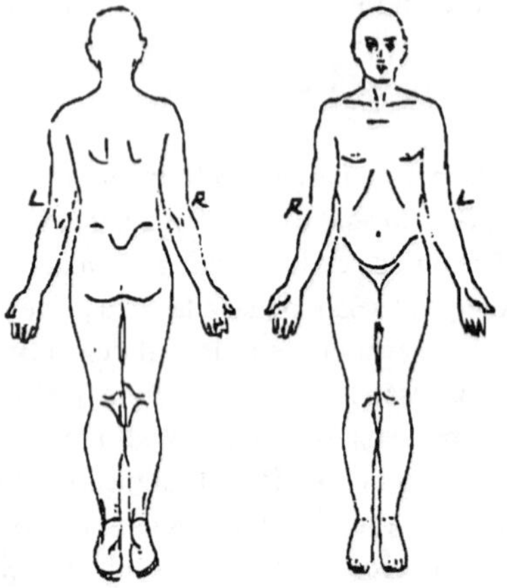

PIGMENTAÇÃO (M)

0 normal—cor estreitamente semelhante à cor do resto do corpo
1 hipopigmentação
2 hiperpigmentação

VASCULARIDADE (V)

0 normal—cor estreitamente semelhante à cor do resto do corpo
1 rosa
2 vermelho
3 púrpura

PLIABILIDADE (P)

0 normal
1 maleável—flexível, com resistência mínima
2 cedendo—cedendo à pressão
3 firme-inflexível, não movida facilmente, resistente à pressão manual
4 listras—tecido similar à corda que descolore com a extensão da cicatriz
5 contratura—encurtamento permanente de cicatriz produzindo distorção ou deformidade

ALTURA

0 normal—plano
1 < 2 mm
2 < 5 mm
3 > 5 mm

Escala em mm

Data	Cicatriz #	Pigmentação	Vascularidade	Pliabilidade	Altura	Total	inic. TO

FIGURA 17.12 ▸ Escala de avaliação de cicatriz de Vancouver.

exame visual classifica a cicatriz de acordo com sua pigmentação, vascularização, pliabilidade e altura, atribuindo um escore para cada característica. Os escores então podem ser comparados com o passar do tempo.[54] Além dessas ferramentas, a percepção do paciente acerca da cicatriz deve ser considerada.[55]

O exame da pele sem queimadura é outro componente da revisão tegumentar. A criança com queimadura aguda pode estar imóvel em consequência de instabilidade médica, e uma inspeção cuidadosa da pele não queimada deve ser feita ao menos diariamente, uma vez que a criança imobilizada apresenta risco de desenvolvimento de úlceras por compressão. Os fatores que contribuem para o aparecimento dessas úlceras, além da imobilização, são a nutrição diminuída, alteração da consciência e alteração da percepção sensorial, no caso da síndrome do compartimento. As áreas de risco de úlceras de pressão incluem o occipital, o sacro e os calcanhares. As talas são usadas para preservação e manutenção da posição da articulação. Elas também podem causar úlceras de pressão em consequência de ajuste ou aplicação inadequados, e por causa dos deslocamentos de volume a partir do edema. A inspeção diária da pele e o ajuste adequado das talas faz parte do exame realizado pelo terapeuta de assistência aguda e intervenções subsequentes. A escala de Braden Q é uma escala de avaliação de risco da pele aplicada à população pediátrica. Essa escala foi adaptada a partir da escala de Braden, que foi estabelecida para determinar quais adultos apresentam risco de desenvolvimento de úlceras por compressão. Essa escala muitas vezes é feita pelo enfermeiro, mas pode ser implementada por qualquer membro da equipe de cuidado de saúde.[56]

A fotografia é outro componente importante do exame tegumentar. Além dos diagramas de corpo, uma foto pode possibilitar avaliações adicionais, uma vez que a queimadura esteja coberta com curativos. A fotografia também permitirá que outro clínico, que não tenha acompanhado a troca de curativo, veja a ferida. Essa abordagem evita submeter a criança a trocas de curativo desnecessárias. As vantagens da fotografia digital (em relação ao filme de 35 mm) incluem a verificação da imagem, impressão imediata e facilidade para obter uma série de fotografias que documentem a troca. A fotografia também pode ser usada como ferramenta de comunicação entre terapeutas e enfermeiros em casos de aplicação de tala ou curativo específico.[57]

Testes e medidas

Dor

O controle da dor da criança deve ser uma prioridade. Após uma queimadura aguda, as crianças sentem dor oriunda não só da lesão original como também de procedimentos diários, incluindo as trocas de curativos e a terapia. Esses procedimentos estimulam as fibras aferentes nociceptoras diariamente no decorrer de sua recuperação.[35] Antes de iniciar o exame físico de uma criança (ou durante as intervenções), é preciso avaliar a dor. As escalas de dor para crianças são medidas prontamente disponíveis e válidas. A escala FACES de Wong-Baker é uma escala de autorrelato a partir da qual a criança pode escolher seis faces diferentes (não machuca a machuca tanto quanto você possa imaginar) marcando uma pontuação que vai de 0 a 10.[58] Para crianças com mais de 7 anos de idade, pode ser usada uma escala numérica de autorrelato que vai de 0 a 10. Para crianças irresponsivas ou incapazes de usar as escalas de autorrelato, deve ser usada uma escala comportamental. A escala de dor FLACC (face, pernas (*legs*), atividade, choro e consolabilidade) é uma escala comportamental de dor que foi validada para avaliação da dor pós-operatória em crianças. A FLACC é um acrônimo de cinco categorias. Cada categoria é pontuada de 0 a 2, com escore máximo de 10. A analgesia deve ser considerada para escores acima de 3, com narcóticos usados para escores superiores a 7.[59] A documentação do escore da dor é feita todos

os dias pelo terapeuta, antes, durante e após as intervenções, e também periodicamente pela enfermaria no contexto de assistência aguda.

Sensibilidade

Os testes sensoriais fazem parte do exame para queimadura aguda. A habilidade do paciente de detectar o toque ou a dor no sítio de queimadura indica a profundidade da queimadura. As áreas insensíveis, que são indolores apesar de queimadas, podem indicar uma lesão de espessura total. Conforme já discutido, a formação de edema na fase aguda de uma queimadura pode ser rápida e extensa. A formação de edema pode ser grave o bastante para comprometer o fluxo sanguíneo para os membros e levar ao desenvolvimento da síndrome do compartimento. É necessário examinar minuciosamente a tonalidade da pele, sua temperatura e a presença de dormência/formigamento.[16] Crianças com edema aumentado no membro inferior ou na virilha podem assumir uma posição de rotação lateral. Essa posição pode comprimir o nervo fibular, causando dormência, formigamento ou pé caído. Para crianças que estão nos estágios mais tardios da cicatrização ou na fase de maturação da cicatriz, o exame cuidadoso da sensibilidade ajudará a planejar as intervenções. Crianças com queimaduras no pé e sem sensibilidade normal em consequência da profundidade da queimadura ou após a colocação de enxerto na superfície plantar precisam ser orientadas quanto ao problema da segurança em andar descalço. As crianças e seus pais devem estar cientes dos perigos de andar descalço e devem inspecionar cuidadosamente a pele quanto à presença de cortes ou infecções.

Amplitude de movimento

Na ocasião do exame inicial da queimadura aguda, é preciso prestar atenção ao verificar a AM em todas as articulações – afetadas e não afetadas. Se o paciente puder participar, a AM ativo-assistiva é benéfica no sentido de proporcionar alguma forma de controle à criança e, ao mesmo tempo, permitir que você tenha uma noção dos limites da AM. A AM passiva (AMP) pode ser realizada com cautela na fase aguda e, especialmente, em uma criança irresponsiva. A AMP agressiva é contraindicada sobre articulações/tendões expostos em virtude do risco de ruptura. Também é preciso ter cautela no ombro para evitar lesões na articulação ou no plexo braquial.

Durante a fase de remodelamento da cicatrização, o exame diário da AM com as bandagens removidas é uma necessidade. Observar a AM sem os curativos permite que o terapeuta veja as estruturas em processo de cicatrização e examine qualquer tecido cicatricial quanto à ocorrência de descoloração. Um tecido com descoloração significa o término da AM antes da ruptura da pele.[33] Uma vez percebida a descoloração, o clínico terá uma noção clara sobre qual AM esperar do paciente no resto do dia, em todas as terapias. Incentivar o paciente a passar do ponto de descoloração pode levar à ruptura dolorosa da pele, criando desnecessariamente uma nova ferida aberta que necessita de curativo.

Para o paciente que já está na fase de maturação da cicatriz, a determinação da AM das articulações cicatrizadas precisar ser feita em diversos planos de movimento para avaliar por completo a AM e a descoloração da cicatriz. Por exemplo, uma criança com uma cicatriz na porção anterior do ombro pode não apresentar limitação dos movimentos de pequena amplitude, mas pode se mostrar limitada para realizar atividades acima da cabeça, como lançar uma bola. Usar o ombro e as cicatrizes subsequentes em movimentos multiplanares proporciona um exame mais completo.

Mobilidade/marcha

Se for permitida a mobilização do paciente, examine o nível de independência para a realização de transferências de/para o leito e de/para uma cadeira, bem como para deambular. Se houver queimaduras em membro inferior, a criança pode apresentar marcha antálgica e talvez necessite de aparelho auxiliar. Após os enxertos, a criança pode ter dor/limitações nos sítios doadores, que frequentemente se localizam na parte superior das pernas, impedindo assim a mobilidade e a marcha. Durante a fase de maturação da cicatriz, as cicatrizes no tronco e na perna podem inibir os padrões normais de caminhada ou corrida.

Atividades do dia a dia

Um exame abrangente inclui a capacidade da criança de participar das AVD. Dependendo da idade da criança, o nível de participação basal será diferente. A criança em fase de engatinhar pode ser capaz de tirar as roupas/sapatos, mas precisará de assistência para colocá-los. A capacidade da criança de participar das AVD também pode incluir trocas de curativos durante a fase aguda, bem como cuidados com a cicatriz e colocação de roupas compressoras durante a fase de maturação da cicatriz. Espera-se que o adolescente seja independente para realizar as AVD.

⏩ Intervenções

Controle da dor

Antes de qualquer tipo de intervenção destinada à criança com lesão térmica, é preciso avaliar a dor. Para avaliar o nível de dor da criança, usa-se uma das escalas de autorrelato ou comportamental de dor descritas anteriormente. Haverá diferentes tipos e causas de dor, incluindo aquelas associadas com a própria lesão em si, técnicas de cuidado com feridas, debridamento, enxerto e terapias. Dependen-

do do tipo e do curso temporal das intervenções, a avaliação da dor pode determinar uma abordagem farmacológica, não farmacológica ou uma combinação de ambas.[60] As estratégias de intervenção incluem a pré-medicação da criança antes da realização de procedimentos dolorosos ou causadores de ansiedade. As medicações podem incluir agentes anti-inflamatórios não esteroides, que minimizam a dor e modificam a resposta inflamatória sistêmica. Foi comprovado que os opiáceos são úteis para aliviar a dor da queimadura. Os benzodiazepínicos são efetivos para controlar a ansiedade. A quetamina, um anestésico dissociativo, também é amplamente usada para proporcionar conforto e produz efeito de amnésia, de modo que a criança não tem lembrança do procedimento doloroso.[60]

As intervenções não farmacológicas incluem terapia cognitivo-comportamental; treino de relaxamento; hipnose e imagens orientadas; *biofeedback,* distração; além de terapias com artes, música e brincadeiras.[60] Em 2011, Miller et al., na Austrália, estudaram as diferenças entre as experiências dolorosas de crianças que usaram técnicas de distração padrão (TV, *video games*, histórias, brinquedos e suporte de cuidador) e aquelas que usaram dispositivo de distração multimodal (DDM). O DDM é um dispositivo portátil personalizado (console e conteúdo) que interage por meio do movimento, toque na tela e *feedback* multissensorial. Esse dispositivo tem dois componentes, um de preparação para procedimento e outro para distração. O grupo DDM apresentou menos dor durante os procedimentos de cuidados com a queimadura e menor duração do tratamento.[61]

Se a sua instituição conta com especialistas em vida infantil, esses profissionais devem ser incluídos na preparação da criança para o procedimento ou devem auxiliar a distração durante o procedimento. Caso não tenha acesso a um especialista em vida infantil ou musicoterapeuta, antes de prestar as intervenções, devem-se preparar atividades de distração apropriadas para a idade. Essas atividades podem incluir bolhas de sabão, livros e varinhas mágicas para os pacientes mais jovens, assim como rádios/tocadores de CD portáteis, *video games* ou aparelhos de DVD para os pacientes mais maduros.

Cuidado da ferida

Tratamento agudo

Dependendo da instituição em que você trabalha, o modo de limpar feridas e a aplicação do curativo já estarão previamente estabelecidos. O fisioterapeuta pode exercer o papel principal no cuidado da ferida, ou pode ter atuação auxiliar quando um enfermeiro exerce o papel principal na limpeza das feridas e aplicação dos curativos. Trocas de curativo realizadas uma ou duas vezes ao dia podem ser solicitadas durante os estágios iniciais do tratamento da ferida de queimadura.

A preparação para a limpeza e as trocas de curativo inclui a pré-medicação do paciente, coordenação da equipe que examinará o paciente e preparação do quarto e dos suprimentos. A temperatura ambiente mínima deve ser 30 ºC, para minimizar a perda de calor e diminuir a taxa metabólica da criança.[16] O cuidado local da ferida pode ser feito no contexto de uma hidromassagem ou, mais comumente, com solução salina. As feridas devem ser cuidadosamente limpas para remoção de agentes tópicos antigos e do tecido desvitalizado, bem como para diminuir a dor.[62] Os leitos de ferida não devem ser esfregados até sangrar, embora possa haver sangramento no epitélio cicatricial. A remoção de bolhas intactas é controversa. Alguns acreditam que a área sob a bolha seja estéril e possa permanecer intacta, a menos que se torne muito tensa ou eritematosa. Outros acreditam que as bolhas remanescentes podem interferir no processo de exame em curso. A orientação do cirurgião traumatologista ou do cirurgião plástico pode determinar as políticas da sua instituição.

Depois que a ferida é limpa, a aplicação periódica de agentes tópicos e curativos secos ajudará a diminuir a dor da criança quando as feridas forem deixadas expostas ao ar por períodos prolongados.

Os curativos para queimadura ideais servirão para diversas funções. Serão não aderentes à ferida em cicatrização; absorverão exsudatos; proporcionarão um ambiente quente e úmido para a cicatrização; protegerão as feridas contra danos adicionais; e permitirão o uso funcional da área afetada.[62] O enfaixamento funcional das áreas afetadas muitas vezes é feito de forma mais eficiente pelo fisioterapeuta. Ele pode sugerir posições para colocação ou posicionamento dos membros ou articulações afetadas, bem como para a aplicação de bandagens de modo a maximizar a função. Entre os exemplos dessa abordagem, estão envolver o cotovelo em extensão quando uma queimadura cobrir a fossa cubital; envolver individualmente os dedos das mãos e dos pés; e posicionar o tornozelo em dorsiflexão neutra, para evitar uma contratura em flexão plantar, inibindo assim o movimento.

Um curativo eficiente para queimadura tem várias camadas. A camada de contato é a que entra em contato com a queimadura e exibe baixa a nenhuma aderência. O agente tópico (mais comumente o Silvadene) deve ser aplicado sobre a camada de contato e não diretamente no sítio da queimadura, por causa dos problemas relacionados com a dor. Entre os exemplos de curativos com camada de contato comercializados, estão o Exu-Dry, Conformant, Xeroform e Adaptic. A próxima camada é a absorvente intermediária, que geralmente apresenta gaze seca ou compressas absorventes (Exu-Dry). A camada mais externa serve para manter as outras duas no lugar e inclui rolos de gaze ou malha elástica tubular. A malha pode ser confeccionada na forma de itens de vestuário para segurar as bandagens, de modo a impedir que deslizem e exponham as queimaduras. A fita adesiva deve ser evitada por dificultar a remoção do curativo e também por poder migrar para tecidos sadios ou queimados, causando, assim, dor e ansiedade no momento da remoção do curativo.[62] O tratamento contínuo da ferida/pele inclui o uso de creme hidratante, protetor solar e, ocasionalmente, curativos para feridas abertas.

Imobilização e posicionamento

O propósito da imobilização e do posicionamento durante a fase aguda é ajudar a controlar o edema, proporcionar suporte para membros edematosos, inibir a contração da ferida e a perda de movimento. Imobilizar as crianças durante essa fase do tratamento muitas vezes é desnecessário, exceto no caso das crianças maiores, adolescentes e indivíduos com queimaduras extensas. Também é preciso tomar cuidado para prevenir o desenvolvimento de úlceras de pressão, dado o alto risco apresentado por essas crianças em consequência da umidade e da imobilidade. Na população de queimados, as úlceras de pressão podem surgir como resultado da hipovolemia, oxigenação diminuída, repouso prolongado no leito ou talas ajustadas de modo inadequado. As causas das úlceras de pressão são atribuídas ao cisalhamento, atrito e pressão não aliviada. Os sítios mais comuns das úlceras de pressão são o sacro/cóccix e calcanhares, além de outras áreas de risco como tornozelo, nádegas e área occipital. A criança que necessita de intervenção cirúrgica também corre risco durante a cirurgia, quando não são usados dispositivos que aliviam adequadamente a pressão.[56]

Para o posicionamento no leito durante os primeiros dias de internação, os dispositivos apropriados devem ser mantidos na criança que permanece em repouso no leito. Podem ser utilizados protetores de calcanhar e cotovelo, bem como travesseiros de gel para proeminências ósseas. Uma abordagem interdisciplinar para o posicionamento adequado é essencial para resolver esse problema. Os dispositivos e programas para posicionamento apropriado são efetivos somente quando implementados de forma correta. A educação e a comunicação entre terapeutas e enfermeiros será útil nesse processo. Ao usar talas, o terapeuta deve considerar a integridade da pele, formação de edema e ajuste apropriado do dispositivo. Conforme observado, a zona de estase está localizada imediatamente abaixo da queimadura e exibe comprometimento circulatório. Essa área é sensível à pressão aumentada. Se talas ou bandagens elásticas estiverem apertados demais, a zona de estase pode ser convertida em queimadura mais profunda. É igualmente necessário ter cuidado ao usar dispositivos em áreas não queimadas, que também podem causar ruptura da pele. As talas feitas para prevenir contraturas ou proteger estruturas durante a fase inicial da cicatrização da ferida devem ser monitoradas diariamente, a fim de garantir o ajuste apropriado. É possível que essas talas tenham de ser ajustadas diariamente para se adaptar à formação de edema ou às trocas de curativo. Conforme o edema aumenta, as talas ou as bandagens elásticas que as seguram podem causar aumento da compressão, levando ao aparecimento de uma úlcera de pressão. Uma inspeção meticulosa da pele durante as trocas de curativo deve ser feita durante o estágio de formação de edema e à medida que a queimadura cicatriza, a fim de garantir o ajuste apropriado.[56]

O posicionamento adequado no leito deve começar assim que a criança for internada, seja em uma unidade de terapia intensiva ou em uma unidade regular. Para pacientes em repouso no leito, é preciso ter cuidado para evitar as forças de cisalhamento. A *Agency for Healthcare Research and Quality* estabeleceu recomendações para minimização do cisalhamento, incluindo evitar a elevação prolongada da cabeça em mais de 30 cm no leito. A pele e a fáscia do tronco tendem a permanecer estáticas, enquanto a fáscia profunda e o esqueleto deslizam na direção da parte de baixo do leito, quando a cabeça é erguida. A pele sobre a escápula e as nádegas é tracionada e isso gera uma força de cisalhamento. Com tração suficiente, o suprimento sanguíneo é comprometido e pode haver desenvolvimento de úlcera de pressão. As transferências do paciente de/para o leito a um alongador devem ser feitas por meio de uma técnica de levantamento, em vez de deslizar o paciente ao longo das superfícies de apoio, para diminuir o risco de cisalhamento.

O reposicionamento do paciente no leito deve ser feito no mínimo a cada 1 a 2 horas se a condição médica do paciente estiver estável. A permanência dentro dos limites inferiores desse intervalo de tempo será útil, porque diferentes tecidos têm tolerâncias diferentes à isquemia por pressão.[56]

Existe um axioma segundo o qual a posição de conforto-flexão é a posição de contratura para pacientes queimados. Sendo assim, os pacientes são imobilizados com tala ou posicionados para compensar as forças de contração. Conforme já mencionado, muitas vezes é desnecessário imobilizar as crianças durante a fase de cuidados agudos, embora o terapeuta possa optar por começar a imobilizar e posicionar as crianças com queimaduras graves ou as crianças maiores e os adolescentes mais tardiamente nessa fase. O pescoço deve ser colocado em posição neutra ou em discreta extensão. Travesseiros não devem ser usados sob a cabeça, porque isso pode promover flexão cervical. Os ombros devem ser posicionados em cerca de 90 graus de abdução e em leve protração. Os cotovelos devem ser colocados em extensão e supinação (Fig. 17.13). Punhos/mãos devem ser posicionados em ligeira extensão de punho, leve flexão da articulação metacarpofalângica (MCF), extensão interfalângica proximal/distal, e abdução do polegar (Fig. 17.14). Os quadris são posicionados em extensão neutra e leve abdução, em rotação neutra. Os joelhos são posicionados em extensão total e os tornozelos em dorsiflexão neutra (sem flexão plantar). A Figura 17.15 mostra o posicionamento anticontraturas recomendado. Todas essas posições podem ser alcançadas com o uso de rolos de toalha, talas ou outros dispositivos de po-

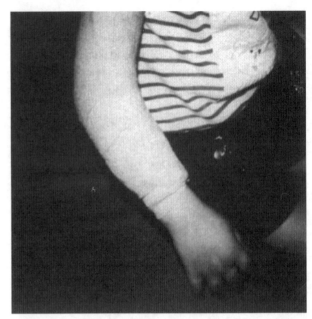

FIGURA 17.13 ▶ Tala do cotovelo em extensão para prevenção ou correção de contratura em flexão do cotovelo.

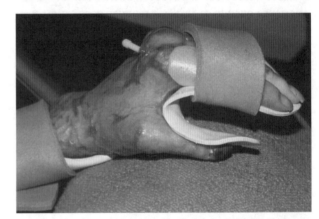

FIGURA 17.14 ▶ Exemplo de tala de mão para prevenção de contraturas.

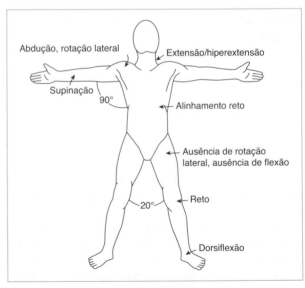

FIGURA 17.15 ▶ Posicionamento para evitar contraturas.

sicionamento comercializados.[33] As talas são fabricadas sobre uma camada uniforme de curativos, a fim de garantir o ajuste adequado no dia a dia, sendo estreitamente monitoradas em decorrência dos aspectos relacionados ao edema discutidos anteriormente.

Talas especializadas podem ser fabricadas para partes específicas do corpo. Os imobilizadores de avião são feitos para queimaduras axilares. As microstomias são dispositivos especiais para auxiliar o alongamento da boca/lábio. Um colar de múltiplos anéis consiste em uma órtese cervical flexível que permite aumentar a AM e é mais fácil de fabricar do que as talas termoplásticas tradicionais.[63]

Engessamento

O engessamento pode ser usado durante as fases aguda e de reabilitação para manter a posição em pacientes pediátricos quando é difícil sustentar a posição imobilizada. Por exemplo, pode ser preferível imobilizar as articulações MCF em flexão e, ao mesmo tempo, permitir o uso ativo das articulações distais. O engessamento seriado é efetivo na correção de contraturas em pacientes queimados pediátricos e adultos para os quais outros métodos de retomada do movimento tenham falhado, pacientes não complacentes,[64] pacientes cujas talas deslizam com facilidade ou são removidas, ou pacientes para os quais outros métodos (p. ex., imobilização dinâmica) não sejam aplicáveis. Uma vez retomado o movimento por meio do engessamento seriado, é preciso mantê-lo por meio do engessamento contínuo ou com imobilização por tala e exercícios de AM. Dependendo do paciente em particular e da fase da cicatrização, podem ser usados aparelhos feitos de gesso ou de materiais sintéticos. O Soft Cast, um aparelho de material sintético, é particularmente útil para crianças, por ser montado rapidamente. Além disso, embora a criança não possa removê-lo, o terapeuta pode simplesmente desmontá-lo, em vez de usar uma serra apropriada que poderia assustar a criança ou causar ruptura da pele em consequência da vibração sobre a pele frágil.

Amplitude de movimento

Os exercícios de AM ativa (AMA) durante a fase emergente ajudam a controlar o edema e iniciar o movimento precocemente. A contração muscular serve como mecanismo de bombeamento para auxiliar o retorno venoso e linfático.[65] Conforme já mencionado, os exercícios de AM devem ser realizados durante as trocas de curativo, enquanto as bandagens não restringem o movimento; o terapeuta pode observar as limitações de movimento resultantes do edema, a ferida pode ser vista e o paciente recebe medicação para dor.

Os exercícios de AM ativa devem ser iniciados quando da admissão e continuados ao longo das fases de reabilitação e de tratamento da cicatriz. O exercício ativo ajudará a diminuir o edema, bem como a preservar as funções muscular, tendínea e articular.[65] As atividades divertidas motivarão a criança a participar do exercício ativo. As atividades desse tipo podem incluir pegar/lançar uma bola sobre a cabeça, para queimaduras de membro superior/ombro; jogar basquete (para rotação de tronco) e andar de bicicleta (para queimaduras de membro inferior). As AVD também podem ser implementadas para ganhar AM ativa. Entrar/sair da banheira requer AM de quadril/joelho aumentada; alcançar a superfície de um balcão ou dentro de um armário requer boa AM do ombro. Esses pacientes com enfraquecimento real resultante de descondicionamento ou dano ao nervo podem necessitar de assistência para a execução dos exercícios de AM ativa. Ambos os tipos de exercícios, ativos e ativos assistidos, fornecem *feedback* sensorial, intensificam a circulação, mantêm a função muscular e permitem a preservação das habilidades motoras finas e grossas.[33]

Os exercícios de AMP são implementados para crianças que não conseguem se mover sozinhas. Os exercícios de AMP são implementados para crianças com doença grave ou submetidas à sedação/medicação pesada que estão impossibilitadas de participar dos exercícios de AMA. Os exercícios de AMP são parte importante de um programa de terapia pós-queimadura, que mantêm a elasticidade das estruturas articulares, músculos e tendões, além de ajudarem a minimizar a formação de contraturas.[65] Os exercícios de alongamento podem ser realizados por meio de AMP tradicional, pelo terapeuta ou pelo paciente, adotando uma premissa de autoalongamento, que pode ser alcançado com o uso de polias acima da cabeça para AM do ombro ou alongamento com toalha para dorsiflexão do tornozelo. Não importa quando o alongamento é feito, deve ser lento, suave e contínuo. Lembre-se de que a descoloração de tecido/cicatriz é sinal de alongamento apropriado. A AMP poderá ser realizada na sala cirúrgica se a criança for submetida a um procedimento cirúrgico. Para uma criança resistente a todos os tipos de alongamento, AM ativa ou posicionamento, a oportunidade de examinar a AM sob anestesia tem valor inestimável. Entretanto, é preciso ter o cuidado de proteger as articulações contra subluxação ou luxação durante esse exame.[33]

Massagem

A massagem do tecido cicatricial e enxertos de pele ajuda a manter a movimentação ao liberar as faixas restritivas e intensificar a circulação.[66] e também pode diminuir a coceira. Inicialmente, a massagem suave deve ser empregada, porque o tecido recém-cicatrizado costuma ser frágil demais para tolerar muito atrito. Muitas crianças gostam de massagem, porque ela diminui a coceira, enquanto outras consideram a massagem dolorosa ou não permanecem sentadas e paradas para receber esse tratamento. Embora todos os pacientes devam ter o tecido cicatricial e os enxertos de pele hidratados com loções – de preferência 2 a 3 vezes ao dia –, o terapeuta pode selecionar áreas particulares de interesse para massagem e podem instruir os pais como massagear essas regiões. A massagem deve ser feita antes dos exercícios de AM específicos, especialmente a AMP.

Deambulação

Uma vez liberadas pelo médico, as tarefas de mobilidade devem ser iniciadas o quanto antes. Para pacientes com sítios doadores nas pernas, a pré-medicação pode minimizar a dor durante a mobilidade. Para pacientes com enxertos ou queimaduras em membro inferior, a compressão com bandagens elásticas é necessária para fornecer suporte vascular antes da deambulação. Após o enxerto em um membro inferior, a criança pode permanecer de repouso no leito por até 5 a 7 dias para possibilitar a aderência. Recomendamos mobilizar os pacientes o quanto antes, a fim de evitar rigidez articular e os riscos da imobilidade, como trombose de veia profunda e embolia pulmonar.[65] Após a liberação para levantar (em geral, após a primeira troca de curativo), as atividades de mobilidade gradual podem ser iniciadas. O uso de enfaixamento ou a aplicação de bandagens de algodão elásticas (Tubigrip) são recomendados para os membros inferiores. Inicialmente, a criança recebe o enfaixamento e, em seguida, o membro permanece suspenso por cerca de 1 minuto. O membro volta a ser posicionado em elevação, o enfaixamento é removido e o enxerto é inspecionado quanto a sinais de alteração da cor, sangramento ou ruptura. A criança pode evoluir com um protocolo de suspensão, sentanda na beirada do leito por até 15 minutos, 4 vezes por dia, antes de deambular. Essa abordagem deve diminuir o risco de acúmulo de sangue que poderia levar à falência do enxerto. Uma vez que a suspensão do membro tenha sido bem-sucedida, a deambulação pode ser iniciada, também com monitoramento de cor, desconforto, formigamento, edema, sangramento ou ruptura.

Exercício

Sakurai et al. estudaram os benefícios do exercício em crianças com queimaduras. Foi constatado que o exercício aumentou o funcionamento físico, a massa muscular, a força e a resistência cardiovascular.[67] O exercício que incorpora movimento repetitivo de membros e aumenta a temperatura corporal intensifica o fluxo sanguíneo e pode alterar a elasticidade da cicatriz e aumentar a AM. Celis et al.[68] observaram que um programa de exercícios supervisionado produziu resultados benéficos em crianças com lesões térmicas. Os pesquisadores relataram a necessidade de um número menor de liberações de cicatriz para a ocorrência de melhora funcional, em comparação ao grupo controle.[68]

Crianças com lesão inalatória e também aquelas com lesão térmica apresentam risco de tolerância ao exercício em consequência da função pulmonar diminuída. As crianças podem apresentar um padrão obstrutivo inicial da doença, que pode persistir por até 2 anos após a lesão. Esse padrão obstrutivo evolui para um padrão restritivo que persiste por até 8 anos após a queimadura. Suman et al.[52] examinaram os efeitos de um programa de exercícios em crianças com queimaduras graves. Os participantes do estudo se submeteram a treinos de fortalecimento e aeróbico 3 vezes por semana. Houve aumento da função pulmonar e subsequente melhora da tolerância ao exercício em consequência do programa de exercícios.[52]

Cucuzzo et al.[69] compararam a eficácia dos efeitos de um programa de exercícios para pacientes internados *versus* a terapia ambulatorial tradicional em crianças com queimaduras. O programa para internos incluiu prescrição de exercícios para condicionamento físico, com treino de intensidade moderada, abrangendo treino de fortalecimento progressivo, exercícios aeróbicos e de condicionamento geral, sendo realizados três vezes por semana, 1 hora cada sessão. O treino de força com pesos livres e o treino aeróbico incluíram esteira elétrica, bicicleta ergométrica ou caminhada independente. Os resultados mostraram que as crianças com queimaduras graves puderam participar desse tipo de programa supervisionado com segurança, uma vez que o grupo de estudo mostrou ganhos de força e resultados funcionais.[69]

Com o advento dos *softwares* de computador mais sofisticados, os *video games* passaram a ter papel na reabilitação da queimadura. Em 2011, Yohannon et al.[70] analisaram o uso adjunto do Nintendo®Wii™ durante as sessões. Os pacientes desse estudo receberam AMP, exercícios tradicionais e jogos de Wii™ designados ou intervenções selecionadas pelo terapeuta. Os indivíduos do grupo Wii™ mostraram menos respostas à dor, menos ansiedade e maior satisfação.[70]

Tratamento da cicatriz

Após a cicatrização da ferida de queimadura ou o enxerto de pele, pode haver formação de cicatriz. Os cuidados com a pele e a cicatriz evoluem da fase de ferida aberta inicial até a fase de maturação da cicatriz, com a cicatrização da ferida. Uma vez cicatrizadas as feridas ou enxertos, é importante manter a pele bem hidratada. A aplicação de um hidratante ao longo do dia diminuirá o risco de rachaduras na pele e minimizará a coceira. A massagem com loção aplicando compressão suficiente para produzir descoloração pode auxiliar na liberação do tecido cicatricial e aumentar a AM.[33] A compressão excessiva e muito precoce das cicatrizes deve ser evitada, dada a possibilidade de formação de bolhas com consequente necessidade de suspender a massagem. A massagem pode ajudar a romper as fibras de colágeno e isso, por sua vez, suavizará a cicatriz.[71]

A compressão também tem sido utilizada para combater a formação de cicatrizes hipertróficas. A compressão precoce pode ser iniciada assim que as feridas ou enxertos tiverem cicatrizado. Inicialmente, a compressão pode assumir a forma de enfaixamento Ace, meias tubulares de algodão elásticas ou faixas adesivas (Figs. 17.16 e 17.17). Uma vez estabilizado o edema e os enxertos ou queimaduras estiverem totalmente cicatrizados, poderão ser tomadas medidas para a confecção de itens de vestuário de compressão personalizados para a criança. Os vestuários de compressão têm quatro funções principais: restauram a função, aliviam sintomas, previnem a recorrência da cicatriz e oferecem uma aparência estética. A pressão resulta na diminuição das fibras intercolágenas, que ajuda a abaixar o colágeno excessivo depositado durante a fase proliferativa da cicatrização. Os níveis de compressão para esses vestuários devem ser maiores ou iguais a 24 mmHg, e a duração mínima da aplicação é 12 meses. Os itens de vestuário compressores são usados 23 horas por dia, permitindo sua remoção para banhos/cuidados com a pele. Compressões acima de 24 mmHg ocluem os vasos, levando ao desenvolvimento de hipóxia e degeneração de fibroblastos, bem como à alteração da síntese de colágeno. Esse processo ajuda a aplainar a cicatriz.[71] A aplicação antecipada de pressão se faz necessária para a obtenção de resultados ideais. A compressão é aplicada assim que ocorre a reconstituição do epitélio e continua ao longo da fase de maturação. As crianças recebem dois conjuntos de vestuário, por causa do desgaste constante e da necessidade de lavar as peças. Esses vestuários precisarão de ajustes periódicos, em virtude do desgaste pelo uso, crescimento da criança ou intervenções cirúrgicas.[72] Existem várias opções no mercado, com ampla variedade de cores e apliques, para tentar intensificar o uso frequente pelo paciente (Fig. 17.18).

Para aplicar compressão uniforme sobre áreas convexas ou côncavas, espumas, materiais emborrachados ou materiais de imobilização termoplásticos podem ser usados como complementos sob as peças de vestuário. As áreas que frequentemente mais necessitam de compressão personalizada incluem os espaços interdigitais da mão, a palma da mão, a área interescapular e a porção central da face.[33] Os revestimentos e complementos de silicone também têm sido usados como auxiliares da terapia de compressão. O mecanismo de ação do silicone consiste na hidratação e oclusão da cicatriz. Os elastômeros de silicone (massa de vidraceiro) foram produzidos para solucionar os problemas de concavidade, especialmente nos interespaços. Entre os benefícios do uso de lâminas de silicone, estão o con-

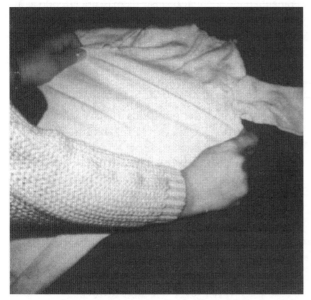

FIGURA 17.16 ▸ Exemplo de vestuário compressor feito de rede tubular elástica.

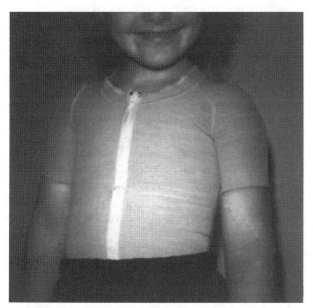

FIGURA 17.17 ▸ Criança usando vestuário de compressão temporário da Figura 17.16.

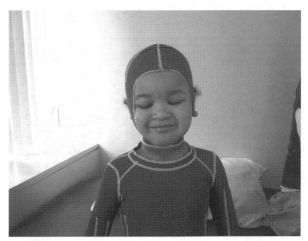

FIGURA 17.18 ▸ Exemplo de máscara de compressão e jaqueta personalizadas.

forto na aplicação e pouco ou nenhum impedimento ao movimento. As desvantagens incluem a necessidade frequente de renovar as lâminas, a perda da mobilidade com o uso sobre uma articulação, e a sudorese excessiva.[73] A maioria dos fabricantes de vestuário de compressão oferece algum tipo de revestimento de silicone que pode ser costurado diretamente na roupa, nas áreas especificadas. O uso combinado de compressão e silicone foi estudado, em 2009, por Harte et al.[74] O estudo randomizado incluiu pacientes que usavam vestuário de compressão com lâmina de silicone ou vestuário apenas de compressão para tratamento de cicatriz de queimadura. Não houve alterações estatisticamente significativas nos escores VSS entre os grupos, mas ambos mostraram diminuição dos escores com o uso de ambos os tipos de vestuário.[74]

As queimaduras faciais requerem atenção especial, dada a importância da aparência estética subsequentemente à queimadura. Crianças com queimaduras faciais serão alvo do estigma social de parecerem diferentes e, em longo prazo, podem sofrer o impacto psicológico da desfiguração. A terapia de compressão para face pode ser feita de três modos distintos. Os itens de vestuário de compressão personalizados são disponibilizados para a face, mas geralmente cobrem toda a face e a cabeça, "escondendo" assim as deformidades. As máscaras de plástico transparentes permitem que o clínico veja a compressão aplicada às cicatrizes diretamente sob a máscara, contudo, a face e as cicatrizes da criança ficam visíveis por completo. Uma terceira opção é uma máscara de silicone mantida no lugar com uma peça facial de compressão.[75]

O uso da máscara facial de plástico transparente foi introduzido, em 1979, por Rivers et al., como alternativa à máscara facial elástica para controlar a formação de cicatrizes faciais (Fig. 17.19).[76] Como o nome sugere, a máscara facial transparente é uma peça de plástico rígido transparente, cujo formato é o de uma máscara facial de ajuste personalizado, que é presa à face por tiras. A máscara é fabricada pela moldagem de plástico aquecido sobre um molde positivo modificado da face do paciente. Antigamente, esse molde tinha de ser feito na sala cirúrgica, com a criança anestesiada por causa do uso de gesso, que requer a imobilização do paciente. A moderna tecnologia de escaneamento digital tornou o procedimento obsoleto. O *Total Contact Scanner*, da Total Contact Inc. (www.totalcontact.com), é um escaneador de superfície digital que permite o escaneamento sem contato. Esse sistema usa um *laser* de hélio-neônio de baixa potência que se projeta da cabeça do escaneador móvel para a face do paciente. A varredura é transmitida a um computador que captura todos os dados da superfície. Esses dados são enviados para a empresa, que produz um molde positivo sobre o qual um molde negativo da máscara facial de plástico/silicone é produzido. O terapeuta pode adequar o ajuste da máscara fazendo as alterações necessárias no molde positivo e reaquecendo a máscara. O tempo e os recursos poupados por não ter de submeter o paciente à anestesia são muito benéficos.

As vantagens da máscara facial transparente *versus* a máscara facial elástica são:

- A máscara pode ser produzida e aplicada no paciente em 24 horas. (Não há espera pelo retorno da peça de vestuário elástica do fabricante.)
- O terapeuta pode ver com exatidão onde a pressão está adequadamente aplicada, observando a descoloração da cicatriz. A máscara transparente pode ser ajustada em conformidade pelo terapeuta, para aumentar ou diminuir a pressão em áreas específicas.
- A face do paciente é visível para outras pessoas e não fica coberta por uma "máscara".
- A máscara transparente geralmente dispensa a produção e colocação exata de complementos.
- A máscara facial transparente pode causar menos problemas relacionados com o crescimento da cabeça e de oclusão precária do que a máscara elástica.

A máscara facial transparente também exibe várias desvantagens, entre as quais:

- Embora ambos os tipos de máscara devam ser substituídos conforme a criança cresce e a máscara sofre desgaste, o custo de uma máscara transparente nova provavelmente é maior.
- O plástico usado para produzir a máscara transparente é rígido, possibilita pouco movimento dos músculos faciais e frequentemente limita a movimentação da mandíbula.
- A máscara transparente pode não cobrir o mesmo número de áreas na cabeça cobertas pela máscara elástica. (Entretanto, a máscara transparente pode ser usada com uma alça de queixo ou alternada com a máscara elástica.)
- A transpiração aumenta por baixo da máscara transparente, e a plástica pode ser mais desconfortável do que a elástica.

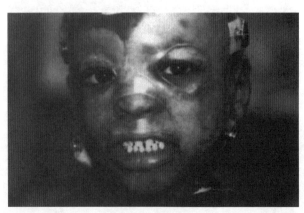

FIGURA 17.19 ▶ Máscara facial transparente para compressão de queimadura facial.

Instruções relacionadas ao paciente/cliente

Ao longo do *continuum* do cuidado que se segue a uma lesão de queimadura, a criança e seus cuidadores requerem educação continuada. Inicialmente, os pais podem ajudar com as trocas de curativos de queimadura, aplicação de talas e exercícios. Com o retorno da criança para casa e para a escola, os cuidadores podem assumir totalmente o tratamento, incluindo os cuidados com a pele e o enxerto, o manuseio da cicatriz, talas noturnas e diurnas, vestuário compressor, massagem e, em muitos casos, ser pais de outros irmãos. Quando possível, praticar as intervenções em um contexto controlado pode ajudar os pais a estarem mais confortáveis do que ao realizar a intervenção em seu próprio filho. Isso pode ocorrer em um contexto do tipo sala de aula, em que os pais podem praticar em bonecos ou uns nos outros, ganhar confiança e então trabalhar com o próprio filho. As crianças com idade suficiente para seguir instruções e um esquema de horários conseguem aprender a praticar o autocuidado e muitas vezes preferem ter controle sobre as partes de seu próprio tratamento. Um programa domiciliar de exercícios por escrito, a aplicação de talas, e um esquema de horários de uso de vestuário de compressão serão úteis para a transmissão do cuidador.

⟫ Resultados

As crianças que sofrem uma lesão de queimadura, especialmente quando a lesão ocupa uma parte extensa da ASCT, têm comprometimentos estéticos e funcionais que talvez jamais possam ser corrigidos por completo. As implicações psicossociais para as crianças incluem a aceitação pelos familiares, colegas e companheiros de sala de aula, com os efeitos potencialmente desfigurantes e incapacitantes da lesão original. Um estudo conduzido por Sheridan et al. (2000)[77] demonstrou que crianças com queimaduras em massa não necessariamente têm qualidade de vida precária. Apesar de não poderem retomar o estado, a aparência e a função pré-queimadura, a equipe de cuidado intensivo, o suporte pós-alta e o suporte familiar podem produzir resultados satisfatórios em longo prazo para as crianças com queimaduras em massa.[77]

A criança que sofre uma lesão de queimadura é submetida à internação prolongada, passa por procedimentos e reabilitação dolorosos, e adquire uma desfiguração que persiste por toda a vida. Landolt et al. (2002) examinaram os fatores preditivos da qualidade de vida em sobreviventes de queimadura pediátricos. Os resultados de seu estudo demonstraram resultados quase normais em termos de qualidade de vida relacionada à saúde. O ambiente familiar foi um dos principais fatores preditivos do resultado de qualidade de vida. Em geral, a qualidade de vida e o ajuste psicológico foram mais bem previstos pela maior coesão familiar, mais expressividade e menos conflitos familiares. A idade do paciente no momento da lesão ficou em segundo lugar como variável mais importante para a previsão da qualidade de vida. As crianças que sofreram queimadura mais jovens apresentaram melhor qualidade de vida no acompanhamento. As crianças mais jovens lidavam mais facilmente com suas cicatrizes e integravam a desfiguração à imagem de seu corpo em desenvolvimento. As crianças maiores tiveram mais dificuldade com a necessidade de modificar a imagem de seu corpo. Esse estudo constatou que havia uma pendência em termos de escala de qualidade de vida da ABA.[78]

O impacto de uma lesão térmica sobre a família e os irmãos foi revisto por Mancuso et al. em 2003.[79] A pesquisa sobre os irmãos demonstrou que as relações entre si estão entre as mais significativas na preparação de uma criança para a fase adulta. Os estudos revelaram que os irmãos apresentavam menos sinais de problemas de internalização, além de serem menos distantes e manifestarem menos sintomas depressivos e menos problemas somáticos, em comparação ao grupo controle. Em comparação com o grupo controle, os irmãos de crianças com lesões moderadas a graves tiveram mais dificuldades relacionadas com competência social. Esse achado corresponde com a gravidade da lesão causadora do aumento da duração do tratamento, potencialmente maior ausência dos pais e maior atenção da família para com o irmão lesionado. Os irmãos aparentemente tinham bom rendimento escolar e a competência social podia estar relacionada com sua habilidade de receber amigos em casa, à luz da desfiguração de seu irmão. Mesmo diante de eventos estressantes, os irmãos sadios se ajustam social, emocional e comportamentalmente.[79]

⟫ Acampamento de queimaduras

Assim como há campos destinados a crianças com diversos tipos de doença ou incapacitação (p. ex., acampamento do diabetes, acampamento da espinha bífida etc.), também há cerca de 40 acampamentos de queimadura na América do Norte que oferecem diversos programas para crianças com lesões de queimadura. Vários acampamentos são coordenados ou contam com terapeutas, e esses profissionais são incentivados a comparecer no campo para colaborar com o programa ou auxiliar os campistas. O propósito da maioria dos acampamentos é proporcionar um ambiente recreativo seguro, em que as crianças com queimaduras possam interagir entre si, construir a autoestima, aprender habilidades novas e se divertir.

⟫ Resumo

Os fisioterapeutas exercem papel essencial na equipe interdisciplinar de cuidados de queimadura. Atuam em muitas funções diferentes, desde o tratamento da ferida de queimadura aguda, passando pelo posicionamento, imobilização com talas, AM e mobilidade funcional, até o manuseio da cicatriz e a volta para casa e para a escola. Os fisioterapeutas pediátricos que atuam em qualquer contexto ao longo de um *continuum* do cuidado precisam estar preparados para fornecer intervenções a essas crianças, bem como para defender suas necessidades psicossociais quando da reentrada na comunidade. A contínua educação e orientação proporcionarão a melhor experiência para ganho de competência clínica na área de cuidados para crianças com lesões térmicas.

Estudos de caso

Estudo de caso 1 – Jade

Jade é uma menina de 6 anos que foi internada em um hospital local após sofrer um acidente em casa. Jade se inclinou sobre uma vela que estava no quarto de sua mãe, quando então viu suas tranças pegarem fogo e incendiarem sua blusa. A mãe a tirou das chamas usando um cobertor e removeu sua camiseta imediatamente, telefonando para o serviço de emergência durante o processo. Minutos depois, Jade recebeu cuidados de emergência e foi transportada para o hospital. Ela foi encaminhada para a fisioterapia no 1º dia pós-queimadura.

Ao exame inicial, Jade parecia ter queimaduras de espessura parcial superficiais na face e queimaduras de espessura parcial profundas no braço e no tórax, com algumas áreas questionáveis de queimaduras mais profundas na região torácica superior direita e no braço (Fig. 17.4). Ela recebeu cuidados para a ferida local e foram feitas estimativas contínuas da profundidade da ferida, conforme a expansão das estruturas. No 2º dia pós-queimadura, as áreas da região torácica superior direita e a porção superior do braço direito pareciam exibir uma tonalidade marrom, além de ausência de preenchimento capilar, e não havia dor à palpação. Naquele momento, foi determinado que as lesões eram de espessura total e o cirurgião plástico resolveu transplantar um enxerto de pele. No 6º dia pós-queimadura, Jade foi submetida à excisão da escara e ao enxerto de espessura dividida, tendo a coxa direita como sítio doador (Fig. 17.11). Ela foi imobilizada na sala cirúrgica com um imobilizador de avião para proteger o enxerto contra forças de cisalhamento, bem como para manter a AM pré-operatória.

No 5º dia de pós-operatório, os curativos foram removidos com 100% de pega do enxerto (Fig. 17.20). Jade teve permissão para se movimentar no 5º dia de pós-operatório, com a dor limitando a AM no membro inferior direito, a partir do sítio doador. Jade necessitou de assistência para deambular a curtas distâncias. Ela permaneceu com o imobilizador de avião até o 7º dia de pós-operatório, quando começou a praticar exercícios de AMA assistida suaves. Jade recebeu alta no 8º dia de pós-operatório, com terapia de acompanhamento para AM e tratamento da cicatriz. Ela também foi examinada pelo terapeuta ocupacional para avaliação da AM, imobilização com talas e AVD, além do vestuário de compressão.

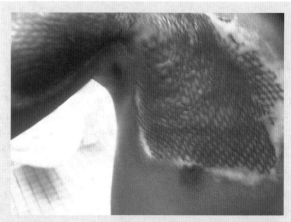

FIGURA 17.20 ▸ Enxerto em malha de pele de espessura dividida cicatrizado (mesmo paciente da Fig. 17.4).

Estudo de caso 2 – Frankie

Frankie é um menino de 3 anos que se envolveu em um incêndio doméstico e sofreu queimaduras que afetaram 60% da ASCT, envolvendo face, tronco, membros superiores e membros inferiores. Ele desenvolveu uma grave síndrome de compartimento, sepse e complicações respiratórias, em adição às queimaduras em massa. Frankie foi tratado em um centro de queimadura local. Durante a internação aguda, ele desenvolveu diminuição da circulação nos dois pés e teve que se submeter à amputação bilateral abaixo dos joelhos. Ele recebeu cuidados de ferida locais e foi submetido a diversos procedimentos de enxerto para obter o fechamento da ferida. Após um período prolongado de internação, Frankie foi transferido para o nosso hospital de reabilitação para receber cuidados adicionais.

Inicialmente, ele apresentava diversas feridas abertas que necessitavam de trocas de curativo diárias, bem como de cuidados de enxerto. Ele sofreu perda significativa da AM em ambos os joelhos (emperrado em extensão), além de ter a AM limitada nos membros superiores. Ele foi submetido ao engessamento seriado de ambos os joelhos em flexão e esse procedimento foi bastante bem-sucedido em alcançar AM funcional. Frankie precisou de terapia ocupacional e fisioterapia para recuperar o uso das mãos, AVD, mobilidade no leito e preparação para o treinamento com prótese. Ele iniciou o treinamento com prótese, mas desenvolveu uma ferida aberta na extremidade de um dos cotos, além de apresentar crescimento acentuado da fíbula, que foi mais rápido do que o crescimento da tíbia no outro coto. Isso adiou o treino de marcha em vários meses.

Depois que a ferida aberta cicatrizou, novos revestimentos e soquetes foram desenvolvidos para aliviar a pressão em ambas as áreas, e ele foi liberado para começar a ficar em pé. Frankie iniciou o programa para ficar em pé, tanto em posição estática como na beirada de um colchão e em uma estrutura vertical inclinada móvel. Ele contava com os cotos, que tolerou bem, e começou a deambular em cerca de 4 dias após começar a ficar em pé (Fig. 17.21). Ele progrediu para as plataformas com seus pilares e, rapidamente, para os pés SACH. Ele deambula cerca de 60 m usando o andador com rodas e sob supervisão (Fig. 17.22). A flexão normal do joelho está ausente e isso limita sua habilidade de transitar, bem como de subir e descer escadas. Em virtude do dano aos nervos da mão esquerda, ele não consegue usar as muletas Lofstrand e trabalhou no sentido da deambulação independente sem aparelho auxiliar. Ele continua trabalhando nas habilidades motoras finas com terapia ocupacional (Fig. 17.23).

Frankie desenvolveu vários sítios de cicatrização hipertrófica e do tipo queloide na face, pescoço, membros superiores, tronco e membros inferiores (Fig. 17.7). Ele está usando vestuário de compressão personalizado, com máscara, jaqueta e calças. Seus novos revestimentos de prótese na verdade têm ajuste personalizado e, quando

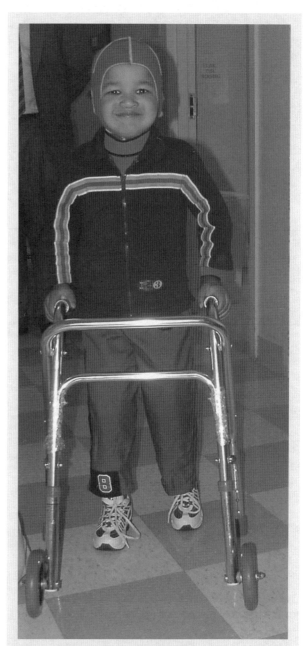

FIGURA 17.22 ▶ O paciente evoluiu para os pilares e pés SACH, e conseguiu deambular com andador com rodas sob supervisão.

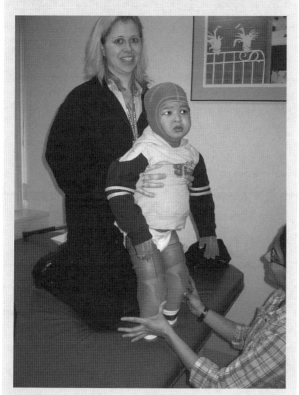

FIGURA 17.21 ▶ Paciente tentando ficar em pé, usando os cotos como próteses.

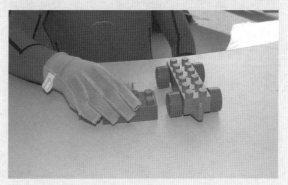

FIGURA 17.23 ▶ Paciente usando a brincadeira para aumentar a função da mão.

usados, promovem excelente compressão para os membros inferiores. Quando não usa próteses, Frankie usa uma peça de vestuário de compressão personalizada que ele tolera bem (Fig. 17.18). Foram aplicadas injeções de esteroides na cicatriz queloide, localizada no pescoço, e uma Z-plastia foi realizada para soltar a cicatriz do pescoço. Ele participou do nosso programa de reabilitação hospitalar diária por 5 meses e, então, foi transferido para a assistência ambulatorial. Frankie precisou passar por revisão cirúrgica da cicatriz para as partes traseira e lateral da cabeça/pescoço. Para tanto, ele foi submetido à colocação de um expansor tecidual (Fig. 17.24) no couro cabeludo. Isso permitiu ao cirurgião contar com tecido sem queimadura/cicatriz em quantidade suficiente para cobrir o defeito prévio (Fig. 17.7). Uma vez removidos os expansores teciduais, o tecido cicatricial foi excisado e o tecido não cicatricial foi movido para seu lugar (Fig. 17.25).

Atualmente, Frankie deambula de modo independente pela comunidade, usando próteses novas e pés Impulse, da Ohio Willow Wood (Fig. 17.26). Esse pé que armazena energia tem permitido que Frankie consiga uma

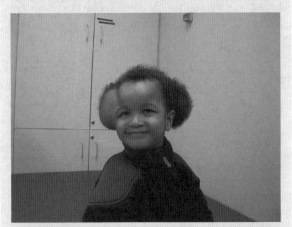

FIGURA 17.24 ▶ Paciente com expansores teciduais no couro cabeludo.

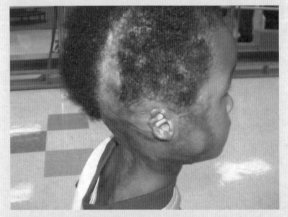

FIGURA 17.25 ▶ Estado do paciente após a remoção do expansor tecidual e da correção cirúrgica.

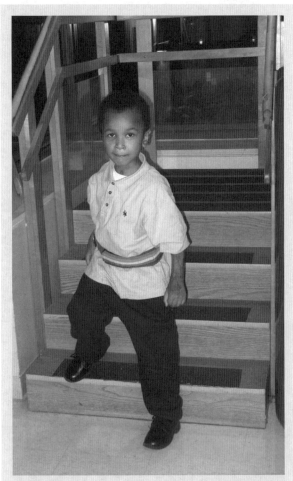

FIGURA 17.26 ▶ Paciente deambulando de modo independente com próteses bilaterais.

batida de calcanhar e um afastamento mais eficientes durante o ciclo de marcha. Ele agora consegue subir e descer um lance inteiro de escadas e está praticando subir/descer degraus de ônibus sob supervisão. Ele receberá serviços de fisioterapia escolares e também continuará recebendo os serviços ambulatoriais para abordagem do tratamento em curso da cicatriz e atendimento das necessidades relacionadas com as próteses.

Referências

1. National Center for Injury Prevention and Control. WISQARS: 2010 United States Unintentional Injuries. www.cdc.gov. Accessed October 2013.
2. National Center for Injury Prevention and Control. WISQARS: 2011 United States Overall Fire/Burn Nonfatal Injuries. www.cdc.gov. Accessed May 2013.
3. National Center for Injury Prevention and Control. WISQARS: 2007 United States 10 leading causes of nonfatal violence-related injury. www.cdc.gov. Accessed May 2013.
4. Safe Kids Worldwide. Burn and scalds safety. www.safekids.org. Accessed May 2013.
5. Johnson RM, Richard R. Partial thickness burns: identification and management. *Adv Skin Wound Care*. 2003;16(4):178–187.
6. The Burn Foundation. Safety facts on scald burns. www.burnfoundation.org/programs. Accessed October 2013.

7. Lorch M, Goldberg J, Wright J, et al. Epidemiology and disposition of burn injuries among infants presenting to a tertiary-care pediatric emergency department. *Pediatr Emerg Care*. 2011;27(11):1022–1026.

8. Shah A, Suresh S, Thomas R, et al. Epidemiology and profile of pediatric burns in a large referral center. *Clin Pediatr*. 2011;50(5):391–395.

9. Children's Bureau Express. *New child welfare outcomes, AFCARS reports*. https://cbexpress.acf.hhs.gov. Accessed October 2013.

10. Zenel J, Goldstein B. Child abuse in the pediatric intensive care unit. *Crit Care Med*. 2002;30(11)(suppl):S515–S523.

11. Gornor G. Medical evaluation for child physical abuse: what the PNP needs to know. *J Pediatr Health Care*. 2012;26(3):163–170.

12. Safe Kids Worldwide. Burn and scald prevention tips. www.safekids.org. Accessed September 2013.

13. Dowd MD, Keenan HT, Bratten SL. Epidemiology and prevention of childhood injuries. *Crit Care Med*. 2002;31(11)(suppl):S385–S392.

14. Consumer Product Safety Commission. Children's sleepwear regulations. www.cpsc.org. Accessed January 2005.

15. Lockhard RD, Hamilton GF, Fyfe FW. *Anatomy of the Human Body*. Philadelphia, PA: JB Lippincott; 1969.

16. Merz J, Schrand C, Mertens D, et al. Wound care of the pediatric burn patient. *AACN Clin Issues Adv Pract Acute Crit Care*. 2003;14(4):429–441.

17. Lund CC, Browder NC. The estimation of areas of burns. *Surg Gynecol Obstet*. 1944;79:352.

18. Chan Q, Barzi F, Cheney L, et al. Burn size estimation in children: still a problem. *Emerg Med Australas*. 2012;24:181–186.

19. American Burn Association. Burn center referral criteria. www.ameriburn.org. Accessed September 2013.

20. Sussman C, Bates-Jensen B. Wound healing physiology: acute and chronic. In: Sussman C, Bates-Jensen B, eds. *Wound Care: A Collaborative Practice Manual*. Philadelphia, PA: Wolters Kluwer/Lippincott Williams & Wilkins; 2007:26–33.

21. Ward RS. Management of scar. In: Sussman C, Bates-Jensen B, eds. *Wound Care: A Collaborative Practice Manual*. Philadelphia, PA: Wolters Kluwer/Lippincott Williams & Wilkins; 2007:309–318.

22. Hunt TK. *Fundamentals of Wound Management in Surgery—Wound Healing: Disorders of Repair*. South Plainfield, NJ: Chirurgecom; 1976.

23. Chan Q, Harvey J, Graf N, et al. The correlation between time to skin grafting and hypertrophic scarring following an acute contact burn in a porcine model. *J Burn Care Res*. 2012;33(2):e43–e48.

24. Diegelmann RF, Rothkop LC, Cohen LK. Measurement of collagen biosynthesis during wound healing. *J Surg Res*. 1975;19:239–243.

25. Barnes MK, Morton LF, Bennett RC, et al. Studies on collagen synthesis in the mature dermal scar in the guinea pig. *Biochem Soc Symp*. 1975;3:917–920.

26. American Burn Association. Guidelines for the operation of burn centers. www.ameriburn.org. Accessed October 2013.

27. Kim L, Martin H, Holland A. Medical management of paediatric burn injuries: best practice. *J Paediatr Child Health*. 2012;48:290–295.

28. Orgill D, Piccolo N. Escharotomy and decompressive therapies in burns. *J Burn Care Res*. 2009;30(5):759–768.

29. Blasier RD. Treatment of fractures complicated by burn or head injuries in children. *J Bone Joint Surg*. 1999;81(A7):1038–1043.

30. Barret JP, Herndon DN. Modulation of inflammatory and catabolic responses in severely burned children by early burn wound excision in the first 24 hours. *Arch Surg*. 2003;138(2):127–132.

31. Huckleberry Y. Nutritional support and the surgical patient. *Am J Health Syst Pharm*. 2004;61(7):671–684.

32. Tengvall O, Wickman M, Wengstrom Y. Memories of pain after burn injury-the patient's experience. *J Burn Care Res*. 2010;31(2):319–327.

33. Ward RS. Physical rehabilitation. In: Carrougher GJ, ed. *Burn Care and Therapy*. St. Louis, MO: Mosby; 1998:293–327.

34. Al-Ahdab M, Al-Omawi M. Deep partial scald burn in a neonate: a case report of the first documented domestic neonatal burn. *J Burn Care Res*. 2011; 32(1): e1–e6.

35. Martin-Herz SP, Patterson DR, Honari S, et al. Pediatric pain control practices of North American burn centers. *J Burn Care Rehabil*. 2003;24(1):26–36.

36. Bayat A, Ramaiah R, Bhananker S. Analgesia and sedation for children undergoing burn wound care. *Expert Rev Neurother*. 2010;10(11):1747–1759.

37. Davison PG, Loiselle F, Nickerson D. Survey on current hydrotherapy use among North American burn centers. *J Burn Care Res*. 2010;31(3):393–399.

38. Patel P, Vasquez S, Granick M, et al. Topical antimicrobials in pediatric burn wound management. *J Craniofacial Surg*. 2008;19(4):913–922.

39. Tredget EE, Shankowsky HA, Groeneveld A, et al. A matched-pair, randomized study evaluating the efficacy and safety of acticoat silver-coated dressing for the treatment of burn wounds. *J Burn Care Rehabil*. 1998;19(6):531–537.

40. AQUACEL Ag. The dual-purpose antimicrobial dressing: absorbency with the power of silver. www.convatec.com. Accessed October 2013.

41. Caruso DM, Foster KN, Hermans MH, et al. AQUACEL Ag in the management of partial-thickness burns: results of a clinical trial. *J Burn Care Rehabil*. 2004;25(1):89–97.

42. Caruso DM, Foster KN, Blome-Eberwein SA, et al. Randomized clinical study of hydrofiber dressing with silver or silver sulfadiazine in the management of partial-thickness burns. *J Burn Care Res*. 2006;27(3):298–309.

43. Barre JP, Dziewulski P, Ramzy PI, et al. Biobrane versus 1% silver sulfadiazine in second-degree pediatric burns. *Plast Reconstr Surg*. 2000;105:62–65.

44. Xiao-Wu W, Herndon DN, Spies M, et al. Effects of delayed wound excision and grafting in severely burned children. *Arch Surg*. 2002;137(9):1049–1054.

45. Sheridan FL. Burns. *Crit Care Med*. 2002;30(11S):S500–S514.

46. Carrougher GJ. Burn wound assessment and topical treatment. In: Carrougher GJ, ed. *Burn Care and Therapy*. St. Louis, MO: Mosby; 1998:133–165.

47. Parks DH, Wainwright DJ. The surgical management of burns. In: Carvajal HF, Parks DH, eds. *Burns in Children: Pediatric Burn Management*. Chicago, IL: Year Book Medical Publishers; 1988:158, 166.

48. Mozingo DW. Surgical management. In: Carrougher GJ, ed. *Burn Care and Therapy*. St. Louis, MO: Mosby; 1998:233–248.

49. Sood R, Balledux J, Koumanis D, et al. Coverage of large pediatric wound with cultured epithelial autografts in congenital nevi and burns: results and technique. *J Burn Care Res*. 2009;30(4):576–583.

50. Integra LifeSciences Corp. Medical economics of integra artificial skin. www.integralife.com. Accessed October 2013.

51. Burk JF. Observations on the development and clinical use of artificial skin: an attempt to employ regeneration rather than scar formation in wound healing. *Jpn J Surg*. 1987;17:431–438.

52. Suman O, Mlcak RP, Herndon DN. Effect of exercise training on pulmonary function in children with thermal injury. *J Burn Care Rehabil*. 2002;23(4):288–293.

53. Gaur A, Sinclair M, Caruso E, et al. Heterotopic ossification around the elbow following burns in children: results after excision. *J Bone Joint Surg*. 2003;85-A(8):1538–1543.

54. Baryza MJ, Baryza GA. The Vancouver Scar Scale: an administration tool and its inter-rater reliability. *J Burn Care Rehabil*. 1995;16:535–538.

55. Martin D, Umraw N, Gomez M, et al. Changes in subjective vs. objective burn scar assessment over time: does the patient agree with what we think. *J Burn Care Rehabil*. 2003;24(4):239–244.

56. Gordon M, Gottschlich, MM, Helvig EI, et al. Review of evidence-based practice for the prevention of pressure sores in burn patients. *J Burn Care Rehabil*. 2004;25(5):388–410.

57. Van LB, Sicotte KM, Lassiter RR, et al. Digital photography: enhancing communication between burn therapists and nurses. *J Burn Care Rehabil*. 2004; 25(1):54–60.

58. Wong D, Baker C. Pain in children: comparison of assessment scales. *Pediatr Nurs*. 1988;14(1):9–17.

59. Merkel S, Voepel-Lewis T, Malviya S. Pain assessment in infants and young children: the FLACC scale: a behavioral tool to measure pain in young children. *Am J Nurs*. 2002;102(10):55–58.

60. Stoddard FJ, Sheridan RL, Saxe GN, et al. Treatment of pain in acutely burned children. *J Burn Care Rehabil*. 2002;23(2):135–156.

61. Miller K, Rodger S, Kipping B, et al. A novel technology approach to pain management in children with burns: a prospective randomized controlled trial. *Burns*. 2011;37:395–495.

62. Taylor K. The management of minor burns and scalds in children. *Nurs Stand*. 2001;16(11):45–52.

63. Hurlin FK, Doyle B, Paradis P, et al. Use of an improved Watusi collar to manage pediatric neck burn contractures. *J Burn Care Rehabil*. 2002;23(3):221–226.

64. Ridgway CL, Daugherty MB, Warden GD. Serial casting as a technique to correct burn scar contractures: a case report. *J Burn Care Rehabil*. 1991;12:67–72.

65. Whitehead C, Serghiou M. A 12-year comparison of common therapeutic interventions in the burn unit. *J Burn Care Res*. 2009;30(2):281–288.

66. Cyriax JH. Clinical application of massage. In: Licht S, ed. *Massage, Manipulation, and Traction*. New Haven, CT: Elizabeth Licht Publisher; 1960.

67. Sakurai Y, Aarsland A, Herndon DN, et al. Stimulation of muscle protein synthesis by long-term insulin infusion in severely burned patients. *Ann Surg*. 1995;222:283–297.

68. Celis MM, Suman OE, Huang TT, et al. Effect of a supervised exercise and physiotherapy program on surgical interventions in children with thermal injury. *J Burn Care Rehabil*. 2003;24(1):57–61.

69. Cucuzzo NA, Ferrando A, Herndon DN. The effects of exercise programming vs. traditional outpatient therapy in the rehabilitation of severely burned children. *J Burn Care Rehabil*. 2001;22(3):214–220.

70. Yohannon S, Tufaro P, Hunter H, et al. The Utilization of Nintendo® Wii™ during burn rehabilitation: a pilot study. *J Burn Care Res*. 2012;33(1):36–45.

71. Edwards J. Scar management. *Nurs Stand*. 2003;17(52):39–42.

72. Williams F, Knap D, Wallen M. Comparison of the characteristics and features of pressure garments used in the management of burn scars. *Burns*. 1998;24:329–335.

73. Van den Kerckhove E, Stappaerts K, Boeckx W, et al. Silicones in the rehabilitation of burns: a review and overview. *Burns*. 2001;27(3):205–214.

74. Harte D, Gordon J, Shaw M, et al. The use of pressure and silicone in hypertrophic scar management in burns patients: a pilot randomized controlled trial. *J Burn Care Res*. 2009;30(4):632–642.

75. Serghiou MA, Holmes CL, McCauley RL. A survey of current rehabilitation trends for burn injuries to the head and neck. *J Burn Care Rehabil*. 2004; 25(6):514–518.

76. Rivers EA, Strate RG, Solem LD. The transparent facemask. *Am J Occup Ther*. 1979;33:109–113.

77. Sheridan RL, Hinson MI, Liang MH, et al. Long-term outcome of children surviving massive burns. *JAMA*. 2000;283(1):69–73.

78. Landolt MA, Grubenmann S, Meuli M. Family impact greatest: predictors of quality of life and psychological adjustment in pediatric burn survivors. *J Trauma*. 2002;53(6):1146–1151.

79. Mancuso MG, Bishop S, Blakeney P, et al. Impact on the family: psychosocial adjustment of siblings of children who survive serious burns. *J Burn Care Rehabil*. 2003;24(2):110–118.

18

Crianças com obesidade e o papel do fisioterapeuta

Kathy Coultes

Crianças com obesidade
Escopo da questão
Definições
Papel dos fisioterapeutas na obesidade pediátrica
Consequências da obesidade para a saúde
Como o tratamento da obesidade se ajusta no
    contexto da estrutura da CIF
História e exame fisioterapêuticos da criança com
    obesidade

Revisão de sistemas
Testes e medidas
Determinação das expectativas de resultado para
    a criança com obesidade
Intervenções terapêuticas para abordagem da
    obesidade na população pediátrica
Resumo

Crianças com obesidade

Os fisioterapeutas pediátricos podem ser encontrados em vários contextos. Na prática de intervenção inicial, na terapia aguda e no contexto educacional ou comunitário, é possível observar a epidemia da obesidade pediátrica. Como essa questão se transformou em uma crise na saúde, o presente capítulo é dedicado a ampliar o conhecimento de base dos fisioterapeutas pediátricos acerca das definições, prevalência, tendências e impactos sobre a saúde, além de sugerir caminhos clínicos que poderiam ser seguidos para combater essa epidemia. Como a obesidade foi formalmente estabelecida como um diagnóstico pela American Medical Association (AMA) em junho de 2013, a estrutura da Classificação International de Funcionalidade, Saúde e Incapacidade (CIF) e o American Physical Therapy Association Guide to Physical Therapy Practice 2 serão considerados no chamado à ação dirigido aos fisioterapeutas pediátricos, para que se tornem prestadores de serviço primários na promoção da saúde e do bem-estar.[1,2]

Escopo da questão

Apesar dos esforços abrangentes dos decisores de políticas da saúde, da indústria e da mídia para trazer luz às principais consequências para a saúde relacionadas à obesidade, pesquisas indicam que ainda se trata de uma questão de proporção epidemiológica. O American College of Sports Medicine (ACSM) definiu obesidade como "percentual de gordura em que o risco de doença aumenta".[3] Os Centers for Disease Control and Prevention (CDC) relatam que os achados do National Health and Nutrition Examination Survey (NHANES) 2009–2010 continuam apresentando estatísticas alarmantes relacionadas à obesidade nos Estados Unidos. Os achados mostraram que 35,7% dos adultos e 16,9% das crianças e adolescentes que vivem nos EUA eram obesos, o que indica que há mais de 78 milhões de adultos e 12,5 milhões de crianças consideradas obesas naquele país. Dados adicionais sugerem que uma em cada três crianças e adolescentes na faixa etária de 6 a 19 anos estão com sobrepeso ou obesas, com uma em cada seis nessa mesma faixa etária apresentando obesidade.[4] Embora esse levantamento sugira que as rápidas elevações da incidência de obesidade entre crianças observadas nas décadas de 1980 e 1990 não continuaram, as atuais estimativas da AMA sugerem que as taxas de incidência de obesidade infantil mais do que triplicaram nos últimos 30 anos.[5] A Tabela 18.1 mostra o aumento da obesidade infantil descrito pelos NHANES em anos selecionados.[6]

Outra área preocupante para os profissionais da assistência médica é o aumento do número de crianças na faixa etária de 3 a 5 anos atualmente identificadas com sobrepeso ou obesidade. As estimativas de 2007 a 2008 indicavam que 21,2% dessas crianças estavam com sobrepeso ou obesas.[5,7] Além de informação sobre prevalência referente às variações associadas à idade na obesidade, é importante que os profissionais de assistência médica reconheçam as disparidades raciais e étnicas nas taxas de incidência da obesidade. Mais uma vez, em referência aos NHANES 2007-2008, as taxas de incidência de obesidade são maiores entre meninas afrodescendentes não hispânicas e meninos hispânicos. Além disso, a maior taxa de obesidade infantil foi encontrada entre crianças americanas indígenas/nativas do Alaska, quando comparada às taxas encontradas entre crianças brancas ou asiáticas.[8] Essa informação pode fornecer aos fisioterapeutas um perfil das populações de risco para que as crianças sejam investigadas e acompanhadas quanto a diagnósticos de desenvolvimento, ortopédicos ou outros diagnósticos que possam diminuir seu nível de atividade geral. A Tabela 18.2 define adicional-

TABELA 18.1 ▶ Prevalência da obesidade (≥95º percentil) entre crianças e adolescentes que vivem nos EUA[6]

Idade (anos)[1]	NHANES 1963-1965 1966-1970[2]	NHANES 1971-1974	NHANES 1976-1980	NHANES 1988-1994	NHANES 1999-2000	NHANES 2001-2002	NHANES 2003-2004	NHANES 2005-2006	NHANES 2007-2008
Total	(3)	5,0	5,5	10,0	13,9	15,4	17,1	15,5	16,9
2-5	(3)	5,0	5,0	7,2	10,3	10,6	13,9	11,0	10,4
6-11	4,2	4,0	6,5	11,3	15,1	16,3	18,8	15,1	19,6
12-19	4,6	6,1	5,0	10,5	14,8	16,7	17,4	17,8	18,1

[1] Exclui gestante de 1971-1974. Dados de condição de gravidez indisponíveis para 1963-1965 e 1996-1970.
[2] Dados para 1963-1965 são para crianças na faixa etária de 6 a 11 anos; dados para 1966-1970 são para adolescentes na faixa etária de 12 a 17 anos e não 12 a 19 anos.
[3] Crianças na faixa etária de 2 a 5 anos foram excluídas dos levantamentos conduzidos na década de 1960.
NOTA: a obesidade é definida por um índice de massa corporal (IMC) ≥95º percentil específico para gênero e idade a partir dos gráficos de crescimento do CDC de 2000.

TABELA 18.2 ▶ Obesidade entre crianças e adolescentes nos Estados Unidos, por gênero, idade e etnia

Tabela 69 (pág. 1 de 2). Obesidade entre crianças e adolescentes na faixa etária de 2-19 anos, por características selecionadas: Estados Unidos, anos selecionados de 1963-1965 e 2007-2010
Dados atualizados quando disponível. Excel, PDF, mais dados de anos e erros padrão: http://www.cdc.gov/nchs/hus/contents2012.htm#069. (Dados baseados em exames físicos de uma amostra da população civil não institucionalizada).

Idade, gênero, raça e origem hispânica[1], e percentual de nível de pobreza	1963-65 1966-70[2]	1971-74	1976-80[3]	1988-94	1999-2002	2003-06	2007-10
2-5 anos				Percentual da população			
Ambos os gêneros[4]	—	—	—	7,2	10,3	12,5	11,1
Não hispânico nem latino:							
Somente branco…	—	—	—	5,2	8,7	10,8	9,0
Somente afrodescendente ou afro-americano	—	—	—	7,7	8,8	14,9	15,0
Mexicano	—	—	—	12,3	13,1	16,7	14,6
Meninos	—	—	—	6,1	10,0	12,8	11,9
Não hispânico nem latino:							
Somente branco	—	—	—	*4,5	*8,2	11,1	8,8
Somente afrodescendente ou afro-americano	—	—	—	7,7	*8,0	13,3	15,7
Mexicano	—	—	—	12,4	14,1	18,8	19,1
Meninas	—	—	—	8,2	10,6	12,2	10,2
Não hispânica nem latina:							
Somente branca	—	—	—	5,9	*9,0	10,4	*9,2
Somente afrodescendente ou afro-americana	—	—	—	7,6	9,6	16,6	*14,2
Mexicana	—	—	—	12,3	*12,2	14,5	*9,9
Percentual de nível de pobreza:[5]							
Abaixo de 100%	—	—	—	9,7	10,9	14,3	13,2
100-199%	—	—	—	7,2	*13,8	12,7	11,8
200-399%	—	—	—	5,6	*7,6	11,9	13,9
400% ou mais	—	—	—	*	*	*10,0	*5,8

(continua)

TABELA 18.2 ▸ Obesidade entre crianças e adolescentes nos Estados Unidos, por gênero, idade e etnia *(continuação)*

Tabela 69 (pág. 1 de 2). Obesidade entre crianças e adolescentes na faixa etária de 2-19 anos, por características selecionadas: Estados Unidos, anos selecionados de 1963-1965 a 2007-2010

Dados atualizados quando disponível. Excel, PDF, mais dados de anos e erros padrão: http://www.cdc.gov/nchs/hus/contents2012. htm#069. (Dados baseados em exames físicos de uma amostra da população civil não institucionalizada).

Idade, gênero, raça e origem hispânica[1], e percentual de nível de pobreza	1963-65 1966-70[2]	1971-74	1976-80[3]	1988-94	1999-2002	2003-06	2007-10
6-11 anos							
Ambos os gêneros[4]	4,2	4,0	6,5	11,3	15,9	17,0	18,8
Meninos	4,0	*4,3	6,6	11,6	16,9	18,0	20,7
Não hispânico nem latino:							
Somente branco	—	—	6,1	10,7	14,0	15,5	18,6
Somente afrodescendente ou afro-americano	—	—	6,8	12,3	17,0	18,6	23,3
Mexicano	—	—	13,3	17,5	26,5	27,5	24,3
Meninas	4,5	*3,6	6,4	11,0	14,7	15,8	16,9
Não hispânica nem latina:							
Somente branca	—	—	5,2	*9,8	13,1	14,4	14,0
Somente afrodescendente ou afro-americana	—	—	11,2	17,0	22,8	24,0	24,5
Mexicana	—	—	9,8	15,3	17,1	19,7	22,4
Percentual de nível de pobreza:[5]							
Abaixo de 100%	—	—	—	11,4	19,1	22,0	22,2
100-199%	—	—	—	11,1	16,4	19,2	20,7
200-399%	—	—	—	11,7	15,3	16,7	18,9
400% ou mais	—	—	—	*	12,9	9,2	*12,5
12-19 anos							
Ambos os gêneros[4]	4,6	6,1	5,0	10,5	16,0	17,6	18,2
Meninos	4,5	6,1	4,8	11,3	16,7	18,2	19,4
Não hispânico nem latino:							
Somente branco	—	—	3,8	11,6	14,6	17,3	17,1
Somente afrodescendente ou afro-americano	—	—	6,1	10,7	18,8	18,4	21,2
Mexicano	—	—	7,7	14,1	24,7	22,1	27,9
Meninas	4,7	6,2	5,3	9,7	15,3	16,8	16,9
Não hispânica nem latina:							
Somente branca	—	—	4,6	8,9	12,6	14,5	14,6
Somente afrodescendente ou afro-americana	—	—	10,7	16,3	23,5	27,7	27,1
Mexicana	—	—	8,8	*13,4	19,6	19,9	18,0
Percentual de nível de pobreza:[5]							
Abaixo de 100%	—	—	—	15,8	19,8	19,3	24,3
100-199%	—	—	—	11,2	15,1	18,4	20,1
200-399%	—	—	—	9,4	15,7	19,3	16,3
400% ou mais	—	—	—	*	13,9	12,6	14,0

mente a disparidade existente entre dados populacionais raciais e étnicos.

Na população adulta, as taxas de obesidade exibiram associação inversa com a renda e o nível de instrução em mulheres, ou seja, um índice de massa corporal (IMC) aumentado foi encontrado entre os adultos com menor renda e grau de instrução. Entretanto, a relação entre renda e obesidade em crianças é menos consistente, e alguma indicação da existência de uma relação oposta é observada.[8] Esse achado levou a White House Task Force on Childhood Obesity a recomendar, em 2010, o seguinte: "os esforços para reeducação das disparidades étnicas em obesidade devem ser dirigidos a outros fatores que não a renda e o grau de instrução, como os fatores ambientais, sociais e culturais".[8]

Além das disparidades raciais, étnicas e socioeconômicas, existem as disparidades regionais relacionadas à obesidade nos Estados Unidos. O CDC liberou dados de 2012 que sugerem que a prevalência da obesidade do adulto variou por estado, de 20,5% no Colorado a 34,7% em Louisiana. Embora nenhum estado tivesse prevalência de obesidade inferior a 20%, prevalências maiores foram encontradas na região do Meio Oeste (29,5%) e no Sul (29,4%). A região Nordeste (25,3%) e a Oeste (25,1%) apresentaram as menores prevalências. Veja na Figura 18.1 o mapa do CDC da obesidade autorrelatada nos EUA.

Como uma crise de saúde nacional claramente identificada, a obesidade em crianças e adultos tem representado um ônus financeiro gigantesco ao sistema de assistência médica. Embora os comprometimentos de saúde específicos sejam abordados adiante, ainda neste capítulo, é importante destacar aqui que as estimativas apontam a obesidade como causadora de 112 mil mortes ao ano nos EUA.[8] O relatório da White House Task Force on Childhood Obesity de 2010 ao presidente documenta a carga financeira imposta ao sistema de assistência médica, com um adicional estimado de U$ 1.429 em despesas médicas incorridas por adultos com obesidade em comparação aos indivíduos de peso normal. As estimativas de gastos médicos atribuídos à obesidade em adultos chegaram a 40 bilhões de dólares em 1998, com a estimativa de aumento para 147 bilhões de dólares em 2008. Os gastos médicos diretos decorrentes do excesso de peso corporal foram estimados em 3 bilhões de dólares ao ano para crianças. O relatório também encontrou estatísticas alarmantes sobre como as crianças com sobrepeso e obesidade são mais propensas a se tornarem adultos obesos. Foi revelado um estudo que sugeriu que crianças obesas de 6 a 8 anos de idade eram cerca de 10 vezes mais propensas a se tornarem adultos obesos do que aquelas com IMC mais baixos. Além disso, essa associação pode ser mais forte para adolescentes do que para crianças pequenas.[8]

Em 2000, a American Physical Therapy Association (APTA) House of Delegates adotou sua declaração prospectiva oficial sobre o futuro da fisioterapia intitulada "Vision 2020". A citação a seguir é referente ao modo como essa epidemia de obesidade se enquadra no escopo da prática dos fisioterapeutas: "Em 2020, a fisioterapia será prestada por fisioterapeutas que serão doutores em fisioterapia, reconhecidos pelos clientes e demais profissionais de saúde como os profissionais de escolha aos quais os clientes terão acesso direto para o diagnóstico, intervenções e prevenção de comprometimentos, limitações de atividade, restrições de participação e barreiras ambientais relacionadas ao movimento, função e saúde". Para a discussão do papel dos fisioterapeutas no tratamento da obesidade pediátrica, é importante que haja comprometimento com a prevenção e com a promoção da saúde. A declaração prospectiva segue dizendo:

> A fisioterapia, em 2020, será prestada por fisioterapeutas que serão doutores de fisioterapia e que poderão ser especialistas certificados por conselho. Os clientes terão acesso direto aos fisioterapeutas em todos os ambientes destinados aos serviços de tratamento, prevenção e promoção do bem-estar para pacientes/clientes. Os fisioterapeutas serão os profissionais de escolha nas redes de saúde de pacientes/clientes e terão privilégios de prática autônoma. Os fisioterapeutas podem ser auxiliados por assistentes com formação e licença para fornecer componentes dirigidos e supervisionados de intervenções ao fisioterapeuta. Guiados pela integridade, aprendizado vitalício e compromisso com programas de saúde abrangentes e acessíveis a todas as pessoas, os fisioterapeutas e seus assistentes prestarão serviços baseados em evidência ao longo do *continuum* da assistência e melhorarão a qualidade de vida da sociedade. Prestarão assistência culturalmente sensível, distinguida pela confiança, respeito e consideração das diferenças individuais. Ao mesmo tempo em que se beneficiarão totalmente da tecnologia moderna, e também da pesquisa básica e clínica, os fisioterapeutas continuarão prestando assistência direta ao paciente/cliente. Manterão ainda a responsabilidade ativa pelo desenvolvimento da profissão de fisioterapia e da saúde das pessoas a que serviram.[10]

Os fisioterapeutas devem evoluir de posição, para que se tornem os profissionais de escolha para a maximização da prevenção de comprometimentos, limitações de atividade, restrições de participação e barreiras ambientais relacionadas ao movimento, função e saúde das crianças obesas e daquelas com sobrepeso. Além disso, proponentes definiram a "integração de estratégias de prevenção e bem-estar à intervenção de fisioterapia" como um dos papéis decisivos na prática da fisioterapia[1] (Guide to Physical Therapy Practice, APTA, 2001).

Definições

A classificação de obesidade infantil é distinta da classificação de obesidade do adulto, por depender não só da

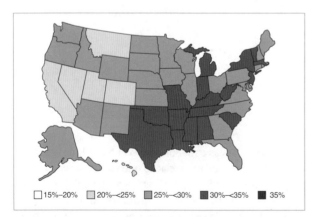

FIGURA 18.1 ▸ Mapa de obesidade autorrelatada do CDC, dos Estados Unidos. http://www.cdc.gov/obesity/images/brfss-self-reported-obesity-2012.gif (9)

altura e do peso como também da idade e do sexo, devido às alterações que ocorrem no corpo em amadurecimento. O IMC, tipicamente usado como medida da obesidade do adulto, é definido pelo CDC como um número calculado a partir da medida do peso e da altura de um indivíduo. O IMC expressa essa relação na forma de razão, com o peso (em quilogramas) dividido pela altura (em metros) ao quadrado. Essa razão é considerada uma medida confiável da gordura corporal, que serve como ferramenta de triagem de uso relativamente fácil e econômico para categorias de peso que podem servir de indicadores de saúde. Os especialistas recomendam o IMC por sua forte correlação com o percentual de gordura corporal e por estar associado fracamente com a altura. O IMC também identifica corretamente os indivíduos mais obesos, com "precisão aceitável no limite máximo da distribuição".[11] Para crianças e adolescentes, o IMC é calculado e comparado ao índice de outros da mesma idade, para determinar o percentil para a idade. É vantajoso usar esse valor de índice para a idade (IMC para a idade) como indicador do estado nutricional em crianças, porque fornece uma diretriz baseada no peso e na altura considerando que a interpretação depende da idade, uma vez que a gordura corporal difere em meninos e meninas no decorrer do amadurecimento. Em abril de 2012, o CDC definiu que crianças e jovens, na faixa etária de 2 a 18 anos, estavam com sobrepeso quando apresentavam IMC maior ou igual ao 85º percentil e menor do que o 95º percentil para crianças e jovens de mesma idade e gênero. A obesidade infantil foi definida por um IMC maior ou igual ao 95º percentil para crianças de mesma idade e gênero usando o gráfico de crescimento do CDC 2000.[12] Veja nas Figuras 18.2 e 18.3 os gráficos para indivíduos do gênero masculino e feminino, respectivamente.

Essa definição mais recente representa uma modificação da linguagem original usada na descrição do sobrepeso e da obesidade em crianças. O Expert Committee on Clinical Guidelines for Overweight in Adolescent Preventive Services recomendou originalmente, em 1994, que o uso da palavra "obeso" fosse evitado na descrição de jovens com IMC maior ou igual ao 95º percentil para a idade, devido à incapacidade da medida de quantificar de maneira específica a gordura corporal total. Em vez de "obeso", foi sugerido o uso do termo "*com risco de sobrepeso*" para descrever aqueles com IMC entre o 85º e o 95º percentil para a idade. As crianças com IMC igual a ou acima do 95º percentil foram classificadas *com sobrepeso*. Em uma tentativa de mostrar a extensão e a urgência da questão da obesidade pediátrica, em 2005, o Institute of Medicine decidiu abandonar essa recomendação e passou a se referir aos indivíduos na faixa etária de 2 a 18 anos com IMC maior ou igual ao 95º percentil para a idade como "*obeso*". Para crianças com até 2 anos de idade, recomendou-se continuar a refrear o uso do termo *obeso* e adotar *sobrepeso* para descrever as crianças com IMC maior ou igual ao 95º percentil para a idade.[11]

Para serem realmente os profissionais de escolha para promoção do bem-estar, os fisioterapeutas devem aprender a integrar estratégias de prevenção e bem-estar às intervenções. É também necessário que os fisioterapeutas tenham conhecimento funcional sobre os vários aspectos da terminologia de bem-estar e de condicionamento relacionados à saúde, a fim de aumentar seu possível impacto ao trabalhar com o cliente pediátrico com obesidade. O ACSM define claramente o condicionamento físico como um "conceito multidimensional" que consiste em "um conjunto de atributos que as pessoas têm ou alcançam, relacionado à habilidade de realizar atividade física, e composto por componentes relacionados a habilidade, saúde e fisiologia".[3] Os fisioterapeutas frequentemente estão envolvidos no retorno do componente do condicionamento relacionado à habilidade, como na reabilitação subsequente a uma lesão esportiva. Agilidade, equilíbrio, coordenação e velocidade são apenas algumas das habilidades funcionais incluídas com frequência no tratamento. As medidas de condicionamento relacionadas à saúde incluem a habilidade do indivíduo de realizar atividades do dia a dia com vitalidade, o que exclui os efeitos da inatividade, como um estado geral de descondicionamento. Esse tipo de condicionamento pode exercer impacto mais expressivo sobre as crianças com obesidade, que são incapazes de realizar muitas atividades apreciadas por outras crianças da mesma idade. O fisioterapeuta deve entender que o condicionamento relacionado à saúde inclui a constituição corporal, a força e resistência muscular, a resistência cardiovascular e também a flexibilidade, considerado ainda no delineamento dos objetivos a curto e longo prazo. Para cumprir seu papel na promoção de condicionamento, saúde e bem-estar para a população pediátrica, os fisioterapeutas devem conhecer outros componentes de obesidade e medida. Revisando, a *constituição corporal* se refere à quantidade relativa de gordura *versus* a massa corporal livre de gordura. Uma constituição corporal sadia em jovens está associada a um perfil cardiovascular mais favorável em fases mais tardias da vida, bem como a uma morbidade diminuída. O equilíbrio entre ingesta calórica e gasto de energia determina a constituição corporal. Estudos recentes avaliaram a questão sobre as calorias serem ou não ponderadas de forma diferente, com o consumo de certos tipos de alimentos sendo melhor para queimar calorias e manter a perda de peso em comparação a outros.[13] (Ver mais informação no Quadro 18.1.) A *medida da circunferência da cintura* também foi usada como indicador de saúde, aliada ao IMC para a idade. A adiposidade central, determinada por medida circunferencial, está associada à hiperlipidemia, fatores de risco de doença cardiovascular e diabetes tipo 2. Estudos sugeriram que uma medida aumentada de adiposidade central aos 8 anos de idade poderia quadruplicar o risco de doença cardiovascular na adolescência em comparação ao observado em crianças com medidas menores de circunferência de cintura.[14] *Força e resistência*

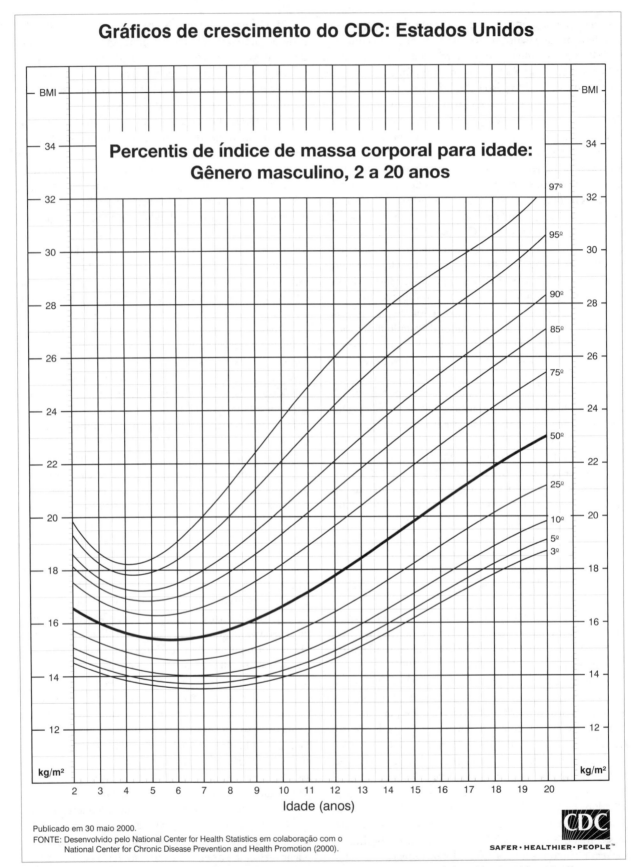

FIGURA 18.2 ▸ IMC para idade para indivíduos do gênero masculino. http://www.cdc.gov/growthcharts/data/set1/chart15.pdf

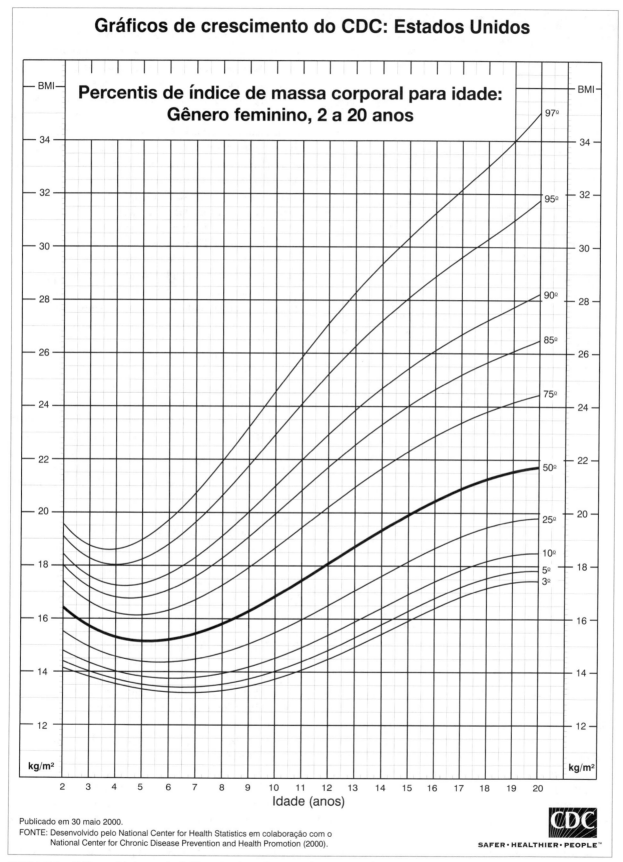

FIGURA 18.3 ▸ IMC para idade para indivíduos do gênero feminino. http://www.cdc.gov/growthcharts/data/set1/chart16.pdf

QUADRO 18.1 ▸ Atualizações em nutrição

Embora os fisioterapeutas pediátricos não sejam especialistas da área de nutrição, algumas informações básicas são valiosas quando se faz parte de uma equipe interdisciplinar que atua unida no combate à obesidade na infância.

Evidências recentes modificam a teoria há muito aceita de que "a energia que entra é igual a energia que sai".[13,16,17] Embora ainda seja uma verdade inegável que as calorias ingeridas com os alimentos devam ser queimadas por meio de atividade física e funcionamento metabólico basal, a fim de evitar seu armazenamento no corpo, o modo como isso acontece é que está sendo questionado. Robert Lustig, MD, tem conduzido pesquisas relevantes nessa área e sugere, atualmente, uma teoria segundo a qual a qualidade da caloria determina quanto é queimado e quanto é estocado. Detalhando um pouco mais, ele descreve quatro exemplos de categorias de caloria:

Fibras: as fibras retardam a absorção das calorias. Por exemplo, ingerir 160 calorias na forma de amêndoas resulta na absorção de apenas 130 calorias. Evidências recentes sugerem que as bactérias presentes no intestino usam uma parte das calorias, retardando assim a absorção das calorias restantes na circulação sanguínea.

Proteína: devido ao efeito térmico dos alimentos, a metabolização proteica requer cerca de duas vezes mais energia do que a de carboidratos. Isso faz com que as proteínas usem mais energia e, portanto, há queima de calorias em seu processamento. Também se afirma que as proteínas saciam mais a fome, em comparação aos carboidratos, por diminuírem os níveis de hormônios da fome.

Gordura: as gorduras liberam 9 calorias/g ao serem queimadas. Algumas, como as gorduras trans, podem levar ao desenvolvimento de placas nas artérias e são consideradas gorduras "ruins". Outras gorduras, porém, são consideradas gorduras "saudáveis", como o ω-3, considerado sadio para o coração.

Açúcar: é constituído por dois compostos químicos – frutose e glicose. Cada célula do corpo usa glicose para obter energia, enquanto a frutose é metabolizada no fígado em gordura e, diferente da glicose, não é utilizada para obtenção de energia. A frutose é o principal ingrediente contido no refrigerante, nos doces e nos alimentos processados.

Manter em paralelo a pesquisa e as evidências nutricionais permite que os fisioterapeutas consigam dispersar os mitos nos quais os pacientes e seus familiares possam crer no desenvolvimento de uma dieta mais saudável.

---

muscular costumam ser medidas por testes padronizados de condicionamento para jovens, como aqueles incluídos no currículo de educação física. Esses testes poderiam ser exemplificados pelos testes de abdominal (*curl-up*) ou flexão (*push-up*), bem como testes mais abrangentes, como o FITNESSGRAM.[15] Os fisioterapeutas pediátricos medem rotineiramente a força como parte dos subtestes de testes motores grossos, como a Peabody Developmental Motor Scales – segunda edição (PDMS-2) ou o Bruininks-Osertesky Test of Motor Proficiency – segunda edição, embora esses testes empreguem saltos, que exigem que as crianças vençam o peso corporal para concluir a tarefa (ver Capítulo 3). Em cenários "típicos" como esse, os fisioterapeutas devem usar seu próprio julgamento para determinar se o risco de lesão associado ao teste de uma criança pequena obesa é compensado pelos benefícios proporcionados pelos resultados do teste padronizado. A *resistência cardiorrespiratória* é a habilidade do corpo de distribuir oxigênio aos tecidos em níveis adequados para a ativida-

de. Crianças fisicamente ativas têm mais lipoproteínas de alta densidade, menos triglicerídeos, menor concentração de lipoproteínas de baixa densidade, IMC menor, melhor sensibilidade à insulina e pressão arterial sistólica mais baixa em comparação às crianças sedentárias.[14] A flexibilidade é outro aspecto do condicionamento frequentemente testado nas crianças para ajudar a determinar seu nível de condicionamento geral. O ACSM define a flexibilidade como a habilidade de uma articulação de se mover ao longo de toda a amplitude de movimento. Muitos fatores influenciam a flexibilidade de uma articulação, tais como a extensibilidade do músculo, tendões, ligamentos e cápsula articular.[3] De forma rotineira, a educação do fisioterapeuta inclui medidas de flexibilidade, como uso do goniômetro ou da fita métrica. Na área de condicionamento, os testes de campo incluem testes de *sit-and-reach* e *v-sit-and-reach*. Ambos os testes medem a flexibilidade ao longo de múltiplas articulações e, portanto, fornecem mais informação de um estado mais geral de flexibilidade do indivíduo do que os testes goniométricos específicos de articulação. Além disso, os testes de campo têm dados normativos para comparar as crianças com seus pares.[14]

O ASCM descreve os elementos do condicionamento fisiológico como distintos dos componentes do condicionamento relacionados à saúde, por "incluírem componentes de não desempenho relacionados aos sistemas biológicos influenciados pela atividade habitual".[3] O condicionamento metabólico, o condicionamento morfológico e a integridade óssea podem ser incluídos nessa categoria. A declaração prospectiva da APTA, anteriormente citada, inclui a promoção da saúde e do bem-estar como integral à prática. Essa área de crescimento do condicionamento fisiológico é necessária para jovens com obesidade. Os testes e medidas usados na avaliação fisioterapêutica ajudarão a identificar metas para maximizar todas as medidas de condicionamento em crianças com obesidade, mesmo que não estejam diretamente relacionadas ao diagnóstico primário que as levou a buscar por fisioterapia. Aplicar os conceitos multifatoriais de condicionamento junto ao programa de tratamento para crianças com obesidade e continuar empregando pesquisa baseada em evidência no delineamento desses programas ajudará a melhorar o papel dos fisioterapeutas na equipe multidisciplinar focada na diminuição da incidência da obesidade pediátrica.

▶ Papel dos fisioterapeutas na obesidade pediátrica

Os fisioterapeutas foram definidos pela APTA como "profissionais de saúde que mantêm, restauram e melhoram o movimento, a atividade motora e a saúde permitindo que indivíduos de todas as idades tenham funcionalidade e qualidade de vida ótimos" e como aqueles que "estão envolvidos na promoção de saúde, bem-estar e condicionamento por meio da identificação de fatores de risco e implementação de serviços para minimização de risco, retardo da evolução ou prevenção do declínio funcional e da deficiência".[10] Nessa definição, o papel de um fisioterapeuta na obesidade pediátrica está definido. A batalha para combater a crescente incidência de obesidade infantil começa com os conceitos de vida ativa e estilo de vida saudável. Considerando a definição de "vida ativa" como modo de vida que incorpora a atividade física à rotina diária, aí está uma oportunidade única de promover esse modo de vida saudável como fisioterapeutas pediátricos, seja no contexto educacional, na comunidade ou em uma clínica. Como os fisioterapeutas são especializados no sistema musculoesquelético no desenvolvimento motor grosso, além de auxiliarem na promoção da saúde e prevenção de comprometimentos, seu papel se torna evidente no tratamento da obesidade pediátrica. Como a promoção de oportunidade para o movimento ativo e a qualidade de vida são os objetivos principais dos fisioterapeutas junto às populações pediátricas, sua função na assistência prestada às crianças com obesidade é multifatorial. Além das intervenções para comprometimentos específicos, um fisioterapeuta deve ser parte da equipe multidisciplinar que trabalha com famílias na educação e prevenção dos comprometimentos associados às comorbidades em quase todos os contextos profissionais. Em 2008, o U.S. Department of Health and Human Services estabeleceu as diretrizes para atividade física com o intuito de maximizar o crescimento e o desenvolvimento saudáveis em crianças e adolescentes. A recomendação feita foi de, ao menos, 60 minutos diários de atividade física, incluindo componentes de treino aeróbico, fortalecimento muscular e fortalecimento ósseo. A hora diária de atividade física deve incorporar os conceitos de condicionamento relacionado à saúde. As diretrizes delineiam ainda as recomendações aeróbicas para incluir no mínimo atividade de nível moderado a vigoroso na maioria dos dias e de nível intenso em 3 dias da semana. As atividades de fortalecimento muscular e ósseo também são recomendadas com uma frequência mínima de 3 dias por semana.[18] Essas diretrizes devem ser consideradas no desenvolvimento de um programa de exercícios domiciliar abrangente para todos os pacientes pediátricos, em especial para aqueles em condição de peso aumentado.

A *atividade física* se refere a um movimento do corpo por ação dos músculos esqueléticos que resulta em gasto de energia. Para diferenciar, o *exercício* é atividade física planejada, estruturada e repetitiva, cujo propósito é melhorar ou manter um ou mais componentes do condicionamento físico.[3,14] Embora os fisioterapeutas possam ser considerados especialistas em exercício terapêutico como componente essencial da reabilitação, um relatório científico de 2011 de Schlessman et al. sugere que apenas 1 em cada 3 fisioterapeutas "estava pensando ou se preparando para incorporar a promoção do bem-estar à prática, enquanto apenas 54% estavam incorporando o bem-estar à prática".[19] A atenção aumentada para com a promoção de

saúde e prevenção da obesidade nos programas de pós-graduação em fisioterapia fortaleceu a percepção dos fisioterapeutas como líderes nessa área da prática.[19]

O público geral ainda não reconheceu totalmente o papel dos fisioterapeutas como líderes na promoção de saúde e bem-estar. Estudos indicaram que os pais de pré-escolares não identificaram aspectos preocupantes relacionados ao peso em seus filhos nem sabiam qual atitude tomar quando se deparavam com a questão. Esses achados sugerem a falta de conhecimento e consciência do público acerca do papel exercido pelos fisioterapeutas na promoção da saúde pediátrica e sugerem ainda a necessidade de os fisioterapeutas explorarem as oportunidades disponíveis nessa área. Como participantes importantes da equipe de intervenção inicial, os fisioterapeutas são encarregados do aumento da aquisição de habilidade motora grossa da criança e da instrução de seus familiares. Conforme sugerido por Nervik et al. em um estudo conduzido em 2011, o desenvolvimento motor grosso em crianças na faixa etária de 3 a 5 anos pode ser influenciado por IMC maiores.[7] O ritmo do desenvolvimento de tecido adiposo entre 3 e 7 anos de idade faz com que esse período seja crítico para a prevenção e identificação da obesidade. Os fisioterapeutas podem iniciar a instrução dos pais e também a instrução inicial dos profissionais nas creches e jardins da infância sobre a importância da atividade física para essa população jovem.[8,20] Colocar em prática a promoção do bem-estar requer a superação de algumas barreiras, como falta de recursos, de tempo e de fundos, bem como dificuldades para manter as famílias e as crianças engajadas nos programas.[19] Os fisioterapeutas muitas vezes interagem com as crianças e seus familiares no decorrer da reabilitação de comorbidades associadas à obesidade. Essa interação oferece uma oportunidade única para começar a promover alternativas saudáveis de estilo de vida e para instruir as famílias acerca das diretrizes de condicionamento relacionado à saúde para crianças.

Consequências da obesidade para a saúde

Os números de crianças com sobrepeso e de crianças obesas têm aumentado a uma velocidade alarmante, assim como as consequências dessas condições para a saúde nessa população, a curto e longo prazos, observadas nos hospitais e clínicas em todo o país. O impacto da obesidade não se limita à área médica, podendo também ser visto em todo o sistema educacional. É fato estabelecido que a obesidade na infância primária está associada a pressão arterial alta, diabetes tipo 2, distúrbios respiratórios, transtornos do sono, inflamação crônica sistêmica de baixo grau, problemas ortopédicos, musculoesqueléticos e impactos psicossociais. Conforme observado, estudos sugeriram que crianças com obesidade podem ter dificuldade de aquisição de habilidade motora no desenvolvimento.[7] Há risco aumentado de consequências em longo prazo, entre as quais a obesidade na vida adulta – com mais de 50% dos adolescentes com sobrepeso atualmente atendendo aos critérios determinantes de síndrome metabólica (resistência à insulina, hipertensão, hiperlipidemia e obesidade abdominal) –, impacto socioeconômico adverso, doença cardiovascular e morbidade prematura.[21] Segundo as estimativas atuais, até 1/3 da população dos Estados Unidos desenvolverá diabetes tipo 2 ao longo da vida. O risco de mortalidade na quarta década da vida é duas vezes maior entre os adolescentes obesos. Essa epidemia ameaça reverter os ganhos de expectativa de vida decorrentes do aprimoramento dos tratamentos clínicos da hipertensão e hiperlipidemia e da cessação do tabagismo. Mais drasticamente, dados sugerem que essa geração de jovens será a primeira a viver menos do que os pais.[8,21]

Apesar dos numerosos comprometimentos secundários da obesidade pediátrica fugirem ao escopo da prática de fisioterapia, as disfunções ortopédicas e musculoesqueléticas frequentemente são avaliadas e tratadas por fisioterapeutas. Doença de Blount, descolamento epifisário proximal do fêmur, disfunção espinhal e fraturas são apenas alguns dos diagnósticos que podem estar diretamente relacionados à condição de sobrepeso ou obesidade da criança. As abordagens terapêuticas para essas diversas condições são tratadas especificamente no Capítulo 12. Pesquisas sugerem que o sobrepeso pode exercer impacto sobre a resposta corporal às atividades que envolvem sustentação de peso integrantes da atividade física regular. Disfunção da marcha, incluindo alterações de velocidade, cadência, uso da energia, alterações biomecânicas que produzem carga anormal sobre o joelho e desconforto do pé também foram associadas às crianças com sobrepeso ou obesas.[22]

Além das comorbidades relacionadas à obesidade, os fisioterapeutas pediátricos também devem estar atentos às crianças vistas com mais frequência na terapia e do impacto que a disfunção primária pode exercer sobre a habilidade destas crianças de serem fisicamente ativas. São escassas as pesquisas na área de comportamento de atividade física entre crianças com deficiência. Os efeitos positivos da atividade física sobre a saúde e o bem-estar estão documentados; mas, para as pessoas com deficiência, um estilo de vida ativo pode ser ainda mais benéfico.[23] Uma vez que os indivíduos com deficiências físicas surgidas na infância, como paralisia cerebral (PC), mielomeningocele (MMC) ou lesão cerebral, estão vivendo por mais tempo, a assistência médica está mudando o enfoque desse grupo para a promoção de saúde e do bem-estar, a fim de ajudar a prevenir condições secundárias e melhorar a qualidade de vida na idade adulta.[24] Buffart et al. constataram que o condicionamento físico relacionado à saúde geral era precário em jovens com MMC, o que é particularmente preocupante quando se considera que a expectativa de vida de indivíduos com MMC aumentou e as doenças associadas ao estilo de vida, como doença cardiovascular e diabetes, se tornarão mais preocupantes.[25] Pan e Frey publicaram um estudo destacando a escassez de informação em torno do nível de atividade física de crianças com transtornos do espectro do autismo (TEA). Esses pesquisadores constataram que jovens com TEA poderiam ter menos oportunidade para praticar atividade física em consequência dos deficits sociais e comportamentais, bem como da dificuldade de interação com seus colegas. Embora os autores não tenham encontrado nenhum padrão consistente na atividade física dos jovens com TEA, os achados sugeriram que havia necessidade de criar maneiras de abordar a atividade física extracurricular, particularmente durante a adolescência.[26] Esses achados demonstraram outra oportunidade para os fisioterapeutas que atuam no contexto educacional prestarem assistência e adaptações para melhorar a participação dos alunos com os quais trabalham em oportunidades de atividade física. Entre as crianças com incapacitações pediátricas, as crianças com PC são as que podem adotar os estilos de vida mais sedentários.[27] Em um estudo que avaliou os níveis autorrelatados de atividade em adolescentes com PC, os autores constataram que a participação em atividades físicas estava relacionada ao nível de função motora grossa e que a atividade física diminuía com o avanço da idade. A relação inversa entre nível de atividade física e idade é consistente com os dados sobre atividade física de indivíduos-pares sem deficiência. Houve uma notável diminuição dos níveis de variação e de intensidade de atividade física entre aqueles com PC em comparação com seus pares da mesma idade.[28] Uma estratégia de condicionamento e atividade física por toda a vida deve ajudar a enfocar a abordagem terapêutica, os programas de exercício domiciliares e o plano de alta em fisioterapia, com a meta de maximizar o potencial dos pacientes com PC. É importante incentivar a intensificação da atividade física para promoção da saúde, que também pode melhorar a independência funcional geral, a integração social e a satisfação com a vida de todas as crianças com e sem deficiência física de aparecimento na infância.[24] Um estudo qualitativo examinou as barreiras pessoais e ambientais à atividade física em jovens adultos com deficiências físicas de aparecimento na infância. Assim como na população geral, as barreiras percebidas à atividade física estavam relacionadas à atitude e à motivação, particularmente aliadas a fadiga, lesões relacionadas à condição e falta de informação e suporte profissional.[24] Isso sugere ainda outro papel que os fisioterapeutas poderiam exercer como prestadores de assistência médica capazes de promover atividade física junto a esses pacientes pediátricos. Ajudando a transpor as barreiras, instruindo os clientes e seus familiares acerca das recomendações do CDC para atividade física e auxiliando a determinar o equilíbrio correto entre atividade e repouso para minimizar a fadiga, os fisioterapeutas podem começar a preencher a lacuna existente nos níveis de atividade para crianças com comprometimentos físicos. Há relatos de estudos que comprovaram a melhora dos níveis de atividade física de indivíduos com deficiência física adquirida a curto e longo prazo. Há justificativa para a realização de estudos futuros com o objetivo de determinar a eficácia dos profissionais de reabilitação em prestar aconselhamento e fazer recomendações sobre atividade física e se esse tipo de intervenção exerceria impacto sobre os níveis de atividade de jovens com deficiências físicas de aparecimento na infância.[24] (Ver no Quadro 18.2 exemplo de oportunidades crescentes de atividade física para indivíduos com necessidades especiais.)

Como o tratamento da obesidade se ajusta no contexto da estrutura da CIF

A estrutura da CIF da Organização Mundial da Saúde (OMS) pode servir de guia para nortear as vias clínicas e o pensamento crítico no tratamento de comprometimentos relacionados à obesidade pediátrica (Fig. 18.4).[29] Em contraste com o Guide to Physical Therapist Practice 2, a CIF fornece um modelo de saúde e funcionamento que é oposto a um modelo de deficiência. Esse sistema de classificação descreve o funcionamento humano no dia a dia de indivíduos com problema de saúde. Em geral, há o consenso de que indivíduos com obesidade experimentam deficiência em termos de sua própria habilidade de participar de atividades no contexto da atuação no dia a dia e na comunidade. Em uma população pediátrica, essas atividades poderiam incluir mobilidade junto a e em torno do contexto educacional, atividades recreacionais, ou até mesmo a habilidade desses indivíduos de progredir em suas atividades de autocuidado. A intolerância à atividade física poderia impedir o desenvolvimento social e levar a problemas adicionais. Olhar apenas para a presença da obesidade, seja ela um diagnóstico primário ou secundário, não fornece ao clínico informação suficiente sobre como a participação da criança nas atividades do dia a dia pode ser afetada. A CIF pode ser usada para avaliar o impacto dinâmico que a obesidade pode ter sobre a função, atividades e participação, enfocando dois componentes. Em primeiro lugar, estão os comprometimentos que poderiam estar presentes com a incapacitação da obesidade em estruturas e funções corporais, bem como o impacto que isso poderia ter sobre o desempenho e a participação em atividades. Em segundo lugar, o componente contextual da obesidade é examinado nas perspectivas psicossociais da saúde e do bem-estar, incluindo fatores pessoais e ambientais. Essa interação dinâmica entre condições de saúde e fatores ambientais e pessoais se distancia dos modelos de deficiência que enfatizam o indivíduo como limitado pelo diagnóstico (Fig. 18.5). A APTA foi clara ao identificar a CIF como meio de usar a linguagem da função e da saúde, compreendida por aqueles que estão dentro e fora da área de assistência à saúde, que poderia ser empregada para melhorar a comunicação entre prestadores de assistência à saúde e pacientes, criadores de políticas e pagadores. Usando essa linguagem, seria possível melhorar a comunicação junto à comunidade da assistência médica, levando a um quadro mais nítido do papel que os fisioterapeutas poderiam exercer no conceito mais amplo de reabilitação das crianças com obesidade. Além disso, a conversação poderia ser estimulada quanto à colaboração interdisciplinar na pesquisa, resultando no aprimoramento da assistência clínica geral.[29-31] A Figura 18.6 sugere um modelo relacionado ao formato da CIF.

História e exame fisioterapêuticos da criança com obesidade

No caso da obesidade pediátrica, é muito importante reconhecer que o paciente pode *não* estar procurando fisioterapia para o diagnóstico e tratamento da obesidade. Em vez disso, a obesidade pode estar presente na forma de comorbidade de um comprometimento físico mais específico, como dores dorsais ou no joelho. Uma anamnese e exame físico abrangentes devem incluir toda a estrutura corporal do paciente e os comprometimentos responsáveis pelas limitações funcionais do diagnóstico apresentado. É necessário prestar atenção particularmente aos fatores de risco, incluindo etnicidade, crenças culturais, recursos

QUADRO 18.2 ▸ Um modelo de inclusão: paraolimpíadas

Criada em 1968, as paraolimpíadas lutam pela inclusão de todos, especialmente daqueles com deficiência intelectual, em uma área de competição, com o objetivo de promover inclusão e camaradagem no contexto de disputa em esportes e atividades físicas.
A missão das paraolimpíadas é "proporcionar um ano inteiro de treinos esportivos e competições atléticas em diversas modalidades esportivas, para crianças e adultos com deficiência intelectual, dando-lhes oportunidades contínuas de desenvolver o condicionamento físico, demonstrar coragem, vivenciar alegrias e participar do compartilhamento de prêmios, habilidades e amizade com seus familiares, outros atletas paraolímpicos e a comunidade".
www.specialolympics.org

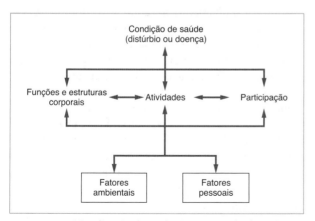

FIGURA 18.4 ▸ Visualização do conhecimento atual sobre a interação de vários componentes da International Classification of Functioning, Disability and Health (CIF).[30]

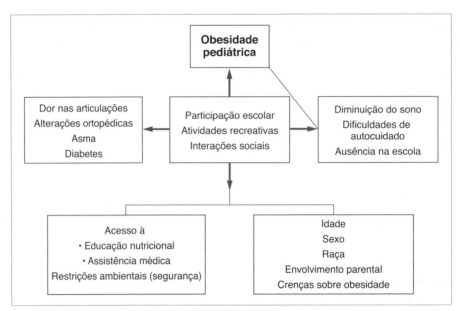

FIGURA 18.5 ▸ CIF como modelo dos efeitos da obesidade pediátrica sobre a saúde e o funcionamento de um paciente pediátrico.

familiares/de cuidador, grau de instrução, interação social, atividades e sistemas de suporte. As questões sobre o estado de saúde geral levarão a informações sobre funcionamento físico, funcionamento psicológico, nível de condicionamento físico e percepção da saúde geral. O funcionamento físico deve incluir a dificuldade de mobilização percebida ou os padrões de sono e aspectos relacionados. O funcionamento psicológico pode incluir as condições existentes, como depressão, ansiedade, memória ou questões sociais relacionadas à condição do peso. A história familiar é importante, porque pode estar relacionada ao ambiente domiciliar geral e ao condicionamento relacionado à saúde. A tomada de informação sobre as medicações em uso pela criança em função das comorbidades também pode fornecer informação essencial sobre a condição de peso do paciente. O conhecimento do potencial de ganho de peso como efeito colateral de certos fármacos antipsicóticos usados no tratamento do transtorno da hiperatividade/deficit de atenção ou do autismo é importante. Os estabilizadores de humor, antidepressivos e esteroides orais também são medicamentos importantes a observar.[32,33] Em alguns casos, os pais ou a equipe educacional pode necessitar de instrução com relação a esses efeitos colaterais que podem estar contribuindo para as alterações da condição do peso de uma criança.

Revisão de sistemas

Em uma revisão de sistemas, é preciso estar atento às medidas associadas ao cardiopulmonar, conforme anteriormente indicado na discussão sobre as medidas de condicionamento relacionadas à saúde. Pressão arterial, frequência cardíaca em repouso e frequência respiratória são fatores importantes a serem monitorados quando se propõe um plano de exercício para uma criança com obesidade. Deve-se registrar as medidas antropométricas, incluindo altura, peso e IMC para a idade determinada em crianças com problemas relacionados ao peso, ainda que não seja o diagnóstico primário. Conforme notado, essas medidas exercerão impacto sobre a retomada da saúde e do bem-estar máximos no cliente pediátrico. É necessário realizar uma revisão dos sistemas musculoesquelético e neuromuscular, dada a possível ocorrência de comprometimentos nas articulações em desenvolvimento relacionados à condição de peso elevado da criança. É importante que o desempenho muscular, por estar relacionado ao diagnóstico primário e ao nível de condicionamento associado ao estado de saúde geral, seja medido através de testes musculares manuais e outros modos destacados anteriormente. A condição do peso pode exercer impacto sobre a postura e o alinhamento, devendo ser verificada na avaliação. Para a população obesa, também pode ser necessário avaliar as medidas de ventilação e respiração, a fim de garantir a segurança da prática das atividades aeróbicas e de fortalecimento incluídas no plano terapêutico. Conforme observado, as habilidades motoras grosas e os movimentos coordenados também podem sofrer impacto se a criança for obesa. A motivação da criança e de seus familiares em relação à mudança e quanto às expectativas de resultados também devem ser medidas para determinar as estratégias para alcançar os objetivos.

Testes e medidas

Embora o fisioterapeuta possa usar uma variedade de testes e medidas na avaliação de um cliente pediátrico para um diagnóstico específico, é importante verificar as medidas que quantificam o possível efeito da condição do peso sobre o prognóstico e os resultados gerais. Como já observado, existem diversos testes para examinar especificamente as medidas de condicionamento relacionadas a saúde e habilidade que podem ser úteis em algumas populações de pacientes. Para outros pacientes, o Guide to Physical Therapy Practice fornece uma estrutura com a qual é possível medir especificamente os comprometimentos em crianças com obesidade. Os testes de capacidade aeróbica e resistência podem exigir protocolos de testes padronizados, como testes ergométricos de braço, ciclo ou cadeira de rodas, testes de *step* (como o teste de *step* de Harvard) ou testes de caminhada/corrida (como o teste de caminhada de 6 minutos). Todas essas medidas fornecem padrões com os quais se pode comparar resultados.

A medição das características antropométricas, incluindo a constituição e as dimensões corporais, já foi discutida. Na área de excitação, atenção e cognição, pode ser benéfico avaliar o nível de motivação e de expectativa, bem como as classificações de qualidade de vida geral usando uma ferramenta de autoavaliação como o *Child Health Questionnaire*.[34] Esse tipo de avaliação pode ser necessário, porque, conforme já explicado, as crianças gravemente obesas relatam menos qualidade de vida associada à saúde. Tendo em vista a possibilidade de a condição do peso estar associada a um estigma junto à população pediátrica, a criança com obesidade muitas vezes exibe autoestima mais baixa e relata sentimentos de tristeza, solidão e nervoso de forma mais frequente que os colegas com peso típico.[8] Embora nem sempre incluídas na avaliação fisioterapêutica, as medidas de qualidade de vida, particularmente de jovens com sobrepeso, podem oferecer outra área de resultados para a melhora do bem-estar geral.

Na avaliação do sistema circulatório, as medidas devem incluir pressão arterial padrão, frequência cardíaca e frequência respiratória com adição do ECG, se o paciente tiver obesidade mórbida e necessitar de liberação médica adicional para participar de atividade de resistência. A oximetria de pulso; frequência, ritmo e padrão respiratório; a escala de Borg de classificação do esforço percebido; e a escala análoga visual de dispneia são meios que permitem ao fisioterapeuta documentar a condição cardiorrespiratória basal e a melhora alcançada ao longo das sessões de fisioterapia.

Conforme discutido na seção sobre teste de condicionamento relacionado à saúde, o teste de força muscular pode ser conduzido de várias formas. Além do teste muscular manual, outros testes funcionais podem ser usados, como o teste de *sit-and-up* ou os testes de agachamento, por exemplo. Também notada é a parte referente à força dos testes padronizados, como o subteste de Bruininks-Oseretsky Test of Motor Proficiency-2.

Na avaliação da criança com obesidade, é preciso prestar atenção particularmente à postura e ao alinhamento, para avaliar fatores de risco adicionais relacionados à condição do peso, como geno valgo nos joelhos ou ainda problemas que envolvem a articular subtalar resultando em dor com a atividade. Uma avaliação das questões de autocuidado também pode ser necessária na população de pacientes com percentil mais alto de peso para crianças, a fim de ajudar a família com a solução de problemas na área de manejo domiciliar, quando a criança não pode ser erguida com segurança devido ao peso.

Determinação das expectativas de resultado para a criança com obesidade

O fisioterapeuta deve enfocar as intervenções destinadas a crianças com obesidade e com condição de peso aumentado na diminuição do risco de doenças cardiovasculares, pulmonares e musculoesqueléticas. Exercício terapêutico, condicionamento aeróbico, treino funcional, instrução e treino dos pacientes e de seus familiares, e modificações do estilo de vida geral são as estratégias usadas para alcançar a meta de melhorar a condição de saúde e o bem-estar. Os resultados funcionais previstos que afetam os aspectos relacionados com a participação em atividades poderiam incluir:

- Melhora comprovada da habilidade de realizar atividades físicas, como atividades de salto;
- Melhora do alerta e do uso de recursos da comunidade;
- Aquisição de comportamentos que impulsionam hábitos saudáveis, bem-estar e adoção de estratégias de prevenção comprovadas por autoavaliações;
- Melhora da tomada de decisão relacionada à saúde do paciente e ao uso dos recursos de assistência médica pelo paciente e seus familiares, tanto em casa como na escola;
- Aumento do conhecimento do paciente e de seus familiares sobre os fatores pessoais e ambientais associados à condição do peso e à obesidade;
- Melhora, por meio de medidas autorrelatadas, dos níveis de desempenho nas atividades de autocuidado e escolares, nas brincadeiras, na comunidade e no lazer;
- Melhora da frequência escolar.

Resultados adicionais relacionados à estrutura e função corporal associados à obesidade poderiam ser:

- Aumento do desempenho e da força muscular, bem como da amplitude de movimento;
- Melhora da capacidade aeróbica e da resistência;
- Melhora da tolerância a posições e atividades, tanto em casa como na escola e também na comunidade;
- Melhora da sensação de bem-estar, comprovada por meio de questionários ou levantamentos;
- Melhora das medidas de condicionamento relacionado a habilidade;
- Minimização dos fatores de risco.

Outros resultados secundários de maior espectro incluiriam diminuição da utilização e do custo dos serviços de assistência médica e otimização do uso dos serviços de fisioterapia. Essa utilização da fisioterapia para incluir a atenção à condição do peso em pacientes pediátricos com outros comprometimentos primários resulta no uso mais eficiente dos valores destinados à assistência à saúde.

Intervenções terapêuticas para abordagem da obesidade na população pediátrica

Esteja a criança recebendo fisioterapia no contexto clínico ou no ambiente escolar, atenção particular deve ser dispensada à estruturação das intervenções terapêuticas de forma segura e efetiva para alcançar as metas. O monitoramento intensificado do nível de esforço percebido, da frequência respiratória, da pressão arterial e da frequência cardíaca pode ser indicado para essa população, com o intuito de manter uma zona de atuação segura. A instrução do paciente e de seus familiares frequentemente se faz necessária ao monitoramento adequado da frequência cardíaca. Dada a variação da frequência cardíaca em repouso nas crianças, a frequência cardíaca-alvo para jovens com menos de 18 anos de idade não é uma medida tão confiável quanto o é nos adultos. Classificar o esforço percebido é uma forma segura de monitorar a intensidade do exercício.[35] Além da escala de Borg, há outras opções para classificar o esforço em crianças. A escala Pictorial Children's Effort Rating Table (PCERT) e a escala OMNI para crianças são duas das outras escalas de autoclassificação que conferem ao fisioterapeuta a habilidade de classificar a intensidade.[36,37] Em termos de condicionamento relacionado à saúde, capacidade aeróbica e condicionamento de resistência, há a necessidade de atenção específica. As intervenções destinadas a melhorar a resistência cardiovascular podem incluir programas aquáticos, de caminhada ou de propulsão de cadeira de rodas, treino da marcha em esteira, ergômetros de ciclo, bem como atividades de treino elíptico.

Na área da flexibilidade, além das intervenções típicas, como o alongamento manual e o autoalongamento, as atividades em grupo (p. ex., ioga) começaram a ser disponibilizadas para crianças no contexto educacional e na comunidade. A força e a resistência para maior condicionamento relacionado a habilidade também devem ser consideradas nas intervenções destinadas a crianças com obesidade. Além dos exercícios ativos assistidos, ativos e resistivos, abordagens de exercício mais abrangentes têm sido usadas, como pilates ou *power yoga*.

A motivação é outro aspecto-chave da intervenção terapêutica a ser conhecido pelo fisioterapeuta que trabalha com crianças obesas. Para incentivar o esforço ótimo nos exercícios e intervenções, é necessário motivar adequadamente esses jovens, que podem já ter uma perspectiva negativa acerca da atividade física. O Quadro 18.3 traz as diretrizes para o aumento da participação das crianças em exercícios terapêuticos.[38]

Existem várias abordagens adotadas pelos fisioterapeutas que tratam de crianças com obesidade. Assim como em muitos pacientes, é evidente que as intervenções precisam ser individualizadas para cada cliente. Além disso, como a obesidade em crianças se tornou um problema de saúde de proporções epidêmicas, também está claro que uma abordagem interdisciplinar fornece meios abrangentes de alcançar a meta de minimizar a incidência da obesidade em geral. Os prestadores de assistência médica, como médicos da assistência primária e fisioterapeutas, devem atuar em parceria com a comunidade através da equipe educacional e com aqueles com participação "ambiental" no empreendimento, como os governos locais e estaduais, bem como seguradoras de planos de saúde, que estão em posição de estender o alcance das estratégias para promover um estilo de vida saudável. O Quadro 18.4 descreve parte de um programa de triagem de crescimento do Commonwealth of Pennsylvania, relacionado com a determinação do peso corporal. Usufruir da vantagem de oportunidades únicas de integrar uma comunidade maior de bem-estar pode estar ao alcance dos fisioterapeutas como interventores primários no tratamento da obesidade pediátrica. O Quadro 18.5 mostra um relato recente sobre um projeto liderado por um fisioterapeuta em parceria com um distrito escolar local. Esse fisioterapeuta é o autor do presente capítulo.

Resumo

Conforme os fisioterapeutas se esforçam para conquistar a designação de profissionais de assistência à saúde especializados na promoção da saúde e do bem-estar, é imperativo que os clínicos atinjam certo nível de conhecimento referente à avaliação e intervenção para pacientes pediátricos obesos. O papel do fisioterapeuta no contexto de uma equipe interdisciplinar maior alocada para iniciar o

QUADRO 18.3 ▶ Recomendações para motivar crianças e famílias a se exercitarem	
Estimulante	Desestimulante
Instrução sobre condicionamento a familiares	Comparação da criança a colegas fisicamente ativos
Diversão com atividades	Participação mais importante do que vencer
Início com exercícios de menor intensidade	Progressão gradual do programa de exercícios
Inclusão da criança/família na identificação de metas	Manutenção do nível apropriado de reforço
Desenvolvimento de metas alcançáveis que melhorem a qualidade de vida	Sem exigência; o exercício deve ser a própria recompensa
Fornecimento de reforço positivo, conforme apropriado	

Adaptado de McWhorter JW, Wallmann HW, Alpert PT. The obese child: motivation as a tool for exercise. *J Pediatr Health Care*. 2003;17:11–17.

QUADRO 18.4 ▸ Programa de triagem do crescimento da Pensilvânia (EUA)

Em resposta à crescente epidemia de obesidade, alguns estados americanos desenvolveram iniciativas de saúde nas escolas, para começarem a ganhar o controle da situação. Em 2003, o PA Department of Health iniciou o Nutrition and Physical Activity Plan to Prevent Obesity and Related Chronic Diseases. A consciência dos pais em relação à medida de IMC para a idade como ferramenta de medição do crescimento foi estabelecida como um dos objetivos do programa. Ao longo do curso de três anos letivos, o programa obrigou todos os alunos do ensino fundamental e do ensino médio, a terem o IMC para a idade documentado, com notificações enviadas aos pais caso as medidas estivessem fora das normas para a idade. O procedimento conduzido pelo estado inclui a triagem anual da altura e do peso, prestando atenção à velocidade média de crescimento como medida do crescimento normal, e uso de gráficos de crescimento do CDC para determinar o IMC para as estatísticas da idade para cada aluno do distrito. A interpretação dos achados cai em uma das três categorias a seguir:

Peso dentro da faixa aceitável. Mesmo que os achados estejam incluídos dentro da faixa normal dos testes, a notificação dos pais sobre os resultados é recomendada para diminuir a possibilidade de discriminação de um aluno que esteja com sobrepeso.

Peso abaixo do 5º percentil. Inclui o IMC para a idade <5º percentil e a estatura para idade <5º percentil; as recomendações incluem o envio de notificação para a casa dos pais/responsáveis, no momento oportuno, com a recomendação adicional de acmpanhamento para problemas nutricionais com prestador de assistência primária, além de informação sobre programas de suplementação alimentar com base na comunidade.

Peso maior ou igual ao 85º percentil. Inclui um IMC para a idade ≥85º percentil; as recomendações são de notificar os pais, incentivar a alimentação saudável e a prática regular de atividade física, além da recomendação de acompanhamento por profissional da assistência médica primária, para obter pressão arterial, colesterol total, história familiar, avaliação de causas exógenas do sobrepeso e para triagem do diabetes tipo 2.

Adicionalmente, o PA Department of Health exige que cada distrito escolar submeta os dados de cada ano letivo. Em seu *website*, o departamento disponibiliza vários folhetos e recursos acessíveis para que os distritos e as famílias ampliem seus conhecimentos basais sobre a nutrição saudável e o estilo de vida ativo.[39]

www.dsf.health.pa.us

QUADRO 18.5 ▸ Rumo a uma comunidade de bem-estar maior: um fisioterapeuta colabora com a escola elementar da comunidade para assegurar a concessão federal

Por meio do Carol M. White Physical Education Program (PEP), o US Department of Education fornece concessões para as "LEA e organizações de base comunitária (CBO) iniciarem, expandirem ou aprimorarem os programas de educação física, incluindo programas pós-escolares, destinados aos alunos do jardim da infância a 12ª série. Aqueles que ganham as concessões avançam para atender aos padrões do estado".[40] Em 2007, um fisioterapeuta estabeleceu uma parceria com o departamento de educação física e enfermagem de uma escola fundamental da comunidade para conseguir uma concessão de 2 anos no valor de 175 mil dólares. O fisioterapeuta atuou como diretor do projeto e pesquisador principal para receber a concessão, abrindo um novo papel na área de bem-estar. O trecho citado a seguir foi extraído do relatório para a concessão: "O propósito do *The Healthy Kids/Healthy Community Program* é garantir que os estudantes de uma população de alto risco sejam mais saudáveis e, portanto, mais bem capacitados a aprender e que a equipe do Penrose Elementary receba treinamento e suporte adequados para a promoção de um ambiente escolar saudável." Este projeto é uma colaboração entre (escola) e (sistema de saúde) com outros parceiros da comunidade, enfocando as necessidades desta população subatendida e se concentrando particularmente em assegurar o atendimento às necessidades específicas das crianças que já apresentam risco de obesidade na idade adulta. De modo específico, foram identificadas três áreas como pontos focais para este projeto.

1. Os alunos receberão educação nutricional na forma de currículo baseado em aulas e também como um componente dos programas de bem-estar pós-escolares.
2. As crianças identificadas com sobrepeso ou com risco de sobrepeso, conforme estabelecido pelas diretrizes do CDC com base no IMC para a idade maior ou igual ao 85º percentil, serão elegíveis e incentivadas a participarem do programa pós-escolar que será voltado a ensiná-las a adotar um estilo de vida ativo e saudável. Para as crianças com necessidades especiais, um programa à parte enfocará o aumento de seus níveis de atividade por meio da adaptação dos atuais programas de EF/condicionamento ou do estabelecimento de planos individualizados de condicionamento. Os componentes do FITNESSGRAM serão usados para avaliar as alterações de condicionamento relacionadas aos níveis de atividade em grupos aleatórios de alunos.
3. Serão promovidos aumentos abrangentes da atividade moderada a vigorosa ao longo do dia letivo, por meio do aumento do número de atividades no *playground* disponibilizadas a todos os alunos, melhorando, também, a organização na área de recreio. As medidas do FITNESSGRAM integradas ao programa de EF serão usadas para avaliar as alterações no condicionamento geral, com opções crescentes de atividade no intervalo do almoço. Em adição, o desenvolvimento profissional da equipe, no sentido de criar um ambiente escolar saudável, será disponibilizado. Como componente final da busca por um programa inclusivo, os pais são convidados a participar de noites de condicionamento para ampliarem seus conhecimentos e a experiência de bem-estar.

Adotar uma abordagem colaborativa, explorar os recursos disponíveis do (distrito escolar), um programa pós-escolar, profissionais de educação nutricional e usar e treinar a equipe atual nos programas de custo baixo/nulo disponíveis (como o de capital de aluno profissional) tem permitido que o (sistema de saúde), um sistema de saúde de base comunitária com fortes laços com a comunidade, assista a (escola elementar) na utilização de seus conhecimentos em saúde e bem-estar para atender aos padrões vigentes de saúde, segurança e educação física. A meta abrangente do PEP, neste ano, é aumentar os níveis de atividade dos alunos do jardim da infância até a 5ª série para 150 minutos por semana, e dos alunos da 6ª a 8ª série para 225 minutos por semana.

Na *web*, há os seguintes recursos disponíveis desde outubro de 2013 para fisioterapeutas e pacientes pediátricos e seus familiares:

Centers for Disease Control and Prevention (CDC), National Center for Chronic Disease Prevention and Health Promotion. BMI for children and teens growth charts. http://www.cdc.gov/growthcharts

Action for Healthy Kids. http://www.actionforhealthykids.org

American Dietetic Association. http://www.eatright.org

BMI-for-Age Calculator for Children. http://www.cdc.gov/healthyweight/assessing/bmi/

National Institutes of Health. National Heart, Lung, and Blood Institute. Obesity education initiative. http://www.nhlbi.nih.gov/about/oei/index.htm

President's Council on Fitness, Sports & Nutrition. http://www.fitness.gov

The President's Challenge. https://www.presidentschallenge.org

Shapedown: weight management for children and adolescents. http://www.shapedown.com

Shape Up America! Healthy weight for life. http://www.shapeup.org

Child and teen health and nutrition information. http://kidshealth.org/teen/index.jsp?tracking5T_Home

Portion distortion information. www.kidnetic.com

processo de reversão da epidemia de obesidade infantil ainda não foi definido. Como especialistas na área de desenvolvimento motor grosso e como parte de uma resposta mais ampla para otimização da função e melhora do movimento em crianças com obesidade, os fisioterapeutas têm a oportunidade de melhorar a qualidade de vida geral desses pacientes. Há ainda um aspecto adicional a se considerar: a atuação dos fisioterapeutas como educadores de famílias e de comunidades na abordagem da promoção da saúde pediátrica e do bem-estar.

Referências

1. APTA. Guide to physical therapist practice. Second edition. *Phys Ther*. 2001; 81(1):9–746.
2. AMA adopts new policies on second day of voting at annual meeting. Released June 18 2013. www.ama-assn.org/AMA/pub/news/news/2013/2013-06-18-new-AMA-policies-annual-meeting.page. Accessed September 2013.
3. American College of Sports Medicine. *ACSM's Guidelines for Exercise Testing and Exercise Prescription*. Baltimore, MD: Williams and Wilkins; 1995.
4. National Health and Nutrition Examination Survey, 2009–2010. www.cdc.gov/nchs/data/databriefs/DB82.htm. Accessed February 2013.
5. Ogden CL, Carroll MD, Kit BK, et al. Prevalence of obesity and trends in BMI among US children and adolescents, 1999–2010. *JAMA*. 2012;307(5):483–490.
6. Centers for Disease Control and Prevention. NCHS Health E-Stat. www.cdc.gov/NCHS/data/hestat/obesity_Child_07_08/obesity_child_07_08.htm. Accessed March 2013.
7. Nervik D, Martin K, Rundquist P, et al. The relationship between body mass index and gross motor development in children aged 3 to 5 years. *Pediatr Phys Ther*. 2011;23:144–148.
8. White House Task Force on Childhood Obesity Report to the President: Solving the Problem of Childhood Obesity Within a Generation. May 2010. www.letsmove.goc/sites/letsmove.gov/files/TaskForce_on_Childhood_Obesity_May 2010_FullReport.pdf. Accessed March 2013.
9. Prevalence of self-reported obesity among U.S adults. BRFSS 2011 State Obesity Map. http://www.cdc.gov/obesity/data/adult.html. Accessed February 2013.
10. Vision 2020. American Physical Therapy Association. http://www.apta.org/vision2020/. Accessed March 2013.
11. Krebs NF, Himes JH, Jacobson D, et al. Assessment of child and adolescent overweight and obesity. *Pediatrics*. 2007;120(4):S193–S228.
12. Centers for Disease Control and Prevention. Overweight and Obesity. http://www.cdc.gov/obesity/childhood/basics.html. Accessed February 2013.
13. Ebbeling CB, Swain JF, Feldman HA, et al. Effects of dietary composition on energy expenditure during weight-loss maintenance. *JAMA*. 2012;307(24):2627–2634.
14. Ganley KJ, Paterno MV, Miles C, et al. Health related fitness in children and adolescents. *Pediatr Phys Ther*. 2011:23:208–220.
15. FITNESSGRAM. www.cooperinstiture.org/fitnessgram. Accessed May 2013.
16. Lustig RH. Still Believe "A Calorie is Just a Calorie?" Huffington Post Healthy Living. www.huffingtonpost.com/rober-lustig-md/sugar-toxic_b_2759564.html. Accessed October 2013.
17. Gelman L. 3 reasons a calorie is not a calorie. *Reader's Digest*. July 2013;26.
18. 2008 Physical Activity Guidelines for Americans. www.health.gov/paguidelines/pdf/paguide.pdf. Accessed July, 2013.
19. Schlessman AM, et al. The Role of physical therapists in pediatric health promotion and obesity prevention: comparison of attitudes. *Pediatr Phys Ther*. 2011;23:79–86.
20. Whitaker RC, Pepe MS, Wright JA, et al. Early adiposity rebound and the risk of adult obesity. *Pediatrics*. 1998;101(3) e5. http://pediatrics.aappublications.org/content/101/3/e5. Accessed October 2013.
21. Lynn CH, Miller JL. Bariatric surgery for obese adolescents: should surgery be used to treat the childhood obesity epidemic? *Pediatr Health*. 2009;3(1):33–40.
22. Pathare N, Haskvitz EM, Selleck M. Comparison of measures of physical performance among young children who are healthy weight, overweight, or obese. *Pediatr Phys Ther*. 2013;25:291–296.
23. Saebu M. Physical disability and physical activity: a review of the literature on correlates and associations. *Euro J Adapted Phys Activity*. 2010:3(2):37–55.
24. Buffart LM, Westendorp T, van den Berg-Emons RJ, et al. Perceived barriers and facilitators of physical activity in young adults with childhood-onset physical disabilities. *J Rehabil Med*. 2009;41:881–885.
25. Buffart LM, van den Berg-Emons RJ, van Wijlen-Hempel MS, et al. Health related physical fitness of adolescents and young adults with myelomeningocele. *Euro J Appl Physiol*. 2008;103:181–188.
26. Pan CY, Frey GC. Physical activity patterns in youth with autism spectrum disorders. *J Autism Dev Disord*. 2006;36:597–606.
27. Longmuir PE, Bar-Or O. Factors influencing the physical activity levels of youths with physical and sensory disabilities. *Adapted Physical Activity Q*. 2000;17:40–53.
28. Maher C, Williams MT, Olds T, et al. Physical and sedentary activity in adolescents with cerebral palsy. *Dev Med Child Neurol*. 2007;49(6):450–457.
29. Winstein C, et al. The Physical therapy clinical research network (PTClinResNef), methods, efficacy, and benefits of a rehabilitation research network. *Am J Phys Med Rehabil*. 2008;87:937–950.
30. World Health Organization. *International Classification of Functioning, Disability, and Health*. Geneva, Switzerland: World Health Organization; 2001.
31. Forhan M. An analysis of disability models and the application of the ICF to obesity. *Disabil Rehabil*. 2009;31(16):1382–1388.
32. American Academy of Child and Adolescent Psychiatry. Preventing and Managing Medication–Related Weight. www.aacap.org/AACAP/Families_and_Youth/Facts_for_Families/Facts_for_Families_Pages/Preventing_and_Mananging_Medication_Related_Weight_94.aspx. Accessed September 2013.
33. UCLA Department of Medicine. Drug-induced weight gain. www.med.ucla.edu/modules/wfsection/article.php?articleid=371. Accessed September 2013.
34. CHQ: Child Health Questionnaire TM. www.healthactchq.com/chq.php. Accessed October 2013.
35. National Council on Strength and Fitness. Heart rate guidelines for adults and children. National Council on Strength and Fitness. www.ncsf.org/enew/articles/articles-heartrateguidelines.aspx. Accessed September 2013.
36. Lagally KM. Using rating of perceived exertion in physical education. *J Phys Educ Recreation Dance*. 2013;84(5):35–39.
37. Roemmich JN, Barkley JE, Epstein LH, et al. Validity of PCERT and OMNI walk/run ratings of perceived exertion. *Med Science Sports Exercise*. 2006; 38(5):1014–1019.
38. McWhorter JW, Wallmann HW, Alpert PT, et al. The obese child: motivation as a tool for exercise. *J Pediatr Health Care*. 2003;17:11–17.
39. Procedures for the growth screening program for Pennsylvania's school-aged population. www.portal.state.pa.us. Accessed October 2013.
40. Carol M. White physical education program. www2.ed.gov/programs/whitephysed/index.html. Accessed September 2013.
41. Overweight and Obesity. www.cdc.gov/obesity/data/adult.html. Accessed February 2013.
42. van den Berg-Emons, Saris WH, de Barbanson DC, et al. Daily physical activity of school children with spastic diplegia and of healthy control subjects. *J Pediatr*. 1995;127(4):578–584.

19

Distúrbios cardíacos

Heather Hanson

Introdução
Desenvolvimento do sistema cardíaco
    Circulação fetal normal
    Alterações associadas com o nascimento
    Circulação normal após o nascimento
Defeitos cardíacos congênitos
    Defeitos cardíacos congênitos acianóticos
    Defeitos cardíacos cianóticos
Transplante de coração
Exame de fisioterapia
    Histórico
    Valores laboratoriais
    Sinais vitais
    Aparência geral
    Dor

Equipamento e dispositivos
Tegumento
Exame torácico e respiratório
Exame musculoesquelético
Força
Mobilidade funcional
Resistência e capacidade aeróbia
Avaliação de fisioterapia, diagnóstico e prognóstico
    Coordenação, comunicação e documentação
Intervenção de fisioterapia
    Instrução relacionada ao paciente e à família
    Intervenções procedimentais
Resultados de neurodesenvolvimento da CC
Resumo
Estudo de caso

Introdução

A cardiopatia congênita (CC) ocorre com graus variáveis de gravidade, que vão de leve a grave.[1] A CC moderada e grave ocorre em cerca de 2,5 a 3 bebês a cada 1.000 nascimentos, enquanto a CC leve pode ocorrer em até 10 bebês por 1.000.[1] A cada ano, nascem 25 mil bebês com CC e mais de 1 milhão de indivíduos chegam à fase adulta e vivem nos Estados Unidos com CC funcionalmente significativa.[2] As taxas de mortalidade de bebês com CC declinaram drasticamente como resultado dos avanços médicos e cirúrgicos na assistência destinada a esses pacientes, com até 85% dos bebês nascidos com CC sobrevivendo até a fase adulta.[2] Como mais crianças estão sobrevivendo, uma quantidade cada vez maior de pesquisas está sendo conduzida sobre os muitos domínios do neurodesenvolvimento em crianças com todos os tipos de CC, incluindo a cognição, habilidades de linguagem, habilidades motoras grossas e finas, bem como qualidade de vida.[3-11] Os fisioterapeutas pediátricos tendem a encontrar bebês, crianças e adolescentes com distúrbio cardíaco em vários contextos de atuação, como no cenário de cuidado agudo do pré e/ou pós-operatório, em cenários de reabilitação, em escolas e no cuidado domiciliar, ou no cenário ambulatorial. Ao tratar pacientes com CC, o fisioterapeuta deve estar familiarizado com as noções básicas de defeito cardíaco congênito, como isso afeta o sistema cardiovascular da criança durante o exercício, e as complicações prevalentes nessa população. Também é importante notar que a CC comumente acompanha outros distúrbios genéticos ligados a atrasos no desenvolvimento, que podem levar a buscar o fisioterapeuta.[9]

A maioria das anormalidades congênitas do coração pode ser detectada entre 8 e 12 semanas de gestação, quando o tamanho do coração não excede o de um amendoim, embora alguns casos só possam ser diagnosticados mais tardiamente na gestação, por causa das técnicas de imagem e do crescimento do órgão.[12,13] Na maioria dos casos de CC, especula-se que fatores genéticos atuem na aquisição do defeito, porém os padrões de hereditariedade nem sempre são claros e é provável que a condição seja multifatorial.[9,14] Há várias mutações identificadas em genes isolados relacionadas com síndromes genéticas que incluem CC (p. ex., DiGeorge/microdeleção 22q11.2; CHARGE/

deleção CHD7/mutação).[9] Existem numerosos tipos de CC, cada um com sua própria incidência. A Tabela 19.1 lista os defeitos congênitos cardíacos mais comuns e sua incidência na população geral.

Para compreender os vários tipos de CC, é preciso ter conhecimento claro sobre o desenvolvimento, anatomia e fisiologia cardíaca normais. Uma revisão detalhada sobre fisiologia cardiopulmonar está além do escopo deste texto. Para tanto, há numerosos livros excelentes sobre o sistema cardiopulmonar que o leitor pode consultar.[15,16]

Desenvolvimento do sistema cardíaco

No início de sua formação, o coração apresenta quatro componentes principais: (1) tubo cardíaco primitivo; (2) campo cardíaco anterior, secundário; (3) células de campo terciárias; e (4) células da crista neural cardíaca.[12] Esses quatro componentes se combinam de forma modular e eventualmente se desenvolvem em quatro ventrículos básicos no feto. O tubo cardíaco primário forma a maior parte do ventrículo esquerdo; as células do campo anterior secundário se desenvolvem no ventrículo direito e trato de saída; as células do campo terciário contribuem para as câmaras atriais e porções de cada ventrículo. As células da crista neural cardíaca contribuem para o arco aórtico e para as coronárias. As células componentes inflam e se dividem para conectar e formar o coração. Inicialmente, há um único ventrículo que leva a um único vaso de grande calibre chamado tronco arterial e, por fim, os componentes se inclinam e se enrolam em torno de si para formar dois ventrículos que se separam conforme o septo cresce verticalmente, enquanto o tronco arterial se separa nas artérias aorta e pulmonar. As valvas aórtica e pulmonar se desenvolvem, e a artéria pulmonar se enrola ao redor de si mesma até repousar na frente da aorta e se prender ao ventrículo direito. O forame oval continua aberto para permitir a passagem de sangue entre os dois átrios, enquanto o canal arterial (CA) permite uma conexão entre as artérias aorta e pulmonar. O coração de quatro ventrículos estará completo por volta de 8 semanas de gestação, quando os átrios repousarão perto da cabeça do embrião e os ventrículos apontarão na direção dos pés.[12] Em 12 semanas, o coração estará normalmente posicionado no tórax fetal e terá cerca de 8 mm de comprimento.[12] O desenvolvimento é concluído principalmente entre a 10ª e a 12ª semanas de gestação, por isso essas primeiras semanas são o período crítico do desenvolvimento cardíaco. Entre 12 e 17 semanas, o coração dobra de tamanho e, por volta da 21ª semana de gestação, o tamanho do coração será três vezes maior.[12] Durante a vida uterina, o ventrículo direito é dominante, com a maior parte do sangue fetal se desviando dos pulmões e alcançando o ventrículo esquerdo através do forame oval ou pelo CA[17] (Fig. 19.1).

TABELA 19.1 ▶ Incidência de lesões cardíacas congênitas por nascimentos de bebês vivos

Defeitos septais ventriculares	1/1.000
Canal arterial patente (excluindo neonatos prematuros)	1/2.000
Coarctação da aorta	1/2.500
Defeitos septais atriais	1/3.000
Tetralogia de Fallot	1/3.500
Transposição de grandes artérias	1/3.500
Estenose pulmonar	1/4.000
Estenose de valva aórtica	1/4.500
Síndrome do coração esquerdo hipoplásico	1/5.500
Retorno venoso pulmonar anômalo total	1/15.000
Atresia tricúspide	1/15.500
Tronco arterial comum	1/16.000
Atresia pulmonar	1/16.500

Wernovsky G, Gruber P. Common congenital heart disease: presentation, management and outcomes. In: Taeusch H, Ballard R, Gleason C, eds. *Avery's Diseases of the Newborn*. 8ª ed. Filadélfia, PA: Elsevier Saunders; 2004:827–872.

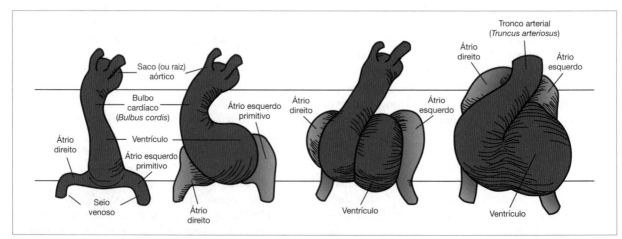

FIGURA 19.1 ▶ Desenvolvimento do sistema cardíaco no feto.

Circulação fetal normal

O coração fetal não depende dos pulmões para a respiração, em virtude da alta resistência pulmonar.[17] Em vez disso, o feto usa a via circulatória de baixa resistência da placenta para obter oxigênio e se livrar do dióxido de carbono (Fig. 19.2). No feto, os ventrículos direito e esquerdo existem em um circuito paralelo. O sangue viaja pela veia umbilical, passa pelo ducto venoso e segue até o coração fetal, através da veia cava inferior, para o átrio direito, e através do forame oval para o átrio esquerdo. A veia cava superior leva ao átrio direito, ventrículo direito, artéria pulmonar, pulmões ou CA, desviando-se dos pulmões, entrando na aorta descendente para perfundir os membros inferiores bilaterais e também o corpo, então segue de volta para a placenta pelas artérias umbilicais.[17] O sangue que viaja pelo ventrículo esquerdo até a aorta perfunde o cérebro e os membros superiores.[17] Todo o sangue que flui através das várias câmaras cardíacas, bem como pelas artérias e veias, é rico em oxigênio. No feto, os vasos da circulação pulmonar sofrem vasoconstrição, levando a uma alta resistência vascular pulmonar.[17] Qualquer sangue que segue para os pulmões, e que é rico em oxigênio, será utilizado para desenvolver e nutrir o tecido pulmonar.

Alterações associadas com o nascimento

Ao nascimento, ocorrem várias alterações no sistema circulatório. A Figura 19.3 mostra a anatomia cardíaca normal antes e após o nascimento. Quando ocorre a primeira respiração, os pulmões se expandem com o ar e a pressão pulmonar cai, o que permite que o sangue flua mais facilmente para dentro dos pulmões.[17] Após alcançar os pulmões, o sangue retorna para o átrio esquerdo e isso faz a pressão se tornar maior à esquerda do septo atrial, em comparação à direita. Esse diferencial de pressão e o aumento dos níveis de oxigênio fazem o forame oval, CA e ducto venoso fecharem funcionalmente pouco após o

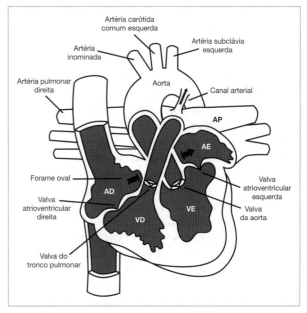

FIGURA 19.2 ▸ Circulação fetal normal.

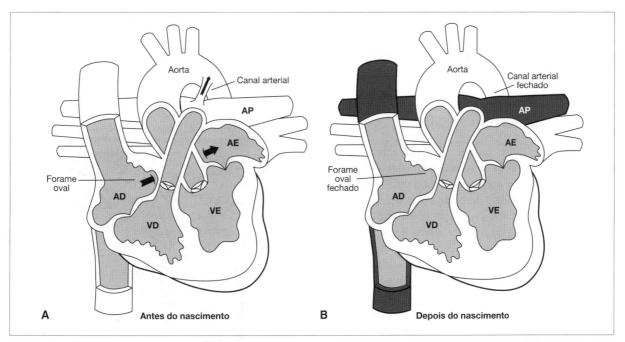

FIGURA 19.3 ▸ Estruturas cardíacas normais (**A**) antes e (**B**) após o nascimento. (Reproduzida de Neill C, Clark EB, Clark C. *From Birth to Adolescence, from Doctor's Office to Playground. The Heart of a Child: What Families Need to Know about Heart Disorders in Children*. Londres: Johns Hopkins University Press; 1992)

nascimento.[17] O forame oval se fecha anatomicamente por volta dos 9 a 30 meses; o CA em aproximadamente 2 a 3 meses; e o ducto venoso em 7 a 14 dias de vida.[17] Agora, o corpo passa a contar com os pulmões para a obtenção de oxigênio e eliminação de dióxido de carbono, mantendo a separação entre o sangue oxigenado e o desoxigenado.

Circulação normal após o nascimento

O coração agora é essencialmente duas bombas que trabalham em uníssono para bombear sangue pelos vasos sanguíneos do corpo. O lado direito do coração recebe sangue desoxigenado proveniente do corpo e o bombeia através da artéria pulmonar para os pulmões. O lado esquerdo recebe sangue oxigenado oriundo dos pulmões e o bombeia através da aorta para o corpo. O sangue entra no átrio direito pelas veias cava inferior e cava superior, passa pela valva atrioventricular direita (valva tricúspide) para o ventrículo direito e, então, para o tronco pulmonar pela valva pulmonar. Esta última consiste em três válvulas semilunares e evita o retorno do sangue para o ventrículo direito, a partir dos pulmões. Em seguida, o sangue segue pela artéria pulmonar para o pulmão e volta através das quatro veias pulmonares que entram na parede posterior do átrio esquerdo, sem valvas nas aberturas. A valva atrioventricular esquerda (antes denominada valva mitral) está localizada entre o átrio e o ventrículo esquerdos, e permite a passagem de sangue oxigenado do átrio esquerdo para o ventrículo esquerdo. Este bombeia o sangue através da valva aórtica, que também tem três válvulas semilunares. A valva aórtica é similar à valva do tronco pulmonar, exceto pelo fato de suas válvulas serem mais espessas e posicionadas de modo ligeiramente diferente. O ventrículo esquerdo exerce maior pressão do que o ventrículo direito na pressão sistêmica mais alta do corpo em comparação aos pulmões. A Figura 19.3B demonstra a anatomia cardíaca normal.

▶ Defeitos cardíacos congênitos

Em qualquer ponto ao longo do desenvolvimento do sistema cardíaco, podem surgir problemas que levam à CC. Pode ser uma via fetal persistente ou um problema em virtude do desenvolvimento do coração. Os defeitos cardíacos congênitos são tradicionalmente classificados pela direção do fluxo sanguíneo alterado (desvio da esquerda para a direita, fluxo sistêmico dependente do canal, fluxo pulmonar dependente do canal, entre outros),[14] de acordo com o nível de gravidade (defeitos leves, moderados ou graves)[1] ou conforme o processo de oxigenação seja ou não afetado. Quando a lesão causa diminuição das saturações do oxigênio no sangue, a lesão é considerada cianótica. Por outro lado, se a saturação de oxigênio no sangue não for afetada, trata-se de uma lesão acianótica. As lesões acianóticas podem bloquear o fluxo sanguíneo para as câmaras cardíacas (fluxo de pressão) ou alterar o volume de sangue que passa pelo coração (fluxo de volume).

Defeitos cardíacos congênitos acianóticos

As lesões acianóticas relacionadas com o volume incluem o canal arterial patente (persistência do canal arterial, PCA), defeitos de septo atrial (DSA), defeitos de septo ventricular (DSV) e defeitos de septo atrioventricular (DSAV). Os DSA e DSV são ilustrados na Figura 19.4. Um aumento do volume de sangue que flui para os pulmões pode ser causado por uma comunicação entre os lados sistêmico e pulmonar da circulação no coração, resultando no desvio do sangue totalmente oxigenado de volta para os pulmões. Esse tipo de fluxo sanguíneo é conhecido como desvio da esquerda para a direita, com excesso de sangue indo para os pulmões e ausência de alteração nas saturações de oxigênio do sangue arterial. Os sintomas associados aos defeitos que levam ao fluxo sanguíneo pulmonar aumentado incluem a respiração rápida, até mesmo durante o sono, como consequência de pulmões congestionados; retardo do crescimento, porque as calorias extras são usadas pela circulação anormal e respiração rápida; sudorese; insuficiência cardíaca; e séria dificuldade de alimentação.[14] As lesões acianóticas relacionadas à pressão incluem a coarctação da aorta, estenose aórtica e estenose pulmonar, que levam à pressão aumentada conforme o sangue deixa um ou outro ventrículo. Essas lesões são demonstradas na Figura 19.5A-C.

Canal arterial patente

A PCA está associada com rubéola materna e prematuridade. Ocorre quando a comunicação fetal entre a aor-

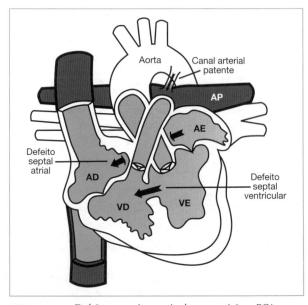

FIGURA 19.4 ▶ Defeitos septais ventriculares e atriais, e PCA.

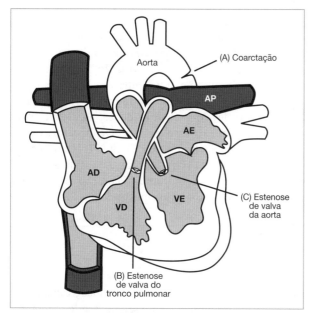

FIGURA 19.5 ▸ Vários defeitos cardíacos congênitos comuns. (**A**) coarctação da aorta; (**B**) estenose de valva do tronco pulmonar; (**C**) estenose de valva da aorta.

ta e a artéria pulmonar (CA descrito anteriormente) continua aberta após o nascimento e permite a passagem do fluxo sanguíneo entre os dois vasos. Quando o desvio não se fecha como deveria, trata-se de PCA, e a pressão diferencial entre os lados esquerdo e direito do coração faz com que uma quantidade excessiva de sangue siga para os pulmões. Os sintomas dependem do tamanho da abertura e do grau de prematuridade. Uma abertura ampla pode causar congestão pulmonar, insuficiência cardíaca congestiva (ICC) e edema. É possível administrar indometacina para diminuir a produção de prostaglandina e assim fechar a PCA em bebês prematuros. Em bebês nascidos a termo, pode haver necessidade de cirurgia se as prostaglandinas não puderem fechar o CA (Fig. 19.4).

Defeitos de septo atrial

O DSA consiste em um orifício na parede que separa os átrios. É mais frequentemente causado pela persistência do forame oval, em que não há o devido fechamento do orifício oval localizado na parede atrial, que deveria ocorrer logo após o nascimento. Muitos DSA se fecham espontaneamente nos primeiros anos de vida. Se o fechamento não ocorrer, decorridos muitos anos, o DSA acarretará baixa pressão no átrio e, em consequência, resultará na ampliação gradual do átrio e ventrículo direitos. Entre os sintomas, estão um sopro cardíaco, hiperatividade do ventrículo direito e artéria pulmonar ampla. A cirurgia em geral é realizada quando o DSA continua aberto aos 2 a 3 anos de idade.[14] A cirurgia normalmente inclui a colocação de um adesivo Dacron ou a inserção de um dispositivo em concha por cateter. Alguns cirurgiões instituem a anticoagulação até 6 meses de pós-operatório, para prevenir a coagulação.

Defeitos de septo ventricular

O septo ventricular consiste em três áreas distintas que se fundem para formar a parede muscular sólida única dos ventrículos. O DSV ocorre quando essa fusão falha. Com o DSV, uma parte do sangue rico em oxigênio presente no ventrículo esquerdo e que deveria ser bombeado através da aorta é diretamente ejetado no ventrículo direito, através de um orifício na parede ventricular. Até 50% dos DSV pequenos se fecham espontaneamente e jamais se tornam sintomáticos.[14] Com um defeito amplo, o excesso de sangue vai para o pulmão e causa congestão pulmonar que, por sua vez, leva à falta de ar. Um grande volume de sangue retorna dos pulmões para o coração esquerdo que, com o passar do tempo, se torna sobrecarregado e aumentado. Pode ocorrer até mesmo insuficiência cardíaca, causando edema nos pulmões e em outros tecidos corporais. Para indivíduos com DSV amplo, os sinais e sintomas incluem dispneia, dificuldades de alimentação, desenvolvimento precário, transpiração profusa, infecções pulmonares recorrentes, insuficiência cardíaca no início da infância, desconforto respiratório e falha de crescimento. Se o DSV se tornar sintomático, haverá necessidade de cirurgia, similar à cirurgia necessária em casos de DSA, com adesivo Dacron para fechamento do defeito na parede ventricular.

Defeitos de septo atrioventricular

O DSAV completo envolve a porção do coração em que o septo atrial encontra o septo ventricular, bem como as valvas atrioventriculares esquerda e direita. O resultado é um amplo orifício que engloba o septo e a presença de uma valva ampla em ambos os lados. Quando o defeito inclui o septo inteiro, é considerado um canal atrioventricular comum (CAVC) completo. O fluxo sanguíneo se desvia da esquerda para a direita, por ação da maior força gerada pelo miocárdio esquerdo. Os sinais e sintomas incluem a congestão pulmonar, hipertensão pulmonar, esforço respiratório aumentado e intolerância alimentar. Os DSAV estão associados com a síndrome de Down: 70% dos pacientes com CAVC têm síndrome de Down.[14] Esse defeito necessitará de cirurgia nos primeiros meses de vida.

Coarctação da aorta

Na coarctação da aorta, ela é comprimida ou estreitada após deixar o coração. Esse defeito aumenta a pressão nas artérias que estão mais próximas do coração, cabeça e braços, causando hipertensão corporal superior e circulação reduzida com pulsos diminuídos nos membros inferiores. A coarctação em recém-nascidos somente se torna evidente após o fechamento do CA, e a obstrução do fluxo sanguíneo a partir do ventrículo esquerdo resulta em insuficiência cardíaca e choque, fazendo-se necessário o suporte respiratório e a prescrição de prostaglandina E_1 para reabrir o canal.[14] O problema ocorre após o fechamento do CA porque, ao se fechar, o canal se estreita em um cordão fino e, como um nó, esse cordão comprime a aorta, tornando-a mais estreita onde o CA estava localizado. O ventrículo esquerdo então tem que bombear sangue diretamente através da constrição, muitas vezes resultando em insuficiência ventricular esquerda e sintomas que incluem esforço respiratório aumentado, sudorese e sibilos. Em crianças maiores, os sintomas podem incluir cefaleia, cãibras nas pernas e aparência pálida. A pressão arterial difere dos membros superiores (alta) para os membros inferiores (baixa). A maioria das crianças necessita de cirurgia para remover a constrição e reconectar a aorta.[14] Em 10 a 15% das crianças, ocorre recoarctação com necessidade de intervenção adicional, muitas vezes com uso de dilatação por balão via angioplastia.[14]

Estenose aórtica

A estenose aórtica ocorre quando há fusão, espessamento ou estreitamento da valva da aorta. Esse defeito valvar leva à obstrução do fluxo a partir do ventrículo esquerdo para a aorta, aumentando o esforço do ventrículo esquerdo para bombear para o corpo. A estenose aórtica frequentemente é identificada ao nascimento, quando um bebê está gravemente enfermo, com insuficiência ventricular esquerda e choque.[14] Quando identificada mais tarde, os sinais e sintomas podem incluir fadiga, murmúrio, dor torácica, desmaio ou arritmia. As opções de intervenção cirúrgica incluem o uso de dilatação com balão por cateterismo, realização de valvuloplastia para separar folhetos valvares fundidos ou substituição por valva artificial.

Estenose pulmonar

A estenose pulmonar ocorre quando há fusão, espessamento ou ausência da valva do tronco pulmonar, ou espessamento da área abaixo ou acima da valva. Essa estenose leva à obstrução da valva do tronco pulmonar, causando aumento do esforço do ventrículo direito para bombear para os pulmões. Os sinais e sintomas podem incluir desconforto respiratório, fadiga, murmúrio ou dor torácica. Assim como para a estenose aórtica, as opções de intervenção cirúrgica incluem o uso de dilatação por balão por cateterismo, realização de valvuloplastia para separação de folhetos fundidos da valva, ou uso de um homoenxerto para substituir a artéria ou valva estenosada.[14]

Defeitos cardíacos cianóticos

O defeito cardíaco cianótico causa diminuição da saturação de oxigênio e isso confere aos lábios, dedos dos pés, leitos ungueais dos dedos dos pés e unhas dos dedos das mãos uma tonalidade azulada (do grego *cyanosis*, cor azul). A resultante dessaturação crônica do oxigênio arterial estimula a eritropoiese, formação de hemácias aumentada, que resulta em policitemia, uma superabundância de hemácias. Essa condição aumenta a viscosidade do sangue e isso eleva o risco de acidente vascular encefálico e problemas microvasculares. Os defeitos cardíacos cianóticos incluem a tetralogia de Fallot (TF), transposição das grandes artérias (TGA), dupla via de saída do ventrículo direito (DVD) e síndrome do coração esquerdo hipoplásico (SCEH), conforme mostrado nas Figuras 19.6-19.9.

Tetralogia de Fallot

A TF é o defeito cardíaco congênito cianótico mais comum e tem quatro componentes.[14] O primeiro componente básico é um DSV amplo com o sangue sendo livremente misturado entre os ventrículos. O segundo componente é a estenose pulmonar, que causa obstrução do trato de saída ventricular direito. O terceiro componente é a aorta posicionada acima do DSV (aorta primitiva). Por fim, a hipertrofia do ventrículo direito é causada pela pressão aumentada decorrente da obstrução do fluxo de saída ventricular direito. O fluxo sanguíneo para a artéria pulmonar está obstruído, então o sangue pobre em oxigênio segue o caminho mais fácil e entra na aorta, em vez da artéria pulmonar. Os níveis diminuídos de oxigênio resultantes nas artérias e tecidos do corpo causam cianose acompanhada de sintomas de cansaço fácil, desmaio e choque.[14] A correção cirúrgica para otimização dos resultados é normalmente realizada o mais cedo possível na vida da criança.[14] A Figura 19.6 ilustra a TF.

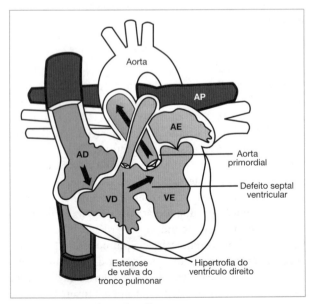

FIGURA 19.6 ▸ Tetralogia de Fallot.

TGA e DVD

A TGA (Fig. 19.7) ocorre quando a artéria aórtica surge a partir do ventrículo direito, e a artéria pulmonar, a partir do ventrículo esquerdo.[14] Esses erros fazem o sangue desoxigenado circular pelo corpo e o sangue já oxigenado voltar para os pulmões. No DVD (Fig. 19.8), a aorta e a artéria pulmonar surgem a partir do ventrículo direito. A única saída do ventrículo esquerdo é através de um DSV, que desvia o sangue para dentro do ventrículo direito e causa a mistura do sangue oxigenado com o sangue desoxigenado que deixa o coração.[14] Os sinais e sintomas incluem cianose, má alimentação, ganho de peso precário, apetite diminuído e frequência respiratória aumentada. Um terço das crianças com TGA requerem intervenção urgente em questão de horas após o nascimento, para criação de um DSA que permita a mistura de sangue. Todas as crianças com TGA por fim são submetidas a uma cirurgia de troca arterial, para reparação do defeito, poucos dias após o nascimento.[14]

Síndrome do coração esquerdo hipoplásico

A SCEH é a mais grave de todas as malformações congênitas, com o prognóstico mais desfavorável (Fig. 19.9). Na SCEH, o ventrículo esquerdo está subdesenvolvido ou ausente, enquanto a valva atrioventricular esquerda e/ou a valva da aorta está atrética ou pequena demais. A presença de um PCA mantém a criança viva ao possibilitar que o fluxo oriundo do átrio esquerdo volte para o coração direito. Os sinais e sintomas incluem cianose, má alimentação, ganho de peso precário, esforço respiratório aumentado, letargia e, por fim, choque e insuficiência de múltiplos órgãos. Os sintomas em geral são mínimos, até o fechamento do CA. Manter o CA aberto com prostaglandina E_1 até que a cirurgia possa ser realizada mantém a criança viva. Crianças com SCEH normalmente passam por um reparo em três estágios.[18] No primeiro estágio, o desvio de Blalock-Taussig ou procedimento de Norwood, um *shunt* é colocado entre as artérias inominada ou aorta

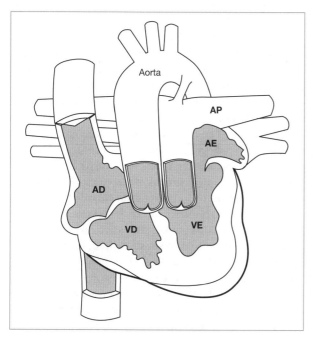

FIGURA 19.7 ▸ Transposição de grandes artérias.

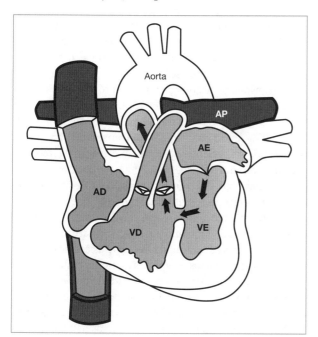

FIGURA 19.8 ▸ Ventrículo direito de saída dupla.

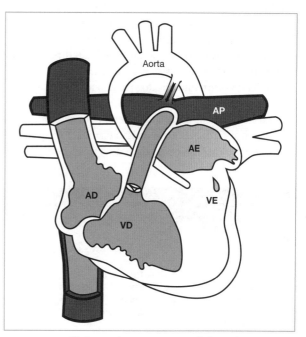

FIGURA 19.9 ▸ Síndrome do coração esquerdo hipoplásico.

e pulmonar, para equilibrar o fluxo sanguíneo entre o coração e os pulmões. Isso ocorre normalmente durante os primeiros meses de vida. O segundo estágio, que é o procedimento bidirecional de Glenn, ocorre por volta dos 8 meses de idade. Nessa operação, o *shunt* é abaixado e a veia cava superior é conectada à artéria pulmonar, permitindo a oxigenação de mais sangue venoso. A veia cava inferior ainda não segue para os pulmões. O estágio final, ou cirurgia de Fontan, é normalmente conduzido entre 3 e 6 anos de idade.[18,19] A veia cava inferior é conectada diretamente à artéria pulmonar e uma abertura ou fenestração é criada para permitir que sangue extra volte ao átrio direito. Após a conclusão da Fontan, todo o sangue venoso passa a ir para os pulmões. Esse reparo em estágios é uma cirurgia paliativa e pode ter complicações tardias.[18,19] Se a paliação falhar, o transplante de coração poderá ser sugerido como opção.[18]

Transplante de coração

O transplante de coração pode ser recomendado para crianças com previsão de sobrevivência inferior a 2 anos, em consequência de uma insuficiência cardíaca que pode estar associada com CC, mas também pode ser causada por cardiomiopatia. A insuficiência cardíaca congestiva (ICC) é uma síndrome que envolve numerosos mecanismos fisiopatológicos e compensatórios em uma tentativa do corpo de manter a ejeção ventricular normal de sangue do coração para os órgãos vitais. A insuficiência cardíaca direita se manifesta com hepatomegalia, edema periférico e cianose. A insuficiência cardíaca esquerda se manifesta com edema pulmonar e perfusão precária. As manifestações clínicas da ICC são listadas na Tabela 19.2. A insuficiência cardíaca ocorre em algumas crianças com CC em virtude da natureza de seus sistemas circulatórios artificiais. Por exemplo, o uso do ventrículo direito como ventrículo de circulação sistêmica principal pode acarretar a falha do ventrículo direito, que não foi projetado para bombear contra as pressões sistêmicas.[19]

O transplante de coração em geral é considerado para crianças com cardiopatia em estágio terminal irresponsiva ao tratamento médico, ou quando uma intervenção cirúrgica convencional não constitui uma opção viável nem realista.[20,21] O transplante é verdadeiramente a troca de um conjunto de circunstâncias letais indesejáveis por outro conjunto de circunstâncias. O transplante impõe um risco vitalício de perda de enxerto (rejeição aguda e crônica), coronariopatia do enxerto, falência inespecífica do enxerto, morte por infecção, oncogênese e falência de outros órgãos.[21] A CC e a cardiomiopatia são responsáveis por 90% dos transplantes de coração pediátricos. Dois terços dos transplantes cardíacos feitos em *bebês* são decorrentes de CC, enquanto dois terços dos transplantes cardíacos feitos em *adolescentes* são devidos à cardiomiopatia.[21,22] Em 2009 (relatos mais recentes), foram realizados quase 550 transplantes de coração com uma distribuição uniformemente dispersa entre três faixas etárias (bebês, crianças de 1 a 10 anos e adolescentes).[22] No primeiro ano de vida, as crianças com um único ventrículo (como na SCEH e DVD) apresentam o maior risco de necessidade de transplante.[21]

Uma cirurgia de transplante de coração envolve a excisão do coração original, inserção do coração doado e, por fim, realização de uma reanastomose de átrios e grandes artérias ao coração doado. O nervo vago é removido e os nervos cardíacos simpáticos são cortados. Isso significa que o coração transplantado é denervado. Sem o nervo vago, há perda do controle simpático do coração, com consequente alteração da resposta de frequência cardíaca, aumento da frequência cardíaca em repouso e menor elevação da frequência cardíaca com o esforço.[20,23]

Os dados de sobrevivência continuam a melhorar a cada ano, graças ao refinamento das técnicas e do manejo pós-operatório.[21] A taxa de sobrevivência geral de 5 anos para transplante cardíaco pediátrico é de aproximadamente 70%. A sobrevivência média (idade em que 50% dos receptores continuam vivos) para crianças que recebem transplantes é 18,4 anos com o transplante recebido na primeira infância; 16,4 anos durante a infância; e 12 anos com o transplante realizado na adolescência.[22]

O transplante de coração tem seu próprio conjunto de circunstâncias, que precisa ser conhecido pelo fisioterapeuta. Esses profissionais precisam ter ciência, sobretudo, da denervação do coração após o transplante. Imediatamente após, os pacientes apresentam elevação da frequência cardíaca em repouso, frequência cardíaca mais baixa durante o esforço, e menor recuperação da frequência cardíaca.[23] Um estudo longitudinal mostrou que a cada ano após o transplante, a frequência cardíaca do paciente em repouso diminui, enquanto a frequência cardíaca durante o esforço e a recuperação da frequência cardíaca aumentam. Isso sugere que os receptores de transplante cardíaco pediátrico podem apresentar capacidade de reinervação em longo prazo.[23] Para o fisioterpeuta, isso significa que os aquecimentos e resfriamentos são vitais para o exercício, tema sobre o qual falaremos com mais detalhes adiante, neste mesmo capítulo.

TABELA 19.2 ▸ Apresentação clínica da ICC	
Início da respiração rápida	Alteração do comportamento
Edema	Irritabilidade
Fadiga	Sudorese excessiva
Má alimentação	Vômitos
Oligúria	Taquicardia
Veia pulmonar/sistêmica	Vasoconstrição periférica
Ingurgitamento	Sibilos
Taquipneia	Alargamento nasal
Retrações torácicas	
Falha de desenvolvimento	

Exame de fisioterapia

Histórico

O exame de fisioterapia deve começar com a obtenção de um histórico abrangente, que inclua informação demográfica, médica/cirúrgica, familiar e social, do desenvolvimento neuromotor e principais queixas. A demografia do paciente e sua família inclui idade, data de nascimento, idioma principal e etnia. É importante reconhecer que chegam famílias de todas as parte do mundo nos centros que realizam cirurgias delicadas em crianças com CC. A família deve ser parte integral da intervenção de fisioterapia, por isso conhecer a estrutura, cultura e antecedentes da família do paciente ajudará a envolvê-los em todos os aspectos da assistência prestada à criança.[24] Uma discussão completa sobre a assistência centralizada na família é encontrada no Capítulo 1.

Em seguida, é preciso reunir dados do histórico médico e cirúrgico, que podem ser bastante complexos em crianças com CC, incluindo diversas cirurgias, complicações médicas ou comorbidades. É importante obter um histórico abrangente e preciso, que fornecerá um quadro do curso médico da criança. As medicações tomadas pela criança devem ser documentadas, incluindo os anticoagulantes do sangue (p. ex., Lovenox/enoxaparina; Coumadin/varfarina), anti-arrítmicos e imunossupressores. Estas medicações têm efeitos colaterais, como aumento do risco de sangramento, que devem ser considerados para o tratamento de fisioterapia. O histórico do nascimento deve ser obtido, incluindo a informação sobre a criança ter nascido a termo ou prematuramente, e se o diagnóstico de CC foi estabelecido no pré- ou no pós-natal. Os dados do histórico social devem ser reunidos, particularmente em virtude dos numerosos estresses a que a família é submetida com uma criança portadora de CC. O histórico social deve conter a descrição das condições de vida, incluindo a disposição da casa (escadas etc.), quais familiares vivem em casa, quem estará envolvido nos cuidados da criança, e se esta frequenta a escola ou uma creche, recebe educação, ou se vive em internato ou mora com um cuidador. Essa informação pode ajudar a determinar quem precisa ser envolvido na assistência, bem como as recomendações para a alta ou as necessidades de educação/treinamento. Os dados de histórico familiar também são informações importantes a serem reunidas, incluindo a ordem de parto, irmãos ou parentes com CC, ou outro histórico médico. Pode ser relevante discutir com os familiares o fato de uma criança com CC ser muito diferente, por exemplo, de um tio que tenha morrido por aterosclerose.

O histórico do desenvolvimento reune informações sobre as conquistas das habilidades motoras e inclui a idade em que a criança atingiu diversos marcos referenciais de desenvolvimento. A criança ou seus irmãos estão recebendo os primeiros serviços de intervenção ou já receberam outras terapias? Um histórico de desenvolvimento também deve incluir perguntas sobre horários diários, padrões de sono, nível funcional anterior e habilidade de realizar atividades da vida diária (AVD).

Um componente final da reunião de dados do histórico é a queixa principal da criança e de sua família. As principais queixas para bebês com CC em geral são a alimentação precária, falha de crescimento ou atraso em alcançar os marcos referenciais no desenvolvimento. As principais queixas para adolescentes são frequentemente a letargia, fadiga, mal-estar geral e intolerância ao exercício. É importante saber o que a família acredita ser o principal motivo da internação, episódio de terapia ambulatorial ou serviços iniciais de intervenção. A obtenção de um histórico completo dos sinais e sintomas ajudará o fisioterapeuta a determinar as técnicas de exame apropriadas.

Valores laboratoriais

Numerosos valores laboratoriais são importantes para o fisioterapeuta. Destes, o mais básico é o hemograma completo (HC). O HC fornece informação sobre os níveis de hemoglobina, leucócitos e outras funções básicas. Além do HC, algumas crianças podem ter razão normalizada internacional (RNI) ou níveis de anti-Xa indicativos do grau de afinamento ou espessamento do sangue. Um valor mais alto indica que o sangue está mais fino e representa risco aumentado de sangramento, enquanto um valor mais baixo representa risco aumentado de coagulação. Se a criança passou por cateterismo cardíaco recente, os valores obtidos a partir do procedimento identificam as pressões centrais e saturações de oxigênio. Esses valores fornecem o padrão para o grau de mistura que ocorre entre o sangue oxigenado e o sangue desoxigenado, bem como o grau de alteração das pressões centrais. Conforme as saturações de oxigênio diminuem, pode haver aumento crescente das queixas de fadiga, tontura, letargia e mal-estar geral. A Figura 19.10 mostra os valores de cateterismo cardíaco normais para várias câmaras cardíacas. Os valores nos círculos são as saturações de oxigênio, enquanto os outros valores são as pressões normais para as várias câmaras e vasos do coração.

O cateterismo cardíaco é um exame invasivo em que os cateteres são inseridos em uma veia da virilha e avançados para dentro do coração, sob orientação fluoroscópica. O cateter entra nos sistemas arterial e venoso sistêmicos, para medir as pressões hemodinâmicas e saturações de oxigênio. Material radiográfico pode ser injetado através dos cateteres, para obtenção de cinerradiografias do coração e de suas estruturas. As pressões no ventrículo direito e artéria pulmonar geralmente correspondem a um quinto das pressões no ventrículo esquerdo e na aorta, porque a alta pressão sistêmica no lado esquerdo do coração deve preponderar para bombear sangue para fora da aor-

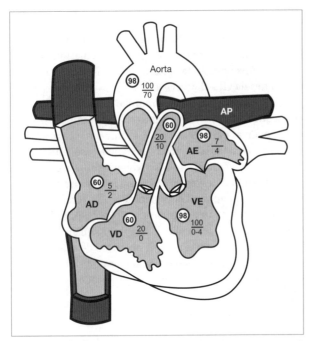

FIGURA 19.10 ▸ Valores de cateterismo cardíaco no coração normal.

ta. O coração direito é o lado desoxigenado e em geral apresenta saturações de 60 %. O coração esquerdo é o lado oxigenado, com saturações de oxigênio altas da ordem de 90 s (98 a 100%).

Valores de gases arteriais apropriados à idade

O sangue arterial é a forma mais confiável de acessar o transporte de O_2 (Tab. 19.3). A hipoventilação causa desvio para a direita na curva de dissociação de oxi-hemoglobina normal, com aumento de CO_2 e diminuição do pH, causando acidose respiratória. A hiperventilação causa desvio para a esquerda com diminuição de CO_2 e aumento do pH, causando alcalose respiratória. Uma PaO_2 de 60 a 80 mmHg corresponde a uma SaO_2 de 90 a 95%, que significa hipóxia leve. Uma PaO_2 de 40 a 60 mmHg corresponde a uma SaO_2 de 60 a 90% ou hipóxia moderada. Uma PaO_2 <40 mmHg corresponde a uma SaO_2 <60% e é considerada hipóxia grave.

Sinais vitais

A determinação dos gases arteriais muitas vezes requer a colocação de uma linha invasiva e nem sempre é indicada. Os oxímetros de pulso podem fornecer um valor aproximado para saturações. Outros sinais vitais a considerar são a frequência cardíaca, pressão arterial e frequência respiratória. Considere esses valores para pacientes em repouso e observe como mudam em função das mudanças de posição e da atividade, para dar uma indicação da resposta cardiovascular da criança à atividade. As tendências dos sinais vitais são muito importantes. Quando possível,

TABELA 19.3 ▸ Gases arteriais apropriados para a idade			
	pH	PCO_2	PO_2
Bebê prematuro, em 1-5 h	7,29-7,37	39-56	52-67
Bebê a termo, em 5 h	7,31-7,37	32-39	62-86
Bebês prematuro e a termo, em 5 dias	7,34-7,42	32-41	62-92
Crianças, adolescentes, adultos	7,35-7,45	35-45	80-100

uma faixa de ritmo cardíaco em repouso deve ser examinada para arritmia. Uma taquicardia sinusal comumente é encontrada em resposta a um débito cardíaco baixo. É preciso estar alerta para outras condições (p. ex., transplantes) que possam ter impacto sobre a frequência cardíaca ou os ritmos, conforme observado anteriormente. Certifique-se de monitorar os sinais vitais ao avaliar a força, mobilidade funcional e tolerância ao exercício.

Aparência geral

Durante o exame físico de uma criança, deve-se discutir sempre com os pais a melhor forma de abordar o bebê/criança em fase de engatinhar. Para crianças pequenas, começar com brincadeira quando possível. Deixe que explorem o equipamento disponível, incluindo estetoscópio ou esfigmomanômetro. Para adolescentes, explique o propósito da presença e explique também a eles e aos seus cuidadores o que será feito. Descreva as atividades que serão conduzidas de maneira apropriada para a idade e a cognição. Essa explicação deve preceder o exame real. Ao se apresentar e explicar o seu papel, avalie o estado de consciência da criança. Algumas crianças com CC estarão muito enfermas no momento do exame inicial. Alguns pacientes podem apresentar bloqueio musculoesquelético, em virtude da incapacidade de seu sistema cardiovascular de tolerar qualquer movimento ou excitação, enquanto outros podem estar mais levemente sedados ou engajados por completo. O estado de consciência determinará o nível de cooperação de que o paciente é capaz ao receber comandos simples, apropriados para sua idade. Deve ser documentado o uso ou a descontinuação de quaisquer equipamentos ou dispositivos de suporte, para que o fisioterapeuta tenha uma noção do estado de saúde atual e passado, bem como para começar a considerar as necessidades de posicionamento e tratamento de cicatriz. Esses dispositivos e linhas variarão por ajustes e acuidade, e serão discutidos de forma mais detalhada adiante, neste mesmo capítulo. Avalie a criança quanto à presença de edema ou ascite, que podem resultar de retenção de líquido ou sobrecarga hídrica abdominal quando o coração perde a capacidade de manter um débito cardíaco adequado. Observe a cor geral – a anemia causa palidez; a policitemia causa pletora; e a dessaturação de oxigênio causa cianose. O tipo corporal do indivíduo deve ser avaliado como caquético, obeso ou apropriado para a idade.

Dor

A dor deve ser bem documentada com escalas de dor conforme a idade. Para crianças capazes de verbalizar e avaliar a própria dor, é preferível obter um autorrelato de dor com o uso de uma escala visual analógica (EVA) ou da escala FACES de Wong-Baker.[25,26] Uma escala de dor observacional/comportamental pode ser usada, incluindo a escala FLACC (*face* [face], *legs* [pernas], *activity* [atividade], *cry* [choro], *consolability* [consolabilidade]) ou a escala COMFORT, que foram validadas para bebês e crianças pequenas,[27] no tratamento cardíaco pós-operatório,[28] e para crianças com doença grave em contextos de cuidado intensivo.[29,30]

Uma escala de classificação simples ou escala EVA consiste em fazer as crianças avaliarem a própria dor em uma escala de 0 a 10, ou fazerem marcas em uma linha de 10 cm, com 0 sendo indolor e 10 a pior dor.[26] A escala FACES de Wong-Baker é destinada a crianças com idade cognitiva de 3 a 7 anos e usa uma escala EVA que vai de doído até o mais doído de todos.[25] A escala de avaliação FLACC é uma escala comportamental que faz o avaliador observar cinco categorias: face, pernas, atividade, choro e consolabilidade. Cada categoria é pontuada de 0 a 2: 0 indica comportamento relaxado e calmo; 1 indica intensificação dos comportamentos de dor observados; e 2 é a dor mais intensa em cada categoria. Dessa forma, um escore total igual a 10 significa a pior dor e a faixa de escores vai de 0 a 10.[27] A escala COMFORT, outra escala comportamental, faz o observador examinar e avaliar sete áreas: alerta, calma, resposta respiratória, choro, movimento físico, tônus muscular e tensão facial. Cada área é classificada de 1 a 5, em que 1 indica dor mínima e 5 indica dor máxima, com o escore máximo igual a 35.[29] O manejo da dor é muito importante, porque exerce impacto sobre o movimento e a função respiratória. Você se tornará mais capaz de tratar seus pacientes se puder contar com um controle eficiente da dor. Isso pode significar solicitar um período dirigido para medicação contra a dor e agendamento de terapia relacionado com as medicações para dor.

Equipamento e dispositivos

A maioria das crianças com CC no contexto de internação terá monitores cardiorrespiratórios e oxímetro de pulso monitorando continuamente seus sinais vitais. Muitas crianças terão uma linha intravenosa periférica, linha arterial ou linha central. Uma linha arterial é inserida diretamente na artéria e pode ser usada para monitorar de forma contínua a pressão arterial e os gases arteriais. A linha central, como uma porta ou cateter de Broviac, é inserida na circulação central e usada para administrar medicações ou líquidos, ou para extrair sangue. Um cateter central perifericamente inserido também é uma linha central colocada mais distalmente ao coração, em geral em um braço. No pós-operatório, os pacientes podem ter tubos torácicos instalados para ajudar a drenar líquido. Algumas crianças podem ter suplemento de oxigênio distribuído por máscaras de oxigênio, cânulas nasais ou tendas de oxigênio. Pacientes com necessidade de suplemento nutricional podem ter tubos nasogástricos ou de gastrostomia.

Como as crianças necessitam de mais suporte, outros equipamentos ou dispositivos podem ser introduzidos, incluindo fios de marca-passo, ventilação mecânica, oxigenação por membrana extracorpórea (ECMO, na sigla em inglês) ou dispositivos de assistência ventricular (DAV). Os fios de marca-passo são instalados centralmente no coração, para atender às necessidades emergenciais de intervenção elétrica para o coração e, em geral, são removidos em 7 dias de pós-operatório. Essas linhas devem ser tratadas com respeito e cuidado, e os pacientes com fios de marca-passo instalados podem não ter estabilidade para realizar atividades fora do leito.

A ECMO é similar a um aparelho de coração-pulmão, pois fornece um coração e um pulmão artificiais fora do corpo. A máquina adiciona oxigênio ao sangue e remove dióxido de carbono, dando ao coração e aos pulmões do paciente tempo para descansar e cicatrizar. A ECMO não cura a doença, apenas fornece suporte fisiológico à criança durante sua cura. Entre as indicações para ECMO, estão a rejeição aguda ao transplante e a insuficiência respiratória. A ECMO geralmente é usada para tratamento de curto prazo e é considerada uma ponte para o transplante ou a recuperação.[31] A Figura 19.11 mostra uma criança recebendo ECMO. Durante a ECMO, o fisioterapeuta fornecerá um programa de posicionamento para manter a orientação dos membros na linha média do corpo, em especial os membros inferiores, para prevenção de contraturas. É importante não torcer o circuito do fluxo sanguíneo, por isso a amplitude de movimento passiva de algumas articulações pode ser contraindicada. A ECMO está associada a muitas sequelas, incluindo acidente vascular encefálico, necrose de membros (sobretudo distalmente) e trombose. É importante estar ciente dessas sequelas durante a remoção da criança da ECMO.

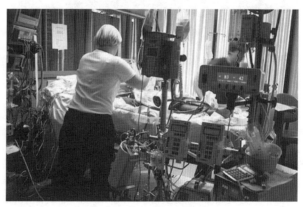

FIGURA 19.11 ▸ Uma criança recebendo ECMO.

O DAV é um dispositivo externo que ajuda o ventrículo direito ou esquerdo a bombear sangue. O DAV esquerdo ajudará a bombear para a circulação sistêmica, enquanto o DAV direito ajudará a bombear para a circulação pulmonar. Os adultos têm usado DAV há muitos anos, incluindo as opções de dispositivos internos. Até o presente, somente as opções de DAV externo são aprovados para uso em crianças de todas as idades, embora opções de dispositivos internos para a população pediátrica estejam sendo desenvolvidos.[31]

Os DAV podem ser usados por período prolongado, muitas vezes como ponte para o transplante, permitindo o condicionamento e treinamento durante a espera pelo transplante.[32] O DAV monitora a frequência cardíaca, volume sistólico e débito cardíaco, mas a pressão arterial e a saturação de oxigênio são monitoradas manualmente. É importante considerar os relatos subjetivos de esforço, dor e dispneia.[32] A literatura sugere que os pacientes devem participar na mobilização inicial, assim que a estabilidade médica for alcançada, após a instalação do DAV.[32] O treino com exercícios deve progredir de acordo com a tolerância, enquanto o DAV permanecer instalado. Uma criança com DAV esquerdo pode ser vista deambulando na Figura 19.12. Pode ser útil fazer os pacientes com DAV usarem um suporte atlético ou cinta abdominal para realizar atividades em posição vertical.

A ventilação mecânica é usada no pré- e no pós-operatório, em crianças com CC. No pré-operatório, o ventilador é usado para auxiliar a respiração durante o desconforto respiratório. No pós-operatório, é usado durante o retorno à respiração independente. O ventilador pode ser conectado a um tubo endotraqueal ou tubo de traqueostomia. Um tubo endotraqueal pode ser colocado no nariz ou na boca, para auxiliar a respiração. A Figura 19.13 mostra um paciente em pós-operatório usando tubo nasotraqueal. A sucção das vias aéreas para manter a criança livre de secreções é essencialmente valiosa quando a criança está entubada. É preciso garantir sempre que os tubos do ventilador estejam livres de água para que seja possível ouvir os sons respiratórios, uma vez que a água pode distorcer os sons reais. Se os fisioterapeutas não realizarem a sucção no local onde você está, certifique-se de que o profissional capacitado a fazer esse procedimento na criança esteja ciente das suas intervenções, caso haja necessidade de fazer sucção durante o tratamento. Se as vias respiratórias não estiverem desimpedidas, é improvável que as habilidades motoras grossas venham a se desenvolver. É muito importante proporcionar orientação na linha média, especialmente para evitar um posicionamento preferencial da cabeça. Algumas crianças puxam e tiram o ventilador, mostrando preferência em manter a cabeça com o olhar distante do ventilador, enquanto algumas continuarão com a face voltada para o ventilador, temendo mover e deslocar os tubos. Entre os modos menos invasivos de ventilação, estão a pressão positiva contínua de vias aéreas (CPAP, na sigla em inglês); pressão positiva bifásica nas vias aéreas (BiPAP, na sigla em inglês); ventilação de óxido nítrico; ou cânula de oxigênio por via nasal. As crianças podem requerer esses modos de ventilação de forma contínua ou intermitente, durante o sono ou com a atividade. É importante a comunicação com a equipe médica para saber os motivos para o uso de ventilação não invasiva, bem como para monitorar os sinais vitais ao trabalhar com crianças que estejam usando esses modos de ventilação.

Tegumento

Examine o estado do sistema tegumentar, a começar pela aparência geral da pele. A pele está brilhante, túrgida, frouxa, com contusões ou rachada? A anticoagulação pode acarretar contusões e rachaduras na pele, enquanto a retenção de líquido pode levar a pele a exibir aspecto brilhante e túrgido. Examine os sítios cirúrgicos e incisões,

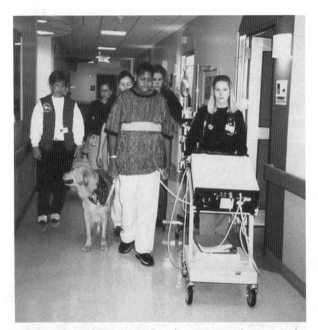

FIGURA 19.12 ▸ Uma criança com dispositivo auxiliar ventricular esquerdo deambulando ao lado da fisioterapeuta.

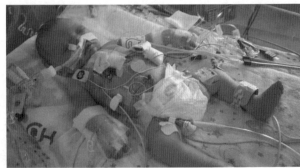

FIGURA 19.13 ▸ Um bebê em pós-operatório com tubo nasotraqueal.

incluindo garras, esternotomia mediana, toracotomia e pequenas incisões para colocação de tubos torácicos, linhas centrais ou outros tubos. Esses sítios podem ser suturados ou grampeados, mas ocasionalmente podem permanecer abertos com apenas um curativo cirúrgico. Examine a mobilidade da cicatriz em todas as direções. Documente se as cicatrizes estão se movendo livremente ou se estão aderidas ao tecido subjacente, bem como se as cicatrizes são dolorosas. Um tórax típico de uma criança após a cirurgia cardíaca é mostrado na Figura 19.14.

O baqueteamento digital deve ser examinado e constitui um sinal de hipóxia prolongada, em que a ponta da falange distal se torna bulbosa e a unha do dedo sai em ângulo aumentado. O baqueteamento é comum em paciente com CC cianótica ou doença pulmonar crônica que leva à hipóxia. Um exemplo de baqueteamento é mostrado na Figura 19.15. Examine o reenchimento capilar nos membros. Abaixe o leito ungueal, que deve aparecer descolorado, e observe se a coloração retorna em 1 a 2 segundos após a pressão ser aliviada. O reenchimento capilar idealmente deve ser avaliado por meio da compressão do polegar. As crianças com CC apresentam maior risco de desenvolver feridas após passarem por procedimentos cirúrgicos, em decorrência dos longos tempos de cirurgia passados sobre uma mesa cirúrgica dura, em ângulos incômodos, para permitir o acesso aos órgãos necessários. As crianças devem ser examinadas após cada procedimento cirúrgico, para ver a pele sobre as proeminências ósseas.

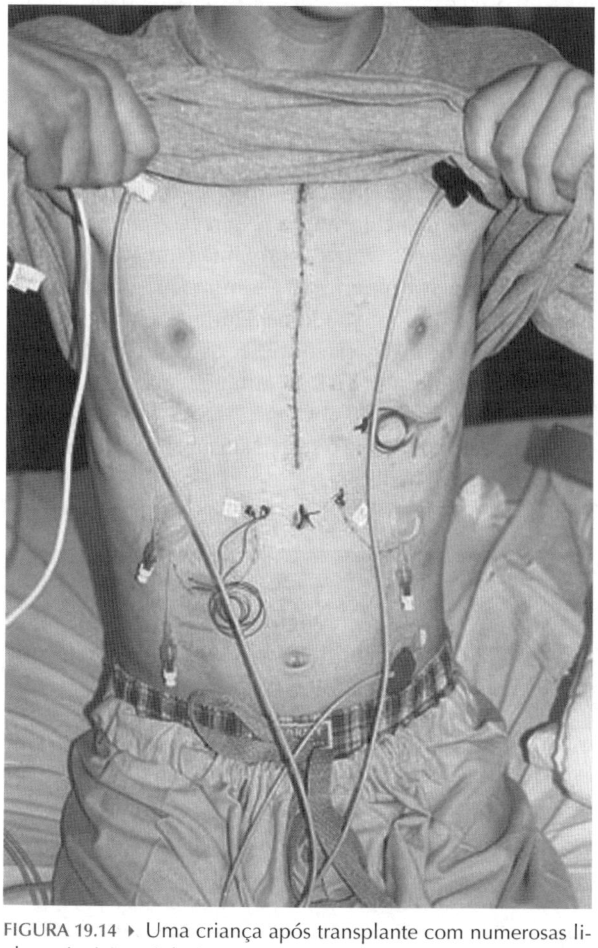

O edema também deve ser avaliado. O método mais comum de avaliar edemas é comprimir com um ou dois dedos a área afetada, durante vários segundos, e então observar a profundidade da depressão produzida e o tempo que leva para o local voltar ao normal. O resultado é graduado em uma escala de 1+ a 4+, com 1+ indicando edema mínimo e 4+ edema acentuado. O edema também pode ser avaliado pelo uso de medidas de circunferência da área afetada. Esse método pode ser útil para comparar as alterações na quantidade de edema ocorridas ao longo do tempo. O edema periférico e central pode ser evidente em crianças com CC. O edema periférico decorre da incapacidade do coração de manter o débito cardíaco adequado. O sistema nervoso autônomo tenta aumentar o débito cardíaco por meio da retenção de líquido nos rins. Isso intensifica o esforço cardíaco e há acúmulo de líquido na periferia junto aos membros dependentes. O edema central ou a distensão venosa jugular resultam da sobrecarga líquida, uma vez que há retenção de líquido centralmente por causa do comprometimento da capacidade de bombeamento do coração e, assim, o líquido volta para os pulmões e sistema venoso. Adolescentes submetidos à técnica de Fontan apresentam risco de disfunção linfática em função do aumento das pressões linfáticas pulmonares, que podem resultar em edema periférico ou central.[19]

FIGURA 19.14 ▶ Uma criança após transplante com numerosas linhas e incisões cirúrgicas.

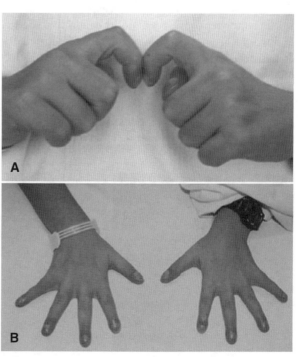

FIGURA 19.15 ▶ Uma criança com baqueteamento digital e cianose nos membros.

Exame torácico e respiratório

As deformidades torácicas devem ser examinadas, incluindo tórax em funil (*pectus excavatum*), tórax cariniforme (*pectus carinatum*), tórax em barril, alargamento das costelas e pregas na região média do tronco. O *pectus excavatum* é o local onde o tórax se curva para dentro, acarretando o estreitamento da musculatura da porção superior do tórax. O *pectus carinatum* ocorre quando há um abaulamento do tórax para fora, resultando em deformação do esterno. Ambos, *pectus excavatum* e *pectus carinatum*, podem ser causados por procedimentos cirúrgicos ou pressões torácicas alteradas em consequência do estado respiratório.[33] As deformidades do tórax em barril podem ser causadas pela hiperinflação do tecido pulmonar; o alargamento das costelas é decorrente do desequilíbrio entre os músculos abdominais e o diafragma; e a prega na região média do tronco é causada pelo desequilíbrio muscular da parede torácica, para contrapor o diafragma. É importante avaliar os ângulos das costelas, sua mobilidade e os espaços intercostais para verificar se estão adequados para a idade.[33-35]

O terapeuta deve conhecer as características que uma caixa torácica apropriada para a idade deve apresentar. Os recém-nascidos têm espaços intercostais estreitos, costelas horizontais, formato triangular em relação à parede torácica, espaço cervical mínimo e tórax separado do abdome.[35] Crianças de 3 a 6 meses de idade apresentarão peito normal, formato mais retangular e costelas horizontais. Essas crianças respirarão com a parte superior do tórax, com a possibilidade apenas de expansão posterior. Crianças com 6 a 12 meses de idade apresentam um formato retangular ainda mais pronunciado, e a expansão lateral será adicionada ao repertório respiratório, dando-lhes abertura dos espaços intercostais aumentando o comprimento do pescoço. Esse é um estágio significativo no desenvolvimento respiratório do tórax.[35] O tórax apresentará uma aparência em forma de barril mais acentuada. A caixa torácica começa a ser puxada para baixo em consequência de uma postura mais vertical e dos efeitos mais contínuos da gravidade sobre o tórax. Essa alteração confere à criança uma melhor relação comprimento-tensão para o diafragma e músculos intercostais. Nesse estágio, o diafragma e todos os padrões de ativação da musculatura acessória da respiração estão disponíveis. Essa tendência no desenvolvimento torácico se mantém por vários anos, conforme a caixa torácica vai sendo gradualmente rotacionada para baixo e os espaços intercostais são ampliados.[35] A Figura 19.16A-C mostra um recém-nascido, um bebê de 3 meses e um bebê de 8 meses com paredes torácicas normalmente configuradas. Um bebê com CC pode apresentar comprometimento respiratório, o que pode alterar a função muscular típica do tórax e, quando não tratado, pode acarretar deformidades na caixa torácica.

Examinar a mobilidade da caixa torácica implica determinar o movimento das costelas. A criança consegue realizar flexões laterais? As costelas se movem com a respiração? Como são os movimentos da parte superior do tórax e abdominais? O desenvolvimento muscular deve ser simétrico, sem hipertrofia da musculatura acessória da respiração. O movimento da parede torácica pode ser examinado por palpação e medição. Ao colocar as mãos sobre o lobo superior dos pulmões com a palma da mão sobre a quarta costela, as pontas dos dedos da mão na parte descendente do trapézio e o polegar no ângulo do esterno, é possível examinar a simetria, extensão do movimento e movimento geral. Obtenha a medida da circunferência torácica usando uma fita métrica, em três níveis: axila/3ª costela, xifoide e meia distância entre o xifoide e o umbigo. Posicione a fita métrica ao redor do tórax até haver sobreposição e, em seguida, meça a alteração da circunferência durante a inalação e exalação normais. Dados obtidos de adultos sugerem que durante a respiração tranquila a parede torácica deve se mover aproximadamente 2 a 3 mm na região torácica superior, 3 a 4 mm na região torácica inferior, e 6 a 7 mm no abdome. Durante a inalação profunda, essa movimentação deve ser de 18 a 19 mm na região torácica superior; 16 a 20 mm na região torácica inferior, e 17 a 25 mm no abdome.[36] Esses valores variam discretamente conforme o sexo. Não há dados publicados para valores pediátricos.

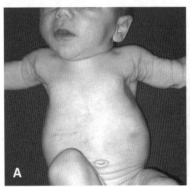 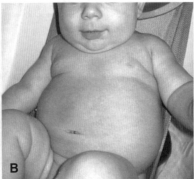 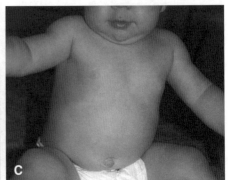

FIGURA 19.16 ▶ **A**: Um recém-nascido e o formato normal da parede torácica. **B**: Formato normal da parede torácica aos 3 meses. **C**: Formato normal da parede torácica aos 8 meses.

Crianças com CC podem apresentar problemas respiratórios como queixa primária, dada a relação integral existente entre o coração e os pulmões. A inclusão do exame respiratório, conforme detalhado no Capítulo 20, lhe ajudará na avaliação da condição do paciente.

Exame musculoesquelético

Um exame da amplitude de movimento, alinhamento postural e sensibilidade também se faz necessário. Escoliose, cifose ou desvio sindrômico do sistema musculoesquelético podem estar presentes e exercer impacto sobre a postura da criança, respiração e dor antes, durante ou após a cirurgia para CC. A Figura 19.17 mostra os desvios posturais comuns em uma criança com CC. A flexibilidade pode ser examinada pela amplitude de movimento funcional, teste de sentar e alcançar (*sit-and-reach*) e medidas de flexão lateral. Obtenha a medida da distância desde a axila até a base das costelas e, em seguida, da distância entre a base das costelas e a pelve. A razão entre essas medidas deve se de 1:2. Também é importante fazer triagem para paralisias de nervo e sinais de trombose, que podem ocorrer durante o posicionamento prolongado ou com a anticoagulação alterada.

Força

A medida da força deve considerar crianças que apresentam risco de desenvolver miopatia, osteopenia e osteoporose secundárias ao uso de esteroides no pré-operatório ou após o transplante. Considere utilizar o teste muscular manual e a dinamometria. O teste muscular manual pode não fornecer medidas precisas da força da criança, enquanto a dinamometria pode fornecer medidas objetivas alternativas para avaliar especificamente a força. É preciso garantir o ensino de técnicas respiratórias ao avaliar a força, para evitar a manobra de Valsalva durante o esforço. Considere o uso de oito repetições máximas para causar fadiga, em vez de apenas uma repetição máxima, de modo a determinar o nível inicial de resistência.

Mobilidade funcional

O exame de mobilidade funcional inclui a mobilidade no leito, transferências, equilíbrio, marcha e subida e descida de escadas, além de atividades apropriadas para o desenvolvimento. Essas atividades podem ser avaliadas no primeiro dia de pós-operatório e, mais uma vez, com a melhora da condição médica, bem como nos contextos de intervenção inicial e ambulatorial. O tempo necessário para a realização das atividades funcionais, como transferências, deambulação por uma distância específica ou subir escadas, fornecem dados úteis de teste-reteste que permitem medir o progresso e também podem motivar a melhora das crianças. As habilidades motoras do desenvolvimento devem ser avaliadas conforme a capacidade. Considere a aplicação de ferramentas de avaliação padronizadas que proporcionam uma avaliação objetiva das habilidades motoras grossas.

Resistência e capacidade aeróbia

A capacidade aeróbia pode ser avaliada com o uso de testes de exercício formais ou testes de caminhada cronometrada. O teste de caminhada de 6 minutos é um teste de caminhada com ritmo próprio, projetado para medir o nível submáximo de exercício funcional, endossado pela Sociedade Torácica Americana (American Thoracic Society) como padrão-ouro para avaliação da capacidade de exercício funcional.[37] Seu uso foi validado em crianças[38] sadias e com CC,[39] com valores normativos disponíveis para crianças com idade a partir de 3 anos.[40,41] Durante um teste de caminhada de 6 minutos, a criança recebe instruções específicas e apropriadas para a idade para andar o mais rápido possível e sem correr, por um período total de 6 minutos. As crianças são instruídas a caminhar no próprio ritmo, porém tentando percorrer a maior distância possível dentro do prazo determinado. Intervalos para descanso são permitidos, mas a contagem de tempo não para. Os pacientes devem ser instruídos a informar qualquer desconforto torácico, tontura, falta de ar grave, instabilidade ou visão turva que venham a ter. Devem ser documentados a distância da caminhada, as taxas de esforço percebido (TEP), o índice de dispneia (ID) e os sinais vitais antes, durante e após os testes. A distância da caminhada de 6 minutos está correlacionada com a captação de oxigênio ao esforço máximo ($VO_{2máx}$)[38,39] que, em crianças com CC, valores menores que 50% do previsto, tem correlação comprovada com risco aumentado de insuficiência cardíaca, internação e morte.[42-44] Assim, o teste de

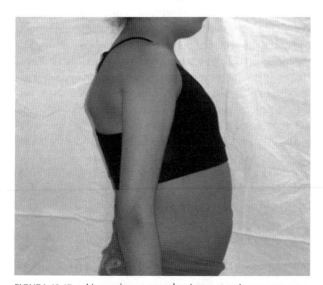

FIGURA 19.17 ▸ Uma criança com desvios posturais comuns associados à CC.

caminhada de 6 minutos pode dar ao fisioterapeuta uma noção da capacidade funcional comparativamente aos pares, informação prognóstica e auxílio no estabelecimento de metas.

Ao avaliar a capacidade aeróbia, observe a falta de ar e o nível de esforço. A falta de ar pode ser avaliada usando o ID (Tab. 19.4). Os pacientes avaliam o grau de falta de ar que sentem ao realizar certas atividades, respondendo com um número exibido em um gráfico mostrado pelo fisioterapeuta. A falta de ar também pode ser examinada contando quantas sílabas os pacientes conseguem falar por respiração (8 a 10 sílabas por respiração é o normal) ou por quanto tempo conseguem manter um som de vogal sem respirar (10 a 15 segundos é o normal). Essas medidas fornecem um valor basal a ser reexaminado ao longo do tempo para determinar se as classificações, sílabas ou tempo mudam. O esforço percebido pode ser monitorado com o uso da escala de AEP de Borg (Tab. 19.5). Pergunte ao paciente: "Qual é o grau de esforço que você sente?" Essa pergunta deve incluir o trabalho geral, a respiração, o esforço muscular e a fadiga. O objetivo é que o paciente integre informação a partir dos músculos e articulações que atuam perifericamente, dos sistemas cardiovascular e pulmonar, e do sistema nervoso central. Uma classificação igual a 6 é análoga à condição de não trabalhar, enquanto uma avaliação igual a 20 indica o trabalho mais duro já realizado. Uma escala de Borg mais recente, que vai de 0 a 10 pontos, também costuma ser usada.

Avaliação de fisioterapia, diagnóstico e prognóstico

Após o exame de fisioterapia, o terapeuta deve reunir todas as peças e integrar os achados para sintetizar o prognóstico e o diagnóstico de fisioterapia do indivíduo. Esse processo ajuda a determinar o plano de assistência e os resultados esperados. As metas de um plano de assistência de fisioterapia estão diretamente relacionadas com os achados do exame, podendo incluir a melhora da resistência, força, amplitude de movimento/flexibilidade, equilíbrio, mobilidade funcional ou habilidades motoras grossas, postura, condição respiratória/ventilatória, mobilidade da cicatriz e da parede torácica, expansão torácica, desobstrução das vias aéreas do indivíduo, além do fornecimento de educação para o paciente e seus familiares (Tab. 19.6). O plano de assistência deve especificar a frequência e a duração previstas da intervenção de fisioterapia, bem como as áreas a serem abordadas. A frequência e a duração irão variar de acordo com as necessidades individuais e conforme o contexto (p. ex., contexto de assistência intensiva, ambulatório ou comunidade).

Coordenação, comunicação e documentação

Os fisioterapeutas devem colaborar com outros serviços, incluindo cardiologia, genética, neurologia, otorrinolaringologia, ortopedia, assistência social, equipe de alimentação, terapia ocupacional ou terapia da fala, e recomendar consultas de acordo com a necessidade, para especialistas não envolvidos. É importante lutar para que a criança tenha acesso aos serviços que merece. No contexto de internação, a participação em reuniões com a equipe médica possibilitará a cooperação. Nos contextos ambulatorial ou comunitário, estabelecer um relacionamento com a equipe que presta assistência para a criança ajudará a determinar as informações médicas importantes ou mudança no quadro clínico. Vários centros hospitalares terciários iniciaram programas de acompanhamento de neurodesenvolvimento baseados em equipe multidisciplinar, destinados a crianças com CC, para possibilitar a colaboração e o acompanhamento regular em assuntos de interesse ao longo das disciplinas.

Intervenção de fisioterapia

Instrução relacionada ao paciente e à família

A educação da família e dos cuidadores deve enfocar a unidade familiar como um todo, incluindo as necessidades específicas da criança. É importante enfatizar a dife-

TABELA 19.4 ▸ Índice de dispneia	
	Escore
Falta de ar quase imperceptível	1
Falta de ar moderadamente incômoda	2
Falta de ar grave, desconforto intenso	3
Falta de ar mais grave já vivenciada	4

TABELA 19.5 ▸ Escala de avaliação do esforço percebido de Borg	
6	
7	Levíssimo
8	
9	Muito leve
10	
11	Razoavelmente leve
12	
13	Um pouco forte
14	
15	Forte
16	
17	Muito forte
18	
19	Fortíssimo
20	

TABELA 19.6 ▸ Áreas de metas de fisioterapia e amostra de metas

Resistência
O paciente apresentará melhora da resistência evidenciada pelo aumento da distância percorrida na caminhada de 6 minutos para no mínimo 450 m, para acompanhar os pares.

Força
O paciente apresentará melhora da força de pelo menos 2 kg à dinamometria, bilateralmente, no glúteo máximo e no quadríceps, para subir escadas de modo independente.

Condição respiratória/ventilatória
O paciente apresentará melhora da coordenação respiratória durante a mobilidade funcional, evidenciada pela habilidade de coordenar a inalação e a exalação com as transferências sentar-levantar, ao mesmo tempo que uma saturação >90% é mantida.

Equilíbrio
O paciente apresentará aumento do equilíbrio evidenciado por uma pontuação maior na escala de equilíbrio pediátrica (para 56/56), para manter a mobilidade funcional segura sem quedas.

Mobilidade funcional ou habilidades motoras grossas
O paciente apresentará habilidades motoras grossas melhoradas para no mínimo o 37º percentil em teste de coordenação motora grossa padronizado, para interagir com o ambiente de modo apropriado à idade.

Postura
O paciente apresentará postura melhorada com habilidade de manter a retração escapular, encolhimento do queixo, e ombros para trás por no mínimo 5 minutos, na posição sentada, sem pistas verbais.

Amplitude de movimento/flexibilidade
O paciente apresentará maior flexão de quadril ao teste de Thomas, para neutro, para manutenção da postura vertical na posição em pé e na caminhada.

Mobilidade da cicatriz e da parede torácica
O paciente apresentará mobilidade aumentada da cicatriz esternal evidenciada por uma diminuição mínima de 3 pontos no escore da Vancouver Scar Scale, para permitir a rotação do tronco na ausência de dor.

Expansão torácica
O paciente apresentará expansão melhorada da parede torácica na posição sentada, evidenciada pelo aumento da excursão circunferencial em pelo menos 0,5 cm ao nível do diafragma, para melhorar a oxigenação.

Desobstrução das vias aéreas
O paciente será independente, usando dispositivo de desobstrução de vias aéreas em casa, com a técnica apropriada demonstrada em triagens 3/3 na ausência de comandos verbais.

Educação do paciente e da família
A família do paciente será independente, com aplicação de programa de posicionamento em casa, evidenciada pela demonstração de 100% de retorno na ausência de indícios.

---

rença existente entre CC e arteriopatia coronariana do adulto. A criança deve ser capaz de explorar e brincar dentro de limites, com base em sua CC específica e não baseada no medo de participar, como pode ocorrer com os adultos. A educação do paciente e de seus familiares deve incluir uma discussão sobre precauções esternais, opções de posicionamento ideal para diferentes idades, resultados de terapia e papel das intervenções iniciais, importância da atividade física e conhecimento da autolimitação. Crianças e famílias devem entender que os exercícios precisam se tornar um hábito para toda a vida. Saúde, bem-estar e programas de condicionamento, incluindo programas de reabilitação cardíaca e programas das ACM, são um componente importante de hábitos de saúde para a vida toda. Além disso, a literatura demonstrou que, em longo prazo, os resultados cardíacos, a mortalidade, a autoestima e o estado emocional melhoram com o aumento da tolerância ao exercício e das habilidades motoras.[42-46]

Intervenções procedimentais

Posicionamento

Proporcionar e promover posições variadas permitirá que o fisioterapeuta comece a alcançar metas relacionadas com a prevenção de deformidades musculoesqueléticas, com a melhora de parâmetros pulmonares e com a promoção de habilidades adequadas para a idade. O posicionamento apropriado pode ajudar a fornecer orientação com a linha média, prevenir contraturas, promover o desenvolvimento e melhorar o estado pulmonar. O posicionamento pode incluir horários de troca, equipamento ou dispositivos especiais, ou ainda recomendações de posturas e posições. Enquanto a criança está internada e sob sedação ou bloqueio neuromuscular, com mobilidade diminuída e tubos/linhas internas instaladas, os esquemas de rotação podem minimizar a possibilidade de compressão e rachaduras na pele. O terapeuta deve coordenar as mudanças de posição do bebê a outros procedimentos de enfermagem, para evitar estimulação desnecessária. Os dispositivos de posicionamento, como órteses de tornozelo e pé, ajudam a controlar as contraturas em flexão plantar, melhoram a rotação do quadril e protegem o calcanhar. As órteses de pé e de tornozelo, rolos de toalha e travesseiros em gel ajudarão a prevenir problemas de tegumento secundários em crianças com CC que estejam temporariamente imobilizadas. Massagear a cicatriz pode ajudar a evitar a aderência, intensificar a movimentação da pele para diminuir as limitações de amplitude de movimento e limitar as deformidades produzidas pelas cicatrizes cirúrgicas. A massagem da cicatriz pode ser iniciada em 6 semanas após a incisão esternal, para dar tempo para que ocorra a cicatrização óssea do esterno.

O posicionamento também pode intensificar o transporte de oxigênio e a função pulmonar. Os bebês, mesmo aqueles com tubos endotraqueais, apresentam oxigenação aumentada em decúbito ventral *versus* outras posições, especialmente em decúbito dorsal.[47] Uma incompatibilidade de ventilação e perfusão é causa comum de hipoxemia arterial. Crianças pequenas apresentam melhor ventilação na porção superior do pulmão. Crianças maiores têm ventilação melhor para o pulmão dependente, de modo similar ao padrão adulto. O posicionamento corporal específico pode permitir a compatibilidade de ventilação e perfusão em um lobo pulmonar específico.[48] Considere se o pulmão tem atelectasia *versus* hiperinflação. Use um gráfico como aquele mostrado na Tabela 19.7, para colocar a criança em diferentes posições e ver onde pode estar a melhor compatibilidade ventilação-perfusão, de modo a elevar a SpO_2 e diminuir a frequência cardíaca, pressão arterial e frequência respiratória. Em bebês com CC, a posição de decúbito ventral pode ajudar a manter a amplitude de movimento em extensão do quadril, expansão torácica, força do tronco e da cabeça, e obtenção das habilidades motoras grossas.[49,50] O posicionamento também deve exercer algum papel no plano de intervenção inicial ou ambulatorial de assistência, para promoção da função pulmonar ideal e de habilidades de desenvolvimento, bem como para permitir o engajamento com o ambiente. Essas posições podem incluir decúbito ventral (como descrito anteriormente) e decúbito lateral para incentivar o alcance em uma posição com gravidade eliminada. Outros posicionamentos devem ser específicos para as necessidades da criança.

Consciência e educação postural

A maioria das atividades e exercícios terapêuticos pode começar com a educação e treino postural. Isso pode implicar o uso de bandagem elástica ou outras ferramentas de indício tátil durante a postura vertical, com o intuito de minimizar a cifose torácica e a protração dos ombros. Outras técnicas incluem exercícios para melhorar o controle postural, fortalecimento dos músculos posturais e intervenções manuais para educação postural.

Flexibilidade

Os exercícios de flexibilidade também devem ser iniciados antecipadamente e, dependendo da apresentação do paciente, comumente incluem alongamento para os músculos, entre os quais o peitoral maior, o grupo calcâneo/gastrocnêmio/sóleo, os flexores do quadril, os posteriores da coxa, musculatura dos membros superiores e expansão torácica para mobilidade da caixa torácica. As almofadas, bolas e rolos de toalha para alongamento da caixa torácica podem ajudar a tornar o alongamento tolerável.

É possível que seja necessário manter os alongamentos por períodos longos e concluí-los como parte de um programa domiciliar, enquanto a criança vê televisão ou lê. Todas as atividades de flexibilidade devem considerar as precauções esternais apresentadas por 6 semanas, no pós-operatório.

Exercícios respiratórios

As atividades de respiração devem ser incorporadas à intervenção para impulsionar a respiração profunda, ajudar a manter a ventilação, auxiliar no controle da dor e promover padrões respiratórios coordenados. As brincadeiras que envolvem respiração, como soprar bolhas, hóquei de ar, soprar um cata-vento e os adesivos com cheiro são um excelente começo para melhorar a condição respiratória da criança. O treino de respiração diafragmática, treinadores musculares inspiratórios, espirômetros de incentivo e técnicas de respiração profunda podem ser usados em crianças com idade a partir de 18 meses. O objetivo é encontrar uma estratégia que funcione com o nível de desenvolvimento da criança e que a criança considere "divertida". Informação mais extensa sobre exercícios respiratórios pode ser encontrada no Capítulo 20.

Treino aeróbio e de resistência

A prescrição de exercício aeróbio deve ser individualizada com base nos testes anteriores, durante o exame de fisioterapia. Um regime de exercício deve incluir princípios de modo, frequência, duração e intensidade,[51] além das precauções identificadas. O modo pode ser bicicleta, esteira, aparelho elíptico, ergômetro para a parte superior do corpo (ESC) ou ainda um exercício no solo, como caminhada. A frequência mínima deve ser três vezes por semana e até sete vezes por semana. Quando uma criança está muito doente, a duração pode corresponder a sessões curtas de 2 a 5 minutos, com intervalos de descanso entre as sessões. O alongamento de baixa intensidade pode ser tolerado durante os intervalos de descanso. A duração deve progredir para 30 a 45 minutos, conforme a criança melhora ou faz a transição para o contexto ambulatorial ou de intervenção inicial. A intensidade pode ser determina-

TABELA 19.7 ▶ Tendências de sinais vitais									
Padrões respiratórios/tendências de sinais vitais		FR		% SpO_2		FC		PA	
Posição	Sequência	1 min	3 min	1 min	3 min	1 min	3 min	1 min	3 min
Decúbito dorsal									
Decúbito lateral									
Sentar/levantar									
Decúbito ventral									

PA, pressão arterial; FC, frequência cardíaca; FR, frequência respiratória.

da a partir do teste de esforço ou do teste de exercício funcional realizado antes do treino. Em geral, a intensidade deve começar em 60 a 65% da do nível máximo de esforço. A intensidade também pode ser prescrita com base na AEP com a escala de Borg, que deve cair entre 11 e 15 na escala de 20 pontos. Crianças muito descondicionadas podem ter de começar com atividades de menor intensidade ou alternar atividades de curta duração e alta intensidade com atividades de menor intensidade. Durante a atividade, o terapeuta deve monitorar os sinais vitais, incluindo a frequência cardíaca, pressão arterial, AEP, ID, frequência respiratória e SpO_2. Algumas crianças podem ser beneficiadas pelo monitoramento com eletrocardiograma (ECG) durante a atividade aeróbia. Durante o treino, o terapeuta pode orientar alguns pacientes a medirem a própria frequência cardíaca, frequência respiratória, AEP e ID. Identificar os próprios sinais vitais impulsionará a independência necessária para continuar os exercícios de modo independente, uma vez que os pacientes já estejam prontos para avançar para a atividade autônoma. É importante lembrar que, após o transplante cardíaco, o paciente não apresenta resposta normal ao exercício por causa da perda do nervo vago e, portanto, requer aquecimento para aumentar a frequência cardíaca e assim obter um efeito das catecolaminas circulantes no sangue, seguido de resfriamento.

Treino de força

O treino de força é um componente importante da fisioterapia para crianças de idade apropriada. Em seguida à cirurgia cardíaca, as crianças geralmente ficam sob precauções esternais por 6 a 8 semanas, as quais podem incluir precauções para levantamento de cargas acima de 4,5 kg. Tendo em mente esse aviso, o treino de força é uma ferramenta valiosa no tratamento de crianças com CC, tanto no pré- como no pós-operatório. É necessário ensinar sempre aos pacientes as técnicas respiratórias adequadas a serem combinadas com levantamento de peso, a fim de prevenir uma manobra de Valsalva e a elevação desnecessária da pressão arterial. A Figura 19.18 mostra uma criança participando do treino de força.

Técnicas de desobstrução de vias aéreas

Esses tópicos serão abordados em detalhes no Capítulo 20. O posicionamento, conforme discutido antes, bem como a drenagem postural, devem ser utilizados no pós-operatório imediato. As técnicas de desobstrução mecânica das vias aéreas, como percussão, vibração, agitação e oscilação de alta frequência da parede torácica podem requerer uma espera breve no pós-operatório, contudo, outras técnicas de desobstrução de vias aéreas, como drenagem autogênica ou Acapella, podem ser usadas conforme a adequação.

Mobilidade funcional

Os treinamentos de transferências, marcha, equilíbrio e subida de escada são tarefas funcionais que devem ser incluídas conforme a necessidade na intervenção de fisioterapia. O treinamento de transferências deve incluir meios de movimentação que minimizem o desconforto e melhorem a independência. Isso pode implicar ensinar *log rolling* (movimentação em bloco) no pós-operatório com uso concomitante de técnicas de respiração profunda, ou dar à criança um "travesseiro de abraçar" para colocar sobre os sítios cirúrgicos. Para muitas crianças pequenas, isso pode significar ensinar os familiares a pegar e segurar a criança de modo a causar o mínimo desconforto possível. Os treinamentos de marcha, equilíbrio e subida de escada devem ser iniciados o quanto antes, assim que os pacientes conseguirem e estiverem estáveis do ponto de vista médico. Isso pode envolver a coordenação do tratamento com a equipe de enfermagem, equipe respiratória ou membros da equipe médica, com o objetivo de possibilitar a realização com segurança. Depois que a criança é liberada para os programas de intervenção inicial ou ambulatoriais, pode haver necessidade de treinamentos de marcha, equilíbrio ou de escada para continuar a melhorar a velocidade, estabilidade ou técnica.

Atividade de desenvolvimento

A brincadeira é a forma pela qual as crianças pequenas exploram seu mundo. Uma criança com CC em espera pela cirurgia ou que esteja gravemente enferma e internada tem pouca exposição à exploração física. As brincadeiras motoras fina e grossa apropriadas para a idade são muito importantes para essa população. Embora possa haver

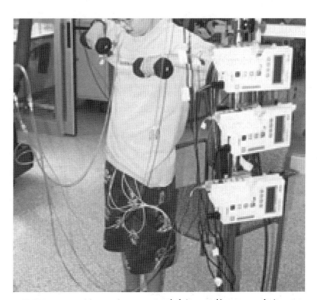

FIGURA 19.18 ▸ Uma criança com defeito cardíaco congênito participando do treino de força.

muitos tubos e fios a serem controlados no cenário do cuidado intensivo, um bebê deve ser exposto a todas as posições, incluindo o decúbito ventral. A educação dos pais e o envolvimento dos prestadores de intervenção inicial em casa também devem promover mudanças de posicionamento, o estímulo da permanência no decúbito ventral e progressão de habilidades motoras conforme a tolerância. Esse esforço pode começar acostumando o bebê a permanecer em decúbito ventral, a começar com a posição em semipronação sobre um rolo de toalha ou em pronação sobre o ombro do cuidador. O posicionamento em decúbito ventral é o precursor de muitas habilidades de desenvolvimento inicial, incluindo rastejar, engatinhar e apoiar peso com os membros superiores, e ajudará a promover o desenvolvimento do bebê.[49,50] Essa posição é importante para crianças com má alimentação, refluxo e problemas respiratórios. As famílias devem ser incentivadas a promover o posicionamento em decúbito ventral durante o despertar, em estado de alerta e nos períodos de calma ao longo do dia, a fim de ajudar o bebê a ganhar o controle da cabeça e sentir-se confortável em decúbito ventral. É incomum que uma criança tenha dificuldade em se posicionar em decúbito ventral depois de ter praticado. O decúbito ventral raramente é contraindicado, exceto na presença de uma ferida torácica aberta ou durante as primeiras 2 semanas subsequentes à incisão esternal. A Figura 19.19 mostra um bebê com tubo nasotraqueal sendo posicionado em decúbito ventral, e um bebê que fora submetido a duas cirurgias cardíacas e trabalha a pronação no cenário domiciliar. O engatinhar deve ser incentivado em crianças com CC, por melhorar todos os grupos musculares que são afetados pelos procedimentos cirúrgicos realizados para corrigir ou paliar a CC. As crianças que deambulam devem ser incentivadas a deambular no pós-operatório assim que alcançarem a estabilidade médica. Crianças sob ventilação mecânica podem deambular mediante o esforço de uma equipe em manter seu suporte ventilatório e a segurança das vias aéreas. Crianças com tubos torácicos também podem deambular com pouca limitação, e a deambulação pode apressar a remoção do tubo torácico. As habilidades motoras de nível superior podem ser retardadas em crianças com CC e devem ser promovidas durante as sessões de terapia.[3-6,10]

Programação domiciliar

Devem ser feitas recomendações para programas de exercício domiciliares, de acordo com as necessidades e a idade do paciente. Qualquer uma das atividades mencionadas pode ser transferida para atividades de um programa domiciliar, desde que o paciente esteja em segurança e estável para concluí-las sem supervisão. Os pais devem ser incentivados a participar das sessões e auxiliar na realização das atividades em casa.

Resultados de neurodesenvolvimento da CC

Crianças com CC têm alto risco de apresentarem uma quantidade imensa de desafios de neurodesenvolvimento, cujas causas são multifatoriais e ainda não totalmente conhecidas. Os marcos referenciais do desenvolvimento inicial, incluindo a cognição, linguagem e habilidades motoras, frequentemente são retardados. Um relato constatou que 54% dos bebês com qualquer tipo de defeito ventricular único receberam intervenção inicial para algum domínio do desenvolvimento aos 6 meses, 62% aos 12 meses, e 67% aos 2 anos; enquanto 45% dos bebês com dois defeitos ventriculares receberam intervenção de desenvolvimento aos 6 meses, 43% aos 12 meses, e 52% aos 2 anos.[6] Outro estudo relatou um índice geral de atraso do desenvolvimento igual a 25% para crianças que tinham sido submetidas à técnica de Fontan.[10] Uzark et al. demonstraram que 46% das crianças em estado de pós-transplante cardíaco apresentavam atraso de linguagem, enquanto 63% tinham deficits motores e visuais.[52] Esses pesquisadores também observaram diminuição do quociente de inteli-

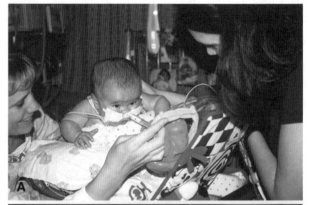
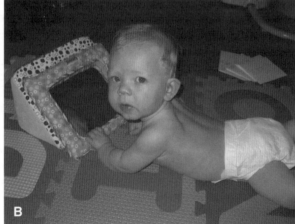

FIGURA 19.19 ▶ **A**: Um bebê, que aguarda cirurgia cardíaca com intubação nasotraqueal, trabalhando as habilidades em decúbito ventral na fisioterapia, com fisioterapeuta e a mãe. **B**: Um bebê com defeito cardíaco congênito, após duas cirurgias, trabalhando as habilidades em decúbito ventral no ambiente doméstico.

gência (QI), com os QIs mais baixos encontrados em crianças com CC como justificativa principal para o transplante.[52] O equivalente a 74% das crianças com defeitos ventriculares únicos e 29% das crianças com defeitos em dois ventrículos pontuaram abaixo do 5º percentil no teste de coordenação motora grossa específico aos 6 meses.[6] Até 50% das crianças com TGA apresentam diminuição das habilidades psicomotoras com 1 ano de idade;[3] até 40% apresentam anormalidades motoras ou de marcha aos 4 anos de idade;[5] e aos 8 anos de idade, 54% exibem anormalidades de marcha e 63% apresentam anormalidades motoras.[4]

Embora os fatores causadores de dificuldades de neurodesenvolvimento não sejam totalmente conhecidos, é provável que envolvam uma interação de eventos pré-, intra- e pós-operatórios. Foi constatado que os níveis de oxigenação subsequentes ao primeiro estágio do reparo ventricular único estão associados ao escore de desenvolvimento composto.[53] A parada circulatória ou a ponte cardiopulmonar de baixo fluxo durante a cirurgia da criança também podem ter impacto sobre os resultados, porque as crianças com TGA submetidas à parada circulatória comprovadamente apresentam incidência até 30% maior de atrasos em 1, 4 e 8 anos de idade.[3-5] Além disso, vários estudos demonstraram que a duração da internação após a intervenção cirúrgica pode ter impacto sobre o resultado do neurodesenvolvimento, de tal modo que cada dia a mais na duração da internação comprovadamente leva a uma diminuição de 1,4 ponto na escala geral de QI, bem como uma diminuição de 1,6 ponto no QI de matemática.[54,55] Foi demonstrado que a duração da internação é o maior fator preditivo de diminuição das habilidades motoras em crianças de 1 ano de idade com SCEH.[7]

A preocupação com as implicações do neurodesenvolvimento em crianças com CC se tornou um foco significativo do tratamento cardíaco dessas crianças. Uma recente declaração científica da American Heart Association recomenda vigilância regular para os atrasos no neurodesenvolvimento em crianças com CC, com encaminhamento para avaliação completa e intervenção quando houver preocupação com atraso.[9] Embora a vigilância inicial possa ocorrer com frequência durante as consultas de cardiologia ou pediatria, os fisioterapeutas devem ser envolvidos na avaliação e no monitoramento das habilidades motoras nos contextos de intervenção inicial, ambulatório e hospitalar, para crianças com CC.

▶ Resumo

A fisioterapia é um componente integral do tratamento de crianças com CC nos cenários de internação, ambulatório e comunitário. Os fisioterapeutas são um componente vital da assistência prestada a todas as crianças com distúrbios cardíacos, para melhorar a postura, mobilidade, desenvolvimento e, por fim, a capacidade de acompanhar seus pares, bem como de participar e se desenvolver nos ambientes familiar, escolar e da comunidade.

▶ Estudos de caso

Criança em fase de engatinhar com SCEH após duas cirurgias cardíacas

Histórico de doença atual e queixa principal

O bebê X é um menino de 13 meses com SCEH, que compareceu à avaliação do desenvolvimento no contexto de uma clínica ambulatorial multidisciplinar. O bebê X tem histórico de atraso na coordenação motora grossa e seus pais estão preocupados por ele não colocar os pés no chão para ficar em pé.

Nascimento e histórico médico

O bebê X recebeu diagnóstico pré-natal de SCEH e nasceu de uma gestação a termo na unidade de parto especial de uma maternidade, sendo então imediatamente transferido para a unidade de cuidado intensivo cardíaco, para estabilização.

Histórico cirúrgico

O bebê X foi submetido ao estágio 1 do reparo com desvio de Blalock-Taussig, no 3º dia de vida (Fig. 19.20). Houve desenvolvimento de complicação, com paralisia de corda vocal esquerda e trombo sinusal venoso. O bebê havia passado pelo procedimento de Glenn bidirecional, aos 4,5 meses.

Medicações em uso

Lasix (0,8 mg; 1x/dia); lovenox (0,7 mg; 1x/dia); benefiber (1 colher de chá/dia).

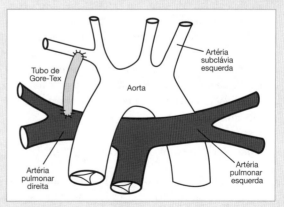

FIGURA 19.20 ▶ Desvio de Blalock-Taussig modificado.

Histórico social

Os pais do bebê X estão bastante envolvidos em seu tratamento. A mãe fica em casa com o bebê, que recebe intervenção inicial de fisioterapia semanalmente, desde os 8 meses de idade.

Exame de fisioterapia

- *Aparência geral/linhas/tubos:* o bebê X apresenta cianose leve e ausência de linhas ou dispositivos de suporte externos;
- *Estado de consciência:* o bebê está desperto, alerta e orientado, interagindo com os pais na sala de exames;
- *Dor:* escore FLACC igual a 0, numa escala de 0 a 10;
- *Sinais vitais em repouso:* frequência cardíaca = 130; SpO_2 = 87%; pressão arterial no membro superior direito = 92/59; frequência respiratória = 30;
- *Tegumento/integridade da pele:* cicatriz de esternotomia mediana bem resolvida, apresentando mobilidade satisfatória. Reenchimento capilar: <3 segundos.

Exame de caixa torácica e respiratório

O bebê X não mostra desconforto evidente e sua frequência respiratória é 30 respirações/minuto. O bebê usa principalmente a respiração com a parte superior do tórax, embora haja certo grau de excursão diafragmática. Ao esforço intenso, o bebê apresenta cianose aumentada e retrações intercostais discretas. Ele desobstrui os pulmões tossindo e espirrando de modo independente. O bebê X apresenta *pectus carinatum* discreto, com espaçamento das costelas apropriado para a idade, e mobilidade satisfatória da caixa torácica. Não tolera as medidas circunferenciais de parede torácica, em virtude da idade.

Exame musculoesquelético

O bebê X apresenta amplitude de movimento passiva integral, bilateralmente, em todos os membros, com leve hipotonia bilateral em ambos os membros inferiores. O teste muscular manual formal não é realizado por causa da idade, mas o bebê apresenta diminuição da força no membro inferior evidenciada pelo declínio das habilidades de posicionamento em pé detalhadas adiante. As habilidades funcionais são detalhadas na avaliação do desenvolvimento.

Avaliação do desenvolvimento

- *Decúbito dorsal:* traz os pés até a boca, alcança ao longo da linha média e persegue bilateralmente;
- *Decúbito ventral:* flexiona sobre as palmas da mão, alcança com ambos os membros superiores em posição prona, está começando a mover os quatro membros;
- *Rolagem:* rola bilateralmente do decúbito dorsal para o ventral, começando a partir do quadril;
- *Impulso para sentar:* com + encolhimento do queixo;
- *Sentar:* senta de modo independente, alcança a base de apoio, manipula brinquedos sentado;
- *Transições:* relatório de transições da posição sentada para o decúbito ventral, mas não do decúbito dorsal ou ventral para a posição sentada;
- *Ficar em pé:* não fica em pé nem coloca os pés no chão, muito resistente ao apoio de peso com membro inferior.

A Peabody Developmental Motor Scales, 2ª edition foi aplicada com escores no 16º, 2º e 37º percentis para habilidades estacionária/de equilíbrio, locomotoras e de manipulação de objetos, respectivamente. O quociente motor grosso é igual a 79 (8º percentil).

Avaliação e diagnóstico de fisioterapia

O bebê X é um menino de 13 meses com SCEH s/p estágio 2 de reparo. Ao procurar a fisioterapia, o bebê apresentava diminuição da força na perna e diminuição do apoio de peso, que afetavam suas habilidades de permanecer em pé e caminhar, levando ao atraso das habilidades motoras grossas. O bebê apresentava habilidades motoras grossas gerais no 8º percentil na Peabody Developmental Motor Scales, segunda edição, com desempenho no 16º, 2º e 37º percentis para habilidades estacionária/de equilíbrio, locomotoras e de manipulação de objetos, respectivamente. Isso corresponde ao nível de 7 a 12 meses. As habilidades motoras retardadas exercem impacto sobre a habilidade do bebê de interagir com seu ambiente de forma apropriada à idade.

Plano de cuidado

Intervenção inicial de fisioterapia semanal, enfocando as habilidades de permanecer em pé. Educação dos pais sobre as habilidades de ficar em pé e uso de calçados.

Metas (para 12 semanas)

1. O bebê X ficará em pé sobre uma superfície de apoio, ao ser colocado por 5 minutos, sem perder o equilíbrio.
2. O bebê X dará o impulso para ficar em pé na superfície de apoio, de modo independente.
3. O bebê X seguirá lateralmente por 1,5 m para cada direção.

4. O bebê X dará passos à frente por 3 m, segurando uma das mãos.

Intervenções procedimentais

- *Educação do paciente:* papel dos calçados, meios de incentivar a permanência em pé e a caminhada, continuação da massagem da cicatriz;
- *Habilidades de desenvolvimento:* atividades de brincadeira para estimular a permanência em pé, transferências para a posição em pé, excursões e caminhada;
- *Fortalecimento:* mediante atividades com repetição da permanência em pé e da caminhada.

Referências

1. Hoffman JI, Kaplan S. The incidence of congenital heart disease. *J Am Coll Cardiol.* 2002;39(12):1890-1900.
2. Green A. Outcomes of congenital heart disease: a review. *Pediatr Nurs.* 2004; 30(4):280-284.
3. Bellinger DC, Jonas RA, Rappaport LA, et al. Developmental and neurologic status of children after heart surgery with hypothermic circulatory arrest or low-flow cardiopulmonary bypass. *N Engl J Med.* 1995;332(9):549-555.
4. Bellinger DC, Wypij D, duPlessis AJ, et al. Neurodevelopmental status at eight years in children with dextro-transposition of the great arteries: the Boston circulatory arrest trial. *J Thorac Cardiovasc Surg.* 2003;126(5):1385-1396.
5. Bellinger DC, Wypij D, Kuban KC, et al. Developmental and neurological status of children at 4 years of age after heart surgery with hypothermic circulatory arrest or low-flow cardiopulmonary bypass. *Circulation.* 1999;100(5):526-532.
6. Hoskoppal A, Roberts H, Kugler J, et al. Neurodevelopmental outcomes in infants after surgery for congenital heart disease: a comparison of single-ventricle vs. two-ventricle physiology. *Congenit Heart Dis.* 2010;5(2):90-95.
7. Knirsch W, Liamlahi R, Hug MI, et al. Mortality and neurodevelopmental outcome at 1 year of age comparing hybrid and Norwood procedures. *Eur J Cardiothorac Surg.* 2012;42(1):33-39.
8. Majnemer A, Limperopoulos C, Shevell M, et al. Long-term neuromotor outcome at school entry of infants with congenital heart defects requiring open-heart surgery. *J Pediatr.* 2006;148(1):72-77.
9. Marino BS, Lipkin PH, Newburger JW, et al. Neurodevelopmental outcomes in children with congenital heart disease: evaluation and management: a scientific statement from the American Heart Association. *Circulation.* 2012; 126(9):1143-1172.
10. McCrindle BW, Williams RV, Mitchell PD, et al. Relationship of patient and medical characteristics to health status in children and adolescents after the Fontan procedure. *Circulation.* 2006;113(8):1123-1129.
11. Newburger JW, Sleeper LA, Bellinger DC, et al. Early developmental outcome in children with hypoplastic left heart syndrome and related anomalies: the single ventricle reconstruction trial. *Circulation.* 2012;125(17):2081-2091.
12. Cook AC, Yates RW, Anderson RH. Normal and abnormal fetal cardiac anatomy. *Prenat Diagn.* 2004;24(13):1032-1048.
13. Godfrey ME, Messing B, Cohen SM, et al. Functional assessment of the fetal heart: a review. *Ultrasound Obstet Gynecol.* 2012;39(2):131-144.
14. Wernovsky G, Gruber P. Common congenital heart disease: presentation, management and outcomes. In: Taeusch H, Ballard R, Gleason C, eds. *Avery's Diseases of the Newborn.* 8th ed. Philadelphia, PA: Elsevier Saunders;2004: 827-872.
15. Frownfelter D, Dean E, eds. *Cardiovascular and Pulmonary Physical Therapy: Evidence and Practice.* 5th ed. St. Louis, MO: Elsevier Mosby; 2005.
16. Hillegass E, ed *Essentials of Cardiopulmonary Physical Therapy.* Philadelphia, PA: Saunders; 2011.
17. Blackburn S. Placental, fetal, and transitional circulation revisited. *J Perinat Neonatal Nurs.* 2006;20(4):290-294.

18. Feinstein JA, Benson DW, Dubin AM, et al. Hypoplastic left heart syndrome: current considerations and expectations. *J Am Coll Cardiol.* 2012;59(1)(suppl):S1-S42.
19. Fredenburg TB, Johnson TR, Cohen MD. The Fontan procedure: anatomy, complications, and manifestations of failure. *Radiographics.* 2011;31(2):453-463.
20. Mendeloff EN. The history of pediatric heart and lung transplantation. *Pediatr Transplant.* 2002;6(4):270-279.
21. Webber SA, McCurry K, Zeevi A. Heart and lung transplantation in children. *Lancet.* 2006;368(9529):53-69.
22. Kirk R, Edwards LB, Kucheryavaya AY, et al. The registry of the International Society for Heart and Lung Transplantation: fourteenth pediatric heart transplantation report—2011. *J Heart Lung Transplant.* 2011;30(10):1095-1103.
23. Singh TP, Gauvreau K, Rhodes J, et al. Longitudinal changes in heart rate recovery after maximal exercise in pediatric heart transplant recipients: evidence of autonomic re-innervation? *J Heart Lung Transplant.* 2007;26(12):1306-1312.
24. Kuhlthau KA, Bloom S, VanCleave J, et al. Evidence for family-centered care for children with special health care needs: a systematic review. *Acad Pediatr.* 2011;11(2):136-143.
25. Garra G, Singer AJ, Taira BR, et al. Validation of the Wong-Baker FACES Pain Rating Scale in pediatric emergency department patients. *Acad Emerg Med.* 2010;17(1):50-54.
26. Howard R, Carter B, Curry J, et al. Pain assessment. *Paediatr Anaesth.* 2008; 18(suppl 1):14-18.
27. Merkel S, Voepel-Lewis T, Malviya S. Pain assessment in infants and young children: the FLACC scale. *Am J Nurs.* 2002;102(10):55-58.
28. Bai J, Hsu L, Tang Y, et al. Validation of the COMFORT Behavior scale and the FLACC scale for pain assessment in Chinese children after cardiac surgery. *Pain Manag Nurs.* 2012;13(1):18-26.
29. Johansson M, Kokinsky E. The COMFORT behavioural scale and the modified FLACC scale in paediatric intensive care. *Nurs Crit Care.* 2009;14(3):122-130.
30. Voepel-Lewis T, Zanotti J, Dammeyer JA, et al. Reliability and validity of the face, legs, activity, cry, consolability behavioral tool in assessing acute pain in critically ill patients. *Am J Crit Care.* 2010;19(1):55-61; quiz 62.
31. Potapov EV, Stiller B, Hetzer R. Ventricular assist devices in children: current achievements and future perspectives. *Pediatr Transplant.* 2007;11(3):241-255.
32. Corra U, Pistono M, Mezzani A, et al. Cardiovascular prevention and rehabilitation for patients with ventricular assist device from exercise therapy to long-term therapy. Part I: exercise therapy. *Monaldi Arch Chest Dis.* 2011;76(1):27-32.
33. Massery M. Musculoskeletal and neuromuscular interventions: a physical approach to cystic fibrosis. *J R Soc Med.* 2005;98(suppl 45):55-66.
34. Massery M. The Linda Crane Memorial Lecture: the patient puzzle: piecing it together. *Cardiopulm Phys Ther J.* 2009;20(2):19-27.
35. Massery M. Chest development as a component of normal motor development: Implications for pediatric physical therapists. *Pediatr Phys Ther.* 1991: 3-8.
36. Ragnarsdottir M, Kristinsdottir EK. Breathing movements and breathing patterns among healthy men and women 20-69 years of age. Reference values. *Respiration.* 2006;73(1):48-54.
37. ATS statement: guidelines for the six-minute walk test. *Am J Respir Crit Care Med.* 2002;166(1):111-117.
38. Li AM, Yin J, Yu CC, et al. The six-minute walk test in healthy children: reliability and validity. *Eur Respir J.* 2005;25(6):1057-1060.
39. Moalla W, Gauthier R, Maingourd Y, et al. Six-minute walking test to assess exercise tolerance and cardiorespiratory responses during training program in children with congenital heart disease. *Int J Sports Med.* 2005;26(9):756-762.
40. Geiger R, Strasak A, Treml B, et al. Six-minute walk test in children and adolescents. *J Pediatr.* 2007;150(4):395-399, e391-e392.
41. Li AM, Yin J, Au JT, et al. Standard reference for the six-minute-walk test in healthy children aged 7 to 16 years. *Am J Respir Crit Care Med.* 2007;176(2):174-180.
42. Diller GP, Dimopoulos K, Okonko D, et al. Exercise intolerance in adult congenital heart disease: comparative severity, correlates, and prognostic implication. *Circulation.* 2005;112(6):828-835.
43. Fredriksen PM, Therrien J, Veldtman G, et al. Lung function and aerobic capacity in adult patients following modified Fontan procedure. *Heart.* 2001; 85(3):295-299.

44. Inuzuka R, Diller GP, Borgia F, et al. Comprehensive use of cardiopulmonary exercise testing identifies adults with congenital heart disease at increased mortality risk in the medium term. *Circulation.* 2012;125(2):250–259.

45. Fredriksen PM, Kahrs N, Blaasvaer S, et al. Effect of physical training in children and adolescents with congenital heart disease. *Cardiol Young.* 2000; 10(2):107–114.

46. Rhodes J, Curran TJ, Camil L, et al. Sustained effects of cardiac rehabilitation in children with serious congenital heart disease. *Pediatrics.* 2006;118(3):e586–e593.

47. Balachandran R, Nair SG, Sivadasan PC, et al. Prone ventilation in the management of infants with acute respiratory distress syndrome after complex cardiac surgery. *J Cardiothorac Vasc Anesth.* 2012;26(3):471–475.

48. Bhuyan U, Peters AM, Gordon I, et al. Effects of posture on the distribution of pulmonary ventilation and perfusion in children and adults. *Thorax.* 1989; 44(6):480–484.

49. Kennedy E, Majnemer A, Farmer JP, et al. Motor development of infants with positional plagiocephaly. *Phys Occup Ther Pediatr.* 2009;29(3):222–235.

50. Kuo YL, Liao HF, Chen PC, et al. The influence of wakeful prone positioning on motor development during the early life. *J Dev Behav Pediatr.* 2008;29(5):367–376.

51. Medicine ACoS. *ACSM's Guidelines for Exercise Testing and Prescription.* 6th ed. Philadelphia, PA: Lippincott, Williams & Wilkins; 2000.

52. Uzark K, Spicer R, Beebe DW. Neurodevelopmental outcomes in pediatric heart transplant recipients. *J Heart Lung Transplant.* 2009;28(12):1306–1311.

53. Hoffman GM, Mussatto KA, Brosig CL, et al. Systemic venous oxygen saturation after the Norwood procedure and childhood neurodevelopmental outcome. *J Thorac Cardiovasc Surg.* 2005;130(4):1094–1100.

54. Mahle WT, Visconti KJ, Freier MC, et al. Relationship of surgical approach to neurodevelopmental outcomes in hypoplastic left heart syndrome. *Pediatrics.* 2006;117(1):e90–e97.

55. Newburger JW, Wypij D, Bellinger DC, et al. Length of stay after infant heart surgery is related to cognitive outcome at age 8 years. *J Pediatr.* 2003;143(1):67–73.

20

Condições pulmonares e respiratórias em bebês e crianças

Jan Stephen Tecklin

Introdução
Crescimento e desenvolvimento dos pulmões
Predisposição à insuficiência respiratória
Exame de fisioterapia de crianças com distúrbios respiratórios
    Histórico
    Revisão de sistemas
    Testes e medidas
Fisioterapia para crianças com doença pulmonar e distúrbios respiratórios
    Desobstrução das vias aéreas
    Exercícios respiratórios e reabilitação
    Desenvolvimento físico
Atelectasia
    Informação médica
    Exame de fisioterapia
    Intervenções da fisioterapia

Enfraquecimento da musculatura respiratória
    Informação médica
    Avaliação fisioterapêutica
    Intervenções de fisioterapia
Asma
    Informação médica
    Tratamento médico
    Avaliação fisioterapêutica
    Intervenções de fisioterapia
Fibrose cística
    Informação médica
    Tratamento médico
    Avaliação fisioterapêutica
    Tratamento de fisioterapia
Resumo
Estudo de caso

Introdução

As doenças pulmonares e os distúrbios respiratórios continuam sendo as principais causas de mortalidade e morbidade entre crianças, não só nos Estados Unidos como também no mundo inteiro. Vírus e bactérias respiratórias continuam causando infecções respiratórias agudas e, por vezes, fatais em bebês e crianças. As vacinas contra agentes bacterianos e virais têm diminuído a incidência de certas infecções respiratórias agudas e comumente são empregadas em casos de crianças com risco de doença respiratória.

Nos Estados Unidos, foi relatado que mais de 20% das crianças e jovens com menos de 18 anos têm algum problema respiratório crônico, como asma, sibilos, hiper-reatividade brônquica, fibrose cística (FC) e displasia broncopulmonar.[1] A doença pulmonar crônica em crianças está associada a estatísticas de morbidade assombrosas. Estima-se que haja nos Estados Unidos 7,1 milhões de crianças (9,5%) diagnosticadas com asma,[2] que é responsável por perda de dias letivos em quase 50% dessa população.[3] É igualmente importante notar que a asma da infância é mais prevalente entre indivíduos de etnia afrodescendente e multirracial (não hispânica). Além disso, a doença respiratória é o motivo mais comum de internação entre crianças com comprometimento neurológico grave, além de ser a causa mais comum de morte dessas crianças.[4,5] Essas estatísticas podem parecer surpreendentes, mas não para os profissionais de saúde que passam grande parte do tempo tratando crianças com doenças pulmonares primárias ou problemas respiratórios secundários a outras condições.

Este capítulo fornece informação básica que permite aos leitores conhecerem mais a fragilidade do sistema respiratório neonatal e pediátrico, o processo de desenvolvimento desse sistema e a necessidade de tratamento agressivo dos distúrbios do sistema. Esses tópicos introdutórios incluem crescimento e desenvolvimento do sistema respiratório, além de predisposição à insuficiência respiratória aguda em crianças e bebês. O exame de fisioterapia e as habilidades de intervenção para bebês e crianças com distúrbios pulmonares são discutidos em seguida. A informação médica e uma discussão sobre fisioterapia para quatro dos principais problemas respiratórios de crianças – atelectasia, fraqueza da musculatura respiratória, asma e FC – são os próximos tópicos a serem apresentados, seguidos de perguntas sobre pesquisas futuras.

Crescimento e desenvolvimento dos pulmões

Uma breve revisão sobre os principais períodos de desenvolvimento pulmonar é útil para a discussão das inter-relações existentes entre o crescimento dos pulmões e das vias aéreas e o desenvolvimento de doenças específicas da infância. A descrição do desenvolvimento pulmonar também dá uma noção de alguns aspectos exclusivos do crescimento, sobretudo em termos numéricos, dos alvéolos pulmonares.

Quatro períodos específicos do crescimento pulmonar foram confirmados e incluem os períodos embrionário, pseudoglandular, canalicular e sacular, que no período pós-concepção se estendem das semanas 0 a 6, 6 a 16, 16 a 24 e 24 a 40 (termo), respectivamente.[6] Como o crescimento alveolar continua após o nascimento, um 5º período – o período alveolar – também é observado. O primeiro sinal de desenvolvimento pulmonar ocorre durante o *período embrionário*, de 0 a 6 semanas de gestação. O tecido endodérmico do intestino anterior primitivo se expande para dentro da bolsa pulmonar anterior quando o comprimento embrionário é de 4 mm. Durante esse período, em que ocorre a separação da traqueia e do esôfago, as aberrações em desenvolvimento podem levar a uma entre várias configurações de fístulas traqueoesofágicas – comunicação anormal entre as duas estruturas (Fig. 20.1). Decorridos quatro dias, a futura traqueia se diferencia nos botões bronquiais direito e esquerdo – precursores de cada pulmão. O tecido celular mesenquimal, que circunda os botões bronquiais em desenvolvimento, se diferenciarão mais tarde, para se transformar em músculo, tecido conjuntivo e cartilagem dentro das paredes bronquiais. O tecido vascular também se desenvolve a partir do mesênquima e logo conectará a artéria pulmonar primitiva às veias pulmonares. O tecido não celular fornecerá as fibras elásticas e colagenosas que sustentam as estruturas pulmonares.[7] O desenvolvimento vascular é congruente com os botões bronquiais e a ramificação das vias aéreas.[8]

Os botões pulmonares continuam a crescer e se subdividem em vias aéreas menores durante a 5ª a 16ª semanas de gestação, período denominado pseudoglandular, porque o tecido pulmonar se assemelha às células glandulares. Durante esse período, muitas das primeiras células se diferenciam em tipos específicos de células de vias aéreas. O epitélio bronquial alto reveste as vias aéreas primitivas e há uma explosão de crescimento entre a 10ª e a 14ª semanas. As glândulas secretoras de muco e a cartilagem de suporte surgem tardiamente, durante o período pseudoglandular, e continuam crescendo no decorrer do período canalicular. A ramificação e a subdivisão produzem 8 a 32 gerações bronquiais, e o maior número de divisões ocorre nas áreas pulmonares mais distantes do hilo, ou raiz dos pulmões. A árvore bronquial é completa desde a glote até os bronquíolos terminais ao final do período pseudoglandular, enquanto o diafragma começa a se formar. Ao mesmo tempo, há o desenvolvimento similar do sistema vascular pulmonar.[8]

Os principais eventos que marcam o período canalicular, que vai da 16ª à 26ª semana, são o adelgaçamento e achatamento do epitélio que se transformará em pneumócitos tipo I ou células alveolares. As células tipo II também começam a surgir nesse momento e também são as células lamelares que, por fim, produzem surfactante. Além disso, uma ocorrência decisiva é o aparecimento dos capilares pulmonares. Esses capilares, que se projetam para dentro do epitélio, proporcionam estreita proximidade entre o suprimento sanguíneo e as vias aéreas. O afinamento do epitélio e o desenvolvimento de capilares fornecem o aparato – a interface ar-sangue – para a respiração. As trocas gasosas podem ocorrer ao final do período canalicular.[8]

Por volta de 26 semanas, a energia do pulmão em desenvolvimento começa a formar evaginações dos bronquíolos terminais, chamadas sáculos. O "saco terminal" ou período "sacular" continua até aproximadamente o nascimento, quando tem início o período alveolar, em que os sáculos terão começado a se ramificar em muitos ductos ou bolsas alveolares. Esses ductos estão em proximidade continuada com os delicados capilares formados durante o período canalicular. Uma vez que o número de unidades alveolares/capilares seja suficiente, a vida pode ser mantida, desde que a substância bioquímica do surfactante esteja presente nos alvéolos.

O surfactante, conforme observado, é um material fosfolipídico secretado pelas células tipo II que revestem os alvéolos pulmonares. O surfactante diminui a tensão su-

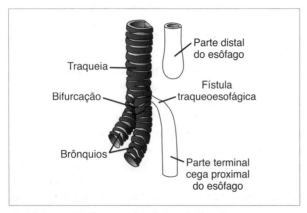

FIGURA 20.1 ▸ Fístula traqueoesofágica. (Sadler TW. *Langman's Medical Embryology*. 9ª ed. Baltimore, MD: Lippincott Williams & Wilkins; 2002.)

perficial dos alvéolos, possibilitando assim a inflação alveolar a pressões menores e o esforço reduzido do bebê, em comparação ao que seria necessário para inflar um alvéolo deficiente de surfactante. Ele aparece em seu nível químico maduro por volta da 34ª semana de gestação e indica a maturidade do pulmão, possibilitando a manutenção de uma respiração contínua.[9]

O período pós-natal é caracterizado inicialmente por um período de 18 a 24 meses de crescimento rápido, tanto da área de superfície como do volume de tecido pulmonar para trocas gasosas, por meio da subdivisão continuada dos ductos alveolares para formação dos sacos alveolares (i. e., os alvéolos verdadeiros). Segundo o consenso atual, o número alveolar está amplamente completo por volta dos 6 meses de idade, embora algum desenvolvimento possa continuar a ocorrer por 24 meses.[8] É notável que a vasculatura aumente para um nível ainda maior do que os espaços aéreos nessa fase mais inicial das fases pós-natais. Na segunda fase pós-natal, há um crescimento mais paralelo nos alvéolos e capilares. A partir dos 25 milhões de alvéolos presentes no nascimento, há um aumento de 12 vezes aos 8 a 10 anos de idade, quando é alcançado o número aproximado de 300 milhões de alvéolos observado no adulto. A ocorrência de processos destrutivos durante o período de multiplicação alveolar pode limitar o potencial de alcançar o número de alvéolos pulmonares característico do adulto.[10]

Predisposição à insuficiência respiratória

As informações a seguir são apresentadas para descrever de forma mais completa os vários mecanismos da insuficiência respiratória aguda e seu rápido desenvolvimento em crianças e bebês. Embora a insuficiência respiratória aguda não seja uma doença, costuma ser a via comum final de muitas doenças que afetam o sistema respiratório em desenvolvimento.

Vários fatores estruturais e metabólicos na população pediátrica, ainda que totalmente normais, predispõem as crianças ao desenvolvimento de insuficiência respiratória aguda. A insuficiência respiratória pode ser definida como uma condição em que o comprometimento das trocas gasosas nos pulmões ameaça diretamente a vida. Downes et al. foram alguns dos primeiros a afirmar que os sinais clínicos e as determinações de gases arteriais deveriam ser usadas para monitorar bebês e crianças quanto ao desenvolvimento de insuficiência respiratória aguda.[11] Os níveis de gases arteriais compatíveis com insuficiência respiratória são 75 mmHg de dióxido de carbono e 100 mmHg de oxigênio, quando o paciente está recebendo uma concentração de oxigênio inspirado igual a 100%. Há insuficiência respiratória quando um desses níveis arteriais é atingido em presença de qualquer um dos seguintes sinais clínicos: diminuição ou ausência dos sons inspiratórios, retrações inspiratórias graves com uso da musculatura acessória, cianose com a inspiração de 40% de oxigênio, diminuição do nível de consciência e resposta à dor, além de tônus musculoesquelético precário.

O fator geral mais importante que predispõe bebês e crianças à insuficiência respiratória aguda é a alta incidência de infecções do sistema respiratório nessa população. Durante os primeiros anos de vida, quando as defesas imunológicas estão em desenvolvimento, a criança corre risco de infecção. Esse risco aumenta com a expansão do ambiente da criança em fase de engatinhar, particularmente com o ingresso precoce em creches, na pré-escola e em outras situações de exposição similares aos diversos agentes infecciosos transmitidos pelos colegas de sala de aula, professores e outros funcionários. Com o aumento do número de crianças inscritas nos programas de creches ocorrido nas últimas décadas, é previsto um aumento concomitante da incidência de infecções respiratórias. De fato, pesquisas recentes enfocaram o impacto econômico desses episódios infecciosos e os benefícios econômicos para o desenvolvimento e a instituição dos programas de controle de infecções.[12]

Dois fatores estruturais principais – dimensão da via aérea e vantagem mecânica precária para os músculos respiratórios – contribuem para o desenvolvimento de insuficiência respiratória na criança. De acordo com os cálculos aplicados ao trabalho de Effmann, o diâmetro do lúmen traqueal em crianças com menos de 1 ano de idade é menor do que o diâmetro de um lápis.[13] Um amplo percentual dos bronquíolos periféricos da criança tem menos de 1 mm de diâmetro. Uma pequena quantidade de muco, broncoespasmo ou edema pode obstruir efetivamente não só as vias aéreas periféricas como também os brônquios maiores e mais proximais. Com bloqueio suficiente das vias aéreas, a insuficiência respiratória pode se desenvolver rapidamente.

Outros aspectos estruturais relevantes adicionais, que predispõem bebês e crianças à insuficiência respiratória, envolvem vários itens que cumulativamente conferem uma baixa vantagem mecânica ao fole respiratório do tórax da criança:

1. As fibras musculares tipo I resistentes à fadiga não estão presentes em proporções adultas no diafragma ou em outros músculos ventilatórios do bebê, até os 8 meses de idade.[14] Essa falta de fibras resistentes à fadiga faz com que os músculos respiratórios do bebê se fadiguem rapidamente, causando hipoventilação alveolar que pode levar à insuficiência respiratória.
2. O custo do esforço respiratório é maior, podendo atingir 10% da taxa metabólica basal quando o bebê prematuro tem de usar o diafragma para deformar sua caixa torácica em situações de desconforto respiratório. Caso o bebê também tenha uma doença pulmonar, as demandas metabólicas aumentadas do diafragma podem predispor bebês prematuros à fadiga e contribuir para a insuficiência respiratória.[15]

3. O desenvolvimento precário da habilidade de tossir, seja espontaneamente ou sob estimulação laríngea direta, torna as vias aéreas do bebê suscetíveis à obstrução por muco.[16]
4. O alinhamento horizontal da caixa torácica do bebê e a configuração arredondada (em vez de oval) do tórax conferem baixa vantagem mecânica à musculatura respiratória intercostal e acessória. Esses músculos erguem as costelas e o esterno para expandir o diâmetro torácico e o volume pulmonar.
5. A complacência aumentada da parede torácica durante a infância pode resultar em retrações esternais associadas com aumento do esforço inspiratório durante os momentos de doença. A relativa ausência de rigidez torácica no bebê pode simular um tórax instável. Os esforços inspiratórios intensos podem, de forma paradoxal, diminuir o volume torácico no momento em que justamente a resposta contrária se faz necessária, enquanto a ventilação é ainda mais comprometida com o potencial de hipoventilação. As alterações do desenvolvimento ocorridas na parede torácica durante o segundo ano de vida resultam em uma complacência de parede torácica similar à observada em adultos.[17]
6. A posição do bebê pode afetar a excursão diafragmática. O bebê em decúbito dorsal trabalha com mais dificuldade para ventilar, porque as vísceras abdominais podem impedir a descida completa do diafragma.

O terceiro aspecto relevante para o fisioterapeuta é o metabolismo respiratório. A alta taxa metabólica da criança causa consumo aumentado de oxigênio, perda de calor aumentada e perda de água aumentada secundária a uma frequência respiratória mais rápida. A faixa de frequências respiratórias normais para crianças é mostrada na Tabela 20.1.

Além de ter fibras musculares suscetíveis à fadiga precoce, conforme já observado, a criança ou bebê conta com um suprimento de combustível muscular relativamente precário. O suprimento de glicogênio no tecido muscular é pequeno no bebê, além de ser rapidamente depletado com o aumento da atividade muscular que ocorre durante o desconforto respiratório.[18]

Os fatores descritos anteriormente – fatores gerais, estruturais e metabólicos – ainda que normais e apropriados do ponto de vista do desenvolvimento e da cronologia, podem se combinar para tornar o sistema respiratório jovem frágil e propenso à insuficiência durante os períodos de desconforto, que comumente são observados nas doenças respiratórias.

▶ Exame de fisioterapia de crianças com distúrbios respiratórios

O exame diligente do bebê ou criança com desconforto respiratório pode fornecer informação útil. Quanto mais

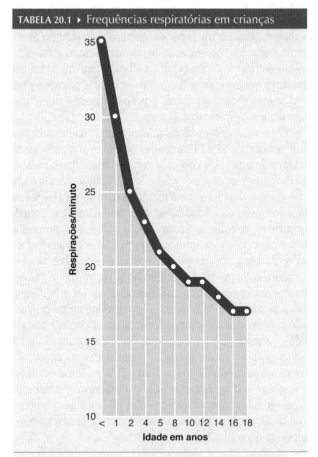

TABELA 20.1 ▶ Frequências respiratórias em crianças

Este gráfico mostra frequências respiratórias normais em crianças, que são mais altas do que as frequências normais em adultos. Do mesmo modo, bradipneia e taquipneia em crianças são definidas pela idade.

jovem for o paciente, mais o terapeuta precisará contar com a observação cuidadosa, porque o bebê/criança não pode participar ativamente de uma avaliação torácica. Uma descrição apropriada para a idade das atividades que o terapeuta realizará deve preceder o exame físico real. A organização descrita a seguir é baseada no *Guia para a prática da fisioterapia (Guide to Physical Therapist Practice)*.[19]

Histórico

A revisão completa do quadro médico deve ser o primeiro aspecto da avaliação de fisioterapia de uma criança. A revisão deve fornecer informação sobre o histórico médico da criança – o curso clínico da doença vigente da criança, incluindo sinais e sintomas, bem como fatores precipitantes; qualquer tratamento prévio para a doença; e os motivos que levaram ao encaminhamento para fisioterapia. Além da informação contida no quadro, médicos e enfermeiros muitas vezes podem fornecer informações valiosas e imediatas sobre o estado atual da criança. As radiografias torácicas e outras formas de imagem são úteis para identificar áreas específicas do pulmão ou tórax que podem ter

Ambiente

A casa ou outro destino após a alta proporcionam espaço e recursos necessários para usar itens respiratórios como oxigênio, ventilador mecânico e aparelho de aspiração?

Estado geral de saúde

O bebê/criança apresentou histórico de desenvolvimento normal? Os marcos referenciais motores foram alcançados nos tempos devidos? Há histórico de problemas médicos em curso ou recorrentes?

Histórico médico/cirúrgico

Recentemente, houve internações, doenças ou intervenções cirúrgicas relevantes? O paciente ou seu pai/mãe relata comorbidades ou doenças antigas que possam afetar a condição atual? Sabe-se da ocorrência de doenças genéticas na família?

Condição atual/queixa principal

Qual é a preocupação recente que levou à solicitação de fisioterapia? Trata-se da recidiva de algum problema prévio? A criança está recebendo fisioterapia, incluindo desobstrução das vias aéreas (DVA), em casa? Quais são as expectativas do paciente/familiares em relação a esse episódio da assistência?

Estado funcional/nível de atividade

O nível funcional da criança tem sido apropriado para a idade? O Capítulo 3 apresenta numerosos testes de desenvolvimento.

Medicações

Quais medicações a criança está tomando e há algum impacto em potencial sobre o regime de fisioterapia? (Medicações em aerossol, como broncodilatadores, mucolíticos e solução salina hipertônica frequentemente precedem a DVA.)

Outros testes clínicos

Revisão de todos os valores laboratoriais, incluindo as provas de função pulmonar, valores de gases arteriais e oximetria de pulso, todas as informações fornecidas pelas imagens, testes de esforço cardiorrespiratório e quaisquer outros estudos potencialmente informativos.

Revisão de sistemas

A revisão de sistemas é um exame breve e grosseiro, uma "checagem rápida", usada para reunir informação adicional e detectar outros problemas de saúde que deveriam ser considerados no diagnóstico, prognóstico e plano de assistência.

Sistemas cardiovascular/pulmonar

Essa breve revisão deve incluir a determinação da pressão arterial, medida da pulsação e frequência respiratória, e documentação de quaisquer indicações de edema.

Tegumento

A cor e a integridade da pele estão normais? Existem cicatrizes antigas ou novas evidentes? As feridas atuais estão cicatrizando devidamente?

Sistema musculoesquelético

Medir e registrar a altura e o peso do paciente. Identificar quaisquer assimetrias físicas evidentes. Avaliar a força muscular bruta e a amplitude de movimento até o grau máximo possível, dependendo da idade da criança e de sua capacidade de cooperação.

Sistema neuromuscular

Determinar se padrões de movimento ou movimento apropriado para a idade e grosseiramente coordenado são observados.

Testes e medidas

Ventilação e respiração/troca gasosa

Entre todos os testes e medidas aplicados à criança com doença pulmonar, nenhum é mais importante do que aqueles que avaliam a ventilação e a respiração. Muitos sinais e sintomas associados com ventilação e trocas gasosas influenciam as intervenções escolhidas pelo terapeuta. Um exame torácico tradicional inclui as quatro abordagens clássicas de inspeção, ausculta, palpação e percussão indireta.

O fisioterapeuta tem vários objetivos relacionados ao exame torácico:

- Identificar os problemas e sintomas pulmonares notados;
- Avaliar os sinais coexistentes de doença pulmonar;
- Determinar a necessidade de testes e medidas adicionais, como testes de esforço cardiorrespiratório, quando apropriado;

- Formular um prognóstico e plano de assistência;
- Identificar as metas do tratamento.

Inspeção

A fase de inspeção do exame torácico documenta as características clínicas dos sintomas apresentados que podem indicar quais componentes adicionais do exame se fazem necessários.

A inspeção inclui:

- Examinar a aparência geral da criança;
- Inspecionar a cabeça e o pescoço;
- Observar o tórax;
- Considerar a respiração, fala, tosse e escarro apresentados pela criança.

Aparência geral

Primeiramente, o terapeuta deve observar o estado de consciência da criança e seu nível de cooperação com comandos simples. A constituição corporal da criança é normal, obesa ou caquética? Existem problemas posturais evidentes, como cifose, escoliose e inclinação para a frente ou posturas incomuns? Crianças com dispneia frequentemente assumem uma postura inclinada para a frente.

Durante o exame dos membros, o terapeuta observa se há baqueteamento digital, inchaço articular doloroso, tremor e edema. O baqueteamento dos dedos da mão ou do pé está associado com FC, conforme mostra a Figura 20.2 (A e B).[20] O inchaço articular doloroso pode indicar a presença de osteoartropatia pulmonar pseudo-hipertrófica,[21] em vez de osteoartrite ou artrite reumatoide, que são condições mais familiares aos fisioterapeutas. O edema de pés pode indicar *cor pulmonale* ou insuficiência cardíaca de lado direito em pacientes com FC de longa duração e doença pulmonar crônica com hipoxemia.[22]

O terapeuta também observa todos os equipamentos e aparelhos de monitoramento usados no tratamento do paciente, bem como o impacto desses dispositivos sobre as intervenções planejadas (p. ex., ventilador mecânico, cateter ou máscara de oxigênio, acessos intravenosos ou arteriais

Inspeção de cabeça e pescoço

A face da criança muitas vezes mostra sinais de desconforto respiratório e deficit de oxigenação. Entre esses sinais, o *batimento das asas nasais* e a *cianose* das membranas mucosas são observados comumente em indivíduos com desconforto respiratório agudo. A *sacudida de cabeça* que coincide com o ciclo respiratório pode resultar de tentativas de usar a musculatura acessória da inspiração por um bebê cuja força é inadequada para estabilizar a cabeça e o pescoço. O *grunhido expiratório audível* é considerado um esforço feito por bebês e crianças pequenas para manter a patência e prevenir o colapso das vias aéreas durante a expiração. O grunhido é mais comumente ouvido durante os distúrbios do sistema respiratório inferior.

Exame estático do tórax

Nessa parte do exame físico, o formato e a simetria do tórax são observados, assim como as características incomuns da pele, incluindo erupções, cicatrizes e incisões. O tórax do bebê exibe configuração mais arredondada do que o tórax do adulto, e as costelas se fixam às vértebras a uma angulação aproximada de 90 graus que praticamente impossibilita elevações adicionais.[23] O diâmetro anteroposterior do tórax no bebê tende a ser igual ao seu diâmetro transversal, enquanto o tórax do adulto geralmente exibe diâmetro transversal muito maior. Entre as anormalidades mais comuns do tórax, estão os defeitos congênitos, incluindo o tórax escavado (*pectus excavatum* ou tórax em funil) e o tórax cariniforme ou carinado (*pectus carinatum* ou peito de pombo); tórax em barril ou tonel, geralmente associado com a hiperinflação dos pulmões, em que a medida anteroposterior do tórax é maior do que

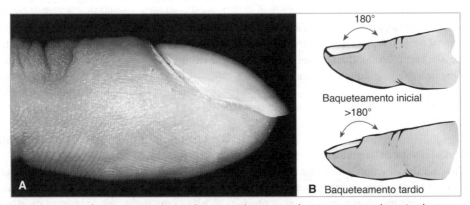

FIGURA 20.2 ▶ No baqueteamento, o ângulo entre a placa ungueal e a prega ungueal proximal aumenta em 180 graus ou mais. O baqueteamento digital é visto em pacientes com fibrose cística e outras doenças respiratórias e cardiovasculares.

a medida lateral; e as várias deformidades torácicas associadas à escoliose. O desenvolvimento muscular do tórax também deve ser examinado quanto à simetria e presença de hipertrofia dos músculos acessórios da inspiração, que sugerem dispneia crônica.

Exame dinâmico do tórax

A frequência respiratória é o primeiro item a ser avaliado ao examinar o tórax móvel. A contagem das respirações deve ser feita de modo imperceptível e muitas vezes é realizada durante a contagem da frequência de pulsação. Como já notado na Tabela 20.1, quanto mais jovem for o paciente, maior será a frequência respiratória em repouso normal. A taquipneia se refere a uma frequência respiratória anormalmente elevada, enquanto a bradipneia se refere a uma frequência respiratória baixa, considerando a variação normal das frequências respiratórias em bebês e na infância.

O padrão e a regularidade da respiração também devem ser avaliados, particularmente em neonatos e crianças com distúrbios neuromusculares. Períodos curtos de apneia não são particularmente incomuns e podem ser referidos como respiração periódica em recém-nascidos. A apneia verdadeira existe quando os períodos apneicos excedem 20 segundos. A apneia pode estar associada com desconforto respiratório, sepse e hemorragia do sistema nervoso central (SNC). Além da frequência e da regularidade, é necessário determinar a relação inspiração:expiração (I:E). Em geral, a relação I:E é aproximadamente 1:2. Bebês e crianças com doença obstrutiva de vias aéreas, como asma e bronquiolite, podem apresentar aumento marcante do tempo expiratório. Como resultado, sua relação I:E pode passar a ser 1:4 ou 1:5. Deve ser observado o movimento sincrônico do abdome e do tórax. Durante a inspiração, é necessário observar a expansão torácica e a protusão abdominal. Quando essa sincronia é perdida, um movimento em "gangorra" de expansão torácica com o abdome pressionado para dentro ocorre durante a inspiração, enquanto os movimentos contrários são observados durante a expiração. A presença de retração da parede torácica deve ser notada. É possível que ocorram retrações, ou compressões para dentro, nas áreas supraesternal, subesternal, subcostal ou intercostal. As retrações, observadas com maior frequência em pacientes pediátricos, resultam do tórax complacente do bebê/criança e de um esforço respiratório aumentado. Durante o desconforto respiratório, os músculos inspiratórios ou expiratórios, ou ambos, impõem tração suficiente sobre o tórax, até então amplamente cartilaginoso, produzindo compressão para dentro em várias áreas. Quando as retrações são intensas, podem diminuir a inspiração efetiva.

Os sons audíveis durante a respiração podem ser ouvidos e notados. O *estridor*, um som cantado durante a inspiração, sugere a existência de obstrução de via aérea superior ou possível laringoespasmo. Durante a expiração, também é possível ouvir sons de grunhido, particularmente em bebês com desconforto respiratório. O *grunhido* expiratório pode representar uma tentativa fisiológica de prevenir o colapso de vias aéreas prematuras. Os sons *borbulhantes* ouvidos durante ambas as fases ventilatórias comumente indicam a presença de secreções abundantes nas vias aéreas maiores.

Avaliação de tosse e espirro

Os bebês provavelmente usam mais os espirros do que a tosse como mecanismo de proteção e desobstrução das vias aéreas. Bebês maiores e crianças devem ser capazes de tossir efetivamente para eliminar secreções ou outros detritos presentes nas vias aéreas. É importante determinar a capacidade de tossir na criança com doença neuromuscular. A criança com doença neuromuscular e enfraquecimento associado da musculatura abdominal pode apresentar risco de retenção de secreções e aspiração de alimentos, com consequente necessidade de assistência mecânica para remoção de secreções. Isso será discutido adiante.

Ausculta

A ausculta – ouvir os pulmões com auxílio do estetoscópio – é um método útil de avaliação. O estetoscópio usado para ausculta de bebês e crianças pequenas é uma versão menor daquele usado na ausculta de adultos. O terapeuta deve aquecer o estetoscópio antes de usá-lo e, dependendo da idade da criança, o terapeuta pode fazer uma demonstração de seu uso em uma boneca ou bicho de pelúcia. Dada a proximidade com a superfície torácica das vias aéreas da criança, bem como a delgada espessura da parede torácica de bebês e crianças pequenas, os sons respiratórios são facilmente transmitidos e a especificidade anatômica pode ser diminuída. Dessa forma, um som em particular, apesar de ouvido em uma área do tórax, pode não corresponder ao segmento pulmonar diretamente abaixo da área em que esse som é ouvido. Como resultado, a ausculta, em particular no neonato ou no neonato prematuro, pode não ser tão precisa quanto na criança mais crescida ou no adulto. Mesmo assim, o terapeuta deve tentar determinar a presença de sons respiratórios normais e anormais ao longo dos campos pulmonares. O terapeuta também deve tentar identificar sons adventícios, como sibilos, estertores, atritos pleurais e triturações audíveis.

Sibilos são considerados sons musicais produzidos pelo fluxo de ar ao longo de vias aéreas estreitadas. Podem ser inspiratórios ou expiratórios, monofônicos ou polifônicos. Os sibilos expiratórios provavelmente são mais comuns e representam a obstrução das vias aéreas a partir de broncoespasmo ou secreções.

Estertores (por vezes chamados *crepitação*) não são sons musicais, que podem ser ouvidos durante a inspiração ou expiração. São sons que podem representar a abertura súbita de vias aéreas previamente esvaziadas. Os estertores expiratórios muitas vezes denotam a presença de líquido nas vias aéreas maiores.

Atritos pleurais são sons ásperos, semelhantes ao rangido de couro, que costumam indicar o atrito de tecidos inflamatórios entre si.

Triturações audíveis são sons de estertores ouvidos com frequência sobre o mediastino quando há vazamento de ar para dentro dessa área.

Os sons audíveis de estridor e os grunhidos expiratórios foram mencionados antes. Por causa da facilidade de transmissão dos sons ao longo do tórax do bebê, o terapeuta deve tentar correlacionar os achados auscultatórios com as alterações radiográficas e outros achados físicos encontrados durante a avaliação e a parte de planejamento terapêutico da consulta com o paciente.[24]

Palpação

A palpação torácica em bebês ou crianças pode ajudar a identificar as seguintes circunstâncias:

- Posição do mediastino via palpação traqueal;
- Palpação para detecção de frêmito toracovocal (sensação de fluxo de ar turbulento ao redor de secreções), que é também um meio útil de localizar secreções nas vias aéreas maiores;
- Palpação de áreas locais de movimento da caixa torácica e simetria desse movimento, conforme o tórax se expande, também é útil em crianças maiores;
- A atividade dos músculos inspiratórios pode ser determinada por palpação direta.

A palpação também pode ser empregada para ajudar a identificar e localizar áreas de dor torácica na criança.

Percussão indireta

A última das quatro habilidades relevantes em um exame respiratório tradicional permite ao terapeuta identificar áreas de densidade pulmonar anormal, bem como avaliar a extensão do movimento diafragmático. A técnica consiste em bater um dedo de uma mão contra a unha de um dedo da outra mão firmemente posicionado em um espaço intercostelar. O som real ou nota de percussão pode denotar tecido pulmonar cheio de ar *versus* tecido pulmonar sem ar. Quanto mais oco/ressonante for o som, maior será a probabilidade de que o pulmão esteja cheio de ar. Quanto mais surdo ou plano for o som, maior será a probabilidade de o pulmão estar precariamente aerado na área específica.

Além disso, a percussão também pode identificar o movimento diafragmático. A percussão detecta alterações que vão de ressonantes (cheio de ar) a surdas (sem ar) na base dos pulmões, onde o diafragma está localizado. O terapeuta faz a percussão dos espaços intercostelares a partir do ápice até a base do pulmão. Quando o caráter surdo é encontrado, o terapeuta solicita que o paciente exale totalmente, de modo a fazer o diafragma subir. O terapeuta faz a percussão para marcar o nível mais alto de ascensão. Em seguida, o paciente inspira completamente e a percussão segue a trajetória descendente do diafragma, até o limite da descida ser identificado. A excursão diafragmática é a distância percorrida entre a ascensão máxima e a descida máxima.

Capacidade aeróbia e resistência

A capacidade aeróbia e a resistência são comumente definidas pelo termo "captação máxima de oxigênio". Essa medida é uma indicação (1) da capacidade do sistema cardiovascular de fornecimento de oxigênio para os músculos que trabalham e (2) da capacidade desses músculos de extrair oxigênio para geração de energia. Esses testes podem fornecer muita informação útil sobre o paciente, tais como:

- Identificar a capacidade basal;
- Determinar a capacidade aeróbia durante as atividades funcionais;
- Prever a resposta às demandas fisiológicas durante os períodos de atividade aumentada ou estressante;
- Reconhecer as limitações em face de uma carga de trabalho aumentada.

Muitos dos métodos de teste usados variam da observação de respostas sintomáticas durante um desafio de exercício-padrão a testes aeróbios invasivos, tecnicamente sofisticados e instrumentais conduzidos no laboratório de exercício. Os testes de esforço cardiorrespiratório realizados em laboratório tipicamente envolvem aumentos progressivos e incrementais da intensidade do exercício, enquanto o paciente caminha sobre uma esteira ou se exercita na bicicleta ergométrica. Os locais onde os testes de esforço cardiorrespiratório são realizados devem ter capacidade para monitoramento eletrocardiográfico contínuo, medição periódica da frequência cardíaca e da pressão arterial, realização de oximetria cutânea e determinação dos gases arteriais, bem como de análise de gases expirados. Esses locais também devem ter uma fonte de oxigênio. Além disso, um desfibrilador cardíaco, outros equipamentos e suprimentos de emergência, além de uma equipe adequada para usar esses recursos devem estar prontamente disponíveis em casos de emergência cardiopulmonar. Podem ser realizados testes máximos e submáximos.

Diante da falta de disponibilidade ou da impossibilidade prática de um laboratório formal, o teste de caminhada cronometrada de 6 ou 12 minutos,[25,26] um teste de caminhada de ida e volta,[27] ou um teste de escada[28] são alternativas simples e bem estudadas que serão discutidas adiante, neste capítulo.

Características antropométricas

As avaliações de percentis de altura e peso, índice de massa corporal e edema periférico são medidas importantes de características antropométricas para crianças com distúrbio pulmonar. Os valores de altura e peso aliados ao valor do índice de massa corporal são importantes para determinar o crescimento físico, a estatura e a nutrição da criança. O estado nutricional exerce impacto significativo sobre a função pulmonar e, portanto, sobre a capacidade de exercício da criança.[29] O monitoramento do *cor pulmonale* – insuficiência cardíaca congestiva de lado direito – é uma justificativa relevante para medir o edema em crianças com doença pulmonar crônica, em particular naquelas com FC e asma grave. O *cor pulmonale* muitas vezes resulta de hipoxemia arterial de longa duração, hipercapnia e acidose respiratória, que se somam à pós-carga ventricular direita e levam à hipertrofia ventricular direita.[30] A insuficiência ventricular direita está associada com edema periférico, manifestado provavelmente como edema de pé e tornozelo. O fisioterapeuta pode usar medidas de circunferência simples, deslocamento volumétrico e medidas de circunferência "em forma de 8" para monitorar o desenvolvimento de edema periférico desde o início até a progressão.[31] Além disso, o ganho de peso bruto repentino pode indicar o aparecimento rápido de *cor pulmonale* e, portanto, a medida periódica do peso é útil.

Orientação e cognição

A criança deve ser orientada em relação ao tempo e ao espaço, e deve ser capaz de responder tanto a perguntas de natureza cognitiva como a vários estímulos ambientais, consideradas as limitações de sua idade de desenvolvimento. O terapeuta deve determinar o estado geral de consciência e a habilidade de responder às perguntas e solicitações.

Dispositivos auxiliares e adaptativos

Os dispositivos auxiliares e adaptativos, como muletas, andadores, cadeiras de rodas, talas, assentos de banheiro elevados, sistemas de controle ambiental e similares não constituem necessidades inerentes para a maioria das crianças com problemas pulmonares agudos ou crônicos. Entre os dispositivos pulmonares que poderiam ser usados por crianças, estão nebulizadores, suplemento de oxigênio via cânula nasal ou máscara, ventilador mecânico, tubo de traqueostomia e, em alguns casos, uma porta para fornecimento de nutrição suplementar. Uma das principais exceções a esse padrão diz respeito às crianças com comprometimento respiratório secundário a uma doença musculoesquelé-

tica ou neuromuscular para a qual o uso de dispositivos como andadores, cadeira de rodas e outros seria apropriado.

Barreiras no ambiente, em casa e no trabalho (trabalho/escola/brincadeira)

As principais barreiras ambientais relevantes para a criança com doença pulmonar envolvem as demandas físicas do comparecimento à escola e da participação em brincadeiras em diversos ambientes. Além disso, o terapeuta deve perguntar sobre a presença ou ausência de poeira, vapores, alérgenos comprovados ou possíveis e outras ameaças inalatórias nos ambientes domiciliar ou escolar. Isso pode ser avaliado em entrevista com a criança, seus pais ou o cuidador sobre os ambientes em casa, na escola e nas brincadeiras.

Integridade tegumentar

A revisão dos sistemas descritos será útil para o clínico identificar quaisquer comprometimentos cutâneos existentes ou em potencial. Os principais achados tendem a envolver palidez ou cianose em indivíduos hipoxêmicos. Pacientes com FC também tendem a exibir baqueteamento digital.[20]

Desempenho muscular

O desempenho de função motora grossa deve ser documentado na revisão de sistemas. Entretanto, como evidências crescentes indicam que a existência de disfunção muscular periférica independe das limitações de ventilação em indivíduos com FC, o fisioterapeuta deve ser particularmente cuidadoso ao documentar e seguir as medidas de força. Estudos indicam que a doença pulmonar crônica resulta em enfraquecimento muscular, colocando as medidas de força máxima voluntária a cerca de 80% do observado em indivíduos similares que não têm doença pulmonar crônica. Os mecanismos que levam a esse deficit de força foram identificados como inatividade que resulta em descondicionamento muscular, desnutrição e processo miopático. Seja qual for a causa, está claro que os deficits de força da musculatura periférica levam à limitação e à intolerância ao exercício.[32,33] Mais recentemente, atenção considerável tem sido dada à reabilitação física de pacientes de unidades de cuidado intensivo e ao desenvolvimento de enfraquecimento adquirido na unidade de cuidado intensivo.[34,35] Embora esse trabalho recente se refira ao cuidado para adultos, é provável que as crianças apresentem deficits similares após períodos prolongados de cuidado intensivo.

O desempenho muscular pode ser medido de muitas formas diferentes, incluindo teste de força muscular manual, dinamometria com uso de dispositivos manuais ou sistemas assistidos por tecnologia mais sofisticada e teste de função muscular. Os testes funcionais costumam empregar testes de caminhada cronometrada, um teste de caminhada de ida e volta, ou um teste de escada.[20-24] Embora examinem a função muscular mais que discreta, essas diversas abordagens fornecem um exame mais prático do desempenho muscular observado durante as atividades diárias da criança.

Outros testes e medidas importantes

Embora este capítulo aborde os distúrbios do sistema pulmonar, o terapeuta deve considerar todos os sistemas ao avaliar uma criança. Uma combinação funcional de vários sistemas pode ser avaliada considerando esforço e dispneia.

Esforço e dispneia

O esforço percebido comumente é quantificado com o uso da escala de Borg de 10 pontos, enquanto a dispneia é quantificada pelo uso de várias escalas de dispneia. Essas medidas são descritas adiante. A escala de Borg do esforço percebido foi originalmente projetada como uma escala com escores que variam de 6 a 20. Essa escala posteriormente foi revisada e transformada em uma escala de 0 a 10 pontos, com 0 igual a ausência de esforço e 10 identificando esforço muito intenso. A escala de Borg apresenta boa correlação com medidas fisiológicas de captação máxima de oxigênio, entre outras. Entretanto, trabalhos recentes questionaram a força da validade das escalas de Borg.[36] Há indicação de que a escala de Borg tem validade na população pediátrica e adolescente, ainda que não seja tão robusta quanto na população adulta.[37]

A quantificação da dispneia em crianças constitui uma tentativa com pouquíssimo embasamento na literatura. Prasad et al. descreveram um teste de dispneia com contagem até 15, em que a criança simplesmente inalava profundamente e contava até 15 em voz alta. Os autores declararam:

> O escore da contagem até 15 foi avaliado como uma medida objetiva de falta de ar. É de fácil explicação e execução, e pode ser usado por qualquer criança capaz de contar fluentemente até 15 em qualquer idioma. É mais bem usado combinado a um escore subjetivo, e tanto a escala Borg como um escore visual análogo são apropriados.[38]

Um grupo de escalas visuais de dispneia para crianças foi publicado por McGrath et al., em 2005. Os esboços descritivos demonstraram e mediram o fechamento da garganta, a rigidez torácica e o esforço em um grupo de 79 crianças, incluindo aquelas com asma, FC e doença pulmonar. Os autores afirmaram que as medidas pareciam medir os três constructos incorporados aos auxílios visuais.[39]

Os testes de desenvolvimento neuromotor e integração sensorial muitas vezes são necessários para crianças que passam por episódios periódicos ou crônicos de hipoxemia que ocorrem com frequência nos distúrbios pulmonares. A oxigenação inadequada por determinado período pode causar déficits menores ou maiores ao SNC, resultando em retardo do desenvolvimento. (Desenvolvimento normal e testes de desenvolvimento são discutidos nos Capítulos 2 e 3 deste livro.)

A avaliação da dor – tanto sua fonte como o nível percebido – é parte importante do exame. A identificação de áreas torácicas doloridas frequentemente é obtida com palpação e pela interrogação da criança ou seus pais. Se um sítio dolorido for identificado, é apropriado que o clínico use uma escala de dor ou diário de dor para determinar o nível de dor do paciente, seus atributos e seu efeito sobre a atividade diária, bem como métodos para diminuir ou modificar o estímulo doloroso. Esse aspecto referente a uma escala de classificação da dor em crianças apropriada para a idade e o desenvolvimento foi abordado nas últimas duas décadas. A escala de dor de faces, desenvolvida por Bieri, foi uma tentativa inicial e significativa de usar uma escala que fosse conveniente para crianças, mas que pecou por ter sete faces na escala e ser difícil de correlacionar com as escalas de dor análogas de 5 ou 10 pontos, mais comumente usadas.[40] Mais recentemente, Hicks et al. revisaram a escala de Bieri de modo a torná-la mais facilmente comparável a uma escala de dor análoga de 5 ou 10 pontos. A escala de dor de face revisada não diferiu significativamente das escalas análogas previamente notadas.[41] A Figura 20.3 mostra a escala de dor de faces.

As anormalidades posturais podem resultar de distúrbios respiratórios *ou* podem causá-los. A escoliose com curvatura primária maior que 60 graus muitas vezes resulta em restrição torácica e diminuição dos volumes pulmonares, do mesmo modo como ocorrerá com o tórax escavado (*pectus excavatum*) grave.[42] Algumas doenças pulmonares crônicas, como a asma recorrente grave e a FC, levam ao tórax em barril hiperinsuflado, com escápulas abduzidas e protraídas. Essas possibilidades devem ser consideradas na avaliação da criança com distúrbio pulmonar. Distúrbios ortopédicos comuns, alguns dos quais associados a complicações respiratórias, são discutidos no Capítulo 13.

Por fim, uma avaliação do conhecimento e da capacidade da família de participar do cuidado da criança é im-

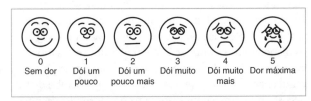

FIGURA 20.3 ▸ Escala de classificação da dor Faces de Wong-Baker. (Reproduzida com permissão de Hockenberry MJ, Wilson D, Winklestein ML. *Wong's Essentials of Pediatric Nursing*. 7ª ed. St. Louis, MO: Mosby; 2005:1259.)

portante ao planejar a alta do hospital. Muitos distúrbios pulmonares pediátricos são crônicos e requerem tratamento contínuo e efetivo em casa. O fisioterapeuta é importante como educador da família e solucionador de problemas, devendo participar do ensino formal e informal.

Fisioterapia para crianças com doença pulmonar e distúrbios respiratórios

A fisioterapia para bebês ou crianças com doença pulmonar ou distúrbio respiratório pode ser classificada em três áreas gerais, frequentemente sobrepostas:

1. DVA para remoção de secreções, seja por drenagem postural com percussão e vibração (DPPV) tradicional ou técnicas mais contemporâneas discutidas adiante.
2. Exercícios respiratórios e reabilitação.
3. Recondicionamento físico, incluindo exercício aeróbio, treino de força e outros tipos de exercício para o tórax.

Evidentemente, o grau de utilização dessas três áreas e as intervenções específicas empregadas dependerão não só do processo patológico como também da idade e do nível de habilidade e cooperação da criança. Neonatos e bebês serão tratados quase exclusivamente com procedimentos de DVA tradicionais, incluindo posicionamento para alterar a ventilação e a perfusão. Atividades e jogos simples que enfatizam a respiração podem ser incorporados ao regime, conforme a necessidade, quando a criança entrar na fase de engatinhar. À medida que a criança cresce, os exercícios de treinamento respiratório, recondicionamento físico e exercícios posturais se tornam possíveis. Do mesmo modo, as medidas para DVA que dependem do controle respiratório, como a drenagem autogênica, o ciclo respiratório ativo e os dispositivos de pressão expiratória positiva (PEP), se tornam mais aplicáveis porque a criança mais crescida é capaz de coordenar as manobras respiratórias necessárias. A próxima seção do capítulo apresenta os estudos mais clássicos que ajudaram a estabelecer a eficácia dos numerosos tipos de intervenção.

Desobstrução das vias aéreas

A remoção de secreções das vias aéreas da criança é a principal meta da DVA. De todos os tipos de tratamento de fisioterapia para pacientes com problemas respiratórios, a DVA em seus numerosos formatos e abordagens foi a mais extensivamente estudada. Apesar das limitadas evidências persuasivas, baseadas em estudos controlados, a DVA é amplamente aceita e usada em nível universal. Talvez o uso universal da DVA sugira que a "falta de evidência não implica falta de efetividade". A DVA inclui métodos tradicionais – posicionamento para drenagem assistida pela gravidade das vias aéreas, técnicas manuais para eli-

minar secreções, e remoção de secreções por tosse e aspiração das vias aéreas. A DVA também inclui um ciclo ativo de técnicas respiratórias (CATR), dispositivos de PEP, PEP oscilante (Flutter® e Acapella®), oscilação de alta frequência da parede torácica (OAFPT) e ventilação intrapulmonar percussiva (VIP). Cada uma dessas técnicas será descrita a seguir.

Drenagem postural com percussão e vibração

Posicionamento para drenagem assistida pela gravidade

Pelo uso de conhecimento funcional de anatomia do segmento broncopulmonar, o terapeuta consegue posicionar o bebê/criança para drenar áreas do pulmão onde são encontradas secreções durante o exame torácico. As posições elevam o segmento ou lobo pulmonar a ser drenado, com o brônquio suprindo a área pulmonar em uma posição que seja a mais próxima possível da invertida. Em adultos e crianças maiores, o posicionamento específico para drenagem segmentar muitas vezes envolve o uso de mesas de tratamento ou leitos com inclinação. Em bebês e crianças pequenas, o colo e o ombro do terapeuta servem de "mesa de tratamento". O bebê/criança em fase de engatinhar pode ser segurado e confortado enquanto estiver em cada uma das posições de drenagem (Fig. 20.4A e B). Quando a criança completa 3 ou 4 anos de idade, é possível fazer a transição do colo para a mesa de tratamento, porém, muitos terapeutas e pais continuarão a usar o colo para crianças até os 4 ou 5 anos de idade. A criança mais crescida ou adolescente pode usar uma mesa de exercício ou travesseiros para o correto posicionamento.

Um ponto que requer cautela diz respeito a inclinar bebês nas tradicionais posições de cabeça para baixo. Em uma série de estudos bem delineados conduzidos ao longo de um período de 8 anos, Button et al. demonstraram claramente que bebês com FC apresentavam refluxo gastresofágico significativo e resultante função pulmonar diminuída em longo prazo associada ao posicionamento de cabeça para baixo durante a DPPV.[43,44] Com essa evidência clara, o uso das posições de cabeça para baixo para DPPV se tornou impopular nos centros de FC do mundo inteiro.

Técnicas manuais de percussão e vibração

As técnicas manuais de percussão e vibração são usadas para soltar ou desalojar secreções junto à parede bronquial, facilitando assim a remoção quando a criança tossir, espirrar ou for submetida à aspiração das vias aéreas com cateter de sucção. Apesar de existirem algumas diferenças evidentes, as técnicas usadas são bastante semelhantes àquelas adotadas para adultos. Uma das principais diferenças é a quantidade de força usada na percussão ou

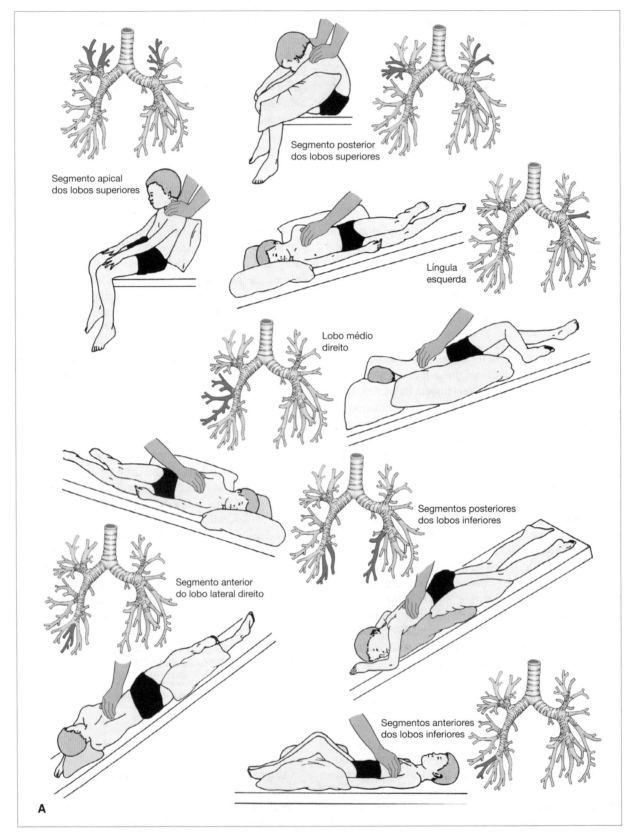

FIGURA 20.4 ▸ **A:** Posições para drenagem postural assistida pela gravidade em crianças maiores. **B:** Posições para drenagem bronquial dos principais segmentos de todos os lobos em bebês e crianças em fase de engatinhar. Observe que as posições de cabeça para baixo podem ser contraindicadas para crianças com refluxo gastresofágico. Esse procedimento é mais prontamente realizado com o bebê em seus braços, colocando a mão sobre o tórax, sobre a área que receberá percussão ou vibração. (Pillitteri A. *Maternal and Child Nursing*. 4ª ed. Filadélfia, PA: Lippincott, Williams & Wilkins; 2003.)

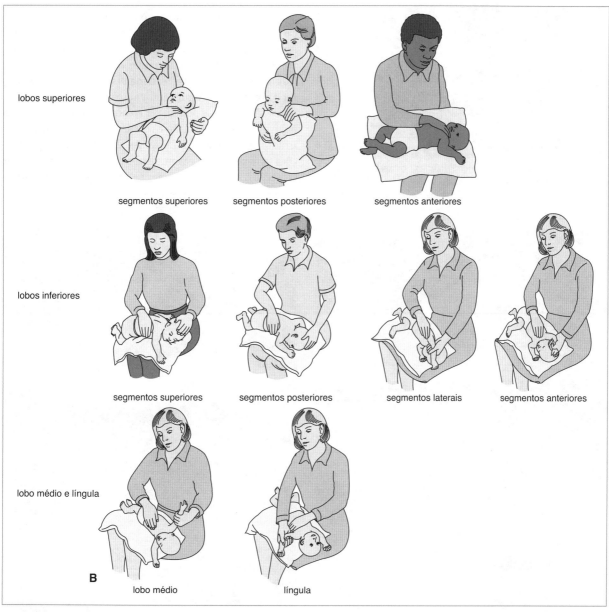

FIGURA 20.4 ▸ *(continuação)*

vibração. O senso comum deve determinar as quantidades mínimas de força a serem usadas no tórax de um bebê prematuro que pesa 1 a 2 kg ou menos. Quantidades aumentadas de força de percussão e vibração podem ser aplicadas com segurança à medida que o bebê cresce e os ossos e músculos torácicos se tornam mais fortes.

Assim como ocorre com os adultos, a percussão e a vibração devem ser aplicadas na área torácica correspondente ao pulmão e às vias aéreas em que as secreções estão presentes. Outra diferença no grupo pediátrico é que a mão com que o terapeuta faz a percussão ou vibração muitas vezes cobre totalmente o tórax do bebê/criança em fase de engatinhar. Como resultado, outros implementos foram sugeridos para percussão e vibração em bebês. Vários itens usados para percussão são mostrados na Figura 20.5 e diferentes configurações de mão para percussão do bebê são mostradas nas Figuras 20.6 A-E. Entre as contraindicações à percussão torácica no neonato, comumente estão uma queda significativa do nível de oxigênio transcutâneo (ou arterial) durante a percussão; fratura de costela ou outro traumatismo torácico; e hemoptise.[45] Há também várias condições em que a percussão para uma criança deve ser usada com cautela: condição precária da pele do bebê; coagulopatia; osteoporose ou raquitismo; arritmias cardíacas; apneia e bradicardia; irritabilidade aumentada durante o tratamento; enfisema subcutâneo; e hemorragia subependimária ou intraventricular.[46] A vibração, que pode ser usada em adição ou como substituto da percussão, é menos vigorosa do que esta. Há poucas contraindicações verdadeiras à vibração, com exceção da hemoptise e da

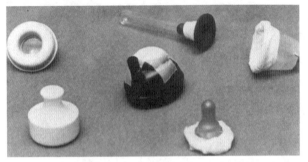

FIGURA 20.5 ▸ Dispositivos comercializados e adaptáveis para percussão. (Reproduzida com permissão de Irwin S, Tecklin JS. *Cardiopulmonary Physical Therapy*. St. Louis, MO: CV Mosby; 1985.)

oxigenação reduzida durante o tratamento. Como a vibração geralmente é feita durante a fase expiratória da respiração, e como o bebê com doença respiratória muitas vezes tem frequência de 40 ou mais respirações por minuto, é difícil coordenar a vibração manual com a fase expiratória da respiração. Alguns indivíduos usam diversos vibradores a bateria que podem ser colocados contra o tórax do bebê durante a expiração e, em seguida, rapidamente retirados durante a inspiração. As modificações e precauções para percussão e vibração diminuem conforme o bebê cresce, e o tratamento começa a se equiparar mais estreitamente àquele usado para adultos.

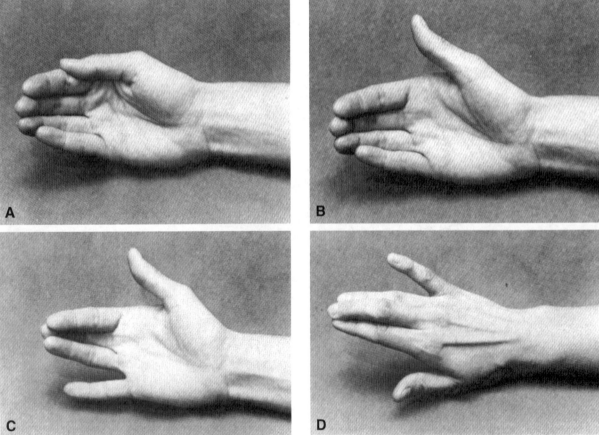

FIGURA 20.6 ▸ **A:** Mão totalmente em forma de concha (*cupped*) para percussão (Reproduzida com permissão de Irwin S, Tecklin JS. *Cardiopulmonary Physical Therapy*. St. Louis, MO: CV Mosby; 1985.) **B:** Quatro dedos em forma de concha para percussão. (Reproduzida com permissão de Irwin S, Tecklin JS. *Cardiopulmonary Physical Therapy*. St. Louis, MO: CV Mosby; 1985.) **C:** Três dedos em forma de concha para percussão com o dedo médio formando uma "tenda" (vista anterior) (Reproduzida com permissão de Irwin S, Tecklin JS. *Cardiopulmonary Physical Therapy*. St. Louis, MO: CV Mosby; 1985.) **D:** Três dedos em forma de uma concha para percussão com o dedo médio formando uma "tenda" (vista posterior). (Reproduzida com permissão de Irwin S, Tecklin JS. *Cardiopulmonary Physical Therapy*. St. Louis, MO: CV Mosby; 1985.) **E:** Superfícies tenar e hipotenar para percussão (Reproduzida com permissão de Irwin S, Tecklin JS. *Cardiopulmonary Physical Therapy*. St. Louis, MO: CV Mosby; 1985.)

Tosse e aspiração

Bebês e crianças pequenas raramente tossem quando solicitado. Crianças em fase de engatinhar e crianças em idade escolar têm as habilidades de linguagem necessárias para entender que estão lhe pedindo para tossir, mas muitas vezes preferirão não tossir. Os meios imaginários, entre os quais contar histórias, jogos de colorir e poesia infantil, foram sugeridos para seduzir as crianças e fazê-las cooperar.[47] Além disso, o autor constatou que ao fazer essas crianças rirem ou chorarem (de preferência a primeira opção), uma tosse útil e produtiva muitas vezes pode ser deflagrada. A estimulação externa da traqueia ("cócegas traqueais") com auxílio do movimento circular ou vibratório dos dedos da mão contra a traqueia, ao passá-los por trás da fúrcula esternal, pode ser outra técnica útil para a remoção das secreções soltas (Fig. 20.7). Entretanto, em virtude do tamanho relativamente pequeno e da fragilidade das estruturas envolvidas com essa técnica, é preciso ter muito cuidado para evitar lesões. A tosse é particularmente difícil para a criança submetida à cirurgia torácica. A imobilização da incisão com as mãos, com uma boneca ou um animal de pelúcia pressionado próximo ao tórax da criança promove o desenvolvimento de uma tosse efetiva (Fig. 20.8).

A aspiração das vias aéreas por sucção muitas vezes se faz necessária, particularmente no neonato, para remover as secreções. A sucção deve ser sempre feita com cautela, por estar associada a riscos significativos, mesmo quando realizada sob as melhores circunstâncias. Apesar dos mui-

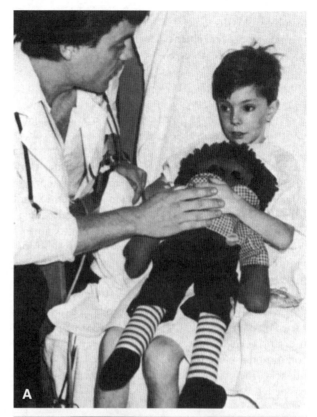

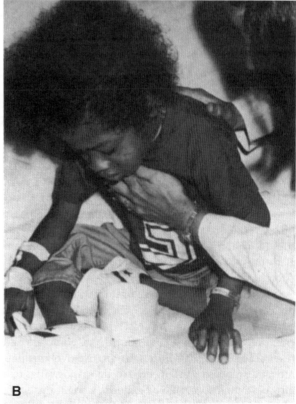

FIGURA 20.8 ▶ **A:** Imobilização incisional durante a tosse usando o brinquedo de pano preferido. **B:** Compressão manual sobre a região esternal média, para facilitar a expectoração de muco (Reproduzida com permissão de Irwin S, Tecklin JS. *Cardiopulmonary Physical Therapy*. St. Louis, MO: CV Mosby; 1985.)

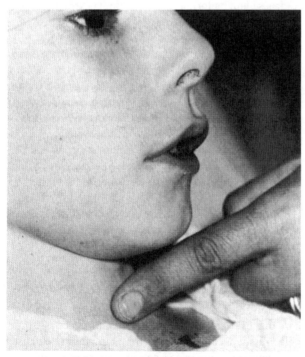

FIGURA 20.7 ▶ Colocação do dedo da mão na manobra da "cócega" traqueal (Reproduzida com permissão de Irwin S, Tecklin JS. *Cardiopulmonary Physical Therapy*. St. Louis, MO: CV Mosby; 1985.)

tos protocolos disponíveis, a sucção endotraqueal é sempre uma ameaça em potencial, particularmente nas populações pediátrica e neonatal.[48]

Abordagens contemporâneas de DVA

Durante as últimas 2 ou 3 décadas, várias abordagens de DVA foram desenvolvidas. A primeira das novas abordagens incluía manobras respiratórias usadas para soltar e transportar muco como característica comum. Além disso, as técnicas foram projetadas para eliminar a necessidade de haver outro indivíduo (além do paciente) para realizar a DVA necessária. Essas abordagens foram desenvolvidas principalmente para crianças e adultos jovens com FC, embora fossem apropriadas para todos os indivíduos com doença pulmonar crônica que produzisse muco em abundância. A década de 1990 assistiu ao desenvolvimento de várias técnicas de DVA novas que empregavam diversos modos de oscilação para a parede torácica ou para as vias aéreas. Essas técnicas incluem PEP oscilatória (Flutter® e Acapella®), ventilação percussiva intrapulmonar e oscilação da parede torácica de alta frequência (The Vest® e SmartVest®). Cada uma dessas técnicas de DVA será discutida.

Drenagem autogênica

Essa abordagem foi introduzida por Chevalier e descrita por Dab e Alexander:

1. A criança senta em posição ereta ou vertical.
2. A criança respira profundamente a um "ritmo normal ou relativamente lento".
3. As secreções se movem para cima, como resultado da respiração.
4. Quando as secreções atingem a traqueia, são expelidas com uma tosse suave ou expiração levemente forçada.

Os autores recomendam que a expiração levemente forçada seja usada por acreditarem que as elevadas pressões transmurais desenvolvidas durante a tosse causam efetivamente o colapso das vias aéreas e, assim, tornam o esforço da tosse inefetivo.[49,50]

O uso atual de drenagem autogênica recomenda a respiração corrente de Cheyne-Stokes a diferentes volumes pulmonares, em vez da respiração profunda. Ou seja, a criança respirará a um volume normal, mas começará essa respiração controlada com a maior parte do volume pulmonar de repouso previamente expelido. Após várias respirações a um baixo volume pulmonar, a criança passa da respiração corrente de Cheyne-Stokes para um volume pulmonar médio e, em seguida, após várias respirações adicionais, a um volume pulmonar maior. Acredita-se que o movimento do ar através das vias aéreas menores para

as vias aéreas maiores solte as secreções nas vias aéreas menores mais periféricas e as mova proximalmente. A criança deve ser ensinada a suprimir a tosse ativa até que a tosse *huff* (tosse controlada com a glote aberta) possa limpar as secreções do sistema respiratório. Embora a pesquisa controlada seja mínima, pelo menos dois estudos demonstraram que a drenagem autogênica é efetiva e equivalente a outras técnicas de DVA aceitas.[46,51] Ademais, evidências sustentam a drenagem autogênica (DA) como um método de DVA bem aceito.[52] O autor trabalhou com muitos pacientes nos quais essa técnica foi bem-sucedida na desobstrução das vias aéreas, particularmente com secreções espessas e abundantes. Tem circulado a ideia de que a DA é uma técnica difícil de ensinar e de aprender. Creio que essa é uma ideia altamente exagerada e essencialmente incorreta. A DA é mais comumente usada para pacientes com alto nível de motivação e maduros o bastante para controlarem bem a própria respiração.

Técnica expiratória forçada

A técnica expiratória forçada (TEF) foi desenvolvida na Nova Zelândia, mas foi popularizada no final da década de 1970 e anos 1980, por Pryor, Webber, Hodson e Batten, todos do Brompton Hospital, em Londres (Inglaterra).[53] Assim como ocorre na DA, o benefício principal derivado da TEF é poder ser realizada sem assistência. Como o grupo de Brompton expressou grande preocupação acerca daquilo que acreditavam ser interpretações equivocadas de sua descrição original, a descrição de sua autoria da TEF é mostrada a seguir, na forma de citação direta extraída do artigo original.

> A técnica expiratória forçada (TEF) consiste em 1 a 2 *huffs* (expirações forçadas), de volume pulmonar médio a baixo, seguidas de um período de respiração diafragmática controlada e relaxada. As secreções bronquiais mobilizadas para as vias aéreas superiores são então expectoradas e o processo é repetido até que a desobstrução bronquial mínima seja obtida. O paciente pode reforçar a expiração forçada pela realização de autocompressão da parede torácica com um movimento de adução rápido da parte superior do braço.[54]

Em um artigo subsequente que tenta esclarecer os vários componentes da TEF, os autores dão particular ênfase ao *huffing* a baixos volumes pulmonares em uma tentativa de remover as secreções periféricas. Além disso, a frase "a partir do volume pulmonar médio" foi esclarecida para significar a tomada de uma respiração de médio tamanho antes de iniciar o *huffing*. Os autores recomendam que os pacientes usem a TEF em posições assistidas pela gravidade, além de sugerirem a inclusão de pausas para controlar a respiração e períodos de relaxamento como parte da técnica geral.[48]

Em função das diferenças contínuas de interpretação da TEF, esta foi reconstituída pelo grupo de Brompton em uma série de atividades chamadas ACBT, que emprega algumas habilidades individuais, incluindo respiração controlada, TEF, tosse *huff* e exercícios de expansão torácica. Do mesmo modo como ocorreu no caso da TEF, os indivíduos que desenvolveram a técnica não tentaram realizar pesquisas controladas sobre ACBT, mas há alguns dados que sustentam a ACBT.[44,45]

Respiração Pressão Expiratória Positiva (PEP)

A respiração PEP foi desenvolvida na Dinamarca, em uma tentativa de manter a patência das vias aéreas e empregar canais de ventilação colaterais para fornecimento de fluxo de ar distal às secreções acumuladas. Presume-se que o fluxo de ar nas porções distais das vias aéreas desloque e mova as secreções proximalmente na direção das vias aéreas maiores. Ademais, a PEP fornece resistência expiratória que parece estabilizar as vias aéreas menores, prevenindo assim seu colapso precoce durante a expiração e a tosse *huff*. A PEP é considerada efetiva para diminuir o aprisionamento de ar e intensificar a remoção da secreção. A técnica original se baseava na respiração através de uma máscara facial de anestesia, porém, os dispositivos mais modernos usam peças bucais.

Ao usar a PEP, o terapeuta tenta fazer os pacientes respirarem com um nível de pressão expiratória de cerca de 15 cmH$_2$O. Os dispositivos que fornecem PEP geralmente oferecem graus variáveis de resistência e têm algum tipo de indicador que avisa quando o nível de pressão chega aos 15 cm. A criança tenta manter esse nível de pressão ao longo da fase expiratória da respiração, por 10 a 15 respirações, seguindo-se a ACBT com tosse *huff* para remoção das secreções. Alguns recomendam usar a respiração PEP enquanto a criança assume cada uma das várias posições de drenagem bronquial.[55] A Figura 20.9 mostra um dispositivo de PEP comercializado. (Smith's Medical, St. Paul MN).

Flutter®

O *Flutter* é um pequeno dispositivo manual, semelhante a um tubo, que produz resistência oscilante durante a expiração. As oscilações são criadas por uma pequena bola acoplada ao dispositivo, que se move para fora do lugar durante a expiração e, em seguida, volta rapidamente à posição inicial por ação da gravidade. Essa bola então sai de novo do lugar, por ação da força contínua exercida pelo fluxo de ar expiratório. Esse movimento repetitivo da bola rapidamente abre e fecha o orifício do dispositivo, resultando em oscilações rápidas ou vibrações transmitidas para dentro das vias aéreas. Considera-se que essas oscilações rápidas soltam as secreções, facilitando sua remoção. Assim como na respiração PEP, o colapso das vias aéreas é

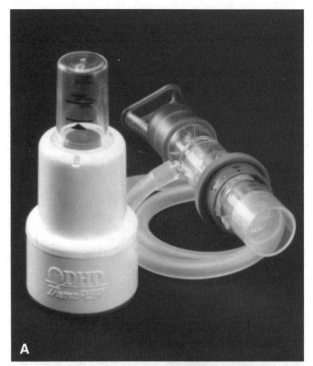
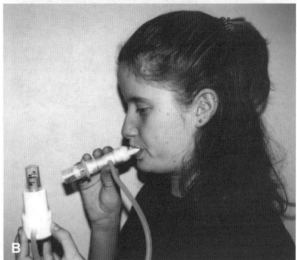

FIGURA 20.9 ▶ **A:** Exemplo de dispositivo de pressão expiratória positiva (TheraPEP, DHD Healthcare, Canastota, NY). **B:** Aparelho TheraPEP em uso (cortesia de A. Tecklin).

minimizado pela PEP gerada pelo dispositivo. Ao uso do *Flutter* seguem-se tentativas de remover as secreções por ACBT ou tosse *huff*. A Figura 20.10 A-E mostra o dispositivo *Flutter* (Vario Raw SA; distribuído pela Scandipharm, Inc., Birmingham, AL). Pesquisas mostram que o *flutter* é efetivo como tratamento de DVA, em comparação à DPPV, para pacientes internados com FC.[56]

Acapella®

Trata-se de outro dispositivo manual pequeno, capaz de fornecer PEP e oscilação oral. Diferentemente do *Flutter*,

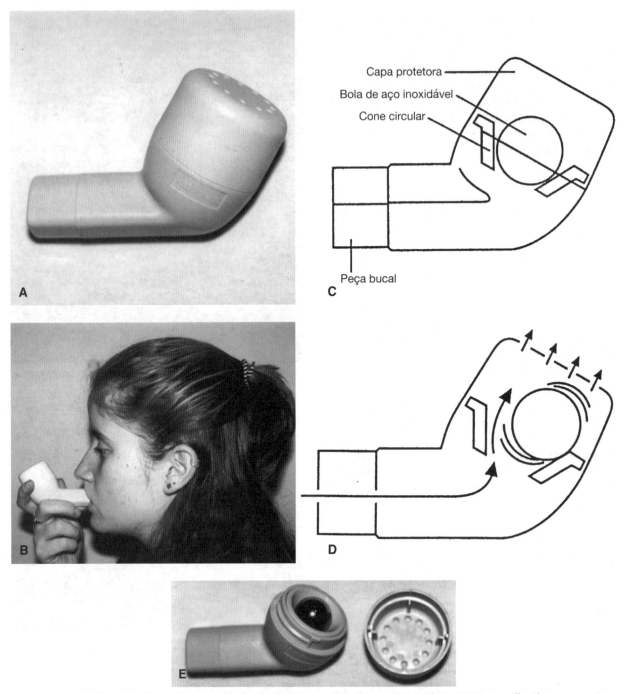

FIGURA 20.10 ▸ **A:** Dispositivo Flutter (VarioRaw SA, distribuído pela Scandipharm, Inc., Birmingham, AL). **B:** Aparelho Flutter em uso (cortesia de A. Tecklin). **C:** Corte transversal do aparelho Flutter. **D:** Corte transversal do aparelho Flutter com representação da bola oscilante. **E:** Aparelho Flutter com bola oscilante.

o Acapella gera oscilação usando uma válvula especial. Um benefício do Acapella é a capacidade de promover oscilação em qualquer posição, sendo portanto menos dependente de técnica do que o *Flutter*. O dispositivo é encontrado em duas versões. A minha recomendação é o modelo Acapella Choice®, que pode ser desmontado para uma desinfecção e limpeza mais completas. A Figura 20.11 mostra o Acapella Choice (Smith Medical, St. Paul, MN).

Oscilação de alta frequência da parede torácica (OAFPT)

A OAFPT é um novo meio de DVA que emprega um gerador de pulso de ar e um traje – um colete – que contém bexigas infláveis acopladas ao compressor por meio de tubos calibrosos e flexíveis. O gerador de pulso de ar fornece pulsos a frequências (5 a 20 Hertz) e pressões variadas para

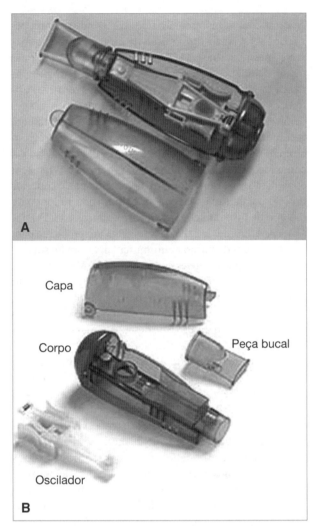

FIGURA 20.11 ▶ **A:** Dispositivo de desobstrução das vias aéreas Acapella Choice. **B:** Acapella Choice desmontado para limpeza (Smith's Medical, Watford, RU).

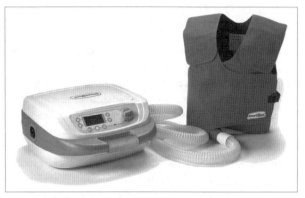

FIGURA 20.12 ▶ MedPulse SmartVest Airway Clearance System (Electromed, New Prague, MN).

dentro das bexigas infláveis. Os pulsos de ar que entram nas bexigas produzem oscilações que são transmitidas para a parede torácica. O trabalho de King com cães sugeriu que as explosões de ar produziam uma força de cisalhamento sobre as secreções nas vias aéreas e, na verdade, intensificavam o fluxo de ar para dentro e para fora destas.[57] Pelo menos um pesquisador se referiu a esse movimento como uma "tosse paroxística".[58] Essas explosões de ar rapidamente recorrentes, ou tosse em *staccato*, produzem uma força de cisalhamento que cliva as secreções, apartando-as das paredes das vias aéreas. Além das forças de cisalhamento, as explosões de ar diminuem a viscosidade das secreções[59] e as movem para cima, onde podem ser eliminadas por tosse ou sucção.[60] Todos os lobos pulmonares são tratados ao mesmo tempo e o paciente pode permanecer sentado na vertical ao longo de todo o tratamento, sem ter de assumir as 10 a 12 posições diferentes requeridas para a DPPV. A Figura 20.12 mostra o MedPulse Smart Vest® (Electromed-USA, New Prague, MN).

Exercícios respiratórios e reabilitação

Como muitos dos exercícios respiratórios comumente usados requerem a participação voluntária da criança, os métodos clássicos de ensino de descida diafragmática melhorada, expansão torácica aumentada e respiração com lábios franzidos podem não ter utilidade para bebês e crianças pequenas. Alguns terapeutas empregam técnicas neurofisiológicas, como a aplicação de alongamento rápido torácico para facilitar a contração do diafragma e músculos intercostais, com o objetivo de aumentar a inspiração em bebês e crianças pequenas.

A criança em fase de engatinhar pode participar de brincadeiras que requeiram respiração profunda e controle da respiração. Pedir para a criança respirar no ritmo de uma música ou na batida de um metrônomo pode apresentar a habilidade de respiração rítmica. Soprar bolhas com uma varinha ou soprar um cata-vento ajudará a enfatizar o controle aumentado e a expiração prolongada, que podem ser úteis para crianças com doença obstrutiva. Numerosos tipos de espirômetros de incentivo também são úteis para intensificar a inspiração profunda após as doenças clínicas ou cirúrgicas. A espirometria de incentivo foi extensivamente estudada e, de modo geral, é considerada útil como auxiliar no tratamento pós-operatório pulmonar, sendo um meio de fortalecimento da musculatura respiratória. Melhorar a ventilação para os lobos inferiores, empregando a respiração diafragmática e a expansão costal lateral, pode ajudar a minimizar as complicações pulmonares pós-operatórias. Entretanto, como acontece com qualquer técnica respiratória, faltam evidências da sua eficácia tanto no tratamento adulto como no pediátrico.

A participação e a cooperação nos exercícios respiratórios geralmente melhora conforme a criança vai crescendo. Quando apropriado, o terapeuta pode usar contato manual para ensinar a respiração diafragmática, expansão costal lateral e expansão segmentar. Dependendo dos achados obtidos com a avaliação do tórax em movimento, o terapeuta escolherá um ou mais desses tipos de exercícios respiratórios. A criança mais madura que tem asma grave perene e a criança/adolescente com FC avançada frequentemente exibirão muitas das mesmas características observadas em adultos com doença pulmonar obstrutiva crônica (DPOC). A respiração diafragmática rítmica pode ser muito útil para essas crianças e adultos jovens. O reduzido gasto energético da respiração costuma ser considerado um benefício da respiração diafragmática. Como a intolerância ao exercício se torna problemática para crianças com asma e FC, a respiração diafragmática rítmica pode melhorar a habilidade da criança de andar, subir escadas e realizar outras atividades físicas vigorosas. A respiração com lábios franzidos também pode ser útil para controlar a respiração na criança com doença pulmonar crônica. O exercício de relaxamento para crianças com asma muitas vezes é sugerido como forma de minimizar a falta de ar. Apesar da escassez ou inexistência de evidências científicas que demonstrem a ocorrência de qualquer alteração da função pulmonar dessas crianças com os exercícios de relaxamento, há fortes evidências não científicas de diminuição da ansiedade associada à dispneia.

Desenvolvimento físico

As atividades para melhorar a função física do bebê ou criança com distúrbio pulmonar podem ser iniciadas na enfermaria neonatal. Quando as condições fisiológicas permitirem, as intervenções terapêuticas devem ser feitas com o bebê retirado da incubadora neonatal ou Isolette. A manipulação e a estimulação tátil fornecida pela sessão de DVA pode ser útil como auxiliar no desenvolvimento sensório-motor do bebê, que pode passar muito tempo em decúbito dorsal. Evidentemente, esse tipo de movimento nem sempre é possível, em particular para bebês com doença grave. Conforme a condição pulmonar melhora, o bebê deve começar a receber intervenção apropriada, além da fisioterapia respiratória, para avaliação e, se necessário, tratamento dos retardos do desenvolvimento motor. O Capítulo 4, dedicado aos bebês de alto risco, descreve uma abordagem para esse tipo de criança.

Treino físico

Crianças com asma e FC, bem como aquelas com doença respiratória secundária a problemas neuromusculares ou musculoesqueléticos representam dois grupos distintos para os quais o treino físico é importante. Neste capítulo, há um exemplo de caso de cada grupo. Os programas de treino físico geralmente incluem exercícios para melhorar a força e amplitude de movimento (AM), postura e resistência cardiovascular.

O treino de força é útil em ambos os grupos. Crianças com asma grave e FC moderadamente avançada muitas vezes apresentação limitação da força em virtude da inatividade e da hipoxemia crônica ou periódica. Além disso, evidências obtidas na última década mostram que as crianças com FC apresentam fraqueza na musculatura periférica associada à diminuição da carga de trabalho máxima, mesmo na ausência de inibição do estado pulmonar ou nutricional.[32] Darbee e Cerny defenderam um programa de fortalecimento que envolve exercícios resistivos isotônicos realizados com alto número de repetições, em vez de níveis altos de resistência. Esses pesquisadores também recomendaram que o exercício deveria sobrecarregar o cíngulo do membro superior e a musculatura torácica, como forma de facilitar a bomba respiratória.[61] Orenstein et al. demonstraram aumento da força na parte superior do corpo e da capacidade de trabalho físico ao longo de um ano de programa de treino para crianças com FC.[62]

A AM diminuída é mais comumente um problema para pacientes com distúrbio neuromuscular/musculoesquelético, do que para aqueles com asma e FC. Mesmo assim, foi demonstrado que crianças com asma e FC apresentam diminuição da movimentação torácica associada à hiperinsuflação crônica, podendo apresentar risco de perda da movimentação do ombro e de desenvolvimento de cifoescoliose. Exercícios de respiração profunda, expansão torácica, expansão segmentar e função de membro superior podem ajudar a prevenir a perda de movimento ou recuperar o movimento perdido.

Assim como outros músculos esqueléticos respondem ao treino de resistência e de força, os músculos inspiratórios e expiratórios responderão de modo similar. Estudos sobre crianças com doença pulmonar crônica e grupos com fraqueza muscular respiratória específica demonstraram que a melhora significativa da função muscular respiratória acompanha as atividades respiratórias voltadas para a resistência ou força, ou para ambas. O treino de resistência e fortalecimento da musculatura inspiratória resultou em melhora de numerosos índices fisiológicos, além de promover benefícios funcionais e psicossociais.[63,64] O fortalecimento da musculatura expiratória pode beneficiar a tolerância ao exercício e certamente melhorará a força das manobras expiratórias, entre as quais a tosse.[65] Esses exercícios são descritos adiante, neste capítulo.

A criança com doença pulmonar crônica será beneficiada por um programa de condicionamento ou treino cardiovascular. Como a corrida precipita o broncoespasmo induzido pelo exercício em crianças com asma, esse grupo de pacientes jovens parece responder muito melhor aos programas de natação.[66] Nos EUA, crianças e adultos jovens com FC participam de grupos organizados de *jogging* ou caminhada em todo o país. A popularidade desses grupos pode ser traçada a partir de Orenstein et al., que foram os primeiros a popularizar o *jogging* para crianças com FC e que, então, estudaram os benefícios para essas crianças.[67]

Seja qual for o exercício específico ou programa de recondicionamento físico, e independentemente do problema pulmonar pediátrico, o fisioterapeuta desempenha papel relevante no tratamento de crianças com doença pulmonar.

CAPÍTULO 20 ▸ CONDIÇÕES PULMONARES E RESPIRATÓRIAS EM BEBÊS E CRIANÇAS   773

A próxima seção deste capítulo descreve quatro distúrbios comuns do sistema respiratório em crianças e suas respectivas avaliações e tratamentos fisioterapêuticos.

Atelectasia

A *atelectasia*, ou expansão incompleta do pulmão de uma parte do pulmão, foi descrita pela primeira vez por Laennec em 1819.[68] A atelectasia primária ocorre em neonatos como resultado da imaturidade pulmonar e pode, em qualquer idade, ser resultado de um esforço respiratório inadequado. A atelectasia secundária ocorre quando gases presentes em um segmento do pulmão são reabsorvidos sem subsequente preenchimento desse segmento. Entre as causas comuns de atelectasia secundária em crianças, estão a compressão externa do tecido pulmonar, obstrução do lúmen bronquial ou bronquiolar, e comprometimento respiratório secundário a distúrbios musculoesqueléticos ou neuromusculares.[69]

A atelectasia primária em pequenas áreas do pulmão do recém-nascido é um achado comum durante os primeiros dias de vida. O neonato enfermo que apresenta baixo esforço respiratório e enfraquecimento generalizado pode não expandir completamente todas as áreas do pulmão, por várias semanas. As principais áreas de atelectasia secundária podem resultar de um conteúdo torácico anormal, como ampliação do coração ou de vasos de grande calibre, cistos pulmonares congênitos ou adquiridos, hérnia diafragmática, e enfisema lobar congênito, com cada um desses comprimindo o tecido pulmonar ou as vias aéreas. A atelectasia vista pelo fisioterapeuta frequentemente é causada pela obstrução das vias aéreas secundária ao acúmulo de muco ou outros debris, incluindo mecônio, conteúdo amniótico, corpos estranhos e conteúdos gastrointestinais aspirados. Várias técnicas de DVA, como parte da preparação pré-operatória seguida de mobilidade pós-operatória precoce, quando possível, podem ser uma abordagem efetiva no tratamento da atelectasia após a cirurgia.[70]

Informação médica

Os sinais e sintomas de atelectasia dependem do grau de envolvimento dos pulmões. Pequenas áreas podem ser assintomáticas, porém, os achados comuns em áreas maiores de atelectasia incluem a excursão diminuída da parede torácica do hemitórax afetado, taquipneia, retrações inspiratórias e cianose, se a atelectasia for ampla. A traqueia, que pode ser palpada, será desviada na direção do pulmão envolvido, como consequência da perda de volume. Além disso, uma nota de percussão embotada, que indica um pulmão sem ar, estará presente. Por auscultação, os sons respiratórios estarão reduzidos ou ausentes. A radiografia frequentemente demonstrará uma área precisamente demarcada de consolidação, embora áreas irregu-

lares de atelectasia não sejam incomuns na infecção aguda do sistema respiratório.

O tratamento médico da atelectasia obstrutiva é voltado para a remoção da condição ou material obstrutivo. Quando a atelectasia está associada à infecção aguda, o tratamento da infecção muitas vezes erradica a atelectasia. Uma hidratação eficiente pode diminuir a viscosidade do muco, auxiliando assim a sua remoção. Um broncodilatador pode ampliar o brônquio e, dessa forma, permitir a passagem de ar pela obstrução, com a finalidade de melhorar as técnicas de DVA, entre as quais DPPV, PEP, várias formas de oscilação – drenagem autogênica e drenagem de parede torácica e interna. Por fim, a mobilização precoce do paciente no leito é também uma importante consideração.[66]

Quando uma obstrução é causada por neoplasia ou outra estrutura que obstrua as vias aéreas ou exerça pressão sobre o parênquima pulmonar, a remoção cirúrgica do item pode ser indicada. A aspiração endobrônquica com cateter de sucção pode ajudar a remover debris das vias aéreas, enquanto o reposicionamento de um tubo endotraqueal mal instalado pode corrigir a atelectasia. Se nenhuma dessas medidas mais conservadoras alcançar êxito, em particular no contexto agudo, a broncoscopia com o uso de broncoscópio rígido ou flexível com administração de anestesia geral ou local é indicada para remover debris ou muco intraluminal.[63]

O prognóstico geralmente é bom se o processo patológico subjacente não ameaçar a vida e a duração da atelectasia não for prolongada. O dano permanente à arquitetura bronquial e ao parênquima pulmonar pode ocorrer com a resolução tardia ou incompleta da atelectasia e complicação pulmonar pós-operatória relacionada.

Exame de fisioterapia

Uma revisão abrangente do quadro do paciente é necessária para a compreensão total da fisiopatologia da condição e identificação do tipo e da etiologia da atelectasia (primária ou secundária). O tratamento para cada tipo incluirá esforços similares para aumentar o esforço respiratório, contudo, somente a atelectasia secundária requer DVA.

A revisão dos achados radiográficos identificará a localização da atelectasia. O terapeuta deve usar o raio X como ferramenta clínica ao tratar um paciente com atelectasia. As exposições lateral e póstero-anterior fornecem uma vista tridimensional dos campos pulmonares, para localizar mais precisamente a área de atelectasia. A Figura 20.13A mostra duas radiografias com diferentes tipos de atelectasia. A configuração torácica do paciente e o padrão respiratório devem ser observados. Uma atelectasia ampla estreita os interespaços das costelas e diminui a excursão do hemitórax envolvido. O padrão muscular respiratório deve ser observado – diafragmático *versus* acessório – e a frequência respiratória do paciente deve ser determinada. A palpação pode indicar um desvio da traqueia na direção da atelectasia por causa da perda de volume no pulmão envolvido, conforme mostrado na Figura 20.13A. A área sem ar do pulmão emite uma nota de percussão embotada que ajuda o terapeuta a localizar a atelectasia. Os achados auscultatórios serão variáveis. A alteração mais frequente é a diminuição dos sons respiratórios na área envolvida. A obstrução total de um brônquio amplo ou principal associada à atelectasia pode resultar na ausência completa de sons respiratórios. Com a atelectasia irregular ou incompleta, é possível ouvir estertores nas primeiras respirações profundas. Entretanto, com as respirações profundas subsequentes, os alvéolos podem se abrir e os estertores podem diminuir.

Outras considerações durante a avaliação da criança incluem:

1. mobilidade – a criança tem repousado por tempo prolongado?
2. dor – a criança consegue respirar profundamente e tossir, apesar do nível de dor?
3. tosse – a criança tosse ou apresenta força ou competência neurológica insuficiente para tossir de forma efetiva?

Intervenções da fisioterapia

Vários estudos sustentam as intervenções de fisioterapia para **prevenção** da atelectasia pós-operatória em pacientes cirúrgicos adultos e pediátricos. Os métodos terapêuticos usados nesses estudos incluíram a drenagem bronquial, percussão, vibração, respiração profunda,[71-73] esforços inspiratórios máximos[74] e estimulação elétrica do tórax com corrente direta.[75] O sucesso de cada regime terapêutico foi inequívoco.

Finer et al. observaram uma diminuição significativa da incidência de atelectasia pós-extubação em bebês tratados com drenagem bronquial, vibração e sucção oral, em comparação com um grupo controle similar tratado apenas com drenagem bronquial.[76] Uma revisão Cochrane mais recente, conduzida por Flenady e Gray, constatou que as técnicas de DVA diminuíram a atelectasia pós-extubação em um pequeno grupo de bebês submetidos à extubação.[77] Um estudo metodologicamente sólido conduzido por Wong comparou as técnicas de fisioterapia torácica tradicionais a uma abordagem de compressão do pulmão. Houve evidência clara de diminuição da não resolução da atelectasia após a compressão do pulmão, em comparação ao observado com o tratamento tradicional.[78] A atelectasia pós-extubação ocorre comumente em bebês e é provável que seja causada pelo excesso de secreções bronquiais. Esses estudos não avaliaram o tratamento da atelectasia, mas avaliaram sua prevenção, que é o melhor tratamento.

A atelectasia pós-operatória frequentemente é uma combinação de atelectasias primária e secundária. As secreções são mais abundantes em função da irritação das vias aéreas produzida pelos gases anestésicos e manipulação de tubo. Com a dor incisional, e com o enfraquecimento generalizado que acompanha a cirurgia torácica ou abdominal, a criança apresenta tosse menos efetiva e diminuição do volume de inspirações. A respiração profunda para alcançar a inspiração máxima muitas vezes será suficiente para resolver pequenas áreas de atelectasia. Esses esforços devem ser iniciados sem demora no período pós-operatório – se possível, na sala de recuperação – para prevenir a atelectasia. Orientar a criança a respirar profundamente, imobilizar o sítio de incisão para minimizar a dor, e usar técnicas proprioceptivas para favorecer a musculatura inspiratória pode ajudá-la a aumentar a profundidade da respiração. O posicionamento do paciente para drenagem dos principais campos pulmonares e percussão/

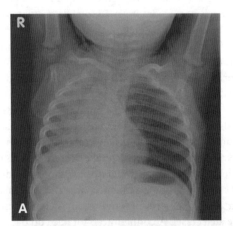
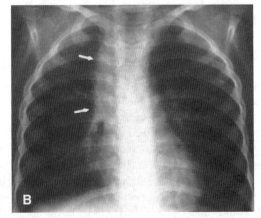

FIGURA 20.13 ▶ **A:** A radiografia torácica mostra desvio traqueal e deslocamento mediastinal, além de atelectasia por compressão do pulmão direito decorrente da hiperinsuflação do pulmão esquerdo, que está comprimindo o pulmão no lado direito. **B:** Atelectasia sublobar. Criança asmática com crise asmática aguda. Observe a área de consolidação aparente na região paratraqueal direita (*setas*). Isso representa o colapso de uma parte do lobo superior direito.

vibração seguida de tentativas de tossir ajudarão a prevenir o desenvolvimento de complicações pulmonares. Os espirômetros de incentivo, usados para brincar de respirar, estimularão inalações mais profundas. A percussão e a tosse se tornam componentes decisivos do tratamento se o paciente desenvolver atelectasia apesar da adoção de medidas preventivas. A percussão agressiva do tórax sobre a atelectasia e a tosse com imobilização atuarão para promover o deslocamento mecânico e a remoção do muco obstrutor. Caso a percussão seja comprovadamente agressiva demais e resulte em intensificação da dor, a vibração do tórax é uma boa intervenção alternativa.[79] A succção endotraqueal para remoção de muco acumulado e estimulação adicional da tosse é empregada com frequência em casos de atelectasia pós-operatória. A mobilização antecipada do paciente após a cirurgia e a resultante necessidade de aumento da ventilação podem ajudar a mobilizar as secreções ao fazerem o paciente respirar de forma mais profunda.

Crianças com condições médicas torácicas desenvolvem atelectasia como resultado de secreções retidas, e um dos muitos tipos de DVA pode ser empregado. Essas crianças sem dor incisional muitas vezes podem tolerar o uso liberal e mais agressivo de técnicas manuais. A drenagem bronquial com percussão localizada frequentemente deslocará as secreções obstrutivas, enquanto a tosse desobstruirá as vias aéreas. Outras técnicas, como ACBT, PEP, oscilação dentro da via aérea e OAFPT, também tendem a ser efetivas em soltar os debris obstrutivos. Muitos médicos também sugerem o uso de broncodilatadores e mucolíticos nebulizados, bem como de aerossóis brandos para afinar e umidificar as secreções, além de distribuir o broncodilatador. Segundo a lógica desses procedimentos de inalação, as secreções afinadas e umidificadas serão drenadas com mais facilidade a partir de um brônquio que esteja maximamente dilatado. A atelectasia primária causada pelo enfraquecimento da musculatura respiratória pode ser resolvida com respiração profunda aliada ao fortalecimento da musculatura respiratória e mudança de posição, para melhorar a aeração das áreas pulmonares precariamente ventiladas.

⫸ Enfraquecimento da musculatura respiratória

O enfraquecimento da musculatura respiratória em crianças, assim como em adultos, pode resultar de qualquer distúrbio que afete as ligações na cadeia de eventos neuromusculares produtores da contração dos músculos respiratórios. O enfraquecimento ou paresia dos músculos respiratórios pode ser leve e transitório ou grave e irreversível. O processo patológico subjacente é o determinante primário da duração e gravidade do enfraquecimento. O fisioterapeuta deve desenvolver um regime terapêutico para tratar a fraqueza muscular e prevenir ou tratar os sintomas pulmonares resultantes dentro das limitações impostas pelo distúrbio.

Nas últimas duas décadas, uma população crescente de crianças dependentes de ventilador mecânico que vivem em comunidade surgiu em consequência da tecnologia melhorada e do tratamento da insuficiência ventilatória crônica.[80] O aprimoramento significativo da habilidade das famílias e cuidadores de manter essas crianças em casa deveu-se à aceitação e *relativa* facilidade de tratamento por ventilação não invasiva e melhora do controle de secreções.[81,82] Muitas dessas crianças necessitam de fisioterapia para os deficits e comprometimentos associados à falência da bomba respiratória e para o retardo do desenvolvimento da capacidade motora causado pela dependência de ventilação mecânica, seja esta invasiva ou não invasiva, fornecida no hospital, instituição residencial ou em casa.

Informação médica

A patologia difusa do SNC (p. ex., encefalite viral ou intoxicação por barbitúricos) pode levar à insuficiência respiratória, paralisando partes da bomba muscular respiratória. Os reflexos e mecanismos de controle neural anormais podem remover ou diminuir a resposta fisiológica a estímulos químicos e mecânicos. Esses estímulos podem ocorrer nos pulmões, troncoencefálico, sangue e líquido cerebrospinal (LCS). Alguns exemplos de distúrbios da infância que resultam em resposta diminuída a estímulos respiratórios são a disautonomia familiar, apneia do sono e síndrome de hipoventilação por obesidade. As lesões focais podem afetar muitos sítios do sistema nervoso, como os centros respiratórios medulares geradores de impulso inspiratório, e podem causar alterações marcantes nos padrões ventilatórios.

As lesões medulares que envolvem a região cervical superior podem resultar em paralisia ventilatória total. Como o nervo frênico, que inerva o diafragma, sai da medula espinhal no nível de C3-C5, uma lesão que ocorra nesse ou acima desse nível provavelmente afeta muitos músculos respiratórios. A lesão na porção torácica superior ou cervical inferior da medula frequentemente resulta em volume pulmonar diminuído e redução da complacência da parede torácica em consequência do comprometimento da musculatura torácica. A tosse, que é essencialmente importante para a remoção de debris das vias aéreas, será inadequada se houver paralisia da musculatura abdominal. Esses fatores podem causar insuficiência respiratória que, por sua vez, pode evoluir para uma falência respiratória, o que pode ser um sinal inicial de doença neuromuscular.[83] O tratamento respiratório agudo e a reabilitação em longo prazo são componentes essenciais de um plano terapêutico para a criança com lesão da medula espinhal.

As doenças do sistema neuromuscular não são incomuns em crianças, conforme discutido no Capítulo 9. Os deficits respiratórios podem resultar de polineurite inflamatória aguda (síndrome de Guillain-Barré). Como a recuperação da síndrome de Guillain-Barré costuma ser total, o enfraquecimento respiratório deve ser tratado de forma agressiva, e a reabilitação deve incluir medidas agudas e de longa duração. A perda progressiva de células do corno anterior vista nas atrofias musculares espinhais pode diminuir a função muscular respiratória, levando ao desenvolvimento de paralisia e morte secundária à insuficiência respiratória. As doenças degenerativas musculares (p. ex., miopatia de Duchenne) são caracterizadas pela deterioração progressiva da função pulmonar em fases tardias do curso da doença. Valores adequados de oxigênio arterial e dióxido de carbono são mantidos somente por meio de esforços ativos. A morte é frequentemente resultado direto de insuficiência respiratória, que muitas vezes se segue ao desenvolvimento de pneumonia. Quando essas síndromes são fatais, isso geralmente é atribuído à insuficiência respiratória.

A caixa torácica normalmente proporciona o funcionamento adequado da musculatura respiratória. As anormalidades do tórax, como a escoliose idiopática, escoliose secundária à doença neuromuscular e outras anormalidades congênitas específicas, podem resultar em perda de vantagem mecânica da musculatura respiratória. Além das anormalidades específicas, a complacência da parede torácica em indivíduos com doença neuromuscular crônica parece diminuir ao longo da vida, resultando em aumento do esforço respiratório.[84]

Os exemplos mencionados podem causar enfraquecimento da musculatura respiratória ou desvantagem mecânica que, por sua vez, também podem levar à necessidade de tratamento em longo prazo com ventilação mecânica, conforme já observado. Mallory e Stilwell identificam o fisioterapeuta como membro da típica equipe de cuidadores dessas crianças dependentes de tecnologia. Além disso, entre as sete metas de reabilitação identificadas por esses pesquisadores para crianças dependentes de ventilador, seis estão diretamente relacionadas com o conhecimento, habilidades e escopo da prática de fisioterapia. Essas sete metas são:

1. Aumento da força muscular.
2. Aumento da atenção e cognição.
3. Diminuição da espasticidade.
4. Aumento da movimentação da parede torácica.
5. Respiração muscular acessória na posição vertical.
6. Respiração diafragmática.
7. Tosse assistida.

Todas as metas, com possível exceção da segunda, constituem benefícios diretos derivados da fisioterapia.[85]

Avaliação fisioterapêutica

A avaliação fisioterapêutica para crianças com fraqueza da musculatura respiratória deve seguir a sequência recomendada anteriormente apresentada.[23] É preciso prestar atenção especificamente ao padrão respiratório, força da musculatura respiratória, mobilidade do tórax e dos ombros, e DVA (ver Estudo de caso, H.E., e Tab. 14.2).

Determinar o padrão respiratório é uma das principais partes da avaliação. A ventilação minuto – produto da frequência respiratória e do volume corrente – determina a $PaCO_2$ arterial. A frequência respiratória pode ser contada por 30 segundos ou 1 minuto, tendo em mente que a frequência respiratória de uma criança normal em repouso varia com a idade (quanto menor a idade, maior será a frequência). A Tabela 20.1 mostra as frequências respiratórias em crianças. O volume corrente pode ser facilmente medido com espirômetro manual mecânico ou eletrônico, usado na cabeceira. A Figura 20.14 mostra uma adolescente usando um espirômetro manual. Assim como a frequência respiratória, o volume corrente varia de acordo com a altura da criança. Uma criança mais alta tem volume corrente predito maior. O padrão e a simetria do esforço muscular devem ser identificados. A criança usa

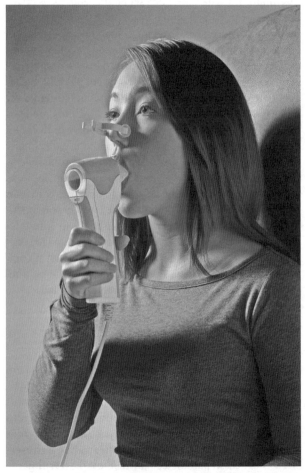

FIGURA 20.14 ▶ Uso do espirômetro para avaliação da função pulmonar. A pessoa que está sendo testada faz uma respiração completa, fecha os lábios em torno da peça bucal do espirômetro e, em seguida, sopra o mais forte possível durante 6 segundos. Clipes nasais podem ser aplicados para garantir que o ar não escape pelo nariz. (Cortesia de Midmark Diagnostics, Versailles, Ohio.)

TABELA 20.2 ▸ Recomendações para vários tipos de exercício na fibrose cística

	Tabela 1: Recomendações gerais para exercício e treino	
	Pacientes com doença pulmonar de FC leve a moderada	Pacientes com doença pulmonar de FC grave
Atividades recomendadas	Ciclismo, caminhada, *hiking*, atividade aeróbia, corrida, remo, tênis, natação, treino de força, escalada, patinação, (salto de trampolim)	Bicicleta ergométrica, caminhada, exercício de fortalecimento, ginástica e atividades do dia a dia
Método	Intermitente e estado estável	Intermitente
Frequência	3-5 vezes por semana	5 vezes por semana
Duração	30-45 minutos	20-30 minutos
Intensidade	70-85% $FC_{máx}$; 60-80% de VO_{2pico}; LL; LTG	60-80% $FC_{máx}$; 50-70% de VO_{2pico}; LL; LTG
Suplementação de oxigênio	Indicada, se SaO_2 cair abaixo de 90% durante o exercício	Indicada, se SaO_2 cair abaixo de 90% durante o exercício (cuidado: hipóxia em repouso)
Atividades a evitar	*Bungee-jumping*, salto ornamental e mergulho	*Bungee-jumping*, salto ornamental, mergulho e *hiking* a altas altitudes
Potenciais riscos associados ao exercício e treino	Desidratação Hipoxemia Broncoconstrição Pneumotórax Hipoglicemia* Hemoptise Sangramentos esofágicos Arritmias cardíacas Ruptura de fígado e baço Fraturas espontâneas**	

$FC_{máx}$ = frequência cardíaca máxima; VO_{2pico} = consumo máximo de oxigênio; LL = limiar de lactato; LTG = limiar de trocas gasosas; SaO_2 = saturação de oxigênio.
* Dependendo da existência de comprometimento da tolerância à glicose.
** Dependendo da existência de doença óssea relacionada com FC não tratada.
Williams CA, Benden C, Stevens D, et al. Exercise training in children and adolescents with cystic fibrosis: theory into practice. *Int J Pediatr.* 2010;2010:670640.

principalmente o diafragma, músculos intercostais, músculos acessórios ou músculos glossofaríngeos? O padrão muscular é similar em cada hemitórax?

O terapeuta dispõe de vários métodos para avaliar a força muscular respiratória. A medida das pressões expiratória e inspiratória estáticas máximas é simples e econômica, mas exige total cooperação da criança. Essas pressões podem ser medidas com manômetros de pressão apropriados e as medidas podem ser repetidas com a frequência necessária. Os valores de referência para as pressões respiratórias estáticas máximas em crianças e adolescentes foram estabelecidos por Domenech-Clar et al. Em sua conclusão, esses pesquisadores afirmam que as pressões expiratória e inspiratória máximas aumentam com a idade e são consistentemente mais altas em indivíduos do sexo masculino.[86] Os bebês também foram estudados. As pressões nas vias aéreas durante o choro foram usadas como índice da função muscular respiratória em bebês durante muitos anos, com diferenças em bebês normais sendo claramente distintas do observado em bebês com distúrbios neuromusculares.[87,88]

A avaliação da mobilidade da parede torácica inclui a determinação da expansão da parede torácica nas direções anteroposterior, transversal e vertical durante a inspiração. As dimensões torácicas devem ser medidas com fita métrica ou compasso de calibre torácico durante a inspi-

ração e expiração para documentar a movimentação torácica. A amplitude de movimento ativa na coluna vertebral e no cíngulo do membro superior deve ser examinada, inclusive nas articulações glenoumeral (do ombro), acromioclavicular e esternoclavicular. A movimentação diminuída em qualquer uma dessas articulações pode resultar em expansão torácica diminuída.

A ausculta dos pulmões de uma criança com fraqueza da musculatura respiratória se prestará a várias funções. Os sons respiratórios diminuídos ajudarão a identificar áreas precariamente ventiladas. As áreas pulmonares com sons diminuídos ou ausentes podem ter correlação com a diminuição da movimentação torácica ou do esforço muscular. Os sons respiratórios são a ferramenta clínica mais confiável para garantir uma ventilação adequada. Os sons respiratórios podem ajudar o terapeuta a avaliar a necessidade de DVA. Se estertores e sibilos forem ouvidos, provavelmente haverá necessidade de DVA e remoção das secreções. Os sons respiratórios podem indicar a resolução ou progressão de complicações pulmonares, como pneumonia ou atelectasia, e o terapeuta pode optar por modificar o tratamento conforme a adequação.

O terapeuta deve avaliar a tosse da criança. Os componentes integrais de uma tosse incluem várias fases distintas. A estimulação ou deflagração de uma tosse está relacionada com a ação de algum irritante no sistema traqueobronquial, que ativa uma inspiração profunda. Normalmente, o volume inspiratório aumentado flui para dentro de vias aéreas pequenas, atrás de secreções ou debris. Ao fechamento coordenado da glote segue-se a contração repentina da musculatura expiratória, para aumentar acentuadamente a pressão intratorácica, que pode chegar a 300 mmHg. A glote abre, a pressão é liberada, e as secreções e outros debris são retirados das paredes das vias aéreas e movidos proximalmente na árvore traqueobrônquica. Com a disfunção neuromuscular, a criança pode não apresentar alguma ou toda a função relacionada à tosse. A avaliação do esforço e volume inspiratórios, e da força muscular abdominal é importante para estimar a tosse e pode ser feita com objetividade por meio de medições das pressões expiratória e inspiratória máximas. A criança também deve coordenar os três componentes – inspiratório, fechamento de glote e esforço expiratório – em uma única habilidade efetiva de produção de muco.[89]

A efetividade da tosse pode ser determinada pela medição do pico de fluxo de tosse. A criança tenta tossir após uma inspiração máxima. A força da tosse é medida com um medidor de pico de fluxo preso à criança por uma peça bucal ou máscara. Pico de fluxos de tosse menores que 160 L/min durante a exacerbação respiratória são considerados inadequados para conferir proteção contra a retenção de secreção e insuficiência respiratória.[90]

A força geral, mobilidade e coordenação, bem como o nível de desenvolvimento da criança devem ser avaliados para planejar um programa de reabilitação realista. Uma criança capaz de se locomover ativamente de algum modo tende menos a desenvolver complicações pulmonares e pode apresentar melhora da função pulmonar como subproduto dos esforços de reabilitação. Um regime terapêutico agressivo se faz necessário, tanto para promover mobilidade precoce como para fortalecer a musculatura respiratória, melhorando, assim, a função ventilatória.

A avaliação da função motora oral – deglutição e alimentação – está fora do campo da fisioterapia e muitas vezes requer esforços interdisciplinares da parte de médicos, fisioterapeutas, terapeutas ocupacionais, fonoaudiólogos e outros terapeutas, além de enfermeiros. É necessário avaliar a deglutição por dois motivos: comer é a melhor forma de a criança se desenvolver do ponto de vista nutricional; e a aspiração de alimentos é uma das principais causas de problemas respiratórios em crianças com retardo do desenvolvimento e comprometimento neurológico.[91] Está claro que, com a progressão do enfraquecimento muscular, a disfunção da deglutição e a aspiração de saliva e alimentos podem ser problemáticas.[92]

Intervenções de fisioterapia

A reabilitação física para crianças com comprometimento neurológico deve incluir um programa de exercícios para melhorar ou manter a função respiratória. Os exercícios devem fortalecer os músculos inspiratórios e expiratórios, especialmente a musculatura abdominal necessária para tossir de modo efetivo. Além disso, exercício, DVA e técnicas relacionadas estão entre as recomendações das diretrizes da British Thoracic Society para manejo respiratório de crianças com fraqueza neuromuscular.[93]

Um método tradicional de "fortalecimento" do diafragma com o uso de pesos abdominais não passou em uma avaliação científica rigorosa.[94] Atualmente, são usados métodos mais apropriados, do ponto de vista fisiológico, para melhora da resistência e da força muscular inspiratória. A respiração resistida para melhora da força inspiratória e expiratória melhorará as pressões respiratórias máximas. De modo semelhante, estudos de resistência demonstraram os benefícios dos exercícios inspiratórios e expiratórios repetitivos por intervalos de tempo estendidos e cargas resistidas crescentes. O treino muscular respiratório é uma abordagem reconhecida para minimizar o declínio progressivo da função respiratória em crianças com miopatia de Duchenne e atrofia muscular espinhal (AME). Estudos demonstraram a melhora contínua no decorrer de um período de até 6 meses de treino, com a maior parte da melhora prolongada até 6 meses após a cessação do regime de exercícios formal.[84,91] Os efeitos do treino são dependentes da dose, mas parecem ser mais efetivos em crianças com doença neuromuscular de progressão mais lenta.[95] Apesar dos numerosos estudos que demonstram ao menos um benefício em curto prazo para a força e resistência musculares respiratórias, há pouca evidência do benefício funcional promovido por esse exercício em longo prazo.

Os exercícios ativos e resistidos para o pescoço fortalecerão os músculos acessórios da inspiração (i. e., esternocleidomastóideo e escaleno). Embora o uso da musculatura acessória aumente o gasto energético da respiração, os músculos acessórios podem proporcionar aumento do volume inspiratório, para prevenção da insuficiência respiratória em crianças com doença neuromuscular. Os exercícios ativos e resistidos para fortalecimento do abdome, que podem ajudar a desenvolver uma tosse forte e efetiva, são bem conhecidos pelos fisioterapeutas.

Melhorar o padrão respiratório de uma criança com doença neuromuscular pode proporcionar dois benefícios. Primeiro, a melhora da razão ventilação alveolar:ventilação de espaço morto, que ocorre quando um padrão de respiração mais profunda substitui um modo mais rápido e superficial. O terapeuta pode fazer a criança tentar um padrão de respiração mais lento e profundo usando vários indícios clínicos, entre os quais contagem, metrônomo ou espirograma. Evitar o esforço muscular ineficiente ou contraprodutivo é o segundo possível benefício proporcionado pela modificação do padrão respiratório. Uma criança com desconforto respiratório pode usar apropriadamente a musculatura acessória para auxiliar a inspiração e pode usar os músculos abdominais para intensificar a expiração total. Esse padrão muscular, porém, pode se tornar habitual. Se o diafragma fornecer ventilação adequada, um esforço muscular desnecessário será exercido se a criança continuar usando os músculos acessórios. Vários métodos de treino foram sugeridos, incluindo exercícios de relaxamento e técnicas neurossensoriais, mas nenhum dado científico sustenta essas tentativas nem sugere que alterações ocorridas em curto prazo nos padrões musculares durante a sessão terapêutica exerçam efeito residual ou substituam os padrões ineficientes.

Embora a importância de manter ou melhorar a mobilidade do tórax em crianças tenha sido identificada e planos de tratamento relacionados tenham sido destacados, nenhum estudo controlado sobre as técnicas foi realizado. Exercícios respiratórios ativos para melhora da mobilidade torácica foram sugeridos para áreas localizadas ou para todo o tórax. O alongamento manual da parede torácica tem sido defendido, mas não foi testado. Exercícios ativos ou passivos para melhorar a mobilidade do cíngulo do membro superior em crianças com paralisia também podem melhorar a excursão torácica. Estudos clínicos devem ser conduzidos para justificar os procedimentos demorados usados em nome dos exercícios respiratórios. Essa noção de pouca evidência foi sustentada por uma revisão Cochrane [96] recente e por uma revisão sistemática independente sobre exercícios respiratórios.[97] Os autores da Cochrane Review afirmaram:

> Os resultados dessa revisão sistemática não podem fornecer informação para a prática clínica, porque nenhum estudo conveniente foi identificado para inclusão. Sendo assim, atualmente não é sabido se essas intervenções têm valor adicional para esse grupo de pacientes ou se tipos específicos de exercícios respiratórios apresentam superioridade em relação a outros.[98]

A DVA é um regime terapêutico importante para programas de tratamento hospitalares, residenciais e domiciliares, porque muitas crianças com enfraquecimento respiratório e inatividade generalizada acumulam secreções. Se os pais suspeitarem de aumento do conteúdo de secreções como resultado de infecção do sistema respiratório, as técnicas de DVA descritas anteriormente podem prevenir o desenvolvimento de pneumonia ou atelectasia. Se a criança não conseguir tossir bem e as secreções forem problemáticas, pode haver necessidade de sucção oral ou nasal para manter as vias aéreas pérvias. Os pais devem receber treinamento em técnicas de aspiração e devem ter o equipamento de sucção apropriado em casa. Duas abordagens adicionais podem ajudar a eliminar as secreções quando uma criança com fraqueza neuromuscular é incapaz de tossir efetivamente. A tosse manualmente assistida é realizada ajudando a criança a inalar até a capacidade máxima, executando uma manobra de "empilhamento de ar" (*air-stacking*), insuflada por meio de esforços com reanimador manual (ambu), ou com respiração por ventilador mecânico. O cuidador então realiza um impulso abdominal ou compressão torácica, conforme a criança relaxa a glote. A compressão ou impulso expulsivo repentino constitui uma tentativa de mimetizar a tosse, promovendo um fluxo expiratório maior do que o possibilitado pela musculatura enfraquecida. A segunda abordagem usa a insuflação/exsuflação mecânica (IEM). Esse dispositivo mecânico, originalmente descrito durante a epidemia de pólio ocorrida no início dos anos 1950, pode produzir uma pressão positiva que insuflará os pulmões, seguida de reversão da pressão para uma pressão expiratória que simula um tosse.[99] A IEM tem se mostrado útil para crianças com doença neuromuscular e tosse comprometida em numerosos estudos, incluindo crianças com distrofia muscular de Duchenne (DMD) e Atrofia Muscular Espinhal (AME).[100,101] Apesar dos muitos artigos e livros que descrevem em detalhes programas de fisioterapia destinados a pacientes com fraqueza neuromuscular do tórax, há pouca pesquisa clínica bem fundamentada para sustentar muitos dos procedimentos terapêuticos sugeridos.

Asma

A descrição a seguir da asma é uma citação direta de *An Official American Thoracic Society/European Respiratory Society Statement*.[102]

> A asma é uma condição heterogênea. Seu histórico natural (exacerbação) inclui deterioração episódica aguda em oposição a antecedentes de inflamação crônica persistente e/ou alterações estruturais que podem estar associadas com sintomas persistentes e função pulmonar diminuída. A exposição ao fator deflagrador se combina ao fenótipo subjacente, grau de hiper-responsividade e obstrução do fluxo de ar, bem como a gravidade da inflamação das vias aéreas, para então produzir ampla variabilidade de manifestações da asma em pacientes individuais.

Informação médica

A asma está entre as condições crônicas da infância mais prevalentes nos Estados Unidos, afetando cerca de 7 milhões de crianças – o que representa 9,6% das crianças do país. A asma é mais prevalente em crianças afrodescendentes não hispânicas (16%).[103] Há uma enorme morbidade associada a essa condição, incluindo dias letivos perdidos, consultas no serviço de emergência (SE), internações e despesas com assistência médica. A cada ano, nos EUA, são registrados cerca de 2 milhões de atendimentos nos SE relacionados com asma aguda em indivíduos de todas as idades.[104] Além disso, 6 a 13% dessas exacerbações asmáticas requerem admissão hospitalar.[13,14,105]

Em crianças, a asma é caracterizada por vários fatores. Os meninos parecem predominar em relação às meninas, segundo uma proporção de 2:1. A broncoconstrição induzida pelo exercício é comum na maioria das crianças com asma, podendo ser um fenótipo específico para algumas crianças, com uma incidência relatada de até 90%.[106] Crianças com asma costumam ser alérgicas, e o alérgeno inalado ou ingerido deflagra uma resposta tipo 1 mediada por imunoglobulina E (IgE). Os sintomas também podem ser provocados por infecções virais e, em alguns casos, pelo ar seco e frio. Por fim, a mortalidade crescente e a alta morbidade associadas à asma da infância são atribuíveis, em parte, a uma incidência cada vez maior da asma nas populações dos centros das cidades.[104]

Considera-se que as alterações fisiológicas responsáveis pelos sinais e sintomas de asma sejam iniciadas quando a IgE da criança sensibilizada se liga a sítios de receptores existentes em mastócitos. A ligação da IgE causa liberação de histamina e triptase a partir dos mastócitos nas vias aéreas. A histamina provoca broncoconstrição, vasodilatação nas paredes bronquiais e secreção de muco. A triptase produz efeitos similares, mas também gera bradicinina como um broncoconstritor muito potente. Os mastócitos ativados começam a fabricar numerosos mediadores inflamatórios, incluindo prostaglandinas e leucotrieno. Esses mediadores inflamatórios – histamina, prostaglandina D_2, leucotrieno C_4 e outros – estimulam uma resposta que aumenta a contração do músculo liso bronquial, causa produção de secreções mucosas a partir das vias aéreas e causa edema bronquial.[107] O resultado desses três processos muitas vezes é uma obstrução das vias aéreas. Conforme essa obstrução evolui, o fluxo de ar expiratório diminui, os volumes pulmonares e a resistência nas vias aéreas aumentam, a condutância nas vias aéreas diminui e a desigualdade de ventilação/perfusão leva à hipoxemia arterial. Os diversos aspectos fisiopatológicos da asma parecem ter um componente hereditário principal. Entretanto, a asma parecer ter um modelo genético complexo sem nenhum padrão de herança claro.

Um aspecto fascinante da asma em crianças é o componente induzido pelo exercício. Com o exercício extenuante por determinado período, em geral 5 a 10 minutos, a criança pode desenvolver muitas manifestações da asma (p. ex., dispneia, sibilos e obstrução das vias aéreas) que podem ser revertidas de maneira espontânea ou com tratamento.[98] Esse componente do exercício é importante para o fisioterapeuta que desenvolve um programa de condicionamento para aumentar a tolerância ao exercício em crianças com asma. A resposta pode ser controlada pelo fornecimento prévio de medicação à criança, com o uso de medicamentos orais ou inalatórios apropriados antes da sessão de exercício, para equilibrar a provável resposta asmática.

Tratamento médico

O tratamento médico da criança asmática tem duas fases principais – tratamento da crise aguda e controle da asma crônica.

As metas do tratamento para crise aguda na SE incluem a reversão da hipoxemia, quando presente; minimização da obstrução das vias aéreas; e tratamento da inflamação das vias aéreas. Os β_2-agonistas, que podem ser administrados de vários modos – incluindo inalação, por via subcutânea e por via intravenosa – relaxam a musculatura lisa bronquial. Os β_2-agonistas de ação de curta duração são recomendados como terapia de primeira linha para exacerbação de asma aguda. O sulfato de albuterol é o β_2-agonista mais comumente usado para asma aguda.[108] As medicações anticolinérgicas, mais comumente o brometo de ipratrópio, produzem broncodilatação pelo bloqueio dos efeitos da acetilcolina sobre o sistema nervoso autônomo parassimpático nas vias aéreas. A resposta parassimpática inclui a constrição da musculatura lisa bronquial. Os β_2-agonistas são usados com frequência com anticolinérgicos em diversas doses, para obtenção dos melhores efeitos.[109] Os corticosteroides sistêmicos usados na SE são recomendados para pacientes com asma moderada ou grave, para ajudar a minimizar as alterações inflamatórias nas vias aéreas. Um estudo que envolveu quase 900 pacientes observou uma redução das taxas de admissão hospitalar quando corticosteroides eram administrados dentro de um período de 1 hora após a chegada à SE.[110] A suplementação de oxigênio é usada para manter uma saturação de O_2 de aproximadamente 95%.

O tratamento médico em longo prazo para controle da asma crônica tem vários componentes: farmacológico, ambiental e imunológico. Os agentes farmacológicos usados podem incluir agentes β_2-simpatomiméticos administrados por via oral ou como aerossóis; preparações orais de teofilina; agentes anti-inflamatórios, incluindo corticosteroides inalados e orais; e cromolina sódica administrada por inalação. Dois grupos mais novos de medicação para tratamento prolongado da asma incluem os antagonistas de receptor de leucotrieno (ARLT) e os β_2-agonistas de ação prolongada (BAAP). Os ARLT diminuem a capacidade de certos leucotrienos – mediadores inflamatórios – de produzirem constrição bronquial por interferir em seus sítios de fixação ao receptor. Os BAAP têm sido usados há quase duas décadas, mas sua segurança e eficácia continuam incertas. Uma recente revisão Cochrane afirma: "A atual revisão sistemática questiona seriamente o benefício proporcionado pelos BAAP em crianças, embora também demonstre que parecem ser seguros quando combinados com corticosteroides inalados."[111]

O controle de fatores ambientais exerce papel importante na terapia da asma. Um ambiente isento de poeira é imperativo para a criança, e unidades especiais de filtração de ar podem ser necessárias para o quarto da criança. Vários estudos controlados, randomizados e multifacetados demonstraram que a minimização das múltiplas exposições iniciais aos alérgenos com a adoção de controles ambientais está associada ao risco diminuído de asma.[112] Entre os vários alérgenos importantes notados para serem removidos do ambiente da criança, estão os ácaros, animais de estimação, baratas, camundongos, mofos, fumaça de cigarro, endotoxinas e poluentes do ar. Se o jovem optar por ser ativo no esporte, é preciso ter cuidado para evitar níveis de atividades que possam provocar broncoespasmo ou usar medicação apropriada antes do engajamento em níveis de esforço físico indutores de asma.

A imunoterapia (injeções para alergia) é outro método de terapia em longo prazo para asma alérgica. Uma vez identificados os alérgenos por teste cutâneo, extratos desses alérgenos são administrados com potências gradativamente maiores por meio de injeções subcutâneas periódicas. A lógica é a de que o sistema imunológico da criança responderá às pequenas doses de alérgenos produzindo anticorpos circulantes. Quando níveis suficientes de anticorpos forem desenvolvidos, a exposição ambiental ao alérgeno resultará na ausência de sintomas de asma, porque os anticorpos adquiridos aliviarão a resposta alérgica da criança. Uma revisão recente estabeleceu a eficácia da imunoterapia subcutânea e da imunoterapia sublingual.[113]

Avaliação fisioterapêutica

Assim como na assistência médica, a avaliação e o tratamento de fisioterapia para crianças com asma se baseia amplamente na situação clínica vigente em um dado momento (se a criança está no estágio agudo, subagudo ou crônico da doença). A criança internada em estado asmático (asma aguda intratável) será intolerante à DVA ou ao treino físico. Uma exceção notável para a DVA é quando o paciente está intubado e com ventilação mecânica, e o controle das secreções nas vias aéreas é parte do tratamento.

A avaliação que o fisioterapeuta realiza em uma criança com ventilação mecânica deve incluir a ausculta do pulmão para identificar a localização das secreções bronquiais e avaliar se as áreas dos pulmões estão precariamente ventiladas. O padrão de ventilação e o uso da musculatura acessória devem ser observados. Devem ser tomadas medidas do tórax, incluindo o índice torácico, durante a inspiração e expiração, com o objetivo de determinar a mobilidade torácica. Vários ou todos esses itens avaliados estarão anormais. O terapeuta deve reavaliar esses itens com cada tratamento, até que o índice torácico, sons respiratórios e padrão respiratório melhorem.

Um plano de reabilitação em longo prazo para a criança com asma também deve examinar a tolerância ao exercício, força e postura. A tolerância ao exercício pode ser avaliada por vários testes bem estudados e facilmente executados. Esses testes comumente incluem o teste de caminhada de 6 minutos,[114] o teste da escada[115] e o teste de corrida de ida e volta de 20 minutos.[116] A quantificação da força dos principais grupos musculares pode ser feita com equipamento prontamente disponível no departamento de fisioterapia. A postura pode ser avaliada com o uso de um sistema de grade.

Intervenções de fisioterapia

Conforme notado antes, na seção sobre o exame, há pouca ou nenhuma lógica em usar a fisioterapia com crianças em estado asmático.[117] Esse estado torna a criança muito dispneica, ansiosa, assustada e fisicamente incapaz de cooperar com o terapeuta para DVA, atividade respiratória, avaliação da postura e da AM, ou quaisquer tentativas de reabilitação.

Quando o broncoespasmo grave começa a reverter, as secreções acumuladas muitas vezes são encontradas nas vias aéreas previamente estreitadas. A DVA agressiva é imperativa durante esse estágio subagudo, mas deve ser instituída dentro da tolerância. As secreções retidas nas vias aéreas predispõem o paciente ao desenvolvimento de atelectasia e infecção bronquial. Nesse momento, a DVA é indicada dentro dos limites de tolerância e resistência do jovem. Deve ser feito registro dos dados de volume, cor e consistência da secreção, bem como dos sinais vitais da criança, incluindo a oximetria de pulso realizada antes, durante e após o tratamento.

No tratamento prolongado das crianças asmáticas, as terapias à base de DVA podem ser úteis quando houver secreção, mas não são usadas de forma rotineira como em outras condições (p. ex., FC). Os pais devem usar técnicas de DVA ao primeiro sinal de infecção respiratória ou produção aumentada de muco, além de conhecer as posições e técnicas manuais de drenagem, bem como as técnicas de utilização das modalidades mais recentes de DVA, para poder tratar a criança em casa. Um dos únicos estudos controlados relatados sobre os efeitos da DVA via drenagem bronquial e percussão em crianças com asma envolveu 21 pacientes de ambulatório. Essas crianças, que tinham asma leve a moderada, foram divididas nos grupos de tratamento e controle. A FEV_1 (sigla em inglês para volume expiratório forçado no primeiro segundo) média para o grupo de tratamento aumentou em 10,5% decorridos 30 minutos da terapia. O grupo controle apresentou diminuição discreta da média de FEV_1 no mesmo período. A diferença dos valores médios de FEV_1 foi significativa ao nível 0,05.[118]

Nas edições anteriores deste capítulo, vários exercícios respiratórios tradicionais para crianças com asma foram discutidos. Esses exercícios foram omitidos nesta edição, em virtude da total ausência de evidências que sustentassem sua eficácia.

Técnicas de relaxamento também foram defendidas como forma de minimizar a ansiedade e a sobrecarga física associadas ao episódio de asma. Muitos relatos não científicos e verbais fornecem suporte aos benefícios proporcionados pelas técnicas de relaxamento aos pacientes com asma, todavia, há falta de estudos controlados. Duas revisões sistemáticas foram publicadas – uma relacionada com exercícios de relaxamento para asma e a outra, mais recente, sobre intervenções psicológicas destinadas a crianças com asma. Huntley et al. encontraram algumas evidências de que os exercícios de relaxamento muscular melhoram a função pulmonar, mas nenhum outro benefício foi observado, em função da metodologia precária e das dificuldades inerentes a esse tipo de estudo.[119]

Uma segunda revisão sistemática encontrou alguns dados sugestivos de que a terapia de relaxamento era benéfica. Entretanto, de modo geral, os estudos demonstraram abordagens amplamente variadas e falta de dados suficientes.[120]

A reabilitação física para melhorar a resistência aeróbia, a capacidade funcional e a força constituem a principal meta do tratamento prolongado de crianças asmáticas. Crianças com asma crônica muitas vezes são menos ativas fisicamente do que os colegas não afetados. O broncoespasmo induzido por exercício pode restringir a participação da criança asmática em exercícios vigorosos. Essa criança, portanto, pode ser incapaz de responder às demandas físicas no dia a dia. A medicação apropriada antes da prática de exercícios vigorosos pode atenuar a resposta broncoespástica, permitindo que a criança usufrua a diversão, a interação social e os benefícios fisiológicos proporcionados pelo exercício.[121] Um programa de treino físico seguro deve ser precedido pela avaliação quantitativa da resposta da criança ao exercício extenuante. A avaliação inicial determina o nível de exercício necessário para melhorar a força e a resistência, sendo uma linha de base pela qual os resultados de estudos subsequentes podem ser comparados para determinar a melhora ou deterioração. Entre os métodos mais comumente usados de treino físico, estão a corrida livre, corrida na esteira, bicicleta ergométrica e natação.

Há evidências conclusivas que sustentam o treino físico e o exercício para indivíduos com asma. A mais significativa é a evidência de que o treino/atividade física não exacerba os sintomas de asma nem o controle da doença.[122,123] Mancuso et al. demonstraram recentemente uma qualidade de vida melhorada após um programa de um ano de atividade física aumentada. O Asthma Quality of Life Quotient melhorou durante o ano de atividade, passando de 5,0 a 5,9 – uma diferença clinicamente importante. Apesar de não ser específico para crianças, houve crianças com idade a partir de 12 anos que participaram do programa.[124] Uma revisão Cochrane sobre o exercício na asma constatou que muitos modos de exercício – corrida, caminhada, ciclismo, natação e outros – eram bem tolerados sem efeitos danosos sobre os sintomas. Os níveis de condicionamento cardiopulmonar e aeróbio melhoraram em paralelo com as medidas de qualidade de vida. Entretanto, como também observado em adultos com doença pulmonar obstrutiva crônica (DPOC), o treino físico não produziu efeito significativo sobre a função pulmonar em repouso.[125]

Além do exercício tradicional realizado no solo, que se mostra promissor para melhorar a condição física e a qualidade de vida em indivíduos com asma, a natação, como modalidade de treino, também produz efeitos benéficos comprovados em crianças asmáticas. Sly et al. estudaram os efeitos da natação incluindo crianças em um grupo de tratamento ou em um grupo controle. O grupo de tratamento participou de um programa de natação que consistiu em 2 horas de atividade, 3 vezes por semana durante 13 semanas. Embora nenhuma alteração tenha sido registrada em termos de função pulmonar ou traços de personalidade básicos, uma acentuada diminuição do número de dias com sibilos foi observada no grupo de tratamento, do mesmo modo como relatado nos estudos sobre exercício realizado no solo mencionados anteriormente. O número médio de dias com sibilação no grupo de tratamento foi 31,3 dias durante o período de 13 semanas que antecedeu o programa de tratamento. Esse cenário declinou para 5,7 dias de sibilação com a instituição do programa de natação. Um grupo controle similar constituído por crianças asmáticas apresentou média de 10,1 dias e 13,2 dias de sibilação, respectivamente, antes e durante o período de controle de 3 semanas.[126]

Fitch et al. publicaram os resultados de um programa de natação de 5 meses, que envolveu 46 crianças asmáticas comparadas com um grupo controle composto por 10 crianças sem asma. As medidas de resultado incluíram um escore de asma (baseado em sibilação, tosse e muco), capacidade física de trabalho na frequência cardíaca de 170, escore farmacológico (baseado na quantidade de medicação), valores de FEV_1, e resposta a um desafio de exercício em esteira. Observou-se melhora significativa do escore de asma, escore farmacológico e capacidade física de trabalho subsequentemente ao período de treino. Observou-se a melhora concomitante da postura. Nenhuma alteração foi relatada em termos de FEV_1 ou da gravidade da asma induzida por exercício. Os autores concluíram que a natação é um método efetivo de treino físico para crianças asmáticas.[127]

Estudos mais recentes incluíram um relatório de 2009 feito por Wang e Hung, que acompanharam 30 crianças asmáticas designadas aleatoriamente para um grupo de natação ou para recebimento dos cuidados usuais durante um período de 6 semanas. Houve melhora significativa da taxa do pico de fluxo expiratório no grupo experimental, em comparação com o grupo controle (330 L/min, IC95%: 309-351 vs. 252 L/min, IC95%: 235-269), após a intervenção da natação. Houve também uma significativa diminuição da gravidade da asma no grupo experimental, em comparação com o grupo controle. Os autores sugeriram que a natação pode ser efetiva como intervenção não farmacológica para crianças ou adolescentes com asma.[128] Um estudo conduzido em 2011, que usou o exame longitudinal prospectivo de dados referentes a 5.738 crianças, teve como objetivo encontrar informação sobre participação recreativa em piscina, asma e alergia na faixa etária de 7 a 10 anos. Os resultados mostraram que, aos 7 anos de idade, mais de 50% das crianças nadavam pelo menos 1 vez por semana. Crianças com totais cumulativos altos de natação tinham menor propensão ao desenvolvimento de asma aos 7 e 10 anos de idade, além de mostrarem um fluxo expiratório médio forçado significativamente melhorado de 0,2 desvio-padrão. Como observado no treino físico realizado no solo, a natação proporcionou benefícios clínicos e fisiológicos a uma ampla coorte de crianças, em termos de desenvolvimento de asma.[129] Uma recente revisão sistemática sustentou a natação como meio seguro e efetivo de treino físico para crianças com asma. Os autores afirmaram que a natação é "bem tolerada por crianças e adolescentes com asma estável, aumentando a função pulmonar (nível de evidência moderado) e o condicionamento cardiopulmonar (nível de evidência alto)."[130]

Está muito claro que as crianças com asma serão beneficiadas pelo treino físico com o uso de modalidades mais tradicionais de exercício em esteira, bicicleta e corrida ou *jogging*, além de natação.

▶ Fibrose cística

Informação médica

A FC é o distúrbio genético limitante da vida mais comum, que afeta principalmente os caucasianos. A doença segue um padrão hereditário autossômico recessivo. Estima-se que ocorra com uma incidência de 1 a cada 3.500 nascimentos nos Estados Unidos, com uma taxa de portador aproximada de 1 em cada 29 indivíduos. Quando dois portadores têm um filho, existe uma probabilidade de 25% de a criança vir a ter FC, probabilidade de 50% de a criança ser portadora do gene, e probabilidade de 25% de a criança estar absolutamente livre do gene da FC. O teste genético preciso atualmente é disponibilizado quando há suspeita de FC ou se houver alto risco de herança em virtude do histórico familiar do distúrbio. A FC é um distúrbio generalizado das glândulas exócrinas que, em seu estado totalmente manifesto, produz concentrações elevadas de eletrólitos no suor, deficiência de enzimas pancreáticas e doença pulmonar supurativa e inflamatória crônica. A apresentação clínica da FC varia, mas geralmente inclui combinações de tosse produtiva, fezes anormalmente frequentes e volumosas, falha de crescimento, pneumonias recorrentes, prolapso retal, polipose nasal e baqueteamento digital. Por causa da sua manifestação variável, a FC frequentemente é confundida e diagnosticada como asma, alergia, doença celíaca e diarreia crônica. O profissional médico bem informado deve considerar a FC quando qualquer um desses sintomas for encontrado.

O gene da FC, chamado gene regulador da condutância transmembrana da fibrose cística (RTFC), foi identificado, em 1989, no braço longo do cromossomo 7.[131] Embora uma mutação seja responsável por cerca de 85% de todos os casos de FC – F508del – mais de mil mutações do gene RTFC foram identificadas. A principal hipótese de disfunção de RTFC afirma que a ausência de RTFC é responsável pela diminuição da secreção e do transporte de cloreto e água pelas células submucosas e epiteliais das vias aéreas, resultando na produção de muco espesso e desidratado.[132] Entretanto, a diversidade do envolvimento de sistemas de órgãos na FC sugere que outros mecanismos também estão associados ao RTFC. Independentemente dos mecanismos específicos, é consenso que todas as glândulas exócrinas apresentam certo grau de comprometimento, e a disfunção variável resulta em um amplo espectro de sintomas e complicações para FC.

A incidência nos Estados Unidos foi mencionada. A FC é muito menos frequente na população de afrodescendentes, ocorrendo em 1 a cada 17 mil nascimentos entre os afro-americanos. A FC é considerada incomum na população asiática. O curso da doença, assim como sua manifestação, é variável. Embora a doença gastrintestinal e pulmonar grave possa ser fatal para crianças com FC, as taxas de sobrevida apresentaram melhora estável ao longo das últimas décadas, com um percentual crescente de indivíduos que vivem além dos 40 anos de idade em países desenvolvidos.[133]

A doença pulmonar associada à FC causa a maior mortalidade. O envolvimento pulmonar na FC começa com a produção e retenção de secreções espessas, viscosas e pouco hidratadas dentro das vias aéreas. Essas secreções fornecem um meio propício ao florescimento de patógenos bacterianos. As infecções resultantes produzem inflamação, mais secreções, e obstrução adicional, iniciando um ciclo vicioso. As alterações patológicas mais iniciais podem ser revertidas com o tratamento agressivo. Com a reinfecção continuada, a bronquiolite e a bronquite evoluem para bronquiolectasia e bronquiectasia. Estes dois últimos processos, que são irreversíveis, destroem elementos dentro das paredes das vias aéreas.

Além desses processos destrutivos, ocorre hiperplasia de células e glândulas secretoras de muco nos pulmões. Amplas quantidades de muco espesso e purulento são produzidas, causando a obstrução das vias aéreas comumente observada na FC. Se a obstrução for parcial, o resultado pode ser um processo de válvula expandida, em que as vias aéreas ampliadas na inspiração permitem a entrada de ar nos pulmões. Quando essas mesmas vias aéreas se estreitam com a expiração, o ar é aprisionado, produzindo assim a hiperaeração do pulmão distalmente à obstrução. A obstrução completa das vias aéreas resulta em atelectasia de absorção distal à obstrução. Pequenas áreas de hiperaeração e atelectasia frequentemente são observadas em áreas adjacentes, sendo observado um padrão em favo de mel na radiografia torácica. A rapidez da progressão pulmonar e o êxito do tratamento exercem papéis importantes na determinação da sobrevida de uma criança com FC.

As complicações pulmonares frequentemente incluem hemoptise massiva, pneumotórax, atelectasia lobar e hipertensão pulmonar com *cor pulmonale*. Esses problemas foram extensivamente discutidos por outros.[134-137]

Tratamento médico

O tratamento da FC é voltado para a diminuição da infecção pulmonar e da obstrução das vias aéreas, reposição das enzimas pancreáticas para ajudar a reverter a deficiência nutricional e fornecimento de suporte psicossocial e emocional apropriado à criança e seus familiares. O controle da infecção pulmonar é o principal objetivo terapêutico. A cultura de escarro e os testes de sensibilidade para identificação de patógenos e determinação dos fármacos antimicrobianos adequados permitem ao médico planejar um curso lógico de medicações. Em pacientes com FC, as bactérias que mais comumente causam infecções variam com a idade do paciente. *Staphylococcus aureus, Pseudomonas aeruginosa* e *Haemophilus influenzae* são os patógenos identificados com maior frequência nos primeiros anos de vida. A infecção por *H. influenzae* diminui conforme a criança amadurece. Os agentes antimicrobianos são usados de forma agressiva e podem ser administrados por via oral, parenteral e por inalação. Nas últimas duas décadas, a bactéria *Burkholderia cepacia* foi reconhecida como agente que contribui para a infecção em indivíduos com FC. *B. cepacia* é amplamente resistente a antibióticos e pode ser transmitida de forma epidêmica. Algumas cepas de *B. cepacia* estão associadas a uma síndrome de progressão rápida de doença pulmonar, terminando em morte dentro de alguns meses. Entretanto, é preciso notar que nem todas as infecções por *B. cepacia* reagem dessa maneira. A Cystic Fibrosis Foundation (CFF), em 2013, recomendou o isolamento de indivíduos com FC em seus eventos, para prevenção ou redução da probabilidade de infecção cruzada.[138]

A minimização da obstrução das vias aéreas é o aspecto mais demorado do tratamento abrangente da FC. Considera-se que a diminuição da viscosidade do muco com medicações em aerossol ou orais intensifica os esforços físicos para soltar e drenar muco das vias aéreas. A fisioterapia é uma das principais partes do tratamento, que será detalhada adiante.

A reposição das enzimas pancreáticas é essencial para 85% dos pacientes com disfunção pancreática. Tradicionalmente, a dieta recomendada para pacientes com FC inclui alimentos ricos em proteína, ricos em carboidratos e pobres em gordura. Com as preparações pancreáticas mais efetivas, muitas crianças tiveram liberada a ingesta de gordura. Apesar do aparente controle da insuficiência pancreática com enzimas, os pacientes com FC podem ter uma necessidade de calorias até 50% maior do que a necessidade calórica de indivíduos com idade e peso compatíveis. Crianças continuamente abaixo do peso, ou aquelas que apresentam perda de peso com a progressão da doença, podem ser beneficiadas pelo consumo de suplementos die-

téticos comerciais. Esses suplementos devem ser escolhidos com cuidado e adicionados à dieta, sendo necessário o aconselhamento de um nutricionista.

O suporte psicossocial e emocional para pacientes com FC e suas famílias é responsabilidade de todos os profissionais que trabalham com essa população. Entre os aspectos a serem confrontados, estão a doença crônica que diminui o tempo de vida, doença genética, custo de fármacos e assistência, tratamentos demorados, morte da criança, negação e culpa. Outros aspectos emergem conforme os pacientes atingem a idade adulta: casamento, ocupações e dependência de outros para tratamento. Um conselheiro ou assistente social exerce papel importante na equipe de FC. Existe uma vasta literatura disponível sobre os aspectos psicossociais dos pacientes com FC e seus familiares.

Duas abordagens mais recentes de tratamento pulmonar incluem o transplante de pulmão e a terapia genética. O transplante de pulmão para indivíduos com doença em estágio terminal tem sido bem-sucedido. Infelizmente, existem problemas significativos relacionados com o transplante, incluindo o tempo de espera incerto pelos órgãos doados e o desenvolvimento de bronquiolite obliterante após o transplante. Um estudo publicado em 2007, no *New England Journal of Medicine*, aliado a um editorial relacionado relataram perspectivas variadas sobre esse tratamento extraordinariamente difícil.[139,140] Trabalhos mais recentes conduzidos por Thabut et al. mostram um benefício significativo em termos de sobrevida após o transplante de pulmão, com cerca de 68% dos pacientes sobrevivendo após 3 anos do recebimento do transplante.[141] O transplante de pulmão para FC continuará a se desenvolver como uma das principais opções de tratamento para a doença pulmonar avançada na FC.

Triagens de terapia genética seguiram-se à identificação do RTFC, em 1989. Pesquisadores tentaram introduzir versões normais de RTFC nas vias aéreas, mas alcançaram sucesso limitado. Uma das principais questões na terapia genética tem sido encontrar uma forma de introduzir os genes normais nas vias aéreas dos pacientes. A abordagem mais comumente tentada foi o uso de um vetor viral como agente de transferência de gene para transportar genes para dentro do pulmão. Até o presente, os resultados alcançados têm sido limitados por causa de numerosos fatores diferentes e da falta de um agente de transferência de genes efetivo.

Nos Estados Unidos, há uma rede nacional de centros dedicada ao tratamento da FC. Esses centros são patrocinados pela CFF e podem alcançar quase todos os centros populacionais nos EUA. A CFF patrocina projetos de pesquisa, bolsas, conferências, financiamentos e outras atividades em sua tarefa obrigatória de prestar a melhor assistência a crianças e adultos com FC (ver CFF.org). Como resultado do CFF Drug Development Pipeline, uma medicação desenvolvida pela Vertex Pharmaceuticals foi aprovada para uso por indivíduos com uma mutação específica no gene RTFC—G551D – que representa cerca de 4% da população com FC. A medicação, chamada Kalydeco® (ivacaftor), ajuda a melhorar a função do RTFC específico nesse grupo, além de melhorar os valores de função pulmonar e diminuir os valores de cloreto no suor.[142] Essa medicação é considerada uma prova do avanço do conceito com o trabalho sobre Kalydeco e a continuidade de medicações similares possíveis.

Avaliação fisioterapêutica

A avaliação de fisioterapia para crianças com FC é similar ao processo descrito no início deste capítulo, com base no *Guia para a prática da fisioterapia* (*Guide to Physical Therapist Practice*).[23] Na FC, a ênfase deve ser colocada sobre as secreções bronquiais causadoras de numerosos problemas e complicações pulmonares.

A ausculta para secreções deve ser feita tendo como expectativa encontrar muitas áreas que apresentam sibilos sonoros, sons respiratórios grosseiros e estertores (todos sons respiratórios anormais), que estão associados com secreções. Evidentemente, os achados variam dependendo do grau de comprometimento pulmonar na criança. Os sons podem permanecer inalterados por vários dias em um paciente com doença avançada, e a ausculta a intervalos intermitentes, em vez de diariamente, pode ser útil.

A determinação da capacidade da criança de tossir e formar secreções é muito importante. A criança agudamente enferma com FC que não consegue tossir de modo efetivo apresenta risco de sofrer deterioração adicional da função das vias aéreas. A radiografia torácica e outras imagens são úteis para identificar áreas anatômicas específicas de infecção e doença pulmonar. Muitos acreditam que a vista tridimensional dos pulmões fornecida pelas imagens torácicas posteroanterior e lateral revela informação específica para ajudar a direcionar o tratamento.

Além disso, as capacidades físicas da criança, incluindo a força e o condicionamento aeróbio, devem ser um dos focos do exame. Crianças com FC participam de menos atividades físicas do que as crianças sadias compatíveis que não têm FC, apesar de aquelas com FC apresentarem função pulmonar satisfatória.[143] Portanto, o teste de força e o teste de esforço cardiopulmonar devem ser realizados quando apropriado para o desenvolvimento de um programa de exercícios de recondicionamento adequado à tolerância da criança.

A maneira mais válida e precisa de teste de esforço formal inclui testes de esforço cardiorrespiratório máximo em laboratório na esteira, para medida do consumo máximo de oxigênio (VO_{2pico}), que é considerado o melhor índice de função cardiopulmonar.[144] Orenstein desenvolveu um grupo de corredores com FC, no final dos anos 1970. Ele relatou os resultados seguros e benéficos conseguidos com um programa de condicionamento cardiopulmonar com duração de 3 meses, que anunciou a importância cada vez

maior atribuída ao "condicionamento" cardiopulmonar ou aeróbio na população com FC.[67] Além da melhora do exercício, condicionamento e qualidade de vida, tem sido demonstrado que o conceito de capacidade de exercício tem aspectos prognósticos para a sobrevida na FC.[145,146] Em função das limitações de tempo, espaço e preocupações financeiras relacionadas com o teste de exercício em laboratório, vários "testes clínicos" amplamente usados entre os fisioterapeutas que trabalham com pacientes com FC foram popularizados e incluídos na avaliação do exercício. A seguir, são descritos três testes clínicos comumente usados para avaliação do exercício na FC.

1. O teste de caminhada de 6 minutos é bem conhecido pelos fisioterapeutas. Pede-se ao paciente para caminhar a maior distância possível em 6 minutos. A distância caminhada é o resultado principal. Outros valores podem ser medidos, mas não devem interferir no tempo nem na distância. O paciente caminha sozinho, na velocidade determinada por ele próprio, seguindo um curso reto e plano de pelo menos 30 metros, com pequenos cones colocados em cada extremo do percurso em um ponto de volta. Se o paciente estiver recebendo suplementação de oxigênio, esta deverá ser usada.[147]
2. Os pacientes submetidos ao teste da escada são instruídos a subir e descer degraus de 15 cm de altura. A frequência da escada é mantida constante, a um ritmo controlado por metrônomo. A duração do teste é 3 minutos, com o paciente mantendo uma velocidade de 30 degraus por minuto, durante 3 minutos, controlado por cronômetro. A criança é incentivada a trocar a perna dominante no decorrer do período de 3 minutos do teste. Se o teste for abortado antecipadamente, seja por fadiga muscular ou dispneia, o número de degraus subidos deverá ser contado.[148]
3. O teste de caminhada de ida e volta modificado pode ser realizado nos formatos de 12 e 15 níveis. Os pacientes devem se mover em torno de dois marcadores ao longo de um curso de 10 metros, seguindo o ritmo dos "bipes" de uma gravação. O trabalho em cada nível – 12 ou 15 – continua por 1 minuto, e a velocidade do ritmo aumenta em 0,61 km/h a cada minuto. O número máximo de níveis é 15. O teste termina quando os pacientes completam o trabalho requerido, comunicam que não conseguem continuar ou falham em alcançar o marcador de curso em dois bipes consecutivos. Selvaduri et al. validaram o teste de caminhada de ida e volta de 10 m modificado em crianças com FC.[149]

A avaliação da postura da criança, incluindo a mobilidade da parede torácica, deve ser determinada por vários motivos. Crianças com FC muitas vezes têm pulmões hiperinsuflados, de modo que a parede torácica pode aparecer com formato de barril e fixa, bastante similar ao observado em adultos com DPOC. A Figura 20.15 mostra uma

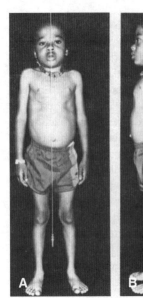
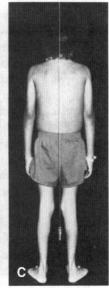

FIGURA 20.15 ▸ Anormalidades posturais em uma criança com fibrose cística. **A:** Vista anterior. Note os ombros mantidos em elevação, especialmente no lado direito. Essa postura parece oferecer melhor vantagem mecânica para a musculatura acessória da respiração. As costelas inferiores estão alargadas e o tórax parece exibir formato de barril alongado, por causa da hiperinsuflação dos pulmões. Uma avaliação postural completa poderia revelar outras anormalidades menos evidentes. **B:** Vista lateral. A cifose torácica e o tórax em barril são vistos aqui como achados comuns em crianças com doença pulmonar obstrutiva e hiperinsuflação dos pulmões. **C:** Vista posterior. Os ombros aparecem altos, com protração das escápulas. Observe a ampliação do tórax em relação ao restante do corpo do paciente. Os pés pronados também são evidentes. (Reproduzida com permissão de Irwin S, Tecklin JS. *Cardiopulmonary Physical Therapy*. St. Louis, MO: CV Mosby; 1985.)

criança com FC e as alterações torácicas causadas pela doença pulmonar avançada. Um tórax não complacente aumenta o trabalho respiratório. Se ocorrerem alterações na parede torácica, a criança pode ter dificuldade para desenvolver as pressões expiratória e inspiratória e as velocidades de fluxo necessárias para tossir efetivamente e aumentar a ventilação durante a sobrecarga física. O índice torácico, a circunferência torácica e o movimento costelar devem ser determinados durante uma inspiração e expiração totais.

A configuração em forma de barril do tórax hiperinsuflado tenderá a aumentar a cifose torácica normal. A protração escapular também se torna evidente. Com as alterações anatômicas que ocorrem na parte superior do tórax acompanhando a hiperaeração, torna-se necessário medir também a amplitude de movimento do cíngulo do membro superior. Um exame abrangente deve incluir esses itens posturais, que podem afetar a função e a estética.

Tratamento de fisioterapia

A fisioterapia para bebês e crianças com FC começa invariavelmente com as técnicas de DVA ensinadas aos pais das crianças recém-diagnosticadas. Isso em geral inclui posicionamento para drenagem por gravidade, além de técnicas manuais de percussão e vibração, tendo em mente a preocupação previamente notada com relação às posições de drenagem de cabeça para baixo. Conforme a criança amadurece, outras técnicas de DVA podem ser iniciadas em momentos apropriados para cada idade. Os exercícios para condicionamento aeróbio e fortalecimento serão iniciados em momentos diferentes da vida da criança, dependendo da progressão específica da doença pulmonar e dos níveis de atividade do indivíduo.

Desobstrução das vias aéreas

Um dos principais papéis da fisioterapia para crianças com FC está no uso extensivo da DVA – incluindo drenagem bronquial, percussão torácica, vibração e aspiração (se necessário), além de muitas outras técnicas mais novas e efetivas desenvolvidas e popularizadas ao longo das últimas três décadas. O tratamento deve ser generalizado de acordo com a necessidade, porque há produção de muco em todas as áreas dos pulmões, mas quando o exame identifica lobos ou segmentos específicos com doença avançada ou que parecem apresentar produção aumentada de muco, a ênfase do tratamento deve ser centralizada nesses segmentos. Os primeiros estudos sobre drenagem bronquial convencional, percussão e vibração na FC, conduzidos nas décadas de 1960 e 1970, ajudaram a comprovar sua eficácia. Lorin e Denning, por exemplo, demonstraram que uma quantidade duas vezes maior de escarro por tosse e por tratamento foi obtida quando um regime terapêutico combinado de drenagem por gravidade, percussão e vibração foi comparado à tosse isolada.[150] Tecklin e Holsclaw observaram melhora da capacidade vital forçada e da taxa de pico de fluxo expiratório após a drenagem bronquial, percussão e vibração em 26 crianças com FC.[151] Feldman et al. demonstraram melhora notável das taxas de fluxo a volumes pulmonares baixos decorridos 45 minutos do tratamento, em nove pacientes com FC.[152] No estudo de Feldman, a taxa de fluxo volumétrico próxima de 25% da capacidade vital forçada aumentou 70% em relação à linha de base decorridos 45 minutos do tratamento.[153] Essas alterações nas taxas de fluxo em vias aéreas pequenas são consistentes com os resultados de Motoyama.[154]

Desmond et al. empregaram um delineamento cruzado para determinar se a função pulmonar diminuiu ao longo do período de 3 semanas em que a fisioterapia foi mantida. Houve diminuição estatisticamente significativa das taxas de fluxo reflexivas da função das vias aéreas pequenas, fluxo expiratório forçado (FEF = 25 a 75%) e Vmáx60 (capacidade pulmonar total [CPT]), com cada um desses sofrendo declínio de 20% após 3 semanas sem terapia. Esses valores retornaram aos níveis prévios logo após a retomada da fisioterapia.[155]

Técnicas de DVA atuais

Conforme os indivíduos com FC amadureceram e atingiram uma média de idade de sobrevida aproximada de 40 anos, a importância do tratamento independente se tornou fundamental. As técnicas contemporâneas são usadas de modo extensivo no mundo inteiro, por proporcionarem independência de autocuidado sem necessidade de um assistente para promoção das técnicas manuais.

Drenagem autogênica

A drenagem autogênica, descrita anteriormente, melhora a função pulmonar e a remoção das secreções, em comparação com várias técnicas distintas de DVA.[156-159] A drenagem autogênica é mais comumente usada por adolescentes e adultos com FC em função da necessidade de controle eficiente da respiração e por causa da motivação pessoal requerida. Uma das desvantagens da drenagem autogênica é a necessidade de treino individual pelo fisioterapeuta, e alguns indivíduos têm dificuldade para aprender e executar a técnica. Os indivíduos capazes de participar relatam boa aceitação e uso do procedimento, bem como independência para sua utilização.

Máscara de P

A máscara de PEP, descrita anteriormente neste capítulo, pode ser a técnica mais promissora em termos de remoção independente do excesso de secreções em crianças com FC e é usada no mundo inteiro. Foram relatados dois estudos de longa duração sobre a respiração com PEP. Mcllwaine et al., defensores de longa data da PEP, compararam recentemente dois grupos de indivíduos com FC que foram aleatoriamente designados para um grupo PEP ou um grupo OAFPT. Ao final de 12 meses, o grupo PEP apresentou menor frequência de exacerbações pulmonares, mas não houve diferenças em termos de função pulmonar, escores de qualidade de vida relacionada com a saúde, ou satisfação pessoal com os tratamentos.[160] Darbee et al. encontraram melhoras notáveis da função pulmonar subsequentes ao tratamento com PEP baixa ou PEP alta de indivíduos com FC. Além da função pulmonar aumentada, incluindo a saturação de oxigênio, aqueles que usaram PEP apresentaram aumento da expectoração de muco com PEP alta. Darbee também discutiu a lógica fisiológica da PEP.[161]

Flutter e Acapella

O Flutter® foi desenvolvido para oferecer uma medida de independência para adultos jovens com FC e incluiu uma característica oscilatória à PEP. Vários estudos sobre o Flutter não encontraram diferenças entre o dispositivo e outras modalidades de DVA. Parece que o Flutter tem boa aceitação por muitos pacientes e equivale aos efeitos sobre a desobstrução de muco e a função pulmonar dos outros tipos de DVA.[162] Um aspecto negativo do Flutter é sua dependência da gravidade para o uso adequado. O Acapella é um dispositivo dotado de uma válvula específica que possibilita a oscilação independentemente da posição e, por esse motivo, pode ser mais fácil de usar do que o Flutter. Assim como acontece com muitos dispositivos de DVA, o Acapella produz efeitos de DVA similares àqueles produzidos pela maioria das outras técnicas.[163]

Oscilação de alta frequência da parede torácica

A OAFPT ganhou aceitação em muitos centros de FC dos Estados Unidos e em nível internacional, em grande parte por causa da facilidade de sua aplicação. Warwick e Hansen examinaram a eficácia da HFCC (*high frequency chest compression*, compressão torácica de alta frequência) em um estudo de longa duração e sem controle que envolveu 16 indivíduos com FC. Somente um desses indivíduos apresentou melhora do comprometimento respiratório durante o estudo.[153] Avaliações subsequentes da OAFPT demonstraram que a técnica pelo menos foi tão benéfica quanto a fisioterapia convencional e a respiração com PEP para os indivíduos com FC, em estudos de curta e longa duração.[164,165] O "colete", como a OAFPT é chamada pelos pacientes, proporcionou um meio útil e independente para crianças e adultos com FC realizarem a DVA diária sem contar com ajudante para a execução das técnicas manuais. A única desvantagem do colete é o custo elevado, todavia, muitas operadoras de seguro fornecerão níveis excelentes de suporte para esse dispositivo.

Em resumo, a drenagem bronquial assistida pela gravidade com técnicas manuais como "padrão-ouro" para crianças com FC já não é relevante, porque numerosas intervenções adicionais foram estabelecidas como igualmente eficazes. Ao trabalhar com crianças e adultos com FC, o terapeuta deve considerar muitas alternativas para DVA e remoção de secreções. Apesar da publicação e apresentação de várias centenas de comparações das numerosas técnicas de DVA, concordo com os comentários de Jennifer Pryor e Eleanor Main. Em 1999, Pryor afirmou:

> Se as diferenças objetivas forem pequenas, as preferências individuais e influências culturais poderão ser significativas para aumentar a adesão ao tratamento e na seleção de um ou mais regimes apropriados para um paciente individual.[166]

Em 2013, Main refletiu sobre a falta de evidências conclusivas sobre a DVA na FC, apesar das numerosas revisões Cochrane e das diversas tentativas recentes malsucedidas em estudos comparativos em longo prazo:

A forte preferência do paciente, a falta de ensaios cegos e a necessidade de uma participação diligente e exigente por longos períodos continuarão descarrilando os esforços para encontrar a melhor DVA para FC, a menos que sejam abordados em estudos clínicos futuros.[167]

Considerando as evidências disponíveis, o autor acredita que a escolha dos procedimentos deve ser baseada na idade, gravidade da doença, disponibilidade do cuidador, necessidade de independência e preferência do paciente/família. A decisão, em grande parte, recai nas mãos do paciente e de seus familiares que, por fim, são os responsáveis por esse procedimento diário.

Modificações dos procedimentos de DVA

Modificações dos procedimentos terapêuticos usuais muitas vezes se fazem necessárias para crianças agudamente enfermas ou para aquelas com determinadas complicações. Há pouca ou nenhuma evidência para sustentar uma técnica *versus* a outra. Em um paciente com hemoptise significativa, a percussão e vibração torácica devem ser descontinuadas temporariamente, porque as manobras físicas podem desalojar um coágulo sanguíneo e prolongar o sangramento. As técnicas de DVA que empregam respiração – PEP, drenagem autogênica, Flutter e Acapella – podem ser úteis como tentativa de remover o sangue acumulado das vias aéreas.

O pneumotórax é uma complicação da FC e geralmente é tratado com instalação de um tubo torácico intrapleural com sucção. A drenagem por gravidade é apropriada, embora a percussão e vibração no sítio de inserção do tubo sejam contraindicadas. A PEP e outras abordagens respiratórias de DVA podem viabilizar o tratamento continuado do excesso de secreção. Com a doença pulmonar avançada, a criança pode ser beneficiada por qualquer técnica que consiga usar, tolerar e aceitar.

Exercício físico

Há poucas dúvidas acerca dos benefícios do exercício e do condicionamento físico para crianças com FC. Há mais de 30 anos, Cropp et al. demonstraram que crianças com FC, exceto aquelas com doença pulmonar avançada, apresentavam resposta *cardiovascular* normal ao exercício. Crianças com doença avançada tendiam a desenvolver dessaturação de oxigênio arterial durante o exercício, em virtude das limitações ventilatórias.[168] Marcus et al. demonstraram que pacientes com FC avançada que se exercitavam com FiO_2 de 30% trabalhavam por mais tempo, tinham maior consumo máximo de oxigênio e desenvolviam menos dessaturação de oxigênio, do que quando se exercitavam sob atmosfera ambiente. Isso sugeriu que os pacientes com doença avançada também eram capazes de melhorar a tolerância ao exercício com suplementação de oxigênio durante o treino.[169] A fadiga muscular como fator limitante no exercício físico foi identificada por Moorcraft et al., baseando-se em 78 de um total de 104 pacientes com FC que relataram a necessidade de interromper o exercício por causa de fadiga muscular.[170]

A corrida ou caminhada em esteira, treino em bicicleta ergométrica, caminhada ou corrida livre, e exercícios de fortalecimento são úteis como métodos para aumentar o condicionamento cardiovascular, a resistência e a força muscular geral (ver a Tabela 20.2).[171]

A relevância desses achados está no fato de que o treino físico e o recondicionamento, em um programa formal ou informal, são seguros e benéficos para todos os pacientes, com exceção daqueles com doença pulmonar grave. Até mesmo os indivíduos com doença grave são comprovadamente beneficiados pelo programa de exercício quando há fornecimento de suplemento de oxigênio.

Resumo

Este capítulo tentou fornecer um resumo das características exclusivas da doença pulmonar em crianças, do crescimento e desenvolvimento do sistema respiratório, e dos motivos que levam crianças e bebês a apresentarem predisposição à insuficiência respiratória aguda. A avaliação da criança com doença pulmonar e os tratamentos voltados para a minimização da gravidade da doença pulmonar em bebês e crianças foram revistos. Foram descritos quatro distúrbios respiratórios principais, além de uma discussão sobre avaliação e tratamento de fisioterapia apropriados. As evidências publicadas referentes aos métodos de fisioterapia foram revisadas. A fisioterapia para crianças com doença pulmonar tem se mostrado eficaz, dependendo do tratamento empregado e dos problemas abordados.

Estudo de caso

H.E., um menino caucasiano de 14 anos com histórico de distrofia muscular de Duchenne, DMD, diagnosticada aos 4 anos de idade, foi encaminhado para avaliação pulmonar de fisioterapia. Este estudo de caso enfocará as necessidades cardiovasculares/pulmonares desse paciente.

Exame

Histórico

H.E. foi um bebê nascido a termo que parecia estar se desenvolvendo normalmente até os 3 anos de idade, quando seus pais notaram que ele tinha dificuldade para se levantar do chão e não conseguia subir escadas com facilidade. Após os pais relatarem suas preocupações ao pediatra, H.E. foi encaminhado para passar por exames laboratoriais e obtenção de biópsia muscular. Os exames mostraram níveis séricos anormalmente altos de creatinina quinase, e uma biópsia muscular foi obtida. O diagnóstico resultante de distrofia muscular de Duchenne foi estabelecido. O menino foi encaminhado a um amplo hospital infantil para acompanhamento e tratamento contínuo. Com o passar dos anos, o enfraquecimento de H. E. se tornou mais pronunciado e ele desenvolveu algumas características físicas clássicas, entre as quais um aumento progressivo da lordose lombar, contraturas diversas como flexão plantar, e contraturas por flexão de quadril e joelho. H. E. continuava a deambular, embora ele e sua mãe relatassem diminuição estável da distância e velocidade cada vez menor.

Revisão de sistemas

Tegumento: não havia problemas evidentes nem relatados nessa área.

Musculoesquelético: numerosas contraturas nos membros inferiores eram evidentes, aliadas a uma acentuada lordose lombar. Contraturas de cotovelo também foram observadas, embora não tão graves quanto as contraturas dos membros inferiores. Havia fraqueza evidente, particularmente na musculatura dos ombros e do quadril.

Neuromuscular: deambulação, equilíbrio e transferências estavam significativamente anormais e limitados. H. E. atualmente se move com cadeira de rodas elétrica.

Cardiovascular/pulmonar: a frequência cardíaca, frequência respiratória e pressão arterial estavam dentro dos limites normais.

Aparentemente, não havia comprometimento da comunicação, afeto, cognição, linguagem e estilo de aprendizado.

Testes e medidas

Resumo geral da função: no momento de seu encaminhamento, um exame da função física geral revelou que H.E. conseguia deambular 7,5 m em 20 segundos, rolar a partir do decúbito ventral para o decúbito dorsal e voltar ao decúbito ventral, e apresentava equilíbrio adequado na posição sentada. O menino não conseguia correr, subir ou descer escadas, levantar-se do chão ou de uma cadeira, sentar a partir do decúbito dorsal, nem assumir uma posição em quatro apoios. Um exame muscular manual modificado indicou que a força foi graduada como "fraca" a "ausente" para todos os grupos musculares isolados, com exceção dos extensores do punho, que foram graduados como "regular" a "bom". H. E. conseguia se mover usando cadeira de rodas elétrica e conseguia deambular lentamente com o uso de andador sob supervisão.

Ventilação, respiração/troca gasosa: o padrão respiratório de H. E. foi examinado e foi constatado que se tratava de um padrão diafragmático com uso apropriado da musculatura intercostal em repouso e durante o esforço. Esses músculos respiratórios acessórios se tornavam ativos durante a inspiração e a expiração. A força da musculatura respiratória de H. E. foi medida pelo uso de pressão inspiratória máxima (PIM), capacidade inspiratória (CI) e capacidade vital inspiratória (CVI) lenta. A PIM era 60% dos valores preditos; a CI era 45% dos valores preditos; e a CVI era 45% dos valores preditos. A pressão expiratória máxima, uma medida da força muscular expiratória, era 35% dos valores preditos.

A circunferência da parede torácica foi determinada com fita métrica e era de aproximadamente 2,5 cm com o esforço inspiratório máximo. O movimento passivo era adequado nas articulações glenoumerais (do ombro). A tosse foi avaliada e era fraca, além de questionavelmente funcional. Conforme notado, a CI limitada do menino e as pressões expiratórias reduzidas eram amplamente responsáveis pelo comprometimento da tosse.

Avaliação, diagnóstico e prognóstico

Com base nos dados reunidos específicos das características pulmonares vigentes, H. E. seria classificado com padrão cardiovascular/pulmonar 6E de disfunção ou insuficiência ventilatória restritiva. Esse seria um padrão específico para o comprometimento muscular respiratório que levou ao encaminhamento. O prognóstico do menino seria de 8 a 10 semanas de terapia com episódios de fisioterapia 2 vezes por semana, durante as primeiras semanas, com subsequente redução para 1 vez por semana.

Intervenções

A coordenação, comunicação e documentação enfocaria a interação com o centro de referência de distrofia muscular no hospital infantil onde era feito o acompanhamento de H. E. A instrução do paciente enfocaria a instrução de H. E. e de seus pais, bem como de outros cuidadores, acerca de um programa de exercícios domiciliares destinado a melhorar a força de sua musculatura respiratória, melhorar a tosse e fornecer DVA conforme a necessidade. Além disso, todos receberiam treinamento apropriado de DVA e técnicas de tosse assistida, incluindo vários dispositivos para DVA de suporte.

Intervenções procedimentais

Exercício terapêutico: ciclo ativo de respiração para melhorar a excursão diafragmática, inspiração máxima e TEF, a fim de ajudar a melhorar a ventilação para os lobos inferiores, manter/melhorar a expansão torácica e auxiliar a remoção das secreções.

Continuidade do treino de força e dos exercícios de amplitude de movimento, enfatizando o tórax e o cíngulo do membro superior para manter a complacência torácica.

Manutenção/Fortalecimento da musculatura inspiratória e dos músculos expiratórios, com o uso de dispositivos manuais simples para manter/aumentar a força muscular respiratória.

DVA, conforme a necessidade, usando OAFPT com SmartVest ou oscilação de vias aéreas com aparelho Acapella ou Flutter. Se a remoção de secreções for problemática, recomenda-se usar equipamento de aspiração de vias aéreas ou insuflação-exsuflação mecânica.

Referências

1. Yeatts K, Davis KJ, Sotir M, et al. Who gets diagnosed with asthma? Frequent wheeze among adolescents with and without a diagnosis of asthma. *Pediatrics*. 2003;111(5, pt 1):1046–1054.
2. CDC. *National Health Interview Survey* (NHIS) *Data: 2011 Lifetime and Current Asthma*. Atlanta, GA: US Department of Health and Human Services, CDC; 2012. Available at: http://www.cdc.gov/asthma/nhis/2011/data.htm. Accessed January 24, 2013.
3. Barnett SBL, Nurmagambetov TA. Costs of asthma in the United States: 2002–2007. *J Allergy Clin Immunol*. 2011;127:145–152.
4. Mahon M, Kibirige MS. Patterns of admissions for children with special needs to the paediatric assessment unit. *Arch Dis Child*. 2004;89:165–169.
5. Westbom L, Bergstrand L, Wagner P, et al. Survival at 19 years of age in a total population of children and young people with cerebral palsy. *Dev Med Child Neurol*. 2011;53:808–814.
6. Boyden E. Development and growth of the airways. In: Hodson AW, ed. *Development of the Lung*. New York, NY: Marcel Dekker Inc; 1977:3–35.
7. Haddad GG, Fontan JJP. Development of the respiratory system. In: Berman RE, Kliegman RM, Jensen HB, eds. *Nelson's Textbook of Pediatrics*. 17th ed. Philadelphia, PA: Saunders; 2004:1357–1359.
8. Smith LJ, McKay KO, van Asperen PP, et al. Normal development of the lung and premature birth. *Peaditr Respir Rev*. 2010;11:135–142.
9. Avery ME. Hyaline membrane disease. *Am Rev Respir Dis*. 1975;111:657–688.
10. Polgar G, Weng TR. The functional development of the respiratory system. *Am Rev Respir Dis*. 1979;120:625–695.
11. Downes JJ, Fulgencio T, Raphaely RC. Acute respiratory failure in infants and children. *Pediatr Clin North Am*. 1972;19:423–445.
12. Ackerman SJ, Duff SB, Dennehy PH, et al. Economic impact of an infection control education program in a specialized preschool setting. *Pediatrics*. 2001; 108(6):E102.
13. Effmann EL, Fram EK, Vock P, et al. Tracheal cross-sectional area in children: CT determination. *Radiology*. 1983;149(1):137–140.
14. Siren PMA, Siren MJ. Critical diaphragm failure in sudden infant death syndrome. *Ups J Med Sci*. 2011;116(2):115–123.
15. Guslits BG, Gaston SE, Bryan MH, et al. Diaphragmatic work of breathing in premature human infants. *J Appl Physiol*. 1987;62(4):1410–1415.
16. Leith DE. The development of cough. *Am Rev Respir Dis*. 1985;131(5):S39–S42.
17. Papastamelos C, Panitch HB, England SE, et al. Developmental changes in chest wall compliance in infancy and early childhood. *J Appl Physiol*. 1995; 78:179–184.
18. Pagliara AS, Karl IE, Haymond M, et al. Hypoglycemia in infancy and childhood. *J Pediatr*. 1973;82:365–379.
19. American Physical Therapy Association. *Interactive Guide to Physical Therapist Practice*. 2003.
20. Nakamura CT, Ng GY, Paton JY, et al. Correlation between digital clubbing and pulmonary function in cystic fibrosis. *Pediatr Pulmonol*. 2002;33(5):332–338.

21. Nathanson I, Riddlesberger MM Jr. Pulmonary hypertrophic osteoarthropathy in cystic fibrosis. *Radiology*. 1980;135(3):649–651.
22. Boat TA. Cystic fibrosis. In: Berman RE, Kliegman RM, Jensen HB, eds. *Nelson's Textbook of Pediatrics*. 17th ed. Philadelphia, PA: Saunders; 2004:1447.
23. Gaultier C. Respiratory muscle function in infants. *Eur Respir J*. 1995;8:150–153.
24. Tecklin JS. The patient with airway clearance dysfunction. In: Irwin S, Tecklin JS, eds. *Cardiopulmonary Physical Therapy–A Guide for Practice*. Mosby, MO: St. Louis; 2004:290–292.
25. Li AM, Yin J, Yu CC, et al. The six-minute walk test in healthy children: reliability and validity. *Eur Respir J*. 2005;25(6):1057–1060.
26. Gulmans VA, van Veldhoven NH, de Meer K, et al. The six-minute walking test in children with cystic fibrosis: reliability and validity. *Pediatr Pulmonol*. 1996;22(2):85–89.
27. Tomkinson GR, Leger LA, Olds TS, et al. Sports Med. Secular trends in the performance of children and adolescents (1980-2000): an analysis of 55 studies of the 20m shuttle run test in 11 countries. *Sports Med*. 2003;33(4):285–300.
28. Holland AE, Rasekaba T, Wilson JW, et al. Desaturation during the 3-minute step test predicts impaired 12-month outcomes in adult patients with cystic fibrosis. *Respir Care*. 2011;56(8):1137–1142.
29. Steinkamp G, Wiedemann B. Relationship between nutritional status and lung function in cystic fibrosis: cross sectional and longitudinal analyses from the German CF quality assurance (CFQA) project. *Thorax*. 2002;57(7):596–601.
30. Palevsky HI, Fishman AP. Chronic cor pulmonale. Etiology and management. *JAMA*. 1990;263:2347.
31. Mawdsley RH, Hoy DK, Erwin MP: Criterion-related validity of the figure-of-eight method of measuring ankle edema, *J Orthop Sports Phys Ther*, 30:149, 2000.
32. de Meer K, Jeneson JA, V. A. Gulmans VA, et al. Efficiency of oxidative work performance of skeletal muscle in patients with cystic fibrosis. *Thorax*. 1995; 50:980–983.
33. de Meer K, Gulmans VA, van Der Laag J. Peripheral muscle weakness and exercise capacity in children with cystic fibrosis. *Am J Respir Crit Care Med*. 1999;159(3):748–754.
34. Engel HJ, Tatebe S, Alonzo PB, et al. Physical therapist–established intensive care unit early mobilization program: quality improvement project for critical care at the University of California San Francisco Medical Center. *Phys Ther*. 2013;93:975–985.
35. Nordon-Craft A, Moss M, Quan D, et al. Physical rehabilitation of patients in the intensive care unit requiring extracorporeal membrane oxygenation: a small case series. *Phys Ther*. 2012;92:1494–1506.
36. Chen MJ, Fan X, Moe ST. Criterion-related validity of the Borg ratings of perceived exertion scale in healthy individuals: a meta-analysis. *J Sports Sci*. 2002;20(11):873–899.
37. Pfeiffer KA, Pivarnik JM, Womack CJ, et al. Reliability and validity of the Borg and OMNI rating of perceived exertion scales in adolescent girls. *Med Sci Sports Exerc*. 2002;34(12):2057–2061.
38. Prasad SA, Randall SD, Balfour-Lynn IM. Fifteen-count breathlessness score: an objective measure for children. *Pediatr Pulmonol*. 2000;30(1):56–62.
39. McGrath PJ, Pianosi PT, Unruh AM, et al. Dalhousie dyspnea scales: construct and content validity of pictorial scales for measuring dyspnea. *BMC Pediatr*. 2005;5:33.
40. Bieri D, Reeve R, Champion G, et al. The Faces Pain Scale for the self-assessment of the severity of pain experienced by children: development, initial validation and preliminary investigation for ratio scale properties. *Pain*. 1990; 41:139–150.
41. Hicks CL, von Baeyer CL, Spafford PA, et al. The Faces Pain Scale-Revised: toward a common metric in pediatric pain measurement. *Pain*. 2001;93(2):173–183.
42. Koumbourlis AC, Stolar CJ. Lung growth and function in children and adolescents with idiopathic pectus excavatum. *Pediatr Pulmonol*. 2004;38(4):339–343.
43. Button BM, Heine RG, Catto-Smith AG, et al. Postural drainage in cystic fibrosis: is there a link with gastro-oesophageal reflux? *J Peadiatr Child Health*. 1998;34(4):330–334.
44. Button BM, Heine RG, Catto-Smith AG, et al. Chest physiotherapy in infants with cystic fibrosis: to tip or not? A five-year study. *Pediatr Pulmonol*. 2003; 35(3):208–213.
45. Crane L. Physical therapy for the neonate with respiratory disease. In: Irwin S, Tecklin JS, eds. *Cardiopulmonary Physical Therapy*. 3rd ed. St. Louis, MO: CV Mosby; 1995.

46. Savci S, Ince DI, Arikan H. A comparison of autogenic drainage and the active cycle of breathing techniques in patients with chronic obstructive pulmonary diseases. *J Cardiopulm Rehabil.* 2000;20(1):37–43.

47. DeCesare J. Physical therapy for the child with respiratory dysfunction. In: Irwin S, Tecklin JS, eds. *Cardiopulmonary Physical Therapy*, 3rd ed. St. Louis: CV Mosby; 1995.

48. Morrow BM, Futter MJ, Argent AC. Endotracheal suctioning: from principles to practice. *Intensive Care Med.* 2004;30(6):1167–1174.

49. Dab I, Alexander F. Evaluation of a particular bronchial drainage procedure called autogenic drainage. In: Baran K, Van Bogaert K, eds. *Chest Physical Therapy in Cystic Fibrosis and Chronic Obstructive Pulmonary Disease.* Ghent, Belgium: European Press; 1977:185–187.

50. Dab I, Alexander F. The mechanism of autogenic drainage studied with flow volume curves. *Monogr Paediat.* 1979;10:50–53.

51. Miller S, Hall DO, Clayton CB, et al. Chest physiotherapy in cystic fibrosis: a comparative study of autogenic drainage and the active cycle of breathing techniques with postural drainage. *Thorax.* 1995;50(2):165–169.

52. Davidson AGF, Wong LTK, Pirie GE, et al. Long-term comparative trial of conventional percussion and drainage physiotherapy to autogenic drainage in in cystic fibrosis [abstract]. *Pediatr Pulmonol.* 1992;14(suppl 8).

53. Pryor JA, Webber BA, Hodson ME, et al. Evaluation of the forced expiratory technique as an adjunct to postural drainage in treatment of cystic fibrosis. *Br Med J.* 1979;2:417–418.

54. Partridge C, Pryor J, Webber B. Characteristics of the forced expiratory technique. *Physiotherapy.* 1989;75:193–194.

55. Hofmyer JL, Webber BA, Hodson ME. Evaluation of positive expiratory pressure as an adjunct to chest physiotherapy in the treatment of cystic fibrosis. *Thorax.* 1986;41:951–954.

56. Gondor M, Nixon PA, Mutich R, et al. Comparison of Flutter device and chest physical therapy in the treatment of cystic fibrosis pulmonary exacerbation. *Pediatr Pulmonol.* 1999;28(4):255–260.

57. King M, Zidulka A, Phillips DM, et al. Tracheal mucus clearance in high-frequency oscillation: effect of peak flow bias. *Eur Respir J.* 1990;3:6.

58. Warwick W. High frequency chest compression moves mucus by means of sustained staccato coughs. *Pediatr Pulmonol.* 1991;(suppl 6):283, A219.

59. Tomkiewicz RP, Biviji A, King M. Effects of oscillating air flow on the rheological properties and clearability of mucous gel simulants. *Biorheology.* 1994; 31(5):511–520.

60. King M, Phillips DM, Zidulka A, et al. Tracheal mucus clearance in high-frequency oscillation. II: Chest wall versus mouth oscillation. *Am Rev Respir Dis.* 1984;130(5):703–706.

61. Darbee J, Cerny F. Exercise testing and exercise conditioning for children with lung dysfunction. In: Irwin S, Tecklin JS, eds. *Cardiopulmonary Physical Therapy.* 3rd ed. St. Louis, MO: CV Mosby; 1990:570.

62. Orenstein DM, Hovell MF, Mulvihill M, et al. Strength vs aerobic training in children with cystic fibrosis: a randomized controlled trial. *Chest.* 2004;126 (4):1204–1214.

63. Keens TG, Krastins IRB, Wannamaker EM, et al. Ventilatory muscle endurance training in normal subjects and patients with cystic fibrosis. *Am Rev Respir Dis.* 1977;116:853–860.

64. Enright S, Chatham K, Ionescu AA, et al. Inspiratory muscle training improves lung function and exercise capacity in adults with cystic fibrosis. *Chest.* 2004; 126(2):405–411.

65. Weiner P, Magadle R, Beckerman M, et al. Comparison of specific expiratory, inspiratory, and combined muscle training programs in COPD. *Chest.* 2003; 124(4):1357–1364.

66. Weisgerber MC, Guill M, Weisgerber JM, et al. Benefits of swimming in asthma: effect of a session of swimming lessons on symptoms and PFTs with review of the literature. *J Asthma.* 2003;40(5):453–464.

67. Orenstein D, Franklin BA, Doershuk CF, et al. Exercise conditioning and cardiopulmonary fitness in cystic fibrosis. *Chest.* 1981;80:392.

68. Laennec RTH; Forbes J, trans. *Diseases of the Chest.* 4th ed. London, UK: 1819.

69. Rosenfeld R. In: Behrman RE, Kliegman RM, Jensen HB, eds. *Nelson Textbook of Pediatrics.* 17th ed. Philadelphia, PA: Saunders, An Imprint of Elsevier; 2004:1459–1461.

70. Felcar JM, Guitti JCS, Marson AC, et al. Preoperative physiotherapy in prevention of pulmonary complications in pediatric cardiac surgery. *Rev Bras Cir Cardiovasc.* 2008:383–388.

71. Ferreyra G, Long Y, Ranieri VM. Respiratory complications after major surgery. *Curr Opin Crit Care.* 2009;15(4):342–348.

72. Thoren L. Postoperative pulmonary complications: observations on their prevention by means of physiotherapy. *Acta Chir Scand.* 1954;107:193–205.

73. Stein M, Cassara EL. Preoperative pulmonary evaluation and therapy for surgery patients. *JAMA.* 1970;211:787–790.

74. Bartlett RH, Gazzinga AB, Graghty JR. Respiratory maneuvers to prevent postoperative complications. *JAMA.* 1973;224:1017–1021.

75. Hymes AC, Yonehiro EG, Raab DE, et al. Electrical surface stimulation for treatment and prevention of ileus and atelectasis. *Surg Forum.* 1974;25:222–224.

76. Finer MN, Moriartey RR, Boyd J, et al. Postextubation atelectasis. A retrospective review and a prospective controlled study. *J Pediatr.* 1979;94:110–113.

77. Flenady VJ, Gray PH. Chest physiotherapy for preventing morbidity in babies being extubated from mechanical ventilation. *Cochrane Database Syst Rev.* 2002;(2):CD000283.

78. Wong I, Fok TF. Randomized comparison of two physiotherapy regimens for correcting atelectasis in ventilated pre-term neonates. *Hong Kong Physiother J.* 2003;21:43–50.

79. Chen YC, Wu LF, Mu PF, et al. Using chest vibration nursing intervention to improve expectoration of airway secretions and prevent lung collapse in ventilated ICU patients: a randomized controlled trial. *J Chin Med Assoc.* 2009; 72(6):316–322.

80. Graham RJ, Fleegler EW, Robinson WM. Chronic ventilator need in the community: a 2005 pediatric census of Massachusetts. *Pediatrics.* 2007;119:e1280–e1287.

81. Kennedy JD, Martin AJ. Chronic respiratory failure and neuromuscular disease. *Pediatr Clin North Am.* 2009;56:261–273.

82. Wolfe LF, Joyce NC, McDonald CM, et al. Management of pulmonary complications in neuromuscular disease. *Phys Med Rehabil Clin N Am.* 2012; 23(4):829–853.

83. Yang ML, Finkel RS. Overview of paediatric neuromuscular disorders and related pulmonary issues: diagnostic and therapeutic considerations. *Paediatr Respir Rev.* 2010;11(1):9–17.

84. Martin AJ, Stern L, Yeates J, et al. Respiratory muscle training in Duchenne muscular dystrophy. *Dev Med Child Neurol.* 1986;28:314–318.

85. Mallory GB, Stillwell PC. The ventilator-dependent child: issues in diagnosis and management. *Arch Phys Med Rehabil.* 1991;72:43–55.

86. Domènech-Clar R, López-Andreu JA, Compte-Torrero L, et al. Maximal static respiratory pressures in children and adolescents. *Pediatr Pulmonol.* 2003; 35(2):126–132.

87. Shardonofsky FR, Perez-Chada D, Carmuega E, et al. Airway pressures during crying in healthy infants. *Pediatr Pulmonol.* 1989;6:14–18.

88. Shardonofsky FR, Perez-Chada D, Milic-Emili J. Airway pressures during crying: an index of respiratory muscle strength in infants with neuromuscular disease. *Pediatr Pulmonol.* 1991;10:172–177.

89. Finder JD. Airway clearance modalities in neuromuscular disease. *Paediatr Respi Rev.* 2010;11:31–34.

90. Gauld LM, Boynton A. Relationship between peak cough flow and spirometry in Duchenne muscular dystrophy. *Pediatr Pulmonol.* 2005;39:457–460.

91. Wanke T, Toifl K, Formanek D, et al. Inspiratory muscle training in patients with Duchenne muscular dystrophy. *Chest.* 1994;105:475–482.

92. Aloysius A, Born P, Kinali M, et al. Swallowing difficulties in Duchenne muscular dystrophy: indications for feeding assessment and outcome of videofluroscopic swallow studies. *Eur J Paediatr Neurol.* 2008;12:239–245.

93. Hull J, Aniapravan R, Chan E, et al. British Thoracic Society guideline for respiratory management of children with neuromuscular weakness. *Thorax.* 2012;67(suppl 1):i1–i40. doi: 10.1136/thoraxjnl-2012-201964.

94. Merrick J, Axen K. Inspiratory muscle function following abdominal weight exercises in healthy subject. *Phys Ther.* 1981;61:651–656.

95. Winkler G, Zifko U, Nader A, et al. Dose-dependent effects of inspiratory muscle training in neuromuscular disorders. *Muscle Nerve.* 2000;23(8):1257–1260.

96. Barker NJ, Jones M, O'Connell NE, et al. Breathing exercises for dysfunctional breathing/hyperventilation syndrome in children. *Cochrane Database Syst Rev.* 2013;12:CD010376. doi: 10.1002/14651858.CD010376.pub2.

97. Cup EH, Pieterse AJ, ten Broek-Pastoor JM, et al. Exercise therapy and other types of physical therapy for patients with neuromuscular diseases: a systematic review. *Arch Phys Med Rehabil.* 2007;88:1452–1464.

98. Crapo RO, Casaburi R, Coates AL, et al. Guidelines for methacholine and exercise challenge testing–1999. *Am J Respir Crit Care Med.* 2000;161(1):309–329.

99. Barach AL, Beck GL, Bickerman HA, et al. Physical methods simulating mechanisms of the human cough. *J Appl Physiol.* 1952;5:85–91.

100. Miske L, Hickey E, Kolb S, et al. Use of the mechanical in exsufflator in pediatric patients with neuromuscular disease and impaired cough. *Chest.* 2004; 125:1406–1412.

101. Bach JR. Amyotrophic lateral sclerosis: prolongation of life by noninvasive respiratory aids. *Chest.* 2002;122:92–98.

102. Reddel HK, Taylor DR, Bateman ED, et al. Asthma control and exacerbations. *Am J Respir Crit Care Med*. 2009;180:59–99.

103. Adams PF, Kirzinger WK, Martinez ME. Summary health statistics for the U.S. population: National Health Interview Survey, 2011. National Center for Health Statistics. *Vital Health Stat*. 2012;10(255).

104. Moorman JE, Rudd RA, Johnson CA. National surveillance for asthma–United States, 1980-2004. *MMWR Surveill Summ*. 2007;56:1–54.

105. Rowe BH, Bota G, Clark S. Comparison of Canadian versus American emergency department visits for acute asthma. *Can Respir J*. 2007;14:331–337.

106. Milgrom H, Taussig LM. Keeping children with exercise-induced asthma active. *Pediatrics*. 1999;104:e38.

107. Haslett C. Asthma: cellular and humoral mechanisms. In: Seaton A, Leitch AG, Seaton D, eds. *Crofton and Douglas's Respiratory Diseases*. Wiley Publishers; 2008:916–917.

108. National Asthma Education and Prevention Program. *Expert panel report III: guidelines for the diagnosis and management of asthma*. Bethesda, MD: National Heart, Lung, and Blood Institute; 2007 (NIH publication no. 08-4051).

109. Craven D, Kercsmar CM, Myers TR, et al. Ipratropium bromide plus nebulized albuterol for the treatment of hospitalized children with acute asthma. *J Pediatr*. 2001;138(1):51–58.

110. Rowe BH, Spooner CH, Ducharme FM, et al. Early emergency department treat- ment of acute asthma with systemic corticosteroids. Cochrane Database Syst Rev 2001;1:CD002178.

111. Ni Chroinin M, Lasserson TJ, Greenstone I, et al. Addition of long-acting beta-agonists to inhaled corticosteroids for chronic asthma in children. *Cochrane Database Syst Rev*. 2009;3:CD007949.

112. Rao D, Phipatanakul W. Impact of environmental controls on childhood asthma. *Curr Allergy Asthma Rep*. 2011;11(5):414–420.

113. Kim JM, Lin SY, Suarez-Cuervo C, et al. Allergen-specific immunotherapy for pediatric asthma and rhinoconjunctivitis: a systematic review. *Pediatrics*. 2013;131(6):1155–1167.

114. Andrade LB, Silva DA, Salgado TL, et al. Comparison of six-minute walk test in children with moderate/severe asthma with reference values for healthy children. *J Pediatr (Rio J)*. 2013; pii: S0021-7557(13)00209-X. doi: 10.1016/j.jped.2013.08.006. [Epub ahead of print].

115. Jinzhou Y, Fu Y, Zhang R, et al. The reliability and sensitivity of indices related to cardiovascular fitness evaluation. *Kinesiology*. 2008;40(2):139–146.

116. Liu L, Plowman S, Looney M. The reliability and validity of the 20-metre shuttle test in American students 12-15 years old. *Res Q Exerc Sport*. 1992;63:360–365.

117. Schechter MS. *Airway clearance applications in infants and children*. *Respir Care*. 2007;52(10):1382–1390; discussion 1390–1391.

118. Huber AL, Eggleston PA, Morgan J. Effect of chest physiotherapy on asthmatic children (abstract). *J Allergy Clin Immunol*. 1974;53:2.

119. Huntley A, White A, Ernst E. Relaxation therapies for asthma: a systematic review. *Thorax*. 2002;57(2):127–131.

120. Yorke J, Fleming SL, Shuldham C. A systematic review of psychological interventions for children with asthma. *Pediatr Pulmonol*. 2007;42(2):114–124.

121. Bonini M, Di Mambro C, Calderon MA, et al. Beta2-agonists for exercise-induced asthma. *Cochrane Database Syst Rev*. 2013;10:CD003564.

122. Mendes F, Cukier A, Stelmach R, et al. Which asthmatic patients benefits most from aerobic training program? Paper presented at: European Respiratory Society Annual Congress; 2010; Barcelona.

123. Moreira A, Delgado L, Haahtela T, et al. Physical training does not increase allergic inflammation in asthmatic children. *Eur Respir J*. 2008;32(6):1570–1575.

124. Mancuso CA, Choi TN, Westermann H, et al. Improvement in asthma quality of life in patients enrolled in a prospective study to increase lifestyle physical activity. *J Asthma*. 2013;50(1):103–107.

125. Carson KV, Chandratilleke MG, Picot J, et al. Physical training for asthma. *Cochrane Database Systematic Rev*. 2013;9:CD001116.

126. Sly RM, Harper RT, Rosselot I. The effect of physical conditioning upon asthmatic children. *Ann Allerg*. 1972;30:86–94.

127. Fitch KD, Morton AR, Blanksby BA. Effects of swimming training on children with asthma. *Arch Disease Childhood*. 1976;51(3):190–194.

128. Wang JS, Hung WP. The effects of a swimming intervention for children with asthma. *Respirology*. 2009;14(6):838–842.

129. Font-Ribera L, Villanueva CM, Nieuwenhuijsen MJ, et al. Swimming pool attendance, asthma, allergies, and lung function in the Avon Longitudinal Study of Parents and Children cohort. *Am J Respir Crit Care Med*. 2011;183(5):582–588.

130. Beggs S, Foong YC, Le HC, et al. Swimming training for asthma in children and adolescents aged 18 years and under. *Cochrane Airways Group Cochrane Database of Systematic Reviews*. 4, 2013.

131. Rommens JM, Iannuzzi MC, Kerem B, et al. Identification of the cystic fibrosis gene: chromosome walking and jumping. *Science*. 1989;245:1059–1065.

132. Pilewski JM, Frizzell RA. Role of CFTR in airway disease. *Physiol Rev*. 1999;79(1)(suppl):S215–S255.

133. Simonds NJ. Ageing in cystic fibrosis and long-term survival. *Paediatr Respir Rev*. 2013;14(supp 1):6.

134. Flume PA, Yankaskas JR, Ebeling M, et al. Massive hemoptysis in cystic fibrosis. *Chest*. 2005;128:729–738.

135. Flume PA, Strange C, Ye X, et al. Pneumothorax in cystic fibrosis. *Chest*. 2005;128:720–728.

136. Slattery DM, Waltz DA, Denham B, et al. Bronchoscopically administered human DNase for lobar atelectasis in cystic fibrosis. *Pediatr Pulmonol*. 2001;31:383–388.

137. Bright-Thomas RJ, Webb AK. The heart in cystic fibrosis. *J R Soc Med*. 2002; 95(suppl 41):2–10.

138. Cystic Fibrosis Foundation. Infection Prevention and Control Policy. Bethesda, MD. http://www.cff.org/aboutCFFoundation/InfectionPreventionControlPolicy/Policy/. Accessed January 9, 2014.

139. Liou TG, Adler FR, Cox DR, et al. Transplantation and survival in children with cystic fibrosis. *N Engl J Med*. 2007;357:2143–2152.

140. Allen J, Visner G. Lung transplantation in cystic fibrosis—primum non nocere? *N Engl J Med*. 2007;357:2186–2188.

141. Thabut G, Christie JD, Mal H, et al. Survival benefit of lung transplant for cystic fibrosis since lung allocation score implementation. *Am J Respir Crit Care Med*. 2013;187(12):1335–1340.

142. Ramsey BW, Davies J, McElvaney NG, et al. A CFTR potentiator in patients with cystic fibrosis and the G551D mutation. *N Engl J Med*. 2011;365:1663–1672.

143. Nixon PA, Orenstein DM, Kelsey SF. Habitual physical activity in children and adolescents with cystic fibrosis. *Med Sci Sports Exerc*. 2001;33(1):30–35.

144. Radtke T, Stevens D, Benden C, et al. Clinical exercise testing in children and adolescents with cystic fibrosis. *Pediatr Phys Ther*. 2009;21(3):275–281.

145. Nixon PA, Orenstein DM, Kelsey SF, et al. The prognostic value of exercise testing in patients with cystic fibrosis. *N Engl J Med*. 1992;327:1785–1788.

146. Moorcroft AJ, Dodd ME, Webb AK. Exercise testing and prognosis in adult cystic fibrosis. *Thorax*. 1997;52:291–293.

147. ATS Statement: guidelines for the six-minute walk test. *Am J Respir Crit Care Med*. 2002;166:111–117.

148. Narang I, Pike S, Rosenthal M, et al. Three-minute step test to assess exercise capacity in children with cystic fibrosis with mild lung disease. *Pediatr Pulmonol*. 2003;35:108–113.

149. Selvadurai HC, Cooper PJ, Meyers N, et al. Validation of shuttle tests in children with cystic fibrosis. *Pediatr Pulmonol*. 2003;35(2):133–138.

150. Lorin MI, Denning CR. Evaluation of postural drainage by measurement of sputum volume and consistency. *Am J Phys Med*. 1971;50:215–219.

151. Tecklin JS, Holsclaw DS. Evaluation of bronchial drainage in patients with cystic fibrosis. *Phys Ther*. 1975;55:1081–1084.

152. Feldman J, Traver GA, Taussig LM. Maximal expiratory flows after postural drainage. *Am Rev Respir Dis*. 1979;119:239–245.

153. Warwick WJ, Hansen LG. The long-term effect of high frequency chest compression therapy on pulmonary complications of cystic fibrosis. *Pediatr Pulmonol*. 1991;11:265–271.

154. Motoyama EK. Lower airway obstruction. In: Mangos JA, Talamo RD, eds. *Fundamental Problems of Cystic Fibrosis and Related Diseases*. New York, NY: Intercontinental Medical Book Corp; 1973.

155. Desmond KF, Schwenk F, Thomas E, et al. Immediate and long-term effects of chest physiotherapy in patients with cystic fibrosis. *J Pediatr*. 1983;103:538–542.

156. McIlwaine PM, Davidson AGF. Cystic fibrosis, basic and clinical research. Comparison of expiratory pressure and autogenic drainage with conventional percussion and drainage therapy in the treatment of cystic fibrosis (abst.). In: *Proceedings of the 17th European Cystic Fibrosis Conference, Copenhagen, Denmark*. Amsterdam, Netherlands: Elsevier Science BV; 1991:54.

157. Pfleger A, Theissl B, Oberwalder B, et al. Self-administered chest physiotherapy in cystic fibrosis: a comparative study of high-pressure PEP and autogenic drainage. *Lung*. 1992;170:323–330.

158. Miller S, Hall D, Clayton CB, et al. Chest physiotherapy in cystic fibrosis: a comparative study of autogenic drainage and active cycle of breathing technique (formerly called FET). *Pediatr Pulmonol*. 1993;(suppl 9):267.

159. Butler-Simon N, McCool P, Giles D, et al. Efficacy and desirability of autogenic drainage vs. conventional postural drainage and percussion. *Pediatr Pulmonol*. 1995;(suppl 253):(abst 265)

160. McIlwaine MP[1], Alarie N[2], Davidson GF, et al. Long-term multicentre randomized controlled study of high frequency chest wall oscillation versus positive expiratory pressure mask in cystic fibrosis. *Thorax*. 2013;68(8):746–751.

161. Darbee JC, Ohtake PJ, Grant BJ, et al. Physiologic evidence for the efficacy of positive expiratory pressure as an airway clearance technique in patients with cystic fibrosis. *Phys Ther*. 2004;84(6):524–537.

162. Gondor M, Nixon PA, Rebovich PF, et al. A comparison of the Flutter device and chest physical therapy in the treatment of cystic fibrosis pulmonary exacerbation. *Pediatr Pulmonol*. 1999;28:255–260.

163. West K, Wallen M, Follett J. Acapella vs. PEP mask therapy: a randomised trial in children with cystic fibrosis during respiratory exacerbation. *Physiother Theory Pract*. 2010;26(3):143–149.

164. Arens R, Gozal D, Omlin KJ, et al. Comparison of high frequency chest compression and conventional chest physiotherapy in hospitalized patients with cystic fibrosis. *Am J Respir Crit Care Med*. 1994;150(4):1154–1157.

165. Tecklin JS, Clayton R, Scanlin T. High frequency chest wall oscillation vs. traditional chest physical therapy in cystic fibrosis—A large one-year, controlled study. Paper presented at: 14th Annual North American Cystic Fibrosis Conference; Nov 11, 2000; Baltimore, MD. Nov. 11, 2000.

166. Pryor JA. Physiotherapy for airway clearance in adults. *Eur Respir J*. 1999; 14:1418–1424.

167. Main E. What is the best airway clearance technique in cystic fibrosis? *Pediatr Respir Rev*. 2013;14(suppl 1):10–12.

168. Cropp GJA, Pullano TP, Cerny FJ, et al. Adaptation to exercise in cystic fibrosis. *CF Club Abstr*. 1979;20:32.

169. Marcus CL, Bader D, Stabile MW, et al. Supplemental oxygen and exercise performance in patients with cystic fibrosis with severe pulmonary disease. *Chest*. 1992;101:52–57.

170. Moorcraft AJ, Dodd ME, Howarth C, et al. Muscular fatigue, ventilation, and perception of limitation at peak exercise in adults with cystic fibrosis. *Pediatr Pulmonol*. 1996;(suppl 13):306(abst 349).

171. Williams CA, Benden C, Stevens D, et al. Exercise training in children and adolescents with cystic fibrosis: theory into practice. *Int J Pediatr*. 2010;2010: 670640.

21

Fisioterapia no ambiente educacional

Karen Yundt
Rita F. Geddes

Introdução
Contexto histórico
Prestação de serviços para indivíduos na faixa etária de 3 a 21 anos (Parte B)
    Equipe de ensino
    Encaminhamento
    Avaliação
    Elegibilidade para serviços relacionados segundo a IDEA
    Elegibilidade segundo a Rehabilitation Act
    Programa de educação individualizada (PEI)
Prestação de serviços para bebês/crianças em fase de engatinhar (Parte C)
    Avaliação segundo a Parte C
    Infant Family Service Plan
Desenvolvimento de programa/intervenção segundo as Partes B e C

Colaboração significativa com os pais
Objetivos de PEI/IFSP
Educação inclusiva
Modelos de prestação de serviço
Papel do assistente de fisioterapeuta
Tecnologia assistiva
Planejamento da transição
Reavaliação
Documentação
Ano escolar estendido
Reembolso por serviços
Papel do fisioterapeuta em áreas relacionadas ao programa
Pontos a ponderar
Resumo
Estudos de caso

Introdução

Nos Estados Unidos, os serviços destinados a crianças com deficiência no contexto educacional são guiados por uma legislação federal abrangente – a Lei de melhoria da educação para indivíduos com deficiência (Individuals with Disabilities Education Improvement Act [IDEA]).[1] Na legislação, a fisioterapia é considerada um serviço relacionado e pode ser requerido para permitir que a criança com deficiência seja beneficiada pela educação especial. O ambiente educacional é gratificante e desafia os fisioterapeutas a usarem suas melhores habilidades profissionais em um contexto singular.

Contexto histórico

Nos EUA, os fisioterapeutas atuam no ambiente educacional desde a década de 1930. Nos primeiros anos, as crianças com deficiência física em geral eram segregadas em escolas ortopédicas especiais ou em salas de aula à parte junto às instalações da escola. Normalmente, crianças com comprometimento intelectual ou deficiências mais graves não tinham acesso à educação pública.

Muitas vezes, os fisioterapeutas eram empregados como "professores especiais que tinham os mesmos privilégios e responsabilidades".[2] Eles atendiam aos mesmos requisitos educacionais que os professores e, além disso, tinham "cursado fisioterapia em uma escola certificada".[2] Os fisioterapeutas atuantes em ambientes educacionais já abordavam os benefícios da inclusão das crianças com deficiência em atividades com crianças "normais". Ruth De Young (1932) descreve uma escola ortopédica estabelecida sob o mesmo teto que uma escola secundária, possibilitando um "currículo completo para crianças aleijadas".[3] Hutchinson (1944) comenta que "é mais fácil para a criança aleijada crescer normalmente vivendo em associação com as crianças da escola regular".[4] Mesmo assim, por cerca de mais 30 anos, a segregação para aqueles com deficiência física e a exclusão para aqueles com deficiência intelectual e/ou deficiência física grave era a regra prevalente.

Nos anos 1960 e 1970, os pais e outros defensores se tornaram ativos no chamado movimento de normalização e encontraram apoio na administração do presidente americano John F. Kennedy. Várias decisões históricas tomadas no Supremo Tribunal no início dos anos 1970 pavimentaram o caminho para a legislação subsequente que garantiu os direitos dos indivíduos com deficiência. É essencial que os fisioterapeutas conheçam essa legislação, nos níveis estadual e federal, por ser direcionada para a prestação de educação especial para crianças e ter definido o papel do fisioterapeuta no ambiente educacional.

A primeira legislação significativa dos direitos civis para indivíduos com deficiência foi a PL 93-112, a Lei de reabilitação (Rehabilitation Act) de 1973.[5] Segundo a seção 504 dessa lei, "nenhum indivíduo qualificado como deficiente seria excluído da participação, teria negado os benefícios ou seria submetido a discriminação em qualquer programa ou atividade que recebesse assistência financeira federal".[5] A seção 504 pavimentou o caminho para a legislação subsequente, exercendo impacto sobre a prestação de educação especial para crianças com deficiência nas escolas públicas.

Em 1975, o Congresso dos Estados Unidos aprovou a Lei de educação para todas as crianças deficientes (Education for All Handicapped Children Act [PL 94-142]),[6] que serviu de molde para as alterações drásticas na responsabilidade das escolas públicas de educar crianças com deficiência. A PL 94-142 propiciou uma "educação pública apropriada gratuita" para todas as crianças com deficiência na faixa de 6 a 21 anos (ou a partir de 5 anos, se essa fosse a idade em um estado em particular quando as crianças normalmente começavam a participar da escola pública).[6] A educação especial e os serviços relacionados prestados em conformidade com um programa educacional individualizado foram enfatizados para abordar cada uma das necessidades individuais da criança. Os serviços relacionados englobam uma ampla faixa de serviços de suporte, incluindo a fisioterapia.

Provimentos adicionais da PL 94-142 descreveram diversos conceitos importantes novos para a educação pública de crianças com deficiência que continuam sendo parte da legislação vigente.

1. *Rejeição zero:* nenhuma criança é excluída do recebimento de educação pública apropriada gratuita, independentemente do tipo ou da gravidade de sua deficiência.
2. *Ambiente minimamente restritivo:* sistemas escolares se fazem necessários para garantir que "na extensão máxima apropriada, as crianças com deficiência são educadas com crianças sem deficiência; e as classes especiais, a escola separada ou outro tipo de remoção das crianças com deficiência das classes regulares somente ocorrem quando a natureza ou a gravidade da deficiência é tal que a educação na sala de aula regular com o uso de serviços e auxílios suplementares não pode ser conseguida de modo satisfatório".[6]
3. *Participação dos pais:* os pais ou cuidadores primários são integrantes essenciais da abordagem em equipe para avaliação, planejamento e intervenção, e têm garantidos vários direitos.
4. *Avaliação não discriminatória:* a avaliação de uma criança é isenta de tendenciosidades raciais ou culturais. Nenhum teste é usado como critério único para decisões de colocação, e o teste é aplicado na língua nativa da criança.
5. *Programa de Educação Individualizado – PEI (Individualized Education Program [IEP]):* cada criança que recebe educação especial deve receber um programa de educação individualizado. Trata-se de um plano abrangente individualizado desenvolvido por uma equipe multidisciplinar em cooperação com os pais, que destaca a educação especial e as necessidades de serviço relacionadas da criança.

O governo acrescentou à PL 94-142 a exigência de que fosse periodicamente revista, revisada e reautorizada. Ao longo das últimas décadas, várias emendas foram criadas para a PL 94-142, além da introdução de outra legislação que influenciou os serviços destinados às crianças com deficiência (Tab. 21.1).

O impacto da legislação sobre a prestação de serviços no ambiente educacional para crianças com múltiplas deficiências foi drástico. O leitor é fortemente incentivado a explorar mais a interessante progressão dos mandatos federais ao longo do tempo. Entretanto, o restante deste capítulo enfocará a IDEA e a estrutura fornecida por ela para a educação de crianças com necessidades especiais. O texto completo da legislação da IDEA e as fontes relacionadas estão disponíveis no *website* http://idea.ed.gov/.

A IDEA exerce impacto sobre a educação de quase 7 milhões de crianças americanas com deficiência. A afirmação por trás da IDEA é que, em média, o custo da educação de crianças com deficiência equivale ao dobro do custo médio da educação de outras crianças. O Congresso americano determinou que o governo federal pagasse 40% desse custo adicional, mas com a exceção de um aumento de 1 ano em 2009, a partir da Lei norte-americana de recuperação e reinvestimento (American Recovery and Reinvestiment Act), a atual alocação federal é sempre inferior à metade da quantidade prometida (16,5% em 2012). Isso gera uma carga significativa para os estados.[17] Em 2012, um amplo número de organizações de profissionais, incluindo a National Education Association, formou a IDEA Funding Coalition e desenvolveu uma proposta de financiamento integral pelo governo federal, o qual poderia ser dividido em fases no decorrer de um período de tempo predeterminado.[18] Essas organizações ainda defendem um maior suporte federal.

TABELA 21.1 ▸ Legislação que exerce impacto sobre o provimento dos serviços destinados a crianças com deficiência em ambientes educacionais

Ano do decreto	Título da legislação	Impacto
1986	PL 99-457 Education of the Handicapped Act Amendments[7]	Expandiu os provimentos da PL 94-142 para incluir bebês e crianças em fase de engatinhar (0-3 anos de idade), além de crianças em idade pré-escolar (3-5 anos).
1988	PL 100-360 Medicare Catastrophic Coverage Act[8]	Permitiu o uso de fundos do Medicaid para pagar serviços necessários identificados no plano educacional formal. A intenção desse ato era melhorar o acesso à terapia para crianças por meio da aceitação de recursos federais (que não fossem recursos de educação) para o pagamento de alguns serviços relacionados.
1988	PL 100-407 Technology-Related Assistance for Individuals with Disabilities Act (Tech Act)[9]	Obrigou os estados americanos a abordarem políticas, práticas e estruturas para promoção do acesso à tecnologia assistiva (TA) apropriada. As escolas públicas foram obrigadas a fornecer os dispositivos e/ou serviços de TA necessários.
1990	PL 101-336, The Americans with Disabilities Act (ADA)[10]	Estendeu a abrangente proteção dos direitos civis aos indivíduos com deficiência. O principal impacto da lei sobre a educação pública foi o provimento de que todos os edifícios públicos deveriam ser acessíveis.
1991	PL 102-119 Individuals with Disabilities Education Act Amendments of 1991 (IDEA)[11]	Deu suporte à maioria dos provimentos da PL 94-142 e PL 99-457, com emendas que expandiram ou modificaram os provimentos da lei em outras áreas.
1997	PL 105-17 Individuals with Disabilities Education Act Amendments of 1997[12]	Reautorização da IDEA. Deu suporte à maioria dos provimentos da legislação anterior e expandiu ou modificou outros provimentos.
1998	PL 105-394 Assistive Technology Act of 1988[13]	Reautorização da PL 100-407 (Tech Act).
2001	PL 107-110 No Child Left Behind Act of 2001[14]	Abordou a qualidade da educação para todas as crianças; incluiu testes anuais e mandato de progresso adequado.
2004	PL 108-446 Individuals with Disabilities Education Improvement Act of 2004[1]	Reautorização da PL 102-119.
2004	HR 4278 Assistive Technology Act of 2004 (Coloca a tecnologia nas mãos de pessoas com deficiência)[15]	Reautorização da PL 105-394.
2009	American Recovery and Reinvestment Act[16]	Apropriou fundos novos significativos (ainda que por 1 ano) para as agências educacionais estaduais e locais, para implementação de sistemas de abrangência estadual de programas coordenados, abrangentes e multidisciplinares para crianças com deficiência.

O propósito geral da IDEA é "garantir que todas as crianças com deficiência contem com a disponibilidade de educação pública apropriada gratuita com ênfase na educação especial e serviços correlatos projetados para atender às suas necessidades individuais e prepará-las para a educação adicional, emprego e vida independente".[1] Em termos de propósito, houve poucas mudanças desde a PL 94-142, todavia, foi notável a inclusão de *todas* as crianças e a ênfase no planejamento para a vida toda da criança.

A IDEA tem quatro seções principais: (A) provimentos gerais; (B) assistência para todas as crianças com deficiência; (C) bebês e crianças em fase de engatinhar com deficiência; e (D) atividades nacionais para aprimoramento da educação destinada a crianças com deficiência (incluindo o desenvolvimento pessoal).[1]

Substanciando a reautorização da IDEA, o Congresso notou o sucesso geral da legislação federal no sentido de garantir o acesso à educação pública apropriada gratuita e melhorar os resultados educacionais para as crianças portadoras de deficiência. Foram citados como impedimentos ao êxito da legislação as baixas expectativas e o "enfoque insuficiente na aplicação de pesquisas reprodutíveis sobre métodos comprovados de ensino e aprendizado para crianças com deficiência".[1]

Os princípios gerais sustentados pela IDEA incluem:[1]

- ter altas expectativas para as crianças e "garantir-lhes ao máximo possível o acesso ao currículo de educação geral";[1]
- fortalecer o papel e a responsabilidade dos pais;
- fornecer educação especial apropriada e serviços relacionados;
- sustentar o desenvolvimento e o uso de tecnologia assistiva para maximizar a acessibilidade;
- sustentar uma preparação pré-serviços intensiva e de alta qualidade, bem como o desenvolvimento profis-

sional a todos os profissionais que trabalham com crianças portadoras de deficiência;

- reconhecer o número crescente de minorias raciais e étnicas, bem como a necessidade de tratamento igualitário e de maior participação das minorias na profissão de ensino; e
- enfatizar a importância dos serviços de transição efetivos para promoção de independência e sucesso no trabalho ou de educação adicional após a conclusão da educação pública.

Prestação de serviços para indivíduos na faixa etária de 3 a 21 anos (Parte B)

A Parte B da IDEA aborda o provimento de serviços para indivíduos na faixa etária de 3 a 21 anos, incluindo um conjunto de definições operacionais que é importante conhecer.[1] Algumas definições-chave são incluídas a seguir.

Equipe de ensino

A IDEA estipula que avaliação, planejamento e prestação de serviços devem ser feitos por "uma equipe multidisciplinar de profissionais qualificados e pelos pais da criança".[1] Mais especificamente, a equipe de PEI deve incluir um ou ambos os pais, um professor de ensino regular, um professor de ensino especial, um representante da agência educacional local (AEL) e, "de acordo com a conveniência dos pais ou da AEL, outros indivíduos providos de conhecimento ou *expertise* especial relacionada com a criança, incluindo profissionais de serviços correlatos, conforme apropriado".[1]

A legislação federal rotula as equipes como "multidisciplinares", embora a descrição dos membros, papéis e responsabilidade esteja mais próxima daquilo que a maioria definiria como modelo de equipe transdisciplinar ou colaborativa. No modelo transdisciplinar, os membros da equipe avaliam conjuntamente a criança; os pais são participantes integrais e ativos; um prestador de serviço primário é designado para implementar o plano com a família; a informação, o conhecimento e as habilidades são continuamente compartilhadas entre os membros da equipe; e há compromisso com o ensino, aprendizado e trabalho conjunto dentro de limites disciplinares, para a implementação de um plano de serviço unificado.[19] O modelo colaborativo é uma combinação de funcionamento em equipe transdisciplinar em um modelo de prestação de serviço integrado.[20,21] Palisano conceitualizou um modelo colaborativo de prestação de serviços como uma estrutura para tomada de decisão baseada em evidência.[22]

Quando a Lei de educação para todas as crianças deficientes (Education for All Handicapped Children's Act) foi aprovada, em 1976, de repente passou a existir um mandato legal para serviços de fisioterapia nas escolas públicas. Houve alta demanda por terapeutas que prestassem esses serviços, e a oferta era escassa. Foi criada a seção sobre pediatria com o intuito, ao menos em parte, de definir as competências requeridas para a prática no ambiente educacional e para estabelecer um processo destinado à certificação da especialidade em fisioterapia pediátrica.[23]

As qualificações dos profissionais que trabalham com crianças portadoras de deficiência ganharam ênfase em 2004, com a reautorização da IDEA, e são uma questão crescentemente preocupante para as diversas agências e associações. Uma força-tarefa da American Physical Therapy Association (APTA) estabeleceu inicialmente as competências para os fisioterapeutas na intervenção precoce, que foram publicadas em 1991 e atualizadas por Effgen e Chiarello em 2006.[24] Esses autores também publicaram competências atualizadas para fisioterapeutas que trabalham nas escolas (5-21 anos).[25] Os autores usaram um processo de quatro etapas para definir as nove áreas de competência principais para fisioterapeutas que atuam em ambientes educacionais, listadas a seguir:

1. Contexto da prática terapêutica no cenário educacional.
2. Bem-estar e prevenção.
3. Colaboração em equipe.
4. Exame e avaliação.
5. Planejamento.
6. Intervenção.
7. Documentação.
8. Administração.
9. Pesquisa.

Habilidades e competências específicas são destacadas para cada uma das nove áreas de competência em conformidade com o *Guia para a prática da fisioterapia* (*Guide to Physical Therapist Practice*),[26] e também com o modelo da Classificação Internacional de Funcionalidade, Incapacidade e Saúde (CIF).[27] Clínicos que desejam atuar no cenário educacional ou estudantes que se preparam para uma rotação clínica em um cenário escolar podem usar essa informação para se preparar para uma entrevista, aprimorar o conhecimento básico sobre os serviços educacionais, avaliar as necessidades de desenvolvimento profissional, e priorizar um plano de desenvolvimento profissional.

A The Association for Persons with Severe Handicaps (TASH), uma associação internacional de pessoas com deficiência que defende amplamente a inclusão, desenvolveu a *Resolution on Preparation of Related Services Personnel for Work in Educational Settings*.[28] A resolução TASH é voltada para o preparo de prestadores de serviços relacionados em nível universitário, e aborda as competências tanto no nível iniciante como no nível avançado, de modo abrangente. Em todas as áreas de competências dessa resolução, enfatiza-se a maximização da participação e o envolvimento significativo, na escola e na comunidade, para crianças com deficiência.

Criança com deficiência	Criança "com retardo mental, comprometimento auditivo (incluindo surdez), comprometimento de fala ou linguagem, comprometimento visual (incluindo cegueira), distúrbios emocionais sérios, comprometimento ortopédico, autismo, lesão cerebral traumática, outros comprometimentos de saúde ou dificuldades de aprendizagem específicos... que, por essas razões, necessita de educação especial e serviços relacionados."[1]
Criança com deficiência para crianças de 3 a 9 anos (ou qualquer subgrupo dessa faixa etária)	"... pode, a critério do Estado e da agência educacional local, incluir uma criança que apresenta atrasos de desenvolvimento, conforme definição do Estado e identificação por meio de instrumentos e procedimentos de diagnóstico adequados, em uma ou mais das seguintes áreas: desenvolvimento físico, desenvolvimento cognitivo, desenvolvimento de comunicação, desenvolvimento social ou emocional, ou desenvolvimento adaptativo... e que, por essas razões, necessita de educação especial e serviços relacionados."[1]
Serviços relacionados	"... transporte e serviços de desenvolvimento, correção e suporte (incluindo patologia de linguagem discursiva e serviços de audiologia; serviços de interpretação; serviços psicológicos; fisioterapia e terapia ocupacional; recreação, incluindo recreação terapêutica; serviço social; serviços de enfermaria escolar destinados a permitir que uma criança com deficiência receba educação pública gratuita apropriada conforme descrito no Programa de Educação Individualizado [PEI]; serviços de aconselhamento, incluindo aconselhamento de reabilitação; serviços de orientação e mobilidade; e serviços médicos, exceto aqueles serviços com o propósito somente de diagnóstico e avaliação) conforme for requerido para auxiliar uma criança com deficiência a se beneficiar de educação especial, e inclui identificação precoce e avaliação das condições de deficiência em crianças."[1]
Educação especial	"... instrução designada especificamente, sem custo aos pais, para atender às necessidades únicas de uma criança com deficiência."[1]
Serviços e auxílios suplementares	"... auxílios, serviços e outros tipos de apoio que são oferecidos em aulas de educação regular ou outros arranjos relacionados à educação para permitir que crianças com deficiência possam receber educação junto com crianças sem deficiências o máximo de tempo apropriado..."[1]

Encaminhamento

O encaminhamento para avaliação para determinar se uma criança é deficiente (conforme a definição legal) pode ser feito por um dos pais, uma agência estadual ou AEL. O encaminhamento para algum serviço relacionado, inclusive de fisioterapia, pode ser iniciado por qualquer um dos membros da equipe que cuida da criança, porém, um PEI deve ser desenvolvido para o estudante antes da iniciação de um serviço correlato. Os fisioterapeutas podem submeter a criança a uma triagem, como uma etapa preliminar, e ajudar a direcionar o processo de encaminhamento subsequente nesse sentido. O processo de encaminhamento pode ser incômodo, especialmente para a criança que ainda não recebe serviços de educação especial. Os resultados do levantamento realizado por Goodrich et al.[29] indicaram que o desenvolvimento de um formulário específico, o fornecimento de treinamento em um processo de tomada de decisão baseada em educação, e a implementação de serviços de suporte em sala de aula aumentaram significativamente o número de encaminhamentos apropriados para fisioterapia e terapia ocupacional ao longo de um período de 5 anos. Se for determinado que um estudante não é elegível para receber educação especial, o fisioterapeuta pode (de acordo com a conveniência da AEL) oferecer consulta limitada ao professor de sala de aula, ao professor de educação física ou aos pais.

Se a lei de prática (*practice act*) estadual para fisioterapia requer encaminhamento pelo médico para que o cliente tenha acesso à fisioterapia, então é necessário obter esse encaminhamento médico além das etapas de procedimentos destacadas pelas diretrizes legislativas. Nos estados com acesso direto, o encaminhamento médico é desnecessário, a menos que seja exigido por um pagador de terceiros (p.

ex., Medicaid). O encaminhamento pelo médico é recomendado para estudantes com necessidades médicas complexas, para formalização de um processo de comunicação necessária com o médico encaminhante. As crianças com deficiência frequentemente são atendidas por vários profissionais e agências sociais. A comunicação com outros profissionais envolvidos na prestação de assistência para a criança que está fora do ambiente educacional é decisiva, independentemente da decisão sobre o encaminhamento médico.

Avaliação

A IDEA requer uma "avaliação inicial individualizada e integral" para determinar se a criança tem deficiência e, se tiver, se esta limita de alguma forma a capacidade do estudante de se beneficiar pela educação especial ou participar integralmente no ambiente educacional.[1] Uma avaliação necessita do consentimento dos pais e deve ser concluída em 60 dias após o recebimento desse consentimento. A IDEA requer o uso de várias ferramentas de avaliação e estratégias para reunir informações funcionais, de desenvolvimento e acadêmicas. Uma importância crescente tem sido dada à legislação federal quanto ao uso de instrumentos de avaliação não discriminatória, aplicados na linguagem e na forma que mais provavelmente fornecerão informações precisas, por profissionais devidamente treinados, em conformidade com o propósito para o qual a confiabilidade e a validade foram estabelecidas, e em concordância com as instruções específicas ao instrumento usado.

Uma avaliação de fisioterapia pode ser parte da avaliação inicial para determinar a elegibilidade para recebimento de educação especial/serviços relacionados ou pode ser uma recomendação da equipe após o estabelecimento da eligibilidade. Uma avaliação de fisioterapia deve incluir elementos tradicionais, conforme sugerido pelo *Guide to Physical Therapist Practice*[26] ou outros modelos. Ao menos uma medida padronizada, seja com referência à norma ou com referência ao critério, é recomendada. Resumos de instrumentos de avaliação disponíveis para uso com crianças que apresentam atraso no desenvolvimento neuropsicomotor são disponibilizados no Capítulo 3 deste livro e também em outras publicações.[29] São instrumentos em uso comum no ambiente educacional:

1. *Teste de proficiência motora de Bruininks-Oseretsky, 2ª edição*[30] — um teste com referência na norma padronizado, para indivíduos na faixa etária de 4 a 21 anos, que variam de indivíduos com desenvolvimento normal a indivíduos com deficits moderados de habilidade motora. A bateria completa inclui oito subtestes: (1) coordenação motora fina, (2) integração motora fina, (3) destreza manual, (4) coordenação bilateral, (5) equilíbrio, (6) agilidade e velocidade ao correr, (7) coordenação do membro superior, e (8) força. Juntos, os itens fornecem um índice abrangente de proficiência motora adicionado de medidas separadas das habilidades motoras grossa e fina. Um *kit* de teste contém todos os itens necessários para a aplicação. A bateria completa requer cerca de 45 a 60 minutos para ser aplicada. Um formato reduzido inclui um subconjunto de itens a partir da bateria completa e pode ser usado como ferramenta de triagem. Estudos de validação clínica foram conduzidos com crianças com autismo de alto funcionamento, distúrbio de coordenação do desenvolvimento, e comprometimento intelectual leve a moderado.
2. *Avaliação da participação e do trabalho das crianças (Children's Assessment of Participation and Employment [CAPE]) e Preferências por atividades de crianças (Preferences for Activities of Children [PAC])*[31]— um questionário de avaliação do estudante que considera cinco dimensões de participação: (1) recreativa, (2) física, (3) social, (4) baseada na habilidade, e (5) autoaprimoramento. O CAPE documenta a participação diária da criança, enquanto o PAC explora as atividades preferidas das crianças. Ambos são planejados para uso com estudantes de 6 a 21 anos de idade. O CAPE demora cerca de 30 a 45 minutos para ser aplicado, enquanto o PAC demora cerca de 15 a 20 minutos.
3. *Medida da função motora grossa* (GMFM, na sigla em inglês)[32] — uma medida observacional baseada em critérios, projetada e validada para uso por fisioterapeutas pediátricos como forma de avaliação para estimar alterações ocorridas ao longo do tempo na função motora grossa de crianças com paralisia cerebral. A GMFM foi validada para uso com crianças e adolescentes que sofreram lesão cerebral traumática,[33] tendo sido constatado que se trata de uma medida confiável quando aplicada a crianças com osteogênese imperfeita.[34] Tam-

bém pode ser apropriada para outras populações. A GMFM foi projetada para crianças cujas habilidades motoras estão no mesmo nível ou abaixo do nível das habilidades motoras de uma criança de 5 anos sem deficiência motora. A função motora é avaliada em cinco dimensões: (1) deitar e rolar, (2) sentar, (3) engatinhar e ajoelhar, (4) ficar em pé, e (5) andar, correr e saltar. O desempenho com ou sem dispositivo(s) auxiliar(es) podem ser avaliados e comparados. A opção de delinear áreas-alvo entre as cinco dimensões aumenta a sensibilidade do teste à alteração em um determinado indivíduo. A GMFM-88 contém 88 itens, enquanto uma versão mais recente e resumida, a GMFM-66, contém apenas 66 itens (extraídos dos 88 itens originais) e pode ser pontuada eletronicamente.

4. *Oportunidades de mobilidade via educação* (MOVE, na sigla em inglês)[35] — um currículo integral desenvolvido especificamente para crianças com deficiência grave, com idade acima de 7 anos e que não desenvolveram as habilidades físicas necessárias para sentar de modo independente, realizar ortostatismo ou marcha recíproca. O currículo é planejado como uma abordagem abrangente e interdisciplinar para ensinar os estudantes a alcançarem as habilidades motoras funcionais necessárias à vida adulta nos ambientes domiciliar e comunitário. O Top-Down Motor Milestone Test, parte do currículo MOVE, consiste em uma ferramenta de avaliação baseada em entrevista que avalia o desempenho da criança em 16 categorias de função motora básica.
5. *Avaliação da função na escola*[36] — instrumento de pesquisa padronizado com referência no critério que usa as respostas de um ou mais indivíduos familiarizados com a função da criança no ambiente educacional como base para a atribuição de escores. Os itens abarcam uma gama abrangente de comportamentos funcionais classificados em cinco áreas: (1) participação, (2) suporte para tarefa, (3) desempenho de atividades, (4) tarefas físicas, e (5) tarefas cognitivas/comportamentais. O conteúdo é especificamente relevante para crianças com deficiência física ou sensorial e pode revelar padrões de força e fraqueza. Os itens individuais do teste são redigidos em termos comportamentais mensuráveis que permitem convertê-los facilmente para metas PEI. Completar a avaliação inteira pode ser demorado (cerca de 2 horas), mas isso é fortemente recomendado como básico. As seções individuais também podem ser aplicadas separadamente.
6. *Medida dos resultados escolares*[37] — conjunto de dados mínimos, comparável à Medida de independência funcional para crianças (Functional Independence Measure for Children [WeeFIM]),[38] porém específico para o ambiente educacional e que pode ser usado para medir dados de resultados baseados na população (informação sobre habilidades funcionais e demográficas) de estudantes de primário e secundário (faixa etária de

3 a 21 anos) que recebem terapia ocupacional ou fisioterapia baseada na escola. Os autores publicaram informação sobre a validade do conteúdo e confiabilidade interavaliadores, e continuam a determinar as propriedades psicométricas da medida.[39]

7. *Teste de desenvolvimento motor grosso 2*[40] — medida com referência na norma das habilidades motoras grossas em crianças de 3 a 10 anos de idade que estão significativamente atrás das crianças da mesma faixa etária, em termos de desenvolvimento de habilidade motora grossa. Os resultados produzem escores-padrão, escores de percentis e equivalentes de idade. Ilustrações/descrições detalhadas e a disponibilidade de um *kit* de teste padronizam a aplicação. O teste pode ser aplicado em cerca de 20 minutos.

Além do componente com referência no critério ou referência na norma padronizado, a avaliação deve incluir um componente ecológico ou avaliação da capacidade do estudante de participar e ser beneficiado pelo ambiente e atividades educacionais. Uma avaliação ecológica é uma abordagem que enfoca as atividades necessárias para que um estudante seja funcional em vários ambientes, bem como as habilidades necessárias para desempenhar as atividades específicas. Entre os exemplos de avaliação ecológica, podem estar o relato do nível de assistência, tempo, disposição e/ou adaptações necessárias para o estudante:

- Acessar o ônibus escolar como meio de transporte;
- Entrar e sair do banheiro, inclusive fazer a higiene;
- Comer/abrir caminho no ambiente de uma lanchonete; e
- Lidar com corredores, portas e escadas.

Como parte da avaliação ecológica, o fisioterapeuta pode ter de completar a tarefa de analisar as atividades realizadas pelo estudante de forma rotineira na escola, com o objetivo de identificar áreas específicas de necessidade que devem ser abordadas para melhorar o nível de independência do estudante.[41] A avaliação ecológica também pode fornecer informação básica a partir da qual é possível estabelecer e medir metas (p. ex., comparação da velocidade da caminhada nos corredores da escola elementar entre um estudante com deficiência e crianças da mesma faixa etária sem deficiência).[42]

No ambiente educacional, é especialmente importante que o fisioterapeuta interprete os resultados dos testes para outros membros da equipe. Dependendo de suas experiências anteriores, os membros da equipe podem ter níveis variáveis de conhecimento sobre os conceitos e termos comuns para o fisioterapeuta. A documentação dos testes também devem ser escritas em linguagem que possa ser compreendida por profissionais que não sejam da área da saúde.[1]

Elegibilidade para serviços relacionados segundo a IDEA

Determinar quem é elegível para receber os serviços relacionados ao ambiente educacional é muitas vezes um processo desafiador. As decisões sobre relevância educacional são tomadas pela equipe e não por um prestador de serviços. É importante lembrar que os serviços relacionados dão suporte ao processo educacional e não ao bem-estar médico da criança, e esses serviços relacionados são prestados para ajudar uma criança a se beneficiar da educação especial. Segundo os provimentos da IDEA, se uma criança não necessita de educação especial, não é elegível para receber serviços relacionados. A determinação da elegibilidade pode variar significativamente de um estado para outro, de modo que o fisioterapeuta que atua no contexto educacional deve estar familiarizado com os padrões de elegibilidade estabelecidos pelo estado em que atua.

Diante de restrições financeiras, escassez de funcionários de fisioterapia e responsabilidade legal, muitos estados lutam para aprimorar a objetividade do processo para determinação da elegibilidade sem perder o mandato para os planos de programa individualizados. Como resultado, vários estados americanos estão desenvolvendo ferramentas de raciocínio clínico para auxiliar as equipes de PEI na determinação das necessidades educacionais de serviços relacionados. Um exemplo atual são as Considerations for Educationally Relevant Therapy (CERT) para terapia ocupacional e fisioterapia.[43] Ferramentas como CERT são projetadas para serem usadas por fisioterapeutas ou terapeutas ocupacionais em colaboração com a equipe de PEI para ajudar a guiar a decisão quanto à relevância e necessidade dos serviços de fisioterapia e terapia ocupacional, bem como para guiar as decisões relacionadas com a intensidade e frequência dos serviços. Também há ferramentas adicionais inespecíficas para o ambiente escolar disponíveis para auxiliar os fisioterapeutas com o raciocínio clínico. O Hypothesis-Oriented Pediatric Focused Algorithm (HOP-FA), por exemplo, fornece uma estrutura ou guia passo a passo referente ao raciocínio clínico que emprega o modelo CIF.[44] Embora não forneça a mesma informação definitiva que o CERT, ele auxilia o terapeuta a identificar e priorizar as áreas de necessidade e o desenvolvimento de intervenções para abordar tais necessidades. Essas ferramentas são especialmente valiosas para os terapeutas que são novos na pediatria.

Elegibilidade segundo a Rehabilitation Act

A Rehabilitation Act[5] é um estatuto federal projetado para garantir que os indivíduos com deficiência tenham oportunidades iguais. Os provimentos da Rehabilitation Act geralmente são mais amplos do que os provimentos da IDEA e muitas vezes são usados como justificativa para expandir uma elegibilidade do estudante para o recebimento de serviços relacionados no ambiente educacional e/ou o escopo da intervenção. Ela garante que os estudantes com deficiência recebam educação apropriada mesmo que não haja necessidade de educação especial, além de ser uma fonte importante de suporte e fundos para crianças que não se qualificam para os serviços sob outros atos legislativos. Estudantes que recebem serviços sob os provimentos da Rehabilitation Act terão um plano 504, em vez de PEI.

Programa de educação individualizada (PEI)

Se a equipe identificar o estudante como elegível para o recebimento de serviços de educação, então o processo avança para o desenvolvimento de PEI. Um PEI deve ser desenvolvido em 30 dias contados a partir da determinação da elegibilidade. No desenvolvimento do PEI, a lei enfatiza a importância de considerar os pontos fortes da criança, as preocupações dos pais para com o aprimoramento da educação dos filhos, os resultados da avaliação inicial (ou mais recente), e as necessidades acadêmicas, de desenvolvimento e funcionais da criança. O programa escrito deve incluir:[1]

1. Declaração dos níveis atuais de desempenho acadêmico e funcional da criança, incluindo o modo como a deficiência da criança afeta o envolvimento e progresso da criança no currículo de ensino geral (ou para crianças pré-escolares, a participação da criança em atividades apropriadas para a idade).
2. Declaração das metas anuais mensuráveis, incluindo as metas acadêmicas e funcionais projetadas para capacitar a criança a progredir no currículo de ensino geral, e atender a cada uma das outras necessidades educacionais da criança resultantes de sua deficiência.
3. Descrição do avanço da criança rumo ao atendimento das metas anuais.
4. Declaração da educação especial, bem como dos serviços relacionados, auxílios suplementares e serviços (baseados em pesquisa revisada por pares à extensão da prática) a serem fornecidos. Explicação da extensão, se houver, da qual a criança não participará com as crianças sem deficiência nas aulas e outras atividades regulares.

5. Declaração das adaptações necessárias para medir o desempenho acadêmico e funcional da criança nas avaliações estaduais e distritais. As acomodações e modificações normalmente são incluídas na parte de serviços e cuidados suplementares do PEI.
6. Dados projetados para o início dos serviços e modificações descritos, bem como a frequência, localização e duração antecipadas desses serviços e modificações.
7. Iniciar antes do 1º PEI para fins de efetividade, quando a criança tiver 14 anos, e atualizar anualmente as metas pós-secundárias mensuráveis apropriadas para a idade relacionadas com treino, educação, trabalho e, quando apropriado, com habilidades de vida independente; bem como os serviços de transição necessários para auxiliar a criança a alcançar essas metas.

No *website* do United States Department of Education, há um formulário que destaca o conteúdo de PEI requerido pela IDEA (http://www.ed.gov/policy/speced/guid/idea/modelform-iep.doc).[45] Os fisioterapeutas são normalmente responsáveis pelos seguintes dados de PEI:

1. Uma declaração dos níveis atuais de desempenho funcional da criança (incluindo uma declaração do progresso em relação à meta anual do ano anterior, quando apropriado).
2. Desenvolvimento de meta(s) anual(is) mensurável(is) centralizada(s) na criança, se houver indicação (Tab. 21.3).
3. Recomendações para os níveis de serviços, incluindo frequência, duração e localização.
4. Recomendações para auxílios e serviços suplementares (exemplos fornecidos na Tab. 21.2).

Um PEI deve ser revisto pelo menos a cada ano e revisado conforme seja apropriado.[1] A IDEA traz a opção de desenvolver "um PEI abrangente de diversos anos, sem exceder os 3 anos que devem coincidir com os pontos de transição natural para a criança".[1] Essas transições incluem a transição da pré-escola para o ensino fundamental I, do fundamental I para o fundamental II, do fundamental II para o ensino médio, e, por fim, do ensino médio para o pós-ensino médio.

Algumas ressalvas de procedimento são estipuladas e os estados devem estabelecer os mecanismos para o devi-

TABELA 21.2 ▸ Exemplos de recomendações para auxílios suplementares				
Adaptação	Local	Frequência	Data de início	Duração
Permitir que James saia da sala de aula 3 minutos antes, a fim de evitar a lotação dos corredores.	Todas as aulas	Diária, para mobilidade nos corredores	01/05/2014	30/04/2015
Usar uma cadeira adaptada para compensar a estabilidade postural diminuída.	Sala de aula	Diária, para atividades na mesa de trabalho	20/03/2015	19/03/2016
Modificar a distância e/ou o tempo alocado para concluir tarefas na aula de EF (p. ex., correr 12 m, em vez de 30 m).	Ginásio	Semanal, na aula de EF	17/05/2016	16/05/2017

do processo, mediação e apelo. Exige-se que os estados estabeleçam indicadores quantificáveis em áreas prioritárias especificadas e relatem dados sobre os resultados. Uma área de enfoque federal contínuo é a evidência de que a educação é fornecida em um ambiente minimamente restritivo, e que nenhuma atividade discriminatória ocorre em relação às minorias.

➤ Prestação de serviços para bebês/crianças em fase de engatinhar (Parte C)

A Parte C da IDEA descreve bebês e crianças com deficiência em fase de engatinhar e os serviços que lhes são prestados. A IDEA reconhece que há desenvolvimento cerebral significativo nos primeiros 3 anos de vida e que a intervenção precoce é importante para intensificar o desenvolvimento, diminuir os gastos educacionais para a sociedade e maximizar a habilidade dos indivíduos com deficiência de viverem de forma independente.

Embora os princípios básicos da IDEA sejam os mesmos para essa faixa etária e para crianças maiores, há diferenças importantes. Como os prestadores dos serviços de intervenção precoce eram muito mais diversificados, o governo federal dos EUA permitiu que houvesse mais critério em nível estadual na Parte C. Cada estado deve usar a assistência federal "para desenvolver e implementar um sistema interagências que englobe todo o estado, abrangente, coordenado e multidisciplinar...", estruturado por um conselho de coordenação interagências (Interagency Coordinating Council).[1] O conselho deve se reunir pelo menos a cada três meses e sua composição deve incluir pais (20% ou mais dos membros), prestadores públicos ou privados de serviços de intervenção precoce (20% ou mais dos membros), e pelo menos um representante da legislatura estadual, do programa Medicaid estadual, e das agências de bem-estar responsáveis por impulsionar o tratamento, a saúde mental das crianças e as crianças desabrigadas.

A IDEA obriga os estados americanos a desenvolverem políticas e procedimentos específicos para crianças com menos de 3 anos de idade que sofreram negligência ou abuso sexual, emocional ou físico evidenciado, ou que foram afetadas pelo vício em substâncias ilícitas ou sintomas de abstinência resultantes da exposição pré-natal a drogas. A APTA publicou uma monografia, o *Guidelines for Recognizing and Providing Care for Victims of Child Abuse*, e a incorporou ao seu centro de aprendizado com a opção de ganhar crédito de educação continuada por aquisição.[46] Trata-se de um recurso importante.

Os serviços identificados para intervenção precoce são expansivos e incluem fisioterapia, terapia ocupacional, fonoaudiologia, serviços e dispositivos de tecnologia assistiva, psicologia, aconselhamento e orientação familiar, serviços de diagnóstico médico, instrução especial, assistência social, visão, audição, e transporte relacionado. Assim como para as crianças maiores, uma condição importante é que

os serviços devem ser prestados em um ambiente natural que, para bebês e crianças em fase de engatinhar, é normalmente em casa ou nas creches.

As definições importantes contidas na Parte C incluem:[1]

Bebê ou criança de risco em fase de engatinhar	"...uma criança com menos de 3 anos de idade que estaria em condição de risco de apresentar atraso significativo do desenvolvimento neuropsicomotor, caso os serviços de intervenção precoce não lhe fossem prestados".
Bebê ou criança com deficiência em fase de engatinhar	"...uma criança com menos de 3 anos de idade que precisa de serviços de intervenção precoce por apresentar atraso do desenvolvimento neuropsicomotor, medido por meio de procedimentos e instrumentos diagnósticos apropriados, envolvendo uma ou mais áreas do desenvolvimento cognitivo, desenvolvimento físico, desenvolvimento da comunicação, desenvolvimento social ou emocional, e desenvolvimento adaptativo..." ou "que tenha recebido diagnóstico de uma condição física ou cognitiva com alta probabilidade de resultar em atraso do desenvolvimento neuropsicomotor; e... também pode incluir, a critério dos estados, os bebês de risco..."
Atraso do desenvolvimento neuropsicomotor	Definido por cada estado

Avaliação segundo a Parte C

Os mesmos mandatos federais e diretrizes para avaliação se aplicam sob a Parte C. Para essa população mais jovem, porém, os fisioterapeutas podem usar outros instrumentos de avaliação descritos no Capítulo 3, incluindo:

1. *Bayley Scales of Infant and Toddler Development, Third Edition (Bayley III)*[47] — um teste com referência na norma padronizado que mede uma competência da criança em cinco domínios de desenvolvimento principais que correspondem àqueles estipulados na IDEA: (1) cognitivo, (2) linguagem, (3) motor, (4) socioemocional, e (5) comportamento adaptativo. Os fisioterapeutas normalmente completariam a escala motora.

2. *Peabody Developmental Motor Scales 2*[48] — um teste com referência na norma padronizado de habilidades motoras em crianças na faixa etária que vai do nascimento aos 5 anos. Seis subtestes avaliam as habilidades motoras nas seguintes áreas: reflexos, marcha estacionária, locomoção, manipulação de objetos, preensão e integração visuomotora. A avaliação é suplementada por um programa de atividades motoras com objetivos instrucionais, motivos para ensinar a habilidade, exemplos de habilidades relacionadas conforme ocorrem no ambiente natural, e estratégias instrucionais sugeridas.

3. *Inventário de avaliação pediátrica de incapacidade*[49] — instrumento de avaliação funcional para crianças com deficiência na faixa etária de 6 meses a 7 anos. Baseado

em uma entrevista realizada com o cuidador principal, o inventário mede o estado funcional e as alterações ocorridas em três domínios: autocuidado, mobilidade e função social. É feita a atribuição de pontuação para indicar o nível de habilidade funcional, a quantidade requerida de assistência do cuidador, e as modificações ou equipamento adaptado usado.

Infant Family Service Plan

O Infant Family Service Plan (IFSP) é o equivalente do PEI para crianças maiores. O IFSP deve ser desenvolvido por uma equipe multidisciplinar que abranja os pais e deve incluir uma descrição dos serviços de transição apropriados (p. ex., transição da Parte C para a Parte B aos 3 anos de idade). O IFSP deve ser avaliado uma vez por ano, mas deve ser revisado com os familiares a intervalos de 6 meses, ou com mais frequência quando apropriado. A oportunidade de avaliação, desenvolvimento de IFSP e iniciação de serviços é essencial. O IFSP deve incluir no mínimo os seguintes elementos:[1]

1. Declaração dos níveis atuais de desenvolvimento físico (visão, audição, motor e saúde), desenvolvimento cognitivo (pensamento, raciocínio, aprendizado), desenvolvimento da comunicação (responder, compreender, usar a linguagem), desenvolvimento social ou emocional (sentimentos, brincadeiras, interação) e desenvolvimento adaptativo (banho, alimentação, vestuário etc.) do bebê/criança em fase de engatinhar com base em critérios objetivos.
2. Declaração dos recursos, prioridades e preocupações da família relacionados com a melhora do desenvolvimento de seu bebê/criança com deficiência em fase de engatinhar.
3. Declaração dos resultados mensuráveis ou dos resultados que se espera alcançar para o bebê/criança em fase de engatinhar e a família, bem como os critérios, procedimentos e linhas do tempo usadas para determinar o grau do avanço feito no sentido de alcançar os resultados, e se as modificações ou revisões dos resultados ou serviços são necessárias.
4. Declaração de serviços de intervenção precoce específicos, com base em pesquisa revisada por pares necessária para atender às necessidades individuais, incluindo frequência, intensidade e método de prestação de serviços.
5. Declaração dos ambientes naturais em que os serviços de intervenção precoce serão devidamente prestados.
6. Dados projetados para iniciação de serviços e extensão, duração e frequência previstas dos serviços.
7. Identificação do coordenador do serviço a partir da profissão mais imediatamente relevante para as necessidades do bebê/criança em fase de engatinhar e sua família.
8. As etapas a serem seguidas para sustentar a transição da criança com deficiência em fase de engatinhar para a pré-escola ou outros serviços apropriados (que devem incluir um plano formal e a conferência da equipe com 3 a 9 meses de antecedência em relação à transição prevista).
9. Provimento para consentimento dos pais.

Desenvolvimento de programa/intervenção segundo as Partes B e C

Colaboração significativa com os pais

O envolvimento dos pais no processo de planejamento favorece o enfoque das metas funcionais significativas para a criança e sua família, bem como a consideração das necessidades individuais da criança em um contexto mais amplo. Os fisioterapeutas compartilham com outros profissionais a responsabilidade de garantir que os pais tenham consciência de seus direitos e sejam incentivados a serem participantes ativos no planejamento de programas para seus filhos. A adesão aos princípios da assistência centralizada na família exige que sejam empreendidos todos os esforços necessários para personalizar a comunicação das necessidades individuais de cada família parceira. Os pais e seus filhos podem se sentir oprimidos pelo processo de planejamento e podem necessitar de orientação pra facilitar seu envolvimento significativo no planejamento. Existem vários instrumentos disponíveis que conferem estrutura e orientação ao processo: (1) McGill Action Planning System (MAPS),[50] (2) Choosing options and Accommodations for Children (COACH),[51] (3) Canadian Occupational Performance Measure,[52] (4) Planning Alternative Tomorrows with Hope (PATH),[53] e (5) Transition Planning Inventory-2.[54]

Objetivos de PEI/IFSP

A IDEA requer "objetivos anuais mensuráveis" como parte do PEI e uma declaração dos "resultados mensuráveis ou que se espera alcançar" para o bebê/criança em fase de engatinhar e seus familiares, como parte do IFSP.[1] Os objetivos em curto prazo não são exigidos pela legislação federal vigente, embora as regulamentações estaduais possam variar. De modo ideal, as metas do PEI/IFSP são desenvolvidas pela equipe em um processo colaborativo e não por disciplinas específicas isoladamente. Redigir metas significativas é uma estrutura importante para a prestação de serviços, mas pode ser um desafio. Os objetivos bem desenvolvidos devem ser:[55]

1. Educacionalmente relevantes e conectados aos padrões estaduais.
2. Funcionais (i. e., aumentarão a habilidade do estudante de interagir com pessoas e objetos no ambiente diá-

rio, e terão que ser colocados em prática por mais alguém, caso o estudante não consiga).

3. Estabelecidos como comportamentos que o estudante demonstrará (i. e., não aquilo que será feito com ou para o estudante, nem aquilo que o estudante possa pensar ou sentir).

4. Mensuráveis, incluindo critérios de desempenho, condições, frequência da coleta de dados e prazo para realização. *Nota:* uma habilidade é mensurável se puder ser vista e/ou ouvida, contada diretamente (medidas de frequência, duração ou distância), e se prestar à determinação de critérios de desempenho. As condições para o desempenho devem ser estabelecidas com clareza.

5. Práticos (i. e., o trabalho na habilidade pode ser integrado às rotinas diárias).

6. Conectados à avaliação, que é válida e confiável, quando possível.

7. Generalizáveis (i. e., a habilidade identificada representa um conceito geral, em oposição a uma tarefa em particular, permite as adaptações individuais e modificações de várias condições incapacitantes, e pode ser generalizada ao longo dos contextos, materiais e pessoas).

Dole et al.[56] usaram a técnica de Delphi para estabelecer um consenso entre uma amostra de profissionais de terapia ocupacional e fisioterapia especializados nas características necessárias para que os objetivos de PEI sejam educacionalmente relevantes, mensuráveis e apropriados em termos de conteúdo (Tab. 21.3). As características com pelo menos 90% de concordância incluem:

1. Mensurabilidade — os objetivos do PEI devem:
   A. Usar um método identificado para medir aquilo que foi alcançado.
   B. Descrever um comportamento ou habilidade funcional observável.
   C. Usar ferramentas/estratégias de medida aceitáveis e válidas.

D. Especificar o nível ou quantidade de assistência necessária por indícios.

2. Relevância educacional — os objetivos do PEI devem:
   E. Intensificar a função escolar ou a habilidade da criança na escola.
   F. Ser facilmente compreensível por todos os envolvidos.

3. Conteúdo geral — os objetivos do PEI devem:
   G. Ser bem definidos, específicos, claros e sem jargões.
   H. Estar relacionados com uma habilidade funcional ou educacional.
   I. Ser realistas e alcançáveis dentro do mesmo prazo.
   J. Estar relacionados com metas em longo prazo.
   K. Enfocar a criança.

Educação inclusiva

A IDEA exige que os estados desenvolvam políticas e procedimentos para garantir, da forma mais apropriada possível, que as crianças com deficiência, inclusive as crianças nas instituições públicas ou privadas ou em outras instituições de assistência, sejam educadas com as crianças sem deficiência; e as salas de aula especiais, o ensino separado ou outro tipo de remoção das crianças com deficiência do ambiente educacional regular somente ocorram quando a natureza ou gravidade da deficiência de uma criança seja tal que a educação em salas de aula regulares com o uso de auxílios e serviços suplementares não possa ser promovida de modo satisfatório. A terminologia usada na Parte B é "um ambiente minimamente restritivo" e, na Parte C, é "um ambiente natural".[1] O PEI ou IFSP devem identificar o ambiente minimamente restritivo ou natural onde os serviços serão prestados, ou justificar por que os serviços poderiam ser prestados em um ambiente mais isolado.

Estabelecer o suporte necessário, de modo a possibilitar que todo estudante com deficiência participe o máximo possível do ambiente educacional geral, é benéfico tanto para os estudantes com deficiência como para estudantes

TABELA 21.3 ▸ Componentes de uma meta de PEI e exemplos					
Condição	Estudante	Atividade	Critérios	Partes responsáveis	Básico e padrão
Descrever quando e onde a atividade ocorrerá	[nome]	Descrever a atividade desejada e o nível de prontidão-assistência	Indicar o nível de desempenho para a realização.	Quem coletará e relatará os dados?	Nível atual de desempenho da tarefa
Na transição entre atividades em sala de aula	Tiffany	Ficará na cadeira da sala de aula recebendo apenas comandos verbais	Em pelo menos 3 de 5 triagens diárias por semana, ao longo de 4 coletas de dados semanais consecutivas.	Assistente de cuidados pessoais, professor, fisioterapeuta	Assistência física mínima (State Academic Standard #)
Ao andar em fila da sala de aula até a lanchonete	Joey	Manterá a velocidade da caminhada para acompanhar o ritmo dos colegas até o máximo de um comando verbal direto	Em pelo menos 3 de 4 triagens ao longo de 4 coletas de dados semanais consecutivas	Professor, assistente de cuidados pessoais, fisioterapeuta	4 comandos físicos (State Academic Standard #)

sem deficiência. Entretanto, isso impõe desafios singulares a todos os prestadores de serviço. A colocação mais apropriada poderia ser qualquer uma das seguintes: (1) salas de aula regulares com auxílio; (2) uma colocação primária em sala de aula para crianças com necessidades especiais, todavia com inclusão para música, horários de refeição e outras atividades, conforme apropriado; (3) uma escola alternativa com serviços especializados e processos para crianças com diagnósticos similares (p. ex., autismo); ou (4) serviços domiciliares (p. ex., uma criança medicamente frágil).

Modelos de prestação de serviço

Vários autores empregam diferentes terminologias para descrever modelos de serviços de fisioterapia no contexto educacional, porém, as categorias comumente referidas são (1) direta, (2) indireta (monitoramento) e (3) assessoria.[57] Embora essas categorias sejam descritas separadamente a seguir, costumam ocorrer ao mesmo tempo como componentes complementares de um plano individual de intervenção abrangente para um estudante.

- O *serviço direto* envolve intervenção prática diretamente a partir do fisioterapeuta ou do assistente de fisioterapia. O serviço direto pode ser oferecido de modo isolado (p. ex., em uma área de tratamento de fisioterapia à parte) ou integrado (prestado em um contexto de rotinas/atividades normais em ambientes minimamente restritivos ou naturais). Na IDEA, os mandatos para serviço em ambientes inclusivos o torna preferencial para a integração da fisioterapia direta. As necessidades das crianças individualmente, todavia, podem ser mais bem atendidas em uma área isolada por meio de um modelo "*pull-out*" de prestação de serviço. Isso pode ser válido para uma criança que seja facilmente distraída ou em uma sala de aula onde a terapia poderia ser inquietante para outras crianças. A necessidade de equipamento especial ou preocupações com segurança podem ser fatores adicionais. Os horários podem ser uma das limitações do modelo de serviço direto "*pull-out*", porque uma criança que esteja recebendo fisioterapia não está participando do currículo acadêmico normal;
- O *serviço indireto* (*monitoramento*) envolve o estabelecimento de um programa de tratamento para um estudante, instruindo outros a pô-lo em prática e monitorando o processo para garantir resultados positivos. O modelo indireto exige que os fisioterapeutas ensinem uns aos outros e "vendam" seu "produto" (i. e., a importância funcional da intervenção recomendada). Um estudo conduzido por Otto e Effgen,[58] apesar do escopo limitado, sugere que comportamentos de estabilidade inativos ocorram naturalmente em taxas elevadas e sejam integrados com facilidade a uma rotina

de sala de aula. Por outro lado, atividades que envolvem movimento, como caminhada, rastejamento ou transferência requerem assistência mais direta antes de serem integradas e praticadas;

- A *assessoria* envolve troca de informação com propósito definido e pode ser uma etapa preliminar efetiva na determinação da adequação de um encaminhamento ou na colaboração para a resolução de um problema. Bundy descreve a assessoria como "extraordinariamente poderosa" e a recomenda como forma primária de prestação de serviço para a maioria dos estudantes.[59]

A tomada de decisões sobre a prestação de serviços de fisioterapia é um processo complexo, guiado por numerosas considerações. Kaminker et al.[60] conduziram um levantamento nacional de fisioterapeutas pediátricos para explorar suas recomendações para modelos, contextos, frequência e intensidade de prestação de serviços, bem como os fatores que influenciaram sua tomada de decisão. Os terapeutas foram solicitados a tomar decisões clínicas baseadas em quatro casos clínicos que variaram por idade, capacidade cognitiva e condição. Os respondedores mostraram forte preferência por serviços diretos, especialmente para as crianças mais novas, bem como pelos serviços prestados em uma combinação de contextos naturais (integrados) e isolados. Os fatores que exerceram forte impacto sobre a tomada de decisão dos terapeutas foram os níveis funcionais e as metas dos estudantes. Entre os fatores de impacto mínimo, estavam a influência administrativa e as restrições orçamentárias. Um estudo de acompanhamento conduzido por alguns dos mesmos autores investigou o impacto da região geográfica sobre a tomada de decisão, e os resultados indicaram uma considerável variabilidade de recomendações ao longo das regiões.[61]

Em um levantamento de fisioterapeutas pediátricos que atuam na intervenção precoce, Sekerak et al.[62] constataram que nas práticas típicas os terapeutas selecionavam um modelo em sala de aula com maior frequência do que um modelo fora da sala de aula, porém, os fisioterapeutas são menos propensos a selecionar o modelo em sala de aula do que os terapeutas ocupacionais, fonoaudiólogos ou educadores especiais. Em um estudo mais recente, conduzido por Nolan et al.,[63] foi realizado um levantamento de terapeutas ocupacionais e fisioterapeutas pediátricos, cujos resultados indicaram que 55,3% das crianças recebiam a maior parte dos serviços em contextos isolados e 24,7% recebiam a maioria dos serviços em contextos integrados, com o restante igualmente misturado entre ambos os modelos.

Kingsley e Mailloux[64] conduziram uma revisão da literatura para determinar a efetividade de diferentes modelos de prestação de serviços para terapeutas ocupacionais que prestavam serviços de intervenção precoce e encontraram pouco consenso. Os pais estavam mais positivos com relação às abordagens centralizadas na família e baseadas na rotina. Uma revisão sistemática da pesquisa existente indicou que fatores relacionados à prestação de serviços não parecem exercer efeito significativo sobre os resultados de fala e linguagem em crianças pequenas.[65] Mais evidências se fazem necessárias para guiar as recomendações de prática ideal.

Papel do assistente de fisioterapeuta

A seção sobre pediatria abordou o papel do assistente de fisioterapeuta no provimento de fisioterapia pediátrica em uma declaração de posicionamento formal aprovada pelo APTA Board Review Committee em abril de 1997.[66] A declaração sustenta as qualificações dos assistentes de fisioterapeuta para auxiliar no provimento de serviços de fisioterapia pediátrica, com exceção dos serviços destinados a crianças fisiologicamente instáveis. O nível de supervisão requerido para os assistentes de fisioterapeuta varia de modo significativo entre os estados americanos, por isso é imperativo que o fisioterapeuta e os assistentes de fisioterapeuta estejam familiarizados com as exigências de supervisão destacadas no Practice Act de seus estados. O Pennsylvania Practice Act, por exemplo, estabelece que "quando a assistência for prestada [por um fisioterapeuta assistente] a um indivíduo em um contexto de pré-escola, escola de ensino fundamental, ensino médio ou outros contextos educacionais similares, um fisioterapeuta licenciado fará uma visita no local e examinará o paciente a intervalos de pelo menos quatro visitas ou a cada 30 dias, o que ocorrer primeiro".[67] Por outro lado, o New Jersey Practice Act estabelece que "o fisioterapeuta licenciado supervisor permanecerá no mesmo edifício ou, onde a fisioterapia for prestada em vários edifícios contíguos, em um deles, enquanto o assistente de fisioterapeuta licenciado estiver prestando atendimento".[68]

Tecnologia assistiva

A tecnologia assistiva apropriada para indivíduos com deficiência permite que eles exerçam maior controle sobre suas vidas e tenham uma participação mais completa em suas casas, escolas, ambientes de trabalho e comunidades. Como definido na IDEA, um dispositivo de tecnologia assistiva é "... qualquer item, peça de equipamento ou sistema de produto, seja comercialmente adquirido pronto para uso, modificado ou personalizado, que é usado para aumentar, manter ou aprimorar as capacidades funcionais de uma criança com deficiência".[1] Os dispositivos de tecnologia assistiva incluem itens como aparelhos de comunicação, equipamento adaptado (p. ex., prancha ortostática, cadeiras de rodas), dispositivos de controle ambiental, computadores adaptados e *softwares* especializados.[1] A Lei de tecnologia assistiva (Assistive Technology Act ["Tech Act"]), originalmente decretada em 1988, foi mais recentemente reautorizada, em 2004, e é provável que venha a

ser revisada para coincidir com a próxima reautorização da IDEA.[15]

Um serviço de tecnologia assistiva é "... qualquer serviço que auxilie diretamente uma criança com deficiência na seleção, aquisição ou uso de dispositivo de tecnologia assistiva".[1] Os serviços incluem a avaliação das necessidades da criança; aquisição de dispositivo (p. ex., compra ou aluguel); seleção, delineamento, ajuste, adaptação, aplicação, manutenção/reparo; coordenação de outros serviços/intervenções; treinamento ou assistência técnica para a criança/família; e prestadores de serviços ou empregadores.

Os fisioterapeutas muitas vezes se envolvem com outros membros da equipe na seleção e uso de tecnologia assistiva, sendo isso um papel decisivo. Existem milhares de itens disponibilizados por vários vendedores a um custo normalmente alto. É imperativo que as decisões referentes à tecnologia assistiva considerem as necessidades individuais da criança e de sua família, o ambiente em que o equipamento será usado, os recursos financeiros, o treinamento dos cuidadores, segurança, evidência de suporte para uso, e potencial uso da tecnologia por outras crianças. Os terapeutas devem estar cientes dos recursos de tecnologia assistiva disponíveis no estado, que podem incluir especialistas para auxiliar na avaliação e seleção de dispositivos apropriados ou centros que emprestam equipamento em caráter experimental.

O fisioterapeuta precisará ter conhecimento sobre muitos tipos de tecnologia assistiva, contudo, o ortostatismo com apoio é uma área particularmente importante, mas controversa. Os programas de ortostatismo com apoio muitas vezes são recomendados para estudantes no ambiente educacional, todavia, faltam evidências que sustentem a dosagem efetiva. Com base em uma revisão sistemática de 687 estudos e seus julgamentos clínicos, Paleg et al.[69] fizeram em 2013 as seguintes recomendações clínicas: programas de ortostatismo de 5 dias por semana afetam positivamente a densidade mineral óssea (60 a 90 minutos/dia); a estabilidade do quadril (60 minutos/dia em 30 a 60 graus de abdução total bilateral do quadril); amplitude de movimento do quadril, joelho e tornozelo (45 a 60 minutos/dia); e espasticidade (30 a 40 minutos/dia).

Planejamento da transição

A IDEA identifica dois períodos de transição críticos para crianças com deficiência e determina que a equipe de PEI ou IFSP faça um planejamento efetivo orientado para os resultados. Os períodos identificados são a transição dos serviços de intervenção precoce abrangidos na Parte C para os programas pré-escolares englobados na Parte B, e a transição da escola para a vida em comunidade. A transição normalmente resulta em novos profissionais que trabalham com a criança e sua família, um ambiente novo e uma agência-líder nova com políticas e processos novos. Isso pode ser bastante estressante para as crianças e suas famílias. A transição para a vida em comunidade pode ser especialmente difícil para os estudantes com deficiência grave/profunda, por causa da falta de recursos.[70]

O objetivo do planejamento da transição deve ser garantir a continuidade do serviço, minimizar a perturbação da criança e de sua família, e promover uma prestação de serviços ótima. Para a transição da intervenção precoce (Parte C) para a escola pública, o modelo STEPS (Sequenced Transition to Education in the Public Schools) é útil para facilitar a colaboração interangência nos níveis estadual e local.[71] Os componentes do modelo STEPS incluem a criação de uma estrutura administrativa responsiva, envolvimento ativo das famílias, preparação da criança e treinamento da equipe para que esta possa facilitar efetivamente o processo. O *website* Florida's Transition Project for Infants, Young Children and Their Families fornece recursos valiosos.[72]

Os fisioterapeutas podem e devem exercer papel ativo no planejamento de transição. Um estudo conduzido por Myers e Effgen[73] forneceu os mesmos dados preliminares sobre a participação do fisioterapeuta nas transições do início da infância. Em seu levantamento de fisioterapeutas pediátricos, esses pesquisadores encontraram níveis variáveis de participação ao longo dos contextos, porém, a maioria dos respondedores (54,8%) acreditava não estar participando totalmente do processo de transição. As barreiras percebidas incluíam falta de tempo e falta de suporte administrativo para o envolvimento. Apenas 16,6% dos respondedores tinham recebido treinamento em transição.

Reavaliação

As diretrizes gerais para reavaliação de uma criança com deficiência não são mais frequentes que uma vez por ano e pelo menos a cada 3 anos, a menos que os pais e a AEL concordem com um cronograma diferente. Os fisioterapeutas devem usar seu julgamento clínico para determinar um cronograma apropriado para reavaliação. Isso variará dependendo da natureza da deficiência da criança, das metas estabelecidas e do envolvimento do acompanhante terapêutico na prestação de serviços.

O término dos serviços de fisioterapia para crianças no contexto educacional pode ser desafiador, porque diversos fatores podem ser considerados e o fisioterapeuta deve permanecer focado no propósito geral dos serviços relacionados sob a IDEA, a fim de permitir que a criança conte com o benefício da educação especial. Effgen[74] constatou que os terapeutas em geral baseavam suas decisões para concluir os serviços de fisioterapia nas realizações alcançadas pela criança em termos de metas funcionais, sem a influência dos administradores da escola. Muitas das ferramentas de avaliação e raciocínio clínico descritas anteriormente podem ajudar a guiar as decisões relacionadas com a descontinuação dos serviços de fisioterapia baseados na escola.

Documentação

Embora as exigências de documentação não sejam estipuladas na IDEA, e apesar da ampla variação das *practice acts* e requisitos do Medicaid de um estado para outro, os terapeutas são incentivados a documentar cada contato, especialmente se um acompanhante terapêutico estiver envolvido no provimento de assistência ou se houver envolvimento do Medicaid ou outra forma de pagamento de terceiros. Usar o formato eletrônico e/ou gráficos de fluxo pode simplificar o processo. A documentação deve conter o mínimo de atividades/intervenções em que o estudante participou durante a sessão, a resposta do estudante às intervenções, e a duração da sessão. É essencial que o terapeuta que atua no cenário escolar se torne familiarizado com as diretrizes de documentação do *practice act* de seu estado, bem como com as diretrizes do Medicaid.

Ano escolar estendido

A equipe de PEI pode considerar a necessidade de serviços relacionados fora do ano letivo regular, caso seja determinado que uma criança atendida sob a Parte B virá a sofrer regressão substancial ou perda das habilidades funcionais se os serviços forem suspensos (normalmente, durante as férias de verão) ou se a criança falhar em progredir adequadamente rumo às suas metas de PEI anuais.

Reembolso por serviços

A IDEA requer o fornecimento de educação adequada e gratuita para indivíduos qualificados com deficiência, no entanto, o custo pode ser vertiginoso para as AEL. A PL 100-360 foi decretada em 1988 para permitir que os estados americanos usassem fundos do Medicaid para suplementar as despesas do fornecimento de serviços relacionados para crianças elegíveis. As regras e regulamentações referentes à elegibilidade do Medicaid e alocação de fundos variam significativamente de um estado para outro, mas com frequência são restritas ao serviço direto, que pode limitar a habilidade dos prestadores de selecionar um modo de prestação que seja mais adequado e constitua o uso mais eficiente de recursos. O seguro privado também pode ser taxado se os pais derem consentimento informado para assim fazê-lo, mas é importante que estejam conscientes das especificidades de suas políticas, de modo a não exercer impacto negativo sobre a cobertura em longo prazo (p. ex., uma política com cobertura vitalícia para serviços de terapia).

▶ Papel do fisioterapeuta em áreas relacionadas ao programa

A maioria das funções e papéis assumidos pelos fisioterapeutas no contexto da escola pública descritos até agora está relacionada ao estudante. Os fisioterapeutas também podem fazer contribuições significativas para as necessidades relativas ao programa. Os fisioterapeutas podem auxiliar outros profissionais junto no contexto educacional para:

- identificar as barreiras arquitetônicas e planejar modificações de acessibilidade;
- estabelecer diretrizes e modificações específicas para criança para o transporte de crianças com deficiência em veículos próprios da escola (p. ex., ônibus);
- promover a aceitação dos estudantes com deficiência, tanto pelos profissionais educacionais como pelos outros estudantes;
- planejar a acessibilidade de áreas recreativas;
- contribuir para o desenvolvimento de procedimentos de segurança para evacuação emergencial de estudantes com deficiência;
- colaborar com os professores de educação física para desenvolver "mutuamente programas motores efetivos e de apoio";
- participar com outros em diversas atividades de prevenção, incluindo programas de triagem (p. ex., musculoesqueléticos para atletas, escoliose e de desenvolvimento); prevenção e tratamento de lesões esportivas; prevenção da dor cervical e da lombalgia secundárias ao uso de mochilas;[75] promoção do condicionamento e da atividade física;[76] e/ou programas educacionais para técnicos, pais e estudantes;
- sugerir modificações ambientais gerais para promoção de independência.

Com frequência, os fisioterapeutas são a conexão entre as comunidades educacional e médica. Eles podem fornecer informação de base sobre várias condições, interpretar relatórios médicos, facilitar a comunicação entre profissionais educacionais e da saúde, e auxiliar no acesso aos recursos existentes na comunidade médica.

Também se espera que os fisioterapeutas forneçam aos profissionais da área da educação informação sobre fisioterapia e tópicos relacionados às intervenções destinadas a crianças com deficiência física. Hardy e Roberts[77] recomendam que seja conduzido um levantamento dos interesses e necessidades dos educadores para estruturar programas de educação em serviço que sejam significativos. Entre os tópicos de interesse identificados a partir do levantamento dos educadores especiais feito pelos autores, estavam as deficiências específicas dos estudantes; adaptações na sala de aula; diretrizes de encaminhamento; papéis e responsabilidades do fisioterapeuta; e a diferença entre terapeuta ocupacional e fisioterapeuta. Um recurso útil é o artigo de Dole intitulado *Collaborating Successfully with Your School's Physical Therapist* (Colaborar de forma bem-sucedida com o fisioterapeuta da sua escola), publicado pelo Council for Exceptional

Children (Conselho para crianças excepcionais).[78] Os fisioterapeutas frequentemente fornecem treinamento para o pessoal de apoio; todos os treinos devem ser documentados e ambos, treinador e aprendiz, devem assinar um esboço do treinamento para atestar a conclusão do treinamento.

No ambiente educacional, as funções administrativas são importantes para garantir que as decisões que afetam as descrições do trabalho, prestação de assistência, supervisão e assim por diante sejam compatíveis com os modelos de melhores práticas. Já não é possível, como era nos anos 1930, que os fisioterapeutas tenham a mesma descrição de trabalho e as mesmas qualificações dos professores. A escassez de oferta é comum e os terapeutas devem conhecer e comunicar aos administradores da escola as estratégias de recrutamento e retenção para fisioterapeutas, que muitas vezes diferem bastante das estratégias destinadas aos profissionais de educação. Em um levantamento conduzido por Keppler e Effgen,[79] sobre os fisioterapeutas que atuam em cenários educacionais, as áreas de insatisfação no trabalho mencionadas com maior frequência foram a falta de oportunidades de educação continuada, contato insuficiente com pares, falta de um local de trabalho identificado, falta de tempo alocado para tarefas administrativas e reuniões e viagens demais.

Uma variedade de outras tarefas administrativas são essenciais como estrutura para a melhor prática, sendo necessário negociar o tempo para garantir que essas tarefas recebam a devida atenção. Sistemas eficientes devem ser adotados para a documentação, manutenção de registros e cobranças, e esses componentes devem ser revistos em cronogramas regulares. As descrições de trabalho devem ser abrangentes, estabelecer as funções essenciais e formar a base para as avaliações de desempenho anuais dos fisioterapeutas individuais. Muitos estados americanos também estão no processo de desenvolvimento de avaliações de desempenho padronizadas para todo o pessoal da área educacional, incluindo os fisioterapeutas.[80]

O fisioterapeuta deve ter o desempenho clínico avaliado por outro fisioterapeuta, com possível necessidade de arranjos formalizados especiais. Tanto as descrições do trabalho como as avaliações de desempenho devem ser revistas anualmente.

Um plano de avaliação do programa, garantia da qualidade e revisão por pares deve ser adotado e revisto regularmente (pelo menos a cada ano). É preciso chegar a um acordo em termos de número de atendimentos e diretrizes para determinação da elegibilidade para fisioterapia como serviço relacionado. Linhas de comunicação e autoridade também devem ser claramente estabelecidas.

Atualmente, há muitas referências disponíveis para guiar o fisioterapeuta no ambiente educacional, incluindo as diretrizes publicadas em nível estadual. A APTA's Section on Pediatrics e seu grupo de interesse especial em fisioterapia escolar fornecem recursos valiosos para diver-

FISIOTERAPIA PEDIÁTRICA

sos tópicos, que podem ser acessados em sua página na internet (www.pediatricapta.org). A Tabela 21.4 lista alguns dos recursos mais aplicáveis.

Pontos a ponderar

O ambiente educacional apresenta desafios contínuos à equipe de profissionais que atendem crianças com deficiência. As políticas e procedimentos variam conforme o estado e até mesmo de um distrito para outro. Os terapeutas lutam diariamente para tomar as decisões "certas" que abordem de modo mais apropriado as necessidades dos estudantes individuais no contexto das regulamentações federais. A seguir, são listados exemplos de alguns tipos de questões a serem abordadas pelos fisioterapeutas.

- Há evidências que sustentem muitas das recomendações comuns no contexto escolar? Por exemplo:
  - alongamento manual para aumentar a amplitude de movimento ou prevenir contraturas;
  - ortostatismo com apoio em vários tipos de equipamento adaptado.
- Há ferramentas de avaliação confiáveis, válidas e opções de intervenção baseada em evidência para crianças com deficiência grave?
- Para muitas crianças com deficiência grave/profunda, a aquisição de habilidades motoras básicas (p. ex., controle cervical) pode ser um dos focos primários do plano educacional. Essas crianças justificam o recebimento de mais ou menos atenção dos fisioterapeutas?
- Há evidências que sustentam nosso prognóstico para os potenciais ganhos funcionais que podem guiar apropriadamente as decisões relacionadas à frequência e duração da intervenção?
- As habilidades da vida, como andar de bicicleta, podem ser justificadas dentro de um plano de programa educacional?
- Um fisioterapeuta escolar deve acrescentar os serviços prestados a uma criança submetida a intervenção cirúrgica, em seu número de atendimentos?

TABELA 21.4 ▸ Recursos selecionados para fisioterapeutas de escola

RECURSOS APTA:

PLANILHAS DE FATOS da APTA Section on Pediatrics:
- Raciocínio clínico na prática do fisioterapeuta pediátrico
- Perguntas frequentes sobre resposta à intervenção para fisioterapeutas que atuam na escola
- Lista de ferramentas de avaliação pediátrica classificadas segundo o modelo CIF
- Abordagens de prestação de serviços baseada em equipe na prática pediátrica
- O papel da fisioterapia baseada na escola: participação bem-sucedida de todos os estudantes
- O que os prestadores de serviços de fisioterapia pediátrica devem saber sobre o Medicaid
- Intervenção para jovens em transição da escola pra a vida adulta
- Tecnologia assistiva e o programa de educação individualizada
- Recursos de tecnologia assistiva
- Ambientes naturais nos serviços de intervenção precoce

http://www.pediatricapta.org/members/member-fact-sheets.cfm
APTA Section on Pediatrics: *List of Assessment Tools Used in Pediatric Physical Therapy* (atualizado em novembro de 2011). http://www.pediatricapta.org/members/pdfs/PedsAssessmentScreeningTools.pdf
APTA Section on Pediatrics School-Based Special Interest Group:
Organização nacional que trabalha para fornecer oportunidades para que fisioterapeutas situados em escolas possam debater, encontrar e promover altos padrões de prática. Patrocina um encontro/conferência anual. www.pediatricapta.org
APTA Section on Pediatrics School-Based Special Interest Group Brochure: *Providing Services Under IDEA 2004* (2010). www.pediatricapta.org
McEwen I, *Providing Physical Therapy Services under Parts B and C of the Individuals with Disabilities Education Act (IDEA)*–2009
APTA Section on Pediatrics. www.pediatricapta.org
APTA Pediatric Listserv: fórum de discussão contínuo via e-mail sobre problemas atuais na fisioterapia pediátrica. http://www.pediatricapta.org/members/listserve.cfm
Pediatric Physical Therapy: publicação trimestral revisada por especialistas. http://journals.lww.com/pedpt/pages/default.aspx

ASSOCIAÇÕES/ORGANIZAÇÕES RELACIONADAS:
US Department of Education: *Building the Legacy–IDEA 2004* – fornece recursos para a IDEA e sua implementação. http://idea.ed.gov
National Education Association – Uma organização profissional de funcionários comprometidos em desenvolver a educação pública. http://www.nea.org/
IDEA Partnership – reflete o trabalho colaborativo de mais de 50 organizações, provedores de assistência técnica e organizações e agências em nível estadual e local. http://ideapartnership.org/
The National Early Childhood Technical Assistance Center – financiado pelo Office of Special Education Programs, este website fornece recursos para promover práticas baseadas em evidências para melhorar os resultados das crianças. www.nectac.org
National Early Childhood Transition Center promove transições bem-sucedidas de serviços desde a primeira infância até a idade escolar. www.igdi.uky.edu/nectc
TASH: Equidade, Oportunidade e Inclusão para Pessoas com Deficiências Severas – TASH é uma organização internacional que defende os direitos humanos e a inclusão de pessoas com deficiências severas. http://tash.org/
CanChild: Center for Childhood Disability Research – centro de pesquisa e educação que busca melhorar a vida de crianças com deficiências. www.canchild.ca

Resumo

O ambiente educacional é ao mesmo tempo desafiador e recompensador para o fisioterapeuta. Para ser efetivo no contexto da escola pública nos Estados Unidos, o fisioterapeuta deve conhecer a legislação federal que deu forma à prestação de educação especial para crianças desde a infância até a fase de adulto jovem. Mais significativa foi a PL 94-142, aprovada em 1975, que estabeleceu a fisioterapia como serviço relacionado e criou várias formas conceitualmente novas de pensar sobre as necessidades educacionais das crianças com deficiência. As regulamentações e regras locais, estaduais e federais devem ser conhecidas e acatadas.

Os fisioterapeutas devem estar dispostos e ser capazes de participar ativamente como parte de uma equipe colaborativa, além de considerar os pais como parte integrante dessa equipe. Devem reconhecer que prestam uma intervenção limitada frente às necessidades educacionais da criança. Devem usar modelos de prestação de serviço que abordem de forma mais efetiva as necessidades individualizadas de cada criança. A prática no ambiente educacional requer o conhecimento, a perícia e as habilidades de um especialista em fisioterapia pediátrica, todavia, fundamentada de modo a sempre demonstrar capacidade e disposição para interpretar a intervenção de fisioterapia de forma a permitir seu entendimento e apreciação por profissionais de fora da área de saúde. Entre as recompensas, estão os benefícios do funcionamento como parte de uma equipe, acompanhamento de crianças em longo prazo e acesso à oportunidade de observar a criança em suas funções diárias no ambiente escolar.

A seguir, são descritos exemplos de tradução de evidência em prática no contexto da escola.

Estudos de caso

Estudo de caso 1

Uma estudante de 13 anos, chamada Elizabeth, tem paralisia cerebral espástica e diversas deficiências, incluindo comprometimentos cognitivos moderados a graves e limitações graves das habilidades motoras. Seu desempenho equivalente à idade das habilidades motoras é inferior a 12 meses. Ao comparecerem a uma reunião de PEI, os pais de Elizabeth solicitaram sessões de fisioterapia de amplitude de movimento/alongamento de 30 minutos, 3 vezes por semana, para prevenir luxação do quadril da paciente.

- Quais fatores devem ser considerados pela equipe de PEI ao discutir a solicitação dos pais?

O fator primário a ser determinado em consideração à solicitação é se as limitações da estabilidade do quadril de Elizabeth exercem ou não impacto sobre o seu desempenho na escola ou sua habilidade de participar do programa educacional. Sendo assim, a equipe de PEI deve examinar as metas de Elizabeth e seu desempenho na escola, para tentar examinar o impacto educacional de seus deficits de estabilidade do quadril. Se as limitações de Elizabeth forem relativamente pequenas, não afetarem sua habilidade de acessar o currículo, não tiverem progredido de modo significativo, e não predispuserem às complicações significativas que poderiam ter impacto potencial em sua educação, então a equipe de PEI provavelmente concluiria que abordar essas questões seria irrelevante do ponto de vista educacional. Entretanto, se as limitações forem mais graves e interferirem no desempenho escolar de Elizabeth (p. ex., incapacidade de auxiliar as transferências), então a manutenção da integridade do quadril pode ser de fato relevante sob a perspectiva educacional. Nesse caso, a equipe então avançaria ao longo do processo de PEI e determinaria qual a melhor forma de alcançar a manutenção da estabilidade do quadril no ambiente escolar de Elizabeth.

- Há evidência na literatura que sustente ou refute o serviço solicitado?

A evidência que sustenta essas estratégias de intervenção está melhorando, e os terapeutas devem usá-la cada vez mais para dar suporte às suas intervenções baseadas na escola. No caso de Elizabeth, a melhor evidência é para o uso de um programa de ortostatismo com apoio, a fim de abordar as preocupações de seus pais. É recomendado um programa de ortostatismo com apoio que consista em pelo menos 60 minutos/dia a 30 graus de abdução.[69] Pesquisas contínuas se fazem necessárias, para que possamos defender adequadamente as crianças e fazer recomendações efetivas para os profissionais da área educacional.

- Qual é o papel do fisioterapeuta na implementação de um programa de ortostatismo com apoio?

O fisioterapeuta pode estar envolvido na seleção do equipamento para ortostatismo, treinamento de pessoal para transferências e uso do equipamento, desenvolvimento de um sistema de monitoramento de complacência (p. ex., gráfico para rastrear o tempo no equipamento e nível de assistência necessário), e também para monitoramento e atualização de parâmetros do programa de ortostatismo, com base na resposta do estudante. Os aspectos a serem considerados com a delegação e implementação desse programa são a gravidade do envolvimento do quadril e outros fatores de risco, que poderiam

812 FISIOTERAPIA PEDIÁTRICA

incluir osteopenia ou osteoporose e aspectos comportamentais. Uma vez que a equipe de apoio esteja treinada e que o treinamento tenha sido documentado, o fisioterapeuta não precisa estar presente quando o estudante estiver usando o dispositivo para ortostatismo com apoio.

Estudo de caso 2

Um estudante de 12 anos, chamado Rasheen, apresenta função cognitiva normal e lesão medular torácica (desde os 4 anos de idade). Rasheen tem independência de mobilidade, usando uma cadeira de rodas manual por todo o ambiente escolar: sala de aula, corredores, *playground*, lanchonete, aulas especiais e guias. É transportado na ida e volta da escola em um ônibus com elevador. Rasheen tem uma prancha ortostática que usa diariamente na escola e faz transferências de entrada/saída da prancha ortostática, de maneira independente. Participa da aula de educação física com adaptações mínimas. Considerando seu diagnóstico e prognóstico, Rasheen não é candidato à deambulação funcional independente.

- Rasheen provavelmente se qualificaria para o recebimento de serviços de fisioterapia?

Como a deficiência de Rasheen não afeta sua independência e desempenho no ambiente educacional, a equipe de PEI pode não recomendar a fisioterapia como serviço relacionado. Rasheen pode receber serviços sob um plano 504.

- Qual seria provavelmente o foco primário da intervenção de fisioterapia para Rasheen, segundo o acordo do plano 504?

O foco dos serviços sob o acordo da seção 504 provavelmente seria a abordagem das evacuações de emergência, assistência com/acesso ao cateterismo, uso de prancha ortostática e adaptações para a aula de educação física.

- Qual modelo de prestação de serviço seria utilizado?

Rasheen provavelmente seria monitorado pelo fisioterapeuta para: garantir que sua prancha ortostática e a cadeira de rodas estivessem devidamente ajustadas, continuar a participar ao máximo possível das aulas de educação física, abordar quaisquer dúvidas ou preocupações do professor de EF, e garantir a complacência de Rasheen com os procedimentos de evacuação de emergência.

- Espera-se que Rasheen receba serviços adicionais de fisioterapia no contexto ambulatorial (i. e., fora do ambiente educacional)? Em caso afirmativo, qual seria o foco primário dos serviços ambulatoriais de Rasheen?

Os serviços ambulatoriais para Rasheen poderiam ser recomendados para intensificar a intervenção ao trabalhar em uma habilidade funcional em particular ou em seguida a uma intervenção médica. Por exemplo, Rasheen poderia ser beneficiado por um programa de estimulação elétrica neuromuscular estabelecido e ser monitorado em ambulatório para manutenção da força dos membros inferiores. O fisioterapeuta de ambulatório também poderia assumir um papel mais ativo no desenvolvimento e monitoramento de um programa domiciliar abrangente para prevenção de contraturas, que envolveria equipamento adaptado para o ambiente domiciliar e uso de órteses noturnas.[81] Independentemente das circunstâncias, os pais de Rasheen, seu médico e seus terapeutas deveriam trabalhar de forma colaborativa em uma abordagem abrangente de suas necessidades.

- Como o foco dos serviços de Rasheen poderia mudar, à medida que ele seguisse para o ensino fundamental II e ensino médio?

Conforme Rasheen se aproxima do ensino fundamental II e do ensino médio, o planejamento da transição da escola para a fase adulta passará a exercer um papel mais amplo em sua programação educacional. Explorar os interesses vocacionais de Rasheen e associá-los a suas habilidades físicas se tornará cada vez mais importante. A investigação de potenciais arranjos de vida, identificação de agências na comunidade e exame das opções recreativas são pontos a serem abordados pelo planejamento de transição.

Referências

1. Individuals with Disabilities Education Improvement Act of 2004, 20 USC § 1401 (2004).
2. Pratt RE. Physical therapy in schools for crippled children. *Phys Ther Rev.* 1950;30(6):233.
3. DeYoung R. Child cripples get full course at Morton High. *Physiother Rev.* 1932;12:24.
4. Hutchinson E. The physical therapist looks at the school child. *Physiother Rev.* 1944;24:6–9.
5. Section 504 of the Rehabilitation Act, 29 USC § 701 (1973).
6. Education for All Handicapped Children Act, 20 USC § 1400 (1975).
7. Education of the Handicapped Act Amendments of 1986, 20 USC § 1401 (1986).
8. Medicare Catastrophic Coverage Act, 42 USC § 1305 (1988).
9. Technology-Related Assistance for Individuals with Disabilities Act, 29 USC § 2201 (1988).
10. Americans with Disabilities Act, 42 USC § 12101 et seq. (1990).
11. Individuals with Disabilities Education Act Amendments of 1991, 20 USC § 1401 (1991).
12. Individuals with Disabilities Education Act Amendments of 1997, 20 USC § 1401 (1997).
13. Assistive Technology Act of 1998, 29 USC § 3001 (1998).
14. No Child Left Behind Act of 2001, 20 USC § 6301 (2001).

15. Assistive Technology Act of 2004, 29 USC § 3001 (2004).
16. American Recovery and Reinvestment Act. http://www2.ed.gov/policy/gen/leg/recovery/factsheet/idea.html.
17. National Education Association. http://www.nea.org/assets/docs/IDEA_Full_Funding_Chart_FY1981-2012.pdf. Accessed October 10, 2013.
18. IDEA funding coalition offers proposal: plan would make funding mandatory; 2002. http://www.nea.org/home/18750.htm. Accessed October 10, 2013.
19. Ogletree BT, Bull J, Drew R, et al. Team-based service delivery for students with disabilities: practice options and guidelines for success. *Interv Sch Clin.* 2001;36(3):138–145.
20. Thousand JS, Villa RA. Collaborative teaming: a powerful tool in school restructuring. In: Villa RA, Thousand JS, eds, *Restructuring for Caring and Effective Education: Piecing the Puzzle.* Baltimore, MD: Paul H. Brookes Publishing; 2000:254–292.
21. Hunt P, Soto G, Maire J, et al. Collaborative teaming to support students at risk and students with severe disabilities in general education classrooms. *Council Except Child.* 2003;69:315–332.
22. Palisano RJ. A collaborative model of service delivery for children with movement disorders: a framework for evidence-based decision making. *Phys Ther.* 2006;86:1295–1305.
23. DeHaven GE. Is selective hearing an occupational hazard in physical therapy? *Phys Ther.* 1974;54:1301–1305.
24. Chiarello L, Effgen SK. Updated competencies for physical therapists working in early intervention. *Pediatr Phys Ther.* 2006;18:148–158.
25. Effgen SK, Chiarello L. Updated competencies for physical therapists working in the schools. *Pediatr Phys Ther.* 2007;19:266–274.
26. American Physical Therapy Association. Guide to physical therapist practice. Second Edition. *Phys Ther.* 2001;81(1):9–746.
27. International classification of functioning, disability and health (ICF). World Health Organization web site. http://www.who.int/classifications/icf/en/. Accessed October 31, 2013.
28. TASH. Preparation of related services personnel for work in educational settings. http://tash.org/advocacy-issues/inclusive-education/. Accessed October 5, 2013.
29. Goodrich B, Hawkins J, Burridge A, et al. Facilitating appropriate referrals for related service in schools. *J Occup Ther.* 2012;5(3/4):221–239.
30. Bruininks RH, Bruininks, D. *Bruininks-Oseretsky Test of Motor Proficiency.* 2nd ed. Minneapolis, MN: Pearson Assessments; 2005.
31. King G, Law M, King S, et al. *Children's Assessment of Participation and Enjoyment (CAPE) and Preferences for Activities of Children (PAC).* San Antonio, TX: Pearson Assessment; 2004
32. Russell DJ, Rosenbaum PL, Avery LM, et al. *Gross Motor Function Measure (GMFM-66 and GMFM-88) User's Manual.* High Holborn, UK: Mac Keith Press; 2002.
33. Stein S, Weissenmayer H, Korinthenberg R, et al. Validation of Gross Motor Function Measure for use in children and adolescents with traumatic brain injury. *Pediatrics.* 2007;120;e880–e886.
34. Ruck-Gibis J, Plotkin H, Hanley J, et al. Reliability of the Gross Motor Function Measure for children with osteogenesis imperfecta. *Pediatr Phys Ther.* 2001;13:10–17.
35. Blanton KF. *M.O.V.E.: Mobility Opportunities Via Education.* Bakersfield, CA: MOVE International; 1991.
36. Coster W, Deeney T, Haltiwanger J, et al. *School Function Assessment.* San Antonio, TX: Pearson Assessments; 1998
37. Department of Rehabilitation Science. *School Outcomes Measure: Administrative Guide.* http://www.ah.ouhsc.edu/somresearch/adminGuide.pdf. University of Oklahoma Health Sciences Center, PO Box 26901, Oklahoma City, OK, 73190-1090; 2013.
38. Granger CV, Hamilton BB, Kayto R. Guide for the use of the Functional Independence Measure for Children (WeeFIM) of the Uniform Data Set for Medical Rehabilitation. Buffalo, NY: Research Foundation, State University of New York; 1989. Available at: http://www.udsmr.org/Documents/WeeFIM/WeeFIM_II_System.pdf. Accessed October 9, 2013.
39. McEwen IR, Arnold SH, Hansen LH, et al. Inter-rater reliability and content validity of a minimal data set to measure outcomes of students receiving school-based occupational therapy and physical therapy. *Phys Occup Ther Pediatr.* 2003;23(2):77–95.
40. Dale Ulrich. *Test of Gross Motor Development 2.* San Antonio, TX: Pearson Assessments; 2000
41. Kaplan SL, O'Connell MD. Task analyses identify coat-donning delays in preschoolers in special education. *Pediatr Phys Ther.* 2011;23:62–69.
42. David KS, Sullivan M. Expectations for walking speeds: standards for student in elementary schools. *Pediatr Phys Ther.* 2005;17:120–127.

43. Considerations for Educationally Relevant Therapy for Occupational Therapy and Physical Therapy (CERT). http://www.fldoe.org/ese/CERT/cert-script.pdf. Accessed October 12, 2013.
44. Kenyon L. The Hypothesis-Oriented Pediatric Focused Algorithm: a framework for clinical reasoning in pediatric physical therapist practice. *Phys Ther.* 2013;93:413–420.
45. Office of Special Education Programs, Office of Special Education and Rehabilitative Services, U.S. Department of Education (2006). Model Form: Part B: Individualized Education Program. http://www.ed.gov/policy/speced/guid/idea/modelform-iep.doc.
46. Potter SL. *Guidelines for Recognizing and Providing Care for Victims of Child Abuse.* Alexandria, VA: American Physical Therapy Association; 2005
47. Bayley N. *Bayley Scales of Infant and Toddler Development.* 3rd ed. San Antonio, TX: Pearson Assessments; 2005.
48. Folio MR, Fewell RR. *Peabody Developmental Motor Scales.* 2nd ed. San Antonio, TX: Pearson Assessments; 2000.
49. Haley SM, Coster WJ, Ludlow LH, et al. *Pediatric Evaluation of Disability Inventory.* San Antonio, TX: Pearson Assessments; 1992.
50. Vandercick T, Your J, Forest M. The McGill Action Planning System (MAPS): a strategy for building the vision. *J Assoc Persons Severe Handicaps.* 1989;14:205–215.
51. Giangreco MG, Cloninger, CJ, Iverson VS. *Choosing Outcomes and Accommodations for Children (COACH): A guide to educational planning for students with disabilities.* 2nd ed. Baltimore, MD: Paul H. Brookes Publishing; 1998.
52. Law M, Baptiste S, Carswell A, et al. *Canadian Occupational Performance Measure.* 4th ed. Ottawa, Ontario, Canada: Canadian Association of Occupational Therapists Publications ACE; 2005.
53. Pearpoint J, O'Brien J, Forest M. *PATH: Planning Alternative Tomorrows with Hope.* Toronto, Canada: Inclusion Press; 1992.
54. Patton JR, Clark GM. *Transition Planning Inventory.* 2nd ed. Austin, TX: Pro-Ed, Inc.; 2006.
55. McCormick L. Assessment and planning: the IFSP and IEP. In Noonan MJ, McCormick L, eds. *Young children with disabilities in natural environments: Methods and procedures.* Baltimore, MD: Paul H. Brookes; 2006:47–76.
56. Dole R, Arvidson K, Byrne E, et al. Consensus among experts in pediatric occupational and physical therapy on elements of individualized education programs. *Pediatr Phys Ther.* 2003;15:159–166.
57. McEwen I. *Providing Physical therapy Under Parts B and C of the Individuals with Disabilities Education Act (IDEA).* 2nd ed. Alexandria, VA: Section on Pediatrics, American Physical Therapy Association; 2009.
58. Otto DS, Effgen SK. Occurrence of gross motor behaviors in integrated and segregated preschool classrooms. *Pediatr Phys Ther.* 2000;12:164–172.
59. Bundy AC. Assessment and intervention in school-based practice: answering questions and minimizing discrepancies. *Phys Occup Ther Pediatr.* 1995;15(2):69–87.
60. Kaminker MK, Chiarello LA, O'Neill ME, et al. Decision making for physical therapy service delivery in schools: a nationwide survey of pediatric physical therapists. *Phys Ther.* 2004;84:919–933.
61. Kaminker MK, Chiarello LA, Chiarini Smith JA. Decision making for physical therapy service delivery in schools: a nationwide analysis by geographic region. *Pediatr Phys Ther.* 2006;18:204–213.
62. Sekerak DM, Kirkpatrick DB, Nelson KC, et al. Physical therapy in preschool classrooms: successful integration of therapy into classroom routines. *Pediatr Phys Ther.* 2003;15(2):93–104.
63. Nolan KW, Mannato L, Wilding GE. Integrated models of pediatric physical and occupational therapy: regional practice and related outcomes. *Pediatr Phys Ther.* 2004;16:121–128.
64. Kingsley K, Mailloux Z. Evidence for effectiveness of different service delivery models in early intervention services. *Am J Occup Ther.* 2013;67:431–436.
65. Cirrin FM, Schooling TL, Nelson NW, et al. Evidence-based systematic review: effects of different service delivery models on communication outcomes for elementary school-age children. *Lang Speech Hear Serv Sch.* 2010;41:233–264.
66. Section on Pediatrics. Utilization of Physical Therapist Assistants in the Provision of Pediatric Physical Therapy. Approved by the APTA Board Review Committee, April 1997.
67. Regulations of the State Board of Physical Therapy, 49 PA Code § 40.173 (c) 2.
68. New Jersey Physical Therapy Practice Act, N.J.S.A. 45 § 39A - 7.2.
69. Paleg GS, Smith BA, Glickman LB. Systematic review and evidence-based clinical recommendations for dosing of pediatric supported standing programs. *Pediatr Phys Ther.* 2013;25:232–247.
70. Certo N, Luecking R, Murphy S, et al. Seamless transition and long-term support for individuals with severe intellectual disabilities. *Res Pract Pers Severe Disabil.* 2008;33(3):85–95.

71. Rous B, Hemmeter ML, Schuster J. Sequenced transition to education in public schools: A systems approach to transition planning. *Topics Early Childhood Spec Educ.* 1994;*10*.
72. (http://www.floridatransitionproject.ucf.edu/history.html).
73. Myers CT, Effgen SK. Physical therapists' participation in early childhood transitions. *Pediatr Phys Ther.* 2006;*18*:182–189.
74. Effgen SK. Factors affecting the termination of physical therapy services for children in school settings. *Pediatr Phys Ther.* 2000;*12*:121–126.
75. Mehta TB, Thorpe DE, Freburger JK. Development of a survey to assess backpack use and neck and back pain in seventh and eighth graders. *Pediatr Phys Ther.* 2002;*14*:171–184.
76. Racette SB, Cade WT, Beckmann LR. School-based physical activity and fitness promotion. *Phys Ther.* 2010;*90*(9):1214–1218.
77. Hardy DD, Roberts PL. The educational needs assessment on physical therapy for special educators: enhancing in-service programming and physical therapy services in public schools. *Pediatr Phys Ther.* 1989;1:109–114.
78. Dole RL. Collaborating successfully with your school's physical therapist. *Teach Exceptional Child.* 2004;*36*(5):28–35.
79. Effgen SK, Keppler S. Survey of physical therapy practice in educational settings. *Pediaatr Phys Ther.* 1994;6:15–21.
80. School-based Physical Therapist Development Team. *NC School-Based Physical Therapist Evaluation Process.* Raleigh, NC: NC Department of Public Instruction; June 2013.
81. Stuberg W, DeJong S. (February 4, 2006). Contracture management of children with neuromuscular disabilities. Paper Presented at: *Combined Sections Meeting,*. American Physical Therapy Association, San Diego, IL; February 4, 2006.

Índice

A

Acapella® 747, 770-771, 787-788, 790
Acidentes com veículos motorizados (AVM) 332-333
Adelaide Pediatric Coma Scale 337
Alberta Infant Motor Scale (AIMS) 79-84, 160, 345, 454-455
Alfafetoproteína (AFP) 275
Amnésia pós-traumática (APT) 331, 337-338
Amplitude de movimento (AM) 210-211, 215-216, 222, 227, 230, 234-235, 238, 243, 246, 248-250, 253-254, 259, 261, 263, 265, 282-284, 297-299, 309, 313-316, 323, 326, 343-345, 347-348, 350, 363-366, 370, 374, 376, 379, 381-382, 391, 394, 397-398, 400, 406, 411, 413-414, 474, 477, 488, 517, 523-524, 526, 529-531, 533, 535-536, 539-540, 542-547, 549-550, 552-553, 559-560, 562-563, 566-569, 571-581, 583, 585-586, 588, 591, 615, 621-623, 628-633, 635, 637-639, 641-645, 655, 658-659, 661-663, 666-669, 671-676, 687-688, 692, 695-697, 699, 700, 703-704, 708, 772, 781
  passivo (AMP) 159, 183, 220, 252, 492
Anamnese 144, 154, 213, 223, 341, 723
Andador(es) 209-211, 213, 221, 223-224, 237, 240-241, 263-265, 294, 296-297, 299-303, 307-308, 315, 326, 352, 368, 378-381, 391, 395, 469, 471, 499-500, 504-505, 630, 637, 672-673, 682, 709, 761, 789
Ângulo poplíteo 29, 249
Anteversão do fêmur 216-217, 220, 246
Apofisite 558, 566-567, 571-572, 582, 587-588, 592
  do epicôndilo medial 566-567
  pélvica 571-572
Artrite idiopática juvenil (AIJ) 603-652
  avaliação, diagnóstico, prognóstico e plano de assistência 626
  diagnóstico e classificação 603
  etiologia e patogênese 608
  exame e avaliação de fisioterapia 614
  incidência e prevalência 607
  intervenção 626
  oligoarticular (oligoAIJ) 604, 606-608, 612-614, 620-623, 633, 637
  patologia 608

  poliarticular (poliAIJ) 604, 606, 608, 610-614, 620-624, 626, 635, 639
  prognóstico e resultados 613
Artrodese 252-253, 368, 436, 576, 630
Artrogripose múltipla congênita (AMC) 535-536
Artroplastia articular total (AAT) 630-631
Artroplastia total do joelho (ATJ) 630
Artroplastia total do quadril (ATQ) 630-631
Asfixia perinatal 145, 169-170, 174, 206-207
Asma 100, 162, 753-754, 759, 761-762, 771-772, 779-783
Assistência centralizada na família 1-3, 11-13, 15, 373, 380, 383, 737, 804
  benefícios 11
Ataxia 211-212, 215, 224, 229, 336, 343, 407, 424-425, 669
Atelectasia 138, 141-142, 161, 174, 402, 410, 746, 754, 773-775, 777, 779, 781, 783
Atetose 143, 211-212, 215, 224, 229, 236, 425
Atrofia muscular espinhal (AME) 387-388, 391, 394, 402, 408-412, 778-779
  tipo I (doença de Werdnig-Hoffman) 408-409
  tipo II 410
  tipo III (doença de Kugelberg-Welander) 412
Audição 128, 131-132, 333, 341, 344, 353, 427, 439, 453, 537, 668, 671, 803-804
Ausculta 141, 165, 757, 759, 777, 781, 785
Autismo *ver* Transtornos do espectro do autismo (TEA)
Avaliação da cintura escapular e do membro superior 216
Avaliação da coluna 215
Avaliação da função escolar (SFA) 99-101, 456, 464, 618
Avaliação de movimentos 205, 213
Avaliação musculoesquelética 201, 215, 428, 437, 515, 519, 588
Avaliação neurológica neonatal 159

B

Baclofeno 209, 230, 242-244, 368-369
Battelle Developmental Inventory 2 (BDI-2) 75, 93-94
Bayley Infant Neurodevelopmental Screener (BINS) 80
Bayley Scales of Infant and Toddler Development III (Bayley-III) 77, 91-93, 180
Bebê(s)

de termo completo 19, 21-22, 25, 27, 29-30, 33, 41-42, 67

prematuro(s) 19, 24, 28-29, 111-113, 117, 119-120, 123-124, 126-133, 135, 141-144, 147, 149-151, 153-154, 156-158, 160-163, 166, 168-170, 172-173, 177, 181, 201-202, 207, 251, 276, 541, 738, 755, 759, 765

pré-termo 24, 120, 207-208

Bengala(s) 211, 241, 323

Bicicleta 332, 355-356, 463, 499, 598, 617, 630-631, 634, 671-673, 703-704, 746, 760, 782-783, 788, 810

Bloqueadores neuromusculares 166, 242

Braquicefalia 434

Bruininks-Oseretsky Test of Motor Proficiency 89-90, 454, 618

C

Cadeira de rodas 14, 86, 95, 98, 101, 210, 213-214, 235-237, 246, 251, 260, 263-264, 271, 291, 295-296, 298, 304, 312, 316-317, 320-322, 325-327, 348-349, 352, 357-358, 364-365, 368, 371, 373-374, 376, 379-384, 391, 393-398, 400-403, 406-407, 411-412, 414, 469-475, 479, 485-487, 491-502, 505, 538-540, 636-637, 667, 670, 725-726, 761, 789, 812

Canal arterial patente (PCA) 732, 733, 735

Câncer 1, 100, 102, 167, 209, 362, 367, 379, 655-657, 659-662, 664-665, 667-671

cirurgia 662

diagnóstico, prognóstico e plano de cuidado 668

exame e avaliação de fisioterapia 665

fatores relacionados à doença e à intervenção médica que influenciam a prática da fisioterapia 659

sobrevivência 670

tipos comuns 656

Canelite 557, 583

Cardiopatia congênita (CC) 140, 145, 201, 729-730, 732, 736-749

avaliação de fisioterapia, diagnóstico e prognóstico 744

defeitos cardíacos congênitos acianóticos 732

exame de fisioterapia 737

intervenção de fisioterapia 744

resultados de neurodesenvolvimento 748

transplante 736

Carrinho motorizado 235-237, 493

Childhood Health Assessment Questionnaire (CHAQ) 615, 618, 641

Cirurgia fetal 167, 271, 276

avaliação e intervenção fisioterapêuticas 169

Cirurgia ortopédica 209, 227, 243-244, 271, 280, 297, 312, 322, 413, 537

Classificação de Salter-Harris 558

Classificação Internacional de Funcionalidade, Incapacidade e Saúde (CIF) 95, 118, 469, 519-520, 603, 615, 626, 665, 713, 723, 724, 798, 801, 810

Coalescência tarsal 589

Coarctação da aorta 732, 733

Cognição 98, 206, 210, 235, 260, 318, 325, 337-338, 341, 345, 365, 435-436, 452, 461, 470, 476-477, 492, 496, 595, 668, 725, 729, 738, 748, 761, 776, 789

Coma 331-332, 335-338, 342, 345-346, 348-350, 357, 596

programas de estimulação 348

Comprimento das pernas 216, 218, 308, 548, 663, 670

Concussão 334, 342, 424, 593-596

Contratura dos adutores do quadril sem subluxação 248

Contratura dos flexores do quadril 220, 248

Contratura em flexão do joelho 220, 249, 256

Controle motor 475

Controle postural 82, 115, 160, 164, 169, 177, 205, 212, 214, 216, 226, 230, 235, 260, 262, 344, 349, 357, 423, 435-437, 450, 461, 633-634, 746

Convulsões pós-traumáticas precoces 336

Corioamnionite 153, 162

Cuidados centrados na família 113, 122, 124

Cultura 5

competência cultural 9

conhecimento cultural 9

consciência cultural 9

desejo cultural 9

diversidade cultural 5

expectativas parentais 6

identidade cultural 1, 6

sensibilidade cultural 5

D

Dano cerebral 170-171, 208, 260, 276, 331, 334-336, 346-347, 350, 427

Dedo de turfa 590

Defeito cardíaco cianótico 734

Defeitos congênitos relacionados ao álcool (DCRA) 21

Defeitos de septo atrial (DSA) 732-733, 735

Defeitos de septo atrioventricular (DSAV) 732-733

Defeitos de septo ventricular (DSV) 732-735

Deficiência focal femoral proximal (DFFP) 521-524, 526, 549

Deficiência intelectual 419-444, 723, 796

avaliação fisioterapêutica e princípios de intervenção 424

classificação 422

comprometimentos primários 423

definição 421

diagnóstico 422

etiologia e fisiopatologia 423

incidência 422
intervenção fisioterapêutica 429
Deficiências congênitas de membro 515-516, 521-522, 526
Deformidades pós-natais 515, 536
Deformidades pré-natais 515, 528
Desenvolvimento cefalocaudal 26-27, 39, 44
Desenvolvimento motor 19-75, 79, 81-84, 87-88, 116, 155, 157, 160, 180, 208, 210, 212, 215, 218, 227, 287, 289-291, 294-295, 403, 423, 434, 440, 450-452, 461, 463, 470, 472-473, 477, 502-504, 635, 721, 728, 772, 801
andar com apoio 60
avaliação de capacidades funcionais 95
deitado em prono 30
deitado em supino 41
escalas abrangentes 75, 91
gestacional 19
habilidades motoras avançadas 72
locomoção bípede independente 61
locomoção em prono 40
locomoção na posição sentada 56
mãos até os joelhos e pés 45
metas 29
normal 19-72, 91, 216, 491, 757, 762
outras posturas sentadas independentes 51
parâmetros de marcha 62-63, 306, 311, 612, 614
pés até a boca 27, 45-46, 54, 750
pós-gestacional 19
posição de pivotear em prono 38
posição em pé sustentada 57-58
posição quadrúpede 25-27, 34, 38-41, 44, 54, 64
posição sentada com apoio 49-51
posição sentada em anel 51, 53
posição sentada independente 59
preensão 27, 29-30, 34, 67-69, 373
prono sobre os braços estendidos 21, 36
prono sobre os cotovelos 21, 26-28, 32-40, 44, 48, 68-69
puxado para sentar 41-43
rolamento de prono para supino 21, 48
rolamento não segmentar 46
rolamento segmentar 47-49
soltar 69
subir escada 19, 22, 63, 392
teoria da seleção de grupos neuronais (NGST) 111, 116-117
teoria sinativa 113, 118, 120, 122, 169
testes de desenvolvimento 75, 105, 227, 428, 434, 757, 762
Desenvolvimento neonatal 111, 114, 124
Deslizamento da epífise da cabeça do fêmur (DECF) 574, 576
Desobstrução das vias aéreas (DVA) 395, 744, 757, 759, 763, 768-779, 781, 786-790

Dilatação ventricular pós-hemorrágica (DVP) 148-149, 201
Diplegia 150, 162, 208-210, 216, 221-222, 226, 241-242, 253-254
Direção do desenvolvimento 24-26
Disautonomia 336, 346, 775
Discinesia 211
Displasia 111, 140, 143, 153, 161-163, 248, 407, 425, 436, 521, 528-529, 531-532, 537, 581, 753
avaliação e intervenção fisioterapêuticas 163
broncopulmonar (DPB) 111, 140-142, 153, 161-164, 166, 182, 201, 753
Displasia do desenvolvimento do quadril (DDQ) 528, 532-534
Dispneia 341, 725, 733, 740, 743-744, 758-759, 762, 772, 780, 785
Dispositivos ortóticos 366, 530
Disreflexia autonômica 363, 374-375
Distensões musculares 574-576, 583
Distrofia
miotônica 388, 403
miotônica de tipo 1 (DM1) 403
muscular 387-388, 399, 404-405, 424, 487, 779, 788-789
muscular congênita (DMC) 387-388, 405, 407-408
muscular de cinturas e membros (LGMD) 387-388, 399, 404-406
muscular de Duchenne (DMD) 387-405, 413, 779, 788-789
Distúrbio de Rett 448
Distúrbios neuromusculares 387-388, 487, 547, 759, 777
Distúrbios respiratórios 112, 424, 721, 753, 756, 762-763, 788
enfraquecimento da musculatura respiratória 775
exame de fisioterapia de crianças 756
fisioterapia para crianças 763
Doença de Blount 515, 546-547, 549
Doença de Charcot-Marie-Tooth (CMT) 387-388, 412-413
Doença de Iselin 588
Doença de Legg-Calvé-Perthes (DLCP) 521, 543-544, 571, 576-577
Doença de Osgood-Schlatter (DOS) 581-582
Doença de Panner 566-567
Doença de Sever 587-588
Doença de Sinding-Larsen-Johansson (DSLJ) 581-582
Doença do enxerto *versus* hospedeiro (DEVH) 664, 667
Doença óssea metabólica do prematuro 153-154
Doença renal 278, 376
Doenças pulmonares 753, 762
Dor 259, 261, 263, 316, 369, 397, 542, 579, 584, 614-615, 617, 624, 642, 662-663, 666, 669-670, 672, 674, 699, 729, 739, 750
neuropática 369, 661, 663, 667, 669
nociceptiva 369, 667

Dorsiflexão do tornozelo 29, 525
Dupla via de saída do ventrículo direito (DVD) 628, 700, 734-736

E
Edema cerebral 335, 347
Embriogênese 124, 164
Encefalomielite disseminada aguda 362
Encefalopatia hipóxico-isquêmica (EHI) 170-171, 201
Enterocolite necrotizante (ECN) 113, 129, 142-143, 145-147, 153, 201
Epifisiólise 515, 521, 544
Equilíbrio 65
Equipamentos adaptativos 235, 363, 370, 381, 383, 469-470, 472, 476-477, 480, 482, 492, 506, 509, 541
    escolha 479
    papel dos 470
    para bebês e crianças pequenas 502
    para mobilidade 492
    para posicionamento 484
    precauções de uso 472
    tecnologias de acesso 506
Escala de Ashworth Modificada 209
Escala de Coma de Glasgow (GCS) 337, 346, 357
Escala de frouxidão ligamentar de Beighton-Horan 560
Escala Pediátrica de Coma (PCS) 337, 641, 645
Escala Pediátrica Rancho 338, 340, 347
Escala Rancho Los Amigos 338-339, 357
Escalas de Bayley de Desenvolvimento Infantil 22
Esclerose múltipla 362
Escoliose 165, 209, 215, 218, 228, 236, 244, 246, 277, 286, 302-303, 315-316, 323, 365, 376, 393-394, 398, 400-401, 411-412, 414, 425, 434, 436-437, 531, 538-539, 550-552, 591, 625, 637, 758-759, 762, 776, 809
Escore Beighton 518, 541-542
Escore de Apgar 112, 136, 154, 170, 181, 184, 207, 439
Escorregamento da epífise da cabeça femoral (EECF) 515, 544-545
Espasticidade 205, 209-212, 215, 219, 221-223, 227, 231, 238, 241-244, 247-252, 254, 258-259, 263, 339, 341-345, 347-348, 350, 358, 362, 364, 368, 380, 407, 425, 476, 488, 498, 505, 776, 807
Espinha bífida 168, 271-282, 284-291, 293-296, 301, 303-305, 308, 310-312, 315-319, 321-326, 499, 707
    atividades de recreação e lazer 321
    cirurgia fetal 276
    cuidados para crianças pequenas 286
    definições 273
    desempenho perceptual, motor e cognitivo 318
    deterioração do SNC 315

    e alergia ao látex 317
    embriologia 274
    engessamento subsequente à cirurgia ortopédica 312
    equipamentos ortóticos 295
    estratégias de manipulação para os pais 289
    exames de pré-natal e diagnóstico 275
    fisioterapia 279, 291
    hidrocefalia e malformação de Chiari II 274
    incidência e etiologia 271
    mobilidade em cadeira de rodas 320
    no adulto jovem 322
    prognóstico 272
    tratamento do neonato 276
Espondilite anquilosante juvenil (EAJ) 610, 621
Espondilólise 542, 591-592
Espondilolistese 362, 542, 557, 591-592
Estado vegetativo 332-333, 350
Estenose aórtica 732, 734
Estenose pulmonar 732, 734
Estimulação elétrica (EE) 227, 234, 246, 368-369, 373, 376, 379, 550, 552, 578, 774, 812
    funcional (EEF) 234, 252, 373-374, 376
    limiar (EEL) 234
    neuromuscular (EENM) 234, 252, 379, 578
Exame do joelho 217
Exame do pé 217
Exame do quadril e da pelve 216

F
Fadiga muscular 127, 157, 486, 636, 785, 788
Fala e linguagem 205, 225, 260, 423, 807
Fascite plantar 587-588, 637
Fibrose cística (FC) 137, 201, 390, 623-624, 634, 641, 746, 753-754, 758, 761-763, 768-769, 772, 777, 781, 783-788
    gene regulador da condutância transmembrana da fibrose cística (RTFC) 783-785
Fisioterapia no ambiente educacional 795
    desenvolvimento de programa/intervenção 804
    prestação de serviços para bebês/crianças em fase de engatinhar 803
    prestação de serviços para indivíduos na faixa etária de 3 a 21 anos 798
    programa de educação individualizada 478-480, 638, 795-796, 798-802, 804-805, 807-808, 811-812
Fístula traqueoesofágica (FTE) 164, 167-168, 754
Flexão fisiológica 25, 27-28, 30-31, 37, 41-42
Flutter® 769-770, 787-788, 790
Força muscular 475
Fratura(s)
    da clavícula 569
    de antebraço 569

de dedos da mão 570
de Monteggia 569
do antebraço distal 570
do côndilo lateral 569
do escafoide 570
do gancho do hamato 570
do pugilista 570
fisárias 558
osteocondrais 581, 586-587
por avulsão 566, 572, 577, 582
por avulsão do epicôndilo medial 567
por estresse femoral 573
por sobrecarga da tíbia 584
supracondilares 569

G
Gastrosquise 158, 164-167
Geradores de padrão central (GPC) 23, 233
Goniometria 215

H
Habilidades
funcionais 43, 94-96, 98-99, 208, 212, 224, 231, 235, 243, 249, 253, 263, 281, 287, 294, 299, 312, 317, 340, 342, 350, 352, 372, 407-408, 423, 455-456, 464, 469, 476, 485, 489, 502, 519, 538, 540, 635, 664, 666-667, 717, 750, 800, 808
motoras finas, adaptativas e de autocuidado 224
sensório-motoras 455, 460-461, 476
Harris Infant Neuromotor Test 78-80, 84
Hematomas 335-336, 695
Hemiplegia 209-211, 220-221, 231, 241, 253, 258, 260-261, 357, 531
Hemorragia
intracraniana 140-142, 155, 175, 335, 357
intraventricular da matriz germinativa 147-148
Hérnia diafragmática congênita (HDC) 139-141, 164-165, 169, 174, 201
Hidrocefalia 150, 180, 206, 261, 271, 273-280, 284, 286-287, 310, 318, 324-325, 335-336, 424
Hidromielia 271, 315
Hidroterapia 227, 234, 260, 264-265, 370, 394, 397, 550, 691
Hiperbilirrubinemia 132, 137, 143, 155, 182
Hipertensão arterial pulmonar (HAP) 162, 165
Hipertensão pulmonar persistente do neonato (HPPN) 140, 174-175, 177, 201
Hipertonia 43, 176, 178, 180, 209, 215-218, 224, 228, 244, 263-264, 315, 335, 425, 475, 485-489, 492, 499, 505
Hipopituitarismo 336
Hipoterapia 227, 234-235, 461

Hipotonia 127-128, 143, 157, 170, 176, 178, 180, 212, 216, 224, 228, 262, 289, 310, 434-436, 451, 455, 475, 519, 750

I
Icterícia *ver* hiperbilirrubinemia
Idade
corrigida 24, 81, 128, 133, 147, 160
cronológica 20, 24, 77, 133, 179, 184, 225, 291, 429
gestacional 19, 24, 28, 81-82, 84, 113, 127, 129, 133, 149, 153, 160, 165, 171, 201-202
Impacto femoroacetabular (IFA) 574
Incapacitação 1, 3-8, 14, 84, 88-89, 93, 95, 98, 105, 273, 287, 325, 332, 337, 346, 353, 362, 413, 515, 588, 594, 612, 614, 617, 620, 637, 651, 665, 668, 707, 723
Infarto hemorrágico periventricular (IHP) 148-149, 201
Instabilidade multidirecional (IMD) 568
Insuficiência cardíaca congestiva (ICC) 82, 84-85, 97, 100, 142, 162, 393, 733, 736, 761
Insuficiência respiratória aguda 753, 755, 788
Integração sensorial (IS) 85, 92, 180, 227, 231-232, 366, 454-455, 458-459, 662, 667, 762
Isquemia 149-150, 169-170, 315, 336, 362, 405, 584-585, 689, 702

L
Lesão axonal difusa (LAD) 335
Lesão cerebral traumática (LCT) 332-357, 365, 383, 593, 800
Lesão de Lisfranc 589
Lesão de menisco 579
Lesão esportiva 557-601, 809
atleta do sexo feminino 596
concussão 593
lesões da coluna vertebral 591
lesões da parte inferior da perna ou periostite medial de tíbia 583
lesões de pelve, quadril e coxa 571
lesões do cotovelo 566
lesões do joelho 577
lesões do pé 587
lesões do tornozelo 585
lesões por uso excessivo (*overuse*) 581
membro superior 562
Lesão labral superior anteroposterior 565-566
Lesão medular espinhal (LME) 361-385
avaliação, diagnóstico e prognóstico 366
cirurgia 367
coordenação, comunicação e registro 374
exame 363
intervenção 367

820 FISIOTERAPIA PEDIÁTRICA

perspectivas futuras 377
prevenção de doença e promoção de bem-estar 375
Leucemia 656, 660-661, 664, 668, 673
linfoblástica aguda (LLA) 656, 664, 668, 671, 673
mieloide aguda (LMA) 656
Leucomalácia periventricular (LPV) 139, 147-150, 153, 168, 201, 208, 424
Ligamento calcaneofibular (LCF) 585
Ligamento colateral lateral (LCL) 579
Ligamento colateral medial (LCM) 578, 579
lesões 578
Ligamento colateral ulnar (LCU) 567
Ligamento cruzado anterior (LCA) 560-561, 577-579, 581, 596
lesões 577
Ligamento cruzado posterior (LCP) 579
lesões 579
Ligamento talofibular anterior (LTFA) 585-587
Ligamento talofibular posterior (LTFP) 585
Linfoma 657, 660-661, 669
de Hodgkin 657, 661
não Hodgkin (LNH) 657, 661
Líquido cefalorraquidiano (LCR) 273-274, 278-279, 315, 660, 671
Líquido cerebrospinhal (LCE) 149, 244, 336, 367, 659, 775
Lordose
cervical 54, 517
lombar 39, 41, 54, 210, 219, 307, 310, 316, 391, 394, 486, 517, 621, 625, 645, 789
Luxação
de patela 581, 596
traumática do ombro 568
traumática do quadril 576

M

Malformação de Arnold-Chiari 274, 503
Marcha 21, 57, 63, 205, 210, 218-224, 245, 249-250, 255-256, 261, 263-265, 307, 311, 366, 451, 621, 625
agachada 222
análise por observação 218
atáxica 224
atetoide 224
com joelho hiperestendido 223
com joelho rígido 223
desvios comuns 219
diplégica 221
em salto 222
hemiplégica 219
na ponta dos pés idiopática 223
quadriplégica 223
Marco referencial motor 21-22, 48

Medida da função motora grossa (GMFM) 84-85, 104, 227, 229, 244, 254, 258, 345, 367, 800
Medida de independência funcional para crianças (WeeFIM) 98-99, 345, 357, 367, 800
Medida do desempenho motor grosso (GMPM) 84
Membrana de oxigenação extracorpórea (ECMO) 112-114, 137, 139-141, 144, 165, 174-175, 201, 739
Metatarso aduzido 519, 521, 531-532, 536
Método canguru 130-131, 156, 183
Micrognatia 611
Mielite transversa aguda 362
Miopatia congênita 388, 406-408
miopatia centronuclear (miotubular) 406-407
miopatia do *core* central 406-407
miopatia nemalina 406
Mouthing 46
Movimento do tórax 215
Muletas 210, 213, 221, 226, 241-242, 297, 299-303, 307-309, 312, 315, 323, 368, 380, 382, 500, 543, 572-573, 575-576, 591, 630, 673-676, 709, 761

N

Navicular acessório 590
Neuromielite óptica 362
Neuromoduladores 23
Normas nacionais de serviços cultural e linguisticamente apropriados (CLAS) 10

O

Obesidade 324, 401, 425, 437-438, 451-452, 545-546, 609, 613, 670, 713-717, 720-728, 775
consequências para a saúde 721
definições 716
história e exame fisioterapêuticos 723
intervenções terapêuticas 726
papel dos fisioterapeutas 720
prevalência 714
Olfato 128, 131, 463
Onfalocele 165
Órtese(s)
de joelho-tornozelo-pé (KAFO) 368, 372, 380, 400, 411, 501, 537
de marcha recíproca (RGO) 368, 371, 372, 382
de quadril-joelho-tornozelo-pé (HKAFO) 303, 368, 372, 501, 537
de reação ao solo 257
do tipo *leaf spring* posterior 257
modulares 259
para membro inferior 205, 253
podálicas 205, 258-259
supramaleolares 205, 256, 258
tornozelo-pé (OTP) 221-223, 226, 250-254, 256-259, 261-264, 298, 306-310, 312, 352, 358, 501

tornozelo-pé articulada 254
tornozelo-pé dinâmica (OTPD) 254-259
tornozelo-pé moldada fixa 254-255
Ortopedia 287, 383, 398, 515, 521, 744
Ossificação heterotópica (OH) 345, 365, 697
Osteocondrite dissecante (OCD) 558-559, 566-567, 580
Osteogênese imperfeita (OI) 520-521, 537-541, 800
Osteoporose 162, 376, 438, 537, 539, 573, 597, 613, 621, 631, 669-670, 743, 765, 812
Ostomia 146, 317

P

Paladar 128, 131, 463
Paralisia cerebral (PC) 13, 33, 84-85, 100, 105, 112, 127, 141, 145, 148-150, 162, 170, 173, 180, 183-184, 201, 205-270, 343, 345-346, 471, 475, 487-488, 517, 722, 800, 811
    avaliação do bebê e da criança 212
    classificação 209
    diagnóstico e prognóstico 208
    diplégica leve 223
    etiologia 206
    exercícios terapêuticos, fortalecimento e alongamento 227
    incidência 206
    intervenções terapêuticas 226
    tratamento domiciliar 259
Peabody Developmental Motor Scales 2 (PDMS-2) 77, 81, 86-88, 91, 93, 454, 618, 720
Pediatric Evaluation of Disability Inventory (PEDI) 85, 95-99, 104, 209, 338-339, 345, 352, 357, 367, 456, 464, 635, 666
Pediatric Outcomes Data-collection Instrument (PODCI) 103-104, 615
Pediatric Quality-of-Life Inventory (Peds-QL) 100, 102-103
Pé
    equino 221-223, 245, 251, 254-256
    plano valgo 220, 222, 245, 252, 258
    torto 304, 305, 515, 516, 528, 531, 532, 535
    varo 245, 247, 253
Persistência do duto arterioso (PDA) 139, 142-143, 163, 182-183, 202
Prancha ortostática 237-240, 249, 382, 411, 473-475, 488-492, 807, 812
Prega sinovial inflamada 581
Pressão expiratória positiva (PEP) 578, 727, 763, 768-769, 773, 775, 787-788
Pressão intracraniana (PIC) 129, 149, 157, 279, 335-336, 347, 357, 596, 662
Pressão positiva contínua nas vias aéreas (CPAP) 113, 137-139, 142, 162, 174, 182-183, 201, 740
Problemas neurológicos 111, 169, 171, 212, 273

Programa de Avaliação e Cuidado Individualizados para o Desenvolvimento do Recém-nascido (NIDCAP) 117-118, 120-122, 142, 153, 201
Prótese 248, 515, 524-528, 549, 630, 658, 662-663, 669-670, 676, 708-709
Punho do ginasta 570

Q

Quadriplegia 162, 206, 208-209, 211-212, 216, 226-228
Quedas 332
Queimaduras 285, 505, 667, 679-712
    acampamento de queimaduras 707
    classificação 683
    controle da dor 690
    epidemiologia 679
    etiologia 680
    exame de fisioterapia 696
    fisiopatologia 686
    hipertrofia e contração da cicatriz 686
    intervenções 700
    nutrição 690
    prevenção 681
    resultados 707
    tratamento da ferida 691
Quimioterapia 367, 376, 656-664, 666-669, 671-673, 675
Quociente motor (QM) 77

R

Radioterapia 657-662, 664, 667-669
Recém-nascido(s) 111-114, 117, 123-126, 128, 130-131, 133, 136, 139, 145-146, 166, 169-171, 177, 201, 216, 273, 517, 532-533, 651, 681, 692, 742, 773
Redução do estresse 3
Reflexo
    de preensão palmar 29, 50, 67-68, 71
    de preensão plantar 61
    de procura 29
    de retirada 25
    de sucção 29
    flexor 24
    tônico cervical assimétrico (RTCA) 26-27, 29-30, 33, 42-45, 49, 53, 68, 127, 475, 476
    tônico labiríntico (RTL) 43, 348
Refluxo gastresofágico (RGE) 137, 144-145, 157-158, 162, 165, 179, 202, 409, 763, 764
Resistência vascular pulmonar (RVP) 142, 174, 731
Restrição do crescimento intrauterino (RCIU) 133, 145, 170, 175
Retinoblastoma 656, 659
Retinopatia da prematuridade 142, 147, 150-153, 162, 262
Rizotomia dorsal seletiva (RDS) 85, 209, 243

S

Sarcoglicanopatias 388, 404-405
Sarcoma 656, 657-658, 660-661
de Ewing 656, 658, 660
osteossarcoma 656-658, 660-661, 663, 673
rabdomiossarcoma 656, 658-659, 661
Scooter 210, 312, 400, 463, 493, 495, 637
Separação da articulação acromioclavicular 568
Serviços de acompanhamento neonatal 111, 180
Sinal de cachecol 29
Sinal de Gowers 391
Síndrome alcoólica fetal (SAF) 21, 175-176, 202
Síndrome compartimental por esforço crônica (SCEC) 584-585
Síndrome da dor patelofemoral (SDPF) 581-583
Síndrome da hipermobilidade articular benigna (SHAB) 541-542
Síndrome da plica 583
Síndrome da tensão tibial medial (STTM) 583
Síndrome de abstinência neonatal (SAN) 176, 202
Síndrome de angústia respiratória (SAR) 140-142, 149, 172, 202
Síndrome de angústia respiratória aguda (SARA) 138-139
Síndrome de Asperger 445, 446, 447
Síndrome de aspiração de mecônio (SAM) 139, 140, 173-174, 177, 202, 604
Síndrome de Down 271, 419-444, 656, 733
alterações de aprendizado 434
alterações musculoesqueléticas 434, 436
atraso do desenvolvimento 435
características físicas adicionais 434
condicionamento cardiopulmonar 437
deficits motores associados 435
deficits sensoriais 433
doenças cardiopulmonares 433
expectativa de vida 437
neuropatologia 433
Síndrome de Ehlers-Danlos (SED) 521, 541-542
Síndrome de Guillain-Barré 362, 775
Síndrome de herniação 335
Síndrome do coração esquerdo hipoplásico (SCEH) 734-736, 749-750
Síndrome do ressalto do quadril 572-573
Síndrome do segundo impacto (SSI) 596
Síndrome do uso excessivo do elemento posterior 592
Síndrome do X frágil 448
Sistema de Classificação da Função Motora Grossa (GMFCS) 85-86, 162, 209, 218, 227, 243, 246
Sistema musculoesquelético 157, 163, 515-516, 521, 536, 543, 553, 721, 743
desenvolvimento 516
exame 516
Sistema nervoso central (SNC) 22, 218, 273, 423, 656, 759

Sistema tátil 128, 427, 428
Sistema vestibular 131, 228, 428
Stinger 592, 593
Subluxação/luxação do quadril 245-246

T

Tablets 325, 508, 542
Talipe equinovaro congênito 531
Técnica expiratória forçada (TEF) 768-769, 789
Tendinite 571, 587-589
Tendinopatia patelar 581-583
Teoria de Piaget do desenvolvimento intelectual 429
Teorias do desenvolvimento 22-23
geradores de padrão central 23, 233
teoria comportamental 22
teoria dos sistemas dinâmicos 23, 115, 116, 459
teoria maturacional 22, 23
Terapia de movimento induzido por restrição (TMIR) 227, 232
Terapia intensiva neonatal 3, 11, 111-113, 181, 201-202, 262
Terapia ocupacional escolar 205, 260
Teste de proficiência motora de Bruininks-Oseretsky-2 (BOT-2) 77, 81, 87, 88, 89, 90, 91, 618, 640
Teste muscular manual 105, 261, 280-281, 284, 291, 304, 309, 312, 315, 344, 396, 518, 560, 666, 674, 725, 743, 750
Test of Infant Motor Performance (TIMP) 80-82, 160, 185
Tetralogia de Fallot (TF) 734
Tíbia vara 546
Tônus
muscular 25-28, 39, 79-81, 105, 113, 120, 124, 126-128, 144-145, 159-160, 172, 177, 184, 208, 210, 215-216, 218, 243, 284, 290, 364, 428, 436-437, 440, 448, 463, 475-477, 487, 517, 519, 665, 667-669, 671, 739
postural 205, 215, 487
Torção tibial 217, 220, 245, 251
Torcicolo muscular congênito (TMC) 528-531, 536
Transferência de aprendizado 431
Transplante
de células-tronco do sangue periférico (TCTP) 664
de coração 393, 395, 736
de medula óssea (TMO) 539, 664
Transposição das grandes artérias (TGA) 734-735, 749
Transtorno desintegrativo da infância (TDI) 448
Transtorno do espectro alcoólico fetal (TEAF) 175
Transtorno do processamento sensorial (TPS) 205, 231-232
Transtornos do espectro do autismo (TEA) 94, 445-467, 722
classificação 445
comprometimentos 448

diagnóstico e prognóstico 447
etiologia e fatores de risco 447
exame 452
incidência 446
intervenção 456
neuropatologia 447
Transtornos do neurodesenvolvimento relacionados ao
   álcool (TNRA) 21
Tratamento neuroevolutivo (TNE) 227, 230-231
Treinadores de marcha 240, 394, 500
Treino
   de marcha assistido por robótica 233
   locomotor 233, 265, 372-373
   locomotor com suporte parcial do peso corporal
      (TLSP) 233
Triciclo 429, 464, 499, 526, 617, 672-673
Tumor(es)
   de Wilms 656, 659, 661
   do sistema nervoso central 656
   neuroblásticos 657

U
Unidade de terapia intensiva neonatal (UTIN) 111-204,
   262
   equipamento e suporte tecnológico 136
   linguagem 133
   transição para casa 178

V
Ventilação de alta frequência (VAF) 114, 138-140, 142,
   162, 174, 202
Ventilação mecânica 113, 137, 202, 207
Visão 69, 128, 132-133, 156, 158, 229, 318, 344, 353,
   388, 429, 439, 457, 506, 515, 519, 634, 667-669,
   671, 743, 803-804